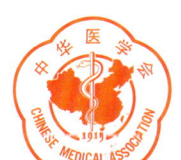

中国医学发展系列研究报告

肾脏病学进展

【2020】

中 华 医 学 会 编著
陈江华　刘必成　主编

图书在版编目（CIP）数据

肾脏病学进展. 2020/陈江华，刘必成主编；中华医学会组织编写. —北京：中华医学电子音像出版社，2020.12

（中国医学发展系列研究报告）

ISBN 978-7-83005-176-1

Ⅰ. ①肾⋯ Ⅱ. ①陈⋯ ②刘⋯ ③中⋯ Ⅲ. ①肾疾病－研究－进展－中国 Ⅳ. ① R692

中国版本图书馆 CIP 数据核字（2020）第 217112 号

肾脏病学进展【2020】
SHENZANGBING XUE JINZHAN【2020】

主　　编：	陈江华　刘必成
策划编辑：	裴　燕
责任编辑：	孙葵葵　郁　静　赵文羽　宫宇婷　周寇扣
责任印刷：	李振坤
出版发行：	中华医学电子音像出版社
通信地址：	北京市西城区东河沿街 69 号中华医学会 610 室
邮　　编：	100052
E - mail：	cma-cmc@cma.org.cn
购书热线：	010-51322677
经　　销：	新华书店
印　　刷：	广东新京通印刷有限公司
开　　本：	889 mm×1194 mm　1/16
印　　张：	59.75
字　　数：	1500 千字
版　　次：	2020 年 12 月第 1 版　2021 年 2 月第 2 次印刷
定　　价：	328.00 元

版权所有　侵权必究

购买本社图书，凡有缺、倒、脱页者，本社负责调换

内 容 简 介

  本书为"中国医学发展系列研究报告"丛书之一，旨在记录中国肾脏病学最新研究进展，反映当今国际肾脏病学临床和基础研究现状。全书共分3篇28章，分别从临床流行病学、疾病诊治进展、肾脏替代治疗和疾病发生及治疗学机制等方面进行深入阐述，汇聚了肾脏病学领域新理论、新技术和新成就，总结了我国肾脏病学临床研究新经验。全书主要由中华医学会第十一届肾脏病学分会全体委员和部分青年委员协力编写，内容新颖、权威，对促进我国肾脏病专科建设、提高肾脏病防治规范化水平、启发肾脏病学基础研究新思维都具有重要意义。可供肾脏病学专业工作者、研究生及相关卫生管理人员阅读参考。

中国医学发展系列研究报告
肾脏病学进展【2020】
编委会

顾　　问	余学清
主　　编	陈江华　刘必成
副 主 编	蔡广研　赵明辉　李文歌　李雪梅
编　　委	（以姓氏笔画为序）

丁小强　万建新　王　沛　王　蔚　王俭勤　王晋文　王彩丽
毛永辉　方　艺　方　明　艾　军　叶智明　田　娜　付　平
冯　哲　邢昌赢　达静静　伦立德　庄永泽　刘必成　刘加明
刘章锁　闫铁昆　汤日宁　许钟镐　孙　林　孙　晶　孙脊峰
李　赟　李文歌　李荣山　李贵森　李雪梅　李德天　李冀军
杨向东　吴广礼　吴永贵　何娅妮　余学清　邹洪斌　汪年松
张　春　张　凌　张克勤　张景红　陆　晨　陈　文　陈　崴
陈江华　陈国纯　林　珊　林洪丽　卓　莉　周　怡　周巧玲
周晓玲　周绪杰　郑　可　赵明辉　郝传明　胡　昭　胡文博
胡伟新　查　艳　姜　虹　洪富源　姚　丽　贾　强　党宗辉
倪兆慧　徐　钢　郭志勇　梅长林　梁　敏　梁馨苓　蒋红利
蒋更如　韩　飞　程　震　傅君舟　焦军东　童俊容　曾　锐
游怀舟　谢静远　蔡广研　廖蕴华

序

习近平总书记指出："没有全民健康，就没有全面小康。"医疗卫生事业关系着亿万人民的健康，关系着千家万户的幸福。随着经济社会快速发展和人民生活水平的提高，我国城乡居民的健康需求明显增加，加快医药卫生体制改革、推进健康中国建设已成为国家战略。中华医学会作为党和政府联系广大医学科技工作者的桥梁和纽带，秉承"爱国为民、崇尚学术、弘扬医德、竭诚服务"的百年魂和价值理念，在新的百年将增强使命感和责任感，当好"医改"主力军、健康中国建设的推动者，发挥专业技术优势，紧紧抓住国家实施创新驱动发展战略的重大契机，促进医学科技领域创新发展，为医药卫生事业发展提供有力的科技支撑。

服务于政府、服务于社会、服务于会员是中华医学会的责任所在。我们从加强自身能力建设入手，努力把学会打造成为国家医学科技的高端智库和重要决策咨询机构；实施"品牌学术会议""精品期刊和图书""优秀科技成果评选与推广"三大精品战略，成为医学科技创新和交流的重要平台，推动医学科技创新发展；发挥专科分会的作用，形成相互协同的研究网络，推动医学整合和转化，促进医疗行业协调发展；积极开展医学科普和健康促进活动，扩大科普宣传和医学教育覆盖面，服务于社会大众，惠及人民群众。为了更好地发挥三个服务功能，我们在总结经验的基础上，策划了记录中国医学创新发展和学科建设的系列丛书《中国医学发展系列研究报告》。丛书将充分发挥中华医学会88个专科分会专家们的聪明才智、创新精神，科学归纳、系统总结、定期或不定期出版各个学科的重要科研成果、学术研究进展、临床实践经验、学术交流动态、专科组织建设、医学人才培养、医学科学普及等，以期对医学各专业后续发展起到良好的指导和推动作用，促进整个医学科技和卫生事业发展。学会要求相关专科分会以高度的责任感、使命感和饱满的热情认真组织、积极配合、有计划地完成丛书的编写工作。

本着"把论文写在祖国大地上，把科技成果应用在实现现代化的伟大事业中"的崇高使命，《中国医学发展系列研究报告》丛书中的每一位作者，所列举的每一项研究，都是来自"祖国的大地"、来自他们的原创成果。该书及时、准确、全面地反映了中华医学会各专科分会的现状，系统回顾和梳理了各专科医务工作者在一定时间段内取得的工作业绩、学科发展的成绩与进步，内容丰富、资料翔实，是一套实用性强、信息密集的工具书。我相信，《中国医学发展系列研究报告》丛书的出版，让广大医务工作者既可以迅速把握我国医学各专业蓬勃发展的脉搏，又能在阅读学习过程中不断思考，产生新的观念与新的见解，启迪新的研究，收获新的成果。

《中国医学发展系列研究报告》丛书付梓之际，我谨代表中华医学会向全国医务工作者表示深深的敬意！也祝愿《中国医学发展系列研究报告》丛书成为一套医学同道交口称赞、口碑远播的经典丛书。

百年追梦，不忘初心，继续前行。中华医学会愿意与全国千百万医疗界同仁一道，为深化医疗卫生体制改革、推进健康中国建设共同努力！

中华医学会会长

前 言

改革开放四十多年来，我国医疗卫生事业取得蓬勃发展，肾脏病学科建设取得巨大进步，为我国广大肾脏病患者提供了优质可及的服务。广大肾脏病工作者、科研人员在繁忙的工作之余，大胆实践，积极投身肾脏病学研究和人才培养，取得了丰硕的成果。本书编写目的在于汇集我国肾脏病学领域最新研究进展，重点展示我国肾脏病学的临床和科研成果，为肾脏病及相关医务工作者提供最新医疗和科研信息。

我国是拥有14亿人口的发展中大国，慢性肾脏病发病率高，知晓率低，终末期肾病患者数量已跃居世界第一位，临床任务繁重，但也磨砺了我国的肾脏病学者们，为他们带来丰富的临床经验，并提供了宝贵的研究资源。因此，中国经验和成果对世界肾脏病学发展都具有积极意义。本书的作者主要为中华医学会肾脏病学分会第十一届委员和部分青年委员。作者们各展所长，力求达到"新""全""精"，在各自精研的领域里奉献给读者最新的临床和科研成果，并阐述他们对今后热点研究方向的思考。

当然，由于现代医学进展日新月异，为体现最新研究进展，本书在全体作者的努力下于短短数月内编撰而成，难免存在错漏之处，深望读者们予以谅解和匡正。希望本书出版能对广大读者有所裨益，能对肾脏病事业发展有所助益，能为广大患者带来帮助！

中华医学会肾脏病学分会第十一届主任委员

陈江华

2020年11月

目 录

第一篇 临 床 篇

第一章 肾脏病流行病学 ·······2
- 第一节 中国终末期肾病治疗现状 ·······2
- 第二节 中国腹膜透析临床研究现状 ·······7
- 第三节 中国终末期肾病患者登记现状与挑战 ·······20
- 第四节 中国慢性肾脏病流行病学现状 ·······25
- 第五节 中国糖尿病肾脏疾病流行病学现状 ·······33
- 第六节 中国急性肾损伤流行病学研究现状 ·······40
- 第七节 中国肾脏病理诊断技术应用现状 ·······46

第二章 原发性肾小球病诊治进展 ·······53
- 第一节 微小病变型肾病诊治进展 ·······53
- 第二节 IgA 肾病诊治进展 ·······61
- 第三节 膜性肾病诊治新进展 ·······75
- 第四节 系膜增生性肾炎诊治进展 ·······84
- 第五节 局灶性节段性肾小球硬化症诊治新进展 ·······87
- 第六节 抗肾小球基底膜病诊治进展 ·······94
- 第七节 C3 肾小球病诊治进展 ·······99
- 第八节 IgG4 相关性肾病诊治新进展 ·······110
- 第九节 IgM 肾病诊治新进展 ·······119
- 第十节 脂蛋白肾病诊治新进展 ·······125
- 第十一节 慢性肾脏病合并心力衰竭诊治进展 ·······132
- 第十二节 免疫抑制剂在肾脏病治疗中的应用进展 ·······139
- 第十三节 免疫抑制剂相关感染诊治进展 ·······148

第三章　继发性肾小球病诊治进展……158

- 第一节　糖尿病肾病诊治新进展……158
- 第二节　高血压肾损害诊治新进展……167
- 第三节　狼疮肾炎诊治新进展……179
- 第四节　新月体性肾小球肾炎诊治进展……197
- 第五节　缺血性肾病诊治进展……209
- 第六节　过敏性紫癜性肾炎诊治新进展……213
- 第七节　抗中性粒细胞胞质抗体相关性肾炎诊治进展……219
- 第八节　溶血尿毒综合征诊治进展……234
- 第九节　心肾综合征诊治现状……246
- 第十节　乙型肝炎病毒相关性肾炎诊治进展……258
- 第十一节　丙型肝炎病毒相关性肾炎诊治进展……264
- 第十二节　人类免疫缺陷病毒相关性肾病诊治进展……271
- 第十三节　胡桃夹综合征诊治现状……278
- 第十四节　肿瘤相关性肾病诊治进展……286
- 第十五节　肾淀粉样变性诊治进展……297
- 第十六节　多发性骨髓瘤性肾病诊治进展……309
- 第十七节　单克隆免疫球蛋白沉积病诊治进展……321
- 第十八节　冷球蛋白血症性肾小球肾炎诊治新进展……335
- 第十九节　妊娠性肾病诊治新进展……341
- 第二十节　老年肾脏病特点及诊治进展……355
- 第二十一节　基于"互联网+"的慢性肾脏病管理……362

第四章　遗传性肾病研究新进展……368

- 第一节　法布里病研究新进展……368
- 第二节　尿调素相关性肾病诊治新进展……374
- 第三节　多囊肾病诊治新进展……380
- 第四节　遗传性肾炎诊治新进展……394
- 第五节　巴特综合征诊治新进展……399

第五章　肾小管间质病变诊治进展……405

- 第一节　慢性肾盂肾炎诊治进展……405
- 第二节　急性肾损伤分期及诊断标志物研究进展……411
- 第三节　急性肾损伤治疗进展……417
- 第四节　反流性肾病诊治进展……431

第五节　造影剂肾病诊治进展 446

第六章　慢性肾脏病诊治进展 457
第一节　慢性肾脏病分期及诊断标志物研究进展 457

第二节　延缓慢性肾脏病进展的新策略 462

第三节　慢性肾脏病营养治疗新进展 466

第四节　慢性肾脏病贫血治疗新进展 472

第五节　慢性肾脏病矿物质和骨异常诊治进展 481

第六节　高原慢性肾脏病特点及诊治进展 491

第二篇　肾脏替代治疗篇

第一章　血液净化新技术应用进展 500
第一节　血液透析滤过应用现状 500

第二节　高通量血液透析研究进展 506

第三节　血液灌流技术应用现状 512

第四节　血液免疫吸附应用现状 520

第五节　血浆置换应用现状 528

第六节　连续性肾脏替代治疗应用现状 537

第七节　血液透析患者长期生存影响因素分析 544

第八节　血管通路新技术及应用 552

第九节　血液透析血管通路相关感染防治进展 559

第十节　血管通路评估技术新进展 567

第十一节　透析充分性评估技术新进展 577

第十二节　透析患者干体重评估技术进展 584

第十三节　透析患者冠心病诊治进展 593

第十四节　透析患者抗凝药物应用新进展 601

第十五节　继发性甲状旁腺功能亢进症诊治进展 609

第十六节　钙化防御诊治进展 620

第十七节　透析相关性低血压诊治进展 633

第十八节　透析相关性高血压治疗进展 641

第十九节　血液净化技术在脓毒症治疗中应用研究进展 653

第二章　腹膜透析技术应用进展 666
第一节　腹膜透析充分性评估 666

第二节　腹膜透析相关感染诊治进展 673
　　第三节　腹膜透析患者腹膜功能保护进展 680
　　第四节　自动化腹膜透析技术应用现状 689
　　第五节　影响腹膜透析患者远期疗效的因素分析 695
　　第六节　腹膜透析患者心血管功能保护策略 703

第三章　肾移植技术应用进展 708
　　第一节　肾移植受者术前评估 708
　　第二节　活体供肾供者术前评估与术后管理 716
　　第三节　肾移植免疫抑制治疗进展 722
　　第四节　肾移植术后急性排斥研究进展 731

第三篇　基础研究篇

第一章　肾脏病慢性进展机制研究进展 744
第二章　急性肾损伤发生机制研究进展 751
第三章　急性肾损伤向慢性肾脏病转变的机制研究进展 762
第四章　糖尿病肾病发生机制研究进展 772
第五章　膜性肾病发生机制研究进展 787
第六章　局灶性节段性肾小球硬化发生机制研究进展 795
第七章　狼疮肾炎发病机制研究进展 805
第八章　补体在肾脏疾病中的作用研究进展 816
第九章　慢性肾脏病患者血管钙化发生机制研究进展 826
第十章　缺氧诱导因子稳定剂研究新进展 837
第十一章　钠-葡萄糖协同转运蛋白抑制药研究进展 849
第十二章　肾素-血管紧张素-醛固酮系统阻断剂在肾脏病中的应用研究进展 866
第十三章　溶血尿毒综合征发生机制研究进展 880
第十四章　移植肾排斥反应发生机制研究进展 886
第十五章　腹膜纤维化发生机制研究进展 893
第十六章　常染色体显性遗传性多囊肾病发病机制研究进展 903
第十七章　遗传性肾脏病基因诊断策略 913
第十八章　肾脏衰老的分子机制研究进展 919
第十九章　新型冠状病毒感染合并急性肾损伤的机制研究进展 934

第一篇 临床篇

第一章 肾脏病流行病学

第一节 中国终末期肾病治疗现状

终末期肾病（end-stage renal disease，ESRD）是各种肾脏疾病引起的肾功能不可逆衰退的终末阶段。近年来，ESRD 在全球的患病率逐年提高，尽管预后逐渐改善，但患者需要终身替代治疗，时间长、花费高，已成为全球范围内严重危害人民健康、加重经济负担的公共卫生问题，中国也不例外。

一、全球终末期肾病的流行病学

（一）全球 ESRD 的发病率

1990 年，全球 ESRD 维持透析的患者为 42.6 万人，2000 年增至 106.5 万人，2008 年增至 231 万人，并以每年 7% 的比例增加，远远超过世界人口增长率。美国肾脏数据系统（the United States Renal Data System，USRDS）显示，1995、1999 和 2004 年新增肾脏替代治疗的年发生率分别为 279.5/100 万、330.8/100 万和 339.4/100 万；新增透析人数分别为 213 941 人、275 194 人和 335 963 人；新增肾移植人数分别为 77 914 人、102 139 人和 136 136 人。2017 年统计表明，不同国家和地区的 ESRD 时点患病率存在很大差异，为 <100/100 万到 >2000/100 万。其中，以中国台湾地区和日本及美国的时点患病率最高，分别为 3371/100 万、2534/100 万和 1969/100 万；发展中国家时病率为 150/100 万，远低于发达国家；而在非洲，大部分地区 <20/100 万。当然，这与各个国家和地区经济水平、医保支付能力、医疗技术可及性，以及透析登记数据完整性等多种因素有关。预计到 2030 年，全球接受肾脏替代治疗的人数将超过 540 万。

（二）全球 ESRD 的病因

由于社会经济条件、人种和环境的差异，不同时期和地区的 ESRD 病因略有不同，但近年来，无论是发达国家如美国、日本以及欧洲国家，还是发展中国家如巴西、印度和中国，糖尿病肾病和高血压肾病等老年相关性肾脏疾病增长尤为突出，已成为 ESRD 快速增长的重要因素之一。

在过去 20 年里，美国和欧洲国家的糖尿病肾病和高血压肾病一直占 ESRD 原发病的前 2 位，其中糖尿病肾病增长的速度非常快。在美国，USRDS 显示糖尿病肾病几乎占 1/2 以上，2004 年显示为 148.8/100 万。据英国肾脏登记（UK renal registry，UKRR）统计显示，1997 年，英国糖尿病肾病的时点患病率为 12.3/100 万，到 2009 年增长至 27.6。在亚洲，日本的糖尿病肾病也逐年上升，至 1997 年已超过肾小球肾炎，成为 ESRD 的最常见病因，1999 年已占 ESRD 的 40%。近年来，世界卫生组织（WHO）调查显示，随着社会经济、人种易感性、超重和寿命延长等因素影响，许多发展中国家 2 型糖尿病的增长速度甚至超过发达国家。在这些国家中，尽管肾小球肾炎仍占第一位，但已出现下降趋势，而糖尿病肾病、高血压肾病呈逐渐上升趋势。在巴西，1997—2000年，肾小球肾炎占登记ESRD病因的20%，高血压肾病和糖尿病肾病分别占24%和14%。同发达和发展中国家和地区相比，经济落后的国家和地区ESRD的病因略有不同，如在非洲大多数国家，ESRD主要发生于20～50岁的年轻患者，原发病也以肾小球肾炎、间质性肾炎和高血压肾病为主。

（三）全球ESRD的卫生经济学状况

ESRD的经济支出相当巨大，给各个国家的医疗卫生事业都带来巨大的冲击和挑战。ESRD患者的公共卫生支出存在巨大的地区差异。美国、德国、意大利、日本和巴西5个占世界总人口10.8%的国家，治疗了全世界半数以上的ESRD患者。2019年的数据显示，平均每位ESRD患者每年花费占卫生总花费比例最高的是美国（1.8%），其次是法国（1.5%），英国最低（也占到0.7%）。与发达国家相比，许多发展中国家或贫穷国家由于资金等问题，缺乏足够的ESRD治疗条件。在非洲，人均国内生产总值为1500美元，每年人均卫生保健支出仅为9～158美元。在尼日利亚（非洲经济较发达的国家），也仅有30%患者能够负担每周3次血液透析的费用，有70%患者只能负担每周1次血液透析，而在非洲许多贫穷国家甚至没有透析治疗。

二、中国终末期肾病流行病学情况

（一）中国ESRD的发病率和治疗方式

中国ESRD的透析登记工作是从1999年开始，由中华医学会肾脏病学分会牵头，主要登记对象为血液透析和腹膜透析ESRB患者。2015年底共登记447 644人，其中血液透析385 005人，人口中血液透析的比例为402.18/100万；腹膜透析62 589人，腹膜透析的比例为39.95/100万。校正后的透析患者的比例为122.9/100万。上海市透析数据库资料显示，2010年、2011年和2013年的透析患者比例分别为114.8/100万、135.1/100万和134.1/100万，但由于上海市透析质量控制工作做得较好，使得时点患病率呈逐年升高，2010年、2011年和2013年的时点患病率分别为744/100万、887.4/100万和1010.1/100万。如果把上海市2013年的时点患病率推到全国，这个数字是非常惊人的。上述数字仍然低于香港地区和台湾地区报道的数据。

由于供肾资源短缺，大多数ESRD患者采取透析维持生命，不同国家和地区的透析方式及比例各有不同，全球89%的ESRD患者采取血液透析，11%的ESRD患者采取腹膜透析治疗。在美国，只有7%患者采取腹膜透析治疗，在新西兰约有36.3%的患者采取腹膜透析治疗，墨西哥有66.8%的患者采取腹膜透析治疗。中国香港地区高达79.4%的ESRD患者采取腹膜透析治疗。

2018年，中国（不含港、澳、台地区）血液透析患者约为58万人，腹膜透析患者为9.5万人，腹膜透析的比例仅占14.46%，血液透析中心数量达5811家，腹膜透析中心数量为981家。一般认为，由于中国透析登记非政府强制性执行，信息化申报体系尚未建立起来，目前，实际透析患者数量可能远高于这个数据，中国在全球透析患者中所占的比重正在快速增加。

（二）中国ESRD的病因

2015年的数据显示，中国ESRD的主要病因依次是肾小球肾炎（54.7%）、糖尿病肾病（16.8%）、高血压肾病（10.6%）及多囊肾病（2%），肾小球肾炎仍是导致ESRD的第一位病因。但研究提示，中国各地糖尿病肾病和高血压肾病皆呈现快速增长趋势。最近的流行病学调查显示中国的糖尿病发病率已达总人口的10.4%。由于各地经济条件、环境因素和老龄化程度不同，糖尿病肾病增长速度也不同。对于中国老年患者，ESRD的主要病因依次为糖尿病肾病、高血压肾病和肾小球肾炎。

（三）中国ESRD的卫生经济学状况

中国地域辽阔，地域和城乡差别较大。2012年中国卫生部《中国卫生发展绿皮书》中血液透析的年均医疗费用约为7.5万元，腹膜透析的年均医疗费用约为5.2万元。按中国目前经济水平，如果全部自费，一般家庭难以承担。因此，医疗保险制度是透析患者长期充分透析的保障。由于经济和医疗条件的限制，许多居民开始透析的时间晚于发达国家。据估计，目前中国还有100万～150万ESRD患者未得到治疗，随着国民健康医疗保障制度的改革和深入，接受肾脏替代治疗的患者迅速增多，但社会经济压力也随之增加。总体来看，2015年血液透析患者和腹膜透析患者人数仅占城镇基本医疗保险参保人员的0.16%和0.02%，却消耗了整个城镇基本医疗保险参保人员支出的2.08%和0.34%，透析患者的整体医疗费用支出为429亿元。

（四）中国ESRD患者并发症情况

透析患者的住院率为23.18%，且血液透析患者高于腹膜透析患者（23.86% *vs.* 19.3%）。对于血液透析患者，心血管疾病是首位住院病因（30.01%），而感染性疾病是腹膜透析患者的首位住院病因（26.42%），所有透析患者的院内死亡率为0.50%。

在2016年透析患者死亡原因分析中，心血管事件约占41.1%，脑血管事件约占19.4%，肺部感染约占13.3%，其他约占26.2%。心血管疾病在透析患者中很普遍，成年透析患者患病率达45.49%。并且随着年龄增长而增加，18～44岁、45～64岁、65岁及以上透析患者心血管疾病患病率分别为32.97%、42.9%、53.0%，这说明在各种情况下，透析患者的心血管疾病患病风险均很高，这也是透析患者死亡的主要原因。

三、中国终末期肾病的治疗

（一）血液透析

1. 血液透析治疗现状 中国血液透析患者群体庞大，2012年血液透析患者数为234 632人，年增加72 682人，死亡13 861人，平均透析龄为31.8个月。随着医疗保障的不断推进，截至2016年底，在透患者数达447 435人，年增加75 831人，死亡18 534人，平均透析龄为49.1个月。

2. 血液透析治疗模式 血液透析治疗模式分为低通量透析、高通量透析、血液滤过、血液透析滤过、血液灌流等。近年来，高通量透析的使用逐渐增加。目前认为高通量透析能改善ESRD患者的长期预后，这可能是因为高通量透析可清除额外的中大分子物质。此外，高通量透析使用超纯透析液，减轻炎症反应，也可能是患者短期和长期预后改善的重要原因。在透析频率方面，每周透析3次依旧是主流血液透析治疗的频次。延长透析可较好地纠正难以控制的高血压，逆转左心室肥厚，有利于治疗高磷血症，并使营养状况得以改善。

3. 血液透析通路 血液透析通路有导管和动静脉内瘘等，目前尚无绝对理想的血管通路类型。参照国际上一些指南的建议，长期性血管通路应首选自体动静脉内瘘。当自体动静脉内瘘无法建立时，次选应为移植物动静脉内瘘，长期透析导管应作为最后的选择。目前中国大部分地区的统计数据显示，自体动静脉内瘘是中国维持性血液透析患者的主要血管通路类型，但第2位的血管通路类型是长期透析导管，移植物动静脉内瘘所占比例最低。

4. 血液透析指南更新 2019年中国血液透析用血管通路专家共识（第2版）提出首选自体动静脉内瘘，其次为移植物动静脉内瘘，最后才选择长期透析导管，并制定通路的临床目标如下。

（1）维持性血液透析患者血管通路的比例：自体动静脉内瘘＞80%，长期透析导管＜10%。

（2）在以下部位初始建立移植物动静脉内瘘的失败率：前臂直型移植物动静脉内瘘＜15%，前臂襻型移植物动静脉内瘘＜10%，上臂移植物动静脉内瘘＜5%。

（3）自体动静脉内瘘并发症和通畅性：①血栓形成，每年每位患者＜0.25次；②感染，发生率＜1%；③使用寿命，≥3年。

（4）移植物动静脉内瘘并发症及通畅性：①血栓，每年每位患者＜0.5次；②感染，发生率≤10%；③寿命，≥2年；④经皮腔内血管成形术术后使用寿命，≥4个月。

（二）腹膜透析

1. 腹膜透析治疗现状 中国腹膜透析发展迅速，透析质量也不断提升。中国腹膜透析患者在透平均年龄为53.4岁，65岁以上占23.7%，男女比例为1.2∶1.0。2012年腹膜透析在透患者数为37 942人，当年新增患者6920人，死亡患者2168人，透析患者平均透析龄为28个月。经过不断的发展，截至2016年，腹膜透析在透人数为74 138人，新增8901人，死亡2169人，平均透析龄为33个月。

2. 腹膜透析治疗模式 中国约80%的腹膜透析模式采用每日4次，每次2 L的持续不卧床腹膜透析（continuous ambulatory peritoneal dialysis，CAPD）方案，有少部分患者（约10%）由于刚开始透析或不耐受等原因，采取间歇性腹膜透析（intermittent peritoneal dialysis，IPD）。自动化腹膜透析（automated peritoneal dialysis，APD）在许多国家和地区成为主要的治疗方式，欧美国家使用率超过50%。APD在中国台湾地区占腹膜透析中占比约40%，在香港地区超过20%，但在内地的普及和推广才刚刚起步。截至2018年，中国（不含港、澳、台地区）APD使用率仅为1%，在三级医院中，配备APD机器台数约为0.59台/中心，二级医院仅为0.17台/中心。

3. 腹膜透析通路建立 常用的腹膜透析置管方式有3种：直视手术切开法置管、腹腔镜法置管和经皮穿刺置管。3种置管方式各有优劣，目前中国的腹膜透析中心多采用直视手术切开法置管。3种置管方式对比如下。

（1）手术切开法：该置管方法确切可靠，并发症少，适用于绝大多数拟行腹膜透析的患者。要求手术者有一定的外科手术基本功。

（2）腹腔镜法置管：该方法是在全身麻醉的配合下，通过腹腔镜技术置入腹膜透析管。

（3）经皮穿刺置管：该方法可在床边进行，快速经济，适用于紧急情况下的短期腹膜透析患者。

4. 腹膜透析技术失败分析 腹膜透析技术失败的原因在不同国家和地区，以及不同研究人群存在差异。大致分为患者本身因素（高龄、合并症多及透析时机偏晚）、腹膜透析中心管理不足（如缺乏专业化的医护团队、未实施持续质量提高）及医疗因素（如对感染性和非感染性导管并发症、容量负荷过重的防治不足）等方面。由北京大学第一医院牵头的多中心回顾性腹膜透析队列研究（SSOP研究）提示，2171例新入腹膜透析患者的1年、3年及5年技术生存率分别为95%、91%和81%。

NECOSAD 研究提示，随着透析年限不同，导致技术失败的原因也有所侧重。1 年内与导管并发症及社会心理因素有关，1～3 年与透析不充分、容量负荷有关，而腹膜透析相关性腹膜炎是贯穿始终的重要因素。提示医师应该在不同阶段采取各种针对性措施来预防技术失败。

根据中国成熟的大型腹膜透析中心的经验，经过规范的患者培训及再培训，腹膜炎的发生率可控制在 1 次 /50～80 患者月，优于世界上多数腹膜透析中心的数据。但是，基层腹膜透析医疗机构仍然面临着腹膜炎高发的风险。对于这些机构，需保证透析质量，向大中心学习规范化培训患者的方法及内容，加强医护人员的再教育，采用持续质量提高策略防控腹膜炎等。

5. 腹膜透析指南更新 国际腹膜透析协会于 2006 年发布的关于透析处方的指南聚焦于毒素清除。然而，现在广为接受的是，透析患者的健康状态与许多因素有关，并不仅限于特定毒素的清除。当前指南提出：透析剂量应"以目标为指导"。目标包括：①允许透析患者达到其生活目标；②促进透析团队提供高质量的透析治疗与护理。

（三）肾移植治疗

自 2013 年 9 月 1 日起，中国所有器官分配必须通过中国人体器官分配与共享计算机系统进行，这是一个全国性的公开、透明的器官分配系统。从 2015 年 1 月 1 日到 12 月 31 日，共有 25 472 名肾移植等待者在等待名单上，其中新增等待者达 9259 名；男性占多数（67.58%），几乎 2/3 的等待者年龄为 18～45 岁。按每百万人口计算，上海、北京和天津的等待者数量居前 3 位。在这些患者中，导致慢性肾衰竭最主要的三大病因是原发性肾小球肾炎、继发性肾小球肾炎和不明原因引起的肾功能不全，分别占 83.80%、6.02% 和 5.80%。名单上大部分患者（94.05%）已经接受过透析治疗，其中 79.35% 接受过血液透析。

国际上许多国家都已颁布了"脑死亡法"，脑死亡供体器官的利用在一定程度上缓解了供体短缺问题，而中国的"脑死亡"概念尚在形成中，脑死亡器官捐赠的积极性已逐年提高。在此情况下，借鉴国外移植领域经验，亲属活体供肾移植作为家庭自救方法成为解决供肾短缺的一种新途径，近年虽有逐渐增加趋势，但与巨大缺口相比，仍有待积极发展。

四、中国终末期肾病患者防治及展望

中国 ESRD 的防治形势严峻，任务艰巨。为减少中国 ESRD 患病率，提高 ESRD 患者血液净化治疗覆盖率，减少医疗费用，迫切需要在国家行政部门领导下，将慢性肾脏病早期筛查作为成人体检或基础检查的常规检查，加强高危人群的肾脏监测和行为干预，促进慢性肾脏病早发现、早干预。深入开展慢性肾脏病防治科普宣传，提升慢性肾脏病知晓率，提高居民健康素养，普及肾脏健康理念及肾脏病科学知识，引导全民注重肾脏体检。全面推进慢性肾脏病全病程慢病管理的概念，提倡早筛、早诊、早治疗，尽早进行慢性肾脏病干预，设立试点地区和医院，积累经验并在全国推广。加强基层肾脏病知识培训和技术示范，推进基层肾脏病专科建设，规范慢性肾脏病治疗。进一步完善慢性肾脏病管理平台和监控机制建设，建立透析前慢性肾脏病监测和管理体系，通过信息联通系统，建立慢性肾脏病和替代治疗数据库，进行统一管理和维护。总之，ESRD 的防治是一项综合性、系统化大工程，建设实施任重而道远。

（陈江华）

参 考 文 献

[1] Robert N, Foley, Allan J. End-stage renal disease in the United States: an update from the United States renal data system. J Am Soc Nephrol, 2007, 18(3): 2644-2648.

[2] Hanafusa N, Nakai S, Iseki K, et al. Japanese society for dialysis therapy renal data registry-a window through which we can view the details of Japanese dialysis population. Kidney Int Suppl. 2015, 5(1): 15-22.

[3] Saran R, Robinson B, AbbottK C, et al. US renal data system 2017 annual data report: epidemiology of kidney disease in the United States. Am J KidneyDis, 2018, 71(3): 7-11.

[4] Naicker S. Burden of end-stage renal disease in sub-Saharan Africa. Clin Nephrol, Clin Nephrol, 2010, 74(Suppl 1): 13-16.

[5] Yan Xie, Benjamin Bowe, Ali H Mokdad, et al. Analysis of the global burden of disease study highlights the global, regional and national trends of chronic kidney disease epidemiology from 1990 to 2016. Kidney International, 2018, 94(3): 567-581.

[6] Hill CJ, Fogarty DG. Changing trends in end-stage renal disease due to diabetes in the United Kingdom. Journal of Renal Care, 2012, 12(2): 12-22.

[7] Ian H de Boer, Tessa C Rue, Yoshio N Hall, et al. Temporal trends in the prevalence of diabetic kidney disease in the United States. JAMA, 2011 22, 305(24): 2532-2539.

[8] Zhang L, Zuo L. Current burden of end-stage kidney disease and its future trend in China. Clin Nephrol, 2016, 86(13): 27-28.

[9] Ho YW, Chau KF, Choy BY, et al. Hong Kong renal registry report 2012. Hong Kong J Nephrol, 2013, 15(1): 28-43.

[10] Yang WC, Hwang SJ. Incidence, prevalence and mortality trends of dialysis end-stage renal disease in Taiwan from 1990 to 2001: the impact of national health insurance. Nephrol DialTransplant, 2008, 23(12): 3977-3982.

[11] Arsh K Jain, Peter Blake, Peter Cordy, et al. Global Trends in Rates of Peritoneal Dialysis. J Am Soc Nephrol, 2012, 23(3): 533-544.

[12] Yang W, Lu J, Weng J, et al. Prevalence of diabetes among men and women in China. N Engl J Med, 2014, 362(15): 1090-1101.

[13] Zhang L, Zhao MH, Zuo L, et al. China kidney disease network(CK-NET)2015 annual data report. Kidney Int Suppl(2011), 2019, 9(1): 1-81.

[14] 缪鹏,谭正力,田然,等.人工血管动静脉内瘘透析疗效及长期随访研究.中华医学杂志,2017,97(6): 468-470.

[15] Pisoni RL, Zepel L, Port FK, et al. Trends in US vascular access use, patient preferences, and related practices: an update from the US DOPPS practice monitor with international comparisons. Am J Kidney Dis, 2015, 65(6): 905-915.

[16] Rong Xu, Qing Feng Han, Tong Ying Zhu, et al. Impact of Individual and Environmental Socioeconomic Status on peritoneal dialy-SiS outcomes: a retrospective multicenter cohort study. PLoS One, 2012, 7(1): 50766-50770.

[17] Kolesnyk I, Dekker FW, Boeschoten EW, et al. Time-dependent reasons for peritoneal dialysis technique failure and mortality. Perit Dial Int, 2010, 30(2): 170-177.

第二节　中国腹膜透析临床研究现状

我国终末期肾病（end-stage renal disease，ESRD）患病率持续快速上升，接受透析治疗的 ESRD 患者从 2011 年的 261 877 人增加到 2017 年底的 610 881 人，ESRD 患者每年耗费卫生资源超过 1500 亿人民币，ESRD 人群的校正死亡率高达 28.42/1000 患者年。ESRD 因其高发病率、高死亡率和高治疗费用已成为包括中国在内的全球重大公共卫生问题。腹膜透析是治疗 ESRD 的有效替代治疗方法之一。与血液透析比较，腹膜透析具有可居家治疗、操作简便、残肾保护较好、血流动力学稳定、生存质量较高、传染病感染风险低、占用医疗资源较少及治疗费用相对低廉等优势。新近中国 10 年基础案例分析显示，选择腹膜透析第一的成本效益明显优于血液透析第一。腹膜透析治疗 ESRD 在中国已开展了40余年，腹膜透析中心已从2008年的930个增至2018年的1560个，接受腹膜透析治疗ESRD患者数量从2008年的17 897人增加到2018年的99 145人。国产腹膜透析液和自动腹膜透析机已通过多中心临床试验验证后用于临床。然而，我国腹膜透析的实施过程仍存在技术挑战，例如，腹膜透析导管相关并发症、腹膜透析相关腹膜炎、液体超负荷、心血管疾病并发症、长期腹膜透析腹膜结构和功能变化等临床问题。近年来，中国腹膜透析工作者围绕腹膜透析临床科学问题进行系列研究，探索解决这些技术问题的途径，目的是在我国有限资源的情况下最大化地利用腹膜透析，改善ESRD患者的生存时间及生存质量。本节就我国腹膜透析临床研究现状进行综述。

一、腹膜透析中心建设

腹膜透析中心建设是确保高质量腹膜透析的基石。在40多年腹膜透析治疗ESRD实践中，国内拥有一批质量和规模一流的腹膜透析中心。中山大学附属第一医院（以下简称中山一院）早在1963年就首次在国内应用腹膜透析技术治疗急性肾衰竭患者。1978年应用持续不卧床腹膜透析（continuous ambulatory peritoneal dialysis，CAPD）模式治疗ESRD，并通过卫生部（现更名为国家卫生健康委员会）全国肾科高级医师进修班等向全国推广和普及。2005年中山一院腹膜透析中心建立了新的管理模式和标准化腹膜透析操作规程，随访患者数量迅速增加，从2005年的297人增加到2012年的1000人以上，是目前世界上规模最大的腹膜透析中心之一。1年、2年、3年和5年患者生存率分别为94%、87%、81%和64%；技术存活率分别为98%、95%、91%和86%；1年导管功能完好率为94%，腹膜炎发生率为1次/0.175患者年。在特殊人群中，糖尿病和老年腹膜透析患者的3年技术存活率均达到90%；其中，糖尿病腹膜透析患者1年、3年和5年患者生存率分别为90%、63%和36%，老年腹膜透析患者则分别为79%、56%和30%。对于治疗狼疮肾炎腹膜透析患者、有卒中病史的腹膜透析患者、血液透析转腹膜透析患者等也积累了管理经验。新近统计结果显示，中山一院2011—2015年度腹膜透析患者5年生存率达74%，较2006—2010年度增长10%；腹膜炎发生率由0.161患者年下降至0.158患者年。《柳叶刀》杂志特邀余学清教授分享中山一院高质量腹膜透析中心成功经验，包括优秀的腹膜透析团队、标准化操作和管理流程、精心设计的患者培训计划、全方位的随访程序、持续质量改进和再评价、临床科学问题为导向的高水平研究。

关于远程腹膜透析患者管理和腹膜透析技术推广，中山一院于2008年在国际上率先创建了腹膜透析卫星中心模式，13家腹膜透析卫星中心分布在广东省内主要的地级市医院，26名专职医师和32名护士参加了本中心组织的统一的腹膜透析相关技术培训。与卫星中心模式建立前相比，即与2007年底的相关数据相比，2009年存活的腹膜透析随访人数由1010人上升到1860人，每年掉队率由28.2%降为17.6%。腹膜炎的发生率由1次/0.305患者年降至1次/0.260患者年。1年的技术存活率由88.7%提高到93.0%，1年患者生存率由82.0%上升至84.2%，平均在透时间由16.3个月延长到26.1个月。腹膜透析卫星中心项目的建立和实施，一方面强化了腹膜透析中心60%以上市外患者的管理和质量，另一方面使广东省腹膜透析整体治疗水平得到了显著的提高，进一步推动了腹膜透析技术的应用和推广。对中山一院腹膜透析中心1005例远程腹膜透析患者随访中位35.7个月的队列研究结果显示，远程腹膜透析患者1年、3年、5年的患者生存率分别为95.4%、84.7%和71.8%，技术生存率分别为98.6%、92.3%和83.4%，腹膜炎发生率为0.16次/患者年。腹膜透析卫星中心的创立和实践得到了国际同行专家的高度评价，认为腹膜透析卫星中心的创立和成功实践是发展中国家及发达国家腹膜透析推广和腹膜透析质量提高的榜样。

除广州外，上海、北京、江苏、浙江等大型医院也先后建立了高质量的腹膜透析中心。据上海交通大学医学院附属仁济医院（上海仁济医院）报道，该院腹膜透析患者1年、2年、3年和5年生存率分别为90%、79%、71%和64%，技术存活率分别为97%、93%、90%和88%，腹膜炎发生率为1次/60.6患者月。这些大中心在实施规范化腹膜透析中心管理和临床实践等方面为全国其他腹膜透析中心树立了榜样。国际腹膜透析学会（International Society for Peritoneal Dialysis，ISPD）官方杂志《国际腹膜透析》（*PDIDI*）杂志发表专刊，重点介绍中山一院"腹膜透析中心管理"、上海仁济医院"低剂量腹膜透析处方的应用"、北京大学第一医院"应用多学科团队开展腹膜透析临床科研"、南京大学医学院附属金陵医院"应用持续质量改进降低腹膜炎发生率"和浙江大学医学院附属第一医院（浙大附一院）"ESRD整合治疗模式"。时任*PDI*主编Wilkie M教授及Blake PG教授评述指出："这一系列文章给人留下深刻的印象。首先，中国腹膜透析中心的规模之大、患者众多，在带来相应挑战的同时，也提供了大量机会和丰富经验，这些对腹膜透析中心的诊疗质量提高均具有重要意义；其次，尽管患者人数众多且快速增长，但肾内科医师在创新诊疗方式和改善质量方面仍饱含热情；最后，中国的肾内科医师进行腹膜透析相关大型研究的意愿较强，这表明腹膜透析实践与临床研究已经在中国学术界有机整合"。中国腹膜透析的发展与临床实践得到国际同行的高度关注和评价。

二、腹膜透析置管、紧急透析、腹膜透析处方与随访管理

1. 腹膜透析导管 腹膜透析导管是腹膜透析患者的生命线，是ESRD患者能否成功腹膜透析治疗的第一步，更影响ESRD患者接受腹膜透析治疗的信心。中山一院通过开放性、前瞻性、随机试验探讨腹膜透析患者中Tenckhoff直管和弯管导管相关并发症的发生率和导管存活率的关系。结果显示，弯管组的导管功能障碍总发生率高于直管组。导管移位和网膜包裹是导致导管功能障碍的最常见原因。与直管组对比，腹膜透析导管相关并发症的发生率在弯管组更高，提示直管是减少后续导管并发症的更好选择。上海交通大学医学院附属瑞金医院通过前瞻性、随机对照研究和meta分析，结果也证实弯管更易发生移位，从而导致导管失功。

2. 紧急腹膜透析 中山一院对2059例接受紧急腹膜透析（置管后14天内启动腹膜透析）的ESRD患者进行了10年的队列研究。结果显示，第1个月、1年、3年和5年导管存活率分别为97.6%、96.4%、96.2%和96.2%，技术生存率分别为99.5%、97.0%、90.3%和82.7%。提示紧急腹膜透析是ESRD患者安全有效的选择之一。训练有素的透析团队、经验丰富的肾科医师进行标准化导管置入程序、精心设计的初步透析处方及全面的随访护理，可能是成功紧急启动腹膜透析计划的必需因素。上海仁济医院研究结果显示，相对以血液透析为紧急起始透析模式的患者，紧急起始腹膜透析患者短期内出现透析相关并发症的风险明显降低，而两者的患者生存率无显著差异。该结果在老年、糖尿病等人群亚组分析中亦获得证实。北京协和医院通过对635例患者资料的回顾性研究也证实，紧急腹膜透析与常规腹膜透析在感染发生率、机械并发症、无腹膜炎生存和技术生存等方面无显著差异，紧急腹膜透析是非计划透析ESRD患者安全、有效的策略。中南大学湘雅二院通过对101例新置管患者1年随访研究显示，与间歇性腹膜透析（IPD）相比，自动化腹膜透析（APD）导管功能障碍的发

生率显著降低。提示APD可降低紧急腹膜透析术后机械并发症的风险，可以作为紧急腹膜透析模式的一种安全、可靠的替代方案。中国人民解放军总医院通过临床对照发现，即使体重指数（body mass index，BMI）较高，经皮穿刺置入腹膜透析导管也是安全、有效的方法。

3. 腹膜透析处方 上海仁济医院采用随机对照研究设计，对139例新开始腹膜透析患者进行为期2年的随访，比较每天6 L和每天8 L的CAPD处方对残肾功能及预后的影响。结果发现，不同剂量的初始腹膜透析处方对患者肾小球滤过率、尿量和残肾功能保存时间的影响相当；同时，两者可提供类似的患者生存率和腹膜透析技术生存率，而较低的初始透析剂量显著降低透析液葡萄糖暴露量，并可能降低腹膜透析相关腹膜炎的发生风险。这一原创性工作为低剂量起始腹膜透析的应用提供了较高质量的循证医学证据。该成果被2020年国际腹膜透析学会发布的关于递增式腹膜透析、残余肾功能保护、以患者为中心的腹膜透析处方制定3份临床实践指南引用。一项中国大样本CAPD队列研究比较了腹膜透析液交换次数每天≥4次和每天<4次患者的结局。在239 876患者年中对来自1177个中心的100 022例受试者进行了建模。受试者中有43 185例每天接受<4次交换，56 837例每天接受≥4次交换。每天交换次数<4次的患者年龄大、女性、无工作、来自农村的比例较高。与每天<4次交换相比，每天≥4次交换死亡风险显著降低了30%～35%。在年轻和农村患者中，这种获益最大。研究结果提示，与每天<4次交换相比，每天≥4次交换的中国腹膜透析患者的死亡率显著降低。

4. 患者随访 作为居家治疗，腹膜透析患者最佳的医患接触时间间隔尚未明确。中山一院通过433例居住在广州的腹膜透析患者队列研究发现。与低医患接触频率组相比，高医患接触频率组具有较好的患者生存率（1年、3年、5年患者生存率分别为99.6% vs. 92.7%、87.7% vs. 76.5%、76.5% vs. 58.7%，P均<0.001），较低的腹膜炎发生率（0.17次/患者年 vs. 0.23次/患者年，P<0.001）及较低的住院率（0.49次/患者年 vs. 0.67次/患者年，P<0.001）。Cox回归分析显示，校正了混杂因素后，小于2个月的医患接触时间间隔是腹膜透析患者死亡的独立保护因素（*HR* 0.61，95% *CI* 0.42～0.88，P=0.008）。研究结果提示，小于2个月的医患接触时间间隔与腹膜透析患者生存率独立相关。因此，应鼓励腹膜透析患者增加医患接触次数，以便获得更好的临床结局。

三、腹膜透析相关感染

虽然腹膜透析感染发生率显著降低，腹膜炎仍是腹膜透析的主要并发症。严重和迁延不愈的腹膜炎可导致腹膜功能衰竭，甚至死亡。因此，腹膜炎的预防及治疗是腹膜透析成功的关键因素。通过确定腹膜炎发生的危险因素、减少腹膜炎风险，对降低腹膜炎的发生具有重要意义。

导管出口处感染是腹膜透析患者常见的并发症，是导致腹膜炎的常见原因。中山一院分析了腹膜透析患者导管出口处感染的患病率及危险因素。通过对1133例腹膜透析患者中位随访时间为12个月的研究，发现本中心出口处感染率为1次/92.8个患者月（0.13次/患者年）。凝血酶阴性葡萄球菌是主要病原菌，占33.8%；金黄色葡萄球菌、其他革兰氏阳性菌、假单胞菌、真菌、其他微生物和无菌生长分别占15.8%、23.0%、1.4%、1.4%、2.9%和15.1%。出口处护理能力差、管道固定不良、管道牵扯史和出口处有机械性压迫是出口处感染的危险因素。

通过对1117例CAPD患者进行中位26.1个月的随访，发现27.7%患者发生了首次腹膜炎。第

1、2、3和5年无腹膜炎累积存活率分别为86.2%、78.1%、71.4%和57.8%。腹膜透析开始时年龄较大、男性、文化程度较低和低白蛋白血症是中国南方地区CAPD患者首发腹膜炎的危险因素。根据首次出现腹膜炎的时间，将患者分为早发性（≤3个月）腹膜炎和迟发性（>3个月）腹膜炎。研究发现，在1690例腹膜透析患者中，有29.8%至少出现1次腹膜炎，而7.0%的患者在透析开始3个月内出现了首发腹膜炎。较高的BMI、低白蛋白血症和导管出口部位感染是早发性腹膜炎独立相关的危险因素。与迟发性腹膜炎相比，早发性腹膜炎患者的总体腹膜炎发生率更高，并且技术生存率较差，而患者生存率无显著差异。研究发现，老年腹膜透析患者腹膜炎发生率较年轻腹膜透析患者显著增高。高龄、辅助腹膜透析、较高的体重指数和低血清白蛋白水平与老年患者腹膜炎风险增加独立相关。与年轻腹膜炎患者相比，老年患者腹膜炎相关死亡风险增加约4倍。腹膜炎是年轻腹膜透析患者技术失败的危险因素，但老年患者腹膜炎与腹膜透析技术失败无显著相关。上海仁济医院通过前瞻性研究发现透出液白细胞介素-6（IL-6）水平对腹膜透析相关腹膜炎有预测作用。浙大附一院发现腹膜透析液中线粒体DNA水平与腹膜炎炎症程度呈正相关。北京大学第一医院通过随机对照研究证明重复操作考核可有效预防外源性腹膜炎。经腹腔使用万古霉素联合口服莫西沙星是安全、实用、有效的腹膜炎一线治疗方案。相关结果被ISPD 2010年、2016年腹膜炎诊治指南引用，并纳入2017年ISPD导管相关性感染防治指南。

大肠埃希菌（大肠杆菌）是革兰氏阴性腹膜炎的最常见原因。中山一院研究显示，大肠埃希菌腹膜炎发生率为0.027次/患者年。大肠埃希菌是单微生物革兰氏阴性腹膜炎的主要原因（59.2%）。产生超广谱β-内酰胺酶（extended-spectrum β-lactamase，ESBL）菌株占大肠埃希菌腹膜炎的35.5%。大肠埃希菌腹膜炎的完全治愈率和治疗失败率分别为77.8%和10.0%。与无腹膜炎史的患者相比，有腹膜炎史患者有更高的ESBL发生风险。基线合并症的严重程度、合并糖尿病和低白蛋白血症与大肠埃希菌腹膜炎不良预后相关。将疗程从2周延长到3周或更长时间可显著降低复发和再次重复的风险，相关结果被ISPD 2016年腹膜炎诊治指南引用。通过分析大肠埃希菌分离株的系统发生背景和遗传特征，发现大肠埃希菌腹膜炎分离株表现出明显更高的8种毒力因子（virulence factors，VFs）患病率。毒力因子kpsMT Ⅱ是腹膜炎最强的VF预测因子，其次是traT。与普通组相比，大肠埃希菌致病基因含有更高浓度的单个VF。腹膜分离株中的致病性大肠埃希菌患病率高于直肠分离株，提示腹膜透析患者的大肠埃希菌腹膜炎和直肠分离物有所不同。与腹膜炎分离株有关的特定VF可能直接导致腹膜透析相关腹膜炎的发生。上海仁济医院针对革兰氏阴性菌相关腹膜炎的多发趋势，通过前瞻性研究发现透出液脂多糖水平在鉴别此类感染中的价值，为快速诊断提供了有效的辅助手段。

中山一院通过对1321例患者中位随访34个月的研究发现，腹膜炎事件增加95%全因死亡风险、90%心血管死亡风险及3.94倍感染相关死亡风险。进一步分析发现，腹膜炎事件对患者腹膜透析治疗最初2年的死亡率无明显影响，但显著影响患者腹膜透析治疗2年后的死亡率，提示腹膜透析相关性腹膜炎与患者全因死亡率、心血管死亡率和感染相关死亡率风险增加独立相关，尤其显著影响长透析龄腹膜透析龄患者的死亡率。研究还发现，较低的低密度脂蛋白－胆固醇（low-density lipoprotein cholesterol，LDL-C）四分位数与腹膜炎的高风险独立相关。然而，分层分析显示，LDL-C的每增加1 mmol/L，无腹膜炎患者的首次心血管事件发生风险增加21%，而腹膜炎患者首次心血管事件发生风险降低20%。腹膜炎显著影响LDL-C与心血管事件之间的关系，以及LDL-C与死亡之间的关系。提示基线LDL-C较低的腹膜透析患者腹膜炎的风险较高。LDL-C对心血管事件和死亡率的影响因腹膜炎事件而不同。

四、腹膜透析患者全因死亡及心血管死亡危险因素和干预

腹膜透析患者有较高的死亡率。一项全国多中心数据的研究显示，我国腹膜透析患者的年死亡率为9.9。我国各中心之间的结局差异很大，高达20的医疗机构经风险调整后的死亡率高于平均水平。较大的中心比较小的中心死亡率低。校正了性别、年龄及腹膜透析开始时间，较高的中性粒细胞（neutrophil）/淋巴细胞（lymphocyte）比值（N/L）、较高的血磷水平、较低的血红蛋白及白蛋白水平是腹膜透析患者3个月内死亡的危险因素；而糖尿病史、心血管疾病史及较低的白蛋白水平是患者腹膜透析24个月后死亡的危险因素。与慢性肾小球肾炎患者相比，原发病为糖尿病肾病、肾淀粉样变、多发性骨髓瘤或血管炎的患者腹膜透析第1年的死亡风险更高。合并脑血管疾病、慢性心力衰竭和（或）基线时血清白蛋白水平较低是腹膜透析患者第1年死亡的危险因素。心血管疾病（cardiovascular diseases，CVD）相关死亡是透析患者死亡的首要病因，占死因的40%~60%。腹膜透析患者与血液透析患者的心血管事件的发生风险相当。研究发现，新置管的腹膜透析患者肺动脉高压和左室射血分数（left ventricular ejection fraction，LVEF）降低的患病率较高，并与腹膜透析患者全因死亡率和CVD死亡率显著相关。腹膜透析患者CVD危险因素包括高血压、糖尿病、高脂血症、高龄等传统CVD相关危险因素，贫血、营养不良、继发性甲状旁腺功能亢进症、高尿酸血症等非传统的CVD相关危险因素，以及残余肾功能丧失、透析液葡萄糖浓度、超滤衰竭等腹膜透析患者特异性CVD相关危险因素。将国内对腹膜透析患者死亡和CVD死亡危险因素及干预的临床研究汇总如下，其中残余肾功能丧失与腹膜透析患者临床结局关系的临床研究详见各部分描述。

1. 容量超负荷及管理 容量超负荷在腹膜透析患者中常见且严重。中山一院应用多频生物电阻抗评估患者的身体成分和体液状态。研究显示，66.8%腹膜透析患者存在液体超负荷［细胞外水（extracellular water，ECW）/总体水（total body water，TBW）≥0.40］。血清白蛋白降低、体脂质量降低、老年、收缩压升高、较少的残余尿量和较低的血钾浓度与较高的ECW/TBW独立相关。基于该横断面人群进行中位随访时间38.4个月的随访研究发现，BIA定义的液体超负荷是CAPD患者全因死亡率和技术失败的独立预测指标。CAPD伴液体超负荷患者的腹膜炎发生率、CVD事件发生率均较高，临床预后更差。研究还发现，较高的ECW/TBW是腹膜透析患者残余肾功能丧失的独立危险因素，其值每增加0.01，残余肾功能丧失的风险增加89%。容量超负荷及容量变异较大的腹膜透析患者残余肾功能下降显著。通过前瞻性随机对照研究的结果显示，用BIA导向的液体管理较常规临床液体管理可显著改善腹膜透析患者液体状况，但腹膜透析患者1年的生存率和技术存活率无显著差别；经过3年的观察，研究组腹膜透析患者技术失败率、全因死亡率及CVD死亡率显著降低。仁济医院腹膜透析中心与英国的3家腹膜透析中心共同开展了一项关于生物电阻抗技术协助判断腹膜透析患者容量情况的国际多中心随机对照临床研究，发现生物电阻抗技术对于指导无尿患者透析处方调整、维持容量稳定可能具有积极意义。腹膜透析患者液体超负荷的干预效果还有待大样本、多中心研究予以证实。

2. 腹膜转运功能变化 中山一院对1052例新腹膜透析患者腹膜转运功能的研究发现，腹膜平

衡试验（peritoneal equilibration test，PET）4 h透出液葡萄糖水平/0 h透出液葡萄糖水平（D4/D0）、残余尿量、PET4 h时的肌酐透出液/血浆比率较低（D/PCr）和性别与PET超滤量独立相关。与男性腹膜透析患者比较，女性D/PCr较低，超滤更多。对292例无尿腹膜透析患者的研究发现，腹膜快速转运类型与患者的全因死亡风险增加相关，而这种影响对存在CVD合并症的腹膜快速转运无尿腹膜透析患者更加明显。一项前瞻性观察队列研究，纳入了776例CAPD患者。研究发现，腹膜转运状态与糖尿病之间存在相互作用。与低平均腹膜转运状态相比，高转运状态且没有糖尿病CAPD患者的全因死亡率升高78%，而在糖尿病人群中腹膜转运状态与全因死亡无显著相关性。对CAPD患者随访1年的前瞻性研究显示，与基线非快速转运组患者相比，基线快速转运组腹膜透析患者血清白蛋白、前白蛋白水平较低，人体阻抗相位角（phase angle，PA）较小，并且呈现较高的营养不良发生率。基线腹膜快速转运类型是CAPD患者发生营养不良的独立危险因素。应用蛋白质组学分析不同转运类型腹膜透析液蛋白质的差异，结果发现维生素D结合蛋白、补体C_3和载脂蛋白A1在腹膜高转运患者透出液中表达增强。中南大学湘雅二院使用Luminex Flex Map 3 D系统检测腹膜透析液中各种细胞因子和生长因子。结果显示，D/P Cr与IL-6独立相关，与血清白蛋白水平呈负相关。

3. 葡萄糖和脂质代谢异常 中山一院探讨了腹膜透析患者腹膜透析液葡萄糖浓度对CAPD患者全因和CVD死亡的影响。结果显示，较高的腹膜透析液葡萄糖浓度与患者较大年龄、残差肾功能和较高肌酐透析液/血浆比值相关。较高的腹膜透析液葡萄糖浓度是CAPD患者全因死亡和CVD死亡的独立预测因子。研究发现，血清高三酰甘油（triglyceride，TG）/高密度脂蛋白胆固醇（HDL-cholesterol，HDL-C）比值（TG/HDL-C）升高和及血清LDL-C/HDL-C升高与腹膜透析患者全因和CVD死亡率增高相关。对1492例新腹膜透析患者研究发现，较低和较高血清脂蛋白a[lipoprotein a，Lpa]水平是腹膜透析患者全因死亡的危险标志物，但仅较高的基线Lp（a）水平是CVD死亡独立危险因子。代谢综合征在CAPD患者中普遍存在。老年、较高白细胞计数和透析液葡萄糖负荷是代谢综合征的独立相关因素。进一步通过中位数4.4年的随访，结果显示，代谢综合征与所有纳入研究患者和非糖尿病患者的心血管死亡率显著相关，但对技术失败无显著影响。对1263例新腹膜透析患者随访研究发现，腹膜透析开始时，超重与腹膜透析患者的心血管死亡风险增加相关，而腹膜透析1年内身体BMI降低程度＞0.80%增加腹膜透析患者全因及心血管死亡风险。研究还发现，在CAPD患者中，与体重正常、血压已控制的受试者相比，超重和血压未控制的受试者CVD死亡风险增加135%。超重与CVD死亡率的关系可能随着高血压状态的改变而改变。

4. 炎症-营养不良 北京大学第一医院研究发现瘦体重是慢性肾脏病患者蛋白质能量耗竭的早期诊断指标、也是腹膜透析患者死亡强预测因素，进而开发基于握力和上臂肌围估算慢性肾脏病3～5期和腹膜透析患者瘦体重的新公式，其精确度和准确度均高于传统方法。通过回顾性总结近千例腹膜透析患者的饮食成分，分析出饮食盐、植物蛋白/总蛋白比例及纤维素摄入水平低的患者其他营养素摄入均低，血白蛋白、瘦体重等营养指标较差，并预测较高的CVD死亡和总体死亡率，提示饮食营养素摄取绝对水平和植物蛋白比例是综合饮食管理的关键。中山一院采用主成分因子分析研究各营养指标的相关性及提取主成分与腹膜透析患者死亡的相关性。结果发现，血清内脏蛋白水平包括白蛋白、前白蛋白、转铁蛋白与腹膜透析患者死亡独立相关，同时评估这3个血清学指标可能有益于监测营养不良。研究发现，年龄、糖尿病和液体超负荷与较低的生物电阻抗分析确定的相位角（PA）独立相关，而男性、较高的BMI、较高的血清白蛋白和肌酐水平，以及较好的残余肾功能与较高的PA独立相关。PA与CAPD患者全因和CVD死亡率显著相关。提示PA反映了疾病的一个综合维度，包括紊乱的水合状态和营养状态。研究发现较高的瘦体重指数与较高的腹膜蛋白清除率独立相关。研究还发现，腹膜透析男性患者骨骼肌量显著高于女性。腹膜透析患者骨骼肌量的下降与平均臂踝动脉脉搏波传导速度（brachial-ankle pulse wave velocity，baPWV）的增加独立相关，这种相关性在女性患者中更明显，提示骨骼肌量减少与动脉僵硬有关。基线血清超敏C反应蛋白（highsensitivity C-reactive protein，hs-CRP）水平与患者临床预后无明显相关关系，但纵向hs-CRP水平处于上三分位患者的全因死亡和CVD死亡风险明显增加。与随访期间hs-CRP相对稳定的患者相比，hs-CRP呈升高趋势患者的全因死亡和CVD死亡风险明显增加。研究格拉斯哥预后评分（Glasgow prognostic score，GPS）、预后营养指数（prognostic nutritional index，PNI）和预后指数（prognostic index，PI）等不同炎症评分对CAPD患者预后的预测价值的结果显示，仅GPS与全因死亡和CVD死亡相关，GPS的ROC曲线下面积显著高于PNI和PI，提示GPS是一种简单可行的评估CAPD患者预后的工具。

5. 血尿酸异常 中山一院及浙大附一院研究均发现，尿酸与腹膜透析患者全因死亡相关。进一步研究发现，多因素校正模型显示，尿酸水平最高组男性患者全因死亡及CVD相关死亡风险分别是尿酸水平最低组的1.93倍及3.31倍。校正的Cox模型显示尿酸每增加59.5 μmol/L，男性腹膜透析患者全因死亡及CVD相关死亡风险增加33%，而女性患者无显著增加。尿酸与全因及心血管相关死亡的关系存在显著性别差异。血尿酸水平增高是男性腹膜透析患者全因死亡及CVD相关死亡的独立危险因素。进一步对糖尿病腹膜透析患者研究发现，糖尿病腹膜透析患者平均血尿酸水平显著低于非糖尿病患者。血尿酸水平增高是男性糖尿病腹膜透析患者CVD死亡的独立危险因素。采用baPWV评估动脉僵硬度，探讨腹膜透析患者血尿酸与动脉僵硬度的相关性。结果显示，腹膜透析患者平均血尿酸（serum uric acid，SUA）水平为（404.6±76.7）μmol/L，平均baPWV为（1713±505）cm/s。在校正后的线性回归模型中，SUA与baPWV的正相关性仅存在于中青年（≤65岁）腹膜透析患者而不存在于老年（>65岁）腹膜透析患者。对青年患者进行性别分层研究发现，在年轻的腹膜透析患者中，SUA与baPWV呈显著正相关，这种相关性在男性患者中更明显。

6. 骨矿代谢异常 中山一院通过对1662例患者随访（中位随访时间为38.1个月）研究发现，校正混杂因素后，血磷>1.78 mmol/L，全因死亡和CVD死亡风险分别增加82%和107%，提示骨矿质代谢标志物异常，尤其基线血磷水平升高是腹膜透析患者全因和CVD死亡的独立风险预测因子。对CAPD患者血清磷水平与RRF丧失相关性的研究结果显示，血清磷水平升高与残余肾功能（residual renal function，RRF）丢失的风险增加有关。血清磷水平与RRF损失的相关性因性别而异。男性腹膜透析患者血清磷水平每增加0.32 mmol/L，校正后的RRF丢失风险增加32%，而女性仅增加3%。提示较高的血清磷水平可独立预测男性CAPD患者的RRF丢失。研究还发现，腹膜透析患者基线碱性磷酸酶（alkaline phosphatase，ALP）最高四分位水平组患者第1、第3、第5年累积全因死亡率分别为6.5%、24.2%、44.0%，累积心血管死亡率分别为4.6%、14.1%、28.1%。经过人口学资料、合并症、肝功能及骨代谢的指标校正后，ALP最高四分位水平患者全因死亡的风险比为1.70，心血管死亡的风险比为1.94，提示腹膜透析患者较高的基线ALP水平与患者全因死亡率及CVD死亡率独立相关。上海仁济医院腹膜透析中心利用前瞻性研究探索发现了骨硬化蛋白、血管生成素-2、腹主动脉钙化评分等一系列腹膜透析患者CVD事件的预测因子，为揭示血管平滑肌细胞转分化、血管新生重塑等因素与发生CVD并发症之间的联系提供了重要依据。

7. 电解质异常及其他相关危险因素　中山一院探讨了腹膜透析患者血钾水平及其变异性与死亡率的关系。通过对886例腹膜透析患者中位随访31个月的研究结果显示，随访第一年较低的血清钾水平与腹膜透析患者全因死亡率和CVD死亡率相关。此外，血清钾水平的较高变异性导致该人群死亡的风险显著增加。血清镁水平降低可能与腹膜透析患者（尤其是低白蛋白血症患者）的住院风险较高有关。发现高血小板计数和高血小板压积与腹膜透析患者增加的CVD死亡风险相关。对中国腹膜透析人群的研究发现，叶酸≥34与腹膜透析患者降低的全因死亡率和CVD死亡率相关。持续补充叶酸可降低持续性非卧床腹膜透析患者死亡的风险。

五、生活质量

抑郁症是ESRD患者中最常见的心理疾病。中山一院应用汉密尔顿抑郁量表（Hamilton depression scale，HAMD）调查发现，26.1%腹膜透析患者患有抑郁症，49.3%患有潜在抑郁症。HAMD评分与营养不良-炎症评分（malnutrition-inflammation score，MIS）呈显著正相关。与非抑郁症患者相比，抑郁症患者的生存质量显著降低，腹膜炎发生率明显增加。年龄、男性、糖尿病、长透析龄、疲倦、睡眠障碍、低社会支持和"屈服"应对方式与抑郁独立相关。坚实的社会支持可以缓解心理压力诱发的焦虑和抑郁症状。CAPD患者睡眠障碍发生率达80.4%。老年、高磷水平、低SGA分数和高MIS分数是CAPD患者睡眠障碍的独立预测因素。研究发现，65.6%的CAPD患者出现皮肤瘙痒。与无皮肤瘙痒患者比较，皮肤瘙痒患者睡眠质量更低。皮肤瘙痒与睡眠、透析时间、甲状旁腺激素之间有显著相关性。通过对784例腹膜透析患者中位透析龄30.7个月的随访研究结果显示，患者认知功能障碍的发生率高于脆弱的发生率（55.5% vs. 27.6%）；合并脆弱与认知功能障碍的发生率为23.9%。合并脆弱与认知功能障碍的患者生存率更低、腹膜透析相关性腹膜炎的发生率更高，提示脆弱与认知功能障碍存在独立的相关性，同时合并两者增加了腹膜透析患者不良结局的风险。北京大学第一医院通过一项多中心前瞻性队列研究提出，除了传统的心血管危险因素外，影响腹膜透析患者认知功能还有非传统危险因素，包括低钠血症、抑郁、25（OH）D水平过低，通过应用中国14项D型人格量表（DS14）评估CAPD患者的D型人格发现，D型人格是CAPD患者生活质量较差的预测指标。研究还发现，D型人格与药物依从性独立相关，且其总体无腹膜炎生存率显著低于非D型人格患者。D型人格是预测首次腹膜炎的发生的独立危险因素。

六、总结

腹膜透析技术治疗ESRD在中国的应用已有30余年，且中国拥有全球最多的腹膜透析人群。近年来，中国医护人员以临床问题为导向，在腹膜透析临床科研等方面取得较大成绩，显著改善腹膜透析中心管理和腹膜透析质量。中国腹膜透析的发展与临床科研成就在国际著名期刊发表，得到国际腹膜透析同行的高度赞誉。基于腹膜透析临床研究结果，中国腹膜透析置管专家组制定了《中国腹膜透析置管指南》，中国腹膜透析相关感染防治专家组制定了《腹膜透析相关感染的防治指南》。然而，如何在已有工作基础上进行积极有效的干预研究，进一步提高整体腹膜透析质量，推广腹膜透析技术应用，仍是中国肾科医师面临的重要临床研究课题。

（余学清　阳　晓）

参 考 文 献

[1] Ministry of Health P R. China: Chinese National Renal Data System[DB/OL]. (2018-3-18)[2020-1-15]. http: //www. cnrds. net.

[2] Zhang L, Zhao MH, Zuo L, et al. China kidney disease network (CK-NET) 2015 annual data report. Kidney Int Suppl (2011), 2019, 9(1): 1-81.

[3] Yu X, Yang X. Peritoneal dialysis in China: meeting the challenge of chronic kidney failure. Am J Kidney Dis, 2015, 65(1): 147-151.

[4] Liu J, Hutton DW, Gu Y, et al. Financial implications of dialysis modalities in the developing world: a Chinese perspective. Perit Dial Int, 2020, 40(2): 193-201.

[5] Zhou JH, Ni ZH, Mei CL, et al. Efficacy and safety of Changfu peritoneal dialysis solution: a multi-center prospective randomized controlled trial. Chin Med J (Engl), 2013, 126(22): 4204-4209.

[6] Cao XY, He YN, Zhou JH, et al. Safety, effectiveness, and manipulability of peritoneal dialysis machines made in China: a randomized, crossover, multicenter clinical study. Chin Med J (Engl), 2018, 131(23): 2785-2791.

[7] Yang X, Mao HP, Guo QY, et al. Successfully managing a rapidly growing peritoneal dialysis program in Southern China. Chin Med J, 2011, 124(17): 2696-2700.

[8] Yang X, Yi C, Liu X, et al. Clinical outcome and risk factors for mortality in Chinese patients with diabetes on peritoneal dialysis: a 5-year clinical cohort study. Diabetes Res Clin Pract, 2013, 100(3): 354-361.

[9] Joshi U, Guo Q, Yi C, et al. Clinical outcome of elderly patients on chronic peritoneal dialysis: A retrospective study from a single centre in China. Perit Dial Int, 2014, 34(3): 299-307.

[10] Wu X, Yang X, Liu X, et al. Patient survival and technique failure in continuous ambulatory peritoneal dialysis patients with prior stroke. Perit Dial Int, 2016, 36(3): 308-314.

[11] Ye H, Cao P, Lin J, et al. Long-term clinical outcomes of lupus nephritis patients undergoing peritoneal dialysis: a matched, case-control study. Perit Dial Int, 2019, 39(6): 570-573.

[12] Zhang L, Cao T, Li Z, et al. Clinical outcomes of peritoneal dialysis patients transferred from hemodialysis: a matched case-control study. Perit Dial Int, 2013, 33(3): 259-266.

[13] Peng Y, Ye H, Yi C, et al. Changes in outcomes over time among incident peritoneal dialysis patients in southern China. Perit Dial Int, 2019, 39(4): 382-389.

[14] Yu X. How to set up PD centers: the Chinese perspective[EB/OL]. (2017-6-15)[2020-11-15]. http://thelancet.com/campaigns/kidney/updates/how-to-set-up-pd-centres-the-chinese-perspective.

[15] Jiang Z, Yu X. Advancing the use and quality of peritoneal dialysis by developing a peritoneal dialysis satellite center program. Perit Dial Int, 2011, 31(2): 121-126.

[16] Yi C, Guo Q, Lin J, et al. Clinical outcomes of remote peritoneal dialysis patients: a retrospective cohort study from a single center in China. Blood Purif, 2016, 41(1-3): 100-107.

[17] Lo WK. Improving peritoneal dialysis outcomes through networking based on experienced centers of excellence. Perit Dial Int, 2011, 31(2): 131-133.

[18] Fang W, Ni Z, Qian J. Key factors for a high-quality peritoneal dialysis program--the role of the PD team and continuous quality improvement. Perit Dial Int, 2014, 34(Suppl 2): 35-42.

[19] Yao Q, Zhou G. Role of a center of excellence program in improving the quality of peritoneal dialysis--a Chinese experience. Perit Dial Int, 2014, 34(Suppl 2): 59-62.

[20] Yu XQ, Yang X, Huang N. Management of a rapidly growing peritoneal dialysis population at the First Affiliated Hospital of Sun Yat-sen University. Perit Dial Int, 2014, 34(Suppl 2): 31-34

[21] Dong J, Zhao MH. Clinical research in a modern Chinese peritoneal dialysis center. Perit Dial Int, 2014, 34 (Suppl 2): 49-54.

[22] Yu Y, Zhou Y, Wang H, et al. Impact of continuous quality improvement initiatives on clinical outcomes in peritoneal dialysis. Perit Dial Int, 2014, 34(Suppl 2): 43-48.

[23] Zhang X, Shou Z, Chen Z, et al. The role of an integrated care

[24] Blake PG, Wilkie M. Peritoneal dialysis in China: a story of growth and innovation. Perit Dial Int, 2014, 34(Suppl 2): 27-28.

[25] Wilkie M, Davies S. Insights on peritoneal dialysis in China. Perit Dial Int, 2018, 38(Suppl 2): 16-18.

[26] Ouyang CJ, Huang FX, Yang QQ, et al. Comparing the Incidence of catheter-related complications with straight and coiled tenckhoff catheters in peritoneal dialysis patients-a single-center prospective randomized trial. Perit Dial Int, 2015, 35(4): 443-449.

[27] Xie J, Kiryluk K, Ren H, et al. Coiled versus straight peritoneal dialysis catheters: a randomized controlled trial and meta-analysis. Am J Kidney Dis, 2011, 58(6): 946-955.

[28] Ye H, Yang X, Yi C, et al. Urgent-start peritoneal dialysis for patients with end stage renal disease: a 10-year retrospective study. BMC Nephrol, 2019, 20(1): 238-238.

[29] Jin H, Ni Z, Che X, et al. Peritoneal dialysis as an option for unplanned dialysis initiation in patients with end-stage renal disease and diabetes mellitus. Blood Purif, 2019, 47(1-3): 52-57.

[30] Jin H, Ni Z, Mou S, et al. Feasibility of urgent-start peritoneal dialysis in older patients with end-stage renal disease: a single-center experience. Perit Dial Int, 2018, 38(2): 125-130.

[31] Wang Y, Li Y, Wang H, et al. Early-start and conventional-start peritoneal dialysis: a Chinese cohort study on outcome. Ren Fail, 2020, 42(1): 305-313.

[32] Wang C, Fu X, Yang Y, et al. A comparison between intermittent peritoneal dialysis and automatic peritoneal dialysis on urgent peritoneal dialysis. Am J Nephrol, 2017, 45(6): 540-548.

[33] Xie D, Zhou J, Cao X, et al. Percutaneous insertion of peritoneal dialysis catheter is a safe and effective technique irrespective of BMI. BMC Nephrol, 2020, 21(1): 199-199.

[34] Yan H, Fang W, Lin A, et al. Three versus 4 daily exchanges and residual kidney function decline in incident CAPD patients: a randomized controlled trial. Am J Kidney Dis, 2017, 69(4): 506-513.

[35] Yu X, Chen J, Ni Z, et al. Number of daily peritoneal dialysis exchanges and mortality risk in a Chinese population. Perit Dial Int, 2018, 38(Suppl 2): 53-63.

[36] Yi C, Guo Q, Lin J, et al. Patient-doctor contact interval and clinical outcomes in continuous ambulatory peritoneal dialysis patients. Am J Nephrol, 2017, 45(4): 346-352.

[37] Li PK, Szeto CC, Piraino B, et al. ISPD peritonitis recommendations: 2016 update on prevention and treatment. Perit Dial Int, 2016, 36(5): 481-508.

[38] Boudville N, Kemp A, Clayton P, et al. Recent peritonitis associates with mortality among patients treated with peritoneal dialysis. J Am Soc Nephrol, 2012, 23(2): 1398-1405.

[39] Lin J, Ye H, Li J, et al. Prevalence and risk factors of exit-site infection in incident peritoneal dialysis patients. Perit Dial Int, 2020, 40(2): 164-170.

[40] Fan X, Huang R, Wang J, et al. Risk factors for the first episode of peritonitis in Southern Chinese continuous ambulatory peritoneal dialysis patients. PLoS One, 2014, 9(9): 107485-107488.

[41] Wu H, Huang R, Yi C, et al. Risk factors for early-onset peritonitis in southern Chinese peritoneal dialysis patients. Perit Dial Int, 2016, 36(6): 640-646.

[42] Wu H, Ye H, Huang R, et al. Incidence and risk factors of peritoneal dialysis-related peritonitis in elderly patients: a retrospective clinical study. Perit Dial Int, 2020, 40(1): 26-33.

[43] Yang X, Tong Y, Yan H, et al. High intraperitoneal interleukin-6 levels predict peritonitis in peritoneal dialysis patients: a prospective cohort study. Am J Nephrol, 2018, 47(5): 317-324.

[44] Xie X, Wang J, Xiang S, et al. Dialysate cell-free mitochondrial DNA fragments as a marker of intraperitoneal inflammation and peritoneal solute transport rate in peritoneal dialysis. BMC Nephrology, 2019, 20(1): 128-130.

[45] Xu Y, Zhang Y, Yang B, et al. Prevention of peritoneal dialysis-related peritonitis by regular patient retraining via technique inspection or oral education: a randomized controlled trial. Nephrol Dial Transplant, 2020, 35(4): 676-686.

[46] Xu R, Yang Z, Qu Z, et al. Intraperitoneal vancomycin plus either oral moxifloxacin or intraperitoneal ceftazidime for the treatment of peritoneal dialysis-related peritonitis: a randomized controlled pilot study. Am J Kidney Dis, 2017, 70(1): 30-37.

[47] Feng X, Yang X, Yi C, et al. Escherichia coli Peritonitis in peritoneal dialysis: the prevalence, antibiotic resistance and clinical outcomes in a South China dialysis center. Perit Dial Int, 2014, 34(3): 308-316.

[48] Li YF, Su N, Chen SY, et al. Genetic background of Escherichia coli isolates from peritoneal dialysis patients with peritonitis and uninfected control subjects. Genet Mol Res, 2016, 15(1): 45-49.

[49] Yan H, Ma D, Yang S, et al. Effluent lipopolysaccharide is a prompt marker of peritoneal dialysis-related gram-negative peritonitis. Perit Dial Int, 2020, 17(7): 26-30.

[50] Ye H, Zhou Q, Fan L, et al. The impact of peritoneal dialysis-related peritonitis on mortality in peritoneal dialysis patients. BMC Nephrol, 2017, 18(1): 186-189.

[51] Ye H, Wu H, Peng Y, et al. Peritonitis affects the relationship between low-density lipoprotein cholesterol and cardiovascular events in peritoneal dialysis patients. Can J Cardiol, 2020, 36(1): 92-99.

[52] Yu X, Chen M, Dong J, et al. Center-specific risk-adjusted standardized mortality rates on continuous ambulatory peritoneal dialysis in China. Perit Dial Int, 2018, 38(Suppl 2): 36-44.

[53] Liu X, Huang R, Wu H, et al. Patient characteristics and risk factors of early and late death in incident peritoneal dialysis patients. Sci Rep, 2016, 6(12): 32359-32362.

[54] Zhang Q, Ren H, Xie J, et al. Causes of death in peritoneal dialysis patients with different kidney diseases and comorbidities: a retrospective clinical analysis in a Chinese center. Int Urol Nephrol, 2014, 46(6): 1201-1207.

[55] Lozier MR, Sanchez AM, Lee JJ, et al. Comparison of cardiovascular outcomes by dialysis modality: a systematic review and Meta-analysis. Perit Dial Int, 2019, 39(4): 306-314.

[56] Wang Y, Xiong L, Xu Q, et al. Association of left ventricular systolic dysfunction with mortality in incident peritoneal dialysis patients. Nephrology (Carlton), 2018, 23(10): 927-932.

[57] Xu Q, Xiong L, Fan L, et al. Association of pulmonary hypertension with mortality in incident peritoneal dialysis patients. Perit Dial Int, 2015, 35(5): 537-544.

[58] Jegatheesan D, Cho Y, Johnson DW. Clinical studies of interventions to mitigate cardiovascular risk in peritoneal dialysis patients. Semin Nephrol, 2018, 38(3): 277-290.

[59] Guo Q, Lin J, Li J, et al. The effect of fluid overload on clinical outcome in southern Chinese patients undergoing continuous ambulatory peritoneal dialysis. Perit Dial Int, 2015, 35(7): 691-702.

[60] Guo Q, Yi C, Li J, et al. Prevalence and risk factors of fluid overload in Southern Chinese continuous ambulatory peritoneal dialysis patients. PLoS One, 2013, 8(1): 53294-53298.

[61] Tian N, Guo Q, Zhou Q, et al. The impact of fluid overload and variation on residual renal function in peritoneal dialysis patient. PLoS One, 2016, 11(4): 153115-153119.

[62] Tian N, Yang X, Guo Q, et al. Bioimpedance guided fluid management in peritoneal dialysis: a randomized controlled trial. Clin J Am Soc Nephrol, 2020, 15(5): 685-694.

[63] Tan BK, Yu Z, Fang W, et al. Longitudinal bioimpedance vector plots add little value to fluid management of peritoneal dialysis patients. Kidney Int, 2016, 89(2): 487-497.

[64] Fan J, Guo Q, Zhou Q, et al. Gender impact on baseline peritoneal transport properties in incident peritoneal dialysis patients. Int Urol Nephrol, 2019, 51(11): 2055-2061.

[65] Xiong L, Fan L, Xu Q, et al. Faster transport status and mortality in anuric patients undergoing continuous ambulatory peritoneal dialysis. Blood Purif, 2015, 40(3): 160-166.

[66] Huang N, Chen J, Fan L, et al. High peritoneal transport status was not associated with mortality in peritoneal dialysis patients with diabetes. PLoS One, 2014, 9(10): 110445-110450.

[67] Liu Y, Huang R, Guo Q, et al. Baseline higher peritoneal transport had been associated with worse nutritional status of incident continuous ambulatory peritoneal dialysis patients in Southern China: a 1-year prospective study. Br J Nutr, 2015, 114(3): 398-405.

[68] Wen Q, Zhang L, Mao HP, et al. Proteomic analysis in peritoneal dialysis patients with different peritoneal transport characteristics. Biochem Biophys Res Commun, 2013, 438(3): 473-478.

[69] Zhou L, Wen F, Chen G, et al. Cytokine profiles in peritoneal dialysis effluent predicts the peritoneal solute transport rate in continuous ambulatory peritoneal dialysis patients. Int J Clin Exp Med, 2015, 8(11): 20424-20433.

[70] Wen Y, Guo Q, Yang X, et al. High glucose concentrations in peritoneal dialysate are associated with all-cause and cardiovascular disease mortality in continuous ambulatory peritoneal dialysis patients. Perit Dial Int, 2015, 35(1): 70-77.

[71] Wu H, Xiong L, Xu Q, et al. Higher serum triglyceride to high-density lipoprotein cholesterol ratio was associated with increased cardiovascular mortality in female patients on peritoneal dialysis. Nutr Metab Cardiovasc Dis, 2015, 25(8):

749-755.

[72] Lin T, Xia X, Yu J, et al. The predictive study of the relation between elevated low-density lipoprotein cholesterol to high-density lipoprotein cholesterol ratio and mortality in peritoneal dialysis. Lipids Health Dis, 2020, 19(1): 51-55.

[73] Zhong Z, Peng F, Shi D, et al. Serum lipoprotein(a) and risk of mortality in patients on peritoneal dialysis. J Clin Lipidol, 2020, 14(2): 252-259.

[74] Gu W, Yang X, Yi C, et al. Prevalence of metabolic syndrome and its risk factors in patients with continuous ambulatory peritoneal dialysis in south China. Clin Nephrol, 2013, 80(2): 114-120.

[75] Gu W, Yi C, Yu X, et al. Metabolic syndrome and mortality in continuous ambulatory peritoneal dialysis patients: a 5-year prospective cohort study. Kidney Blood Press Res, 2019, 44(5): 1026-1035.

[76] Fan J, Ye H, Zhang X, et al. Association of lean body mass index and peritoneal protein clearance in peritoneal dialysis patients. Kidney Blood Press Res, 2019, 44(1): 94-102.

[77] Li W, Xu R, Wang Y, et al. Association of body mass index and uncontrolled blood pressure with cardiovascular mortality in peritoneal dialysis patients. J Hum Hypertens, 2019, 33(2): 106-114.

[78] Dong J, Li YJ, Lu XH, et al. Correlations of lean body mass with nutritional indicators and mortality in patients on peritoneal dialysis. Kidney Int, 2008, 73(3): 334-340.

[79] Dong J, Li YJ, Xu R, et al. Novel equations for estimating lean body mass in peritoneal dialysis patients. Perit Dial Int, 2015, 35(7): 743-752.

[80] Dong J, Li Y, Yang Z, et al. Low dietary sodium intake increases the death risk in peritoneal dialysis. Clin J Am Soc Nephrol, 2010, 5(2): 240-247.

[81] Liu X, Hu Z, Xu X, et al. The associations of plant-based protein intake with all-cause and cardiovascular mortality in patients on peritoneal dialysis. Nutr Metab Cardiovasc Dis, 2020, 30(6): 967-976.

[82] Xu X, Li Z, Chen Y, et al. Dietary fibre and mortality risk in patients on peritoneal dialysis. Br J Nutr, 2019, 122(9): 996-1005.

[83] Huang R, Liu Y, Wu H, et al. Lower plasma visceral protein concentrations are independently associated with higher mortality in patients on peritoneal dialysis. Br J Nutr, 2015, 113(4): 627-633.

[84] Huang R, Liu Y, Wu H, et al. Lower plasma visceral protein concentrations are independently associated with higher mortality in patients on peritoneal dialysis. Br J Nutr, 2015, 113(4): 627-633.

[85] Fan J, Ye H, Zhang X, et al. Association of lean body mass index and peritoneal protein clearance in peritoneal dialysis patients. Kidney Blood Press Res, 2019, 44(1): 94-102.

[86] Liu X, Zheng X, Yi C, et al. Gender-specific associations of skeletal muscle mass and arterial stiffness among peritoneal dialysis patients. Sci Rep, 2018, 8(1): 1351-1355.

[87] Li W, Xiong L, Fan L, et al. Association of baseline, longitudinal serum high-sensitive C-reactive protein and its change with mortality in peritoneal dialysis patients. BMC Nephrol, 2017, 18(1): 211-215.

[88] Cai L, Yu J, Yu J, et al. Prognostic value of inflammation-based prognostic scores on outcome in patients undergoing continuous ambulatory peritoneal dialysis. BMC Nephrol, 2018, 19(1): 297-300.

[89] Xiang S, Zhang X, Xie X, et al. High serum uric acid level is a mortality risk factor in peritoneal dialysis patients: a retrospective cohort study. Nutrition & Metabolism, 2019, 16(5): 52-56.

[90] Xia X, He F, Wu X, et al. Relationship between serum uric acid and all-cause and cardiovascular mortality in patients treated with peritoneal dialysis. Am J Kidney Dis, 2014, 64(2): 257-264.

[91] Xia X, Zhao C, Peng FF, et al. Serum uric acid predicts cardiovascular mortality in male peritoneal dialysis patients with diabetes. Nutr Metab Cardiovasc Dis, 2016, 26(1): 20-26.

[92] Liu X, Wu J, Wu H, et al. Association of serum uric acid with arterial stiffness in peritoneal dialysis patients. Kidney Blood Press Res, 2018, 43(5): 1451-1458.

[93] Wu M, Wu H, Huang X, et al. Associations between serum mineral metabolism parameters and mortality in patients on peritoneal dialysis. Nephrology (Carlton), 2019, 24(11): 1148-1156.

[94] Shen J, Li W, Wang Y, et al. Higher serum phosphorus predicts residual renal function loss in male but not female incident peritoneal dialysis patients. J Nephrol, 2020, 33(4): 829-837.

[95] Liu X, Guo Q, Feng X, et al. Alkaline phosphatase and mortality in patients on peritoneal dialysis. Clin J Am Soc Nephrol, 2014, 9(4): 771-778.

[96] Gong L, Zheng D, Yuan J, et al. Elevated levels of serum

[97] Yang X, Zhang H, Shi Y, et al. Association of serum angiopoietin-2 with malnutrition, inflammation, atherosclerosis and valvular calcification syndrome and outcome in peritoneal dialysis patients: a prospective cohort study. J Transl Med, 2018, 16(1): 312-316.

[98] Ma D, Yan H, Yang X, et al. Abdominal aortic calcification score as a predictor of clinical outcome in peritoneal dialysis patients: a prospective cohort study. BMC Nephrol, 2020, 21(1): 151-155.

[99] Xu Q, Xu F, Fan L, et al. Serum potassium levels and its variability in incident peritoneal dialysispatients: associations with mortality. PLoS One. 2014, 9(1): 86750-86755.

[100] Yang X, Soohoo M, Streja E, et al. Serum magnesium levels and hospitalization and mortality in incident peritoneal dialysis patients: a cohort study. Am J Kidney Dis, 2016, 68(4): 619-627.

[101] Peng F, Li Z, Yi C, et al. Platelet index levels and cardiovascular mortality in incident peritoneal dialysis patients: a cohort study. Platelets, 2017, 28(6): 576-584.

[102] Rong R, Zhou Q, Lin J, et al. Maintained folic acid supplementation reduces the risk of mortality in continuous ambulatory peritoneal dialysis patients. Blood Purif, 2018, 45(1-3): 28-35.

[103] Li ZJ, An X, Mao HP, et al. Association between depression and malnutrition-inflammation complex syndrome in patients with continuous ambulatory peritoneal dialysis. Int Urol Nephrol, 2011, 43(3): 875-882.

[104] Lin J, Guo Q, Ye X, et al. The effect of social support and coping style on depression in patients with continuous ambulatory peritoneal dialysis in southern China. Int Urol Nephrol, 2013, 45(2): 527-535.

[105] Ye XQ, Chen WQ, Lin JX, et al. Effect of social support on psychological-stress-induced anxiety and depressivesymptoms in patients receiving peritoneal dia-lysis[1]. J Psychosom Res, 2008, 65(2): 157-164.

[106] Li J, Guo Q, Ye X, et al. Prevalence and risk factors of sleep disturbance in continuous ambulatory peritoneal dialysis patients in Guangzhou, southern China. Int Urol Nephrol, 2012, 44(3): 929-936.

[107] Li J, Guo Q, Lin J, et al. Prevalence and associated factors of uraemic pruritus in continuous ambulatory peritoneal dialysis patients. Intern Med, 2015, 54(22): 2827-2833.

[108] Yi C, Lin J, Cao P, et al. Prevalence and prognosis of coexisting frailty and cognitive impairment in patients on continuous ambulatory peritoneal dialysis. Sci Rep, 2018, 8(1): 17305-17309.

[109] Dong J, Pi HC, Xiong ZY, et al. Depression and cognitive impairment in peritoneal dialysis: a multicenter cross-sectional study. Am J Kidney Dis, 2016, 67(1): 111-118.

[110] Zhang YH, Yang ZK, Wang JW, et al. Cognitive changes in peritoneal dialysis patients: a multicenter prospective cohort study. Am J Kidney Dis, 2018, 72(5): 691-700.

[111] Xu R, Pi HC, Xiong ZY, et al. Hyponatremia and cognitive impairment in patients treated with peritoneal dialysis. Clin J Am Soc Nephrol, 2015, 10(10): 1806-1813.

[112] Li J, Wu X, Lin J, et al. Type D personality, illness perception, social support and quality of life in continuous ambulatory peritoneal dialysis patients. Psychol Health Med, 2017, 22(2): 196-204.

[113] Li J, Zou D, Cao P, et al. Type D personality, medication adherence and peritonitis in continuous ambulatory peritoneal dialysis patients. Psychol Health Med, 2020, 25(5): 541-549.

第三节　中国终末期肾病患者登记现状与挑战

按照终末期肾病（end-stage renal disease，ESRD）的患病率推算，我国ESRD患者有100万～200万人，给家庭和社会带来沉重的医疗资源和经济负担。血液透析作为治疗ESRD的肾脏替代疗法之一，在我国最早开始于1957年，最初用于治疗急性肾衰竭患者。1972年开始正式用于慢性肾衰竭的维持性治疗，迄今我国开展维持性血液透析治疗已经40余年。

血液透析治疗使ESRD患者的生命得到显著延长，生活质量得到明显改善。近10年来，随着我国经济发展，国家对医疗保险投入加大，我国血液透析治疗发展迅速，各地血液透析中心规模和数量不断增多，血液透析从业人员队伍也不断壮大。随着血液透析患者的不断增加，对血液透析进行规范化管理，确保血液透析医疗安全、提高血液透析医疗质量，是从事血液透析专业人员所面临的一项重要任务。

血液透析质量控制和规范化管理是医疗质量管理的重要组成部分，是一个需不断完善、持续改进的过程，其内容涉及专业人员管理、医疗用房布局、机器设备管理、消毒隔离管理、感染控制管理、患者管理、数据资料管理等多方面。其中，透析登记是血液净化中心规范化管理的重要内容之一。长期以来，我国缺少覆盖全国范围的全国性血液透析登记平台和数据，制约了我国血液透析治疗领域的发展。由于缺少透析方面的关键数据，无法发现存在的问题，使相关的临床研究缺乏方向，而且卫生行政部门制定相应政策和医疗保险计划也缺乏数据支持。

由于缺少透析登记，一直以来无法准确回答我国 ESRD 的发病率、患病率及治疗率，导致 ESRD 疾病谱的变化、临床特征、ESRD 患者接受怎样的治疗，以及治疗效果如何等问题并不明确。随着我国 ESRD 透析治疗的发展，专业领域和临床医师迫切需要了解这些信息以加强透析中心管理、改善患者透析质量、提高透析临床与科研水平。同时，也为国家卫生行政管理、医疗保险等部门制定相关政策提供重要参考。

透析登记是通过构建专业资料库，将有关透析的医疗信息进行规范化整理，进而对数据统计分析，以反映透析治疗现状，结果供临床、科研及日常管理使用，以促进透析治疗规范化和持续质量改进。国际上最早的透析登记始于1964年，欧洲透析与移植协会（European Dialysis and Transplant Association，EDTA）首次进行了欧洲多国 ESRD 患者透析资料登记并统计和分析。在随后十余年中，国际上许多国家和地区开展了透析登记工作，但不同国家和地区开展登记的时间、登记设计和管理、登记数据采集方法及登记结果的学术价值等参差不齐。目前，国际上比较有代表性的透析登记系统有美国肾脏病数据系统（United States Renal Data System，USRDS）、欧洲肾脏病协会－欧洲透析与移植协会登记（European Renal Association—European Dialysis and Transplant Association Registry，ERA-EDTA Registry）、英国肾脏病登记（UK renal registry，UKRR）、澳大利亚和新西兰透析和移植注册系统（the Australia and New Zealand Dialysis and Transplant Registry，ANZDATA）。亚洲国家和地区的代表性登记系统有日本透析医学会肾脏病数据登记（Japanese Society for Dialysis Therapy Renal Data Registry，JRDR），以及中国香港肾脏病登记（the Hong Kong Renal Registry，HKRR）和中国台湾肾脏病数据登记系统（the Tai Wan Renal Data System，TWRDS）。

USRDS 是美国国家数据信息系统，每年收集、分析和发布美国 ESRD 患者的相关信息。自1989年以来，USRDS 每年发表年度报告，详细报告美国 ESRD 的发病率、患病率、死亡率、病因和流行病学特征等指标的年度变化情况，并预测今后的可能变化趋势。USRDS 同时收集报告国际主要国家和地区的 ESRD 的发病率、患病率、死亡率、病因及患者特征等，并进行比较。因此，USRDS 的年度报告已经成为肾脏病领域被引用较多的文献资料。

为了解和掌握我国 ESRD 的总体状况，中华医学会肾脏病学分会第五届委员会于1999年以纸质登记的形式首次进行了全国透析登记，当时登记的维持性血液透析患者约3.7万人。为全面了解和掌握中国血液透析治疗开展情况，在中华医学会肾脏病分会第七届委员会主任委员、国家肾脏疾病医疗质量管理与控制中心主任陈香美院士的领导下，组织全国肾脏病专家建立了基于互联网平台的血液透析登记系统——全国血液净化病例信息登记系统（Chinese National Renal Data System，CNRDS，http://www.cnrds.net），2010年3月10日原卫生部颁发《卫生部办公厅关于开展血液净化病例信息登记工作的通知》（卫办医政函〔2010〕160号），并于2010年5月1日起正式上线，在全国范围组织开展血液透析登记工作。要求各医疗机构要在完成血液透析治疗后，及时登录"全国血液净化病例信息登记系统"进行病例信息报送工作。2011年1月，全国腹膜透析病例信息登记工作也随后正式启动。CNRDS是以互联网为基础建立的协作平台，采用现代信息化技术建成，以透析治疗信息处理为中心，实现患者管理、透析质量控制、临床数据分析全面集成、信息资源共享的一体化平台。目前，CNRDS系统已在全国超过6000家透析中心实现落地应用，该系统数据量大、信息涵盖广，已成为世界范围内涉及内容最丰富的肾病专业数据库之一。建立透析病例登记工作制度，积累了详细的透析病例信息数据资料，并取得了宝贵的经验。我国全国透析登记系统的建立和使用标志着我国肾脏病数据登记工作迈出了具有里程碑意义的一步，从中获得的信息为政府制定ESRD防治政策提供了准确数据和原始资料。

全国血液透析病例登记系统提供了标准的血液透析病例信息收集表单，采用网络实时登记方式，使数据收集更便捷、安全、操作更容易。全国血液净化病例信息登记系统启用至今，系统中登记的血液透析中心已从2011年的3500余家，增长到2017年底的5479家。截至2018年底，全国血液净化病例信息登记系统已登记在透血液透析患者超过57万例。1999年全国腹膜透析患者4380例，至2018年底登记腹膜透析患者已超过9.4万例，增长20余倍，说明腹膜透析具有简单便捷、安全有效、居家治疗的优势，已成为我国ESRD患者适宜的肾脏替代治疗方式之一。

通过全国血液净化病例信息登记系统，可以准确了解血液透析和腹膜透析患者的一般情况，例如，新增患者的年龄呈现逐年增加的趋势，从2011年的52.8岁增长至2018年的56.6岁。年龄主要分布在51~70岁。我国新登记血液透析患者年龄的不断增长，提示我国慢性肾脏病的防控水平有所提高，延缓了接受透析治疗的时间。腹膜透析新增患者的平均年龄，2012年为51.1岁，2018年为51.2岁，两者相比没有明显增高，说明年轻、自理能力强、有学习和工作需求的患者，多选择自由度高的居家腹膜透析。透析龄从某种程度反映了透析的质量，透析龄越长，说明透析质量越好。从血液透析和腹膜透析在透患者的透析龄分布情况来看，血液透析平均透析龄总体呈逐年延长的趋势，透析龄超过5年的患者比例逐年增多。2018年血液透析患者的平均透析龄为48.0个月，腹膜透析患者的平均透析龄为47.6个月，基本接近血液透析的透析龄。随着透析技术的持续改进和透析质量的提高，血液透析和腹膜透析均成为ESRD患者长期维持治疗的主要模式。

全国血液净化病例信息登记系统提示，原发性肾小球病和糖尿病肾病是我国血液透析患者位居前2位的原发病因。尽管原发性肾小球病仍为首位病因，但在每年新增加的透析患者中，糖尿病肾病的比例逐年增加，未来糖尿病肾病必将成为我国透析患者的首位病因，提示从现在开始必须进一步加强对糖尿病肾病防控的重视，减少因糖尿病肾病导致的ESRD。

利用计算机技术自动化处理可以对透析登记数据进行质控监测，掌握血液透析治疗的总体质控情况，帮助临床医师调整治疗方案和持续质量改进。血液透析质控中心通过该网络平台可发布质控信息、下发各类质控通知、实施网上人员登记和质量督查等，各中心也可利用此平台进行本单位数据的统计分析和管理。血液透析患者重要并发症的控制率情况列举如下。透析高血压的达标率为50%~54%。从2011以来，血液透析患者血红蛋白、血钙、血磷和白蛋白的达标率均逐年提高。2018年血液透析患者血红蛋白的平均水平为103 g/L，显著高于2011年的95 g/L。而且，血红蛋白超过100 g/L的血液透析患者比例也呈现逐年升高的趋势。腹膜透析患者血红蛋白平均水平从2012年的93 g/L增长至2018年的101 g/L。尽管增长幅度略低于血液透析患者，亦有较大改善，但是透析患者血清钙、磷、甲状旁腺激素的控制达标率偏低，这与对慢性肾脏病矿物质和骨异常（chronic kidney disease-mineral and bone disorder，CKD-MBD）认识不足、早期诊断率低及缺乏连续监测相关。许多医院仅测定血清钙、磷，对甲状旁腺激素和25-（OH）D不做常规监测，还存在治疗不规范（包括药物剂量、治疗过程、监测）等问题。

血液透析通路是透析患者的生命线。血液透析通路分为长久和临时2种。长久透析通路包括自体动静脉内瘘、人工血管内瘘及移植血管内瘘。临时透析通路包括带涤纶套的长期留置导管和临时留置导管。这些主要用于还没有制作自体动静脉内瘘、内瘘失功或需要急诊透析等过渡情况。透析登记数据显示，中国透析患者自体动静脉内瘘使用率平均为70%，但有的单位还不足50%。相比而言，日本自体动静脉内瘘使用率达90%以上，德国使用率为80%以上。中国透析患者临时性血管通路的使用率超过25%，而日本临时通路的使用率不足5%。因临时透析通路会影响患者透析质量和预后，应进一步减少应用。

心、脑血管并发症是中国透析患者死亡的主要原因，其所占的比例超过60%，其中脑血管事件的比例逐年增加，这是中国与西方国家的显著区别，需要引起关注。通过透析登记数据比较中美两国透析患者的死亡率，发现中国透析患者的死亡率低于美国。其可能的原因有：①年龄。透析患者中老年人构成比高，其死亡率也高。②原发病。透析患者原发病为糖尿病肾病者占比较高，其死亡率也较高。③肾移植。肾移植患者多，则余下透析患者的死亡率偏高。④经济发展水平。如果经济发展水平高、医保覆盖面广，透析充分性好，则死亡率低；反之，由于患者透析不充分，则死亡率高。⑤管理方式的差异。医患见面交流机会多，医师对患者病情掌握详细，对变化观察和处理及时，可以降低死亡率。

通过全国血液净化病例信息登记工作的开展，获得了全国范围内、较全面的血液透析患者的原始数据和流行病学资料，对中国血液透析治疗现状和存在的问题有了深入了解，其意义不言而喻。全国血液净化病例信息登记工作为2012年政府工作报告中将尿毒症列为医疗保障重大疾病做出了贡献。随着我国卫生医疗政策和基本医疗保险对血液透析的支持和投入增加，血液透析患者数量和透析质量均不断提高，透析新理念、新技术与发达国家接近。然而，血液透析患者贫血、骨矿物质代谢异常和透析充分性的治疗达标率相对较低，还需进一步加强透析质量管理。

开展血液净化病例信息登记是行业法规的要求，自原卫生部办公厅发布了《关于开展血液净化病例信息登记工作的通知》以来，国家医疗质量控制中心将信息报送的安全性、及时性、准确性作为医疗机构血液透析治疗医疗质量控制的重要指标。各医疗机构建立血液净化治疗病例信息报送工作制度，并安排专人负责信息录入、报告等工作。

尽管全国血液净化病例信息登记工作已经取得了长足的进步，但是透析病例信息登记质量仍有很多问题亟待改善，包括：透析中心信息登记不更新、病例登记不完善、个别透析中心登记患者数量缺失较多、透析诊疗登记的内容（如疾病、并发症、实验室检查、治疗及转归等）不完善等。因此，需要加强透析病例信息登记人员的培训。透析中心主任、护士长必须高度重视，加强责任心教育，明确登记人员职责，建立奖励机制，开展技术培训，完善继续教育，提高登记质量和效率。尽可能建立实时数据抓取模式，避免手工错误登记，有效提高登记数据质量，减少登记人员工作量，并改善不定期检测的问题。

在已积累的大量透析病例信息数据基础上，如何进一步做好、优化登记模式和登记系统，扩展登记内涵，充分利用和发挥现有登记系统提出好的研究设计，挖掘更多有价值的数据信息，通过数据整理和分析提出有益于指导临床实践的研究结果，都是今后需要关注的问题。同时，在硬件建设、安全防护、系统管理及信息保密等方面亦需加强。现已经开展的工作包括：适应增长迅速的血液净化大数据建设需要，硬件方面配备超融合一体机等先进设备；软件方面重点从网站防火墙、负载均衡、虚拟服务器及云备份等技术入手进行升级强化，建成全面符合国家网络安全要求的系统平台。由信息技术人员、专业人员、机房管理员组建运行维修与保养的新机制，采用先进的人机交互后台监测系统，实时监控网络带宽、处理器、内存和硬盘空间资源动态变化，防止突发资源耗竭和系统崩溃，使预警信号的及时响应率大幅提升。强化网络信息安全制度，明确安全义务责任。应制订质控管理信息安全细则并制作信息保密承诺书。在各级质控工作中落实安全保障和监督制度，确保系统运行良好，无数据安全事件发生。

总之，通过建立准确、完整、规范、高质量的透析登记系统可以明确我国透析中心、透析患者的基础数据资料，以及流行病学变化和治疗情况，是改进透析工作医疗质量控制与监管的重要依据，为卫生行政部门制定医疗政策提供支持，也为国际交流提供平台。今后需要通过卫生行政管理部门、各级质控中心，以及全国医疗机构和透析中心医护人员的共同努力，把这项工作持续、深入地做好。

（蔡广研）

参考文献

[1] Zhang L, Zuo L. Current burden of end-stage kidney disease and its future trend in China. Clin Nephrol, 2016, 86(13): 27-28.

[2] Zhang ZZ, Zhao K. The report of dialysis assessment and payment for end-stage renal disease in China[R]. Beijing: National Health Development Research Center, 2011.

[3] 张伟明，钱家麒. 国内外透析登记现状. 中国血液净化，2007，6（9）：468-470.

[4] Jesudason S, Fitzpatrick A, Gulyani A, et al. Fatherhood and kidney replacement therapy: analysis of the Australian and New Zealand dialysis and transplant(ANZDATA)registry. Am J Kidney Dis, 2020, 76(3): 444-446.

[5] Leung CB, Cheung WL, Li PK. Renal registry in Hong Kong-the first 20 years. Kidney Int Suppl(2011), 2015, 5(1): 33-38.

[6] 中华医学会肾脏病分会透析移植登记工作组. 1999年度全国透析移植登记报告. 中华肾脏病杂志，2001，17（2）：77-78.

[7] National Standards Committee. Chinese Renal Data System(CNRDS)[DB/OL]. (2019-10-15) [2020-11-16]. www. cnrds. net.

[8] Xie F, Zhang D, Wu J, et al. Design and implementation of the first nationwide, web-based Chinese renal data system(CNRDS). BMC Med Inform Decis Mak, 2012, 12(2): 11-17.

[9] 国家卫生健康委员会著. 2018年国家医疗服务与质量安全报告[D]. 北京：科学技术文献出版社，2019.

[10] 陈香美，曹雪莹. 重视提高中国腹膜透析的临床和科研水平. 中华肾病研究电子杂志，2015，4（1）：1-4.

[11] Li PK, Chow KM, Van de Luijtgaarden MW, et al. Changes in the worldwide epidemiology of peritoneal dialysis. Nat Rev Nephrol, 2017, 13(2): 90-103.

[12] Cao XY, Zhou JH, Cai GY, et al. Predicting one-year mortality in peritoneal dialysis patients: an analysis of the China peritoneal dialysis registry. Int J Med Sci, 2015, 12(4): 354-361.

[13] 倪兆慧, 金海姣. 中国腹膜透析发展70年. 中国血液净化, 2019, 18（10）: 661-663.

[14] Wang F, Yang C, Long J, et al. Executive summary for the 2015 annual data report of the China kidney disease network(CK-NET). Kidney Int, 2019, 95(3): 501-505.

[15] Liu Y, Wang L, Han X, et al. The profile of timing dialysis initiation in patients with end-stage renal disease in China: a cohort study. Kidney Blood Press Res, 2020, 45(2): 180-193.

[16] 张冬. 全国血液透析病例信息登记系统的建立及血液透析患者贫血治疗情况分析[D]. 北京: 中国人民解放军军医进修学院, 2012.

[17] Wang AY, Akizawa T, Bavanandan S, et al. 2017 kidney disease: improving global outcomes(KDIGO)chronic kidney disease-mineral and bone disorder(CKD-MBD)guideline update implementation: Asia summit conference report. Kidney Int Rep, 2019, 4(11): 1523-1537.

[18] 詹申, 崔锐, 王玉柱. 维持性透析患者最终血管通路方案的研究进展. 中华肾脏病杂志, 2019, 35（10）: 790-794.

[19] 尹彦琪, 金其庄. 肾脏病预后质量倡议: 血管通路临床实践指南2019年更新的解读与探讨. 中华肾脏病杂志, 2020, 36（7）: 560-567.

[20] 中国医院协会血液净化中心分会血管通路工作组. 中国血液透析用血管通路专家共识（第2版）. 中国血液净化, 2019, 18（6）: 365-381.

[21] Zhao X, Wang M, Zuo L. Early mortality risk in incident Chinese hemodialysis patients: a retrospective cohort study. Ren Fail, 2017, 39(1): 526-532.

[22] Cheng X, Nayyar S, Wang M, et al. Mortality rates among prevalent hemodialysis patients in Beijing: a comparison with USRDS data. Nephrol Dial Transplant, 2013, 28(3): 724-732.

[23] 中国医师协会肾脏病医师分会血液透析充分性协作组. 中国血液透析充分性临床实践指南. 中华医学杂志, 2015, 95（34）: 2748-2753.

[24] Chen Z. Good news for end stage renal disease patients. Chin Med J(Engl), 2013, 126(22): 4203-4233.

[25] Wen JB. Delivered at the Fifth Session of the Eleventh National People's Congress[EB/OL]. (2012-3-5) [2020-11-16]. http://lianghui.people.com.cn/2012npc/GB/index.html.

第四节　中国慢性肾脏病流行病学现状

慢性肾脏病（chronic kidney disease，CKD）是指各种原因引起的肾损伤、肾脏结构或功能异常≥3个月。CKD因其高患病率、高致残率、高医疗花费和低知晓率这"三高一低"的特征，已成为全球范围内危害人类健康的重要公共卫生问题。当CKD患者肾功能进行性下降，进入终末期肾病（end-stage kidney disease，ESKD）后，需要进行昂贵的肾替代治疗（包括血液透析、腹膜透析或肾移植）来维持生命，并且严重影响患者的生活质量。根据全球疾病负担研究的最新数据，2017年全球CKD的患病率为9.1%，估计共有6.98亿CKD患者，其中1/3在中国和印度；进一步预测显示，2016—2040年，在全球导致过早死亡的病因排序中，CKD将从第16位跃升至第5位。

CKD与其他常见的重大慢性疾病，包括心脑血管疾病、糖尿病、恶性肿瘤等，存在复杂的交互作用。而且CKD发病过程隐匿，患者一般在其他科室就诊时被发现，且发现时已经入中晚期，因此，用于透析治疗的高额医疗费用也是患者因病致贫、因病返贫的重要原因之一。在2017年国务院办公厅发布的《中国防治慢性病中长期规划（2017—2025年）》中，肾脏疾病作为主要慢性疾病之一被列入其中。随着"健康中国"建设的深入，接受透析治疗的患者将迅速增多，势必会给中国带来难以承受的经济负担。因此，亟须结合高质量的研究证据，制定合理的CKD防控策略，为人民群众的健康提供有力保障。本节就CKD的患病率、疾病负担及疾病谱的流行病学研究进展进行综述，并提出符合中国实际的人群防控策略。

一、慢性肾脏病流行病学研究概况

在过去十余年间，肾脏内科成为临床医学中进展最为迅猛的学科之一，人们对于肾脏疾病的认识也发生了颠覆性的变化。2002年美国肾脏病预后质量倡议（Kidney Disease Outcomes Quality Initiative，KDOQI）工作组制定了CKD的定义和分期标准。2004—2006年间改善全球肾脏病预后组织（Kidney Disease：Improving Global Outcomes，KDIGO）对CKD的定义和分期标准进行了修正并在世界范围内进行推广与应用。医学界逐渐认识到，肾脏疾病是常见的、与其他临床学科密切相关的重要公共卫生问题。自此，CKD的流行病学研究成为全球肾脏疾病研究的新热点，受到国内外的广泛重视。例如，美国的肾脏病数据系统（the United States Renal Data System，USRDS）每年均会发表年度报告，内容涵盖CKD和ESKD的发病率、患病率、死亡率及其他流行病学特征，已成为肾脏病界被引用最多的文献资料。

中国CKD的流行病学研究与实践起步较晚、发展较缓，与庞大的患病人群和较快的增长速度不相适应。1977年，北戴河肾脏病学术座谈会的召开，标志了中国肾脏病学学科的起步，此后一些区域性的肾脏疾病临床研究和流行病学调查逐渐兴起。近年来，中国CKD的流行病学研究类型逐渐丰富，包括横断面调查、队列研究、随机对照试验，以及基于注册登记数据库和利用多源数据的大数据研究等，并且逐步形成了若干具有重要影响力的研究网络和学术联盟，包括中国肾脏疾病数据网络（China Kidney Disease Network，CK-NET）、中国肾脏病防治联盟、中国肾脏病大数据应用创新联盟等。

中国人口众多、幅员辽阔，不同地区人群的CKD发病特征可能存在明显差异。然而，目前CKD的流行病学研究仍以单中心或区域性研究为主，使得肾脏领域的循证医学证据水平相对较低，在临床指南或共识的数量和质量上仍然落后于发达国家。基于中国临床实践指南评价体系，对近5年中国肾脏疾病的临床指南进行评估，发现大多数指南在科学性、严谨性和经济性上存在不足，与循证指南的要求存在一定差距。再者，中国尚未建立完善的全国性肾脏疾病监测体系，缺少真正意义上全国肾脏疾病的流行病学研究和基础性数据，难以支撑有效的肾脏疾病防治和管理策略的制定。与其他临床专科相比，肾脏领域还具有专科建设不均衡、诊疗异质性大等特点，不同地区诊疗水平和资源配备差异明显。

二、慢性肾脏病的患病率

2006年，北京大学第一医院肾内科首次应用CKD定义，对北京市石景山地区40岁及以上居民进行筛查发现，中老年人群中CKD的患病率为9.4%。2012年全国多中心的"中国CKD流行病学调查"结果显示，中国成人CKD的患病率为10.8%，据此估计中国现有CKD患者1.3亿人，其中女性的患病率为12.9%，男性为8.7%。该研究涉及全国13个省、自治区、直辖市，采用多阶段分层抽样的设计获得了具有代表性的中国成年人群调查样本。该研究发现，中国人群CKD的患病水平与发达国家相近。例如，USRDS数据显示2012年美国的CKD患病率为13.6%；中国人均收入较高的农村地区的蛋白尿患病率（14.8%），显著高于全国平均水平（9.4%），提示需要对经济快速发展、生活方式急剧变化的农村地区予以特殊关注；我国CKD 3期患者的比例明显低于发达国家，仅占1.6%，而处于早期阶段（肾功能正常或轻度下降）的CKD 1～2期患者占84%。需要注意的是，中国人群CKD患者的知晓率仅为12.5%，与其高患病率的特征形成了鲜明对比。由CK-NET团队发布的《中国肾脏疾病科学报告》显示，2015年，在全国三级医院的1850万例住院患者中，CKD患者占4.8%，这一比例在合并糖尿病和高血压等其他慢性疾病的患者中更高。

三、慢性肾脏病的疾病负担

1. 死亡率 2017年，全球因为CKD导致的死亡人数为123万，而归因于肾功能受损引起的心血管疾病造成的额外死亡人数为140万。2017年，中国因为CKD导致的死亡人数为17.6万人，年龄标化后的死亡率为10/10万；与1990年相比，中国年龄标化后的CKD死亡率下降19.0%。2015年，中国三级医院CKD住院患者的院内死亡率为2.63%，高于非CKD患者和糖尿病患者；合并心力衰竭的CKD患者院内死亡率相对更高，为7.84%。

2. 伤残调整寿命年 伤残调整寿命年（disability-adjusted life-years，DALYs）是指从发病到死亡所损失的全部健康寿命年，包括因早死所致的寿命损失年（years of life lost，YLLs）和伤残所致的健康寿命损失年（years lived with disability，YLDs）。2017年，全球范围内CKD导致了730万的YLDs、2850万的YLLs和3580万的DALYs；中国CKD导致的DALYs为489万，年龄标化率为264/10万；与1990年相比，年龄标化率下降了36.1%。

3. 肾脏替代治疗率 截至2010年，全球共有262万例ESKD患者接受肾替代治疗，但是至少还有228万例ESKD患者因无法得到肾替代治疗而死亡。预计到2030年，全球接受肾替代治疗的人数将倍增至544万例，中国的增加将尤其显著。国际肾脏病学会发布的最新全球肾脏健康地图显示，全球接受肾替代治疗的ESKD患病率和发病率分别为759/100万和144/100万，其中中国台湾地区最高，分别为3392/100万和493/100万。CK-NET团队基于城镇基本医疗保险和商业健康保险数据估计，中国2015年血液透析和腹膜透析的患病率分别为402.18/100万和39.95/100万，并且总体透析的发病率呈逐年上升趋势。来自上海市血液透析质量控制中心的区域性数据显示，透析患者的患病率从2007年的409.8/100万上升到2014年的898.2/100万，要远高于全国的平均水平。根据《2018年国家医疗服务与质量安全报告》，2017年底，全国血液净化病例信息登记系统（Chinese National Renal Data System，CNRDS）中登记的在透血液透析患者524 467例，腹膜透析患者86 344例。关于中国透析患者患病率和发病率的全国性调查研究总结见表1-1-1。

表1-1-1 中国透析患者患病率和发病率的全国性调查研究总结

研究报告名称	数据来源	年份	估计患病率（每百万人口）	估计发病率（每百万人口）	当年患病人数	当年新增人数
中国肾脏疾病科学报告	中国城镇基本医疗保险抽样数据	2015	血液透析：402.18 腹膜透析：39.95	—	血液透析：55.3万 腹膜透析：5.5万	—
中国肾脏疾病科学报告	中国商业健康保险数据	2015	—	122.19	—	16.8万
2018年国家医疗服务与质量安全报告	全国血液净化病例信息登记系统	2017	血液透析：379.1 腹膜透析：62.1	血液透析：58.6 腹膜透析：8.8	血液透析：52.4万 腹膜透析：8.6万	血液透析：8.1万 腹膜透析：1.2万

注："—"表示无数据

4. 医疗费用 根据《中国肾脏疾病科学报告》，2015年，中国CKD住院患者的中位医疗费用为14 965元。CKD住院患者人数占当年住院患者总人数的4.80%，但其医疗花费占到整体费用的6.34%。透析所导致的"医疗费用放大器"作用更加明显，我国城镇基本医疗保险抽样人群中接受血液透析和腹膜透析的患者比例分别为0.16%和0.02%，但他们的医疗花费占整个医保基金支出的2.08%和0.34%。由此可见，ESKD已经给中国医疗卫生体系带来沉重的经济负担。

5. 环境污染相关研究 CKD的传统危险因素包括高血压、糖尿病、肥胖、高尿酸血症、高龄等；同时，环境污染也是引发CKD的重要因素。国外已开展若干流行病学研究，证实了空气污染物浓度升高与CKD发病风险的增加呈现显著关联性，细颗粒物（fine particulate matter of <2.5 μm，$PM_{2.5}$）、可吸入颗粒物（coarse particulate matter of <10 μm，PM_{10}）、二氧化氮（nitrogen dioxide，NO_2）等不同程度的暴露可增加肾功能下降和ESKD的发生风险。南方医科大学南方医院侯凡凡院士团队对2004—2014年全国7万余例肾活检资料进行分析，发现中国膜性肾病以每年13%的增幅速度呈显著增加的趋势，这种增加与大气$PM_{2.5}$和平均空气质量指数密切相关，而其他类型的肾小球肾炎相对稳定。

四、慢性肾脏病的疾病谱

在全球范围内，糖尿病是导致ESKD的主要病因，国际上约1/3的新发ESKD患者是由糖尿病造成。2017年，美国新发ESKD患者中，有46.9%是由糖尿病所致。既往数据显示，中国接受肾替代治疗的ESKD患者中约1/2是由慢性肾小球肾炎所致，与发达国家的疾病构成显著不同。根据1999年发布的《中国透析和肾脏移植报告》，全国所有接受透析治疗的ESKD患者中，肾炎占49.9%，而糖尿病肾病的比例仅为13.3%。基于此，长期以来中国肾脏病学科的医学教育、临床培训与科学研究均集中在肾小球肾炎上。但是，随着近30年来中国经济的快速发展和人民生活方式的转变，中国超重、糖尿病和高血压等代谢相关疾病的患者人数呈现井喷式的增长，势必会对CKD的疾病谱构成产生影响。

北京大学第一医院肾内科团队基于全国代表性一般人群数据（4.7万人）和全国三级医院住院患者的病案首页数据（3530万人次），对中国CKD疾病谱的变迁趋势展开了分析。结果显示，从2011年起，住院患者中糖尿病肾病所占比例（0.71%）超过了慢性肾小球肾炎（0.66%），随后两者差距呈逐年扩大趋势（图1-1-1）。在一般人群中，2009—2010年糖尿病肾病所占比例（1.23%）已经高于慢性肾小球肾炎（0.91%）。来自北京市血透质量控制中心的报告也验证了这种趋势，从2011年开始，在新发血液透析患者中糖尿病肾病的比例超过了肾炎。根据《中国肾脏疾病科学报告》，2015年中国CKD住院患者的常见病因依次为糖尿病肾病、高血压肾损害、梗阻性肾病和肾小球肾炎。而且，CKD的疾病谱存在明显的地区和城乡差异性。例如，中国北方地区以糖尿病肾病为主，而在南方地区由泌尿系结石导致的梗阻性肾病患者比例较高。此外，传统的肾小球肾炎疾病构成也在发生演变。目前，免疫球蛋白A（immunoglobulin A，IgA）肾病仍是最常见的原发性肾小球肾炎，但第二大常见的原发性肾小球肾炎已由过去的系膜增生性肾小球肾炎转变为膜性肾病。基于4万余份肾活检病例资料的分析显示，2003—2014年间膜性肾病的比例较1979—2002年增长近1倍，在青少年患者中的增幅最大。

总之，来自不同研究的分析结果均显示，中国CKD的疾病谱正在发生变迁，糖尿病肾病已取代肾小球肾炎成为CKD的首要病因；这种趋势从城市向农村扩展，从早期肾脏病患者向ESKD患者扩展。如果不加以干预，在未来10~20年间中国将出现糖尿病肾病导致ESKD的高峰，对中国医疗卫

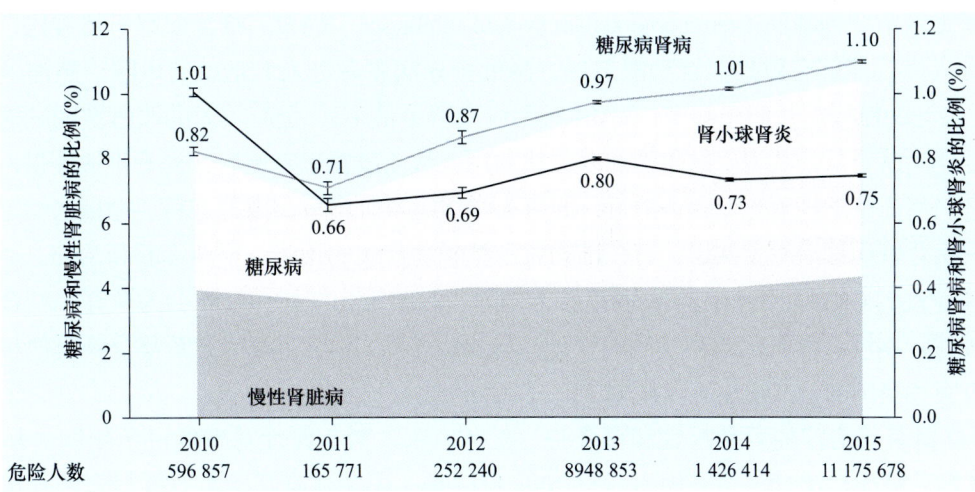

图1-1-1 我国三级医院住院患者中糖尿病肾病和肾小球肾炎相关CKD的流行趋势 引自 Zhang L, Long J, Jiang W, et al. Trends in Chronic Kidney Disease in China. The New England Journal of Medicine, 2016, 375 (9): 905-906

生体系的影响不可估量。

五、慢性肾脏病人群防控策略

肾脏疾病的流行病学特征，受宏观的人文社会经济因素和自然地理环境要素，以及个体行为因素的共同影响。相比于欧美等发达国家针对CKD的流行病学研究结果和证据，不断完善其疾病防治体系，中国尚未形成研究实践与公共卫生政策的良性互动。因此，为制定合理的疾病防控策略，需要契合健康中国战略规划，发挥公共卫生、临床医学等不同学科的优势资源，促进医防融合，同时也需要提高社会公众对于肾脏疾病的认知程度，这样才能搭建起符合中国国情的肾脏疾病防治体系，全面提升防控和救治能力，为公共卫生决策提供依据。

1. 建立完善的全国肾脏疾病监测体系 美国、加拿大等发达国家已经成立了比较完善的全国性CKD监测网络，便于对肾脏疾病的发病情况进行监控。我国对于人群CKD患病情况和疾病负担的认知相对匮乏，大规模人群研究相对较少，而且缺乏完善的全国性肾脏疾病监测体系。实现全国性监测体系的可能途径包括以下2种方式：一是将兼顾可行性与准确性的CKD筛查体系整合到现有的慢性疾病监测体系中。自2018年以来，中国疾病预防控制中心已将与肾脏疾病有关的指标纳入中国成人慢性病与营养监测项目中，旨在全面了解我国CKD现状和疾病负担。二是在保障数据安全与个人隐私的前提下，适度整合不同来源的健康医疗数据库及公共卫生信息平台数据，建立高成本－效益比的全国性监测体系。

中国的CK-NET由北京大学第一医院肾内科王海燕教授发起，旨在整合多源肾脏疾病数据，为肾脏疾病各个层面的决策提供依据，推动中国肾脏疾病的有效防治。目前，CK-NET已在2017年和2019年发布了2部中国肾脏疾病年度科学报告，为了解我国肾脏疾病负担及制定相应的防治策略提供了翔实的数据支持。

2. 加强对代谢相关疾病的防治和管理 相比于西方发达国家，中国糖尿病和高血压人群的治疗率和控制率均相对较低。以糖尿病肾病为例，已有循证医学证据表明，严格控制血糖和血压、应用肾素-血管紧张素系统抑制剂（renin-angiotensin system inhibitors，RASI）符合成本-效益比、具有较好的人群可推广性，能够有效控制肾功能进展、降低糖尿病患者进入ESKD的风险。然而，在中国具有RASI适应证的糖尿病肾病患者中，RASI实际应用率不足1/3，仍有较大的改进空间。这些来自临床研究的证据尚需要从公共卫生的角度加以强化利用，从而改善患者预后，提升生活质量。鉴于我国糖尿病肾病防治尚缺乏规范化流程，最近，北京大学组织肾脏内科、内分泌科、循证医学等相关专家制定了糖尿病肾脏病诊治专家共识，旨在推动我国糖尿病肾病的预防、早期诊断和治疗。此外，针对代谢性疾病导致的CKD防治，还需要以政府为主导、以政策为杠杆、以学会为依托，结合当前中国国情和分级诊疗制度，改善代谢性疾病的管理，应当将CKD的早期防治方案整合到其他相关慢性疾病的管理方案和我国的公共卫生工作规划中。

3. 提高肾替代治疗的可负担性和可及性 长久以来，对于医疗花费的可负担能力是制约中国ESKD患者接受肾替代治疗的主要因素。自2003年以来，中国政府开始大力推行全民基本医疗保险制度，目前，基本医疗保险城乡总体覆盖率已达95%以上，很大程度上降低了接受肾替代治疗患者的自付和自费比例，提升了患者的可负担性。目前，社会上多种多样的商业健康保险产品也可为ESKD患者提供一定保障，进一步缓解患者及家庭就医的经济压力。

可及性也是中国部分地区患者接受肾替代治疗的制约因素。从2014年起，我国政府开始逐步降低建立独立血液透析中心的要求，鼓励社会资本进入血液透析领域。2016年12月，原国家卫生和计划生育委员会宣布了一项新的政策，允许在我国建立独立的血液透析中心。自此，中国县和乡镇一级已有多家血液透析中心建立起来，不仅缓解了大型公立医院的接诊压力，也大大提升了肾替代治疗在欠发达和基层地区的可及性。同时，随着国家器官捐献与移植工作体系的完善，中国器官移植技术能力和质量安全显著提升，全面提升了肾脏移植的医疗服务能力和可及性。

考虑到未来不断增加的ESKD患病人数和疾病负担，在中国进一步提升肾替代治疗的可负担性和可及性仍将是一项巨大挑战。当前，中国肾脏疾病的诊疗容量和效率非常有限，而且不同地区的诊疗异质性较高，因此，有必要依托国家分级诊疗模式，建立一个运行良好的转诊体系，并加强对全科医师的训练和培养。

4. 开展跨学科、跨机构交叉的研究与实践，推进肾脏疾病防治的关口前移 当前社会公众，包括广大基层医师和专业人员在内，对于肾脏疾病的防治知识亟待提高，这就导致了中国肾脏疾病的防治形势非常严峻，亟须实现"重心下沉、关口前移"。因此，以基层机构为重点、进一步整合专科优势和吸纳更多社会资源，深入开展CKD的筛查、防治和健康教育非常重要。而且，传统研究难以全面探究中国肾脏疾病的流行特征、疾病谱及影响因素，这就需要借助公共卫生、数据科学、信息科学等多学科交叉的理念和技术，最大限度利用已有多源数据、发挥不同学科的优势，提升整体疾病诊疗效率和质量，助力肾脏疾病的防控。

随着信息科学的发展，大数据在医疗卫生领域广泛积累，逐渐形成了具有重要价值的健康医疗大数据，不仅可以改变传统的医疗模式，还可提高医疗服务质量和效率。当前大数据和人工智能在CKD风险预测和决策支持、疾病随访与健康管理等方面已开展初步探索与应用。东部战区总医院刘志红院士团队将新兴的XGBoost机器学习算法与传统统计方法相结合，建立了一套可用于临床、可解释的IgA肾病患者预后预测系统，能够了解患者5年内的肾脏预后风险概率及风险等级。

同时，鉴于我国肾脏疾病的人群知晓率较低，健康传播学、可视化等学科和前沿技术也将在肾脏病的防控和科普教育中发挥重要作用，更好地服务于全民健康素养提升，提高全社会对肾脏疾病的重视程度，推进肾脏疾病防治的关口前移。

六、展望

综上所述，肾脏疾病是全球性的公共卫生问题，不仅给中国医疗卫生体系带来了沉重负担，也对健康中国建设形成严峻挑战。中国CKD的疾病谱呈现向发达国家接近的趋势，但同时又具备中国独有的特色。CKD在很大程度上是可以预防和治疗的，为制定合理可行的CKD防治策略，需要医护人员和社会公众对CKD的流行病学特征有着清晰的认识。

随着大数据、人工智能、云计算等信息技术的发展，健康医疗数据资源的价值将被不断挖掘与转化，为肾脏疾病的流行病学研究带来新的契机。未来，希望在肾脏专科领域能有更多的前沿创新技术和高质量的流行病学证据涌现出来，搭建出适合中国国情的跨学科交叉研究体系与肾脏疾病防控模式，从而更好地指导肾脏疾病的预防、诊断、治疗和管理，最终遏制肾脏疾病负担不断上升的趋势。

（赵明辉　杨　超　张路霞）

参 考 文 献

[1] Webster AC, Nagler EV, Morton RL, et al. Chronic kidney disease. Lancet (London, England), 2017, 389(10075): 1238-1252.

[2] Collaboration GBDCKD. Global, regional, and national burden of chronic kidney disease, 1990-2017: a systematic analysis for the global burden of disease study 2017. Lancet (London, England), 2020, 140-6736(0120): 30045-30043.

[3] Foreman KJ, Marquez N, Dolgert A, et al. Forecasting life expectancy, years of life lost, and all-cause and cause-specific mortality for 250 causes of death: reference and alternative scenarios for 2016-40 for 195 countries and territories. Lancet (London, England), 2018, 392(10159): 2052-2090.

[4] 国务院办公厅．国务院办公厅关于印发中国防治慢性病中长期规划（2017-2025年）的通知［EB/OL］.(2017-02-12)［2020-06-13］. http://www.gov.cn/zhengce/content/2017-02/14/content_5167886.htm

[5] Foundation NK. K/DOQI clinical practice guidelines for chronic kidney disease: evaluation, classification, and stratification. American Journal of Kidney Diseases, 2002, 39(2 Suppl 1): 1-266.

[6] Levey AS, Eckardt KU, Tsukamoto Y, et al. Definition and classification of chronic kidney disease: a position statement from Kidney Disease: Improving Global Outcomes (KDIGO). Kidney international, 2005, 67(6): 2089-2100.

[7] Port FK, Held PJ. The US renal data system at 30 years: a historical perspective. American Journal of Kidney Diseases, 2019, 73(4): 459-461.

[8] 杨超，黄超，刘丽丽，等．中国肾脏疾病临床实践指南现状的系统分析－中国临床实践指南评价体系的应用．中华肾脏病杂志，2019，35（12）：929-936.

[9] 张路霞，左力，徐国宾，等．北京市石景山地区中老年人群中慢性肾脏病的流行病学研究．中华肾脏病杂志，2006，22（2）：67-71.

[10] Zhang L, Wang F, Wang L, et al. Prevalence of chronic kidney disease in China: a cross-sectional survey. Lancet (London, England), 2012, 379(9818): 815-822.

[11] Saran R, Li Y, Robinson B, et al. US renal data system 2014 annual data report: epidemiology of kidney disease in the United States. American Journal of Kidney Diseases, 2015, 66(1 Suppl 1): 1-305.

[12] Zhang L, Zhao MH, Zuo L, et al. China kidney disease network (CK-NET) 2015 annual data report. Kidney International Supplements, 2019, 9(1): 1-81.

[13] Liyanage T, Ninomiya T, Jha V, et al. Worldwide access to

treatment for end-stage kidney disease: a systematic review. Lancet (London, England), 2015, 385(9981): 1975-1982.

[14] Bello AK, Levin A, Lunney M, et al. Status of care for end stage kidney disease in countries and regions worldwide: international cross sectional survey. Bmj. 2019, 367(34): l5873-15880.

[15] Chen Z, Zhang W, Chen X, et al. Trends in end-stage kidney disease in Shanghai, China. Kidney International, 2019, 95(1): 232-239.

[16] 国家卫生健康委员会．2018年国家医疗服务与质量安全报告．北京：科学技术文献出版社，2019．

[17] Xu X, Nie S, Ding H, et al. Environmental pollution and kidney diseases. Nature Reviews Nephrology, 2018, 14(5): 313-324.

[18] Bowe B, Xie Y, Li T, et al. Particulate Matter Air Pollution and the Risk of Incident CKD and Progression to ESRD. JASN, 2018, 29(1): 218-230.

[19] Bowe B, Xie Y, Li T, et al. Associations of ambient coarse particulate matter, nitrogen dioxide, and carbon monoxide with the risk of kidney disease: a cohort study. The Lancet Planetary Health, 2017, 1(7): 267-276.

[20] Xu X, Wang G, Chen N, et al. Long-Term Exposure to Air Pollution and Increased Risk of Membranous Nephropathy in China. JASN, 2016, 27(12): 3739-3746.

[21] Saran R, Robinson B, Abbott KC, et al. US renal data system 2019 annual data report: epidemiology of kidney disease in the United States. American Journal of Kidney Diseases, 2020, 75(1s1): 6-7.

[22] Barsoum RS. Chronic kidney disease in the developing world. The New England Journal of Medicine, 2006, 354(10): 997-999.

[23] 中华医学会肾脏病分会透析移植登记工作组．1999年度全国透析移植登记报告．中华肾脏病杂志，2001，8（2）：77-83．

[24] Yang C, Wang H, Zhao X, et al. CKD in China: evolving spectrum and public health implications. American Journal of Kidney Diseases, 2019, 78(6): 45-49.

[25] Wang L, Gao P, Zhang M, et al. Prevalence and Ethnic Pattern of Diabetes and Prediabetes in China in 2013. Jama, 2017, 317(24): 2515-2523.

[26] Zhang L, Long J, Jiang W, et al. Trends in Chronic Kidney Disease in China. The New England Journal of Medicine, 2016, 375(9): 905-906.

[27] 北京市血液净化质量控制和改进中心专家组．北京市血液净化质量控制和改进中心年度报告点评．中国血液净化，2012，11（04）：175-178．

[28] Huang YM, Xu D, Long J, et al. Spectrum of chronic kidney disease in China: a national study based on hospitalized patients from 2010 to 2015. Nephrology (Carlton), 2019, 24(7): 725-736.

[29] Li J, Cui Z, Long J, et al. Primary glomerular nephropathy among hospitalized patients in a national database in China. Nephrology, Dialysis, Transplantation, 2018, 33(12): 2173-2181.

[30] Hou JH, Zhu HX, Zhou ML, et al. Changes in the spectrum of kidney diseases: an analysis of 40, 759 biopsy-proven cases from 2003 to 2014 in China. Kidney Diseases (Basel, Switzerland), 2018, 4(1): 10-19.

[31] 杜晔，孟群．我国慢性肾脏病防治政策及策略研究－基于卫生经济学视角．中国卫生政策研究，2018，11（7）：78-83．

[32] 张路霞，赵明辉．重视我国慢性肾脏病的疾病谱变迁及人群管理策略．中华内科杂志，2017，56（3）：161-162．

[33] 杨超，张路霞，赵明辉．健康医疗大数据在临床专科中的发展与应用：基于中国肾脏疾病数据网络的思考．中华内科杂志，2018，57（9）：624-625．

[34] Zhang L, Wang H, Long J, et al. China kidney disease network (CK-NET) 2014 annual data report. American Journal of Kidney Diseases, 2017, 69(6s2): 4-6.

[35] Wang F, Yang C, Long J, et al. Executive summary for the 2015 annual data report of the China kidney disease network (CK-NET). Kidney International, 2019, 95(3): 501-505.

[36] Wang J, Zhang L, Wang F, et al. Prevalence, awareness, treatment, and control of hypertension in China: results from a national survey. American Journal of Hypertension, 2014, 27(11): 1355-1361.

[37] Lv J, Perkovic V, Foote CV, et al. Antihypertensive agents for preventing diabetic kidney disease. The Cochrane Database of Systematic Reviews, 2012, 12(4): 4136-4144.

[38] 北京大学医学系糖尿病肾脏病专家共识协作组．糖尿病肾脏病诊治专家共识．中华医学杂志，2020, 100（4）：247-260．

[39] Zhang L, Zuo L. Current burden of end-stage kidney disease and its future trend in China. Clinical Nephrology, 2016, 86(13): 27-28.

[40] 国家卫生和计划生育委员会．国家卫生计生委关于印发血液透析中心基本标准和管理规范(试行)的通知[EB/OL]．(2016-12-02)[2020-06-13]．http://www.nhc.

gov. cn/yzygj/s3594q/201612/69a95ec0335c4a45883713094c8ef10d. shtml

[41] Chen T, Li X, Li Y, et al. Prediction and risk stratification of kidney outcomes in IgA nephropathy. American Journal of Kidney Diseases, 2019, 74(3): 300-309.

第五节 中国糖尿病肾脏疾病流行病学现状

糖尿病肾脏疾病（diabetic kidney disease，DKD）是糖尿病（diabetes mellitus，DM）最严重的微血管并发症，是全球终末期肾病（end-stage renal disease，ESRD）的首要病因。在中国，DM的患病率已从20世纪80年代末期的0.67%，攀升至2013年的10.9%，而知晓率仅为36.5%。DKD患病率的增加与DM是平行的，DM基数的急骤升高必然带来DKD患者人数的井喷式增长。目前，中国住院患者中DKD的比例已超过慢性肾小球肾炎，跃居为慢性肾脏病（chronic kidney disease，CKD）首位病因。DKD的主要特征是不同程度的蛋白尿和肾功能进行性下降，除了导致ESRD以外，DKD也可引起急性心血管事件和导致全因死亡率增加。由于中国幅员辽阔，不同地区DKD流行病学特点存在明显差异。本篇回顾近年来发表的有关中国DKD人群流行病学方面的临床研究，探讨DKD发生的危险因素和自然病程，以及中国DKD患病率及疾病进展的特征，以便更深入、全面地了解DKD在中国的发病规律和特点，为DKD的预防、早期诊断和监控提供临床依据。

一、糖尿病肾脏疾病的定义和诊断

DKD是由DM引起的肾脏损伤，以往用糖尿病肾病（diabetic nephropathy，DN）表示，2007年，美国肾脏病基金会（National Kidney Foundation，NKF）制定的肾脏病预后质量倡议（kidney disease outcomes quality initiative，KDOQI）（NKF/KDOQI）建议用DKD取代DN。2014年，美国糖尿病学会（American Diabetes Association，ADA）与NKF达成共识，将DKD定义为：糖尿病引起的慢性肾脏病，指标包括估算肾小球滤过率（evaluated glomerular filtration rate，eGFR）降低和（或）尿白蛋白/肌酐比值（urinary albumin/creatinine ratio，ACR）升高，持续时间超过3个月。

DKD通常发生在病程超过10年的1型DM（type 1 DM，T1DM）患者，而2型DM（type 2 DM，T2DM）患者由于对DKD知晓率较低，DKD在病程的任何阶段均可能发生。DKD的临床诊断主要基于eGFR和白蛋白尿的测定结果，DM的病程及糖尿病视网膜病变等临床特征，且需要排除其他类型的肾脏损害。ADA建议，DKD的临床诊断标准为ACR持续升高（>30 mg/g）和（或）eGFR持续降低[<60 ml/（min·1.73 m^2）]。建议晨尿测定ACR；eGFR则基于血清肌酐的慢性肾脏病流行病学合作组（CKD-EPI）或肾脏病饮食调整研究（MDRD）公式进行计算，并且这两项指标需要有间隔至少3个月的2次异常才能确认。存在糖尿病视网膜病变强烈支持DKD的诊断；如果临床特征不典型，如肾病范围的蛋白尿、短期内eGFR迅速下降或未合并糖尿病视网膜病变等，需要排除非糖尿病性肾脏疾病（nondiabetic renal disease，NDRD）。值得注意的是，尿白蛋白升高并非DKD的必要诊断标准，在一些T1DM或T2DM的研究中亦有无蛋白尿患者eGFR降低的报道。当病因鉴别困难，或者不能依据临床表现排除其他肾脏疾病时，需考虑进行肾活检病理检查。DKD的典型病理改变为肾小球基底膜增厚、系膜增生、肾小球硬化和肾间质纤维化等，当不能依据临床表现排除其他肾脏疾

病时，需考虑进行肾活检确诊，肾穿刺病理检查是诊断DKD的"金标准"。

二、糖尿病肾脏疾病的自然病程

DKD的自然病程与CKD存在很大的不同，并不遵循由肾小球高滤过进展为持续性蛋白尿伴eGFR下降和血压升高的经典模式。英国前瞻性糖尿病研究（United Kingdom Prospective Diabetes Study，UKPDS）研究发现，每年约2%的DM患者从正常白蛋白尿进展为微量白蛋白尿，以及从微量白蛋白尿进展为大量白蛋白尿。在诊断DM后15年，40%的患者出现蛋白尿，30%的患者eGFR下降至60 ml/（min·1.73 m²）以下或血肌酐翻倍。蛋白尿是一种动态波动的状态，而不是线性进展的过程。在T2DM的多因素干预的研究中发现，平均随访7.8年，31%的患者从微量白蛋白尿进展为大量白蛋白尿，31%的患者尿蛋白定量恢复正常，而38%的人仍然存在微量白蛋白尿。在DKD晚期，随着eGFR的下降，会发生肾脏和非肾脏的慢性并发症，贫血和矿物质骨代谢异常在DKD中通常比其他类型的CKD出现的更早、程度更重。

在肾脏病理形态方面，DKD的研究主要来源于T1DM，一般来说，诊断DM后1.5~2年即可发生肾小球毛细血管基底膜增厚，5~7年后可以发生系膜增宽，之后随着疾病的进展出现典型的结节性硬化和微动脉瘤等病理改变。T2DM患者的肾脏结构改变与T1DM患者相似，但由于T2DM的发病时间无法准确判断，其病理改变的异质性较T1DM更大。

三、中国不同地区糖尿病肾脏疾病的患病率

在美国的T2DM患者中，DKD的患病率高达40%以上。关于中国DKD的患病率，尚缺乏全国范围的流行病学调查资料。不同地区所进行的单中心横断面研究中，DKD的患病率存在较大的差别。此外，由于DKD的定义和诊断标准的演变，以及肾活检病理检查未能广泛开展，部分研究中DKD的诊断标准为DM合并CKD，其中可能存在部分病例为NDRD。北京地区的一项纳入了8811位T2DM患者的研究发现，单纯的eGFR下降、单纯微量白蛋白尿、显性白蛋白尿、eGFR下降合并蛋白尿的患者比例分别为10.7%、13.6%、3.9%和4.6%，DKD在DM患者中的总体患病率为32.8%。在上海市郊区某社区纳入的1487例T2DM患者中，DKD总体患病率为41.3%。而另一项上海市3301位DM患者的横断面研究发现，CKD和白蛋白尿的患病率分别为27.1%和25.2%，但采用最新的NKF/KDOQI诊断标准后，DKD的患病率仅为12.03%。南京市1521名城镇T2DM患者，CKD和蛋白尿患病率分别为31.0%和28.9%。中国中部农村地区的一项横断面研究发现，23 869名受试者中CKD的总体患病率为16.4%，DKD患病率为2.9%，DM患者中DKD的总体患病率为35.5%。住院或门诊DM患者中，DKD的患病率也存在差异。在1758例住院患者中，DKD的患病率为29.1%；而在15 856名门诊患者中，DKD的患病率为38.8%，但这种患病率的差异主要应归因于研究之间的差异性，尚不能说明门诊患者的患病率高于住院患者。中国香港地区调查了35 109名T2DM门诊患者，结果发现，eGFR下降（伴有或不伴有蛋白尿）和蛋白尿（伴有或不伴有eGFR下降）的患病率分别为16.9%和22.0%。最近发表的一项关于中国DKD患病率的meta分析中，作者纳入了30个临床研究共79 364名受试者，发现DM中DKD的总体患病率为21.8%。亚组分析显示，患病率以西部地区最高（41.3%），其次是东部地区（22.3%），随后是东北部地区（20.7%）和中部地区为（15.6%）。

在长期的病程中，DM患者可能会并发多种原发性、继发性肾小球疾病，或者其他导致CKD的系统性疾病，即NDRD。中国一项回顾性研究分析了505临床诊断为DKD的患者，肾活检病理显示，302例（59.8%）为DKD，174例（34.5%）为NDRD，在NDRD中膜性肾病为56例，IgA肾病38例，29例为NDRD合并DKD，并发现无糖尿病视网膜病变、高血压、CKD分期较晚、DM病程短和糖化血红蛋白偏低是NDRD的临床预测因子。另一项研究分析了244例T2DM患者，发现有19例患者同时存在DKD和NDRD，以IgA肾病最多见。一项针对584例DKD患者的回顾性分析显示，合并NDRD的比例为18.8%，以IgA肾病和膜性肾病较为多见。关于DKD中NDRD的发生率，中国与西方国家存在较大的差异，美国的2项DM患者肾活检病理的研究显示，DM患者中NDRD的比例分别为36%和53.2%，均证明局灶性节段性肾小球硬化症是最多见的病理类型，分别占22%和21%，这与中国DKD肾活检病理中NDRD的类型特点明显不同。

四、糖尿病肾脏疾病的危险因素

DKD的发生和进展与多种危险因素有关，根据是否可以进行干预分为不可干预的危险因素和可干预的危险因素。不可干预的危险因素包括年龄、性别、DM的病程和遗传相关的危险因素。衰老是DM患者发生DKD最常见的危险因素。即使是普通人群中没有DM的成年人，40岁后，eGFR每年大约下降1 ml/（min·1.73 m^2）。雌激素对血糖控制具有保护作用，T1DM和T2DM的男性患者比女性患者更容易患DKD。研究表明，DM病程是DKD的独立危险因素，病程越长的患者发生DKD的风险越高。此外，在DM合并CKD的肾活检病理研究中，DM病程短与NDRD的发生有关。DM患者发生DKD以及进展为ESRD具有家族聚集倾向，不同种族之间糖尿病患者发生DKD概率不同，提示遗传因素在DKD发病中占有重要地位。

高血糖和高血压是两种已知的最重要的可干预的危险因素。在T1DM和T2DM中，高血糖都是促进DKD发生的关键危险因素，血糖控制不佳是蛋白尿和eGFR进展的独立预测因子。在病程早期加强血糖控制能够持久地降低DKD进展的风险。在T1DM患者中，强化血糖干预将糖化血红蛋白控制在7%以下，可使9年内发生微量白蛋白尿和大量白蛋白尿的风险分别降低34%和56%。在T2DM中，10年的强化血糖治疗可以减少24%包括DKD在内的微血管并发症。高血压是DKD的另一项重要危险因素，T2DM患者中，收缩压＞140 mmHg与较高的ESRD发生率和死亡风险相关。在糖尿病控制与并发症研究/糖尿病干预及并发症流行病学研究（DCCT/EDIC）中，血压控制达标与中等程度的蛋白尿进展为大量蛋白尿比率减少或ESRD的风险降低有关。此外，在T2DM中，血压控制达标有助于蛋白尿水平恢复至正常。除了高血糖和高血压以外，血脂异常、高尿酸血症、吸烟、肥胖等也是DKD较为公认的可干预的危险因素。识别和管理DKD可干预的危险因素，控制血糖、血压和血脂水平，改变不良的生活习惯，对DKD的有效预防、治疗和减少ESRD的发生至关重要。

五、中国糖尿病肾脏疾病进展和并发症的特点

DKD的进展会导致ESRD、心血管疾病和感染等并发症，是DKD死亡的主要原因。在UKPDS研究中，新诊断的血肌酐水平＞176.8 μmol/L（2 mg/dl）的患者或接受肾脏替代治疗的患者中，DKD每年的总死亡率接近20%。中国的一项横断面研究发现，在1401例T2DM中，不合并CKD、

CKD1～2期和CKD3～5期的患者冠心病的患病率分别为20.1%、24.8%和34.3%；CKD 1～2期和CKD 3～5期冠心病风险的优势比分别为1.7和3.5。

在DKD进展方面，中国一项445例DKD患者长达12年的随访研究发现，在3232人年的随访中，共有78人死亡。Cox回归分析显示，年龄、收缩压、体重指数越低和eGFR下降是死亡的危险因素。心血管疾病是死亡的主要原因（43.6%），其次是DM并发症（33.3%）和呼吸系统疾病（6.4%）。另一项纳入8811名DKD患者的研究，对患者随访6.9年，结果发现共有646例心血管事件、31例ESRD事件和718例死亡。此外，eGFR降低与ESRD发生风险相关，风险比为31.33；蛋白尿和蛋白尿合并eGFR降低与复合性临床终点的风险增加相关。在中国香港地区的6330名基线eGFR>60 ml/(min·1.73m^2)的患者中，平均随访13年后发现，共有456名患者（7.2%）进展为ESRD，发病率为5.6/1000人年，微量白蛋白尿和视网膜病变与eGFR快速下降相关，而eGFR下降与全因死亡率密切相关，优势比为6.9。

六、中国维持性血液透析患者中糖尿病肾脏疾病的病因构成

ESRD是DKD进展的最终结局，需进行维持性透析或肾移植治疗维持患者生命。在中国，DKD约占所有ESRD患者原发病因的16.4%。其中香港地区2013年新增的1147位ESRD患者中，76.2%选择了维持性腹膜透析，DKD的构成比高达49.6%。DM是影响透析方式选择的重要因素，且腹膜透析在中国多数地区总体的比例远不及血液透析，因此，关于中国多数地区ESRD患者病因构成的研究对象主要为血液透析患者。安徽省26家医院血液透析中心2768例成人患者中，有427例是DKD患者，位于第三位，仅次于慢性肾小球肾炎和高血压。在湖南省4家透析中心的1622位维持性血液透析患者中，最主要的原发疾病为慢性肾小球肾炎，其次为高血压肾病、梗阻性肾病，DKD位于第四位。2008—2013年浙江省新增ESRD透析患者共26 310例，原发病前三位依次为慢性肾小球肾炎（51.3%）、DKD（17.3%）和高血压肾病（6.4%）。在河北、福建、甘肃、海南和四川等地，DKD在血液透析患者中均位于第二位，仅次于慢性肾小球肾炎。

目前，中国DKD仍处于快速增加的阶段，鉴于DKD进展为ESRD平均需10年以上的时间，目前DKD在ESRD中的构成比并不能够反映DKD进展为ESRD的风险。中国住院患者中，DKD已成为CKD的首位病因，提示在未来DKD有超越慢性肾小球肾炎成为ESRD首位病因的可能性。例如，1988—1992年，日本DKD在DM患者中的患病率仅为10%左右，而到2005年，DKD在ESRD中的构成比已高达40%，成为首要病因。目前，中国尚缺乏全国范围的维持性血液透析和腹膜透析患者病因构成的流行病学资料，但可以推测，DKD在血液透析患者中的患病率目前可能是被低估的。

七、前景和展望

中国的人口基数大，无论是DM还是DKD，患者数均居世界第一位。并且，中国不同地区经济发展不均衡，随着经济水平提高，农村人口不健康的生活方式导致DM发病率仍在逐年上升。不同地区的研究中，由于样本量偏小、研究偏倚等问题，DKD在全国范围的患病率尚没有结论性数据。DKD的防治是现阶段公共卫生工作者和临床医师们面临的巨大挑战。此外，DKD在维持性透析患者中的比例逐渐升高，有取代慢性肾小球肾炎成为首要病因的趋势，并且由DKD导致的ESRD患者多

种慢性并发症如贫血、感染和矿物质骨代谢异常等均更加常见和严重。因此，我们应该致力于覆盖全国不同民族和地区的DKD流行病学调查，并在全国范围内对ESRD维持性血液透析和腹膜透析患者中，DKD病因的构成及并发症控制和死亡率情况等关键问题进行研究。

DKD的临床诊断标准在应用的过程中仍存在不足，由于许多DM合并CKD的患者就诊时已属中、晚期，不符合肾活检病理检查的指征，开发新型生物标志物对于DKD的精确诊断具有重要的临床意义。近年来，蛋白质组学、转录组学和代谢组学等高通量技术为DKD新型生物标志物的研究带来曙光。例如单核细胞趋化蛋白1（monocyte chemoattractant protein 1，MCP-1）、肿瘤坏死因子受体1/2（tumor necrosis factor receptors 1 and 2，TNFR1/2）和蛋白组学芯片CKD273等已被认为是有前景的生物标志物，可用于DKD诊断和了解疾病进展。此外，尿液足细胞标志物和上皮－间质转分化相关分子的mRNA和细胞外囊泡microRNA等转录标志物亦被证明具有潜在的DKD诊断效能，而靶向性基因芯片和生物信息学等技术也逐渐被应用于DKD转录标志物的筛选和开发。

目前，DKD的治疗主要为控制血糖、血压和干预并发症，尚缺乏能够逆转DKD进展的有效药物。近年来，研究人员发现新型降糖药如钠－葡萄糖协同转运蛋白2（sodium-dependent glucose transporters 2，SGLT-2）抑制剂能够降低ESRD、心血管事件的风险和全因死亡率，但其是否有独立于血糖控制以外的肾脏保护作用仍有待进一步研究。未来，我们需要广泛开展多中心研究来探讨DKD的流行病学特征，开发新型生物标志物，促进临床转化，并致力于研究DKD的新型治疗手段，以期能够更好地诊断和防治DKD，更有效地应对中国在诊治DKD方面所面临的严峻挑战。

（刘必成　冯松涛）

参考文献

[1] National Kidney Foundation. KDOQI Clinical practice guidelines and clinical practice recommendations for diabetes and chronic kidney disease. Am J Kidney Dis, 2007, 49(Suppl 2): 12-154.

[2] 全国糖尿病研究协作组调查研究组. 全国14省市30万人口中糖尿病调查报告. 中华内科杂志，1981，20（11）：678-683.

[3] Wang L, Gao P, Zhang M, et al. Prevalence and ethnic pattern of diabetes and prediabetes in China in 2013. JAMA, 2017, 317(24): 2515-2523.

[4] Zhang L, Long J, Jiang W, et al. Trends in chronic kidney disease in China. N Engl J Med, 2016, 375(9): 905-906.

[5] Fox CS, Matsushita K, Woodward M, et al. Associations of kidney disease measures with mortality and end-stage renal disease in individuals with and without diabetes: a meta-analysis. Lancet, 2012, 380(9854): 1662-1673.

[6] Tuttle KR, Bakris GL, Bilous RW, et al. Diabetic kidney disease: a report from an ADA consensus conference. Diabetes Care, 2014, 37(10): 2864-2883.

[7] National Kidney Foundation. KDOQI clinical practice guideline for diabetes and CKD: 2012 update. Am J Kidney Dis, 2012, 60(5): 850-886.

[8] Afkarian M, Zelnick LR, Hall YN, et al. Clinical manifestations of kidney disease among US adults with diabetes, 1988-2014. JAMA, 2016, 316(6): 602-610.

[9] Molitch ME, Steffes M, Sun W, et al. Development and progression of renal insufficiency with and without albuminuria in adults with type 1 diabetes in the diabetes control and complications trial and the epidemiology of diabetes interventions and complications study. Diabetes Care, 2010, 33(7): 1536-1543.

[10] Kramer HJ, Nguyen QD, Curhan G, et al. Renal insufficiency in the absence of albuminuria and retinopathy among adults with type 2 diabetes mellitus. JAMA, 2003, 289(24): 3273-3277.

[11] Retnakaran R, Cull CA, Thorne KI, et al. Risk factors for renal dysfunction in type 2 diabetes: U. K. prospective diabetes study 74. Diabetes, 2006, 55(6): 1832-1839.

[12] Adler AI, Stevens RJ, Manley SE, et al. Development and progression of nephropathy in type 2 diabetes: the United Kingdom prospective diabetes study (UKPDS 64). Kidney Int, 2003, 63(1): 225-232.

[13] Gaede P, Tarnow L, Vedel P, et al. Remission to normoalbuminuria during multifactorial treatment preserves kidney function in patients with type 2 diabetes and microalbuminuria. Nephrol Dial Transplant, 2004, 19(11): 2784-2788.

[14] Thomas MC, Cooper ME, Rossing K, et al. Anaemia in diabetes: is there a rationale to treat?. Diabetologia, 2006, 49(6): 1151-1157.

[15] Fioretto P, Mauer M. Histopathology of diabetic nephropathy. Semin Nephrol, 2007, 27(2): 195-207.

[16] Drummond K, Mauer M. The early natural history of nephropathy in type 1 diabetes: II. early renal structural changes in type 1 diabetes. Diabetes, 2002, 51(5): 1580-1587.

[17] Bailey RA, Wang Y, Zhu V, et al. Chronic kidney disease in US adults with type 2 diabetes: an updated national estimate of prevalence based on kidney disease: improving global outcomes (KDIGO) staging. BMC Res Notes, 2014, 7(3): 415-422.

[18] Gao B, Wu S, Wang J, et al. Clinical features and long-term outcomes of diabetic kidney disease - a prospective cohort study from China. J Diabetes Complications, 2019, 33(1): 39-45.

[19] 许嵘, 钟一红, 陈波, 等. 上海市郊区 2 型糖尿病患者肾脏疾病及其危险因素研究. 中华内科杂志, 2012, 51（1）: 18-23.

[20] Guo K, Zhang L, Zhao F, et al. Prevalence of chronic kidney disease and associated factors in Chinese individuals with type 2 diabetes: cross-sectional study. J Diabetes Complications, 2016, 30(5): 803-810.

[21] Lou QL, Ouyang XJ, Gu LB, et al. Chronic kidney disease and associated cardiovascular risk factors in Chinese with type 2 diabetes. Diabetes Metab J, 2012, 36(6): 433-442.

[22] Duan J, Wang C, Liu D, et al. Prevalence and risk factors of chronic kidney disease and diabetic kidney disease in Chinese rural residents: a cross-sectional survey. Sci Rep, 2019, 9(1): 10408-10412.

[23] 周雁, 郭立新, 于冬妮, 等. 1758 例 2 型糖尿病住院患者糖尿病肾病的相关因素分析. 中华流行病学杂志, 2012, 33（6）: 610-613.

[24] Kung K, Chow KM, Hui EM, et al. Prevalence of complications among Chinese diabetic patients in urban primary care clinics: a cross-sectional study. BMC Fam Pract, 2014, 15(3): 8-13.

[25] Mok KY, Chan PF, Lai L, et al. Prevalence of diabetic nephropathy among Chinese patients with type 2 diabetes mellitus and different categories of their estimated glomerular filtration rate based on the chronic kidney disease epidemiology collaboration (CKD-EPI) equation in primary care in Hong Kong: a cross-sectional study. J Diabetes Metab Disord, 2019, 18(2): 281-288.

[26] Zhang XX, Kong J, Yun K. Prevalence of diabetic nephropathy among patients with type 2 diabetes mellitus in China: a meta-analysis of observational studies. J Diabetes Res, 2020, 20(2): 231-237.

[27] Wang J, Han Q, Zhao L, et al. Identification of clinical predictors of diabetic nephropathy and non-diabetic renal disease in Chinese patients with type 2 diabetes, with reference to disease course and outcome. Acta Diabetol, 2019, 56(8): 939-946.

[28] Zhuo L, Zou G, Li W, et al. Prevalence of diabetic nephropathy complicating non-diabetic renal disease among Chinese patients with type 2 diabetes mellitus. Eur J Med Res, 2013, 18(3): 4-12.

[29] 金波, 刘志红, 葛永纯, 等. 肾活检患者中糖尿病肾病流行病学特点的变迁. 肾脏病与透析肾移植杂志, 2009, 18（2）: 133-139.

[30] Sharma SG, Bomback AS, Radhakrishnan J, et al. The modern spectrum of renal biopsy findings in patients with diabetes. Clin J Am Soc Nephrol, 2013, 8(10): 1718-1724.

[31] Pham TT, Sim JJ, Kujubu DA, et al. Prevalence of nondiabetic renal disease in diabetic patients. Am J Nephrol, 2007, 27(3): 322-328.

[32] Macgregor MS. How common is early chronic kidney disease? A background paper prepared for the UK Consensus Conference on early chronic kidney disease. Nephrol Dial Transplant, 2007, 22(Suppl 9): 8-18.

[33] O'Connor AS, Schelling JR. Diabetes and the kidney. Am J Kidney Dis, 2005, 46(4): 766-773.

[34] Zheng W, Chen L. Factor analysis of diabetic nephropathy in Chinese patients. Diabetes Metab Syndr, 2011, 5(3): 130-136.

[35] Mcknight AJ, Duffy S, Maxwell AP. Genetics of diabetic

［36］Caramori ML, Parks A, Mauer M. Renal lesions predict progression of diabetic nephropathy in type 1 diabetes. J Am Soc Nephrol, 2013, 24(7): 1175-1181.

［37］Alicic RZ, Rooney MT, Tuttle KR. Diabetic kidney disease: challenges, progress, and possibilities. Clin J Am Soc Nephrol, 2017, 12(12): 2032-2045.

［38］Nathan DM. The diabetes control and complications trial/epidemiology of diabetes interventions and complications study at 30 years: overview. Diabetes Care, 2014, 37(1): 9-16.

［39］Pohl MA, Blumenthal S, Cordonnier DJ, et al. Independent and additive impact of blood pressure control and angiotensin II receptor blockade on renal outcomes in the irbesartan diabetic nephropathy trial: clinical implications and limitations. J Am Soc Nephrol, 2005, 16(10): 3027-3037.

［40］de Boer IH, Rue TC, Cleary PA, et al. Long-term renal outcomes of patients with type 1 diabetes mellitus and microalbuminuria: an analysis of the diabetes control and complications trial/epidemiology of diabetes interventions and complications cohort. Arch Intern Med, 2011, 171(5): 412-420.

［41］Macisaac RJ, Ekinci EI, Jerums G. Markers of and risk factors for the development and progression of diabetic kidney disease. Am J Kidney Dis, 2014, 63(Suppl 2): 39-62.

［42］Sun X, He J, Ji XL, et al. Association of chronic kidney disease with coronary heart disease and stroke risks in patients with type 2 diabetes mellitus: an observational cross-sectional study in Hangzhou, China. Chin Med J (Engl), 2017, 130(1): 57-63.

［43］Zhao Z, Huo L, Wang L, et al. Survival of Chinese people with type 2 diabetes and diabetic kidney disease: a cohort of 12-year follow-up. BMC Public Health, 2019, 19(1): 149-153.

［44］Jiang G, Luk A, Tam C, et al. Progression of diabetic kidney disease and trajectory of kidney function decline in Chinese patients with Type 2 diabetes. Kidney Int, 2019, 95(1): 178-187.

［45］Liu ZH. Nephrology in China. Nat Rev Nephrol, 2013, 9(9): 523-528.

［46］Leung CB, Cheung WL, Li PK. Renal registry in Hong Kong-the first 20 years. Kidney Int Suppl, 2015, 5(1): 33-38.

［47］Chen H, Wang DG, Yuan L, et al. Clinical characteristics of patients with diabetic nephropathy on maintenance hemodialysis: a multicenter cross-sectional survey in Anhui province, Eastern China. Chin Med J (Engl), 2016, 129(11): 1291-1297.

［48］彭佑铭, 刘虹, 刘伏友, 等. 湖南省1 622例血液透析患者原发疾病构成及相关因素分析. 中南大学学报（医学版）, 2006, 31（3）：400-403.

［49］邵旭霞, 张萍, 姚曦, 等. 2008-2013年浙江省新增终末期肾脏病透析患者的人口统计学和原发病变迁. 中华肾脏病杂志, 2016, 32（2）：106-109.

［50］白亚玲, 吴广礼, 高志英, 等. 2013年度河北省城乡新增血液透析患者的流行病学调查分析. 中国血液净化, 2015, 14（5）：307-310.

［51］林冲云, 江辉, 邱泱. 福建省闽西地区维持性血液透析患者病因及贫血状况的多中心调查. 福建医科大学学报, 2015, 61（6）：373-375.

［52］张文君, 王文革, 梁耀军, 等. 甘肃省终末期肾病患者的临床特征和治疗现状. 中华肾脏病杂志, 2015, 31（8）：567-571.

［53］安娜, 李洪. 海南省2010～2014年新增维持性血液透析患者的流行病学分析. 中国血液净化, 2015, 14（10）：626-629.

［54］邹杨, 温玉, 蒲蕾, 等. 四川省新增血液透析患者的流行病学调查（2011年～2016年）. 肾脏病与透析肾移植杂志, 2018, 27（4）：311-314+395.

［55］Zhang WR, Parikh CR. Biomarkers of acute and chronic kidney disease. Annu Rev Physiol, 2019, 81(6): 309-333.

［56］Pavkov ME, Nelson RG, Knowler WC, et al. Elevation of circulating TNF receptors 1 and 2 increases the risk of end-stage renal disease in American Indians with type 2 diabetes. Kidney Int, 2015, 87(4): 812-819.

［57］Zurbig P, Mischak H, Menne J, et al. CKD273 enables efficient prediction of diabetic nephropathy in nonalbuminuric patients. Diabetes Care, 2019, 42(1): 4-5.

［58］Zheng M, Lv LL, Ni J, et al. Urinary podocyte-associated mRNA profile in various stages of diabetic nephropathy. PLoS One, 2011, 6(5): 20431-20438.

［59］Zheng M, Lv LL, Cao YH, et al. Urinary mRNA markers of epithelial-mesenchymal transition correlate with progression of diabetic nephropathy. Clin Endocrinol (Oxf), 2012, 76(5): 657-664.

［60］Xie Y, Jia Y, Cuihua X, et al. Urinary exosomal microRNA profiling in incipient type 2 diabetic kidney disease. J Diabetes Res, 2017, 17(4): 69-78.

［61］Zheng M, Lv LL, Cao YH, et al. A pilot trial assessing urinary gene expression profiling with an mRNA array for diabetic nephropathy. PLoS One, 2012, 7(5): 34824-34828.

[62] Zhou LT, Lv LL, Qiu S, et al. Bioinformatics-based discovery of the urinary BBOX1 mRNA as a potential biomarker of diabetic kidney disease. J Transl Med, 2019, 17(1): 59-66.

[63] Mann J, Orsted DD, Brown Frandsen K, et al. Liraglutide and renal outcomes in type 2 diabetes. N Engl J Med, 2017, 377(9): 839-848.

第六节 中国急性肾损伤流行病学研究现状

急性肾损伤（acute kidney injury，AKI）的流行病学研究既具有现实意义，又具有长远价值。AKI是急性肾衰竭（acute renal failure，ARF）的内涵衍生，指不同原因导致肾脏滤过功能在短期内迅速减退导致的临床综合征，包括毒素水平升高和水负荷增加，电解质紊乱和酸碱失衡，以及由此导致的全身多系统表现。在较早的研究中，人们就关注到小幅度的血清肌酐（SCr）升高对疾病预后、肾脏预后和医疗花费具有重要影响：SCr每增加26.5 μmol/L（0.3 mg/dl），死亡危险就增加7倍，且死亡率随AKI的严重程度递增；SCr每增加44.2 μmol/L（0.5 mg/dl），平均住院日延长3.5天，费用增加7500美元。对肾脏的最终预后而言，AKI的危害甚至超过慢性肾脏病（CKD），AKI打击比CKD的持续状态更容易发展为终末期肾病（ESRD），而CKD基础上的AKI打击则具有更强的ESRD危险度。因此，制定统一的AKI定义和开展流行病学研究，争取AKI的早期诊断和干预，是改善预后、减少住院时间和降低医疗费用的重点所在，也是当前医学界热点与难点。

从ARF到AKI的转变过程，依次经历了2002年急性透析质量倡议组（Acute Dialysis Quality Initiative Group，ADQI）提出的RIFLE标准，2004年急性肾损伤网络工作组（Acute Kidney Injury Network，AKIN）提出的AKIN标准，和2012年改善全球肾脏病预后组织（Kidney Disease: Improving Global Outcome，KDIGO）提出的KDIGO标准。如今趋于一致的AKI定义和诊断，涵盖了肾功能下降的整个疾病谱，可描述肾脏滤过功能从轻度减退到需要肾脏替代治疗（renal replacement therapy，RRT）的全过程，有助于预警肾功能仅受到潜在损伤的患者，从而有利于AKI早期诊断和治疗，统一的标准也为AKI的临床诊疗、科研和流行病学描述奠定了基础。

AKI的KDIGO诊断标准将SCr和尿量作为两个核心指标，满足以下条件即诊断AKI：①48 h内SCr升高≥26.5 μmol/L；②推断在过去7天内，SCr升高至基础值的1.5倍及以上；③尿量<0.5 ml/（kg·h）并持续>6 h。根据SCr增幅和尿量变化，KDIGO将AKI的严重程度分成3级（表1-1-2）。

表1-1-2 AKI的严重程度分级（KDIGO标准）

分级	血清肌酐	尿量
1	基线值的1.5～1.9倍或升高≥26.5 μmol/L	6～12 h尿量<0.5 ml/（kg·h）
2	基线值的2.0～2.9倍	超过12 h尿量<0.5 ml/（kg·h）
3	基线值的3倍及以上；或升高≥353.6 μmol/L；或启动肾脏替代治疗；或<18岁的患者，eGFR<35 ml/（min·1.73 m^2）	超过24 h尿量<0.3 ml/（kg·h）或超过12 h无尿

本文依照相对统一的KDIGO标准，呈现近些年中国在AKI流行病学研究中的成果。

一、全国性急性肾损伤流行病学研究

全国性 AKI 流行病学研究的主要目的在于总体把握中国 AKI 的发病率和地区差异，了解 AKI 的危害程度及由此造成的住院和经济负担。大规模的 AKI 发病率在不同研究中的差异较大，主要取决于研究背景和研究人群的选择。早年中国的 AKI 流行病学调查较少，多为单中心、小样本研究，近年来，中国在住院患者的大规模、多中心 AKI 流行病学研究方面取得了很大进展。

目前，中国最大规模的基于 KDIGO 标准的 AKI 流行病学研究是 2013 年由北京大学第一医院牵头的横断面调查，涵盖中国（不含港、澳、台地区）22 个省份多达 44 家大学或地方医院，该研究筛查 2 223 230 名住院患者，基于 KDIGO 标准及其扩展标准验证其中 374 286 例住院病历，发现 AKI 的检出率为 0.99%～2.03%；AKI 的发生具有地域差异，西南地区显著高于北方地区；根据研究样本估算，中国 2013 年 AKI 住院患者例数为 140 万～290 万人；需要指出的是，本研究中仅 25.3% 的患者进行过 2 次及以上院内 SCr 检测，明显低于发达国家报道的数据（63.2%～67.6%）。因此，该研究估算出的中国 AKI 发生率很可能被大大低估。该横断面调查的 AKI 患者，全因死亡率为 12.4%，平均住院日为 18 天，住院花费约为 35 000 元人民币；11.8% 的患者达到 RRT 指征，但 RRT 的实际发生率只占这部分患者的 59.3%。该研究还发现，无论在大学医院还是地方医院，未诊断出 AKI 的比例均很高，74% 的 AKI 未能在住院期间被诊断，在诊断为 AKI 病例中，17.6% 存在延误，住院期间的肾内科会诊率仅为 21.4%；而另一方面，AKI 在肾内科之外的内科（42.0%）、重症监护室（28.5%）和外科（21.6%）的发生率远高于肾内科本身（7.9%）。研究指出，不能早期识别 AKI 是住院患者死亡的独立危险因素，而及时的专科会诊是保护性因素。

中国另一项大样本 AKI 流行病学研究是 2013 年由南方医科大学牵头的多中心回顾性队列研究，纳入中国 9 个地区中心医院的 659 945 名住院患者，研究提示 AKI 的总体发生率为 11.6%，社区获得性 AKI 占 2.5%，医院获得性 AKI 占 9.1%。该研究中，住院期间进行 2 次及以上 SCr 检测的患者比例仅为 30%，其 AKI 的现实发生率同样可能被低估。社区获得性 AKI 的主要危险因素依次是 CKD、肺炎和尿路梗阻，医院获得性 AKI 的危险因素则依次是重症状态、CKD 和心外科手术。由此可见，CKD 是两者的共同危险因素。在该研究的医院获得性 AKI 患者中，33.8% 需要 ICU 治疗，3.5% 进行 RRT 治疗。AKI 的院内死亡率达 10.6%，平均住院日为 18 天，日均花费达 2842 元人民币。按 KDIGO 分级，AKI 1 级、2 级和 3 级的患者，住院日分别延长 22%、25% 和 32%，日均费用分别增加 6%、15% 和 33%。

这两项大规模的全国性数据均提示，中国现阶段实际发生的 AKI 可能被大大低估，普及 AKI 的概念和诊断标准，提高肾内科和其他科室医师的认知和诊断意识，并及时寻求肾内科专科的帮助，是 AKI 防治工作中的一个突破口。

二、大型综合性医院急性肾损伤流行病学研究

不同于全国性调查的整体把握，综合性医院 AKI 流行病学着重呈现更多 AKI 的细节，从病因学、科室分布、危险因素和治疗措施等角度展开描述。近些年，中国大型综合性医院的 AKI 流行病学研究方兴未艾，目前该类型的研究多为单中心。

北京协和医院回顾性分析 2000—2005 年 200 739 例住院病历，按照国际疾病分类 ICD-10 标准编

码在出院诊断中筛选涵盖"急性肾衰竭"的病例共736例，逐一筛选资料完整的AKI病例共计507例。研究着重评估AKI患者临床资料、化验指标、病因和预后的关系。研究发现，医院获得性AKI诊治工作不只限于肾内科，半数以上医院获得性AKI分布于ICU、普通内科等非肾脏病专科。在AKI预后影响因素中，多器官衰竭（multiple organ failure，MOF）、酸中毒、高龄、基础疾病存在CKD、少尿和炎症因子升高是危险性因素，而较高的血白蛋白和血红蛋白是保护性因素。病因不同，AKI的预后也截然不同，重症感染导致的AKI预后差，而肾小管间质疾病、容量不足而引发的AKI预后相对较好。不同年龄组患者的AKI病因及临床并发症显著不同，老年患者以肾前性因素为主，年轻患者以肾性因素为主。尤其需要关注老年AKI患者，一方面，这些患者基础疾病多，高血压、糖尿病、冠心病、脑血管病的发病率显著高于其余年龄组，心功能不全和慢性阻塞性肺疾病的发生率也显著高于年轻组（$P<0.05$）；另一方面，发生AKI后，老年患者比年轻患者更易发生酸中毒（$P=0.004$）和MOF（$P<0.001$），老年患者的AKI归因死亡率显著高于年轻组（$P<0.001$）。在RRT的启动时机方面，在同样的疾病和临床并发症背景下，在尿量<600 ml/d和总二氧化碳结合力<22.2 mmol/L之前进行RRT有利于肾脏预后；在MOF发生前启动RRT是改善AKI总体预后的关键。

在北京协和医院一系列AKI流行病学研究中，除了强调AKI的并发症如MOF和酸中毒对预后的影响外，还突出强调重视AKI的病因。尽管AKI分级的升高意味着预后不良，但在该研究的回顾性资料中，预后良好和预后不良的AKI患者，AKI分级的构成比相近。进一步分析显示，和单一分析ICU或心外科的研究不同，综合性医院中的AKI病因表现为多样性，在AKI同一分级中，不同病因对预后的影响是不同的，比如，AKI分级较低的患者中，若AKI病因为重症感染，其预后多不佳；而AKI分级较高的患者中，若病因为肾小管间质损害，及时针对病因治疗仍可以获得满意的效果。2012年的KDIGO指南也同样强调了AKI病因的重要性。我们认为，SCr升高程度只提示了一部分预后，AKI同一分级中还需细分不同病因对预后的影响。

2004—2008年上海复旦大学附属中山医院的一项单中心研究观察了住院的176 155名患者，显示AKI发生率为3.19%，其中，心血管疾病、泌尿生殖系统疾病和恶性肿瘤患者占比较高。该研究强调药物是AKI的重要原因，需要重视造影剂、化疗药物和抗生素的肾毒性作用。另一项是上海交通大学医学院附属仁济医院的单中心研究，纳入2009年全年入院的38 734名患者，分析AKI的发生率为2.41%，该研究同样指出，MOF是影响AKI预后的重要因素，没有肾外脏器衰竭的AKI患者存活率为79.2%，而伴有1、2和3个以上肾外脏器衰竭患者的存活率分别为66.1%、66.7%和57.5%，关注和治疗其他脏器的衰竭是改善AKI整体预后和促进肾脏恢复的重要措施。

南京医科大学第一附属医院提供了来自中国东南地区的医院获得性AKI的流行病学单中心资料。研究按照KDIGO标准筛选2013—2014年入院的87 196名患者，AKI发生率为1.6%。AKI患者的30天住院死亡率高达35.3%，RRT发生率为16.3%。在肾内科之外的内科、外科和ICU中AKI的发生率分别为37.1%、30.1%和25.4%，均超过肾内科的AKI发生率（7.4%）。其中，外科AKI漏诊或延迟诊断达75.1%。延迟诊断较容易发生于基础肿瘤性疾病、具有较高水平血白蛋白和AKI 1级的患者中；而存在基础CKD、少尿、血尿素氮升高和较多的脏器衰竭数量的AKI患者较容更易被早期识别。

这些综合性医院单中心的AKI流行病学研究再度提示，AKI的检出率和早期识别仍未受到足够重视，AKI绝非仅是肾内科专科的关注点，肾内科之外的诸多科室都应该关注住院患者AKI的发生。

重视病因、识别高危人群和重视 AKI 肾脏之外的脏器受累情况是改善 AKI 预后的重点。

三、重症监护病房急性肾损伤流行病学研究

ICU 的 AKI 流行病学研究具有重要意义,且具备利条件。其一,ICU 一直是 AKI 发生的高危科室;其二,KDIGO 的 AKI 诊断标准中包含 SCr 标准和尿量标准,在 ICU 之外的科室进行 AKI 研究很难应用尿量标准,而 ICU 则可以综合应用 SCr 和尿量标准;其三,ICU 中的 AKI 较多源于重症感染等因素,有利于归纳总结某一类病因的 AKI 特点。此前中国危重症患者的 AKI 流行病学调查多为单中心的小样本研究,近年来出现一些多中心队列研究,样本量、研究设计水平和分析质量都有所提高。

北京 AKI 临床试验组发布的 BAKIT 研究是一项多中心的 ICU 内 AKI 的前瞻性队列研究,研究纳入 2012 年 3 月至 8 月收入北京 30 家医院的 ICU 共计 3107 名患者,分别采用 RIFLE、AKIN 和 KDIGO 标准对重症患者的 AKI 进行诊断和分级,得出 AKI 发病率分别为 46.9%、38.4% 和 51.0%,发现应用 KDIGO 标准诊断 AKI 更加敏感,这是中国第一个在重症患者中对 3 种较新的 AKI 标准进行比较的多中心队列研究。进一步的流行病学分析表明,应用 KDIGO 标准诊断出的 51.0% 的 AKI 重症患者中,AKI 1~3 级的分布分别为 23.1%、11.8% 和 15.7%。大多数(87.6%)的 AKI 发生在入住 ICU 的前 4 天。AKI 显著增加 ICU 住院时长和 ICU 费用($P<0.001$),不发生 AKI 的患者和发生 AKI 1~3 级患者的 28 天死亡率分别为 6.83%、15.04%、27.99% 和 45.18%,AKI 3 级患者的 28 天死亡率甚至超过感染性休克患者的总体平均死亡率(36.5%)。由此可见,在以感染性休克为重要病因的 ICU 中,AKI 对患者存活率具有重要影响,积极识别、预防和治疗 AKI 是成功治疗重症患者的关键。

2020 年发布的一项多中心危重症患者 AKI 分析,基于中国危重症临床试验组(China Critical Care Clinical Trial Group,CCCCTG)建立的危重症患者流行病学数据库,涵盖了 19 个省市 22 家三级甲等医院 3063 例 ICU 患者。经过筛选,研究最终纳入 1042 名 ICU 患者,AKI 发生率为 33.1%,AKI 患者的 28 天死亡率为 13.9%,研究进一步比较单纯 AKI 和 CKD 基础上发展为 AKI 的患者,结果表明,具有 CKD 基础的 AKI 患者年龄更大、基础肾功能 AKI 更差、进入 ICU 时病情更危重、急性生理学和慢性健康状态评分 Ⅱ(APACHE Ⅱ)更高、基础合并症更多(查尔森合并症指数更高)、ICU 住院期间的 SCr 峰值更高。具有 CKD 基础的 AKI 患者中,28 天病死率和 RRT 治疗比例也高于单纯 AKI 患者,上述差异具有统计学意义($P<0.01$)。由此提示,需要格外重视存在 CKD 基础的 ICU 患者,此类患者发生 AKI 后会导致更危重的临床后果和更高额治疗费用。

四、特殊人群急性肾损伤流行病学研究

1. 老年患者 中国正在进入人口老龄化的阶段,老年患者基础肾功能储备下降,基础疾病较多,发生 AKI 的风险增加,一旦发生 AKI,并发症和死亡率也更高。老年患者的 AKI 流行病学研究具有特殊价值,中国人民解放军总医院 2007—2015 年的研究纳入 652 名年龄>75 岁的患者,参照 KDIGO 标准中基于 48 h 内 SCr 变化和基于 7 天内 SCr 升高两种方法做出 AKI 诊断并加以比较。结果显示,基于 48 h 时间窗的 AKI 检出率为 51.2%,90 天内的死亡率为 42.5%;基于 7 天时间窗的 AKI 检出率为 48.8%,90 天内的死亡率为 24.2%,由此可见,基于 48 h 内 SCr 变化的 AKI 诊断和后续的死亡事件相关性更大。

另一项多中心回顾性队列分析了2009—2011年国内15家医院收治的2446名成人AKI患者资料,其中老年患者1525名,其AKI的发生率(1.61%)显著高于年轻患者(1.49%),老年患者AKI死亡率(16.7%)也显著高于年轻患者(10.2%)。和年轻患者相比,老年患者患高血压和心血管疾病的比例更多,AKI导致的MOF显著增加,由此导致的ICU住院时长增加。老年患者AKI诊治的积极程度,包括肾脏穿刺和RRT治疗,都显著低于年轻患者。临床分析显示,肾前性因素是导致老年AKI的主要原因。这份研究印证了此前提及的北京协和医院AKI回顾性研究的部分结论,我们需要重视老年患者的容量因素,及时发现肾前性因素的存在,避免AKI的加重和不可逆损伤的发生,是预防和改善老年患者AKI的手段之一。

2. 儿童患者　既往中国有关儿童AKI的流行病学研究较少,多数只是小型的单中心研究。2018年中国发布了一项大型多中心儿童AKI的流行病学调查,该研究纳入2013—2015年中国25家综合性和儿童医院的数据,根据KDIGO标准筛查101 836名住院患儿(年龄为1个月至18岁),发现AKI比例高达20%,其中7%来自社区获得性AKI,13%为医院获得性AKI,而这些患儿中,96%的AKI在出院诊断时并未被记录。腹泻和感染是社区活动性AKI的主要原因,先天性心脏病和心脏手术是医院获得性AKI的主要来源。AKI患儿的死亡率为4%,远高于同时期未发生AKI患儿的死亡率(0.5%),严重AKI合并休克或呼吸衰竭增加院内死亡的风险。这项大型的儿童AKI流行病学研究显示,根据KDIGO标准,AKI在中国儿童患者中十分普遍,而又被严重忽视。需要注意的是,虽然KDIGO标准是良好的AKI判定依据,但儿童尤其是新生儿的肾功能尚未达到成人水平,SCr的正常值远低于成人,儿童尿量也因年龄、个体差异等因素差异较大,KDIGO标准对于儿童AKI的评估仍具有一定的局限性,故针对其应用的合理性尚未达成共识。

3. 妊娠期妇女　妊娠是妇女的特殊阶段,在此期间发生的AKI可能影响母子的健康状态。而长期以来,中国缺乏高质量的妊娠期AKI的流行病学资料,2019年发表的一项大规模多中心队列研究填补了这项空白,队列来自中国住院患者AKI流行病学研究(epidemiology of AKI in Chinese hospitalized patients,EACH),纳入国内15个省25个地区医学中心,涵盖2013—2015年收入院的3 044 224名患者。经过筛选,研究者纳入10 920名妊娠期妇女,根据KDIGO标准,妊娠期妇女AKI发生率为7.3%,而病历中所记录的AKI诊断率<5%;与同年龄段的非妊娠期妇女相比,妊娠期妇女AKI的风险增加了51%。导致妊娠期AKI的主要病因包括妊娠期高血压(21.1%)、妊娠期急性脂肪肝(13.5%)和CKD(6.2%)。该研究表明,AKI是妊娠期普遍而严重的并发症,需要引起足够的关注。

五、结语

自RIFLE、AKIN和KDIGO等一系列AKI的诊断标准以来,基于其相对统一的新标准,近些年中国AKI的流行病学研究蓬勃发展,高质量的临床研究层出不穷,许多基于不同人群的研究扩展了AKI的思考角度和层次,丰富了医学界对AKI的认识。但当前AKI的诊断依然是以SCr和尿量作为指标,尽管有关AKI早期标记物的研究已逾10年,有诸如半胱氨酸蛋白酶抑制剂C(简称胱抑素C)、中性粒细胞明胶酶相关脂质运载蛋白(NGAL)、肾损伤分子(KIM-1)和金属蛋白酶组织抑制物(TIMP)等肾损伤标记物的发现,但目前仍未找到真正兼具敏感性和特异性的早期标记物,而这恰恰是当前制约AKI诊断和治疗的重要瓶颈。由于AKI不是单一疾病实体,而是一系列复杂的临床综合征,不同原因导致的 AKI，其最合适的生物标记物可能不同。在未来的 AKI 研究中，根据不同的病因，探索更有利于早期诊断 AKI 的标志物，开展全新的流行病学设计，有助于将 AKI 的研究推向新的阶段。

（李雪梅　陈　罡）

参 考 文 献

[1] Chertow GM, Burdick E, Honour M, et al. Acute kidney injury, mortality, length of stay, and costs in hospitalized patients. J Am Soc Nephrol, 2005, 16(11): 3365-70.

[2] Ishani A, Xue JL, Himmelfarb J, et al. Acute kidney injury increases risk of ESRD among elderly. J Am Soc Nephrol, 2009, 20(1): 223-238.

[3] Improving Global Outcomes (KDIGO) Group. Acute Kidney Injury Work Group: KDIGO clinical practice guideline for acute kidney injury. Kidney International Supplements, 2012, 2(1): 1-138.

[4] Lameire NH, Bagga A, Cruz D, et al. Acute kidney injury: an increasing global concern. Lancet (London, England), 2013, 382(9887): 170-179.

[5] Susantitaphong P, Cruz DN, Cerda J, et al. World incidence of AKI: a meta-analysis. Clin J Am Soc Nephrol, 2013, 8(9): 1482-1493.

[6] Lewington AJ, Cerdá J, Mehta RL. Raising awareness of acute kidney injury: a global perspective of a silent killer. Kidney Int, 2013, 84(3): 457-467.

[7] Yang L, Xing G, Wang L, et al. Acute kidney injury in China: a cross-sectional survey. The Lancet, 2015, 386(10002): 1465-1471.

[8] Xu X, Nie S, Liu Z, et al. Epidemiology and clinical correlates of AKI in Chinese hospitalized adults. Clin J Am Soc Nephrol, 2015, 10(9): 1510-1518.

[9] 陈罡，于阳，李雪梅. 102例急性肾损伤患者进行肾脏替代治疗的预后分析. 中国血液净化, 2013, 12 (7): 384-89.

[10] 陈罡，叶文玲，秦岩，等. 代偿性酸中毒、炎性反应和病因是影响急性肾损伤预后的重要因素. 基础医学与临床, 2015, 35 (5): 648-53.

[11] 陈罡，叶文玲，秦岩，等. 老年急性肾衰竭患者临床特点分析. 中国血液净化, 2016, 15 (3): 164-67.

[12] Odutayo A, Adhikari NK, Barton J, et al. Epidemiology of acute kidney injury in Canadian critical care units: a prospective cohort study. Can J Anaesth, 2012, 59(10): 934-942.

[13] Birnie K, Verheyden V, Pagano D, et al. Predictive models for kidney disease: improving global outcomes (KDIGO) defined acute kidney injury in UK cardiac surgery. Crit Care, 2014, 18(6): 606-612.

[14] Fang Y, Ding X, Zhong Y, et al. Acute kidney injury in a Chinese hospitalized population. Blood Purif, 2010, 30(2): 120-6.

[15] 陆任华，方燕，高嘉元. 住院患者急性肾损伤的发病及预后相关危险因素分析. 中华肾脏病杂志, 2012, 28 (3): 194-200.

[16] Cheng X, Wu B, Liu Y, et al. Incidence and diagnosis of Acute kidney injury in hospitalized adult patients: a retrospective observational study in a tertiary teaching Hospital in Southeast China. BMC Nephrol, 2017, 18(1): 203-212.

[17] Luo X, Jiang L, Du B, et al. A comparison of different diagnostic criteria of acute kidney injury in critically ill patients. Crit Care, 2014, 18(4): 144-152.

[18] Jiang L, Zhu Y, Luo X, et al. Epidemiology of acute kidney injury in intensive care units in Beijing: the multi-center BAKIT study. BMC Nephrology, 2019, 20(1): 46-52.

[19] 董桂英，秦君平，安友仲，等. 成人ICU患者 KDIGO-AKI标准进一步细化分型必要性探索：一项多中心前瞻性研究的二次分析. 中华危重病急救医学, 2020, 32 (3): 313-18.

[20] O'Sullivan ED, Hughes J, Ferenbach DA. Renal aging: causes and consequences. J Am Soc Nephrol, 2017, 28(2): 407-420.

[21] Li Q, Zhao M, Wang X. AKI in the very elderly patients without preexisting chronic kidney disease: a comparison of 48-hour window and 7-day window for diagnosing AKI using the KDIGO criteria. Clin Interv Aging, 2018, 13(2): 1151-1160.

[22] Liu JQ, Cai GY, Liang S, et al. Characteristics of and risk factors for death in elderly patients with acute kidney injury: a multicentre retrospective study in China. Postgrad Med J,

[23] Cao Y, Yi ZW, Zhang H, et al. Etiology and outcomes of acute kidney injury in Chinese children: a prospective multicentre investigation. BMC Urol, 2013, 13(2): 41-47.

[24] Hui WF, Chan WK, Miu TY. Acute kidney injury in the paediatric intensive care unit: identification by modified RIFLE criteria. Hong Kong Med J, 2013, 19(1): 13-19.

[25] Xu X, Nie S, Zhang A, et al. Acute kidney injury among hospitalized children in China. Clin J Am Soc Nephrol, 2018, 13(12): 1791-1800.

[26] Palevsky PM, Liu KD, Brophy PD, et al. KDOQI US commentary on the 2012 KDIGO clinical practice guideline for acute kidney injury. Am J Kidney Dis, 2013, 61(5): 649-672.

[27] Liu D, He W, Li Y, et al. Epidemiology of acute kidney injury in hospitalized pregnant women in China. BMC Nephrol, 2019, 20(1): 67-74.

[28] Malhotra R, Siew ED. Biomarkers for the early detection and prognosis of acute kidney injury. Clin J Am Soc Nephrol, 2017, 12(1): 149-173.

第七节 中国肾脏病理诊断技术应用现状

肾脏是人体排泄代谢产物和调节水电解质平衡的重要器官。在世界范围，有高达 1/10 的成年人患有慢性肾脏病（chronic kidney disease，CKD），目前约有 8.5 亿人患有不同类型肾脏疾病。根据 CKD 定义，1999—2006 年美国的 CKD 患者约有 2300 万，这与其他非感染性疾病的患病率相近。预计到 2040 年，CKD 将成为全球第五大死亡原因。早期肾脏疾病的诊断和分期对临床诊疗和公共卫生管理发挥重要的作用。中国是慢性肾脏病患病大国，如何提高早期识别和精准诊断肾脏疾病始终是肾脏临床重要课题。

根据改善全球肾脏病预后组织（KDIGO）和美国肾脏病基金会肾脏病预后质量倡议（National Kidney Foundation -Kidney Disease Outcomes Quality Initiative，NKF-KDOQI），肾脏功能失调定义为无论何种病因导致的肾损伤或肾功能减退；而肾损伤可以通过肾活检或影像学检查明确，也可以通过尿沉渣镜检或尿蛋白等其他尿液分析标志物加以推测。

肾脏病理检查是明确肾脏疾病病理变化和类型的重要途径。临床上，其在诊断、治疗方案决策、预后判断中发挥至关重要的作用；重复肾活检，对疾病发展规律的探索和治疗方案的调整也具有重要意义；在解决临床诊疗的同时，匹配的临床和病理资料，还能揭示疾病的发病机制、发现未知的肾脏疾病。研究表明，肾活检病理结果可影响 60% 以上患者的临床决策。肾脏病理在肾脏疾病的临床诊断和基础科研中都是不可或缺的重要手段，肾活检技术的应用对临床诊疗水平的提高具有十分重要的影响，值得高度重视。

一、肾穿刺活检发展历史

目前最常应用于肾穿刺活检的技术是经皮肾穿刺活检（percutaneous renal biopsy，PRB）获得肾脏组织病理，它在肾脏病理发展中占据举足轻重的地位。1951 年 Iversen 和 Brun 首次发表关于 PRB 的描述，其后 Kark 和 Muchrake 调整穿刺器械和技术，并于 1954 年发表穿刺活检获得充分组织且无重大并发症的比例高达 96% 的研究成果。此后，PRB 成为肾活检主要方式，并得到广泛应用。其中，超声引导下肾穿刺活检具有操作简单、快速、成功率高等优点。最常见的活检后并发症是镜下血尿、肉眼血尿、肾周血肿、动静脉瘘及血管和周围器官损伤等。随着免疫病理和电子显微镜（简称电镜）技术的应用，至1960年，肾活检病理学形成了一门重要的病理学分支。中国于20世纪50年代有少部分医疗单位率先开展了此项技术，80年代以后开展单位逐渐增多，目前已成为三级医院肾病专科常规开展技术，部分县级医院医师也可以熟练掌握肾穿刺活检技术，显著提高了肾脏病临床诊断水平。

尽管超过90%的肾活检都是经皮肾穿刺活检，但是在某些特殊情况下需采用其他肾活检技术，例如开放式、腹腔镜、经颈静脉和经腹肾活检。其中，中日友好医院肾病科对孤立肾、聋哑及已经出现慢性肾衰竭等患者，开展腹腔镜下肾活检，发现此术式具有止血效果好、肾穿刺相关并发症少和术后恢复快等优势。对于B超检查肾脏结构较差的患者，需进一步明确诊断的患者可以选择腹腔镜下肾活检。

二、肾脏病理技术

病理学目前处于快速发展的状态，而病理学技术的提升也不断为病理诊断和研究提供依据。传统的HE染色、特殊染色、免疫组织化学染色、免疫荧光染色都是病理诊断的基石。此外，分子病理、分子遗传学、电子显微镜等技术也使得病理研究更为准确和全面，肾脏病理已成为病理学的一个重要分支。

光学显微镜检查是肾脏病理检查的基础，常规的石蜡切片通常为厚度2 μm的薄切片，避免因细胞重叠而导致的误诊。常规染色包括以下4种，分别是：①观察细胞的形态和种类、管型和坏死病变的苏木精-伊红染色，即HE染色；②观察细胞的基底膜、细胞外基质上糖蛋白的PAS染色；③观察基底膜、细胞外基质和间质胶原纤维以评估免疫复合物沉积、纤维素样坏死程度的马森三色（Masson-trichrome）染色；④观察基底膜的钉突、肾小囊壁和嗜银蛋白沉积的六胺银染色，即PASM染色。这其中，PASM-Masson套染还可以观察到嗜复红蛋白沉积、纤维素样坏死等病变。因此，光学显微镜（简称光镜）检查对于评估基底膜变化、明确病变部位和细胞类型、观察免疫复合物沉积等具有重要意义。

免疫病理学通常采用免疫荧光法和免疫组织化学染色法。众所周知，绝大多数肾脏疾病与抗原抗体反应相关，在肾脏病理上表现为免疫复合物的沉积。因此，应用免疫病理可以观察有无免疫复合物沉积、免疫复合物种类等。常规免疫荧光法通常包括观察IgG、IgM、IgA、C3、C1q、白蛋白、纤维蛋白、免疫球蛋白κ和λ轻链。特殊检查也不少见，疑诊膜性肾病通常进行IgG亚类（IgG1~4）、磷脂酶A2受体（phospholipase A2 receptor，PLA2R）的染色和观察，疑诊薄基底膜肾病时则观察有无血清淀粉样蛋白A沉积。此外，胶原蛋白链（α3、α4和α5）的免疫荧光染色还可为奥尔波特（Alport）综合征的诊断提供依据。需要注意的是，不同实验室内采用的抗原修复的方法和染色程序并无明确规定，那么如何做好质量控制和规范化管理就尤为重要。而且组织固定对免疫组化检测中阳性强度和细胞数量的影响较大，因此对标本离体时间、固定液选择、固定时间都需要有更为明确的规定。

不同于其他器官组织的观察组织细胞超微结构，电子显微镜（简称电镜）在肾脏疾病的临床诊断中具有不可替代的地位，尤其是透射电镜检查。电子显微镜检查可以验证光镜和免疫病理学检查的结果，在包括轻微病变性肾小球肾炎等各亚型原发性肾小球肾炎的病理诊断中，有超过半数患者需要依赖电镜明确诊断或辅助诊断。此外，对于薄基底膜肾病、免疫球蛋白沉积病和免疫触须样肾小球病等电镜检查结果或为唯一的病理诊断依据。而且，免疫电镜可进一步观察肾内病原物质和特殊结构。目前，电镜检查已被列为肾脏病理的常规检查手段。

因此，光学显微镜、免疫病理学和电子显微镜检查的多元化分析诊断方法在肾脏病理诊断中相辅相成。

此外，新兴的肾脏病理技术也不断涌现。Yamanaka教授等提出了基于低真空扫描电镜的肾穿刺病理组织分析法，应用低真空扫描电镜对IgA肾病的肾小球基底膜损伤进行评估，该方法不同于传统透射电镜，其所观察的样本为光镜切片，可对样本图像进行三维观察和分析。此后，有学者应用低真空扫描电镜对Alport综合征和薄基底膜肾病患者进行形态学分析和诊断，还有学者对厚石蜡切片中的细胞和组织结构进行的三维信息调查。低真空扫描电镜具有观察范围广、观察样品处理过程简单等优势，期待其在肾脏病理研究中发挥更大的作用，乃至推广至其他器官和病变组织的检查或快速诊断中。

三、肾脏病理报告模式

目前中国采用的肾脏病理诊断报告模式是基于2015年病理学家和肾病学家在梅奥诊所达成的会议共识，并借鉴了国际肾脏病理学会提出的肾小球肾炎病理分类诊断标准。这种报告模式是将肾脏疾病发病机制纳入诊断报告，充分表现患者主要诊断病理分型/分级以及次要诊断：主要诊断包括疾病名称、病理类型、疾病分型/分级、慢性化指数和其他附加信息，而次要诊断主要指的是其他并存的肾脏病。通过主要诊断的描述，可以反映疾病的发病机制、肾脏损伤形态的模式、病变的分类评估，还可以评估硬化/纤维化等慢性化程度。病理报告除病理诊断外，还需要包括患者基本信息、标本来源、肾组织大体描述、病理检查的结果描述等内容。

通过制定肾脏病理报告标准化模式，更清晰地反映出疾病诊断之间的层次关系，不仅有利于患者的诊疗和随访观察，还可以促进各个肾脏中心之间病理数据的整体分析和差异比对。随着肾脏病理学的不断发展，病理报告不仅能够确切报告病理类型，还能为病因学和发病机制提供线索，实现由病因推断病理向病理指向病因的改变。对于不能明确诊断的病理，仅直接描述所见的意义有限，应针对可能性进行分析，并为进一步临床检查提供思路。

四、肾脏病理标本库

目前中国有能力开展肾脏病理检查的肾脏中心均建立了标本库，一方面为患者保存病理资料，另一方面对中心肾脏病理科研的开展有所帮助。肾脏病理中最易储存的就是染色后封片的石蜡切片，而免疫荧光病理标本因其荧光信号易衰减和淬灭，难以进行持久保存。因此，标本库多由原样本、切片、荧光/电镜照片和病理报告构成，这就导致综合信息提取受限。

近年来，数字化病理逐渐进入临床，通过对病理切片进行数字化扫描，不仅能够将病理数据持久保存，还能通过网络实现多中心共享。国际上已有多个肾脏疾病数字化平台建立，如北美多中心数字化病理研究工作组、欧洲的EURenOMICS、加拿大的肾脏疾病分子生物标本库等。截至2017年，中国已有由多中心共同创建"肾脏疾病数字化病理系统"，不仅可以发挥肾脏病理中心的优势，还有助于肾脏病理专业方向医师的培养和规范化培训，未来有望有更多中心能够参与和协作，并逐渐与国际接轨。通过数字化系统，各临床中心将不同疾病的病理资料，按照规范进行病理切片扫描、病理数据录入、病理诊断分层，形成从标准化输入到个性化输出的数据库。此外，数字病理信息学通过形态学评估和分子生物学标志物表达的分析，实现从视觉到定性再到定量化分析，对病理诊断的统一和临床研究的开展具有重要的指导意义。

除了数字化病理，人工智能也逐步应用于病理学研究。中国已有肾脏中心对基于 Faster R-CNN 算法开发的肾小球病理人工智能识别系统开展研究，发现其在计算肾小球个数的精准度与识别缺血硬化性肾小球的速度和效率方面具有显著优势。在国际上，美国有人通过人工智能进行图像分析实现构建肾脏形态，并开发自动诊断和预后性分析的肾脏病理学应用程序。德国学者开始关注在肾脏肿瘤病理学中人工智能的功能和潜力。数字化病理无疑将成为病理学发展趋势，期待研发出人工智能更切实高效的算法，用于肾脏病理诊断。

五、中国肾脏病理诊断需要关注的问题

随着肾脏病理重要性逐步展现，肾活检病理的专著、专业文献不断增多，肾活检和肾脏病理技术不断提高。但是受观念、经济条件和医疗技术的限制，导致肾活检质量受到影响，造成资源浪费，甚至诊断偏差。因此，基于中国肾脏病理诊断现状，亟须关注以下问题。

1. 把握肾活检指征，权衡肾活检必要性，避免出血风险和其他与肾活检相关并发症。对于临床观察到的急性肾炎综合征和不明原因的急性肾损伤等都是尽早行肾穿刺活检的适应证，在除外绝对禁忌证、控制相对禁忌证后，明确病理指导诊断和治疗。

2. 肾活检标本取材满意、病理检查方法完备、制片质量可靠是做出准确病理诊断的保障。取材时既要避免穿刺过浅，如仅有皮肤、肌肉及结缔组织，也要避免穿刺过深，如仅有肾髓质。为充分满足光学显微镜、免疫荧光法和电子显微镜检查需要，应取得足够而有效的病理组织。

3. 重视临床和病理关系。应培养具备全面病理学知识和肾脏病学基础的肾活检病理医师，既能识别累及肾脏的其他疾病，又能鉴别肾脏原发疾病。避免病理科医师因对肾脏疾病认知有限导致漏诊或误诊，建议有条件的医院定期召开临床病理讨论会。

4. 建立病因-发病机制导向的病理诊断模式。肾脏病理诊断应采用基于病因和发病机制的肾脏病理诊断模式，包括主要疾病名称、病理类型、已确定的疾病分型/分级/评分、慢性化程度及次要诊断等。

5. 应用新型病理学技术，开展肾脏特色病理。将数字化病理、人工智能、二代测序及蛋白质组学等新技术应用到病理学诊断和研究当中，推动肾脏病理诊断技术不断发展。

综上所述，肾活检是肾脏专科不可或缺的病理检查方法，在临床诊断中发挥重要作用。目前经皮肾穿刺方法应用广泛，是肾活检的标准方法。肾活检病理是诊断肾脏疾病的"金标准"。肾脏病理报告规范化和肾脏病理技术创新是肾脏病学和肾脏病理学领域亟待解决的问题。只有良好的取材、制片和病理染色，结合规范的肾活检病理描述和基于发病机制的报告，辅以数字化病理库，才能使中国肾脏病理诊断技术不断发展，实现诊断、试验和科研的共同进步。

（李文歌　王　旭）

参 考 文 献

[1] Foreman KJ, Marquez N, Dolgert A, et al. Forecasting life expectancy, years of life lost, and all-cause and cause-specific mortality for 250 causes of death: reference and alternative scenarios for 2016-40 for 195 countries and territories. Lancet (London, England), 2018, 392(10159): 2052-2090.

[2] Luyckx VA, Tonelli M, Stanifer JW. The global burden of kidney disease and the sustainable development goals. Bulletin of the World Health Organization, 2018, 96(6): 414-422.

[3] Levey AS, Stevens LA, Schmid CH, et al. A new equation to estimate glomerular filtration rate. Annals of Internal Medicine, 2009, 150(9): 604-612.

[4] Levey AS, Schoolwerth AC, Burrows NR, et al. Comprehensive public health strategies for preventing the development, progression, and complications of CKD: report of an expert panel convened by the centers for disease control and prevention. American Journal of Kidney Diseases, 2009, 53(3): 522-535.

[5] Li PK, Garcia Garcia G, Lui SF, et al. Kidney health for everyone everywhere: from prevention to detection and equitable access to care. Journal of Nephrology, 2020, 33(2): 201-210.

[6] Beck L, Bomback AS, Choi MJ, et al. KDOQI US commentary on the 2012 KDIGO clinical practice guideline for glomerulonephritis. American Journal of Kidney Diseases, 2013, 62(3): 403-441.

[7] Inker LA, Astor BC, Fox CH, et al. KDOQI US commentary on the 2012 KDIGO clinical practice guideline for the evaluation and management of CKD. American Journal of Kidney Diseases, 2014, 63(5): 713-735.

[8] Palevsky PM, Liu KD, Brophy PD, et al. KDOQI US commentary on the 2012 KDIGO clinical practice guideline for acute kidney injury. American Journal of Kidney Diseases, 2013, 61(5): 649-672.

[9] Kitterer D, Gürzing K, Segerer S, et al. Diagnostic impact of percutaneous renal biopsy. Clinical Nephrology, 2015, 84(6): 311-322.

[10] Richards NT, Darby S, Howie AJ, et al. Knowledge of renal histology alters patient management in over 40% of cases. Nephrology, Dialysis, Transplantation, 1994, 9(9): 1255-1259.

[11] Cohen AH, Nast CC, Adler SG, et al. Clinical utility of kidney biopsies in the diagnosis and management of renal disease. American Journal of Nephrology, 1989, 9(4): 309-315.

[12] Walker PD. The renal biopsy. Archives of Pathology & Laboratory Medicine, 2009, 133(2): 181-188.

[13] Fogo AB. Approach to renal biopsy. American Journal of Kidney Diseases, 2003, 42(4): 826-836.

[14] Iversen P, Brun C. Aspiration biopsy of the kidney. The American Journal of Medicine 1951, 11(3): 324-330.

[15] Iversen P, Brun C. Aspiration biopsy of the kidney. JASN, 1997, 8(11): 1778-1787.

[16] Kark RM, Muehrcke RC. Biopsy of kidney in prone position. Lancet (London, England), 1954, 266(6821): 1047-1049.

[17] Muehrcke RC, Kark RM, Pirani CL. Technique of percutaneous renal biopsy in the prone position. The Journal of Urology, 1955, 74(3): 267-277.

[18] Preuss S, Kuechle C, Wagenpfeil S, et al. Retrospective analysis of ultrasound-detected bleeding complications after ultrasound-guided transcutaneous kidney biopsies. Ultrasound In Medicine & Biology, 2017, 43(1): 153-162.

[19] Redfield RR, McCune KR, Rao A, et al. Nature, timing, and severity of complications from ultrasound-guided percutaneous renal transplant biopsy. Transplant International, 2016, 29(2): 167-172.

[20] Marwah DS, Korbet SM. Timing of complications in percutaneous renal biopsy: what is the optimal period of observation?. American Journal of Kidney Diseases, 1996, 28(1): 47-52.

[21] Zhuo L, Wang H, Chen D, et al. Alternative renal biopsies: past and present. International Urology and Nephrology, 2018, 50(3): 475-479.

[22] 邹古明，卓莉，周晓峰，等．腹膜后通路腹腔镜肾活检术43例临床分析．中华医学杂志，2019，（32）：2532-2535.

[23] Churg J, Grishman E. Application of thin sections to the problems of renal pathology. Journal of the Mount Sinai Hospital, 1957, 24(6): 736-744.

[24] Mellors RC. Histochemical demonstration of the in vivo localization of antibodies: antigenic components of the kidney and the pathogenesis of glomerulonephritis. The Journal of Histochemistry and Cytochemistry, 1955, 3(4): 284-289.

[25] Freedman P, Peters JH. Immunologic aspects of renal disease. The New England Journal of Medicine, 1959, 261(24): 1275-1281.

[26] Mölne J, Breimer ME, Svalander CT. Immuno-peroxidase versus immunofluorescence in the assessment of human renal biopsies. American Journal of Kidney Diseases, 2005, 45(4): 674-683.

[27] Fogo AB, Lusco MA, Najafian B, et al. AJKD atlas of renal pathology: membranous nephropathy. American Journal of Kidney Diseases, 2015, 66(3): 15-17.

[28] Cattran DC, Brenchley PE. Membranous nephropathy: integrating basic science into improved clinical management. Kidney International, 2017, 91(3): 566-574.

[29] Aarons I, Smith PS, Davies RA, et al. Thin membrane nephropathy: a clinico-pathological study. Clinical Nephrology, 1989, 32(4): 151-158.

[30] Tryggvason K, Patrakka J. Thin basement membrane nephropathy. JASN, 2006, 17(3): 813-822.

[31] Kashtan CE, Ding J, Garosi G, et al. Alport syndrome: a unified classification of genetic disorders of collagen IV α345: a position paper of the alport syndrome classification working group. Kidney International, 2018, 93(5): 1045-1051.

[32] Farquhar MG, Vernier RL, Good RA. An electron microscope study of the glomerulus in nephrosis, glomerulonephritis, and lupus erythematosus. The Journal of Experimental Medicine, 1957, 106(5): 649-660.

[33] Karnovsky MJ. The ultrastructure of glomerular filtration. Annual Review of Medicine, 1979, 30(2): 213-224.

[34] Masuda Y, Yamanaka N, Ishikawa A, et al. Glomerular basement membrane injuries in IgA nephropathy evaluated by double immunostaining for α5(IV) and α2(IV) chains of type IV collagen and low-vacuum scanning electron microscopy. Clinical and Experimental Nephrology, 2015, 19(3): 427-435.

[35] Okada S, Inaga S, Kitamoto K, et al. Morphological diagnosis of alport syndrome and thin basement membrane nephropathy by low vacuum scanning electron microscopy. Biomedical Research, 2014, 35(5): 345-350.

[36] Sawaguchi A, Kamimura T, Yamashita A, et al. Informative three-dimensional survey of cell/tissue architectures in thick paraffin sections by simple low-vacuum scanning electron microscopy. Scientific Reports, 2018, 8(1): 7479-7484.

[37] 赵明辉，王素霞，曾彩虹，等．肾活检病理规范化诊断的专家共识．中华肾脏病杂志，2018，34（12）：941-946．

[38] Sethi S, Haas M, Markowitz GS, et al. Mayo clinic/renal pathology society consensus report on pathologic classification, diagnosis, and reporting of GN. JASN, 2016, 27(5): 1278-1287.

[39] Sethi S, Fervenza FC. Standardized classification and reporting of glomerulonephritis. Nephrology, Dialysis, Transplantation, 2019, 34(2): 193-199.

[40] Roberts IS, Cook HT, Troyanov S, et al. The Oxford classification of IgA nephropathy: pathology defi-nitions, correlations, and reproducibility. Kidney International, 2009, 76(5): 546-556.

[41] Weening JJ, D'Agati VD, Schwartz MM, et al. The classification of glomerulonephritis in systemic lupus erythematosus revisited. JASN, 2004, 15(2): 241-250.

[42] D'Agati VD, Fogo AB, Bruijn J A, et al. Pathologic classification of focal segmental glomerulosclerosis: a working proposal. American Journal of Kidney Diseases, 2004, 43(2): 368-382.

[43] Bajema I M, Wilhelmus S, Alpers C E, et al. Revision of the International Society of Nephrology/Renal Pathology Society classification for lupus nephritis: clarification of definitions, and modified National Institutes of Health activity and chronicity indices. Kidney International, 2018, 93(4): 789-796.

[44] Chang A, Gibson IW, Cohen AH, et al. A position paper on standardizing the nonneoplastic kidney biopsy report. Human pathology, 2012, 43(8): 1192-1196.

[45] Mariani LH, Pendergraft WF, 3rd Kretzler M. Defining glomerular disease in mechanistic terms: implementing an integrative biology approach in nephrology. CJASN, 2016, 11(11): 2054-2060.

[46] Barisoni L, Hodgin JB. Digital pathology in nephrology clinical trials, research, and pathology practice. Current Opinion In Nephrology and Hypertension, 2017, 26(6): 450-459.

[47] Muruve DA, Mann MC, Chapman K, et al. The biobank for the molecular classification of kidney disease: research translation and precision medicine in nephrology. BMC nephrology, 2017, 18(1): 252-254.

[48] 曾彩虹．精准医学时代肾脏病理的发展．中华医学杂

志，2018，98（14）：1048-1050.
[49] 杨会，张兴娜，姜秋竹，等. 基于 Faster R-CNN 算法开发的肾小球病理人工智能识别系统的速度与效率分析. 临床肾脏病杂志，2020，20（03）：189-193.
[50] Santo B A, Rosenberg A Z, Sarder P. Artificial intelligence driven next-generation renal histomorphometry. Current Opinion In Nephrology and Hypertension, 2020, 29(3): 265-272.
[51] Becker JU, Mayerich D, Padmanabhan M, et al. Artificial intelligence and machine learning in nephropathology. Kidney International, 2020, 98(1): 65-75.
[52] Clinical competence in percutaneous renal biopsy. Health and public policy committee. Annals of Internal Medicine, 1988, 108(2): 301-303.
[53] Korbet SM, Gashti CN, Evans JK, et al. Risk of percutaneous renal biopsy of native kidneys in the evaluation of acute kidney injury. Clinical Kidney Journal, 2018, 11(5): 610-615.
[54] Sethi S, Vrana JA, Theis JD, et al. Mass spectrometry based proteomics in the diagnosis of kidney disease. Current Opinion In Nephrology and Hypertension, 2013, 22(3): 273-280.
[55] Hobeika L, Barati MT, Caster DJ, et al. Characterization of glomerular extracellular matrix by proteomic analysis of laser-captured microdissected glomeruli. Kidney International, 2017, 91(2): 501-511.
[56] Tinawi M. Update on the etiology, classification, and management of glomerular diseases. Avicenna Journal of Medicine, 2020, 10(2): 61-67.

第二章 原发性肾小球病诊治进展

第一节 微小病变型肾病诊治进展

微小病变型肾病（minimal change disease，MCD）是肾病综合征（nephrotic syndrome，NS）的主要病理类型，在10岁以下患NS的儿童中占70%~90%，在成人中原发性NS患者占10%~25%，临床以大量蛋白尿和电子显微镜（简称电镜）下广泛的足突融合为主要特征。当前成人MCD的治疗仍具有挑战性，主要原因包括：①MCD的发病机制未完全明确，难以选择针对原发病变靶点的治疗方法；②现有数据主要是通过儿童MCD的研究推断出，缺乏针对成人的大型随机对照试验，难以得出最优方案；③MCD患者对治疗反应和病程具有可变性，难以预测将遵循哪种模式；④大多数患者糖皮质激素（以下简称激素）的治疗疗程长、复发率高、容易出现激素依赖，并面临激素不良反应的风险，是临床长期管理中一个棘手的问题。本文就原发性MCD发病机制、临床特征、治疗进展进行综述。

一、发病机制

MCD发病机制尚不明确，大量证据表明，系统性T细胞功能障碍产生对肾小球基底膜有毒性作用的渗透因子，引起足细胞功能紊乱，造成足突融合及明显的蛋白尿。然而具体是何种"循环渗透因子"致病目前尚有争议，有研究指向主要是Th2来源的细胞因子。Youssef等发现在激素敏感型肾病综合征（steroid sensitive nephrotic syndrome，SSNS）活动期和伴有过敏反应的SSNS患者中，血清IL-4和IL-13水平显著升高。此两者作为调节IgE产生的主要细胞因子被认为可能与MCD的发病有关。动物研究发现IL-13系统性过表达可导致大鼠白蛋白尿、低白蛋白血症及肾组织类似MCD的病理表现。此外，有资料显示成人MCD初发或复发时，调节性T细胞会出现功能下降或数量减少。在免疫失调、内分泌疾病、先天性免疫缺陷和严重T调节细胞功能低下的患者中已经观察到MCD的发生，提示调节性T细胞功能障碍参与蛋白尿的产生。

近年来，随着人鼠嵌合抗CD20的单克隆抗体——利妥昔单抗（rituxmab，RTX）应用于难治性MCD肾病综合征并取得满意疗效，B细胞对MCD的影响逐渐引起学者们的注意。B细胞数目和功能变化可能导致其抗原提呈作用发生变化，进而影响T细胞功能，间接参与MCD的发生。这一观点在随后的研究中得到支持：在MCD复发时，反映B细胞活化的参数——血浆可溶性CD23升高；患有复发性NS或激素依赖NS的儿童在RTX诱导的B细胞耗竭后，记忆B细胞的重建可预示复发；RTX治疗MCD起效时间总滞后于B细胞被清除后数周；B细胞清除后，与T细胞相关的感染如肺孢子菌肺炎、JC病毒等风险增加。靶向B细胞可能会影响T细胞活化所涉及的共刺激途径，这可能是CD20耗竭剂，如RTX和新型人源化抗CD20单克隆抗体有效性的机制之一。RTX只对SSNS型MCD有效，而对激素耐药型MCD无效，提示这两种类型的MCD致病途径可能不同。

此外，研究还发现在一定条件下足细胞中表达的CD80、c-mip、人血管生成素样蛋白4（angptl4）与足细胞损伤有关，可能导致细胞骨架紊乱和足突融合，诱导蛋白尿的发生。

二、病理学特征

MCD的病理学特征包括：光学显微镜（简称光镜）下无明显改变、免疫荧光通常是阴性、电镜下足细胞足突弥漫性消失（也称为"融合"）。足突消失的程度与蛋白尿的程度无关，随蛋白尿的缓解足突可恢复正常形态。此外，足细胞还有多种其他未被充分认识的结构变化，如微绒毛转化、足细胞空泡化、与肾小球基底膜（GBM）脱离等。足突间的裂孔隔膜在肾小球通透性中具有关键作用，电镜下可发现MCD患者的肾脏裂孔隔膜存在缺陷。最近有学者利用肾病综合征研究网络数字病理评分系统（NDPSS）研究蛋白尿患者的超微结构与预后的关系，结果显示，足细胞足突消失和微绒毛转化更为突出的患者蛋白尿完全缓解的发生率最高。

三、临床特征、诊断与鉴别诊断

MCD肾病综合征通常在上呼吸道或全身性感染后出现，大多数患者发病突然、进展迅速，1~2周内出现全身性水肿及大量蛋白尿，这一特点对于成人MCD有一定的特异性。而其他原因的NS如膜性肾病和大多数局灶性节段性肾小球硬化症（focal segmental glomerulosclerosis，FSGS）（肾小球顶部型除外）大多起病慢，蛋白尿在数周至数月内逐渐增加。与儿童不同，成人MCD更容易合并高血压（25%~50%）、血尿（20%~30%）和急性肾损伤（acute kidney injury，AKI）（20%~25%）。与无AKI的患者相比，合并AKI的患者年龄更大，高血压、肾病综合征更严重，推测这些患者由于患有更多的潜在小动脉肾硬化，导致血流灌注不足，并可能加剧由蛋白尿或其他因素引起的肾小管损伤。少数情况下MCD并发的AKI为不可逆，最常见于高血压老年患者。

儿童患者（尤其在10周岁以下），通常依据就诊时肾病综合征的临床表现作出MCD的推定诊断，对激素敏感型的NS基本认同为MCD。儿科医师通常仅对激素耐药型肾病综合征患儿行肾活检。成人MCD不能根据临床表现来推断，肾病综合征表现的患者需通过肾活检来确诊并指导治疗。鉴别诊断主要从临床和病理两个方面进行。

（一）原发性MCD与原发性FSGS

原发性MCD与原发性FSGS临床上均以NS为主要表现，MCD和FSGS早期的病理表现无显著差异，均以足细胞病变（足突广泛消失）为主，无免疫复合物沉积，发病机制可能都涉及循环因子。临床观察发现，部分初始表现为典型MCD临床特征的患者逐渐出现抵抗免疫抑制治疗，重复肾活检显示硬化性病变。因此，MCD与FSGS是同一类疾病的不同阶段，还是具有不同致病机制的两种疾病，目前仍有争议。FSGS的病理诊断标准中除弥漫性足突消失，应至少1个肾小球中存在节段性肾小球硬化。由于硬化性病灶为局灶性，常首先在近髓肾小球中发生，受采样误差影响，活检样本中可能未含有受累的肾小球导致误诊为MCD。即使光镜未发现硬化性病变，IgM和C3染色的局灶节段性分布也强烈提示FSGS。MCD和FSGS存在不同的临床结局：MCD通常对糖皮质激素有反应，虽部分患者可出现AKI但通常会恢复；即使在反复复发或糖皮质激素依赖的患者中肾脏病进展也缓慢，较少发生终末期肾病（end-stage renal disease，ESRD）。而FSGS患者中对免疫抑制治疗有反应的比例仅约50%，且通常是部分缓解（尖端型FSGS例外），持续性存在大量蛋白尿的患者常会出现进展性肾衰竭。近期的一项研究对144例诊断为MCD或FSGS的NS患者肾脏冰冻组织进行IgG和白蛋白染色，结果显示，肾小管上皮细胞蛋白重吸收颗粒中IgG/白蛋白染色有助于区分MCD和FSGS，IgG/白蛋白染色≤0.33诊断为MCD，IgG/白蛋白染色为1时提示FSGS。有学者提出了若干特异性标志物来区分MCD和FSGS，包括足细胞B7-1、肌营养不良蛋白聚糖、血管生成素样蛋白4和CD44。同时，研究者也认为一些循环因子具有特异性，包括心肌营养素样细胞因子-1（cardiotrophin-like cytokine factor-1，CLCF1）、可溶性尿激酶型纤溶酶原激活物受体（soluble urokinase plasminogen activating receptor，suPAR）和血液结合素，但这些报道的结果并不一致，需要进一步验证。

（二）老年MCD与原发性FSGS

老年MCD患者除有肾病综合征表现外，高血压、AKI的发生率增高。由于老龄化，肾脏通常会出现年龄相关的肾小球硬化、血管病变和间质纤维化等病理改变，这些表现可能与FSGS的改变相重叠。因此，老年患者根据组织学来诊断MCD更加困难。鉴别老年MCD和原发性FSGS有以下提示：随老龄化出现的肾小球硬化常为球性病变，而非FSGS中的局灶性节段性病变；广泛的"塌陷型"或"尖端型"病变提示原发性FSGS而非MCD；广泛的局灶性节段性IgM沉积支持FSGS而非MCD。当老年患者因老龄化引起共存病变而不能确诊MCD时，有时可尝试糖皮质激素治疗。适量的激素治疗在2~4个月内可使75%~90%的MCD缓解。

四、临床病程

MCD的临床病程包括缓解、复发和肾脏预后几个方面，影响预后最重要的因素是对治疗的反应。依据蛋白尿减少的程度将治疗反应分为激素敏感型、激素依赖型和激素抵抗型，相关定义见表1-2-1。经糖皮质激素充分治疗后，80%~95%的MCD患者可达到完全缓解。缓解通常突然发生，蛋白尿在开始出现反应后的2~3周内消失。大部分病例对治疗的反应都是"完全缓解或无反应"。部分缓解不符合MCD的特性，当患者出现部分缓解时，应怀疑是否误诊，最常见的误诊原因是因肾活检取样误差而遗漏FSGS（顶部型FSGS例外）。年龄会影响缓解的速度，但并不影响总缓解率。儿童MCD出现缓解时间短，50%的患儿可在治疗2周内缓解，几乎所有患儿都可在8周内缓解；成人患者缓解所需时间较长，50%的患者4周时有应答，10%~25%的治疗应答者需要3~4个月及更长的时间才能完全缓解。40岁以下患者比40岁以上的患者更有可能在8周内完全缓解。因此，成人与儿童相比，对激素抵抗的定义也有所不同。儿童足量糖皮质激素治疗4周以上不缓解被认为激素抵抗，在成年人中则为16周。7%~12%的MCD成人患者对初始治疗无反应，应考虑是否存在由于肾活检取样误差而未能检出的FSGS。

表 1-2-1　MCD 相关定义

缓解
　　水肿消失
　　血浆白蛋白正常（≥35 g/L）
蛋白尿显著减少
　　完全缓解：儿童<40 mg/（m²·d）或试纸条测定阴性，成人<0.3 g/d 或尿蛋白/肌酐<200 mg/g
　　部分缓解：儿童尿蛋白<2 g/（1.73 m²·d），较基础值下降 50%，血浆白蛋白>25 g/L；成人尿蛋白较基础值下降 50%，绝对值为 0.3～3.5 g/d
复发
　　达到完全或部分缓解的患者再次出现大量蛋白尿［儿童>40 mg/（m²·d），成人>3.5 g/d］
　　尿蛋白试纸条测定阳性［通常适用于儿童：(+++) 及以上连续 3 天或阳性连续 7 天］
频繁复发
　　6 个月内复发≥2 次，或者 12 个月内≥3 次
无复发肾病综合征
　　第一次肾病综合征治疗结束后 2 年内无复发（适用于儿童，成人尚未定义）
激素敏感型肾病综合征（steroid-sensitive nephrotic syndrome，SSNS）
　　儿童：4 周内对泼尼松 60 mg/（m²·d）或甲泼尼龙冲击有反应
　　成人：16 周内对泼尼松 1 mg/（kg·d）或 2 mg/kg 隔日有反应
激素依赖型肾病综合征（steroid-dependent nephrotic syndrome）
　　激素治疗期间或停药后 15 天内复发
激素抵抗型肾病综合征（steroid-resistant nephrotic syndrome）
　　儿童：4～6 周内对泼尼松 60 mg/（m²·d）或甲泼尼龙冲击无反应
　　成人：16 周内对泼尼松 1 mg/（kg·d）或 2 mg/kg 隔日无反应

　　MCD 肾病综合征复发率高，成人高达 48%～76%，45 岁以下更为严重，10%～25% 的患者复发频繁。大部分复发出现于激素治疗逐渐减量或停用后的 1 年内，复发可能由变态反应或感染引发，特别是病毒感染。复发后短程（1 个月内）治疗即可起效。

　　MCD 患者很少发生终末期肾病，仅在激素抵抗型病例中有报道。成年患者中有 10%～30% 会发生激素抵抗，在激素抵抗型和所有发生进行性肾衰竭患者中，重复肾活检通常可见 FSGS，尚不确定这是由于 FSGS 呈局灶性而导致初始肾活检取样误差，还是由 MCD 进展到 FSGS。

五、治疗

（一）糖皮质激素

　　糖皮质激素是 MCD 一线治疗的基石，除了免疫抑制作用外，激素还可能对肾小球滤过屏障有特定的抗蛋白尿作用。经激素充分治疗的 MCD 肾病综合征可以获得高缓解率，因此数十年来，激素始终是 MCD 一线治疗药物。在成人患者中比较不同糖皮质激素治疗方案的资料有限，少数随机试验和多项观察性研究大多采用不同的治疗方案，因此最佳初始方案尚不明确。初始剂量泼尼松 1 mg/（kg·d）（最大 80 mg/d）或隔日 2 mg/kg（隔日最大剂量为 120 mg），晨起顿服，缓慢减量可减少对肾上腺的抑制，减少复发风险。具体使用方案见表 1-2-2。

表 1-2-2 成人 MCD 免疫抑制治疗方案

	首选方案	替代方案
初始治疗	糖皮质激素 初始阶段：泼尼松 1 mg/（kg·d）（最大 80 mg/d）或隔日 2 mg/kg（最大隔日 120 mg）晨起顿服至少 4 周 减量阶段：完全缓解后 1~2 周开始，0.8 mg/（kg·d），每 4 周减少 0.2 mg/（kg·d）或 0.4 mg/（kg·d）（隔日剂量），总减量疗程为 26~28 周	适用于有相对禁忌证无法接受大剂量激素患者 CsA 或 Tac：单用或联用小剂量泼尼松（0.15~0.20）mg/（kg·d） CsA 联合甲泼尼龙冲击 静脉应用甲泼尼龙［0.8 mg/（kg·d）］10 天，序贯 Tac 0.05 mg/（kg·d）
首次复发	短疗程糖皮质激素 初始阶段：泼尼松 1 mg/（kg·d）（最大剂量为 80 mg/d），持续 4 周 减量阶段：缓解后，以每 3~5 日减少 5 mg 的速度逐渐减量，在 1~2 个月内停药	—
非频繁复发且激素敏感	同短疗程糖皮质激素	较长疗程糖皮质激素（可同初始治疗）：适用于激素短程疗法减量期间或停药后 4 个月内复发者
频繁复发／激素依赖	激素诱导缓解后，低剂量维持缓解：适用于无激素严重不良反应的患者 泼尼松 15 mg 隔日 1 次，维持 6~12 个月或更长 上述剂量仍复发，以每周 5 mg 的速度逐渐增加剂量至获得稳定缓解	糖皮质激素诱导缓解后应用替代免疫抑制 CTX：口服 2 mg/（kg·d）共 12 周 CsA/Tac：单用或联合小剂量糖皮质激素 CsA：初始 4~5 mg/（kg·d），18 个月，之后减量；或缓解后逐渐减量至 2~3 mg/（kg·d），维持 18~24 个月 其他：RTX、MMF、AZA
糖皮质激素抵抗 *	CsA 联合小剂量糖皮质激素（泼尼松 10~15 mg/d）	

注：* 最佳疗法尚不明确；CTX. 环磷酰胺；CsA. 环孢素；Tac. 他克莫司；RTX. 利妥昔单抗；AZA. 硫唑嘌呤；MMF. 吗替麦考酚酯

（二）激素替代药物的使用

MCD 复发率高、容易出现激素依赖、长期激素暴露导致诸多不良临床影响，是 MCD 治疗不得不面对的棘手问题，其他免疫抑制剂的引入减少了激素暴露的剂量和时间。2012 年改善全球肾脏病预后组织（KDIGO）肾小球肾炎指南包括对 MCD 的治疗建议。

1. 环磷酰胺 频繁复发或激素依赖且激素耐受不良的患者首选环磷酰胺（cyclophosphamide，CTX），2 mg/（kg·d），持续 8~12 周。开始治疗前，通常先以激素诱导或维持缓解，获得持续缓解的可能性高于环孢素（cyclosporine，CsA）。由于 CTX 存在的血液系统和生殖系统毒性、感染风险和潜在致癌风险增加等药物不良反应，不建议进行超过 12 周的长期治疗和重复疗程。

2. 钙调磷酸酶抑制药 钙调磷酸酶抑制药（calcineurin inhibitors，CNIs）包括 CsA 和他克莫司（tacrolimus，Tac）。除了具有免疫抑制特性，还对肾小球足细胞有直接的抗蛋白尿效应，这种药理作用可与糖皮质激素效应叠加。CNIs 单药治疗或联合短期激素治疗作为初诊 MCD 患者的一种有效替代治疗方法得到多项研究支持。日本小样本临床数据显示中低剂量 CsA［（2~3 mg）/（kg·d）］单药或联合甲泼尼龙冲击应用于成人 MCD 的初始治疗缓解率与标准糖皮质激素治疗相当，CsA 联合甲泼尼龙冲击能获得最短的缓解时间。一项中国多中心 RCT 研究中，短期静脉注射甲泼尼龙［0.8 mg/（kg·d）］10 天后单用 Tac 治疗成人 MCD 综合征的疗效不劣于传统的糖皮质激素治疗。另一项英国的数据显示，Tac 单药治疗成人初发 MCD 与标准糖皮质激素治疗的完全缓解率、达到完全缓解后的复发率及从完全缓解到复发的时间均无统计学差异。针对激素依赖型患者和频繁复发患者的多项研究表明，分别有70%和90%的患者在应用（4～5 mg）/（kg·d）CsA治疗后（分次给药，非微乳液制剂）获得完全或部分缓解。生物利用度更高的微乳液剂型（如 Neoral）所需剂量可能更低［3 mg/（kg·d）］。定期监测CsA血药浓度，维持在100～200 ng/ml有助于避免药物肾毒性。最佳疗程尚未知，但CNIs较短疗程后停药60%以上患者复发（通常<6个月），如持续应用一年以上，再逐渐减量至停药，可能持续缓解。治疗6个月仍未获得缓解的患者，继续治疗缓解的可能性小，应更改治疗方案。须注意如果是在CTX疗程结束后应用CNIs，应确保血白细胞计数恢复正常后再开始。

3. 吗替麦考酚酯或麦考酚钠肠溶片　一项多中心开放性随机试验纳入了116例成人MCD患者，比较麦考酚钠肠溶片（enteric-coated mycophenolate sodium，EC-MPS）（一次720 mg，一日2次）+小剂量泼尼松［0.5 mg/（kg·d），最大剂量40 mg/d］与单用传统大剂量泼尼松［1 mg/（kg·d），最大剂量80 mg/d］，发现在4周、8周或24周治疗后，两组的完全缓解率差异无统计学意义，复发率及严重不良反应发生率也相近。因此，对于初始发作MCD的成人，麦考酚酯诱导缓解的效果并不优于标准大剂量泼尼松，不应作为MCD成人患者诱导首次缓解的初始治疗药物。吗替麦考酚酯（mycophenolate mofetil，MMF）或EC-MPS可能对频繁复发或有糖皮质激素依赖的MCD患者有益。

4. 硫唑嘌呤　有关硫唑嘌呤（azathioprine，AZA）治疗MCD的经验非常有限，一些观察性（非对照）研究证实，长期（4年）使用硫唑嘌呤对糖皮质激素抵抗型病例有效。该观察结果表明硫唑嘌呤可能也对频繁复发或糖皮质激素依赖型病例有效。用于治疗MCD时，硫唑嘌呤的效果可能与MMF相当，但费用更少。

5. 利妥昔单抗　利妥昔单抗（rituxmab，RTX）是一种特异性结合CD20阳性淋巴细胞的嵌合单克隆抗体。在过去6～7年小病例系列和观察性研究报道了成功使用RTX减少肾病综合征激素使用的数据。在儿童MCD文献中，肾病综合征患儿的缓解率为44%～80%。Kronbichler等对RTX治疗复发性MCD和FSGS进行了系统性回顾，发现RTX可能在减少复发次数和减少免疫抑制剂使用方面有效。RTX在成人的临床数据尽管有限，也已有在频繁复发和激素依赖MCD取得成功的报道。一项前瞻性研究中，RTX 1 g注射2次，每次间隔6个月，可有效地维持长期无激素缓解，并降低复发频率。对11项观察性研究的分析显示，RTX对成人MCD的完全缓解率为74.7%，复发率为35.9%，严重不良事件并不常见。能否通过检测外周血中的B细胞来预测复发率，研究结果并不一致。上述研究中RTX被用来减少激素和免疫抑制剂的使用并取得良好效果，另一方面，在不使用激素/免疫抑制剂的情况下，RTX（每周375 mg/m²，连续4周）作为一线治疗，5/6的患者出现持续的完全肾脏缓解，1名患者的蛋白尿减少了75%，随访8～36个月，尽管B细胞计数恢复，但无一例复发。尽管RTX在MCD治疗中显示了较好的疗效，但在成人中还没有进行过有关RTX单独用药与其他药物（如CTX、CsA和MMF）的比较。初步观察提示，RTX似乎对激素抵抗型MCD成人患者无效，因此，这类患者应用时应注意。

6. 促肾上腺皮质激素　促肾上腺皮质激素（ACTH）以天然（如H.P.Acthar凝胶）或合成（如synacthen）形式出现，synacthen在世界范围内还不可用，H.P.Acthar凝胶是一种天然的高度纯化的ACTH，以凝胶形式提供注射后ACTH延长释放，可用于长期治疗耐药型肾病综合征及激素依赖NS。有学者通过系统回顾分析显示，ACTH在降低所有病因的蛋白尿方面都有好处，ACTH治疗MCD患者的总体缓解率为78%（11/14）。然而，还需要进行更多的随机对照研究。

(三)展望

MCD和肾病综合征的新药开发依赖于对疾病机制的进一步理解。目前,已有几种药物用于修饰可能与MCD有关的特定分子,如抗CD80和CD40抑制剂。CD80抑制剂阿巴他西普(abatacept)被许可用于肾移植。尚在进行的一项初步研究,旨在评估阿巴他西普对伴有FSGS和MCD及活动性蛋白尿(影响类固醇抵抗)的成人和儿童的安全性和有效性。一种单克隆抗CD40抗体抑制剂(ASKP1240)也已被开发出来,目前正在用于严重银屑病和肾移植后器官排斥反应的临床试验中。肿瘤坏死因子-α(TNF-α)和两个相关分子肿瘤坏死因子受体1(TNFR1)和肿瘤坏死因子受体2(TNFR2)代表第二组潜在靶点。尽管病例报告支持抗TNF-α药物在肾病综合征中的疗效,但也有证据表明,同样的药物可引起膜性肾病,提示其潜在严重不良反应。另外两种潜在治疗NS的新药为视黄醇和唾液酸前体甘露酸。甘露酸是唾液酸的前体,它增加了angptl4的唾液酸化,angptl4是一种分泌性糖蛋白,对维持GBM的负电荷至关重要。现有的小规模临床试验并不能证明这些药物在MCD中具有满意的疗效,仍然需要更多深入的临床研究。

(毛永辉 王海涛)

参 考 文 献

[1] Gesualdo L, Morrone LF, Di Palma AM, et al. The Italian experience of the national registry of renal biopsies. Kidney international, 2004, 66(3): 890-894.

[2] Youssef DM, Elbehidy RM, El Shal AS, et al. T helper 1 and T helper 2 cytokines in atopic children with steroid-sensitive nephrotic syndrome. Iran J Kidney Dis, 2015, 9(4): 298-305.

[3] Jordan SC, Lai KW, Wei CL, et al. Overexpression of interleukin-13 induces minimal-change-like nephropathy in rats. JASN, 2007, 18(5): 1476-1485.

[4] Araya C, Diaz L, Wasserfall C, et al. T regulatory cell function in idiopathic minimal lesion nephrotic syndrome. Pediatr Nephrol, 2009, 24(9): 1691-1698.

[5] Tsuji S, Kimata T, Yamanouchi S, et al. Regulatory T cells and CTLA-4 in idiopathic nephrotic syndrome. Pediatr Int, 2017, 59(5): 643-646.

[6] Miyawaki T, Nakanishi K, Yoshikawa N, et al. Minimal change nephrotic syndrome associated with immune dysregulation, polyendocrinopathy, enteropathy, X-linked syndrome. Journal of the International Pediatric Nephrology Association, 2009, 24(6): 1181-1186.

[7] Colucci M, Carsetti R, Cascioli S, et al. B Cell reconstitution after rituximab treatment in idiopathic nephrotic syndrome. Journal of the American Society of Nephrology Jasn, 2015, 27(6): 1811-1822.

[8] Kamei K, Ito S, Nozu K, et al. Single dose of rituximab for refractory steroid-dependent nephrotic syndrome in children. Pediatr Nephrol, 2009, 24(7): 1321-1328.

[9] Basu B. Ofatumumab for rituximab-resistant nephrotic syndrome. N Engl J Med, 2014, 370(6): 1268-1270.

[10] Sahali, Djillali, Ollero, et al. Inhibition of the VEGF signalling pathway and glomerular disorders.Nephrology, Dialysis, Transplantation: Official Publication of the European Dialysis and Transplant Association-European Renal Association, 2015, 30(9): 1449-1455.

[11] Vivarelli M, Massella L, Ruggiero B, et al. Minimal change disease. Clinical Journal of the American Society of Nephrology, 2017, 12(2): 332-345.

[12] Van den Berg JG, van den Bergh Weerman MA, Assmann KJ, et al. Podocyte foot process effacement is not correlated with the level of proteinuria in human glomerulopathies. Kidney Int, 2004, 66(5): 1901-1906.

[13] Royal V, Zee J, Liu Q, et al. Ultrastructural characterization of proteinuric patients predicts clinical outcomes. JASN, 2020, 31(4): 841-854.

[14] PATRAKKA, J. The number of podocyte slit diaphragms is decreased in minimal change nephrotic syndrome. Pediatric Research, 2002, 52(3): 349-355.

[15] Waldman M, John Crew R. Valeri A. Adult minimal-change disease: clinical characteristics, treatment, and outcomes. Clin J Am Soc Nephrol, 2007, 2(3): 445-453.

[16] TejanA. Morphological transition in minimal change nephrotic xyndrome. Nephron, 1985, 39(3): 157-179.

[17] Maas RJ, Deegens JK, Smeets B, et al. Minimal change disease and idiopathic FSGS:manifestations of the same disease. Nat Rev Nephrol, 2016, 12(12): 768-776.

[18] Bu L, Mirocha J, Haas M. Immunoglobulin G/albumin staining in tubular protein reabsorption droplets in minimal change disease and focal segmental glomerulosclerosis. Nephrol Dial Transplant, 2020, 19(3): 1-7.

[19] Tse KC, Lam MF, Yip PS, et al. Idiopathic minimal change nephrotic syndrome in older adults: steroid responsiveness and pattern of relapses. Nephrol Dial Transplant, 2003, 18(7): 1316-1320.

[20] Szeto CC, Lai FM, Chow KM, et al. Long-term outcome of biopsy-proven minimal change ne phropathy in Chinese adults. Am J Kidney Dis, 2015, 65(5): 710-718.

[21] Nakayama M, Katafuchi R, Yanase T, et al. Steroid responsiveness and frequency of relapse in adult-onset minimal change nephrotic syndrome. Am J Kidney Dis, 2002, 39(3): 503-512.

[22] Meyrier AY. Treatment of focal segmental glomerulosclerosis with immunophilin modulation: when did we stop thinking about pathogenesis. Kidney Int, 2009, 76(5): 487-487.

[23] Matsumoto H, Nakao T, Okada T, et al. Favorable outcome of low-dose cyclosporine after pulse methylprednisolone in Japanese adult minimal-change nephrotic syndrome. Intern Med, 2004, 43(8): 668-673.

[24] Li X, Liu Z, Wang L, et al. Tacrolimus monotherapy after intravenous methylprednisolone in adults with minimal change nephrotic syndrome.J Am Soc Nephrol, 2017, 28(4):1286-1295.

[25] Medjeral-Thomas N.R, Lawrence C, Condon M, et al. Randomized, controlled trial of tacrolimus and prednisolone monotherapy for adults with de novo minimal change disease a multicenter, randomized, controlled trial. CJASN, 2020, 15(2): 209-218.

[26] Hogan J, Radhakrishnan J.The treatment of minimal change disease in adults. J Am Soc Nephrol, 2013, 24(5): 702-711.

[27] Goumenos DS, Kalliakmani P, Tsakas S, et al. Cyclosporin-A in the treatment of nephrotic syndrome: the importance of monitoring C0 (trough) and C2 (two hours after its administration) blood levels. Med Chem, 2006, 2(4): 391-393.

[28] Meyrier A. Treatment of idiopathic nephrosis by immunophillin modulation. Nephrol Dial Transplant, 2003, 28(4): 79-68.

[29] Rémy P, Audard V, Natella PA, et al. An open-label randomized controlled trial of low-dose corticosteroid plus enteric-coated mycophenolate sodium versus standard corticosteroid treatment for minimal change nephrotic syndrome in adults (MSN Study). Kidney Int, 2018, 94(6): 1217-1226.

[30] Nolasco F, Cameron JS, Heywood EF, et al. Adult-onset minimal change nephrotic syndrome: a long-term follow-up. Kidney Int, 1986, 29(6): 1215-1223.

[31] Ruggenenti P, Ruggiero B, Cravedi P, et al. Rituximab in steroid-dependent or frequently relapsing idiopathic nephrotic syndrome. J Am Soc Nephrol 2014, 25(4): 850-863.

[32] Ravani P, Bonanni A, Rossi R, et al. Anti-CD20 antibodies for idiopathic nephrotic syndrome in children. Clin J Am Soc Nephrol, 2016, 11(4): 710-720.

[33] Ito S, Kamei K, Ogura M, et al. Survey of rituximab treatment for childhood-onset refractory nephrotic syndrome. Pediatr Nephrol (Berlin, Germany), 2013, 28(2): 257-264.

[34] Kemper MJ, Gellermann J, Habbig S, et al. Long-term follow-up after rituximab for steroid-dependent idiopathic nephrotic syndrome. Nephrol Dial Transplant, 2012, 27(5): 1910-1915.

[35] Kronbichler A, Kerschbaum J, Fernandez-Fresnedo G, et al. Rituximab treatment for relapsing minimal change disease and focal segmental glomerulosclerosis: a systematic review. Am J Nephrol, 2014, 39(4): 322-330.

[36] Kong WY, Swaminathan R, Irish A. Our experience with rituximab therapy for adult-onset primary glomeru-lonephritis and review of literature. Int Urol Nephrol, 2013, 45(3): 795-802.

[37] Ochi A, Takei T, Nakayama K, et al. Rituximab treatment for adult patients with focal segmental glomerulosclerosis. Intern Med, 2012, 51(7): 759-762.

[38] Papakrivopoulou E, Shendi AM, Salama AD, et al. Effective treatment with rituximab for the maintenance of remission in frequently relapsing minimal change disease. Nephrology (Carlton), 2016, 21(10): 893-900.

[39] Hansrivijit P, Cheungpasitporn W, Thongprayoon C, et al. Rituximab therapy for focal segmental glomerulosclerosis and minimal change disease in adults: a systematic review and meta-analysis. BMC Nephrology, 2020, 21(1): 134-134.

[40] Fenoglio R, Sciascia S, Beltrame G, et al. Rituximab as a front-line therapy for adult-onset minimal change disease with nephrotic syn-drome. Oncotarget, 2018, 9(48): 28799-28804.

[41] Chakraborty R, Mehta A, Nair N, et al. Acth treatment for management of nephrotic syndrome: a systematic review and reappraisal. Int J Nephrol, 2020, 4(6): 1-16.

第二节 IgA 肾病诊治进展

IgA 肾病（IgA nephropathy，IgAN）是全球最常见的原发性肾小球病，全球的成年人发病率至少为每年 2.5/10 万，亚洲人群更常见。在我国，IgAN 占原发性肾小球病的 30%~40%，且 20%~40% 的 IgAN 患者在确诊后的 10~20 年内进展至终末期肾病（ESRD）。

IgAN 的临床表现多样，发病机制尚不明确，病理改变不一，治疗反应及临床结局迥异。经过多年研究，IgAN 在发病机制、病理表现及临床治疗上均取得了重大进展，使临床医师可以更加深入地认识 IgAN，逐渐开展针对不同发病机制的靶向治疗，实现个体化的精准诊疗。本节就 IgAN 近年来取得的进展进行综述。

一、IgA 肾病发病机制的研究进展

IgAN 的发病机制尚不明晰。目前，广泛接受的机制是"多重打击"学说。此外，感染压力、"肠-肾"轴、淋巴细胞失调、补体活化等学说日益得到重视。

（一）"多重打击"学说

第一重打击是循环中铰链区 O- 糖基化缺陷的循环 IgA1 增多。该分子铰链区的 O- 聚糖缺乏半乳糖，成为半乳糖缺乏型 IgA1（galactose-deficient IgA1，Gd-IgA1），暴露的 N- 乙酰半乳糖胺（N-acetylgalactosamine，GalNAc）可作为末端聚糖。第二重打击是以 Gd-IgA1 含 GalNAc 铰链区的末端为靶向位点，形成聚糖特异性 IgG 或 IgA1 自身抗体。第三重打击是形成 Gd-IgA1 和 IgG 自身抗体的循环免疫复合物。第四重打击是循环免疫复合物沉积于肾小球系膜区，补体激活引起系膜细胞、足细胞、肾小管上皮细胞等多细胞损伤（图 1-2-1）。

1. 第一重打击 铰链区异常 O- 糖基化 IgA1 生成。IgA 有 2 种亚类：①由黏膜感染、应激、毒素等所引起的记忆反应触发，血浆细胞产生 IgA1，占血清 IgA 的 90%。② IgA2 则主要由黏膜相关淋巴组织（mucosa associated lymphoid tissue，MALT）的浆细胞产生，其短铰链区较短，占黏膜分泌 IgA 总量的 30%~41%。二聚体 IgA 在黏膜腔中占分泌型 IgA 的 90% 以上。分泌型 IgA 通过受体锁定、空间位阻和（或）免疫排斥对抗肠道内的病原体和毒素，构成黏膜防御（特异性黏膜抗原）的第一道防线，并通过调节炎症和免疫反应，在宿主的共生稳态中发挥重要作用。血清中的单体 IgA 因很少参与主动适应反应，不能激活经典补体途径，且在全身免疫应答中不起主要作用。

在遗传与环境因素的共同作用下，是高尔基体中参与翻译后半乳糖基化的酶活性不平衡导致

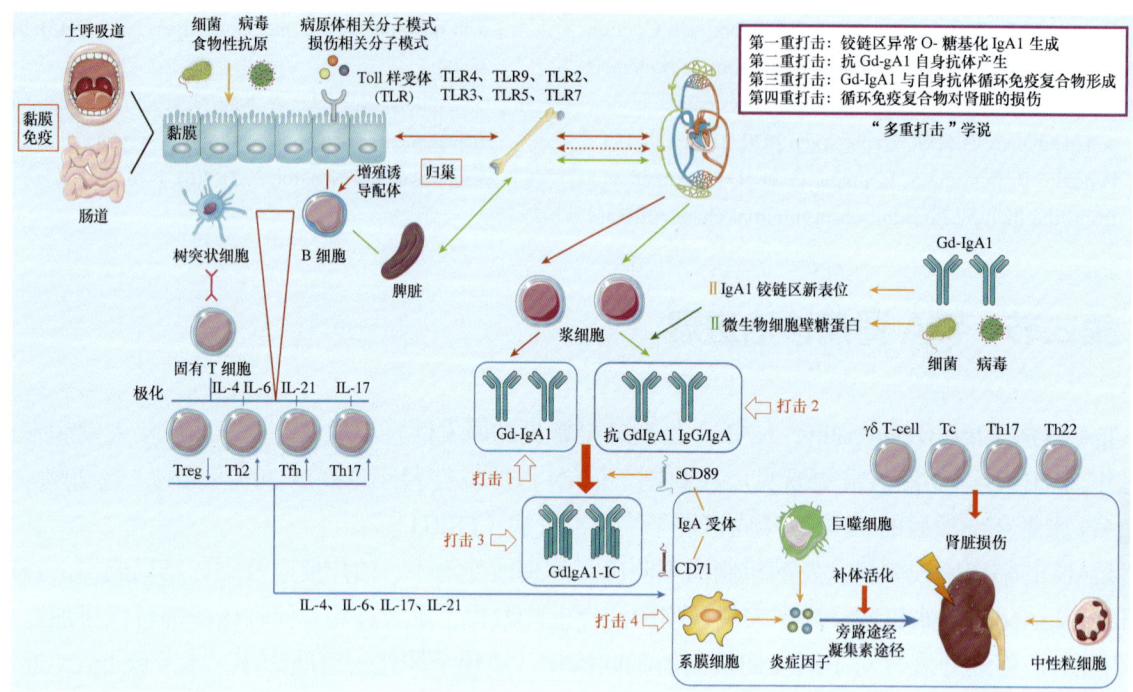

图 1-2-1　IgAN 的"多重打击"学说　TLRs.Toll 样受体；PAMPs.病原体相关分子模式；DAMPs.损伤相关分子模式；IL.白介素；Treg.调节性 T 细胞；Th.辅助型 T 细胞；Tfh.滤泡辅助型 T 细胞；APRIL.增生诱导配体；GalNAc.暴露的 N-乙酰半乳糖胺；Gd-IgA1.半乳糖缺乏型 IgA1；anti.非；Tc.T 细胞；AP.旁路激活途径；LP.凝集素活化途径

IgA1 翻译后修饰半乳糖基化减少，这是 Gd-IgA1 生成的直接原因（图 1-2-2）。25%IgAN 患者的家庭成员的血清 Gd-IgA1 水平升高，遗传率高达 80%。淋巴细胞失调发挥了重要作用，IgAN 患者循环淋巴细胞 β1,3 半乳糖基转移酶活性下降，α2,3/α2,6 唾液酸转移酶活性/表达增加，导致过早唾液酸化、阻止将半乳糖连接到 GalNAc，导致 Gd-IgA1 产生。T 细胞相关细胞因子如 IL-4、IL-17、TGF-β 等水平升高与 β1,3 半乳糖基转移酶表达降低有关，而 IL-6 可升高 α2,3 唾液酸转移酶表达并降低 β1,3 半乳糖基转移酶表达。IgAN 患者 B 细胞不仅在骨髓和扁桃体中的数量增加，且对 Fas 介导的凋亡易感性降低，产生异常糖基化的聚合 IgA1。而 β1,3 半乳糖基转移酶由伴侣蛋白 Cosmc 辅助，以确保 B 细胞半乳糖基转移酶的稳定性和酶活性，提示 Gd-IgA1 的产生具有致病作用。此外，Gd-IgA1 生成还与种族有关。例如，β1,3 半乳糖基转移酶的一些遗传变异和功能多态性与中国黄种人和意大利白种人 IgAN 易感性的增加有关。

2. 第二重打击　抗 Gd-gA1 自身抗体产生。抗 Gd-IgA1 自身抗体主要是 IgG2 亚类。半乳糖基化缺陷的 IgA1 作为自身抗原，针对它的免疫反应产生抗 IgA1 抗体。病原体表面具有含 GalNAc 的结构，可模拟 Gd-IgA1 铰链区的 GalNAc，激活先前存在的自身反应性 T 细胞和 B 细胞，通过表位构象变化、表位扩散或抗原对应体互补性产生自身免疫反应，产生与 Gd-IgA1 交叉亲和的抗体，导致病理性免疫复合物形成。

特定病原体、长期接触黏膜导致感染或微生物群失调具有共同触发作用，导致"感染压力"，引起宿主黏膜固有和适应性免疫反应被激活导致对黏膜抗原反应失调、主要组织相容性等位基因的同种

第二章 原发性肾小球病诊治进展

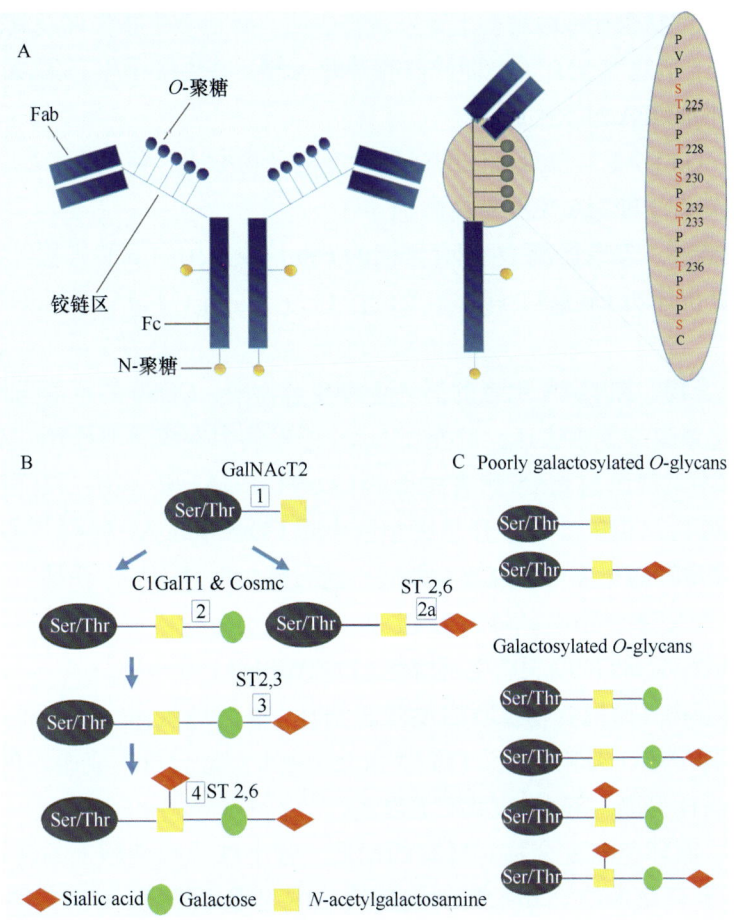

图 1-2-2 半乳糖缺乏型 IgA 生成 O-glyan.O-糖链；Hinge region.铰链区；N-glyan.N-糖链；GalNAc.暴露的 N-乙酰半乳糖胺；galactosylated.被半乳糖基化修饰的；Sialic acid.唾液酸；Galactose.半乳糖；N-acetylgalactosamine.乙酰半乳糖胺

识别缺陷和免疫复合物形成级联，进而导致 IgA 过度分泌。据报道，牙周炎、急/慢性扁桃体炎均与 IgA 的发病有关。

"肠-肾"轴学说是对"感染压力"学说的有力支持和补充。全基因组关联研究（genome-wide association study，GWAS）筛选出 IgAN 的易感基因，其具有参与维持肠上皮屏障、肠道炎症、肠黏膜病原体反应的作用，表明肠-肾之间存在关联。黏膜免疫系统在 IgAN 发病中起关键作用，肠道菌群可能通过影响黏膜免疫进而影响异常糖基化 IgA 形成。肠道微生物群和代谢组学发现，IgAN 患者的粪便菌群多样性、菌群总数和厌氧菌数较正常人明显下降，特别是进展性 IgAN 患者的梭菌、肠球菌、乳酸菌、白细胞机双歧杆菌等的水平明显低于正常人。通过 B 淋巴细胞培养的脂多糖（LPS）激活 Toll 样受体 4（toll-like receptor 4，TLR4），使 Cosmc 基因甲基化，降低半乳糖基转移酶活性，导致 IgA1 分子的半乳糖基化修饰水平降低。慢性细菌感染和肠道菌群失调可促使通过 Toll 样受体在抗原提呈细胞（如单核/巨噬细胞、树突状细胞、中性粒细胞）上的表达，识别病原体并释放多种淋巴细胞炎性细胞因子，如 IL-6、IL-10、IL-21、B 细胞活化因子（B cell-activating factor，BAFF）、TGF-β 和增生诱导配体（aproliferation inducing ligand，APRIL）等，进而激活 B 细胞和浆细胞，促进 IgA 过度产生。炎症性肠病（inflammatory bowel diseases，IBD）患者在发病或病情加重期间出现 IgAN，控制肠道炎症后肾脏的临床症状也相应缓解。上述发现均表明，肠道微生物失调及其代谢产物与宿主免疫系统IgA1高产量及低半乳糖基化有关。即使没有外源入侵，共生细菌生态失调、有害细菌过度生长也会激活T细胞依赖性的IgA过度生成。

3. **第三重打击** Gd-IgA1与自身抗体的循环免疫复合物形成。免疫复合物的大小和组成决定了其生物活性。目前已知有3种IgA免疫复合物。

（1）Ⅰ型免疫复合物：参与游离O-糖苷靶向的Fab片段是用丙氨酸代替丝氨酸的突变靶点。这种抗游离O-糖苷IgG抗体对Gd-IgA1具有重要的亲和力，但抗Gd-IgA1的IgG抗体是否与IgAN有关尚不清楚。

（2）Ⅱ型免疫复合物：在IgAN患者的循环免疫复合物中，CD89的可溶异构体含量显著高于正常人，CD89同样在肾系膜细胞中表达，可能在IgAN的发病中发挥重要作用。小鼠模型在循环、系膜沉积和肾小球炎症中表现出与IgAN患者相似的CD89/Gd-IgA1复合物，仅注射IgA1无系膜增生，而在注射可溶性CD89后，小鼠的肾小球系膜中区出现CD89和IgA1沉积。在病情进展的患者中，CD89以低而稳定的速率存在于循环免疫复合物中，这可能与系膜内的"诱捕"有关。相比之下，在病情稳定患者的循环免疫复合物中，可溶性CD89的比率较高且稳定。Gd-IgA1促进单核细胞上的IgA与CD89结合。FcRγ-CD89的断裂产生可溶性CD89/Gd-IgA1复合物。

（3）Ⅲ型免疫复合物：即抗食物抗原的免疫复合物。β-乳球蛋白、牛血清白蛋白和醇溶蛋白来源于3种基本食物，即牛奶、肉和面粉。它们参与IgA免疫反应，可形成循环食物抗原IgA复合物。有报道称，醇溶蛋白抗体可能与IgAN发病存在联系。

4. **第四重打击** 循环免疫复合物对肾脏的损伤。肾小球系膜细胞上的转铁蛋白受体（CD71）在与含Gd-IgA1免疫复合物的结合和系膜细胞的活化中起重要作用。CD71在IgAN患者的肾小球系膜细胞中过表达，定位与IgA沉积部位相关。可溶性CD89/Gd-IgA1复合物通过与CD71结合而沉积在肾小球系膜细胞中。可溶性CD89与CD71相互作用可诱导系膜表面谷氨酰胺转氨酶2（transglutaminase 2，TGase2）的表达，细胞内Ca^{2+}、IP3、PCL-γ活化，系膜细胞增生和炎症因子增强表达，上调CD71并触发炎症反馈环；而不含Gd-IgA1的复合物或单独的Gd-IgA1不具有增生作用。此外，IgA1免疫复合物还能增强系膜细胞CD89的表达，进一步加重系膜区的炎症和增生。系膜细胞上还存在一种与IgA结合、沉积相关的IgA受体β1,4半乳糖基转移酶，参与IgA系膜沉积及IgA清除。

IgAN患者在肾活检时常见足细胞肥大和肾小球硬化，尿检见足细胞数量和足细胞相关蛋白podocalyxin增加。理论上，IgA1对足细胞不产生直接作用，且肾活检足细胞区域罕见IgA沉积。足细胞损伤可能源于足细胞的炎症微环境。将IgAN患者的IgA1与系膜细胞共培养，提取条件培养基，将其作用于小管上皮细胞来观察局部微环境改变（TGF-β1、TNF-α、AngⅡ增加）对小管上皮细胞的促炎症作用和凋亡作用。足细胞受损后释放生物活性物质，上调肾小管上皮细胞黏附分子和人白细胞抗原（HLA）-Ⅱ类抗原表达，促进肾小管上皮损伤。由此可见，系膜细胞－足细胞－肾小管上皮细胞的信息交互（cross-talk）形成恶性循环、炎症级联放大，这在IgAN肾损伤和进展中发挥推动作用（图1-2-3）。此外，新近研究发现，肾小球内皮细胞能直接损伤。感染可能导致产生交叉反应的抗血管内皮细胞抗体（anti-endotheliocyte antibody，AECA），其候选抗原是血清分子$β_2$-糖蛋白Ⅰ（$β_2$-glycoprotein

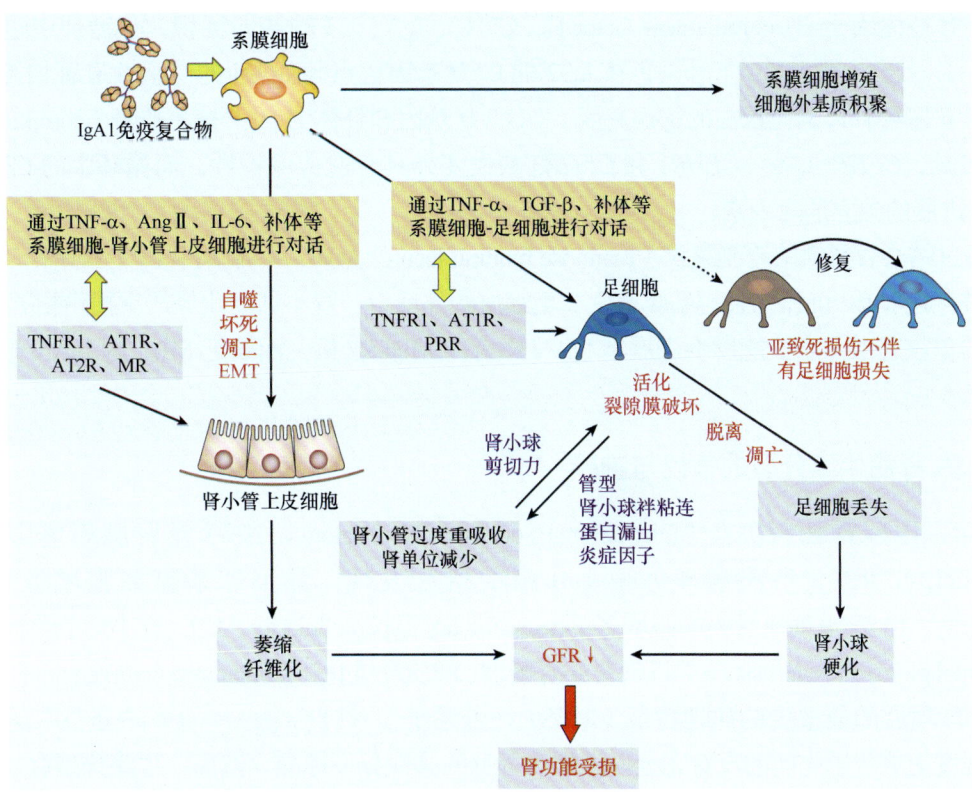

图 1-2-3　系膜细胞-足细胞-肾小管上皮细胞 cross-talk 在 IgAN 发病中的作用　TNF-α. 肿瘤坏死因子 -α；AngⅡ. 血管紧张素Ⅱ；IL-6. 白介素 -6；cross-talk. 信息交互；TGF-β. 转化生长因子 -β；TNFR1. 肿瘤坏死因子受体 1；AT1R. 血管紧张素Ⅱ1 型受体；AT2R. 血管紧张素Ⅱ2 型受体；MR. 醛固酮受体；PRR. 模式识别受体；GFR. 肾小球滤过率

I，β_2GPI），β2GPI 与内皮细胞表面的磷脂结合并暴露了隐藏的抗原。

除肾的固有细胞外，淋巴细胞在 IgAN 的致病过程中亦发挥重要作用。IgAN 的肾脏主要呈 αβ T 细胞浸润，进展期则以 γδ T 细胞浸润为主，并与 IgAN 进展呈独立相关。Gd-IgA1 可通过刺激系膜细胞产生 Th17、Th22 而促进肾纤维化，加重肾损伤。IgAN 中，Tregs 免疫抑制功能降低而不能抑制肾损伤是导致损伤加重的另一个原因。此外，IgAN 选择性增加非常小的胚胎样干细胞（very small embryonic-like stem cells，VSELs），并促进表达 M2 样表型和血管生成表型的单核细胞成熟，进而 CD16^{3+} 巨噬细胞选择性定位于肾小球纤维蛋白样坏死部位，参与 IgAN 的肾小球损害。

红细胞来源小泡（微泡和凋亡小泡）的标志 miR-486 在 IgAN 肾组织中的表达是正常人的 6.99 倍。这种红细胞来源的小泡可能被肾实质细胞吸收，并发挥生物学作用，进而影响 IgAN 的发生和发展。

（二）"补体活化" 学说

补体活化贯穿于 IgAN 发生、发展的全过程。利用 GWAS 技术，有学者发现 IgAN 的易感基因位于补体活化的调控区域。

因为 IgA 不能激活补体经典途径，故目前尚无证据表明 IgAN 存在补体经典途径活化。少数研究提示，部分 IgAN 患者系膜区有 C1q 沉积，且与肾小管萎缩 / 间质纤维化相关，提示可能存在补体经典途径的活化。

补体替代途径是 IgAN 中最常见的补体活化途径。75%～100%IgAN 患者的肾组织中有 C3 沉积，

30%~90%有补体因子H（complement factor H，CFH）、IgA、C3的共同沉积，且循环中也存在升高的B因子、D因子。据报道，1号染色体lq32的*CFH*基因位点与IgAN的易感性显著相关，该易感位点上包含有多种补体调控蛋白的编码基因，如*CFH*基因和补体H因子相关基因（complement factor H-related genes，*CFHRs*）等。*CFHR1*和*CFHR3*缺失变异具有遗传保护性，而循环中的*CFHR5*水平则是IgAN进展的独立危险因素。

IgA通过结合甘露糖结合凝集素（mannose binding lectin，MBL）活化补体凝集素途径。25%IgAN患者的肾脏存在MBL沉积，且与系膜增生、毛细血管外增生、肾小球硬化等严重损伤相关。MBL启动子区域的单核苷酸多态性能影响进展型IgAN患者的MBL含量，而缺乏MBL的IgAN患者进展风险增加。

二、IgA肾病牛津分型的争议与进展

2009年，国际肾脏病协会（International Society of Nephrology，ISN）及肾脏病理协会（Renal Pathology Society，RPS）牛津病理分型工作组的研究发现，肾小球系膜细胞增生（mesangial hypercellularity，M）、毛细血管内细胞增多（endocapillary hypercellularity，E）、肾小球节段性硬化或粘连（segmental glomerulosclerosis，S）以及肾小管萎缩、间质纤维化（tubular atrophy/interstitial fibrosis，T）是影响IgAN预后的最重要的病理特征（MEST评分系统）。从此，IgAN的牛津分型广泛应用于临床，很大程度上取代了先前的没有完全以证据为依据的其他分型标准。然而，牛津分型有一定的局限性，因为其主要基于仅包含265例成年及儿童患者的回顾性研究，人群限于欧洲及北美洲的病例（白种人），以及中国和日本的病例（黄种人），在入选人群中排除了1年内进展为ESRD、尿蛋白定量＜1 g及估算肾小球滤过率（eGFR）＜30 ml/（min·1.73 m^2）的病例，但后续的队列研究增加了发病人群国家及种族的多样性，改善了上述的局限性。

牛津分型另一个局限性是在最初的分型中没有将新月体纳入评分标准，因为牛津分型的初步研究和部分有效性验证研究排除了临床快速进展的IgAN、eGFR＜30 ml/（min·1.73 m^2）的病例，故严重肾损伤患者被排除在外。在一项纳入3096例IgAN患者的多中心回顾性研究中，平均的eGFR为（78±29）ml/（min·1.73 m^2），36%的患者合并细胞性新月体或细胞纤维性新月体。结果显示，在新月体比例达到1/6或1/4时，未接受免疫抑制治疗的患者可很好地预测超过50%的GFR下降或进入ESRD；在新月体比例超过1/4以上的病例中，无论是否使用免疫抑制治疗，均能预测肾脏的预后。因此，建议将新月体有无及是否超过1/4纳入IgAN的牛津分型。至此，牛津分型被修订为MEST-C评分系统。

一项针对牛津分型中S评分的队列研究显示，肾脏病理表现为具有足细胞病变的足细胞肥大和顶端病变的IgAN患者，在疾病早期表现为更多的蛋白尿，有顶端病变患者的蛋白尿平均为3.8 g/d，较无病变者的1.7 g/d有显著性差异（$P=0.02$）；有足细胞肥大患者的蛋白尿平均为2.4 g/d，较无病变者的1.5 g/d有显著性差异（$P=0.02$）。其中，未使用免疫抑制治疗的患者会出现更快速的肾功能下降；而使用免疫抑制治疗的患者，5年复合终点事件的生存率明显升高（$P=0.003$），提示预后更好。上述结果提示，病理医师对于节段硬化性病变除给出评分外，应尽可能进行详细描述，以便于临床医师制订治疗计划、判断预后。因此，建议在S1的评分中同时加入"节段硬化，有/无足细胞肥大/

顶端病变"的描述。

除了上述的修订外，牛津分型病理评分的一致性一直备受关注。来自 VALIGA 研究的数据显示，在 M 和 E 评分中，本地医师与牛津医疗中心病理医师的评分不一致，但只有牛津医疗中心病理医师的评分与预后相关，进而对这些评分的临床价值有显著影响。由于 E 评分在应用过程中的不一致性，部分研究使用其他方法评估肾小球炎症的损伤情况，如使用 CD68 的免疫组织化学对肾小球内浸润的巨噬细胞进行定量，以辅助 E 评分。另一项研究显示，CD68 染色的巨噬细胞数量与内皮细胞的增生情况密切相关，当肾小球内的 CD68 计数达 6 个时，能够很好地区分 E0 与 E1（敏感度 94.1%，特异度 71%，曲线下面积为 89%），并且具有很好的重复性（kappa=0.8）。针对牛津分型评分的不一致性，有学者建议通过 RPS 进行培训，对病理医师进行更多、更细致的指导。

目前，仍有其他研究希望在原有牛津分型的基础上，增加新的肾脏病理评估指标，从而对临床及预后进行更完善、更准确的评估。日本学者在原有牛津分型的 EMST-C 分型中加入肾小球大小的评估指标，即肾小球最大直径（maximal glomerular diameter, Max GD），通过统计学分析，以 245.9 μm 为界，分为 2 组。结果提示，纳入 Max GD 可以明显改善模型在 5 年及 10 年以上肾脏结局的区分，有可能为临床预后提供更全面的评估。法国的一项研究回顾性分析了 128 例 IgA 患者的肾活检情况，其中 53% 出现了血栓性微血管病（thrombotic microangiopathic, TMA）的临床表现；在随访期间[平均（44±27）个月]，实验室检查证实，有 TMA 临床表现的患者均发生了肌酐翻倍及 ESRD 终点事件，病理证实出现 TMA 临床表现的 IgAN 患者有 42% 发生了终点事件，而没有 TMA 临床表现的 IgAN 患者仅有 11% 出现终点事件。一项对中国人群进行的单中心回顾性队列研究证实，IgAN 中的 TMA 作为肾血管损伤的一种病理表现，是 ESRD 进展的独立危险因素。

综上所述，IgAN 的肾脏病理评分系统不是静态的，需要不断地加以审查和更新，并纳入新的评估 IgAN 严重性及进展与预后的方法。

三、IgA 肾病新的诊断工具

（一）IgA 肾病的风险预测工具

尽管 IgAN 是目前世界上最常见的肾小球肾炎，但至今仍没有经临床验证的疾病预后预测工具，这大大限制了临床医师为患者进行个体化的风险分级评估及治疗方案的制定，同时也限制了临床试验的患者招募及生物标志物的确认。因此，在临床肾活检时，获得可靠的 IgAN 预后风险预测模型工具十分必要。以往的研究模型大多具有以下局限性：①使用小样本量、单一种族的队列研究，在相同疾病严重程度的范围内纳入的患者数量很少；②预测工具中应用的预测变量需要更长的随访时间，大大限制了临床应用；③从未纳入 IgAN 的病理评分系统。2019 年，*JAMA Internal Medicine* 刊登一个预测 IgAN 进展的国际性新模型，其研究对象来源于欧洲各国、北美各国、中国、日本等多个国家不同种族（主要是白种人和黄种人）的 IgAN 患者，通过大数据分析，利用临床与肾活检检测到的危险因素推导并验证出 2 个完整的 IgAN 预后风险预测模型，一个模型纳入了欧洲各国、北美各国、中国、日本等多个国家不同种族（主要是白种人和黄种人）的 IgAN 患者，另一个模型则适用于上述种族之外的患者或种族不明的患者。与以往的 IgAN 预测模型比较，该模型能够更早且更精确地预测出预后不良（具有 50%GFR 下降或进展至 ESRD）的 IgAN 患者。该研究着重强调了 IgAN 的不同预测因素对疾病预后具有不同的重要性。尽管具有统计学意义的差异性，个体化的牛津分型（MEST 病理评分）仍是影响预后的重要因素。此外，患者年龄、肾活检时的用药情况及种族因素在统计学意义上也会影响预后。上述模型可应用于全球多种族的 IgAN 患者，同时上述 2 个模型都已实现移动 APP 及网络计算器的转化，以推动更加便捷的临床应用。

（二）影像学检查在 IgA 肾病诊断中应用

磁共振成像（MRI）作为无创的检测手段在 IgAN 诊断中的作用至关重要。近来有研究证实，多频磁共振弹性成像（magnetic resonance elastography，MRE）中的断层弹性显像（tomoelastography）对慢性、进展期 IgAN 患者的肾脏结构、功能改变可进行更准确及适用的评估。该研究为前瞻性队列研究，共纳入 32 例样本，其中试验组为 16 例肾活检确诊的 IgAN 患者，对照组为年龄、性别匹配的 16 例健康对照者，每位受试者均接受断层弹性显像（tomoelastography），生成反映肾脏组织弹性的量化图，同时分别进行联合弥散加权成像（diffusion-weighted imaging，DWI）及血氧水平依赖性成像（blood oxygen level dependent，BOLD）。检测区域包括双侧肾脏全部肾实质，对比的临床参数为肾小球滤过率及蛋白肌酐比值。结果显示，断层弹性显像、DWI 及 BOLD 的检测成功率分别为 100%、91% 和 87%；IgAN 患者具有更低的表面扩散系数值，且剪切波速明显下降；BOLD 对 IgAN 的检测并不敏感，断层弹性显像较 DWI 对 IgAN 具有更高的敏感性，且其结果明确与肾小球滤过率呈正相关（$r=0.66$，$P=0.006$）。这也提示在慢性肾脏病中，肾组织的黏弹性可发生明显改变。断层弹性显像可以无创检测到 IgAN 的肾脏结构改变，并广泛应用于临床疾病诊断及肾活检患者的病理分级，同时可通过对影像图片的定量分析来判断疾病预后。

四、IgA 肾病治疗的新进展

目前，IgAN 的治疗尚无特异型性方法。对于 IgAN 患者，主要治疗为结合患者的临床表现及是否具有疾病进展危险因素给予综合、个体化的治疗。IgAN 最基本的治疗模式仍是支持治疗。具体措施包括防治感染［如口咽部感染（扁桃体炎、牙龈炎）、上颌窦炎、尿路感染等］、控制血压、给予足量的肾素－血管紧张素－醛固酮系统（renin-angiotensin-aldosterone system，RASS）阻断药、控制蛋白和盐的摄入、避免劳累和使用肾毒性药物、戒烟、控制代谢综合征（高尿酸血症、肥胖、高脂血症）及定期随访。有研究表明，IgAN 患者高盐饮食引起肾脏局部 RASS 激活，是导致 RASS 阻断药治疗不佳的重要原因。严格的限盐饮食和足量的 RASS 阻断药可以使 50% 以上的 IgAN 患者达到蛋白尿缓解。

（一）IgA 肾病与免疫抑制剂治疗

目前，免疫抑制剂治疗 IgAN 的风险和获益还有争议。2015 年公布的欧洲多中心 STOP-IgAN 研究将 162 例经过 6 个月最优化支持治疗但蛋白尿仍 >0.75 g/d 且具有病情进展高风险的 IgAN 患者随机分为 2 组，一组继续应用 RAS 阻断药强化支持治疗（支持治疗组），另一组在支持治疗的基础上加用免疫抑制剂治疗［免疫抑制剂治疗组：eGFR≥60 ml/（min·1.73 m^2）者，6 个月糖皮质激素单药治疗；GFR 处于 30～59 ml/(min·1.73 m^2)者，环磷酰胺治疗 3 个月后接着口服硫唑嘌呤和泼尼松治疗］。结果发现，在 3 年的随访中，接受免疫抑制剂治疗的患者更容易获得临床完全缓解，但其每年肾功能的丢失率与支持治疗组相当，且不良反应更多；使用 RAS 阻断药强化对照治疗和使用免疫抑制剂对 IgAN 患者的预后无改善作用；免疫抑制剂治疗组出现了感染等不良反应，甚至因感染出现了败血症病死病例。2018年，该研究发布了二次意向性治疗分析，分别分析了免疫抑制剂治疗的2个亚组和支持治疗组患者的肾脏终点事件的数据。结果显示，在随访的第12个月时，糖皮质激素单药治疗组较支持治疗组暂时降低了蛋白尿水平，但研究结束时2个免疫抑制剂治疗亚组患者的蛋白尿水平无显著差异；严重感染、糖耐量受损和（或）体重增加等不良事件的发生率在2个免疫抑制剂治疗亚组中都高于支持治疗组。上述结果证实，糖皮质激素单药治疗在少数GFR相对良好且持续蛋白尿的IgAN患者中出现疾病缓解；免疫抑制剂治疗方案不能阻止eGFR降低，并且与许多不良事件有关。因此，肾功能良好的IgAN患者在糖皮质激素单药治疗中的潜在获益（蛋白尿水平降低）需要与不良事件增加的风险之间进行权衡。

由北京大学肾脏病研究所牵头发起的TESTING研究评估了糖皮质激素在疾病进展高风险的IgAN患者（至少3个月RAS阻断药严格控制血压等优化支持治疗后，仍然蛋白尿>1 g/d，且eGFR处于20～120 ml/（min·1.73 m^2）的IgAN患者）中预防重要肾脏结局的有效性和安全性。甲泼尼龙组［0.6～0.8 mg/（kg·d），最大剂量48 mg/d］和安慰剂组分别有136例患者和126例对照者被纳入分析。2017年，该研究的中期结果发布：糖皮质激素用于IgAN不仅可以降低蛋白尿，同时可能减少2/3以上的肾脏终点事件的风险，但14.7%的患者出现严重的致死或致残性不良反应，特别是感染问题不容忽视。因为不良事件过多，该研究提前终止。因此，糖皮质激素是一把"双刃剑"，在临床使用时需要慎重。目前，TESTING课题工作组还在继续开展新的研究（NCT01560052），寻求更安全的糖皮质激素治疗方案。

（二）靶向治疗——IgA肾病治疗的新方向

未来治疗IgAN的方向是从不同发病机制上进行靶向干预。羟氯喹是一种免疫调节药，具有抗炎作用，常用于治疗疟疾、红斑狼疮、类风湿关节炎等疾病。2019年，北京大学第一医院发表的随机双盲对照研究发现，在应用最优化的RAS抑制药的基础上，联合羟氯喹治疗6个月，可将蛋白尿持续降低50%。该研究纳入了60例蛋白尿处于0.75～3.5 g/d且eGFR>30 ml/（min·1.73 m^2）的IgAN患者，按1∶1的比例随机分为羟氯喹治疗组和安慰剂组。用药期间，所有患者的耐受性均较好，随访期间没有严重不良反应发生。但该研究的随访时间短，样本量较小，无法对羟氯喹的长期肾脏保护作用和安全性做出最终结论，羟氯喹远期对肾功能的作用还需要进一步研究。

有研究证实，多条补体系统活化参与了IgAN的发病机制，目前以干预补体系统为目标的治疗策略被逐渐试用于IgAN的治疗。例如，以抑制补体活化为靶标的药物，包括依库珠单抗（重组人源型C5单克隆抗体，依库珠单抗）和OMS721（MASP-2抑制药）在IgAN治疗中均被应用。依库珠单抗在治疗儿童新月体IgAN的个案中获得了降低尿蛋白和稳定肾功能的显著疗效，但有1例患儿在停止依库珠单抗治疗后肾功能出现恶化。9例进展型IgAN患者在充分使用RAS阻断药的基础上，增加OSM721治疗9～12个月，蛋白尿平均下降61%，所有患者对药物耐受性好，治疗期间没有发生严重不良反应，该药目前正在进行Ⅲ期临床研究。这些临床治疗的初步结果提示，靶向干预补体系统在IgAN中应用前景良好，补体系统干预有望成为IgAN的新治疗策略。

另一项2b期、双盲、随机对照研究（NEFIGAN研究）旨在评估新型布地奈德靶向释放药（TRF-布地奈德）远端回肠靶向定位给药治疗IgAN的安全性和有效性。结果表明，TRF-布地奈德16 mg/d联合RAS阻断优化治疗可降低IgAN患者的蛋白尿，继而降低终末期肾病的进展风险。TRF-布地奈德有望成为首个靶向作用于肠黏膜免疫系统并治疗 IgAN 的特异性药物。

（三）IgA 肾病的中药抗凝治疗

中医学认为，IgAN 的总病机为本虚标实，标实兼夹证尤以血瘀证最常见。陈香美等进行的多中心研究发现，IgAN 患者血瘀证是进展过程中最主要的邪实证。危成筠分析了 94 例 IgAN 血瘀证患者的临床与病理资料。结果发现，在 94 例 IgAN 患者中，血瘀证占 61.70%，非血瘀证占 38.30%。血瘀证组血纤维蛋白原明显高于非血瘀证组，血肌酐、血三酰甘油亦较非血瘀证组明显增高，活化部分凝血活酶时间明显低于非血瘀证组，提示血瘀证患者血液处于高凝状态，血瘀证还与肾功能损害及高脂血症密切相关。病理学方面，血瘀证组肾组织纤维蛋白原相关抗原沉积程度高于非血瘀证组，提示 IgAN 中普遍存在血瘀证，因此，中医治疗 IgAN 时，非常重视活血化瘀方法的应用。

中医学的临床研究证实，应用活血、化瘀、通络方法有助于提高治疗 IgAN 的疗效。在复方中药研究方面，牛玉芹等观察活血化瘀中药（川芎、生大黄、丹参、三七、水蛭、红花）联合吗替麦考酚酯治疗 IgAN 的疗效。该研究选取了 110 例 IgAN 慢性肾衰竭代偿期患者，分为活血化瘀中药联合西药治疗组和西药对照组，观察治疗 12 个月后的疗效。结果发现，联合治疗能显著降低蛋白尿、血尿水平，显著提高肾小球的有效滤过率，各项指标改善情况均明显优于西药单要治疗。彭云松等观察化瘀通络解毒中药（地龙、僵蚕、乌梢蛇、制鳖甲等）治疗 IgAN 的临床疗效。结果发现，化瘀、通络、解毒中药联合西药可以显著改善 IgAN 患者的血尿和蛋白尿症状，联合治疗组的总有效率（81.7%）显著高于单纯西药治疗组的总有效率（53.3%）。张晓艳等分析了 72 例肾虚血瘀型 IgAN 患者应用益肾通络汤（黄芪、丹参、当归、乌梢蛇、僵蚕、蝉蜕等）的效果及其对血液流变学指标的影响。结果发现，益肾通络汤可明显改善肾虚血瘀型 IgAN 患者的临床症状，降低尿蛋白，改善血液流变学指标，降低炎性反应。

单味中药研究方面，近年来对于水蛭的研究较为深入。王丽萍的研究发现，经过 4 个月水蛭治疗的 IgAN 患者的血瘀证积分明显下降，生活质量显著提高。王永钧的研究发现，水蛭素可以明显下调肾小球系膜细胞 TGF-β 基因的表达，起到干预肾小球硬化的作用。何娅妮的研究发现，水蛭的主要成分水蛭素显著降低 IgAN 患者的 24 h 尿蛋白水平，减少尿蛋白对肾小管的损害；水蛭素还可以提升内生肌酐清除率，改善 IgAN 患者的血液运行障碍，保护肾功能。陈香美等对以水蛭为主要成分的肾乐胶囊进行了系列基础研究，证实其可通过促进细胞外基质降解等途径减轻 5/6 肾切除大鼠的肾小球硬化，而改善肾功能和病理损伤。

因此，在临床治疗中，需要重视活血化瘀中药在改善 IgAN 血流动力学方面的作用，进一步加强中西医结合治疗 IgAN 的研究。

综上所述，IgAN 的发病机制复杂，临床表现各异，目前在治疗上仍然缺乏特异性的方法，但随着对其发病机制的深入研究和新型生物制剂的研发，必将会给 IgAN 的治疗带来新的希望。

（林洪丽）

参 考 文 献

[1] Li LS, Liu ZH. Epidemiologic data of renal diseases from a single unit in China: analysis based on 13 519 renal biopsies. Kidney Int, 2004, 66(3): 920-923.

[2] Suzuki H, Kiryluk K, Novak J, et al. The pathophysiology of IgA nephropathy. J Am Soc Nephrol, 2011, 22(10): 1795-1803.

[3] Chang S, Li XK. The role of immune modulation in pathogenesis of IgA nephropathy. Front Med, 2020, 7(92): 63-67.

[4] Rodrigues JC, Haas M, Reich HN. IgA nephropathy. Clin J Am Soc Nephrol, 2017, 12(4): 677-686.

[5] Magistroni R, Dagati VD, Appel GB, et al. New developments in the genetics, pathogenesis, and therapy of IgA nephropathy. Kidney Int, 2015, 88(5): 974-989.

[6] Kerr MA. The structure and function of human IgA. Biochem J, 1990, 271(2): 285-296.

[7] Lafayette RA, Kelepouris E. Immunoglobulin a nephropathy: advances in understanding of pathogenesis and treatment. Am J Nephrol, 2018, 47(Suppl 1): 43-52.

[8] Woof JM, Russell MW. Structure and function relationships in IgA. Mucosal Immunol, 2011, 4(6): 590-597.

[9] Bunker JJ, Erickson SA, Flynn TM, et al. Natural polyreactive IgA antibodies coat the intestinal microbiota. Science, 2017, 358(6361): 162-166.

[10] Pabst O. New concepts in the generation and functions of IgA. Nat Rev Immunol, 2012, 12(12): 821-832.

[11] Perse M, Veceric-Haler Z. The role of IgA in the pathogenesis of IgA nephropathy. International Journal of Molecular Sciences, 2019, 20(24): 36-40.

[12] Yeo SC, Cheung CK, Barratt J. New insights into the pathogenesis of IgA nephropathy. Pediatr Nephrol, 2018, 33(5): 763-777.

[13] Gharavi AG, Moldoveanu Z, Wyatt RJ, et al. Aberrant IgA1 glycosylation is inherited in familial and sporadic IgA nephropathy. J Am Soc Nephrol, 2008, 19(5): 1008-1014.

[14] Lomax Browne HJ, Visconti A, Pusey CD, et al. IgA1 glycosylation is heritable in healthy twins. J Am Soc Nephrol, 2017, 28(1): 64-68.

[15] Gale DP, Molyneux K, Wimbury D, et al. Galactosylation of IgA1 is associated with common variation in C1GALT1. J Am Soc Nephrol, 2017, 28(7): 2158-2166.

[16] Monteiro RC. Recent advances in the physiopathology of IgA nephropathy. Nephrol Ther, 2018, 14(Suppl)1: 1-8.

[17] Zhang YM, Zhou XJ, Zhang H. What genetics tells us about the pathogenesis of IgA nephropathy: The role of immune factors and infection. Kidney Int Rep, 2017, 2(3): 318-331.

[18] Novak J, Barratt J, Julian BA, et al. Aberrant glycosylation of the IgA1 molecule in IgA nephropathy. Seminars In Nephrology, 2018, 38(5): 461-476.

[19] Sallustio F, Curci C, Dileo V, et al. A new vision of IgA nephropathy: the missing link. International Journal of Molecular Sciences, 2019, 21(1): 44-50.

[20] Kodama S, Suzuki M, Arita M, et al. Increase in tonsillar germinal centre B-1 cell numbers in IgA nephropathy (IgAN) patients and reduced susceptibility to Fas-mediated apoptosis. Clin Exp Immunol, 2001, 123(2): 301-308.

[21] Suzuki H, Moldoveanu Z, Hall S, et al. IgA1-secreting cell lines from patients with IgA nephropathy produce aberrantly glycosylated IgA1. J Clin Invest, 2008, 118(2): 629-639.

[22] Ju T, Cummings RD. A unique molecular chaperone cosmc required for activity of the mammalian core 1 beta 3-galactosyltransferase. Proc Natl Acad Sci USA, 2002, 99(26): 16613-16618.

[23] Qin W, Zhou Q, Yang LC, et al. Peripheral B lymphocyte beta1, 3-galactosyltransferase and chaperone expression in immunoglobulin A nephropathy. J Intern Med, 2005, 258(5): 467-477.

[24] Robert T, Berthelot L, Cambier A, et al. Molecular insights into the pathogenesis of IgA nephropathy. Trends Mol Med, 2015, 21(12): 762-775.

[25] Yeo SC, Goh SM, Barratt J. Is immunoglobulin a nephropathy different in different ethnic populations? Nephrology, 2019, 24(9): 885-895.

[26] Mestecky J, Novak J, Moldoveanu Z, et al. IgA nephropathy enigma. Clin Immunol, 2016, 172(7): 2-7.

[27] Rollino C, Vischini G, Coppo R. IgA nephropathy and infections. J Nephrol, 2016, 29(4): 463-468.

[28] Kiryluk K, Li Y, Scolari F, et al. Discovery of new risk loci for IgA nephropathy implicates genes involved in immunity against intestinal pathogens. Nature genetics, 2014, 46(11): 1187-1196.

[29] Mahmoodpoor F, Rahbar Saadat Y, Barzegari A, et al. The impact of gut microbiota on kidney function and

[30] Chen YY, Chen DQ, Chen L, et al. Microbiome-metabolome reveals the contribution of gut-kidney axis on kidney disease. J Transl Med, 2019, 17(1): 5-9.

[31] De Aagelis M, Montemurno E, Piccolo M, et al. Microbiota and metabolome associated with immunoglobulin A nephropathy (IgAN). PLoS One, 2014, 9(6): 99006-99012.

[32] Ji L, Chen X, Zhong X, et al. Astragalus membranaceus up-regulate cosmc expression and reverse IgA dys-glycosylation in IgA nephropathy. BMC Complement Altern Med, 2014, 14(1): 95-101.

[33] Wu MY, Chen CS, Yiang GT, et al. The emerging role of pathogenesis of IgA nephropathy. J Clin Med, 2018, 7(8): 16-22.

[34] West CE, Jenmalm MC, Prescott SL. The gut microbiota and its role in the development of allergic disease: a wider perspective. Clin Exp Allergy, 2015, 45(1): 43-53.

[35] Suzuki H, Raska M, Yamada K, et al. Cytokines alter IgA1 O-glycosylation by dysregulating C1GalT1 and ST6GalNAc-II enzymes. J Biol Chem, 2014, 289(8): 5330-5339.

[36] Mccallum D, Smith L, Harley F, et al. IgA nephropathy and thin basement membrane disease in association with Crohn disease. Pediatr Nephrol, 1997, 11(5): 637-640.

[37] Pipili C, Michopoulos S, Sotiropoulou M, et al. Is there any association between IgA nephropathy, Crohn's disease and Helicobacter pylori infection? Ren Fail, 2012, 34(4): 506-509.

[38] Suzuki H, Fan R, Zhang Z, et al. Aberrantly glycosylated IgA1 in IgA nephropathy patients is recognized by IgG antibodies with restricted heterogeneity. J Clin Invest, 2009, 119(6): 1668-1677.

[39] Grossete B, Launay P, Lehuen A, et al. Down-regulation of Fc alpha receptors on blood cells of IgA nephropathy patients: evidence for a negative regulatory role of serum IgA. Kidney Int, 1998, 53(5): 1321-1335.

[40] Launay P, Grossetete B, Arcos Fajardo M, et al. Fcalpha receptor (CD89) mediates the development of immunoglobulin A (IgA) nephropathy (Berger's disease). Evidence for pathogenic soluble receptor-Iga complexes in patients and CD89 transgenic mice. J Exp Med, 2000, 191(11): 1999-2009.

[41] Allen AC, Bailey EM, Barratt J, et al. Analysis of IgA1 O-glycans in IgA nephropathy by fluorophore-assisted carbohydrate electrophoresis. J Am Soc Nephrol, 1999, 10(8): 1763-1771.

[42] Berthelot L, Papista C, Maciel TT, et al. Transglu-taminase is essential for IgA nephropathy development acting through IgA receptors. J Exp Med, 2012, 209(4): 793-806.

[43] Vuong MT, Hahn-Zoric M, Lundberg S, et al. Association of soluble CD89 levels with disease progression but not susceptibility in IgA nephropathy. Kidney Int, 2010, 78(12): 1281-1287.

[44] Lechner SM, Papista C, Chemouny JM, et al. Role of IgA receptors in the pathogenesis of IgA nephropathy. J Nephrol, 2016, 29(1): 5-11.

[45] Smerud HK, Fellstrom B, Hallgren R, et al. Gluten sensitivity in patients with IgA nephropathy. Nephrol Dial Transplant, 2009, 24(8): 2476-2481.

[46] Haddad E, Moura IC, Arcos Fajarcos Fajardo M, et al. Enhanced expression of the CD71 mesangial IgA1 receptor in Berger disease and Henoch-Schonlein nephritis: association between CD71 expression and IgA deposits. J Am Soc Nephrol, 2003, 14(2): 327-337.

[47] Gomez Guerrero C, Duque N, Egido J. Stimulation of Fc (alpha) receptors induces tyrosine phosphorylation of phospholipase C-gamma (1), phosphatidylinositol phosphate hydrolysis, and Ca2+ mobilization in rat and human mesangial cells. J Immunol, 1996, 156(11): 4369-4376.

[48] Mourai C, Benhamou M, Launay P, et al. The glomerular response to IgA deposition in IgA nephropathy. Seminars In Nephrology, 2008, 28(1): 88-95.

[49] Molyneux K, Wimbury D, Pawluczyk I, et al. Beta1, 4-galactosyltransferase 1 is a novel receptor for IgA in human mesangial cells. Kidney Int, 2017, 92(6): 1458-1468.

[50] Bellur SS, Lepeytre F, Vorobyeva O, et al. Evidence from the Oxford classification cohort supports the clinical value of subclassification of focal segmental glomerulosclerosis in IgA nephropathy. Kidney Int, 2017, 91(1): 235-243.

[51] Asao R, Asanuma K, Kodama F, et al. Relationships between levels of urinary podocalyxin, number of urinary podocytes, and histologic injury in adult patients with IgA nephropathy. Clin J Am Soc Nephrol, 2012, 7(9): 1385-1393.

[52] Trimarchi H, Coppo R. Podocytopathy in the mesangial proliferative immunoglobulin A nephropathy: new insights into the mechanisms of damage and progression. Nephrol Dial Transplant, 2019, 34(8): 1280-1285.

[53] Leung JCK, Lai KN, Tang SCW. Role of mesangial-

podocytic-tubular cross-talk in IgA nephropathy. Seminars In Nephrology, 2018, 38(5): 485-495.

[54] Yang YH, Wang SJ, Chuang YH, et al. The level of IgA antibodies to human umbilical vein endothelial cells can be enhanced by TNF-alpha treatment in children with Henoch-Schonlein purpura. Clin Exp Immunol, 2002, 130(2): 352-357.

[55] Yang YH, Chang CJ, Chuang YH, et al. Identification and characterization of IgA antibodies against beta2-glycoprotein I in childhood Henoch-Schonlein purpura. Br J Dermatol, 2012, 167(4): 874-881.

[56] Faria B, Henriques C, Matos AC, et al. Combined C4d and CD3 immunostaining predicts immunoglobulin (IgA) nephropathy progression. Clin Exp Immunol, 2015, 179(2): 354-361.

[57] Gan L, Zhou Q, Li X, et al. Intrinsic renal cells induce lymphocytosis of Th22 cells from IgA nephropathy patients through B7-CTLA-4 and CCL-CCR pathways. Mol Cell Biochem, 2018, 441(1-2): 191-199.

[58] Gan L, Zhu M, Li X, et al. Tonsillitis exacerbates renal injury in IgA nephropathy through promoting Th22 cells chemotaxis. International Urology and Nephrology, 2018, 50(7): 1285-1292.

[59] Eljaszewicz A, Kleina K, Grubczak K, et al. Elevated numbers of circulating very small embryonic-like stem cells (VSELs) and intermediate CD14+ CD16+ monocytes in IgA nephropathy. Stem Cell Rev Rep, 2018, 14(5): 686-693.

[60] Duan ZY, Cai GY, Li JJ, et al. Urinary erythrocyte-derived miRNAs: emerging role in IgA nephropathy. Kidney Blood Press Res, 2017, 42(4): 738-748.

[61] Espinosa M, Ortega R, Sanchez M, et al. Association of C4d deposition with clinical outcomes in IgA nephropathy. Clin J Am Soc Nephrol, 2014, 9(5): 897-904.

[62] Gharavi AG, Kiryluk K, Choi M, et al. Genome-wide association study identifies susceptibility loci for IgA nephropathy. Nature genetics, 2011, 43(4): 321-327.

[63] Maillard N, Wyatt RJ, Julian BA, et al. Current understanding of the role of complement in IgA nephropathy. J Am Soc Nephrol, 2015, 26(7): 1503-1512.

[64] Lee HJ, Choi SY, Jeong KH, et al. Association of C1q deposition with renal outcomes in IgA nephropathy. Clin Nephrol, 2013, 80(2): 98-104.

[65] Onda K, Ohi H, Tamano M, et al. Hypercomp-lementemia in adult patients with IgA nephropathy. J Clin Lab Anal, 2007, 21(2): 77-84.

[66] Floege J, Daha MR. IgA nephropathy: new insights into the role of complement. Kidney Int, 2018, 94(1): 16-18.

[67] Zhu L, Guo WY, Shi SF, et al. Circulating complement factor H-related protein 5 levels contribute to development and progression of IgA nephropathy. Kidney Int, 2018, 94(1): 150-158.

[68] Roos A, Bouwman LH, Van Gijlswijk Janssen DJ, et al. Human IgA activates the complement system via the mannan-binding lectin pathway. J Immunol, 2001, 167(5): 2861-2868.

[69] Roos A, Rastaldi MP, Calvaresi N, et al. Glomerular activation of the lectin pathway of complement in IgA nephropathy is associated with more severe renal disease. J Am Soc Nephrol, 2006, 17(6): 1724-1734.

[70] Shi B, Wang L, Mou S, et al. Identification of mannose-binding lectin as a mechanism in progressive immunoglobulin A nephropathy. Int J Clin Exp Pathol, 2015, 8(2): 1889-1899.

[71] Ouyang Y, Zhu L, Shi M, et al. A rare genetic defect of MBL2 increased the risk for progression of IgA nephropathy. Frontiers in immunology, 2019, 10(5): 3-7.

[72] Working Group of the International IG ANN, the renal Pathologys, Cattran DC, et al. The Oxford classification of IgA nephropathy: rationale, clinicopathological correlations, and classification. Kidney Int, 2009, 76(5): 534-545.

[73] Working Group of the International IG ANN, the renal Pathologys, Roberts IS, et al. The Oxford classification of IgA nephropathy: pathology definitions, correlations, and reproducibility. Kidney Int, 2009, 76(5): 546-556.

[74] Haas M, Verhave JC, Liu ZH, et al. A multicenter study of the predictive value of crescents in IgA nephropathy. J Am Soc Nephrol, 2017, 28(2): 691-701.

[75] Coppo R, Lofaro D, Camilla RR, et al. Risk factors for progression in children and young adults with IgA nephropathy: an analysis of 261 cases from the VALIGA European cohort. Pediatr Nephrol, 2017, 32(1): 139-150.

[76] Roberts I, Bellur S, Troyanov S, et al. Reproducibility of the Oxford Classification of IgA nephropathy and impact of scoring on the prognostic value of the schema: evidence from the VALIGA study cohort. Archiv für Pathologische Anatomie und Physiologie und für Klinische Medicin, 2014, 46(5): 50-56.

[77] Chakera A, Macewen C, Bellur SS, et al. Prognostic value of endocapillary hypercellularity in IgA nephropathy patients with no immunosuppression. J Nephrol, 2016, 29(3): 367-

375.

［78］Soares MF, Genitsch V, Chakera A, et al. Relationship between renal CD68(+) infiltrates and the Oxford Classification of IgA nephropathy. Histopathology, 2019, 74(4): 629-637.

［79］Trimarchi H, Barratt J, Cattran DC, et al. Oxford classification of IgA nephropathy 2016: an update from the IgA nephropathy classification working group. Kidney Int, 2017, 91(5): 1014-1021.

［80］Bellur SS, Roberts ISD, Troyanov S, et al. Reprod-ucibility of the oxford classification of immunoglobulin a nephropathy, impact of biopsy scoring on treatment allocation and clinical relevance of disagreements: evidence from the validation of IGA study cohort. Nephrol Dial Transplant, 2019, 34(10): 1681-1690.

［81］Kataoka H, Moriyama T, Manabe S, et al. Maximum glomerular diameter and oxford MEST-C score in IgA nephropathy: the significance of yime-series changes in Pseudo-R(2) values in relation to renal outcomes. J Clin Med, 2019, 8(12): 14.

［82］El Karoui K, Hill GS, Karras A, et al. A clinicopath-ologic study of thrombotic microangiopathy in IgA nephropathy. J Am Soc Nephrol, 2012, 23(1): 137-148.

［83］Cai Q, Shi S, Wang S, et al. Microangiopathic lesions in IgA nephropathy: a cohort study. Am J Kidney Dis, 2019, 74(5): 629-639.

［84］Soares MFS, Roberts ISD. Histologic classification of IgA nephropathy: past, present, and future. Seminars in nephrology, 2018, 38(5): 477-484.

［85］Barbour SJ, Coppo R, Zhang H, et al. Evaluating a new international risk-prediction tool in IgA nephropathy. JAMA Intern Med, 2019, 179(7): 942-952.

［86］Lang ST, Guo J, Bruns A, et al. Multiparametric quantitative MRI for the detection of IgA nephropathy using tomoelastography, DWI, and BOLD imaging. Invest Radiol, 2019, 54(10): 669-674.

［87］Floege J, Brbour SJ, Cattran DC, et al. Management and treatment of glomerular diseases (part 1): conclusions from a kidney disease: improving global outcomes (KDIGO) controversies conference. Kidney Int, 2019, 95(2): 268-280.

［88］Outcomes KDIGO. 2020 KDIGO clinical practice guideline on glomerular diseases. Kidney Int. 2020, 98(4S): 1-115.

［89］Xie X, Liu Y, Perkovic V, et al. Renin-angiotensin system inhibitors and kidney and cardiovascular outcomes in patients with CKD: a bayesian network meta-analysis of randomized clinical trials. Am J Kidney Dis, 2016, 67(5): 728-741.

［90］Xie X, Atkins E, Lv J, et al. Effects of intensive blood pressure lowering on cardiovascular and renal outcomes: updated systematic review and meta-analysis. Lancet, 2016, 387(10017): 435-443.

［91］Rauen T, Eitner F, Fitzner C, et al. Intensive supportive care plus immunosuppression in IgA nephropathy. N Engl J Med, 2015, 373(23): 2225-2236.

［92］Rauen T, Fitzner C, Eitner F, et al. Effects of two immunosuppressive treatment protocols for IgA nephropathy. J Am Soc Nephrol, 2018, 29(1): 317-325.

［93］Lv J, Zhang H, Wong MG, et al. Effect of oral methylprednisolone on clinical outcomes in patients with IgA nephropathy. the testing randomized clinical trial. JAMA, 2017, 318(5): 432-442.

［94］Liu LJ, Yang YZ, Shi SF, et al. Effects of hydroxychloroquine on proteinuria in iga nephropathy: a randomized controlled trial. Am J Kidney Dis, 2019, 74(1): 15-22.

［95］Rosenblad T, Rebetz J, Johansson M, et al. Eculizumab treatment for rescue of renal function in IgA nephropathy. Pediatr Nephrol, 2014, 29(11): 2225-2228.

［96］Ring T, Pedersen BB, Salkus G, et al. Use of eculizumab in crescentic IgA nephropathy: proof of principle and conundrum? Clin Kidney J, 2015, 8(5): 489-491.

［97］Fellstrom BC, Barratt J, Cook H, et al. Targeted-release budesonide versus placebo in patients with IgA nephropathy (NEFIGAN): a double-blind, randomised, placebo-controlled phase 2b trial. Lancet, 2017, 389(10084): 2117-2127.

［98］陈香美, 陈以平, 李平, 等. 1016例IgA肾病患者中医证候的多中心流行病学调查及相关因素分析. 中国中西医结合杂志, 2006, 26（3）: 16-22.

［99］危成筠, 陈香美, 赵丹阳, 等. IgA肾病血瘀证与临床病理的相关性研究. 中国中西医结合杂志, 2005, 25（8）: 687-690.

［100］牛玉芹, 刘勇志, 和兴彩. 吗替麦考酚酯联合活血化瘀中药治疗IgA肾病慢性肾衰竭失代偿期疗效观察. 现代中西医结合杂志, 2017, 28（2）: 69-71.

［101］彭云松, 梁丽娟, 谷艳丽, 等. 化瘀通络解毒法治疗瘀血阻络型IgA肾病60例临床观察. 河北中医, 2013, 8（1）: 12-14.

［102］张晓艳, 张雪琴. 益肾通络汤治疗肾虚血瘀型IgA肾病临床研究. 光明中医, 2018, 33（23）: 71-73.

［103］鲁盈, 杨汝春, 朱晓玲, 等. OX-LDL诱导活化的巨

噬细胞对肾小球系膜细胞 TGF-β 与 Fn 基因表达的影响及水蛭素的干预作用. 中国中西医结合肾病杂志, 2007, 8 (11): 120-125.

[104] 李开龙, 何娅妮, 左洪炜, 等. 水蛭素治疗以血尿为主要表现的免疫球蛋白 A 型肾病的随机对照临床研究. 中西医结合杂志, 2008, 6 (3): 253-257.

[105] 王文新, 陈香美, 叶一舟. 肾乐和法安明防治大鼠肾小球硬化机制的探讨. 中国中西医结合杂志, 2000, 20 (12): 923-927.

第三节 膜性肾病诊治新进展

膜性肾病（membranous nephropathy，MN）是成人肾病综合征的常见病因，发病年龄高峰在 40～60 岁，男女比例约为 2:1，儿童少见。膜性肾病的诊断依靠肾组织病理活检，其典型的病理特征为：光镜下肾小球毛细血管基底膜弥漫性增厚，免疫荧光可见 IgG 伴或不伴 C3 沿毛细血管壁弥漫颗粒状沉积；电镜下见上皮下电子致密物沉积。25%～30% 的膜性肾病继发于恶性肿瘤（实体瘤如肺癌、肠癌、乳腺癌）、感染（乙型病毒性肝炎、疟疾等）、结缔组织疾病（系统性红斑狼疮等）和药物/毒物（非甾体抗炎药、中药、重金属等）因素。未发现继发因素的膜性肾病称为特发性膜性肾病（idiopathic MN，IMN），也称原发性膜性肾病（primary membranous nephropathy，PMN）。

近年来，中国肾活检相关研究证实，原发性膜性肾病在原发性肾小球病中的占比逐年增加。Hou 等报道，由 2003—2006 年的 10.4% 上升到 2011—2014 年的 24.1%。Xu 等的研究发现，原发性膜性肾病发病风险的升高与空气污染有关。随着抗磷脂酶 A2 受体（PLA2R）抗体和抗 1 型血小板反应蛋白 7A 域（THSD7A）抗体的发现，原发性膜性肾病的研究和诊治进入了分子时代。

一、原发性膜性肾病自身抗体的认识进展

关于原发性膜性肾病相关自身抗体的研究有几个里程碑式的发现。

（一）Heymann 肾炎（1959 年）

用肾脏近曲小管刷状缘成分免疫大鼠，使之产生抗刷状缘抗体，引起膜性肾病。关于 Heymann 肾炎的研究发现了膜性肾病原位免疫复合物沉积的发病机制，即循环中的自身抗体穿过基底膜，与足细胞表面的自身抗原（如 megalin）相结合，形成原位免疫复合物，激活补体，损伤足细胞，进而引起蛋白尿，但人类膜性肾病患者的肾小球并未检测到 megalin 表达。

（二）中性内肽酶抗体（2002 年）

Debiec 等报道了 1 例表现为肾病综合征的新生儿患者，肾活检提示膜性肾病，进一步研究发现其母亲体内中性内肽酶（NEP）表达缺失，其妊娠后 NEP 表达正常的胎儿产生的 NEP 抗原进入母体，刺激母体产生抗 NEP 抗体（通常是 IgG4 或 IgG1）。再次妊娠时，NEP 抗体经过胎盘进入胎儿体内，诱发膜性肾病。这是人类体内发现的第一个膜性肾病相关的抗足细胞抗体，也在人类体内通过同种异体免疫阐明膜性肾病的发病机制，但 NEP 相关膜性肾病的发病率极低。

（三）磷脂酶 A2 受体抗体（2009 年）

Beck 等发现，抗足细胞上磷脂酶 A2 受体（PLA2R）的自身抗体存在于 70% 的原发性膜性肾病患者的循环中。在正常人或非膜性肾病患者的肾组织中，采用常规免疫组织化学/荧光的方法检

测不到 PLA2R，但在血清 PLA2R 抗体阳性的膜性肾病患者中，肾组织 PLA2R 基本为阳性。肾组织 PLA2R 在原发性膜性肾病中的阳性率为 80%～85%，高于血清抗体的阳性率，这可能与抗体大多数沉积于基底膜（Sink 学说）或疾病缓解后抗体消失有关。

（四）1 型血小板反应蛋白 7A 域抗体（2014 年）

在 PLA2R 阴性的原发性膜性肾病患者中，Tomas 等鉴定出另一种足细胞自身抗体，即抗 THSD7A 抗体，其阳性率在 PLA2R 非相关膜性肾病中约占 10%。2016 年，Hoxha 等在 1 例胆囊癌合并膜性肾病的患者血清中检测到该抗体，同时也在该患者的肿瘤组织中检测到 THSD7A 抗原，发现抗体水平变化和肿瘤治疗密切相关；进一步研究发现，约 25% 抗 THSD7A 抗体阳性的膜性肾病合并肿瘤，部分解释了肿瘤相关性膜性肾病的发病机制。

（五）Exsostosin1/2（2018 年）

Sethi 等在 PLA2R 阴性膜性肾病患者中，发现部分患者存在 Exsostosin1/2 阳性；进一步分析发现，在 26 例 Exsostosin1/2 相关膜性肾病患者中，80.7% 提示自身免疫性疾病的特征，包括狼疮；在验证队列中，18 例纯 V 型狼疮肾炎有 8 例阳性，16 例诊断原发性膜性肾病但有自身免疫特征的患者中 3 例阳性；14 例混合 5 型狼疮肾炎患者中仅 1 例阳性，循环中未找到 exostosin 抗体。

（六）抗神经表皮生长因子样蛋白 1 抗体（2019 年）和 Semaphorin 3B 抗体（2020 年）

Sethi 等鉴定出抗神经表皮生长因子样蛋白 1（NELL-1）抗体，该抗体占所有原发性膜性肾病的 3%～5%；也在儿童膜性肾病中鉴定出 Semaphorin 3B 抗体。此外，有报道的膜性肾病相关自身抗体还包括醛糖还原酶（AR）、锰超氧化物歧化酶（SOD2）和 α 烯醇酶抗体。

对于膜性肾病的认识，目前已经从病理形态发展到分子水平。在原发性膜性肾病中，80%～85% 为 PLA2R 阳性膜性肾病，其中 75%～80% 血清抗体阳性，20%～25% 血清抗体阴性；3%～5% 为 THSD7A 阳性膜性肾病，其中还有很小一部分表现为 PLA2R 和 THSD7A 双阳性；对于双阴性的患者，可能是不明抗原的原发性膜性肾病或未被识别的继发性膜性肾病（图 1-2-4）。

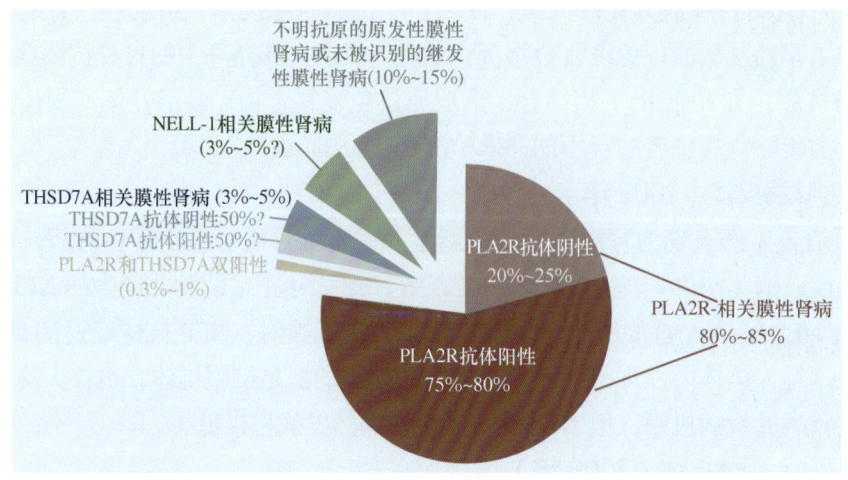

图 1-2-4　原发性膜性肾病在分子水平的分类　引自：谢琼虹，陈瑞颖，薛骏，等 . 原发性膜性肾病（PMN）的诊治进展 . 复旦学报（医学版），2020，47（4）：615-621

二、膜性肾病诊断进展

(一)血清抗磷脂酶A2受体抗体对膜性肾病的诊断价值

血清抗PLA2R抗体诊断膜性肾病的特异性较高。一项系统综述汇总了5项临床研究结果,发现在313例健康对照组中检测血清抗PLA2R抗体均为阴性。另一项研究检测291例健康对照组只有1例阳性,316例其他自身免疫性疾病及510例非膜性肾病的肾小球肾炎患者的血清抗PLA2R抗体均为阴性。另一项类似研究证明,健康对照组、非膜性肾病肾小球肾炎患者的血清抗PLA2R抗体也均为阴性,但血清抗PLA2R抗体检测能否替代肾活检尚存争议,支持仍需肾活检者认为肾脏病理学检查可以提供比血清抗体更多的信息。Wiech等发现6%(12/194)的抗PLA2R抗体阳性患者有除膜性肾病以外的第2个诊断,其认为获得该额外信息的益处需与肾活检的潜在风险及花费相权衡。Bobart等发现,当eGFR≥60 ml/(min·1.73 m^2)时,肾活检可提供的额外信息很少;当eGFR<60 ml/(min·1.73 m^2)时,额外的病理学发现包括急性间质性肾炎、糖尿病肾病、细胞性新月体等。2019年改善全球肾脏病预后组织(KDIGO)提出,对于抗PLA2R抗体阳性的患者先进行危险度的分层,低危患者可暂不行肾活检,先予支持治疗;高危患者或在随访过程中重新评估为高危的患者建议行肾活检。因此,临床上对肾活检风险较大且肾功能相对稳定者,血清抗体阳性可考虑不行肾活检,而疾病进展迅速,需尽快使用免疫抑制且肾活检风险不大的患者建议行肾活检。

PLA2R阳性常见于原发性膜性肾病,但不是原发性膜性肾病绝对的特异性标志物。据报道,在继发性膜性肾病中,乙肝相关性膜性肾病(HBV-MN)肾组织的PLA2R阳性率为64%(25/39),与Larsen等报道的丙肝相关性膜性肾病中PLA2R的阳性率接近(7/11);与PLA2R相关原发性膜性肾病相比,PLA2R相关HBV-MN存在IgA、IgM及系膜区见电子致密物的比例显著增高;在后续随访的7例PLA2R相关HBV-MN患者中,6例抗病毒联合非免疫治疗达到完全缓解(5例)或部分缓解(1例),缓解时间在12~24个月,其中1例患者停用抗病毒治疗后HBV-DNA滴度升高,尿蛋白增加。V型狼疮肾炎(LN-V)是常见的继发性膜性肾病,Garcia等采用酶联免疫吸附试验(ELISA)发现18.9%(7/37)LN-V患者的血清抗PLA2R抗体和肾组织PLA2R均为阳性,该结果还有待扩大样本以进一步验证。此外,文献中报道的继发性膜性肾病存在PLA2R阳性的还包括结节病(61%)、肿瘤相关(25%)、散在个例报道如药物相关(非甾体抗炎药相关膜性肾病4例中3例阳性)、人类免疫缺陷病毒(HIV)相关等。

(二)血清抗1型血小板反应蛋白7A域抗体对膜性肾病的诊断价值

THSD7A也是膜性肾病具有诊断价值的自身抗体。2016年,Hoxha等在膜性肾病合并胆囊癌患者的循环中发现THSD7A抗体,肾组织THSD7A阳性,同时在胆囊癌组织中检测到THSD7A;肿瘤治疗后膜性肾病缓解。结果显示,1009例膜性肾病中有25例THSD7A阳性,其中7例(28%)合并恶性肿瘤,故建议在THSD7A相关膜性肾病中要注意筛查肿瘤。2017年,Wang等发现,原发性膜性肾病THSD7A的阳性率为2%(12/578),其中10例PLA2R阴性,占PLA2R阴性膜性肾病的16%(10/64);2例肾组织PLA2R和TSHD7A双阳性并呈共定位;在44例肿瘤相关膜性肾病患者中,1例(2%)THSD7A抗体阳性。日本的Sharma等对31例THSD7A相关膜性肾病(占膜性肾病的2.4%)进行18个月的随访后发现,除2例有明确肿瘤病史的患者外,其余患者的肿瘤发生率均未升高。基于上述发现，2020年KDIGO指出，无论膜性肾病患者的特异性抗体阳性与否，均需对继发性因素进行筛查。

此外，组织EXT1/EXT2染色对于鉴别是否患狼疮肾炎具有价值。

三、膜性肾病的治疗进展

（一）非免疫治疗

膜性肾病诊断后都应给予非免疫治疗，主要包括4个方面：①有研究表明，肾素-血管紧张素系统（RAS）阻断药能减少40%~50%的蛋白尿，延缓肾功能的恶化，故推荐采用最大可耐受剂量的血管紧张素转化酶抑制剂（ACEI）/血管紧张素Ⅱ受体阻滞剂（ARB）治疗；因ACEI和ARB联合使用导致急性肾损伤（AKI）的发生风险增加，故不推荐。②水肿的患者建议限钠（1.5~2.0 g/d），必要时使用利尿药；利尿药首选口服袢利尿药；利尿速度不可过快，避免容量不足导致AKI。③膜性肾病存在高凝状态，血清白蛋白越低，血栓形成风险越大；虽然证据力度不强，2012年KDIGO推荐白蛋白<25 g/L且存在高危因素（蛋白尿>10 g/d、体重指数>35 kg/m²、心功能不全、腹部或整形手术、有遗传性倾向血栓形成家族史、长期卧床）并除外抗凝禁忌证时可予预防性抗凝治疗；抗凝方案首选口服华法林，国际标准化比率（INR）控制在2~3。2020年KDIGO建议，如果血清白蛋白≥32 g/L，无须进行预防性抗凝/抗血小板治疗；血清白蛋白在25~32 g/L，高动脉血栓风险者可予阿司匹林预防性抗血小板，低动脉血栓风险者可不予抗血小板治疗；白蛋白<25 g/L，评估出血风险，高出血风险者可考虑阿司匹林抗血小板，低出血风险者单用华法林或低分子肝素联合阿司匹林予以预防性治疗。④对于肾病综合征的患者，建议低脂饮食，一般需联用他汀类降脂药治疗，他汀类药物有潜在肝功能异常或横纹肌溶解等不良反应（合并使用他克莫司时更易发生），使用时需密切监测。此外，合并高血压的患者要积极控制血压，使血压<130/80 mmHg。

（二）原发性膜性肾病免疫抑制治疗的时机

原发性膜性肾病的转归存在异质性。西班牙肾小球疾病研究（GLOSEN）观察了328例表现为肾病综合征的原发性膜性肾病患者，除非出现并发症或肾功能恶化，否则均予非免疫治疗；随访6年后发现，32%的患者出现自发缓解，该结果与既往多个研究相似。鉴于免疫抑制治疗的不良反应及风险，对于能自发缓解的患者，应避免采用免疫抑制剂。2019年KDIGO提出，对于尿蛋白定量<3.5 g/d且肾功能稳定的原发性膜性肾病患者，肾脏预后好，无须进行免疫抑制治疗；对于尿蛋白>3.5 g/d的患者，预后从自发缓解、持续肾病综合征到进入终末期肾病，差异很大。这类患者免疫抑制治疗的风险不能大于肾病综合征相关的短期风险，故需要评估危险因素。肾功能下降的高危因素包括：①血清肌酐>133 μmol/L；②估测的肾小球滤过率（eGFR）在前12个月的随访中下降≥20%（除外其他原因，如开始使用ACEI/ARBs、容量不足等）；③尿蛋白>8 g/d超过6个月；④出现低分子量蛋白尿；⑤尿IgG>250 mg/24 h；⑥PLA2R抗体持续水平或进行性升高。危险因素越多，肾功能恶化的风险越大。存在任何1项危险因素可考虑使用免疫抑制剂治疗，但需综合评估进展的风险和患者的症状、合并症及发生并发症的风险来确定治疗的时机和方案。除非双肾明显缩小，否则即使eGFR<30 ml/min，免疫抑制治疗仍可获得肾功能的稳定。2020年KDIGO建议，根据膜性肾病的肾功能水平，恶化风险分为低危［肾功能正常，尿蛋白<3.5 g/d和（或）白蛋白>30 g/L］、中危（肾功能正常，尿蛋白>4 g/d 且 ACEI/ARBs 治疗 6 个月尿蛋白未下降>50%；PLA2R<50 RU/ml；轻度低分子量蛋白尿；尿蛋白选择指数<0.15；尿 IgG<250 mg/d）、高危［eGFR<60 ml/（min·1.73 m^2）；蛋白尿>8 g/d 超过 6 个月；PLA2R>150 RU/ml；高水平低分子量蛋白尿；尿 IgG>250 mg/d；蛋白尿选择指数>0.2］和极高危（危及生命的肾病综合征；肾功能快速恶化；间隔 6~12 个月 2 次高水平低分子量蛋白尿）。低危患者，先予以非免疫治疗；中危患者，可以采用非免疫治疗，也可以采用利妥昔单抗或钙调磷酸酶抑制药（CNI）治疗；高危和极高危患者，直接进行免疫抑制治疗。

血清抗 PLA2R 抗体水平与肾病综合征的严重程度及肾功能下降呈正相关，与自发缓解率及诱导缓解率呈负相关。2020 年 KDIGO 建议，每 3~6 个月监测 PLA2R 抗体，如果抗体消失（间接免疫荧光法或 ELISA 均可），肾病综合征缓解，无须免疫抑制治疗；如果抗体高水平（>150 RU/ml），缩短监测间隔，如果 3~6 个月后抗体仍持续存在，疾病持续活动，重新考虑治疗方案。此外，肾病综合征严重程度的变化通常滞后于抗 PLA2R 抗体水平的变化，监测抗体水平有助于预测疾病转归，如果发现抗体水平进行性下降且肾功能稳定，可延长非免疫治疗 3~6 个月再重新评估免疫抑制治疗的必要性。

（三）原发性膜性肾病的免疫抑制治疗方案

1. 烷化剂方案 1980—2005 年有 2 个随访超过 10 年的随机对照研究，分别证明了 ponticelli 方案（激素和苯丁酸氮芥隔月使用 6 个月）及改良的 ponticelli 方案（激素和环磷酰胺隔月使用 6 个月）能诱导肾病综合征缓解，延缓肾功能恶化，也确定了激素/烷化剂作为一线治疗的地位。这段时间不仅有多个随机对照研究证明激素/苯丁酸氮芥方案、激素/口服环磷酰胺方案的治疗作用，也有研究证明激素/口服环磷酰胺的治疗效果可和激素/苯丁酸氮芥方案相匹敌，但不良反应较少，耐受性较好。在国内，临床医师主要使用激素联合静脉环磷酰胺方案，但目前尚无静脉环磷酰胺和口服环磷酰胺直接比较的研究。有一研究报道，在表现为肾病综合征的肾功能恶化膜性肾病患者中，静脉环磷酰胺冲击治疗在保护肾功能方面不如苯丁酸氮芥，但该研究的样本量小（18 例），随访时间只有 6 个月。另一项研究比较的是激素联合 6 个月静脉环磷酰胺和激素单药对高危患者（主要肾功能恶化）的治疗，结果提示，两者在尿蛋白的排泄率和肾功能保护方面均无明显差异。由此可见，虽然目前有大量的报道肯定激素联合静脉环磷酰胺治疗原发性膜性肾病有效，尤其是在诱导缓解方面，但在肾功能恶化的高危患者中，其作用不如苯丁酸氮芥，是否优于非免疫治疗还有待进一步研究。

2. 钙调磷酸酶抑制药（CNI）方案 系列研究表明，CNI 方案包括单药治疗或联合激素［泼尼松 1.00、0.05 或 0.15 mg/（kg·d）均有］，都能诱导肾病综合征的缓解，效果不差于激素联合烷化剂的方案。如 2010 年 Chen 等比较了他克莫司和口服环磷酰胺方案［2 组均联合泼尼松 1 mg/（kg·d）］的治疗效果，发现在诱导肾病综合征缓解方面 6 个月时他克莫司方案更优，12 个月时两者无明显差异。2016 年，Ramachandran 等比较了改良的 ponticelli 方案（激素和口服环磷酰胺隔月使用）和他克莫司方案［他克莫司 0.1 mg/（kg·d）+泼尼松 0.5 mg/（kg·d）治疗 6 个月后开始减量］诱导肾病综合征缓解的效果，随访 12 个月，结果也提示两者无明显差异，但该研究后续 2 年的延长随访发现，停药后他克莫司方案有 40% 的患者复发，显著高于口服环磷酰胺方案（6.7%）。在肾功能进行性恶化（入选前 2 年 eGFR 下降>20%）的患者中，英国 37 个医疗中心的随机对照研究入选 108 例患者，分为非免疫治疗组、苯丁酸氮芥（ponticelli 方案）组和环孢素单药治疗组，主要终点为 eGFR 再下降

20%；随访3年，结果提示苯丁酸氮芥组的效果显著优于非免疫治疗组（58% vs.84%），环孢素和非免疫治疗组无差异（81% vs. 84%），故在肾功能恶化的患者中推荐使用ponticelli方案，但该研究也有一定的局限性，因CNI具有收缩肾脏血管的作用，许多患者在使用CNI后会出现eGFR下降，但并非是肾脏疾病本身的进展，这种情况在停用CNI后eGFR是可恢复。该研究以eGFR下降20%为终点可能高估了肾功能恶化的比例。在ponticelli方案抵抗的膜性肾病中，Naumovic等报道环孢素治疗的2年缓解率仍可达80%。

3. 利妥昔单抗方案 利妥昔单抗用于治疗膜性肾病在2002年即有报道，但2002—2015年主要是病例报道。2016年，报道了关于利妥昔单抗治疗膜性肾病的首项随机对照研究（GEMRITUX研究），该研究纳入法国31个医疗中心的75例原发性膜性肾病患者，在非免疫降蛋白尿治疗的基础上随机分为利妥昔单抗治疗组（美罗华375 mg/m² 第1天和第8天，共用2次）和安慰剂组，主要终点为6个月完全缓解率和部分缓解率的复合终点。结果显示，2组无显著差异（35.1% vs. 21.1%，$P=0.21$），但PLA2R抗体的清除，治疗组显著优于安慰剂组（56% vs.4.3%，$P<0.01$）；延长随访时间至更改治疗方案前，发现治疗组的缓解率显著高于安慰剂组（64.9% vs. 34.2%，$P<0.01$）；后续观察发现，利妥昔单抗对蛋白尿的缓解作用主要发生在6个月后。2019年，MENTOR研究比较了利妥昔单抗和环孢素的治疗效果，发现两者在12个月的肾病综合征诱导缓解率方面无显著性差异，但前者复发率更低。为了克服利妥昔单抗起效慢的缺点及CNI依赖的问题，有研究采用他克莫司与利妥昔单抗序贯的疗法（如STARMEN研究）比较了序贯疗法［他克莫司起始剂量0.05 mg/（kg·d）调整至谷浓度5～7 ng/ml治疗6个月，后每个月减量25%至9个月完全停药，在第180天静脉注射1 g利妥昔单抗］与改良ponticelli方案的治疗效果，目前结果未发布。在免疫抑制剂抵抗的原发性膜性肾病中，多个非随机对照研究均提示，利妥昔单抗治疗的缓解率仍可达约50%。关于利妥昔单抗在膜性肾病中的用法最早由意大利的Remuzzi等报道，即375 mg/m²、每周使用1次、连续使用4周。其在2005年以后改为滴定法（即375 mg/m² 使用1剂，后根据B细胞计数决定是否补充1剂），分析发现后者效果不差于前者，但费用降低，不良反应减少。2019年，Barbara等比较了NICE队列的用法（1 g，每2周1次，2次）与GEMRITUX队列的用法（375 mg/m²，每周2次），发现前者6个月的缓解率更高（64% vs. 30%），抗体水平更低。但该研究并非随机对照研究，2个队列的基线特征也存在差异，故关于各种使用方法的效果和不良反应的差异还有待进一步研究。

4. 相关指南对免疫抑制方案的推荐 2012年KDIGO推荐，治疗原发性膜性肾病的一线方案为激素联合烷化剂（ponticelli方案），CNI方案为一线替代方案，对于利妥昔单抗及激素联合吗替麦考酚酯（MMF）方案均未做出推荐。对于治疗抵抗患者，当激素联合烷化剂方案无效，改为CNI方案；当CNI方案无效，改为激素联合烷化剂方案。对于复发患者，再次使用前面治疗有效的方案，但烷化剂方案只重复1个疗程。2019年KDIGO进一步提出，只有激素联合烷化剂方案有证据表明对延缓进入终末期肾病有效，其他免疫抑制方案都只是以蛋白尿的下降为研究终点。2020年KDIGO推荐，至少有1个疾病进展危险因素的患者，使用利妥昔单抗或环磷酰胺+激素或他克莫司治疗；对于中危患者，使用利妥昔单抗或CNI方案；对于高危患者，使用利妥昔单抗或环磷酰胺方案或CNI+利妥昔单抗的方案；对于极高危患者，建议使用环磷酰胺方案。

关于免疫抑制方案具体用法如下。

（1）激素/烷化剂治疗（ponticelli方案）：2012年KDIGO推荐具体方案，第1、3、5个月予甲泼尼龙1 g静脉滴注，每天1次，共3天，后口服泼尼松0.5 mg/（kg·d），共27天；第2、4、6个月口服苯丁酸氮芥0.15～0.20 mg/（kg·d）或口服环磷酰胺2 mg/（kg·d），共30天。使用烷化剂方案需每2周监测血肌酐、尿蛋白、血白蛋白和白细胞；如果白细胞计数<3.5×10^9/L，暂停苯丁酸氮芥或环磷酰胺直到白细胞>4.0×10^9/L。2个月后改为每个月监测1次，监测6个月。2020年KDIGO只推荐激素+环磷酰胺方案，用法包括上述循环用法外，也建议了持续性用法，即在1、3、5个月初甲泼尼龙1 g静脉滴注、每天1次，共3天，第1～6个月泼尼松0.5 mg/（kg·d），隔天使用，后逐渐减量，环磷酰胺1.5 mg/（kg·d），使用6个月。烷化剂方案的禁忌证：①未治疗的感染（HIV、HBV、HCV、结核、真菌等感染）；②肿瘤；③尿潴留；④不能按时监测；⑤白细胞计数<4.0×10^9/L；⑥血肌酐持续>309 μmol/L伴双肾显著缩小。

（2）CNI方案：2012年KDIGO推荐，环孢素3.5～5.0 mg/（kg·d），分2次间隔12 h口服，联合小剂量激素，他克莫司0.050～0.075 mg/（kg·d），分2次间隔12 h口服单药。为避免急性肾毒性，建议从推荐范围小剂量开始，逐渐加量。建议监测浓度，控制在安全范围内。2020年KDIGO建议，他克莫司谷浓度靶目标控制在3～8 μg/ml，治疗12个月；环孢素谷浓度靶目标控制在125～225 μg/ml。

（3）利妥昔单抗方案：既往报道的方案包括1 g静脉滴注，应用2次，2次用药间隔2周；也包括375 mg/m^{2}静脉滴注，应用1～4次，每次使用间隔1周。2020年KDIGO的推荐方案也包括上述2类。

四、总结和展望

抗PLA2R和THSD7A抗体的发现让临床医师对原发性膜性肾病的认识跨入了一个新时代，两者均有重要的临床应用价值。目前，膜性肾病的免疫抑制剂应用方案仍存在争议，虽然相关指南提供了原则性指导，但许多证据来源于国外人群的研究，对我国临床实践的意义有待观察。一般认为，对于肾功能进行性恶化且没有使用免疫抑制治疗禁忌证的患者，建议行免疫抑制治疗；对于症状轻微且肾功能稳定的患者，建议先行非免疫抑制治疗。关于免疫抑制方案，尽管文献中对激素联合烷化剂方案、利妥昔单抗方案和CNI方案均可作为一线方案推荐，但只有激素联合烷化剂方案有证据表明可以延缓进入终末期肾病，CNI方案和利妥昔单抗方案对于膜性肾病的治疗效果证据只限于诱导肾病综合征的缓解。

虽然原发性膜性肾病的诊治取得了很大的进展，但仍有5%～10%的患者使用多种免疫抑制方案后仍然不能缓解甚至迅速进入终末期肾病，对于这类患者寻找新的治疗方案是十分必要的。另外，虽然约40%的患者经非免疫治疗能自发缓解，但表现为肾病综合征仍严重威胁患者的健康，故找到不良反应小的免疫抑制方案，对患者进行早期干预，提高肾病综合征的缓解也是临床所期待的。近年来，补体抑制药在肾炎治疗中的应用或许能为膜性肾病的治疗打开新的视野。

（郝传明 谢琼虹）

参 考 文 献

[1] Jin Hua, Hou, Hui Xian, et al. Changes in the spectrum of kidney diseases: an analysis of 40, 759 biopsy-proven cases from 2003 to 2014 in China. Kidney Diseases, 2018, 4(1): 10-19.

[2] Xu X, Wang G, Chen N, et al. Long-term exposure to air pollution and increased risk of membranous nephropathy in China. J Am Soc Nephrol, 2016, 27(12): 3739-3746.

[3] Laurence H Beck, Ramon GB Bonegio, Gérard Lambeau, et al. M-type phospholipase A2 receptor as target antigen in idiopathic membranous nephropathy. N Engl J Med, 2009, 361(1): 11-21.

[4] Catherine Meyer Schwesinger, Gérard Lambeau, Rolf A K Stahl. Thrombospondin type-1 domain-containing 7A in idiopathic membranous nephropathy. N Engl J Med, 2014, 371(24): 2277-2287.

[5] Heymann W, Hackel DB, Harwood S, et al. Production of nephrotic syndrome in rats by Freund's adjuvants and rat kidney suspensions. Proc Soc Exp Biol Med, 1959, 100(4): 660-664.

[6] Hanna Debiec, Vincent Guigonis, Béatrice Moug-enot, et al. Antenatal membranous glomerul-onephritis due to anti-neutral endopeptidase antibodies. N Engl J Med, 2002, 346(26): 2053-2060.

[7] Hoxha E, Wiech T, Stahl PR, et al. A mechanism for cancer-associated membranous nephropathy. New England Journal of Medicine, 2016, 374(20): 1995-1996.

[8] Sanjeev Sethi, Hanna Debiec, Benjamin Madden, et al. Neural epidermal growth factor-like 1 protein (NELL-1) associated membranous nephropathy. Kidney International, 2029, 97(1): 163-174.

[9] Marco Prunotto, Maria Luisa Carnevali, Giovanni Candiano, et al. Autoimmunity in membranous nephropathy targets aldose reductase and SOD2. J Am Soc Nephrol, 2010, 21(3): 507-519.

[10] Maurizio Bruschi, Maria Luisa Carnevali, Corrado Murtas, et al. Direct characterization of target podocyte antigens and auto-antibodies in human membranous glomerulonephritis: Alfa-enolase and borderline antigens. J Proteomics, 2011, 74(10): 2008-2017.

[11] Ning Xin Xu, Qiong Hong Xie, Zhu Xing Sun, et al. Renal phospholipase A2 receptor and the clinical features of idiopathic membranous nephropathy. Chin Med J(Engl), 2017, 130(8): 892-898.

[12] Beck LH Jr. PLA2R and THSD7A: disparate paths to the same disease?. J Am Soc Nephrol, 2017, 28(9): 2579-2589.

[13] Hofstra JM, JF Wetzels. Phospholipase A2 receptor antibodies in membranous nephropathy: unresolved issues. J Am Soc Nephrol, 2014, 25(6): 1137-1139.

[14] Thorsten Wiech, Rolf A K Stahl, Elion Hoxha. Renal phospholipase A2 receptor in hepatitis B virus-associated membranous nephropathy. Am J Nephrol, 2015, 41(4-5): 345-353.

[15] Wiech T, RAK Stahl, E Hoxha. Diagnostic role of renal biopsy in PLA2R1-antibody-positive patients with nephrotic syndrome. Mod Pathol, 2019.

[16] Shane A Bobart, An S De Vriese, Aditya S Pawar, et al. Noninvasive diagnosis of primary membranous nephropathy using phospholipase A2 receptor antibodies. Kidney Int, 2019, 95(2): 429-438.

[17] Brad H Rovin, Dawn J Caster, Daniel C Cattran, et al. Management and treatment of glomerular diseases(part 2): conclusions from a kidney disease: improving global outcomes(KDIGO)controversies conference. Kidney Int, 2019, 95(2): 281-295.

[18] Christopher P Larsen 1, Nidia C Messias, Fred G Silva, et al. Determination of primary versus secondary membranous glomerulopathy utilizing phospholipase A2 receptor staining in renal biopsies. Mod Pathol, 2013, 26(5): 709-715.

[19] Iva Gunnarsson, Wolfgang Schlumberger, Johan Rönnelid. Antibodies to M-type phospholipase A2 receptor(PLA2R)in membranous lupus nephritis. Lupus, 2019, 28(3): 396-405.

[20] Gunnarsson I, W Schlumberger, J Ronnelid. Antibodies to M-type phospholipase A2 receptor(PLA2R)and membranous lupus nephritis. Am J Kidney Dis, 2012, 59(4): 585-586.

[21] Nawaz FA, CP Larsen, ML Troxell. Membranous nephropathy and nonsteroidal anti-inflammatory agents. Am J Kidney Dis, 2013, 62(5): 1012-1017.

[22] Jia Wang, Zhao Cui, Jie Lu, et al. Circulating antibodies against thrombospondin type-I domain-containing 7A in Chinese patients with idiopathic membranous nephropathy. Clin J Am Soc Nephrol, 2017, 12(10): 1642-1651.

[23] Sharma SG, CP Larsen. Tissue staining for THSD7A in glomeruli correlates with serum antibodies in primary

[24] Sanjeev Sethi, Benjamin J Madden, Hanna Debiec, et al. Exostosin 1/exostosin 2-associated membranous nephropathy. Journal of the American Society of Nephrology, 2019, 30(6): 1123-1136. .

[25] Taewoo Lee, Andrea K Biddle, Sofia Lionaki, et al. Personalized prophylactic anticoagulation decision analysis in patients with membranous nephropathy. Kidney Int, 2014, 85(6): 1412-1420.

[26] N Graded. Chapter 7: Idiopathic membranous nephropathy. Kidney Int Suppl(2011), 2012, 2(2): 186-197.

[27] Hofstra JM, FC Fervenza, JF Wetzels. Treatment of idiopathic membranous nephropathy. Nat Rev Nephrol, 2013, 9(8): 443-458.

[28] Natalia Polanco, Elena Gutiérrez, Adelardo Covarsí, et al. Spontaneous remission of nephrotic syndrome in idiopathic membranous nephropathy. J Am Soc Nephrol, 2010, 21(4): 697-704.

[29] Jürgen Floege, Sean J Barbour, Daniel C Cattran, et al. Management and treatment of glomerular diseases(part 1): conclusions from a kidney disease: improving global outcomes(KDIGO)controversies conference. Kidney Int, 2019, 95(2): 268-280.

[30] Elion Hoxha, Sigrid Harendza, Hans Pinnschmidt, et al. PLA2R antibody levels and clinical outcome in patients with membranous nephropathy and non-nephrotic range proteinuria under treatment with inhibitors of the renin-angiotensin system. PLoS One, 2014. 9(10): 110681-110688.

[31] Piero Ruggenenti, Hanna Debiec, Barbara Ruggiero, et al. Anti-phospholipase A2 Receptor antibody titer predicts post-rituximab outcome of membranous nephropathy. J Am Soc Nephrol, 2015, 26(10): 2545-2558.

[32] C Ponticelli, P Zucchelli, P Passerini, et al. A 10-year follow-up of a randomized study with methylprednisolone and chlorambucil in membranous nephropathy. Kidney Int, 1995, 48(5): 1600-1604.

[33] Vivekanand Jha, Anirban Ganguli, Tarun K Saha, et al. A randomized, controlled trial of steroids and cyclophosphamide in adults with nephrotic syndrome caused by idiopathic membranous nephropathy. J Am Soc Nephrol, 2007, 18(6): 1899-1904.

[34] L J Reichert 1, F T Huysmans, K Assmann, et al. Preserving renal function in patients with membranous nephropathy: daily oral chlorambucil compared with intermittent monthly pulses of cyclophosphamide. Ann Intern Med, 1994, 121(5): 3328-33.

[35] R J Falk, S L Hogan, K E Muller, et al. Treatment of progressive membranous glomerulopathy. A randomized trial comparing cyclophosphamide and corticosteroids with corticosteroids alone. The glomerular disease collaborative network. Ann Intern Med, 1992, 116(6): 438-345.

[36] Raja Ramachandran, Harsha Kumar Hn, Vinod Kumar, et al. Tacrolimus combined with corticosteroids in treatment of nephrotic idiopathic membranous nephropathy: a multicenter randomized controlled trial. Am J Med Sci, 2010, 339(3): 233-238.

[37] Raja Ramachandran, Harsha Kumar Hn, Vinod Kumar, et al. Tacrolimus combined with corticosteroids versus modified ponticelli regimen in treatment of idiopathic membranous nephropathy: randomized control trial. Nephrology(Carlton), 2016, 21(2): 139-146.

[38] Raja Ramachandran, Ashok Kumar Yadav, Vinod Kumar, et al. Two-year follow-up study of membranous nephropathy treated with tacrolimus and corticosteroids versus cyclical corticosteroids and cyclophosphamide. Kidney Int Rep, 2017, 2(4): 610-616.

[39] Andrew Howman, Tracey L Chapman, Maria M Langdon, et al. Immunosuppression for progressive membranous nephropathy: a UK randomised controlled trial. Lancet, 2013, 381(9868): 744-751.

[40] Radomir Naumovic, Dijana Jovanovic, Stevan Pavlovic, et al. Cyclosporine versus azathioprine therapy in high-risk idiopathic membranous nephropathy patients: a 3-year prospective study. Biomed Pharmacother, 2011, 65(2): 105-110.

[41] Fervenza FC, Appel GB, Barbour SJ, et al. Rituximab for idiopathic membranous nephropathy. Lancet, 2002, 360(9337): 923-924.

[42] Ruggenenti P, Cravedi P, Chianca A, et al. Rituximab in idiopathic membranous nephropathy. J Am Soc Nephrol, 2012, 23(8): 1416-1425.

[43] Karine Dahan, Hanna Debiec, Emmanuelle Plaisier, et al. Rituximab for severe membranous nephropathy: a 6-month trial with extended follow-up. J Am Soc Nephrol, 2017, 28(1): 348-358.

[44] Fernando C Fervenza, Gerald B Appel, Sean J Barbour, et al. Rituximab or cyclosporine in the treatment of membranous

nephropathy. N Engl J Med, 2019, 381(1): 36-46.
[45] Jorge Rojas Rivera, Gema Fernández Juárez, Alberto Ortiz, et al. A European multicentre and open-label controlled randomized trial to evaluate the efficacy of Sequential treatment with TAcrolimus-Rituximab versus steroids plus cyclophosphamide in patients with primary membranous nephropathy: the STARMEN study. Clinical Kidney Journal, 2015, 8(5): 503-510.
[46] Xin Wang, Zhao Cui, Yi Miao Zhang, et al. Rituximab for non-responsive idiopathic membranous nephropathy in a Chinese cohort. Nephrol Dial Transplant, 2018, 33(9): 1558-1563.
[47] Bagchi Soumita, Subbiah Arun Kumar, Bhowmik Dipankar, et al. Low-dose Rituximab therapy in resistant idiopathic membranous nephropathy: single-center experience. Clin Kidney J, 2018, 11(3): 337-341.
[48] Anjum N, Z Nabi, MA Alam. Rituximab in the treatment of refractory idiopathic membranous nephropathy in pakistani population. J Ayub Med Coll Abbottabad, 2019, 31(2): 265-268.
[49] Cravedi P, Ruggenenti P, Sghirlanzoni M C, et al. Titrating rituximab to circulating B cells to optimize lymphocytolytic therapy in idiopathic membranous nephropathy. Clin J Am Soc Nephrol, 2007, 2(5): 932-937.
[50] Barbara Seitz Polski, Karine Dahan, Hanna Debiec, et al. High-dose rituximab and early remission in pla2r1-related membranous nephropathy. Clin J Am Soc Nephrol, 2019, 14(8): 1173-1182.

第四节　系膜增生性肾炎诊治进展

系膜增生性肾小球肾炎（mesangial proliferative glomerulonephritis, MsPGN）是一个病理形态学诊断，以弥漫性肾小球系膜细胞增生及不同程度的系膜基质增多为主要病理特征。1977 年，MsPGN 被世界卫生组织（WHO）正式分类为原发性肾小球疾病的病理类型之一。MsPGN 可分为 IgA 肾病和非 IgA MsPGN。本节主要对非 IgA MsPGN 进行详细阐述。

非 IgA MsPGN 是我国常见的原发性肾小球肾炎的病理类型之一，发病率仅次于 IgA 肾病。在不同文献中，我国非 IgA MsPGN 占原发性肾小球疾病的 20%～30%，而 IgA 肾病占 40%～45%。在亚洲（包括新加坡、日本、泰国、印度尼西亚、马来西亚等）人群中，非 IgA MsPGN 占原发性肾小球疾病的 15%～46%，相对高于欧美人群。

一、发病机制

非 IgA MsPGN 的病因尚未完全明确，一般认为是免疫介导性疾病。绝大多数非 IgA MsPGN 患者的肾小球系膜区均有免疫球蛋白和（或）C3 沉积，提示免疫复合物可致病。同时，慢性血清病动物模型能出现典型的非 IgA MsPGN 病理表现，更支持了循环免疫复合物致病学说。循环中的多价抗原和相应抗体形成难溶性的较大分子免疫复合物并沉积于系膜区，当系膜功能低下或受抑制时，该沉积的免疫复合物不易被清除，且会激活补体导致炎症反应。除了循环免疫复合物致病，原位免疫复合物形成也是致病机制之一。尽管已知免疫复合物是产生系膜损害的主要原因，但其抗原和抗体的性质，以及对系膜的具体损伤过程并不完全清楚。

另外，细胞免疫也在发病过程中发挥重要作用。在炎症过程中，系膜细胞作为炎症介质作用的靶细胞，是"被动受害者"，但它也通过释放炎症介质和分泌细胞外基质来主动参与炎症过程。系膜细胞能释放许多炎症因子，包括：转化生长因子 -β、血小板源生长因子、成纤维细胞生长因子、白介素 -1、白介素 -6 及肿瘤坏死因子 -α 等生长因子及细胞因子；血小板活化因子、血栓素 A2 等血管活性酯,以及内皮素-1等血管活性肽;单核细胞趋化蛋白-1、白介素-8等趋化因子;细胞间黏附分子-1、血管细胞黏附分子-1等黏附分子。系膜细胞增殖可能由碱性成纤维细胞生长因子启动,并依靠血小板源生长因子参与的自分泌机制维持。有研究显示,在无体液免疫参与的情况下,单独细胞免疫可导致肾炎,这也许能解释缺乏免疫复合物沉积的非IgA MsPGN的发病机制。

在疾病进展过程中也有非免疫因素参与,如高血压、高灌注状态、血小板功能异常等,均可导致肾小球系膜的病理改变。

二、病理变化

(一)光学显微镜检查

非IgA MsPGN的特征性光镜下改变为弥漫性肾小球系膜细胞增生伴基质增多。有时可在系膜区和副系膜区看到嗜复红蛋白沉积物。根据系膜基质增多程度可进行疾病分级:①轻度,系膜区轻度增宽,毛细血管腔未受挤压,保持开放;②中度,系膜区中度增宽,毛细血管腔呈轻中度狭窄(狭窄程度<50%毛细血管腔);③重度,系膜区重度增宽,毛细血管腔呈重度狭窄(狭窄程度>50%毛细血管腔)或闭塞。

(二)电子显微镜检查

电镜下亦可见系膜细胞增生伴基质增多。有部分病例可见与光镜下所见免疫复合物分布一致的电子致密物沉积。在临床表现为大量蛋白尿的患者中,电镜下可见脏层上皮细胞肿胀及轻重不等的足突融合。

(三)免疫病理检查

依照免疫病理,非IgA MsPGN可分为5种:①系膜沉积物以IgM和C3为主,以西方国家多见,也被命名为"IgM肾病";②系膜沉积物以IgG和C3为主,在我国最为常见,但西方国家少见;③系膜沉积物以补体C1q为主,也被命名为"C1q肾病";④系膜沉积物仅C3;⑤免疫病理呈阴性。

三、临床表现

非IgA MsPGN可见于任何年龄,青少年和男性多见。起病常隐匿,但也可有呼吸道感染为前驱症状。非IgA MsPGN临床表现多样,几乎可见到各种原发性肾小球肾炎的临床症状。轻者可见无症状血尿和(或)蛋白尿,重者可表现为肾病综合征。患者中70%~90%有血尿,常为镜下血尿,15%~30%有反复发作的肉眼血尿;蛋白尿常为非选择性,25%~57%表现为肾病综合征;20%~40%患者出现高血压,高血压和肾功能减退的出现与患者肾脏病理改变密切相关,且常见于病理程度较重的患者。非IgA MsPGN的临床表现与病理改变明显相关,如显著弥漫性系膜增生和典型肾病综合征的患者,通常呈现持续蛋白尿和进行性肾功能不全;系膜增生伴局灶节段硬化的患者,临床上也容易发生肾功能不全,而部分系膜增生不明显的患者,其病变进展缓慢且预后较好。

四、诊断和鉴别诊断

(一)诊断

非IgA MsPGN多见于青少年和男性,起病隐匿,可伴有前驱感染。临床症状中血尿发生率高,可表现为无症状血尿和(或)蛋白尿,亦可表现为肾病综合征,血清IgA和C3常正常,确诊需依靠肾脏病理检查，特征性表现为弥漫性肾小球系膜细胞增生伴不同程度的系膜基质增多，且免疫荧光检查提示为非 IgA 沉积。电镜下可见系膜细胞增生及基质增多。

值得指出的是，系膜增生作为一种非特异性病理形态学改变，在其他原发性肾小球疾病（如 IgA 肾病、急性感染后肾小球肾炎）或继发性肾小球疾病（如免疫复合物沉积、足细胞病、补体异常、代谢性疾病等引起的肾小球疾病中）中也常出现，因此必须小心排除其他病因。

（二）鉴别诊断

1. 原发性肾小球疾病

（1）IgA 肾病：MsPGN 是 IgA 肾病最常见的病理类型，免疫病理检查是鉴别 IgA 肾病和非 IgA MsPGN 的重要依据。IgA 肾病的病理学表现为以 IgA 为主的免疫球蛋白伴 C3 沉积于系膜区或同时沉积于系膜区及毛细血管壁。从临床表现上看，相较于非 IgA MsPGN，IgA 肾病更易出现肉眼血尿而较少出现肾病综合征。急性上呼吸道感染后 3 天内出现发作性肉眼血尿和血清 IgA 升高，高度提示为 IgA 肾病。

（2）急性感染后肾小球肾炎消散期：其病理学表现和免疫病理（常见 IgG 和 C3 沉积或单纯 C3 沉积）都与非 IgA MsPGN 相似。鉴别主要依靠临床表现，感染后 1～3 周发病，病初 8 周内血清 C3 水平下降，呈典型急性肾小球肾炎者可以此鉴别。凭病史难以鉴别者，需进行随访，两者预后不同。

（3）微小病变病：临床表现为肾病综合征且免疫病理为阴性的轻度非 IgA MsPGN 与微小病变病很难鉴别，然而，北京大学第一医院的研究资料显示，这两种病理类型的患者治疗结局差异无统计学意义。

2. 继发性肾小球疾病

（1）狼疮肾炎：Ⅱ型狼疮肾炎光镜表现为系膜增生，但患者多为女性，往往有多系统累及，血清抗核抗体谱阳性，血清 C3 常降低，肾活检光镜下表现出系膜增生的同时可伴有其他多样性表现，免疫病理检查可见"满堂亮"现象，可以此鉴别。

（2）紫癜性肾炎：紫癜性肾炎的系膜增生型在光镜下表现与非 IgA MsPGN 相似，但前者临床表现有皮肤紫癜，且免疫病理可见 IgA 伴 C3 沉积于系膜区，易于鉴别。

（3）糖尿病肾病：糖尿病患者弥漫性肾小球硬化时需与非 IgA MsPGN 相鉴别。糖尿病肾病患者往往有多年糖尿病病史，常合并糖尿病眼底病变，病史有助于鉴别。同时，糖尿病肾病患者肾活检可见光镜下肾小球系膜基质增多，而系膜细胞增生不明显，免疫荧光见 IgG 和白蛋白呈线样沉积于肾小球毛细血管壁，这些特征也助于鉴别。

五、治疗及预后

根据不同临床表现，治疗方案和预后不同。

（一）无症状性血尿和（或）蛋白尿

这类患者往往病理改变较轻微，平时应作息规律，避免劳累、避免感染、避免使用肾毒性药物，定期复诊，关注病情变化。对于小量蛋白尿的患者（蛋白尿≤1 g/24 h），可以使用血管紧张素转化酶抑制剂（ACEI）/血管紧张素Ⅱ受体阻滞剂（ARB）类药物减少蛋白尿。这类患者往往进展较慢，预后较好，尿检虽持续异常，但肾功能多不受影响。

(二)肾炎综合征或肾病综合征

临床表现为肾炎综合征或肾病综合征的患者,病理类型可以从轻度到重度。重度非 IgA MsPGN 患者往往可出现肾功能不全。

患者应积极控制血压、减少蛋白尿以延缓肾功能进展。可以积极使用 ACEI/ARB 类药物,但在肾功能损害患者中应谨慎使用。同时应给予利尿消肿、抗凝调脂等对症处理。

关于糖皮质激素和免疫抑制剂的使用,应当根据患者年龄、尿蛋白量、肾功能、肾病理的活动性和慢性化程度等方面进行评估后确定使用方法及剂量。糖皮质激素初次应用时,可用泼尼松 1 mg/(kg·d),后根据病情逐渐减量。免疫抑制剂可选用环磷酰胺、吗替麦考酚酯、钙调磷脂酶抑制剂。近年来,利妥昔单抗也较多应用于原发性肾病综合征,但其在非 IgA MsPGN 中的疗效尚有待更多大规模临床试验进行验证。

(徐 钢 董 蕾)

参 考 文 献

[1] Li LS, Liu ZH. Epidemiologic data of renal diseases from a single unit in China: analysis based on 13,519 renal biopsies. Kidney International, 2004, 66(3): 920-923.

[2] Chen H, Tang Z, Zeng C, et al. Pathological demography of native patients in a nephrology center in China. Chinese Medical Journal, 2003, 116(9): 1377-1381.

[3] Woo KT, Chan CM, Chin YM, et al. Global evolutionary trend of the prevalence of primary glomerulonephritis over the past three decades. Nephron Clinical Practice, 2010, 116(4): 337-346.

[4] 王海燕. 肾脏病学. 北京:人民卫生出版社,2008. 67-82.

[5] Schena FP, Gesualdo L, Montinaro V. Immunopathological aspects of immunoglobulin: a nephropathy and other mesangial proliferative glomerulonephritides. JASN, 1992, 2(10 Suppl): 167-172.

[6] Kurogi Y. Mesangial cell proliferation inhibitors for the treatment of proliferative glomerular disease. Medicinal Research Reviews, 2003, 23(1): 15-31.

[7] Arias LF, Taborda-Murillo A. Mesangial proliferative glomerulonephritis: a glomerular disease or a non-specific morphological change?. Nephrology, 2017, 22(7): 575-575.

[8] Cara Fuentes G, Kairalla JA, Ishimoto T, et al. Rituximab in idiopathic nephrotic syndrome: does it make sense?. Pediatric Nephrology, 2014, 29(8): 1313-1319.

第五节 局灶性节段性肾小球硬化症诊治新进展

局灶性节段性肾小球硬化症(focal segmental glomerulosclerosis,FSGS)是难治性肾病合征,尤其是激素抵抗型肾病综合征(steroid-resistant nephrotic syndrome,SRNS)最常见的原因之一,临床治疗效果差,容易进展为终末期肾病(end-stage renal disease,ESRD)。FSGS 是一种临床病理综合征,病理学表现为少数(局灶)肾小球中部分区域(节段)硬化。其中,相对或绝对足细胞数量减少,或者足细胞功能完整性破坏是 FSGS 发病和进展的中心环节。

近年来,我国在 FSGS 流行病学、发病机制、临床治疗及预后等方面做了大量研究,在国际上产生了较大的影响。

一、流行病学

肾活检证实，FSGS占原发性肾小球病的4%～15%，估计其发病率为0.8/10万人年［（0.2～1.1）/10万人年］。已有数据均来自接受肾活检患者的数据分析，例如，一项多中心数据分析显示，1655例0～20岁的SRNS患者（其中90.3%为高加索人），FSGS占56%，该研究结果证明，FSGS是儿童和青少年SRNS的主要原因。对该病的诊断依赖于肾活检，但肾活检不能广泛应用于所有肾病患者，因此导致FSGS诊断受限。此外，活检标本的质量不同、病理诊断医师的判断标准不同等，均影响其诊断，难以确定其准确的患病率。

在FSGS流行病学研究方面，近年来，我国研究团队发表了一些有重要影响的报道。侯凡凡院士牵头的全国多中心数据显示，在我国2004—2014年间的71 151例肾活检病例中，FSGS患者占5.5%，在原发性肾小球疾病中列第4位。刘志红院士团队报道了最大的单中心肾活检数据，2003—2014年间，共40 759例肾活检病理诊断，FSGS患者占7.34%，较之前十余年有增加，但近年FSGS的比例变化不明显。郑州大学第一附属医院报道2009—2018年间的单中心数据，共34 630例肾活检病例中，FSGS患者仅占2.45%，其占比有逐年下降的趋势。浙江的数据显示FSGS占所有肾活检病例的2.5%。一项研究对我国15个省市23项研究共计176 355例肾活检患者进行系统回顾分析，结果显示，我国FSGS占原发性肾小球疾病的第5位，比例为4.6%。

一项来自国际肾活检调查（international kidney biopsy survey）的数据显示，在42 603例肾小球疾病诊断中，FSGS在不同地区的比例有明显差异：北美占19.1%，拉丁美洲占15.8%，欧洲占14.9%，亚洲占6.9%。结果显示，FSGS发病存在明显的种族和地域差异。

二、病因学

根据改善全球肾脏病预后组织（Kidney Disease: Improving Global Outcomes，KDIGO）的建议，将FSGS分为4类：原发性FSGS、遗传性FSGS、继发性FSGS和原因未明的FSGS。原因未明的FSGS是指光镜下有FSGS样病灶，但其致病原因尚不清楚。FSGS的病因多种多样，在临床诊断时须排除继发性FSGS、遗传性FSGS和其他原因未明的FSGS病变，才能诊断原发性（或特发性）FSGS。FSGS的继发原因包括：病毒感染［如人类免疫缺陷病毒（human immunodeficiency virus，HIV）］，药物（如阿片样物质、α干扰素、锂制剂等），肾小球肥大或高滤过的结构功能适应性反应（如手术切除导致肾体积减少，或者开始肾体积正常，但由于高血压、肥胖、镰状细胞贫血症等导致肾小球硬化），恶性肿瘤（淋巴瘤等），以及肾小球疾病瘢痕化导致的非特异型FSGS等。近年来，感染因素，尤其是HIV感染导致的FSGS在我国并不少见，但目前关注度不足，缺乏较系统的研究。

循环通透因子作为FSGS的致病因子有较长时间的研究历史，但其确切的致病作用及其在FSGS发病中的地位尚不确定。目前，可以归因于循环通透因子致FSGS的主要证据是在肾移植后迅速复发的FSGS，且通过血浆置换去除该因子能够成功治疗复发型FSGS。研究最多的通透因子是可溶性尿激酶型纤溶酶原激活物受体（soluble urokinase plasminogen activated receptor，suPAR）。研究发现，FSGS患者suPAR明显升高，而移植后复发的FSGS患者其基础suPAR更高。通过动物模型研究发现，suPAR 可通过活化自体肾或移植肾足细胞整合素 β3，导致足突融合、蛋白尿产生和 FSGS 样肾小球病变。我国研究也证实，原发性 FSGS 患者 suPAR 明显高于健康对照、轻微病变肾病患者和膜性肾病患者，且激素抵抗 FSGS 患者 suPAR 更高，另外，移植后复发的 FSGS 患者 suPAR 也更高。荟萃分析显示，多个研究均支持原发性 FSGS 患者 suPAR 水平明显高于健康对照。进一步研究发现，suPAR 不能鉴别原发和继发 FSGS，在 Alport-FSGS、肥胖相关 FSGS 和糖尿病肾病患者中均明显升高，提示 suPAR 可能与足细胞损伤相关，但不是原发 FSGS 的特异性致病因子。近期一项基于转基因动物模型的研究提示，尿激酶型纤溶酶原激活物受体（urokinase plasminogen activated receptor，uPAR）异构体 2 形成的二聚体可能导致 FSGS 样病变。因此，针对 suPAR 的临床和基础研究，还需要进一步探索。

遗传因素导致的 FSGS 是近年来的研究热点。目前已报道超过 50 个基因的突变可能导致 FSGS，其中多为足细胞相关蛋白的编码基因。与 IgA 肾病不同，FSGS 患者常常可由单个基因变异导致。目前报道的致病基因包括 *NPHS1*、*NPHS2*、*ACTN4*、*INF2*、*TRPC6*、*PODXL*、*NUP93*、*NUP160*、*APOL1* 等。导致 FSGS 的致病基因还在不断增加，但目前的证据显示仍然缺少热点基因突变。针对非洲裔人群的研究发现，*APOL1* 基因的 G1 和 G2 突变，会增加个体罹患多种肾脏疾病，包括 FSGS 的风险，但对我国人群的研究发现，中国汉族人群缺乏该突变，且中国汉族人群中 *APOL1* 基因变异与非洲裔人群和高加索人群有明显差异，提示 *APOL1* 变异不是导致我国 FSGS 风险增加的主要原因。

对于目前报道的多种 FSGS 致病基因变异已在我国得到验证，或者发现了一些新的突变。例如，对家族性 FSGS 研究发现，*NUP160* 突变可能是 FSGS 致病原因之一。这些变异的发现，均为 FSGS 的病因分析、遗传诊断和治疗决策制订提供了重要信息。对于部分 FSGS 病变样的患者，通过遗传突变检测，可能提示存在Ⅳ型胶原家族基因突变，按照目前的共识，这些患者应被诊断为 Alport 综合征。近期一项研究对 363 例家族或散发性 FSGS 进行全外显子测序分析，发现存在可能致病突变的 FSGS 患者比例高达 24.2%，提示进行遗传分析对于这些患者的诊断有重要意义。

值得注意的是，生活在北美的亚裔人较居住在亚洲的亚洲人 FSGS 比例明显增加（13.1% *vs.* 7.1%）；同样，北美白种人较欧洲白种人 FSGS 的比例更高（18.9% *vs.* 13.5%），均提示除遗传背景外，环境因素也明显影响 FSGS 的发生。

三、病理诊断与分型

肾活检行病理组织检查是 FSGS 诊断的"金标准"。光镜下以局灶性节段性肾小球硬化为主要特征，随病情进展可发展为球性硬化，病变最早主要出现在皮髓交界处肾小球。免疫荧光主要表现为 IgM 和 C3 呈节段沉积，电镜检查早期可以看到上皮细胞足突融合等病变。病理分型仍然采用国际肾脏病理学会制订的类型，包括非特殊型、门周型、细胞型、顶端型和塌陷型。

肾小球局灶性节段性硬化是诊断 FSGS 的病理基础，但由于取材、制样及诊断医师不同等多种因素，会导致其诊断结果不一致。近年来，快速发展的人工智能的运用，可能会提高 FSGS 的诊断准确性。通过深度学习，基于人工智能的程序已经能够识别出正常的肾小球和硬化的肾小球，这为肾脏病理智能诊断打下了基础。我国已有多家肾脏病中心开始进行肾脏病理智能诊断的研究。

四、分子与基因诊断

尽管 FSGS 是一种病理诊断,但在光镜下表现为 FSGS 样病变的患者,仍需考虑遗传性、继发性、原因未明 FSGS 的可能性。目前,临床上仍缺乏特异性诊断标志物,尽管 suPAR 在原发性 FSGS 患者中普遍升高,但其在继发性 FSGS 和其他 FSGS 样病变患者中均可升高,因此不能作为临床鉴别诊断指标。尽管指南没有推荐对 FSGS 进行常规遗传检测,但仍然强调对每个病例进行具体分析。对于那些年轻、有家族史、表现为临床综合征特点、对激素治疗抵抗的患者,需要考虑遗传性 FSGS 的可能并进行遗传突变检测。进行遗传诊断时,需要充分收集相关证据,深入分析所检测的突变导致肾损害的可能性。基因和分子诊断对于临床医师提出了更高的要求,对于一个或多个检出的可能突变,其临床价值如何,是否可能为致病性突变,是否为该患者的发病原因,仍需要逐例深入分析。

五、治疗进展

FSGS 在青壮年男性中多见,临床上多表现为蛋白尿或肾病综合征,约 1/2 的患者有镜下血尿,1/3 的患者在起病时伴有高血压或肾功能损害。临床上多数表现为激素治疗抵抗,是激素抵抗肾病综合征的主要类型。此类患者不但容易发展成为 ESRD,接受肾移植后,移植肾也容易复发 FSGS。研究发现,初始的肾功能、蛋白尿水平、病理类型、对治疗的反应等均影响预后,其中治疗反应好是预后良好的指标。因此,加强患者的合理治疗对于改善患者预后非常重要。

在临床上,区别原发性与继发性 FSGS 尤为重要,因为部分原发性 FSGS 对免疫抑制治疗有反应,包括糖皮质激素、环孢素等;继发性 FSGS,尤其是代谢或感染因素导致的 FSGS 往往无须免疫抑制治疗。对于原发性 FSGS,经过不断探索新的治疗方案和综合管理,近年治疗的总体缓解率可高达 70%,同时改善了患者的总体预后。在病理类型上,塌陷型 FSGS 常可能与 HIV 及多种其他疾病有关,对治疗的反应较差。总之,治疗方案需要根据相应的病因、病理特点、患者病变的严重程度等综合考虑。

虽然缺乏针对 ACEI 或 ARB 治疗 FSGS 的专门研究,但由于这些药物可减轻蛋白尿,并可能延缓蛋白尿性肾病的进展,因此对于原发性 FSGS 患者,无论是否采用免疫抑制治疗,均应考虑使用这类药物。

对于表现为肾病综合征的原发性 FSGS 患者,建议采用大剂量糖皮质激素治疗,足量激素的疗程最长可达 16 周。因此,临床上需要密切监测治疗过程中的激素不良反应。对于有发生糖皮质激素相关不良反应高风险的患者(如超重、糖尿病、严重骨质疏松者),可给予钙调磷酸酶抑制药(如环孢素、他克莫司),加或不加小剂量糖皮质激素进行治疗。对于无肾病综合征的患者,不建议常规给予糖皮质激素和其他免疫抑制剂治疗。

对于激素依赖型或激素抵抗型 FSGS 患者,临床上通常使用钙调磷酸酶抑制药,加或不加小剂量糖皮质激素。然而,对于在肾活检中呈显著肾小球缺血或间质慢性化病变的患者,或估算肾小球滤过率(eGFR)<30 ml/(min·1.73m^2)的患者,应避免使用钙调磷酸酶抑制药,因为在这些情况下,其导致肾毒性的风险增加。对于此类患者,可使用吗替麦考酚酯。

对于其他药物,尽管进行了一些小样本研究,但支持临床选择应用的证据相对较少。包括:细胞毒性药物（环磷酰胺、苯丁酸氮芥）、利妥昔单抗及促肾上腺皮质激素等。利妥昔单抗和环磷酰胺对激素依赖型 FSGS 患者可能有效，但对激素抵抗型 FSGS 患者效果较差。国内有学者报道，6 例 FSGS 患者经利妥昔治疗后全部取得完全或部分缓解，并且复发率明显降低。近期发表的一项 meta 分析，共纳入 16 项研究的 221 例患者 [23.1% FSGS 和 76.9% 微小病变型肾病（MCD）]，平均随访（26.3±12.8）个月。结果显示，对于其中 51 例 FSGS 患者，总体缓解率和复发率为 53.6%（95%CI 15.8%~87.6%）和 47.3%（95%CI 25.4%~70.2%），其中完全缓解率达 42.9%。但目前仍缺乏较大样本、高质量 RCT 研究支持。

血浆置换疗法治疗 FSGS 也有较多报道，但主要用于移植后复发的患者。一项研究回顾了既往个案报道和病例系列，共纳入 423 例患者。结果显示，总体缓解率达到 71%，其中男性更易缓解，复发 2 周内及时治疗似乎缓解率更高。近期一项研究回顾了 11 742 例肾移植患者，其中 176 例为 FSGS，移植后 57 例出现 FSGS 复发（32%），血浆置换联合利妥昔治疗取得好效果，患者出现完全或部分缓解是预后良好的重要指标，但对于血浆置换治疗 FSGS，目前仍缺乏高质量 RCT 研究支持。

六、基础研究进展

蛋白质组学、单细胞测序、全外显子测序等技术在肾病研究中得到更广泛的使用，促进了 FSGS 基础与临床研究。

基于 FSGS 家系的研究，进一步发现了一些新的致病基因或新的突变。例如，核孔蛋白（nucleoporin）家族 2 个基因突变可导致 FSGS。对 1 例年轻女性 FSGS 患者，通过全外显子测序证实其携带 2 个 *NUP160* 基因突变（NUP160 R1173× 和 NUP160E803K），在果蝇中敲除该基因会导致其肾细胞大小、核容量及核膜结构发生异常。在另一例 9 岁 FSGS 男孩中发现了 *NUP93* 的双等位基因突变，进一步采用单细胞测序和剪接分析，证实其内含子变异可导致转录时跳跃过相邻的 20 号外显子，使表达的蛋白质缩短，影响其功能。有研究在 2 个 SRNS 家系中，鉴定出了一个新致病基因 *TBC1D8B* 的错义突变导致早发的 X 连锁 FSGS 样 SRNS。TBC1D8B 是一种 Rab-GTPase 活化蛋白，基于斑马鱼的研究证实其参与内吞和囊泡再循环，敲除或敲低该基因可诱发蛋白尿。裂孔膜蛋白 *KIRREL1* 基因突变可影响其完整性，从而导致 SRNS。另有对部分基因新的致病突变的报道，如 *PAX2*、*CLCN5*、*LAMA5* 等。对新的致病突变的鉴定将继续揭示 FSGS 致病机制，并为足细胞生物学和肾小球功能研究提供新的见解。

目前已经鉴定出超过 50 个基因，多为足细胞或基底膜相关蛋白的编码基因，其变异可导致 SRNS。然而，大多数基因仍缺乏热点突变；甚至某些基因中，需要 2 个或 2 个以上的变异，或联合环境因素，才可能导致 SRNS。这些结果提示，在临床上，更需要采用基于候选基因 PANEL 的二代测序，或全外显子测序，甚至全基因组测序等高通量测序技术，才能够更好地鉴定出致病基因突变。

基于组学的研究也为临床医师理解 FSGS 的特点提供了新的思路。例如，筛查发现 Tyro3 在糖尿病肾病或 FSGS 患者肾小球中表达下降，进一步研究证实，Tyro3 是足细胞保护因子，可能是将来治疗的靶点。采用转录组技术比较 FSGS 与轻微病变肾病的研究发现，FSGS 患者肾组织表达膜金属内肽酶（membrane metallo-endopeptidase，MME）明显下降，进一步在肾组织中得到证实。结合转录组与蛋白组技术进行研究，结果发现 NOX4、ROS、p-p38 MAPK 和 MMP-2 在 SRNS 患者肾小球中明显高表达,给发病机制的研究提供了新思路,也可进一步探索预测激素抵抗的生物标志物。

(李贵森)

参 考 文 献

[1] Gerdemann A, Wagner Z, Solf A, et al. Plasma levels of advanced glycation end products during haemodialysis, haemodiafiltration and haemofiltration: potential importance of dialysate quality. Nephrol Dial Transplant, 2002, 17(6): 1045-1049.

[2] Mandolfo S, Borlandelli S, Imbasciati E. Leptin and beta2-microglobulin kinetics with three different dialysis modalities. Int J Artif Organs, 2006, 29(10): 949-955.

[3] Ankawi G, Fan W, Montin D P, et al. A new series of sorbent devices for multiple clinical purposes: current evidence and future directions. Blood Purification, 2019, 29(4): 94-100.

[4] Montin DP, Ankawi G, Lorenzin A, et al. Biocompatibility and cytotoxic evaluation of new sorbent cartridges for blood hemoperfusion. Blood Purif, 2018, 46(4): 187-195.

[5] Moradi H, Sica DA, Kalantar-Zadeh K. Cardiovascular burden associated with uremic toxins in patients with chronic kidney disease. Am J Nephrol, 2013, 38(2): 136-148.

[6] Vanholder R, De Smet R, Glorieux G, et al. Review on uremic toxins: classification, concentration, and interindividual variability. Kidney Int, 2003, 63(5): 1934-1943.

[7] Zhang Y, Mei CL, Rong S, et al. Effect of the combination of hemodialysis and hemoperfusion on clearing advanced glycation end products: a prospective, randomized, two-stage crossover trial in patients under maintenance hemodialysis. Blood Purif, 2015, 40(2): 127-132.

[8] Gao XF, Li JD, Guo L, et al. Effect of hybrid blood purification treatment on secondary hyperpara-thyroidism for maintenance hemodialysis patients. Blood Purif, 2018, 46(1): 19-26.

[9] 邓晓风,代青,万莉,等. 多模式组合透析对维持性血液透析患者 Klotho 蛋白、FGF-23 和 BNP 的影响. 中华危重病急救医学, 2017, 29(7): 636-639.

[10] 王质刚. 血液净化学(第四版). 北京:北京科学技术出版社, 2016.

[11] Duranton F, Cohen G, De Smet R, et al. Normal and pathologic concentrations of uremic toxins. J Am Soc Nephrol, 2012, 23(7): 1258-1270.

[12] 邓岱,李新伦,李红霞,等. 不同血液净化方法清除维持性血液透析患者血清蛋白结合类尿毒症毒素的效果比较. 中国血液净化, 2014, 13(9): 639-642.

[13] 张宏,李新伦,高卓,等. 血液灌流对血液透析患者体内蛋白结合类毒素的清除效果. 中国血液净化, 2016, 15(2): 54-61.

[14] 欧志强,李新伦,张宏,等. 血液灌流对维持性血液透析患者蛋白结合类毒素清除及生活质量的影响. 中国血液净化, 2018, 017(4): 229-233.

[15] Rayner HC, Larkina M, Wang M, et al. International comparisons of prevalence, awareness, and treatment of pruritus in people on hemodialysis. Clin J Am Soc Nephrol, 2017, 12(12): 2000-2007.

[16] Weng CH, Hu CC, Yen TH, et al. Uremic pruritus is associated with two-year cardiovascular mortality in long term hemodialysis patients. Kidney Blood Press Res, 2018, 43(3): 1000-1009.

[17] Kimmel M, Alscher DM, Dunst R, et al. The role of microinflammation in the pathogenesis of uraemic pruritus in haemodialysis patients. Nephrol Dial Transplant, 2006, 21(3): 749-755.

[18] Mettang T, Kremer AE. Uremic pruritus. Kidney Int, 2015, 87(4): 685-691.

[19] Li WH, Yin YM, Chen H, et al. Curative effect of neutral macroporous resin hemoperfusion on treating hemodialysis patients with refractory uremic pruritus. Medicine, 2017, 96(12): 6160-6172.

[20] Zhang J, Yuan Y, An X, et al. Comparison of combined blood purification techniques in treatment of dialysis patients with uraemic pruritus. Int J Clin Exp Med, 2016, 9(5): 8563-8568.

[21] Sharif MR, Chitsazian Z, Moosavian M, et al. Immune disorders in hemodialysis patients. Iranian Journal of Kidney Diseases, 2015, 9(2): 84-91.

[22] Betjes M GH. Immune cell dysfunction and inflammation in end-stage renal disease. Nature Reviews Nephrology, 2013, 9(5): 255-262.

[23] Anjuman Ara, Khawaja Ashfaque Ahmed, Jim Xiang. Multiple effects of CD40-CD40L axis in immunity against infection andcancer. Immunotargets Ther, 2018, 7(1): 55-61.

[24] Yu JR, Wang FM, Xu SC, et al. CD 62P and P10 as predictive markers for assessing the efficacy of hemodialysis in treating end-stage renal disease. Journal of Clinical Laboratory Analysis, 2019, 33(2): 22662-22671.

[25] Wang XF, Zhang BH, Lu XQ, et al. Efficacy of different hemodialysis methods on dendritic cell marker CD40 and CD80 and platelet activation marker CD62P and P10 in patients with chronic renal failure. Journal of Clinical Laboratory Analysis, 2019, 33(3): 22713-22726.

[26] Cheung AK, Sarnak MJ, Yan G, et al. Cardiac diseases in maintenance hemodialysis patients: results of the HEMO study. Kidney Int, 2004, 65(5): 2380-2389.

[27] Qiang L, Hong L, Ningfu W, et al. Expression of miR-126 and miR-508-5p in endothelial progenitor cells is associated with the prognosis of chronic heart failure patients.Int J Cardiol, 2013,168(11): 2082-2088.

[28] Fourdinier. O, Schepers. E, Metzinger Le Meuth. V, et al. Serum levels of miR-126 and miR-223 and outcomes in chronic kidney disease patients. Sci Rep, 2019, 9(1): 4477-4487.

[29] Doi K, Noiri E, Fujita T. Role of vascular endothelial growth factor in kidney disease. Curr Vasc Pharmacol, 2010,8(1): 122-128.

[30] Zhao, Dong, Hong Shao. Effect of blood purification on serum mir-126 and vegf levels in the process of atherosclerosis in uremic patients under maintenance hemodialysis. Kaohsiung Journal of Medical Sciences, 2018, 34(8): 447-455.

[31] Brener ZZ, Kotanko P, Winchester JF, et al. Clinical benefit of preserving residual renal function in dialysis patients: an update for clinicians. The American Journal of The Medical Sciences, 2010, 339(5): 453-456.

[32] 郝峥, 马云伶, 唐子勇. 血液灌流联合血液透析对维持性血液透析患者残余肾功能的作用. 中国中西医结合肾病杂志, 2015, 000 (7): 626-627.

[33] Lu W, Ren C, Han X, et al. The protective effect of different dialysis types on residual renal function in patients with maintenance hemodialysis: a systematic review and meta-analysis. Medicine, 2018, 97(37): 136-142.

[34] Furuya R, Kumagai H, Miyata T, et al. High plasma pentosidine level is accompanied with cardiovascular events in hemodialysis patients. Clin Exp Nephrol, 2012, 16(3): 421-426.

[35] Vanholder R, Schepers E, Pletinck A, et al. An update on protein-bound uremic retention solutes. J Ren Nutr, 2012, 22(1): 90-94.

[36] Chen SJ, Jiang GR, Shan JP, et al. Combination of maintenance hemodialysis with hemoperfusion: a safe and effective model of artificial kidney. Int J Artif Organs, 2011, 34(4): 339-347.

[37] Gu YH, Yang XH, Pan LH, et al. Additional hemoperfusion is associated with improved overall survival and self-reported sleep disturbance in patients on hemodialysis. Int J Artif Organs, 2019, 42(7): 347-353.

[38] Lu W, Jiang GR, HD/HP versus HD trial Group. Randomised, open-label, multicentre trial comparing haemodialysis plus haemoperfusion versus haemodialysis alone in adult patients with end- stage renal disease (HD/HP vs HD): study protocol. BMJ Open, 2018, 8(7): 22169-22177.

[39] Sun X, Chen X, Lu J, et al. Extracorporeal treatment in children with acute severe poisoning. Medicine (Baltimore), 2019, 98(47): 18086-18092.

[40] 中国医师协会急诊医师分会, 中国毒理学会中毒与救治专业委员会. 急性中毒诊断与治疗中国专家共识. 中华急诊医学杂志, 2016, 125 (25): 1375-1384.

[41] Yang X, Xin S, Zhang Y, et al. Early hemoperfusion for emergency treatment of carbamazepine poisoning. Am J Emerg Med, 2018, 36(6): 926-930.

[42] Bo L. Therapeutic efficacies of different hemoperfusion frequencies in patients with organophosphate poisoning. Eur Rev Med Pharmacol Sci, 2014, 18(22): 3521-3523.

[43] Wang Y, Chen Y, Mao L, et al. Effects of hemoperfusion and continuous renal replacement therapy on patient survival following paraquat poisoning. PLoS One. 2017, 12(7): 181-207.

[44] Li C, Hu D, Xue W, et al. Treatment outcome of combined continuous venovenous hemofiltration and hemoperfusion in acute paraquat poisoning: a prospective controlled trial. Crit Care Med, 2018,46(1): 100-107.

[45] 中华医学会风湿病学分会, 国家皮肤与免疫疾病临床医学研究中心, 中国系统性红斑狼疮研究协作组. 2020中国系统性红斑狼疮诊疗指南. 中华内科杂志, 2020, 59 (3): 172-185.

[46] 中国医师协会儿科医师分会血液净化专家委员会. 血

液净化治疗儿童重症系统性红斑狼疮多中心流行病学调查. 中国实用儿科杂志, 2018, 33（7）：521-527.

[47] Zhu Y, Dong Y, Wu L, et al. Changes of inflammatory mediators and oxidative stress indicators in children with Henoch-Schönlein purpura and clinical effects of hemoperfusion in the treatment of severe Henoch-Schönlein purpura with gastrointestinal involvement in children. BMC Pediatr, 2019, 19(1): 409-415.

[48] 赵龙姝, 辛婕琛, 孙丽华, 等. 免疫吸附治疗难治性类风湿关节炎的临床应用. 中国血液净化, 2017, 016（10）：681-683+714.

[49] Stummvoll G, Aringer M, Handisurya A, et al. Immunoadsorption in autoimmune diseases affecting the kidney. Semin Nephrol, 2017, 37(5): 478-487.

[50] 中华医学会感染病学分会肝衰竭与人工肝学组, 中华医学会肝病学分会重型肝病与人工肝学组. 肝衰竭诊治指南（2018 年版）. 中华肝脏病杂志, 2019, 27（1）：18-26.

[51] 中华医学会感染病学分会肝衰竭与人工肝学组. 非生物型人工肝治疗肝衰竭指南（2016 年版）. 中华临床感染病杂志, 2016, 9（2）：97-103.

[52] Xia Q, Dai X, Huang J, et al. A single-center experience of non-bioartificial liver support systems among Chinese patients with liver failure. International Journal of Artificial Organs, 2014, 37(6): 442-454.

[53] Wan Y, Li Y, Xu Z, et al. Therapeutic plasma exchange versus double plasma molecular absorption system in hepatitis B virus-infected acute-on-chronic liver failure treated by entercavir: A prospective study. Journal of Clinical Apheresis, 2017, 32(6): 453-461.

[54] 钟珊, 王娜, 赵静, 等. 血浆置换联合双重血浆吸附治疗提高慢加急性肝衰竭预后. 中华肝脏病杂志, 2018, 26（10）：744-749.

[55] Yao J, Li S, Zhou L, et al. Therapeutic effect of double plasma molecular adsorption system and sequential half-dose plasma exchange in patients with HBV-related acute-on-chronic liver failure. Journal of Clinical Apheresis, 2019, 34(4): 392-398.

[56] Xu X, Jia C, Luo S, et al. Effect of HA330 resin-directed hemoadsorption on a porcine acute respiratory distress syndrome model. Ann Intensive Care, 2017, 7(1): 84-96.

[57] Chu L, Li G, Yu Y, et al. Clinical effects of hemop-erfusion combined with pulse high-volume hemofil-tration on septic shock. Medicine (Baltimore), 2020, 99(9): 19058-19066.

[58] La Manna G, Donati G. Coupled plasma filtration adsorption: a multipurpose extracorporeal detoxification therapy. Blood Purif, 2018, 46(3): 228-238.

[59] Ronco C, Reis T, De Rosa S, et al. Coronavirus epidemic and extracorporeal therapies in intensive care: si vis pacem para bellum. Blood Purification, 2020, 14(2): 1-4.

[60] 中华人民共和国国家卫生健康委员会. 新型冠状病毒肺炎诊疗方案（试行第七版）[EB/OL].（2020-03-03）[2020-07-01]. http://www.gov.cn/zhengce/2020-03/04/content_5486710.htm.

[61] 中华人民共和国国家卫生健康委员会. 新型冠状病毒感染的肺炎重症、危重症病例诊疗方案（试行）[EB/OL].（2020-02-19）[2020-07-01]. http://www.gov.cn/zhengce/zhengceku/2020-01/23/5471831/files/a09f91a71a4d4566b7ab840950b87f00.pdf.

[62] 中华医学会肾脏病学分会, 中国研究型医院学会肾脏病学专业委员会. 特殊血液净化技术应用于重症新型冠状病毒肺炎的专家共识[EB/OL]. (2020-02-06)[2020-07-01]. http://ccm.dxy.cn/article/680272.

[63] The National Institute for Health and Care Excell-ence. Cytokine adsorption devices for treating respiratory failure in people with COVID-19[EB/OL]. (2020-05-21)[2020-07-01]. https://www.nice.org.uk/advice/mib217.

[64] Dastan F, Saffaei A, Mortazavi SM, et al. Continues renal replacement therapy (crrt)with disposable hemoperfusion cartridge: a promising option for severe COVID-19. J Glob Antimicrob Resist, 2020, 2213-7165(20): 30116-30118.

第六节　抗肾小球基底膜病诊治进展

抗肾小球基底膜（anti-GBM）病（简称抗 GBM 病）是一种罕见的危及生命的小血管炎，可影响肾小球和肺毛细血管。它通常表现为急进性肾小球肾炎（rapidly progressive glomerulonephritis, RPGN），伴或不伴有肺出血。爱尔兰最近的一项研究首次报告了全国发病率（每年每百万人口 1.64 例）。在非洲人中很少发现抗基底膜病患者，但在白人和亚洲人中均有报道。

一、发病机制

1. 自身抗原 肾小球和肺泡基底膜，像所有基底膜一样，是由4个主要大分子组成的板层细胞外基质：层粘连蛋白、巢蛋白、硫酸肝素蛋白多糖和Ⅳ型胶原。Ⅳ型胶原蛋白家族由6条遗传上不同的α链（α1-6）组成，它们相互三聚化，形成特殊的三螺旋原型：α1α1α2、α3α4α5和α5α5α6。α3α4α5原分子的表达几乎仅限于肾小球和肺泡基底膜（其中α1α1α2原分子在其他部位表达最为丰富）。在GBM中，这些α3α4α5原型通过其C-末端NC1结构域进行端端聚合，形成六聚体NC1结构（图1-2-5）。这种六聚体的四元结构通过相对三聚体平面上的疏水和亲水相互作用来稳定，并通过磺酰亚胺键交联相对结构域来增强。α3α4α5启动子同样通过它们的N-末端7S结构域相互联系，以形成对肾小球结构和功能至关重要的网格状构型。抗GBM疾病自身免疫反应的靶点首先被鉴定为27 000的蛋白，随后被证明是α3链：α3（Ⅳ）NC1的非胶原酶结构域。用来自不同物种的胶原酶溶解或重组形式的蛋白做出的几种免疫动物模型，均可诱发疾病，证实了该蛋白的普遍抗原性。

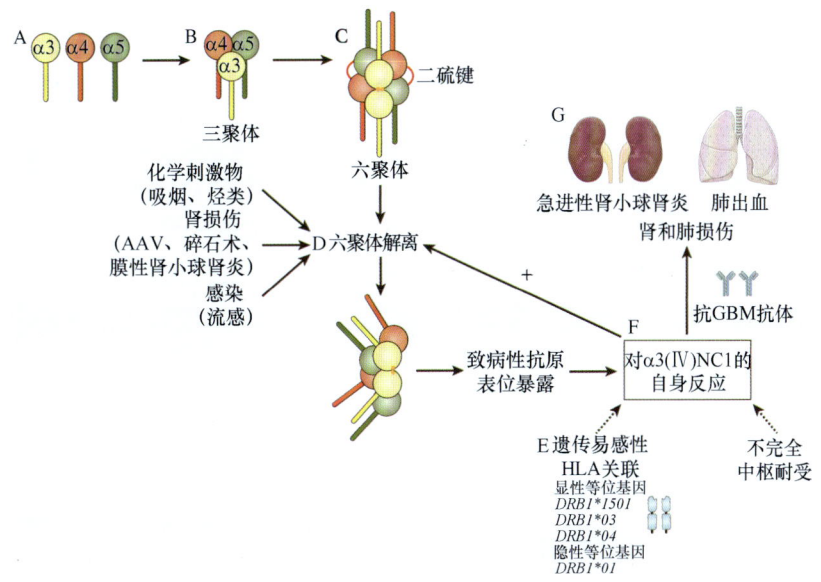

图1-2-5 抗GBM病自身抗原分子结构及其发病机制 单独的α3、α4和α5胶原Ⅳ链，带有球状的C-末端非胶原区（A）；这些三聚形成三聚原聚体（B），然后首尾相连地组织形成通过二硫键交联的六聚体NC1结构，其中α3链上的致病性EA和EB3表位被隔离（C）。破坏二硫键和解离六聚体（由炎症或化学影响引起）会导致这些表位（D）的暴露，这在遗传易感个体（E）中允许产生的抗GBM反应（F），体液和细胞效应都会导致肾和肺损伤（G）。GN.肾小球肾炎；AAV.ANCA相关性血管炎

2. 体液免疫 抗GBM病被认为是一种典型的抗体介导性疾病。所有典型的抗GBM病患者都有对α3（Ⅳ）NC1的抗体反应，并且有一部分患者也表现出α4或α5链的反应，据称这是由于表位扩散过程而产生的。在α3（Ⅳ）NC1中识别出两个关键的B细胞表位，称为EA（向氨基末端掺入17~31个残基）和EB（羧基末端的127-141位残基）。在疾病中，抗体往往属于IgG1和IgG3亚类，它们的滴度和亲和力与疾病严重程度有关。一旦与肾脏结合，这些抗体可以通过补体依赖和Fc受体依赖机制启动局部炎症反应。与抗体介导的疾病过程一致，编码FcRg受体的基因拷贝数变异和多态性与亚洲人群的疾病易感性有关。然而，值得注意的是，识别相同表位的低水平天然自身抗体可以

在健康个体中被识别出来，尽管它们往往属于不同的亚类（IgG2 和 IgG4 占优势）。此外，循环中抗 GBM 抗体出现可能比临床发病早数月。这些观察表明，可能存在其他因素促使疾病的发生。

3. 细胞免疫　与 HLA 高度相关性、高亲和力及其他自身抗体的检出表明，在产生抗 GBM 抗体时需要 T 细胞的帮助。患者的外周 CD41 细胞在 α3（Ⅳ）NC1 的刺激下增殖（与健康人的细胞一样，但频率低得多），已证明自身反应性 CD41 T 细胞的频率与疾病活动性相关。

抗 GBM 病的实验模型研究也表明，直接致肾炎的 T 细胞反应可能与疾病的发病机制有关。在早期鸟类模型中，单个核细胞可以将疾病传染给法氏囊切开的鸟类，B 细胞缺陷小鼠在接种 α3（Ⅳ）NC1 后出现肾小球损伤。疾病也通过肾病大鼠的 CD41T 细胞转移，在 α3（Ⅳ）NC1 的刺激下体外扩增，没有检测到抗体反应，表明损伤反应直接由细胞效应引起。在一系列使用 HLA 转基因小鼠的实验中，确定了 α3（Ⅳ）内的主要免疫 T 细胞表位。此外，将 *DRB1*1501* 转基因小鼠产生的针对免疫优势 T 细胞表位 CD41T 细胞克隆可将疾病转移给其他动物。在大鼠模型中，免疫优势 T 细胞表位导致肾小球损伤，随后 B 细胞对肾脏引流淋巴结中不同的 α3（Ⅳ）NC1 表位反应扩大。因此，T 细胞介导的肾小球损伤可能是抗 GBM 疾病的继发事件，由此触发对受损 GBM 释放的 B 细胞表位的内部免疫，随后使表达疾病所需的大量自身抗体产生，这一现象在人类中尚缺乏直接证据。然而，有病例报告提示，在抗 GBM 抗体沉积之前即发生肾小球肾炎，且病理学研究也发现有早期 T 细胞浸润，表明至少有一部分患者可能发生细胞介导的损伤。

4. 耐受性与自身免疫　值得注意的是，天然 α3（Ⅳ）NC1 中的 B 细胞表位是隐蔽的，被隔离在六聚体 NC1 排列的四元结构中，因此，它们在正常情况下仍然受到保护，不受免疫监视。业已证明，患者来源的抗 GBM 抗体在交联的 α3α4α5 六聚体解离之前不会与它们结合，这一构象转换过程被认为是导致疾病发生的关键，因为它暴露了隐藏的抗原表位，并允许与致病性自身抗体结合（图 1-2-5）。这也解释了抗 GBM 病与可能破坏或改变肾小球及肺泡基底膜结构的其他因素（如 ANCA 相关性血管炎、碎石术、吸烟）的关联性。

基于对实验模型的观察，研究者已经提出了在抗 GBM 病中诱导自身抗原反应的替代机制，包括所谓的分子模拟和外来肽免疫后自身抗原互补的过程。Li 最近描述了部分抗 GBM 病患者对微生物肽的反应性，尽管因果关系尚未在人类中确定。

在抗 GBM 病患者中，复发是罕见的，这表明随着疾病的缓解，免疫耐受可以恢复。这一观点在急性发病后 CD251 抗原特异性 T 细胞数量增加的患者中得到了支持，这可能会抑制对 α3（Ⅳ）NC1 的反应。HLA 转基因小鼠模型进一步研究表明，当 α3（Ⅳ）NC1 的免疫优势 T 细胞表位出现在 *DRB1*1501* 易感等位基因和 *DRB1*01* 抗性等位基因上时，分别诱导了常规或耐受 T 细胞，揭示人类疾病中某些 HLA 关联保护作用的新机制。

二. 临床表现

患者通常表现为 RPGN，即患者快速出现可持续 3 个月以上的肾小球滤过率下降超过 50%。患者可能有短暂的前驱疾病，具有全身特征，如不适、疲劳或厌食，但症状的持续时间通常很短，不到几周。但随着疾病的进展，可能会出现明显的肾衰竭，并伴有少尿和液体潴留。大约 50% 的患者在诊断时有肾脏替代治疗适应证。尿常规表现为血尿、蛋白尿和白细胞尿。蛋白尿通常在中等程度范围内，可能是因为新月体肾炎时肾小球血流量严重减少所致。新鲜尿液显微镜检查，可以协助判断尿红细胞是否为肾小球源性（白细胞或上皮细胞管型常常为非特异性）。少数患者由于肾包膜膨胀可引起腰部疼痛。

弥漫性肺泡出血患者可表现为呼吸困难、咳嗽、咯血或明显的呼吸衰竭。40%~60%的患者可出现这些症状，一小部分（<10%）患者患有孤立性肺部病变。严重者出现肺出血，迁延不愈，足以导致症状性贫血。胸部X线或CT扫描通常显示双侧浸润性阴影。如果进行支气管镜检查，在灌洗时可以看到含铁蛋白的巨噬细胞。

抗GBM病的鉴别诊断见表1-2-3。抗肾小球基底膜病的肾外/肺表现不常见，它们的存在应警惕可检测到ANCA双阳性的可能性。抗GBM病一般不表现为复发-缓解。

表1-2-3 抗GBM病鉴别诊断

ANCA相关性血管炎	韦格纳肉芽肿，显微镜下多血管炎，嗜酸性肉芽肿合并多血管炎
免疫复合型小血管炎	系统性红斑狼疮，冷球蛋白症血管炎，过敏性紫癜/IgA血管炎
混合性结缔组织病	系统性硬化症，皮肌炎/多发性肌炎
抗磷脂综合征	伴有血管炎或肺栓塞
感染性疾病	累及肾脏和肺部的特殊感染，如军团菌、支原体、钩端螺旋体、汉坦病毒、巨细胞病毒、结核分枝杆菌感染；呼吸道感染并伴有急性肾损伤
原发性肾脏疾病导致类似抗GBM病的肺部疾病	急性肾损伤合并肺水肿或尿毒症引起咯血，肾病综合征合并肺静脉血栓栓塞，肾脏疾病免疫抑制导致肺炎

三、诊断

诊断依据：典型的临床病史，阳性的血清学检测，和（或）肾活检中免疫荧光显微镜下IgG沿肾小球基底膜呈线状沉积以及大量新月体形成。

1. 血清学检测 循环中抗GBM抗体检测方法有间接免疫荧光试验、放射免疫分析或酶联免疫吸附试验（ELISA），有5%~10%的患者中抗GBM抗体呈阴性。但不能排除抗GBM病，建议在可能的情况下进行肾活检。

2. 肾活检 免疫荧光法对检测沉积性抗体具有很高的敏感性，是诊断抗肾小球基底膜病的"金标准"，典型的表现为IgG沿基底膜呈线状沉积。需要注意的是，在严重的肾小球炎症时（其结构被严重破坏，以至于无法识别线状沉积），荧光检测可能是阴性或不清楚。对其他可导致免疫荧光检测呈线状沉积的原因（包括糖尿病、副蛋白血症、狼疮肾炎，以及少见的纤维样肾小球肾炎）应加以鉴别。

新月体形成是抗GBM病的组织病理学标志。大量活检显示，80%的患者表现出超过50%的肾小球新月体。肾活检新月体比例与肾脏损害的程度密切相关。由于抗GBM病的快速发作，新月体通常被描述为"同步的"，而其他原因所致的急进性肾小球肾炎（如AAV）中可以看到细胞性、纤维细胞性和纤维性新月体混合存在。在早期或轻度疾病中，可见节段性增生性改变，伴有中性粒细胞或单核淋巴细胞浸润。病情严重时，部分可见肾小囊破裂、肾小球周围炎症肉芽肿形成并伴有炎性细胞浸润。间质纤维化和肾小管萎缩在抗GBM病中并不常见（除非有先前存在的肾脏病理）。

四、治疗

1. 抗体去除 考虑到抗GBM抗体的致病能力，用血浆交换快速清除它们已成为疾病治疗的重要组成部分。有研究表明,血浆置换有助于循环自身抗体的快速清除、肺出血的缓解和肾功能的改善。肾脏疾病改善全球预后(KDIGO)临床实践指南建议将血浆置换纳入抗GBM病的治疗方案中。

免疫吸附法(immunoadsorption,IAS),用于治疗多种自身免疫性疾病。IAS在抗GBM病中的作用尚未得到充分评价,在对10例接受IAS和免疫抑制治疗的患者进行回顾性研究之前,仅有少量病例报道。据报道,患者和肾脏的长期存活率分别为90%和50%,平均为84个月,比以往使用血浆置换和免疫抑制剂的报道疗效要好一些,但例数较少。IAS可能为直接清除循环中的抗GBM抗体提供了一种有效的治疗方法,但仍需要大样本临床验证。

血浆置换和IAS可以清除循环中的抗GBM抗体,但不能清除组织结合的抗GBM抗体。化脓性链球菌的IgG降解酶(IdeS)和内切糖苷酶(EndoS)可以降解抗GBM抗体。IdeS切割人IgG的重链,产生一个F(ab')$_2$和两个单体Fc片段,从而直接影响IgG效应器的功能。EndoS通过损害IgG FccR结合来减少C1q结合和补体激活以及IgG介导的病生理作用。在实验性小鼠肾小球肾炎模型中,IdeS去除了抗GBM抗体的肾小球Fc片段,减少了炎性细胞浸润、补体活化及尿蛋白。IdeS试验主要在肾移植方面取得了进展,但抗GBM病的临床试验也在进行中,以评估IdeS在去除致病性抗GBM抗体方面的疗效。

2. 免疫抑制 糖皮质激素和环磷酰胺仍然是抗GBM病免疫抑制治疗的主要手段。然而,在某些情况下可能需要替代药物,很可能与环磷酰胺的潜在风险和耐受性有关。有研究表明,利妥昔单抗效果良好,但还需要更多临床数据支持。也有应用吗替麦考酚酯的报道,同样只应用于少数病例,但似乎对难治性或复发性疾病有益。诱导治疗后的持续治疗时间尚不确定,一般认为,取决于临床症状和抗GBM抗体水平的变化。

3. 目前的治疗方案

(1)糖皮质激素治疗 泼尼松龙1 mg/(kg·d),最大60 mg;每周减量,8周内减至起始剂量的1/6,维持此剂量至3个月,第4个月停药。

(2)免疫抑制 口服环磷酰胺2~3 mg/kg,调整白细胞计数(保持在$4×10^9$/L以上)。老年人减少剂量(1.5~2 mg)应用。疗程3个月,如果有足够的临床和免疫反应,老年人可能需要用药的时间更短。

(3)血浆置换 每天置换60 ml/kg,最大4 L,连续14天或直到抗GBM抗体滴度正常化。如果有出血风险(有最近的侵入性手术或肺出血),单独使用5%的人白蛋白和额外的新鲜冰冻血浆。

(4)预防感染 抗细菌(甲氧苄啶-磺胺甲噁唑,或氨苯砜),抗真菌(制霉菌素或氟康唑),质子泵抑制剂或H_2受体拮抗剂,钙/维生素D。

(孙 晶)

参 考 文 献

[1] Canney M, O'Hara PV, McEvoy CM, et al. Spatial and temporal clustering of antiglomerular basement membrane disease. Clin J AmSoc Nephrol, 2016. 11(8): 1392-1399.

[2] Hirayama K, Yamagata K, Kobayashi M, et al. Antiglomerular basement membrane antibody disease in Japan: Part of the nationwide rapidly progressive glomerulonephritis survey in Japan. Clin Exp Nephrol, 2008, 12(5): 339-347.

[3] Pedchenko V, Bondar O, Fogo AB, et al. Molecular architecture of the Goodpasture autoantigen in anti-GBM nephritis. N Engl J Med, 2010, 363(4): 343-354.

[4] Zhao J, Yan Y, Cui Z, et al. The immunoglobulin G subclass distribution of anti-GBM autoantibodies against rHalpha3(Ⅳ)NC1 is associated with disease severity. Hum Immunol, 2009, 70(6): 425-429.

[5] Zhou XJ, Lv JC, Bu DF, et al. Copy number variation of FCGR3A rather than FCGR3B and FCGR2B is associated with susceptibility to anti-GBM disease. Int Immunol, 2010, 22(1): 45-51.

[6] Zhou XJ, Lv JC, Yu L, et al. FCGR2B gene polymorphism rather than FCGR2A, FCGR3A and CGR3B is associated with anti-GBM disease in Chinese. Nephrol Dial Transplant, 2010, 25(1): 97-101

[7] Cui Z, Zhao MH, Segelmark M, et al. Natural autoantibodies to myeloperoxidase, proteinase 3, and the glomerular basement membrane are present in normal individuals. Kidney Int, 2010, 78(6): 590-597.

[8] Olson SW, Arbogast CB, Baker TP, et al. Asymptomatic autoantibodies associate with future anti-glomerular basement membrane disease. J Am Soc Nephrol, 2011, 22(10): 1946-1952.

[9] Shi Y, Jia XY, Gu QH, et al. A modified peptide derived from Goodpasture autoantigen arrested and attenuated kidney injuries in a rat model of anti-gbm glomerulonephritis. J Am Soc Nephrol, 2020, 31(1): 40-53.

[10] Dean EG, Wilson GR, Li M, et al. Experimental autoimmune Goodpasture's disease: A pathogenetic role for both effector cells and antibody in injury. Kidney Int, 2005, 67(2): 566-575.

[11] Ooi JD, Chang J, O'Sullivan KM, et al. The HLA-DRB1*15: 01-restricted Goodpasture's T cell epitope induces GN. J Am Soc Nephrol, 2013, 24(3): 419–431.

[12] Robertson J, Wu J, Arends J, et al. Activation of glomerular basement membranespecific B cells in the renal draining lymph node after T cell-mediated glomerular injury. J Am Soc Nephrol, 2005, 16(11): 3256-3263.

[13] McAdoo SP, Pusey CD. Anti-Glomerular Basement Membrane Disease Clin J Am Soc Nephrol, 2017, 12(7): 1162-1172.

[14] Reynolds J, Preston GA, Pressler BM, et al. Autoimmunity to the alpha 3 chain of type Ⅳ collagen in glomerulonephritis is triggered by 'autoantigen complementarity'. Autoimmun, 2015, 59: 8-18.

[15] Li JN, Jia X, Wang Y, et al. Plasma from patients with anti-glomerular basement membrane disease could recognize microbial peptides. PLoS One, 2017, 12(4): e0174553.

[16] Ooi JD, Petersen J, Tan YH, et al. Dominant protection from HLA-linked autoimmunity by antigen-specific regulatory T cells. Nature, 2017, 545(7653): 243-247.

[17] Cui Z, Zhao J, Jia XY, et al. Anti-glomerular basement membrane disease: outcomes of different therapeutic regimens in a large single-center Chinese cohort study. Medicine (Baltimore), 2011, 90(5): 303-311.

[18] Segelmark M, Hellmark T. Anti-glomerular basement membrane disease: an update on subgroups, pathogenesis and therapies. Nephrol Dial Transplant, 2019, 34(11): 1826-1832.

[19] Radhakrishnan J, Cattran DC. The KDIGO practice guideline on glomerulonephritis: reading between the (guide) lines—application to the individual patient. Kidney Int, 2012, 82(8):840-856.

[20] Biesenbach P, Kain R, Derfler K, et al. Long-term outcome of antiglomerular basement membrane antibody disease treated with immunoadsorption. PLoS One, 2014, 9: e103568.

[21] Yang R, Otten MA, Hellmark T, et al. Successful treatment of experimental glomerulonephritis with IdeS and EndoS, IgG-degrading streptococcal enzymes. Nephrol Dial Transplant, 2010, 25: 2479-2486.

[22] Winstedt L, Jarnum S, Nordahl EA, et al. Complete removal of extracellular IgG antibodies in a randomized dose-escalation phase I study with the bacterial enzyme IdeS–a novel therapeutic opportunity. PLoS One, 2015, 10: e0132011.

[23] Syeda UA, Singer NG, Magrey M. Anti-glomerular basement membrane antibody disease treated with rituximab: a case-based review. Semin Arthritis Rheum, 2013, 42: 567-572.

第七节　C3 肾小球病诊治进展

C3 肾小球病（C3 glomerulopathy，C3-G）是一组以补体 C3 沉积为主要特点的肾小球疾病，包括 C3 肾小球肾炎（C3 glomerulonephritis，C3-GN）和 C3 致密物沉积病（C3 dense deposit disease，C3-

DDD），主要由补体旁路途径调节异常引起。C3肾小球病的病理特点以C3沉积为主，而缺乏免疫球蛋白和补体经典途径激活成分（C1q和C4）。该病与同样以补体旁路途径异常为主要发病机制的不典型溶血尿毒症综合征（atypical haemolytic uraemic syndrome，aHUS）不同，aHUS的补体激活主要发生在内皮，电子显微镜下缺乏典型的电子致密物沉积。

C3肾小球病在光学显微镜下有多种表现，包括系膜增生、膜增生样病变、毛细血管内增生及新月体形成。既往形态学诊断为膜增生样肾小球肾炎（MPGN）的部分病例，包括Ⅰ、Ⅱ、Ⅲ型的部分患者，应重新定义为C3肾小球病（图1-2-6）。

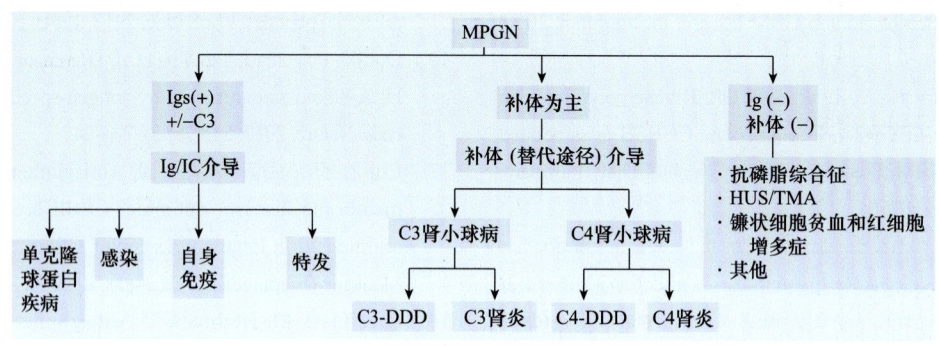

图1-2-6　MPGN的分类

在电子显微镜下，C3肾小球病也有多种表现，其中一种特征性表现是C3-DDD，以基底膜存在大量具有诊断意义的异常电子致密物沉积为特点。部分C3-DDD患者的光学显微镜表现为膜增生样病变，以前称为"Ⅱ型MPGN"，但大部分C3-DDD患者在光学显微镜上并没有MPGN样表现。而不表现为C3-DDD的C3-GN在电子显微镜下可表现为系膜区、内皮下、上皮下电子致密物沉积。这些非C3-DDD的C3肾小球病统称为C3-GN。

2014年，有学者新发现了一种补体介导的肾小球肾炎，特征是有C4沉积而没有C3、C1q和免疫球蛋白沉积。若电子显微镜下可看到致密的C4沿肾小球基底膜沉积，可确诊该病。该病被称为C4致密物沉积病（C4-DDD）。若C4主要沉积在肾小球系膜区而很少沉积在毛细血管壁，则称为C4肾小球肾炎（C4-GN）。目前认为，补体活化的凝集素途径过度激活参与其发病。

本节主要讨论C3-GN和C3-DDD。

一、C3肾小球病命名的发展历程

1974年，Verroust等在一组肾病患者的肾脏病理组织免疫荧光中发现肾小球上只有补体C3沉积，免疫球蛋白和C1q呈阴性。随后，研究者们认为这组患者可能是一类新的肾小球病，但对其命名一直未能统一。该病的命名先后经历了"孤立性系膜区C3沉积（mesangial isolated C3 deposition）""孤立性C3沉积系膜增生性肾小球肾炎（isolated C3 mesangial proliferative glomerulonephritis）""C3系膜增生性肾小球肾炎（C3 mesangial proliferative glomerulonephritis）""肾小球肾炎C3（glomerulonephritis C3）""C3肾小球肾炎（C3 glomerulonephritis）"。从以上对该病命名的过程不难看出，最开始被纳入这一疾病的患者，其肾脏病理特点表现为不同程度的系膜增生性肾小球肾炎，随后逐渐发现其发病与补体旁路途径调节异常有关。后来又发现，部分Ⅰ型MPGN患者的肾小球免疫荧光只有C3沉积，也存在补体旁路途径调节异常,提示其不同于经典的 MPGN,而与 C3 肾小球肾炎类似,故 Servais 等于 2007 年提出应将只有 C3 沉积的 I 型 MPGN 归入 C3-GN 的范畴。

与此同时,部分学者还发现,补体 H 因子相关蛋白 5(complement factor H-related protein 5 nephropathy,CFRH5)肾病和家族性 III 型 MPGN 的发病机制均为补体旁路调节异常,两者的肾小球免疫荧光也均只有 C3 沉积。此外,已有较多的研究证实,传统的 II 型 MPGN 即 C3-DDD 的发病机制也与补体旁路途径调节密切相关,其肾小球免疫荧光也只有 C3 沉积或仅伴很少量的免疫球蛋白沉积。

2010 年,Fakhouri 等提出了一个统一的概念——C3 肾小球病,是指只有 C3 沉积而免疫球蛋白和 C1q 均呈阴性的一组肾小球疾病。这一概念突出了补体旁路途径过度激活在该病发病机制中的作用,提示临床医师应积极寻找补体旁路调节异常相关的病因及相应的治疗方向(如抑制补体活化的药物等)。

二、C3 肾小球病的分类

2012 年,在国际肾脏病学会和肾脏病理协会(ISN/RPS)的组织下,来自肾脏疾病、补体研究及肾脏病理等多领域的专家们在英国剑桥共同起草了以下共识:对于肾小球以 C3 沉积为主(C3 免疫荧光强度较其他免疫分子荧光强度≥++)的患者,可先诊断为"以 C3 沉积为主的肾小球肾炎(glomerulonephritis with dominant C3)",其中 C3 肾小球病的最终诊断需要结合光学显微镜、免疫病理、电子显微镜和临床情况来共同决定(见诊断部分,图 1-2-7)。

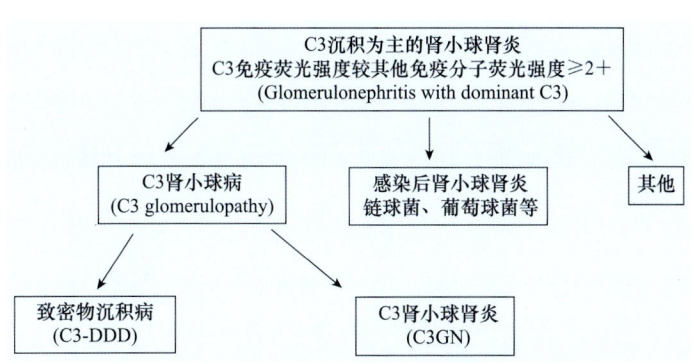

图 1-2-7　C3 肾小球病的诊断和分类

C3 肾小球病包括 C3-DDD 和 C3-GN。C3-DDD 具有特征性,在肾小球基底膜致密层呈均质飘带样电子致密物的沉积。除 C3-DDD 以外的其他 C3 肾小球病基本都被归为 C3-GN,其电子致密物可在系膜区、内皮下、上皮下甚至肾小球基底膜内(但与 C3-DDD 电子致密物的性质不同)沉积。C3-GN 的光学显微镜表现多样,如 MPGN、系膜增生性肾小球肾炎、毛细血管内增生性肾炎、轻微病变或光学显微镜表现正常,严重时可伴不同程度的新月体形成。

三、C3 肾小球病的流行病学

据报道,C3-DDD 的发生率为 2～3/100 万,主要发生于儿童和年轻的成人。但在 2009 年一项来自纽约的病例系列报道中,22% 的成年患者年龄超过了 60 岁。在许多队列中,C3-DDD 对男性和女性的影响是相同的,尽管一些研究显示女性占优势。来自法国的一项病例报道显示,C3-GN 与 C3-

DDD 的比率约为 2∶1，C3-GN 患者的年龄明显较大，平均诊断年龄为 30 岁。在英国和爱尔兰共和国，一项研究发现，C3-GN 与 C3-DDD 的比率约为 3∶1，C3-GN 患者的发病年龄比 C3-DDD 更大（26 岁 vs. 12 岁），估计 C3 肾小球病的发病率为每年（1～2）/100 万。随着肾脏病学家和病理学家更多地认识该病，其发病率和患病率可能会增加。目前，也没有确切的关于地理或人种变异的数据。一个显著的例外是由 *CFHR5* 突变引起的 C3-GN，几乎所有的这种病例都在塞浦路斯发现，可能与该突变发生在几百年前有关。

四、C3 肾小球病的发病机制

C3 肾小球病的发病机制涉及补体旁路途径调节异常（图 1-2-8）。

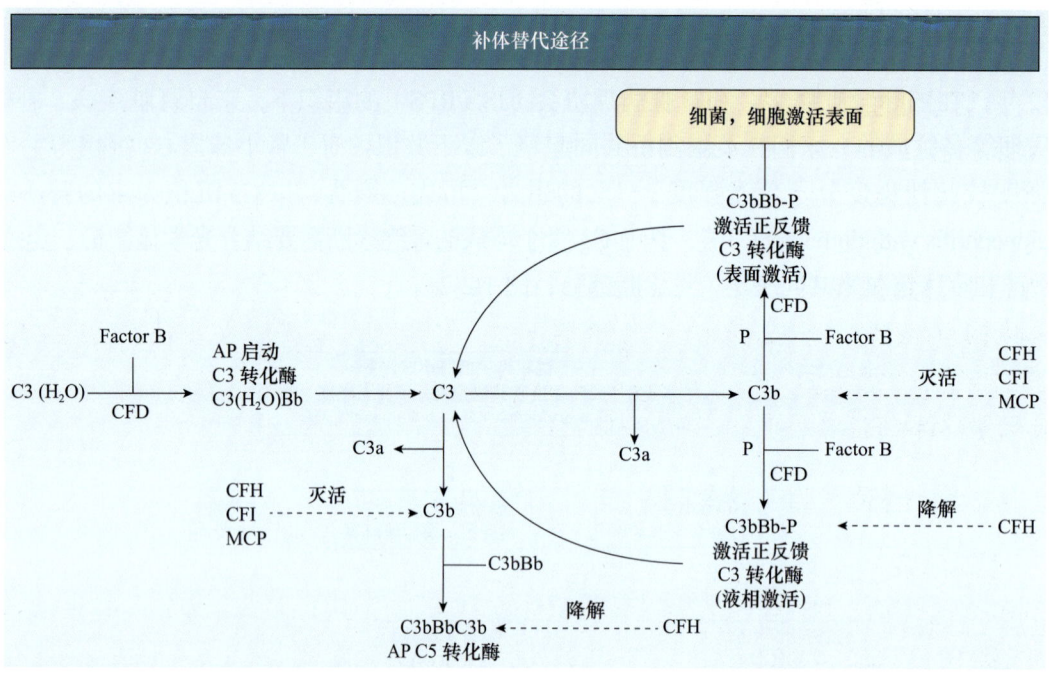

图 1-2-8 补体旁路途径　AP. 补体旁路途径；C3bBb. C3 转化酶；C3bBbC3b. C5 转化酶；CFH. 补体 H 因子；CFI. 补体 I 因子；MCP. 膜辅助因子

正常情况下，补体旁路途径（AP）通过 C3 自发裂解为 C3b 持续激活，C3b 通过与 B 因子和备解素（P 因子）结合形成 C3 转化酶。C3 转化酶（C3bBb）通过酶促作用生成下游的 C5 转化酶（C3bBbC3b）及裂解更多 C3，从而使级联反应放大。C5 转化酶将 C5 裂解为强有力的趋化物 C5a，并启动 C5b-9 的装配（即 MAC，膜攻击复合物）。由于补体旁路途径为自主活化，同时有正性反馈，故机体内部需要有精细的调节机制以避免该系统不适当地过度活化。抑制补体旁路过度活化的调节蛋白包括 I 因子（CFI，降解 c3b 和 c4b）、H 因子（CFH，作为 I 因子分解 c3b 的辅因子，有利于 AP 的 C3 转化酶的衰变）及膜辅助因子 MCPa，结合 C3b 和 C4b，对经典和旁路途径都有辅因子活性）。其中，循环中控制旁路途径的最重要的蛋白质是 CFH。CFH 以 3 种方式发挥这种控制作用：①通过与 C3b 结合来阻断旁路途径 C3 转化酶的形成，从而抑制 C3b 与 B 因子之间的相互作用；②促进这些转化酶的自发解离；③辅助 I 因子将 C3b 裂解为 iC3b。CFH 的活性可以被一组紧密相关的蛋白质调控，这些蛋白质被称为 H 因子相关蛋白（CFHRs），其中人体内包括 5 种。CFHRs 由与 *CFH* 基因相邻的基因编码，其结构与 CFH 相似。这些基因的高度同源性导致该基因座位重组和缺失，如，*CFHR1* 和 *CFHR3* 基因缺失可发生在 5%～20% 的正常人群中。目前，已知 CFHR 能够与 CFH 竞争性结合 C3b。

对于 C3 肾小球病患者，以下 1 种或 2 种机制可增强 C3 转化酶的活性。

（一）生成一种稳定 C3 转化酶的自身抗体

该抗体称为 C3 肾炎因子（C3 nephritic factor，C3NeF），通常属于免疫球蛋白 G（immunoglobulin G），IgG 类，可延长 C3 转化酶的半衰期长达 10 倍。80% 的 C3-DDD 患者存在 C3NeF，C3-GN 患者中相对少见，但该因子也可见于其他肾炎（如狼疮肾炎和链球菌感染后的肾小球肾炎），甚至健康人群。单克隆免疫球蛋白也可作为一种 C3NeF。但 C3NeF 并不总是与疾病活动相关，补体水平正常的患者也会发生进行性肾损伤。

（二）H 因子活性丢失

可以是缺乏 H 因子或出现 H 因子的拮抗因子。在动物实验中，H 因子抑制功能丧失但旁路途径其他方面完整才会发生 C3-DDD。H 因子缺陷的转基因小鼠出现了 C3-DDD 的特征，如果同时存在旁路途径 B 因子或 I 因子缺陷，C3-DDD 的特征则消除。此外，C3-DDD 患者中还可能存在 C3 突变，使激活的 C3 抵抗 H 因子的抑制作用。如果 C3 肾小球病变与循环中的 C3 过度活化无关，目前肾脏病学家认为存在肾小球内局部调控旁路途径缺失，主要证据来自 CFHR5 肾病无全身性 C3 活化，这是塞浦路斯患者中常见的肾病原因，突变是 *CFHR5* 基因前两个外显子的重复，导致形成多聚体蛋白，影响肾脏局部 CFH 的活性，促进旁路途径激活。

五、C3 肾小球病的临床表现

（一）前驱感染

约 50% 的 C3-DDD 和 C3-GN 患者起病前有前驱感染，通常是上呼吸道感染，包括链球菌感染，抗溶血性链球菌 O（anti-streptolysin O，ASO）升高可见于 20%～40% 的患者。

（二）尿异常

所有 C3-DDD 和 C3-GN 患者都存在蛋白尿和（或）血尿，约 1/5 的 C3-DDD 患者通过体检发现。蛋白尿的程度各不相同，可能为肾病范围蛋白尿。C3-DDD 患者可能表现为急性肾炎综合征（16%～38%）、孤立性肉眼血尿（21%～36%）、肾病综合征（12%～55%）、镜下血尿伴亚肾病范围蛋白尿（15%）及孤立性蛋白尿（15%～41%）。DDD 还可能伴有无菌性脓尿。

在塞浦路斯的 CFHR5 肾病患者中，年轻患者的主要临床特征是血尿。90% 的患者出现镜下血尿，20% 的患者出现肉眼血尿，通常与上呼吸道感染有关。随着年龄的增长，蛋白尿越来越常见。在 50 岁以上的患者中，80% 的男性和 20% 的女性出现蛋白尿。随着年龄的增长，肾功能受损更常见，尤其是男性。在 18 例终末期肾病患者中，78% 为男性。

（三）肾功能异常

肾功能下降是常见的表现，更常见于成人 C3-DDD。C3-DDD 或 C3-GN 患者偶尔可发生快速进展性（新月体性）肾小球肾炎。

（四）高血压

有 21%~60% 的 C3-DDD 患者和 38% 的 C3-GN 患者存在高血压。

（五）补体 C3 水平下降

大多数儿童 C3-DDD 患者（79%）的血清 C3 水平较低，但成人 C3-DDD（41%）和 C3-GN（48%）患者低补体比例较少，CFHR5 肾病患者的血清 C3 水平正常。目前认为，这种情况与基因或病情严重程度有关。因此，仅 C3 水平正常并不能排除 C3-GN。经典途径中的 C1、C2 和 C4 血清水平通常正常，但少数患者在病程中可能会出现 C4 血清水平降低，血清可溶性攻膜复合体（soluble membrane attack complex，sMAC）的水平可能升高。

约 80% 的 C3-DDD 患者和约 40% 的 C3-GN 患者存在 C3NeF，还可能检出 H 因子缺乏和 MCP（CD46）缺乏，C3-DDD 患者比 C3-GN 患者更常出现 H 因子缺乏。

（六）肾外异常

肾外异常常见于 C3-DDD 患者，可能出现视网膜 Bruch 膜内玻璃膜疣，为含有补体成分的脂蛋白沉积在视网膜色素上皮下的 Bruch 膜内。玻璃膜疣为斑状沉积物，为年龄相关性黄斑变性（age-related macular degeneration，AMD）的显著特征。与 AMD 患者中的玻璃膜疣相比，C3-DDD 相关性玻璃膜疣患者的发病年龄要小得多，可在 20 多岁出现，导致 10% 的患者视力丧失。因此，所有经证实患有 DDD 的患者都需要进行仔细的视网膜检查。对于 C3-DDD 患者，肾脏和眼睛的严重性没有相关性，但可能有相同的发病机制。

C3-DDD 患者还可能存在获得性部分脂肪营养不良（acquired partial lipodystrophy，APL），也称 Barraquer-Simons 综合征或 Dunnigan-Kobberling 综合征，表现为面部、手臂和躯干上部脂肪组织对称性缺失。有学者认为，这 2 种疾病之间的关联可能是同时影响肾脏和脂肪组织的补体旁路途径调节异常。

六、C3 肾小球病的诊断

C3 肾小球病的最终诊断需要结合光学显微镜、免疫病理、电子显微镜及临床情况来共同决定，尽可能进行特异性诊断试验以寻找补体旁路调节异常相关的病因及相应的治疗方向。

DDD 好发于儿童和青少年，临床上如果发现患者血清 C3 下降而 C4 正常、合并视网膜黄斑变性或 APL，则提示可能为 C3-DDD，最终确诊需要肾活检的病理结果，特别是电子显微镜检查结果。更重要的是，诊断为该病后临床医师应积极寻找补体旁路调节异常的原因，如检测 C3Nef、H 因子的基因背景及其抗体、B 因子自身抗体及免疫固定蛋白电泳等，80% 的 DDD 患者 C3 肾炎因子阳性，老年 DDD 患者需注意除外单克隆球蛋白增生性疾病。从肾脏的临床表现来看，由于该病特异性不强，须和其他伴补体下降的肾小球疾病相鉴别，如急性链球菌感染后肾小球肾炎、冷球蛋白血症肾损害、狼疮肾炎等，最终的鉴别诊断仍需依靠电子显微镜。

目前认为，在 C3 肾小球病患者中，排除 C3-DDD 后均应诊断为 C3-GN。若肾活检免疫荧光以 C3 沉积为主、免疫球蛋白阴性或很少量沉积（C3 免疫荧光强度比其他免疫分子荧光强度 ≥++），电子显微镜除外 C3-DDD 后可考虑 C3-GN 的诊断。C3-GN 与 C3-DDD 一样，更重要的在于诊断后需寻找补体调节异常的具体机制。由于部分 C3-GN 患者可以出现上皮下电子致密物的沉积（可以是驼峰样），起病前也可以有上呼吸道感染的诱因及 ASO 升高，对于这部分患者，需重点与急性链球菌感染后肾小球肾炎相鉴别。急性链球菌感染后肾小球肾炎的免疫荧光多伴 IgG 沉积，光学显微镜表现为毛细血管内增生性肾小球肾炎，临床病程呈自限性，补体 C3 水平多在 8~12 周自然恢复，预后较好；反之，则应考虑 C3-GN 的诊断，并应进行下一步有关补体活化异常的检测。

（一）病理

免疫荧光和电子显微镜是绝对有必要的检查，光学显微镜的发现对 C3-GN 或 C3-DDD 没有特异性。

C3-DDD 特征性病理改变为电子显微镜下在肾小球基底膜致密层可见均质飘带状电子致密物沉积。电子显微镜的发现是诊断 C3-DDD 的"金标准"。免疫荧光下可见 C3 沿毛细血管壁、肾小囊壁及肾小管基底膜沉积，免疫球蛋白阴性或很少量沉积。光学显微镜表现多样，25.0%~43.8% 表现为 MPGN 样改变，其余可表现为系膜增生性肾小球肾炎（44%）、新月体性肾小球肾炎（18%）、毛细血管内增生性肾小球肾炎（12%）或肾小球硬化。

C3-GN 患者的肾脏免疫荧光表现为以 C3 为主的、在系膜区伴或不伴毛细血管壁沉积，免疫球蛋白阴性或很少量沉积。C3-GN 的光学显微镜表现多样，可以为膜增生性肾小球肾炎、系膜增生性肾小球肾炎、轻微病变、弥漫增生性肾小球肾炎、新月体性肾小球肾炎或硬化肾小球病，慢性病变如动脉硬化、肾小球硬化、间质纤维化等较 C3-DDD 更常见。电子显微镜下可发现在系膜区和（或）内皮下、上皮下（甚至可能为"驼峰"样）电子致密物沉积，极少情况下可见肾小球基底膜内电子致密物，但不似 C3-DDD 样的致密的电子致密物，而是显得更分散、更不规则（图 1-2-9）。

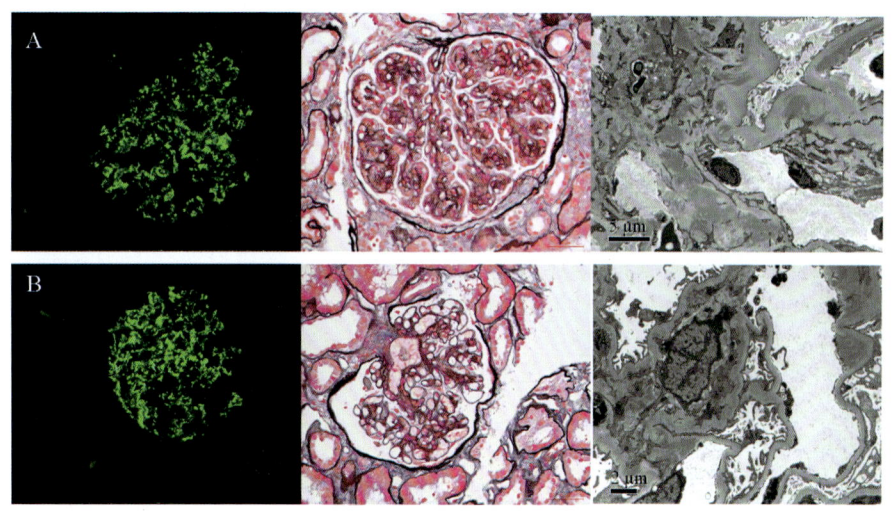

图 1-2-9　C3-GN 的病理表现　A. MPGN；B. 系膜增生性病变

（二）特异性诊断性试验

在血清学检查方面，多数患者可出现 C3 和 B 因子水平下降，C4 正常。除了血清 C3 和 C4，如果可能，还应对 C3-DDD 或 C3-GN 患者进行以下特异性诊断性试验（表 1-2-4），因为其结果可能有助于确定治疗方案。

表 1-2-4 补体旁路途径异常的评估

功能试验	CH50、AP50、CFH 功能
补体成分和调节蛋白的定量	C3、C4、CFI、CFB、备解素（P 因子）、MCP（CD46）
补体活化的测定	C3d、Bb、sMAC
自身抗体	抗 CFH、抗 CFB、肾炎因子（C3、C4、C5）
基因检测	C3、CFH、CFI、CFB、CFHR1～5
浆细胞病	血清游离轻链、血尿蛋白电泳、血尿免疫固定电泳
肾活检组织免疫荧光	IgA、IgG、IgM、C1q、C3、纤维蛋白原、κ 链、λ 链、C4d

七、C3 肾小球病的鉴别诊断

如果患者为孤立的 C3 沉积伴典型的电子显微镜下表现，则对 C3 肾小球病变的诊断相对简单。但有些患者有 C3-DDD 或 C3-GN 的典型表现，但肾小球中也有少量的免疫球蛋白，这对诊断提出了挑战。在荧光范围定义为 0～3，C3 的染色强度比其他免疫反应物大 2 个或更多数量级，则考虑 C3 肾小球病。

C3 肾小球病也应该与感染相关肾小球肾炎相鉴别。在某些情况下，与 C3-GN 的区别可能只能通过随访患者来看临床是否缓解。C3-DDD 和 C3-GN 患者通常长期存在持续性或反复性肾小球肾炎，C3 下降通常持续存在。也有学者认为，感染相关肾小球肾炎可能是 C3 肾小球疾病的一种自限形式，一些被诊断为"非典型"感染后肾小球肾炎的患者是 C3 肾小球病。

此外，一些单克隆丙球蛋白病患者可能被误诊为 C3-GN。例如，一项研究纳入了 16 例膜增生性肾小球肾炎患者，10 例患者初始进行常规免疫荧光检查，发现免疫球蛋白染色阴性，被诊断为 C3-GN，但随后对石蜡包埋组织进行免疫荧光检查发现其存在单克隆免疫球蛋白沉积，其中 8 例为浆细胞病或淋巴细胞增生性疾病。丙型肝炎病毒（HCV）相关的 MPGN 也可以表现为主要以 C3 沉积而不伴 IgG，此时 HCV 的检测有助于鉴别。

八、C3 肾小球病的治疗

C3-DDD 和 C3-GN 均为不常见的疾病，目前尚未进行相关随机试验指导其治疗决策。因此，目前的治疗建议是根据低质量证据而做出，包括病例系列研究、病例报告、专家建议等。

（一）确定病因

关键治疗应该集中在潜在的病理过程。

（二）一般支持治疗

建议和其他肾小球疾病一样，应限盐、戒烟、低脂饮食，评估心血管疾病发生风险。

对于存在高血压和（或）蛋白尿的 C3-DDD 和 C3-GN 患者，建议给予一种血管紧张素转化酶抑制剂（ACEI）/血管紧张素 II 受体阻滞剂（ARB），目标血压≤120/80 mmHg。

（三）分层治疗

1. 轻度 血尿、少量蛋白尿（<500 mg/d）和肾功能正常。对于此类患者，建议只进行一般非手术治疗和常规随访，且只在临床状况恶化时采用下文讨论的其他治疗。

2. 中度 经过强化支持治疗，尿蛋白>0.5 g/d，肾活检组织有中度炎症，或肌酐升高可能提示有进展风险的患者，可考虑使用激素联合 MMF。

3. 重度 经过强化支持和免疫抑制治疗，尿蛋白>2 g/d 或肌酐升高，肾活检组织有显著的毛细血管内增生或毛细血管外增生，激素冲击联合其他免疫抑制剂治疗的效果尚不明确。

4. 中重度 C3-G 在没有单克隆免疫球蛋白病的情况下，免疫治疗应首先使用 MMF，如果失败，则考虑依库珠单抗。对治疗没有反应的患者应考虑参加临床试验。

（四）特异性干预

如上所述，在可能的情况下应对 C3-DDD 或 C3-GN 患者进行特异性诊断性试验，以检查可能存在的致病性异常（图 1-2-10）。

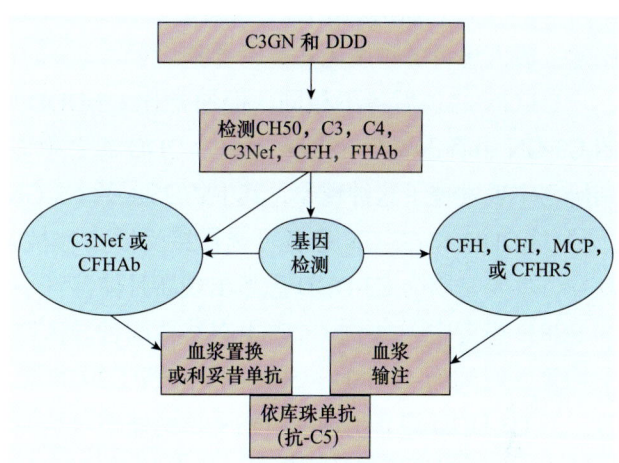

图 1-2-10 C3 肾小球病的特异性治疗

1. 自身抗体引起的疾病 对于推测疾病由循环中自身抗体（如 C3NeF 或某种抗 H 因子抗体）引起的患者，治疗的选择包括血浆置换、联合免疫抑制治疗、利妥昔单抗和依库珠单抗（用于 sMAC 水平升高的患者）。如果此类患者选择进行血浆置换，则建议每周进行 2 次，至少在开始时如此。其应持续进行血浆置换直到 C3NeF 的活性至少下降 50%，且同时肾功能保持稳定。一旦肾功能稳定，可将血浆置换的频率降至每周 1 次或每月 2 次。可能需要无限期进行血浆置换，这取决于血清 C3NeF 水平和临床活动性。最常使用的依库珠单抗治疗方案为每周静脉内使用 900 mg，持续 4~5 周，之后每 2 周使用 1200 mg，持续约 1 年。依库珠单抗治疗前应预先进行针对脑膜炎奈瑟菌的免疫接种，对降低末端补体缺乏所致细菌性脑膜炎的风险至关重要。而联合阿利吉仑对补体的双重抑制可能也是可行的。血清 MCP 水平升高可能可以预测治疗反应。

2. 基因缺陷引起的疾病 对于推测疾病由某种遗传性血清因子缺陷（如 H 因子基因突变）引起的患者，定期输注新鲜冷冻血浆（fresh frozen plasma，FFP）以替代缺失或变异的蛋白。支持使用血浆输注的数据来自一项病例报告，即对于存在 C3NeF 和 H 因子分泌缺陷的 2 例同胞患者，每 14 天规律性地输注 1 次 FFP（10~15 ml/kg）可维持其肾功能正常。每 14 天进行 1 次血浆输注或置换的试验性治疗可持续 6~12 周，同时通过尿蛋白和血清肌酐水平下降来监测是否出现肾脏恢复的体征。只要患者持续有反应，则应无限期继续进行血浆输注或置换。

3. 不能确定潜在病因的患者 对于此类患者，可尝试输注血浆，因为如果患者存在导致某种血清因子缺乏的基因突变，该治疗可能有效。

4. 存在基础单克隆丙球蛋白病的患者 应进一步评估其是否存在某种潜在恶性肿瘤（如多发性骨髓瘤）或终末器官受累的证据。这些患者的总体治疗方案取决于单克隆丙球蛋白病的程度。一些数据显示，这些患者出现肾脏病的原因为存在获得性 H 因子功能性缺陷。因此，除了针对潜在的单克隆丙球蛋白病进行特异性化疗和（或）干细胞替代治疗以外，使用 FFP 进行血浆输注或置换来补充功能性 H 因子也可能对这些患者有益。

九、C3 肾小球病的预后

C3-DDD 患者的预后通常较差，大多数报道肾脏预后的研究都是几年前进行的。在一项针对儿童患者的前瞻性研究中，70% 以上的受累个体进展至 aHUS，中位发生时间为诊断 C3-DDD 后 9 年。活检时年龄较大和血清肌酐水平较高是进展至终末期肾病（end-stage renal disease，ESRD）的独立预测因素。成人患者的预后比儿童患者差。

C3-GN 的预后各不相同，但通常比 C3-DDD 好。一项研究显示，中位随访 28 个月时，有 23% 的 C3-GN 患者进展至 ESRD，而 C3-DDD 患者中该比例为 47%。在法国 134 例 C3 肾小球病患者的队列研究中也发现了这种现象，其中约 25% 的 C3-GN 患者在 10 年的随访期内进展为 ESRD。

C3-DDD 和 C3-GN 患者可选择接受器官移植，但与其他类型的 MPGN 相比，C3 肾小球病更常复发，主要是因为 C3-DDD 患者出现新月体性肾小球疾病的频率高得多。在 21 例因 C3-GN 行肾移植的 ESRD 患者中，14 例（68%）在移植同种异体移植物后出现复发性 C3-GN，表现为血尿和蛋白尿，平均复发时间为 28 个月。50% 的复发性 C3-GN 患者发生移植物失功，平均移植物失功时间为 77 个月。而 C3-DDD 患者出现移植物失功的概率可达 80%，尤其是存在 C3NeF 或 *CFH* 突变的患者。血清中的 C3 水平似乎不能预测复发。准备接受移植的患者应在移植前开始接受治疗以纠正任何可识别的 H 因子异常或 C3NeF，且在移植后应继续接受特异性治疗。

（周绪杰）

参 考 文 献

[1] Smith R, Appel GB, Blom AM, et al. C3 glomerulopathy - understanding a rare complement-driven renal disease. Nat Rev Nephrol, 2019, 15 (3): 129-143.

[2] Durey MA, Sinha A, Togarsimalemath SK, et al. Anti-complement-factor H-associated glomerulopathies. Nat Rev Nephrol, 2016, 12 (9): 563-578.

[3] Ricklin D, Reis ES, Lambris JD. Complement in disease: a defence system turning offensive. Nat Rev Nephrol, 2016, 12 (7): 383-401.

[4] Fakhouri F, Frémeaux Bacchi V, Noël LH, et al. C3 glomerulopathy: a new classification. Nat Rev Nephrol, 2010, 6 (8): 494-499.

[5] Pickering MC, D'Agati VD, Nester CM, et al. C3 glomerulopathy: consensus report. Kidney Int, 2013, 84 (6): 1079-1089.

[6] Servais A, Frémeaux Bacchi V, Lequintrec M, et al. Primary glomerulonephritis with isolated C3 deposits: a new entity which shares common genetic risk factors with haemolytic uraemic syndrome. J Med Genet, 2007, 44 (3): 193-199.

[7] Sethi S, Fervenza FC. Membranoproliferative glomerulonephritis-a new look at an old entity. N Engl J Med, 2012, 366 (12): 1119-1131.

[8] Sethi S, Sullivan A, Smith RJ. C4 dense-deposit disease. N Engl J Med, 2014, 370 (8): 784-786.

[9] Sethi S, Quint PS, O'Seaghdha CM, et al. C4 Glomerulopathy: a disease entity associated with C4d deposition. Am J Kidney Dis, 2016, 67 (6): 949-953.

[10] Zipfel PF, Skerka C, Chen Q, et al. The role of complement in C3 glomerulopathy. Mol Immunol, 2015, 67 (1): 21-30.

[11] Gale DP, de Jorge EG, Cook HT, et al. Identification of a mutation in complement factor H-related protein 5 in patients of cypriot origin with glomerulonephritis. Lancet, 2010, 376 (9743): 794-801.

[12] Bomback AS, Appel GB. Pathogenesis of the C3 glomerulopathies and reclassification of MPGN. Nat Rev Nephrol, 2012, 8 (11): 634-642.

[13] Nasr SH, Valeri AM, Appel GB, et al. Dense deposit disease:

clinicopathologic study of 32 pediatric and adult patients. Clin J Am Soc Nephrol, 2009, 4 (1): 22-32.
[14] Servais A, Noël LH, Roumenina LT, et al. Acquired and genetic complement abnormalities play a critical role in dense deposit disease and other C3 glomerulopathies. Kidney Int, 2012, 82 (4): 454-464.
[15] Medjeral-Thomas NR, O'Shaughnessy MM, O'Regan JA, et al. C3 glomerulopathy: clinicopathologic features and predictors of outcome. Clin J Am Soc Nephrol, 2014, 9 (1): 46-53.
[16] Liszewski MK, Java A, Schramm EC, et al. Complement dysregulation and disease: insights from contemporary genetics. Annu Rev Pathol, 2017, 12 (2): 25-52.
[17] Zhang Y, Meyer NC, Wang K, et al. Causes of alternative pathway dysregulation in dense deposit disease. Clin J Am Soc Nephrol, 2012, 7 (2): 265-274.
[18] Barbour TD, Pickering MC, Terence CH. Dense deposit disease and C3 glomerulopathy. Semin Nephrol, 2013, 33 (6): 493-507.
[19] Pickering MC, Cook HT, Warren J, et al. Uncontrolled C3 activation causes membranoproliferative glomerulonephritis in mice deficient in complement factor H. Nat Genet, 2002, 31 (4): 424-428.
[20] Schwertz R, Rother U, Anders D, et al. Complement analysis in children with idiopathic membranoproliferative glomerulonephritis: a long-term follow-up. Pediatr Allergy Immunol, 2001, 12 (3): 166-172.
[21] skattum L, Mårtensson U, Sjöholm AG. Hypocomplementaemia caused by C3 nephritic factors (C3 NeF): clinical findings and the coincidence of C3 NeF type II with anti-C1q autoantibodies. J Intern Med, 1997, 242 (6): 455-464.
[22] Zand L, Kattah A, Fervenza FC, et al. C3 glomerulonephritis associated with monoclonal gammopathy: a case series. Am J Kidney Dis, 2013, 62 (3): 506-514.
[23] Rose KL, Paixao Cavalcante D, Fish J, et al. Factor I is required for the development of membranoproliferative glomerulonephritis in factor H-deficient mice. J Clin Invest, 2008, 118 (2): 608-618.
[24] Høgåsen K, Jansen JH, Mollnes TE, et al. Hereditary porcine membranoproliferative glomerulonephritis type II is caused by factor H deficiency. J Clin Invest, 1995, 95 (3): 1054-1061.
[25] Pickering MC, Warren J, Rose KL, et al. Prevention of C5 activation ameliorates spontaneous and experimental glomerulonephritis in factor H-deficient mice. Proc Natl Acad Sci USA, 2006, 103 (25): 9649-9654.
[26] Martínez Barricarte R, Heurich M, Valdes Cañedo F, et al. Human C3 mutation reveals a mechanism of dense deposit disease pathogenesis and provides insights into complement activation and regulation. J Clin Invest, 2010, 120 (10): 3702-3712.
[27] Chauvet S, Roumenina LT, Bruneau S, et al. A familial C3GN secondary to defective C3 regulation by complement receptor 1 and complement factor H. J Am Soc Nephrol, 2016, 27 (6): 1665-1677.
[28] Bennett WM, Fassett RG, Walker RG, et al. Mesangiocapillary glomerulonephritis type II (dense-deposit disease): clinical features of progressive disease. Am J Kidney Dis, 1989, 13 (6): 469-476.
[29] Antoine B, Faye C. The clinical course associated with dense deposits in the kidney basement membranes. Kidney Int, 1972, 1 (6): 420-427.
[30] Duvall Young J, Macdonald MK, Mckechnie NM. Fundus changes in (type II) mesangiocapillary glomerulonephritis simulating drusen: a histopathological report. Br J Ophthalmol, 1989, 73 (4): 297-302.
[31] Mcavoy CE, Silvestri G. Retinal changes associated with type 2 glomerulonephritis. Eye (Lond), 2005, 19 (9): 985-989.
[32] Misra A, Peethambaram A, Garg A. Clinical features and metabolic and autoimmune derangements in acquired partial lipodystrophy: report of 35 cases and review of the literature. Medicine, 2004, 83 (1): 18-34.
[33] Walker PD, Ferrario F, JohK, et al. Dense deposit disease is not a membranoproliferative glomerulonephritis. Mod Pathol, 2007, 20 (6): 605-616.
[34] Larsen CP, Messias NC, Walker PD, et al. Membranoproliferative glomerulonephritis with masked monotypic immunoglobulin deposits. Kidney Int, 2015, 88 (4): 867-873.
[35] Rovin BH, Caster DJ, Cattran DC, et al. Management and treatment of glomerular diseases (part 2): conclusions from a kidney disease: improving global outcomes (KDIGO) controversies conference. Kidney Int, 2019, 95 (2): 281-295.
[36] Smith RJ, Alexander J, Barlow PN, et al. New approaches to the treatment of dense deposit disease. J Am Soc Nephrol, 2007, 18 (9): 2447-2456.
[37] Rabasco C, Cavero T, Román E, et al. Effectiveness of mycophenolate mofetil in C3 glomerulonephritis. Kidney Int,

[38] Daina E, Noris M, Remuzzi G. Eculizumab in a patient with dense-deposit disease. N Engl J Med, 2012, 366 (12): 1161-1163.

[39] Plasse RA, Nee R, Olson SW. Aliskiren as an adjunct therapy for atypical hemolytic uremic syndrome. Clin Kidney J, 2020, 13 (1): 39-41.

[40] Perez-Gomez MV, Ortiz A. Aliskiren and the dual complement inhibition concept. Clin Kidney J, 2020, 13 (1): 35-38.

[41] Licht C, Heinen S, Józsi M, et al. Deletion of Lys224 in regulatory domain 4 of Factor H reveals a novel pathomechanism for dense deposit disease (MPGN II). Kidney Int, 2006, 70 (1): 42-50.

[42] Banks RA, May S, Wallington T. Acute renal failure in dense deposit disease: recovery after plasmapheresis. Br Med J (Clin Res Ed), 1982, 284 (6332): 1874-1875.

[43] Krmar RT, Holtbäck U, Linné T, et al. Acute renal failure in dense deposit disease: complete recovery after combination therapy with immunosuppressant and plasma exchange. Clin Nephrol, 2011, 75 (Suppl 1): 4-10.

[44] Chauvet S, Frémeaux Bacchi V, Petitprez F, et al. Treatment of B-cell disorder improves renal outcome of patients with monoclonal gammopathy-associated C3 glomerulopathy. Blood, 2017, 129 (11): 1437-1447.

[45] Schwertz R, de Jong R, Gretz N, et al. Outcome of idiopathic membranoproliferative glomerulonephritis in children. Arbeitsgemeinschaft Pädiatrische Nephrologie. Acta Paediatr, 1996, 85 (3): 308-312.

[46] Zand L, Lorenz EC, Cosio FG, et al. Clinical findings, pathology, and outcomes of C3GN after kidney transplantation. J Am Soc Nephrol, 2014, 25 (5): 1110-1117.

[47] Mccaughan JA, O'Rourke DM, Courtney AE. Recurrent dense deposit disease after renal transplantation: an emerging role for complementary therapies. Am J Transplant, 2012, 12 (4): 1046-1051.

[48] West CD, Bissler JJ. Nephritic factor and recurrence in the renal transplant of membranoproliferative glomerulonephritis type II. Pediatr Nephrol, 2008, 23 (10): 1867-1876.

第八节　IgG4相关性肾病诊治新进展

免疫球蛋白G4（IgG4）相关性疾病（IgG4-related disease，IgG4-RD）是一类新近被认识的系统性、自身免疫性、纤维炎性疾病。2003年日本学者首次提出IgG4-RD的概念，2010年IgG4-RD得到学界的正式认可和统一命名。由于IgG4-RD的历史并不久远，对于其发病情况尚无严谨的流行病学研究数据。

IgG4-RD累及多脏器，如淋巴结、颌下腺、泪腺、胰腺、胆道及肾脏等，不同器官受累可同时出现或先后出现。不同受累器官存在相似的临床特征：血清IgG4/IgG水平升高，受累器官弥漫性肿大或出现包块，组织病理检查显示弥漫性淋巴浆细胞浸润与特征性的席纹状纤维化，部分器官可见阻塞性静脉炎。不同地区、种族患者中受累器官所占比例不尽相同。我国张文教授的IgG4-RD患者队列基数较大，达到300余例，该研究反映出我国与欧美患者之间的差别，在我国患者中呼吸及泌尿系统受累所占比例高于欧美报道队列，肾脏受累可达6.9%。

对于IgG4-RD肾脏受累的关注，最早源自2004年，日本学者最早报道了IgG4相关小管间质性肾炎（IgG4-related tubulointerstitial nephritis，IgG4-TIN）。2011年后逐渐在我国肾脏学界开始关注此类疾病。2012年，北京协和医院首次进行了IgG4-RD肾脏受累的病例系列报道。2012年，IgG4-TIN和IgG4相关性膜性肾病（IgG4-MN）被统一命名为狭义的IgG4相关性肾病（IgG4-related kidney disease，IgG4-RKD）。根据不同文献报道，IgG4-RKD占IgG-RD总人群的2.8%~44%。IgG4-RKD发病率虽不在IgG4-RD各受累器官前位，但其带来的临床后果较为严重。由于IgG4-RKD临床表现无特异性，早期常被忽视。多数患者发现时即存在肾功能不全，甚至需透析治疗支持，如不能得到及时、有效的治疗，则可导致慢性肾衰竭，甚至死亡，严重影响 IgG4-RD 患者的整体预后。

一、发病机制

IgG4-RD 是一类固有免疫、细胞免疫共同参与的自身免疫性疾病。近年，对于 IgG4-RD 发病机制研究的热点主要集中在组织损伤及纤维化的形成与外周血 IgG4 产生两方面（图 1-2-11）。

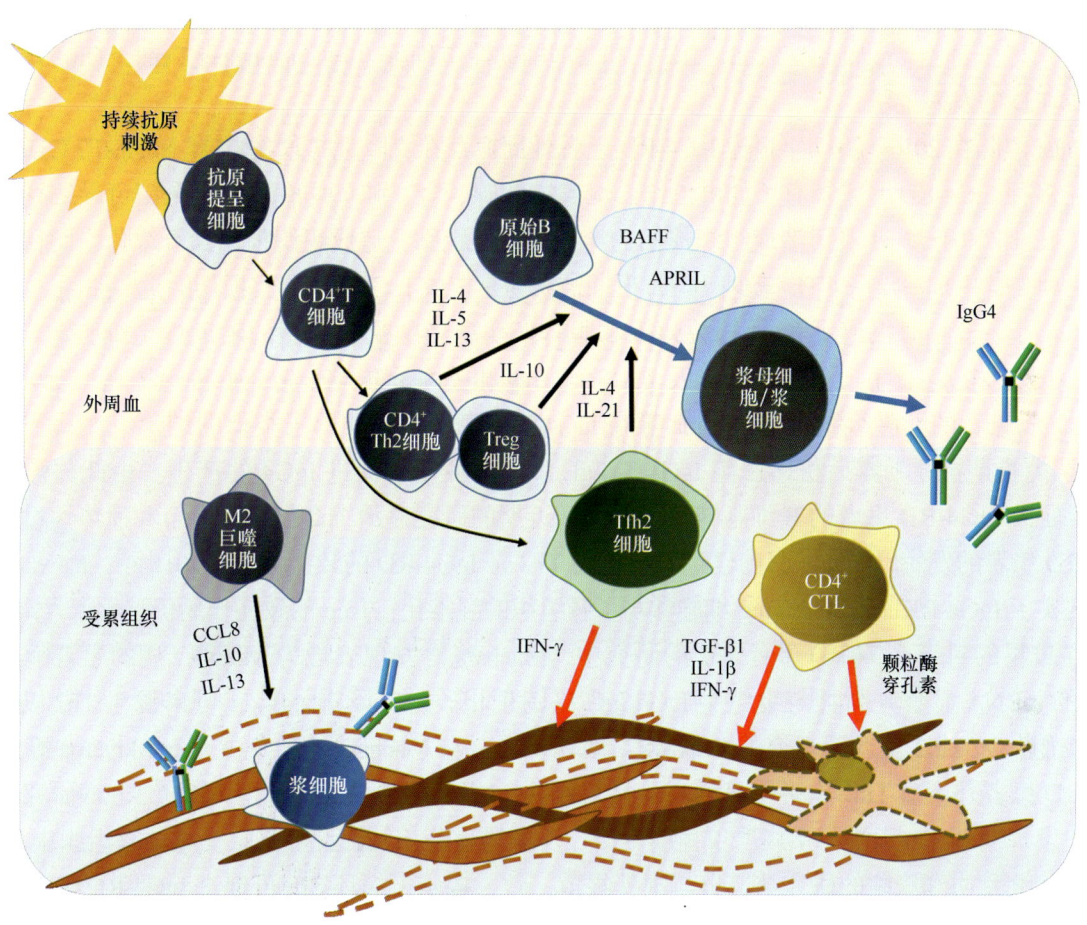

图 1-2-11 IgG4 相关性疾病可能的致病通路 在抗原持续刺激下，抗原提呈细胞促进 CD4⁺T 淋巴细胞分化，其中 CD4⁺Th2 细胞和 Treg 细胞分别通过分泌 IL4、IL-5、IL-13 和 IL-10，促进原始 B 细胞向产生 IgG4 的浆细胞分化；Tfh 细胞则通过 IL-4 和 IL-21 促进该转化。此外，在 IL-4 存在的前提下，BAFF 和 APRIL 亦参与 B 细胞转化过程。CD4⁺CTL 通过产生颗粒酶及穿孔素直接造成组织损伤，同时分泌 TGF-β1、IL-1β 和 IFN-γ 共同促进组织纤维化；Tfh2 则通过分泌 IFN-γ 促进组织纤维化；此外，M2 型巨噬细胞亦可通过分泌 CCL8、IL-10 和 IL-13 造成组织纤维化。Th2. 辅助性 T 细胞 2；Treg. 调节性 T 细胞；Tfh2. 滤泡辅助性 T 细胞 2；BAFF.B 细胞刺激物；APRIL. 增殖诱导配体；CTL. 细胞毒 T 细胞淋巴细胞

IgG4-RD 特征性升高的 IgG4 分子存在与其他 IgG 亚类分子不同的特点，IgG4 分子通过 Fab 臂交换而形成独特的非对称二价体结构，导致其仅具备单价体的功能，对于 Fc 段受体及 C1q 结合力弱，不具备激活补体与抗体依赖性细胞介导的细胞毒作用。可见，IgG4 抗体并不是本病的致病抗体，而是对原发疾病的一种下调免疫应答反应。

因此，研究的重点进一步转移至 T 细胞及 B 细胞在 IgG4-RD 中的致病作用。T 细胞的异常分化

增殖在IgG4-RD的发生及进展、组织破坏及纤维化过程中起到至关重要的作用，而在B细胞转化后，则成为可分泌IgG4的浆（母）细胞，产生前述特征性的"血清IgG4异常分泌升高"。研究认为浆母细胞是可用于疾病诊断与预后的良好标志物，但实际上B细胞的转化也是在T细胞调控下完成的。因此，目前认为IgG4-RD发病机制与T细胞密切相关。此外，M2巨噬细胞在IgG4-RD纤维化与B细胞转化中的作用也获得了一定关注。

1. T细胞在IgG4-RD致病机制中的作用　CD4$^+$细胞毒性T细胞（cytotoxic T lymphocyte，CTL）、CD4$^+$调节性T细胞（regulatory T cell，Treg）和滤泡辅助性T细胞（follicular helper T cell，Tfh）等均参与了IgG4-RD的发病过程。

Pillai团队在2016—2017年报道IgG4-RD患者外周血存在克隆性扩增的CD4$^+$ SLAMF7$^+$CTL。这类CTL在多种IgG4-RD受累器官（如淋巴结、涎腺、胰腺、肾、肺）均有浸润，分泌可导致纤维化的INF-γ、IL-1β和TGF-β1及可造成组织损伤的穿孔素、颗粒酶，造成组织损伤及纤维化，而在糖皮质激素及利妥昔单抗治疗后CTL减少。CTL近期被认为是造成IgG4-RD器官损伤的重要原因之一。

Zen等在较早时报道了IgG4相关胰腺和胆管疾病患者中受累组织的辅助性T细胞2（helper T cell 2，Th2）相关细胞因子IL-4、IL-5及IL-13与Treg相关因子IL-10、TGF-β表达增高；Tanaka等在Mikulicz病患者的涎腺组织、Nakashima等在IgG4-TIN患者中均获得了类似的结论。Th2通过IL-4、IL-13调控长期抗原暴露后机体产生IgG4与IgE水平的变化，促进IgG4的产生。由此，曾经认为Th2能促进IgG4-RD患者的B细胞转化。然而，近期的研究显示Th2仅参与了合并遗传性过敏症的IgG4-RD患者的发病。因此，目前已经不再认为Th2是IgG4-RD的致病关键。2015年，Kawamura等再次证实了IgG4-RKD患者中Treg细胞参与了肾组织的纤维化，Treg的致病作用仍被大家肯定。

在较早的对于IgG4-RD患者Th2的研究中，Maehara等发现表现为Mikulicz病的患者唾液腺中IL-21的mRNA显著升高且与组织中IgG4/IgG比例正相关。实际上，IL-21可来源于Th2以外的T淋巴细胞，如Tfh2及近期报道的SLAMF7$^+$循环Tfh1。在Maehara的研究之后，Akiyama等报道了IgG4-RD患者外周血Tfh2水平明显增高，且与血IgG4及浆母细胞水平呈正相关。Kubo研究在此基础上，发现循环Tfh水平与疾病严重程度、治疗反应均显著相关，且可反映受累器官组织中Tfh2浸润水平。北京协和医院的研究结论也与国外报道一致，揭示了循环Tfh可促进IgG4-RD患者B细胞分化与增殖、抑制其凋亡。

至此，目前认为Tfh、Treg在IgG4-RD的B细胞类别转化、受累组织淋巴滤泡的形成中起重要作用，而CTL是组织器官损伤的重要原因。

2. B细胞在IgG4-RD诊治中的地位　2014年麻省总医院的Mattoo等报道临床活动的IgG4-RD患者PBMC中CD19$^+$CD27$^+$CD20$^-$CD38hi浆母细胞显著升高，并与疾病缓解程度呈正相关。其后续研究显示，疾病活动时，该类浆母细胞升高较血清IgG4变化更敏感，在应用利妥昔单抗清除此组浆母细胞后，取得良好的治疗效果。2017年，张文团队进一步报道了CD19$^+$CD24$^-$CD38hi高表达的浆母细胞/浆细胞是IgG4-RD患者血液中产生IgG4的主要细胞，可作为协助疾病诊断、反映疾病严重程度与治疗效果的良好指标。

虽然利妥昔单抗等B细胞清除治疗在IgG4-RD取得良好的效果，似乎也提示活化的B细胞在疾病发生发展中起效，但进一步研究显示在B细胞清除治疗后，临床缓解时CD4$^+$CTL同时减少。因此，B 细胞在 IgG4-RD 疾病发生中的可能作用是接收抗原刺激并通过将抗原提呈给 CD4$^+$CTL 而维持炎症反应。IgG4 抗体及浆细胞的产生仅为前述 T 细胞与细胞因子作用的结果。

综上所述，现在认为循环中 IgG4 及其产生来源浆母细胞可作为 IgG4-RD 诊断与疾病活动度的标志物，但非 IgG4-RD 致病的原因。

3. IgG4-RKD 发病机制　前述对于 IgG4-RD 致病机制相关的研究主要集中在涎腺受累（Mikulicz 病）、胰腺受累（自身免疫性胰腺炎，AIP）和 IgG4 相关胆管炎。肾脏组织研究报道相对较少，但总体与 IgG4-RD 其他受累器官研究的结论一致，如 Treg 在 IgG4-TIN 浸润并通过 TGF-β1 促进纤维化形成，CD4$^+$ CTL 引起肾脏组织损伤。但由于肾脏本身的特点，IgG4-RKD 与其他器官受累的临床病理表现略有不同，如：常伴随补体减低且我国报道血清 C3 减低程度与 IgG4 水平及肾脏病理纤维化程度相关，病理改变中的阻塞性静脉炎在肾脏受累中少见，而在肾小管基底膜（TBM）存在免疫复合物沉积，因此有理由推测 IgG4-RKD 在发病机制上既存在与其他 IgG4-RD 相似之处，又存在自身独特致病因素。但由于肾脏组织获得相对困难，IgG4-RKD 的独特发病机制研究尚不充分，期待未来有更多深入研究进行进一步揭示。

二、临床表现

典型的 IgG4-RKD 常见于中老年男性。根据北京协和医院报道患者发病年龄为 59.0~63.7 岁，男性占 66%~87%。肾脏改变可单独出现，但更多表现为与其他器官同时发病（可先后出现），患者平均受累器官可达 3~7 个，常见肾外受累器官依次为淋巴结、涎腺、后腹膜、胰腺和泪腺。

乏力和体重减轻是 IgG4-RKD 常见的非特异性症状，发热症状并不多见。肾脏表现不具特异性且不突出，常因 IgG4-RD 其他器官症状就诊时发现尿常规异常、肌酐升高或影像学异常，部分患者会主诉"夜尿增多，尿中泡沫增多，水肿"。

结合临床与肾脏病理改变，患者可分为 IgG4 相关性间质性肾炎（IgG4-TIN）与 IgG4 相关性膜性肾病（IgG4-MN）两种主要类型。此外，还有部分患者仅表现为影像学异常，不伴随任何肾脏症状、体征，也无尿液与肾功能检查异常，称"临床寂静型"。IgG4 相关性腹膜后纤维化或输尿管病变患者，可出现梗阻性肾病表现。

IgG4-TIN 患者常为亚急性病程，早期常无明显的临床表现，后期出现夜尿增多，无明显尿量改变及水肿症状，血压一般正常或随肾功能减退而升高。实验室检查可发现部分患者存在贫血、嗜酸性粒细胞升高、轻至中度蛋白尿，偶见镜下血尿；尿 β$_2$ 微球蛋白、N-乙酰-β-D-氨基葡萄糖苷酶等小管损伤指标可升高。血肌酐升高程度因病程与病理改变轻重而异。血清 IgG 与 IgG4 均明显升高，可伴血清 IgE 升高。半数以上患者可存在补体 C3 减低，少数还可伴随 C4 减低，C 反应蛋白（CRP）、红细胞沉降率（ESR）等炎症指标升高常见；部分患者可有抗核抗体和类风湿因子低滴度阳性，但抗 dsDNA、可提取性核抗原谱（ENA）抗体、抗中性粒细胞胞质抗体（ANCA）、冷球蛋白、M 蛋白等均为阴性。影像学检查中，超声或 CT 平扫检查常无异常发现，或表现为肾脏弥漫增大、肿瘤样包块或肾周索条影，需行增强 CT 或磁共振成像（MRI）检查方可发现病灶。经典的 IgG4-RKD 肾脏增强 CT 表现为肾脏单个或多个低密度圆形、楔形病灶（图 1-2-12A）或双侧肾脏弥漫增大，低密度病灶集中于肾皮质区域，边界清晰或模糊。对于肾功能不全患者无法进行增强 CT 检查时，可改用肾脏 MRI

检查，典型MRI表现为双侧肾实质多发的T2低信号、DWI高信号病灶（图1-2-12B）。此外，PET-CT检查对于IgG4-RKD也具有一定意义，患者肾脏呈多发标准化摄取值（SUV）升高病灶或弥漫代谢增高，治疗后病灶SUV减低，上述治疗前后的改变对于活检困难患者的诊断、预测疾病复发均有重要价值。

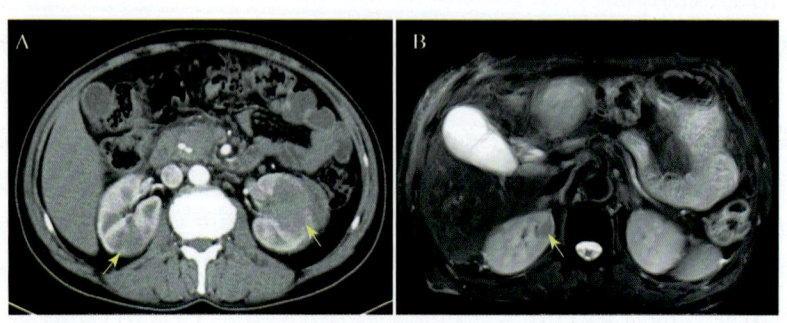

图1-2-12　IgG4-RKD影像学改变　A.肾脏增强CT，双肾楔形低密度病灶（箭头）；左肾包膜局部增厚；B.T2WI压脂序列肾实质楔形低信号病灶（箭头）

IgG4-MN与IgG4-TIN常同时存在，7%～10% IgG4-TIN合并IgG4-MN，而在中国最近报道的纳入了65例IgG-RKD患者的队列中，上述合并情况约占IgG4-TIN的15%。合并膜性肾病的IgG4-RKD患者可出现不同程度的蛋白尿，尿蛋白水平甚至达到肾病范围，大量蛋白尿患者可同时出现肾病综合征相应的其他表现。与原发性膜性肾病不同，IgG4-MN常因合并间质性肾炎，伴随肾功能改变、血PLA2R抗体阴性，还常伴随IgG4-RD其他器官受累表现。

值得注意的是，虽然IgG4-RKD以隐匿起病的亚急性与慢性形式发病为主，但仍有患者可出现急性肾衰竭表现。根据北京协和医院2015年的病例系列报道，此类肾功能损伤的患者以IgG4-TIN和肾后梗阻患者为主，及时解除梗阻、开始免疫抑制治疗后肾功能常可得以挽救，显著改善患者预后。

三、病理表现

病理改变是IgG4-RD诊断的基石，IgG4-RKD也不例外。

1. 光学显微镜检查　IgG4-TIN在光镜下的表现，与整体IgG4-RD基本病理特征一致。肾间质存在灶性或弥漫性IgG4$^+$淋巴浆细胞浸润（由成熟浆细胞与小淋巴细胞组成），最密集处应＞10个/HP（图1-2-13A、图1-2-13B），伴特征性席纹状纤维化（纤维细胞和炎症细胞排列成车轮状外观）（图1-2-13A），但在IgG4-RKD病理中阻塞性静脉炎少见。浸润的淋巴浆细胞的IgG4$^+$/IgG$^+$细胞比例需＞40%，该比例对于鉴别其他可出现肾间质IgG4$^+$浆细胞的疾病及因进入慢性化浸润炎症细胞数减少的IgG4-RKD尤为重要。同时，肾间质可存在散在的B细胞、嗜酸细胞。据一项尸检标本的研究报告，IgG4-TIN的炎症细胞浸润与纤维化病灶分布广泛，可位于肾脏被摸下、血管或神经周围，呈补丁状分布；本病特征性的席纹样纤维化则局限在皮质，纤维化程度与病程有关，疾病急性期以炎症细胞浸润为主、伴少量纤维化，而随着慢性化程度增加，则席纹状纤维化逐渐突显。免疫染色显示席纹样纤维化的成分为非纤维性胶原（Ⅳ与Ⅵ型胶原）及纤连蛋白为主，在病变早期存在α-平滑肌肌动蛋白阳性的肌成纤维细胞聚集且其数量随病变进展减少。此外，肾小管上皮细胞间可出现淋巴细胞浸润；

若肾活检时疾病已趋于慢性化，则可出现不同程度的肾小管萎缩变性及 TBM 增厚。

IgG4-MN 的光镜表现与原发性膜性肾病一致。此外，文献个案报道 IgG4-RD 患者还可存在其他肾小球改变，如肾小球轻度系膜细胞增生、局灶性节段性肾小球硬化症（FSGS）样改变、IgA 肾病/紫癜性肾小球肾炎及内皮细胞增生。

2. 免疫荧光与组化染色 IgG4-TIN 患者肾小球免疫荧光检查呈阴性，肾小管基底膜（TBM）可有局灶 IgG、C3 沉积。合并 IgG4-MN 者肾小球血管袢及系膜区可观察到 IgG、C3 颗粒状沉积，沉积的 IgG 亚类以 IgG4 为主；PLA2R 抗原染色阴性。

3. 电子显微镜 IgG4-TIN 患者可见肾间质弥漫的淋巴细胞、肾小管基底膜电子致密物沉积；合并 IgG4-MN 者肾小球基底膜（GBM）上皮侧可见电子致密物沉积（图 1-2-13C）。

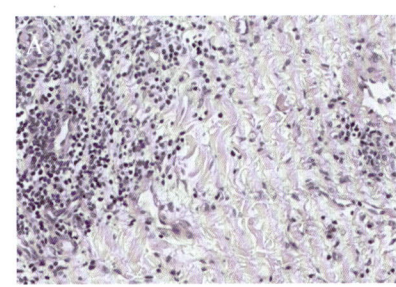 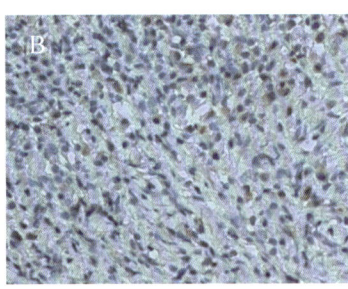 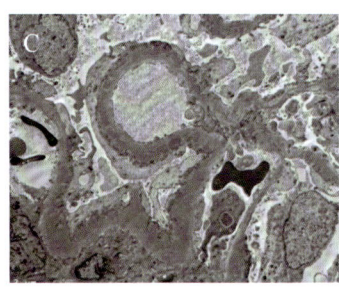

图 1-2-13 IgG4-RKD 病理改变　A. 光镜，肾间质淋巴细胞或浆细胞，散在嗜酸细胞，伴席纹状（或称"鸟眼状"）纤维化（HE 染色，×100 倍）；B. 光镜，IgG4 免疫组化染色提示浸润淋巴-浆细胞染色阳性（×200 倍）；C. 电镜，合并 IgG4-M 者，GBM 电子致密物沉积

四、诊断与鉴别诊断

1. 诊断 由于 IgG4-RKD 的临床症状不具特异性，而肾脏病理、影像学及血清学方面有相对有特征的改变，因此其诊断需要综合上述各个方面及 IgG4-RKD 的肾外器官受累。2011 年，Raissian 等提出了以肾脏病理为基础的 IgG4-TIN 诊断建议标准（表 1-2-5），较为简洁实用。根据此建议，对于具备肾活检条件的患者，应当尽可能取得肾脏病理以获得肯定的诊断，但由于本病起病隐匿，有些患者在发现肾脏问题时已不具备肾活检条件。对于获得肾脏组织病理困难的病例，日本肾脏病学会肾脏病理标准化诊断委员会"IgG4-RKD"工作组提出的一套更加全面细化 IgG4-RKD 诊断标准（表 1-2-6），为此类患者的诊断提供了依据。但 IgG4-RKD 的肾小球病变尚无明确诊断标准，需要综合临床、病理、血清学及肾外器官受累诊断。

表 1-2-5　Raissia IgG4-TIN 诊断建议标准

组织病理学	光镜：浆细胞丰富的肾小管间质性肾炎，浆细胞浸润最集中区域 IgG4⁺ 浆细胞＞10 个/HP（强制性诊断标准） 免疫荧光/组化和（或）电镜：TBM 免疫复合物沉积（支持性诊断标准）
影像学	肾脏皮质结节状或楔形低密度小病灶，或弥漫性补丁状病灶
血清学	血 IgG4 或总 IgG 水平升高
其他组织器官受累	IgG4-RD 其他器官受累的特征性改变

注：需满足组织病理学强制性诊断标准及影像学、血清学或其他组织器官受累中至少 1 条标准，方可诊断

表 1-2-6　日本肾脏病学会肾脏病理标准化诊断委员会 IgG4 相关肾病诊断标准

诊断标准
1. 肾脏受损临床表现：尿检或尿标志物结果异常，或肾功能受损，同时伴血清 IgG 升高，低补体血症或血清 IgE 升高
2. 肾脏影像学表现：a. 增强 CT 显示多个低密度病灶；b. 肾脏弥漫性增大；c. 肾脏孤立性少血供占位；d. 肾盂壁肥厚且表面不规则改变
3. 血清 IgG4≥1350 mg/L
4. 肾脏组织病理表现：a. 显著淋巴浆细胞浸润，IgG4$^+$ 浆细胞>10 个/HP，且 IgG$^+$ 或 IgG4$^+$ 浆细胞>40%；b. 淋巴细胞巢或浆细胞巢周围有特征性纤维化
5. 肾外组织的组织病理表现：显著淋巴浆细胞浸润，IgG4 阳性浆细胞>10 个/HP，且 IgG$^+$ 或 IgG4$^+$ 浆细胞>40%
明确诊断：1+3+4（a, b）或 2+3+4（a, b）或 2+3+5 或 1+3+4（a）+5
很可能诊断：1+4（a, b）或 2+4（a, b）或 2+5 或 3+4（a, b）
可能诊断：1+3 或 2+3 或 1+4（a）或 2+4（a）
注：临床表现和组织病理学应除外 Wegner 肉芽肿、Churg-Strauss 综合征、髓外浆细胞瘤；影像学应除外恶性淋巴瘤、泌尿系统恶性肿瘤、肾梗死和肾盂肾炎；罕见情况下 Wegener 肉芽肿、结节病和恶性肿瘤转移灶也可能有类似影像学表现

2. 鉴别诊断　　多种疾病可以表现为 IgG4-RKD，如系统性小血管炎、系统性红斑狼疮或淋巴增殖性疾病等。这些患者，均可出现血清 IgG4 升高，甚至出现肾组织 IgG4 阳性淋巴浆细胞浸润。因此，在诊断 IgG4-RKD 前需排除上述疾病，可结合有无 IgG4-RKD 肾外器官表现、肾脏病理席纹样纤维化等特征进行鉴别。

IgG4-TIN 还需与其他引起肾间质损害的疾病鉴别，包括药物导致 TIN 或特发性 TIN、结节病与原发性干燥综合征肾脏受累、系统性小血管炎（MPA、GPA）肾脏损害、淋巴瘤、肾细胞癌。而合并 IgG4-MN 的病例，需要与原发性干燥综合征肾小球受累、狼疮肾炎（LN）V 型及原发性膜性肾病鉴别。对于 IgG4-RKD 等影像学异常，需与肾梗死、肾脏恶性肿瘤、淋巴瘤、肾盂肾炎等鉴别。

四、治疗

IgG4-RKD 的治疗应当取决于临床实际情况。如患者为仅存在肾脏影像学改变的临床寂静型病例，并不急于启动免疫抑制治疗，应当在肾脏专科密切随诊。而对于明确存在蛋白尿和（或）肾功能改变的 IgG4-RD 患者，应当尽早到肾脏专科就诊，尽可能完善肾脏活检。一旦确诊 IgG4-RKD，则当立即开始治疗，对于合并存在 IgG4- 腹膜后纤维化或输尿管疾病造成肾后性梗阻的患者，应及早解除梗阻。

糖皮质激素是 IgG4-RD 治疗的一线用药，也是 IgG4-RKD 的首选药物。根据 IgG4-RD 治疗方案，起始诱导剂量泼尼松/泼尼松龙 0.6～1.0 mg/（kg·d），减量方案为 2～4 周后每 1～2 周减量 5～10 mg，至 5～10 mg/d 维持。患者激素起始剂量与后期随访中调整需个体化，根据患者临床表现、肾功能水平、血 IgG4 水平及影像学变化确定。在诱导缓解阶段，糖皮质激素减量不宜过快。由于单独糖皮质激素治疗患者 3 年内 IgG4-RD 复发率高，有学者建议激素维持总疗程需达到 3 年。

对于无法耐受大剂量糖皮质激素不良反应或难治、复发的患者，可加用免疫抑制剂治疗，常用的免疫抑制剂包括硫唑嘌呤 2.0～2.5 mg/（kg·d）、吗替麦考酚酯 750～1000 mg，2 次/日。张文团队报道环磷酰胺（50～100 mg/d 治疗 3 个月，此后减为每日或隔日 50 mg）联合糖皮质激素治疗 IgG4-RD 可获得更高的缓解率，降低复发率，延长疾病复发时间，尤其对受累器官 6 个以上、肾小球与肾小管同时受累的患者，使用该方案可获得更大临床收益。甲氨蝶呤（MTX）虽然也被应用于 IgG4 相关性胰腺炎及系统性IgG4-RD，但由于其受到肾功能的限制，不建议在IgG4-RKD患者中应用。此外，解放军总医院的研究在系统性IgG4-RD尝试来氟米特诱导缓解或复发患者的治疗也获得一定效果，但在IgG4-RKD患者中尚无证据。

近年来，利妥昔单抗在IgG4-RD的治疗作用受到肯定，可作为治疗的二线药物。对于激素治疗后复发、不能耐受激素治疗的IgG4-RKD患者，也可考虑应用利妥昔单抗治疗。除此以外，针对CD19 B细胞的XmAb5817单抗、针对T细胞的阿巴西普及TNF-α抑制剂英夫利西单抗等其他生物制剂也逐渐展开了在IgG4-RD治疗尝试与研究。

五、预后

由于IgG4-RD的发现历史尚不足20年，关于IgG4-RKD的临床预后相关资料尚不充足。目前有限的资料提示，肾脏病理出现显著的纤维化是预后不良的标志，但由于IgG4-RKD患者往往对激素反应好，肾功能损伤可逆性较强，及时治疗仍可改善患者肾脏预后。因此，对于无肾脏基础疾病的患者，即使发现时已经处于肾功能不全，亦不要轻易放弃。如能做到早发现、早诊断、早治疗，在疾病的活动炎症阶段进行阻断，防止其进入慢行纤维化阶段，则患者可获得较好的肾脏预后。

另外，近期有少量报道IgG4-RD患者较普通人群肿瘤发生率升高3倍。虽然，这一结论并未被所有队列报道得到验证，相关肿瘤发生率的结论可能与不同研究患者诊断与鉴别诊断标准等不同有关，但也不能排除这一现象与IgG4-RD的疾病本质有关，有待未来的深入研究与更大宗的长期随诊队列观察进一步明确。在目前对于疾病的认识水平下，对于IgG4-RD、IgG4-RKD患者的长期随访是必不可少的。

（李雪梅　郑　可）

参 考 文 献

[1] Kamisawa T, Zen Y, Pillai S, et al. IgG4-related disease. The Lancet,2015,385(9976):1460-1471.

[2] Kamisawa T, Funata N, Hayashi Y, et al. A new clinicopathological entity of IgG4-related autoimmune disease. Journal of gastroenterology, 2003,38(10):982-984.

[3] Takahashi H, Yamamoto M, Suzuki C, et al. The birthday of a new syndrome: IgG4-related diseases constitute a clinical entity. Autoimmunity reviews,2010,9(9):591-594.

[4] 滕菲,郑可,李雪梅. IgG4相关肾病诊治进. 中华肾脏病杂志，2017, 33（11）: 867-872.

[5] Inoue D, Yoshida K, Yoneda N, et al. IgG4-related disease: dataset of 235 consecutive patients. Medicine,2015,94(15):e680.

[6] Wallace ZS, Deshpande V, Mattoo H, et al. IgG4-Related Disease: Clinical and Laboratory Features in One Hundred Twenty-Five Patients. Arthritis & rheumatology,2015,67(9):2466-2475.

[7] Ebbo M, Daniel L, Pavic M, et al. IgG4-related systemic disease: features and treatment response in a French cohort: results of a multicenter registry. Medicine,2012,91(1):49-56.

[8] 张盼盼,赵继志,王木,等. IgG4相关性疾病346例临床特征分析. 中华内科杂志，2017, 56（9）: 644-649.

[9] Campochiaro C, Ramirez GA, Bozzolo EP, et al. IgG4-related disease in Italy: clinical features and outcomes of a large cohort of patients. Scandinavian journal of rheumatology, 2016, 45(2): 135-145.

[10] Takeda S, Haratake J, Kasai T, et al. IgG4-associated idiopathic tubulointerstitial nephritis complicating autoimmune pancreatitis. Nephrology, dialysis, transplantation : official publication of the European Dial-

ysis and Transplant Association.European Renal Association,2004,19(2):474-476.

[11] 郑可,李雪梅,蔡建芳,等. IgG4 相关性疾病泌尿系统损害分析. 中华肾脏病杂志, 2012, 28（12）: 937-942.

[12] Stone JH, Khosroshahi A, Deshpande V, et al. Recommendations for the nomenclature of IgG4-related disease and its individual organ system manifestations. Arthritis and rheumatism,2012,64(10):3061-3067.

[13] 陈罡,郑可,叶文玲,等. IgG4 相关性疾病泌尿系统损害的临床特点分析. 中华肾脏病杂志,2015,31(1):7-12.

[14] Teng F, Lu H, Zheng K, et al. Urinary System Manifestation of IgG4-Related Disease: Clinical, Laboratory, Radiological, and Pathological Spectra of a Chinese Single-Centre Study. Journal of Immunology Research, 2020,2020:1-10.

[15] Zheng K, Teng F, Li XM. Immunoglobulin G4-related kidney disease: Pathogenesis, diagnosis, and treatment. Chronic Dis Transl Med,2017,3(3):138-147.

[16] Mattoo H, Mahajan VS, Della-Torre E, et al. De novo oligoclonal expansions of circulating plasmablasts in active and relapsing IgG4-related disease. The Journal of allergy and clinical immunology,2014,134(3):679-687.

[17] Wallace ZS, Mattoo H, Carruthers M, et al. Plasmablasts as a biomarker for IgG4-related disease, independent of serum IgG4 concentrations. Annals of the rheumatic diseases,2015,74(1):190-195.

[18] Yunyun F, Yu C, Panpan Z, et al. Efficacy of Cyclophosphamide treatment for immunoglobulin G4-related disease with addition of glucocorticoids. Sci Rep, 2017,7(1):6195.

[19] Furukawa S, Moriyama M, Tanaka A, et al. Preferential M2 macrophages contribute to fibrosis in IgG4-related dacryoadenitis and sialoadenitis, so-called Mikulicz's disease. Clin Immunol,2015,156(1):9-18.

[20] Ishiguro N, Moriyama M, Furusho K, et al. Activated M2 Macrophages Contribute to the Pathogenesis of IgG4-Related Disease via Toll-like Receptor 7/Interleukin-33 Signaling. Arthritis Rheumatol,2020,72(1):166-178.

[21] Maehara T, Mattoo H, Ohta M, et al. Lesional CD4+ IFN-γ+ cytotoxic T lymphocytes in IgG4-related dacryoadenitis and sialoadenitis. Ann Rheum Dis,2017,76(2):377-385.

[22] Mattoo H, Mahajan VS, Maehara T, et al. Clonal expansion of CD4(+) cytotoxic T lymphocytes in patients with IgG4-related disease. J Allergy Clin Immunol,2016,138(3):825-838.

[23] Della-Torre E, Bozzalla-Cassione E, Sciorati C, et al. A CD8α- Subset of CD4+SLAMF7+ Cytotoxic T Cells Is Expanded in Patients With IgG4-Related Disease and Decreases Following Glucocorticoid Treatment. Arthritis Rheumatol, 2018,70(7):1133-1143.

[24] Zen Y, Fujii T, Harada K, et al. Th2 and regulatory immune reactions are increased in immunoglobin G4-related sclerosing pancreatitis and cholangitis. Hepatology (Baltimore, Md),2007,45(6):1538-1546.

[25] Tanaka A, Moriyama M, Nakashima H, et al. Th2 and regulatory immune reactions contribute to IgG4 production and the initiation of Mikulicz disease. Arthritis and rheumatism,2012,64(1):254-263.

[26] Nakashima H, Miyake K, Moriyama M, et al. An amplification of IL-10 and TGF-beta in patients with IgG4-related tubulointerstitial nephritis. Clinical nephrology,2010,73(5):385-391.

[27] Mattoo H, Della-Torre E, Mahajan VS, et al. Circulating Th2 memory cells in IgG4-related disease are restricted to a defined subset of subjects with atopy. Allergy, 2014,69(3):399-402.

[28] Kawamura E, Hisano S, Nakashima H,et al. Immunohistological analysis for immunological response and mechanism of interstitial fibrosis in IgG4-related kidney disease. Modern rheumatology / the Japan Rheumatism Association, 2015,25(4):571-578.

[29] Maehara T, Moriyama M, Nakashima H, et al. Interleukin-21 contributes to germinal centre formation and immunoglobulin G4 production in IgG4-related dacryoadenitis and sialoadenitis, so-called Mikulicz's disease. Annals of the rheumatic diseases,2012,71(12):2011-2019.

[30] Higashioka K, Ota Y, Maehara T, et al. Association of circulating SLAMF7(+)Tfh1 cells with IgG4 levels in patients with IgG4-related disease. BMC Immunol,2020,21(1):31.

[31] Akiyama M, Suzuki K, Yamaoka K, et al. Number of Circulating Follicular Helper 2 T Cells Correlates With IgG4 and Interleukin-4 Levels and Plasmablast Numbers in IgG4-Related Disease. Arthritis & rheumatology,2015,67(9):2476-2481.

[32] Kubo S, Nakayamada S, Zhao J, et al. Correlation of T follicular helper cells and plasmablasts with the development of organ involvement in patients with IgG4-related disease. Rheumatology,2018,57(3):514-524.

[33] Chen Y, Lin W, Yang H, et al. Aberrant Expansion and

Function of Follicular Helper T Cell Subsets in IgG4-Related Disease. Arthritis Rheumatol, 2018,70(11):1853-1865.
[34] Lin W, Zhang P, Chen H, et al. Circulating plasmablasts/plasma cells: a potential biomarker for IgG4-related disease. Arthritis Res Ther, 2017,19(1):25.
[35] Bledsoe JR, Della-Torre E, Rovati L, et al. IgG4-related disease: review of the histopathologic features, differential diagnosis, and therapeutic approach. APMIS,2018,126(6):459-476.
[36] Wang R, He D, Zhao L, et al. Role of complement system in patients with biopsy-proven immunoglobulin G4-related kidney disease. Hum Pathol,2018,81:220-228.
[37] Zheng K, Li XM, Cai JF, et al. IgG4-related systemic diseases: a report of eight cases. Zhonghua Yi Xue Za Zhi,2012,92(42):2988-2991.
[38] Saeki T, Kawano M. IgG4-related kidney disease. Kidney Int,2014,85(2):251-257.
[39] Hara S, Kawano M, Mizushima I, et al. Distribution and components of interstitial inflammation and fibrosis in IgG4-related kidney disease: analysis of autopsy specimens. Hum Pathol,2016,55:164-173.
[40] Raissian Y, Nasr SH, Larsen CP, et al. Diagnosis of IgG4-related tubulointerstitial nephritis. J Am Soc Nephrol, 2011,22(7):1343-1352.
[41] Kamisawa T, Shimosegawa T, Okazaki K, et al. Standard steroid treatment for autoimmune pancreatitis. Gut,2009,58(11):1504-1507.
[42] Wang Y, Li K, Gao D, et al. Combination therapy of leflunomide and glucocorticoids for the maintenance of remission in patients with IgG4-related disease: a retrospective study and literature review. Intern Med J, 2017,47(6):680-689.

第九节 IgM 肾病诊治新进展

IgM 肾病（IgM nephropathy，IgMN）是一种特发性肾小球疾病，30 多年前首次作为一种新的独立疾病被报道。作为一个相对较新的疾病，IgMN 在临床、病理等方面均存在争议。本文就其定义、发病机制、病理、临床表现、治疗、预后等方面进行综述。

一、定义

IgMN 的定义尚存争议，目前认为是一免疫病理诊断名词，指肾组织免疫荧光中 IgM 单独或以 IgM 为主在肾小球系膜区弥漫性沉积，光镜下可见肾小球系膜细胞增生、局灶节段性硬化或结构基本正常的原发性肾小球疾病。

1974 年，van de Putte 等最早对系膜区 IgM 沉积的肾脏疾病作了相关阐述。1978 年，Bhasin 等和 Cohen 等分别报道了 11 例和 12 例有重度蛋白尿的患者，其肾组织切片中肾小球均有 IgM 沉积，两个团队同时提出了 IgMN 这一病理诊断。之后，国内外学者将 IgMN 作为一种独立疾病陆续作了相关报道，但目前 IgMN 的诊断名词尚有争议，分歧在于这是一种独立的肾脏疾病还是肾脏疾病的一种特殊病理类型，以及和其他伴有 IgM 沉积的免疫性肾脏疾病有什么关系和区别，怎样来鉴别。目前，IgMN 被普遍认为是一种免疫病理诊断，而 IgMN 作为一种独立疾病被国内外大多数学者所公认。

二、流行病学

迄今尚没有基于人口学资料的 IgMN 发病率或患病率的报道。文献报道的 IgMN 在肾活检病例中的发病率为 2%~18.5%，发病率差异较大。Bhasin 等和 Cohen 等分别报道了 IgMN 占肾活检病例的 2% 和 6.1%。之后，Lawler 等对英国 23 例患者进行了研究，IgMN 发生率为 11.7。来自中国台湾的 Hsu 等发现，在所有患有原发性肾小球疾病的活检中，IgMN 的诊断率为 10。最近，发现在肾病综合征儿童中IgMN的发生率为18.5。IgMN患病率在更广泛、差异更大的人群中的确切数据尚不清楚,但可能与肾活检指征的变化,不同研究中使用的定义不同及遗传因素有关。

三、发病机制

IgMN的发病机制尚不清楚,相关研究较少。IgM是一个五聚体分子,分子量为900 000。五聚体结构使IgM一般不能通过血管壁,主要分布于血管内,这也导致其激活补体的能力比IgG强。一些研究发现,IgMN患者的血清中IgM或IgM复合物水平较正常人高。然而,至今尚未发现IgM分子的结构或生化异常,这和IgA肾病中发现异常的IgA分子不同。而补体与IgMN共定位研究提示经典的免疫复合物和补体的激活反应。其他研究则发现,大多数情况下肾小球有C3沉积,却很少发现C1q沉积。IgMN中抗原及免疫复合物的来源及性质尚不清楚。还有研究推测食物或环境中某些抗原诱发了IgM反应。目前多数学者认为,IgMN患者可能存在T细胞功能异常及系膜细胞免疫清除功能失调,进而导致IgM或者IgM复合物在肾小球系膜区沉积,引起局部炎症反应。然而,迄今尚没有IgMN的动物模型,这妨碍了对IgMN发病机制的进一步研究。

四、临床表现

IgMN临床表现差异大,男性占多数,可见于各个年龄段,但在儿童及青年成人患者中更常见。目前报道的IgMN多数来源于发展中国家,且以亚洲多见。肾病综合征是其常见的临床表现,但也可表现为非肾病综合征水平的蛋白尿和(或)血尿。IgMN的临床过程及预后尚不明确,常表现为激素依赖或激素抵抗。目前尚无关于IgMN的随机对照临床试验,仅有的结果均为回顾性研究或病例报道,且很大一部分研究来源于儿童病例。

蛋白尿仍是IgMN的主要临床表现,但血尿、高血压和肾功能不全亦不少见。肾病综合征在儿童患者中更为常见,但由于各个研究均基于肾活检数据,而行肾活检的标准各异,多数研究并未对此标准进行说明,故而其参考价值有待商榷,尤其是无症状蛋白尿和(或)血尿有可能被低估。Myllymäki等的研究显示,在110例诊断为IgMN的患者中,男性占57%,平均年龄为29岁,其中约1/3患者年龄在16岁以下。在临床表现方面,肾病综合征有50例,蛋白尿37例,血尿、蛋白尿5例,而血尿为18例。36例儿童患者中,32例表现为肾病综合征;而在成人患者中,45%表现为无症状蛋白尿。在单纯血尿组可发现女性占2/3。肾功能不全发生率为15%,而高血压发生率达35%。此队列平均随访时间8年,多元回归分析结果显示,肾活检时伴高血压对肾功能不全发生有预测价值。而在随访过程中发现,随着病程进展,有50%患者合并高血压。在病理组织学指标方面,间质纤维化预测肾功能不全的价值最高。在行重复肾活检的11例患者中,有5例表现为典型的局灶性节段性肾小球硬化症(focal segmental glomerulosclerosis, FSGS)。

Singhai等研究显示,在纳入的117例患者中未发现性别差异;男性平均年龄为23.1岁,女性平均年龄为30岁;其中肾病综合征111例,蛋白尿6例,高血压发生率为10%;平均随访时间为5.8年;高血压、蛋白尿、间质纤维化和FSGS提示预后不良。Mubarak等的研究发现,41例成人患者中男:女为1.15:1,平均年龄为30.21岁,最常见的临床表现为肾病综合征,而血尿和高血压的发生率分别为58.5%和24.4%。另一项纳入36例(31例为儿童)患者的研究显示,32例表现为肾病综合征，2例表现为蛋白尿，16例血尿伴随蛋白尿，而2例表现为孤立反复发作性血尿，5例伴有高血压。平均随访时间为3.4年，随访中发现1例患者在确诊5年后发展为终末期肾病（end stage renal disease，ESRD），且IgMN的激素抵抗和激素依赖率均较高。

一项在儿童患者中的研究发现，在进行肾活检的147例激素抵抗型肾病综合征儿童中，IgMN发病率为13.6%，男童更多见，且IgMN相较于微小病变性肾小球病（minimal change disease，MCD）组肾功能更差。将IgMN对钙调神经磷酸酶抑制药（calcineurin inhibitor，CNI）是否有反应再分为两组，对比资料发现对CNI无反应组的收缩压和血清尿素、肌酐均较对CNI有反应组更高。故而认为IgMN是儿童激素抵抗型NS的常见原因且与MCD完全不同。另一项针对儿童的研究也显示肾病综合征为主要临床表现（占64.7%）。

Al Romaili DM等对147例儿童MCD患者病例进行回顾性分析，以免疫荧光是否有IgM沉积进行分组，其中有IgM沉积者77例。两组数据比较发现，IgM沉积组在肾活检时高血压更常见，更易发生激素依赖且更容易发展为慢性肾脏病。

亦有学者报道一例54岁以蛋白尿起病的女性患者同时表现为IgMN与法布里病（Fabry disease）。另有IgMN与肝豆状核变性（Wilson病）、自身免疫性溶血、家族性地中海热同时发病的报道。

五、病理表现

IgMN是病理诊断名称，故其诊断均是建立在肾脏病理之上，但如何界定免疫荧光的沉积程度及其他免疫物质的沉积，以及系膜增生程度或电镜表现，目前仍无统一诊断标准可循。IgMN病理表现的共同特点为免疫荧光检查可见IgM在系膜区呈弥漫颗粒样沉积，这种沉积有别于FSGS中IgM的局灶型节段性沉积；沉积程度从痕量到显著不等，也有学者认为应在++以上。IgM可单独沉积，C3和C1q的伴随沉积比较常见，亦有IgA、IgG沉积的报道，但此时仍以IgM沉积为主。光学显微镜（简称光镜）下表现多样，可表现为无肾小球病变，也可表现为不同程度的系膜细胞增生、系膜外基质增生及局灶或球性肾小球硬化。有研究显示，光镜表现为局灶性节段性肾小球硬化症与IgMN预后不良相关。有关IgMN的电子显微镜（简称电镜）表现研究较少，多数研究的诊断中并未纳入电镜。已有的研究显示，电镜下可见系膜区及周边少量的颗粒状或短线样低密度电子致密物沉积，同时伴有不同程度的系膜细胞和系膜基质增生；在部分病例观察到不同程度的足细胞足突融合。间质及小管的病变同样不能忽略。多个研究者均发现间质纤维化与肾脏预后不良相关，其他研究者发现小球硬化及肾小管变性，而非系膜增生与肾功能不全发生相关。

Conner TM等在他们的研究中提出了明确的IgMN病理诊断标准：①明确的系膜区IgM沉积；②电镜下电子致密物在系膜区沉积；③排除其他系统性疾病。在这一纳入57例成人患者的研究中，有80%的重复肾活检者表现为FSGS。该标准在IgMN诊断中的价值尚待验证。

曾有2篇关于IgMN表现为新月体肾炎的报道。Kazi J等报道了1例11岁女童。随后Park KS等报道了1例成人起病的表现为新月体肾炎和肾病综合征的IgMN，此病例为30岁女性，临床表现为水肿，实验室检查提示大量蛋白尿、血尿及肾功能不全，肾活检免疫荧光显示IgM（+），且不伴其他免疫物质沉积，光镜表现为新月体肾炎。此病例给予激素+环磷酰胺+利妥昔单抗治疗，但蛋白尿在一过性减少后仍为大量。重复肾活检发现新月体已纤维化，肾小球内表现为节段性硬化和系膜增生，免疫抑制剂调整为CnI后蛋白尿缓解，随访过程中肾功能稳定。

其他病理类型的疾病伴有IgM沉积时，其病程也会受影响。Heybeli C等在探讨IgM沉积对IgA肾病患者预后影响的研究中发现，IgM阳性率为51%，IgM阳性组在随访中有更高的血清肌酐水平、更低的eGFR，15年的肾脏存活率为59.7%（IgM阴性组为94.2%）。在此队列中，系膜区IgM沉积是肾脏预后不良的独立预测因子。Tang X等对2型糖尿病肾病患者肾脏系膜区是否有IgM沉积及其对预后的影响进行研究，发现IgM在39.4%患者中表现为阳性，该组患者有更高的蛋白尿水平及更低的血清白蛋白水平。在平均35.5个月的随访中，IgM阳性组肾脏存活期更短，该研究发现IgM和C1q沉积是糖尿病肾病导致的终末期肾病的独立预测因子。

六、治疗

由于IgMN的病因和发病机制尚不明确，目前尚无特异性的治疗方法。迄今进行了多项关于IgMN治疗的临床试验，研究认为糖皮质激素是IgMN的首选治疗方法。然而，报道的IgMN对糖皮质激素的疗效差异很大，糖皮质激素抵抗率从0到66%不等。最初，Border回顾了有关IgMN的9篇研究论文，发现平均糖皮质激素抵抗率为28。之后，Myllymäki等研究发现有1/3的患者对糖皮质激素抵抗，超过一半的患者对糖皮质激素依赖。而Mokhtar等报道了最高的糖皮质激素抵抗率，高达66%。相较于糖皮质激素治疗微小病变性肾病的有效率超过90%而言，IgMN的糖皮质激素疗效远不如MCD，这也支持了IgMN不同于MCD，而是一种独立疾病的观点。

有关免疫抑制剂治疗IgMN只有小规模的临床试验。Myllymäki等报道了22例应用环磷酰胺治疗的IgMN患者中，11例完全缓解，完全缓解率达50%。而CNI治疗IgMN的报道则显示短期疗效良好。另一项研究比较了激素联合环磷酰胺或环孢素治疗IgM（+）合并MCD的难治性儿童肾病综合征患者的疗效，初始激素联合环磷酰胺治疗的患者中有18（2/11）缓解，而55无效；而初始激素联合应用环孢素治疗的患者中，有88（7/8）获得了完全或部分缓解，可以看到环孢素疗效要优于环磷酰胺，然而病例数较少。而中国罗莘等比较环孢素与环磷酰胺静脉冲击联合激素治疗对IgMN的疗效，两组疗效却无明显差异（81.3% vs. 72.2%）。但是环孢素起效时间明显短于环磷酰胺，而两者复发率无明显差别（40.0% vs.36.4%）。

抗CD20抗体（利妥昔单抗）治疗IgMN尚在探索阶段，仅有个案报道。例如，有报道一位59岁的男性IgMN患者应用利妥昔单抗治疗后蛋白尿完全缓解，随访2年没有复发。而肾移植后的复发性IgMN已成功通过利妥昔单抗治疗成功。

因为IgMN的病因和T细胞相关，也有学者建议今后的治疗应尝试抑制T细胞的细胞疗法。

七、预后

研究发现7～39的IgMN患者会逐渐发展为肾衰竭，6～36可进展为ESRD。Lawler等报道，对IgMN平均随访7.8年，39.1的IgMN患者发展为肾衰竭，17.4进展至ESRD。Saha等报道，随访5年，17的IgMN患者进展至肾功能不全，6进展至ESRD。O'Donoghue等报道，随访5年，20进展至ESRD；随访10年，36进展至ESRD。Myllymäki等报道，随访15年，36进展至肾功能不全，23进展至ESRD。这些关于IgMN预后的报道存在差异，可能原因在于患者随访时间长度不同及肾病确诊的标准存在差异，因此对 IgM 肾病患者延长随访时间非常必要。

IgMN 发展为 FSGS 的比率也有报道。在重复肾活检中 IgMN 转化为 FSGS 的比例为 33～100。Zeis 等发现，病理表现为弥漫系膜增殖的 IgM 患者发展为 FSGS 的比率更高，可能是由于 IgM 沉积或其他因素引起的系膜激活及增殖，进而进展至 FSGS。IgMN 与 FSGS 的关系及其如何转化为 FSGS 仍有待进一步研究。

在研究临床、病理表现与预后关系的报道中，Myllymäki 等发现高血压是预后不良的独立危险因素，此外血 C3 水平升高、血 IgG/C3 降低可影响 IgMN 预后。O'Donoghue 等研究发现，镜下血尿、严重的系膜增生及肾小球球性硬化是 IgMN 影响预后的独立危险因素。

总之，IgM 肾病是一种重要但被忽视的肾小球疾病。它显示了从微小病变性肾小球病、系膜增生性肾炎到局灶性节段性肾小球硬化症的一系列形态变化。免疫荧光是其诊断所必需的。临床上，IgMN 对糖皮质激素治疗疗效较差，使这种疾病与 MCD 区别开来。目前，该病发病机制尚不明确，也尚无规范的治疗方法。因此急需进一步研究阐明这种疾病的病因和发病机制，并开发出合理有效的治疗方案。

（许钟镐　苏森森　吴　昊）

参 考 文 献

[1] Mubarak M, Kazi JI. IgM nephropathy revisited. Nephro-Urology Monthly, 2012, 4(4): 603-608.

[2] van de Putte LB, de la Riviere GB, van Breda Vriesman PJ. Recurrent or persistent hematuria. Sign of mesangial immune-complex deposition. N Engl J Med, 1974, 290(21): 1165-1170.

[3] Bhasin HK, Abuelo JG, Nayak R, et al. Mesangial proliferative glomerulonephritis. Lab Invest, 1978, 39(1): 21-29.

[4] Cohen AH, Border WA, Glassock RJ. Nehprotic syndrome with glomerular mesangial IgM deposits. Lab Invest, 1978, 38(5): 610-619.

[5] 熊建琼，杜晓刚. IgM 肾病的研究现状. 中华临床医师杂志（电子版），2015，9（8）：1429-1432.

[6] Lawler W, Williams G, Tarpey P, et al. IgM associated primary diffuse mesangial proliferative glomerulonephritis. J Clin Pathol, 1980, 33(11): 1029-1038.

[7] Hsu HC, Chen WY, Lin GJ, et al. Clinical and immunopathologic study of mesangial IgM nephropathy: report of 41 cases. Histopathology, 1984, 8(3): 435-446.

[8] Mubarak M, Kazi JI, Shakeel S, et al. Clinicopathologic characteristics and steroid response of IgM nephropathy in children presenting with idiopathic nephrotic syndrome. APMIS, 2011, 119(3): 180-186.

[9] 朱碧溱，丁洁. IgM 肾病. 临床儿科杂志，2012，30（4）：389-392.

[10] Disciullo SO, Abuelo JG, Moalli K, et al. Circulating heavy IgM in IgM nephropathy. Clin Exp Immunol, 1988, 73(3): 395-400.

[11] Myllymaki J, Saha H, Mustonen J, et al. IgM nephropathy: clinical picture and long-term prognosis. American Journal of Kidney Diseases, 2003, 41(2): 343-350.

[12] Al-Eisa A, Carter JE, Lirenman DS, et al. Childhood IgM nephropathy: comparison with minimal change disease. Nephron, 1996, 72(1): 37-43.

[13] Sumethkul V, Sakulsaengprapha A, Chalermsanyakorn P, et al. Survival analysis of Thai patients with IgM nephropathy, focal segmental glomerulosclerosis and membranous nephrotic syndrome. Journal of the Medical Association of Thailand, 2000, 4(Suppl 1): 123-129.

[14] Brugnano R, Del Sordo R, Covarelli C, et al. IgM nephropathy: is it closer to minimal change disease or to focal segmental glomerulosclerosis?. Journal of Nephrology, 2016, 29(4): 479-486.

[15] Singhai AM, Vanikar AV, Goplani KR, et al. Immunoglobulin M nephropathy nephropathy in adults and adolescents in India: a single-center study of natural history. Indian J Pathol Microbiol, 2011, 54(1): 3-6.

[16] Mubarak M, Naqvi R, Kazi J, et al. Immunoglobulin M nephropathy in adults: a clinicopathological study. Iranian Journal of Kidney Diseases, 2013, 7(3): 214-219.

[17] Mokhtar GA. IgM nephropathy: clinical picture and pathological findings in 36 patients. Saudi J Kidney Dis Transpl., 2011, 22(5): 969-975.

[18] Shakeel S, Mubarak M, Kazi JI, et al. The prevalence and clinicopathological profile of IgM nephropathy in children with steroid-resistant nephrotic syndrome at a single centre in Pakistan. Journal of Clinical Pathology, 2012, 65(12): 1072-1076.

[19] Zheng LP, Wang H, Zhang JJ. Clinical-pathological characteristics of IgM nephropathy in 34 children. Chinese Journal of Contemporary Pediatrics, 2010, 12(5): 338-340.

[20] Al Romaili DM, Al-Hussain TO, Awad HS, et al. Clinical significance of IgM deposition in pediatric minimal change disease. International Journal of Pediatrics & Adolescent Medicine, 2019, 6(4): 146-150.

[21] Wu H, Behera TR, Gong J, et al. Coexistence of fabry disease with IgM nephropathy: a case report. Medicine, 2019, 98(41): 17566-17566.

[22] Ul Abideen Z, Sajjad Z, Haroon Khan A, et al. Immunoglobulin M nephropathy in a patient with wilson's disease. Cureus, 2016, 8(12): 929-292.

[23] Bayrakci N, Ozkayar N, Ersozen ME, et al. Coexistence of immunoglobulin M nephropathy and autoimmune hemolytic anemia: 2 rare entities. Iranian Journal of Kidney Diseases, 2015, 9(6): 472-474.

[24] Peru H, Elmaci AM, Akin F, et al. An unusual association between familial mediterranean fever and IgM nephropathy. Medical Principles and Practice, 2008, 17(3): 255-257.

[25] Mampaso F, Gonzalo A, Teruel J, et al. Mesangial deposits of IgM in patients with the nephrotic syndrome. Clin Nephrol, 1981, 16(5): 230-234.

[26] Pardo V, Riesgo I, Zileruelo G, et al. The clinical significance of mesangial IgM deposits and mesangial hypercellularity in minimal change nephrotic syndrome. Am J Kidney Dis, 1984, 3(4): 264-269.

[27] Tang X, Li H, Li L, et al. The clinical impact of glomerular immunoglobulin m deposition in patients with type 2 diabetic nephropathy. The American Journal of The Medical Sciences, 2018, 356(4): 365-373.

[28] Myllymaki J, Saha H, Pastemack A, et al. High serum C3 predicts poor outcome in IgM nephropathy. Nephron. Clinical Practice, 2006, 102(3-4): 122-127.

[29] Connor TM, Aiello V, Griffith M, et al. The natural history of immunoglobulin M nephropathy in adults. Nephrology, Dialysis, Transplantation, 2017, 32(5): 823-829.

[30] Kazi J, Mubarak M. IgM nephropathy presenting as full blown crescentic glomerulonephritis: first report in the literature. Nefrologia, 2014, 34(3): 423-424.

[31] Park KS, Kang EW, Kie JH. A case report of immunoglobulin M nephropathy manifesting as crescentic glomerulonephritis and nephrotic syndrome in an adult. BMC Nephrology, 2019, 20(1): 335.

[32] Heybeli C, Oktan MA, Yildiz S, et al. Clinical significance of mesangial IgM deposition in patients with IgA nephropathy. Clinical and Experimental Nephrology, 2019, 23(3): 371-379.

[33] Border WA. Distinguishing minimal-change disease from mesangial disorders. Kidney Int, 1988, 34(3): 419-434.

[34] Hamed RM. Clinical significance and long-term evolution of mesangial proliferative IgM nephropathy among Jordanian children. Ann Saudi Med, 2003, 23(5): 323-327.

[35] Aruna Vanikar. IgM nephropathy, can we still ignore it. Journal of Nephropathology, 2013, 2(2): 98-103.

[36] 罗苇, 冯仕品, 王莉, 等. 环孢霉素A和环磷酰胺治疗以难治性肾病为表现的IgM肾病临床疗效比较. 四川医学, 2013, 11 (34): 1624-1626.

[37] Ahmed FA, El-Meanawy A. IgM nephropathy - Successful treatment with rituximab. Saudi J Kidney Dis Transpl, 2019, 30(1): 235-238.

[38] Mubarak M. Comment on: IgM nephropathy: Can we still ignore it. Journal of Nephropathology, 2013, 2(4): 258-259.

[39] Saha H, Mustonen J, Pastemack A, et al. Clinical follow-up of 54 patients with IgM-nephropathy. Am J Nephrol, 1989, 9(2): 124-128.

[40] O'Donoghue DJ, Larler W, Hunt LP, et al. IgM-associated primary diffuse mesangial proliferative glomerulonephritis: natural history and prognostic indicators. Q J Med, 1991, 79(288): 333-350.

[41] Zeis PM, Kavazarakis E, Nakopoulou L, et al. Nicolaidou Glomerulopathy with mesangial IgM deposits: long-term follow up of 64 children. Pediatr Int, 2001, 43(3): 287-292.

第十节 脂蛋白肾病诊治新进展

脂蛋白肾病（lipoprotein glomerulopathy，LPG）主要指载脂蛋白 E（apolipoprotein E，ApoE）基因突变导致异常脂蛋白在肾小球内积聚引起的一种较少见肾小球疾病，也称为 ApoE 相关脂蛋白肾疾病（apolipoprotein E-related glomerular disorder）。LPG 由日本学者 Saito 于 1989 年首次报道，后续在世界范围内也不断有病例报道，其中绝大多数病例来自日本和中国等东亚国家，目前 LPG 人群发病率仍不清楚。LPG 多发生于青壮年，也可见于儿童，男女比约为 2：1，多为散发，少数为常染色体隐性遗传。已明确的致病 *ApoE* 基因型包括 *E2/3*、*E2/4*、*E2/2*、*E3/3* 和 *E4/4* 等，新近发现复合型 *ApoE* 突变导致的 LPG。LPG 共同临床特征为蛋白尿、血浆 ApoE 水平升高、伴高脂血症［Ⅲ型高脂蛋白血症（hyperlipoproteinemia，HLP）常见］，可进展为慢性肾衰竭。肾小球毛细血管袢出现脂蛋白栓是典型的病理特征。最近发现部分患者在肾组织学上表现为非免疫性膜性肾病。LPG 尚无特效治疗手段，预后不好，文献报道约 50% 的 LPG 患者最终发展为肾衰竭，并且肾移植后也容易复发。

一、脂蛋白肾病发生机制

（一）ApoE 分子结构与生物学功能

ApoE 是由 299 个氨基酸组成的多功能糖蛋白，分子量约为 34 000。主要在肝内合成，也可以在脑、肾、脂肪细胞和巨噬细胞等在内其他组织和细胞中合成。ApoE 有 2 个主要的结构域：N 端结构域（氨基酸 1—191）由 4 个 α-螺旋组成，包括一个 LDL 受体结合区（氨基酸 136—150）和硫酸乙酰肝素蛋白聚糖（heparan sulfate proteoglycan，HSPG）结合区（氨基酸 142—147）；C 端结构域（氨基酸 216—299）对脂质结合至关重要，尤其是氨基酸 244—272 区域内的残基形成介导 ApoE 与脂蛋白结合的 α-螺旋结构。此外，铰链区（氨基酸 192—215）的蛋白酶敏感环路（protease-sensitive loop，PSL）结构是链接 ApoE 的 C 端和 N 端功能域必不可少的重要结构。

人类 *ApoE* 基因位于 19 号染色，有 3 个等位基因（*ε2*、*ε3* 和 *ε4*，），分别表达 ApoE2、ApoE3 和 ApoE4 3 种亚型，其中 ApoE3 最常见，在 70% 以上的普通人群中出现。与 ApoE3 氨基酸序列比较，ApoE2 的 158 位半胱氨酸被精氨酸取代 ApoE4 的 112 位的半胱氨酸被精氨酸取代。ApoE1、ApoE5 和 ApoE7 被认为是较少见亚型，分别有多个不同氨基酸取代后形成的变异体。现已知，ApoE3 携带者的血脂通常正常，而 ApoE5 参与肾脏损害，ApoE4 携带者也是阿尔茨海默病的危险因素，ApoE2 纯合子患者，由于其 ApoE 与低密度脂蛋白（low density lipoprotein，LDL）受体结合障碍，可引起Ⅲ型 HLP。目前，已鉴定出至少 15 种 ApoE 多态性与 LPG 发病直接相关，常见的基因多态性包括 *E2/3*、*E2/4*、*E2/2*、*E3/3* 和 *E4/4* 等，新近发现有复合型 *ApoE* 突变等。

ApoE 是血液中三酰甘油、高密度脂蛋白（high density lipoprotein，HDL）、乳糜微粒（chylomicron，CM）等脂蛋白受体的配体，ApoE 通过 C-末端结构域与脂质结合，参与 CM、VLDL、IDL 及部分 HDL 的形成，它既是受体介导的脂蛋白清除的配体，也是外周细胞输出胆固醇的受体。

CM及VLDL入血后在脂蛋白脂肪酶的作用下被分解，形成脂蛋白残余体通过所携带的ApoE经HSPG通路或与肝细胞内LDL受体结合，被摄取入肝代谢。因此，ApoE在脂蛋白从血浆清除中发挥关键调节作用，被认为是动脉粥样硬化的保护因子。然而，许多*ApoE*基因突变发生在与LDL受体的结合位点及铰链区。*ApoE*突变体与LDL受体亲和力明显降低，使ApoE游离于血浆中引起脂质代谢障碍（类似于Ⅲ型HLP）。循环中游离的异常ApoE可以沉积于肾脏，与高脂血症共同导致LPG的发生和发展。尽管近年来研究发现，*ApoE4*基因突变是阿尔茨海默病发生、发展的危险因素，且可能与人类心血管疾病风险增加有关；然而，LPG患者的病变大多数局限于肾脏，系统性损害包括动脉粥样硬化等较少见。

（二）ApoE相关肾小球病

1. 脂蛋白肾病（lipoprotein glomerulopathy） LPG在1989年被确认为与Ⅲ型HLP相关的肾小球病。LPG的特征是肾小球毛细血管扩张，脂蛋白栓中存在Aβ片层结构，巨噬细胞来源的泡沫细胞少见。通过基因分析，在LPG的患者中发现了多种*ApoE*突变，大多数是靠近LDL受体结合位点的*ApoE*错义突变的杂合子个体，部分涉及远离LDL受体结合位点的氨基酸缺失突变。全世界已报道了大约150例LPG病例，其中大部分来自日本和中国，也有来自欧美国家的案例。在中国和日本的先证者中，发现*ApoE Sendai*和*ApoE Kyoto*突变也是引起LPG的主要基因突变。同时，Ⅲ型HLP被认为参与了LPG以及ApoE2纯合子肾小球病。另有研究表明，ApoE螺旋区域内的脯氨酸的不相容性（incompatibility），可引起ApoE热力学不稳定、疏水性表面暴露和ApoE聚集，从而导致LPG。同时，不同于LDL-受体结合位点的突变，*ApoE Kyoto*的点突变似乎不参与ApoE与LDL受体的结合减少。最近发现，与LPG相关的非脯氨酸取代的ApoE突变体，包括*ApoE Kyoto*，也可能有助于肾小球毛细血管内的蛋白质聚集，这可能是导致LPG的共同潜在机制。

2. ApoE2纯合子肾小球病（ApoE2 homozygote glomerulopathy） Amatruda等研究了Ⅲ型HLP病例中带有泡沫细胞的肾小球病变，明确了ApoE2纯合子为引起Ⅲ型HLP的原因。国际上报道至少已有10例ApoE2纯合子患者出现多种肾小球病变。与LPG在遗传背景和病理特征上有所不同，ApoE2纯合子肾小球病的组织学特征是肾小球硬化，泡沫巨噬细胞浸润明显，往往不易与糖尿病肾病鉴别。然而，由于某些患者并不一定患有糖尿病，因此推测，Ⅲ型HLP的异常脂质可导致以泡沫巨噬细胞为特征的肾小球病变。目前认为，肾脏巨噬细胞泡沫样变导致肾小球硬化的机制与动脉粥样硬化的形成相似。从肾小球脂蛋白栓的特点上，与典型LPG的脂蛋白栓（存在Aβ片层结构）不同，部分ApoE2纯合子LPG病例，其肾小球仅出现脂蛋白栓但无Aβ片层结构，或表现为非免疫性内皮下和上皮下低密度电子致密沉积物（epithelial electron-dense deposit sediments，EDDs）。研究发现，ApoE2杂合子与上述特征病理改变之间具有密切关系。ApoE 2/3患者，肾小球可出现非免疫性内皮下EDDs；ApoE2杂合子与ApoE Tokyo/Maebashi亚型的复合杂合子患者的肾小球除脂蛋白栓外，还出现泡沫巨噬细胞浸润；ApoE Tokyo / Maebashi亚型是引起LPG的代表性基因突变类型之一，这导致ApoE编码框架内表达Leu141~Lys143氨基酸的编码基因缺失，这种复合型杂合子可以诱导非典型LPG的肾组织病理学改变。

3. 膜型载脂蛋白E肾病（MN样ApoE病） 最近，在*ApoE Toyonaka*突变（Ser197Cys，一种新突变）和ApoE2纯合子复合型突变的非近亲携带者中发现了一种新的肾小球病。Fukunaga等首次报道1例20岁的蛋白尿和血尿日本女性患者，在肾活检标本亚甲银染色切片中，大多数肾小球中发现了"MN"中见到的"钉突"，但没有系膜增生或基质扩张。电子显微镜检查发现大量的EDDs，主要位于肾小球基底膜上皮下，以及内皮下和系膜区。这些病理特征与自身免疫性疾病（如V型狼疮肾炎）的继发性MN相似。高倍电子显微镜下可见微气泡或微囊。免疫荧光检查显示无特异性免疫球蛋白G（immunoglobulin G，IgG）和C_3沉积，这表明该疾病并非免疫病因所致。通过免疫组织化学和串联质谱法明确了ApoE在肾小球聚集，尽管患者并未检测出高脂血症，但血清中的ApoE水平极高。这些发现表明该疾病为ApoE突变所致。进一步分析发现，该患者为铰链区中的*ApoE Toyonaka*（*Ser197Cys*）与*ApoE2*纯合子复合型突变。

ApoE Toyonaka（*Ser197Cys*）可能是首个在铰链区内被发现的突变。铰链区基因变异可能会影响ApoE的三维结构，导致ApoE的N末端结构域和LDL受体，以及C末端与脂质的链接障碍，在ApoE相关疾病中具有致病作用。当*ApoE Toyonaka*突变引起铰链结构异常时，由于ApoE的C端结构域与脂质链接缺陷，因而可不出现由于ApoE的N末端与LDL受体结合缺陷引起的Ⅲ型HLP，故患者肾小球中可不出现*ApoE2*纯合子突变相关的脂蛋白Aβ片层结构。相反，由于ApoE分子相对较小（分子量为34 000）且富含带正电荷的精氨酸，因此，不载有脂质的ApoE可积聚在肾小球内，并穿过基底膜在上皮下区形成EDD。因此，*ApoE Toyonaka*突变可能在非免疫性MN样病变形成中起关键作用。目前认为，在同时出现*ApoE2*纯合子和*ApoE Toyonaka*突变的携带者中，出现非免疫性MN样病变和（或）*ApoE2*纯合子肾小球疾病的脂蛋白栓，主要取决于*ApoE Toyonaka*在铰链区内突变对ApoE功能的影响。

4. ApoE5的作用　与ApoE4相比，ApoE5具有更高的正电荷。尽管ApoE5携带者的LDL受体结合活性比野生型ApoE3携带者高2倍，但仍具有高脂血症和由此引起动脉粥样硬化的风险。Miyata等报道了首例与ApoE5相关的肾脏疾病患者，最终发展为终末期肾病并接受了肾移植，在1年的随访活检中观察到LPG复发，该患者为ApoE2和ApoE5（Glu3Lys）杂合的*ApoE*突变。Kodera等报道了1例具有ApoE Chicago和ApoE5（Glu3Lys）的LPG患者，通过对其家系的基因分析，明确了2个突变都在同一等位基因中表达。Takasaki等也报道了1例由*ApoE Sendai*和*ApoE5*（*Glu3Lys*）突变引起的LPG患者。ApoE5杂合子携带者的LPG病例的发生似乎有所增加，所有这些病例都表现出≥10.36 mmol/L（400 mg/dl）的高三酰甘油血症。不过，尚不清楚ApoE5是否在LPG中发挥了致病作用。ApoE5引起的高三酰甘油血症很可能是LPG的诱因。然而，携带*ApoE5*（*Glu3Lys*）/*E3*的局灶性节段性肾小球硬化症（focal segmental glomerulosclerosis，FSGS）患者也表现出高胆固醇血症和泡沫巨噬细胞，因此推测，ApoE5（Glu3Lys）诱导的高脂血症可能与FSGS的发生有关，*ApoE5*基因多态性可能是脂质诱发的肾脏疾病的潜在危险因素之一。

5. 巨噬细胞的作用　与动脉粥样硬化的机制相似，巨噬细胞浸润与内皮损伤、高脂蛋白血症和高血压相关的作用与FSGS和其他肾小球疾病的关系一直受到高度关注。实验模型和临床FSGS及糖尿病性肾小球硬化症患者肾组织中的巨噬细胞都显著增加。对于ApoE关联的各种肾小球病，无论是ApoE2纯合子肾小球病，或是与ApoE5相关的FSGS，均显示出高脂蛋白血症导致巨噬细胞浸润在肾小球病发生、发展中的重要性。相反，尽管脂蛋白的积累而导致脂蛋白血栓是LPG的诊断标准之一，但在LPG中很少观察到泡沫性巨噬细胞浸润。Kanamaru等发现，在具有正常ApoE的Fcγ受体敲除小鼠中，移植物抗宿主病诱导了脂蛋白血栓形成的 LPG 样肾小球病变，提示这些改变可能是由于巨噬细胞对 LDL 的摄取减少所致。Ito 等发现，给 ApoE 和 Fcγ 受体双基因敲除小鼠注射 ApoE 突变体的表达载体，可以引起 LPG 样病变。另有研究表明，巨噬细胞会产生少量的 ApoE，这对于抑制高脂血症和动脉硬化很重要。一般认为，巨噬细胞在涉及 ApoE 的脂蛋白代谢中发挥不同的作用，其激活或被抑制可能是各种类型的肾脏脂质损害的重要影响因素。因此，巨噬细胞的功能多样性可能是这些疾病的重要病因。此外，巨噬细胞来源的致病性 ApoE 可能与多种基因突变有关，可能参与调节这些疾病的活动。

二、脂蛋白肾病诊断与鉴别诊断

（一）脂蛋白肾病诊断

1. 临床表现 LPG 主要累及肾脏，以肾小球受累为主。几乎所有患者均存在不同程度的蛋白尿，通常为中、大量蛋白尿，甚至激素抵抗肾病综合征；部分表现为轻微蛋白尿伴镜下血尿，可伴有轻、中度高血压。血脂异常主要表现为 ApoE 增高，也可有血浆胆固醇、三酰甘油、VLDL 升高，类似于Ⅲ型 HLP，但常缺少脂沉积有关的系统性表现，如角膜混浊、黄瘤纹。少数患者血脂异常并不明显。

2. 肾脏病理改变 肾穿刺病理检查可提供诊断 LPG 最重要的证据。肾组织病理改变特点与 *ApoE* 基因型有直接关联性。

（1）典型病理改变：光学显微镜下典型表现为肾小球体积明显增大，呈分叶状；毛细血管腔高度扩张，可见浅淡色网状物质充填；系膜区可见溶解或轻至中度系膜增生；PASM-Masson 染色可见基底膜呈"双轨"样改变。肾间质和肾血管病变不明显，但随着疾病进展可见肾小球硬化、肾小管萎缩及间质纤维化。免疫荧光染色可见肾小球系膜区和毛细血管袢内 ApoE 阳性的团块物质沉积；油红O 脂肪染色阳性提示为脂质物质（图 1-2-14）。免疫荧光一般无免疫球蛋白、补体、纤维蛋白原的沉积，个别病例可见少量 IgM 或 IgA 沉积。电子显微镜下肾小球毛细血管袢腔内充满呈指纹状排列的低电子密度的物质（片层结构），内含大小不等的颗粒和空泡。少数患者肾小球毛细血管袢脂蛋白栓塞表现不典型，仅表现为肾小球系膜增生性病变和系膜插入导致的基底膜"双轨"征，易误诊为膜增生性肾小球肾炎（membrano-proliferative glomerulonephritis，MPGN）、糖尿病肾病等。此外，文献报道，ApoE2 纯合子肾小球病的组织学特征是肾小球硬化，泡沫巨噬细胞浸润明显，而肾小球毛细血管袢脂蛋白栓并不明显。

（2）膜型 ApoE 相关肾小球病变：肾小球可见类似膜性肾病"钉突"样改变，但没有系膜增生或基质扩张。免疫荧光检查无 IgG 和 C_3 沉积。电子显微镜检查可见肾小球基底膜、上皮下、内皮下和系膜区大量 EDDs。高倍电子显微镜下，可见微气泡或微囊。

（3）ApoE 表型与临床和肾脏病理改变的关系：见表 1-2-7。

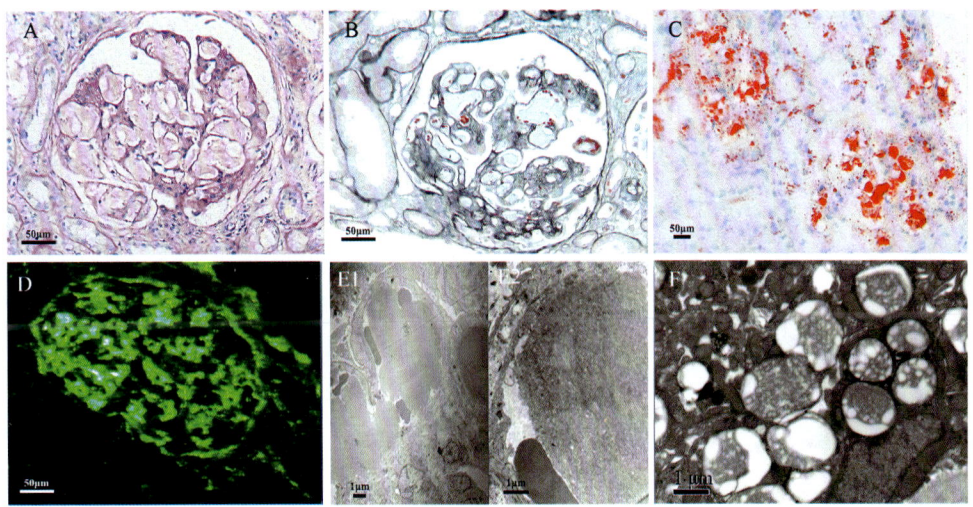

图 1-2-14 脂蛋白肾病典型病理改变 肾小球弥漫性毛细血管扩张，充以细空泡状蛋白样栓子样物质，PAS 染色呈浅粉色（A）；PASM 染色呈浅蓝色（B）；油红 O 脂肪染色强阳性（C）；免疫荧光示肾小球内脂蛋白 ApoE 阳性（D）；透射电子显微镜示肾小球内的栓子样物质呈细小空泡状类脂样物质（E1～2），肾小管上皮细胞溶酶体内见多数细小空泡状物质（F），与中性脂质物质不同（图 A～C 由陆军军医大学大坪医院肾内科提供，图 D～F 由中日友好医院肾病科提供）

表 1-2-7 ApoE 表型与肾小球病

ApoE 表型	血脂异常类型	肾小球病 类型	特征
ApoE2/E2	Ⅲ型 HLP	ApoE2 纯合子肾小球病	泡沫巨噬细胞；肾小球硬化；偶见的 EDD
ApoE2/E2+ApoE Toyonaka（Ser197Cys）	血脂正常或Ⅲ型 HLP	MN 样 ApoE 沉积病	"钉突"形成；上皮下 EDD
ApoE[a]/E3 或 E4	主要为Ⅲ型 HLP	LPG	脂蛋白血栓
ApoE5（Glu3Lys）/ApoE[b]	Ⅲ型 HLP	LPG	脂蛋白血栓
ApoE5（Glu3Lys）/ApoE3	高胆固醇血症	FSGS	泡沫巨噬细胞；肾小球硬化

注：ApoE. 载脂蛋白 E；EDD. 电子致密物；FSGS. 局灶性节段性肾小球硬化症；LPG. 脂蛋白肾小球病；MN. 膜性肾病；HLP. 高脂蛋白血症；[a] 到目前为止已报道 15 种 LPG 相关的 ApoE 变异；[b] ApoE Chicago 和 ApoE Sendai 是 ApoE5（Glu3Lys）的另外一种亚型

（二）鉴别诊断

典型的脂蛋白肾病诊断并不困难，不典型病例或初发病例需与 MPGN 相鉴别，观察毛细血管袢腔是否呈轻度扩张状、有无淡染的絮状物堆积、外周袢系膜基质插入的多寡和程度，以及是否存在内皮下大量免疫复合物/电子致密物沉积（MPGN 内皮下存在较多免疫复合物/电子致密物）都有助于鉴别诊断。FSGS 病变无论在疾病早期还是晚期，肾小球体积可以明显增大或大小不一，而毛细血管袢膨胀却不明显，也无"脂蛋白栓子"，疑似脂蛋白肾病时可以行免疫组化 ApoE 染色以明确诊断。

三、治疗与预后

ApoE 相关肾小球病是由 *ApoE* 基因突变所致，预后不好，通常发展为终末期肾病。目前尚缺乏针对病因的治疗方法，主要针对脂代谢异常进行干预。

（一）药物治疗

临床上针对蛋白尿采用的常规方法包括糖皮质激素、免疫抑制剂、抗血小板药物、纤溶剂、血管紧张素转化酶抑制剂（angiotensin converting enzyme inhibitor，ACEI）/血管紧张素Ⅱ受体阻滞剂（angiotensin Ⅱ receptor blocker，ARB）等治疗效果均不佳。针对脂代谢异常给予降脂治疗，文献报道可使部分患者蛋白得到一定程度控制。LPG通常与Ⅲ型HLP相关，其中富含三酰甘油的脂蛋白（如VLDL和IDL）是主要成分。研究表明，高三酰甘油血症会加重人类和实验动物模型的LPG。鉴于此，包括贝特类在内的降脂药在LPG的治疗中可能具有重要意义。研究非诺贝特治疗LPG的疗效，发现非诺贝特治疗组，在3年以上访视期中肾脏存活率得到提高，而在ApoE2纯合子肾小球病患者中，贝特类药物未获得确切疗效。

（二）采用血液净化方法清除ApoE

来自意大利文献报道，LPG患者使用肝素诱导的体外脂蛋白沉淀系统进行血浆置换，可在很短时间获得完全缓解。作者认为，肝素诱导的体外脂蛋白沉淀系统可通过肝素活化脂蛋白脂肪酶和肝三酰甘油脂肪酶，使富含三酰甘油的脂蛋白，如VLDL和IDL更易于被去除。来自中国的13例LPG患者接受葡萄球菌蛋白A免疫吸附治疗，结果显示，尿蛋白和血清ApoE水平快速下降，并且在重复活检中脂蛋白栓消失。由于蛋白A对IgG的Fcγ具有很强的亲和力并可充当Fcγ受体，因此，这种作用可以补偿Fcγ受体的缺乏，从而使LPG病情改善。

（三）肾移植治疗LPG

文献报道大多病例行肾移植后都出现LPG复发，并且受者因ApoE异常可能诱发移植肾脂蛋白栓形成，故采用肾移植治疗LPG的患者预后不良。

（何娅妮）

参 考 文 献

[1] Saito T, Matsunaga A, Ito K, et al. Topics in lipoprotein glomerulopathy: an overview. Clin Exp Nephrol, 2014, 18 (3): 214-217.

[2] Saito T, Matsunaga A, Fukunaga M. Apolipoprotein E–related glomerular disorders. Kidney International, 2020, 97 (3): 279-288.

[3] Saito T, Sato H, Kudo K, et al. Lipoprotein glomerulopathy: glomerular lipoprotein thrombi in a patient with hyperlipoproteinemia. Am J Kidney Dis, 1989, 13 (2): 148-153.

[4] 刘志红. 脂蛋白肾病：新的疾病，新的启迪. 肾脏病与透析肾移植杂志, 2001, 10 (4): 301-302.

[5] Fukunaga M, Nagahama K, Aoki M, et al. Membranous nephropathy-like apolipoprotein E deposition disease with apolipoprotein E Toyonaka (Ser197Cys) and a homozygous apolipoprotein E2/2. Case Rep Nephrol Dial, 2018, 8 (2): 45-55.

[6] Hirashima H, Komiya T, Toriu N, et al. A case of nephrotic syndrome showing apolipoprotein E2 homozygote glomerulopathy and membranous nephropathy-like findings modified by apolipoprotein E Toyonaka. Clin Nephrol Case Stud, 2018, 6 (2): 45-51.

[7] Kato T, Ushiogi Y, Yokoyama H, et al. A case of apolipoprotein E, Toyonaka and homozygous apolipoprotein E2/2 showing non-immune membranous nephropathy-like glomerular lesions with foamy changes. CEN Case Rep, 2019, 8 (5): 106-111.

[8] Eduardo Cambruzzi, Karla Lais Pegas. Pathogenesis, histopathologic findings and treatment modalities of

lipoprotein glomerulopathy: a review. J Bras Nefrol, 2019, 41 (3): 393-399.

[9] Tudorache IF, Trusca VG, Gafencu AV. Apolipoprotein E-a multifunctional protein with implications in various pathologies as a result of its structural features. Comput Struct Biotechnol J, 2017, 15 (2): 359-365.

[10] Narayanaswami V, Szeto SS, Ryan RO. Lipid association-induced N- and C-terminal domain reorganization in human apolipoprotein E3. J Biol Chem, 2001, 276 (53): 37853-37860.

[11] Toyota K, Hashimoto T, Ogino D, et al. A founder haplotype of ApoE Sendai mutation associated with lipoprotein glomerulopathy. J Hum Genet, 2013, 58 (6): 254-258.

[12] Hoffmann MM, Scharnagl H, Panagiotou E, et al. Diminished LDL receptor and high heparin binding of apolipoprotein E2 Sendai associated with lipoprotein glomerulopathy. J Am Soc Nephrol, 2001, 12 (2): 524-530.

[13] A. DAVID MARAIS. Apolipoprotein E in lipoprotein metabolism, health and cardiovascular disease. Pathology, 2019, 51 (2): 165-176.

[14] Kawanishi K, Sawada A, Ochi A, et al. Glomerulopathy with homozygous apolipoprotein e2: a report of three cases and review of the literature. Case Rep Nephrol Urol, 2013, 3 (1): 128-135.

[15] Amatruda JM, Margolis S, Hutchins GM. Type 3 hyperlipoproteinemia with mesangial foam cells in renal glomeruli. Arch Pathol, 1974, 98 (5): 51-54.

[16] Dong LM, Yamamura T, Yamamoto A. Enhanced binding activity of an apolipoprotein E mutant, APO E5, to LDL receptors on human fibroblasts. Biochem Biophys Res Commun, 1990, 168 (12): 409-414.

[17] Miyata T, Sugiyama S, Nangaku M, et al. Apolipoprotein E2/E5 variants in lipoprotein glomerulopathy recurred in transplanted kidney. J Am Soc Nephrol, 1999, 10 (2): 1590-1595.

[18] Kodera H, Mizutani Y, Sugiyama S, et al. A case of lipoprotein glomerulopathy with ApoE Chicago and ApoE (Glu3Lys) treated with fenofibrate. Case Rep Nephrol Dial, 2017, 7 (5): 112-120.

[19] Takasaki S, Matsunaga A, Joh K, et al. A case of lipoprotein glomerulopathy with a rare apolipoprotein E isoform combined with neurofibromatosis type I. CEN Case Rep, 2018, 7 (1): 127-131.

[20] Sasaki M, Yasuno T, Ito K, et al. Focal segmental glomerulosclerosis with heterozygous apolipoprotein E5 (Glu3Lys). CEN Case Rep, 2018, 7 (2): 225-228.

[21] Ito K, Nakashima H, Watanabe M, et al. Macrophage impairment produced by Fc receptor gamma deficiency plays a principal role in the development of lipoprotein glomerulopathy in concert with ApoE abnormalities. Nephrol Dial Transplant, 2012, 27 (5): 3899-3907.

[22] Kanamaru Y, Nakao A, Shirato I, et al. Chronic graft-versus-host autoimmune disease in Fc receptor gamma chain-deficient mice results in lipoprotein glomerulopathy. J Am Soc Nephrol, 2002, 13 (2): 1527-1533.

[23] 陈惠萍, 曾彩虹, 朱茂艳, 等. 脂蛋白肾病: 肾活检组织学、超微结构及免疫组化特点. 肾脏病与透析肾移植杂志, 2001, 10 (4): 309-312.

[24] Ieiri N, Hotta O, Taguma Y. Resolution of typical lipoprotein glomerulopathy by intensive lipid-lowering therapy. Am J Kidney Dis, 2003, 41 (14): 244-249.

[25] Arai T, Yamashita S, Yamane M, et al. Disappearance of intraglomerular lipoprotein thrombi and marked improvement of nephrotic syndrome by bezafibrate treatment in a patient with lipoprotein glomerulopathy. Atherosclerosis, 2003, 169 (13): 293-299.

[26] Hu Z, Huang S, Wu Y, et al. Hereditary features, treatment, and prognosis of the lipoprotein glomerulopathy in patients with the ApoE Kyoto mutation. Kidney Int, 2014, 85 (6): 416-424.

[27] Yokote K, Yamashita S, Arai H, et al. Long-term efficacy and safety of pemafibrate, a novel selective peroxisome proliferator-activated receptor-a modulator (SPPARMa), in dyslipidemic patients with renal impairment. Int J Mol Sci, 2019, 20 (5): 706-714.

[28] Russi G, Furci L, Leonelli M, et al. Lipoprotein glomerulopathy treated with LDL-apheresis (heparin-induced extracorporeal lipoprotein precipitation system): a case report. J Med Case Rep, 2009, 3 (1): 9311-9315.

[29] Xin Z, Zhihong L, Shijun L, et al. Successful treatment of patients with lipoprotein glomerulopathy by protein A immunoadsorption: a pilot study. Nephrol Dial Transplant, 2009, 24 (3): 864-869.

[30] Foster K, Matsunaga A, Matalon R, et al. A rare cause of posttransplantation nephrotic syndrome. Am J Kidney Dis, 2005, 45 (4): 1132-1138.

[31] Batal I, Fakhoury G, Groopman E, et al. Unusual case of lipoprotein glomerulopathy first diagnosed in a protocol kidney allograft biopsy. Kidney Int Rep, 2018, 4 (1): 350-354.

第十一节　慢性肾脏病合并心力衰竭诊治进展

心血管疾病尤其是心力衰竭，是慢性肾脏病（chronic kidney disease，CKD）及终末期肾病（end-stage renal disease，ESRD）患者主要的死亡原因。有报告指出，17%～30%的CKD患者合并心力衰竭，而普通人群心力衰竭的患病率仅为6%。心力衰竭的患病率随着CKD的严重程度增加，透析患者心力衰竭的患病率是普通人群的12～36倍。一项包含1.5万例人群的研究发现，与eGFR＞90 ml/（min·1.73m^2）的患者相比，eGFR＜60 ml/（min·1.73m^2）的患者心力衰竭风险增加了3倍。同时，心力衰竭的血流动力学改变加速了残余肾功能的减退、加快了肾脏疾病的进展，表明心力衰竭和肾功能不全二者相互影响。因此，强化CKD心力衰竭的诊断和治疗显得尤为重要。

一、慢性肾脏病合并心力衰竭的诊断

心力衰竭的临床诊断基于患者的病史、临床表现、体格检查及实验室和影像学检查的综合分析得出的（图1-2-15）。CKD合并心力衰竭既可以表现为射血分数下降的心力衰竭，也可以表现为射血分数保留的心力衰竭。由于心脏和肾脏之间相互影响的病理生理机制复杂，临床上也缺乏专门针对这类人群有效的生物标志物及影像学特征，准确诊断CKD合并心力衰竭患者具有挑战性。

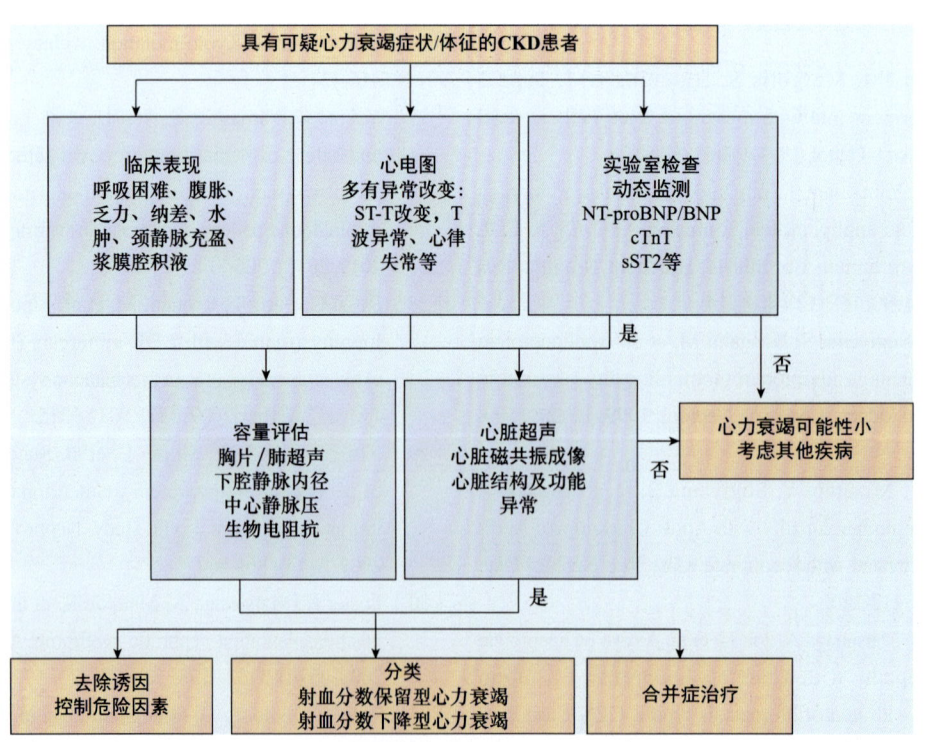

图1-2-15　疑似慢性肾脏病心力衰竭患者诊断流程图　NT-proBNP/BNP. N末端脑钠肽前体/脑钠肽；cTNT. 心肌肌钙蛋白T；sST2. 可溶性肿瘤因子2抑制剂

（一）临床表现

心力衰竭的主要临床表现为心脏收缩和（或）舒张功能障碍，导致动脉系统血液灌注不足、静脉系统血液淤滞，表现为呼吸困难、腹胀、乏力、纳差、水肿、颈静脉怒张、浆膜腔积液等。然而，由于CKD患者自身疾病伴随症状较为复杂，早期的心力衰竭在CKD患者中往往被忽视。近来，有文献采用堪萨斯城心肌病问卷（Kansas city cardiomyopathy questionnaire, KCCQ）在临床确诊的3000例未被诊断为心力衰竭的CKD患者中，检测到25%的亚临床心力衰竭。并发现KCCQ分值越高，短期内发生心力衰竭的风险越高，eGFR水平与KCCQ分值负相关。结果表明，对于合并CKD的患者而言，详尽的病史采集至关重要，有助于早期心力衰竭的诊断及鉴别诊断。

（二）实验室和影像学检查

常规的实验室和影像学检查，如心电图、心脏超声、NT-proBNP、cTnT等在诊断CKD合并心力衰竭方面也存在诸多限制。

1. 心电图 CKD合并心力衰竭患者无特殊心电图表现。但CKD患者易发生酸碱电解质代谢异常及容量失衡，建议对所有怀疑心力衰竭的患者均应行心电图检查。同时，怀疑存在心律失常的患者应行24 h动态心电图检查；对疑似心肌缺血的患者，在充分考虑造影剂影响后，可行冠状动脉造影或冠状动脉CT血管造影（CTA）。

2. 实验室检查 NT-proBNP及cTnT在普通人群中是诊断及评估心力衰竭重要的心肌标志物。然而，由于这些心肌标志物经由肾脏排泄，在肾功能不全的患者中NT-proBNP及cTnT等均有不同程度的升高。尽管在CKD合并心力衰竭的患者中尚无被广泛接受的临界值，现有的一些研究亦证实，CKD患者NT-proBNP和cTnT的增高与心力衰竭的发生密切相关。2008年一项纳入900例合并高血压的CKD患者研究显示，NT-proBNP翻倍可增加70%心力衰竭发生的风险。2015年一项慢性肾功能不全队列（chronic renal insufficiency cohort, CRIC）研究显示，CKD中NT-proBNP和cTnT在最高四分位数的患者，其心力衰竭的发生风险分别增加10倍和5倍。因此，在CKD患者中，需密切监测、动态观察心肌标志物的水平，以更有效判定CKD患者心力衰竭的发生发展。

鉴于此，近年来涌现出新的心脏生物标志物研究，以期更有效预测肾脏疾病时临床和亚临床心力衰竭。可溶性肿瘤因子2抑制剂（soluble suppression of tumorigenicity2, sST2）是近年来新发现的与心力衰竭密切相关的生物标志物，已被推荐为心力衰竭风险评估的Ⅱa类指标。临床研究证实，sST2可以预测急慢性心力衰竭患者全因死亡或心血管死亡的发生，为NT-proBNP增加额外的预测价值。复旦大学附属中山医院透析中心在维持性血透患者中发现，sST2与NT-proBNP、cTnT联合运用可以更有效识别终末期肾病患者发生心力衰竭等心源性事件的极高危患者。且与NT-proBNP相比，sST2升高是维持性血液透析（MHD）患者全因死亡和心血管死亡的独立危险因素。其在CKD合并心力衰竭等诊治价值需得到进一步的临床验证。

3. 心脏超声和心脏磁共振成像 CRIC研究表明，50%合并左心室肥厚的CKD患者，以及高达75%合并左心室肥厚的ESRD患者中，并无临床心力衰竭的表现。复旦大学附属中山医院透析中心在维持性血液透析患者中发现>50%受试心脏节段在血液透析过程中出现心肌顿抑，且单支血供较多支血供的心室节段更易发生心肌顿抑，但这些患者并不都存在临床心力衰竭症状，可能与每年左室射血分数下降相关。近年来，心脏磁共振成像（cardiac magnetic resonance imaging, CMRI）证实心肌纤维化的程度与CKD分期相关，然而并无证据显示CMRI表现与心力衰竭及其他心源性事件间的关系。可见，无法单纯依据心脏结构改变来诊断心力衰竭，但这些亚临床心脏结构异常可能预示着未来CKD患者心力衰竭的发展。

4. 容量评估　与普通心力衰竭不同，CKD患者由于肾脏排水能力下降，对于容量的评估尤为重要，有助于发现隐性的容量过负荷。胸部X线检查可以识别肺部疾病，并提供肺淤血/水肿的信息。肺超声的B线也能直观显示肺水肿的程度。心脏超声是传统经典的检测左、右心容量的方式，下腔静脉内径可以部分反映体循环的充盈。中心静脉压（CVP）监测是目前可以获得的相对简便，费用低廉而有效的检测循环血容量的手段。21世纪以来，生物电阻抗（BCM）的出现更能直观显示身体总水量及细胞内外的水负荷，为判断机体的容量状态提供翔实的依据。

二、慢性肾脏病合并心力衰竭的危险因素

传统心力衰竭发生的危险因素，如高龄、男性、吸烟、高血压、肥胖、糖尿病等，在CKD患者中同样起着极其重要的作用。文献报道，CKD 4~5期脉压高的患者心力衰竭发生风险增高。在透析患者的研究中证实，与不吸烟者相比，吸烟增加了60%新发心力衰竭的危险。在德国一项包含1255例透析患者的研究显示，糖化血红蛋白每增加1%，心血管事件的风险可升高8%。尤为重要的是，这些因素不仅促进了CKD患者心力衰竭的发展，其本身也是CKD疾病进展的危险因素，因此更需积极有效控制。

除此之外，与传统心力衰竭不同，肾功能减退患者尿毒症毒素引起的化学性刺激加速了心肾损伤。硫酸吲哚酚（indoxyl sulfate，IS）是目前报道的与心肾交互作用密切相关的尿毒症蛋白结合毒素之一，其主要是由食物中的色氨酸经大肠埃希菌等肠道细菌作用生成吲哚、经门静脉进入肝脏后羟化和硫酸化而形成。既往复旦大学附属中山医院透析中心通过前瞻性队列研究在国际上首次证实IS与终末期肾病的血透患者新发心力衰竭密切相关。

随着CKD病情进展，逐渐出现的贫血、营养不良、酸碱代谢紊乱、高磷血症、代谢性骨病等代谢障碍进一步促进了临床和亚临床心力衰竭的发生。贫血在慢性肾脏病中普遍存在。临床研究显示，贫血不仅是CKD心力衰竭发生的独立危险因素，也与CKD心力衰竭发作的高死亡率密切相关。高磷血症及骨矿物质代谢紊乱导致心室肥厚及心力衰竭住院率增高。研究显示，成纤维细胞生长因子-23（fibroblast growth factor-23，FGF-23）每增高1倍，心力衰竭的发生率增加45%。

与此同时，随着CKD病程的进展，肾脏排水、排钠能力进一步降低，引起水钠潴留、容量过负荷，进一步导致了心脏前负荷增加。部分进入ESRD患者，动静脉内瘘的开放也显著加重心脏负担、加快心功能的恶化。此外，CKD患者由于毒素及矿物质等代谢紊乱导致的血管钙化加重了心脏血管缺血，促进心脏结构的破坏，加剧了心力衰竭及其他心血管事件的发生（图1-2-16）。

三、慢性肾脏病合并心力衰竭的治疗

建议对所有CKD患者进行临床评估以识别心力衰竭的危险因素，积极控制危险因素，去除诱发因素，干预无症状的心脏结构异常患者有助于延缓心力衰竭的发生。对于有症状的CKD心力衰竭患者，应强调心肾同治，改善临床症状，延缓肾脏疾病进展，预防或逆转心脏重构，以期降低CKD患

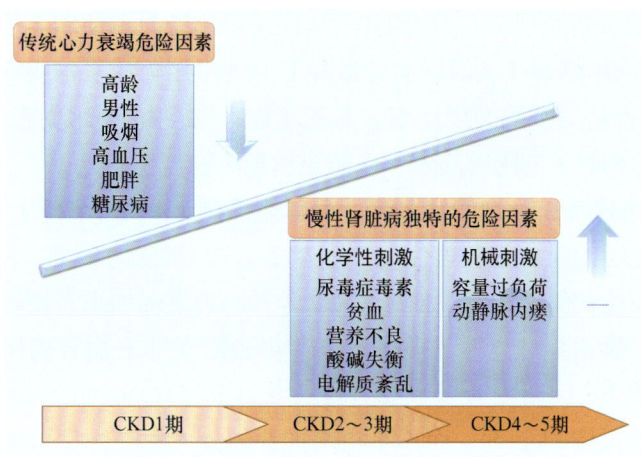

图 1-2-16 慢性肾脏病心力衰竭患者危险因素

者心力衰竭的住院率及死亡率。

（一）控制危险因素

控制危险因素的措施包括，戒烟、减轻体重、调脂治疗、控制血压和血糖等。近年来研究显示，使用钠 - 葡萄糖协同转运蛋白 2 抑制剂（达格列净、恩格列净或卡格列净）既能够降低具有心血管高风险的糖尿病患者的心力衰竭住院率，同时也具有肾脏保护作用。

此外，鉴于 CKD 患者合并的代谢紊乱，还需改善贫血，纠正钙磷代谢紊乱及电解质酸碱失衡等。虽然目前的临床研究显示，CKD 患者中使用促红细胞生成素并没有预防或治疗心力衰竭的作用，但对于合并铁缺乏的 CKD 患者（伴或不伴有贫血），静脉铁剂的使用有助于改善症状及降低心力衰竭的住院率。一项纳入 2602 例患者的随机对照临床研究证实，西那卡塞有助于降低外周血 FGF-23 水平，延缓透析患者心力衰竭的首次发生。

（二）容量管理

对于水肿明显，伴有体循环及肺淤血的患者应严格限制饮水量、静脉补液量及补液速度。根据尿量决定摄入的水分总量，如行肾脏替代治疗的患者，根据总超滤量决定静脉入量。保持每天出入量负平衡约 500 ml，严重肺水肿者水负平衡为 1000～2000 ml/d 甚至更多，以减少水钠潴留，缓解症状。如肺淤血、水肿明显消退，应减少水负平衡量，逐渐过渡到出入量大体平衡。治疗过程中需密切监测血流动力学变化，防止低血压等事件的发生。

（三）药物治疗

对于射血分数保留的心力衰竭，由于其发病机制较为复杂，目前暂无公认的药物治疗方案，主要为针对症状、危险因素、并发症、合并症及基础病因的综合性治疗。对于射血分数降低的 CKD 合并心力衰竭患者，交感神经兴奋和肾素 - 血管紧张素 - 醛固酮系统（RAAS）激活在心肾二者的相互影响中起了重要的作用。拮抗交感神经和 RAAS 系统的过度激活，既能够实现心脏保护，又能通过降低血压、改善肾脏血流等延缓 CKD 进展。

1. β 受体阻断剂 2019 年 KDIGO 慢性肾脏病合并心力衰竭国际多学科争议会议将 β 受体阻滞剂列为 CKD 合并心力衰竭患者治疗的基石。Matsushita 等回顾研究了 392 例急性失代偿性心力衰竭患者，采用多因素 Cox 回归分析发现，心力衰竭伴 CKD 组中出院时不使用 β 受体阻滞剂是 1 年死亡率的独立危险因素。针对 3991 例有症状的射血分数降低患者服用美托洛尔或安慰剂的试验中发现，美托洛尔降低 CKD 亚组慢性心力衰竭的死亡率。需要注意的是，由于 CKD 患者肾小球滤过率的下降，尽量不要选择经肾排泄的药物（如阿替洛尔）以防止出现药物蓄积。

2. 血管紧张素转化酶抑制剂／血管紧张素Ⅱ受体阻滞剂（ACEI/ARB） 普通人群中，长期使用 ACEI/ARB 能降低心力衰竭的死亡率和再住院率。对于合并 CKD 的患者，ACEI/ARB 均能导致肾小球滤过率的下降，且易发生高钾。因此，对于 CKD 合并心力衰竭的患者使用该类药物，需密切监测肾功能和电解质，谨防高钾血症和急性肾损伤。2018 年 ESC 关于心血管疾病患者使用 RAAS 抑制剂期间高钾血症管理的专家共识指出，对于钾离子浓度为 4.5～5.0 mmol/L 的患者，尤其是 CKD 患者，建议从小剂量开始使用 RAAS 抑制剂，而不是指南推荐的最大耐受治疗目标剂量，并密切监测肾功能及电解质。如果血钾水平＞5 mmol/L，则应启动降钾治疗；如果血钾水平＞5.5 mmol/L，RAAS 抑制剂应减量；如果血钾水平＞6 mmol/L，则应考虑停药。在使用降钾药物治疗时，可选择促进钾离子排出的利尿药，或者使用口服降钾药物。使用钙离子交换树脂比钠离子交换树脂更有效避免患者体内水钠潴留。近年来，已有文献指出，在使用 RAAS 抑制剂的患者中，长期使用聚苯乙烯磺酸钙血清钾水平显著降低、有助于保持血钾稳定；并发现使用 RAAS 抑制剂的病例血钾降低量较大，对患者肾功能并无影响。这为今后 CKD 合并心力衰竭患者使用 RAAS 抑制剂开辟了另一个新的思路。

3. 血管紧张素受体-脑啡肽酶抑制剂（ARNI） 其代表性药物沙库巴曲缬沙坦（LCZ696），沙库巴曲代谢产物可抑制脑啡肽酶、阻断利钠肽水解，而缬沙坦可通过阻断血管紧张素Ⅱ1 型受体（AT1 受体）发挥抑制 RAAS 系统的作用。临床研究显示，对于 CKD 合并心力衰竭的患者，ARNI 显示心肾双重获益。PARADIGM-HF 研究对 CKD 合并心力衰竭的亚组分析显示，与依那普利组相比沙库巴曲缬沙坦组 eGFR 值下降更少。一项纳入 66 例合并收缩功能障碍的门诊 CKD 患者研究显示，沙库巴曲缬沙坦治疗 6 个月显著改善左室射血分数，并在随访期间 eGFR 保持稳定。2019 年美国心脏协会心肾综合征科学声明指出，ARNI 在 CKD1～3 期证据较强，但对于 eGFR＜30 ml/（min·1.73m^2）的患者缺乏大型的临床研究。一项纳入 23 例透析合并射血分数降低心力衰竭患者的研究显示，沙库巴曲缬沙坦治疗可降低 cTnT 及 sST2 水平，并提高左室射血分数，提示在透析合并心力衰竭的患者中使用沙库巴曲缬沙坦的可行性，但仍需研究进一步证实。

4. 盐皮质激素受体拮抗剂（MRA） 在普通人群射血分数降低的心力衰竭中，使用 ACEI/ARB、β 受体阻滞剂的基础上加用 MRA，可降低全因死亡和心力衰竭住院风险。但在 CKD 患者中使用 MRA 有引起高钾血症的风险。虽已有研究显示，MRA 在 CKD 3 期心力衰竭患者中的有效性和无 CKD 的患者相当，但目前缺乏相关数据证明 MRA 在更低肾功能群体的疗效。同时，一项观察性研究发现，给未进入透析的 CKD 5 期患者使用螺内酯，患者死亡率和住院率显著升高。因此，需要更加完善的临床研究探讨 MRA 在 CKD 及透析群体中的有效性和安全性。

5. 伊伐布雷定 伊伐布雷定通过特异性抑制心脏窦房结起搏电流、减慢心率，适用于窦性心律且心率≥75 次／分、伴有心脏收缩功能障碍的心力衰竭患者。SHIFT 研究显示，伊伐布雷定使心血管死亡和心力衰竭恶化住院的相对风险降低。该药主要经肝肠代谢，对于 eGFR＜15 ml/（min·1.73m^2）的患者尚无临床研究。

6. 强心治疗 对于低血压或射血分数降低的心力衰竭，可适度短期使用正性肌力药物以增加心排血量，缓解组织低灌注。需谨慎使用洋地黄类药物，因CKD时肾脏对其清除能力减低，易蓄积导致洋地黄中毒。多巴酚丁胺及钙增敏剂（左西孟旦）均可以增加心肌收缩力。一项纳入32例LVEF＜40%伴eGFR＜80 ml/(min·1.73m^2)患者研究显示，与多巴酚丁胺相比，左西孟旦对肾小球滤过分数无影响，并能提高肾小球滤过率。但目前正性肌力药物在肾功能不全的患者中数据均有限，仍需大规模的临床研究加以证实。

7. 利尿药 对于有水钠潴留证据的患者，可考虑使用利尿药减轻液体负荷。对于CKD的患者，推荐使用袢利尿药。但需注意的是，CKD时肾小管对利尿的反应受损，且过度积极利尿也是肾功能受损的因素之一。对于出现低钠血症容量过负荷的患者，可使用血管升压素受体拮抗剂（托伐普坦），降低容量负荷的同时，更能保持血管内容量稳定，减少袢利尿药使用剂量，进而降低肾功能恶化风险。

（四）超滤和肾脏替代治疗

对于利尿治疗效果不佳、顽固性水肿、利尿药抵抗、严重氮质血症及出现酸碱电解质代谢异常的患者，建议积极肾脏替代治疗。肾脏替代治疗模式多样，除了缓慢连续超滤（SCUF）之外，根据患者代谢情况，还可以选择如连续性静脉-静脉血液滤过（CVVH）、血液透析、血液透析滤过等。这些治疗技术既可以维持容量稳定，减轻心脏负荷，又可以维持水电解质平衡，清除代谢产物和炎症介质。一项纳入120例心肾综合征患者的肾脏替代治疗研究显示，与SCUF相比，CVVH提高充血性心力衰竭患者的生存率，推测与CVVH可部分清除心力衰竭发作时的炎症因子相关。对于透析合并心力衰竭的患者，更应强化透析治疗。2019年美国心脏协会心肾综合征科学声明指出，增加透析次数，如每周6次透析，可显著降低CKD心力衰竭住院率和心血管死亡率，并显示透析液降温可以减少透析相关反复缺血相关的心肌损伤导致的心力衰竭发作。

综上所述，CKD合并心力衰竭是一种复杂的临床综合征，需要临床医师更加谨慎地对待和处理发病的危险因素，并将临床表现、生物标志物、影像学评估以及治疗策略进行整合。治疗过程中，要注意避免CKD及心力衰竭背景下的药物不良反应，并密切监测心、肾功能。

（谢烨卿　丁小强）

参 考 文 献

[1] Rajiv S, Bruce R, Kevin CA, et al. Us renal data system 2016 annual data report: epidemiology of kidney disease in the United States. American Journal of Kidney Diseases, 2017, 69(Suppl 1): 7-8..

[2] Foley R. Clinical epidemiology of cardiac disease in dialysis patients: left ventricular hypertrophy, ischemic heart disease, and cardiac failure. Seminars In Dialysis, 2003, 16(2): 111-117.

[3] Anna K, Stuart DR, Laura RL, et al. Reduced kidney function as a risk factor for incident Heart Hailure: the atherosclerosis risk in communities (ARIC) study. JASN, 2007, 18(4): 1307-1315.

[4] Mahboob R, Dawei X, Harold IF, et al. Association between chronic kidney disease progression and cardiovascular disease: results from the CRIC study. American Journal of Nephrology, 2014, 40(5): 399-407.

[5] Rakesh KM, Wei Y, Jason R, et al. Kansas city cardi-

omyopathy questionnaire score is associated with incident heart hailure hospitalization in patients with chronic kidney disease without previously diagnosed heart hailure: chronic renal insufficiency cohort study. Circulation Heart Hailure, 2015, 8(4): 702-708.

[6] Astor BC, Yi S, Hiremath L, et al. N-terminal prohormone brain natriuretic peptide as a predictor of cardiovascular disease and mortality in blacks with hypertensive kidney disease: the african American study of kidney disease and hypertension (AASK). Circulation, 2008, 117(13): 1685-1692.

[7] Nisha B, Amanda HA, Wei Y, et al. High-sensitivity troponin T and N-terminal pro-B-type natriuretic peptide (NT-proBNP) and risk of incident heart hailure in patients with CKD: the chronic renal insufficiency cohort (CRIC) study. JASN, 2015, 26(4): 946-956.

[8] Clyde WY, Mariell J, Biykem B, et al. 2017 ACC/AHA/HFSA focused update of the 2013 ACCF/AHA guideline for the management of heart hailure: a report of the American college of cardiology/American heart association task force on clinical practice guidelines and the heart hailure society of America. Journal of the American College of Cardiology, 2017, 70(6): 776-803.

[9] Alberto A, Giuseppe V, Claudio P, et al. Prognostic value of soluble suppression of tumorigenicity-2 in chronic heart hailure: a meta-analysis. JACC Heart Hailure, 2017, 5(4): 280-286.

[10] James LJ, Peacock WF, Alan SM, et al. Measurement of the interleukin family member ST2 in patients with acute dyspnea: results from the PRIDE (pro-brain natriuretic peptide investigation of dyspnea in the emergency department) study. Journal of the American College of Cardiology, 2007, 50(7): 607-613.

[11] Zhang Z, Shen B, Cao XS, et al. Increased soluble suppression of tumorigenicity 2 level predicts all-cause and cardiovascular mortality in maintenance hemodialysis patients: a prospective cohort study. Blood purification, 2017, 43(3): 37-45.

[12] Meyeon P, Hsu CY, Li YM, et al. Associations between kidney function and subclinical cardiac abnormalities in CKD. JASN, 2012, 23(10): 1725-1734.

[13] Nie YX, Zhang Z, Zou JZ, et al. Hemodialysis-induced regional left ventricular systolic dysfunction. International Symposium on Home Hemodialysis, 2016, 20(4): 564-572.

[14] James OB, Helen JJ, Nicholas MS, et al. Hemodialysis-induced repetitive myocardial injury results in global and segmental reduction in systolic cardiac function. CJASN, 2009, 4(12): 1925-1931.

[15] Manvir KH, Ashwin R, Anna MP, et al. Defining myocardial abnormalities across the stages of chronic kidney disease: a cardiac magnetic resonance imaging study. JACC Cardiovascular Imaging, 2020, 13(11): 2357-2367.

[16] Nisha B, Charles EM, Lin F, et al. Different comp-onents of blood pressure are associated with increased risk of atherosclerotic cardiovascular disease versus Heart Hailure in advanced chronic kidney disease. Kidney International, 2016, 90(6): 1348-1356.

[17] Robert NF, Charles AH, Allan JC. Collins, smoking and cardiovascular outcomes in dialysis patients: the United States renal data system wave 2 study. Kidney International, 2003, 63(4): 1462-1467.

[18] Christiane D, Vera K, Eberhard R, et al. Glycemic control and cardiovascular events in diabetic hemodialysis patients. Circulation, 2009, 120(24): 2421-2428.

[19] Tuegel C, N Bansal. Heart hailure in patients with kidney disease. Heart, 2017, 103(23): 1848-1853.

[20] Suree L, Andrew RK, Wang BH, et al. Cardiorenal syndrome: the emerging role of protein-bound uremic toxins. Circ Res, 2012, 111(11): 1470-1483.

[21] Cao XS, Chen J, Zou JZ, et al. Association of indoxyl sulfate with heart hailure among patients on hemodialysis. Clin J Am Soc Nephrol, 2015, 10(1): 111-119.

[22] Jiang H, Michael S, Amanda A, et al. Risk factors for heart hailure in patients with chronic kidney disease: the CRIC (chronic renal insufficiency cohort) study. Journal of the American Heart Association, 2017, 6(5): 67-71.

[23] Hessel FG, James LJ, Kevin D, et al. Anemia and mortality in heart hailure patients a systematic review and meta-analysis. Journal of the American College of Cardiology, 2008, 52(10): 818-827.

[24] Joachim HI, Ronit K, Bryan RK, et al. Fibroblast growth factor-23 and death, Heart Hailure, and cardiovascular events in community-living individuals: CHS (cardiovascular health study). Journal of the American College of Cardiology, 2012, 60(3): 200-207.

[25] Chen J, Matthew JB, Muredach PR, et al. Coronary artery calcification and risk of cardiovascular disease and death among patients with chronic kidney disease. JAMA

[26] Zhang HL, Zhang P, Zhang YH, et al. Effects of erythropoiesis-stimulating agents on heart hailure patients with anemia: a meta-analysis. Advances In Interventional Cardiology, 2016, 12(3): 247-253.

[27] Stephan VH, Nicole E, Ruben E, et al. Iron deficiency in heart hailure: an overview. JACC, 2019, 7(1): 36-46.

[28] Sharon MM, Glenn MC, Patrick SP, et al. Cinacalcet, fibroblast growth factor-23, and cardiovascular disease in hemodialysis: the evaluation of cinacalcet HCl therapy to lower cardiovascular events (EVOLVE) trial. Circulation, 2015, 132(1): 27-39.

[29] Andrew AH, Christoph W, Mark JS, et al. Heart hailure in chronic kidney disease: conclusions from a kidney disease: improving global outcomes (KDIGO) controversies conference. Kidney International, 2019, 95(6): 1304-1317.

[30] Kenichi M, Toshinori M, Konomi S, et al. Prognostic factors for one-year mortality in patients with acute heart hailure with and without chronic kidney disease: differential impact of beta-blocker and diuretic treatments. Hypertension Research, 2019, 42(7): 1011-1018.

[31] Jalal KG, John W, Dirk J, et al. The influence of renal function on clinical outcome and response to beta-blockade in systolic heart hailure: insights from metoprolol CR/XL randomized intervention trial in chronic HF (MERIT-HF). Journal of Cardiac Failure, 2009, 15(4): 310-318.

[32] Giuseppe MCR, Juan T, Keld PK, et al. Expert consensus document on the management of hyperkalaemia in patients with cardiovascular disease treated with renin angiotensin aldosterone system inhibitors: coordinated by the working group on cardiovascular pharmacotherapy of the european society of cardiology. European Heart Journal Cardiovascular Pharmacotherapy, 2018, 4(3): 180-188.

[33] Yu MY, Jee HY, Park JS, et al. Long-term efficacy of oral calcium polystyrene sulfonate for hyperkalemia in CKD patients. Plos One, 2017, 12(3): 173542-173549.

[34] Kevin D, Mauro G, Brian C, et al. Renal effects and associated outcomes during angiotensin-neprilysin inhibition in heart hailure. JACC, 2018, 6(6): 489-498.

[35] Francesco S, Marco M, Federico G, et al. Renal effects of Sacubitril/Valsartan in heart hailure with reduced ejection fraction: a real life 1-year follow-up study. Internal and Emergency Medicine, 2019, 14(8): 1287-1297.

[36] Janani R, Vivek B, John EAB, et al. Cardiorenal syndrome: classification, pathophysiology, diagnosis, and treatment strategies: a scientific statement from the american heart association. Circulation, 2019, 139(16): 840-878.

[37] Seonhwa L, Jaewon O, Hyoeun K, et al. Sacubitril/valsartan in patients with Heart Hailure with reduced ejection fraction with end-stage of renal disease. ESC Heart Hailure, 2020, 7(3): 1125-1129.

[38] Romain E, John JVM, Karl S, et al. Safety and efficacy of eplerenone in patients at high risk for hyperkalemia and/or worsening renal function: analyses of the EMPHASIS-HF study subgroups (eplerenone in mild patients hospitalization and survival study in heart hailure). Journal of the American College of Cardiology, 2013, 62(17): 1585-1593.

[39] Tseng WS, Liu JS, Hung SC, et al. Effect of spironolactone on the risks of mortality and hospitalization for heart hailure in pre-dialysis advanced chronic kidney disease: a nationwide population-based study. International Journal of Cardiology, 2017, 238(32): 72-78.

[40] Lukas L, Sven ER, Bengt R, et al. Differential effects of levosimendan and dobutamine on glomerular filtration rate in patients with heart hailure and renal impairment: a randomized double-blind controlled trial. Journal of the American Heart Association, 2018, 7(16): 8455-8459.

[41] Premuzic V, Nikolina BJ, Bojan J, et al. Continuous veno-venous hemofiltration improves survival of patients with congestive heart hailure and cardiorenal syndrome compared to slow continuous ultrafiltration.Ther Apher Dial, 2017, 21(3): 279-286.

第十二节 免疫抑制剂在肾脏病治疗中的应用进展

免疫抑制剂是治疗慢性肾脏病（CKD）、延缓肾功能进展的重要治疗方法之一。但免疫抑制剂治疗具有不良反应多、治疗费用高等缺点。因此，免疫抑制剂治疗需要综合权衡获益与风险。糖皮质激素是最常用的免疫抑制剂，能广泛抑制免疫反应和炎症，但也具有较多的不良反应，包括感染、高血糖、高血压、高脂血症、骨质丢失和消化道溃疡等。其他免疫抑制剂包括细胞毒性药物、抑制淋巴细胞增生的药物［如硫唑嘌呤、吗替麦考酚酯（MMF）］、抑制淋巴细胞信号通路从而达到调节免疫作用的药物［如钙调磷酸酶抑制药（CNI）和mTOR抑制药］、靶向B细胞的药物［如利妥昔单抗（RTX）］等。新型免疫抑制药、针对重要致病分子的靶向药物也具有广阔的治疗前景。近年来，多项免疫抑制剂治疗肾病的临床研究取得巨大进展，本节基于临床试验的结果，就免疫抑制剂治疗在不同肾脏病中的进展进行综述。

一、IgA 肾病

IgA肾病（IgA nephropathy，IgAN）治疗是以肾素-血管紧张素系统（renin angiotensin system，RAS）阻断药为主的综合支持治疗。2020年，改善全球肾脏病预后组织（KDIGO）明确了糖皮质激素对IgAN的保护作用，并推荐对已行最大限度的支持治疗后，仍有CKD进展高风险（尿蛋白持续>1 g/d）的患者进行6个月的糖皮质激素治疗。近年来，2项重要的临床随机对照（RCT）研究支持使用糖皮质激素治疗进展型IgAN。STOP研究纳入162例患者，比较支持治疗和免疫抑制剂治疗对IgAN临床结局的影响，其中eGFR > 60 ml/（min·1.73m^2）的患者单用糖皮质激素治疗，eGFR在30～59 ml/（min·1.73m^2）的患者使用糖皮质激素联合环磷酰胺和硫唑嘌呤治疗。结果显示，肾功能较良好的患者加用糖皮质激素治疗后，尿蛋白水平快速下降、临床完全缓解率提高。但STOP研究未观察到免疫抑制剂治疗对eGFR下降的速率和远期预后的影响。这可能是由于STOP研究纳入的患者肾脏病变较轻、基线尿蛋白水平低、肾功能进展缓慢。TESTING研究是目前评估糖皮质激素治疗IgAN疗效和安全性的最大的多中心、双盲、前瞻性RCT研究。该研究纳入了至少3个月严格RAS阻断药治疗后尿蛋白水平仍持续>1 g/d的IgAN患者，其eGFR为20～120 ml/（min·1.73m^2）。TESTING研究的基线尿蛋白水平高于STOP研究（2.5 g/d vs. 1.6～1.8 g/d），其支持治疗组患者的eGFR下降速率约为STOP研究的4倍，提示TESTING研究患者的肾脏病变更重、肾功能进展风险更大。在TESTING研究中，接受6个月糖皮质激素治疗的患者出现肾脏不良预后（终末期肾病或eGFR下降40%或死于肾脏病）的风险低于安慰剂组（*HR* 0.37，95%*CI* 0.17～0.85），提示糖皮质激素治疗可使IgAN患者潜在获益。但TESTING研究中糖皮质激素治疗的相关严重不良事件风险增加，且因重症感染发生风险过高而被提前终止。这2项研究均显示糖皮质激素对IgAN具有保护作用，但需要权衡严重不良反应的风险。

既往多项RCT研究显示，单用MMF治疗不能改善IgAN患者的临床预后。因此，2012年KDIGO不推荐使用MMF治疗IgAN，但是2020年KDIGO对这一内容进行了更新。2017年，一项中国的多中心RCT研究纳入了176例IgAN患者，病理表现为活动增生性病变，MMF联合小剂量糖皮质激素治疗组给予MMF 1.5 g/d，共6个月，激素剂量按照0.4～0.6 mg/（kg·d）治疗2个月，随后4个月，激素每月减量20%；激素组按照0.8～1.0 mg/（kg·d）服用2个月，随后4个月激素每月减量20%。结果显示，2组患者的临床完全缓解率相似，而MMF联合小剂量糖皮质激素治疗组的激素相关不良反应更少，提示MMF联合小剂量糖皮质激素可替代全剂量激素治疗。但是这项研究仅随访1年，随访时间较短，无法评估MMF对肾功能的长期影响，且研究结果未能在多种族人群中进行验证。目前，除激素以外的免疫抑制剂在IgAN的治疗中，尚需要更多高质量的临床研究来验证。

针对IgAN的其他不同发病机制，如黏膜免疫、B细胞活化和补体活化等，相应的新型免疫抑制剂具有治疗前景。针对肠道黏膜免疫的布地奈德靶向释放制剂（TRF-budesonide）是在回肠末端释放的糖皮质激素，药物被吸收在富含派尔集合淋巴结（Peyer patch）的肠道区域，＜10%进入全身循环。TRF-budesonide的Ⅱb期临床试验（NEFIGAN试验）表明，TRF-budesonide能降低IgAN的尿蛋白水平，而无明显的激素不良反应。黏膜免疫激活最终导致B细胞活化产生半乳糖缺乏的IgA1（galactose-deficient IgA1，Gd-IgA1）沉积在系膜区，导致IgAN进展，故抑制B细胞活化因子（B cell-activating factor，BAF）抑制药blisibimod和BAFF/增生诱导配体（a proliferation-inducing ligand，APRIL）双重抑制药阿塞西普有望用于治疗IgAN。但临床试验显示，利妥昔单抗对IgAN治疗无效，其不能减少循环Gd-IgA1的水平，也无法消除分泌IgA的浆细胞。临床和基因研究显示，补体参与IgAN进展，靶向C3、C5、B因子和甘露聚糖结合凝集素相关丝氨酸蛋白酶2（mannnan-binding lectin serine protease2，MASP2）的药物或有助于IgAN的治疗，其中MASP2抑制药已进入Ⅲ期临床试验。

二、膜性肾病

当膜性肾病（membranous nephropathy）患者至少存在一个疾病进展的危险因素或发生严重并发症（如急性肾损伤、感染和血栓）时，需使用免疫抑制剂治疗。既往膜性肾病患者免疫抑制剂治疗首选激素联合烷化剂（如环磷酰胺）或激素联合CNI药物（如环孢素或他克莫司）治疗。但环磷酰胺具有明显的药物毒性，包括骨髓抑制、感染、生殖系统毒性和诱发肿瘤等。CNI类药物在停用后或减量过程中复发率高，其常见不良反应为高血压和肾脏毒性。

B淋巴细胞在膜性肾病的发病机制中起重要作用。近期RCT研究的结果显示，选择性祛除B细胞的利妥昔单抗（rituximab，RTX）有望取代烷化剂和CNI类药物成为膜性肾病的一线治疗药物。GEMRITUX研究表明，RTX能有效诱导膜性肾病缓解。GEMRIXTU研究的RTX用量为375 mg/m^2，分别在第1天和第8天给予静脉注射。第6个月随访时，RTX治疗组和RAS抑制药保守治疗组的肾病缓解率分别为35.1%和21.1%，血清抗磷脂酶A2受体抗体（抗PLA2R抗体）完全清除率分别为50%和12%。在17个月的中位随访时间中，RTX治疗组和保守治疗组的总体缓解率分别为64.9%和34.2%，完全缓解率分别为19%和3%。MENTOR研究比较了RTX和CNI类药物环孢素的治疗效果，入组患者均足量使用RAS阻断药至少3个月，尿蛋白仍＞5 g/d且尿蛋白下降率＜50%，eGFR≥40 ml/（min·1.73m^2）。RTX组共65例，分别于第1天和第15天静脉注射RTX 1000 mg；如果治疗第6个月后患者尿蛋白下降＞25%，但未达到完全缓解，则再行一个疗程。环孢素治疗组共65例，口服剂量为3.5 mg/（kg·d），血药浓度维持在125~175 ng/ml；如果治疗6个月后，患者达到完全缓解，则在2个月内逐渐减量至停药；若尿蛋白下降＞25%但未达完全缓解，则至12个月后再逐渐减量至停药。RTX组和环孢素组随访12个月时，总体缓解率分别为60%和52%；随访24个月时缓解率分别为60%和20%，其中，RTX组共有35%达到完全缓解，而环孢素组无一例患者达到完全缓解，说明RTX诱导缓解的疗效不劣于环孢素，且维持蛋白尿缓解的长期疗效优于环孢素。RTX组严重不良反应事件的发生率为17%，低于环孢素组（31%）。上述RCT研究表明了RTX在治疗膜性肾病有效性和安全性上的优势。

其他针对B细胞的新型免疫抑制剂也具有应用前景。奥法木单抗（ofatumumab）也是抗CD20单克隆抗体，与RTX结合不同的抗原表位。有病例报道，2例对RTX治疗抵抗的患者使用ofatumumab后达到缓解。这2例患者对RTX治疗抵抗可能是因为CD20抗原构象改变抑制RTX结合B细胞。抑制B细胞活化和分化的BAFF单克隆抗体贝利木单抗（belimumab），在膜性肾病治疗中也有小规模报道：14例抗PLA2R抗体阳性的原发性膜性肾病患者使用belimumab后抗PLA2R抗体浓度下降，9例患者达到部分缓解，1例完全缓解。Barbari等报道，使用belimumab成功治疗1例肾移植后复发、对RTX治疗抵抗的难治性膜性肾病。

三、抗中性粒细胞胞质抗体相关性血管炎

抗中性粒细胞胞质抗体（ANCA）相关性血管炎（ANCA-associated vasculitis，AAV）是免疫介导的炎症性疾病，是急进性肾小球肾炎的常见病因。AAV血清中自身抗中性粒细胞胞质抗体升高，B细胞活化水平和B细胞活化因子BAFF的水平均与疾病活动度呈正相关，提示B细胞参与AAV的发病过程，因此提示，B细胞靶向药物可能用来治疗AAV。AAV一线诱导缓解的经典治疗方案是糖皮质激素联合细胞毒性药物，最常用为环磷酰胺，2020年KDIGO推荐将糖皮质激素联合抗CD20单克隆抗体RTX也作为AAV的一线诱导缓解治疗方案。2项重要的RCT研究表明，RTX（每周375 mg/m^2，共4周）联合糖皮质激素诱导缓解AAV的疗效不劣于环磷酰胺联合糖皮质激素。其中，RAVE研究的亚组分析显示，RTX治疗新发PR3-AAV的完全缓解率高于环磷酰胺（*OR* 2.11，95%*CI* 1.04～4.30）。复发PR3-AAV患者使用RTX的疗效也优于环磷酰胺，治疗第6个月和第12个月的*OR*可达3.57（95%*CI* 1.43～8.93）和4.32（95%*CI* 1.53～12.15）。但RAVE研究未纳入血肌酐＞354 μmol/L的AAV患者。而PITUXVAS研究发现，对严重肾损害患者使用连续4周RTX联合2次环磷酰胺冲击（15 mg/kg）治疗，其缓解率接近于3～6个月环磷酰胺静脉治疗组。RTX治疗严重AAV缺乏足够的循证依据。对于肾功能急进性进展且血清肌酐（SCr）＞345 μmol/L的患者，2020年KDIGO依然推荐经典的环磷酰胺联合糖皮质激素治疗方案，但RTX联合环磷酰胺治疗也不失为一种选择。

AAV患者在诱导缓解后还需维持免疫抑制剂治疗以预防疾病复发。硫唑嘌呤是AAV维持治疗的首选免疫抑制剂。RTX在被发现能有效诱导缓解AAV之后，也被评估可否用于AAV维持治疗。MAINRITSAN研究（RCT研究）发现，RTX在初发AAV的维持缓解疗效优于硫唑嘌呤，且随访第5年2组无严重复发的患者分别为71.9%和49.4%，无任何复发的患者分别占57.9%和37.2%。对于复发性AAV，RITAZREM研究表明RTX在维持缓解的疗效优于硫唑嘌呤。RTX和硫唑嘌呤2组的感染发生率差异无统计学意义。MAINRITSAN2研究比较了不同剂量的RTX治疗组间的维持缓解率，发现在28周随访中，使用个体化治疗［500 mg，第0天，此后每3个月复查直至第18个月，若ANCA滴度增加或CD19$^+$B细胞计数＞0则给药，给药次数中位数（IQR）3（2～4）次］的疗效与固定方案治疗（500 mg，0天、第14天、第6个月、12个月、18个月，共5次）无差别，但是个体化治疗的RTX总共给药剂量更低。MAINRITSAN3研究表明，延长RTX治疗，在18个月维持治疗的基础上，再予以每6个月500 mg RTX，共3次，可进一步改善预后，在随访第28个月无复发率可达96%；另外，4%的复发也仅为轻微复发。因此，2020年KDIGO推荐RTX用于AAV的维持治疗。

AAV存在补体系统活化，且以旁路途径为主。在AAV动物模型中，阻断C3或C5或B因子而非C4能完全防止新月体和坏死性肾小球肾炎的发生。而阻断C6不能有效预防肾小球肾炎，说明补

体末端通路的膜攻击复合物不是治疗靶点。C5 是 C3 和 B 因子的下游，C5 活化后裂解成 C5a 和 C5b。C5b 参与形成膜攻击复合物。C5a 有强烈的促炎作用，能够趋化中性粒细胞、增加中性粒细胞表面 ANCA 抗原表达、触发中性粒细胞脱颗粒和呼吸暴发，并能通过诱导中性粒细胞产生 P 因子，从而加剧补体旁路途经的活化。此外 C5a 可诱导中性粒细胞和内皮细胞表达组织因子，激活外源性凝血系统，各种凝血和纤溶成分又可裂解 C3 和 C5，再次激活补体系统，形成恶性循环加剧 AAV。因此，靶向阻断 C5a/C5a 受体通路可治疗 AAV，其相比于阻断 C5 的优点是补体共同末端通路依然完整、保留固有免疫应答、降低感染风险。C5a 受体阻断药（avacopan，CCX168）在临床 RCT 研究中证实治疗 AAV 的有效性。CLEAR 研究将患者随机分为对照组、高剂量糖皮质激素治疗组（60 mg/d）、减量糖皮质激素（20 mg/d）联合 CCX168（30 mg，2 次/天）治疗组及单用 CCX168 治疗组（30 mg，2 次/天），所有患者均经环磷酰胺或 RTX 诱导缓解治疗。随访第 4 周和第 12 个月，CCX168 治疗的 2 组的 AAV 活动 BVAS 评分、尿蛋白水平和尿炎症指标的下降率显著高于单用糖皮质激素治疗组，提示 CCX168 治疗起效更快，且疗效优于高剂量的糖皮质激素治疗组。而且 CCX168 治疗组的不良反应发生率也低于糖皮质激素治疗组，提示 C5a 受体阻断药有望取代糖皮质激素治疗 AAV。

四、狼疮肾炎

系统性红斑狼疮（systemic lupus erythematosus，SLE）是一类多因素参与的系统性自身免疫性疾病，其常见并发症为狼疮肾炎（lupus nephritis，LN）。狼疮肾炎存在多种病理表现，不同病理表现的发病机制及其预后均存在较大差异。狼疮肾炎的免疫抑制药治疗方案应根据临床、肾脏病理特点及病理生理机制确定。

1. 增生性狼疮肾炎　根据国际肾脏病学会和肾脏病理学会（ISN/RPS）的狼疮肾炎病理学分型，Ⅲ型和Ⅳ型狼疮肾炎表现为增生性病变，未经治疗的患者可能出现严重肾损害乃至危及生命。目前，对于Ⅲ型和Ⅳ型 LN，相关指南推荐全剂量糖皮质激素联合环磷酰胺或 MMF 治疗。近年来的研究表明，多靶点治疗可使患者获益更多。我国一项 RCT 比较了多靶点治疗和磷酰胺联合糖皮质激素治疗狼疮肾炎的疗效。多靶点治疗组采用低剂量 MMF（1.0 g/d）、他克莫司（4 mg/d）、泼尼松的三联治疗方案，对照组采用环磷酰胺治疗，按照 0.5～1.0 g/m^2 剂量，每月 1 次，连续 6 个月。结果显示，随访第 6 个月时，多靶点治疗组和环磷酰胺组总体缓解率分别为 83.5% 和 63.0%，完全缓解率分别为 45.9% 和 25.6%。在维持缓解期间，多靶点治疗组予以 MMF 0.50～0.75 g/d，他克莫司 2～3 mg/d，泼尼松 10 mg/d；对照组使用硫唑嘌呤 2 mg/（kg·d）联合泼尼松 10 mg/d。在 18 月个的随访中，2 组的复发率分别为 5.47% 和 7.62%，完全缓解率分别为 78.3% 和 78.0%。这提示多靶点治疗组起效快于环磷酰胺治疗组，但最终缓解率无明显差异。另一项国际多中心的Ⅱ期临床试验（AURA-LV 研究）比较新型 CNI 类药物 vaclosporin 联合 MMF 和糖皮质激素的多靶点治疗和 MMF 联合糖皮质激素标准诱导缓解的疗效，发现在第 6 个月、第 12 个月多靶点治疗组的缓解率均高于标准 MMF 联合激素治疗组。对于需要避免环磷酰胺不良反应及不能耐受标准剂量 MMF 诱导缓解的患者，目前相关指南推荐可使用多靶点治疗。

另有几项新型免疫抑制剂（RTX、奥瑞珠单抗，B 细胞共刺激阻断剂阿巴西普或抗 IL-6 单克隆抗体）相关的临床试验短期内未观察到在标准的激素联合环磷酰胺或 MMF 治疗基础上，新型免疫抑制剂的额外获益。但是临床试验中经 RTX 和阿巴西普免疫抑制治疗后的患者，血清抗双链 DNA（dsDNA）水平和补体活化程度更低，不排除它们对于一些特定类型的 LN 患者具有治疗作用。

2. V型狼疮肾炎 又称膜性狼疮肾炎，临床表现为大量蛋白尿，但不像膜性肾病能自发缓解。传统 V 型狼疮肾炎的治疗为糖皮质激素联合环磷酰胺或 MMF 或 CNI 治疗。近年来，2 项小规模研究表明，RTX 能够用于治疗 V 型狼疮肾炎，完全缓解率为 60%。同时患者可免于口服糖皮质激素。

3. 血栓性微血管病 血栓性微血管病（thrombotic microangiopathy，TMA）是狼疮肾炎的特殊病理类型，往往预后不良，甚至威胁生命。这部分患者病情缓解的关键是及时诊断和精准的免疫抑制剂治疗。狼疮肾炎出现 TMA 的原因主要包括血栓性血小板减少性紫癜（thrombotic thrombocytopenic purpura，TTP）、抗磷脂综合征（antiphospholipid syndrome，APS）和非典型溶血尿毒综合征（atypical hemolytic uremic syndrome，aHUS）。

获得性 TTP 由自身抗体增多严重抑制 ADAMTS13 活性所致。ADAMTS13 活性下降导致血管性血友病因子（vWF）积聚，并黏附血小板造成血小板聚集形成微血管血栓。因此，阻断 vWF 与血小板的结合可治疗获得性 TTP。卡拉西单抗是人源化的抗 vWF 单个可变区域的免疫球蛋白，通过靶向结合 vWF 的 A1 结构域，从而防止 vWF 与血小板糖蛋白 Ib-Ⅸ-Ⅴ 受体结合。在血浆置换联合免疫抑制剂的基础治疗上加用卡拉西单抗，能使血小板快速恢复至正常水平，且患者所需血浆置换次数更少、TTP 复发率更低、病死率也更低。

APS 的特征为血栓形成或产科不良事件，并伴持续抗磷脂抗体阳性。灾难性 APS（catastrophic APS，CAPS）表现为动静脉迅速血栓形成，造成急性多器官衰竭。观察性研究提示，RTX 具有治疗 CAPS 的潜在价值。此外，动物模型证明，补体活化参与了抗磷脂抗体造成的器官损伤，有病例报道使用 C5 单克隆抗体依库珠单抗成功治疗 CAPS。

aHUS 是由于先天或获得性补体失调，造成补体旁路途径异常活化，导致过多膜攻击复合物 C5b-9 产生，从而造成内皮细胞损伤和 TMA。狼疮肾炎中补体介导的 TMA 通常对血浆置换或激素联合环磷酰胺的免疫抑制治疗的反应不佳，但使用抑制 C5 活性的抗 C5 单抗依库珠单抗可获得显著疗效，肾功能恢复率可达 85%。

五、糖尿病肾病

糖尿病已超过慢性肾小球肾炎，成为我国慢性肾脏病的首要病因。目前糖尿病肾病（diabetic nephropathy，DN）的治疗主要包括控制血糖、控制血压等对症支持治疗，无法阻止糖尿病肾病进展为终末期肾病。而现有的免疫抑制剂对糖尿病肾病的治疗效果欠佳。糖尿病肾病患者肾脏炎症显著，并与不良预后相关，其中巨噬细胞是主要浸润的炎症细胞。糖尿病肾病患者的肾间质巨噬细胞浸润与肾功能和蛋白尿水平相关，肾小球巨噬细胞浸润与肾小球硬化、肾间质纤维化和小管萎缩程度呈正相关，均提示巨噬细胞是糖尿病肾病进展的重要靶细胞，而目前临床常用的免疫抑制剂均无法缓解肾间质巨噬细胞的浸润。新型生物制剂 Emaptical pegol（NOX-E36）和 CCX 140-B 分别靶向阻断巨噬细胞趋化因子 CCL2（C-C motif-ligand2，又称 monocyte-chemotactic protein 1）和其受体 CCR2（C-C chemokine receptor type 2）。有临床试验显示，在已行 RAS 阻断药治疗的前提下，抑制 CCL2/CCR2 下可进一步降低糖尿病肾病患者的尿蛋白水平，但是阻断 CCL2/CCR2 通路能否延缓肾功能进展，还需要进一步临床实验证实。

(陈江华)

参 考 文 献

[1] Improving Global Outcomes KDIGO Diabetes Work Group. 2020 KDIGO clinical practice guideline on glomerular diseases. Kidney International, 2020, 98(4): 62-67.

[2] Rauen T, Eitner F, Fitzner C, et al. Intensive supportive care plus immunosuppression in IgA nephropathy. N Engl J Med, 2015, 373(23): 2225-2236.

[3] Rauen T, Fitzner C, Eitner F, et al. Effects of two immunosuppressive treatment protocols for IgA nephropathy. J Am Soc Nephrol, 2018, 29(1): 317-325.

[4] Lv J, Zhang H, Wong MG, et al. Effect of oral methylprednisolone on clinical outcomes in patients with IgA nephropathy: the TESTING randomized clinical trial. Jama, 2017, 318(5): 432-442.

[5] Hogg RJ, Bay RC, Jennette JC, et al. Randomized controlled trial of mycophenolate mofetil in children, adolescents, and adults with IgA nephropathy. Am J Kidney Dis, 2015, 66(5): 783-791.

[6] Frisch G, Lin J, Rosenstock J, et al. Mycophenolate mofetil (MPA) vs placebo in patients with moderately advanced IgA nephropathy: a double-blind randomized controlled trial. Nephrol Dial Transplant, 2005, 20(10): 2139-2145.

[7] Maes BD, Oyen R, Claes K, et al. Mycophenolate mofetil in IgA nephropathy: results of a 3-year prospective placebo-controlled randomized study. Kidney Int, 2004, 65(5): 1842-1849.

[8] Tang S, Leung JC, Chan LY, et al. Mycophenolate mofetil alleviates persistent proteinuria in IgA nephropathy. Kidney Int, 2005, 68(2): 802-812.

[9] Hou JH, Le WB, Chen N, et al. Mycophenolate mofetil combined with prednisone versus full-dose prednisone in iga nephropathy with active proliferative lesions: a randomized controlled trial. Am J Kidney Dis, 2017, 69(6): 788-795.

[10] Fellström BC, Barratt J, Cook H, et al. Targeted-release budesonide versus placebo in patients with IgA nephropathy (NEFIGAN): a double-blind, randomised, placebo-controlled phase 2b trial. Lancet (London, England), 2017, 389(10084): 2117-2127.

[11] Floege J, Barbour SJ, Cattran DC, et al. Management and treatment of glomerular diseases (part 1): conclusions from a kidney disease: improving global outcomes (KDIGO) controversies conference. Kidney Int, 2019, 95(2): 268-280.

[12] Zhang YM, Zhang H. Update on treatment of immunoglobulin a nephropathy. Nephrology (Carlton), 2018, 23(Suppl 4): 62-67.

[13] He Y, Shimoda M, Ono Y, et al. Persistence of autoreactive IgA-secreting B cells despite multiple immunosuppressive medications including rituximab. JAMA Dermatology, 2015, 151(6): 646-650.

[14] Lafayette RA, Canetta PA, Rovin BH, et al. A randomized, controlled trial of rituximab in IgA nephropathy with proteinuria and renal dysfunction. J Am Soc Nephrol, 2017, 28(4): 1306-1313.

[15] Maillard N, Wyatt RJ, Julian BA, et al. Current understanding of the role of complement in IgA nephropathy. J Am Soc Nephrol, 2015, 26(7): 1503-1512.

[16] Xie J, Kiryluk K, Li Y, et al. Fine mapping implicates a deletion of CFHR1 and CFHR3 in protection from IgA nephropathy in Han Chinese. J Am Soc Nephrol, 2016, 27(10): 3187-3194.

[17] Rizk DV, Maillard N, Julian BA, et al. The emerging role of complement proteins as a target for therapy of IgA nephropathy. Frontiers In Immunology, 2019, 10(2): 504-511.

[18] Ramachandran R, Hn HK, Kumar V, et al. Tacrolimus combined with corticosteroids versus Modified Ponticelli regimen in treatment of idiopathic membranous nephropathy: randomized control trial. Nephrology (Carlton), 2016, 21(2): 139-146.

[19] Qiu TT, Zhang C, Zhao HW, et al. Calcineurin inhibitors versus cyclophosphamide for idiopathic membranous nephropathy: a systematic review and meta-analysis of 21 clinical trials. Autoimmunity Reviews, 2017, 16(2): 136-145.

[20] Rojas Rivera JE, Carriazo S, Ortiz A. Treatment of idiopathic membranous nephropathy in adults: KDIGO 2012, cyclophosphamide and cyclosporine a are out, rituximab is the new normal. Clinical Kidney Journal, 2019, 12(5): 629-

638.

[21] Dahan K, Debiec H, Plaisier E, et al. Rituximab for severe membranous nephropathy: a 6-month trial with extended follow-up. J Am Soc Nephrol, 2017, 28(1): 348-358.

[22] Fervenza FC, Appel GB, Barbour SJ, et al. Rituximab or cyclosporine in the treatment of membranous nephropathy. N Engl J Med, 2019, 381(1): 36-46.

[23] Barrett C, Willcocks LC, Jones RB, et al. Effect of belimumab on proteinuria and anti-phospholipase A2 receptor autoantibody in primary membranous nephropathy. Nephrol Dial Transplant, 2020, 35(4): 599-606.

[24] Barbari A, Chehadi R, Kfoury Assouf H, et al. Bortezomib as a novel approach to early recurrent membranous glomerulonephritis after kidney transplant refractory to combined conventional rituximab therapy. Experimental and Clinical Transplantation, 2017, 15(3): 350-354.

[25] Mukhtyar C, Guillevin L, Cid MC, et al. EULAR recommendations for the management of primary small and medium vessel vasculitis. Annals of the Rheumatic Diseases, 2009, 68(3): 310-317.

[26] de Groot K, Harper L, Jayne DR, et al. Pulse versus daily oral cyclophosphamide for induction of remission in antineutrophil cytoplasmic antibody-associated vasculitis: a randomized trial. Annals of Internal Medicine, 2009, 150(10): 670-680.

[27] Krumbholz M, Specks U, Wick M, et al. BAFF is elevated in serum of patients with Wegener's granulomatosis. Journal of Autoimmunity, 2005, 25(4): 298-302.

[28] Popa ER, Stegeman CA, Bos NA, et al. Differential B-and T-cell activation in Wegener's granulomatosis. The Journal of Allergy and Clinical Immunology, 1999, 103(5 Pt 1): 885-894.

[29] Jones RB, Tervaert JW, Hauser T, et al. Rituximab versus cyclophosphamide in ANCA-associated renal vasculitis. N Engl J Med, 2010, 363(3): 211-220.

[30] Stone JH, Merkel PA, Spiera R, et al. Rituximab versus cyclophosphamide for ANCA-associated vasculitis. N Engl J Med, 2010, 363(3): 221-232.

[31] Unizony S, Villarreal M, Miloslavsky EM, et al. Clinical outcomes of treatment of anti-neutrophil cytoplasmic antibody (ANCA)-associated vasculitis based on ANCA type. Annals of the Theumatic Diseases, 2016, 75(6): 1166-1169.

[32] Guillevin L, Pagnoux C, Karras A, et al. Rituximab versus azathioprine for maintenance in ANCA-associated vasculitis. N Engl J Med, 2014, 371(19): 1771-1780.

[33] Terrier B, Pagnoux C, Perrodeau É, et al. Long-term efficacy of remission-maintenance regimens for ANCA-associated vasculitides. Annals of the Rheumatic Diseases, 2018, 77(8): 1150-1156.

[34] Gopaluni S, Smith RM, Lewin M, et al. Rituximab versus azathioprine as therapy for maintenance of remission for anti-neutrophil cytoplasm antibody-associated vasculitis (RITAZAREM): study protocol for a randomized controlled trial. Trials, 2017, 18(1): 112-117.

[35] Charles P, Terrier B, Perrodeau É, et al. Comparison of individually tailored versus fixed-schedule rituximab regimen to maintain ANCA-associated vasculitis remission: results of a multicentre, randomised controlled, phase III trial (MAINRITSAN2). Annals of the Rheumatic Diseases, 2018, 77(8): 1143-1149.

[36] Charles P, Perrodeau É, Samson M, et al. Long-term rituximab use to maintain remission of antineutrophil cytoplasmic antibody-associated vasculitis: a randomized trial. Annals of Internal Medicine, 2020, 173(3):179-187.

[37] Tieu J, Smith R, Basu N, et al. Rituximab for maintenance of remission in ANCA-associated vasculitis: expert consensus guidelines. Rheumatology (Oxford, England), 2020, 59(4): 24-32.

[38] Chen M, Jayne DRW, Zhao MH. Complement in ANCA-associated vasculitis: mechanisms and implications for management. Nat Rev Nephrol, 2017, 13(6): 359-367.

[39] Xiao H, Schreiber A, Heeringa P, et al. Alternative complement pathway in the pathogenesis of disease mediated by anti-neutrophil cytoplasmic autoantibodies. The American Journal of Pathology, 2007, 170(1): 52-64.

[40] Huugen D, van Esch A, Xiao H, et al. Inhibition of complement factor C5 protects against anti-myeloperoxidase antibody-mediated glomerulonephritis in mice. Kidney Int, 2007, 71(7): 646-654.

[41] Schreiber A, Xiao H, Jennette JC, et al. C5a receptor mediates neutrophil activation and ANCA-induced glomerulonephritis. J Am Soc Nephrol, 2009, 20(2): 289-298.

[42] Xiao H, Dairaghi DJ, Powers JP, et al. C5a receptor (CD88) blockade protects against MPO-ANCA GN. J Am Soc Nephrol, 2014, 25(2): 225-231.

[43] Marder SR, Chenoweth DE, Goldstein IM, et al. Chemotactic responses of human peripheral blood monocytes to the complement-derived peptides C5a and C5a des Arg. Journal

of Immunology (Baltimore, Md: 1950), 1985, 134(5): 3325-3331.
[44] Ma YH, Ma TT, Wang C, et al. High-mobility group box 1 potentiates antineutrophil cytoplasmic antibody-inducing neutrophil extracellular traps formation. Arthritis Research & Therapy, 2016, 18(2): 2-9.
[45] Wang C, Wang H, Chang DY, et al. High mobility group box 1 contributes to anti-neutrophil cytoplasmic antibody-induced neutrophils activation through receptor for advanced glycation end products (RAGE) and Toll-like receptor 4. Arthritis Research & Therapy, 2015, 17(1): 64-66.
[46] Wang C, Wang H, Hao J, et al. Involvement of high mobility group box 1 in the activation of C5a-primed neutrophils induced by ANCA. Clinical Immunology (Orlando, Fla), 2015, 159(1): 47-57.
[47] Mollnes TE, Brekke OL, Fung M, et al. Essential role of the C5a receptor in E coli-induced oxidative burst and phagocytosis revealed by a novel lepirudin-based human whole blood model of inflammation. Blood, 2002, 100(5): 1869-1877.
[48] Wirthmueller U, Dewald B, Thelen M, et al. Properdin, a positive regulator of complement activation, is released from secondary granules of stimulated peripheral blood neutrophils. Journal of Immunology (Baltimore, Md: 1950), 1997, 158(9): 4444-4451.
[49] Huber Lang M, Sarma JV, Zetoune FS, et al. Generation of C5a in the absence of C3: a new complement activation pathway. Nature medicine, 2006, 12(6): 682-687.
[50] Ekdahl KN, Teramura Y, Hamad OA, et al. Dangerous liaisons: complement, coagulation, and kallikrein/kinin cross-talk act as a linchpin in the events leading to thromboinflammation. Immunological reviews, 2016, 274(1): 245-269.
[51] Jayne DRW, Bruchfeld AN, Harper L, et al. Randomized trial of C5a receptor inhibitor avacopan in ANCA-associated vasculitis. J Am Soc Nephrol, 2017, 28(9): 2756-2767.
[52] Liu Z, Zhang H, Liu Z, et al. Multitarget therapy for induction treatment of lupus nephritis: a randomized trial. Annals of Internal Medicine, 2015, 162(1): 18-26.
[53] Zhang H, Liu Z, Zhou M, et al. Multitarget therapy for maintenance treatment of lupus nephritis. J Am Soc Nephrol, 2017, 28(12): 3671-3678.
[54] Rovin BH, Solomons N, Pendergraft WF 3rd, et al. A randomized, controlled double-blind study comparing the efficacy and safety of dose-ranging voclosporin with placebo in achieving remission in patients with active lupus nephritis. Kidney Int, 2019, 95(1): 219-231.
[55] Rovin BH, van Vollenhoven RF, Aranow C, et al. A multicenter, randomized, double-blind, placebo-controlled study to evaluate the efficacy and safety of treatment with sirukumab (CNTO 136) in patients with active lupus nephritis. Arthritis & rheumatology (Hoboken, NJ), 2016, 68(9): 2174-2183.
[56] Furie R, Nicholls K, Cheng TT, et al. Efficacy and safety of abatacept in lupus nephritis: a twelve-month, randomized, double-blind study. Arthritis & Rheumatology (Hoboken, NJ), 2014, 66(2): 379-389.
[57] Mysler EF, Spindler AJ, Guzman R, et al. Efficacy and safety of ocrelizumab in active proliferative lupus nephritis: results from a randomized, double-blind, phase III study. Arthritis and Rheumatism, 2013, 65(9): 2368-2379.
[58] Rovin BH, Furie R, Latinis K, et al. Efficacy and safety of rituximab in patients with active proliferative lupus nephritis: the lupus nephritis assessment with rituximab study. Arthritis and Rheumatism, 2012, 64(4): 1215-1226.
[59] Wofsy D, Hillson JL, Diamond B. Abatacept for lupus nephritis: alternative definitions of complete response support conflicting conclusions. Arthritis and Rheumatism, 2012, 64(11): 3660-3665.
[60] Condon MB, Ashby D, Pepper RJ, et al. Prospective observational single-centre cohort study to evaluate the effectiveness of treating lupus nephritis with rituximab and mycophenolate mofetil but no oral steroids. Annals of the Rheumatic Diseases, 2013, 72(8): 1280-1286.
[61] Chavarot N, Verhelst D, Pardon A, et al. Rituximab alone as induction therapy for membranous lupus nephritis: a multicenter retrospective study. Medicine. 2017, 96(27): 7429-7433.
[62] Sadler JE. Von Willebrand factor, ADAMTS13, and thrombotic thrombocytopenic purpura. Blood, 2008, 112(1): 11-18.
[63] Sarig G. ADAMTS-13 in the diagnosis and management of thrombotic microangiopathies. Rambam Maimonides Medical Journal, 2014, 5(4): 26-33.
[64] Peyvandi F, Scully M, Kremer Hovinga JA, et al. Caplacizumab for acquired thrombotic thrombocytopenic purpura. N Engl J Med, 2016, 374(6): 511-522.
[65] Scully M, Cataland SR, Peyvandi F, et al. Caplacizumab

[66] Rymarz A, Niemczyk S. The complex treatment including rituximab in the management of catastrophic antiphospholid syndrome with renal involvement. BMC Nephrology, 2018, 19(1): 132-138.

[67] Diószegi Á, Tarr T, Nagy Vincze M, et al. Microthrombotic renal involvement in an SLE patient with concomitant catastrophic antiphospholipid syndrome: the beneficial effect of rituximab treatment. Lupus, 2018, 27(9): 1552-1558.

[68] Pierangeli SS, Vega Ostertag M, Liu X, et al. Complement activation: a novel pathogenic mechanism in the antiphospholipid syndrome. Annals of the New York Academy of Sciences, 2005, 1051(43): 413-420.

[69] Guillot M, Rafat C, Buob D, et al. Eculizumab for catastrophic antiphospholipid syndrome-a case report and literature review. Rheumatology (Oxford, England), 2018, 57(11): 2055-2057.

[70] Tinti MG, Carnevale V, Inglese M, et al. Eculizumab in refractory catastrophic antiphospholipid syndrome: a case report and systematic review of the literature. Clinical and Experimental Medicine, 2019, 19(3): 281-288.

[71] Legendre CM, Licht C, Muus P, et al. Terminal complement inhibitor eculizumab in atypical hemolytic-uremic syndrome. N Engl J Med, 2013, 368(23): 2169-2181.

[72] Licht C, Greenbaum LA, Muus P, et al. Efficacy and safety of eculizumab in atypical hemolytic uremic syndrome from 2-year extensions of phase 2 studies. Kidney Int, 2015, 87(5): 1061-1073.

[73] Wijnsma KL, Duineveld C, Wetzels JFM, et al. Eculizumab in atypical hemolytic uremic syndrome: strategies toward restrictive use. Pediatric Nnephrology (Berlin, Germany), 2019, 34(11): 2261-2277.

[74] de Holanda MI, Pôrto LC, Wagner T, et al. Use of eculizumab in a systemic lupus erythemathosus patient presenting thrombotic microangiopathy and heterozygous deletion in CFHR1-CFHR3. a case report and systematic review. Clinical Rheumatology, 2017, 36(12): 2859-2867.

[75] Zhang L, Long J, Jiang W, et al. Trends in chronic kidney disease in China. N Engl J Med, 2016, 375(9): 905-906.

[76] An Y, Xu F, Le W, et al. Renal histologic changes and the outcome in patients with diabetic nephropathy. Nephrol Dial Transplant, 2015, 30(2): 257-266.

[77] Klessens CQF, Zandbergen M, Wolterbeek R, et al. Macrophages in diabetic nephropathy in patients with type 2 diabetes. Nephrol Dial Transplant, 2017, 32(8): 1322-1329.

[78] Menne J, Eulberg D, Beyer D, et al. C-C motif-ligand 2 inhibition with emapticap pegol (NOX-E36) in type 2 diabetic patients with albuminuria. Nephrol Dial Transplant, 2017, 32(2): 307-315.

[79] de Zeeuw D, Bekker P, Henkel E, et al. The effect of CCR2 inhibitor CCX140-B on residual albuminuria in patients with type 2 diabetes and nephropathy: a randomised trial. The Lancet Diabetes & Endocrinology, 2015, 3(9): 687-696.

第十三节 免疫抑制剂相关感染诊治进展

免疫抑制治疗会加重感染的风险，包括机会性感染、结核或病毒感染的再激活。由于感染严重影响患者的预后，预防感染、对免疫抑制剂相关感染的监测和及时诊治尤为重要。本文将对重要免疫抑制剂相关感染及其诊治进展进行介绍。

一、肺孢子菌肺炎

肺孢子菌肺炎（pneumocystis carinii pneumonia，PCP）是由耶氏肺孢子菌（*Pneumocystis jiroveci*）引起的肺部机会感染，主要见于细胞免疫功能受损和使用免疫抑制剂的患者。虽然PCP的患病率低，但死亡率高，自身免疫性疾病患者感染PCP后的死亡率可达30%~50%。目前PCP与免疫抑制剂使用的关系均来自病例系列报道和单中心研究。一项meta分析显示，使用高剂量糖皮质激素联合环磷酰胺治疗的肉芽肿性多血管炎患者中约2.5%的患者发生PCP。另一项研究比较高剂量糖皮质激素和低剂量糖皮质激素治疗效果，发现使用高剂量的糖皮质激素会增加感染 PCP 的风险。因此，对使用有高 PCP 风险免疫抑制剂的患者，应予以甲氧苄啶和磺胺甲噁唑的复方制剂（trimethoprim-sulfamethoxazole，TMP-SMZ）预防 PCP。2020 KDIGO 指南推荐对应用高剂量糖皮质激素（>30 mg）、环磷酰胺和利妥昔单抗的患者进行预防 PCP 治疗。预防治疗的给药剂量为 TMP 80 mg/d 和 SMZ 400 mg/d。对于不耐受 TMP-SMZ 或存在禁忌证［肾小球滤过率（GFR）<15 ml/min］的患者，可予以阿托伐醌（atovaquone）1500 mg/d、氨苯砜（dapsone）100 mg/d 或喷他脒（pentamidine）雾化每月 300 mg 预防性治疗。

PCP 的诊断包括：①临床表现，呼吸困难或伴干咳、发热、低氧血症、胸痛；②实验室检查，乳酸脱氢酶升高，β-D-葡萄聚糖（β-d-glucan，BDG）升高；③影像学检查符合 PCP 改变；④痰液、支气管肺泡灌洗液检测到病原菌。对于非 HIV 的患者，PCP 的一线治疗方案为 TMP-SMZ，TMP 15～20 mg/（kg·d），SMZ 75～100 mg/（kg·d），至少治疗 14 天。对于 TMP-SMZ 治疗有禁忌的患者可使用喷他脒［4 mg/（kg·d）］、伯氨喹/克林霉素（伯氨喹 30 mg/d，克林霉素 600 mg，每 8 h 1 次）和阿托伐醌（75 mg，每 8～12 h 1 次）。

二、带状疱疹

带状疱疹（herps zoster）是由长期潜伏的水痘-带状疱疹病毒（varicella-zoster virus，VZV）被再次激活引起的感染性皮肤病。临床表现除以红斑、水疱为主的皮肤损害外，常伴有神经病理性疼痛，严重影响患者生活质量。免疫抑制剂的使用可激活潜伏在脊髓后根神经节或脑神经结的 VZV，病毒大量复制并通过感觉神经轴突转移到皮肤，引起带状疱疹。一项 meta 分析发现使用糖皮质激素>7.5～10 mg/d 会增加感染带状疱疹的风险（HR 1.78～2.52）。对系统性红斑狼疮（SLE）的研究表明，SLE 患者带状疱疹的发病率为（16.0～37.7）/1000 人年，高于普通人群［（3～10）/1000 人年］，其中环磷酰胺治疗是 SLE 发生带状疱疹的危险因素。使用硫唑嘌呤、吗替麦考酚酯（MMF）治疗也有发生带状疱疹的报道。

根据 2018《带状疱疹中国专家共识》，带状疱疹治疗以系统性抗病毒治疗为主，能有效缩短病程，促进皮疹愈合，防止皮损扩散。系统性抗病毒治疗药物如表 1-2-8 所示，有阿昔洛韦、伐昔洛韦、泛昔洛韦、溴夫定和膦甲酸钠。对于伴有肾功能损害的患者，抗病毒药物可选择溴夫定。溴夫定较少通过肾脏排泄，无须调整给药剂量。其他抗病毒药物需要监测肾功能，并根据肾功能下调给药剂量。阿昔洛韦会聚集在肾小管，造成肾损伤，对于肾功能不全的患者可予以口服但不宜静脉滴注，对于肾功能持续下降者，应立即停用阿昔洛韦，改用泛昔洛韦或其他抗病毒药物治疗。对于阿昔洛韦治疗抵抗的患者，推荐膦甲酸钠治疗（40 mg/kg，每 8 h 1 次，静脉滴注）。糖皮质激素虽然具有抑制炎症、缓解急性期疼痛的作用，但免疫抑制是使用糖皮质激素治疗带状疱疹的禁忌证。对于带状疱疹期的重症治疗，轻度、中度疼痛使用对乙酰氨基酚、非甾体抗炎药或曲马多；中重度疼痛使用阿片类药物（如吗啡、羟考酮）或治疗神经病理性疼痛的药物（加巴喷丁、普瑞巴林等）。

表 1-2-8 治疗带状疱疹的抗病毒药物

药物	特点	用法/用量
阿昔洛韦*	在感染细胞内经病毒胸苷激酶磷酸化，生成阿昔洛韦三磷酸，后者可抑制病毒 DNA 聚合酶，终止病毒 DNA 链的延伸	口服：每次 400～800 mg，5 次/日，服用 7 日
伐昔洛韦	阿昔洛韦的前体药物，口服吸收快，在胃肠道和肝内迅速转化为阿昔洛韦，其生物利用度是阿昔洛韦的 3～5 倍	口服：每次 300～1 000 mg，3 次/日，服用 7 日
泛昔洛韦	喷昔洛韦的前体药物，口服后迅速转化为喷昔洛韦，在细胞内维持较长的半衰期。作用机制同阿昔洛韦，生物利用度高于阿昔洛韦，给药频率和剂量低于阿昔洛韦	口服：每次 250～500 mg/次，3 次/日，服用 7 日
溴夫定	抗病毒作用具有高度选择性，抑制病毒复制的过程只在病毒感染的细胞中进行	口服：125 mg/d，每日 1 次，服用 7 日
膦甲酸钠	通过非竞争性方式阻断病毒 DNA 聚合酶的磷酸盐结合部位，防止 DNA 病毒链的延伸	静脉滴注：每次 40 mg/kg，每 8 h 1 次

注：* 阿昔洛韦给药期间患者应充足饮水，防止阿昔洛韦在肾小管内沉淀，损害肾功能

三、结核病

免疫抑制剂治疗患者感染结核病的风险是普通人的 3～10 倍。肿瘤坏死因子（TNF）抑制剂具有明确诱发肺结核的风险。一项包含 497 例结核病和 1966 例性别、年龄匹配对照组的回顾性研究表明，应用糖皮质激素（<15 mg/d）发生结核病的风险系数为 2.8（95%CI 1.0～7.9），糖皮质激素＞15 mg/d 风险系数为 7.7（95%CI 2.8～21.4）。

潜伏结核感染（latent tuberculosis infection，LTBI）是指机体感染结核分枝杆菌后，对其抗原刺激产生持续性免疫应答，临床无活动性结核征象。LTBI 缺乏诊断"金标准"，当患者出现以下情况考虑为 LTBI：①胸部 X 线片显示既往结核病感染；②既往感染结核病史，且治疗不充分；③与病原学阳性患者接触史；④γ干扰素释放试验（interferon-gamma release assays，IGRA，包括 TSPOT 和 Quantiferon Gold in Tube 两种商品化试剂）或结核菌素皮肤试验（tuberculin skin test，TST）阳性。IGRAs 对 LTBI 的诊断价值高于 TST。既往接种过卡介苗可造成 TST 阳性，由于我国广泛接种卡介苗，推荐首选 IGRA 检查。

目前缺乏针对不同免疫抑制剂的使用对 LTBI 患者采用预防性抗结核治疗的研究和依据，但针对接受肾移植、透析治疗和抗 TNF 治疗的患者，指南明确推荐予以预防性抗结核治疗。2020 年美国国家结核病控制协会联合美国疾病控制与预防中心（NTAC/CDC）更新 LTBI 的治疗指南，提出短疗程（3～4 个月）预防性治疗方案：利福平 + 异烟肼 3 个月，或利福平单用 4 个月。基于利福平的短疗程治疗在有效性、安全性和治疗完成率上均优于异烟肼治疗 6 个月或 9 个月的标准方案。具体治疗方案如表 1-2-9 所示。预防性治疗药物的不良反应以肝功能损伤为主，因此在治疗过程中需监测肝功能。停药指征为 AST 和 ALT 水平超过正常上限 5 次，或出现消化道症状且天冬氨酸转氨酶（AST）和丙氨酸转氨酶（ALT）水平超过正常上限 3 次以上。

表 1-2-9 对于非 HIV 患者 LTBI 治疗方案

抗结核药	疗程	给药方式	频率	推荐
利福平+异烟肼	3个月	成人和≥12岁儿童 异烟肼：15 mg/kg，最高 900 mg 利福平：10.0~14.0 kg，300 mg 14.1~25.0 kg，450 mg 25.1~32.0 kg，600 mg 32.1~49.9 kg，750 mg ≥50.0 kg，900 mg 2~11岁儿童 异烟肼：25 mg/kg，最高 900 mg 利福平：10.0~14.0 kg，300 mg 14.1~25.0 kg，450 mg 25.1~32.0 kg，600 mg 32.1~49.9 kg，750 mg ≥50.0 kg，900 mg	每周1次	优先 强推荐 中等质量证据
利福平	4个月	成人：10 mg/kg 儿童：15~20 mg/kg 最高 600 mg	每天1次	优先 强推荐 中等质量证据
利福平+异烟肼	3个月	成人 异烟肼：5 mg/kg，最高 300 mg 利福平：10 mg/kg，最高 600 mg 儿童 异烟肼：10~20 mg/kg，最高 300 mg 利福平：15~20 mg/kg，最高 600 mg	每天1次	优先 有条件推荐 极低质量证据[*]
异烟肼	6个月	成人：5 mg/kg 儿童：10~20 mg/kg 最高 300 mg	每天1次	替代 强推荐[*] 中等质量证据
		成人：15 mg/kg 儿童：20~40 mg/kg 最高 900 mg	每周2次	

注：[*]针对不能使用优先治疗方案的患者（如因药物不耐受或药物间相互作用）

免疫抑制剂治疗会导致细胞免疫应答减弱乃至缺失，使得结核病临床症状不典型和实验室检查灵敏度降低。患者临床症状通常为发热、厌食和体重下降等非特异的系统性症状。对移植后患者和系统性红斑狼疮患者的研究提示肾外结核发生率高，且通常导致延迟诊断。诊断结核病最为直接的证据是病原学检测，在痰液、支气管冲洗液或支气管肺泡灌洗液、尿液、病变处组织活检标本找到抗酸杆菌，但抗酸杆菌涂片及组织病理检测阳性率、培养分离率相对较低。结合分枝杆菌核酸检测 GeneXpert 是快速且灵敏的分子检测方法，对涂片阴性、培养阳性的标本一次检测阳性率可达 72.5%，对肺外结核的敏感度因标本类型不同而异，为 31%~97%。GeneXpert 同时能检测利福平耐药性。TST 和 IGRA 检查可提高阳性率。影像学检查也是结核病的重要检测手段。明确结核感染后，首选异烟肼、利福平、吡嗪酰胺和乙胺丁醇四联治疗。利福霉素类与免疫抑制剂之间因存在代谢干扰而影响疗效，对于不严重的病例可用利福喷丁替代利福平来减少药物之间的相互作用。对接受利福平治疗的患者，推荐检测钙调磷酸酶抑制药（CNI）和西罗莫司的血药浓度。部分抗结核药物对免疫抑制剂的影响如

表 1-2-10 所示。

表 1-2-10 部分抗结核药物对免疫抑制剂的影响作用

免疫抑制剂	异烟肼	利福平或利福喷丁	吡嗪酰胺	乙胺丁醇	链霉素	莫西沙星或左氧氟沙星
糖皮质激素	提高激素水平，增加其不良反应（肝代谢抑制）	降低激素水平及效果（肝代谢诱导）	无影响	无影响	无影响	增加肌腱相关的不良反应
环孢素	无影响	降低环孢素血药浓度及疗效（肝代谢诱导）	无影响	无影响	增加肾毒性风险（增加毒性）	增加环孢素血药浓度（仅左氧氟沙星）
他克莫司	无影响	降低他克莫司血药浓度及疗效（肝代谢诱导）	无影响	无影响	增加肾毒性风险（增加毒性）	无影响
西罗莫司	无影响	降低西罗莫司血药浓度及疗效（肝代谢诱导）	无影响	无影响	无影响	无影响
吗替麦考酚酯	无影响	降低吗替麦考酚酯血药浓度及疗效（肠肝循环障碍）	无影响	无影响	无影响	降低血药浓度

四、乙型肝炎病毒再激活

我国是乙型肝炎病毒（hepatic B virus，HBV）感染的高发地区。我国疾病预防控制中心最新的流行病学调查显示，目前我国慢性 HBV 感染者约为 7000 万例，一般人群 HBsAg 流行率为 5%～6%。免疫抑制剂的治疗可能使得 HBV 感染者出现 HBV 再激活，导致肝功能损害、肝炎复发，严重者发生肝衰竭危及生命。B 细胞去除治疗是 HBV 再激活的极高风险因素，一项对淋巴瘤患者使用抗 CD20 单抗的 meta 研究表明，HBV 再激活（不包括肝炎复发）的发生率为 4.8%～28.9%，出现肝炎复发率为 0～28.9%。糖皮质激素≥20 mg/d，连续 4 周是发生 HBV 再激活的高风险因素（预测发生率＞10%）。细胞毒性药物、移植后抗排异治疗有中度 HBV 再激活的风险。硫唑嘌呤以及低剂量短期糖皮质激素的使用是 HBV 再激活的低风险因素。

根据 2018 年美国肝病研究学会（American Association for the Study of Liver Diseases，AASLD）HBV 指南，HBV 再激活的诊断包括：HBsAg 阳性/抗-HBc 阳性患者出现：① HBV DNA 水平与基线相比升高≥2lg100 IU/ml；②基线未能检测到 HBV 水平的患者出现 HBV DNA ≥3lg1000 IU/ml；或③缺乏基线 HBV DNA 者 HBV DNA≥4lg10 000 IU/ml。HBsAg 阴性/抗-HBc 阳性患者检测到 HBV DNA 或 HBsAg 转为阳性。肝炎复发定义为 ALT 水平比基线升高≥3 倍，且绝对值＞100 U/L。

对 HBV 再激活高风险的 HBsAg 阳性，特别是 HBV DNA 升高的患者在免疫抑制治疗之前开始预防性抗 HBV 治疗。对于相对处于低风险的 HBs 阴性、抗 HBc 阳性患者可根据临床情况予以预防性治疗，或每 1～3 个月监测 HBV DNA 水平，在出现 HBV 再激活的征象后第一时间予以抗 HBV 治疗。对于使用靶向 B 细胞的药物如抗 CD20 单抗治疗的 HBs 阴性、抗 HBc 阳性患者也需进行预防性治疗。预防性 HBV 治疗首选强效低耐药的核苷类似物（NAs）恩替卡韦、替诺福韦（TDF）或替诺福韦艾拉酚胺（TAF）治疗。其中，对于慢性肾脏病或肾功能不全的患者推荐恩替卡韦或 TAF，肌酐清除率＜60 ml/（min·1.73m^2）的患者不能选择 TDF。抗病毒治疗应在停止免疫抑制治疗后持续至少

6个月（抗CD20单抗治疗的患者持续至少12个月）。停止抗病毒治疗后患者仍有HBV再激活的风险，因此抗病毒治疗停止后还需再监测HBV DNA 12个月。

五、BK 病毒性肾病

BK病毒（BK virus，BKV）是多瘤病毒家族（polyomaviridae family）的一种亚型。在健康人群中广泛存在，感染率高达82%。健康人不会出现BKV的感染症状或体征，但当机体免疫力低下时，潜伏在泌尿系统上皮细胞中BKV被激活。BKV进入肾小管上皮细胞核大量复制引起肾小管损伤、间质炎症导致BKV性肾病（BKV nephropathy，BKVN）。BKVN多见于肾移植术后使用免疫抑制剂抗排异治疗的患者，在肾移植患者中的发生率为1%~10%，其中50%的BKVN患者会进展为移植肾衰竭。BKVN占所有移植肾失功原因的7%。

BKV感染的实验室检查包括：①PCR检测到尿液和外周血中BKV DNA载量。尿液和血中BKV DNA载量与BKVN关系密切。尿BKV DNA载量＞1.0×10^7 copies/ml且血液BKV DNA载量＞1.0×10^4 copies/ml时发生BKVN的风险极高。②尿液细胞学检查。尿沉渣细胞学涂片观察到诱饵细胞（decoy cell）。诱饵细胞来源于被病毒侵犯病变脱落的泌尿系上皮细胞，核内可见病毒包涵体。

肾活检是诊断BKVN的"金标准"。BKVN的病理特征性表现是SV或LT抗原染色观察到肾小管上皮细胞核内出现嗜碱性病毒包涵体，但是BKVN病变部位多随机分布，可能出现未穿刺到病变部位从而导致病理结果阴性。

目前BKV感染及BKV疾病诊断参考2013年美国移植学会（American Society of Transplantation，AST）的推荐，将BKVN分为三类：可疑、拟诊和确诊。可疑患者仅表现为高水平病毒尿症：decoy细胞阳性、BKV DNA载量＞1.0×10^7 copies/ml、聚集型多瘤病毒颗粒；拟诊患者表现为高水平病毒尿症和病毒血症；确诊患者有高水平病毒尿症、病毒血症，肾活检诊断BKVN。

拟诊和确诊的患者需要干预和治疗。当血液BKV DNA载量持续＞1.0×10^4 copies/ml时，减少免疫抑制剂剂量：先后将CNI剂量降低25%~50%和抗增殖药物剂量降低50%，并逐渐停止。对已确诊的BKVN，首选治疗为降低免疫抑制剂剂量和血药谷浓度：他克莫司＜6 ng/ml、环孢素＜150 ng/ml、西罗莫司＜6 ng/ml，MMF剂量≤1000 mg/d；将他克莫司调整为低剂量环孢素，或将CNI调整为低剂量西罗莫司，或将MMF调整为来氟米特或低剂量西罗莫司。若减量免疫抑制剂剂量后，血液BKV DNA载量持续升高，应加用抗病毒药物：西多福韦静脉给药0.25~1.00 mg/kg，每1~3周1次。静脉注射免疫球蛋白0.2~2.0 g/(kg·d)，其高滴度抗体能强力中和BKV，并具有免疫调理作用，有助于改善疾病活动状态。氟喹诺酮类抗生素可通过抑制病毒编码大T抗原的解螺旋酶活性从而抑制BKV复制，但选择性低，对已确诊的BKVN未必有疗效。

六、巨细胞病毒感染

巨细胞病毒（cytomegalovirus，CMV）是常见的疱疹病毒，在人类血清中的阳性率为30%~97%。正常机体感染CMV后通常表现发热或无症状，CMV此后潜伏在多种细胞中，当机体免疫抑制时被激活。CMV感染可通过直接效应即CMV病（CMV disease），间接效应增加机会性感染的风险（如PCP、肺曲霉病、EB病毒感染等），以及增加移植后排异反应而对人体产生危害。CMV病指CMV感染的证据并伴有临床症状，通常表现为发热、不适、白细胞减少、血小板减少、肝酶升高（CMV综合征）。组织侵袭性CMV病通常累及胃肠道、呼吸道和移植物。CMV病常见于器官移植后受者，免疫抑制药物T细胞去除制剂如抗淋巴细胞球蛋白（anti-lymphocyte globulin，ALG），抗胸腺细胞球蛋白（anti-thymocyte globulin，ATG）、抗CD52单抗和抗CD3单抗的治疗高度增加CMV病风险。高剂量糖皮质激素、吗替麦考酚酯和硫唑嘌呤也是诱发CMV病的危险因素。但是雷帕霉素靶蛋白（mTOR）抑制剂与减少CMV感染风险相关。

CMV的诊断包括外周血CMV核酸定量$>10^3$ copies/ml，提示CMV在血液中复制；CMV IgM阳性提示患者近期CMV感染。CMV IgG阳性仅提示既往CMV感染史，对临床CMV病的诊断价值不大。病理学组织检查检测到CMV包涵体可确认组织侵袭性CMV病。CMV肺炎影像学表现为两肺广泛磨玻璃样阴影及多发直径2～4 mm粟粒样小结节。

CMV病预防性治疗包括普通性预防（universal prophylaxis）或抢先治疗（pre-emptive therapy）策略。普通性预防指在移植后10日内对所有CMV感染高危患者进行抗病毒预防。抢先治疗需要严格监测病毒水平（移植受者移植后3个月内，每1～2周检测），发现病毒载量高于阈值时立即进行抗病毒治疗。

CMV感染抗病毒治疗如表1-2-11所示。一线抗病毒治疗方案为静脉注射更昔洛韦或口服缬更昔洛韦；二线治疗药物为膦甲酸钠和西多福韦，用于治疗抵抗或反复复发的CMV病患者。莱特莫韦（letermovir）是新型特异性抗CMV药物，通过抑制CMV DNA端粒酶复合物（由UL51、UL56和UL89编码）阻止长DNA连环体裂解形成单个病毒，进而破坏传染性病毒颗粒生成。莱特莫韦在异基因造血干细胞移植受者的临床试验中被证实可有效预防CMV感染。莱特莫韦对于用于实体器官移植受者的预防性治疗、无症状CMV感染和CMV病的疗效目前尚无临床证据。

表1-2-11 CMV感染抗病毒治疗方案

	预防性治疗方案	治疗方案	主要不良反应
优先药物			
更昔洛韦	5 mg/kg，每日1次，静脉注射	5 mg/kg，每12 h 1次，静脉注射	骨髓抑制：白细胞减少症和中性粒细胞减少症
缬更昔洛韦	900 mg，每日1次，口服 肾功能不全者： 40 ml/min≤Ccr<60 ml/min：450 mg，每日1次 25 ml/min≤Ccr<40 ml/min：450 mg，隔日1次 10 ml/min≤Ccr<25 ml/min：450 mg，每周2次 Ccr<10 ml/min：100 mg，每周3次（血液透析后）	900 mg，每日2次，口服 肾功能不全者： 40 ml/min≤Ccr<60 ml/min：450 mg，每日1次 25 ml/min≤Ccr<40 ml/min：450 mg，隔日1次 10 ml/min≤Ccr<25 ml/min：450 mg，隔日1次 Ccr<10 ml/min：200 mg，每周3次（血液透析后）	
莱特莫韦	480 mg每日1次，口服 如同时服用环孢素，240 mg每日1次（仅异基因HSCT受者）	不推荐	恶心、呕吐
替代药物			
伐昔洛韦	2 g，每日4次，口服（仅肾移植患者）	不推荐	神经毒性
膦甲酸钠	不推荐	60 mg/kg，每8 h 或90 mg/kg，每12 h 1次，静脉注射	肾毒性，电解质紊乱，骨髓抑制
西多福韦	不推荐	5 mg/kg，每周1次连续2周，之后每2周1次	肾毒性，骨髓抑制

注：Ccr. creatinine clearance rate，肌酐清除率；HSCT. hematopoietic stem cells transplantation，造血干细胞移植

对于肾移植受者，血清 CMV IgG 供体阳性而受体阴性是 CMV 感染的高危因素，推荐普通性预防治疗 6 个月，同时需注意预防性治疗后迟发性 CMV 病。也可密切监测 CMV 载量并抢先治疗，抢先治疗首选口服缬更昔洛韦。对于 CMV IgG 阳性的肾移植受者，可使用普通性预防治疗 3 个月或抢先治疗，两者疗效相同。

七、进行性多发性脑白质病

进行性多灶性脑白质病（progressive multifocal leukoencephalopathy，PML）是一种亚急性致死性脱髓鞘疾病。其病因是免疫抑制状态下，潜伏于肾脏及淋巴管的乳头多瘤空泡病毒（John Cunningham virus，JCV）被激活进行非编码区域基因重排转变为嗜神经病毒，进入中枢神经系统感染胶质细胞。PML 的发生率受不同免疫抑制程度和潜在疾病影响。使用利妥昔单抗的类风湿者 PML 发生率为 2.56/10 万，在 ANCA 相关性血管炎患者中 PML 发生率＜1/10 万。使用环磷酰胺、吗替麦考酚酯和硫唑嘌呤也有感染 JCV 的报道。FDA 建议当使用利妥昔单抗、环磷酰胺、吗替麦考酚酯和硫唑嘌呤的患者出现新发神经系统症状（偏瘫、情绪淡漠、意识模糊、认知障碍、共济失调、视物模糊或视力丧失、严重耳痛或听力缺失）时，应当考虑 PML 并请神经内科医师会诊。

（韩　飞）

参 考 文 献

[1] Stern A, Green H, Paul M, et al. Prophylaxis for Pneumocystis pneumonia (PCP) in non-HIV imm-unocompromised patients. The Cochrane Database of Systematic Reviews, 2014, 14(10): 5590-5590.

[2] Schmajuk G, Jafri K, Evans M, et al. Pneumocystis jirovecii pneumonia (PJP) prophylaxis patterns among patients with rheumatic diseases receiving high-risk immunosuppressant drugs. Seminars In Arthritis and Rheumatism, 2019, 48(6): 1087-1092.

[3] KDIGO. KDIGO clinical practice guideline on glomerular diseases [R]. USA: Kidney Disease: Improving Global Outcomes, 2020.

[4] Goto N, Futamura K, Okada M, et al. Management of Pneumocystis jirovecii Pneumonia in Kidney Transplantation to Prevent Further Outbreak. Clinical Medicine Insights Circulatory, Respiratory and Pulmonary Medicine, 2015, 9(Suppl 1): 81-90.

[5] 中国医师协会皮肤科医师分会带状疱疹专家共识工作组. 带状疱疹中国专家共识. 中华皮肤科杂志, 2018, 51（6）: 403-408.

[6] Hu SC, Lin CL, Lu YW, et al. Lymphopaenia, anti-Ro/anti-RNP autoantibodies, renal involvement and cyclophosphamide use correlate with increased risk of herpes zoster in patients with systemic lupus erythematosus. Acta Dermato-Venereologica, 2013, 93(3): 314-318.

[7] Chen HH, Chen YM, Chen TJ, et al. Risk of herpes zoster in patients with systemic lupus erythematosus: a three-year follow-up study using a nationwide population-based cohort. Clinics (Sao Paulo, Brazil), 2011, 66(7): 1177-1182.

[8] Yawn BP, Gilden D. The global epidemiology of herpes zoster. Neurology, 2013, 81(10): 928-930.

[9] Kawai K, Gebremeskel BG, Acosta CJ. Systematic review of incidence and complications of herpes zoster: towards a global perspective. BMJ Open, 2014, 4(6): 4833-4839.

[10] Chen LK, Arai H, Chen LY, et al. Looking back to move forward: a twenty-year audit of herpes zoster in Asia-Pacific. BMC Infectious Diseases, 2017, 17(1): 213-213.

[11] Malpica L, van Duin D, Moll S. Preventing infectious complications when treating non-malignant immune-mediated hematologic disorders. American Journal of Hematology, 2019, 94(12): 1396-1412.

[12] 杨慧兰. 带状疱疹中国专家共识解读. 中华皮肤科杂志, 2018, 51（9）: 699-701.

[13] Lewinsohn DM, Leonard MK, LoBue PA, et al. Official american thoracic society/infectious diseases society of america/centers for disease control and prevention clinical practice guidelines: diagnosis of tuberculosis in adults and children. Clinical Infectious Diseases, 2017, 64(2): 111-115.

[14] Jick SS, Lieberman ES, Rahman MU, et al. Glucocorticoid use, other associated factors, and the risk of tuberculosis. Arthritis and Rheumatism, 2006, 55(1): 19-26.

[15] Cahuayme Zuniga LJ, Brust KB. Mycobacterial infections in patients with chronic kidney disease and kidney transplantation. Advances In Chronic Kidney Disease, 2019, 26(1): 35-40.

[16] 中华医学会器官移植学分会. 器官移植术后结核病临床诊疗技术规范（2019版）. 器官移植, 2019, 10(4): 359-363.

[17] WHO Guidelines Approved by the Guidelines Review Committee. WHO consolidated guidelines on tuberculosis: tuberculosis preventive treatment: Module 1: prevention. Geneva: World Health Organization [R]. World Health Organization 2020.

[18] 中国医院协会血液净化中心管理分会专家组. 中国成人慢性肾脏病合并结核病管理专家共识. 中国血液净化, 2016, 15(11): 577-586.

[19] Sterling TR, Njie G, Zenner D, et al. Guidelines for the treatment of latent tuberculosis infection: recommendations from the national tuberculosis controllers association and CDC, 2020. MMWR Recommendations and Reports, 2020, 69(1): 1-11.

[20] Romanowski K, Clark EG, Levin A, et al. Tuberculosis and chronic kidney disease: an emerging global syndemic. Kidney Int, 2016, 90(1): 34-40.

[21] Balbi GGM, Machado Ribeiro F, Marques CDL, et al. The interplay between tuberculosis and systemic lupus erythematosus. Current Opinion in Rheumatology, 2018, 30(4): 395-402.

[22] Boehme CC, Nabeta P, Hillemann D, et al. Rapid molecular detection of tuberculosis and rifampin resistance. N Engl J Med, 2010, 363(11): 1005-1015.

[23] Kohli M, Schiller I, Dendukuri N, et al. Xpert® MTB/RIF assay for extrapulmonary tuberculosis and rifampicin resistance. The Cochrane Database of Systematic Reviews, 2018, 8(8): 12768-12778.

[24] Liu J, Liang W, Jing W, et al. Countdown to 2030: eliminating hepatitis B disease, China. Bulletin of the World Health Organization, 2019, 97(3): 230-238.

[25] Di Bisceglie AM, Lok AS, Martin P, et al. Recent US Food and Drug Administration warnings on hepatitis B reactivation with immune-suppressing and anticancer drugs: just the tip of the iceberg?. Hepatology, 2015, 61(2): 703-711.

[26] Loomba R, Liang TJ. Hepatitis B Reactivation asso-ciated with immune suppressive and biological modifier therapies: current concepts, management strategies, and future directions. Gastroenterology, 2017, 152(6): 1297-1309.

[27] Mozessohn L, Chan KK, Feld JJ, et al. Hepatitis B reactivation in HBsAg-negative/HBcAb-positive patients receiving rituximab for lymphoma: a meta-analysis. Journal of Viral Hepatitis, 2015, 22(10): 842-849.

[28] Terrault NA, Lok ASF, McMahon BJ, et al. Update on prevention, diagnosis, and treatment of chronic hepatitis B: AASLD 2018 hepatitis B guidance. Clinical Liver Disease, 2018, 12(1): 33-34.

[29] Liu WP, Wang XP, Zheng W, et al. Hepatitis B virus reactivation after withdrawal of prophylactic antiviral therapy in patients with diffuse large B cell lymphoma. Leukemia & Lymphoma, 2016, 57(6): 1355-1362.

[30] Nakaya A, Fujita S, Satake A, et al. Delayed HBV reactivation in rituximab-containing chemotherapy: How long should we continue anti-virus prophylaxis or monitoring HBV-DNA?. Leukemia Research, 2016, 50(11): 46-49.

[31] Egli A, Infanti L, Dumoulin A, et al. Prevalence of polyomavirus BK and JC infection and replication in 400 healthy blood donors. The Journal of Infectious Diseases, 2009, 199(6): 837-846.

[32] Cannon RM, Ouseph R, Jones CM, et al. BK viral disease in renal transplantation. Current Opinion in Organ Transplantation, 2011, 16(6): 576-579.

[33] Sellarés J, de Freitas DG, Mengel M, et al. Understanding the causes of kidney transplant failure: the dominant role of antibody-mediated rejection and nonadherence. American Journal of Transplantation, 2012, 12(2): 388-399.

[34] 中华医学会器官移植学分会. 器官移植受者BK病毒感染和BK病毒性肾病临床诊疗规范（2019版）. 器官移植, 2019, 10(3): 237-242.

[35] Hirsch HH, Randhawa BK polyomavirus in solid organ transplantation. American Journal of Transplantation, 2013, 13(Suppl 4): 179-188.

[36] Linares L, Sanclemente G, Cervera C, et al. Influence of cytomegalovirus disease in outcome of solid organ transplant

[37] Meesing A, Razonable RR. New Developments in the Management of Cytomegalovirus Infection After Transplantation. Drugs, 2018, 78(11): 1085-1103.

[38] Requião-Moura LR, Ferraz E, Matos AC, et al. Comparison of long-term effect of thymoglobulin treatment in patients with a high risk of delayed graft function. Transplantation Proceedings, 2012, 44(8): 2428-2433.

[39] Hill P, Cross NB, Barnett AN, et al. Polyclonal and monoclonal antibodies for induction therapy in kidney transplant recipients. The Cochrane Database of Systematic Reviews, 2017, 1(1): 4759-4759.

[40] Razonable RR, Humar A. Cytomegalovirus in solid organ transplantation. American Journal of Transplantation, 2013, 13 (Suppl 4): 93-106.

[41] Wagner M, Earley AK, Webster AC, et al. Mycophenolic acid versus azathioprine as primary immunosuppression for kidney transplant recipients. The Cochrane Database of Systematic Reviews, 2015(12): 7746-7746.

[42] Cope AV, Sabin C, Burroughs A, et al. Interrelationships among quantity of human cytomegalovirus (HCMV) DNA in blood, donor-recipient serostatus, and administration of methylprednisolone as risk factors for HCMV disease following liver transplantation. The Journal of Infectious Diseases, 1997, 176(6): 1484-1490.

[43] Kobashigawa J, Ross H, Bara C, et al. Everolimus is associated with a reduced incidence of cytomegalovirus infection following de novo cardiac transplantation. Transplant Infectious Disease, 2013, 15(2): 150-162.

[44] Demopoulos L, Polinsky M, Steele G, et al. Reduced risk of cytomegalovirus infection in solid organ transplant recipients treated with sirolimus: a pooled analysis of clinical trials. American Journal of Transplantation, 2008, 40(5): 1407-1410.

[45] 中华医学会器官移植学分会. 器官移植受者巨细胞病毒感染临床诊疗规范（2019版）. 器官移植, 2019, 10（2）: 142-148.

[46] Lischka P, Michel D, Zimmermann H. Characterization of Cytomegalovirus Breakthrough Events in a Phase 2 Prophylaxis Trial of Letermovir (AIC246, MK 8228). The Journal of Infectious Diseases, 2016, 213(1): 23-30.

[47] Major EO, Yousry TA, Clifford DB. Pathogenesis of progressive multifocal leukoencephalopathy and risks associated with treatments for multiple sclerosis: a decade of lessons learned. The Lancet Neurology, 2018, 17(5): 467-480.

[48] Berger JR, Malik V, Lacey S, et al. Progressive multifocal leukoencephalopathy in rituximab-treated rheumatic diseases: a rare event. Journal of Neurovirology, 2018, 24(3): 323-331.

第三章　继发性肾小球病诊治进展

第一节　糖尿病肾病诊治新进展

2019年，国际糖尿病联盟发布的流行病学调查结果显示，全球约有4.63亿成年糖尿病（diabetes mellitus，DM）患者；其中，我国是世界范围内患病人数最多的国家，其给社会带来了沉重的负担和经济压力。目前，治疗2型DM患者的方法包括控制高血糖以使患者糖化血红蛋白（glycosylated hemoglobin，HbA1c）水平低于7%，以及控制血压和阻断肾素-血管紧张素-醛固酮系统（renin-angiotensin-aldosterone system，RAAS）。尽管使用了这些治疗方法，但超过30%的2型DM患者仍然会发展为糖尿病肾病（diabetic nephropathy，DN）。值得注意的是，临床诊断的DN并不一定是真正的DN，非糖尿病肾病（non-diabetic nephropathy，NDRD）也占有很大的比例。因此，迫切需要找到诊断和治疗DN的新的有效方法。本节将着重介绍近年来国内外有关DN新的敏感生物标志物，以及部分新型降糖药物的肾脏保护作用及其机制的相关研究。

一、糖尿病肾病的诊断

DN是指DM引起的肾脏损害，具有独特的病理特点。我国相关的专家共识指出，临床上诊断DN主要依据白蛋白尿和糖尿病视网膜病变。但是，白蛋白尿对DN的诊断缺乏特异性，部分患者早期并无蛋白尿。日本的一项包含4597例2型DM患者的回顾性研究发现，45.4%的患者蛋白尿在正常水平。近年来，国内相关指南关于DN的诊断标准指出，DM患者满足尿微量白蛋白肌酐比（urinary microalbuminuria creatinine ratio，UACR）≥30 mg/g和（或）估算肾小球滤过率（estimated glomerular filtration rate，eGFR）<60 ml/(min·1.73 m^2)条件可诊断为DN。可见，在尿检正常的情况下，单独以eGFR降低为肾功能损害的依据而诊断无蛋白尿DN也可成立。

近年来，寻找新的敏感、特异的生物学标志物来诊断DN及判断疾病进程已经成为研究热点。蛋白质组学的发展也为DN的发生、发展提供了新的方向。在尿蛋白质组学中，Zurbig等检测了1014例DM患者的尿，基线值UACR<20 mg/min，其中204例患者eGFR<60 ml/(min·1.73 m^2)，随访6年发现，慢性肾脏病（chronic kidney disease，CKD）生物标志物分类模型——CKD273的阳性预测值占比为34%，在2型DM患者中占比高达47%。这表明CKD273对于正常蛋白尿的患者进展为DN有一定的预测价值，可能有助于DN的早期诊断。在血液蛋白质组学中，Niewczas等通过SOMAscan平台测定了DM患者血清中194种炎症蛋白，确定了17种富含肿瘤坏死因子受体超家族成员的蛋白质，称为KRIS蛋白，其与10年内进展为终末期肾病（end-stage renal disease，ESRD）的风险有关，

这些蛋白质可能会成为监测DN患者预后的新型标志物，但仍然需要大量的前瞻性研究来证实。刘志红团队近年来通过对DN患者肾小球基因表达谱的分析，发现SRGAP2a与DN的蛋白尿和肾功能进展密切相关。从近16年的文献中汇集了151个与DN进展相关的预测因子开展生物信息分析，发现肿瘤坏死因子（tumor necrosis factor，TNF）和脂肪细胞因子信号通路参与DN及ESRD的进程；而TNF、白介素（interleukin，IL）-6、超氧化物歧化酶（superoxide dismutase 2，SOD2）等生物标志物与DN的病程进展和预后关系密切。易凡团队评估DN患者的肾组织发现，颗粒蛋白前体（progranulin，PGRN）可能参与DM肾损伤进展，并且经过DM动物模型进一步证实PGRN在DN足细胞损伤中起重要的保护作用。刘章锁教授团队的研究发现，长链非编码RNA PVT1参与DN的发生、发展，为诊断DN提供新的思路和启发。孙林团队通过DN小鼠转录组学研究分析，发现DN小鼠肾脏中二硫键A氧化还原酶类似蛋白（disulfide-bond A oxidoreductase-like protei，DsbA-L）可能参与DN的发生、发展，其表达水平与DN肾脏中脂肪堆积、纤维化损伤呈显著负相关。付平团队通过收集DN患者、单纯2型DM患者与健康受试者的粪便进行肠道菌群分析，发现DN患者肠道菌群明显异于单纯DM患者，为医师在临床诊疗中明确DN疾病发生、发展与病程提供新的诊断思路。最新一项来自汪年松教授团队的研究在中国DN人群中开展了肾脏全转录组测序分析，通过大数据分析比较正常人群、早期和进展期DN患者基因谱的表达差异及其动态变化，进一步结合单细胞数据库的反卷积分析，从细胞水平筛选DN早期差异表达的基因谱，发现早期诊断、预测疾病进程的生物标志物，为DN的诊断和靶向机制研究提供了新的方向。刘必成团队从127个DM患者肾脏和其他组织的Microarray数据库中，通过最新的生物信息学技术筛"尿肾脏特异性mRNA"候选基因，发现uBBOX1基因与DN的进展密切相关。该研究还发现，部分血清标志物如CD146水平能够作为DN早期的生物学标志物，以及反映DN的疾病进展。与UACR相比，CD146能够更好地反映DN病情的进展，肾脏终点事件（血清肌酐翻倍、肾脏替代治疗、肾性原因死亡）的发生率也随着CD146的升高而增加；同时还发现，血清CD146水平对DN患者心血管终点事件（卒中、短暂性脑缺血发作、不稳定型心绞痛、心肌梗死、急性心力衰竭引起的住院、死亡）有良好的预测作用。

二、糖尿病肾病的治疗

《2019年中国糖尿病肾脏疾病防治指南》指出，DN的治疗主要强调积极预防、早期筛查、综合干预。预防主要包括改变生活方式、控制血糖和血压及早期筛查等；出现白蛋白尿或eGFR下降的DN患者应开始早期综合治疗，减少或延缓ESRD的发生；进入肾衰竭期的DN患者开始肾替代治疗，减少心血管事件及死亡风险的综合治疗，以改善生活质量、延长生命。

（一）一般治疗

1. 营养治疗 高蛋白饮食可加重肾小球高灌注、高压力，适当的营养治疗可能延缓肾损伤的进展，故DN患者应避免高蛋白饮食，主张以高效价的动物蛋白（如家禽、鱼等）为主，不超过总热量的15%。对于微量白蛋白尿患者来说，蛋白质的摄入量控制在0.8~1.0 g/（kg·d），大量蛋白尿及肾功能损害者应控制在0.6~0.8 g/（kg·d）。每日摄入的总热量应使患者维持或接近理想体重，超重者应减少热量的摄入，消瘦者可适当增加热量。同时，还应该控制钠盐的摄入量，即DN患者氯化钠（NaCl）摄入<6 g/d，但≥3 g/d。

2. 生活方式　生活方式干预还包括运动、戒烟、减轻体重等。适当规律的运动可提高胰岛素的敏感性、改善糖耐量、改善血管功能等以减缓 DN 的进展。推荐每周 5 次，每次 30 min 的适度运动。吸烟和超重也是 DN 发生、发展的危险因素，故戒烟和控制体重也是预防 DN 的重要治疗措施。

（二）控制血糖

DN 患者糖化血红蛋白应控制在 7% 以下，空腹血糖 4.4～7.0 mmol/L，非空腹血糖＜10.0 mmol/L。对于有严重低血糖病史、预期寿命有限、有晚期微血管或大血管并发症、有较多的并发症、联合应用多种药物且仍难以达标的患者可将糖化血红蛋白适当放宽至 8%。目前临床上使用的降糖药物有磺酰脲类、双胍类、噻唑烷二酮类、α-葡萄糖苷酶抑制剂、格列奈类、胰高血糖素样肽 1（glucagon-like peptide-1，GLP-1）受体激动剂和二肽基肽酶-4（dipeptidyl peptidase-4，DPP4）抑制剂、钠-葡萄糖协同转运蛋白 2（sodium glucose cotransporter 2，SGLT2）抑制剂和胰岛素。二甲双胍是多数 2 型糖尿病患者单药治疗的首选，临床上常选择以二甲双胍为基础的联合治疗方案，如二甲双胍禁忌或不耐受，则可选择其他治疗药物，如 α-糖苷酶抑制剂或胰岛素促泌剂（如磺脲类、格列奈类）为基础的联合治疗。联合治疗应首先考虑血糖达标、肾脏受益，其次考虑安全性、效价比。优先考虑低血糖风险较小、具有潜在肾脏获益的药物。GLP-1 受体激动剂可改善 DN 的肾脏结局。SGLT-2 抑制剂具有降糖以外的肾脏保护作用。

（三）糖尿病肾病的新兴降糖药物治疗进展

1. SGLT2 抑制剂　SGLT2 抑制剂是一类新型口服降糖药物，有别于其他传统降糖药物，SGLT2 抑制剂作用于肾小管，通过抑制肾小管对葡萄糖的重吸收，促进尿糖排泄而发挥降糖作用。目前，临床上常用的 SGLT2 抑制剂有达格列净、恩格列净和卡格列净等。SGLT2 抑制剂可以降低 HbA1c 和体重。肾小球滤过率的下降使尿葡萄糖的排泄也减少，故 SGLT2 抑制剂的降糖作用随着肾功能的减退而下降。达格列净及相关代谢产物主要经肾脏清除，一般 eGFR＜60 ml/(min·1.73 m^2) 时不推荐使用。恩格列净经粪便（41.2%）和尿（54.4%）消除，eGFR＜45 ml/(min·1.73 m^2) 时禁用。卡格列净经粪便（51.7%）和尿（33%）排泄，eGFR 在 45～60 ml/(min·1.73 m^2) 时限制使用剂量为 100 mg/d，eGFR＜45 ml/(min·1.73 m^2) 的患者不建议使用。

在 EMPA-REG OUTCOME 和 ACNVAS 试验之前，有试验数据表明，SGLT2 抑制剂可以降低肾小球内灌注压，减少蛋白尿及减轻小球小管损伤。然而，这些作用的机制目前不是很清楚，其中有一假设为尿钠排泄对管球反馈的影响。简单来说，就是增加钠和氯向致密斑的输送，氯化钠的再吸收增加导致三磷酸腺苷代谢增加，三磷酸腺苷被分解成腺苷。致密斑处产生的腺苷与入球小动脉的 1 型腺苷受体结合，导致血管收缩，以及肾血流量和肾小球内压下降。因此，SGLT2 抑制剂与 1 型糖尿病患者的滤过功能降低有关，并增加尿腺苷排泄量。重要的是，蛋白尿的变化独立于血压、体重或 HbA1c 的降低，这可能与肾内血流动力学机制有关。

为了确定 SGLT2 抑制剂的心血管安全性，在包含 7000 多例有心血管疾病的 2 型 DM 患者的 EMPA-REG 试验中，将 10 mg 和 25 mg 剂量的恩格列净与安慰剂进行了比较。恩格列净降低了 14% 的心血管不良事件（死亡、非致命性心肌梗死、非致命性卒中）。除了对心血管转归的有益影响外，与安慰剂相比，恩格列净使肾脏终点（包括进展至大量蛋白尿、血清肌酐翻倍，开始肾替代治疗，或因肾脏疾病死亡）的风险及血清肌酐翻倍的发生风险均明显减低（*HR* 0.61，95% *CI* 0.51～0.70），其中，血清肌酐翻倍的风险下降了44%，肾移植的风险下降了55%。

另外，CANVAS研究的数据进一步支持了EMPA-REG OUTCOME研究的结果。CANVAS研究整合了2个试验的数据，共有10 142例患有2型DM和高心血管风险的患者。参与者被随机分配给卡格列净或安慰剂，平均随访3.6年。与安慰剂相比，卡格列净可使肾脏复合终点（持续肌酐翻倍、ESRD、肾脏疾病死亡）风险下降47%，其中白蛋白尿进展风险降低27%。然而，该研究也发现卡格列净会增加下肢截肢的风险，但具体机制尚不清楚。在DECLARE研究中发现，与安慰剂相比，达格列净可使肾脏终点、新发ESRD的风险下降47%。DECLARE-TIMI研究发现，与安慰剂相比，达格列净组肾脏复合终点事件［eGFR下降≥40%至60 min/（min·1.73 m^2）、新发ESRD、死于肾脏疾病或全因死亡］的发生率减少（HR 0.76，95%CI 0.67～0.87）。以肾脏结局作为主要终点的CREDENCE研究纳入了2型DM合并CKD患者［eGFR 30～90 ml/（min·1.73 m^2）］，在中期分析时就已提前达到了预设的疗效终点（即ESRD、血清肌酐翻倍、肾脏或心血管死亡的复合终点），证实了卡格列净具有降糖以外的肾脏保护作用。其他评估肾脏结局的随机对照研究如Dapa-CKD、EMPA-KIDKDEY正在进行中，结果预期在今年发表。

2. 肠促胰岛素——GLP-1受体激动剂和DPP-4抑制剂 以肠促胰岛素（incretin）为基础的药物是另一种治疗方法，虽然主要用于控制血糖，但对血压和尿钠也有一定的影响。GLP-1受体激动剂也可通过诱导恶心、胃肠动力改变和中枢神经系统通路，显著降低DM患者体重。

与SGLT2抑制剂类似，GLP-1受体激动剂也与近端肾小管尿钠排泄有关，这是由于钠-氢交换器-3被抑制所致。对超重患者和2型DM患者的研究一致表明，GLP-1受体激动剂可以使尿钠的排泄分数显著增加。因此，GLP-1受体激动剂会刺激管球反馈，导致传入性血管收缩和肾血流量减少。然而，上述的机制研究和临床试验都没有显示出这种作用对肾功能的影响。GLP-1受体激动剂对肾血流动力学无收缩作用，可能是由于GLP-1在入球小动脉的直接扩血管作用抵消了肾小管-小动脉反馈引起的血管收缩，从而导致整体中性eGFR效应。

尽管GLP-1受体激动剂对肾血流动力学功能无明显影响，但有随机对照研究观察了GLP-1受体激动剂在心血管高风险2型DM患者中的心血管安全性，其肾脏结局（次级终点）显示，GLP-1受体激动剂可降低肾病风险，延缓肾脏疾病进展。GLP-1受体激动剂包括利拉鲁肽、艾塞那肽及利司那肽等。2017年*NEJM*发表的LEADER研究（有关利拉鲁肽改善2型DM患者心、肾脏结局的影响）的结果显示，与安慰剂相比，利拉鲁肽使复合肾脏事件［新发大量白蛋白尿、血肌酐翻倍、eGFR≤45 ml/（min·1.73 m^2）、需要持续肾替代治疗、因肾脏疾病导致的死亡］的风险降低（5.7% *vs.*7.2%，P=0.003）。2018年，美国糖尿病协会（American Diabetes Association, ADA）公布的ELIXA研究也证实，利司那肽可降低合并大量白蛋白尿的2型DM患者的蛋白尿进展，并使新发蛋白尿的风险降低19%（P=0.04）。2019年，*Lancet*发表的REWIND研究（有关杜拉鲁肽改善2型DM患者心、肾脏结局的影响）的结果显示，杜拉鲁肽能够显著降低复合肾脏事件（eGFR持续下降≥30%、慢性肾替代治疗）的发生率（17.1% *vs.*19.6%，P=0.000 4）。然而，GLP-1受体激动剂是否具有降糖之外的肾脏获益仍有待以肾脏事件为主要终点的临床研究进一步证实。

DDP-4抑制剂包括利格列汀、西格列汀、沙格列汀、维格列汀及阿格列汀等。从肾脏的角度来看，DPP-4抑制剂不会降低血压和心率，但可以增加尿钠排泄。有研究表明，DPP-4抑制相关的尿钠排泄独立于 GLP-1 之外，与基质细胞源性因子 -1α（stromal cell-derived factor-1α，SDF-1α）增加有关，导致黄斑部以外的远端促进尿钠排泄。当 AMD3100 在药理学上抑制 SDF-1α 时，DPP-4 抑制剂的利钠效应就会被消除。最近的一项研究证实了这一假设，因为西他列汀增加了总钠排泄量。由于尿钠排泄的远端性质，钠输送增加不会影响致密黄斑。因此，肾功能不受 DPP-4 抑制剂的影响，直接或间接测定 eGFR 可以反映出来。

在临床试验中，与对心血管结局的影响相似，DPP-4 抑制剂并不影响肾脏终点。对 SAVOR-TIMI 53 试验再次分析显示沙格列汀在试验 1 年和 2 年时降低了尿白蛋白的排泄量，但对肾脏终点（如肌酐加倍、透析或因肾脏原因死亡）没有影响。与沙格列汀观察到的效果相似，在 TECOS 试验中使用西他列汀治疗的患者也没有表现出肾脏硬终点的减少，但尿白蛋白排泄有所降低。然而，在 MARLINAT2D 试验中，经过 24 周的观察，利格列汀未能降低蛋白尿。关于此类药物的肾脏保护作用尚缺乏充足的循证医学证据。

3. 内皮素 -1 受体阻断剂　内皮素 -1（endothelin-1，ET-1）是内皮素肽家族的主要生物学成员，由 21 个氨基酸组成，被认为是最强的血管收缩剂。ET-1 的作用是通过 ET-1A 受体和 ET-1B 受体 2 种 G 蛋白偶联受体介导，两者在肾细胞中高度表达。ET-1A 受体与 ET-1 相结合，介导血管收缩和钠潴留作用，而 ET-1B 受体介导血管舒张和尿钠排泄。因此，现已研发出选择性 ET1A 受体阻滞剂，以降低血压、肾小球灌注压和蛋白尿。2019 年 Lancet 发表的 SONAR 研究主要探索阿伏生坦对 2 型 DM 患者肾脏终点事件的影响。研究发现，与安慰剂组相比，阿伏生坦组肾脏复合终点事件［血肌酐翻倍：持续时间≥30 天；ESRD：eGFR<15 ml/（min·1.73m²）持续 90 天以上，透析≥90 天，肾移植或因肾衰竭而死亡］的发生率较低（HR 0.65，95%CI 0.49~0.88）。这表明内皮素受体激动剂对 2 型 DM 患者的肾功能有保护性作用。关于 ET-1 受体阻断剂在 DN 患者中的应用价值仍需要进一步循证医学证据。

4. 盐皮质激素受体拮抗剂　当加入 RAAS 抑制剂后，盐皮质激素受体拮抗剂（mineralocorticoid receptor antagonists，MRA）可以减少蛋白尿、肾脏炎症及纤维化的发生率。新华医院蒋更如教授团队对 18 项临床研究进行汇总分析提示，在血管紧张素转化酶抑制剂（angiotensin converting enzyme inhibitor，ACEI）/ 血管紧张素Ⅱ受体阻滞剂（angiotensin Ⅱ receptor blockers，ARB）的基础上增加螺内酯或依普利酮比单独使用 ACEI/ARB 更好地降低了尿白蛋白。然而，这项汇总分析的结果也显示，螺内酯和依普利酮均显著增加了 CKD 患者高钾血症和男性乳房发育等不良事件的发生，从而限制了这 2 种 MRA 在临床上的使用。

Finerenone（BAY94-8862）是第 3 代新型、高选择性、非类固醇 MRA，它较第 1 代和第 2 代 MRA 具有更高的盐皮质激素受体特异性和亲和力，可以选择性与盐皮质激素受体结合。ARTS-Diabetic Nephropathy（DN）临床试验进一步探索了 finerenone 对伴有肾功能不全的 2 型 DM 患者的肾脏保护作用，这项为期 90 天的临床试验纳入了伴有肾功能不全［UACR>30 mg/g 且 eGFR>30 ml/（min·1.73 m²）］的 2 型 DM 患者，并在 RAAS 阻断剂的基础上添加了 finerenone。其研究结果显示，与安慰剂组相比，finerenone 可以显著降低患者尿白蛋白，同时不会增加高钾血症的发生率。然而，ARTS-DN 研究的观察时间较短，尚不足以评估 finerenone 在其他 MRA 相关不良反应（如男性乳房发育、阳痿、乳房胀痛和经期紊乱等）上带来的风险，需要更大规模的随机临床对照试验以验证其运用于 DN 患者中的安全性和有效性。因此，基于 ARTS-DN 试验的数据，目前有 2 项正在进行的大规模 Ⅲ 期临床试验旨在进一步验证 finerenone 在 DN 患者中的临床应用价值。

5. 维生素 D 受体激动剂　近年来湘雅医院龚志成等研究发现，维生素 D 不仅能够调节钙、磷代谢和维持骨骼结构，而且还可以抑制足细胞凋亡，阻断上皮细胞间质转分化、抑制肾素和肾脏炎症介质的表达，以及通过抗氧化应激、抑制 RAAS 的活性来延缓 DN 的进展。一项包含 9 个临床研究的汇总分析提示，维生素 D 补充治疗对减少蛋白尿和减缓 DN 进展具有潜在作用。帕立骨化醇（paricalcitol）是一种合成维生素 D 类似物，用于治疗 CKD 和 ESRD 患者的继发性甲状旁腺功能亢进症。一项纳入了 4 项临床研究的汇总分析显示，帕立骨化醇虽然可以减少尿蛋白，但并不能改善受试者的肾功能。然而，由于缺乏更多的循证医学证据，维生素 D 受体激动剂在 DN 患者中的治疗应当谨慎评估，有待进一步的大型临床研究证实其临床应用价值。

6. 其他　其他治疗 DN 的新兴药物还包括抗肾脏纤维化药物、磷酸二酯酶抑制剂，以及干细胞治疗和 miRNA 的潜在作用。然而，目前尚缺乏大规模多中心的临床研究，有待进一步探索。

（四）控制血压

改善全球肾脏病预后组织（Kidney Disease：Improving Global Outcomes，KDIGO）发布的指南推荐蛋白尿<30 mg/d 的 CKD 患者血压控制目标为≤140/90 mmHg，而蛋白尿≥30 mg/d 的 CKD 患者血压的目标值应为≤130/80 mmHg。在排除禁忌的前提下，DN 患者降压药物应以 ACEI/ARB 为首选药物，双倍剂量可能获益更多。然而，不推荐 ACEI/ARB 用于 DN 患者的一级预防。治疗期间应定期随访 UACR、血清肌酐、血钾水平。

陈莹莹等的研究发现，对于老年患者，与应用低剂量（150 mg/d）厄贝沙坦相比，大剂量（300 mg/d）厄贝沙坦联合螺内酯能够更加有效地降低 DN 患者的 UACR。付平团队的一项包含 42 个临床研究的荟萃分析表明，ACEI 和 ARB 联合使用并不能延缓 DN 的进展，也不能减少 DN 患者全因死亡率，却增加了高钾血症的发生率。因此，不推荐 ACEI 与 ARB 联合应用。血压控制不佳者，可加用钙通道阻滞剂（calcium channel blocker，CCB）、利尿药、β 受体拮抗药等。

（五）控制血脂

对于非透析 DN 患者，降低低密度脂蛋白胆固醇（low density lipoprotein cholesterol，LDLC）作为调脂治疗首要目标，首选他汀类药物。DN 患者血脂治疗目标为：有动脉粥样硬化性心血管疾病（atherosclerotic cardiovascular disease，ASCVD）病史或 eGFR<60 ml/（min·1.73 m^2）等极高危患者的 LDLC 水平应<1.8 mmol/L，其他患者应<2.6 mmol/L，不推荐未使用他汀类药物的透析患者开始他汀治疗，但已开始他汀治疗的透析患者可继续使用，除非出现不良反应。陈香美团队的一项多中心、双盲、安慰剂对照试验共入组 160 例 DN 患者，随机分配至替米沙坦+安慰剂组或替米沙坦+普罗布考组，治疗 48 周。结果发现，替米沙坦+普罗布考组能够更有效地降低 DN 患者的蛋白尿水平，这也间接表明了控制血脂对于肾脏有一定的保护作用。

（六）中药治疗

目前在 DN 的治疗中，不仅西医能够延缓 DN 的进展，中医的辨证论治和中草药在防治 DN 中也有出色的表现。钟逸斐在小鼠实验中证明，arctigenin［ATG，中草药牛蒡子（Fructus Arctii）的主要成分］能够降低 DN 患者的蛋白尿，保护 DN 患者的肾功能。刘伟敬发现，中草药配方"保肾方"能降低24 h蛋白尿和血肌酐水平。韩明向发现与卡托普利相比，参芪地黄汤能够更加有效地降低DN患者的蛋白尿，保护肾功能，同时还能降低炎症因子（如IL-6、IL-8、TNF-α）的表达。还有动物研究发现，六味地黄丸可以降低小鼠的蛋白尿。张鹏等发现与缬沙坦单药治疗相比，雷公藤多苷片能够更加有效地降低DN患者的蛋白尿，但是不良反应（肝脏损害、恶心、皮肤瘙痒等）与缬沙坦相比也更多。李文歌教授团队的一项纳入9个临床研究的荟萃分析表明，与单独使用ARB或ACEI相比，雷公藤多苷片联合ARB或ACEI可以更有效地降低DN患者的蛋白尿和血肌酐。关于中药对肾脏的保护作用仍需进一步的大型临床研究来验证其价值。

三、小结与展望

DN是DM最常见的并发症之一，给社会带来沉重的经济压力。如何更好地治疗和延缓DN的发生、发展是目前迫切需要解决的问题。SGLT2抑制剂、GLP-1受体激动剂不仅能降低血糖，而且对肾脏具有保护作用。然而，其具体作用机制尚不明确。并且，临床上DM合并蛋白尿的患者并不一定都是DN，通常需要病理检查来明确诊断。糖尿病还有很多其他并发症（视网膜病变、心血管疾病、神经病变等），故需要建立一个以肾脏内科为主、多学科合作的DN防治模式，以综合性预防、诊断DN及改善DN的预后。

（汪年松　范　瑛）

参 考 文 献

[1] Saeedi P, Petersohn I, Salpea P, et al. Global and regional diabetes prevalence estimates for 2019 and projections for 2030 and 2045: results from the international diabetes federation diabetes atlas, 9(th)edition. Diabetes Research and Clinical Practice, 2019, 157(12): 107843.

[2] Wong MG, Perkovic V, Chalmers J, et al. Long-term benefits of intensive glucose control for preventing end-stage kidney disease: advance-on. Diabetes Care, 2016, 39(5): 694-700.

[3] Lytvyn Y, Bjornstad P, Pun N, et al. New and old agents in the management of diabetic nephropathy. Current Opinion in Nephrology and Hypertension, 2016, 25(3): 232-239.

[4] 姜世敏，方锦颖. 糖尿病肾病多学科诊治与管理专家共识. 中国临床医生杂志，2020，48（5）：522-527.

[5] Pichaiwong W, Homsuwan W, Leelahavanichkul A. The prevalence of normoal buminuria and renal impairment in type 2 diabetes mellitus. Clinical Nephrology, 2019, 92(2): 73-80.

[6] 中华医学会糖尿病学分会微血管并发症学组. 中国糖尿病肾脏疾病防治临床指南. 中华糖尿病杂志，2019（1）：15-28.

[7] Zürbig P, Mischak H, Menne J, et al. CKD273 enables efficient prediction of diabetic nephropathy in nonalbuminuric patients. Diabetes Care, 2019, 42(1): 4-5.

[8] Niewczas MA, Pavkov ME, Skupien J, et al. A signature of circulating inflammatory proteins and development of end-stage renal disease in diabetes. Nature Medicine, 2019, 25(5): 805-813.

[9] Pan Y, Jiang S, Hou Q, et al. Dissection of glomerular transcriptional profile in patients with diabetic nephropathy: SRGAP2a protects podocyte structure and function. Diabetes, 2018, 67(4): 717-730.

[10] Wang G, Ouyang J, Li S, et al. The analysis of risk factors for diabetic nephropathy progression and the construction of a prognostic database for chronic kidney diseases. Journal of Translational Medicine, 2019, 17(1): 264-266.

[11] Zhou D, Zhou M, Wang Z, et al. PGRN acts as a novel regulator of mitochondrial homeostasis by facilitating mitophagy and mitochondrial biogenesis to prevent podocyte injury in diabetic nephropathy. Cell Death & Disease, 2019,

10(7): 524-526.

[12] Liu DW, Zhang JH, Liu FX, et al. Silencing of long noncoding RNA PVT1 inhibits podocyte damage and apoptosis in diabetic nephropathy by upregulating FOXA1. Experimental & Molecular Medicine, 2019, 51(8): 1-15.

[13] Chen X, Han Y, Gao P, et al. Disulfide-bond A oxidoreductase-like protein protects against ectopic fat deposition and lipid-related kidney damage in diabetic nephropathy. Kidney International, 2019, 95(4): 880-895.

[14] Tao S, Li L, Li L, et al. Understanding the gut-kidney axis among biopsy-proven diabetic nephropathy, type 2 diabetes mellitus and healthy controls: an analysis of the gut microbiota composition. Acta Diabetologica, 2019, 56(5): 581-592.

[15] Fan Y, Yi Z, D'agati V D, et al. Comparison of kidney transcriptomic profiles of early and advanced diabetic nephropathy reveals potential new mechanisms for disease progression. Diabetes, 2019, 68(12): 2301-2314.

[16] Zhou LT, Lv LL, Qiu S, et al. Bioinformatics-based discovery of the urinary BBOX1 mRNA as a potential biomarker of diabetic kidney disease. Journal of Translational Medicine, 2019, 17(1): 59-66.

[17] 王漪芸, 费杨, 范瑛, 等. 糖尿病肾病患者血浆可溶性CD_（146）水平与动脉粥样硬化及其预后的关系. 中华糖尿病杂志, 2018, 10（4）: 274-279.

[18] Heerspink HJ, Perkins BA, Fitchett DH, et al. Sodium glucose cotransporter 2 inhibitors in the treatment of diabetes mellitus: cardiovascular and kidney effects, potential mechanisms, and clinical applications. Circulation, 2016, 134(10): 752-772.

[19] Declèves AE, Zolkipli Z, Satriano J, et al. Regulation of lipid accumulation by AMK-activated kinase in high fat diet-induced kidney injury. Kidney International, 2017, 92(3): 769-772.

[20] Cefalu, William T, Saraco, et al. Microvascular complications and foot care: standards of medical care in diabetes-2019. Diabetes care, 2019, 42(Suppl 1): 124-138.

[21] Neal B, Perkovic V, Matthews DR. Canagliflozin and cardiovascular and renal events in type 2 diabetes. N Engl J Med, 2017, 377(21): 2099-2103.

[22] Rajasekeran H, Lytvyn Y, Bozovic A, et al. Urinary adenosine excretion in type 1 diabetes. American Journal of Physiology Renal Physiology, 2017, 313(2): 184-191.

[23] Wanner C, Inzucchi SE, Lachin JM, et al. Empagliflozin and progression of kidney disease in type 2 diabetes. N Engl J Med, 2016, 375(4): 323-334.

[24] Neal B, Perkovic V, Mahaffey K W, et al. Canagliflozin and cardiovascular and renal events in type 2 diabetes. N Engl J Med, 2017, 377(7): 644-657.

[25] Mosenzon O, Wiviott SD, Cahn A, et al. Effects of dapagliflozin on development and progression of kidney disease in patients with type 2 diabetes: an analysis from the DECLARE-TIMI 58 randomised trial. The Lancet Diabetes & Endocrinology, 2019, 7(8): 606-617.

[26] Wiviott SD, Raz I, Bonaca MP, et al. Dapagliflozin and cardiovascular outcomes in type 2 diabetes. N Engl J Med, 2019, 380(4): 347-357.

[27] Perkovic V, Jardine MJ, Neal B, et al. Canagliflozin and renal outcomes in type 2 diabetes and nephropathy. N Engl J Med, 2019, 380(24): 2295-2306.

[28] Muskiet MHA, Tonneijck L, Smits MM, et al. GLP-1 and the kidney: from physiology to pharmacology and outcomes in diabetes. Nature Reviews Nephrology, 2017, 13(10): 605-628.

[29] Thomas MC. The potential and pitfalls of GLP-1 receptor agonists for renal protection in type 2 diabetes. Diabetes & Metabolism, 2017, 43(Suppl 1): 20-27.

[30] Tonneijck L, Smits MM, Muskiet MHA, et al. Acute renal effects of the GLP-1 receptor agonist exenatide in overweight type 2 diabetes patients: a randomised, double-blind, placebo-controlled trial. Diabetologia, 2016, 59(7): 1412-1421.

[31] Nathanson D, Frick M, Ullman B, et al. Exenatide infusion decreases atrial natriuretic peptide levels by reducing cardiac filling pressures in type 2 diabetes patients with decompensated congestive heart failure. Diabetology & Metabolic Syndrome, 2016, 8(5): 5-11.

[32] Thornton SN, Regnault V, Lacolley P. Liraglutide and renal outcomes in type 2 diabetes. N Engl J Med, 2017, 377(22): 2196-2197.

[33] Muskiet MHA, Tonneijck L, Huang Y, et al. Lixisenatide and renal outcomes in patients with type 2 diabetes and acute coronary syndrome: an exploratory analysis of the ELIXA randomised, placebo-controlled trial. The Lancet Diabetes & Endocrinology, 2018, 6(11): 859-869.

[34] Gerstein HC, Colhoun HM, Dagenais GR, et al. Dulaglutide and renal outcomes in type 2 diabetes: an exploratory analysis of the REWIND randomised, placebo-controlled trial. Lancet (London, England), 2019, 394(10193): 131-138.

[35] Takashima S, Fujita H, Fujishima H, et al. Stromal cell-derived factor-1 is upregulated by dipeptidyl peptidase-4 inhibition and has protective roles in progressive diabetic nephropathy. Kidney International, 2016, 90(4): 783-796.

[36] Lovshin JA, Rajasekeran H, Lytvyn Y, et al. erratum, dipeptidyl peptidase 4 inhibition stimulates distal tubular natriuresis and increases in circulating SDF-1α (1-67)in patients with type 2 diabetes. Diabetes Care, 2017, 40(10): 1420-1421.

[37] Tonneijck L, Smits MM, Muskiet MHA, et al. Erratum, renal effects of DPP-4 inhibitor sitagliptin or GLP-1 receptor agonist liraglutide in overweight patients with type 2 diabetes: a 12-week, randomized, double-blind, placebo-controlled trial. Diabetes Care, 2016, 39(2): 2042-2050.

[38] Mosenzon O, Leibowitz G, Bhatt DL, et al. Effect of saxagliptin on renal outcomes in the SAVOR-TIMI 53 trial. Diabetes care, 2017, 40(1): 69-76.

[39] Cornel JH, Bakris GL, Stevens SR, et al. Effect of sitagliptin on kidney function and respective cardiovascular outcomes in type 2 diabetes: outcomes from TECOS. Diabetes Care, 2016, 39(12): 2304-2310.

[40] Groop PH, Cooper ME, Perkovic V, et al. Linagliptin and its effects on hyperglycaemia and albuminuria in patients with type 2 diabetes and renal dysfunction: the randomized MARLINA-T2D trial. Diabetes, Obesity & Metabolism, 2017, 19(11): 1610-1619.

[41] Davenport AP, Hyndman KA, Dhaun N, et al. Endothelin. Pharmacological Reviews, 2016, 68(2): 357-418.

[42] Heerspink HJL, Parving HH, Andress DL, et al. Atrasentan and renal events in patients with type 2 diabetes and chronic kidney disease (SONAR): a double-blind, randomised, placebo-controlled trial. Lancet (London, England), 2019, 393(10184): 1937-1947.

[43] Sun LJ, Sun YN, Shan JP, et al. Effects of mineralocorticoid receptor antagonists on the progression of diabetic nephropathy. Journal of Diabetes Investigation, 2017, 8(4): 609-618.

[44] Ruilope LM, Agarwal R, Chan JC, et al. Rationale, design, and baseline characteristics of ARTS-DN: a randomized study to assess the safety and efficacy of finerenone in patients with type 2 diabetes mellitus and a clinical diagnosis of diabetic nephropathy. American Journal of Nephrology, 2014, 40(6): 572-581.

[45] Hu X, Liu W, Yan Y, et al. Vitamin D protects against diabetic nephropathy: Evidence-based effectiveness and mechanism. European Journal of Pharmacology, 2019, 845(35): 91-98.

[46] Gupta S, Goyal P, Feinn RS, et al. Role of vitamin D and its analogues in diabetic nephropathy: a meta-analysis. The American Journal of The Medical Sciences, 2019, 357(3): 223-229.

[47] Schuster A, Al Makki A, Shepler B. Use of paricalcitol as adjunctive therapy to renin-angiotensin-aldosterone system inhibition for diabetic nephropathy: a systematic review of the literature. Clinical Therapeutics, 2019, 41(11): 2416-2423.

[48] Chen Y, Liu P, Chen X, et al. Effects of different doses of irbesartan combined with spironolactone on urinary albumin excretion rate in elderly patients with early type 2 diabetic nephropathy. The American Journal of The Medical Sciences, 2018, 355(5): 418-424.

[49] Feng Y, Huang R, Kavanagh J, et al. Efficacy and safety of dual blockade of the renin-angiotensin-aldosterone system in diabetic kidney disease: a meta-analysis. American Journal of Cardiovascular Drugs, 2019, 19(3): 259-286.

[50] Zhu H, Chen X, Cai G, et al. Telmisartan combined with probucol effectively reduces urinary protein in patients with type 2 diabetes: a randomized double-blind placebo-controlled multicenter clinical study. J Diabetes, 2016, 8(5): 677-685.

[51] Zhong Y, Lee K, Deng Y, et al. Arctigenin attenuates diabetic kidney disease through the activation of PP2A in podocytes. Nature Communications, 2019, 10(1): 4523-4526.

[52] Cui FQ, Tang L, Gao YB, et al. Effect of baoshenfang formula on podocyte injury via inhibiting the NOX-4/ROS/p38 pathway in diabetic nephropathy. Journal of Diabetes Research, 2019, 19(22): 2981705-2981711.

[53] Wang MR, Yu LH, Wang TT, et al. Effect of Shenqi Dihuang decoction on inflammatory factor, renal function and microcirculation in patients with early diabetic nephropathy. China Journal of Chinese Materia Medica, 2018, 43(6): 1276-1281.

[54] Xu ZJ, Shu S, Li ZJ, et al. Liuwei Dihuang pill treats diabetic nephropathy in rats by inhibiting of TGF-β/SMADS, MAPK, and NF-κB and upregulating expression of cytoglobin in renal tissues. Medicine, 2017, 96(3): 5879-5881.

[55] Xiong C, Li L L, Bo W, et al. Evaluation of the efficacy and safety of TWHF in diabetic nephropathy patients with overt proteinuria and normal eGFR. Journal of the Formosan

Medical Association, 2020, 119(3): 685-692.
[56] Fang JY, Yang Y, Zhang Z, et al. Effects of adding tripterygium glycosides to angiotensin-converting enzyme inhibitors or angiotensin receptor blockers on albuminuria in patients with diabetic nephropathy. Chronic Diseases and Translational Medicine, 2020, 6(1): 18-26.

第二节　高血压肾损害诊治新进展

高血压是最常见的心血管疾病之一，是引起脑卒中、心肌梗死、心力衰竭及慢性肾脏病等疾病的重要危险因素，也是导致人类死亡的常见疾病，威胁人类的健康和生存质量。随着我国社会经济的快速发展和居民生活方式的改变，我国高血压患病率正在快速增长。2016年，国家卫生健康委员会发布的数据显示，我国18岁及以上成人的高血压患病率为25.2%。尽管近年来我国人群的高血压知晓率、治疗率、控制率已有改善，但仍处于较低水平。肾脏是调节体液电解质平衡的重要脏器，既是调节血压的重要器官，又是高血压损害的主要靶器官之一。临床上将高血压肾损害概括为高血压造成的肾脏结构和功能的改变。因此，要积极治疗和控制高血压，防止高血压并发症的发生。现就近年来高血压肾损害的诊治进展进行综述。

一、流行病学进展

流行病学研究显示，中国慢性肾脏病（CKD）的疾病谱近年来发生了较大的改变。北京大学第一医院收集了2010—2015年878家三级医院6470万余例住院患者的资料，发现CKD患者从2010年的3.7%增加到2015年的4.7%，CKD中高血压肾病从2010年的11.5%增加到2015年的15.9%，糖尿病肾病从2010年的19.5%增加到2015年的24.3%。该结果表明，代谢性疾病在CKD中起关键作用。同样，来自中国（南京）关于肾活检证实的肾脏疾病的疾病谱分析显示，高血压肾病的比例逐年增加，从1979—2002年的1.86%增加到2003—2014年的4.99%。

二、发病机制进展

（一）血流动力学

高动力循环状态被认为是高血压肾损害的始动因素，当长期高血压引起血管内压力的改变超过了"肾血管自身调节"范围，肾血管即发生适应性改变，导致肾小动脉管壁增厚、管腔狭窄，引起肾血流、肾小球滤过率（glomerular filtration rate，GFR）下降，肾小球发生缺血性损害。但也有一种观点认为，原发性高血压患者存在2种功能异常的肾单位：一种是以缺血性低灌注为特征的肾单位，这种类型肾单位仅占少部分；另一种是以高灌注为特征的代偿性肾单位，这种类型占大多数；随着疾病进展，将以缺血性低灌注的肾单位为主。血流动力学并非是造成高血压肾损害的唯一因素，强化降压治疗未能延缓肾脏疾病进展。

（二）肾素-血管紧张素-醛固酮系统

美国非裔慢性肾病和高血压研究（African-American study of kidney disease and hypertension，AASK）证实，血管紧张素转化酶抑制剂显著延缓了肾脏疾病进展，其独特的保护性不仅依赖于单纯的降压效应，提示肾素-血管紧张素系统（renin-angiotensin system，RAS）激活在高血压肾损伤中具有重要作用。血管紧张素Ⅱ（angiotensinⅡ，AngⅡ）是RAS中最重要的效应物质，主要通过AT1受体发挥促炎症反应、促纤维化效应和氧化应激作用，激活如内源性核因子-κB（nuclear factor kappaB，NF-κB）途径、丝裂原活化蛋白激酶（mitogen-activated protein kinases，MAPK）系统和Rho相关卷曲螺旋的形成蛋白酶（Rho-associated coiled-coilforming protein kinase，ROCK）等信号传导系统，上调IL-1、IL-16、IL-17和肿瘤坏死因子α（tumor necrosis factor α，TNF-α）等炎症因子和转化生长因子β（transforming growth factor β，TGF-β）、单核细胞趋化蛋白1（monocyte chemotactic protein 1，MCP-1）、纤溶酶原激活物抑制剂1（plasminogen activator inhibitor 1，PAI-1）、内皮素1（endothelin 1，ET-1）、血管细胞黏附分子1（vascular cell adhesion molecule 1，VCAM-1）和金属蛋白酶组织抑制物1（tissue inhibitor of metalloproteinase 1，TIMP-1）等促纤维化因子表达，诱导小管上皮发生上皮细胞-间充质细胞转分化（epithelial-mesenchymal transition，EMT），发生肾小球硬化和肾间质纤维化，最终进展为终末期肾病（ESRD）。

足细胞是肾小球滤过膜分子屏障的结构基础，其细胞膜上存在丰富的AngⅡ受体，故高血压患者足细胞丢失可能与肾损害相关。Wang等发现，在高血压肾损害患者中，足细胞数量和足细胞相关分子基因表达减少，足细胞的丧失可直接导致肾小球硬化和肾功能丧失。高血压肾损害可能是通过AngⅡ及AT1受体的上调、肌动蛋白细胞骨架的重组、TGF-β增加和氧化应激引起足细胞丢失。目前多数研究认为，AT2受体对肾脏有保护作用。AT2受体敲除小鼠相对于其他肾损伤模型小鼠存在更严重的肾小球损伤，出现更高的蛋白尿和病死率。Landgraf等的研究显示，AT1受体表达增加、AT2受体表达减少和AT1/AT2比例发生改变，大量巨噬细胞浸润在肾小球和小管间质，肾皮质出现胶原沉积，小动脉和中动脉发生增生性改变。给予卒中易感性自发性高血压大鼠非肽类选择性AT2受体激动剂可显著降低蛋白尿并减轻肾脏炎症反应。

醛固酮本身就是引起肾小动脉硬化的独立危险因子。临床随机对照试验证实，醛固酮受体拮抗剂依普利酮可显著降低高血压患者的尿微量蛋白，RAS抑制剂联用依普利酮可显著降低高血压患者的尿蛋白。有研究证实，醛固酮可通过还原型烟酰胺腺嘌呤二核苷酸磷酸（reduced nicotinamide adenine dinucleotide phosphate，NADPH）氧化酶依赖机制引起氧化应激、Smad途径（减少Smad7表达和增加p-Smad2水平）促进胶原合成和NF-κB激活使TGF-β1、PAI-1、骨桥蛋白（osteopontin，OPN）增加，导致小管上皮细胞发生EMT、间质纤维化和肾小球硬化。醛固酮和炎性细胞因子IL-1β、TNF-α可引起肾系膜细胞表达趋化因子OPN增加，OPN反过来又可促进醛固酮诱导的炎症反应、氧化应激和肾间质纤维化，形成恶性循环，加重高血压肾损伤。即使在缺乏醛固酮条件下，AngⅡ或盐仍能通过Ras相关的C3肉毒素底物1（Ras-related C3 botulinum toxin substrate1，Rac1）激活盐皮质激素受体引起肾损伤。另有研究显示，醛固酮还可引起足细胞损伤、系膜细胞凋亡。

（三）非经典的肾素-血管紧张素系统

在非经典的RAS中，Wang等的研究发现，高血压肾损害中肾小球血管紧张素转化酶（angiotensin converting enzyme，ACE）和ACE2水平与GFR下降显著相关，与肾组织损伤程度平行。血管紧张素转化酶1~7（ACE1-7）通过细胞外调节蛋白激酶（extracellular regulated protein kinases，ERK）传导通路，抑制缺氧、醛固酮诱导的肾小管上皮细胞EMT，减少细胞外基质，延缓肾纤维化进展。*Mas*基因敲除小鼠具有较高的菊粉清除率、尿微量白蛋白，以及系膜、肾间质具有更高的纤连蛋白和Ⅲ、Ⅳ胶原表达。

ACE2-Ang（1-7）-Mas 轴还可通过调节 ROS 产生和转录活性，抑制由 Ang Ⅱ 诱导内源性超氧化物的生成和线粒体功能障碍，通过抗氧化应激对肾脏起保护性作用。

（四）氧化应激与炎症反应

氧化应激是由机体内活性氧（reactive oxygen species，ROS）和抗氧化机制失衡造成的细胞、组织损伤。ROS 与肾病进展关系密切，Ang Ⅱ 可刺激线粒体 KATP 通道，使线粒体膜电位去极化，上调膜结合的 NADPH 氧化酶及其亚基的形成，胞质内 NADPH 氧化酶 4（NADH oxidase4，Nox4）可将一个电子转移到氧分子产生 ROS，主要产生超氧阴离子（O_2^-），并转化为过氧化氢、高亚氯酸和羟基自由基，损伤 DNA、脂质和蛋白，并可直接激活 MAPKs（如 SAPK/JNK，ERK 和 p38 磷酸化），促发凋亡机制，最终引发肾损伤和肾硬化。此外，氧化应激均伴 NF-κB 上调，通过上调炎症因子的表达，触发炎症反应。

也有学者认为，高血压肾损害是由多种细胞（如巨噬细胞、T 淋巴细胞）、炎症递质（TNF-α、IL-6、IL-1β）和趋化因子等相互作用造成的炎症性损伤。在 Ang Ⅱ 微量灌注法诱导高血压肾损害大鼠模型中，CXC 型趋化因子配体 16（CXCL16）及其受体 CXC 型趋化因子受体 6（CXCR6）在肾小管上皮细胞表达上调，使促炎症细胞因子 IL-6、TNF-α、IL-1β、TGF-β1 表达增加，巨噬细胞、T 细胞浸润和募集成纤维细胞聚集，Ⅰ 型胶原和纤连蛋白表达增加，导致肾纤维化和肾硬化的发生。炎症反应又通过白细胞和巨噬细胞产生 ROS，引起氧化应激，加重靶器官损伤。

可见炎症反应与氧化应激在高血压肾损害中共同作用、互为因果。目前，抗氧化应激治疗主要集中于抗 ROS 和抗 RAS，动物实验通过抑制肾脏的氧化应激和 ROS 生成，可缓解高血压引起的肾损害。一项纳入了 6 项研究共 688 例患者的系统评价发现，活性维生素 D 类似物可减少 CKD 患者的蛋白尿，但在其他心脏保护作用的大型临床试验中，未获得维生素 E 长期抗氧化治疗能保护靶器官的有力证据，抗氧化应激治疗在临床应用仍需进一步研究。

（五）遗传因素

不同种族高血压导致 ESRD 的发生率有所不同。在血压水平相似条件下，非洲裔美国人比美国白人高血压肾损害更严重，提示高血压肾损害可能与遗传因素有关。病例对照研究表明，非肌性肌球蛋白重链 9（nonmuscle myosin heavy chain 9，MYH9）、载脂蛋白 L1（apolipoprotein L1，*APOL1POL*1）基因变异与高血压肾损害具有相关性。43%ESRD 的非洲裔美国人与 *MYH*9 基因多态性有关，*MYH*9 基因内含子 13、14、15 长约 5.6 kb 范围内 rs5750250、rs2413396、rs5750248 位点与高血压导致的 ESRD 存在明显相关性。美国非裔慢性肾病和高血压研究多慢性肾衰竭队列（chronic renal insufficiency cohort，CRIC）研究的结果均表明，APOL1 的遗传变异可能增加 CKD 向 ESRD 转化，与 CKD 的进展密切相关；*APOL*1 基因中的 rs73885319（S342G）和 rs60910145（I384M）与 ESRD 显著相关。

（六）代谢因素

高血压患者常合并肥胖、糖尿病、胰岛素抵抗、高脂血症、高尿酸血症等代谢异常。高血压合并代谢综合征患者尿微量白蛋白明显升高。

肥胖是尿微量白蛋白和尿蛋白的重要预测因素。Toto 等通过横断面研究发现，非裔美国人高血压肾损害患者体重指数（body mass index，BMI）与尿总蛋白量和白蛋白排泄率相关，尤其是 BMI>35 kg/m² 的患者。肥胖引起蛋白尿增加是加重高血压肾损害的可能机制，导致足细胞结构和功能改变、肾小球毛细血管高压和脂肪因子增加，后两者增加肾小球毛细血管对蛋白的通透性，加重肾纤维化。此外，高血压肾损害伴肥胖的患者与非肥胖的高血压肾损害患者相比，TGF-β水平具有显著差异，因而TGF-β可能会促进蛋白尿、肾纤维化和肾损害进展。

原发性高血压患者出现不明原因的高尿酸血症提示肾血管受累。一项长达10年的观察性研究发现，高血压肾病患者血尿酸水平升高，加重肾功能恶化，这种作用独立于年龄、性别、血压变化和降压药物的影响。

铁可能参与高血压肾损害的病理生理过程，在CKD患者和各种肾病动物模型中发现大量铁集聚于近端小管。给予卒中易感型自发性高血压大鼠高铁膳食，发现大鼠肾脏出现铁聚集、铁含量增加和超氧化物增加，过多的铁摄入可诱导氧化应激，通过催化高活性活化氧的形成，引起细胞和组织损伤；通过严格限制铁摄入可降低尿蛋白/肌酐比，缓解严重的高血压和良性肾小动脉硬化，提高卒中易感性自发性高血压大鼠的生存率。这些结果显示了铁的代谢影响高血压肾损害。

（七）其他

关于高血压肾病的分子机制，有研究者应用生物信息学分析技术来确定高血压肾病的差别表达基因（differentially expressed genes，DEGs）。结果发现，DEGs主要与类固醇激素反应和细胞外基质相关。该研究还应用蛋白-蛋白相互作用（PPI）网络分析确定了多个新的枢纽基因，并证实*DUSP*1、*TIMP*1、*FOS*和*JUN*基因在高血压肾病发病机制中起重要作用。

三、诊断进展

（一）高血压诊断

在美国心脏协会（American Heart Association，AHA）和美国心脏病学会（American College of Cardiology，ACC）发布的2017年版《美国成人高血压防治指南》中，将高血压诊断标准下调至130/80 mmHg；而在欧洲高血压学会（European Society of Hypertension，ESH）和欧洲心脏病学会（European Society of Cardiology，ESC）发布的《2018年版动脉高血压管理指南》中，高血压的诊断标准并未改变，继续沿用2013年ESH指南的标准，即140/90 mmHg作为诊断界值。《中国高血压防治指南（2018年修订版）》将高同型半胱氨酸血症的诊断标准改为≥15 μmol/L，强调评估靶器官损害是高血压诊断评估的重要内容。《国际高血压学会2020国际高血压实践指南》在高血压的定义上，提出连续测量2～3次诊室血压≥140/90 mmHg即可诊断为高血压。其诊断标准与《中国高血压防治指南（2018年修订版）》、ESH/ESC《2018年版动脉高血压管理指南》和《2019日本高血压管理指南》相同，但并未遵循AHA/ACC 2017年版《美国成人高血压防治指南》≥130/80 mmHg的高血压诊断标准，理由是基于扩大高血压诊断人群可能带来不必要的恐慌和治疗。这个诊断标准更适合全球大多数国家的高血压诊断和治疗的实际情况，对很多国家沿用多年的诊断标准给予肯定和认可，易于被各国接受并执行。同时，《国际高血压学会2020国际高血压实践指南》还强调如果条件允许，不能只进行一次血压测量，最好在1～4周内进行2～3次随访。但诊室血压≥180/110 mmHg并有心血管损害的证据，则1次血压测量即可以诊断为高血压。这使高血压诊断思路更加清晰明确，便于临床应用。在高血压分类上，《国际高血压学会2020国际高血压实践指南》提出了更加简化的方法。对于诊室血压＜130/85 mmHg的人群统一定义为正常血压，将130～139/85～89 mmHg定义为正常高值血压，而未进一步划分出理想血压范围。《国际高血压学会 2020 国际高血压实践指南》与 ESH/ESC《2018 年版动脉高血压管理指南》中的正常高值血压一致，《中国高血压防治指南 2018 年修订版》的正常高值血压也包括了这一部分人群。而 AHA/ACC 2017 年版《美国成人高血压防治指南》是将这一血压水平的人群划分到高血压 1 级的范围中。由此可见，无论各个指南如何定义，均有证据表明 130～139/85～89 mmHg 这一血压水平的人群心血管事件风险的升高，均应予以重视并启动生活方式的改善。《国际高血压学会 2020 国际高血压实践指南》采用 1 级和 2 级高血压的两级分类法，即 1 级高血压是指诊室血压为 140～159/90～99 mmHg，2 级高血压是指≥160/100 mmHg 的血压水平。这种分类方法与 ESH/ESC《2018 年版动脉高血压管理指南》和《中国高血压防治指南 2018 年修订版》的 3 级分类法不同之处，就是去掉了血压≥180/110 mmHg 为 3 级高血压的提法。虽然采用了与 AHA/ACC 2017 年版《美国成人高血压防治指南》中的 2 级分类方法，但血压分级标准不同，AHA/ACC 2017 年版《美国成人高血压防治指南》中 1 期高血压（血压为 130～139/80～89 mmHg）和 2 期高血压（血压≥140/90 mmHg）是源于对高血压诊断标准的不同。

关于治疗时机，AHA/ACC 2017 年版《美国成人高血压防治指南》对于已经有心血管疾病或非常高危者（10 年心血管风险为 10% 以上），一经诊断，即血压≥130/80 mmHg，就应开始进行药物治疗；而对于中低危患者（无心血管疾病或 10 年心血管风险＜10%），若诊断时血压＜140/90 mmHg，则无须立即开始药物治疗，主要通过生活方式等非药物方法进行干预；若诊断时血压≥140/90 mmHg，则需要开始药物治疗。ESH/ESC《2018 年版动脉高血压管理指南》对于极高危（合并心脑血管疾病）的正常高值血压（130～139/85～89 mmHg），考虑开始药物治疗；对于中低危（未合并心脑血管疾病、肾脏病、靶器官损害）的 1 级高血压（血压为 140～159/90～99 mmHg），考虑先进行 3～6 个月非药物治疗，之后如不达标则开始药物治疗；对于 2、3 级高血压无论是否高危均立即启动药物治疗。

虽然上述 2 个指南对于高血压的诊断标准有所不同，但对于开始药物治疗时机的"新门槛"都较以前更严格了。

（二）肾损害早期诊断

1. 高血压肾损害的临床病理特征　良性高血压肾硬化症。肾小球损伤主要表现为肾小球球囊壁增厚、细胞外基质过度聚积及肾小球毛细血管皱缩。肾小管主要表现为上皮细胞颗粒及空泡变性、肾小管基底膜增厚，最终引起肾小管萎缩。肾穿刺活检光镜下可见小叶间动脉和弓状动脉内膜增厚、入球小动脉玻璃样变性及肾小球出现萎缩。恶性高血压肾硬化症会导致肾脏动脉内膜增生及纤维素样坏死，最终引起肾小球硬化。此外，肾小管会出现萎缩、肾间质纤维化，肾脏表现为蚤咬状出血大肾脏。肾脏病理光镜下表现为小叶间动脉及入球小动脉内膜水肿、黏液变性及纤维素样坏死。各级动脉出现葱皮样纤维性增厚、管腔狭窄、血栓形成，肾小球表现为缺血性皱缩和硬化。

（1）实验室检查

1）尿微量白蛋白排出增加：微量白蛋白尿（MCA）是指尿中白蛋白含量比正常范围值要大，而尿蛋白常规检查为阴性的低浓度白蛋白尿。国际上一致以尿白蛋白分泌率（UAER）＞20 μg/min 或 30 mg/24 h 总蛋白作为 MCA 的临界值。许多研究证实，MCA 是高血压病患者肾损伤的早期敏感指标，其检出率可达 11%～40%。UAER 与血肌酐水平具有显著相关性，尿微量蛋白（MA）在肾功能损害时较血生化及尿常规检查的改变出现得要早，且其含量也随着血压的增高而呈正比例增高，几项检查联合对早期肾损害检测的阳性率更加敏感，故定期检测 MA 对发现高血压早期肾损伤有重要的临床价值。

MA可以反映出肾小球的功能。检查发现尿中 MA 水平增高就说明肾小球滤过膜电荷选择性屏障障碍，且肾小球轻度受损时其升高就很明显，MA 是反映肾小球早期损害的敏感性指标。

2）尿微量转铁蛋白（transferrin，TRF）：肾脏是高血压累及的主要靶器官之一。有研究的结果表明，在高血压患者中，尿微量蛋白/尿肌酐正常者中仍有 83% 的患者 TRF/尿肌酐增高，而尿微量蛋白/尿肌酐增高者同时有 TRF/尿肌酐增高；TRF/尿肌酐与尿微量蛋白/尿肌酐增高时，TRF/尿肌酐增高的幅度超过尿微量蛋白/尿肌酐的增高幅度。高血压Ⅰ期 TRF/尿肌酐增高者比例显著高于尿微量蛋白/尿肌酐增高者比例，而在Ⅱ、Ⅲ期两者增高的比例无显著差异。因此，TRF 在诊断高血压肾脏损害中有重要意义。

3）尿微量白蛋白/肌酐比值：肌酐是肌酸代谢的总产物，主要通过肾小球滤过，在肾小管几乎不被重吸收而排出体外，但肌酐的排出受年龄、性别及体重的影响，在正常情况下或肾脏轻度受损时肌酐排出量基本保持恒定。由于 MA 与尿肌酐的排出量受相同的因素影响而产生波动，但在个体中尿微量蛋白尿/肌酐则保持相对恒定，所以单独观察某个指标会产生一定的片面性，而观察尿微量白蛋白/肌酐比值可更准确地诊断出高血压早期肾损害。

4）血、尿 β2 微球蛋白（β2-MG）检测：β2-MG 是反映肾小管功能的一项敏感而可靠的指标。在高血压性肾损害患者的病理改变过程中，先损害的是肾小管，继而是肾间质及肾小球的病变，肾小管病变先于肾小球病变。高血压患者的尿中 β2-MG 排出可增加，血压控制后可减少。在肾功能有轻度损害时，血中 β2-MG 即可升高。β2-MG 可作为肾小管受损的敏感性指标，且测定结果不受尿液酸碱度的影响，测定结果更为准确。

5）尿视黄醇结合蛋白（retinol-binding protein，RBP）：RBP 也是反映肾功能的一项指标，比 β2-MG 在酸性环境中具有更高的稳定性，且比 β2-MG 能更准确地反映出近曲小管重吸收的功能。

6）血尿酸（uric acid，UA）：血 UA 浓度升高是高血压肾脏受损的早期表现。许多研究表明，血 UA 升高是高血压肾功能受损的一个指标。高血压合并肾脏损害者，尿酸显著升高。高血压患者的血 UA 升高与血清乳酸水平增高、肾脏的 UA 清除下降有关。血 UA 浓度增高提示肾血流量减少，可作为早期肾损害的指标，对早期病情的确诊及控制病情的发展具有十分重要的意义。

7）GFR 的检测：GFR 是指每分钟内从双肾滤过的血浆量，一般以毫升为单位来计量，是反映肾小球滤过功能的重要指标。国外文献报道，一旦肌酐清除率（Ccr）发生异常，肾小球滤过功能至少降低了一半。国内文献称原发性高血压临界组、Ⅰ、Ⅱ期组 Ccr 比较差异无统计学意义，而 Ccr 仅在高血压Ⅲ期才不正常，可见用 Ccr 作为判断高血压早期肾损害的指标具有不准确性。

8）尿沉渣红细胞计数：有报道称，高血压患者用常规的尿检方法检测尿液无镜下血尿，但尿沉渣镜检可发现尿中红细胞增多且形态异常，并与病理的改变具有相关性，说明高血压早期存在肾单位出血，尿红细胞形态和计量反映肾小球滤过功能损害的程度。

9）尿 N-乙酰-β-葡萄糖苷酶（N-acetyl-β-D-glucosaminidase，NAG）测定：肾小管和尿路上皮细胞含 NAG，高血压病患者尿中的 NAG 含量增加，而在其血压控制后含量可降低。有文献报道，在肾小管还能够重吸收过多的白蛋白时，尿中 NAG 的含量就会增高，这提示了肾脏损害。至今为止，NAG 被认为是反映肾小管功能的最敏感的指标。

2. 动态血压监测（ABPM） ABPM 可以连续 24 h 提供血压及其变化情况，还能分析出白天及晚上的血压变化规律。大量研究显示，ABPM 得到的血压情况与高血压病肾损害具有相关性。晚上血压下降不明显或消失的高血压患者存在严重的靶器官损害，以及左心室肥厚、心脑血管疾病，还会存在肾脏损害等病变。

3. 多普勒超声肾血流检测 大多数原发性高血压患者存在肾小动脉和微动脉异常，而在原发性高血压早期肾损害病理切片中发现肾脏小叶间动脉和入球小动脉玻璃样变，这可能是高血压肾血管损害的最早病理改变。多普勒超声肾血流测定能够较清楚地显示肾内血管分布，还能准确地测定肾血流的速度，进而推测出肾内血管床对血流产生的阻力，该检查手段已被应用到肾血管性高血压的诊断，还能对肾移植的排斥反应、肾动脉对血管活性物质的反应及肾功能等做出评定。

4. 放射性核素肾显像测定 有文献报道，利用放射性核素 ^{99m}Tc-Ec 肾显像技术可以对高血压患者的有效肾血浆流量（ERPF）进行测定，同时还发现 ERPF 与 β2-MG、NAG 有高度相关性，而 ERPF 在尿微量蛋白阳性组和阴性组之间的比较差异无统计学意义，提示 ERPF 主要反映肾小管的功能，能敏感地反映高血压病早期肾小管损害的程度。总之，利用放射性核素肾显像技术可以对高血压早期肾小管损害做出明确诊断。

四、高血压非药物治疗进展

非药物治疗主要指生活方式干预，即改变不利于身体和心理健康的行为和习惯。其不仅可以预防或延迟高血压的发生，还可以降低血压、提高降压药物的疗效，从而降低心血管风险。

《ISH 2020 国际高血压实践指南》（简称 ISH 2020 指南）强调"改善生活方式也是第一线的降压治疗手段"，强调生活方式干预与药物治疗并重。特别强调了几点我国指南中没有涉及或没有明晰的内容：①健康饮料的选择，如适量的咖啡、绿茶、红茶、草本茶、甜菜汁、石榴汁和可可等。②酒精摄入量的差别，日均酒精摄入量男性为 2 个标准单位（10 g 酒精/标准单位），女性为 1.5 个标准单位，男性标准低于我国，女性与我国现标准持平（我国日均酒精摄入量男性≤25 g，女性≤15 g）。③减轻体重的指标，除我国使用的 BMI 和腰围 2 个评估指标外，新指南中新增"腰围/身高＜0.5"也适用。④阻力运动的频度，建议每周 2~3 次的阻力训练有助于血压的控制，与 ESH/ESC《2018 年版动脉高血压管理指南》相一致。

五、高血压肾损害用药进展

高血压既是导致肾脏损害的原因，又是 CKD 进展的关键因素。控制高血压可以延缓 CKD 的进展，保护肾功能，降低心血管事件的发生风险。2017 年，原国家卫生计生委合理用药专家委员会、中国医师协会高血压专业委员会发布了《高血压合理用药指南（第 2 版）》，旨在帮助医师认识规范使用降压药物的重要性，指导医师在不同血压水平、不同高血压并发症情况下恰当、合理地使用降压药物，提高自身的治疗水平。

对于确诊高血压的患者，在药物治疗方面，ISH 2020 指南与我国指南相仿，均分为血压＜160/100 mmHg 和血压≥160/100 mmHg 组。ISH 2020 指南建议对于 1 级高血压组，如合并心血管疾病（CVD）、CKD、糖尿病（DM）和 H 型高血压（HMOD）的患者，立即启动药物治疗，反之则建议生活方式改善 3~6 个月后再做评估；对于 2 级以上高血压组，立即启动药物治疗，这与我国指南一致。但在方案选择上存在着差异，我国指南推荐可单药初始，也可联合治疗，且治疗方案较为多样化（A+C、A+D、C+D、C+B、F均可），初始小剂量联合用药，或采用我国传统的单片复方制剂。ISH 2020 指南更强调 A+C 联合的地位，源于 COMPLISH 研究的证据可提供更好的心血管保护作用，且联合用药的加药顺序也相似，联合足剂量基础上第 3 种药物可加用袢利尿剂/噻嗪类利尿剂（优选噻嗪类，我国指南中未明确两者的优选顺序，可能与国情有关，且我国增加了 A+C+B 的方案），最后可联合螺内酯或其他降压药。ISH 2020 指南弱化了 β 受体阻滞剂在降压治疗中的地位，与欧美多国指南保持一致。对于降压治疗的目标值，中国指南根据年龄的不同，给出了不同的降压目标：18～65 岁血压＜140/90 mmHg；65～79 岁＜150/90 mmHg，若能耐受，可降到 140/90 mmHg；80 岁以上＜150/90 mmHg。中国指南没有给出下限。ISH 2020 指南基本标准为血压降低 20/10 mmHg，最好是＜140/90 mmHg，最佳标准中给出了 2 个降压目标，65 岁以下血压应＜130/80 mmHg，≥65 岁血压应＜140/90 mmHg，且给出了降压的下限，血压不应＜120/70 mmHg。显然，在降压治疗目标方面，各有千秋。

（一）降压药物选择原则

高血压合并 CKD 患者降压药物的选择除了普遍适用的降压疗效、安全性及依从性外，还需要综合考虑是否合并糖尿病或蛋白尿、心肾保护作用及对特殊人群（如血液透析、肾移植、儿童、老年等肾脏病患者）的药物选择注意事项。

选择的药物主要包括血管紧张素转化酶抑制剂（ACEI）、血管紧张素Ⅱ受体阻滞剂（ARB）、钙通道阻滞剂（CCB）、噻嗪类利尿剂、袢利尿剂、α/β 受体阻滞剂等，其中 ACEI 或 ARB 为首选药物。

（二）指南推荐

依据不同国家的指南，遵循如下原则降压，即高血压合并 CKD 患者降压治疗的靶目标可以按照糖尿病、年龄、蛋白尿进行分层。

1. 降压靶目标 高血压合并糖尿病的 CKD 患者血压控制在＜140/90 mmHg，如果患者能够耐受，血压目标值可以再适当降低至＜130/80 mmHg。尿白蛋白≥30 mg/24 h 时，血压控制在≤130/80 mmHg。

（1）老年患者：60～79 岁高血压合并 CKD 患者血压目标值＜150/90 mmHg，如果患者能够耐受，可进一步降为＜140/90 mmHg。≥80 岁高血压合并 CKD 患者血压目标值＜150/90 mmHg，如果患者能够耐受，可以降至更低，但应避免血压＜130/60 mmHg。

（2）透析患者：我国指南建议，血液透析患者透析前收缩压＜160 mmHg（含药物治疗状态下）。腹膜透析患者血压目标值＜140/90 mmHg，年龄＞60 岁患者血压控制目标可放宽至＜150/90 mmHg。

2. 降压药物 肾性高血压往往需要联合使用 2 种或 2 种以上降压药物。高血压合并 CKD 药物治疗推荐见表 1-3-1。

表 1-3-1 高血压合并 CKD 药物治疗推荐

推荐建议	推荐等级	证据质量
合并糖尿病的 CKD 患者，优先推荐 ACEI 和 ARB	Ⅰ	A
高血压合并 CKD 联合用药，可优先选择 CCB+ACEI/ARB	Ⅰ	A
高血压合并 CKD 患者［GFR＞30 ml/(min·1.73 m^2)］，RAAS 抑制剂联合利尿剂	Ⅱa	B

（待　续）

(续 表)

推荐建议	推荐等级	证据质量
CKD 患者尿白蛋白≥30 mg/24 h 时血压控制在≤130/80 mmHg，优先推荐 ACEI 和 ARB	I	A
高血压合并 CKD，可使用 α/β 受体阻滞剂	Ⅱa	C
老年患者：60～79 岁 CKD 患者，优先推荐 CCB；血压未控制在＜140/90 mmHg，能耐受者可使用 CCB+ACEI/ARB	Ⅱa	B
血液透析患者透析前药物治疗：ACEI、ARB、CCB	Ⅱa	B

注：ACEI. 血管紧张素转化酶抑制剂；ARB. 血管紧张素Ⅱ受体阻滞剂；CCB. 钙通道阻滞剂；GFR. 肾小球滤过率；RAAS. 肾素 – 血管紧张素 – 醛固酮系统

（1）肾素 – 血管紧张素 – 醛固酮系统（RAAS）抑制剂：RAAS 抑制剂可作为优先推荐。在 CKD 1～3 期高血压患者使用单药不能达标时，常采用以 RAAS 抑制剂为基础的联合治疗方案。CKD 3～4 期患者需谨慎使用 ACEI 和 ARB，建议初始剂量减半，严密监测血钾、血肌酐水平及 GFR 的变化，及时调整药物剂量和类型。常规的联合降压药物为 ACEI/ARB+ 二氢吡啶类 CCB、ACEI/ARB+ 噻嗪类利尿剂或二氢吡啶类 CCB+ 噻嗪类利尿剂。多数血压难以控制的患者可采用 ACEI/ARB+ 二氢吡啶类 CCB+ 噻嗪类利尿剂组成的三药联合方案。这些联合方案可获得较好的降压疗效，减少下肢水肿及高钾血症等不良反应。对于仍不能达标的难治性高血压患者，第 4 种降压药可加用 α/β 受体阻滞剂、α 受体阻滞剂、β 受体阻滞剂、中枢性降压药等。α/β 受体阻滞剂双受体阻滞作用对 CKD 合并高血压患者具有独特的应用价值。对于 CKD 4～5 期的高血压患者，常在无肾脏透析保障的条件下给予以 CCB 为基础的治疗并联合 α/β 受体阻滞剂，慎用醛固酮受体拮抗剂。长期观察发现，2 种 RAAS 抑制剂的联合并未获得更好的效果，但也未发现更多的不良反应，较适合于膜性肾病伴大量蛋白尿者（肾内科应用）。不能将 RAAS 抑制剂定义为肾毒性药物，因为该类药物仅引发肌酐水平升高。

（2）醛固酮受体拮抗剂：醛固酮受体拮抗剂除了可以利尿和降压外，还可以抗盐和抗钠，而 CKD 患者对水、钠、钾的调节功能下降，如果应用醛固酮受体拮抗剂，可能会引发高钾血症；螺内酯有雌激素样作用，可能引起男性乳房发育；依普利酮可以避免螺内酯的相关不良反应。

（3）α/β 受体阻滞剂：可以用于任何分期的 CKD 合并高血压患者，且不易被透析清除。

（4）噻嗪类利尿剂：其降压作用效果好、安全、价廉，与 ACEI/ARB 联合为固定复方制剂，不仅具有利尿作用，更可从高血压时过度兴奋的 RAAS 方面发挥作用，达到利尿和阻断 AT1 受体的双重作用。既往认为，CKD 4 期（GFR＜30 ml/min）患者开始应用噻嗪类利尿剂效果可能不理想，而推荐用袢利尿剂（如呋塞米）代替。新的观点认为，即使已经达到 CKD 4 期，为达到降压目的依然可以使用噻嗪类利尿剂。

（三）药物使用注意事项

1. 服用药物时间 肾脏病患者高血压表现为夜间血压升高，42% 呈现非勺型，22% 为反勺型血压。在不增加服药次数和药物剂量的情况下，睡前服用一种或多种降压药对非勺型血压患者是一种经济、简单、有效控制 CKD 高血压、降低不良事件风险、保持 GFR 的方法。

2. 食物、药物选择 大量蛋白尿和肾功能不全者宜选择摄入高生物价蛋白，并限制在（0.3～0.6 g）/（kg·d）；有蛋白尿的患者应首选 ACEI 或 ARB 作为降压药物。ACEI 和 ARB 在减少蛋白尿和延缓肾脏病进展方面作用相当，最佳降蛋白剂量为双倍剂量，ACEI 联合 ARB 并不优于单药剂量。临床研究显示，与仅使用ACEI或ARB的患者相比，联用这2种药物的患者肾衰竭和高钾血症风险均增加1倍以上。在联用ARB和ACEI的患者中，86%仍发生蛋白尿或症状性左心室收缩功能不全，此外，低血压发生率也增高。

3. 指标监测 应用ACEI、ARB、利尿剂的糖尿病合并糖尿病肾病患者（白蛋白尿＞30 mg/24 h），需监测血肌酐和血钾水平。

4. 用药个体化 对老年高血压、肾功能不全或合并心力衰竭、脱水及糖尿病的CKD患者，应注意降压药物治疗要个体化，从小剂量开始，1~2周内平稳缓慢降压，降压过程中同时监测肾功能和血钾水平的变化。老年患者多为盐敏感性高血压，可以通过检测24 h尿钠评估食盐摄入情况，并由此指导利尿剂的使用。

5. 禁忌证 妊娠期女性禁用ACEI、ARB。

6. 联合用药的注意事项

（1）限制钠盐的摄入量（＜6 g/d）或加用利尿剂可以增强ACEI/ARB的降压和降尿蛋白作用。

（2）ACEI/ARB可与α/β受体阻滞剂和CCB联用。ACCOPLISH研究显示，在延缓CKD进展方面，ACEI（贝那普利）+CCB（氨氯地平）优于ACEI（贝那普利）+利尿剂（氢氯噻嗪）。

（3）ACEI/ARB与非甾体抗炎药、环氧合酶2抑制剂或保钾利尿剂联用时应谨防高钾血症。

（4）醛固酮受体拮抗剂为保钾利尿剂，宜与排钾利尿剂联用，当与AECI、ARB及其他保钾利尿剂联用时，需高度谨慎。螺内酯和依普利酮与CYP具有交互作用，与此类药物联用时也应慎重。

（5）CCB尤其是二氢吡啶类CCB易致液体潴留，宜避免联用其他血管扩张剂。二氢吡啶类CCB还可影响代谢，并能与环孢素及他克莫司相互作用。非二氢吡啶类CCB与β受体阻滞剂联用易致严重的缓慢性心律失常，在进展性CKD患者中尤为明显。

7. 用药剂量 需综合考虑药代动力学、并发症及联合用药等情况，若药物经肾脏排除，尚需根据GFR调整用药剂量。

8. 降压药物的使用流程 在无禁忌证的情况下，ACEI或ARB能延缓CKD进展，是高血压合并CKD患者的首选降压药物。2型糖尿病合并高血压患者出现大量蛋白尿时常选择ARB，可以减慢肾脏病进展。建议使用《高血压与糖尿病患者微量白蛋白尿的筛查干预中国专家共识》推荐的筛查与治疗流程和《2014年美国成人高血压治疗指南》（JNC8）推荐的血压管理流程。

9. α/β受体阻滞剂的临床适应证、禁忌证及注意事项

（1）适应证：①合并交感神经兴奋型高血压包括合并慢性心功能不全高血压、合并快速性心律失常的高血压、中青年高血压；②合并糖脂代谢紊乱的高血压；③难治性高血压。

（2）禁忌证：①美国纽约心脏病学会（NYHA）心功能分级为Ⅳ级的失代偿心力衰竭患者，需使用静脉正性肌力药；②哮喘、伴或不伴支气管痉挛的慢性阻塞性肺疾病患者；③严重肝功能障碍患者；④二至三度房室传导阻滞、严重心动过缓（心率＜50次/分）或病态窦房结综合征（包括窦房传导阻滞）者；⑤心源性休克高风险者（年龄＞70岁、基础收缩压＜110 mmHg、心率＞110次/分等情况同时存在者）；⑥明显低血压（收缩压＜85 mmHg）或伴低心排血量（如末梢循环灌注不良）；⑦对此类药物过敏患者。

（3）注意事项：①α/β受体阻滞剂与洋地黄均能减慢房室传导速度，故对已使用洋地黄者应慎用该药；②治疗缺血性心脏病和心力衰竭可引起一过性肾功能障碍；③开始用药和增加剂量期间应严密观察患者的呼吸状况，如发生支气管痉挛，应及时减少剂量或停药；④手术、长时间禁食、末梢血液循环障碍、有严重过敏史及正在接受脱敏治疗者需慎用。长期用药须定期检查肝肾功能及心率、血压、心电图等，及时处理不良反应；⑤儿童、孕妇、哺乳期女性慎用。

六、高血压合并慢性肾脏病个体化管理进展

关于高血压合并慢性肾脏病的降压，AHA/ACC 2017年版《美国成人高血压防治指南》指出：高血压合并CKD的患者，降压的靶目标为130/80 mmHg以下，高血压合并CKD3期以上者，或合并尿蛋白≥300 mg/d或尿白蛋白/肌酐≥300 mg/g的CKD1期和2期患者，使用ACEI可延缓肾脏病进展，如无法耐受ACEI，则可使用ARB。ESH/ESC《2018年版动脉高血压管理指南》指出：高血压合并CKD的患者，收缩压目标为130～140 mmHg，应根据耐受性和对肾功能的影响及电解质情况进行个体化治疗。在降低蛋白尿方面，RAAS阻滞剂比其他降压药物更有效，推荐以RAAS阻滞剂+CCB或利尿剂进行初始联合治疗，对于肾小球滤过率＜30 ml/（min·1.73 m²）的患者，不应再使用噻嗪类利尿药，应改用袢利尿剂。ISH 2020指南几乎对所有合并主要合并症和并发症的患者均推荐血压≥140/90 mmHg时开始降压治疗，目标值为＜＜130/80 mmHg，老年患者应＜140/80 mmHg，只对合并心力衰竭的患者强调了目标血压值需＞120/70 mmHg。

从以上指南可以看出，ESH/ESC《2018年版动脉高血压管理指南》相较AHA/ACC 2017年版《美国成人高血压防治指南》更沉稳灵活。高血压合并CKD患者若能耐受，其降压靶目标应达到130/80 mmHg以下；如无法耐受，则收缩压的目标值至少在130～140 mmHg。ESH/ESC《2018年版动脉高血压管理指南》体现了降压治疗的个体化管理。《国际高血压学会2020国际高血压实践指南》侧重于降压时机和目标，内容相对简洁。

（陈　文）

参 考 文 献

[1] Middlemiss JE, Miles KL, McDonnell BJ, et al. Mechanisms underlying elevated SBP differ with adiposity in young adults: the Enigma study. J Hypertens, 2016, 34(2): 290-296.

[2] 国家卫生计生委合理用药专家委员会，中国医师协会高血压专业委员会. 高血压合理用药指南（第2版）. 中国医学前沿杂志（电子版），2017，9（7）：28-126.

[3] Batchu SN, Dugbartey GJ, Wadosky KM, et al. Innate immune cells are regulated by axl in hypertensive kidney. Am J Pathol, 2018, 188(8): 1794-1806.

[4] 王喆，陈瑾.《2018年欧洲心脏病学会/欧洲高血压学会高血压管理指南》解读. 中国临床医生杂志，2019，47（5）：516-518.

[5] Lin HY, Lee YT, Chan YW, et al. Animal models for the study of primary and secondary hypertension in humans. Biomed Rep, 2016, 5(6): 653-659.

[6] 杨震，张德凯，楚元奎，等. 高血压肾损害患者白细胞介素-6-572基因多态性及其与贝那普利治疗反应的相关性研究. 重庆医科大学学报，2020，45（4）：536-540.

[7] Middlemiss JE, McEniery CM. Feeling the pressure:(Patho)physiological mechanisms of weight gain and weight loss. Hypertens Res, 2017, 40(3): 226-236.

[8] 韩聪，姜月华，李伟. miRNA-21在高血压肾损害中

的作用机制及研究进展. 中华高血压杂志, 2019, 27 (8): 728-733.
[9] Murthy M, Kurz T, O'Shaughnessy KM. WNK signalling pathways in blood pressure regulation. Cell Mol Life Sci, 2017, 74(7): 1261-1280.
[10] 崔青, 马锋, 曹丽菲, 等. 肥胖高血压患者肾脏损害的性别差异. 中华高血压杂志, 2019, 27 (8): 739-744.
[11] Haythem Guiga, Clémentine Decroux, Pierre Michelet, et al. Hospital and out-of-hospital mortality in 670 hypertensiveemergencies and urgencies. Journal of Clinical Hypertension, 2017, 19(11): 1137-1142.
[12] Fares SA, Habib JR, Engoren MC, et al. Effect of salt intake on beat-to-beat blood pressure nonlinear dynamics and entropy in salt-sensitive versus salt-protected rats. Physiol Rep, 2016, 4(11): 12823.
[13] Irita J, Okura T, Jotoku M, et al. Osteopontin deficienoy protects against aldosterone-induced inflammation, oxidative stress, and interstitial fibrosis in the kidney. American Joumal of Physiology RenaI Physiology, 2011, 301(4): 833-844.
[14] Kawarazakj H, Ando K, Shibata S, et al. Mineralocorticoid receptorracl activation and oxidative stress play major roles in salt-induced hypertension and kidney injury in prepubertal rats. Journal of Hypertension, 2012, 30(10): 1977-1985.
[15] Kawarazaki W, Nagase M, Yoshida S, et al. Angiotensin II-and salt-induced kidney injury through racl-mediated mineralocorticoid receptor activation. Journal of The American Society of Nephrology, 2012, 23(6): 997-1007.
[16] 韩聪, 姜月华, 李伟. miRNA-29在高血压肾损害中的研究进展. 中华高血压杂志, 2019, 27 (7): 624-629.
[17] 任婷婷, 贺红焰, 喻小兰, 等. 血管紧张素-(1-7) 抑制低氧诱导的大鼠肾小管上皮细胞转分化. 细胞与分子免疫学杂志, 2013, 29 (6): 593-596.
[18] 谭剑, 夏纪毅, 贺红焰, 等. 血管紧张素-(1-7)对醛固酮激活大鼠肾间质成纤维细胞的影响. 细胞与分子免疫学杂志, 2012, 28 (8): 808-810.
[19] Haller ST, Kumarasamy S, Folt DA. Targeted disruption of CD40 in a genetically hypertensive rat model attenuates renal fibrosis and proteinuria, independent of blood pressure. Kidney Int, 2017, 91(2): 365-374.
[20] 鲁杨, 彭玲, 李霞, 等. 高血压肾损害患者血清IL-22水平变化及其临床意义. 中南大学学报（医学版）, 2019, 44 (8): 871-877.

[21] 钟方明, 高艳香, 郑金刚. 高血压肾损害发病机制的研究进展. 中日友好医院学报, 2015, 29 (6): 364-366.
[22] 毛玉娟, 江华, 王莉, 等. 高血压肾损害诊治的研究进展. 医学综述, 2019, 25 (10): 1965-1969.
[23] Tamanji MT, Ngwakum DA, Mbouemboue OP. A profile of renal function in northern cameroonians with essential hypertension. Cardiorenal Medicine, 2017, 7(4): 324-333.
[24] Nelson GW, Freedman BI, Bowden DW, et al. Dense mapping of MYH9 localizes the strongest kidney disease associations to the region of introns 13 to 15. Human Molecular Genetics, 2010, 19(9): 1805-1815.
[25] 于欣, 张德凯, 楚元奎, 等. 高血压肾损害患者IL-6-572、IL-6-174基因多态性及其与贝那普利治疗反应的相关性. 实用医学杂志, 2019, 35 (17): 2713-2716, 2721.
[26] Yusuf S, Lonn E, Pais P, et al. Blood-pressure and cholesterol lowering in persons without cardiovascular disease. New England Journal of Medicine, 2016, 374(21): 2032-2043.
[27] Ohta Y, Tsuchihashi T, Kivohara K, et a1. Increased uric acid promotes decline of the renal function in hypertensive patients: a 10-year observational study. Imemal Medicine, 2013, 52(13): 1467-1472.
[28] Eirin A, Saad A, Tang H, et al. Urinary mitochondrial DNA copy number identifies chronic renal injury in hypertensive patients. Hypertension, 2016, 68(2): 401-410.
[29] 李静, 范利, 华琦, 等. 中国老年高血压管理指南2019. 中华老年多器官疾病杂志, 2019, 18 (2): 81-106.
[30] Joyce T, Chirino YI, Natalia MT, et al. Renal damage in themetabolic syndrome (MetSx): disorders implicated. European Journal of Pharmacology, 2017, 21(818): 554-568.
[31] 中国高血压防治指南修订委员会, 高血压联盟（中国）, 中华医学会心血管病学分会, 等. 中国高血压防治指南（2018年修订版）. 中国心血管杂志, 2019, 24 (1): 24-56.
[32] 王胜煌.《ISH2020国际高血压实践指南》解析与宁波实践分享. 中华医学信息导报, 2020, 35 (13): 17.
[33] 邢辰.《ISH2020国际高血压实践指南》全球首发. 中华医学信息导报, 2020, 35 (9): 16.
[34] Jiang Q, Li TP, Pang B, et al. Severe obstructive sleep apnea-hypopnea syndrome with latent renal dysfunction: analysis of 238 cases. Journal of Southern Medical University, 2016, 36(3): 339-344.

[35] 南蕾, 张艳辉, 邓利荣, 等. 恶性高血压肾损害的临床及病理特点. 临床医药文献电子杂志, 2017, 4 (94): 18418-18420.
[36] 陆翊超, 张海锋. 2017美国成人高血压预防、检测、评估和管理指南解读及分析. 中国医学前沿杂志（电子版）, 2018, 10 (10): 8-11.
[37] 王鸿懿. 2018欧洲高血压防治指南解读. 中国医学前沿杂志（电子版）, 2018, 10 (10): 20-27.
[38] 李文耀. 血α1、β2微球蛋白, 胱抑素C, 尿微量白蛋白对高血压早期肾损害的诊断价值. 吉林：吉林大学, 2016.
[39] 钱静. 高血压患者肾损害程度的影响因素分析. 中国当代医药, 2017, 24 (7): 94-96.
[40] 江时森, 朱永昌, 李俭春, 等. 高血压病不同时期对肾脏的损害. 中华心血管杂志, 1988, 16 (3): 261-263.
[41] Adeoye AM, Raji YR,, Adebiyi A, et al. Circadian blood pressurevariation amongst people with chronic kidney diseases: a pilotstudy in Ibadan. Niger Postgrad Med J, 2017, 24(3): 131-136.
[42] 许耀, 罗裕, 武英彪, 等. 高血压合并2型糖尿病患者血压昼夜节律与靶器官损害的相关性. 中华高血压杂志, 2011, 19 (10): 933-937.
[43] Wen Y, Crowley SD. Renal effects of cytokines in hypertension. Curr Opin Nephrol Hypertens, 2018, 27(2): 70-76.
[44] 王亚茹, 纪宏伟, 张毅, 等. 欧洲《2018版动脉高血压管理指南》解读. 同济大学学报（医学版）, 2018, 39 (04): 1-5, 133.
[45] Huang RS, Cheng YM, Zeng XX, et al. Renoprotective effect of the combination of renin-angiotensin system inhibitor and calcium channel blocker in patients with hypertension and chronic kidney disease. 中华医学杂志（英文版）, 2016, 129 (5): 562-569.
[46] Yannoutsos A, Bura-Rivière A, Priollet P, et al. Blood pressure target in 2017. J Med Vasc, 2017, 42(6): 367-374.
[47] 蔡少艾, 黄淑妍, 徐米清. 老年高血压肾损害患者凝血指标的变化. 血栓与止血学, 2018, 24 (2): 201-203.
[48] 林晶如, 徐瑞. 原发性高血压肾损害危险因素的研究进展. 山东医药, 2018, 58 (14): 101-103.
[49] Liang H, Ma Z, Peng H, et al. CXCL16 deficiency attenuates renal injury and fibrosis in salt-sensitive hypertension. Sci Rep, 2016, 6(1): 28715-28725.

第三节 狼疮肾炎诊治新进展

狼疮肾炎（lupus nephritis，LN）通常是指由系统性红斑狼疮（systemic lupus erythematosus，SLE）通过免疫损伤机制导致的肾小球损伤，是SLE多脏器损伤中最常见的一种器官损伤，40%～60%的SLE患者起病初期即有LN。LN有多种临床表现和病理改变，其发病机制涉及自身抗体与自身抗原形成免疫复合物沉积、细胞浸润、足细胞和内皮细胞损伤及血栓性微血管病（thrombotic microangiopathy，TMA）。SLE还可以通过其他机制损伤肾脏，如间质性肾炎、抗磷脂抗体（antiphospholipid antibody，APL）综合征、输尿管梗阻、肾血管病变（血栓、狭窄）、药物肾损伤及继发于其他器官疾病引起的肾损伤（如心肾综合征）。本节主要阐述SLE通过免疫复合物及非免疫复合物沉积途径介导狼疮肾炎的发病机制、病理类型及治疗方面的研究进展。

一、狼疮肾炎的发病机制

血液中存在多种自身抗体、淋巴细胞亚群紊乱及多系统受累组织免疫复合物沉积是SLE的主要特征。SLE的确切病因和发病机制尚不清楚，可能涉及遗传、内分泌异常、免疫系统紊乱、环境因素等多个方面。而LN的肾小球有多种免疫球蛋白及补体成分沉积，免疫荧光检查呈现"满堂亮"的特征，表明免疫复合物沉积是SLE导致肾脏损伤最主要的病理过程。但LN的临床表型、病理改变、治疗反应及远期预后的多样性反映 LN 并非均一疾病，涉及多种发病机制。

1. 免疫复合物（immune complex，IC） IC 在肾小球内沉积或形成，激活补体并诱导补体依赖的细胞毒作用（complement-dependent cytotoxicity，CDC），造成肾组织损伤。在狼疮小鼠模型中，环磷酰胺（cyclophosphamide，CYC）通过阻断 B 细胞共刺激，减少 IC 在肾小球中的沉积和肾小球损伤。自身抗体通过抗原与靶组织和巨噬细胞、中性粒细胞、自然杀伤（natural killer，NK）细胞上的 Fc 受体（Fcrs）协同作用，通过抗体依赖细胞介导的细胞毒作用（antibody-dependent cell-mediated cytotoxicity，ADCC）促进组织损伤。狼疮易感小鼠的 *IgG-FcrgG-Fcr* 基因突变导致效应细胞减少，减轻了肾小球损伤。含有自身抗体的 IC 也可以通过 Fcrs 和 Toll 样受体（toll-like receptor，TLRs）（对巨噬细胞和树突状细胞）的双重作用或 B 细胞受体（B cell receptor，BCR）和 TLRs 的双重作用激活免疫细胞。最后，通过 IC 促进抗原装载到树突状细胞上，使这些细胞能够有效激活 T 细胞。

IC 沉积的部位及其引发炎症损伤是 LN 不同病理类型肾小球损伤的基础。内皮下沉积的 IC 损伤内皮细胞和肾小球基底膜（glomerular basement membrane，GBM），是Ⅲ型和Ⅳ型增生性 LN 的标志。Ⅴ型 LN 的上皮下 IC 主要损伤足细胞。免疫沉积物可能启动补体级联反应或直接激活肾小球固有细胞，诱导炎性趋化因子和细胞因子的释放。Ⅴ型 LN 上皮下 IC 不与循环的炎症细胞相互作用或引起炎症，而是通过补体依赖过程破坏和（或）激活足细胞而损伤肾小球。

LN 的 IC 也可在肾小球原位形成，即自身抗体与肾小球固有细胞抗原或种植于肾小球的抗原结合。增生性 LN 相关的自身抗原包括双链 DNA（ds-DNA）、核小体、Annexin2、U1 小核糖核蛋白、C 反应蛋白（CRP）、DNA 酶 1、Ficolin2/3 和补体 C3。自身抗体可与系膜区的核成分和沿滤过屏障结合，破坏细胞外染色质清除。Ⅴ型 LN 肾小球上皮下的 IC 被认为是原位形成，但自身抗原一直不明确。最近有研究发现，Exostosin 1/Exostosin 2（EXT1 和 EXT2）可能与部分 Ⅴ型 LN 相关。在明确诊断的 Ⅴ型 LN 中，近 50% 患者的肾小球 EXT1 和 EXT2 表达阳性；而在抗 -PLA2R 相关膜性肾病中，肾小球 EXT1 和 EXT2 表达均阴性；在增生性 LN 及 Ⅴ+Ⅲ型和 Ⅴ+Ⅳ型 LN 中，肾小球 EXT1 和 EXT2 阳性率非常低。EXT1、EXT2 与 Ⅴ型 LN 的关系需进一步研究，还需要寻找抗 EXT 的特异性自身抗体。

2. 足细胞损伤 SLE 可通过多种机制损伤足细胞，包括 IC 和非 IC 介导的足细胞损伤、内皮细胞损伤、可溶性尿激酶型纤溶酶原激活物受体（suPAR）等。

足细胞是 IC 直接或间接损伤的靶标。在增生性 LN 中，足突宽度（foot process width，FPW）和足突融合范围与肾脏损伤指标相关，包括蛋白尿水平、血清肌酐及肾脏活动性和慢性指数。在 Ⅴ型 LN 中，足突病变程度也与蛋白尿相关，表明 LN 的蛋白尿与足细胞功能障碍密切相关。有研究发现，足细胞标志物突触足蛋白（synaptopodin）、肾素（nephrin）和肾小球上皮细胞蛋白 1（GLEPP1）在增生性 LN 中的表达丢失。在 NZB/WLN 狼疮小鼠模型中，肾小球足细胞标志物 nephrin 和 podocin 表达下调，表明足细胞功能障碍在 LN 肾小球病变发生中可能发挥作用。活动性 LN 患者的尿沉渣分析表明，podocalyxin、nephrin、podocin 和突触足蛋白 mRNA 的水平与狼疮活性相关，活动 LN 患者的尿液中存在未分化的足细胞，其蛋白水平与蛋白尿水平和组织学病变的程度相关。因此，足细胞标志物可能是评估 LN 活动度的非侵入性标志物。

除 IC 介导外，LN 还存在非 IC 介导的足细胞损伤机制。新近认识的狼疮足细胞病以足细胞广泛足突融合、毛细血管袢无IC或仅在系膜区少量免疫沉积物为特征。这种类型LN的足细胞损伤可能由细胞因子或T细胞功能障碍介导，独立于IC介导的足细胞损伤。越来越多的证据表明，肾小球足细胞是免疫活性细胞，脂多糖（lipopolysaccharide，LPS）可以上调足细胞的共刺激分子B7-1，从而导致肾病范围的蛋白尿。足细胞摄取可溶性和颗粒性抗原，激活CD4$^+$T细胞，并将主要组织相容性复合体（MHC）Ⅰ类分子上的外源抗原交叉提呈给CD8$^+$T细胞，足细胞也充当抗原提呈细胞，参与肾小球损伤。

此外，SLE的自身反应性T细胞和B细胞产生促炎细胞因子和特异性抗核抗原抗体，后者与足细胞抗原（如α-肌动蛋白）具有交叉反应性。已证明，抗dsDNA抗体能与肾小球足细胞结合。

suPAR可能是足细胞损伤的主要标志。suPAR与足细胞膜上的β3整联蛋白结合会影响足细胞的行为，破坏肾小球的屏障功能。

3. 内皮细胞损伤和TMA TMA以微血管内皮细胞损伤和微血栓为特征，导致肾脏、中枢神经、心脏等多脏器损伤。SLE相关的TMA存在多种类型，包括获得性血栓性血小板减少性紫癜（thrombotic thrombocytopenic purpura，TTP）、抗磷脂抗体相关TMA、补体活化相关TMA，有不同的发病机制。

（1）获得性TTP：TTP以严重血小板减少（多低于20 000/μl）、神经系统损伤、血浆血管性假血友病因子（von willebrand factor，VWF）裂解蛋白（即ADAMTS13活性缺乏，<正常人的10%）为特征。ADAMTS13（一种崩解蛋白和金属蛋白酶，具有血小板反应蛋白1样结构，是金属蛋白酶家族的13成员）是一种能裂解VWF的酶。在ADAMTS13缺乏时，从活化的内皮细胞释放的超大型VWF多聚体（ULVWF）不能被裂解，导致血小板聚集，形成血小板微血栓。TTP有先天性和获得性两大类。*ADAMTS*13基因的遗传缺陷导致先天性TTP，获得性TTP绝大多数是体内存在针对ADAMTS13的自身抗体或抑制物，抑制ADAMTS13活性。部分SLE患者存在ADAMTS13抗体及ADAMTS13活性缺乏，导致与TTP相似的临床症状，但发生率很低。国内一项研究报道，36例LN伴肾脏TMA患者中仅2例合并TTP。

（2）抗磷脂抗体相关TMA：最常检测的抗磷脂抗体包括抗心磷脂抗体（ACL）、抗-β2糖蛋白Ⅰ（抗β2-GPI）和狼疮抗凝物（LA）。最近有学者提出用抗磷脂酰丝氨酸-凝血酶原（PS-PT）代替LA，可提高抗磷脂抗体的敏感性。抗磷脂抗体不仅与静脉和（或）动脉血栓、不良妊娠结局（习惯性流产、胎停）有关，还与微血管病变及微血栓形成有关。原发性抗磷脂综合征（anti-phospholipid syndrome，APS）可直接导致以肾脏微血管病变为特征的肾脏损伤（即APS相关肾病）。

抗磷脂抗体与内皮细胞磷脂成分（如β2-糖蛋白Ⅰ）结合，导致内皮损伤和微血栓形成。抗磷脂抗体可通过抑制天然抗凝血酶3、蛋白C和annexin A5等抗凝血物质来阻止凝血因子失活。抗磷脂抗体还可以损害纤溶过程。另外，抗磷脂抗体通过NF-κB和丝裂原活化蛋白激酶（MAPK）途径与膜结合蛋白和受体相互作用，激活内皮细胞、血小板和单核细胞。这些信号通路活化可诱导促炎症和促凝血表型改变、黏附分子的表达、组织因子和纤溶抑制剂的释放。

抗磷脂抗体诱导的内皮损伤过程可能有补体活化的参与，依库珠单抗（eculizumab）治疗顽固性灾难性APS并获得成功支持补体系统参与APS诱导内皮损伤。

（3）补体旁路途径活化相关TMA：这一机制与非典型溶血尿毒综合征（atypical haemolytic

uraemic syndrome，aHUS）相似。对于 ADAMTS13 活性＞10%、抗磷脂抗体阴性的 TMA，需要评估与补体的相关性。aHUS 是补体失调性疾病，由补体调节蛋白 [补体 H 因子（CFH）、补体 I 因子（CFI）、MCP 等] 的遗传性或获得性功能缺陷导致补体旁路途径调控失调，补体膜攻击复合物 C5b-C9 过度生成，损伤内皮细胞并引起 TMA。因此，LN 的补体活化不仅通过 IC 介导的经典途径，补体旁路途径的激活在 SLE 组织损伤和炎症反应中同样起重要作用。CFH 是调控旁路补体途径活化的关键蛋白成分，它可以与内皮细胞结合并保护其免受补体系统的攻击。CFH 水平降低或功能障碍可引起内皮细胞损伤，消耗血小板，并导致 TMA。*CFH* 突变和单核苷酸多态性（single nucleotide polymorphism，SNP）是 aHUS 发生 TMA 的原因之一。有研究发现，SLE 伴 TMA 患者血清补体 H 降低。

4. 血管炎 少部分 LN 患者血清抗中性粒细胞胞质抗体（ANCA）阳性率高 [以抗髓过氧化酶抗体（MPO）-ANCA 为主，少数为 PR3-ANCA]。有研究将一组 49 例 ANCA 阳性 LN 与 ANCA 阴性 LN 比较，ANCA 阳性 LN 患者的血尿、血清肌酐水平和 SLE-DAI 评分高。LN 类型以 Ⅳ 型 LN 为主（占 61.22%），可见细胞性新月体、间质性炎症、肾小管萎缩和间质纤维化。这类 LN 到底是 LN 合并 ANCA 相关肾炎，还是特殊类型的 LN，尚不明确。

5. 细胞免疫 LN 肾组织内有多种免疫细胞浸润，包括 T 细胞、B 细胞和巨噬细胞等。自身抗体通过自身抗原结合与靶组织和巨噬细胞、中性粒细胞、NK 细胞上的 Fcrs 协同作用，通过 ADCC 导致组织损伤。IC 也可以通过 Fcrs 和 TLRs（对巨噬细胞和树突状细胞）的双重作用或 BCR 和 TLRs（对 B 细胞）的双重作用激活免疫细胞。T 细胞和 B 细胞相互作用涉及多个共刺激分子，包括 CD28/B7、ICOS（诱导型 T 细胞共刺激物）/ICOSL（诱导型 T 细胞共刺激配体）和 CD40/CD40L 等。

二、狼疮肾炎的病理类型

理想的 LN 组织学分型应能反映肾组织损伤的性质和程度，指导治疗方案选择和判断预后，为发病机制的研究提供线索，并作为临床观察和科研交流的共同语言。LN 的病理改变多样，形成多种病理类型。根据 LN 的可能发病机制及形态学特征，LN 的病理类型可以分为 IC 介导的肾小球肾炎（经典 LN）和非 IC 介导的 LN（包括狼疮足细胞病和 TMA）两大类。

（一）免疫复合物性狼疮肾炎

免疫复合物性 LN 的分型取决于 IC 沉积的部位和肾小球的形态学特征。从 1982 年世界卫生组织（WHO）首次制定 LN 的病理类型至今，国际上对 LN 的病理分型做了多次修订。2003 年，国际肾脏病学会（ISN）和国际肾脏病理学会（PRS）联合，再次对 LN 的病理分型进行了修订，此标准成为目前国际上应用最广泛的分型标准。与以往的 LN 分型标准相比，ISN/RPS 分型标准重点修订以下几点（表 1-3-2）。

1. Ⅰ型 LN 定义为"光镜下肾小球形态正常，但免疫荧光或电镜下系膜区可有免疫沉积物"，删除了以往 Ⅰ 型为"完全正常肾小球"的定义。

2. Ⅱ型 LN 即系膜增生性 LN，不再根据系膜细胞增生程度区分亚型。

3. Ⅲ型 LN 为局灶肾小球受累，即光镜下受累肾小球的比例＜50%，不同于 WHO 分型标准定义 Ⅲ 型为局灶性节段性肾小球肾炎。根据病变活动性，Ⅲ型分为 Ⅲ（A）（病变活动）、Ⅲ（A/C）（活动＋慢性病变）和 Ⅲ（C）（慢性病变）3 个亚型。

4. Ⅳ型LN 为弥漫增生性肾炎，即受累肾小球比例≥50%，并根据肾小球的病变性质分为弥漫节段（ⅣS型）或弥漫球性（ⅣG型）2个亚型。ⅣS和ⅣG再根据病变活动性又再各分为3个亚型。

5. Ⅴ型LN 仍定义为球性或节段上皮下IC，可伴有不同程度系膜增生，并且不伴有节段性和弥漫增生性肾炎。如果Ⅴ型LN伴局灶或弥漫增生性肾小球肾炎，则诊断为Ⅲ＋Ⅴ型或Ⅳ＋Ⅴ型LN。

经过多年的临床应用及研究，发现2003年ISN/PRS的分型及部分组织学病变的定义存在不确定性和不一致性。为此，2018年RPS对LN的病理分型标准做了部分修订（表1-3-2）。主要修订内容：①确定系膜细胞增多的定义。为系膜细胞≥4个/系膜区，且系膜细胞周围被基质包绕，不包括血管极处的系膜区。修订后的系膜细胞增多只要求1个肾小球的1个系膜区的系膜细胞数≥4个，对于这一标准是否要求太低仍存质疑。另外，系膜区单核巨噬细胞、淋巴细胞或中性粒细胞浸润是定义为系膜细胞增多还要进一步探讨。②Ⅳ型LN不再区分ⅣS和ⅣG 2个亚型。究其原因，一是可重复性差，二是如何判定毛细血管外和毛细血管内病变为球性还是节段的标准不够明晰。同时，荟萃分析未发现ⅣS和ⅣG 2个亚型预后的差别。③Ⅲ和Ⅳ型LN的"毛细血管内增生"修改为"毛细血管内细胞增多"。因为LN肾小球毛细血管袢内增生的细胞不仅是肾小球固有细胞的增生，更多是炎症细胞浸润。因此，"毛细血管内增生"是一种误称，从而修订为"毛细血管内细胞增多"。④Ⅲ型、Ⅳ型LN不再根据肾组织活动（A）和慢性病变（C）区分为A、C、A/C，修改为对所有类型LN采用修订版的活动性指数（AI）、慢性指数（CI）评分标准进行病理评分。专家们认为AI、CI评分为病变A、C和A/C提供了更详细的定量信息。Austin评分是最早的LN肾小球AI和CI的评分标准。在此基础上，美国国立卫生研究院（NIH）提出的AI和CI评分一直被广泛使用。修订的NIH评分标准AI总分为24分，CI总分为12分（表1-3-3）。⑤增加了狼疮血管病的定义，即肾间质小动脉或小叶间动脉壁内大量IC沉积导致管腔狭窄，常伴纤维素样病变，无炎细胞浸润。免疫荧光证实，病变血管壁上或腔内免疫球蛋白和补体沉积。狼疮相关的血管病变除IC沉积外，还包括TMA和血管炎。

表1-3-2　LN病理分型标准的沿革

1982年WHO分型	1995年WHO分型	2003ISN/RPS分型标准	2018RPS修订
Ⅰ型：正常肾小球 ①光镜、免疫病理及电镜检查均正常； ②光镜肾小球正常，电镜或免疫组化见沉积物	Ⅰ型：正常肾小球 ①光镜、免疫病理及电镜检查均正常； ②光镜检查正常，电镜或免疫组化检查见沉积物	Ⅰ型：轻微系膜病变 光镜下肾小球正常，免疫组化检查可见系膜区免疫复合物沉积	Ⅰ型：轻微病变
Ⅱ型：肾小球系膜病变 ①系膜增宽和（或）轻度系膜增生； ②中度系膜增生	Ⅱ型：肾小球系膜病变 ①系膜增宽和（或）轻度系膜增生； ②中度系膜增生	Ⅱ型：肾小球系膜增生 免疫组化或电镜检查可见孤立上皮侧或内皮侧免疫复合物沉积	Ⅱ型：肾小球系膜增生 明确了系膜增生定义（系膜细胞≥4个/系膜区，不包括血管极处的系膜区）
Ⅲ型：局灶性节段性肾小球肾炎（伴轻度或中度系膜改变） ①活动性坏死性病变； ②活动性和硬化性病变； ③硬化性病变	Ⅲ型：局灶性节段性肾小球肾炎（伴轻度或中度系膜改变） ①活动性坏死性病变； ②活动性和硬化性病变； ③硬化性病变	Ⅲ型：局灶增生性肾炎 受累肾小球＜50%，肾小球呈局灶性节段性或球性、毛细血管内或毛细血管外增生，伴内皮下免疫复合物沉积，病变可为活动性或非活动性。根据活动性（A）和慢性病变（C）再区分Ⅲ（A）、Ⅲ（C）、Ⅲ（A/C）亚型	Ⅲ型：局灶增生性肾炎 不用A表示肾脏活动性病变，C表示慢性病变，一律采用修改的AI、CI评分

（待　续）

(续 表)

1982年WHO分型	1995年WHO分型	2003ISN/RPS分型标准	2018RPS修订
Ⅳ型：弥漫肾小球肾炎[严重的系膜、毛细血管内或系膜毛细血管增生和（或）广泛的内皮下沉积物] ①无节段性病变； ②活动性坏死性病变； ③活动性伴硬化性病变； ④硬化性病变	Ⅳ型：弥漫性肾小球肾炎[严重的系膜、毛细血管内或系膜毛细血管增生和（或）广泛的内皮下沉积物] ①无节段性病变； ②活动性坏死性病变； ③活动伴硬化性病变； ④硬化性病变	Ⅳ型：弥漫增生性LN 受累肾小球>50%。根据肾小球增生性病变呈节段（S）或球性（G）分为ⅣG和ⅣS 2个亚型。此型中还包括弥漫但无明显肾小球增生性病变。根据活动性（A）和慢性病变（C）再区分不同亚型：包括ⅣS（A）、ⅣG（A）、ⅣS（A/C）、ⅣG（A/C）、ⅣS（C）、ⅣG（C）	Ⅳ型：弥漫增生性LN 不再区分节段（S）和球性（G）亚型，不用A表示肾脏活动性、C表示慢性病变，一律采用修改的AI、CI评分标准进行病理评分
Ⅴ型：弥漫膜性肾小球肾炎 ①纯膜性肾小球肾炎； ②伴Ⅱ型病变； ③伴Ⅲ型病变； ④伴Ⅳ型病变	Ⅴ型：弥漫膜性肾小球肾炎 ①纯膜性肾小球肾炎； ②伴Ⅱ型病变	Ⅴ型：膜性LN 光镜、免疫荧光或电镜见球性或节段上皮下免疫沉积物，通常伴系膜区沉积Ⅴ可与Ⅲ或Ⅳ型并存，分别诊断为Ⅴ+Ⅲ型、Ⅴ+Ⅳ型。Ⅴ型可伴明显硬化性病变	Ⅴ型：膜性LN 未做修订，是否需要根据系膜增生区分不同亚型待定。采用修改的AI、CI标准进行病理评分
	Ⅵ型：硬化性肾小球肾炎	Ⅵ型：终末期硬化性LN ≥90%肾小球球性硬化	Ⅵ型：终末期硬化性LN ≥90%肾小球球性硬化

注：不同LN类型可同时存在于一例患者，如Ⅴ型+Ⅳ型、Ⅴ型+Ⅲ型。同一个病例在不同时期，其组织病变也可以转型，如Ⅳ转变为Ⅴ型+Ⅳ型或Ⅱ型转变为Ⅳ型等

表1-3-3 修订版NIH中LN活动性指数（AI）及慢性指数（CI）评分标准

病变指标	定义	计分
AI		
毛细血管内细胞增生	毛细血管内细胞增生：<25%（+），25%~50%（++），>50%（+++）	0~3
中性粒细胞/核碎裂	中性粒细胞浸润和（或）核碎裂：<25%（+），25%~50%（++），>50%（+++）	0~3
纤维素样坏死	肾小球纤维素样坏死：<25%（+），25%~50%（++），>50%（+++）	(0~3)×2
透明沉积物	肾小球白金耳病变和（或）透明血栓：<25%（+），25%~50%（++），>50%（+++）	0~3
细胞/纤维细胞新月体	细胞和（或）纤维细胞性新月体：<25%（+），25%~50%（++），>50%（+++）	(0~3)×2
间质炎症	皮质区间质白细胞浸润：<25%（1+），25%~50%（2+），>50%（3+）	0~3
总分		0~24
CI		
肾小球硬化评分	球性和（或）节段硬化肾小球：<25%（+），25%~50%（++），>50%（+++）	0~3
纤维性新月体	纤维性新月体的肾小球：<25%（+），25%~50%（++），>50%（+++）	0~3
小管萎缩	皮质区肾小管萎缩：<25%（+），25%~50%（++），>50%（+++）	0~3
间质纤维化	皮质区间质纤维化：<25%（+），25%~50%（++），>50%（+++）	0~3
总分		0~12

注：表中%指评估的病变占肾小球的比例或占肾小管/间质的比例。纤维素样坏死和新月体的评分加倍

（二）非免疫复合物性狼疮肾炎

1. 狼疮足细胞病 狼疮足细胞病或足细胞病型LN，是SLE通过非IC途径介导，导致以足细胞广泛损伤为特征的一类LN，占LN肾活检的0.6%~1.5%。狼疮足细胞病以往多归入Ⅱ型LN，因其

有特殊的临床病理特征及病程经过，国际上已经把狼疮足细胞病作为新的LN类型，其诊断标准见表1-3-4。

表1-3-4 狼疮足细胞病的诊断

临床：满足SLE诊断，表现为肾病综合征，常伴急性肾损伤；起病前无非甾体抗炎药（NSAIDs）等药物使用史；
光镜：肾小球病变轻微或系膜增生，或局灶性节段性肾小球硬化症。无内皮下或上皮侧免疫沉积物。节段硬化者需与增生型LN遗留的节段瘢痕鉴别；
荧光：血管袢无免疫沉积物，伴或不伴系膜区免疫球蛋白和补体沉积；
电镜：足细胞足突融合≥70%，可伴系膜区电子致密物沉积而无内皮下或上皮侧电子致密物沉积

狼疮足细胞病的临床表现与特发性肾病综合征相似，具有突然发作和大量蛋白尿，血尿通常不明显，但1/3患者伴有急性肾损伤，且与狼疮活动相关。肾活检病理光镜下肾小球可表现为轻微病变、系膜增生或局灶性节段性肾小球硬化症（focal segmental glomerulosclerosis，FSGS）。大多数病例免疫荧光或电镜检查可见肾小球系膜区免疫沉积物。电镜下最突出的形态学特征是肾小球足细胞广泛足突融合，融合范围可达100%，绝大多数>70%。少数可见足突脱落，GBM裸露和微绒毛化。系膜区可见电子致密物沉积，但毛细血管袢内皮下及上皮侧均无明显电子致密物沉积，或偶见孤立性电子致密物。少数患者肾小球无电子致密物沉积，与免疫荧光表现一致。狼疮足细胞病的确定诊断需依靠电镜检查，后者可以排除早期Ⅴ型LN，故电镜检查是诊断狼疮足细胞病的关键。

绝大多数狼疮足细胞病患者对激素治疗敏感，预后良好，但复发率高达30.8%～56.0%。可采用激素单药诱导，或激素与其他免疫药物联合治疗以减少激素的剂量。肾小球病理改变为FSGS的患者激素单药治疗完全缓解率低，联合其他免疫抑制剂诱导治疗可提高缓解率。

2. TMA 不同病因造成的狼疮相关TMA具有相同的病变特征，通常同时累及肾间质小动脉（入球动脉、小叶间动脉）和肾小球，少数仅有间质小动脉或仅有肾小球TMA。血管TMA的急性病变表现为肾间质小动脉内皮细胞增生、内膜黏液样水肿、血栓形成、管腔狭窄或闭锁，可有血管壁坏死，免疫荧光示血管壁无免疫沉积物。肾小球TMA表现为血管袢内皮细胞增生肿胀、微血栓形成，袢内可见破碎红细胞。电镜检查见内皮下疏松、增宽，无定形物质，内皮下无电子致密物。在TMA慢性期，间质小动脉出现内膜纤维性增生，内皮呈"葱皮样"改变，管腔狭窄或闭锁；肾小球呈球性或节段硬化，毛细血管袢基底膜增厚，呈"双轨"征。

绝大多数狼疮相关TMA与各种IC性LN并存，尤其与重型LN（Ⅳ/Ⅲ型、Ⅳ/Ⅲ+Ⅴ型）并存。少数肾脏TMA可独立存在，仅表现为肾小球或间质血管TMA，无免疫复合性LN或仅有系膜区免疫沉积物伴系膜增生。TMA累及间质血管时诊断比较容易，但如果仅有肾小球TMA，则容易漏诊，需要光镜结合电镜检查才能确诊。合并TMA的LN，肾功能损伤重，远期预后差。早期诊断、免疫抑制联合血浆置换治疗等措施才能改善肾功能，提高远期人肾生存率。借助外周血涂片检测红细胞碎片或肾活检病理检查可以明确TMA。

（三）狼疮间质性肾炎

LN的肾组织经常可观察到IC沿肾小管基底膜沉积及肾小管间质炎症细胞浸润，肾小管上皮细胞刷状缘脱落和损伤，以及间质纤维化。狼疮患者的小管间质病变轻重通常与肾小球病变和血管病变严重程度相关，Ⅳ型LN约3/4有间质炎症；但少数病例可表现严重间质性肾炎而肾小球病变较轻，

小管-间质有大量淋巴细胞、浆细胞、中性粒细胞和巨噬细胞浸润。肾小管基底膜可见免疫沉积物，偶尔以线状沉积于肾小管基底膜。抗dsDNA抗体在狼疮间质性肾炎的发病机制中起关键作用，它通过直接结合肾脏细胞上（包括近端肾小管上皮细胞）的交叉反应性抗原或通过染色质物质间接结合细胞外基质成分，导致补体激活、细胞活化和增生，以及诱导炎症和纤维化过程，导致肾脏间质炎症和纤维化。

三、狼疮肾炎的治疗

（一）治疗原则和治疗目标

SLE和LN的治疗仍是临床面临的难题，涉及如何优化选择免疫抑制方案。例如，如何提高缓解率和降低复发率、如何减少并治疗合并症、如何提高人肾生存率及生活质量等问题。近20年，新的治疗方案不断涌现。2019年欧洲三大学会[欧洲抗风湿病联盟（EULAR）、欧洲肾脏病协会（ERA）、欧洲透析与移植协会（EDTA）]联合发布了更新版的LN治疗指南，《中国狼疮肾炎诊断和治疗指南》同年公布。这些指南使得LN的治疗原则和治疗目标更加明确，治疗更加个体化。

LN的治疗应由多学科参与，综合考虑患者个体病情、医疗负担及社会成本后个体化制定治疗方案，避免过度治疗或治疗不足。当存在危及生命/严重器官损伤时，初始予以高强度免疫抑制治疗，旨在控制疾病活动度；后续低强度免疫抑制维持治疗，旨在巩固疗效和预防复发。SLE和LN的治疗应以防治合并症、保障患者安全为前提，提高患者的生存率和生活质量。

SLE和LN的治疗以提高患者长期生存率、预防器官损伤、提高健康相关生活质量及追求达到疾病完全缓解或达到低疾病活动度（low disease activity，LDA）为目标。狼疮完全缓解是指停用激素及其他免疫抑制剂情况下，病情稳定2年以上[肾脏完全缓解、肌酐稳定、抗核抗体（ANA）和抗dsDNA阴性、补体正常]。LDA即使用抗疟药维持时SLE-DAI 2000≤3，或泼尼松≤7.5 mg/d联合免疫抑制剂维持时，SLE-DAI≤4，PGA≤1.5。达到狼疮完全缓解的目标非常困难，更多患者的治疗追求控制疾病活动度，达到LDA为目标。对于LN，力求在治疗6个月达到肾脏部分缓解[partial renal remission，PRR；即尿蛋白定量（UPr）下降超过基线的50%，血清肌酐（SCr）不高于基线水平10%]，治疗12个月应达到肾脏完全缓解（complete renal remission，CRR；即24 h UPr<500 mg，SCr不高于基线水平10%）。

（二）免疫抑制药物及治疗方案

1. 羟氯喹（hydroxychloroquine，HCQ） 除抗疟作用外，HCQ具有非常广泛的免疫及非免疫效应，并具有独特抑制APL，尤其抑制抗β2-GPI与磷脂双分子层的结合，修复APL介导的膜联蛋白（A5AnxA5）的丢失，从而发挥抗凝和预防血栓的效应。

临床研究显示，在标准免疫抑制治疗基础上联合使用HCQ可降低狼疮活动性，显著减少病程中LN的发生率（10年累计肾损伤发生率下降32%）及重型LN的比例，提高肾脏缓解率（尤其V型LN）及延长缓解持续的时间，降低肾脏复发率。对已有慢性肾脏损害的LN，HCQ能够减轻肾损害进展，延长到达终末期肾病（ESRD）时间，提高远期肾脏生存率。LN妊娠期使用HCQ，可降低狼疮的活动性和复发率，减少子痫前期的发生率。抗Ro/SSA、抗La/SSB阳性患者在妊娠期使用HCQ，能减少新生儿先天性心脏传导阻滞风险。对于APL阳性或有产科APS病史的LN患者，妊娠期HCQ

联合使用抗凝和（或）小剂量阿司匹林，能有效降低自然流产和胎儿丢失的发生率。因此，如果无HCQ的使用禁忌，所有SLE和LN，包括LN妊娠前和整个妊娠期都应使用HCQ。HCQ的最大日剂量不超过5 mg/kg。

HCQ引起视网膜病变（黄斑变性）、过敏、色素沉着、胃肠道反应、心肌毒性等不良反应的发生率低。视网膜病变发生率与HCQ治疗疗程和累积剂量相关，HCQ使用15年以内视网膜病变发生率仅2%左右，但超过15年则显著增高。HCQ治疗前已有视网膜病变，或以往对HCQ过敏者则不用HCQ。控制HCQ每日剂量和累积剂量，日剂量不超过5 mg/kg，或累计剂量不超过1000 g。对视网膜病发生高风险患者，强化眼底筛查。对HCQ疗程超过5年、日剂量（>6.5 mg/kg，或>400 mg）或累积剂量（>1000 g）过大、年龄>60岁、伴有肝肾疾病及肥胖等视网膜病变发生高风险患者，尤其LN伴肾功能减退者，应每年筛查眼底（OCT和视野检查），以及早发现视网膜病变，避免造成视力丧失。

2. 吗替麦考酚酯（mycophenolate mofetil，MMF） MMF又称霉酚酸酯，是次黄嘌呤单核苷酸脱氢酶（IMPDH）非竞争性、选择性和可逆性的抑制剂。IMPDH是嘌呤从头合成途径的一种关键酶，由于MMF的活性成分吗替麦考酚酸（MPA）阻断了鸟嘌呤合成，耗竭细胞内鸟嘌呤核苷酸，抑制细胞DNA合成，从而抑制细胞增生。有研究表明，MMF能明显抑制细胞免疫和体液免疫。由于淋巴细胞DNA和RNA合成主要依赖嘌呤的从头合成途径，缺乏替代途径，故MPA选择性作用于淋巴细胞对肝和骨髓细胞生长无影响，因而无肝和骨髓毒性作用。此外，MMF还抑制内皮细胞表达黏附分子和细胞因子IL-6合成，抑制白细胞与内皮细胞的黏附和渗出，抑制内皮细胞增生，从而保护内皮，控制血管病变。吗替麦考酚酯属于强效免疫抑制剂，对伴有或不伴有肾脏病变的SLE均有较好的治疗疗效。

（1）MMF诱导治疗：临床随机对照研究证明，MMF方案诱导治疗Ⅲ型和Ⅳ型LN的疗效不劣于或甚至优于IV-CYC方案。国际上，LN的治疗指南均推荐MMF作为Ⅲ和Ⅴ型LN的一线诱导和维持治疗方案。从国内外非对照研究到随机对照多中心研究，证明MMF治疗增生性LN的疗效不劣于或优于环磷酰胺静脉冲击治疗，但治疗缓解率报道不一，高者达95.0%，低者仅为54.6%，各研究结果不一可能与研究对象的病理类型的不同有关。在MMF治疗LN的国际多中心研究中，MMF的治疗剂量为3 g/d。该试验中，MMF组9例死亡，其中7例发生在亚洲，死于严重感染，而IV-CTX组5例死亡。高剂量MPA暴露可能与高于预期的严重感染相关。因此，需考虑患者之间风险状况的潜在差异，在决定使用高剂量MPA时，还需考虑患者可能相关的种族或地区。在我国的临床研究中，诱导期使用的MMF剂量多为1.5~2.0 g/d，MMF的维持剂量通常为1.0 g/d或更低，更适合我国LN患者的治疗。为了降低感染风险，MMF治疗期间应动态观察外周血淋巴细胞的数量。淋巴细胞持续下降或CD4$^+$T淋巴细胞<200/μl时，MMF应减量或暂停使用。对感染高危患者，在MMF治疗前3个月内，应预防性使用甲氧苄啶-磺胺甲噁唑（TMP-SMZ）。

（2）MMF维持治疗：有研究发现，在随访2~3年期间，MMF诱导-MMF维持治疗方案的主要疗效指标，即到达治疗失败（死亡、ERSD、持续SCr倍增、肾脏复发）或因LN加重或恶化而需要补救治疗（激素、血浆置换、静脉注射免疫球蛋白，或方案中未列入新的方案）事件的发生率均低于硫唑嘌呤（AZA）维持方案。

3. 他克莫司（Tac） Tac 治疗 LN 缺乏大样本随机对照研究。一项非对照前瞻性研究显示，40 例 LN 患者（Ⅳ型占 65%，少量Ⅴ型和Ⅲ+Ⅴ型）分别接受 Tac 治疗 12 个月（Tac 组）和 IV-CYC 治疗 6 个月后 AZA 维持（IV-CYC-AZA 组）6 个月。结果发现，Tac 组 5 个月和 12 个月完全缓解率显著高于 IV-CYC-AZA 组（5 个月：55.0% vs. 15.0%，$P=0.008$；12 个月：75.0% vs. 40.0%，$P=0.025$）。一项多中心随机对照研究纳入 81 例 LN 患者，随机接受激素联合 Tac 或激素联合 IV-CYC 诱导治疗，发现 2 组 6 个月的完全缓解率和总缓解率无统计学差异，但与 IV-CYC 比较，Tac 治疗组蛋白尿下降更快，不良反应发生率低。另一项单中心研究比较 Tac、MMF 或 IV-CYC 诱导治疗增生性和膜性 LN 的疗效，发现 Tac 治疗缓解率与 MMF 和 IV-CYC 方案无差异。

中国香港学者完成的一项随机对照研究，共纳入 150 例 LN 患者，前瞻性比较 Tac 与 MMF 治疗 LN 的疗效。研究证实，治疗 6 个月 2 组完全缓解率无差异（MMF 组 59%，Tac 组 62%）。荟萃分析结果证明，Tac 诱导治疗 LN 的疗效优于 IV-CYC，且不良反应率低。

国内一项研究观察了 Tac 短期维持治疗 LN 的疗效。70 例 LN 患者（Ⅲ型 54 例，Ⅳ型 10 例，Ⅴ型和Ⅴ+Ⅲ/Ⅳ各 3 例）在治疗获得缓解后随机接受 Tac 或 AZA 治疗，随访 6 个月 2 组复发率无差异，但 AZA 组白细胞减少发生率显著高于 Tac。但该研究随访时间过短，且Ⅲ型的比例过高（占 77.1%）。现有 Tac 治疗 LN 的研究，纳入的病例 SCr 正常或 <3 mg/dl。Tac 对严重肾功能损伤 LN 的治疗缺乏研究。

4. MMF+ 他克莫司（多靶点方案） 激素与 MMF 和 Tac 组成的多靶点方案中，每种药物作用于 SLE 及 LN 发生的不同环节，在抗感染、免疫抑制和足细胞保护等方面发挥协同作用，从而提高对 LN 的疗效。有研究发现，3 种免疫抑制剂的联合治疗，与每一种药物单独治疗比较，能够特异性影响肾组织免疫和炎症相关基因表达，独特抑制肾组织炎症分子 TLR-7 和 IL-6/Stat3 的信号通路，使足细胞肌动蛋白细胞骨架更稳定，在足细胞保护方面发挥协同作用，从而提高治疗缓解率。

（1）多靶点诱导治疗：早期一项多靶点治疗Ⅳ+Ⅴ型 LN 的单中心随机对照研究，发现多靶点方案治疗组的完全缓解率显著高于激素联合环磷酰胺静脉冲击疗法（IV-CYC）。随后进行的国内多中心随机对照研究纳入了 368 例各种类型重型 LN 患者，前瞻性比较了多靶点与 IV-CYC 方案诱导治疗 LN 的疗效。结果证明，治疗 6 个月，多靶点方案的累计缓解率和完全缓解率（46% vs. 26%，$P<0.001$）均显著高于 IV-CYC，中位缓解时间多靶点组为 8 周，IV-CYC 组为 12 周，表明多靶点治疗能更快获得完全缓解。亚组分析发现，多靶点治疗对Ⅳ型、Ⅴ型和Ⅳ+Ⅴ型和Ⅲ+Ⅴ型 LN 患者均有明显疗效，对Ⅴ型（33% vs. 8%，$P=0.01$）和Ⅳ+Ⅴ型（45% vs. 27%，$P=0.05$）完全缓解率的提高更显著，而不良反应发生率与 IV-CYC 组无明显差异。一项荟萃分析纳入全球 53 项 LN 治疗的随机对照研究，治疗方案包括了 IV-CYC、MMF、钙调磷酸酯抑制剂（CNIS）和多靶点疗法。与 IV-CYC 相比，多靶点方案治疗获得完全缓解的概率最高（OR 2.69，95%CI 1.74～4.16），其次是 CNIs（OR 1.74，95%CI 1.09～2.79）和 MMF（OR 1.44，95%CI 1.00～2.16）。因此，多靶点疗法被认为是 40 年来 LN 最好的治疗方案。

国内外多个小样本研究观察了多靶点作为传统方案治疗失败，或复发 LN 的疗效，结果表明多靶点方案作为 LN 的补救治疗，缓解率能达到 70% 以上。根据目前多靶点临床研究，多靶点适合于多种类型 LN 的诱导治疗。由于临床研究将 SCr>3 mg/dl 的 LN 被排除在外，多靶点方案对有严重肾功能不全 LN 的疗效和安全性缺乏研究。

（2）多靶点维持治疗：国内报道了 2 项多靶点维持治疗 LN 的研究。一项研究比较了多靶点诱导和维持与 CYC-AZA 维持方案治疗Ⅳ+Ⅴ型 LN 的疗效，71 例患者在完成 6 个月诱导治疗后进入维持期（多靶点组 37 例，AZA 组 34 例）。在 18 个月的随访期间，2 组肾脏复发率无差异（8.3% vs. 4.8%，$P>0.05$），但 CYC-AZA 组不良反应发生率显著高于多靶点组。一项国内多中心研究纳入了 206 例 LN 患者（包括Ⅲ、Ⅳ、Ⅴ、Ⅲ或Ⅳ+Ⅴ型），其中 116 例多靶点诱导 6 个月缓解后继续多靶点维持，90 例 CYC 诱导缓解后 AZA 维持，随访 18 个月。结果发现，2 组累计肾脏复发率无差异（5.47% vs. 7.62%，$P=0.74$），SCr 水平和估算肾小球滤过率（eGFR）均稳定，但 AZA 维持组不良事件发生率显著高于多靶点组（44.4% vs. 16.4%，$P<0.01$），多靶点组退出治疗比例的比例显著低于 AZA（1.7% vs. 8.9%，$P=0.02$）。

5. 生物靶向治疗　在 SLE 和 LN 的发病过程中、免疫细胞和免疫活性分子间的相互作用，B 淋巴细胞在 SLE 和 LN 的发生及进展中发挥非常关键的作用。因此，针对 B 细胞的靶向生物制剂，如清除 B 细胞的 CD20 单克隆抗体（利妥昔单抗，RTX），抑制 B 细胞增生的 B 淋巴细胞刺激因子 [BLyS，也称 B 细胞活化因子（BAFF）] 的单克隆抗体（belimumab，贝利尤单抗）在 LN 的治疗中展示了非常好的应用前景，更多的靶向生物制剂及其他免疫治疗尚需临床研究的证据（表 1-3-5）。

表 1-3-5　生物靶向制剂治疗 SLE 的临床研究

分子靶向	药物	性质	适应证及研究阶段
CD20	利妥昔单抗（rituximab）	单克隆抗体	超适应证（off-lable use）
BAFF	贝利尤单抗（belimumab）	单克隆抗体	SLE（批准）
CD19 和 FcγRIIB	XmAb5871	Fc-工程单克隆抗体	SLE（Ⅱ期临床）
CD40	CFZ533	单克隆抗体	SLE（Ⅱ期临床）
CD40L	Dapirolizumab pegol	聚乙二醇 Fab 片段	SLE（Ⅱ期临床）
ICOS	MEDI-570	单克隆抗体	SLE（Ⅰ期临床）
ICOSL	AMG557	单克隆抗体	SLE（Ⅰ期临床）
BAFF 和 APRIL	Atacicept	TACI（一种Ⅰ型跨膜蛋白）与人 IgG Fc 融合蛋白	SLE（Ⅲ期临床）
JAK1 和 JAK3	Tofacitinib	小分子	SLE（Ⅰ期和Ⅱ临床）
JAK1 和 JAK2	Baricitinib	小分子	SLE（Ⅲ临床）

（1）抗 CD20 单克隆抗体：临床最常用 B 细胞靶向药物是抗 CD20 的单抗利妥昔单抗（RTX），但最初的 2 项随机对照研究没有证明在标准免疫抑制治疗基础上联合 RTX 给 SLE 或 LN 带来额外受益。EXPLORE 研究中，RTX 组治疗总反应率与对照组无差异（28.4% vs. 29.5%）。RTX 治疗 LN 的随机对照研究（LUNAR 研究）发现，RTX 治疗组的肾脏完全缓解率（26% vs. 31%）和部分缓解率（31% vs. 15%）与对照组均无差异。但大量 RTX 治疗顽固性 LN 的观察性研究发现，RTX 治疗可使 52.9%～85.8% 的顽固性 LN 患者获得缓解。这些数据促使美国风湿病协会及 EULAR 推荐 RTX 用于治疗顽固性 LN。EULAR 发布的最新指南建议将 RTX 用于严重的、肾脏、血液及中枢系统损害的

SLE，一种及一种以上免疫抑制剂治疗失败或复发的LN。

LUNAR研究的事后分析发现，RTX治疗LN的疗效与B细胞清零有关。在LUNAR研究中，B细胞清零的标准为CD19$^+$B细胞计数<20/ul，如果把B细胞清零标准定为CD19$^+$B细胞计数为0/ul，则发现达到B细胞清零、B细胞清零持续时间>70天，及达到完全清零时间短的患者缓解率显著提高。因此，有学者建议以B细胞清零指导RTX用药。

RTX治疗LN国际上缺乏统一的使用方法及疗程（表1-3-6）。最早沿用RTX治疗淋巴瘤的方案，即每次375 mg/m^2，每周1次，连续4周。LUNAR试验使用的方案RTX 1000 mg×4次（第1、15、168、182天）。大剂量RTX治疗的费用高，感染风险高，已被减量RTX方案替代。目前文献报道最常应用的方法是2剂RTX方案（RTX 1000 mg，隔2周使用1次）。以最小剂量RTX达到B细胞持续清零应该是今后使用RTX的原则。

表1-3-6 RTX治疗顽固性LN的使用方案

剂量	间隔时间	例数（n）	百分比
4×375 mg/m^2	每周	150	49%
2×750 mg/m^2	每2周	5	2%
2×500 mg	每2周	3	1%
3×500 mg	每2周	1	0.3%
4×500 mg	每2周	1	0.3%
2×1000 mg	每2周	113	37%
其他方案		24	8%
合计		297	100%

RTX治疗LN面临的问题：①RTX难以造成持久的B细胞清零，故需要多次给药。②除了清除自身反应性B细胞，RTX同时清除正常B细胞，导致感染风险增大。③SLE患者体内的IC可阻断巨噬细胞功能，影响B细胞的清除。另外，RTX治疗后血中BAFF水平可显著升高，使得残留的B细胞暴露于高浓度的BAFF中，导致B细胞过度活化，影响RTX的治疗疗效。有研究设计了RTX联合贝利尤单抗的治疗方案，并成功将其用于RTX治疗后血液BAFF水平升高伴疾病复发的LN患者。

（2）贝利尤单抗：BLyS或BAFF是促进B细胞存活和分化的重要细胞因子。贝利尤单抗是首个抗BLyS的人源化单克隆抗体，可与BLyS结合，从而抑制B细胞活化和分化及自身抗体产生。临床试验证实，贝利尤单抗治疗能有效控制SLE的活动度，降低复发风险，减少激素剂量，成为第1个被美国食品药品监督管理局（FDA）和欧洲药品管理局批准用于治疗SLE的生物制剂，其适应证包括肌肉骨骼和皮肤黏膜损伤、血清学活动、激素依赖的SLE，但不适用于伴严重中枢神经系统损伤的SLE。

有4项关于贝利尤单抗治疗SLE的Ⅲ期临床研究。BLISS-52研究的周期为52周，入组867例SLE患者。结果显示，贝利尤单抗联合标准疗法（standard of care，SoC）可显著提高SLE的治疗反应率（SLE responder index，SRI），降低SLE的活动性和抗ds-DNA抗体水平，提高C3和C4水平及患者的生活质量，降低严重的复发风险。此外，贝利尤单抗治疗可降低激素用量。BLISS-76研究的周期为76周，纳入了来自北美洲和欧洲19个国家的819例患者。其结果与BLISS-52研究的结果类似，即长期使用高剂量贝利尤单抗能持续改善血清学指标、减少激素用量、降低严重的复发风险。该研究不仅是对52周贝利尤单抗研究的补充延长，也在不同人群中验证了贝利尤单抗的治疗效果。

BLISS-SC研究评估了皮下注射贝利尤单抗的疗效，证明SLE患者每周1次皮下注射200 mg同样有效，从而为SLE提供更加便利的给药途径。

BLISS-Northeast Asia研究则验证了贝利尤单抗同样适用于中国、日本、韩国等东北亚地区SLE患者人群。一项皮下注射贝利尤单抗联合RTX治疗成人SLE Ⅲ期的多中心随机对照研究证明，联合治疗能获得更好的低疾病活动性、疾病缓解或临床改善的疗效。

另一项研究发现，对于因LN或肾外症状导致激素不能减量或停用的患者，大部分应用贝利尤单抗可达预期治疗目标，包括肾脏及肾外症状缓解、疾病活动度减轻。1/3的患者可减停激素，其余患者激素剂量可减少40%，但未证实贝利尤单抗可缩短LN的病程。

（3）其他生物制剂：鉴于补体系统在SLE微血管损伤中的重要作用，补体系统可能是潜在的治疗靶点。依库珠单抗是一种完全人源化抗C5单克隆抗体，作为一种末端补体抑制剂，靶向人C5，防止膜攻击复合物C5b-9的产生和C5a的释放。有研究报道，依库珠单抗成功治疗TMA、APS或严重增生性LN。对于以TMA为首发症状的SLE和（或）APS患者，以及对当前免疫抑制治疗无效的患者，依库珠单抗可能是一种潜在的替代治疗方法。

6. 体外循环技术在LN治疗中的应用 体外循环治疗技术包括血浆置换（plasma exchange，PE）、双重血浆置换（double filtration plasma pheresis，DFPP）和免疫吸附（IA）等，能够快速清除SLE患者的自身抗体，改善狼疮活动。免疫抑制联合体外循环治疗已经广泛用于严重LN患者，尤其是伴有TMA，或合并严重狼疮心肌、神经系统或血液系统损伤及灾难性抗磷脂综合征的LN患者，或不适合使用用大剂量免疫抑制剂治疗的LN患者。

IA清除血清自身抗体的能力超过PE，在一些国家已经取代了PE，短期治疗效果显著。

DFPP是一种选择性血浆置换治疗技术，可有效清除血浆中的大分子物质。有研究发现，DFPP治疗重症LN患者取得了显著疗效，提高了LN伴TMA患者2年的肾脏生存率。有文献报道，伴TMA的LN患者仅有16.0%～52.8%接受PE治疗，这些患者的完全缓解率仅为22.2%～30.0%。但也有文献报道，LN伴TMA患者接受PE治疗失败。对于一般增生性LN患者，体外DFPP治疗可能无法获得额外受益。一项研究报道了12例增生性LN患者采用DFPP联合口服激素治疗，并与甲泼尼松龙冲击后口服激素联合MMF（1.5 g/d）治疗方案进行比较。结果发现，2组完全缓解率无差异，仅DFPP治疗能快速减轻患者水肿、提高血清白蛋白水平及降低SCr；2组3个月远期病变率无差异，但DFPP组的完全缓解率高于对照组，激素用量降低。

对严重的LN患者，尤其是合并严重其他器官损伤的患者，免疫抑制联合体外循环治疗有助于减轻器官功能损伤，这一治疗带来的感染并发症不应忽视。

7. 细胞治疗 目前用于治疗LN的细胞治疗方法主要是自体外周血干细胞移植（autologous haematopoietic stem cell transplantation，AHSCT）和间充质干细胞（mesenchymal stem cell，MSC）2类。

（1）AHSCT：AHSCT治疗通过大剂量化疗或结合放疗清除体内异常的免疫细胞，包括免疫自身反应性淋巴细胞，继而回输自体外周血造血干细胞，以重建患者的免疫功能和造血功能。有研究表明，AHSCT治疗SLE可成功实现自身免疫记忆细胞的清除、重建干细胞水平的免疫耐受，使SLE得到长期缓解。AHSCT 现应用于治疗顽固性 LN、肾活检病理为增生性 LN 或增生性 LN 合并 V 型、血清学指标持续活动的 LN。欧洲和美国 HSCT 治疗指南将 AHSCT 作为顽固性 SLE 的治疗指征。

AHSCT 治疗顽固性 SLE 的临床研究主要来自欧洲和美国。一项研究汇总了欧洲 35 个医疗中心 85 例顽固性 SLE 接受 AHSCT 治疗,中位随访 25 个月,5 年的总生存率为 79%,无复发生存率为 44%。国内有研究报道了接受 AHSCT 治疗的 22 例顽固性 LN,中位随访 72(60~80)个月,其中 18 例获得完全缓解,1 例获得部分缓解,但 6 例在随访期间复发;5 年的人生存率为 91%,无复发肾生存率为 53%。由于 AHSCT 需要特殊的医疗条件和技术,从而限制了其在临床的广泛应用。

(2)MSC:用于治疗 SLE 和 LN 的 MSC 主要是骨髓来源的 MSC(BM-MSC)和脐带来源的 MSC(UC-MSC)。MSC 具有多向分化潜能,在特定的诱导条件或归巢组织,分化成多种细胞。MSC 可以分泌多种细胞因子,如巨噬细胞集落刺激因子、IL-6 和血管内皮生长因子等,参与调控造血、免疫和促血管生成等多种作用。若 SLE 患者不仅有造血干细胞缺陷,也存在 MSC 异常,则表现为 MSC 增生和分化能力减弱,容易发生凋亡和衰老,在体外培养中迁移能力下降。因此,MSC 治疗 SLE 有充分的理论依据。

动物研究发现,静脉注射的 MSC 可归巢于肾脏,改善肾功能,加速有丝分裂反应,减少细胞凋亡。MSC 归巢相关分子可以被细胞因子如 TNF 和 IL-1 上调。因此,细胞因子水平可能影响 MSC 的治疗效果。在小鼠中,CD44 和透明质酸介导的 MSC 向损伤的肾脏迁移,透明质酸以剂量依赖性的方式促进 MSC 的迁移。静脉注射 MSC 的肾归巢被 CD44 抗体预孵育或可溶性透明质酸阻断。狼疮动物模型研究发现,MSC 可延长狼疮小鼠的生存率,减少蛋白尿,降低血清抗 ds-DNA 水平,改善小鼠肾脏 IgG 和 C3 的沉积。BM-MSC 移植联合 CYC 治疗可显著改善蛋白尿和肾脏病理。

MSC 治疗狼疮的早期临床研究采用 BM-MSC,发现顽固性狼疮患者接受 BM-MSC 治疗后 SLE 疾病活动指数(SLE-DAI)明显降低,蛋白尿减少,激素和 CYC 剂量逐渐减少。近来的研究多采用 UC-MSC 治疗 SLE 及 LN。一项多中心临床研究显示,SLE 患者输注 2 次 UC-MSC(1×10^6/kg,间隔 1 周),40 例患者中 13 例达到主要临床反应,11 例达到部分临床反应。SLE-DAI 和 BILAG 评分、血清 ANA 和抗 ds-DNA 抗体水平在 MSC 治疗 3 个月后明显降低,但 7 例移植后 SLE 复发。另一项单臂试验分析了异基因脐带血 MSC 治疗顽固性 LN 的疗效和安全性,发现 UC-MSC 治疗 3 个月,蛋白尿明显减少。总体而言,非对照临床研究显示,MSC 治疗顽固性 LN 12 个月的缓解率为 60.5%~75.0%,总复发率为 22.4%~23.0%,总生存率为 92.5%~95.0%。但最近一项新的异基因 UC-MSC 的多中心随机研究没有发现 UC-MSC 治疗的益处。因此,MSC 治疗 LN 还需要更多临床研究的证据,明确 MSC 治疗 LN 的最佳适应证和治疗方案。

综上所述,SLE 通过免疫复合物及非免疫复合物途径损伤肾脏,导致肾脏损伤的多种临床表现和病理类型,需要不同的治疗方案。传统的免疫抑制剂、多靶点新疗法及针对 B 细胞的靶向生物制剂是目前 LN 主要的治疗方法;免疫抑制剂联合体外循环治疗有助于改善严重肾脏或其他器官损伤;AHSCT 和 MSC 则用于顽固性 LN 的治疗。未来期待精准的 LN 分型和靶向治疗,提高疗效,降低不良反应,改善远期预后。

(胡伟新 王成玉)

参 考 文 献

[1] Silverman GJ. The microbiome in SLE pathogenesis. Nat Rev Rheumatol, 2019, 15(2): 72-74.

[2] Goulielmos G N, Zervou MI, Vazgiourakis VM, et al. The genetics and molecular pathogenesis of systemic lupus erythematosus (SLE) in populations of different ancestry. Gene, 2018, 668(8): 59-72.

[3] Rubin S, Bloom MS, Robinson WH. B cell checkpoints in autoimmune rheumatic diseases. Nat Rev Rheumatol, 2019, 15(5): 303-315.

[4] Davidson A. What is damaging the kidney in lupus nephritis? Nat Rev Rheumatol, 2016, 12(3): 143-153.

[5] Sakhi H, Moktefi A, Bouachi K, et al. Podocyte Injury in Lupus Nephritis. Journal of Clinical Medicine, 2019, 8(9): 1340-1351.

[6] Sethi S, Madden BJ, Debiec H, et al. Exostosin 1/exostosin 2-associated membranous nephropathy. J Am Soc Nephrol, 2019, 30(6): 1123-1136.

[7] Dos SM, Poletti PT, Milhoransa P, et al. Unraveling the podocyte injury in lupus nephritis:clinical and experimental approaches. Semin Arthritis Rheum, 2017, 46(5): 632-641.

[8] Rezende GM, Viana VS, Malheiros DM, et al. Podocyte injury in pure membranous and proliferative lupus nephritis:distinct underlying mechanisms of proteinuria? Lupus, 2014, 23(3): 255-262.

[9] Perysinaki GS, Moysiadis DK, Bertsias G, et al. Podocyte main slit diaphragm proteins, nephrin and podocin, are affected at early stages of lupus nephritis and correlate with disease histology. Lupus, 2011, 20(8): 781-791.

[10] Yoo J, Baumstein D. Lupus podocytopathy:a newly emerging nonimmune complex mediated nephropathy associated with systemic lupus erythematosus. Ann Palliat Med, 2020, 9(2): 126-128.

[11] Reiser J, von Gersdorff G, Loos M, et al. Induction of B7-1 in podocytes is associated with nephrotic syndrome. J Clin Invest, 2004, 113(10): 1390-1397.

[12] Weening JJ, D'Agati VD, Schwartz MM, et al. The classification of glomerulonephritis in systemic lupus erythematosus revisited. Kidney Int, 2004, 65(2): 521-530.

[13] Mjelle JE, Rekvig OP, Van Der Vlag J, et al. Nephritogenic antibodies bind in glomeruli through interaction with exposed chromatin fragments and not with renal cross-reactive antigens. Autoimmunity, 2011, 44(5): 373-383.

[14] Wei C, El H S, Li J, et al. Circulating urokinase receptor as a cause of focal segmental glomerulosclerosis. Nat Med, 2011, 17(8): 952-960.

[15] Chapman K, Seldon M, Richards R. Thrombotic microangiopathies, thrombotic thrombocytopenic purpura, and ADAMTS-13. Semin Thromb Hemost, 2012, 38(1): 47-54.

[16] Song D, Wu LH, Wang FM, et al. The spectrum of renal thrombotic microangiopathy in lupus nephritis. Arthritis Res Ther, 2013, 15(1): 12-21.

[17] Sciascia S, Radin M, Cecchi I, et al. Reliability of lupus anticoagulant and anti-phosphatidylserine/prothrombin autoantibodies in antiphospholipid syndrome:a multicenter study. Front Immunol, 2019, 10(1): 376-374.

[18] Tektonidou MG. Antiphospholipid syndrome nephropathy: from pathogenesis to treatment. Front Immunol, 2018, 9(1): 1181-1190.

[19] Andreoli L, Fredi M, Nalli C, et al. Clinical significance of IgA anti-cardiolipin and IgA anti-β2glycoprotein I antibodies. Curr Rheumatol Rep, 2013, 15(7): 343-347.

[20] Guillot M, Rafat C, Buob D, et al. Eculizumab for catastrophic antiphospholipid syndrome-a case report and literaturereview. Rheumatology (Oxford), 2018, 57(11): 2055-2057.

[21] Goodship TH, Cook HT, Fakhouri F, et al. Atypical hemolytic uremic syndrome and C3 glomerulopathy:conclusions from a "KidneyDisease:Improving Global Outcomes"(KDIGO) Controversies Conference. Kidney Int, 2017, 91(3): 539-551.

[22] Li C, Zhou ML, Liang D D, et al. Treatment and clinicopathological characteristics of lupus nephritis with anti-neutrophil cytoplasmic antibody positivity:a case-control study. BMJ Open, 2017, 7(7): 15668-15677.

[23] Jarrot P A, Chiche L, Hervier B, et al. Systemic lupus erythematosus and antineutrophil cytoplasmic antibody-associated vasculitis overlap syndrome in patients with biopsy-proven glomerulonephritis. Medicine (Baltimore), 2016, 95(22): 3748-3454.

[24] Rubin SJS, Bloom MS, Robinson WH. B cell checkpoints in autoimmune rheumatic diseases. Nature reviews. Rheumatology, 2019, 15(5): 303-315.

[25] Weening JJ, D'Agati VD, Schwartz MM, et al. The classification of glomerulonephritis in systemic lupus erythematosus revisited.

J Am Soc Nephrol, 2004, 15(2): 241-250.

[26] Bajema IM, Wilhelmus S, Alpers CE, et al. Revision of the International Society of Nephrology/Renal Pathology Society classification for lupus nephritis:clarification of definitions, and modified National Institutes of Health activity and chronicity indices. Kidney Int, 2018, 93(4): 789-796.

[27] 中国狼疮肾炎诊断和治疗指南编写组，中国狼疮肾炎诊断和治疗指南. 中华医学杂志，2019，17（44）：3441-3442.

[28] Hu W, Chen Y, Wang S, et al. Clinical-morphological features and outcomes of lupus podocytopathy. Clin J Am Soc Nephrol, 2016, 11(4): 585-592.

[29] Bomback AS, Markowitz GS. Lupus podocytopathy:a distinct entity. Clin J Am Soc Nephrol, 2016, 11(4): 547-548.

[30] Appel GB, Pirani CL, D'Agati V. Renal vascular complications of systemic lupus erythematosus. J Am Soc Nephrol, 1994, 4(8): 1499-1515.

[31] Hu WX, Liu ZZ, Chen HP, et al. Clinical characteristics and prognosis of diffuse proliferative lupus nephritis with thrombotic microangiopathy. Lupus, 2010, 19(14): 1591-1598.

[32] Appel GB, Contreras G, Dooley MA, et al. Mycophenolate mofetil versus cyclophosphamide for induction treatment of lupus nephritis. J Am Soc Nephrol, 2009, 20(5): 1103-1112.

[33] Dooley MA, Jayne D, Ginzler E M, et al. Mycophenolate versus azathioprine as maintenance therapy for lupus nephritis. N Engl J Med, 2011, 365(20): 1886-1895.

[34] Bao H, Liu ZH, Xie HL, et al. Successful treatment of class Ⅴ+Ⅳ lupus nephritis with multitarget therapy. J Am Soc Nephrol, 2008, 19(10): 2001-2010.

[35] Navarra SV, Guzmán RM, Gallacher AE, et al. Efficacy and safety of belimumab in patients with active systemic lupus erythematosus:a randomised, placebo-controlled, phase 3 trial. Lancet, 2011, 377(9767): 721-731.

[36] Fanouriakis A, Kostopoulou M, Cheema K, et al. 2019 Update of the Joint European League Against Rheumatism and European Renal Association-European Dialysis and Transplant Association (EULAR/ERA-EDTA) recommendations for the management of lupus nephritis. Ann Rheum Dis, 2020, 79(6): 713-723.

[37] van Vollenhoven R, Voskuyl A, Bertsias G, et al. A framework for remission in SLE:consensus findings from a large international taskforce on definitions of remission in SLE (DORIS). Ann Rheum Dis, 2017, 76(3): 554-561.

[38] Ugarte-Gil M F, Wojdyla D, Pons-Estel G J, et al. Remission and Low Disease Activity Status (LDAS) protect lupus patients from damageoccurrence:data from a multiethnic, multinational Latin American Lupus Cohort (GLADEL). Ann Rheum Dis, 2017, 76(12): 2071-2074.

[39] Ruiz-Irastorza G, Ramos-Casals M, Brito-Zeron P, et al. Clinical efficacy and side effects of antimalarials in systemic lupus erythematosus:a systematic review. Ann Rheum Dis, 2010, 69(1): 20-28.

[40] Kim JW, Kim YY, Lee H, et al. Risk of retinal toxicity in longtime users of hydroxychloroquine. J Rheumatol, 2017, 44(11): 1674-1679.

[41] Huang Y, Liu Z, Huang H, et al. Effects of mycophenolic acid on endothelial cells. Int Immunopharmacol, 2005, 5(6): 1029-1039.

[42] 胡伟新，陈惠萍，唐政，等. 霉酚酸酯与间断环磷酰胺冲击疗法治疗Ⅳ型狼疮性肾炎疗效的比较. 肾脏病与透析肾移植杂志，2000，8（1）：3-8.

[43] Levey AS, Eckardt KU, Dorman NM, et al. Nomenclature for kidney function and disease:report of a Kidney Disease:Improving Global Outcomes (KDIGO) Consensus Conference. Kidney Int, 2020, 97(6): 1117-1129.

[44] Hahn BH, Mcmahon MA, Wilkinson A, et al. American College of Rheumatology guidelines for screening, treatment, and managementof lupus nephritis. Arthritis Care Res (Hoboken), 2012, 64(6): 797-808.

[45] Rathi M, Goyal A, Jaryal A, et al. Comparison of low-dose intravenous cyclophosphamide with oral mycophenolate mofetilin the treatment of lupus nephritis. Kidney Int, 2016, 89(1): 235-242.

[46] MejíaVilet JM, ArreolaGuerra JM, Córdova Sánchez BM, et al. Comparison of lupus nephritis induction treatments in a hispanic population:a single-center cohort analysis. J Rheumatol, 2015, 42(11): 2082-2091.

[47] Wang S, Li X, Qu L, et al. Tacrolimus versus cyclophosphamide as treatment for diffuse proliferative or membranous lupus nephritis:a non-randomized prospective cohort study. Lupus, 2012, 21(9): 1025-1035.

[48] Chen W, Tang X, Liu Q, et al. Short-term outcomes of induction therapy with tacrolimus versus cyclophosphamide for active lupus nephritis: a multicenter randomized clinical trial. Am J Kidney Dis, 2011, 57(2): 235-244.

[49] Li X, Ren H, Zhang Q, et al. Mycophenolate mofetil or tacrolimus compared with intravenous cyclophosphamide

[50] Mok CC, Ying KY, Yim CW, et al. Tacrolimus versus mycophenolate mofetil for induction therapy of lupus nephritis:arandomised controlled trial and long-term follow-up. Ann Rheum Dis, 2016, 75(1): 30-36.

[51] Hannah J, Casian A, D'Cruz D. Tacrolimus use in lupus nephritis:a systematic review and meta-analysis. Autoimmun Rev, 2016, 15(1): 93-101.

[52] Chen W, Liu Q, Chen W, et al. Outcomes of maintenance therapy with tacrolimus versus azathioprine for active lupusnephritis:a multicenter randomized clinical trial. Lupus, 2012, 21(9): 944-952.

[53] Fu J, Wang Z, Lee K, et al. Transcriptomic analysis uncovers novel synergistic mechanisms in combination therapyfor lupus nephritis. Kidney Int, 2018, 93(2): 416-429.

[54] Palmer SC, Tunnicliffe DJ, Singh-Grewal D, et al. Induction and maintenance immunosuppression treatment of proliferative lupus nephritis:a network meta-analysis of randomized trials. Am J Kidney Dis, 2017, 70(3): 324-336.

[55] Mok CC, To CH, Yu KL, et al. Combined low-dose mycophenolate mofetil and tacrolimus for lupus nephritis with suboptimal response to standard therapy:a 12-month prospective study. Lupus, 2013, 22(11): 1135-1141.

[56] 许圣淳，陈樱花，刘正钊，等. 多靶点治疗Ⅳ + Ⅴ型狼疮性肾炎的长期随访. 肾脏病与透析肾移植杂志，2012，21（2）：101-108.

[57] Zhang H, Liu Z, Zhou M, et al. Multitarget therapy for maintenance treatment of lupus nephritis. J Am Soc Nephrol, 2017, 28(12): 3671-3678.

[58] Rovin BH, Furie R, Latinis K, et al. Efficacy and safety of rituximab in patients with active proliferative lupus nephritis:the lupus nephritis assessment with rituximab study. Arthritis Rheum, 2012, 64(4): 1215-1226.

[59] Gunnarsson I, Sundelin B, Jónsdóttir T, et al. Histopathologic and clinical outcome of rituximab treatment in patients with cyclophosphamide-resistant proliferative lupus nephritis. Arthritis Rheum, 2007, 56(4): 1263-1272.

[60] Contis A, Vanquaethem H, Truchetet ME, et al. Analysis of the effectiveness and safety of rituximab in patients with refractory lupus nephritis:a chart review. Clin Rheumatol, 2016, 35(2): 517-522.

[61] Iaccarino L, Bartoloni E, Carli L, et al. Efficacy and safety of off-label use of rituximab in refractory lupus:data from the Italian Multicentre Registry. Clin Exp Rheumatol, 2015, 33(4): 449-456.

[62] Iwata S, Saito K, Hirata S, et al. Efficacy and safety of anti-CD20 antibody rituximab for patients with refractory systemic lupus erythematosus. Lupus, 2018, 27(5): 802-811.

[63] Kotagiri P, Martin A, Hughes P, et al. Single-dose rituximab in refractory lupus nephritis. Intern Med J, 2016, 46(8): 899-901.

[64] Fanouriakis A, Kostopoulou M, Alunno A, et al. 2019 update of the EULAR recommendations for the management of systemic lupus erythematosus. Ann Rheum Dis, 2019, 78(6): 736-745.

[65] Mendez LMG, Cascino MD, Garg J, et al. Peripheral blood B cell depletion after rituximab and complete response in lupus nephritis. Clin J Am Soc Nephrol, 2018, 13(10): 1502-1509.

[66] Weidenbusch M, Römmele C, Schröttle A, et al. Beyond the LUNAR trial. Efficacy of rituximab in refractory lupus nephritis. Nephrol Dial Transplant, 2013, 28(1): 106-111.

[67] Furie R, Petri M, Zamani O, et al. A phase III, randomized, placebo-controlled study of belimumab, a monocl onal antibody that inhibits B lymphocyte stimulator, in patients with systemic lupuse rythematosus. Arthritis Rheum, 2011, 63(12): 3918-3930.

[68] Stohl W, Schwarting A, Okada M, et al. Efficacy and safety of subcutaneous belimumab in systemic lupus erythematosus:a fifty-two-week randomized, double-blind, placebo-controlled study. Arthritis Rheumatol, 2017, 69(5): 1016-1027.

[69] Zhang F, Bae S C, Bass D, et al. A pivotal phase III, randomised, placebo-controlled study of belimumab in patientswith systemic lupus erythematosus located in China, Japan and South Korea. Ann Rheum Dis, 2018, 77(3): 355-363.

[70] Teng Y, Bruce IN, Diamond B, et al. Phase III, multicentre, randomised, double-blind, placebo-controlled, 104-week study of subcutaneous belimumab administered in combination with rituximab in adults with systemic lupus erythematosus (SLE): BLISS-BELIEVE study protocol. BMJ Open, 2019, 9(3): 25687-25692.

[71] Binda V, Trezzi B, Del P N, et al. Belimumab may decrease flare rate and allow glucocorticoid withdrawal in lupus nephritis (including dialysis and transplanted patient). J Nephrol, 2020, 33(5): 1019-1025.

[72] El-Husseini A, Hannan S, Awad A, et al. Thrombotic microangiopathy in systemic lupus erythematosus:efficacy of eculizumab. Am J Kidney Dis, 2015, 65(1): 127-130.

[73] Sciascia S, Radin M, Yazdany J, et al. Expanding the therapeutic options for renal involvement in lupus:eculizumab, available evidence. Rheumatol Int, 2017, 37(8): 1249-1255.

[74] Pickering MC, Ismajli M, Condon MB, et al. Eculizumab as rescue therapy in severe resistant lupus nephritis. Rheumatology (Oxford), 2015, 54(12): 2286-2288.

[75] Haris A, Arányi J, Braunitzer H, et al. Role of plasmapheresis in immunological kidney diseases. Experience from 1050 completed plasmapheresis treatment sessions. Orv Hetil, 2011, 152(28): 1110-1119.

[76] Nakanishi T, Suzuki N, Kuragano T, et al. Current topics in therapeutic plasmapheresis. Clin Exp Nephrol, 2014, 18(1): 41-49.

[77] Pfueller B, Wolbart K, Bruns A, et al. Successful treatment of patients with systemic lupus erythematosus by immunoadsorption with a C1q column:a pilot study. Arthritis Rheum, 2001, 44(8): 1962-1963.

[78] Kronbichler A, Brezina B, Quintana L F, et al. Efficacy of plasma exchange and immunoadsorption in systemic lupus erythematosus andantiphospholipid syndrome:A systematic review. Autoimmun Rev, 2016, 15(1): 38-49.

[79] 陈海燕，邬步云，徐斌，等．双重血浆置换治疗中血清致病抗体清除效率与疗效的关系．肾脏病与透析肾移植杂志，2014，23（3）：235-239.

[80] Jagdish K, Jacob S, Varughese S, et al. Effect of double filtration plasmapheresis on various plasma components and patientSafety:a prospective observational cohort study. Indian J Nephrol, 2017, 27(5): 377-383.

[81] 王悦至，梁少姗，龚德华．等．双重血浆置换治疗狼疮性肾炎伴血栓性微血管病疗效分析．中国实用内科杂志，2015，35（6）：506-511.

[82] Song D, Wu LH, Wang FM, et al. The spectrum of renal thrombotic microangiopathy in lupus nephritis. Arthritis Res Ther, 2013, 15(1): 12-23.

[83] Pattanashetti N, Anakutti H, Ramachandran R, et al. Effect of thrombotic microangiopathy on clinical outcomes in indian patients with lupus nephritis. Kidney Int Rep, 2017, 2(5): 844-849.

[84] Li QY, Yu F, Zhou FD, et al. Plasmapheresis is associated with better renal outcomes in lupus nephritis patients with thrombotic microangiopathy:a case series study. Medicine (Baltimore), 2016, 95(18): 3595-3607.

[85] Li M, Wang Y, Qiu Q, et al. Therapeutic effect of double-filtration plasmapheresis combined with methylprednisolone to treat diffuse proliferative lupus nephritis. J Clin Apher, 2016, 31(4): 375-380.

[86] 梁军，孙凌云．间充质干细胞治疗系统性红斑狼疮的基础和临床研究．浙江医学，2017，39（21）：1836-1841.

[87] Burt RK, Traynor A, Statkute L, et al. Nonmyeloablative hematopoietic stem cell transplantation for systemic lupuserythematosus. JAMA, 2006, 295(5): 527-535.

[88] Snowden JA, Saccardi R, Allez M, et al. Haematopoietic SCT in severe autoimmune diseases:updated guidelines of the European Group for Blood and Marrow Transplantation. Bone Marrow Transplant, 2012, 47(6): 770-790.

[89] Farge D, Labopin M, Tyndall A, et al. Autologous hematopoietic stem cell transplantation for autoimmune diseases:an observational study on 12 years' experience from the European Group for Blood and Marrow Transplantation Working Party on Autoimmune Diseases. Haematologica, 2010, 95(2): 284-292.

[90] Huang X, Chen W, Ren G, et al. Autologous hematopoietic stem cell transplantation for refractory lupus nephritis. Clin J Am Soc Nephrol, 2019, 14(5): 719-727.

[91] Liu H, Liu S, Li Y, et al. The role of SDF-1-CXCR4/CXCR7 axis in the therapeutic effects ofhypoxia-preconditioned mesenchymal stem cells for renal ischemia/reperfusion injury. PLoS One, 2012, 7(4): 34608-34627.

[92] Sun L, Akiyama K, Zhang H, et al. Mesenchymal stem cell transplantation reverses multiorgan dysfunction in systemiclupus erythematosus mice and humans. Stem Cells, 2009, 27(6): 1421-1432.

[93] Wang D, Li J, Zhang Y, et al. Umbilical cord mesenchymal stem cell transplantation in active and refractorysystemic lupus erythematosus:a multicenter clinical study. Arthritis Res Ther, 2014, 16(2): 79-88.

[94] Liang J, Zhang H, Hua B, et al. Allogenic mesenchymal stem cells transplantation in refractory systemic lupus erythematosus:a pilot clinical study. Ann Rheum Dis, 2010, 69(8): 1423-1429.

[95] Sattwika PD, Mustafa R, Paramaiswari A, et al. Stem cells for lupus nephritis:a concise review of current knowledge. Lupus, 2018, 27(12): 1881-1897.

[96] Deng D, Zhang P, Guo Y, et al. A randomised double-blind, placebo-controlled trial of allogeneic umbilical cord-derived mesenchymal stem cell for lupus nephritis. Ann Rheum Dis, 2017, 76(8): 1436-1439.

第四节 新月体性肾小球肾炎诊治进展

新月体性肾小球肾炎（crescentic glomerulonephritis，CRGN）的病理改变特征为弥漫分布的肾小球新月体形成（常超过肾穿刺标本中肾小球数目的50%）。临床上，新月体性肾小球肾炎常表现为在急性肾炎综合征（血尿、蛋白尿、水肿和高血压）的基础上出现短期肾功能迅速下降，部分患者早期即可出现少尿、无尿，故也称为急进性肾小球肾炎（rapidly progressive glomerulonephritis，RPGN）。

一、新月体及其形成机制

新月体的形成是由于肾小球毛细血管严重损伤导致肾小球毛细血管壁、肾小球基底膜和肾小囊出现物理裂隙，使循环中的细胞（大部分是巨噬细胞和T细胞）、炎症介质及血浆蛋白穿过裂隙进入肾小囊而引起非特异性反应。

新月体由细胞和细胞外成分组成：细胞成分包括上皮细胞和炎症细胞2类，其中炎症细胞有巨噬细胞、淋巴细胞、中性粒细胞和成纤维细胞等；细胞外成分包括纤维素、胶原、基底膜成分等。按照组成成分又可将新月体分为细胞性新月体、细胞纤维性新月体、纤维性新月体：细胞新月体是指细胞和纤维蛋白组成超过75%而纤维基质少于25%；细胞纤维性新月体是指细胞和纤维蛋白比例占25%~75%，其余为纤维基质；纤维性新月体是指纤维基质比例大于75%，而细胞及纤维蛋白比例少于25%。

二、新月体性肾小球肾炎的分型

目前，最常用的分类方法是根据新月体性肾小球肾炎的免疫病理分为3型，即抗肾小球基底膜（glomerular basement membrane，GBM）型（Ⅰ型）、免疫复合物型（Ⅱ型）和寡免疫复合物型（Ⅲ型）。有学者结合肾脏免疫病理和自身抗体不同将新月体性肾小球肾炎分为5型，将抗GBM型中抗中性粒细胞胞质抗体（ANCA）同时阳性者称为Ⅳ型，寡免疫复合物型中ANCA阴性者称为Ⅴ型。因5型分类法中Ⅰ型和Ⅳ型的临床表现和自然病程类似，而Ⅴ型和Ⅲ型类似，本节中仍以3型分类为准。

1. Ⅰ型新月体性肾小球肾炎（抗GBM型） 抗GBM型新月体性肾小球肾炎以循环中抗GBM抗体阳性和（或）肾脏中有抗GBM抗体沉积为特征，属于抗GBM病。其主要靶抗原为GBM内的Ⅳ型胶原α3链的非胶原区1结构域［α3（Ⅳ）NC1］。Ⅳ型胶原是由α1~α6组成的复杂螺结构的六聚体，称为Goodpasture抗原（GP抗原）。GBM主要含α3、α4和α5链。正常状态下，2种GP抗原（A、B）隐藏于α3链NC1区的E段；GBM变性时，其螺旋结构的六聚体解离，GP抗原暴露，形成自身抗原，诱发自身抗体。有学者在抗GBM病中也发现了针对α5（Ⅳ）NC1、α4（Ⅳ）NC1的抗体，这可能是由对a3（Ⅳ）NC1的主要反应后表位扩散的过程引起的。该抗原在肾和肺中的含量最丰富，病变局限在肾脏时称为抗GBM肾炎，肺、肾同时受累时称为Goodpasture综合征。80%~90%的抗GBM病患者表现为新月体性肾小球肾炎。抗GBM抗体产生的确切机制尚不明确，遗传易感性和某些诱发因素（如感染、吸烟、碳氢化合物等造成GBM暴露）可能与该病相关。

Ⅰ型新月体性肾小球肾炎患者的肾脏病理免疫荧光检查可见特征性的免疫球蛋白（IgG为主，

IgA 和 IgM 少见）沿肾小球基底膜呈线性沉积；光镜下可见较高比例的肾小球新月体形成，新月体的类型多一致，这也是抗 GBM 型区别于其他类型新月体性肾小球肾炎的重要特征。

约 1/3 的抗 GBM 病患者同时存在 ANCA 阳性，多见于髓过氧化物酶 -ANCA（MPO-ANCA）阳性。也有约 10% 的患者循环抗 GBM 抗体阴性。部分抗 GBM 病患者还可以合并膜性肾病，与典型的抗 GBM 病患者相比，这部分患者的抗 GBM 抗体的亚型分布和表位特异性有一定差异。因 Alport 综合征患者在肾移植后可对被移植的正常肾脏 GBM 产生抗体，少数 Alport 综合征患者接受正常人的肾脏移植后会发生抗 GBM 病，在最近的报道中这一比例为 1.4%，其发生显性抗 GBM 病的风险取决于基因异常的类型。目前，尚有 Castleman 病合并抗 GBM 病的个案报道，其机制可能与这类患者的浆细胞可产生抗 GBM 抗体有关。

2. Ⅱ型新月体性肾小球肾炎（免疫复合物型） 免疫复合物型新月体性肾小球肾炎是一组由不同类型的原发性或继发性免疫复合物沉积导致的新月体性肾小球肾炎。除了新月体性肾小球肾炎的特点外，其临床和病理还有基础疾病的特点。构成Ⅱ型新月体性肾小球肾炎的肾小球疾病包括狼疮肾炎、IgA 肾病、过敏性紫癜性肾炎、免疫复合物介导的膜增生性肾小球肾炎、混合性冷球蛋白血症、感染后急性肾小球肾炎、膜性肾病、纤维性肾小球肾炎及原发性或继发性淀粉样变性等。在这些疾病中，循环免疫复合物在基底膜的沉积或原位免疫复合物在肾小球毛细血管内的形成激活了炎症细胞和补体系统，从而引起 GBM 损伤。当 GBM 断裂时，炎症反应发展到毛细血管外，导致新月体形成。约有 13% 的狼疮肾炎患者符合新月体性肾小球肾炎的诊断，在 IgA 肾病和过敏性紫癜性肾炎患者中，这一比例分别为 4% 和 10%。

Ⅱ型新月体性肾小球肾炎在进行肾活检病理检查时，光镜下可见在原有的肾小球疾病的病理改变基础上出现不同阶段的新月体形成；免疫荧光检查可见免疫球蛋白和补体呈颗粒状沉积于肾小球，沉积的形态与基础肾小球疾病有关。

3. Ⅲ型新月体性肾小球肾炎（寡免疫复合物型） 寡免疫复合物型新月体性肾小球肾炎进行肾脏免疫荧光检查，发现无或仅见少量免疫复合物沉积，多为原发性系统性小血管炎或肾脏局限性小血管炎所致；大多数患者的循环中存在针对 MPO 或蛋白酶 3（PR3）的特异性 ANCA，且有系统性血管炎的体征。ANCA 相关性血管炎（ANCA-associated vasculitis，AAV）包括显微镜下多血管炎（MPA）、肉芽肿性血管炎（GPA）、嗜酸细胞性肉芽肿性多血管炎（EGPA）和器官限制性 AAV（如肾脏局限性血管炎）。

AAV 的发生主要与在遗传背景下的感染、环境（如空气污染物、二氧化硅等）、药物（如丙硫氧嘧啶、肼屈嗪等）等因素的诱发作用有关。其发病机制至今尚未阐明，推测 ANCA、中性粒细胞、补体及凝血系统四者之间的相互作用是 AAV 发病机制中最关键的部分。ANCA 是 AAV 发病的中心环节。C5a 和 TNF-α 预激活中性粒细胞，导致抗原易位（MPO 和 PR3 的膜表达增加），然后 ANCA 的 Fab 段与中性粒细胞细胞膜上的 MPO 和 PR3 结合，Fc 段与中性粒细胞上的 FcR 结合，激活中性粒细胞，导致中性粒细胞呼吸爆发和脱颗粒，产生活性氧自由基，释放颗粒中的蛋白酶，进而损伤内皮细胞；中性粒细胞活化后还释放含有组织因子的中性粒细胞胞外诱捕网（NETs）及微颗粒，激活凝血系统；另外，活化的中性粒细胞可以释放补体旁路途径活化所必需的因子（包括 P 因子等），进一步活化补体旁路途经。

约40%的AAV患者表现为新月体性肾小球肾炎。其肾脏病理免疫荧光检查显示，肾小球无或仅有少量免疫球蛋白或补体沉积，即寡免疫染色模式。光镜下可见到新旧程度不一的新月体形成，并常伴纤维素样坏死。

约10%的AAV患者ANCA阴性。5%的ANCA阳性患者同时存在抗GBM病，也可以与其他肾小球疾病同时发生，特别是膜性肾病和狼疮肾炎。

采用过碘酸六胺银染色（periodic acid-silver metheramine，PASM）和Masson染色显示肾小球细胞性新月体（图1-3-1）。

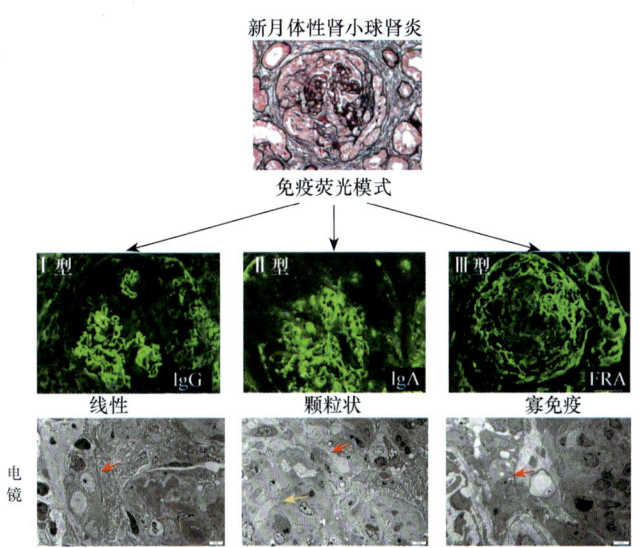

图1-3-1　PASM+Masson染色显示肾小球细胞性新月体（400×）　免疫荧光显示新月体性肾小球肾炎3种免疫荧光模式：IgG沿肾小球基底膜呈线性沉积（Ⅰ型）；IgA沿肾小球系膜区呈颗粒状沉积（Ⅱ型）；寡免疫复合物仅可见肾小球内纤维蛋白相关抗原（FRA）阳性表达，其余免疫荧光检查均为阴性（Ⅲ型）（FRA阳性可见于细胞性新月体、肾小球节段纤维素样坏死和纤维素样血管坏死）。电镜下，3型均可见新月体形成（红色箭头）；Ⅱ型可见团块状电子致密物沉积（黄色箭头），Ⅰ型、Ⅲ型未见

三、新月体性肾小球肾炎的流行病学

新月体性肾小球肾炎的发病率较低，在不同的研究中，其发病率差异较大，占接受肾活检患者总数的2%～10%。其病因分布存在明显的地域差异，在西方国家，Ⅲ型新月体性肾小球肾炎比Ⅰ型和Ⅱ型更常见。刘志红等回顾性分析了528例新月体性肾小球肾炎患者，占同期非移植肾活检总数的1.56%，其中男性208例（39.4%），肾活检时的平均年龄为（37.6±16.4）岁。结果发现，528例患者中Ⅱ型新月体性肾小球肾炎最多见（62.7%），其中狼疮肾炎和IgA肾病（分别占34.3%和17.4%）是最常见的病因，接下来为Ⅲ型（25.8%）和Ⅰ型（11.6%）新月体性肾小球肾炎。

抗GBM型新月体性肾小球肾炎有2个发病高峰：第1个高峰在20～30岁时，男性略多，常同时累及肺脏和肾脏；第2个高峰在60～80岁时，女性多见，常表现为孤立性肾脏疾病。抗GBM型新月体性肾小球肾炎较罕见，发病率为（1～2）/（100万·年）。虽然免疫复合型新月体性肾小球肾炎可能发生在任何年龄，但根据原发性或继发性肾脏病种类的不同，发病年龄也存在差异。狼疮常多发病于育龄期女性,过敏性紫癜常见于儿童和青少年,IgA肾病常累及青壮年男性,混合性冷球蛋白血症在50~70岁的中老年人群中更常见。AAV的发病率为46~184/100万。AAV可发生于各个年龄段,以老年患者居多。在欧洲,GPA、MPA和EGPA的年发病率分别为(2.1~14.4)/100万、(2.4~10.1)/100万和(0.5~3.7)/100万。来自我国的小样本临床研究提示,MPA约占AAV的80%,GPA约占AAV的20%,而EGPA相对少见。

四、新月体性肾小球肾炎的临床表现

RPGN是所有类型新月体性肾小球肾炎的共同特征,但也有约15%的新月体性肾小球肾炎患者起病隐匿,在疾病早期无明显症状。抗GBM型新月体性肾小球肾炎患者更易在早期出现少尿、无尿,部分患者因合并肺出血而被诊断为Goodpasture综合征。免疫复合物型新月体性肾小球肾炎的临床表现与原发性疾病相关,如狼疮肾炎常伴发热、关节痛、皮疹、浆膜炎、神经系统病变,过敏性紫癜的临床特征为紫癜、关节痛和腹部绞痛,冷球蛋白血症常出现乏力、关节痛、雷诺现象、紫癜、肝脾大和外周神经病等。寡免疫复合物型新月体性肾小球肾炎中的AAV常伴有明显的全身症状,包括发热、疲乏、皮疹、关节痛、呼吸道症状(哮喘、咳嗽、痰中带血甚至咯血)等。在GPA中,常出现肺结节和空洞,还包括多发性单神经炎、鼻炎、鼻窦炎、中耳炎和巩膜炎。在MPA中,肾脏的受累率较高,且有可能成为唯一的受累器官,还常见肺间质纤维化、皮肤溃疡和结节及关节痛。EGPA的特征是哮喘、鼻窦炎、皮肤和肺部受累及外周神经病变。

五、新月体性肾小球肾炎的诊断

新月体性肾小球肾炎以肾穿刺病理上肾小球弥漫性分布的新月体形成为特点,新月体的形成超过肾小球总数的50%。若患者在临床上符合RPGN且疑诊新月体性肾小球肾炎,应立即进行肾活检,结合血清学检查完成诊断(图1-3-2)。

病理改变是疾病诊断的"金标准",但是需要辅以血清学检查进行新月体性肾小球肾炎的分类。抗GBM肾炎患者的抗GBM抗体呈阳性;狼疮患者的抗核抗体(ANA)、双链DNA(ds-DNA)呈阳性,并伴有低补体血症;急性链球菌感染后,肾炎患者抗链球菌溶血素"O"(ASO)呈阳性,常伴低补体C3血症;冷球蛋白血症患者的冷球蛋白呈阳性,且补体降低;IgA肾病和紫癜性肾炎的患者常伴有血IgA升高;ANCA是血管炎的特征性指标。

虽然血清学检查对抗GBM病和AAV的诊断都有较高的敏感性和特异性,但临床对血清学结果进行解读时,应考虑特殊情况的存在。目前,已知的抗GBM抗体的经典靶抗原是α3(IV)NC1,但有研究者报道了循环抗体阴性的非典型抗GBM病案例,推测原因有以下几种:①一些患者的抗体识别位于GBM上的非典型抗原,而不是α3(IV)NC1,这些非常规抗原超出了常规检测的范围;IgA型抗GBM抗体采用标准的酶联免疫吸附试验(ELISA)亦检测不出。②低亲和力的抗体只能通过免疫印迹和生物传感器试验等敏感性较高的检测方法才能发现,而不能通过常规方法发现。③在重建疾病的免疫稳态过程中,抗体的产生暂停,循环抗体被肝脏清除,但组织抗体难以消除且半衰期更长。同时,克隆激活状态下[如丙型病毒性肝炎、人类免疫缺陷病毒(HIV)感染患者]可出现抗GBM抗体假阳性。除AAV外,ANCA阳性还可出现在炎症性肠病、感染性疾病(如感染性心内膜炎、

第三章 继发性肾小球病诊治进展

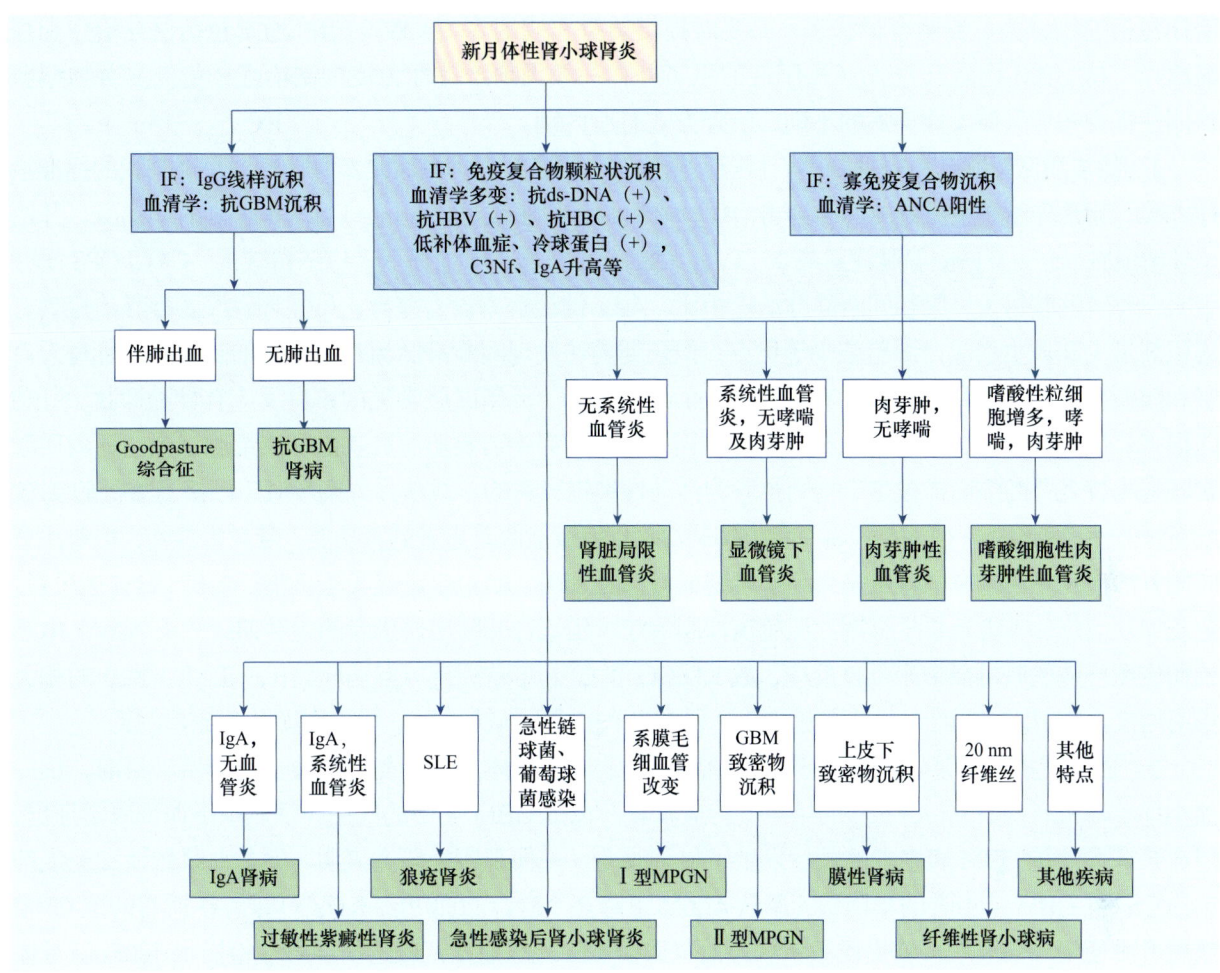

图 1-3-2 新月体性肾小球肾炎的诊断 GBM.肾小球基底膜；C3Nf.C3 肾炎因子；MPGN.膜增生性肾小球肾炎；ANCA.抗中性粒细胞胞质抗体；SLE.系统性红斑狼疮；HBV.乙型肝炎病毒；HBC.乙型肝炎核心；IF.免疫荧光。改编自 Jennette JC, Thomas DB. Crescentic glomerulonephritis. Nephrology Dialysis Transplantation, 2001, 16（suppl_6）: 80-82

HIV 感染、阿米巴感染等）、肿瘤（如淋巴瘤、高球蛋白血症等）、药物（如肼屈嗪、丙硫氧嘧啶、左旋咪唑等）和其他自身免疫性疾病（如类风湿关节炎、系统性红斑狼疮、干燥综合征、系统性硬化等）中，但其主要的靶抗原并非 MPO 和 PR3。约 10% 的 AAV 患者 ANCA 阴性，这些患者可能有目前方法无法检测到的 ANCA 或尚未发现的特异性 ANCA，或可能存在不涉及 ANCA 的致病机制。

六、新月体性肾小球肾炎的治疗

由于未经治疗的新月体性肾小球肾炎通常会在数周到数月内进展为终末期肾病（ESRD），故早期诊断、及时进行免疫抑制治疗至关重要。2020 年，改善全球肾脏病预后组织（KDIGO）有关肾小球肾炎的诊治指南指出，对于临床表现符合小血管炎且血清 MPO-ANCA 或 PR3-ANCA 呈阳性的患者，特别是快速进展的患者，不要因为等待肾活检或肾活检报告而延迟免疫抑制治疗；如果疑诊抗GBM 病，在确诊之前就应立即开始抗 GBM 病的治疗（尚未正式发布）。新月体性肾小球肾炎的治疗方案主要包括激素冲击、免疫抑制剂、血浆置换、利妥昔单抗、补体抑制治疗及对症支持治疗。支持

— 201 —

治疗包括控制感染、控制容量状态、必要时提供透析和戒烟等。AAV 的治疗通常包括诱导治疗和缓解治疗。抗 GBM 病除合并 ANCA 阳性的患者外，一般无须维持性免疫抑制治疗。免疫复合物型新月体性肾炎按照其原发性疾病的不同，治疗方式有所区别。

1. 糖皮质激素联合免疫抑制剂　目前，糖皮质激素联合环磷酰胺是新月体性肾小球肾炎的标准治疗方案。通常先给予甲泼尼龙静脉冲击治疗，之后给予口服泼尼松 1 mg/（kg·d），随时间递减，并给予环磷酰胺 0.5~1.0 g/m² 静脉注射或 2~3 mg/（kg·d）口服；年老体弱者应酌情减量。CYCLOPS 研究表明，环磷酰胺每天口服和间断静脉治疗相比，AAV 的缓解率没有差异；虽然环磷酰胺静脉治疗具有累积剂量少和较少引起白细胞减少等优点，但长期随访发现间断静脉治疗有更高的复发率，且每天口服和间断静脉治疗在肾脏病预后和病死率方面没有差异。环磷酰胺常见的不良反应有骨髓抑制、肝功能损害、性腺抑制、出血性膀胱炎和致癌作用，使用过程中需要监测肝功能和白细胞计数。糖皮质激素联合吗替麦考酚酯同样被多个指南推荐为活动性狼疮肾炎的一线治疗方案。对于已接受透析的 AAV 或新月体性狼疮肾炎（CLN）患者，免疫抑制治疗仍有可能改善患者的肾功能、延长生存期，但要注意应用肾活检及超声来评估肾脏是否为不可逆的慢性肾衰竭。而对于已接受透析治疗的抗 GBM 病患者，免疫抑制治疗并不能延长生存期，但免疫抑制治疗可延长合并肺出血患者的生存期。对于 AAV，由于长期使用环磷酰胺可能带来不良反应，故 KDIGO 和 2016 年欧洲抗风湿病联盟（EULAR）发布的相关指南均推荐使用硫唑嘌呤、吗替麦考酚酯、利妥昔单抗或甲氨蝶呤而非环磷酰胺用于维持治疗。

2. 血浆置换　血浆置换可用于清除循环中的致病性抗体、免疫复合物及炎症介质。目前，仅一项小样本随机对照研究（n=17）的结果支持血浆置换在抗 GBM 病中的应用。虽然缺乏循证医学证据，但血浆置换使抗 GBM 病患者的预后发生了显著改变。一项观察性研究表明，通过血浆置换和免疫抑制治疗，抗 GBM 病患者的早期病死率从 47.0% 下降至 8.5%。2020 年，KDIGO 推荐在所有的抗 GBM 病患者中使用环磷酰胺、糖皮质激素联合血浆置换（除外已完全依赖透析、肾活检提示 100% 新月体和没有肺出血的患者），单次治疗量为 5% 的白蛋白 40~50 ml/kg（对于肺出血和肾活检后的患者，血浆置换的最后可加入新鲜的冷冻血浆），每天交换，直至抗 GBM 抗体检测不到为止。2019 年，美国血浆置换学会（ASFA）发布的血浆置换指南推荐，对于疾病早期无须肾替代治疗或合并弥漫性肺出血的抗 GBM 病患者，血浆置换可作为一线治疗手段；对于已依赖透析且无肺出血的患者，血浆置换的作用尚不确切，应个体化考量。

2020 年，KDIGO 推荐应用血浆置换治疗 AAV 的指征包括起病即需要透析或血肌酐快速升高、弥漫性肺出血出现低氧血症及合并抗肾小球基底膜抗体阳性。对于血浆置换的剂量和频次，KDIGO 建议 AAV 合并严重肾脏病者在最长 14 天内完成 7 次血浆置换，置换液为白蛋白，单次置换量为 60 ml/kg；合并弥漫性肺出血的患者每天进行，直至出血停止，置换液用新鲜冰冻血浆来代替白蛋白；合并抗 GBM 抗体阳性者每天进行，至 14 天或抗 GBM 抗体无法检出。在 MEPEX 研究中，137 例血肌酐＞500 μmol/L 的 ANCA 相关性血管炎患者被随机分配到血浆置换组（14 天内 7 次）和静脉注射甲泼尼龙组（1 g×3 次），2 组均口服环磷酰胺和甲泼尼龙。随访至 1 年的结果显示，血浆置换组较静脉注射甲泼尼龙组进展至终末期肾病的风险降低了 24%（19% vs. 43%），2 组患者的生存率和严重不良事件的发生率相似。尽管血浆置换的短期结果令人满意，但其长期收益仍不明确。在对 MEPEX 研究中的 122 例受试者平均随访 3.95 年后，血浆置换组和静脉注射甲泼尼龙组发生复合终点事件（病死或进展至终末期肾病）的概率无明显差异（58% vs. 68%），与最初的试验一样，接受血浆置换患者的终末期肾病发生率较低（33% vs. 49%），但在随访期间，2组患者的总病死率相似（51%）。一项对涉及387例参与者的9项随机对照研究进行的荟萃分析显示，与单独标准治疗相比，辅助血浆置换治疗可降低36%的终末期肾病风险，但不影响总病死率。在PEXIVAS研究中，704例弥漫性肺出血或中度肾功能损害［eGFR＜50 ml/（min·1.73 m^2）］的ANCA相关性血管炎患者随机进入进行或不进行血浆置换组，经2.9年的随访，发现使用血浆置换并不能降低病死率或终末期肾病的发生率。尽管存在争议，但2016年EULAR发布的指南推荐血肌酐＞500 μmol/L的RPGN或合并弥漫性肺出血的AAV患者应考虑联合血浆置换治疗。2019年，ASAF推荐血肌酐≥500 μmol/L的RPGN或合并弥漫性肺出血的AAV患者将血浆置换作为一线治疗方案；而对于血肌酐＜500 μmol/L的AAV患者，血浆置换的确切作用尚未形成普遍共识，需要个体化考量。

血浆置换治疗免疫复合物型新月体肾小球肾炎的研究证据缺乏，故血浆置换的作用尚不确切。一项随机对照研究提示，狼疮合并重症肾炎患者接受糖皮质激素和环磷酰胺治疗后，增加血浆置换并不能改善临床结局，但在标准治疗不足的情况下，加用血浆置换作为初始治疗可能会改善表现为RPGN的狼疮肾炎患者的肾功能并提高生存率。目前，一些观察性的病例报道提示了血浆置换对新月体性IgA肾病的治疗作用。北京大学第一医院的一项对照研究纳入了12例在标准免疫抑制治疗的基础上加用血浆置换治疗的重症新月体性IgA肾病患者，并选取12例仅接受免疫抑制治疗的患者作为对照组，平均随访15.6个月。其结果显示，血浆置换组有6例脱离透析，而对照组均依赖透析，且血浆置换明显降低了血浆中的IgA-IgG复合物与血浆和尿中的C3a、C5a及可溶性C5b-9的水平。正在进行中的RESCUE研究（NCT02647255）将为临床医师回答在常规大剂量激素联合免疫抑制治疗的基础上加用血浆置换是否有助于改善新月体IgA肾病患者的预后。

此外，免疫吸附可清除抗GBM抗体、ANCA、抗核抗体（ANA）、抗ds-DNA等自身抗体，可用于治疗新月体性肾小球肾炎。有研究表明，其疗效不劣于血浆置换。但上述研究多为小样本研究，尚需随机对照研究给予证据支持。

3. 利妥昔单抗 利妥昔单抗（rituximab，RTX）是抗CD20单克隆抗体，能与B细胞上的CD20抗原特异性结合耗竭B细胞而起作用。与其他免疫抑制药相比，RTX的耐受性较好，但也可能会出现一些严重不良反应，如急性呼吸窘迫综合征、心肌梗死及中毒性表皮坏死松解症等。

目前，已有关于使用RTX治疗抗GBM病的报道，但由于病例数较少，其相对疗效尚不明确，可尝试将其用于难治性抗GBM病。对于表现为RPGN的狼疮肾炎（LN）患者（Ⅳ级和一些Ⅲ级病例），没有证据支持RTX治疗可改善其肾功能和生存率。一项小样本开放性临床研究提示，RTX可用于激素联合环磷酰胺或吗替麦考酚酯等标准治疗难以缓解的LN患者，但RTX无法阻止伴大量新月体形成的LN患者进展至终末期肾病。

RAVE研究和RITUXVAS研究证明，在ANCA相关性血管炎中，RTX是环磷酰胺的有效替代疗法。RAVE研究排除了严重肺出血或严重肾功能不全(血肌酐＞354 μmol/L)的患者，共纳入197例AAV患者，在口服泼尼松的基础上分别给予环磷酰胺［2 mg/（kg·d）口服1～3个月］和RTX［375 mg/（m^2·w）×4次］，6个月时2组的缓解率相当；对该研究中102例有肾脏受累的患者进行事后分析，发现了一致的结果。RITUXVAS研究共纳入44例有肾脏受累的新发AAV患者［中位eGFR＜20 ml/（min·1.73 m^2）］，在激素治疗的基础上分别被给予RTX[375 mg/(m²·w)×4次]联合环磷酰胺[15 mg/(kg·2w)×2次]和环磷酰胺[15 mg/(kg·2w)×3次,之后每3周1次,最多10次]单药治疗。其结果显示,在24个月时,死亡、终末期肾病及复发的复合终点事件的发生率在2组之间无差异。MAINRITSAN研究发现,在AAV患者的维持缓解治疗中,RTX固定间隔重复给药在预防复发方面比硫唑嘌呤更有效。2020年,KDIGO推荐新发AAV患者进行激素联合环磷酰胺或RTX为初始治疗;其中,推荐儿童和青少年、需要考虑生育的绝经前女性和男性、身体虚弱的老年人、特别需要减少激素用量的患者、复发及PR3-ANCA患者首选RTX治疗。另外,KDIGO推荐严重肾小球病变(诊断时血肌酐>354 μmol/L)患者优先考虑糖皮质激素联合环磷酰胺作为诱导治疗方案,也可以考虑利妥昔单抗联合环磷酰胺方案。2016年,EULAR发布的指南指出,对于新发的危及器官和生命的AAV患者,应进行诱导缓解,也推荐使用糖皮质激素联合环磷酰胺或RTX。使用RTX可以导致低丙种球蛋白血症,从而诱发严重的感染,故EULAR发布的指南建议在每个疗程治疗之前和复发患者中检测血清免疫球蛋白的水平。

4. 肾替代治疗 进展至终末期肾病的新月体性肾小球肾炎患者可采用血液透析、腹膜透析或肾移植治疗。对于抗GBM病,在移植时检测到抗GBM抗体的患者在移植后复发抗GBM病的概率高达50%,但没有抗GBM抗体患者的复发率仅为3%。因此,2020年KDIGO建议抗GBM病导致肾衰竭的患者应将肾移植推迟到抗GBM抗体转阴至少6个月后。在LN患者中,肾移植患者的死亡率比维持透析的患者低。KDIGO指出,对于进展至肾衰竭的LN患者,肾移植比长期透析更可取,移植应延迟至临床缓解至少6个月后,ANCA持续阳性不应延迟移植。

5. 其他新型治疗 葡萄球菌酶IdeS能够迅速裂解人类IgG的所有亚型。一项动物实验发现,IdeS能裂解小鼠肾脏结合的抗GBM抗体,从而防止抗GBM小鼠模型的进一步损害。目前已开展了一项Ⅱ期临床试验(EudraCT编号:2016-004082-39)来评估IdeS治疗抗GBM病的安全性和有效性。

目前,补体C5a受体拮抗药avacopan(又称CCX168)已完成了治疗AAV的Ⅱ期临床试验的评估。CLEAR研究中,在环磷酰胺或RTX治疗的背景下,67例AAV患者被随机分为3组,分别接受avacopan(30 mg,2次/天)、avacopan(30 mg,2次/天)联合小剂量泼尼松(20 mg/d)或大剂量泼尼松(60 mg/d)。结果显示,12周时3组的缓解率分别为81.0%、86.4%和70.0%。该研究提示,avacopan可有效替代大剂量糖皮质激素治疗AAV,且具有良好的耐受性和安全性。目前,avacopan联合RTX或环磷酰胺治疗AAV患者的Ⅲ期临床试验(ADVOCATE研究)已完成了所有受试者的招募。如果该试验成功,可证明avacopan能在不使用糖皮质激素的情况下诱导AAV缓解,将为AAV的治疗提供新的重要策略。

七、新月体性肾小球肾炎的预后

新月体性肾小球肾炎往往起病急骤、发病凶险、预后较差,其预后取决于患者的年龄、病因、肾衰竭的程度和组织学亚型。发病时肾功能不全的严重程度是所有类型新月体性肾小球肾炎强有力的预后预测因子。其他预后不良的预测因素包括:老年;超过80%的肾小球出现新月体,特别是纤维细胞或纤维新月体;起病时依赖透析;少尿;间质纤维化和肾小管萎缩的程度等。早期诊断和早期治疗对患者的预后至关重要。随着对疾病认识的提高及多种免疫抑制、血浆置换等治疗方式的广泛应用,新月体性肾小球肾炎患者的预后得到了明显改善。

总体来说,Ⅰ型新月体性肾小球肾炎的预后最差。在东部战区总医院报道的528例新月体性肾小球肾炎患者中，Ⅰ型、Ⅱ型和Ⅲ型患者的 5 年累计肾脏存活率分别为 17.6%、70.1% 和 44.3%。未经治疗的抗 GBM 病有很高的致死率和肾脏致残率。一项观察性研究表明，通过血浆置换和免疫抑制治疗，抗 GBM 病的早期死亡率从 47.0% 下降到 8.5%。在最近的一项包含全球 6 个中心的 123 例抗 GBM 病患者的研究中，患者的 5 年生存率为 83%，5 年肾脏生活存率为 34%，其中 2007 年后确诊的患者的肾脏存活率比 2007 年前确诊的患者提高了 1 倍（25% 提高至 50%），可能与早期诊断和强化治疗有关。在一项包含 77 例抗 GBM 病患者的研究中，所有患者均接受血浆置换、泼尼松及环磷酰胺治疗，在血肌酐<500 μmol/L 的患者中，1 年和 5 年的肾脏生存率分别为 95% 和 94%；在血肌酐>500 μmol/L 但无须立即透析的患者中，1 年和 5 年的肾脏存活生存率分别为 82% 和 50%，起始依赖透析的患者 1 年后肾脏恢复的比例仅为 8%。有研究提示，在肾活检时高比例新月体（85%～100%）、起病时少尿和（或）依赖透析的患者中，肾功能恢复的概率仅为约 5%。抗 GBM 病一旦缓解，几乎不会复发。对于准备肾移植的患者，2020 年 KDIGO 建议待抗体转阴半年后行肾移植术。肾移植后抗 GBM 病患者的生存率与其他肾衰竭原因的患者相当。

有研究收集了 113 例新月体性 IgA 肾病患者，5 年的肾脏生存率为 30.4%，只有发病时的血肌酐是影响患者预后的独立危险因素，而新月体的具体比例与患者的预后无关。同时该研究还发现，患者起病时的血肌酐和预后呈明显的"S"形曲线：当起始的血肌酐<320 μmol/L 时，肾活检后 1 年发生终末期肾病的风险低于 20%；然而随着血肌酐增加，风险迅速增加，当血肌酐超过 580 μmol/L 以上时，患者几乎不可能脱离透析。东部战区总医院的研究显示，新月体性 LN 患者的 5 年生存率为 70.8%，与抗 GBM 病和新月体 IgA 肾病的相关研究结果类似，起病时血肌酐超过 580 μmol/L 的患者 5 年时进入终末期肾病的风险超过 90%。

成人 AAV 患者的治疗缓解率为 90%，5 年生存率接近 80%，复发率为 30%～50%。值得注意的是，部分起病时严重肾衰竭的 AAV 患者仍可能从治疗中受益。在一项包含 115 例起病时 eGFR<15 ml/（min·1.73 m^2）的 AAV 患者中，肾活检后 4 个月，51% 的患者获得治疗反应，35% 的患者仍在透析，14% 的患者死亡，在 4 个月获得治疗反应的患者中仅 2 例在共 1 年的随访期内重新进入透析。AAV 患者的长期预后在很大程度上取决于疾病发作的频率，以及由疾病活动和治疗相关并发症引起的损害，继发性感染特别是肺部感染已经成为患者早期死亡（确诊后 1 年内死亡）的首位原因，预防性使用甲氧苄啶-磺胺甲噁唑可降低严重感染的发生率。

八、展望

新月体性肾小球肾炎常发生于自身免疫介导的肾脏疾病和系统性疾病中。虽然新月体性肾小球肾炎的自然病程通常会导致终末期肾病，及时、适当的治疗可阻止甚至逆转疾病进展。血清学检查及肾活检有利于疾病的早期诊断、分型和个体化治疗。强化免疫抑制仍是目前主要的治疗方法，血浆置换可能对多种类型新月体肾小球肾炎均有一定效果，但该病治疗的远期预后的根本改观还有待于早期精准诊断和新型免疫抑制剂的问世。

（刘章锁）

参 考 文 献

[1] Bajema IM, Wilhelmus S, Alpers CE, et al. Revision of the international society of nephrology/renal pathology society classification for lupus nephritis: clarification of definitions, and modified national institutes of health activity and chronicity indices. Kidney Int, 2018, 93(4): 789-796.

[2] Medicine SDJTNEJO. Goodpasture's disease-new secrets revealed. N Engl J Med, 2010, 363(4): 388-391.

[3] Mcadoo SP, Pusey CD. Anti-glomerular basement membrane disease. Clin J Am Soc Nephrol, 2017, 12(7): 1162-1172.

[4] Levy JB, Hammad T, Coulthart A, et al. Clinical features and outcome of patients with both ANCA and anti-GBM antibodies. Kidney Int, 2004, 66(4): 1535-1540.

[5] Van Daalen EE, Jennette JC, Mcadoo SP, et al. Predicting outcome in patients with Anti-GBM glomerulonephritis. Clin J Am Soc Nephrol, 2018, 13(1): 63-72.

[6] Alawieh R, Brodsky SV, Satoskar AA, et al. Membranous nephropathy with crescents. Kidney Int Rep, 2020, 5(4): 537-541.

[7] Basford AW, Lewis J, Dwyer J P, et al. Membranous nephropathy with crescents. J Am Soc Nephrol, 2011, 22(10): 1804-1808.

[8] Jia XY, Hu SY, Chen JL, et al. The clinical and immunological features of patients with combined anti-glomerular basement membrane disease and membranous nephropathy. Kidney Int, 2014, 85(4): 945-952.

[9] Bg H, KT, MS, et al. Alport's syndrome, goodpasture's syndrome, and type Ⅳ collagen. N Engl J Med, 2003, 348(25): 2543-2556.

[10] VG, KD, Jp C, et al. Genotype and outcome after kidney transplantation in alport syndrome. Kidney Int Rep, 2018, 3(3): 652-660.

[11] Qh G, Xy J, Sy H, et al. The clinical and immunologic features of patients with combined Anti-GBM disease and castleman disease. Am J Kidney Dis, 2018, 71(6): 904-908.

[12] JL, HZ, FZ, et al. Antiglomerular basement membrane disease associated with Castleman disease. Am J Med Sci, 2009, 337(3): 206-209.

[13] Greenhall GH, Salama AD. What is new in the management of rapidly progressive glomerulonephritis? Clin Kidney J, 2015, 8(2): 143-150.

[14] Jennette JC, Falk RJ, Bacon PA, et al. 2012 revised international chapel hill consensus conference nomenclature of vasculitides. Arthritis Rheum, 2013, 65(1): 1-11.

[15] Zonozi R, Niles JL, Cortazar FB. Renal involvement in antineutrophil cytoplasmic antibody-associated vasculitis. Rheum Dis Clin North Am, 2018, 44(4): 525-543.

[16] 陈素芳. 补体在抗中性粒细胞胞浆抗体相关小血管炎中的作用. 中华检验医学杂志, 2017, 9（40）: 672-676.

[17] Nasr SH, Said SM, Valeri AM, et al. Membranous glomerulonephritis with ANCA-associated necrotizing and crescentic glomerulonephritis. Clin J Am Soc Nephrol, 2009, 4(2): 299-308.

[18] Zou R, Liu G, Cui Z, et al. Clinical and immunologic characteristics of patients with anca-associated glomerulonephritis combined with membranous nephropathy: a retrospective cohort study in a single Chinese center. Medicine (Baltimore), 2015, 94(37): 1472-1477.

[19] Sobral S, Ramassur K, Apsley E, et al. Do anti-neutrophil cytoplasmic antibodies play a role in systemic lupus erythematosus (SLE) patients? analysis of the university college hospital sle cohort. Lupus, 2018, 27(2): 343-344.

[20] Sp N, Slk L, SK, et al. Clinicopathological characteristics and outcomes of diffuse crescentic glomerulonephritis-a single center experience from southern India. J Clin Diagn Res, 2017, 11(9): 21-24.

[21] International JJJK. Rapidly progressive crescentic glomerulonephritis. Autoimmun Rev, 2003, 63(3): 1164-1177.

[22] Chen S, Tang Z, Xiang H, et al. Etiology and outcome of crescentic glomerulonephritis from a single center in China: a 10-year review. Am J Kidney Dis, 2016, 67(3): 376-383.

[23] M C, Pv O H, Cm M, et al. Spatial and temporal clustering of anti-glomerular basement membrane disease. Clin J Am Soc Nephrol, 2016, 11(8): 1392-1399.

[24] Moroni G, Ponticelli C. Rapidly progressive crescentic glomerulonephritis: early treatment is a must. Autoimmun Rev, 2014, 13(7): 723-729.

[25] Yates M, Watts RA, Bajema IM, et al. EULAR/ERA-EDTA recommendations for the management of ANCA-associated vasculitis. Annals of the Rheumatic Diseases, 2016, 75(9): 1583-1594.

[26] Li ZY, Ma TT, Chen M, et al. The prevalence and

management of anti-neutrophil cytoplasmic antibody-associated vasculitis in China. Kidney Dis (Basel), 2016, 1(4): 216-223.

[27] Parmar MS, Bashir K. Crescentric Glomerulonephritis. StatPearls: StatPearls Publishing, 2020.

[28] Shen CR, Jia XY, Cui Z, et al. Clinical-pathological features and outcome of atypical anti-glomerular basement membrane disease in a large single cohort. Front Immunol, 2020, 11(2): 2035-2039.

[29] Ohlsson S, Herlitz H, Lundberg S, et al. Circulating anti-glomerular basement membrane antibodies with predominance of subclass IgG4 and false-negative immunoassay test results in anti-glomerular basement membrane disease. Am J Kidney Dis, 2014, 63(2): 289-293.

[30] Henderson SR, Salama AD. Diagnostic and management challenges in Goodpasture's (anti-glomerular basement membrane) disease. Nephrol Dial Transplant, 2018, 33(2): 196-202.

[31] Weiner M, Segelmark M. The clinical presentation and therapy of diseases related to anti-neutrophil cytoplasmic antibodies (ANCA). Autoimmun Rev, 2016, 15(10): 978-982.

[32] Improving Global Outcomes (KDIGO) Glomerulonephritis Work Group. KDIGO clinical practice guideline for glomerulonephritis. Kidney Int Suppl (2011), 2012, 2(1): 139-274.

[33] De Groot K, Harper L, Jayne DR, et al. Pulse versus daily oral cyclophosphamide for induction of remission in antineutrophil cytoplasmic antibody-associated vasculitis: a randomized trial. Ann Intern Med, 2009, 150(10): 670-680.

[34] Harper L, Morgan MD, Walsh M, et al. Pulse versus daily oral cyclophosphamide for induction of remission in ANCA-associated vasculitis: long-term follow-up. Ann Rheum Dis, 2012, 71(6): 955-960.

[35] Hahn BH, Mcmahon MA, Wilkinson A, et al. American College of Rheumatology guidelines for screening, treatment, and management of lupus nephritis. Arthritis Care Res (Hoboken), 2012, 64(6): 797-808.

[36] Bertsias G K, Tektonidou M, Amoura Z, et al. Joint European league against rheumatism and European Renal Association-European Dialysis and Transplant association (EULAR/ERA-EDTA) recommendations for the management of adult and paediatric lupus nephritis. Ann Rheum Dis, 2012, 71(11): 1771-1782.

[37] Arimura Y, Muso E, Fujimoto S, et al. Evidence-based clinical practice guidelines for rapidly progressive glomerulonephritis 2014. Clin Exp Nephrol, 2016, 20(3): 322-341.

[38] Johnson JP, Moore J Jr, Austin HA 3rd, et al. Therapy of anti-glomerular basement membrane antibody disease: analysis of prognostic significance of clinical, pathologic and treatment factors. Medicine (Baltimore), 1985, 64(4): 219-227.

[39] Segelmark M, Hellmark T. Anti-glomerular basement membrane disease: an update on subgroups, pathogenesis and therapies. Nephrol Dial Transplant, 2019, 34(11): 1826-1832.

[40] Wilson CB, Dixon FJ. Anti-glomerular basement membrane antibody-induced glomerulonephritis. Kidney Int, 1973, 3(2): 74-89.

[41] Savage CO, Pusey CD, Bowman C, et al. Antiglomerular basement membrane antibody mediated disease in the British Isles 1980-4. Br Med J (Clin Res Ed), 1986, 292(6516): 301-304.

[42] Padmanabhan A, Connelly Smith L, Aqui N, et al. Guidelines on the use of therapeutic apheresis in clinical practice-evidence-based approach from the writing committee of the American society for apheresis: the eighth special issue. J Clin Apher, 2019, 34(3): 171-354.

[43] Jayne D R, Gaskin G, Rasmussen N, et al. Randomized trial of plasma exchange or high-dosage methylprednisolone as adjunctive therapy for severe renal vasculitis. J Am Soc Nephrol, 2007, 18(7): 2180-2188.

[44] Walsh M, Casian A, Flossmann O, et al. Long-term follow-up of patients with severe ANCA-associated vasculitis comparing plasma exchange to intravenous methylprednisolone treatment is unclear. Kidney Int, 2013, 84(2): 397-402.

[45] Walsh M, Catapano F, Szpirt W, et al. Plasma exchange for renal vasculitis and idiopathic rapidly progressive glomerulonephritis: a meta-analysis. Am J Kidney Dis, 2011, 57(4): 566-574.

[46] Walsh M, Merkel PA, Peh CA, et al. Plasma exchange and glucocorticoids in severe ANCA-associated vasculitis. N Engl J Med, 2020, 382(7): 622-631.

[47] Lewis EJ, Hunsicker LG, Lan SP, et al. A controlled trial of plasmapheresis therapy in severe lupus nephritis. The lupus nephritis collaborative study group. N Engl J Med, 1992, 326(21): 1373-1379.

[48] Lai KN, Lai FM, Leung AC, et al. Plasma exchange in patients with rapidly progressive idiopathic IgA nephropathy: a report of two cases and review of literature. Am J Kidney

[49] Coppo R, Basolo B, Giachino O, et al. Plasmapheresis in a patient with rapidly progressive idiopathic IgA nephropathy: removal of IgA-containing circulating immune complexes and clinical recovery. Nephron, 1985, 40(4): 488-490.

[50] XX, JL, SS, et al. Plasma exchange as an adjunctive therapy for crescentic IgA nephropathy, 2016, 44(2): 141-149.

[51] Biesenbach P, Kain R, Derfler K, et al. Long-term outcome of anti-glomerular basement membrane antibody disease treated with immunoadsorption. PLoS One, 2014, 9(7): 103568-103572.

[52] Zhang YY, Tang Z, Chen DM, et al. Comparison of double filtration plasmapheresis with immunoadsorption therapy in patients with anti-glomerular basement membrane nephritis. BMC Nephrol, 2014, 15(2): 128-131.

[53] Touzot M, Poisson J, Faguer S, et al. Rituximab in anti-GBM disease: a retrospective study of 8 patients. J Autoimmun, 2015, 60(3): 74-79.

[54] Heitz M, Carron P L, Clavarino G, et al. Use of rituximab as an induction therapy in anti-glomerular basement-membrane disease. BMC Nephrol, 2018, 19(1): 241-246.

[55] Kaegi C, Wuest B, Schreiner J, et al. Systematic review of safety and efficacy of rituximab in treating immune-mediated disorders. Front Immunol, 2019, 10(2): 1990-1996.

[56] Syeda UA, Singer NG, Magrey M. Anti-glomerular basement membrane antibody disease treated with rituximab: a case-based review. Semin Arthritis Rheum, 2013, 42(6): 567-572.

[57] Uematsu-Uchida M, Ohira T, Tomita S, et al. Rituximab in treatment of anti-GBM antibody glomerulonephritis: a case report and literature review. Medicine (Baltimore), 2019, 98(44): 17801-17807.

[58] Bh R, RF, KL, et al. Efficacy and safety of rituximab in patients with active proliferative lupus nephritis: the lupus nephritis assessment with rituximab study. Arthritis Rheum, 2012, 64(4): 1215-1226.

[59] Davies RJ, Sangle SR, Jordan NP, et al. Rituximab in the treatment of resistant lupus nephritis: therapy failure in rapidly progressive crescentic lupus nephritis. Lupus, 2013, 22(6): 574-582.

[60] Stone JH, Merkel PA, Spiera R, et al. Rituximab versus cyclophosphamide for ANCA-associated vasculitis. N Engl J Med, 2010, 363(3): 221-232.

[61] Geetha D, Specks U, Stone JH, et al. Rituximab versus cyclophosphamide for ANCA-associated vasculitis with renal involvement. J Am Soc Nephrol, 2015, 26(4): 976-985.

[62] Jones RB, Tervaert JW, Hauser T, et al. Rituximab versus cyclophosphamide in ANCA-associated renal vasculitis. N Engl J Med, 2010, 363(3): 211-220.

[63] Guillevin L, Pagnoux C, Karras A, et al. Rituximab versus azathioprine for maintenance in ANCA-associated vasculitis. N Engl J Med, 2014, 371(19): 1771-1780.

[64] Terrier B, Pagnoux C, Perrodeau É, et al. Long-term efficacy of remission-maintenance regimens for ANCA-associated vasculitides. Ann Rheum Dis, 2018, 77(8): 1150-1156.

[65] Yang R, Otten MA, Hellmark T, et al. Successful treatment of experimental glomerulonephritis with IdeS and EndoS, IgG-degrading streptococcal enzymes. Nephrol Dial Transplant, 2010, 25(8): 2479-2486.

[66] Merkel Pa N J, Jimenez R, Spiera Rf, et al. A randomized clinical trial of CCX168, an orally administered C5aR inhibitor for treatment of patients with ANCA-associated vasculitis. Arthritis Rheumatol, 2016, 68(suppl 10): 162-168.

[67] Drw J, An B, LH, et al. Randomized trial of C5a receptor inhibitor avacopan in ANCA-associated vasculitis. J Am Soc Nephrol, 2017, 28(9): 2756-2767.

[68] Pa M, Dr J, CW, et al. Evaluation of the safety and efficacy of avacopan, a C5a receptor inhibitor, in patients with antineutrophil cytoplasmic antibody-associated vasculitis treated concomitantly with rituximab or cyclophosphamide/azathioprine: protocol for a randomized, double-Blind, active-controlled, phase 3 trial. JMIR Res Protoc, 2020, 9(4): 16664-16668.

[69] Choy BY, Chan TM, Lai KN. Recurrent glomerulonephritis after kidney transplantation. Am J Transplant, 2006, 6(11): 2535-2542.

[70] Levy JB, Turner AN, Rees AJ, et al. Long-term outcome of anti-glomerular basement membrane antibody disease treated with plasma exchange and immunosuppression. Ann Intern Med, 2001, 134(11): 1033-1042.

[71] Jorge A, Wallace ZS, Lu N, et al. Renal transplantation and survival among patients with lupus nephritis: a cohort study. Ann Intern Med, 2019, 170(4): 240-247.

[72] Alchi B, Griffiths M, Sivalingam M, et al. Predictors of renal and patient outcomes in anti-GBM disease: clinicopathologic analysis of a two-centre cohort. Nephrol Dial Transplant, 2015, 30(5): 814-821.

[73] Tang W, Mcdonald SP, Hawley CM, et al. Anti-glomerular basement membrane antibody disease is an uncommon cause

[74] Lv J, Yang Y, Zhang H, et al. Prediction of outcomes in crescentic IgA nephropathy in a multicenter cohort study. J Am Soc Nephrol, 2013, 24(12): 2118-2125.

[75] Chen S, Chen H, Liu Z, et al. Pathological spectrums and renal prognosis of severe lupus patients with rapidly progressive glomerulonephritis. Rheumatol Int, 2015, 35(4): 709-717.

[76] Mukhtyar C, Flossmann O, Hellmich B, et al. Outcomes from studies of antineutrophil cytoplasm antibody associated vasculitis: a systematic review by the European league against rheumatism systemic vasculitis task force. Ann Rheum Dis, 2008, 67(7): 1004-1010.

[77] Flossmann O, Berden A, De Groot K, et al. Long-term patient survival in ANCA-associated vasculitis. Ann Rheum Dis, 2011, 70(3): 488-494.

[78] Lee T, Gasim A, Derebail VK, et al. Predictors of treatment outcomes in ANCA-associated vasculitis with severe kidney failure. Clin J Am Soc Nephrol, 2014, 9(5): 905-913.

[79] 常冬元. 抗中性粒细胞胞浆抗体相关血管炎治疗和预后研究进展. 临床内科杂志，2018，2（35）：16-21.

第五节　缺血性肾病诊治进展

缺血性肾病（ischemic renal disease，IRD）是指由各种原因引起的肾动脉及其分支狭窄或阻塞，导致以肾脏缺血、肾功能减退为主要表现的慢性肾脏病（CKD）。IRD 的病因包括大血管病变，如大动脉炎、肾动脉纤维肌性结构不良、动脉粥样硬化引起的肾动脉狭窄（renal artery stenosis，RAS）、移植肾的 RAS；中血管病变，如结节性多动脉炎；小血管病变，如良恶性肾小动脉硬化、胆固醇结晶栓塞、抗心磷脂抗体综合征；微血管病变，如血栓性微血管病等。狭义的 IRD 仅指肾脏大血管病变，即肾动脉狭窄或阻塞≥60%、严重影响肾脏的血流动力学、导致肾小球滤过率（GFR）下降和肾功能减退的 CKD。本节聚焦于此类 IRD，因其最常见、临床表现复杂多变、病变进展迅速、诊断及治疗多有争议且进展较大。

肾动脉狭窄是引起 IRD 最主要的原因，也是引起肾功能快速下降的原因和预测心血管疾病全因病死的独立危险因素。RAS 的发生率在原发性高血压人群中为 1%～5%，在继发性高血压人群中可达 20% 以上。RAS 在老年人中尤其常见，65 岁以上高血压患者中有 6%～7% 合并 RAS，且男性多于女性。在我国，高血压患者数量巨大且逐步进入老龄化，RAS 的确诊人数众多且漏诊、误诊的数量亦相当惊人，亟待多学科特别是肾内科、心内科、血管外科、影像科、介入科等科室专家的共同努力，提高诊治水平。

一、诊断

RAS 引起 IRD 的临床表现常不典型，除了高血压、肾功能损害外，缺乏特异性。临床表现与 RAS 引起的血流动力学改变程度、发生和发展的速度及狭窄的程度和性质有关。RAS 引起 IRD 的确诊依靠影像学方法。对于以下目标人群，应筛查 RAS：①持续高血压达 2 级以上，伴有冠心病、四肢动脉狭窄、颈动脉狭窄等；②脐周血管杂音伴高血压；③顽固性或恶性高血压；④既往控制稳定的高血压突然难以控制；⑤重度高血压，左心室射血分数正常，但反复出现一过性肺水肿；⑥不明原因的肾功能缓慢进行性减退或非对称性肾萎缩；⑦高血压合并轻度低血钾；⑧服用血管紧张素转化酶抑制剂（ACEI）/血管紧张素Ⅱ受体阻滞剂（ARB）后血肌酐明显升高和（或）血压明显下降。

对于 RAS 的诊断，根据《肾动脉狭窄的诊断和处理中国专家共识》的建议，包括病因诊断、解剖诊断和病理生理诊断 3 个方面，即狭窄的原因，狭窄的程度和解剖特点，是否存在肾血管性高血压和肾功能损害。

（一）病因诊断

RAS 的病因多种多样，通常分为两大类：动脉粥样硬化性和非动脉粥样硬化性。肾动脉粥样硬化是 RAS 的主要病因，占 90% 以上，常见于有多种心血管危险因素（高血脂、糖尿病、血压控制不达标、高尿酸血症、肥胖、吸烟等）的老年人，且与全身其他动脉粥样硬化密切相关（如颈动脉、冠状动脉、下肢动脉）。非动脉粥样硬化性 RAS 的病因包括大动脉炎、肾动脉纤维肌性结构不良、主动脉夹层累及肾动脉、肾动脉血栓、血栓闭塞性脉管炎、外伤、先天性肾动脉发育异常、结节性多动脉炎、硬皮病、白塞综合征、放疗后瘢痕、周围组织肿瘤压迫肾动脉等，以大动脉炎（亚洲人群较多见）和肾动脉纤维肌性结构不良（欧美人群较亚洲人群常见）最常见。

（二）解剖诊断

RAS 的解剖诊断旨在确定肾动脉血管的狭窄特征和程度、IRD 的病情及肾脏大小、形态和功能，以指导治疗方案的选择和判断预后。在临床常用的影像学诊断方法中，肾动脉造影是解剖诊断的金标准。

（三）相关实验室检查

1. 血管超声与超声造影　肾动脉彩色多普勒超声是 IRD 筛查的首选方法，安全、方便、无创、无放射线、无肾毒性，临床易普及。超声检查可以显示肾动脉狭窄的部位与特点；观察有无粥样斑块、斑块大小与性状，以及肾脏结构与体积改变；测量血流速度、主动脉/肾动脉压力比、阻力指数等。血管超声受操作者的技术水平、仪器品质、患者肥胖和肠气等因素影响，诊断 RAS 的敏感性、特异性和准确性略逊于超声造影。超声造影提高了肾动脉的显示清晰度和诊断 RAS 的敏感性和特异性，准确性与计算机体层血管造影（CTA）、磁共振血管造影（MRA）、数字减影血管造影（DSA）相当。超声造影对于肝肾功能不全、碘对比剂过敏的患者有独特优势。

2. 磁共振血管造影　MRA 可以清晰显示肾动脉及腹主动脉的解剖结构，检测肾血流量、GFR 和单位时间的肾脏灌注量，显示肾脏形态，诊断 RAS 的敏感性、特异性优于血管超声，与 CTA 基本相同。MRA 具有无创、无放射线、无肾毒性等特点，可用于肝肾功能不全的患者，已在临床广泛应用。与增强 MRA 相比，无对比剂增强 MRA 的检查时间短、肾动脉成像的图像质量高、诊断 RAS 程度的一致性良好，在显示肾动脉分支方面更优，且避免了钆剂使用的肾源性系统性纤维化等不良反应。

3. 计算机体层血管造影　CTA 可以清晰显示腹主动脉、肾动脉及其分支结构，三维成像的图像质量好，诊断 RAS 的敏感性、特异性较高，与 DSA 具有较高的一致性。CTA 具有无创、操作简便快捷、评估 RAS 质量较高等特点。不足之处是有放射线接触，使用的对比剂可能有肾毒性，特别是对已经存在肾脏损害的患者。

4. 肾动脉造影及数字减影血管造影　肾动脉造影及 DSA 是诊断 RAS 和 IRD 的金标准，包括腹主动脉-肾动脉造影、选择性肾动脉造影等，能证实 RAS 的诊断和原因，清晰显示 RAS 的部位、范围、程度、远端分支及侧支循环的形成情况和肾脏的结构与功能。该方法可以术中测量狭窄两端的压力差，超过 20 mmHg 有介入治疗的价值，能够为介入治疗、手术提供可靠依据，且诊断的准确性、特异性高。但此有创性技术操作相对复杂，接触放射线的剂量较大，对比剂的使用剂量大及由此带来的肾损害风险较大，不宜作为首选的常规诊断方法。

（四）病理生理诊断

RAS的病理生理诊断（又称功能诊断）包括两部分：肾血管性高血压的评估和肾功能的评估。目前，临床实践中经常被忽视的IRD的病理生理诊断其实是确定合理的治疗方案、选择是否进行血管重建治疗的主要依据。

1. 肾血管性高血压 具有以下特点：迅速出现高血压，或既往稳定控制的高血压突然难以控制，甚至出现顽固性或恶性高血压；伴有高肾素性高醛固酮血症的表现，如低血钾、轻度高血钠、高尿钾、血肾素-血管紧张素-醛固酮水平增高；腹部血管杂音；多种降压药联合应用效果不佳，但使用ACEI/ARB后血压明显下降且肾功能可逆性骤然减退；使用利尿剂后可出现严重低血钾；放射性同位素肾图卡托普利试验阳性。

2. 肾功能评估 通过评估GFR来判断IRD的程度和指导治疗方法的选择。单侧RAS时，外周血肌酐可能正常，即只存在单侧IRD，需依靠上述影像学方法评估RAS的程度和肾功能。应用同位素法评估分侧肾的功能、应用MRA测量患肾的缺氧程度、检测患肾与健肾的肾素比、多普勒超声测量肾阻力指数等可以更加精准地评估肾功能，为治疗决策提供依据。若存在以下任何一项，提示肾功能不可逆性严重受损，血管重建治疗往往难以收效：①患肾长径≤7 cm；②CTA或MRA显示肾实质有大量无灌注区；③患肾GFR<15 ml/（min·1.73 m^2）；④多普勒超声显示肾内动脉阻力指数≥0.8；⑤血肌酐>3.0 mg/dl。

二、治疗

肾动脉狭窄引起IRD的治疗包括药物治疗和血管重建治疗。治疗目标是祛除病因、控制高血压及其并发症、保护肾功能、防治并发症、防止或延缓IRD进展为终末期肾病（ESRD）。

（一）药物治疗

根据近年来的临床研究结果，国内外相关指南目前仍将药物治疗作为RAS治疗的基石。

1. 调脂药物 他汀类调脂药物是RAS治疗的重点。建议强化降脂，使血清低密度脂蛋白胆固醇≤1.8 mmol/L，其治疗意义不仅在于脂质水平的变化，更重要的是稳定动脉粥样硬化斑块，延缓甚至逆转肾动脉损害，较常规降脂治疗带来更多的肾功能保护和心脑血管益处。

2. 降压药物 治疗肾血管性高血压的药物可选择长效钙拮抗剂、β受体阻滞剂、利尿剂等。单侧RAS患者可以应用ACEI/ARB治疗，86%～92%的患者有效；双侧严重RAS或孤立肾的RAS患者，既往禁用ACEI/ARB，因其可能导致急、慢性肾损伤，但目前提倡慎用。2018年，欧洲发布的相关指南提出，若患者耐受良好，在密切监测下可以使用ACEI/ARB。

3. 其他治疗 糖尿病患者的合理降糖治疗使血糖稳定达标；抗血小板药物可减少心脑血管事件的发生，并减少介入治疗后的血管再狭窄；保护肾功能；积极治疗缺血性心血管病，包括硝酸酯类药物、介入治疗（经皮腔内冠状动脉成形术及支架术）、外科手术（冠状动脉搭桥术）；戒烟、戒酒，管理体重，合理膳食，合理运动，改善生活方式；对症治疗（针对电解质紊乱、酸碱代谢失衡、高尿酸血症、贫血等）；积极防控动脉粥样硬化的风险因素；防治并发症等。以上每一项都是IRD综合性治疗中不可或缺的重要环节。

(二) 血管重建治疗

肾动脉血管重建的目标是控制高血压，预防高血压并发症；保护肾功能，避免或延缓IRD进展为ESRD；治疗RAS相关的充血性心力衰竭、反复急性肺水肿。血管重建的关键是治疗方法的选择和机会的把握，轻度RAS可能无须血管重建，单纯药物治疗即可取得良好的效果，即血压控制达标、肾功能长期稳定、并发症缓解；严重的RAS需要施行血管重建，虽然有可能减少降压药的用量，但肾功能损害已经无法挽回，不可逆地进展为ESRD。

血管重建的临床指征包括：严重高血压、恶性高血压、难治性高血压；孤立肾严重RAS或双侧严重RAS合并肾功能不全；反复急性肺水肿。关于肾动脉狭窄到何种程度必须施行血管重建，目前仍有许多讨论和争议，尚未完全统一认识。肾动脉直径狭窄＞70%是治疗的解剖学指征；狭窄50%~70%者须伴有血流动力学异常证据，即跨狭窄段收缩压差＞20 mmHg或平均动脉压差＞10 mmHg，肾脏长径＞7 cm。若出现血肌酐＞3 mg/dl，患侧肾脏GFR＜15 ml/(min·1.73 m^2)，患肾明显缩小，多普勒超声显示肾内血流阻力指数＞0.8，大量蛋白尿，提示IRD肾功能损害严重且不可逆转，实施血管重建挽救肾功能可能已无意义。

血管重建治疗RAS引起的IRD已经从早年的积极态度逐步演变为今天的理性且保守。近年来，STAR、ASTRAL、CORAL等大型随机对照研究的结果均未显示血管重建对血压控制、肾功能和生存率方面的有利影响。规模最大的CORAL研究纳入了100多个医学中心的947例CKD 3期中重度动脉粥样硬化性RAS患者，比较药物联合支架治疗与单纯药物治疗能否改善预后，平均随访43个月。最终结果显示，介入治疗不能改善RAS患者的预后，且在预防心血管及肾脏事件（包括心血管或肾脏原因导致的病死、心肌梗死、脑卒中、因充血性心力衰竭住院、进展性肾功能不全或需肾替代治疗的复合终点事件）方面未能提供额外的获益。CORAL研究还证实，对于早期肾功能下降仅用药物治疗的患者，其临床事件和全因病死与血管支架治疗组没有显著差异。因此，2018年欧洲心脏病学会发布的相关指南不推荐动脉粥样硬化性RAS患者常规进行血管重建术，仅在反复发作肺水肿、心力衰竭、肾动脉纤维肌性结构不良时推荐进行肾动脉血管重建。

肾动脉血管重建策略的制定应该遵从个体化原则，基于患者的个体特征，系统评估IRD的病因、解剖诊断和病理生理诊断，分析血压控制的难易程度、肾功能的损害是否可逆、预期寿命及合并症等，预估风险和获益，以选择合理、有效的治疗策略。目前，一般推荐介入治疗作为肾动脉血管重建的首选方法。介入治疗可以消除动脉狭窄、恢复肾脏血流、保护肾功能、降低血压，具有创伤小、恢复快、住院时间短、可以重复实施等优点。介入治疗的方法包括经皮肾动脉导管扩张成形术、肾动脉内支架置入术。介入治疗的成功率可达99%，高血压控制率达60%，但肾功能改善在20%以下。若RAS病变不适合行介入治疗或介入治疗失败或发生严重并发症，或对比剂过敏、服用抗血小板药物有禁忌等，外科手术重建肾脏血管可以作为RAS治疗的其次选项或补救治疗措施。手术方法有肾动脉内膜切除术、主动脉-肾动脉旁路术、人造血管植入术、肾动脉狭窄段切除术、肾动脉狭窄切除及移植物置换术、脾-肾动脉吻合术、自体肾移植术、患肾切除术等。

IRD是引起肾功能快速下降的重要病因之一。在我国，动脉粥样硬化性RAS的发生率逐年增高，且漏诊、误诊情况严重，需要引起重视。RAS引起的IRD是慢性进展性疾病，肾脏低灌注是导致 IRD 的病理生理基础。目前，药物治疗是 IRD 的一线治疗方法，在药物治疗的基础上合理选择血管重建治疗方法。在临床决策血管重建治疗前，对 RAS 的全面、准确诊断（包括病因诊断、解剖学诊断和病理生理诊断）是正确掌握适应证、合理治疗的基础和关键，个体化施策将使患者的获益最大化。

（张景红）

参 考 文 献

[1] 中国医疗保健国际交流促进会血管疾病高血压分会专家共识起草组. 肾动脉狭窄的诊断和处理中国专家共识. 中国循环杂志，2017，32（9）：835-844.

[2] Cho SMJ, Lee H, Kim HC. Differences in prevalence of hypertension subtypes according to the 2018 Korean Society of Hypertension and 2017 American College of Cardiology/American Heart Association Guidelines: the Korean National Health Nutrition Examination Survey, 2007-2017(KNHANES Ⅳ - Ⅶ). Clin Hypertension, 2019, 25(26): 1-12.

[3] Whelton PK, Carey RM, Aronow WS, et al. 2017 ACC/AHA/AAPA/ABC/ACPM/AGS/APhA/ASH/ASPC/NMA/PCNA guide-lines for the prevention, detection, evaluation and management of high blood pressure in adults: a report of the American College of Cardiology /American Heart Association Task Force on Clinical Practice Guidelines. Hypertention, 2018, 71(6): 13-115.

[4] Ostroumova OD, Kochetkov AI, Cherniaeva MS. Arterial hypertension in older adults in the light of new European Guidelines 2018. Rational Pharmacotherapy in Cardiol, 2018, 14(5): 774-784.

[5] Ciccone MM, Cortese F, Fiorella A. The clinical role of contrast-enhanced ultrasound in the evaluation of renal artery stenosis and diagnostic superiority as compared to traditional echo-color-doppler flow imaging. Int Angiol, 2011, 30(2): 135-139.

[6] Mueller Peltzer K, Rubenthaler J, Fischereder M. The diagnostic value of contrast-enhanced ultrasound (CEUS) as a new technique for imaging of vascular complications in renal transplants compared to standard imaging modalities. Clin Hemorheol Microcire, 2017, 67(3-4): 407-413.

[7] Schaberle W, Leyerer L, Schierling W. Ultrasound diagnostics of renal artery stenosis: Stenosis criteria, CEUS and recurrent in-stent stenosis. Gefasschirurgie, 2016, 21(8): 4-13.

[8] Zhang W, Qian Y, Lin J. Hemodynamic analysis of renal artery stenosis using computational fluid dynamics technology based on unenhanced steady-state free precession magnetic resonance angiography: preliminary results. Int J Cardiovasc Imaging, 2014, 30(2): 367-375.

[9] Bley TA, Francois CJ, Schiebler ML. Non-contrast-enhanced MRA of renal artery stenosis: validation against DSA in a porcine model. Eur Radiol, 2016, 26(2): 547-555.

[10] 彭猛，蒋雄京，董徽，等. 动脉粥样硬化性肾动脉狭窄支架术后强化降脂治疗对肾功能的影响：一项前瞻性随机对照研究. 中华高血压杂志，2017，25（3）：232-238.

[11] Cooper CJ, Murphy TP, Cutlip DE. Stenting and medical therapy for atherosclerotic renal-artery stenosis. N Engl J Med, 2014, 370(1): 13-22.

[12] Murphy TP, Cooper CJ, Pencina KM. Relationship of albuminuria and renal artery stent outcomes: results from the CORAL randomized clinical trail (Cardiovascular Outcomes with Renal Artery Lesions). Hypertension, 2016, 27(3): 70-71.

[13] 邱宸阳，刘秀，邵江，等. CORAL 试验的不足与展望. 中华医学杂志，2017，97（20）：1526-1528.

第六节 过敏性紫癜性肾炎诊治新进展

过敏性紫癜（henoch-schönlein purpura, HSP），也称免疫球蛋白 A 血管炎（IgA vasculitis, IgAV），

是儿童血管炎的最常见形式,但也发生于成人。一些患者可发展为肾小球肾炎,称为过敏性紫癜性肾炎(HSP nephritis,HSPN)。HSPN 的肾脏表现类似于 IgA 肾病,包括血尿、蛋白尿、水肿、高血压和(或)肾功能不全等,绝大多数患者经过恰当治疗后预后良好,只有极少数患者最终可能导致终末期肾病(ESRD)。与 IgA 肾病的发病机制类似,含有半乳糖缺陷(Gd-)IgA1 的免疫复合物在 HSPN 的发病中也有重要作用。目前,没有证据支持应用皮质类固醇来预防 HSPN。临床相关指南和共识建议,持续性蛋白尿超过 3 个月的 HSPN 患儿应接受血管紧张素转化酶抑制剂(ACEI)/血管紧张素 II 受体阻滞剂(ARB)治疗,而肾病范围内的蛋白尿、肾功能受损、快速进展型肾小球肾炎或持续性中等程度及以上(>1 g/d)蛋白尿的 HSPN 患儿应接受肾活检,然后根据临床表现及肾活检的病理结果,轻症可应用皮质类固醇,中等程度在轻症的基础上可考虑加用免疫抑制剂,肾病综合征、新月体肾炎和(或)肾功能迅速恶化的重症患儿应使用静脉皮质类固醇及环磷酰胺治疗。

成人 HSPN 患者在诊断 HSPN 时须除外继发性 IgAV 及恶性疾病。目前,尚无成人 HSPN 患者治疗的随机对照研究结果。一般认为,对于轻中度 HSPN 成人患者,尽管接受最大耐受剂量的肾素-血管紧张素系统(RAS)抑制剂治疗且血压达标至少 3 个月但仍有持续尿蛋白>1 g/24 h 时,可考虑参照 IgA 肾病给予免疫抑制剂治疗。对表现为急进性肾小球肾炎(RPGN)的成人患者,应参照抗中性粒细胞胞质抗体(ANCA)相关血管炎,采用静脉环磷酰胺和皮质类固醇治疗,可试用利妥昔单抗。

HSPN 的肾脏预后相对 IgA 肾病较好,16 岁以下的儿童常为自限性的,在 3 年的随访期末仅 1%~3% 呈现持续进展的肾脏疾病。成人 HSPN 患者的预后较患儿差,难以控制的高血压、发病时及 1 年后蛋白尿水平及病理上慢性组织学病变与预后不良相关。本节就 HSPN 的诊治进展进行综述。

一、过敏性紫癜性肾炎的诊断

HSP 常见于儿童,其发生率在儿童中为 3~6/10 万,在成人中为 0.7~1.8/10 万。HSP 是一种以 IgA 为主的免疫复合物在小血管壁沉积为特征的小血管炎(包括毛细血管、小动脉、小静脉),可累及皮肤、胃肠道、关节和肾脏,偶可累及肺及中枢神经系统。HSP 在本质上是白细胞破碎性血管炎,血管壁中异常的 IgA 沉积是其主要的病理生理特征。2012 年,在 Chapel Hill 共识会议发布的新的血管炎分类标准中,建议用 IgAV 替代 HSP。

HSP 最常见于 4 岁以上的儿童,常在呼吸道感染后发生,因严重的腹部症状、胃肠道出血和持续的复发性紫癜而就诊。有研究提示,A 组链球菌感染与 HSP 存在关联。HSP 通常是自限性的,但约 1/3 的患儿出现复发。肾脏受累是预后不良的最重要的危险因素。在 HSP 患儿中,肾炎的发生率为 20%~50%,这些患儿常因血尿、蛋白尿等肾损害表现而转诊至肾科。HSPN 通常在患儿初次就诊后 3 个月内发生(60%~80%),但也有患儿在 6 个月内发生。在肾脏受累的患儿中,血尿和(或)蛋白尿是最常见的临床表现。约有 7% 的 HSP 患儿发展为肾病综合征(约占 HSPN 患儿的 20%),有 15%~25% 的患儿出现高血压。成人 HSP 患者的肾脏受累比率高于儿童,为 49%~78%。

1990 年,美国风湿病学会(ACR)制定了 HSP 的分类诊断标准,该标准对 HSP 的诊断具有较高的敏感性(87.1%)和特异性(87.7%):①发病年龄≤20 岁;②可触及的紫癜;③急性腹痛;④活检显示小血管壁中性粒细胞浸润。符合以上2条及以上者可诊断为IgAV。2006年，欧洲抗风湿病联盟（EULAR）和欧洲儿科风湿病学会（PReS）对该标准进行了修订，进一步提高了诊断的敏感性。修订后的HSP诊断标准为可触及的紫癜伴以下任何1条：①弥漫性腹痛；②任何部位活检样本显示IgA为主的沉积；③急性关节痛/关节炎；④表现为血尿和（或）蛋白尿的肾脏受累。目前，尚无国际公认的成人HSP诊断标准，一般成人HSP的诊断均参照儿童标准。

肾病范围内的蛋白尿、肾功能受损、快速进展型肾小球肾炎或持续中度（>1 g/d）蛋白尿的HSPN患儿应进行肾活检。成人HSPN患者的肾活检标准与儿童患者类似。与IgA肾病一样，HSPN的组织学表现也高度可变，肾小球的损害可从基本正常到表现为弥漫性系膜增生和新月体性肾炎。但在HSPN中，新月体更加常见，HSPN的组织学分型系统也更加重视肾小球中新月体的比例。Meadow等于1972年提出的HSPN分型包括5个组织学等级，主要由肾小球系膜增生的程度和新月体肾小球的比率来区分，同时也考虑了肾小管间质的改变。目前最常用的病理分型为国际儿童肾脏病研究会（ISKDC）于1977年制定的分型系统，将HSPN从病理上分为6级：Ⅰ级，肾小球轻微异常；Ⅱ级，单纯系膜增生，分为局灶节段和弥漫性；Ⅲ级，系膜增生，分为局灶节段和弥漫性，伴有<50%肾小球新月体形成和（或）节段性病变（硬化、粘连、血栓、坏死）；Ⅳ级，系膜增生分为局灶性节段性和弥漫性，50%～75%的肾小球伴有上述病变；Ⅴ级，系膜增生，分为局灶性节段性和弥漫性，>75%的肾小球伴有上述病变；Ⅵ级，膜增生样肾小球肾炎。有研究显示，肾活检中肾小球新月体>50%的患儿预后较差。需要指出的是，虽然HSPN的肾小管间质损害无特异性，但其在HSPN的预后判断中有重要意义。目前，仍需要开展多中心大样本的前瞻性研究以分析病理分类与临床结果之间的关联。还应注意，肾活检取样范围较小，仅能反映肾活检当时的病理情况，故判断病情时还应参考其他临床活动性指标和慢性化指标。

HSPN的诊断应首先除外HSPN可能的继发病因，包括恶性疾病，这在成人患者中尤为重要。HSPN的主要鉴别诊断应包括其他系统性疾病所致的肾小球性肾炎（如ANCA相关性血管炎、系统性红斑狼疮和冷球蛋白血症）和以IgA沉积为主的感染性肾小球性肾炎。这些鉴别诊断主要依赖病史及临床资料，有时也需要应用肾活检的病理结果来鉴别。目前，已有许多伴有系膜IgA沉积的ANCA相关性坏死性和新月体性肾小球性肾炎的病例报道，这些病例通常对皮质类固醇及免疫抑制药治疗的反应较好。狼疮肾炎在某些情况下可能通过免疫荧光显示出肾小球IgA染色，其强度与IgG和IgM染色相同或更高，但狼疮肾炎通常伴有明显的C1q沉积。以IgA为主的感染性肾小球肾炎的主要病原体包括金黄色葡萄球菌、耐甲氧西林金黄色葡萄球菌及表皮葡萄球菌，该病在非葡萄球菌感染后则不常见。混合的冷球蛋白偶尔可能包含IgA（单克隆IgA或IgA-类风湿因子），且会产生类似于HSP的皮肤白细胞破碎性血管炎。

药物和恶性肿瘤也可继发HSPN。前者与许多肿瘤坏死因子α（TNF-α）抑制药有关，包括依那西普、英夫利昔单抗和阿达木单抗，平均用药时间为9.6～34.5个月，表现为可触及的紫癜（80%）、周围神经系统受累（50%）和肾损害（13%～18%），患者常合并抗核抗体（ANA）阳性或ANCA阳性。最近有Janus激酶（JAK）抑制剂使用后发生HSPN的报道。恶性肿瘤继发的HSPN是副肿瘤综合征的一种，常与实体瘤（50%的病例为肺癌）和血液系统恶性肿瘤相关。与普通的HSPN患者相比，恶性肿瘤继发的HSPN患者年龄较大，男性多见，关节受累的频率更高（95%）。

二、过敏性紫癜性肾炎与原发性 IgA 肾病的异同

原发性 IgA 肾病和 HSPN 之间存在一些相似和差异。在发病率方面，IgA 肾病患者的发病高峰年龄在 15~30 岁，而 HSPN 主要见于儿童早期。不过，在儿童中，IgA 肾病的发病率为（5~50）/100 万，与 HSPN 类似。2 种疾病都在男性中比较常见。

在遗传学方面，IgA 肾病和 HSPN 均有家族聚集性的报道。曾有研究报道，在一对同卵双胞胎中，一例发展为 IgA 肾病，另一例发展为 HSPN。基因异常在 HSP 和 IgA 肾病的发病中均起关键作用，两者均在亚洲人中发生率最高，高加索人次之，非洲人最低。全基因组研究确定的 HSP 与 IgA 肾病遗传的可能基因位点有很多相同之处。人白细胞抗原（HLA）区域是与 HSP 和 IgA 肾病发病机制相关的最主要的遗传因素。此外，位于 HLA 区域外的其他基因的多态性，包括编码细胞因子、趋化因子、黏附分子、与 T 细胞相关的基因多态性及 IgA1 的糖基化异常、肾素－血管紧张素系统异常和脂代谢、氧化应激和同型半胱氨酸代谢异常等，均与 HSP 的易感性及严重性有关。需要指出的是，有关 HSP 的大多数数据来自儿童患者，目前仍需要在成人患者中积累研究数据，以确定成人 HSP 患者易感性的特定基因多态性与儿童患者有无差异，特别是那些与疾病严重程度相关的基因。

在发病机制方面，IgA 肾病和 HSPN 的病理生理学机制有很多相似之处。含有半乳糖缺陷（Gd-）IgA1 的免疫复合物在 HSPN 的发病中有重要作用，但与 IgA 肾病相比，HSPN 中 IgG 的含量更高，循环中含 IgA 的免疫复合物的体积更大，血浆 IgE 水平升高的可能性更大。白细胞的组织浸润是 IgAV 的主要特征，提示这些患者中白细胞的高度活化可能起一定作用。有研究发现，HSPN 中出现针对内皮细胞的 IgA1 抗体，通过 IgA Fc 受体 FcαRI（CD89）激活中性粒细胞，诱导中性粒细胞迁移和激活，最终导致组织损伤。

在临床特征方面，HSPN 与皮肤毛细血管、胃肠道血管炎和关节痛中 IgA 的肾外沉积有关，而这些在原发性 IgA 肾病中均很少见。HSPN 常有急性发作的肾炎表现，而 IgA 肾病的临床表现通常更隐匿。在 HSPN 中，即使肾外表现消退后，肾炎通常会在初次就诊后 3 个月内发生，肉眼血尿的发生率较低，而 IgA 肾病通常表现为黏膜感染后立即出现肉眼血尿。另外，HSPN 中出现肾病综合征的比例（20%）比 IgA 肾病（10%）更高。

在组织病理学方面，HSPN 患者发生肾小球急性病变时更严重，常见急性肾小球炎症反应、毛细血管内膜增生、坏死和新月形形成，其活动性病变较大多数 IgA 肾病患者更严重。HSPN 患者的活检显示，血管周围、内皮下和上皮下 IgA 沉积更强，常见毛细血管内膜增生。总之，IgA 肾病通常表现为缓慢进展的肾小球系膜增生伴硬化性改变，而 HSPN 多表现为急性肾小球炎症反应，提示可能更需要积极治疗以防止慢性损害。

在预后方面，HSPN 的临床缓解更常见。活检后 20 年，在 20%~40% 的 IgA 肾病患者中有 ESRD，而 HSPN 患儿中只有 13%。发病时的肾功能不全、肾病综合征及肾活检显示的病理损害较严重是 HSPN 患者预后不良的重要指标。以上风险可能随发病时年龄的增长而进一步增加，提示成年 HSPN 患者进展为 CKD 的风险更高。在肾移植后，IgA 肾病（19%~35%）与 HSPN（33%~42%）的复发相似。

三、过敏性紫癜性肾炎的治疗研究进展

多项随机对照研究证实，泼尼松不能预防HSP患者发生HSPN。因此，包括改善全球肾脏病预后组织（KDIGO）在内的多项共识均建议不要使用皮质类固醇来预防HSPN。Ninchoji等的研究结果表明，ACEI/ARB可诱导31例组织学分级为Ⅰ～Ⅲ级的中重度HSPN患儿病情缓解。KDIGO建议，在持续性蛋白尿>0.5～1.0 g/（d·1.73 m^2）的患儿中使用ACEI/ARB。在此治疗基础上，仍有持续性蛋白尿>1 g/（d·1.73 m^2）且GFR>50 ml/（min·1.73 m^2）的患儿应参考IgA肾病，给予6个月皮质类固醇治疗。对于成人HSPN患者，建议参照儿童HSPN的治疗来处理。

有学者认为，遵循KDIGO可能会延误急性炎症损害和潜在进展性肾小球炎症损害的治疗。对于表现为快速进展性新月体性肾炎的HSPN患儿，KDIGO建议使用皮质类固醇和环磷酰胺治疗。有报道显示，其他药物如硫唑嘌呤、吗替麦考酚酯（MMF）、环孢素、利妥昔单抗等对缓解病情有益。有2项回顾性研究报道了血浆置换对具有严重HSPN临床和组织学特征患者的有利作用。

2019年，欧洲儿科风湿病单中心访问单位（single hub and access point for paediatric rheumatology in Europe, SHARE）在总结多项临床研究证据的基础上，出版了新的儿童HSPN治疗方案，其中强调持续性蛋白尿在HSPN治疗中的意义。该方案给出了持续性蛋白尿的定义：尿蛋白/肌酐比值（UPCR）>250 mg/mmol持续4周以上，或UPCR>100 mg/mmol持续3个月以上，或UPCR>50 mg/mmol持续6个月以上。该方案建议，对于仅有镜下血尿而无肾功能损害及蛋白尿的患儿，或非持续性轻中度蛋白尿（UPCR<250 mg/mmol）的患儿，仅随访观察；对于严重蛋白尿（UPCR>250 mg/mmol）或持续性蛋白尿或肾功能受损的患儿，应积极进行肾活检，根据临床和病理结果决定治疗方案。轻症患者（持续性轻中度蛋白尿且肾功能正常）仅给予泼尼松治疗，硫唑嘌呤、MMF或甲泼尼龙作为二线治疗方案；病情为中等程度的患者（肾活检显示新月形<50%和GFR受损或持续性严重蛋白尿）给予泼尼松和（或）静脉甲泼尼龙治疗，硫唑嘌呤、MMF或静脉注射环磷酰胺可作为一线联用治疗方案或作为二线治疗方案；重症患者（肾活检显示新月形>50%和GFR受损或持续性严重蛋白尿）给予静脉环磷酰胺和甲泼尼龙治疗，硫唑嘌呤、MMF可作为二线治疗方案。持续性蛋白尿患者均应接受ACEI治疗。建议避免环孢素及口服环磷酰胺治疗。

目前，仅有1项成人HSPN患者治疗的小样本随机对照研究证据。该研究比较了单用糖皮质激素与糖皮质激素与环磷酰胺联用治疗HSPN的疗效。结果证实，6个月时2组患者的终点事件并无显著差异，而12个月时联合用药组的总生存率高于单药治疗组，但是差异未达统计学意义（96% vs. 79%，$P=0.08$）。2020年，KDIGO（修订版草案）建议成人HSPN患者的治疗可参照IgA肾病。目前，对于可否使用IgAN牛津分型评分（MEST-C）及肾活检中的新月体作为免疫抑制药的应用指征尚存争议。对于表现为RPGN的HSPN患者，建议参照ANCA相关性血管炎的指南，应用环磷酰胺和皮质类固醇治疗。另外，有小样本研究发现糖皮质激素联合MMF或环孢素可有效治疗HSPN。血浆置换可能对危重症HSPN患者的病情缓解有一定作用。Augusto等观察了用血浆置换联合标准剂量的糖皮质激素治疗11例严重HSPN成人患者的疗效，该研究平均进行了12次血浆置换。结果显示，在12个月时，患者的疾病严重程度评分、蛋白尿和肾功能均明显改善；中位随访6年后，未发现HSPN复发，提示该方案可能改善成人重度HSPN患者的预后。另外，一些生物制剂在HSPN中也有临床

应用的报道。Maritati 等报道 22 例因难治性/复发性 HSPN（16 例）或因存在糖皮质激素/免疫抑制剂的禁忌证（8 例）而接受利妥昔单抗治疗的成人 HSPN 患者，随访时间平均为 24 个月。其中，20 例患者（90.9%）达到了疾病缓解，但这 20 例患者中有 7 例（35%）随后出现了疾病复发。利妥昔单抗的耐受性良好。该研究表明，利妥昔单抗可能是成人 HSPN 患者有效且安全的治疗选择。BIOVAS 试验是一项正在进行中的大规模随机对照研究，拟招募 140 例病因为非 ANCA 相关性血管炎的难治性血管炎（包括 HSPN）患者（儿童和成人），研究 3 种不同的生物药物（英夫利昔单抗、托珠单抗和利妥昔单抗）的疗效。该研究的结果目前尚无报道。最近，布地奈德治疗 IgA 肾病的 II 期临床试验获得成功。目前，该药物正在全球进行 III 期临床试验，其结果对成人进展性 HSPN 患者的治疗可能具有重要价值。

总之，目前在治疗成人 HSPN 患者时仍主要依靠临床病例研究和个人经验，需要进行大规模且设计良好的随机对照研究以确定治疗成人 HSPN 患者的最佳方案。

（林　珊　贾俊亚）

参 考 文 献

［1］ Davin JC, Coppo R. Henoch-Schönlein purpur-anephritis in children. Nat Rev Nephrol, 2014, 10(10): 563-573.

［2］ 张廷廷, 姜红. 儿童紫癜性肾炎的诊治进展. 国际儿科学杂志, 2019, 46（12）: 859-863.

［3］ Kiryluk K, Moldoveanu Z, Sanders JT, et al. Aberrant glycosylation of IgA1 is inherited in bothpediatric IgA nephropathy and Henoch–Schönlein purpuranephritis. Kidney Int, 2011, 80(1): 79-87.

［4］ 中华医学会儿科学分会肾脏学组. 紫癜性肾炎诊治循证指南（2016）. 中华儿科杂志, 2017, 12（9）: 647-651.

［5］ Improving Global Outcomes (KDIGO) Glomerulonephritis Work Group. (2012) KDIGO clinical practice guideline for glomerulonephritis. Kidney Inter, 2012 (Suppl 2): 139-274.

［6］ Improving Global Outcomes (KDIGO) Glomerulonephritis Work Group. The 2020 Clinical Practice Guideline on Glomerular Diseases. Kidney Inter, 2017, 12(9): 647-651.

［7］ Ozen S, Marks SD, Brogan P, et al. European consensus-based recommendations for diagnosis and treatment of immunoglobulin a vasculitis-the SHARE initiative. Rheumatology (Oxford), 2019, 58(9): 1607-1616.

［8］ Maritati F, Fenoglio R, Pillebout E, et al. Brief Report: rituximab for the treatment of adult-onset IgA vasculitis (Henoch-Schönlein). Arthritis Rheumatol, 2018, 70(1): 109-114.

［9］ Maritati F, Canzian A, Fenaroli P, et al. Adult-onset IgA vasculitis (Henoch-Schönlein): update on therapy. Presse Med, 2020, 6(1): 64-70.

［10］ Calvino MC, Llorca J, Garcia Porrua C, et al. Henoch-Schönlein purpura in children fromnorthwestern Spain: a 20-year epidemiologic and clinicalstudy. Medicine, 2001, 80(5): 279-290.

［11］ Jennette JC, Falk RJ, Bacon PA, et al. 2012 revised international chapel hill consensus conference nomenclature of vasculitides. Arthritis Rheumatol, 2013, 65(1): 1-11.

［12］ Kikuchi Y, Yoshizawa N, Oda T, et al. Streptococ-cal origin of a case of Henoch-Schoenlein purpura nephritis. Clin Nephro, 2006, 65(2): 11-17.

［13］ Pohl M. Henoch-Schönlein purpura nephritis. Pediatr Nephrol, 2015, 30(2): 245-252.

［14］ Santos NM, Wyatt RJ. Pediatric IgA nephropathies: clinical aspects and therapeutic approaches. Semin Nephrol, 2004, 24(3): 269-286.

［15］ Narchi H. Risk of long term renal impairment andduration of follow up recommended for Henoch-Schönlein purpura with normal or minimal urinaryfindings: a systematic review. Arch Dis Child, 2005, 90(9): 916-920.

［16］ Mills JA, Michel BA, Bloch DA, et al. The American college of rheumatology 1990 criteria for the classification of henoch-schönlein purpura. Arthritis Rheum, 1990, 33(8): 1114-1121.

［17］ Ozen S, Ruperto N, Dillon MJ, et al. EULAR/PReS endorsed consensuscriteria for the classification of childhood

vasculitides. Ann Rheum Dis, 2006, 65(7): 936-941.
[18] Meadow SR, Glasgow EF, White RH, et al. Schönlein-Henochnephritis. QJM, 1972, 41(3): 241-260.
[19] Counahan R, Winterborn MH, White RH, et al. Prognosis of henoch-schonlein nephritis in children. Br Med J, 1977, 2(1): 11-14.
[20] A Working Group of the International IgA Nephro-pathyNetwork and the Renal Pathology Society. The oxfordclassification of IgA nephropathy: pathology definitions, correlations, and reproducibility. Kidney Int, 2009, 76(5): 546-556.
[21] Pohl M, Dittrich K, Ehrich JH, et al. Treatment of Henoch-Schönlein purpura nephritis in children andadolescents: therapy recommendations of the German Society for Pediatric Nephrology (GPN). Monatsschr Kinderheilkd, 2013, 161(6): 543-552.
[22] Satoskar AA, Suleiman S, Ayoub I, et al. Staphyl-ococcus infection-associated GN-spectrum of IgA staining and prevalence of ANCA in a single-center cohort. Clin J Am Soc Nephrol, 2017, 12(1): 39-49.
[23] Haas M, Jafri J, Bartosh SM, et al. ANCA-associated crescentic glomerulonephritiswith mesangial IgA deposits. Am J Kidney Dis, 2000, 36(3): 709-718.
[24] Allmaras E, Nowack R, Andrassy K, et al. Rapidly progressive IgA nephropathywith anti-myeloperoxidase antibodies benefits from immunosuppression. Clin Nephrol, 1997, 48(5): 269-273.
[25] Sokumbi O. Vasculitis associated with tumornecrosis factor-alpha inhibitors. Mayo Clin Proc, 2012, 87(8): 739-745.
[26] Pertuiset E, Liote F, Launay Russ E, et al Henoch-Schönlein purpura associated with malignancy. SeminArthritis Rheum, 2000, 29(3): 360-367.
[27] López Mejías R, Castañeda S, Genre F, et al. Genetics of immunoglobulin-A vasculitis (Henoch-Schönlein purpura): an updated review. Autoimmun Rev, 2018, 17(3): 301-315.
[28] López Mejías R, Genre F, Pérez BS, et al. Association of HLA-B with Henoch-Schonlein purpura (IgA Vasculitis) in Spanish individuals irrespective of the HLA-DRB1 status. Arthritis Res Ther, 2015, 17(102): 1136-1141.
[29] López Mejías R, Castañeda S, González Juanatey C, et al. Cardiovascular risk assessment in patientswith rheumatoid arthritis: the relevance of clinical, genetic and serological markers. Autoimmun Rev, 2016, 15(3): 1013-1130.
[30] Davin JC, Ten Berge IJ, Weening JJ. What is thedifference between IgA nephropathy and Henoch-Schönlein purpura nephritis? Kidney Int, 2001, 59(3): 823-834.
[31] Davin JC. Henoch-schonlein purpura nephritis: pathophysiology, treatment, and future strategy. Clin JAm Soc Nephrol, 2011, 6(3): 679-689.
[32] Wyatt RJ, Julian BA. IgA nephropathy. N Engl JMed, 2013, 368(25): 2402-2414.
[33] Ninchoji T, Kaito H, Nozu K, et al. Treatment strategiesfor Henoch-Schönlein purpura nephritis by histologicaland clinical severity. Pediatr Nephrol, 2011, 26(4): 563-569.
[34] Davin JC, Coppo R. Pitfalls in recommending evidence-based guidelines for a protean disease like Henoch Schönlein purpura nephritis. Pediatr Nephro, 2013, l28(10): 1897-1903.
[35] Pillebout, E. Addition of cyclophosphamide to steroids provides no benefit compared with steroids alone in treating adult patients with severe Henoch Schönlein purpura. Kidney Int, 2010, 78(5): 495-502.
[36] Trimarchi H, Barratt J, Cattran DC, et al. Oxford classification of IgA nephropathy 2016: an update from the IgA nephropathy classification working group. Kidney Int, 2017, 91(6): 1014-1021.
[37] Kim CH, Lim BJ, Bae YS, et al. Using the Oxford classification of IgA nephropathy to predict long-term outcomes of Henoch-Schönlein purpura nephritis in adults. Mod Pathol, 2014, 27(6): 972-982.
[38] Augusto JF. Addition of plasma exchange to glucocorticosteroids for the treatment of severe Henoch-Schönlein purpura in adults: a case series. Am J Kidney Dis, 2012, 59(5): 663-669.
[39] Fellström BC, Barratt J, Cook H, et al. Targeted-release budesonide versus placebo in patients with IgA nephropathy (NEFIGAN): a double-blind, randomised, placebo-controlled phase 2b trial. Lancet, 2017, 389(23): 2117-2127.

第七节 抗中性粒细胞胞质抗体相关性肾炎诊治进展

抗中性粒细胞胞质抗体（antineutrophil cytoplasmic antibody，ANCA）相关性血管炎（ANCA-associated vasculitis，AAV）是一组以血液循环中 ANCA 阳性及小血管和中等血管炎症与损坏为特点的坏死性血管炎性疾病，主要包括显微镜下多血管炎（microscopic polyangiitis，MPA）、肉芽肿性多血管炎（granulomatosis with polyangiitis，GPA）和嗜酸性肉芽肿性多血管炎（eosinophilic granulomatosis with polyangiitis，EGPA）。近些年，有学者倾向于依据 ANCA 类型将 AAV 分为 MPO-AAV 及 PR3-AAV。肾脏是 AAV 受累的重要靶器官之一，被称为 ANCA 相关性肾小球肾炎（ANCA associated glomerulonephritis，AAGN），其主要病理改变为寡免疫复合物坏死性新月体性肾小球肾炎（necrotizing and crescentic glomerulonephritis，NCGN）。NCGN 可单独存在 [局限于肾脏的血管炎（renal limited vasculitis，RLV）]，亦可合并肾外表现。本节主要综述 AAGN 近年的诊治进展。由于多数临床研究纳入的 AAV 患者为 GPA 和 MPA，且肾脏受累在 EGPA 少见，故本节所讨论的 AAGN 不包含 EGPA 导致的肾脏损害。

一、发病机制进展

（一）基因多态性

GWAS 研究和对既往遗传相关性研究进行的 meta 分析证实，PR3-ANCA 与 *PRTN3*（编码 PR3）和 *SERPINA1*（编码 α1-抗胰蛋白酶，一种充当 PR3 主要抑制剂的蛋白酶）中的单核苷酸多态性相关，而 MPO-ANCA 与 *HLA-DQ* 多态性相关。北京大学第一医院肾内科的研究进一步证实，*HLA-DQA1*0302* 和 *DQB1*0303* 与汉族人群 MPO-AAV 强相关。结果支持与 MPO-ANCA 和 PR3-ANCA 相关的血管炎可被视为不同的自身免疫综合征的论点。此外，代表自身免疫的基因标志 *PTPN22* 则与 GPA 和 MPA 均相关。

（二）表观遗传因素

DNA 甲基化与 MPO 和 *PRTN3* 基因表达的调控有关。MPO 和 PRTN3 启动子甲基化水平与这些基因的 mRNA 转录数呈负相关，MPO 和 PRTN3 启动子甲基化水平在活动性 AAV 患者中降低，缓解期则升高。此外，PRTN3 启动子低甲基化水平复发风险明显增加 4.5 倍，而其高甲基化水平更易达到无复发缓解。

（三）补体的作用

动物模型和临床研究表明，补体系统的激活，特别是替代途径的激活，对 AAV 的发展至关重要，补体激活产物 C5a 具有核心作用。用 C5a 和 ANCA 刺激中性粒细胞不仅导致中性粒细胞呼吸爆发和脱颗粒，而且激活凝血系统并产生凝血酶，从而引发炎症并激活凝血系统。目前，欧洲和美国已经分别开展 C5aR 拮抗剂 avacopan 治疗 AAV 的 Ⅱ 期临床试验（CLEAR 和 CLASSIC 试验），Ⅲ 期临床试验（ADEVOCATE 试验）的结果在 2020 年 EULAR 年会首次发布。

（四）中性粒细胞胞外透捕网

早在 1996 年，Takei 等就描述了中性粒细胞胞外透捕网（neutrophil extracellular traps，NETs）形成这一现象。然而直到 2004 年，Brinkmann 及其同事才正式提出了"NETs"一词，用来描述中性粒细胞释放核染色质，并被颗粒蛋白修饰，继而形成一个胞外网，捕捉并杀死细菌的现象。之后发现 NETs 形成其实是调节性细胞死亡的一种形式，被称为"NETosis"。Kessenbrock 及其同事首先证实

ANCA能够促使中性粒细胞产生NETs，并发现AAV患者肾穿刺标本有NETs沉积。后续研究发现NETs裹挟有大量包括各种蛋白酶在内的损伤性蛋白（包含MPO和PR3），能够直接损伤血管壁。此外，NETs能够激活补体旁路途径。

坏死性凋亡（necroptosis）是一种caspase依赖的调节性细胞死亡，已被证实能够调控NETs形成。前者需要受体相互作用蛋白激酶（receptor-interacting protein kinase，RIPK）1的参与，抑制RIPK1能够减少ANCA导致的NETs形成。因此，抑制RIPK1或许是AAV治疗的新靶点。

二、流行病学

AAV的发病率呈逐年上升趋势。国外GPA的发病率在20世纪80年代为4.65/100万，20世纪90年代为8.33/100万，2000年左右则达9.11/100万；MPA的发病率则由20世纪90年代的5.04/100万上升至2000年左右的9.2/100万。多个国家的流行病学研究证实，AAV的患病率也同样呈上升趋势。国内一项覆盖中国54.1%三级医院的调查显示，中国住院患者中AAV的发生率约为0.25‰，且北方住院患者的AAV发生率高于南方（0.44‰ vs. 0.27‰），其中侗族最高，达0.67‰。

三、临床分型

如何对AAV进行分型是一个长期争论的问题。人们通常根据临床和组织病理特征、ANCA血清学类型将AAV分为MPA、GPA及EGPA。例如，相较于MPA，GPA具有突出的耳鼻咽喉表现，且易于形成肉芽肿病变（肺结节及肿块）；EGPA常有嗜酸性粒细胞增多及过敏性疾病史。此外，GPA和MPA也有不同的临床经过，MPA有较高的死亡风险，GPA的病程更容易呈现出缓解－复发的特点。

近些年的研究发现，依据ANCA类型进行的分型似乎也有其合理性。PR3-AAV更易复发，而MPO-AAV死亡率更高；PR3-AAV肾脏预后较MPO-AAV更好，但总体预后两者相似；PR3-AAV脏器受累多于MPO-AAV；局限于肾脏的血管炎（RLV）更多见于MPO-AAV；PR3-AAV对利妥昔单抗（rituximab，RTX）的反应优于环磷酰胺和硫唑嘌呤。此外，GWAS研究也支持依据ANCA类型的分类。然而，新近的回顾性研究发现，临床表型（GPA和MPA）较ANCA类型能够更好地预测无复发缓解，国内外的数据也支持MPO阳性GPA作为AAV一个亚型。因此，目前情况下，诊断GPA、MPA时前缀ANCA类型（即PR3阳性GPA、MPO阳性GPA、MPO阳性MPA、PR3阳性MPA、ANCA阴性GPA及ANCA阴性MPA）是更合适的选择。

新近又有学者提出，AAV是从以肉芽肿为主要表现至以血管炎为主要表现的连续疾病谱，肉芽肿表现与复发预后相关，而血管炎表现与死亡预后相关。据此，将AAV分为非严重AAV（通常PR3-ANCA阳性，以肉芽肿为主要表现，无肾脏及其他脏器的血管炎表现，无威胁生命或器官的情况，但复发率高）、严重PR3-AAV（PR3-ANCA阳性，同时有肉芽肿和血管炎表现，伴有肾脏或其他脏器血管炎，威胁生命或器官风险中等，复发风险中等）和严重MPO-AAV（MPO-ANCA阳性，以血管炎表现为主，伴有肾脏或其他脏器血管炎，威胁生命或器官风险高，复发风险低）。

此外，2020年改善全球肾脏病预后组织（KDIGO）指南采用临床表型的分类，即GPA和MPA，同时保留NCGN的概念。

四、肾脏预后的预测因素

（一）终末期肾病预测因素

肾脏受累在 GPA 中达 70%，在 MPA 中几乎达到 100%，而在 EGPA 中少见。GPA 和 MPA 一旦合并肾脏受累，其肾功能常急剧恶化（尤其是 MPA），20%~25% 的患者在确诊后数年内发展至终末期肾病（ESRD），小部分患者确诊后最初半年内甚至在确诊时即需要透析治疗。因此，ESRD 仍是威胁 AAV 患者的主要因素，如何预测和预防 ESRD 是肾科医师面临的巨大挑战。下面着重介绍近些年有关 ESRD 的预测因素研究。

1. 临床病情和治疗方案 血肌酐的快速升高及治疗不当是 ANCA 相关性血管炎患者慢性肾损害的预测因素。在一项队列研究中，在控制基线血肌酐、治疗类型、器官受累及 ANCA 类型之后，研究者发现肾小球滤过率（GFR）下降超过 8 ml/（min·1.73 m²）的患者进展为 ESRD 的可能性是 GFR 稳定患者的 5.6 倍（$P<0.001$）；相反，GFR 升高超过 8 ml/（min·1.73 m²）的患者不进展为 ESRD 的可能性是 GFR 稳定患者的 4.8 倍。Lionaki 等研究发现，达到 ESRD 的患者初始血清肌酐水平较高，未接受免疫抑制或仅用糖皮质激素单药治疗比例更高，环磷酰胺治疗时间较短，治疗抵抗更常见。诊断后不久即需要透析患者预后最差，即使使用恰当的糖皮质激素和环磷酰胺联合方案治疗，80% 的患者依然无法脱离透析。必须强调的是，免疫抑制剂对 GFR 很低的患者并非无效，相反，可以诱导缓解，甚至使部分患者肾功能恢复。此外，欧洲血管炎协会对 4 项随机对照研究的数据分析表明，除了基线肌酐水平以外，至少 1 次的肾脏复发是 AAV 进展至 ESRD 的独立危险因素。

2. 肾脏病理指标 2010 年国际多中心工作组依据球型肾小球硬化、细胞新月体病变及正常肾小球占比是否超过 50% 提出了 AAGN 的病理分型，即局灶型、新月体型、混合型及硬化型 4 种类型，肾脏 5 年生存率分别为 93%、76%、61% 和 50%。其后多个国家队列研究（其中包括北京、南京和上海 3 个中心的队列）证实了该病理分型的可行性。然而，不同于初始研究，部分验证研究发现新月体型病变预后与混合型相似甚至更差，造成这种结果的原因可能与新月体型评估时观察者间差异较大有关。此外，meta 分析发现，新月体型和混合型并未纳入间质病变，而间质病变被证实同样影响肾脏预后。

2018 年，梅奥肾脏病理学会慢性指数（chronicity score，CS）纳入小球硬化、间质纤维化、小管萎缩（依据范围评为 0~3 分）和小动脉硬化（0~1 分），根据总分将 CS 分为极轻微（0~1 分）、轻度（2~4 分）、中度（5~7 分）和严重（≥8 分）。由于小管间质病变程度与小球硬化程度相关，是否应当将小管间质病变纳入预后评分成为学者讨论的焦点之一。

3. ANCA 肾脏风险指数 前述肾脏病理评分并未纳入临床指标，如基线 GFR 与肾脏预后相关。南京总医院团队发现 AAGN 病理分型联合血肌酐水平、血白蛋白水平和治疗方案能够更好地预测 MPO-ANCA 阳性的 AAGN 肾脏预后，而球形肾小球硬化≥60% 和血肌酐≥353.6 μmol/L（4 mg/dl）在硬化型患者组各为 ESRD 独立危险因素。2018 年，德国学者开发了 ANCA 肾脏风险指数（ANCA renal risk score，ARRS），包含 3 个部分，即正常小球比例（N_0>25%，评分 0 分；N_1 10%~20%，评分 4 分；N_2<10%，评分 6 分）、小管萎缩及间质纤维化（T_0≤25%，评分 0 分；T_1~25%，评分 2 分）和

确诊时 GFR [$G_0 > 15$ ml/(min·1.73 m^2),评分 0 分;$G_1 \leq 15$ ml/(min·1.73 m^2),评分 3 分]。总分 0 分,ESRD 风险低;总分 2~7 分,ESRD 风险中等;总分 8~11 分,ESRD 风险高。该研究中,ARRS 评分最高患者($N_2T_1G_1$,总分 11 分)随访过程长期依赖于透析治疗,提示对于总分 11 分的患者,较强的免疫抑制治疗并未改善肾脏预后,这类患者的治疗强度应当取决于肾外表现。然而,既往研究提示,即使肾脏病理最差的患者,应用免疫制治疗后,14% 的患者仍有机会恢复肾脏功能。因此,对于肾脏预后差的患者如何平衡免疫治疗强度和疗程及治疗带来的不良反应和死亡风险,仍然是目前面临的挑战。

目前,该评分系统已经在数个队列中得到验证,证实了该评分的应用价值。然而,关于各种评分工具的研究,不过是进一步证实了之前的研究结果,今后可能会有更多的工具问世。然而血管炎本身复杂多变的临床特点、患者个体因素及将来治疗方法和理念的更新,决定了这些工具并不能完全替代医师的临床决策。

4. 生物标志物研究　鉴于小管间质病变对包括 AAGN 在内的多种肾小球肾炎有预测价值,北京大学第一医院团队评估了 EGF 与 AAGN 肾脏预后的关系。研究发现,AAGN 患者肾小管间质 EGF mRNA 表达与活检时估算肾小球滤过率(eGFR)显著相关。此外,尿 EGF 与肌酐(uEGF/Cr)的比值与更严重的肾脏疾病、对治疗抵抗及进展至 ESRD 或 30% GFR 下降更高的风险有关。然而,尿 EGF 对 AAV 的预测价值并不特异。一些研究表明,EGF 对糖尿病肾病和 IgA 肾病的发展也具有预测作用。

(二)肾脏复发的预测指标研究

早在 2007 年,EULAR 就曾经定义了缓解(remission)和复发(relapse)。前者是指无血管炎活动性证据,评价工具是伯明翰血管炎活动性指数(Birmingham Vasculitis Activity Score,BVAS)或 BVAS for WG(BVAS/WG)。需要注意的是,缓解状态允许服用不超过 7.5 mg/d 的泼尼松或等效剂量糖皮质激素,并注明同时服用的免疫抑制剂情况,且应当注明缓解持续的时间。复发指血管炎活动导致的原有表现再现或出现新的表现,可分为大复发(major relapse)和小复发(minor relapse)。前者指出现累及重要脏器或危及生命的血管炎活动,需要同时强化激素和免疫抑制剂治疗;后者指不累及重要脏器或不危及生命的血管炎活动。既往针对复发预测因素的研究多数关注整体复发,单纯关注肾脏复发的研究相对较少。

1. 临床病情指标　早在 2014 年,北京大学第一医院对 439 例 AAV 患者(MPA 占 2/3,GPA 占 1/4,其余 RLV)的前瞻性随访研究发现肺脏受累和初始较低的肌酐水平是复发的独立危险因素,而肌酐水平增高则与治疗抵抗有关。同年,中日友好医院针对 98 例 AAV 患者的回顾性研究也有类似发现,同时也证实 PR3-ANCA 较 MPO-ANCA 更易复发,女性患者更易出现治疗抵抗。来自中南大学湘雅医院 184 例 MPO-AAV 患者的回顾性病例研究发现,MPO-AAV 治疗抵抗与肺部受累程度及初始肌酐水平正相关,而与血小板和 C3 水平呈负相关;肺受累和心血管受累与复发风险增加有关。这些与国外研究结论类似。

此外,有少数研究关注了肾脏复发的预测因素。例如,有学者发现缓解期患者出现持续血尿是肾脏复发的危险因素,而蛋白尿则不能预测肾脏复发。意大利学者对 96 例 AAV 患者(GPA73 例,MPA21 例,RLV2 例)的回顾性研究发现基线肾脏受累及诱导缓解方案不包括环磷酰胺或利妥昔单抗是肾脏复发的独立预测因素。然而必须看到，不同的研究人群，得到的结论可能会有所不同。例如，EUVAS对4项随机对照研究的数据分析并未发现任何能够预测肾脏复发的临床指标。

2. ANCA变化 早期研究发现ANCA滴度升高能够预测AAV复发，根据AAV滴度升高适当强化治疗能够降低复发风险。然而随后的几十年，学界逐渐形成共识，反复检测ANCA滴度对AAV的价值有限，不应单独依据ANCA滴度进行方案调整。然而，这些研究纳入的患者多以GPA为主。单独研究MPA或MPO-AAV时，日本学者发现MPO-ANCA滴度升高或转阳能够预测疾病复发，预防性加强免疫抑制治疗能够降低复发风险。但应当注意，日本的研究中将近50%的患者未曾使用免疫抑制剂。2020年KDIGO指南依然不建议参照ANCA变化决定治疗决策。此外，荷兰学者发现ANCA滴度升高和肾脏复发密切相关，和非肾脏严重病情患者的复发有关，但与非肾脏局限疾病患者的复发无关。

3. 治疗方法 治疗药物和维持时间也是影响病情复发的重要因素。既往大型随机对照研究已经证实诱导缓解期环磷酰胺累积剂量大、复发风险低；维持治疗甲氨蝶呤（MTX）和吗替麦考酚酯（MMF）复发风险高于硫唑嘌呤（AZA）；EUVAS领导的REMAIN研究发现，延长AZA维持时间至48个月能够降低AAV的复发风险，肾脏预后更好，但生存率无明显差别。但该研究纳入病例数太少（延长治疗组59例，常规治疗组51例），尽管ANCA持续阳性与复发相关，但未发现ANCA类型与复发的相关性，这与之前的研究不符。而荷兰的研究则并未发现延长AZA治疗至确诊后4年能够降低PR3-AAV的复发率。此外，小剂量糖皮质激素维持时间长短与复发也密切相关。新近一项日本研究发现24个月时口服泼尼松剂量<2.5 mg/d与其后2年内的复发相关。然而，日本关于AAV的研究，近50%的患者未曾使用免疫抑制剂，故在解读日本相关研究时应予注意。此外，如前所述，意大利一项回顾性研究发现诱导缓解方案不包括环磷酰胺或利妥昔单抗是肾脏复发的独立预测因素。

五、关注心血管事件

经过几十年的发展，AAV的治疗手段不断增多，AAV患者的生存率也有所提高，但AAV的总体死亡率仍比一般人群高2.7倍。在诊断的第1年内，感染性并发症和活动性血管炎是导致死亡的主要原因，而随后心血管事件是导致死亡的最常见的并发症，其次是恶性肿瘤和感染。严重肾功能损害、年龄增长和基线高疾病活动度是影响患者生存率的独立预测因素。来自北京大学第一医院的研究证实，中国AAV患者确诊第1年内首位死亡原因仍然是感染，其次为活动性血管炎和心血管事件；1年以后，首位死亡原因则为心血管并发症，其次为感染。心血管事件日益成为学者们关注的焦点。

一项meta分析表明，AAV心血管事件整体风险增加65%，主要源于缺血性心脏病，其次为脑血管事件和周围血管病变。使心血管风险增加的因素主要包括老年（确诊时年龄>50岁）、男性、较高累积剂量的CTX（>36 g）、肾功能不全及依赖透析等。此外，AAV静脉血栓栓塞（venous thromboembolism, VTE）的风险明显增加，包括下肢深静脉血栓形成（deep venous thrombosis, DVT）和肺栓塞（pulmonary embolism, PE），与疾病活动明显相关。其他危险因素包括患者的年龄、男性、既往VTE病史、脑血管事件后运动障碍。

2016年，EULAR/ERA-EDTA关于AAV的诊疗建议定期监测心血管风险，包括高血压、糖尿病在内的传统风险因素，应当每年评估传统Framingham风险因子。最近有学者建议每半年评估1次心血管事件风险，及时治疗并存的高脂血症、高血压和糖尿病；建议患者停止吸烟，规律锻炼。2020年KDIGO指南未关注AAV患者的心血管风险，是一大遗憾。

六、治疗

在过去的40余年间，AAV的治疗有了极大改善。从单纯激素治疗到免疫抑制剂的引入，从尝试各种免疫抑制剂到生物制剂的成功，现在已经形成了诸多共识。然而，人们依然行走在探索的道路上。尽管糖皮质激素（联合免疫抑制剂或利妥昔单抗）仍是AAV治疗的基石，长期小剂量糖皮质激素使用能够降低AAV复发风险，众多学者仍在探索糖皮质激素新的减量方案及糖皮质激素助减方案（包括新型药物使用、血浆置换等）。以下重点综述这几年的临床探索。

（一）糖皮质激素冲击治疗

静脉糖皮质激素冲击治疗广泛应用于严重病例，如AAV合并新月体性肾小球肾炎或弥漫性肺泡出血综合征，然而该疗法并未在随机对照研究中验证。浙江大学第一医院的一项回顾性研究纳入了111例ACGN患者[eGFR≤10 ml/(min·1.73 m^2)]，57例诱导缓解接受甲泼尼龙冲击治疗（0.5 g/d，共3天），54例未接受甲泼尼龙冲击治疗，2组均接受标准治疗方案，即泼尼松1 mg/(kg·d)，或泼尼松[0.6~0.8 mg/(kg·d)]联合静脉应用CTX（0.75~1 g/m^2，每月1次），或泼尼松[0.6~0.8 mg/(kg·d)]联合MMF（1.0~1.5 g/d）。中位随访31（3~134）个月后，甲泼尼龙冲击组无透析依赖的患者比例更高（36.8% vs. 7.4%，P<0.01），死亡率低于无激素冲击组，但无统计学意义（19.3% vs. 37%，P=0.056），感染发生率2组相似。中南大学湘雅医院回顾分析了69例确诊时需要透析的MPO-AAV，30例接受甲泼尼龙冲击[5~10 mg/(kg·d)，共3天]，39例未接受甲泼尼龙冲击，2组均接受标准方案，即泼尼松[1 mg/(kg·d)]维持4~6周，3个月内减量至12.5~15.0 mg/d，同时联合静脉应用CTX（0.5 g/m^2，每月1次），缓解后CTX 3个月1次，或改服AZA或MMF。随访12个月时发现，2组生存率、非透析依赖无显著差异，不良事件发生率也相同。但应注意该组患者基线肺泡出血比例明显低于浙江大学第一医院队列（29% vs. 73%）。另一项来自英国的研究，临床设计与中南大学湘雅医院队列相似，但病例数更多（甲泼尼龙冲击组52例，非冲击组62例），亦未发现甲泼尼龙冲击对改善生存率及肾脏预后有帮助，反而增加感染风险。同样，该研究肺泡出血比例较低，只有23%。甲泼尼龙冲击对于ACGN的疗效尚需随机对照研究进一步证实。

（二）激素减量方案及无激素理念

为减少糖皮质激素使用剂量，学者们主要从2个方面着手：其一，探索快速减量方案；其二，初始即采用小剂量糖皮质激素，甚至无糖皮质激素治疗，同时联合新型药物。

PEXIVAS研究是第1个探索诱导缓解期糖皮质激素快速减量的随机对照研究。该研究是一项大型、国际性、随机、对照试验，采用2×2因子设计，分别评估2种不同治疗策略：①血浆置换与非血浆置换；②高剂量与低剂量糖皮质激素治疗。主要结局指标是死亡或肾衰竭需要透析。纳入有肾脏受累[估算肾小球滤过率（eGFR）<50 ml/(min·1.73 m^2)]或肺泡出血

的MPO-AAV及PR3-AAV患者共704例,所有患者随机化入组前均接受甲强龙冲击治疗3天,其后接受环磷酰胺(口服或静脉注射)或利妥昔单抗治疗。接受环磷酰胺治疗的患者在3~6个月时转为硫唑嘌呤维持治疗。随机分配血浆置换的患者在14天内接受了7次治疗,每次置换量为60 ml/kg。糖皮质激素减量方案见表1-3-7。随访2.9年,低剂量糖皮质激素组与标准剂量组相比,死亡和肾衰竭透析比例无明显差别,但1年内感染相关的并发症明显减少。该研究提示,即使严重的AAV患者,快速减量糖皮质激素也是可行的。然而治疗方案仍然应当个体化,应根据疾病活动度即时调整糖皮质激素剂量。此外,该研究中15%接受利妥昔单抗治疗的患者,高剂量糖皮质激素似乎使其获益更多,而使用环磷酰胺的患者更能从快速减量方案中获益。

表1-3-7 尝试新的糖皮质激素减量方案或无激素方案的研究*

	PEXIVAS 研究		CLEAR 研究		ADAVOCATE 研究		
	低剂量组	高剂量组	对照组	减量组	无激素组	avacopan 组	激素组(≥55 kg)造词
冲击	有	有	无	无	无	无	无
1周	60	60	60	20	0	0	60
2周	30	60	45	15	0	0	45
3~4周	25	50	30	10	0	0	30
5~6周	20	40	25	10	0	0	25
7~8周	15	30	20	5	0	0	20
9~10周	12.5	25	15	5	0	0	15
11~12周	10	20	10	5	0	0	10
13~14周	7.5	15	10	0	0	0	10
15~16周	5	10	5	0	0	0	5
17~18周	5	10	5	0	0	0	5
19~20周	5	7.5	5	0	0	0	5
21~22周	5	7.5	0	0	0	0	0
23~52周	5	5	0	0	0	0	0

注:*表中数字代表泼尼松的每日剂量,单位为mg

CLEAR研究是一项在32个欧洲诊疗中心开展的随机、双盲、安慰剂对照的Ⅱ期临床试验,共纳入63例新诊断或复发的AAV患者,旨在评估C5aR拮抗剂avacopan是否能够减少糖皮质激素的使用。随机分为3组,即对照组(口服标准剂量泼尼松60 mg/d+安慰剂),糖皮质激素减量组(泼尼松20 mg/d+avacopan 30 mg,2次/日)和无糖皮质激素组(avacopan 30 mg,2次/日+安慰剂)。avacopan使用12周,糖皮质激素逐渐减量(表1-3-7),可以看出,CLEAR研究对照组泼尼松减量方案与PEXIVAS低剂量糖皮质激素组相似,而糖皮质激素减量组泼尼松用量是对照组的1/3。主要终点是第12周的治疗反应,定义为伯明翰血管炎活动评分(BVAS)下降50%,但没有任何器官系统恶化。由于研究时间短,所以未选择缓解作为研究终点。GPA和MPA患者比例大致相等,PR3或MPO-ANCA阳性比例也大致相同。3/4的患者为新诊断的AAV。几乎所有患者均有肾脏受累,eGFR的平均值约为50 ml/(min·1.73 m^2),然而无糖皮质激素组血肌酐升高患者比例明显低于其他2组。随访12周后,3组达到治疗终点的比例分别为对照组70%、糖皮质激素减量组86%、无糖皮质激素组81%。使用avacopan的2组患者在4周时BVAS和尿白蛋白与肌酐比值即已经有更迅速和稳定的改善。单核细胞趋化蛋白1与肌酐比值的变化也表明接受avacopan治疗的患者肾脏炎症的缓解速度更快。3组总不良事件和严重不良事件发生率相似。值得注意的是,使用avacupan的2组患者尤其是无糖皮质激素组,患者的生活质量指标似乎有更显著的改善。CLEAR研究的结果令人鼓舞,表明avacopan可以有效地减少甚至取代诱导方案中的糖皮质激素。

当然仍有许多问题尚待解决,如伴有更严重的肾衰竭AAV患者是否有效,是否可以用于维持缓解等。2020年EULAR会议初步披露了avacopan治疗AAV的3期临床试验(即ADVOCATE研究)的结果。该研究是为期52周的多中心随机双盲安慰剂对照研究,共纳入330例AAV患者,随机分为avacopan(30 mg,2次/日)+安慰剂(166例)和泼尼松+安慰剂2组(164例)。泼尼松根据体重调整起始剂量,减量方法与CLEAR研究的对照组相同。2组均联合利妥昔单抗375 mg/m^2,每周1次,共4次,或环磷酰胺(口服/静脉)续贯硫唑嘌呤。研究终点为26周的缓解率和52周的持续缓解率(无复发缓解率)。26周时,2组缓解率相近(72.3% vs. 70.1%);52周时,avacopan组持续缓解率高于泼尼松组(65.7% vs. 54.9%,$P=0.0066$)。对于有肾脏受累的患者,avacopan组eGFR的平均值增加高于泼尼松组[7.3 ml/(min·1.73 m^2) vs. 4.0 ml/(min·1.73 m^2),$P=0.0259$],2组严重不良反应发生率相似(45.1% vs. 42.2%),严重感染发生率相似(15.2% vs. 13.3%),糖皮质激素相关不良反应发生率avacopan组显著低于泼尼松组。该研究证实诱导缓解阶段,avacopan能够替代糖皮质激素,且对肾脏预后的改善优于糖皮质激素。

此外,一项旨在对比小剂量泼尼松[0.5 mg/(kg·d)]联合利妥昔单抗和大剂量泼尼松[1 mg/(kg·d)]联合利妥昔单抗治疗AAV的Ⅳ期临床研究(LoVAS研究)正在进行中。英国学者在诱导缓解期还尝试了环磷酰胺联合利妥昔单抗以早期停用糖皮质激素或快速减量糖皮质激素,初步显示了优于传统标准方案的疗效。美国学者一项回顾性历史对照研究尝试诱导缓解期缩短泼尼松使用时程,发现诱导缓解期联合利妥昔单抗和环磷酰胺,6个月内停用糖皮质激素,诱导缓解率较历史标准方案无明显差别,但糖皮质激素相关的不良反应和感染发生率明显下降。

(三)传统药物治疗

2012年KDIGO指南认为,MMF治疗AAV证据不够充分。2016年EULAR/ERA-EDTA诊治指南建议无脏器损伤的AAV诱导治疗可以使用MMF(证据级别1B),维持治疗亦可使用MMF(1B),但仍需研究进一步证实其疗效。前述指南制定时尚无随机对照研究证实MMF诱导缓解的价值,以及在治疗复发患者中的作用。

MYCYC研究是由欧洲血管炎研究组(EUVAS)主持的开放标签、平行随机对照非劣效研究,对比MMF和静脉CTX诱导AAV缓解的疗效及安全性。6%为18岁以下患者,GPA占2/3,MPA占1/3,81%有肾脏受累[要求eGFR≥15 ml/(min·1.73 m^2)且无危及生命的情况及快速肾功能恶化]。MMF剂量2 g/d,若4周时病情控制不佳,可加至3 g/d。静脉环磷酰胺剂量为15 mg/kg,每2~3周1次(与CYCLOPS研究一致)。达缓解后,2组患者均改为AZA 2 mg/(kg·d)维持。泼尼松剂量为1 mg/（kg·d），6个月时减至5 mg/d，联合AZA维持至18个月研究结束时。主要终点为6个月时BVAS定义的缓解。结果显示，2组6个月时缓解率相似（MMF组67%，CTX组61%），MMF非劣效于静脉CTX。与其他研究相比，较高的缓解率可能与入组前相当部分患者曾接受甲泼尼龙冲击治疗（MMF组59%，CTX组50%），部分患者入组前接受血浆置换治疗（MMF组11%，CTX组6%）。维持缓解阶段，MMF组复发率较CTX组更高（33% vs.19%），且复发更早。MPO-AAV患者，MMF组复发率为15%，CTX组复发率为12%；PR3-AAV患者，MMF组复发率为48%，CTX组复发率为24%。严重感染发生率MMF组为26%，CTX组为17%，但无显著统计学意义（$P=0.3$）。因此，诱导缓解MMF非劣效于静脉CTX，但复发率高于静脉CTX，尤其是PR3-AAV患者。该研究提示，对于低复发风险的MPO-AAV患者，诱导缓解期MMF可替代静脉CTX。

最新一项研究报道了MMF与CTX对复发性AAV患者诱导缓解的随机、对照、开放性试验结果。该研究纳入了严重但无生命危险的复发患者（排除严重肺泡出血和肌酐>5.66 mg/dl的患者），结果发现，在联合使用大剂量糖皮质激素（泼尼松60 mg/d，6周后逐渐减量至3个月时30 mg/d，6个月时10 mg/d）的情况下，CTX组[2 mg/（kg·d），共6个月]和MMF组（0.1 g，2次/日，共6个月）6个月时BVAS定义的缓解率无明显差别。然而，事后分析发现疾病活动度特别高的患者，MMF可能不如CTX有效。此外，MMF组与CTX组应用AZA维持治疗后复发率无显著性差异，这与MYCYC研究形成对比。但2个研究纳入的患者群不同，前者主要是复发的AAV患者（多数曾经使用过CTX），MYCYC研究则主要是初治患者（未用过CTX）。因此，该研究尽管样本量较小，但仍然提示对于严重复发但低疾病活动度患者及非严重疾病复发患者，尤其环磷酰胺或利妥昔单抗有使用禁忌的情况下，吗替麦考酚酯联合大剂量糖皮质激素可以作为备选方案之一。

（四）有关维持治疗的新证据

降低复发率一直以来是AAV治疗的目标之一。目前维持治疗期降低复发率采取的策略主要是延长维持治疗时间、使用新的药物等。

尽管REMAIN研究支持延长AZA维持治疗时限至48个月，较AZA维持治疗24个月复发率明显降低（22% vs. 63%）。但是整合了EUVAS研究队列和法国血管炎研究组（FVSG）队列的更大规模的数据，以及来自荷兰的研究，却未能证实延长AZA维持治疗时限的优势。然而，前者仍然发现延长AZA维持治疗时限与更低的复发率相关的趋势。

RAVE研究证实，AAV及AAGN诱导缓解期利妥昔单抗的疗效不劣于CTX，且事后分析显示RTX诱导PR3-AAV优于CTX。但随访18个月，RTX组（缓解后未进行RTX或免疫抑制剂维持治疗）的复发率达1/3，与CTX组（诱导缓解后AZA维持）的复发率相似，故后续的研究开始关注RTX用于AAV缓解治疗。

MAINRITSAN研究是第1个证实CTX诱导缓解后维持治疗RTX优于AZA的研究。28个月时，RTX组（500 mg，每2周1次，共2次，然后6个月、12个月和18个月各1次）的复发率为5%，而AZA组[2 mg/（kg·d），共12个月；1.5 mg/（kg·d），共6个月；1 mg/（kg·d）；共4个月]的复发率达29%。随访60个月，RTX组仍有71.9%维持无复发缓解，而AZA组仅有49.4%维持无复发缓解，且RTX组生存率高于AZA组（100% vs. 93%）。

MAINRITSAN 2 研究旨在进一步确定 RTX 维持治疗的最佳给药间隔，对比了依据 B 细胞计数和 ANCA 复阳决定 RTX 给药（减量组）及固定每半年给药（固定方案组）两组的疗效。随访 28 个月时，减量组的复发率和利妥昔单抗使用次数均低于固定方案组（17.3% vs. 9.9%），但差异无统计学意义（P=0.22）；无复发生存率 2 组相似（83.8% vs. 86.4%）。该研究提供了通过监测 B 细胞和 ANCA 以减少 RTX 使用次数的经验。

然而，目前关于 RTX 最佳维持时限尚无定论。有研究显示，连续 7 年每 4 个月固定输注 RTX，能够预防血管炎性复发活动，且感染发生率较低。目前，MAINRITSAN3 研究正在进行中，以明确 RTX 维持治疗的最佳时限。

2012 年 KDIGO 指南建议维持治疗时限至少 18 个月。2016 年 EULAR/ERA-EDTA 指南建议维持治疗时限至少 24 个月。2020 年 KDIGO 指南则指出，AZA 联合小剂量糖皮质激素维持治疗的最佳时限不明确，应当在缓解后 18 个月至 4 年之间。RTX 维持治疗的最佳时限仍不明确。

学者们还尝试了其他生物制剂，如贝利尤单抗（一种抗 BLyS 的人 IgG1λ 单克隆抗体），已被批准用于治疗成人系统性红斑狼疮患者。最新一项随机对照研究发现，在小剂量糖皮质激素联合 AZA 基础上再加用贝利尤单抗，并未降低复发率。

（五）血浆置换

由于治疗方案的异质性、样本量小和随访时间短，早期评估血浆置换作用的研究的结果相互矛盾。MEPEX 研究对比了 137 例合并肾脏受累的 AAV 患者（SCr＞500 μmol/L）甲泼尼龙冲击和血浆置换的疗效（均同时口服泼尼松和环磷酰胺，然后硫唑嘌呤维持）。其结果显示，血浆置换治疗组与标准治疗组相比，终末期肾病（ESRD）的发病率有所降低，但 2 组在 12 个月时的死亡率没有差异；在长期随访中，ESRD 和死亡率没有差异。对随机试验的荟萃分析也表明，血浆置换可能降低重症肾病患者死亡或 ESRD 的联合结局。此外，这些研究中肺泡出血患者的数量较少，对这一亚组患者无法得出可靠结论。在肾功能损伤不太严重（即 SCr＜500 μmol/L）的患者中，血浆置换的作用更不清楚。因此，目前的指南建议 SCr＞500 μmol/L 和弥漫性肺泡出血综合征是血浆置换的适应证。PEXIVAS 研究是目前血管炎领域规模最大的随机对照研究，与预期相反，使用血浆交换并没有降低死亡或 ESRD；死亡和肾衰竭透析比例血浆置换组为 28%，而未接受血浆置换组为 31%。持续缓解、严重不良事件发生率、感染发生率和与健康相关的生活质量结果指标，2 组之间也没有差异。该研究由于缺乏肾脏病理的数据，故无法分析不同肾脏病理表现的患者对血浆置换的反应。此外，对于弥漫性肺泡出血综合征患者的亚组分析表明，血浆置换能够降低弥漫性肺泡出血综合征患者死亡率。总的来讲，该研究不支持血浆置换用于肾功能严重受损的 AAV 患者。但是，血浆置换对于特定患者（包括抗 GBM 抗体阳性的患者及合并 RPGN 但病理少见瘢痕的 AAV 患者）可能有益。此外，血浆置换仍应是弥漫性肺泡出血综合征的 AAV 患者诱导方案的一部分。2020 年 KDIGO 指南仅将血浆置换作为肺泡出血患者的辅助治疗。

七、展望

尽管近些年 AAV 领域取得了不小的进展，但是仍有许多问题悬而未决，如疾病复发的生物标志物、指导治疗决策的标志物、血浆置换在弥漫性肺泡出血综合征及肾损害患者中的疗效的更多证据、利妥昔单抗的最佳剂量和给药间隔及维持治疗时限等问题仍然需要进一步研究予以明确。

（刘章锁）

参 考 文 献

[1] Cornec D, Cornec-Le Gall E, Fervenza FC, et al. ANCA-associated vasculitis-clinical utility of using ANCA specificity to classify patients. Nat Rev Rheumatol, 2016, 12(10): 570-579.

[2] Nakazawa D, Masuda S, Tomaru U, et al. Pathogenesis and therapeutic interventions for ANCA-associated vasculitis. Nat Rev Rheumatol, 2019, 15(2): 91-101.

[3] Wang HY, Cui Z, Pei ZY, et al. Risk HLA class Ⅱ alleles and amino acid residues in myeloperoxidase-ANCA-associated vasculitis. Kidney Int, 2019, 96(4): 1010-1019.

[4] Jones BE, Yang J, Muthigi A, et al. Gene-specific DNA methylation changes predict remission in patients with ANCA-associated vasculitis. J Am Soc Nephrol, 2017, 28(4): 1175-1187.

[5] Brilland B, Garnier AS, Chevailler A, et al. Complement alternative pathway in ANCA-associated vasculitis: two decades from bench to bedside. Autoimmun Rev, 2020, 19(1): 102424.

[6] Jayne DRW, Bruchfeld AN, Harper L, et al. Randomized trial of C5a receptor inhibitor avacopan in ANCA-associated vasculitis. J Am Soc Nephrol, 2017, 28(9): 2756-2767.

[7] Takei H, Araki A, Watanabe H, et al. Rapid killing of human neutrophils by the potent activator phorbol 12-myristate 13-acetate (PMA) accompanied by changes different from typical apoptosis or necrosis. J Leukoc Biol, 1996, 59(2): 229-240.

[8] Brinkmann V, Reichard U, Goosmann C, et al. Neutrophil extracellular traps kill bacteria. Science, 2004, 303(5663): 1532-1535.

[9] Linkermann A, Stockwell BR, Krautwald S, et al. Regulated cell death and inflammation: an auto-amplification loop causes organ failure. Nat Rev Immunol, 2014, 14(11): 759-767.

[10] Fuchs TA, Abed U, Goosmann C, et al. Novel cell death program leads to neutrophil extracellular traps. J Cell Biol, 2007, 176(2): 231-241.

[11] Kessenbrock K, Krumbholz M, Schonermarck U, et al. Netting neutrophils in autoimmune small-vessel vasculitis. Nat Med, 2009, 15(6): 623-625.

[12] Soderberg D, Segelmark M. Neutrophil extracellular traps in ANCA-Associated vasculitis. Front Immunol, 2016, 7(21): 256-264.

[13] Schreiber A, Rousselle A, Becker JU, et al. Necroptosis controls NET generation and mediates complement activation, endothelial damage, and autoimmune vasculitis. Proc Natl Acad Sci USA, 2017, 114(45): 9618-9625.

[14] Mohammad AJ. An update on the epidemiology of ANCA-associated vasculitis. Rheumatology (Oxford), 2020, 59(Suppl 3): 42-50.

[15] Li J, Cui Z, Long JY, et al. The frequency of ANCA-associated vasculitis in a national database of hospitalized patients in China. Arthritis Res Ther, 2018, 20(1): 226-232.

[16] Lionaki S, Blyth ER, Hogan SL, et al. Classification of antineutrophil cytoplasmic autoantibody vasculitides: the role of antineutrophil cytoplasmic autoantibody specificity for myeloperoxidase or proteinase 3 in disease recognition and prognosis. Arthritis Rheum, 2012, 64(10): 3452-3462.

[17] Mahr A, Katsahian S, Varet H, et al. Revisiting the classification of clinical phenotypes of anti-neutrophil cytoplasmic antibody-associated vasculitis: a cluster analysis. Ann Rheum Dis, 2013, 72(6): 1003-1010.

[18] Mahr A, Specks U, Jayne D. Subclassifying ANCA-associated vasculitis: a unifying view of disease spectrum. Rheumatology (Oxford), 2019, 58(10): 1707-1709.

[19] Deshayes S, Martin Silva N, Khoy K, et al. Clinical impact of subgrouping ANCA-associated vasculitis according to antibody specificity beyond the clinicopathological classification. Rheumatology (Oxford), 2019, 58(10): 1731-1739.

[20] Miloslavsky EM, Lu N, Unizony S, et al. Myeloperoxidase-antineutrophil cytoplasmic antibody (ANCA)-positive and ANCA-Negative patients with granulomatosis with polyangiitis (wegener's): distinct patient subsets. Arthritis

Rheumatol, 2016, 68(12): 2945-2952.

[21] Chang DY, Li ZY, Chen M, et al. Myeloperoxidase-ANCA-positive granulomatosis with polyangiitis is a distinct subset of ANCA-associated vasculitis: a retrospective analysis of 455 patients from a single center in China. Semin Arthritis Rheum, 2019, 48(4): 701-706.

[22] Rovin BH, Caster DJ, Cattran DC, et al. Management and treatment of glomerular diseases (part 2): Conclusions from a Kidney Disease: Improving Global Outcomes (KDIGO) Controversies Conference. Kidney Int, 2019, 95(2): 281-295.

[23] Moiseev S, Novikov P, Jayne D, et al. End-stage renal disease in ANCA-associated vasculitis. Nephrol Dial Transplant, 2017, 32(2): 248-253.

[24] Hogan SL, Falk RJ, Chin H, et al. Predictors of relapse and treatment resistance in antineutrophil cytoplasmic antibody-associated small-vessel vasculitis. Ann Intern Med, 2005, 143(9): 621-631.

[25] Lionaki S, Hogan SL, Jennette CE, et al. The clinical course of ANCA small-vessel vasculitis on chronic dialysis. Kidney Int, 2009, 76(6): 644-651.

[26] Wester Trejo MAC, Flossmann O, Westman KW, et al. Renal relapse in antineutrophil cytoplasmic autoantibody-associated vasculitis: unpredictable, but predictive of renal outcome. Rheumatology (Oxford), 2019, 58(1): 103-109.

[27] Berden AE, Ferrario F, Hagen EC, et al. Histopathologic classification of ANCA-associated glomerulonephritis. J Am Soc Nephrol, 2010, 21(10): 1628-1636.

[28] Chang DY, Wu LH, Liu G, et al. Re-evaluation of the histopathologic classification of ANCA-associated glomerulonephritis: a study of 121 patients in a single center. Nephrol Dial Transplant, 2012, 27(6): 2343-2349.

[29] Muso E, Endo T, Itabashi M, et al. Evaluation of the newly proposed simplified histological classification in Japanese cohorts of myeloperoxidase-anti-neutrophil cytoplasmic antibody-associated glomerulonephritis in comparison with other Asian and European cohorts. Clin Exp Nephrol, 2013, 17(5): 659-662.

[30] Naidu GS, Sharma A, Nada R, et al. Histopathological classification of pauci-immune glomerulonephritis and its impact on outcome. Rheumatol Int, 2014, 34(12): 1721-1727.

[31] Noone DG, Twilt M, Hayes WN, et al. The new histopathologic classification of ANCA-associated GN and its association with renal outcomes in childhood. Clin J Am Soc Nephrol, 2014, 9(10): 1684-1691.

[32] Iwakiri T, Fujimoto S, Kitagawa K, et al. Validation of a newly proposed histopathological classification in Japanese patients with anti-neutrophil cytoplasmic antibody-associated glomerulonephritis. BMC Nephrol, 2013, 14(1): 125-134.

[33] Nohr E, Girard L, James M, et al. Validation of a histopathologic classification scheme for antineutrophil cytoplasmic antibody-associated glomerulonephritis. Hum Pathol, 2014, 45(7): 1423-1429.

[34] Chen YX, Xu J, Pan XX, et al. Histopathological classification and renal outcome in patients with antineutrophil cytoplasmic antibodies-associated renal vasculitis: a study of 186 patients and meta analysis . J Rheumatol, 2017, 44(3): 304-313.

[35] Bjorneklett R, Sriskandarajah S, Bostad L. Prognostic value of histologic classification of ANCA-Associated glomerulonephritis. Clin J Am Soc Nephrol, 2016, 11(12): 2159-2167.

[36] Chen Y, Bao H, Liu Z, et al. Risk factors for renal survival in Chinese patients with myeloperoxidase-ANCA-associated gn. Clin J Am Soc Nephrol, 2017, 12(3): 417-425.

[37] Huang S, Shen Q, Yang R, et al. An evaluation of the 2010 histopathological classification of anti-neutrophil cytoplasmic antibody (ANCA)-associated glomerulonephritis: a Bayesian network meta-analysis. Int Urol Nephrol, 2018, 50(10): 1853-1861.

[38] Berti A, Cornec-Le Gall E, Cornec D, et al. Incidence, prevalence, mortality and chronic renal damage of anti-neutrophil cytoplasmic antibody-associated glomerulonephritis in a 20-year population-based cohort. Nephrol Dial Transplant, 2019, 34(9): 1508-1517.

[39] Brix SR, Noriega M, Tennstedt P, et al. Development and validation of a renal risk score in ANCA-associated glomerulonephritis. Kidney Int, 2018, 94(6): 1177-1188.

[40] Lee T, Gasim A, Derebail VK, et al. Predictors of treatment outcomes in ANCA-associated vasculitis with severe kidney failure. Clin J Am Soc Nephrol, 2014, 9(5): 905-913.

[41] Kronbichler A, Jayne DRW. ANCA Renal Risk Score: is prediction of end-stage renal disease at baseline possible? Kidney Int, 2018, 94(6): 1045-1047.

[42] Li AS, Saleh C, Denley H, et al. ANCA renal risk score predicts outcome in the Manchester cohort. Kidney Int, 2019, 96(1): 246-247.

[43] Smith JR, Methven S, Stevens KI, et al. Renal risk score performance in a cohort of Scottish patients with ANCA-associated glomerulonephritis. Kidney Int, 2019, 96(4): 1037-

[44] Gercik O, Bilgin E, Solmaz D, et al. Histopathological subgrouping versus renal risk score for the prediction of end-stage renal disease in ANCA-associated vasculitis. Ann Rheum Dis, 2020, 79(5): 675-676.

[45] Wu L, Li XQ, Goyal T, et al. Urinary epidermal growth factor predicts renal prognosis in antineutrophil cytoplasmic antibody-associated vasculitis. Ann Rheum Dis, 2018, 77(9): 1339-1344.

[46] Hellmich B, Flossmann O, Gross WL, et al. Eular recommendations for conduc ting clinical studies and/or clinical trials in systemic vasculitis: focus on anti-neutrophil cytoplasm antibody-associated vasculitis. Ann Rheum Dis, 2007, 66(5): 605-617.

[47] Li ZY, Chang DY, Zhao MH, et al. Predictors of treatment resistance and relapse in antineutrophil cytoplasmic antibody-associated vasculitis: a study of 439 cases in a single Chinese center. Arthritis Rheumatol, 2014, 66(7): 1920-1926.

[48] Cao Y, Tian Z, Li W, et al. Predictors of treatment resistance and relapse in Chinese patients with antineutrophil cytoplasmic antibody-associated disease. J Rheumatol, 2014, 41(5): 916-922.

[49] Huang L, Shen C, Zhong Y, et al. Risk factors for treatment resistance and relapse of Chinese patients with MPO-ANCA-associated vasculitis. Clin Exp Med, 2020, 20(2): 199-206.

[50] Rhee RL, Davis JC, Ding L, et al. The utility of urinalysis in determining the risk of renal relapse in anca-associated vasculitis. Clin J Am Soc Nephrol, 2018, 13(2): 251-257.

[51] Felicetti M, Gasparotto M, Frigo AC, et al. Renal involvement at baseline can predict major renal relapse in anti-neutrophil cytoplasmic antibody (ANCA)-associated vasculitis. Clin Exp Rheumatol, 2020, 124(2): 201-206.

[52] Tervaert JW. The renaissance of antineutrophil cytoplasmic antibodies as a predictor of relapse: ippon for Japan. J Rheumatol, 2015, 42(10): 1734-1736.

[53] Yamaguchi M, Ando M, Kato S, et al. Increase of antimyeloperoxidase antineutrophil cytoplasmic antibody (ANCA) in patients with renal ANCA-associated vasculitis: association with risk to relapse. J Rheumatol, 2015, 42(10): 1853-1860.

[54] Watanabe H, Sada KE, Matsumoto Y, et al. Association between reappearance of myeloperoxidase-antineutrophil cytoplasmic antibody and relapse in antineutrophil cytoplasmic antibody-associated vasculitis: subgroup analysis of nationwide prospective cohort studies. Arthritis Rheumatol, 2018, 70(10): 1626-1633.

[55] Kemna MJ, Damoiseaux J, Austen J, et al. ANCA as a predictor of relapse: useful in patients with renal involvement but not in patients with nonrenal disease. J Am Soc Nephrol, 2015, 26(3): 537-542.

[56] de Groot K, Harper L, Jayne DR, et al. Pulse versus daily oral cyclophosphamide for induction of remission in antineutrophil cytoplasmic antibody-associated vasculitis: a randomized trial. Ann Intern Med, 2009, 150(10): 670-680.

[57] Hiemstra TF, Walsh M, Mahr A, et al. Mycophenolate mofetil vs azathioprine for remission maintenance in antineutrophil cytoplasmic antibody-associated vasculitis: a randomized controlled trial. JAMA, 2010, 304(21): 2381-2388.

[58] Pagnoux C, Mahr A, Hamidou MA, et al. Azathioprine or methotrexate maintenance for ANCA-associated vasculitis. N Engl J Med, 2008, 359(26): 2790-2803.

[59] Karras A, Pagnoux C, Haubitz M, et al. Randomised controlled trial of prolonged treatment in the remission phase of ANCA-associated vasculitis. Ann Rheum Dis, 2017, 76(10): 1662-1668.

[60] Sanders JS, de Joode AA, DeSevaux RG, et al. Extended versus standard azathioprine maintenance therapy in newly diagnosed proteinase-3 anti-neutrophil cytoplasmic antibody-associated vasculitis patients who remain cytoplasmic anti-neutrophil cytoplasmic antibody-positive after induction of remission: a randomized clinical trial. Nephrol Dial Transplant, 2016, 31(9): 1453-1459.

[61] Hara A, Wada T, Sada KE, et al. Risk factors for relapse of antineutrophil cytoplasmic antibody-associated vasculitis in Japan: a nationwide, prospective cohort study. J Rheumatol, 2018, 45(4): 521-528.

[62] Tan JA, Dehghan N, Chen W, et al. Mortality in ANCA-associated vasculitis: a meta-analysis of observational studies. Ann Rheum Dis, 2017, 76(9): 1566-1574.

[63] Kronbichler A, Leierer J, Gauckler P, et al. Comorbidities in ANCA-associated vasculitis. Rheumatology (Oxford), 2020, 59(Suppl 3): 79-83.

[64] Flossmann O, Berden A, de Groot K, et al. Long-term patient survival in ANCA-associated vasculitis. Ann Rheum Dis, 2011, 70(3): 488-494.

[65] Lai QY, Ma TT, Li ZY, et al. Predictors for mortality in patients with antineutrophil cytoplasmic autoantibody-associated vasculitis: a study of 398 Chinese patients. J

[66] Houben E, Penne EL, Voskuyl AE, et al. Cardiovascular events in anti-neutrophil cytoplasmic antibody-associated vasculitis: a meta-analysis of observational studies. Rheumatology (Oxford), 2018, 57(3): 555-562.

[67] Yates M, Watts RA, Bajema IM, et al. EULAR/ERA-EDTA recommendations for the management of ANCA-associated vasculitis. Ann Rheum Dis, 2016, 75(9): 1583-1594.

[68] Ma Y, Han F, Chen L, et al. The impact of intravenous methylprednisolone pulses on renal survival in anti-neutrophil cytoplasmic antibody associated vasculitis with severe renal injury patients: a retrospective study. BMC Nephrol, 2017, 18(1): 381-389.

[69] Huang L, Zhong Y, Ooi JD, et al. The effect of pulse methylprednisolone induction therapy in Chinese patients with dialysis-dependent MPO-ANCA associated vasculitis. Int Immunopharmacol, 2019, 76(11): 105883-105888.

[70] Chanouzas D, McGregor JAG, Nightingale P, et al. Intravenous pulse methylprednisolone for induction of remission in severe ANCA associated vasculitis: a multi-center retrospective cohort study. BMC Nephrol, 2019, 20(1): 58-63.

[71] Walsh M, Merkel PA, Peh CA, et al. Plasma exchange and glucocorticoids in severe anca-associated vasculitis. N Engl J Med, 2020, 382(7): 622-631.

[72] P. A. Merkel DJ, H. Yue, T. Schall, et al. A randomized, double-blind, active-controlled study of avacopan in anti-neutrophil cytoplasmic antibody (ANCA)-associated vasculitis. Ann Rheum Dis, 2020, 35 (Suppl 3): 8-14.

[73] Merkel PA, Jayne DR, Wang C, et al. Evaluation of the safety and efficacy of avacopan, a c5a receptor inhibitor, in patients with antineutrophil cytoplasmic antibody-associated vasculitis treated concomitantly with rituximab or cyclophosphamide/azathioprine: protocol for a randomized, double-blind, active-controlled, phase 3 Trial. JMIR Res Protoc, 2020, 9(4): 16664-16669.

[74] Furuta S, Sugiyama T, Umibe T, et al. Low-dose glucocorticoids plus rituximab versus high-dose glucocorticoids plus rituximab for remission induction in ANCA-associated vasculitis (LoVAS): protocol for a multicentre, open-label, randomised controlled trial. BMJ Open, 2017, 7(12): 18748-18750.

[75] McAdoo SP, Medjeral-Thomas N, Gopaluni S, et al. Long-term follow-up of a combined rituximab and cyclophosphamide regimen in renal anti-neutrophil cytoplasm antibody-associated vasculitis. Nephrol Dial Transplant, 2019, 34(1): 63-73.

[76] Miloslavsky EM, Niles JL, Wallace ZS, et al. Reducing glucocorticoid duration in ANCA-associated vasculitis: a pilot trial. Semin Arthritis Rheum, 2018, 48(2): 288-292.

[77] KDIGO. KDIGO Clinical practice guideline for glomerulonephritis. Pauci-immune focal and segmental necrotizing glomerulonephritis [R]. Kidney International Supplements, 2012, 2(2): 233-239.

[78] Jones RB, Hiemstra TF, Ballarin J, et al. Mycophenolate mofetil versus cyclophosphamide for remission induction in ANCA-associated vasculitis: a randomised, non-inferiority trial. Ann Rheum Dis, 2019, 78(3): 399-405.

[79] Tuin J, Stassen PM, Bogdan DI, et al. Mycophenolate mofetil versus cyclophosphamide for the induction of remission in nonlife-threatening relapses of antineutrophil cytoplasmic antibody-associated vasculitis: randomized, controlled trial. Clin J Am Soc Nephrol, 2019, 14(7): 1021-1028.

[80] de Joode AAE, Sanders JSF, Puechal X, et al. Long term azathioprine maintenance therapy in ANCA-associated vasculitis: combined results of long-term follow-up data. Rheumatology (Oxford), 2017, 56(11): 1894-1901.

[81] Stone JH, Merkel PA, Spiera R, et al. Rituximab versus cyclophosphamide for ANCA-associated vasculitis. N Engl J Med, 2010, 363(3): 221-232.

[82] Specks U, Merkel PA, Seo P, et al. Efficacy of remission-induction regimens for ANCA-associated vasculitis. N Engl J Med, 2013, 369(5): 417-427.

[83] Guillevin L, Pagnoux C, Karras A, et al. Rituximab versus azathioprine for maintenance in ANCA-associated vasculitis. N Engl J Med, 2014, 371(19): 1771-1780.

[84] Terrier B, Pagnoux C, Perrodeau E, et al. Long-term efficacy of remission-maintenance regimens for ANCA-associated vasculitides . Ann Rheum Dis, 2018, 77(8): 1150-1156.

[85] Charles P, Terrier B, Perrodeau E, et al. Comparison of individually tailored versus fixed-schedule rituximab regimen to maintain ANCA-associated vasculitis remission: results of a multicentre, randomised controlled, phase III trial (MAINRITSAN2) . Ann Rheum Dis, 2018, 77(8): 1143-1149.

[86] Jayne D, Blockmans D, Luqmani R, et al. Efficacy and safety of belimumab and azathioprine for maintenance of remission in antineutrophil cytoplasmic antibody-associated vasculitis: a randomized controlled study. Arthritis Rheumatol, 2019,

[87] Jayne DRW, Gaskin G, Rasmussen N, et al. Randomized trial of plasma exchange or high-dosage methylprednisolone as adjunctive therapy for severe renal vasculitis. Journal of the American Society of Nephrology, 2007, 18(7): 2180-2188.

[88] Walsh M, Casian A, Flossmann O, et al. Long-term follow-up of patients with severe ANCA-associated vasculitis comparing plasma exchange to intravenous methylprednisolone treatment is unclear. Kidney International, 2013, 84(2): 397-402.

[89] Walsh M, Catapano F, Szpirt W, et al. Plasma exchange for renal vasculitis and idiopathic rapidly progressive glomerulonephritis: a meta-analysis. Am J Kidney Dis, 2011, 57(4): 566-574.

第八节 溶血尿毒综合征诊治进展

溶血尿毒综合征（hemolytic uremic syndrome，HUS）是指临床表现为微血管性溶血性贫血、血小板减少和急性肾损伤的一组临床综合征。溶血尿毒综合征与血栓性血小板减少性紫癜（thrombotic thrombocytopenic purpura，TTP）同属血栓性微血管病（thrombotic microangiopathy，TMA）。1955年，Von Gasser首次报道了HUS。1983年，Karmali首次提出产生志贺毒素的大肠埃希菌感染与HUS发病相关。HUS中以志贺毒素相关的HUS最常见，占所有病例的90%，患病率为2～6/10万，儿童和成人均可发病，多见于儿童。国际溶血尿毒综合征学组将HUS分为4类：①感染相关的HUS，由产生志贺毒素的大肠埃希菌（Shiga toxin-producing *Escherichia coli*，STEC）、肺炎链球菌、甲型流感病毒及人类免疫缺陷病毒等引起。②继发性HUS，继发于造血干细胞移植或实体器官移植、恶性肿瘤、自身免疫疾病、恶性高血压及药物等（如奎宁、丝裂霉素、噻氯匹定、钙调磷脂酶抑制剂、雷帕霉素、避孕药及贝伐珠单抗等）。③钴胺素C缺乏相关的HUS。④补体替代途径失调和二酰甘油激酶ε（*DGKε*）基因突变导致的非典型HUS。根据《2019印度儿童肾脏病学会（ISPN）共识指南：发展中国家溶血性尿毒综合征》，将HUS分为以下6类：①志贺毒素相关的HUS；②肺炎球菌相关的HUS；③感染相关的HUS；④继发性HUS；⑤钴胺素C缺乏相关的HUS；⑥非典型HUS。

一、发病机制

志贺毒素相关的HUS由产生志贺毒素的细菌引起，主要为大肠埃希菌O_{157}：H_7（60%）。志贺毒素由1个A亚基和5个B亚基组成。研究表明，志贺毒素可能通过结合损伤的肠内皮细胞进入血液循环，与中性粒细胞、单核细胞、血小板及红细胞表面的糖鞘脂N-脂酰鞘氨醇三己糖苷（glycosphingolipid globotriaosylceramide，Gb3）结合，进入细胞内。在靶器官内，志贺毒素以微泡的形式从血细胞中释放，被血管内皮细胞结合吸收，具有活性的A亚基被逆转运至核糖体RNA，诱导细胞凋亡，微血管暴露磷脂酰丝氨酸和组织因子，促进血栓形成（图1-3-3）。Gb3在肾脏固有细胞表面表达丰富，这也是肾脏易受累的主要原因。Gb3在中枢神经系统也有表达，故神经系统亦可受累。此外，志贺毒素可致补体代谢调节蛋白（如H因子、I因子、B因子等）失衡，导致补体旁路途径过度激活，引起血管内皮细胞损伤和炎症反应。

钴胺素C缺乏相关的HUS为甲基丙二酸尿症合并同型半胱氨酸血症C型（methylmalonic aciduria and homocystinuria type C，*MMACHC*）基因突变导致维生素B_{12}代谢障碍。*MMACHC*基因突变引起腺苷钴胺（AdoCbl）和甲基钴胺（MeCbl）缺乏。腺苷钴胺是甲基丙二酰辅酶A变位酶的辅酶，将L-甲基

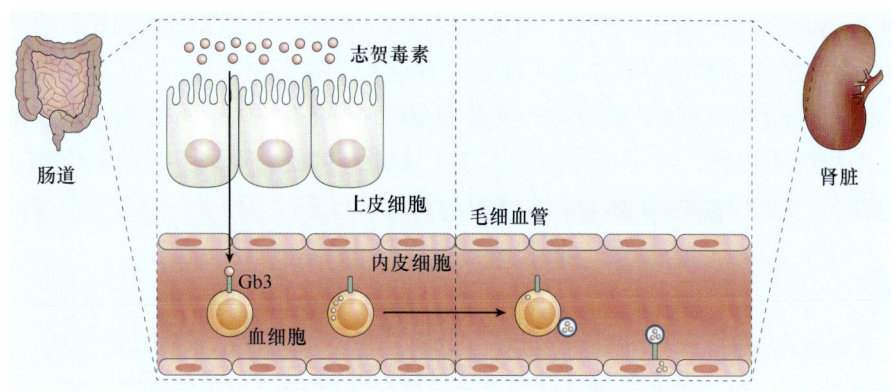

图 1-3-3 志贺毒素引起 HUS 的发病机制

丙二酰辅酶 A 转化为琥珀酸辅酶 A。L-甲基丙二酰辅酶 A 过量促进甲基丙二酸生成。甲基钴胺是甲硫氨酸的辅酶，将同型半胱氨酸转化为甲硫氨酸（图 1-3-4）。甲基丙二酸及同型半胱氨酸增多直接或间接导致血管内皮细胞损伤，血小板黏附功能增强，促进血栓形成，最终发展为 HUS。

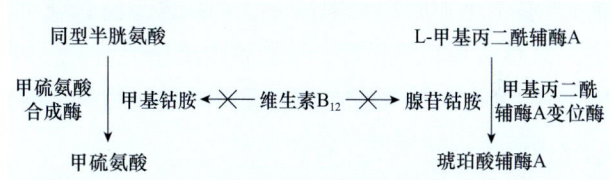

图 1-3-4 *MMACHC* 基因突变致维生素 B_{12} 代谢障碍

非典型溶血尿毒综合征（aHUS）的发病机制主要为补体旁路途径过度活化所致。补体旁路途径激活过程主要受补体蛋白 H（complement factor H，CFH）、补体蛋白 I（complement factor I，CFI）和膜辅助蛋白（membrane cofactor protein，MCP）调控。CFH、CHI 及 MCP 促进 C3b 失活，抑制 C3 转化酶合成，负向调控补体旁路途径激活。补体蛋白基因突变引起补体旁路途径过度激活，导致膜攻击复合物形成，造成肾脏内皮细胞损伤，凝血级联活化和小动脉微血栓形成，引起微血管性溶血性贫血，血小板减少及急性肾损伤等临床表现（图 1-3-5）。致病基因包括补体旁路调节基因（如 *CFH*、*CFI* 等）的功能丧失性突变，或效应基因（如 *CFB*、*C3* 等）的功能获得性突变。其中，*CFH* 基因突变最常见，占所有突变的 20%~30%。*CFI* 和 *MCP* 基因突变分别占 12%、15%。8%~10% 的 aHUS 患者中存在 CFH 自身抗体，该抗体阻断 H 因子 C 端识别结构区，从而抑制 H 因子对补体旁路途径的调控而致病。凝血调节蛋白（thrombomodulin，TM）可促进 C3a 和 C5a 失活，通过 CFH 及 CFI 钝化 C3b 功能，C3a 可降低 THBD 的表达。因此，*THBD* 基因突变亦可导致补体旁路途径过度激活。近年有研究表明，补体途径外的基因突变也可导致 aHUS。2%~3% 的 aHUS 患者存在编码甘油二

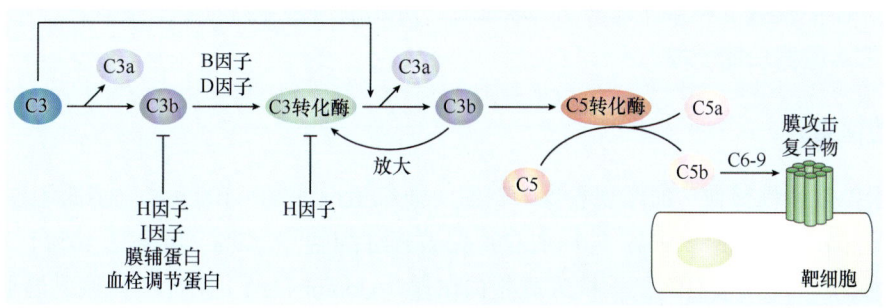

图 1-3-5 补体旁路途径活化及相关调节蛋白

酯激酶 -ε（diacylglycerol kinase-ε，DGK-ε）基因突变。DGK-ε 基因突变导致 aHUS 的机制尚不明确。DGK-ε 可能使富含花生四烯酸的甘油二酯（DAG）磷酸化为磷脂酸（PA），从而阻断依赖 DAG 的蛋白激酶 C（PKC）系统。当 DGK-ε 缺陷时，大量 DAG 不能转化为 PA 而堆积，堆积的 DAG 可通过激活 PKC 引起内皮细胞损伤、血小板促血栓因子上调，促进血栓形成。另有研究报道，aHUS 患者存在编码纤溶酶原、反式甲酸 -2 和维生素 E 基因突变。

二、病理

肾脏的基本病理改变是血栓性微血管病变，可累及肾小球、肾小动脉和肾间质。HUS 急性期的病理表现为肾皮质坏死，可呈灶状、多灶状或弥漫分布，疾病预后与坏死范围有关；肾小球内皮细胞弥漫性增生、肿胀，微血栓形成，小动脉血栓形成。免疫荧光可见纤维蛋白原/纤维蛋白，IgM 及补体 C3 在毛细血管壁、内皮下、系膜区和血管壁沉积。电镜可见毛细血管内皮细胞增生、内皮细胞肿胀，以及从基底膜脱落，基底膜内疏松层增宽，内皮下可见颗粒样电子致密物沉积，管腔内可见红细胞碎片、血小板及凝聚的纤维素等。HUS 慢性期的病理表现为肾小球硬化，少数迁延为终末固缩肾；动脉内膜葱皮状增厚、管腔狭窄。

三、临床表现

典型的临床表现包括微血管性溶血性贫血、血小板减少及急性肾损伤三联征。患者感染产生志贺毒素的细菌后主要表现为腹泻（血便占 60%），腹痛较其他细菌感染明显，一般无发热，有些患者出现恶心、呕吐等。约 15% 的患者可发展为 HUS。5%～10% 志贺毒素相关的 HUS 患者无腹泻。肾脏受累常见，表现为蛋白尿、血尿、高血压和氮质血症。蛋白尿常表现为轻度蛋白尿，也可发生肾病范围蛋白尿。急性期约 60% 的患者需要透析支持，一般 1～2 周后肾功能恢复，30% 的患者可转为 CKD，约 1.4% 的患者进展为终末期肾病（ESRD）。神经系统受累是肾外最常见的临床表现，约 25% 的患者出现神经系统症状，主要表现为昏迷和癫痫。肠道（10%）、胰腺（10%）及心脏（2%～5%）亦可受累。急性期的死亡率约为 1.4%～2.9%。

钴胺素 C 缺乏相关的 HUS 的临床表现包括发育不良、进食困难、癫痫发作、肌张力异常、视力受损。10%～25% 的患者存在巨细胞贫血。2/3 的患者有肾外表现，以神经系统症状（44%）、心力衰竭（39%）和肺动脉高压（17%）最常见。

aHUS 患者发病前可有呼吸道感染症状，部分可有腹泻，但无血便和大肠埃希菌感染。除微血管性溶血性贫血、血小板减少和急性肾损伤三联征外，亦可有神经系统症状、高血压、心力衰竭、呼吸衰竭、结肠炎等多脏器功能受损。

四、辅助检查

1. 微血管性溶血性贫血 血常规表现为贫血（血红蛋白通常<100 g/L，血细胞比容<30%），网织红细胞计数升高，可达 6%～9%。外周血涂片见破碎红细胞（≥2%，可高达 10%），血清间接胆红素水平升高，血浆结合珠蛋白降低，抗人球蛋白试验（Coombs test）阴性，血浆乳酸脱氢酶（LDH）水平升高（>450 U/L），丙酮脱氢酶水平升高。贫血与肾损伤程度不平行，一般持续 1～3 周后贫血可逐渐恢复。

2. 血小板减少 90%患者出现血小板减少，血小板计数<150×10^9/L，严重者血小板<(10~20)×10^9/L。血小板减少程度及持续时间与肾损伤程度不平行，多数患者可在1~2周后逐渐恢复。

3. 急性肾损伤 肾脏受累程度从血尿、蛋白尿到肾功能不全（肌酐和尿素升高，伴少尿甚至无尿）。大多数患者尿液分析显示异常形态红细胞，偶可见红细胞管型。

4. 志贺毒素 便培养标本检测产生志贺毒素的细菌，利用分子生物学、生物化学技术或Vero细胞培养技术检测粪便提取物中的志贺毒素。早期便提取物PCR分析对于检测产志贺毒素微生物敏感性和特异性最高。必要时可分离STEC菌株，并通过血清型、表型、*eae*基因及vt1/vt2亚型进行菌种鉴定。如果病程超过7~10天，或已使用抗生素，便分离细菌比较困难，可检测血清特异性脂多糖IgM抗体。

5. 补体蛋白及自身抗体 补体检查包括补体C3和C4，表现为C3降低，偶有C4降低。补体蛋白检查包括血浆CFH、CFB及CHI等，即使补体及补体蛋白水平正常，也不能排除补体介导HUS。抗H因子抗体和补体基因突变筛查有助于aHUS的分型。对于抗H因子抗体相关的HUS患者，不需要常规进行相关补体基因突变筛查。对于以下情况应进行*CFH*、*CFI*、*C3*、*CFB*、*THBD*、*MCP*和*DGK-ε*基因突变筛查：①发病年龄早；②复发；③aHUS家族史；④血浆置换治疗无效；⑤肾移植术前。

6. 肾脏活检病理 当出现以下情况时，应行肾脏活检病理检查：①HUS诊断不明确；②治疗效果不佳；③明确肾损害程度；④评估预后；⑤明确同种异体肾移植失功原因；⑥复发HUS。对于无溶血性贫血或血小板减少的不明原因急性或亚急性肾功能不全、蛋白尿、高血压患者行肾活检尤为必要。

7. 其他 花生凝集素试验，血清同型半胱氨酸测定，ADAMTS13活性测定等。

五、诊断

患者存在典型三联征：①微血管性溶血性贫血（MAHA），表现为贫血（血红蛋白<100 g/L，血细胞比容<30%），网织红细胞计数升高，可达6%~9%，外周血涂片破碎红细胞≥2%，伴LDH>450 U/L或血浆结合珠蛋白降低；Coombs试验阴性。②血小板减少症（血小板计数<150×10^9/L）。③急性肾损伤（血肌酐较参考水平升高1.5倍以上）可诊断为HUS。需要注意部分患者仅表现为亚急性肾功能不全、高血压、TMA的肾脏组织改变，而没有血小板减少和微血管性溶血性贫血，增加血小板计数检测频率可提高HUS的诊断敏感性。

1. 志贺毒素相关HUS 由产生志贺毒素的细菌感染导致的HUS，便培养阳性及以下情况之一：①粪便提取物或培养物检测到毒力基因（PCR方法检测*stx1*、*stx2*及*eae*）。②分离出粪便志贺毒素（组织培养或PCR检测）。③血清特异性脂多糖IgM抗体阳性（ELISA法或被动红细胞凝集试验）。

2. 继发性HUS 患者存在导致HUS的继发因素，如造血干细胞移植或实体器官移植、恶性肿瘤、自身免疫病、恶性高血压、药物（如奎宁、丝裂霉素、噻氯匹定、钙调磷脂酶抑制剂、雷帕霉素、避孕药、贝伐珠单抗等），并出现典型的三联征。

3. 钴胺素C缺乏相关的HUS 典型HUS表现伴高同型半胱氨酸血症（>50~100 μmol/L），血清甲硫氨酸水平减低，血、尿甲基丙二酸水平升高，维生素 B₁₂ 及叶酸水平正常，存在纯合子或杂合子 *MMACHC* 基因突变。

4. aHUS 经典三联征多不伴腹泻病史，是诊断 aHUS 主要的临床依据。多数患者补体 C3 降低，但血浆 C3、C4、CFB、CFH 和 CFI 水平正常并不能排除 aHUS，补体蛋白相关基因突变筛查及补体蛋白抗体检测有助于明确诊断。

六、鉴别诊断

1. TTP 由先天性或获得性血管性血友病因子裂解酶（ADAMTS13）严重缺乏所致。临床亦可表现为血栓性微血管性溶血性贫血及血小板降低，常伴中枢神经系统症状，如癫痫、意识障碍、脑血管病等，肾脏受累较 HUS 轻，需要透析支持的严重肾衰竭者较少见。《2019 印度儿童肾脏病学会（ISPN）共识指南：发展中国家溶血性尿毒综合征》指出，对于疑诊 HUS 的患者应留取血样，如与 TTP 鉴别困难时，可以进行 ADAMTS13 活性检测。若 ADAMTS13 活性≤10%，提示为 TTP。

2. 弥散性血管内凝血（DIC） 败血症或恶性肿瘤继发的 HUS 需与 DIC 相鉴别。DIC 的特征是凝血酶原时间（PT）或活化部分凝血活酶时间（APTT）延长，纤维蛋白原降低，D-二聚体及可溶性纤维蛋白单体升高，结合珠蛋白水平正常（30～100 mg/dl）。

3. Evans 综合征 Evans 综合征是一种罕见的自身免疫性溶血性贫血，同时伴有血小板减少并引起紫癜等出血性倾向的临床综合征。Coombs 试验常阳性。Evans 综合征通常无肾脏受累，可与 HUS 相鉴别。

4. 阵发性夜间血红蛋白尿 阵发性夜间血红蛋白尿（paroxysmal nocturnal hemoglobinuria，PNH）的特征是溶血性贫血、血栓形成及肾功能不全。发病机制为 A 型磷脂酰肌醇聚糖（*PIG-A*）基因突变导致糖基磷脂酰肌醇（GPI）连接蛋白的缺乏。某些 GPI 连接蛋白（如 CD55 和 CD59）参与补体蛋白调节，可出现与 aHUS 相似的临床表现。

七、治疗

1. 志贺毒素相关的 HUS 目前仍以支持治疗为主。近年研究表明，支持治疗可改善患者预后。对于腹泻患者，应从血便开始立即应用等渗液体水化，可减少肾替代治疗，减轻中枢神经系统症状，降低脱水导致的死亡率。当患者发生急性肾损伤（AKI）时，应需注意监测液体量，避免液体超负荷。维持电解质平衡，保证维生素及能量等供应充足。营养治疗对儿童尤为重要，急性期的成年患者营养治疗亦可获益。约 50% 的 STEC HUS 患者需要进行肾替代治疗。一般出现无尿>1 天、尿素水平迅速升高、血钾水平顽固升高及心力衰竭等情况时，应立即透析治疗。一般推荐成人应用血液透析，儿童应用腹膜透析。对于血小板减少的患者，血液透析时局部应用枸橼酸抗凝治疗。美国血库协会推荐，对于血红蛋白<70 g/L 的患者，应予以红细胞悬液输注，严重血小板减少时禁止输注。血小板输注可能加重原有疾病。但近年 2 项关于 STEC HUS 患者输注血小板治疗的临床研究并未得出加重病情的结论。

目前，关于 STEC 胃肠炎是否使用抗生素治疗存在争议。有些研究认为，抗生素治疗可能通过促进志贺毒素表达而增加 HUS 的发生风险。《2014 年欧洲儿童急性胃肠炎诊治指南》不推荐 STEC 急性胃肠炎儿童使用抗生素。而一些队列研究表明，使用抗生素未增加 HUS 的发生风险。另有研究表明，磷霉素可能预防 STEC 胃肠炎进展为 STEC HUS。鉴于临床上难以区分痢疾及 STEC 感染，《2019 印度儿童肾脏病学会（ISPN）共识指南：发展中国家溶血尿毒综合征》推荐血便患者应给予环丙沙星、阿奇霉素或头孢克肟口服治疗 5 天。国内专家推荐疾病早期可使用敏感的、无肾毒性的抗生素。

目前应用血浆置换治疗 STEC HUS 尚存争议。英国拉纳克郡 $O_{104}：H_4$ 流行时，血浆置换治疗未见获益。随后小规模的队列研究发现，早期接受血浆置换治疗的患者发病 7 天后神经系统症状恢复。德国的一项研究表明，血浆置换虽不能阻止患者接受透析支持及呼吸、神经系统并发症的发生，但能降低成人患者的死亡率。也有荟萃分析表明，发病 24～48 h 内开始使用血浆置换可改善患儿及年龄>60 岁患者的预后。美国血浆置换学会及日本 HUS 学组建议伴有神经系统受累的 STEC HUS 患者可使用血浆置换治疗。

急性 STEC 感染患者体内存在补体途径激活。研究表明，对于严重神经系统及心脏受累的患者，应用依库珠单抗治疗可获益。但也有研究表明，成人 STEC HUS 患者使用依库珠单抗不能获益。目前全球正在开展一项关于评价依库珠单抗治疗 STEC HUS 患者效果的多中心对照试验（ECULISHU 研究，NCT02205541）。中和志贺毒素的药物研发（包括 Cb3 受体类似物、志贺毒素结合剂及志贺毒素单克隆抗体等）现大多局限于动物试验阶段。其他研究表明，输注血浆、肝素、尿激酶、双嘧达莫、激素对 STEC HUS 治疗均无确切疗效。

2. 钴胺素 C 缺乏相关的溶血尿毒综合征 钴胺素 C 缺乏相关的 HUS 如果不及时治疗，死亡率极高。对于确诊或可疑钴胺素 C 缺乏相关的 HUS 患者，推荐早期给予维生素 B_{12}、甜菜碱及叶酸治疗。临床研究表明，血浆置换及依库珠单抗对钴胺素 C 缺乏相关的 HUS 治疗均无效。

3. 非典型溶血尿毒综合征 目前，临床针对 aHUS 的治疗方法主要包括血浆疗法、糖皮质激素、免疫抑制剂、器官移植、补体调节及综合对症治疗。一旦确诊 aHUS，应在 24 h 内实施血浆置换。对于补体蛋白基因突变引起的 aHUS，治疗应首选血浆置换治疗。对于抗 H 因子抗体阳性 aHUS 可选择血浆置换、糖皮质激素和免疫抑制剂治疗。

血浆疗法包括血浆置换（plasma exchange，PE）和血浆输注（plasma infusion，PI）。血浆置换可清除缺陷的突变补体蛋白及自身抗体，并补充功能正常的补体蛋白，能控制急性期病情进展，对 aHUS 具有确切疗效。由于 aHUS 病情进展迅速，常导致肾脏不可逆损伤，且依库珠单抗价格昂贵，目前国内临床应用困难，故应尽早对疑似 aHUS 的患者行经验性血浆置换治疗。约 50% 的 aHUS 患者对血浆置换治疗有效，可获得肾功能改善及血液学缓解。血浆置换疗效因致病补体蛋白而异，*CFH* 基因突变及 CFH 抗体介导的 aHUS 效果较好，*C3* 和 *THBD* 基因突变患者也可获益，但 *CFI* 和 *MCP* 基因突变患者疗效较差。美国血浆置换学会推荐血浆置换作为抗 H 因子抗体相关 HUS 的主要治疗方法，80% 的患者经 5～7 次血浆置换，抗 H 因子抗体滴度下降。《中国儿童非典型溶血尿毒综合征诊治规范专家共识》推荐，每次血浆置换液量为 1.5 倍血浆容量，即 60～75 ml/kg。应为全血浆成分，即新鲜冰冻血浆。建议每天置换 1 次，连续 5 天；之后每周 5 次，连续 2 周；继之每周 3 次，连续 2 周，直至血液学缓解（即至少 2 周血小板>$150×10^9$/L，外周血涂片无破碎红细胞、乳酸脱氢酶水平正常），可考虑停止血浆置换。成人患者推荐每次 1～2 倍血浆量。对于不能立即实施血浆置换的患者，采用新鲜冰冻血浆输注亦可缓解急性期症状，需注意控制输注量，避免短期内输注大量血浆诱发肺水肿等。血浆置换的常见并发症包括低血压、导管相关性感染及过敏反应等。

鉴于 PE 不能预防复发，抗 H 因子抗体相关的 aHUS 患者应联合使用糖皮质激素和免疫抑制剂，以抑制自身抗体产生改善预后。急性期一般选择口服激素治疗，恢复期根据病情逐渐调整剂量。免疫抑制剂可选择环磷酰胺或吗替麦考酚酯。利妥昔单抗与静脉应用环磷酰胺疗效类似。免疫抑制剂的具体剂量及疗程尚无统一标准。

依库珠单抗是第一个用于 aHUS 治疗的人源单克隆补体抑制剂。它通过结合补体蛋白 C5，阻断其裂解，从而阻断末端补体成分 C5a 和膜攻击复合物 C5b-9 生成，进而缓解内皮细胞损伤、血栓形成及后续的肾损伤（图 1-3-6）。依库珠单抗对补体蛋白基因突变及补体蛋白自身抗体导致的 aHUS 均有效，其有效率高达 90%。对于疑诊 aHUS 的患儿，若条件具备，应在入院后 48 h 内尽快予以依库珠单抗治疗（用量见表 1-3-8）。研究表明，血浆置换无效的患者使用依库珠单抗 1~2 周后，88% 患者达到血液学缓解，治疗 2 年后肾功能改善。

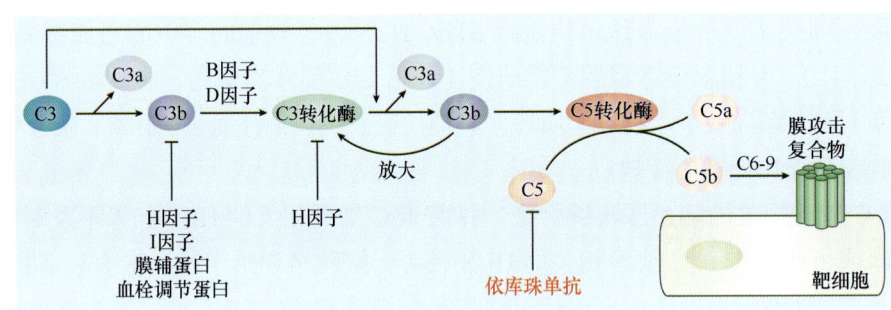

图 1-3-6　依库珠单抗的作用机制

表 1-3-8　儿童 aHUS 依库珠单抗用量

儿童体重	诱导治疗	维持治疗
5~10 kg	300 mg/周，治疗 1 周	第 2 周 300 mg，后改为 300 mg/3 周
10~20 kg	600 mg/周，治疗 1 周	第 2 周 300 mg，后改为 300 mg/2 周
20~30 kg	600 mg/周，治疗 2 周	第 3 周 600 mg，后改为 600 mg/2 周
30~40 kg	600 mg/周，治疗 2 周	第 3 周 900 mg，后改为 900 mg/2 周
≥40 kg	900 mg/周，治疗 4 周	第 5 周 1200 mg，后改为 1200 mg/2 周

与血浆置换相比，应用依库珠单抗治疗的患者进展为终末期肾病及死亡均较低（6%~15%）。如果经过 10~14 天治疗后患者仍无反应，需考虑：①剂量不足；②药物丢失（肾病范围的蛋白尿或血浆置换）；③感染或手术；④C5 变异不能与依库珠单抗结合。依库珠单抗不用于治疗非补体异常的 aHUS，如 *DGK-ε* 基因突变。依库珠单抗对改善神经系统及心脏并发症有确切疗效。但对其他肾外症状改善的研究甚少，仅在指端坏疽、皮肤坏死及肠穿孔中有报道。依库珠单抗对抗 H 因子相关的 HUS 血液学缓解有效，但对降低抗体滴度无效。对于血浆置换无效、病情危重（癫痫或心功能不全）、存在血管通路并发症或补体调节蛋白异常的抗 H 因子相关的 HUS 患者，应考虑依库珠单抗治疗。

依库珠单抗的主要不良反应是危及生命的脑膜炎奈瑟菌感染（年发病率约为 5%）、肺炎链球菌和B型流感嗜血杆菌感染。因此，对于长期使用该药的患者，应在使用前2周接种疫苗。然而，有研究表明，脑膜炎球菌疫苗对预防依库珠单抗引起的脑膜炎奈瑟菌感染尚未明确，故建议预防使用抗生素2~3个月。

肾移植是终末期肾病的有效治疗方法。不同补体蛋白基因突变的aHUS患者的复发率各异（表1-3-9）。其中，*CFH*、*CFI* 及 *C3* 基因突变患者的复发率最高，而 *MCP* 基因突变及抗H因子抗体水平持续阴性的患者复发率较低。移植患者能否应用依库珠单抗还存在争议，《2017KDIGO临床实践指南》不建议肾移植患者使用依库珠单抗。全球aHUS登记系统数据表明，移植前使用依库珠单抗较移植后使用预后更佳。所有aHUS患者在肾移植前进行补体蛋白基因突变分型检查。对于高危复发患者，应在肾移植同时予以包括血浆治疗或依库珠单抗的预防治疗。需特别注意的是，活体亲属供肾时，需基因检测证实供者不存在相同补体蛋白基因突变。

表1-3-9 aHUS患者行同种异体肾移植的复发风险评估

复发风险	治疗策略
高风险（50%~100%） ·早期复发 ·致病基因突变 ·功能获得性突变	预防性使用依库珠单抗[a]
中风险 ·无明确突变 ·*CFI* 突变 ·补体基因突变 ·持续存在低滴度抗H因子抗体	预防性使用依库珠单抗或血浆置换
低风险（<10%） ·*MCP* 突变 ·抗H因子抗体持续阴性	无须预防

注：[a] 从开始肾移植时使用，以预防严重复发及改善移植肾功能恢复

对于依库珠单抗治疗病情缓解后患者何时停药，目前尚无专家共识。研究表明，停用依库珠单抗治疗的患者的复发率为25%，其中以 *CFH* 基因突变及抗H因子抗体阳性患者更常见。寻找早期提示复发的指标及明确基因突变与预后的关系等是今后研究的重点。

依库珠单抗（eculizumab）是美国食品药品监督管理局（FDA）批准的首个用于成人及1个月以上儿童aHUS治疗的长效C5阻断剂。根据患者体重，依库珠单抗每4~8周注射1次。至少维持6个月，6个月后根据患者的基线水平进行个体化治疗。一项全球正在进行的关于依库珠单抗治疗成人aHUS的Ⅲ期临床试验的数据表明，依库珠单抗治疗迅速实现患者血液学缓解及肾功能改善。依库珠单抗能否用于妊娠女性还有待研究。

综合对症治疗包括纠正贫血、维持水电解质平衡、利尿降压等。严重贫血患者输注红细胞，具有明显出血倾向或临床需行有创操作的患者输注血小板，并给予足够的营养支持，停用肾毒性药物，必要时予以透析支持。

八、预后及展望

大多数STEC HUS患者可痊愈，但若合并神经系统症状、中性粒细胞高、血小板计数低及无尿

持续时间长，则提示预后不佳。aHUS患者的预后与特异性补体蛋白基因突变或自身抗体相关。依库珠单抗可显著改善aHUS患者的预后，但其价格高昂，在我国应用受限。目前已建立的人血浆H因子纯化技术虽尚未得到临床试验验证，也有望成为治疗aHUS的新手段。一些抗肿瘤药物如来那度胺、硼替佐米及地塞米松在aHUS治疗中表现出较好的效果，由此可见，aHUS发病机制的研究仍需进一步深入。明确HUS分类，寻找新的可普遍应用的诊治方法是今后HUS研究方向。

（姚　丽　刘　强）

参 考 文 献

[1] Byrne L, Jenkins C, Launders N, et al. The epidemiology, microbiology and clinical impact of Shiga toxin-producing escherichia coli in England, 2009-2012. Epidemiol Infect, 2015, 143(16): 3475-3487.

[2] Fakhouri F, Zuber J, Frémeaux-Bacchi V, et al. Haemolytic uraemic syndrome. Lancet, 2017, 390(10095): 681-696.

[3] Al Nouri ZL, Reese JA, Terrell DR, et al. Drug-induced thrombotic microangiopathy: a systematic review of published reports. Blood, 2015, 125(4): 616-618.

[4] Bagga A, Khandelwal P, Mishra K, et al. Hemolytic uremic syndrome in a developing country: consensus guidelines. Pediatr Nephrol, 2019, 34(8): 1465-1482.

[5] Karpman D, Loos S, Tati R, et al. Haemolytic uraemic syndrome. J Intern Med, 2017, 281(2): 123-148.

[6] Zoja C, Buelli S, Morigi M. Shiga toxin triggers endothelial and podocyte injury: the role of complement activation. Pediatr Nephrol, 2019, 34(3): 379-388.

[7] Meinel C, Spartà G, Dahse HM, et al. Streptococcus pneumoniae from patients with hemolytic uremic syndrome binds human plasminogen via the surface protein PspC and uses plasmin to damage human endothelial cells. J Infect Dis, 2018, 217(3): 358-370.

[8] Coats MT, Murphy T, Paton JC, et al. Exposure of Thomsen-Friedenreich antigen in Streptococcus pneumoniae infection is dependent on pneumococcal neuraminidase A. Microb Pathog, 2011, 50(6): 343-349.

[9] Beck BB, Spronsen F, Diepstra A, et al. Renal thrombotic microangiopathy in patients with cblC defect: review of an under-recognized entity. Pediatr Nephrol, 2017, 32(5): 733-741.

[10] Barlas UK, Kıhtır HS, Goknar N, et al. Hemolytic uremic syndrome with dual caution in an infant: cobalamin C defect and complement dysregulation successfully treated with eculizumab. Pediatr Nephrol, 2018, 33(6): 1093-1096.

[11] Riedl M, Fakhouri F, Le Quintrec M, et al. Spectrum of complement-mediated thrombotic microangiopathies: pathogenetic insights identifying novel treatment approaches. Semin Thromb Hemost, 2014, 40(4): 444-464.

[12] Yoshida Y, Kato H, Ikeda Y, et al. Pathogenesis of atypical hemolytic uremic syndrome. J Atheroscler Thromb, 2019, 26(2): 99-110.

[13] Bu F, Maga T, Meyer NC, et al. Comprehensive genetic analysis of complement and coagulation genes in atypical hemolytic uremic syndrome. J Am Soc Nephrol, 2014, 25(1): 55-64.

[14] Schönauer R, Seidel A, Grohmann M, et al. Deleterious impact of a novel CFH splice site variant in atypical hemolytic uremic syndrome. Front Genet, 2019, 10(2): 465-471.

[15] Perkins SJ. Genetic and protein structural evaluation of atypical hemolytic uremic syndrome and C3 glomerulopathy. Perkins SJ. Adv Chronic Kidney Dis, 2020, 27(2): 120-127.

[16] Jlajla H, Dehman F, Jallouli M, et al. Molecular basis of complement factor I deficiency in Tunisian atypical haemolytic and uraemic syndrome patients. Nephrology (Carlton), 2019, 24(3): 357-364.

[17] Alfakeeh K, Azar M, Alfadhel M, et al. Rare genetic variant in the CFB gene presenting as atypical hemolytic uremic syndrome and immune complex diffuse membranoproliferative glomerulonephritis, with crescents, successfully treated with Eculizumab. Pediatr Nephrol, 2017, 3-2(5): 885-891.

[18] Feitz WJC, van de Kar NCAJ, Orth Höller D, et al. The genetics of atypical hemolytic uremic syndrome. Med Genet, 2018, 30(4): 400-409.

[19] Thergaonkar RW, Narang A, Gurjar BS, et al. Targeted exome sequencing in anti-factor H antibody negative HUS reveals multiple variations. Clin Exp Nephrol, 2018, 22(3): 653-660.

[20] Bu F, Zhang Y, Wang K, et al. Genetic analysis of 400 patients refines understanding and implicates a new gene in atypical hemolytic uremic syndrome. J Am Soc Nephrol, 2018, 29(12): 2809-2819.

[21] Li J, Song Y, Zhang Y, et al. A novel compound heterozygous mutation in DGKE in a Chinese patient causes atypical hemolytic uremic syndrome. Hematology, 2020, 25(1): 101-107.

[22] Challis RC, Ring T, Xu Y, et al. Thrombotic microangiopathy in inverted formin 2-mediated renal disease. J Am Soc Nephrol, 2017, 28(4): 1084-1091.

[23] Osborne AJ, Breno M, Borsa NG, et al. Statistical validation of rare complement variants provides insights into the molecular basis of atypical hemolytic uremic syndrome and C3 glomerulopathy. J Immunol, 2018, 200(7): 2464-2478.

[24] Lee H, Kang E, Kang HG, et al. Consensus regarding diagnosis and management of atypical hemolytic uremic syndrome. Korean J Intern Med, 2020, 35(3): 25-40.

[25] Porubsky S, Federico G, Müthing J, et al. Direct acute tubular damage contributes to Shiga toxin-mediated kidney failure. J Pathol, 2014, 234(24): 120-133.

[26] Bruyand M, Mariani Kurkdjian P, Gouali M, et al. Hemolytic uremic syndrome due to Shiga toxin-producing Escherichia coli infection. Med Mal Infect, 2018, 48(3): 167-174.

[27] Spinale JM, Ruebner RL, Copelovitch L, et al. Long-term outcomes of Shiga toxin hemolytic uremic syndrome. Pediatr Nephrol, 2013, 28(11): 2097-2105.

[28] Khalid M, Andreoli S. Extrarenal manifestations of the hemolytic uremic syndrome associated with Shiga toxin-producing Escherichia coli (STEC HUS). Pediatr Nephrol, 2019, 34(12): 2495-2507.

[29] Majowicz SE, Scallan E, Jones Bitton A, et al. Global incidence of human Shiga toxin-producing Escherichia coli infections and deaths: a systematic review and knowledge synthesis. Foodborne Pathog Dis, 2014, 11(6): 447-455.

[30] Formeck C, Swiatecka Urban A. Extra-renal manifestations of atypical hemolytic uremic syndrome. Pediatr Nephrol, 2019, 34(8): 1337-1348.

[31] Gould LH, Bopp C, Strockbine N, et al. Recommendations for diagnosis of Shiga toxin-producing Escherichia coli infections by clinical laboratories. MMWR Recomm Rep, 2009, 58(R-12): 1-14.

[32] Qin X, Klein EJ, Galanakis E, et al. Real-time PCR assay for detection and differentiation of Shiga toxin-producing Escherichia coli from clinical samples. J Clin Microbiol, 2015, 53(7): 2148-2153.

[33] Igarashi T, Ito S, Sako M, et al. Guidelines for the management and investigation of hemolytic uremic syndrome. Clin Exp Nephrol, 2014, 18(4): 525-557.

[34] Wijnsma KL, van Bommel SA, van der Velden T, et al. Fecal diagnostics in combination with serology: best test to establish STEC-HUS. Pediatr Nephrol, 2016, 31(11): 2163-2170.

[35] Goodship TH, Cook HT, Fakhouri F, et al. Atypical hemolytic uremic syndrome and C3 glomerulopathy: conclusions from a "kidney disease: improving global outcomes" (KDIGO) controversies conference. Kidney Int, 2017, 91(3): 539-551.

[36] Sheerin NS, Glover E. Haemolytic uremic syndrome: diagnosis and management. F1000Res, 2019, 25(8): 1679-1690.

[37] Scully M, Hunt BJ, Benjamin S, et al. Guidelines on the diagnosis and management of thrombotic thrombocytopenic purpura and other thrombotic microangiopathies. Br J Haematol, 2012, 158(3): 323-335.

[38] Di Nisio M, Baudo F, Cosmi B, et al. Diagnosis and treatment of disseminated intravascular coagulation: guidelines of the Italian Society for Haemostasis and Thrombosis (SISET). Thromb Res, 2012, 129(5): 177-184.

[39] Brodsky RA. Paroxysmal nocturnal hemoglobinuria. Blood, 2014, 124(34): 2804-2811.

[40] Grisaru S, Midgley JP, Hamiwka LA, et al. Diarrhea-associated hemolytic uremic syndrome in southern alberta: a long-term single-centre experience. Paediatr Child Health, 2011, 16(6): 337-340.

[41] Grisaru S, Xie J, Samuel S, et al. Associations between hydration status, intravenous fluid administration, and outcomes of patients infected with Shiga toxin-producing Escherichia coli: a systematic review and meta-analysis. JAMA Pediatr, 2017, 171(1): 68-76.

[42] Mehta NM, Skillman HE, Irving SY, et al. Guidelines for the provision and assessment of nutrition support therapy in the pediatric critically ill patient: Society of Critical Care Medicine and American Society for Parenteral and Enteral Nutrition. JPEN J Parenter Enter Nutr, 2017, 41(5): 706-742.

[43] Blaser RA, Starkopf J, Alhazzani W, et al. Early enteral

[44] Khwaja A. KDIGO clinical practice guideline for acute kidney injury. Nephron Clin Pract, 2012, 120(4): 179-184.

[45] Ardissino G, Tel F, Possenti I, et al. Early volume expansion and outcomes of hemolytic uremic syndrome. Pediatrics 2016, 137(1): 123-127.

[46] Balestracci A, Martin SM, Toledo I, et al. Impact of platelet transfusions in children with post-diarrheal hemolytic uremic syndrome. Pediatr. Nephrol, 2013, 28(6): 919-925.

[47] Beneke J, Sartison A, Kielstein JT, et al. Clinical and laboratory consequences of platelet transfusion in Shiga toxin-mediated hemolytic uremic syndrome. Transfus Med Rev, 2017, 31(1): 51-55.

[48] Agger M, Scheutz F, Villumsen S, et al. Antibiotic treatment of verocytotoxin-producing escherichia coli (VTEC) infection: a systematic review and a proposal. J Antimicrob Chemother, 2015, 70(9): 2440-2446.

[49] Freedman SB, Xie J, Neufeld MS, et al. Shiga toxin-producing Escherichia coli infection, antibiotics, and risk of developing hemolytic uremic syndrome: a meta-analysis. Clin Infect Dis, 2016, 62(10): 1251-1258.

[50] Guarino A, Ashkenazi S, Gendrel D, et al. European Society for Pediatric Gastroenterology, Hepatology, and Nutrition/European Society for Pediatric Infectious Diseases evidence-based guidelines for the management of acute gastroenteritis in children in Europe: update 2014. J Pediatr. Gastroenterol Nutr, 2014, 59(1): 132-152.

[51] Mody RK, Gu W, Griffin PM, et al. Postdiarrheal hemolytic uremic syndrome in United States children: clinical spectrum and predictors of in-hospital death. J Pediatr, 2015, 166(4): 1022-1029.

[52] Tajiri H, Nishi J, Ushijima K, et al. A role for fosfomycin treatment in children for prevention of haemolytic-uraemic syndrome accompanying Shiga toxin-producing Escherichia coli infection. Int J Antimicrob Agents, 2015, 46(5): 586-589.

[53] Dundas S, Murphy J, Soutar RL, et al. Effectiveness of therapeutic plasma exchange in the 1996 lanarkshire escherichia coli O157: H7 outbreak. Lancet, 1999, 354(9187): 1327-1330.

[54] Colic E, Dieperink H, Titlestad K, et al. Management of an acute outbreak of diarrhoea-associated haemolytic uraemic syndrome with early plasma exchange in adults from southern denmark: an observational study. Lancet, 2011, 378(9796): 1089-1093.

[55] Loos S, Ahlenstiel T, Kranz B, et al. An outbreak of Shiga toxin-producing Escherichia coli O104: H4 hemolytic uremic syndrome in Germany: presentation and short-term out- come in children. Clin Infect Dis, 2015, 55(4): 753-759.

[56] Keenswijk W, Raes A, De Clerck M, et al. Is plasma exchange efficacious in Shiga toxin-associated hemolytic uremic syndrome? A narrative review of current evidence. Ther Apher Dial, 2019, 23(2): 118-125.

[57] Schwartz J, Padmanabhan A, Aqui N, et al. Guidelines on the use of therapeutic apheresis in clinical practice-evidence-based approach from the writing committee of the American Society for Apheresis: the seventh special issue. J Clin Apher, 2016, 31(3): 149-162.

[58] Pape L, Hartmann H, Bange FC, et al. Eculizumab in typical hemolytic uremic syndrome (HUS) with neurological involvement. Medicine (Baltimore), 2015, 94(24): 1000-1010.

[59] Delmas Y, Vendrely B, Clouzeau B, et al. Outbreak of Escherichia coli O104: H4 haemolytic uraemic syndrome in France: outcome with eculizumab. Nephrol Dial Transplant, 2014, 29(3): 565-572.

[60] Percheron L, Gramada R, Tellier S, et al. Eculizumab treatment in severe pediatric STEC-HUS: a multicenter retrospective study. Pediatr Nephrol, 2018, 33(8): 1385-1394.

[61] Michael M, Elliott EJ, Ridley GF, et al. Interventions for haemolytic uraemic syndrome and thrombotic thrombocytopenic purpura. Cochrane Database Syst Rev, 2009, 2009(1): 3595-3563.

[62] Li T, Tu W, Liu YN, et al. A potential therapeutic peptide-based neutralizer that potently inhibits Shiga toxin 2 in vitro and in vivo. Sci Rep, 2016, 6(1): 21837-21242.

[63] Moxley RA, Francis DH, Tamura M, et al. Efficacy of Urtoxazumab (TMA-15 humanized monoclonal antibody specific for Shiga toxin 2) against post-diarrheal neurological sequelae caused by Escherichia coli O157: H7 infection in the neonatal gnotobiotic piglet model. Toxins (Basel), 2017, 9(2): 49-55.

[64] Mejías MP, Hiriart Y, Lauché C, et al. Development of camelid single chain antibodies against Shiga toxin type 2(Stx2)with therapeutic potential against hemolytic uremic syndrome (HUS). Sci Rep, 2016, 6(3): 24913-24926.

[65] Cornec Le Gall E, Delmas Y, et al. Adult-onset eculizumab-resistant hemolytic uremic syndrome associated with cobalamin C deficiency. Am J Kidney Dis, 2014, 63(1): 119-

123.
[66] Loirat C, Fakhouri F, Ariceta G, et al. An international consensus approach to the management of atypical hemolytic uremic syndrome in children. Pediatr Nephrol, 2016, 31(1): 15-39.
[67] Williams ME, Balogun RA. Principles of separation: indications and therapeutic targets for plasma exchange. Clin J Am Soc Nephrol, 2014, 9(2): 181-190.
[68] Ariceta G, Besbas N, Johnson S, et al. Guideline for the investigation and initial therapy of diarrhea-negative hemolytic uremic syndrome. Pediatr Nephrol, 2009, 24(4): 687-696.
[69] 国家儿童医学中心（北京），福棠儿童医学发展研究中心（北京儿童医院集团）aHUS管理协作组．中国儿童非典型溶血尿毒综合征诊治规范专家共识．中国实用儿科杂志，2017，32（6）：401-404.
[70] Durey MA, Sinha A, Togarsimalemath SK, et al. Anti-complement-factor H-associated glomerulopathies. Nat Rev Nephrol, 2016, 12(9): 563-578.
[71] Khandelwal P, Gupta A, Sinha A, et al. Effect of plasma exchange and immunosuppressive medications on antibody titers and outcome in anti-complement factor H antibody-associated hemolytic uremic syndrome. Pediatr Nephrol, 2015, 30(3): 451-457.
[72] Fremeaux BacchiV, FakhouriF, GarnierA, et al. Genetics and outcome of atypical hemolytic uremic syndrome: a nationwide French series comparing children and adults. Clin J Am Soc Nephrol, 2013, 8(4): 554-562.
[73] Chittaranjan Andrade. Bioequivalence of generic drugs: a simple explanation for a US Food and Drug Administration requirement. J Clin Psychiatry, 2015, 76(6): 742-744.
[74] Grenda R, Durlik M. Eculizumab in renal transplantation: a 2017 update. Ann Transplant, 2017, 22(3): 550-554.
[75] Menne J, Delmas Y, Fakhouri F, et al. Outcomes in patients with atypical hemolytic uremic syndrome treated with eculizumab in a long-term observational study. BMC Nephrol, 2019, 20(1): 125-131.
[76] Noris M, Caprioli J, Bresin E, et al. Relative role of genetic complement abnormalities in sporadic and familial aHUS and their impact on clinical phenotype. Clin J Am Soc Nephrol, 2010, 5(2): 1844-1859.
[77] Fakhouri F, Loirat C. Anticomplement treatment in atypical and typical hemolytic uremic syndrome. Semin Hematol, 2018, 55(3): 150-158.
[78] Azukaitis K, Simkova E, Majid MA, et al. The phenotypic spectrum of nephropathies associated with mutations in diacylglycerol kinase epsilon. J Am Soc Nephrol, 2017, 28(10): 3066-3075.
[79] Krishnappa V, Gupta M, Elrifai M, et al. Atypical hemolytic uremic syndrome: a meta-analysis of case reports confirms the prevalence of genetic mutations and the shift of treatment regimens. Ther Apher Dial, 2018, 22(2): 178-188.
[80] Gulleroglu K, Fidan K, Hancer VS, et al. Neurologic involvement in atypical hemolytic uremic syndrome and successful treatment with eculizumab. Pediatr Nephrol, 2013, 28(5): 827-830.
[81] Hu H, Nagra A, Haq MR, et al. Eculizumab in atypical haemolytic uraemic syndrome with severe cardiac and neurological involvement. Pediatr Nephrol, 2014, 29(6): 1103-1106.
[82] Malina M, Gulati A, Bagga A, et al. Peripheral gangrene in children with atypical hemolytic uremic syndrome. Pediatrics, 2013, 131(1): 331-335.
[83] Ariceta G, Arrizabalaga B, Aguirre M, et al. Eculizumab in the treatment of atypical hemolytic uremic syndrome in infants. Am J Kidney Dis, 2012, 59(5): 707-710.
[84] Ardissino G, Tel F, Testa S, et al. Skin involvement in atypical hemolytic uremic syndrome. Am J Kidney Dis, 2014, 63(4): 652-655.
[85] Cofiell R, Kukreja A, Bedard K, et al. Eculizumab reduces complement activation, inflammation, endothelial damage, thrombosis, and renal injury markers in aHUS. Blood, 2015, 125(21): 3253-3262.
[86] Kato h, Nangaku m, Hataya H, et al. Clinical guides for atypical hemolytic uremic syndrome in Japan. Pediatrics International, 2016, 58(3): 549-555.
[87] Levi C, Fremeaux Bacchi V, Zuber J, et al. Midterm outcomes of 12 renal transplant recipients treated with eculizumab to prevent atypical hemolytic syndrome recurrence. Transplantation, 2017, 101(12): 2924-2930.
[88] Duineveld C, Verhave JC, Berger SP, et al. Living donor kidney transplantation in atypical hemolytic uremic syndrome: a case series. Am J Kidney Dis, 2017, 70(6): 770-777.
[89] Siedlecki AM, Isbel N, Vande Walle J, et al. Eculizumab use for kidney transplantation in patients with a diagnosis of atypical hemolytic uremic syndrome. Kidney Int Rep, 2018, 4(3): 434-446.
[90] Nester CM. Managing atypical hemolytic uremic syndrome:

chapter 2. Kidney Int, 2015, 87(5): 882-884.
[91] Eric Rondeau, Marie Scully, Gema Ariceta, et al. The long-acting C5 inhibitor, Ravulizumab, is effective and safe in adult patients with atypical hemolytic uremic syndrome naïve to complement inhibitor treatment. Kidney Int, 2020, 97(6): 1287-1296.

第九节 心肾综合征诊治现状

2004年，美国国家心脏、肺、血液研究所工作组尝试第1次正式定义心肾综合征（cardiorenal syndrome，CRS），即肾脏和其他循环器官间相互作用导致的循环容量增加加剧了心力衰竭和疾病进展。2008年，在Ronco等发起下，由"急性透析质量倡议"（Acute Dialysis Quality Initiative，ADQI）组织主持，在意大利维琴察召开了首届国际研讨会，第1次制定出有关CRS定义及分型的共识（简称ADQI共识），并已于2010年发表。

一、心肾综合征的概念及流行病学状况

CRS的定义为由心或肾中任一器官的急慢性病变引起另一器官的急慢性病变，这样的心肾共病即谓CRS。CRS可分为如下5型：Ⅰ型（急性心肾综合征，ACRS），指急性心功能恶化导致的肾损害或（和）功能异常；Ⅱ型（慢性心肾综合征），为慢性心功能异常导致的肾损害或（和）功能异常；Ⅲ型（急性肾心综合征），为急性肾功能恶化导致的心脏损害或（和）功能异常；Ⅳ型（慢性肾心综合征），为慢性肾脏病（CKD）导致的心脏损害或（和）功能异常；Ⅴ型（继发性心肾综合征），为系统性疾病同时导致的心及肾损害和（或）功能异常。ADQI共识的目的在于为心肾失调的诊断和治疗提供便捷的临床工具。但在临床实践中，识别导致急性或慢性心肾/肾心综合征的始动因素和继发事件具有挑战性。

ADQI共识阐明了可诱发急性肾损伤（AKI）的急性心脏事件，即急性失代偿性心力衰竭（ADHF）、急性冠脉综合征（ACS）、心源性休克、心脏外科手术急性肾损伤。急慢性心脏瓣膜病暂时也归入这一类。由于"AKI"诊断标准不一，文献报道的CRS发病率不一，但大部分还是基于肾功能恶化（worsening renal function，WRF），定义为SCr增加≥26.5 μmol/L（0.3 mg/dl）。研究提示，CRS1型的发生率分别为25.4%（KDIGO的AKI标准）和22.5%（WRF标准）。表1-3-10列出了ADHF和ACS患者中AKI的发生情况。

表1-3-10 急性心脏病患者中AKI的发生率

心脏疾病	代表性研究	样本例数（n）	研究类型	CRS发生率（%）
ADHF	OPTIMIZE-HF 研究	20 000	回顾性	17.8
	Ray 研究	637	前瞻性	38.0
	Damman 研究		meta分析	32.0
ACS	Parikh 研究	14 707	观察性	12.3

二、心肾综合征的发病机制研究现状及进展

一般认为，急性心力衰竭（acute heart failure，AHF）过程中肾功能恶化主要是由于AHF引起血

压降低和心排血量减少，肾脏灌注不足所致，但这一理论只是部分解释了 ADHF 引起急性肾功能不全的原因。尽管心排血量和肾血流量的减少可以通过增加滤过率维持肾小球滤过率，但没有任何证据提示大多数 ADHF 患者有心排血量受损的证据。即使心脏指数（每分输出量/体表面积）轻微降低，肾血流量基本不受影响，这要归功于有效的肾自身调节机制。直到平均动脉压降到 70 mmHg 时才会出现肾脏灌注不足。相反，越来越多的证据表明，ADHF 过程中的 WRF 可能与中心静脉淤血和右心房压力增加，肾静脉充盈导致肾小管塌陷和管-球反馈进一步导致水钠潴留有关。急性心肾综合征涉及多种引起肾灌注不足或肾静脉过度充盈的病理生理机制，具体阐述如下。

（一）"脑-心-肾轴"神经内分泌调节的激活与失衡

急性心肾综合征引起神经内分泌活化，包括交感神经活化、肾素-血管紧张素-醛固酮系统（RAAS）增加和精氨酸升压素（AVP）升高，进而引起一氧化氮（NO）失调、氧化应激和炎症反应等。

下丘脑室旁核（PVN）中的神经元是交感神经中枢，对特定传入刺激的反应（如血容量改变）具有反射输出的整合功能。以静脉充盈为例，血容量增加一方面通过心脏静脉-心房连接处的容积感受器受体使交感神经反射性增加心率，但同时会抑制肾脏交感神经活性，以维持体液平衡。在刺激心房受体时，PVN 神经元表现出早期基因激活，激活的 PVN 神经元可以引起类似的心脏交感神经兴奋和肾移植的差异模式。心脏心房传入可选择性地引起 PVN 中 GABA（抑制性神经递质）神经元抑制 PVN 向肾交感神经鞘投射含有 AVP 的神经元。在心力衰竭时，心房反射变得迟钝，有证据表明一氧化氮合成下调，PVN 中的 GABA 活性降低。RAAS 增加和交感神经活化增强水和钠的再吸收，这本是机体维持心脏输出的代偿机制，但是它们的持续过度活化将会损害心及肾脏，促使 ACRS 发生。血管紧张素 II（Ang II）能收缩肾脏血管，Ang II 还能刺激内皮细胞释放内皮素 1（ET-1）并导致内皮舒张因子 NO 失活，它们均能减少肾脏血流及肾小球滤过率（GFR）。另外，由下丘脑视上核和室旁核分泌的 AVP 也会导致心力衰竭时的肾功能障碍。它通过激活精氨酸升压素受体 2（vasopressin 2 receptor，V2R）水通道蛋白而导致体液超负荷和低钠血症。除了激活 V2 水通道外，AVP 还被报道激活血管平滑肌中的 V1a 受体，使冠状动脉收缩，刺激心肌细胞增殖，导致前负荷和后负荷均增加。肾上腺髓质素是肾上腺、心脏和肾脏在高容量状态下产生的另一种肽。在生理条件下，肾上腺髓素平衡 RAAS 的活性，刺激利尿作用；在病理状态下，肾上腺髓素的产生可能会减弱或无效，以抵消静息神经内分泌网络。

（二）炎症和氧化应激

神经激素途径常通过炎症和氧化途径导致终末器官的持续损伤。CRS 也证明了这一点。Ichiki 及其同事对心力衰竭（HF）犬模型进行研究发现，即使在 HF 早期，肾脏内的炎症介质在超微结构和分子水平上的变化与肾功能下降有关。首先，发现远端肾小管细胞空泡变性和纤维化改变增加；其次，发现 RAAS 中，肾素在肾皮质内上调最多；且在利钠肽系统中，肾皮质 C 型利钠肽和利钠肽清除受体表达上调。此外，一系列炎症介质参与了结构的变化，包括单核细胞趋化蛋白 1、白介素 1 和肿瘤坏死因子 α，引起肾脏纤维化指标升高，特别是转化生长因子和胶原蛋白。最后，有研究揭示心脏和肾脏树突状细胞进行对话在先天和适应性免疫反应的背景下的心肾综合征中发挥核心作用。

（三）中心静脉压升高

肾灌注压依赖平均动脉压与中心静脉压平衡的影响。右心衰竭、严重的三尖瓣反流伴心房压增高，可导致静脉充血和肾功能持续恶化。Hillege 及其同事研究了1906 例慢性心力衰竭（CHF）患者的生存试验。在372 例患者的亚组分析中，采用 CockroftGault 方程计算的 GFR 是死亡率最主要的预测因子，其次是纽约心功能分级和血管紧张素转化酶抑制剂的使用。由于入球小动脉收缩、钠离子重吸收和神经内分泌激素的活化引起肾脏自我调节紊乱，产生如下不良后果：①远端肾小管周围小静脉膨胀，肾小管受压，致肾小囊静水压增高，跨肾小球滤过压减低，GFR 下降；②肾小管受压，致肾小管液渗漏至肾间质，肾间质压增高，组织缺血、缺氧；③直接影响肾灌注压，减少肾灌注，肾有效血容量减少。上述因素共同作用可导致肾水钠排泄减少，血清肌酐升高，诱发 AKI。

中心静脉压增加的另一个后果是腹内压（IAP）升高，这可能通过降低肾小球的静水压梯度和肾间质压力的增加而损害 GFR，从而导致肾小管塌陷和缺氧状态。IAP 会降低腹部顺应性，因为静脉回流减少和实质充血，导致腹腔内器官受压。此外，IAP 可能会增加中心静脉压力，从而影响肾脏的器官灌注。腹腔内高压与肾功能障碍有关，其正常化与肾功能改善有关。

（四）肾功能紊乱

肾脏功能障碍不仅仅是因为 GFR 的降低和心功能恶化引起的血流动力学结果。除了循环功能障碍，最近发现肾脏代谢性机制（主要针对Ⅲ型或Ⅳ型 CRS）还包括蛋白结合的尿毒症毒素（protein-bound uremic toxins，PBUTs）、代谢性骨病及贫血的影响。

1. PBUTs 对心脏的影响 该组成员主要由吲哚亚群如硫酸吲哚酚（IS）、吲哚 -3- 乙酸（IAA）、苯乙酸、酚亚群如 p 甲苯基硫酸（pCS）、对甲酰葡萄糖醛酸、同型半胱氨酸、马尿酸、聚酰胺等组成。在 PBUTs 中，IS 和 pCS/p- 甲酚的心血管及肾脏毒性被进行了广泛的研究。IS 和 pCS 的蛋白结合率分别为 93% 和 95%。在健康受试者中，未检出游离 IS，游离 pCS 的浓度接近于 0。但是在尿毒症患者中，游离浓度和总浓度都显著增加。值得注意的是，即使祛除一小部分 IS，游离 IS 水平也保持不变，这表明 IS- 白蛋白结合在尿毒症中呈饱和状态。临床研究表明，无论是透前 CKD 患者还是透析患者，血清 IS 和 pCS/p- 甲酚水平升高与 CKD 进展、心血管事件和总死亡率有关。高血清中 pCS/p- 甲酚和同型半胱氨酸水平也可同时预测心血管事件。PBUTs 与动脉粥样硬化性和非动脉粥样硬化性血管疾病均有关联。IS、pCS 和同型半胱氨酸可诱导内皮功能障碍。IS 和同型半胱氨酸促进血管炎症、氧化应激和血管平滑肌细胞增生。此外，IS 水平升高与血管硬度增加有关，而 IS 和 pCS 水平均与 CKD 不同分期的血管钙化有关。实验研究表明，IS 和同型半胱氨酸诱导血管平滑肌细胞成骨分化，从而促进血管钙化。

2. 成纤维细胞生长因子 23（FGF23）/Klotho/ 磷酸盐 / 维生素 D/ 甲状旁腺激素（PTH）轴的复杂相互作用 FGF23 是一种骨源性磷脂激素（分子量为 30 000 的糖蛋白），还是一种调节磷酸盐和维生素 D 稳态的重要物质。FGF23 的分泌是由于饮食中磷酸盐的摄入和活性 1,25-$(OH)_2D_3$ 水平的增加。FGF23 的生理功能一般通过激活 FGF 受体 1/-Klotho 复合物来介导。与共受体 Klotho 结合可增强 FGF23 对 FGF 受体的亲和力。在肾脏中，FGF23 通过下调依赖钠的磷酸盐共转运体在肾脏中的表达，通过抑制肾近端小管的磷酸盐再吸收，促进磷酸盐尿失量，并通过抑制肾 1- 羟化酶 CYP27B1 降低 1,25-$(OH)_2D_3$ 的生成。在甲状旁腺中，FGF23 通过 ERK1/2 丝裂原活化蛋白激酶（MAPK）通路抑制 PTH 分泌和 *PTH* 基因表达。无论是实验性 CKD 模型还是 CKD 患者，FGF23 水平均升高。在一项纳入3879例CKD患者的研究中，显示当估算肾小球滤过率（eGFR）为59 ml/(min·1.73 m^2)时，FGF23和PTH水平显著升高，1,25-(OH)$_2$D$_3$水平明显降低。而eGFR为49 ml/(min·1.73 m^2)时，血清磷酸盐逐渐升高；CKD晚期eGFR为29 ml/(min·1.73 m^2)时，高磷明显。PTH的增加比FGF23慢的原因可能是FGF23对PTH分泌的抑制作用，表明FGF23在PTH前升高，很可能是CKD-MBD最早的标志物。

目前，CKD早期FGF23水平升高的机制尚不清楚。Klotho缺乏被认为是CKD-MBD进程中FGF23过量的上游步骤。Klotho表达随着CKD的进展而下降，导致FGF-23的水平进一步代偿性升高，在没有Klotho的情况下，FGF-23不能发挥抑制磷盐酸再吸收的作用，从而增强高磷酸盐血症和明显的甲状旁腺功能亢进，这是心脑血管疾病（CVD）的高风险条件。在早期CKD患者中，心力衰竭患者的FGF23水平明显高于非心力衰竭患者。由于其对心血管系统和肾脏的生物毒性，FGF23似乎是加速CKD和心力衰竭进展及心肾综合征进展的心肾连接关键驱动因素之一。实验研究表明，FGF23对心脏的直接有害影响包括左心室肥厚（LVH）、心肌纤维化、心肌机械功能障碍和心律失常。

3. 促红细胞生成素缺陷与贫血 心力衰竭患者的贫血患病率可能超过37%。心脏富含肌红蛋白，这是一种需要铁的蛋白质，是心肌细胞内氧气运输所必需的物质。体外研究表明，缺铁性贫血会直接损害心肌细胞的机械功能，而缺铁性贫血会诱导LVH，其特征是心肌细胞肥大和高细胞率。贫血还可能通过组织缺氧和一氧化氮释放导致周围血管舒张和血压下降，加重心力衰竭。这随后导致肾功能下降，肾血管收缩增加，激活RAAS。反过来，RAAS激活导致液体潴留和由于心肌压力增加释放NT-proBNP，最终放大进展性肾和心力衰竭。

促红细胞生成素（EPO）合成减少及机体对EPO敏感性减低是心肾综合征贫血的一个重要机制。一些小型临床观察显示，在此情况下应用EPO及铁剂对患者进行治疗，不但能纠正贫血，而且能显著改善心及肾功能。心及肾功能的改善除与贫血改善相关外，EPO的作用还包括减轻氧化应激反应及减少心肌和肾脏细胞凋亡等。

心肾综合征的病理生理学表现为多种血流动力学、"脑-心-肾轴"神经内分泌调节的激活与失衡和炎症的汇合，这些紊乱导致这种不适应过程的各种临床表型。肾静脉压力升高、心排血量降低伴代偿性肾反应丧失、IAP升高及全身炎症反应是导致失代偿性心力衰竭的主要病理生理通路。结合仔细的临床检查、影像学检查、心脏和肾脏损伤的生物标志物，并在适当时进行侵入性血流动力学监测，将有助于识别和治疗失代偿性心肾综合征。

三、心肾综合征的临床表现

1. I型CRS 急性心肾综合征表现为肺或全身充血（或两者兼有）及急性肾损伤。左心室压力通常升高，但并不总是与右心室压力升高有关。因此，临床表现可能因部位（肺、全身或两者）和充血程度不同而异。肺水肿的症状包括渐进性劳力性呼吸困难和端坐呼吸；查体可闻及双肺湿啰音。全身充血会引起严重外周水肿和体重增加，颈静脉充盈常见。若肾功能不全，则出现少尿，持续应用利尿剂后紧接着出现利尿剂抵抗。

强烈提示急性心力衰竭的临床表现有：夜间阵发性呼吸困难、出现第三心音、胸部X线片提示肺淤血。如果无劳力性呼吸困难、无啰音、缺乏心脏肥大的影像学证据，则基本可以排除心力衰竭。部分患者可能没有上述典型的临床症状，这意味着诊断急性心力衰竭可能具有挑战性。例如，即使左心室压力很高，也不一定有肺水肿，因为慢性心力衰竭时，肺血管会发生重构。肺动脉插管可以显示心脏充盈压力升高并可用于指导治疗，但临床并不实用。因急性心肾综合征的血流动力学紊乱会降低肾灌注，尿钠排泄分数<1%及尿尿素排泄分数<35%通常提示肾前性急性肾损伤。

需注意区分心肾综合征和低血容量肾损伤。顽固性心力衰竭患者通常容量负荷过重，如过度使用利尿剂、腹泻或其他原因时会出现容量不足。虽然在这2种情况下患者的容量状态是相反的，但实际上可能很难区分。在这2种情况下，尿液电解质都可以提示肾前性急性损伤。明确的失水史或利尿剂过量应用史可能有助于确定低血容量，近期体重变化趋势分析对于做出正确的诊断至关重要。

2. Ⅱ型CRS Ⅱ型CRS即狭义的CRS，表现为慢性心功能不全导致的进行性或持久的慢性肾脏病（chronic kidney disease，CKD），临床预后不良，通常认为是慢性心功能不全发展到终末期的一种表现。在坎地沙坦降低心力衰竭患者发病率和死亡率评价研究（CHARM）中发现，CHF出现肾功能不全的发生率为36%，且eGFR与心力衰竭患者预后显著独立相关。左心室功能障碍研究（SOLVD）发现，GFR<60 ml/（min·1.73 m^2）的患者的死亡危险增加40%。美国急性失代偿CHF档案数据库（ADHERE）研究中，对118 465例住院ADHF患者的大样本资料统计显示，只有9%的患者肾功能正常；分别有27.4%、43.5%和13.1%的患者在住院期间发现存在轻度、中度、重度的肾脏功能不全；另外有7%的患者出现肾衰竭。随着患者肾功能障碍加重，临床并发症也加重，住院时间增加，死亡率增高。Elsayed等在对社区动脉粥样硬化危险研究（ARIC）和心血管健康（CHS）研究的资料进行深入分析时，针对Ⅱ型CRS提出了更深入的流行病学认识，纳入的所有研究对象中有12.9%存在CVD基础病，平均随访9.3年，患CVD基础病的患者中有7.2%已经出现SCr升高，34%出现eGFR下降。通过多变量分析得出，基础CVD与肾功能下降独立相关。这些数据有力地证明了CVD是肾功能降低和CKD的重要危险因素。

3. Ⅲ型CRS Ⅲ型CRS是急性肾功能恶化导致的急性心脏损伤和（或）心功能不全（如急性心肌梗死、充血性心力衰竭及心律失常等）。临床上，如外科手术相关性AKI、造影剂性AKI、药物性AKI或肌溶解症等情况可能会导致Ⅲ型CRS。目前，Ⅲ型CRS临床流行病学研究存在以下困难，首先，AKI的定义尚未统一，造成不同研究筛选患者标准不一；其次，AKI的诱发因素差异性很大，给收集大样本资料带来困难；最后，潜在患病人群中存在很多急性心功能障碍的基础危险因素，难以与AKI因素区分。因此，导致AKI时急性心功能障碍事件的临床资料十分有限。目前，Ⅲ型CRS的临床流行情况很难明确，需要进一步深入研究。

4. Ⅳ型CRS Ⅳ型CRS为CKD导致心功能减退和（或）心血管事件危险性增加（如心肌梗死或卒中）。在血液透析（HEMO）研究的二次分析中，Cheung等发现80%终末期肾病（ESRD）患者患有心脏疾病。高龄、糖尿病和长期（>3.7年）维持性血液透析患者存在心脏疾病的比率更高。随访期间，有39.8%的患者因心脏方面疾病进行诊治，其中39.4%发生心源性死亡，61.5%诊断为缺血性慢性心脏病。基础心脏疾病可以预测ESRD患者的心源性死亡风险（*RR* 2.57）。此外，近期Burton等的研究显示，长期维持性血液透析可以导致心肌损伤，加速心肌功能减退。同样，Go等对一个大样本队列研究后发现，当eGFR<60 ml/（min·1.73 m^2）时，随着eGFR不同程度地下降，CVD的发

病率及心力衰竭、心血管事件的危险性递增。

在众多肾脏疾病中，常染色体显性遗传多囊肾病（autosomal dominant polycystic kidney disease，ADPKD）是一种可以导致CKD的遗传性疾病，可作为Ⅳ型CRS的一个经典例证。目前，关于ADPKD的临床流行病资料主要来自美国和欧洲，位居美国CKD病因的第4位。心血管并发症是ADPKD死亡的最主要原因，已有此类患者罹患多种心脏疾病的报道。此外，在对年轻、血压正常且肾功能保持良好的ADPKD患者进行研究时发现，患者存在左心室质量指数升高，左心室舒张功能不全和内皮功能障碍。

5. Ⅴ型CRS Ⅴ型CRS是指急/慢性全身疾病导致心脏及肾脏同时受损。Ⅴ型CRS的流行病学研究需要大量导致Ⅴ型CRS的急/慢性全身性疾病资料，目前这类资料很有限，而且还存在一些不能圆满解释的疑问。例如，是否在全身性疾病过程中心功能和肾功能障碍伴随出现？是否存在真正的双向作用可以直接导致2个脏器功能不全恶化？

四、心肾综合征的风险评估、生物学标志物及预测模型

在Ⅰ型CRS的风险评估中，非常重要的环节是尽早识别具有发生AKI高危风险的患者，并对发生AKI者进行早诊断、早治疗。目前，诊断AKI使用的血肌酐是反映肾功能改变的标志物，而不是肾损伤的标志物，该指标往往在肾实质损伤发生48～72 h后才开始升高，这一点在来自移植肾活检标本的观察中已被证实，故血肌酐在对AKI早期诊断方面明显缺乏敏感性。在ADHF所致的Ⅰ型CRS中，可能由于液体潴留、低蛋白摄入、肌肉萎缩等原因导致血肌酐水平的变化较慢而不能及时真实地反映肾损伤的进展。某些情况如血液浓缩或RAAS阻断剂使用引起的一过性肾功能指标升高并不是发生了真正的肾损伤。由于可操作性原因，大多数关于AKI的研究也并没有采用尿量指标作为诊断标准。

近十多年来，国内外学者进行了大量临床观察及研究，探索各种危险因素，构建临床风险预警评分，寻找能预测CRS发病风险、进展及预后的新型生物标志物，旨在能尽早预测、诊断及治疗Ⅰ型CRS，从而降低其对患者预后带来的不良影响。国外创建的预警评分，由于人种及医疗环境差异等因素，不一定适用于中国人。为此，国内学者程虹等基于CRS临床危险因素，分别针对急性心力衰竭、急性心肌梗死、心脏手术和冠状动脉造影推导和验证了4种预测AKI发生的风险预警评分，4种评分均显示出足够的识别能力（AUC均≥0.7）和很好的校准性能（$P>0.05$），在国内患者中应用被证实优于既往的Forman's风险评分（针对急性心力衰竭相关的AKI）及Mehran's风险评分（针对冠状动脉造影相关的AKI）。

生物标志物方面，在Ⅰ型CRS中研究较多的是肾功能指标胱抑素（Cys-C）和肾小管损伤指标中性粒细胞明胶酶相关脂质运载蛋白（NGAL）、肾损伤分子1（KIM-1）、N-乙酰-β-D-氨基葡萄糖苷酶（NAG）和IL-18，尤其是NGAL，但这些标志物对AKI诊断及CRS预后判断（如进入透析、再入院、死亡）的敏感性和特异性，结论尚具有争议性，截止值也不尽相同，可能与研究人群、心脏疾病类型、基线肾功能、标本留取、检测方法等因素不同及使用血肌酐作为AKI诊断"金标准"有关。如果不考虑检测成本，有研究发现，ADHF患者中连续检测血清NGAL水平能提升其对AKI的预测性能，NGAL从基线到峰值的浓度变化对AKI的预测价值（AUC=0.91）明显高于入院单次NGAL检

测的价值（AUC=0.69）。金属蛋白酶2组织抑制剂联合胰岛素样生长因子结合蛋7［尿（TIMP-2）×（IGFBP7）］检测是目前唯一被美国FDA批准的AKI诊断工具，但在AHF相关的CRS1患者中还没有多中心、大样本临床研究对其临床实用性进行验证。近期，侯凡凡等报道在ADHF患者中，反映肾内RAS活性的指标即尿液血管紧张素（AGT）在早期预测AKI发生方面有较好的性能。入院时具有最高四分位数尿液AGT水平（>148 μg/g Cr）的患者中，AKI的发生风险与最低四分位数组（<10 μg/g Cr）相比增加了50倍。对于AKI的预测效能，尿AGT（AUC=0.84）优于尿NGAL（AUC=0.84）、尿白蛋白/肌酐比值（AUC=0.71）及临床风险模型（AUC=0.77）。无论是否存在CKD病史，尿AGT水平与新发AKI都具有相关性。尿NGAL在eGFR 90~120 ml/（min·1.73 m^2）的患者中识别AKI的效能最强，但尿AGT的预测能力则在eGFR<60 ml/（min·1.73 m^2）的患者中更好。尿液AGT的这一特点使其在A-on-C肾病患者中识别AKI的发生具有明显优势。同样在ADHF患者中，研究者还发现经多因素校正后升高的尿AGT水平与AKI进展和不良结局（增加住院天数、进入肾替代治疗及全因死亡）有较强的相关性。对于心外科手术相关的CRS，杨小兵等发现升高的尿MMP-7在预测严重AKI发生（KDGO 2期或3期）及院内不良结局方面（较长的ICU停留及住院时长、院内死亡）具有较好的效能，且优于尿IL-18、AGT、NGAL、尿白蛋白/肌酐比值、（TIMP-2）×（IGFBP7）及临床风险模型。在CRS诊疗中应用肾损伤生物标志物还可以指导临床治疗。例如，ADHF患者利尿剂使用过量，会导致肾灌注下降，出现血清肌酐升高，这时根据肾损伤生物标志物水平的检测结果，可以判断血肌酐升高的原因是利尿剂引起的血液浓缩抑或肾组织损伤，如是后者，及时减量或停用利尿药，可望避免肾脏损伤进一步加重。

Zhou等开发和验证了一个ADHF相关的CRS预警评分系统，用于识别血肌酐可检测性变化发生前具有AKI发生极高和极低风险的患者。这个预警评分基于5个临床风险因子和2个尿液生物标志物，即年龄、性别、有无CKD基础、人血清白蛋白水平、N末端脑钠肽前体（NT-proBNP）、尿NGAL（uNGAL）和尿血管紧张素原（uAGT），结果显示出了较好的判别能力。侯凡凡等的研究也证实uAGT、MMP-7等生物标志物与临床模型结合，较单纯生物标志物指标更有助于筛查急性CRS及其进展的最高危患者群。总之，生物标志物的系统研究将有助于更深入地阐明急性CRS的病理过程和内在机制，为以后患者的个体化治疗提供更多理论依据。

正如ADQI所强调的一样，相较于单个或单一生物学过程（如细胞周期阻滞）的生物标志物检测，肾脏损害和肾功能指标的联合应用可能有助于进一步提高AKI早期诊断价值，但如何组合还需要更多研究进一步确定。目前有CysC+KIM-1或CysC+NGAL联合应用诊断ADHF相关CRS的报道，将两者结合能全面地反映肾脏结构和功能的损伤，诊断价值确实有一定的叠加效应。心肾综合征的病理生理过程复杂，没有进行临床风险分层而仅通过生物标志物去判断疾病风险或预后具有不确定性，而结合基础疾病特异性的临床风险因素及生物标志物的预警评分可能具有更好的预测及诊断效能。

五、心肾综合征的治疗

心肾综合征的治疗是具有挑战性的。对于肾脏疾病和心脏疾病，不能过分强调一级预防，因为它们有共同的危险因素，包括高血压、高脂血症和糖尿病，以及不爱运动和吸烟。虽然已经建立了针对心力衰竭和CKD单独治疗的指导方针，但是对于每一种心肾综合征的单独治疗尚无共识。相反，无论是心脏还是肾脏，治疗策略都侧重于管理主要的潜在疾病。

由于不同亚型之间的密切相互关系，心肾综合征的治疗并没有分型阐述。特别是针对一种亚型的治疗如何对其他亚型产生有益的影响，如在Ⅱ型和Ⅳ型中使用RAAS抑制剂。总的来说，在Ⅰ型和Ⅱ型中，治疗主要集中于处理急性和慢性心力衰竭。Ⅲ型对AKI的根本原因的处理是最合适的。而对于Ⅳ型，由于CKD继发心力衰竭的多因素特性，处理是有挑战性的。Ⅴ型的治疗主要集中在治疗潜在的疾病，如脓毒症、淀粉样蛋白或血管炎。

（一）药物治疗

利尿剂和血管扩张剂（适于血压正常或增高的心力衰竭患者）仍然是CRS初始治疗的主要方法。其他包括神经激素调节（如精氨酸抗利尿激素）、正性肌力治疗（如米力农）、RAAS阻断剂、盐皮质激素受体拮抗剂、β受体阻断剂等。下文只拟对利尿剂治疗进行讨论。

1. 利尿剂的使用　体液潴留和充血是AHF的特征，故利尿剂是CRS治疗的基础。袢利尿剂抑制髓袢升支粗段的$Na^+-K^+-2Cl^-$协同转运蛋白，具有强大的利尿作用。袢利尿剂的作用时间很短，静脉注射和口服的作用时间分别为2~3 h和6 h。呋塞米应用广泛，口服呋塞米有约50%的生物利用度，而静脉注射和新型的皮下注射呋塞米确保100%的生物利用度。因急性CRS患者常呈现消化道血流灌注不足和（或）黏膜水肿，会影响口服药物吸收，所以此时袢利尿剂多从静脉给药。

既往多使用呋塞米输液泵持续缓慢泵入，泵注前给1次负荷量，首先从小壶一次性滴入20~40 mg，然后将余量溶于葡萄糖液中用泵输注，速度为5~40 mg/h（为尽快利尿改善心功能，开始浓度可偏高，而后渐降低），头6 h用量一般不超过80 mg，全天总量不超过200 mg。

袢利尿剂对神经激素的激活、肾脏和全身血流动力学有多种作用，容易导致肾脏损伤。有研究评估了不同袢利尿剂剂量方案对AHF临床益处及对肾功能的影响。DOSE-AHF研究比较了不同剂量及不同给药方式对Ⅰ型CRS发生率的影响，结论是泵入或弹丸式静脉给药，大剂量或小剂量利尿剂组CRS的发生率并无显著差异，大剂量组在改善临床症状方面更优异，但肾功能短暂下降的情况更明显，但是对于基础肾功能更差的患者，大剂量间断使用利尿剂是否加重肾功能损伤仍有待研究。

托拉塞米有较长的半衰期，不需要频繁剂量。鉴于托拉塞米具有可预测的口服生物利用度和更长的半衰期，近期的研究提出，与呋塞米相比，托拉塞米对于充血性心力衰竭可能更有效减轻水钠潴留。

2. 利尿药物的联合应用　利尿剂抵抗是指足够剂量或增加剂量也无法解除水肿充血症状。增加剂量、频率和联合利尿剂治疗是缓解利尿剂抵抗的方法。联合应用利尿剂是应对利尿剂抵抗最重要的策略。以尿量为导向的利尿疗法已被证明优于标准的利尿剂剂量疗法。如果提高剂量不能增加尿量，下一步可能采用利尿剂联合治疗。所需的利尿反应取决于临床情况。

长时间地应用袢利尿剂，未吸收的钠可以被Na^+-Cl^-共转运体和远端小管上皮细胞钠通道重吸收，利尿效果下降。所以需要联用作用于远端肾单位的噻嗪类利尿药、作用于皮质集合管的保钾利尿药及作用于近曲小管的碳酸酐酶抑制剂（如乙酰唑胺）。最受欢迎的组合是袢利尿剂氢氯噻嗪、美托拉宗由于其低成本和可用性，国外最常使用。氢氯噻嗪在静脉制剂中可用，且比美托拉宗起效更快。将袢利尿剂与乙酰唑胺联合使用的潜在好处是较低的代谢性碱中毒倾向。

近年来，一些新型利尿剂也已开始应用于临床，包括抗利尿激素V2受体拮抗剂，如托伐普坦

（tolvaptan，促进自由水排泄而利尿）；腺苷 A1 受体拮抗剂，如那昔茶碱（naxifylline，曾用名 BG9719）及罗咯茶碱（rolofylline，曾用名 KW3902）；此外，临床上现常将基因重组 B 型脑利钠肽，如奈西立肽（nesiritide）作为血管扩张剂应用于心力衰竭的治疗，实际上其也有利尿作用。临床医师对上述新药均应密切关注。

（二）非药物治疗

非药物治疗包括针对高容量负荷的血液净化治疗，针对严重心力衰竭的主动脉内球囊泵治疗，针对呼吸衰竭的呼吸机辅助通气治疗。对各种治疗无效，准备接受心脏外科手术或移植的患者，还能进行临时心肺辅助系统治疗（如体外膜肺氧合器）及心室辅助装置治疗。下文只拟对血液净化治疗作一简要讨论。

血液净化治疗在解除急性 CRS 患者的高容量负荷上是一重要措施，不但能通过超滤脱水改善心、肾功能，而且治疗后利尿剂抵抗也常能获得改善，使患者对利尿剂重新出现效应。血液净化与利尿剂治疗不同，它不引起电解质紊乱，也不激活神经激素，优点明显（表 1-3-11）。

表 1-3-11　超滤脱水治疗与袢利尿剂治疗的优缺点比较

项目	袢利尿剂治疗	超滤脱水治疗
排出成分	排出低渗尿液	移出等渗血浆水分
利尿	利尿剂抵抗	缺乏用量指南能精确控制液体移出速率及量
电解质	电解质紊乱	对血浆电解质浓度无影响
肾小球滤过率	降低肾小球滤过率	改善肾小球滤过率
	直接激活神经激素	不直接激活神经激素
神经激素	无随机对照试验证明治疗安全、有效	有随机对照试验证明治疗安全、有效，且改善预后
其他不良反应	光过敏，皮疹，听力减退，骨量丢失	无

1. 血液净化治疗模式　急性 CRS 患者血流动力学不稳定，故应该选择对患者血流动力学影响小的血液净化模式。已应用的模式有：①间歇性超滤（intermittent ultrafiltration，IUF）；②缓慢持续超滤（slow continuous ultrafiltration，SCUF），常用连续静脉-静脉超滤（continuousveno-venous ultrafiltration，CVVU）；③连续性血液净化（continuous blood purification，CBP），或称连续性肾替代治疗（continuous renal replacement therapy，CRRT），常用连续性静脉-静脉血液滤过（continuous veno-venous hemofiltration，CVVH）或连续性静脉-静脉血液透析滤过（continuous veno-venous hemodiafiltration，CVVHD）。

目前，SCUF 和 CRRT 仍然是最常用的容量清除方法。SCUF 可作为心功能不全患者的首选方式，Premuzic 等的研究提示，与 CVVH 比较，SCUF 组有更多的患者发展成 CRS。CRRT 特别是 CVVH 通过非特异性体外祛除循环细胞因子具有炎症反应调节作用，从而改善心脏功能。这种模式可以清除大量的水分、溶质和炎症介质如心肌抑制因子。CVVH 治疗效果与早期启动和更加积极策略有关系。

2. 血液净化治疗的开始时间和剂量　对于血液净化开始的时间有两种观点：①出现利尿剂抵抗或利尿剂无效；②按照急性肾功能不全（如 AKIN）标准。AKI 患者什么时间是血液净化的最佳干预点仍然没有统一意见，反映到 CRS 则情况更加复杂。不少学者认为，血液净化治疗应该早开始（住院后 24 h 内），如此能早期解除高容量负荷、改善心功能，从而避免严重神经激素紊乱发生，有利于患者康复。Costanzo 等的临床研究中，只要患者符合如下 2 个条件：①失代偿心力衰竭伴高血容量负荷；② SCr≥221 μmol/L（2.5 mg/dl）或口服呋塞米 80 mg 无效，就在住院 12 h 内开始进行血液净化治疗。结果显示，如此治疗能安全、有效地减轻患者高容量负荷，缩短平均住院天数及减少再住院率。2005 年，Bart 等进行的一个治疗充血性心力衰竭的临床试验（RAPID-CHF 试验），也观察到了类似结果。但是 2012 年，Bart 等进行的另一个治疗 AHF 继发急性 CRS 的多中心临床试验（CARRESS-HF 试验）却显示，在治疗 96 h 时，早期超滤组水肿减轻程度与利尿剂治疗组相似，但是血清肌酐水平却比后者显著增高，在追踪观察的 60 天里超滤组的某些不良反应（导管位点出血、胃肠道出血及感染）也较利尿治疗组多。

血液净化的剂量也是目前研究的热点和争论点。反映在 CRS 患者，此处的剂量应包括 2 个方面：①单位时间的超滤量。若脱水不够，高容量负荷及心力衰竭不能有效缓解；而脱水过度，又将加重肾缺血及肾损害。必须在这两者间寻获平衡。一般而言，无论用 SCUF 或 CRRT，脱水速度均应掌握在 100～500 ml/h，开始时脱水要慢，耐受后逐渐增快。②如行 CVVH 或 CVVHDF，还需考虑单位时间治疗剂量。从其他相关指南来看，推荐 25～35 ml/（kg·h）。腹膜透析的脱水速度也应掌握在上述范围，但是由于个体间腹膜功能的差异，准确掌握腹膜透析（PD）的脱水速度较难，更需密切观察及不断调整治疗方案。

在脱水过程中，一定要实时监测患者状态，除观察症状及体征外，还需监测血细胞比容、血压及 CVP 等容量指标。有文献报道，若血细胞比容上升超过基线的 10%、收缩压持续＜90 mmHg 或 CVP 低于正常，即应考虑终止脱水。

2012 年，Ronco 等提出 CRS 患者在进行血液净化治疗时，应密切监测"5B"变化，这"5B"为：液体平衡（balance of fluids），即观察体液及出入量；血压（blood pressure）；生物标志物（biomarker）；生物电阻抗（bio-electrical impedance）；血容量（blood volume）。应该根据这"5B"的检测结果来制定及随时调整超滤脱水治疗方案。

有必要进一步研究超滤在 CRS 中的作用来应对目前临床应用中的挑战。首先，什么时候应该考虑进行超滤？从目前数据看仍不能确定超滤应该在 AHDF 早期进行，还是在利尿药治疗无效后才进行。其次，液体的最佳清除率仍然未知，特别是在没有能力估计血浆再充盈率的情况下。对于 UF 患者，同时使用利尿剂的问题仍然没有得到解决。最后，前期研究还没有阐明超滤停止和再次恢复治疗的时间点。

（三）腹膜透析

PD 用于 I 型 CRS 的理论基础是多方面的。它提供温和的超滤，对血流动力学的影响很小；理论上对神经体液刺激更有利于肾功能的恢复。PD 也允许连续有效的溶质清除，包括钠和钾，允许更好的滴定心力衰竭的药物治疗。

近年来，人们对利用 PD 治疗 AKI 患者产生了浓厚的兴趣。Ponce 等通过仔细规划，设计密封较好的导管规避感染、高剂量透析液控制代谢等，证明了 PD 可以成功地治疗重症患者。一项前瞻性研究，PD 治疗 I 型 CRS，可以较好地控制容量。Shao 等研究了 PD 在难治性充血性心力衰竭 CRS 患者中的作用，证实 PD 可安全、有效地应用于这些患者，虽然其在提高远期生存率及左心室质量指数上无差异，但可明显提高运动耐量。笔者单位主要将 PD 应用于心脏术后出现的急性心肾综合征，可以明显缩短 ICU 住院时间，降低进入 ESRD 的比例和全因死亡率。

由于心脏和肾脏疾病的双重影响，CRS 患者住院率高、死亡率高，应该重视多学科研究和交流，加深对复杂的心肾交叉对话的理解。深入研究其病理生理机制，探寻特异标志物，早期诊断 CRS，及时进行合理的干预治疗，有助于降低其发病率、死亡率，减轻社会经济负担。

（查　艳）

参 考 文 献

[1] NHLBI Working Group. Cardio-renal connections in heart failure and cardiovascular disease. USA: National Heart, Lung, and Blood Institute, 2004.

[2] Ronco C, Mccullough P, Anker SD, et al. Cardio-renal syndromes: report from the consensus conference of the acute dialysis quality initiative. European Heart Journal, 2010, 31(6): 703-711.

[3] House AA, Anand I, Bellomo R, et al. Definition and classification of cardio-renal syndromes: workgroup statements from the 7th ADQI Consensus Conference. Nephrol Dial Transplant, 2010, 25(5): 1416-1420.

[4] Vandenberghe W, Gevaert S, Kellum JA, et al. Acute kidney injury in cardiorenal syndrome type 1 patients: a systematic review and meta-analysis. Cardiorenal Medicine, 2015, 6(2): 116-128.

[5] Roy AK, Gorrian CM, Treacy C, et al. A comparison of traditional and novel definitions (rifle, akin, and kdigo) of acute kidney injury for the prediction of outcomes in acute decompensated heart failure. Cardiorenal Medicine, 2013, 3(1): 26-37.

[6] Damman K, Valente MAE, Voors AA, et al. Renal impairment, worsening renal function, and outcome in patients with heart failure: an updated meta-analysis. European Heart Journal, 2014, 35(7): 455-469.

[7] Parikh CR, Coca SG, Wang Y, et al. Long-term prognosis of acute kidney injury after acute myocardial infarction. Archives of Internal Medicine, 2008, 168(9): 987-995.

[8] Rigas A, Farmakis D, Papingiotis G, et al. Hypothalamic dysfunction in heart failure: pathogenetic mechanisms and therapeutic implications. Heart Fail Rev, 2018, 23(1): 55-61.

[9] Singh RB, Hristova K, Fedacko J, et al. Chronic heart failure: a disease of the brain. Heart Fail Rev, 2019, 24(2): 301-307.

[10] Zheng H, Patel KP. Integration of renal sensory afferents at the level of the paraventricular nucleus dictating sympathetic outflow. Auton Neurosci, 2017, 204(5): 57-64.

[11] Wasilewski MA, Myers VD, Recchia FA, et al. Arginine vasopressin receptor signaling and functional outcomes in heart failure. Cell Signal, 2016, 28(3): 224-233.

[12] Ichiki T, Burnett JC Jr. Atrial natriuretic peptide- old but new therapeutic in cardiovascular diseases. Circ J, 2017, 81(7): 913-919.

[13] Hillege HL, Girbes AR, de Kam PJ, et al. Renal function, neurohormonal activation, and survival in patients with chronic heart failure. Circulation, 2000, 102(2): 203-210.

[14] Kingma JG, Simard D, Rouleau JR, et al. The physiopathology of cardiorenal syndrome: a review of the potential contributions of inflammation. J Cardiovasc Dev Dis, 2017, 4(4): 21-34.

[15] Lekawanvijit S. Cardiotoxicity of uremic toxins: a driver of cardiorenal syndrome. Toxins (Basel), 2018, 10(9): 352-352.

[16] Wang CS, FitzGerald JM, Schulzer M, et al. Does this dyspneic patient in the emergency department have congestive heart failure? JAMA, 2005, 294(15): 1944-1956.

[17] Gehlbach BK, Geppert E. The pulmonary manifestations of left heart failure. Chest, 2004, 125(2): 669-682.

[18] Binanay C, Califf RM, Hasselblad V, et al. Evaluation study of congestive heart failure and pulmonary artery catheterization effectiveness: the ESCAPE trial. JAMA, 2005, 294(13): 1625-1633.

[19] Schanz M, Shi J, Wasser C, et al. Urinary [TIMP- 2] × [IGFBP7] for risk prediction of acute kidney injury in decompensated heart failure. Clin Cardiol, 2017, 40(7): 485-491.

[20] Cheng H, Chen YP. Clinical prediction scores for type 1 cardiorenal syndrome derived and validated in chinese

cohorts. Cardiorenal Med, 2015, 5(1): 12-19.

[21] Chen C, Yang X, Lei Y, et al. Urinary Biomarkers at the time of AKI diagnosis as predictors of progression of AKI among patients with acute cardiorenal syndrome. Clin J Am Soc Nephrol, 2016, 11(9): 1536-1544.

[22] Yang X, Chen C, Tian J, et al. Urinary angiotensinogen level predicts AKI in acute decompensated heart failure: a prospective, two-stage study. J Am Soc Nephrol, 2015, 26(8): 2032-2041.

[23] Yang X, Chen C, Teng S, et al. Urinary matrix metalloproteinase-7 predicts severe AKI and poor outcomes after cardiac surgery. J Am Soc Nephrol, 2017, 28(11): 3373-3382.

[24] Zhou LZ, Yang XB, Guan Y, et al. Development and validation of a risk score for prediction of acute kidney injury in patients with acute decompensated heart failure: a prospective cohort study in China. J Am Heart Assoc, 2016, 5(11): 4035-4044.

[25] Yang CH, Chang CH, Chen TH, et al. Combination of urinary biomarkers improves early detection of acute kidney injury in patients with heart failure. Circ J, 2016, 80(4): 1017-1023.

[26] Parikh CR, Mansour SG. Perspective on clinical application of biomarkers in AKI. J Am Soc Nephrol, 2017, 28(6): 1677-1685.

[27] Mortara A, Bonadies M, Mazzetti S, et al. Neutrophil gelatinase-associated lipocalin predicts worsening of renal function in acute heart failure: methodological and clinical issues. J Cardiovasc Med (Hagerstown), 2013, 14(9): 629-634.

[28] Rangaswami J, Bhalla V, Blair JEA, et al. American heart association council on the kidney in cardiovascular disease and council on clinical cardiology. Cardiorenal syndrome: classification, pathophysiology, diagnosis, and treatment strategies: a scientific statement from the americanheart association. Circulation, 2019, 139(16): 840-878.

[29] Endre ZH, Kellum JA, Di Somma S, et al. Differential diagnosis of AKI in clinical practice by functional and damage biomarkers: workgroup statements from the tenth acute dialysis quality initiative consensus conference. Contrib Nephrol, 2013, 182(5): 30-44, .

[30] Darmon M, Schetz M. What's new in cardiorenal syndrome? Intensive Care Med, 2018, 44(6): 908-910.

[31] Stevenson LW, Goldsmith SR, LeWinter MM, et al. Diuretic strategies in patients with acute decompensated heart failure. N Engl J Med, 2011, 364(9): 797-805.

[32] Shah S, Pitt B, Brater DC, et al. Sodium and fluid excretion with torsemide in healthy subjects is limited by the short duration of diuretic action. Journal of the American Heart Association, 2017, 6(10): 6135-6141.

[33] DiNicolantonio JJ. Should torsemide be the loop diuretic of choice in systolic heart failure? Future Cardiol, 2012, 8(5): 707-728.

[34] Ng TM, Konopka E, Hyderi AF, et al. Comparison of bumetanide-and metolazone-based diuretic regimens to furosemide in acute heart failure. J Cardiovasc Pharmacol Ther, 2013, 18(4): 345-353.

[35] Verbrugge FH, Dupont M, Bertrand PB, et al. Determinants and impact of the natriuretic response to diuretic therapy in heart failure with reduced ejection fraction and volume overload. Acta Cardiol, 2015, 70(3): 265-373.

[36] Premuzic V, Basic-Jukic N, Jelakovic B, et al. Continuous veno-venous hemofiltration improves survival of patients with congestive heart failure and cardiorenal syndrome compared to slow continuous ultrafiltration. Therapeutic Apheresis and Dialysis, 2017, 21(3): 279-286.

[37] Ronco C, Bellomo R, Homel P et al. Effects of different doses in continuous veno-venous haemofiltration on outcomes of acute renal failure: a prospective randomised trial. Lancet, 2000, 356(9223): 26-30.

[38] Costanzo MR, Saltzberg M, O'Sullivan J, et al. Early ultrafiltration in patients with decompensated heart failure and diuretic resistance. J Am Coll Cardiol, 2005, 46(11): 2047-2051.

[39] Bart BA, Goldsmith SR, Lee KL. Ultrafiltration in decompensated heart failure with cardiorenal syndrome. N Engl J Med, 2012, 367(24): 2296-2304.

[40] Ronco C, Kaushik M, Valle R, et al. Diagnosis and management of fluid overload in heart failure and cardio-renal syndrome: the "5B" approach. Semin Nephrol, 2012, 32(1): 129-141.

[41] Mcintyre CW, Burton JO, Selby N M, et al. Hemodialysis-induced cardiac dysfunction is associated with an acute reduction in global and segmental myocardial blood flow. Clinical Journal of the American Society of Nephrology, 2008, 3(1): 19-26.

[42] Ponce D, Góes, Cassiana, Oliveira M, et al. Peritoneal dialysis for the treatment of cardiorenal syndrome type 1: a prospective Brazilian study. Peritoneal Dialysis International,

2017, 37(5): 578-583.
[43] Qiuyuan S, Yangyang X, Min Z, et al. Effectiveness and safety of peritoneal dialysis treatment in patients with refractory congestive heart failure due to chronic cardiorenal syndrome. BioMed Research International, 2018, 5(3): 1-9.

第十节　乙型肝炎病毒相关性肾炎诊治进展

乙型肝炎病毒（HBV，简称乙肝病毒）感染是一个威胁人类健康的全球公共问题，全球有超过2.5亿的慢性乙型肝炎病毒感染者，导致每年约60万人死亡。HBV比丙型肝炎病毒（HCV）或人类免疫缺陷病毒（HIV）更具有传染性，在东南亚各国、撒哈拉以南的非洲国家和中国，HBV患病率高达10%~20%，主要通过母婴垂直传播和兄弟姐妹间水平传播。而在美国和西欧国家，HBV患病率<1%，主要与发达国家广泛施行疫苗接种有关。在HBV感染流行区域，男性比女性更易感染。婴儿或儿童患病后更易成为慢性感染者。相比之下，成人感染后可自行恢复，仅有5%~10%转变为慢性感染者。

有3%~5%慢性乙型肝炎病毒感染者出现肾脏损伤。乙型肝炎病毒相关性肾炎（hepatitis B virus associated-glomerulonephritis，HBV-GN）最常见的病理类型是膜性肾病（membranous nephropathy，MN）；还有少部分患者的肾脏病理表现为膜增生性肾小球肾炎（MPGN）、系膜增生性肾小球肾炎（MsPGN）、IgA肾病及局灶性节段性肾小球硬化症（FSGS）。此外，慢性乙型肝炎病毒感染的肝外表现还包括系统性血管炎（特别是结节性多动脉炎）、Ⅱ型冷球蛋白血症和Ⅲ型冷球蛋白血症。此类疾病的临床表现、病理和自然病程有较大异质性，往往给诊断和治疗带来极大挑战。

一、发病机制

关于HBV-GN发病机制的研究，目前尚无统一的结论，主要包括HBV的直接毒性损伤、免疫介导的复合物沉积等方面。

1. 直接毒性损伤　HBV直接损伤肾脏可由流行病学研究间接证明，如HBV-GN患病率在乙型肝炎疫苗接种后显著降低。而且研究者发现，HBV-DNA、RNA、环状DNA分子（cccDNA）甚至完整的病毒颗粒存在于肾脏组织中，主要分布在肾小球上皮细胞和系膜细胞及肾小管上皮细胞内，提示肾脏内存在病毒转录的可能。乙肝病毒相关肾组织损伤可能与以下因素有关：①病毒的直接肾细胞毒性；②病毒诱导的介质、细胞因子或免疫反应等间接损伤。

2. 免疫介导的复合物沉积　乙型肝炎表面抗原（HBsAg）、乙型肝炎核心抗原（HBcAg）、乙型肝炎e抗原（HBeAg）等重要的致病性病毒颗粒成分，触发宿主体液免疫反应，产生特异性抗体用于病毒清除，同时导致抗原抗体免疫复合物形成。这些免疫复合物既可以是循环免疫复合物的沉积，亦可以是原位形成，被认为是乙肝病毒相关肾炎的关键致病因素。HBV-MN中，上皮下免疫复合物多由HBeAg和HBe抗体结合形成，推测HBeAg的分子量较小（300 000），可以通过肾小球基底膜在上皮下形成免疫复合物。临床上发现，患者在HBe抗原清除或血清抗HBe出现后，肾脏疾病常缓解，支持上述假说。HBV感染后MPGN可能与HBsAg相关。HBsAg分子量较大，无法通过基底膜，在系膜及上皮下沉积形成免疫复合物，引起局部炎症反应和细胞增生。既往研究应用免疫荧光发现，当HBsAg转阴后，患者的蛋白尿消失。

二、临床表现

HBV-GN 最常见的病理类型为 MN，该病好发于男性，儿童尤甚（高达 80%）。儿童与成人的临床病程及预后略有不同。儿童通常处于慢性乙型肝炎感染的免疫耐受期。临床上，患者有肾病综合征典型表现，包括蛋白尿、低白蛋白血症、高脂血症及下肢水肿。但是部分病例常规尿液检查正常。肾小球滤过率通常正常或轻度降低。血尿在儿童患者中比在成人患者中更常见。成年患者中，HBV-MN 表现为蛋白尿。与儿童患者相比，成人患者中肾功能不全、高血压和氨基转移酶升高更常见，而血尿则较少发生。在患病流行区域的儿童患者或成人患者中，前驱的 HBV 感染可能没有症状。但低患病地区的成人患者更可能有急性肝炎病史。关于疾病自然病程的研究并不深入。一些小型研究表明，该病在儿童患者中自发缓解率高，可达 60%。未缓解患者的长期预后尚不明确。在成人患者中，自发缓解率低，有 25%～35% 因进展性 HBV-MN 进入终末期肾病（表 1-3-12）。

表 1-3-12 儿童患者和成人患者 HBV-MN 的临床特点比较

特点	儿童	成人
性别	男远大于女	男大于女
临床表现	肾病综合征	肾病综合征/肾炎综合征
自发缓解	常见	不常见
进展为肾功能不全	罕见	常见

MPGN 是乙肝病毒相关肾炎另一常见的病理类型，在慢性乙肝病毒携带者中可见 I 型和 III 型 MPGN，主要表现为肾病综合征和血清补体降低（经典途径为低 C3 和 C4）。最近报道，HBV 携带者 I 型 MPGN 的另一原因是混合冷球蛋白血症。约 75% 患者在 HBV 感染 10 年后出现 3 型冷球蛋白血症（多克隆 IgM- 多克隆 IgG）。乙型肝炎病毒冷球蛋白血症患者可表现为肾病综合征、急性肾损伤、低补体血症的系统性血管炎。

随着乙肝疫苗接种的普及，结节性多动脉炎（PAN）的发病率也随之降低。PAN 是乙肝表面抗原抗体复合物在中等血管沉积的结果，可导致肾小球缺血并伴有高血压及急性肾损伤。PAN 通常影响 40 岁以下的患者，一般在 HBV 感染后 12 个月内出现，中位时间为 4 个月。与非 HBV 相关的 PAN 患者相比，PAN 患者病情更加严重。而神经系统、胃肠道及肾动脉炎等表现在 PAN 患者中更常见。PAN 患者一旦获得缓解，其复发率（6%）远低于非 HBV 相关的 PAN。

三、实验室检查

实验室检查需要评估肝功能、乙肝病毒抗原表达情况和乙肝病毒活动情况（HBV-DNA），并完善其他继发性肾炎的筛查。乙肝病毒相关肾炎可有补体水平的降低。对于高风险患者（如静脉药物滥用史、不洁性生活史），还需筛查 HCV 及 HIV，因为此类疾病常存在合并感染。

四、病理表现

HBV 感染时，肾组织活检是明确肾脏病变的"金标准"。如前所述，MN 是乙肝病毒相关肾炎最常见的类型，以男性患儿为主，占所有患儿的 80%～100%。HBV-MN 表现为免疫复合物在肾小球上皮下间隙沉积。在银染和三色染色下，可见肾小球基底膜特征性的钉突形成。免疫荧光显示，HBeAg、IgG 和 C3 颗粒样沉积，也有 IgM、IgA 和 C1q 沉积，沉积部位除毛细血管壁外，也可在系膜区。电镜显示，上皮下、肾小球基底膜内、内皮下及系膜区电子致密物沉积。中国的一项研究比较了 HBV-MN 与原发性 MN 间的病理学差异，发现 HBV-MN 更容易出现节段性肾小球损伤、系膜细胞增生和免疫球蛋白及补体沉积。但无论用光学显微镜还是电子显微镜观察，两者的病理学特点不具有鲜明的差异。有学者提出，两者的鉴别可依赖于原发性 MN 患者中血清中抗磷脂酶 A2 受体抗体表达，但其可靠性有待进一步评估。

MPGN 是 HBV-GN 中第二常见的病理类型，儿童与成人的发病率无显著差异。组织学表现为系膜细胞增生、毛细血管壁结构改变和增厚及肾小球基底膜（GBM）的"双轨征"表现。免疫荧光显示，肾小球内皮下间隙和系膜中有大量的 IgG 或 IgM 组成的免疫复合物沉积。HBsAg 被认为是 HBV-MPGN 类型典型的沉积抗原。HBV-MPGN 的病理表现为Ⅰ型和Ⅲ型 MPGN，而未发现Ⅱ型 MPGN（DDD）的病理表现。

PAN 是以累及中、小血管为主的坏死性血管炎，较少累及大动脉，由肾叶间动脉分支成弓状动脉的部位最易受累，表现为结节性炎性病变和假性动脉瘤，以纤维蛋白样坏死和白细胞浸润为主的病变呈淡红色，含有血栓的动脉瘤多呈暗红色的病理改变。此外，HBV-GN 还可见其他病理类型，如 MsPGN、IgA 肾病、FSGS 和微小病变肾病（MCD）等。MsPGN 在光镜下表现为系膜细胞和细胞外基质增生，IgG 和（或）IgM 为主要沉积的免疫复合物，免疫荧光显示系膜区 HbsAg 和 HBcAg 沉积（图 1-3-7）。

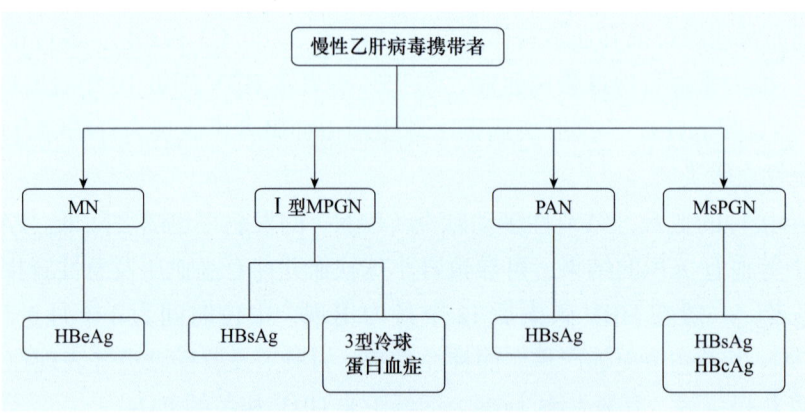

图 1-3-7　慢性乙肝病毒携带者相关的肾脏损害

五、诊断标准

目前，国际上对乙肝病毒相关性肾炎暂无统一的诊断标准。根据 1989 年北京座谈会纪要，诊断标准建议如下：①血清中乙肝病毒标志物阳性；②患有肾小球肾炎，并除外狼疮肾炎等其他继发性肾小球疾病；③肾组织中发现 HBV 抗原或 HBV-DNA。其中③为诊断的必要条件。

血清 HBV 表面抗原阳性可评估患者 HBV 暴露和感染，必要时检测 HBV-DNA 定量评估病毒载量。HBsAg 阴性伴阳性或阴性抗 HBc 的隐匿性 HBV 感染者可通过 HBV-DNA 定量评估。需要警惕，

HBV感染血清学阴性的隐匿性感染者可偶然在肾组织中发现HBsAg或HBcAg。血清HBV-DNA定量水平可能与临床症状严重程度相关。HBV感染在MN、IgA肾病、冷球蛋白血症和PAN患者中尤为常见，需定期评估HBV感染。

六、治疗

1. 抗病毒治疗 由于未经治疗的活动性HBV感染预后较差，鉴于HBV抗原在乙型肝炎病毒相关性肾炎中的作用，降低HBV的病毒载量至关重要。大部分临床研究证实，蛋白尿的缓解与HBV抗原的清除（尤其是HBeAg）相平行。抗病毒治疗（如IFN-α及拉米夫定）可以清除HBV和缓解蛋白尿，被广泛应用。虽然2012版改善全球肾脏病预后组织（KDIGO）指南建议使用干扰素（INF）-α联合核苷/核苷酸类似物（NAs）治疗乙型肝炎病毒相关性肾炎。但2017版欧洲肝脏研究学会（EASL）发布的指南指出，除非在特殊情况下，通常不推荐INF-α和NAs联合治疗。

普通IFN-α和聚乙二醇干扰素-α（PEGINF-α）均有抗病毒和免疫调节作用。约有60%的患者应用INF-α后病毒复制得到控制。INF-α已被批准用于≥1岁的儿童患者，PEGINF-α已被批准用于≥3岁的儿童患者。INF的使用疗程需要足够长，INF-α需要应用24周，而PEGINF-α需要应用48周。目前对乙型肝炎病毒相关性肾炎的治疗，除HBV-MN外，IFN-α的治疗作用暂不确定。IFN-α治疗的主要优点在于不会产生耐药性，但治疗不良反应较大，需密切检测。此外，失代偿肝病是IFN-α治疗的禁忌证。

口服NAs已被广泛用于HBV的治疗，通过抑制DNA聚合酶抑制HBV复制，其口服方便，耐受性好，但与IFN-α相比，需要长期给药。约有85%的患者应用NAs后病毒复制得到控制。目前，用于HBV治疗的NAs包括拉米夫定（LMV）、恩替卡韦（ETV）、阿德福韦酯（ADV）、富马酸替诺福韦二吡呋酯（TDF）和替诺福韦-阿拉芬酰胺（TAF）等，但药物对于HBV感染治疗的有效性仍处于随机对照研究中。拉米夫定容易耐药突变，由于其高耐药率，目前临床相关指南不再推荐其作为一线治疗药物。恩替卡韦是目前治疗慢性乙型肝炎的一线用药之一。恩替卡韦被推荐用于HBV-GN的治疗，多项临床病例表明，其能够抑制病毒复制、减少蛋白尿和改善肾脏病理改变。阿德福韦酯和替诺福韦吡呋酯有肾毒性，尤其在GFR下降的患者中，注意药物剂量调整（表1-3-13）。有meta分析曾纳入3项INF和2项NAs对HBV-MN治疗的临床研究，发现抗病毒治疗在蛋白尿缓解和HBeAg清除方面优于对照组，NAs和干扰素的治疗效果无明显差异。

表1-3-13 NAs对肌酐清除率降低患者的剂量调整

药物	标准剂量	肌酐清除率（ml/min）				剂型
		30~50	15~30	5~15	<5	
拉米夫定	100 mg	50 mg（首剂 100 mg）	25 mg（首剂 100 mg）	15 mg（首剂 35 mg）	10 mg（首剂 35 mg）	溶液（5 mg/ml） 片剂（100 mg）
HBV单一感染						
阿德福韦	10 mg	20~49 10 mg/48 h	10~19 10 mg/72 h	透析替代治疗 不推荐		片剂（10 mg）

（待 续）

(续 表)

药物	标准剂量	肌酐清除率（ml/min）			剂型
恩替卡韦酯		30~49	10~29	<10	
未经治疗患者	0.5 mg	0.25 mg/24 h 0.5 mg/48 h	0.15 mg/24 h 0.5 mg/72 h	0.05 mg/24 h 0.5 mg/7 d（透析后）	溶液（0.05 mg/ml） 片剂（0.5 mg）
拉米夫定耐药	1.0 mg	0.5 mg	0.3 mg	0.1 mg/24 h 或 1 mg/7 d（透析后）	
替诺福韦吡呋酯	300 mg	30~49 300 mg/48 h	10~29 300 mg/72~96 h	透析替代治疗 300 mg/7 d（透析后）	片剂（300 mg）

2. 免疫抑制治疗 对于HBV-GN的免疫抑制治疗仍充满争议。有研究显示，糖皮质激素可缓解HBV-GN患者的蛋白尿，但激素治疗与HBV-DNA水平升高相关，且在激素撤除时会有肝功能恶化。因此，不推荐单用激素治疗HBV-GN。最近一项纳入12项研究、317例患者的荟萃分析发现，只要同时给予抗病毒治疗，在6个月内应用激素对乙型肝炎病毒复制、肝病及患者死亡率无显著影响，确定了药物在HBV-GN应用的安全性和有效性。其他常用的免疫抑制剂包括利妥昔单抗和细胞毒性药物。在使用利妥昔单抗和细胞毒性治疗时，无法避免病毒再激活，严重病变可能危及生命。鉴于此，在未控制乙肝病毒复制情况下，不推荐给予患者免疫抑制治疗。激素联合抗病毒药物可能比单用激素治疗更安全、更适合于乙肝病毒相关性血管炎或急进型肾小球肾炎患者。血浆置换也可以适用于乙型肝炎病毒相关性冷球蛋白血管炎。有研究发现，血浆分离联合抗病毒药物和（或）免疫抑制剂被证实对HBV相关PAN有治疗效果。目前为止，暂缺乏免疫抑制剂治疗HBV-GN其他病理类型的可靠证据。一般来说，所有HBsAg阳性患者应在免疫治疗前（治疗前2周）、治疗期间、治疗后（12个月）接受抗病毒治疗。

对于HBV感染的IgA肾病和FSGS患者的抗病毒治疗研究很少。观察性队列研究表明，拉米夫定和激素联合对HBV非活动携带者IgA肾病治疗有好处。钙调磷酸酶抑制剂在乙型肝炎病毒相关性肾炎（MN和FSGS）的治疗中发挥积极的作用。一项研究表明，他克莫司联合恩替卡韦治疗能够增加HBV-GN的缓解。

由于这类疾病的异质性较大，疾病的预后取决于肾小球疾病的具体病理类型及HBV感染的肝外表现。HBV-MN成年患者自发缓解的可能性较小，多倾向进展为终末期肾衰竭。因此，这类患者除需抗病毒药物控制乙肝病毒复制外，还需全面进行系统化治疗。HBV-MN儿童患者自发缓解率较高，很少进展为终末期肾衰竭。这类患者应选择无免疫抑制剂的保守治疗。冷球蛋白血症患者常出现急剧肾功能恶化，且伴有血管炎和新月体形成，早期血浆置换可能有效。结节性多动脉炎患者若乙肝病毒感染未治疗，预后较差。

截至目前的研究证据证明，抗乙肝病毒药物和免疫抑制剂联合治疗乙型肝炎病毒相关肾炎的临床效果明显，既能抑制HBV-DNA复制和促进HBV抗原转阴，又能明显缓解蛋白尿，同时延缓肾功能进展。然而，此结论基于目前较少的观察性研究或病例报道，亟须前瞻性、大样本、高质量随机对照研究得出具有代表性的结论。

(胡 昭 郝秋发)

参 考 文 献

[1] Goldstein ST, Zhou F, Hadler SC, et al. A mathematical model to estimate global hepatitis B disease burden and vaccination impact. Int J Epidemiol, 2005, 34(6): 1329-1339.

[2] Apurva SS. Spectrum of hepatitis B and renal involvement. Liver International, 2017, 38(1): 23-32.

[3] Raveendran N, Beniwal P, D'Souza AV, et al. Profile of glomerular diseases associated with hepatitis B and C: a single-center experience from India. Saudi J Kidney Dis Transpl, 2017, 28(2): 355-361.

[4] Hou JH, Zhu HX, Zhou ML, et al. Changes in the spectrum of kidney diseases: an analysis of 40, 759 biopsy-proven cases from 2003 to 2014 in China. Kidney Dis (Basel), 2018, 4(1): 10-19.

[5] Kupin WL. Viral-associated GN: hepatitis B and other viral infections. Clin J Am Soc Nephrol, 2017, 12(9): 1529-1533.

[6] Mazzaro C, Dal Maso L, Urraro T, et al. Hepatitis B virus related cryoglobulinemic vasculitis: a multicentre open label study from the gruppo italiano di studio delle crioglobulinemie - GISC. Dig Liver Dis, 2016, 48(7): 780-784.

[7] Bhimma R, Coovadia HM. Hepatitis B virus-associated nephropathy. Am J Nephrol, 2004, 24(2): 198-211.

[8] Liu Y, Shi C, Fan J, et al. Hepatitis B-related glomerulonephritis and optimization of treatment. Expert Rev Gastroenterol Hepatol, 2020, 14(2): 113-125.

[9] Li P, Wei RB, Tang L, et al. Clinical and pathological analysis of hepatitis B virus-related membranous nephropathy and idiopathic membranous nephropathy. Clin Nephrol, 2012, 78(6): 456-464.

[10] Pagnoux C, Cohen P, Guillevin L. Vasculitides secondary to infections. Clin Exp Rheumatol, 2006, 24(2 Suppl 41): 71-81.

[11] Christian P. Clinical features and outcomes in 348 patients with polyarteritis nodosa: a systematic retrospective study of patients diagnosed between 1963 and 2005 and entered into the French Vasculitis Study Group Database. Arthritis and Rheumatism, 2010, 2(62): 56-62.

[12] Tak Mao C. Hepatitis B and renal disease. Current Hepatitis Reports, 2010, 2(9): 56-62.

[13] Xie Q, Li Y, Xue J, et al. Renal phospholipase A2 receptor in hepatitis B virus-associated membranous nephropathy. Am J Nephrol, 2015, 41(4-5): 345-353.

[14] Weisong Q. Anti-phospholipase A2 receptor antibody in membranous nephropathy. JASN, 2011, 6(22): 123-127.

[15] Yimin L. Re-evaluation of the classification system for membranoproliferative glomerulonephritis. Contributions to Nephrology, 2013, 181(7): 175-184.

[16] Shi Jun L. Clinical and morphologic spectrum of renal involvement in patients with HBV-associated cryoglobulinemia. Nephrology (Carlton), 2016, 22(6): 449-455.

[17] Anu G. Glomerular diseases associated with hepatitis B and C. Advances In Chronic Kidney Disease, 2015, 5(22): 45-49.

[18] 谌贻璞, 陈香梅. 乙型肝炎病毒相关性肾炎座谈会纪要. 中华内科杂志, 1990, 9 (29): 24-27.

[19] European Association for the Study of the Liver. Electronic address: European association for the study of the Liver, EASL 2017 clinical practice guidelines on the management of hepatitis B virus infection. J Hepatol, 2017, 67(2): 370-398.

[20] Makvandi M. Update on occult hepatitis B virus infection. World J Gastroenterol, 2016, 22(39): 8720-8734.

[21] Kong D, Wu D, Wang T, et al. Detection of viral antigens in renal tissue of glomerulonephritis patients without serological evidence of hepatitis B virus and hepatitis C virus infection. Int J Infect Dis, 2013, 17(7): 535-538.

[22] Tan Z, Fang J, Lu JH, et al. HBV serum and renal biopsy markers are associated with the clinicopathological characteristics of HBV-associated nephropathy. Int J Clin Exp Pathol, 2014, 7(11): 8150-8154.

[23] Jiang W, Liu T, Dong H, et al. Relationship between serum DNA replication, clinicopathological characteristics and prognosis of hepatitis B virus-associated glomerulonephritis with severe proteinuria by lamivudine plus adefovir dipivoxil combination therapy. Biomed Environ Sci, 2015, 28(3): 206-

213.

[24] Zhang Y, Zhou JH, Yin XL, et al. Treatment of hepatitis B virus-associated glomerulonephritis: a meta-analysis. World J Gastroenterol, 2010, 16(6): 770-777.

[25] Radhakrishnan J, Cattran DC. The KDIGO practice guideline on glomerulonephritis: reading between the (guide) lines-application to the individual patient. Kidney Int, 2012, 82(8): 840-856.

[26] Wirth S, Zhang H, Hardikar W, et al. Efficacy and safety of peginterferon Alfa-2a (40KD) in children with chronic hepatitis B: the PEG-B-ACTIVE study. Hepatology, 2018, 68(5): 1681-1694.

[27] European Association for the Study of the Liver. EASL 2017 Clinical Practice Guidelines on the management of hepatitis B virus infection. J Hepatol, 2017, 67(2): 370-398.

[28] Yuen MF, Lai CL. Treatment of chronic hepatitis B: evolution over two decades. J Gastroenterol Hepatol, 2011, 26(Suppl 1): 138-143.

[29] Kataoka H, Mochizuki T, Akihisa T, et al. Successful entecavir plus prednisolone treatment for hepatitis B virus-associated membranoproliferative glomerulonephritis: a case report. Medicine (Baltimore), 2019, 98(2): 14014-14019.

[30] Mahajan V, D'Cruz S, Nada R, et al. Successful use of entecavir in hepatitis B-associated membranous nephropathy. J Trop Pediatr, 2018, 64(3): 249-252.

[31] Yang YF, Xiong QF, Zhao W, et al. Complete remission of hepatitis B virus-related membranous nephropathy after entecavir monotherapy. Clin Res Hepatol Gastroenterol, 2012, 36(5): 89-92.

[32] Elewa U, Sandri AM, Kim WR, et al. Treatment of hepatitis B virus-associated nephropathy. Nephron Clin Pract, 2011, 119(1): 41-49.

[33] Yang Y, Ma YP, Chen DP, et al. A meta-analysis of antiviral therapy for hepatitis B virus-associated membranous nephropathy. PLoS One, 2016, 11(9): 160437-160440.

[34] Zheng XY, Wei RB, Tang L, et al. Meta-analysis of combined therapy for adult hepatitis B virus-associated glomerulonephritis. World J Gastroenterol, 2012, 18(8): 821-832.

[35] Dario R. Cryoglobulinaemia. Nature reviews. Disease primers, 2018, 1(4): 77-79.

[36] Fang J, Li W, Tan Z, Li D. Comparison of prednisolone and lamivudine combined therapy with prednisolone monotherapy on carriers of hepatitis B virus with IgA nephropathy: a prospective cohort study. Int Urol Nephrol, 2014, 46(1): 49-56.

[37] Wang L, Ye Z, Liang H, et al. The combination of tacrolimus and entecavir improves the remission of HBV-associated glomerulonephritis without enhancing viral replication. Am J Transl Res, 2016, 8(3): 1593-1600.

[38] Lai KN, Li PK, Lui SF, et al. Membranous nephropathy related to hepatitis B virus in adults. N Engl J Med, 1991, 324(21): 1457-1463.

[39] De Virgilio A, Greco A, Magliulo G, et al. Polyarteritis nodosa: a contemporary overview. Autoimmun Rev, 2016, 15(6): 564-570.

第十一节 丙型肝炎病毒相关性肾炎诊治进展

丙型肝炎病毒（hepatitis C virus，HCV）是1989年发现的一种小分子核糖核酸（RNA）病毒。HCV呈全球性流行，不同性别、年龄、种族人群均对HCV易感。据世界卫生组织（WHO）统计，全球HCV的感染率约为2.8%，近1.85亿人感染HCV，每年因HCV感染导致死亡约35万人。我国HCV的感染率约为0.43%。HCV感染应被认为是一种全身性疾病，有多种肝外器官损害，如冷球蛋白血症、淋巴瘤、扁平苔藓等，累及肾脏称为丙型肝炎病毒相关性肾炎（HCV related glomerulonephritis，HCV-GN）。近年来，随着丙型肝炎直接抗病毒（Direct-acting antiviral，DAA）药物的应用，HCV-GN的临床进程和治疗也取得了新进展。2018年，改善全球肾脏病预后组织（KDIGO）更新了慢性肾脏病患者丙型肝炎的预防、诊断、评估及治疗指南（以下简称"指南"）。本节旨在回顾和综述近年来该领域的诊治进展。

一、概述

El-Serag HB 等于 1992—1999 年在美国男性退伍军人中进行了一项病例对照研究，选择了 34 204 例 HCV 感染患者和 136 816 例无 HCV 感染者（对照组）。其结果显示，HCV 感染患者患有皮肤卟啉病、白癜风、扁平苔藓、冷球蛋白血症和膜增生性肾小球肾炎（membranoproliferative glomerulonephritis，MPGN）的比例显著高于对照组。HCV 感染患者肾小球疾病的主要临床表现是蛋白尿和镜下血尿，伴或不伴有估算肾小球滤过率（eGFR）降低。目前，尚不清楚为什么只有少数 HCV 感染患者会出现肾脏损伤。肾穿刺活检有助于明确肾脏病变是否与 HCV 感染相关，且有利于明确肾脏病理的急慢性程度，指导制定治疗方案。因此，"指南"推荐对有 HCV 感染相关肾小球疾病的患者进行肾活检。

与 HCV 感染相关的肾脏病理类型包括 MPGN、膜性肾病、系膜增生性肾小球肾炎、间质性肾炎、IgA 肾病、血栓性微血管病、局灶性节段性肾小球硬化症（focal segmental glomerulosclerosis，FSGS）、纤维性肾小球肾炎和免疫触须样肾小球病。其中，Ⅱ 型混合性冷球蛋白血症（mixed cryoglobulinemia，MC）相关的 Ⅰ 型 MPGN 是最常见的 HCV-GN 类型。HCV 诱导的 MC 患者通常没有症状，HCV 相关性冷球蛋白性肾小球肾炎患者发生肾病综合征或急性肾炎综合征且出现肾功能恶化的比例分别为 20% 和 30%，约 5% 的患者可合并少尿性急性肾衰竭。80% 的患者表现为严重的高血压，血清 C4 和 C1q 水平通常很低。70% 的患者丙氨酸转氨酶水平升高，且这类患者大多合并类风湿因子阳性。肾脏疾病通常病情较轻，需要透析治疗的终末期肾病（ESRD）患者相对较少（占病例的 10%）。

二、肾脏病理表现特点

HCV-GN 最常见的肾活检病理类型为 MPGN，肾小球炎性细胞浸润、肾小球系膜基质增宽、毛细血管内嗜酸性物质沉积、单核细胞浸润及基底膜呈"双轨"征。此外，约 1/3 的患者可能患有肾小动脉血管炎。免疫荧光显微镜检查可发现 C3、IgM 和 IgG 沉积在毛细血管袢和系膜区。电镜下，在毛细血管腔内和内皮下见纤维素样物质沉积，可能是冷球蛋白沉积。在对 188 例 HCV 感染患者进行的尸检研究中，54% 的患者发现了肾小球免疫复合物沉积，显著高于有症状的肾小球疾病患者。其中，MPGN 的发生率为 11.2%，是最常见的病理类型。

在表现为肾病综合征和肾功能快速进展的患者中，更常观察到毛细血管腔内血栓和（或）血管炎。病理表现为渗出性或小叶性 MPGN，与肾病综合征的发生有关。病理仅表现为系膜增生的患者临床上常表现为肾功能正常、蛋白尿和（或）镜下血尿。有研究报道了无冷球蛋白血症的 HCV 相关 MPGN 病例，这些患者的临床表现、组织学特征和实验室数据与"经典"的免疫复合物介导的 MPGN 并无区别。

少数 HCV 感染患者的肾脏病理表现为膜性肾病，HCV 相关性膜性肾病的临床表现和组织学特征与原发性膜性肾病相似。其他与慢性 HCV 感染相关的肾小球疾病还包括系膜增生性肾小球肾炎、间质性肾炎、IgA 肾病、血栓性微血管病、FSGS、纤维性肾小球肾炎和免疫触须样肾小球病。这些可能与散发病例有关，它们与 HCV 的致病关系比膜性肾病更不确定。

三、发病机制

（一）免疫复合物介导肾损害

HCV-GN 可以分为混合性冷球蛋白血症肾小球肾炎（mixed cryoglobulinemic glomerulonephritis，CGN）及非冷球蛋白血症肾小球肾炎（non-cryoglobulinemic glomerulonephritis，nCGN）。其免疫复合物介导肾损伤的机制如下。

1. CGN 混合性冷球蛋白血症综合征是一种系统性血管炎，是慢性 HCV 感染重要的肝外并发症之一。

冷球蛋白是指在 4 ℃下沉淀，加热至 37 ℃可溶解的血清免疫球蛋白，根据组成可分为 3 种类型：Ⅰ型由单克隆免疫球蛋白组成，多为单克隆 IgM 或 IgG，常见于淋巴增生性疾病，如多发性骨髓瘤及华氏巨球蛋白血症肾病；最常见的冷球蛋白血症是Ⅱ型，其特征是含有一个多克隆 IgG 和单克隆 IgM 类风湿因子，该类风湿因子能与 IgG 的 Fc 段结合；Ⅲ型冷球蛋白血症的特点是循环冷球蛋白由多克隆 IgG 和多克隆 IgM 组成。Ⅱ型和Ⅲ型是由 2 种免疫球蛋白构成，故称为 MC。近年研究发现，HCV 感染主要与Ⅱ MC 有关，但其也可能导致一些Ⅲ型 MC。19%~50% 慢性 HCV 感染患者的血液中存在冷球蛋白，其中Ⅱ型 MC 中 95% 的病例与 HCV 感染相关，Ⅲ型 MC 中 30%~50% 的病例与 HCV 感染相关。

研究发现，HCV 极易感染 B 淋巴细胞，这很可能是其导致冷球蛋白产生的初始因素。有研究发现，CD81 是 HCV 受体。HCV 对 B 细胞的慢性刺激直接调节 B 细胞和 T 细胞功能，并导致 B 细胞的多克隆激活和扩增，从而产生具有类风湿因子活性的 IgM。有研究发现，$CD21^{-/low} IgM^+ CD27^+$ 边缘区 B 细胞扩增，而 $CD4^+ CD25^+ FoxP3^+$ 调节性 T 细胞水平显著降低，可能导致外周自身反应性 B 细胞扩增，从而引起血管炎。冷球蛋白也可通过抗内皮细胞活性和补体激活促使血管细胞黏附分子 1（vascular cell adhesion molecule 1，VCAM-1）表达增加和血小板聚集，从而导致内皮细胞炎症。Toll 样受体（Toll-like receptors，TLR）也可能在 HCV 相关的肾损伤中起作用。肾小球系膜细胞 TLR3 在 HCV-MPGN 患者中表达增加。肾小球 TLR4 和纤连蛋白在冷球蛋白肾小球肾炎的小鼠模型中表达上调。此外，有研究指出基因的多态性是 HCV 感染者发生冷球蛋白血症的危险因素。2014 年的一项全基因组关联研究检测到 6 号染色体 *MHC II* 和 *NOTCH4* 基因附近的单核苷酸多态性与 HCV 患者发生冷球蛋白血症相关性血管炎有显著的相关性。

2. nCGN HCV 感染也能通过与乙型肝炎病毒相关性肾炎（HBV associated glomerulonephritis，HBV-GN）类似的机制引起 HCV-nCGN，它们是 HCV 抗原和抗 HCV 抗体形成免疫复合物沉积肾小球并激活补体致病。2009 年，Cao 等用免疫组化在 3 例 HCV-MPGN 和 1 例 HCV-MN 患者的肾小球中发现 HCV 抗原成分（HCV-NS3）与 IgM、IgG 及补体一起沉积于系膜区及毛细血管壁，该发现支持免疫复合物致病观点。

HCV 可能通过直接感染内皮细胞、肾小管上皮细胞和淋巴细胞而导致肾脏组织损伤。Fowell 等对 HCV-GN 患者的肾活检组织提取物做 PCR 检测，发现存在 HCV RNA。也有研究在 HCV-GN 患者的肾小球及肾小管中检测到 HCV RNA 及 HCV 核心蛋白。这些研究提示，HCV 有感染肾脏细胞的可能。在 HCV 感染的 B 淋巴细胞上已观察到，HCV 的核心蛋白能促细胞凋亡，而胞膜蛋白能促细胞生长及变性。因此，这些病毒蛋白之间的平衡状态能决定 HCV 感染的后果。

HCV 还可能通过细胞表面的某些受体附着到细胞上引起细胞病变效应。有研究发现，来自 HCV-GN 患者显微切割肾小球的系膜细胞具有更高的编码 TLR3 的转录物，而 TLR3 可作为病毒双链 RNA 的受体。伴随病毒载量增加，IL-1β、IL-6、IL-8、人单核细胞趋化蛋白 1（monocyte chemo- attractant protein-1，MCP-1）及 RANTES 等细胞因子及趋化因子增多。该结果为细胞病变效应可能参与致病提供了线索。

值得注意的是，除了免疫复合物介导的肾损害及和 HCV 的直接影响外，其他因素，如遗传背景、合并症（包括高血压和糖尿病），都可能影响肾损伤的发展。2018 年，一项针对 342 例患者的病例对照研究的结果显示，编码趋化因子受体 CCR5 及炎性小体 NLRP3 的基因多态性与 HCV 相关肾损伤的发生相关。此外，相较于 HCV 阴性患者，HCV 阳性患者发生心脑血管或肾血管事件的风险高出 2.0～2.5 倍，发生胰岛素抵抗和 2 型糖尿病的风险高出 1.5 倍。这些合并症是肾脏疾病的常见病因，同时 HCV 相关炎症途径也可进一步加速 CKD 的进展。

四、治疗

针对 HCV-GN 的治疗主要包括 DAA 药物、激素、免疫抑制剂、血浆置换、降压及减少蛋白尿等一般对症治疗。"指南"推荐所有感染 HCV 的 CKD 患者接受抗病毒治疗，不推荐进行干扰素治疗。对于患有 HCV 相关肾小球疾病且肾功能稳定和（或）非肾病性蛋白尿的患者先行 DAA 治疗，MC 患者如果出现肾脏受累往往预后较差。临床上，HCV 相关的 MC 的特征是紫癜、关节痛和虚弱三联征。HCV 引起的 MC 临床表现各异：部分患者病程缓慢，也有部分患者会出现包括肾脏、神经系统、肝脏、肠道等器官的血管病变。8%～58% 的 MC 患者会发生肾脏疾病，少数病例以肾脏病变为最初表现。HCV 引起的冷球蛋白血症相关的肾小球疾病患者可出现肾病综合征、无症状蛋白尿或血尿和（或）GFR 降低。大部分患者表现为高血压，且通常对降压药有抗药性，高血压的严重程度通常反映肾脏疾病的严重程度。约 10% 的患者表现为少尿性肾衰竭。冷球蛋白血症相关的肾小球疾病患者的预后较差，主要是因为感染、晚期肝病和心血管疾病的发生率很高。有研究表明，DAA 获得持续 HCV RNA 清除的 HCV-GN 患者的血尿、蛋白尿缓解和 GFR 升高，对 148 例接受 DAA 治疗 HCV 感染患者平均随访 15.3 个月，观察到临床完全缓解率为 72.6%，部分缓解率为 22.6%。DAA 治疗目前被视为 HCV-GN 患者的一线选择。传统的干扰素（IFN）治疗方案已经被 DAA 取代，而具体抗病毒药物的选择则需要根据 HCV 基因型（病毒亚型）、病毒载量、既往的治疗史、药物-药物之间的相互作用、GFR、肝脏纤维化程度和并发症等因素来决定。

GFR≥30 ml/（min·1.73 m^2）（CKD 1～3b 期）的患者可以选用任意一种 DAA。肾脏对 IFN-α 和利巴韦林的分解代谢和清除都很重要，故肾功能减退的患者出现这些药物不良反应的风险增加。利巴韦林可能引起溶血性贫血，尤其是在肾功能下降的患者中。因此，GFR＜30 ml/（min·1.73 m^2）的 CKD 4～5 期患者在选择抗病毒药物时应避免选用利巴韦林，"指南"推荐的具体药物选择见表 1-3-14。

表 1-3-14 "指南"推荐的 CKD 4~5 期患者和肾移植受者可应用的抗丙肝病毒药物（DAA）

肾功能状态	HCV 基因型	推荐药物	证据强度	备选方案	证据强度
CKD 4~5 期包括血液透析患者和肾移植受体	1a	格拉瑞韦/艾尔巴韦	1B	利托那韦促进的帕利瑞韦，奥比他韦和达萨布韦（也称为 PrOD 或 3D 方案）联用利巴韦林	2D
		格拉卡匹韦/哌仑他韦	1B	达卡他韦/阿舒瑞韦	2C
	1b	格拉瑞韦/艾尔巴韦	1B	利托那韦促进的帕利瑞韦，奥比他韦和达萨布韦（也称为 PrOD 或 3D 方案）	2D
		格拉卡匹韦/哌仑他韦	1B	达卡他韦/阿舒瑞韦	2C
	2, 3	格拉卡匹韦/哌仑他韦	1B		
	4	格拉瑞韦/艾尔巴韦	2D		
		格拉卡匹韦/哌仑他韦	1B		
	5, 6	格拉卡匹韦/哌仑他韦	2D		
CKD5 期腹透患者	暂无数据，可参考血透患者				
肾移植受体 [GFR≥30 ml/(min·1.73 m²)]	1a	索非布韦 联合雷迪帕韦、达卡他韦或西咪匹韦	1B	索非布韦/利巴韦林	2D
		格拉卡匹韦/哌仑他韦	1C		
	1b	索非布韦 联合雷迪帕韦、达卡他韦或西咪匹韦	1B		
		格拉卡匹韦/哌仑他韦	1C		
	2, 3, 5, 6	格拉卡匹韦/哌仑他韦	1D	索非布韦/达卡他韦/利巴韦林	2D
	4	索非布韦 联合雷迪帕韦、达卡他韦或西咪匹韦	1D		
		格拉卡匹韦/哌仑他韦	1D		

无论是使用 IFN 还是 DAA，HCV-GN 的抗病毒治疗都有局限性。首先，抗病毒治疗对肾脏疾病长期结果的影响尚不确定。其次，达到持续性病毒学应答（sustained virologic response，SVR）的患者的临床获益可能是短暂的。有研究表明，经 DAA 治疗达到 SVR 的患者许多与冷球蛋白血症相关的临床表现得到显著改善，但同时也观察到尽管达到 SVR 仍可能复发血管炎。

除 DAA 治疗外，在发生严重的、危及生命的 MC 并发症（如 MPGN、严重的神经病变或广泛的皮肤损伤）时，建议使用激素、免疫抑制剂和血浆置换。"指南"推荐在 HCV-GN 病理表现为活动性病变，特别是冷球蛋白肾病的患者，应进行免疫抑制治疗，建议将利妥昔单抗作为一线免疫抑制剂。

MC 的重要致病特征是 HCV 对 B 淋巴细胞的慢性刺激和广泛的自身抗体合成。利妥昔单抗是一种人-鼠嵌合单克隆抗体，与 B 细胞表面抗原 CD20 结合并选择性靶向 B 细胞。利妥昔单抗干扰冷球蛋白、单克隆 IgM 的合成及免疫复合物在肾脏的沉积。与传统的免疫抑制疗法（即糖皮质激素、硫唑嘌呤、环磷酰胺和血浆置换）相比，2 项随机对照研究已证明，在干扰素治疗失败的患者中，利妥昔单抗单药治疗优于传统免疫抑制剂。诚然，纳入的患者中只有一小部分表现出肾脏受累。利妥昔单抗的耐受性良好,治疗 HCV 相关性冷球蛋白性血管炎的有效率为 71.4%~83.0%。值得注意的是,当外周血中重新出现 B 细胞时,疾病可能会频繁复发。此外,反复输注利妥昔单抗可能会出现机会性感染。

在等待抗病毒治疗反应时,主要采用糖皮质激素和免疫抑制剂联合治疗(如先后使用环磷酰胺和硫唑嘌呤治疗)。在一项回顾性临床研究中,对 105 例原发性 MC 血管炎和肾脏受累患者行肾活检后中位随访了 72 个月,约 80% 的患者使用了激素和(或)免疫抑制剂,67% 的患者进行了血浆置换治疗,尽管进行了如此积极的治疗,肾活检 10 年后患者的生存率仅 49%,只有 14% 的患者肾脏疾病得到了长期缓解。多因素分析显示,年龄>50 岁、紫癜、脾大、冷球蛋白>10%、血浆 C3 水平<54 mg/dl 和血清肌酐>133 μmol/L 是导致死亡或透析的独立危险因素。除了常规免疫抑制剂外,初步证据表明,吗替麦考酚酯(MMF)可有效维持 HCV 相关性冷球蛋白血症 GN 的缓解。

在疾病的急性期进行血浆置换治疗可从血浆中清除循环免疫复合物和冷球蛋白。从循环中清除免疫复合物可能阻止免疫复合物在肾脏的沉积。治疗 HCV-GN 时,血浆置换的通常剂量是每周 3 次,每次 3 L,持续 2~3 周。血浆置换在快速进展性肾小球肾炎的治疗中疗效确切,血浆置换应与免疫抑制剂联合使用,以防止免疫复合物和冷球蛋白的重新积累。

除上述治疗外,蛋白尿和高血压是 HCV-GN 的主要临床特征,可应用降压和减少蛋白尿的药物如血管紧张素转化酶抑制剂(ACEI)和(或)血管紧张素Ⅱ受体阻滞剂(ARB)进行对症支持治疗。

总之,对于有肾小球疾病临床证据的 HCV 阳性患者应进行肾活检。患有轻中度 HCV-GN 且肾功能稳定和(或)非肾病性蛋白尿的患者应首先采用 DAA 方案治疗。HCV 引起肾病性蛋白尿或快速进行性肾衰竭的患者,除 DAA 外,还应使用免疫抑制剂(通常以利妥昔单抗为一线药物)和(或)血浆置换治疗。对抗病毒治疗无反应或不耐受的 HCV 相关性肾小球疾病患者也应接受免疫抑制剂治疗。必须仔细监测 DAA 治疗后 SVR、肾功能和蛋白尿的变化情况及抗病毒治疗的不良反应。HCV 相关性肾小球疾病患者可应用减少尿蛋白的药物治疗[如 ACEI 和(或)ARB]和降压药达到目标血压。

尽管近年来 HCV 治疗方面进展较快,但是 DAA 治疗和(或)免疫抑制剂治疗 HCV-GN 的有效性和安全性目前还缺乏大规模临床试验。免疫抑制剂在快速进展的 HCV-GN 中的方案选择,以及如何更好地避免免疫抑制剂相关的感染都亟待进一步研究。

(陈 崴 蒋兰萍)

参 考 文 献

[1] 陈园生, 李黎, 崔富强, 等. 中国丙型肝炎血清流行病学研究. 中华流行病学杂志, 2011, 32 (3): 888-891.

[2] Cacoub P, Renou C, Rosenthal E, et al. Extrahepatic manifestations associated with hepatitis C virus infection. A prospective multicenter study of 321 patients. Medicine, 2000, 79(1): 47-56.

[3] KDIGO. KDIGO 2018 clinical practice guideline for the prevention, diagnosis, evaluation, and treatment of hepatitis C in chronic kidney disease. Kidney International Supplements, 2018, 8(3): 91-165.

[4] El Serag HB, Hampel H, Yeh C, et al. Extrahepatic manifestations of hepatitis C among United States male veterans. Hepatology, 2002, 36(6): 1439-1445.

[5] Stehman Breen C, Alpers CE, Fleet WP, et al. Focal

segmental glomerular sclerosis among patients infected with hepatitis C virus. Nephron, 1999, 81(1): 37-40.
[6] Baid S, Pascual M, Williams WW, et al. Renal thrombotic microangiopathy associated with anticardiolipin antibodies in hepatitis C-positive renal allograft recipients. Journal of the American Society of Nephrology, 1999, 10(1): 146-153.
[7] Markowitz GS, Cheng JT, Colvin RB, et al. Hepatitis C viral infection is associated with fibrillary glomerulonephritis and immunotactoid glomerulopathy. Journal of the American Society of Nephrology, 1998, 9(12): 2244-2252.
[8] Ferri, C, Giuggioli, D, Colaci, M, Renal Manifestations of Hepatitis C Virus. Clinics in liver disease, 2017, 21(3): 487-497.
[9] Perico N, Cattaneo D, Bikbov B, et al. Hepatitis C infection and chronic renal diseases. Clinical Journal of the American Society of Nephrology, 2009, 4(1): 207-220.
[10] Fabrizi F, Lunghi G, Messa P, et al. Therapy of hepatitis C virus-associated glomerulonephritis: current approaches. Journal of Nephrology, 2008, 21(6): 813-825.
[11] Meyers CM, Seeff LB, Stehman Breen CO, et al. Hepatitis C and renal disease: an update. American Journal of Kidney Diseases, 2003, 42(4): 631-657.
[12] Roccatello D, Fornasieri A, Giachino O, et al. Multicenter study on hepatitis C virus-related cryoglobulinemic glomerulonephritis. American Journal of Kidney Diseases, 2007, 49(1): 69-82.
[13] Tarantino A, Moroni G, Banfi G, et al. Renal replacement therapy in cryoglobulinaemic nephritis. Nephrology, Dialysis, Transplantation, 1994, 9(10): 1426-1430.
[14] Beddhu S, Bastacky S, Johnson JP. The clinical and morphologic spectrum of renal cryoglobulinemia. Medicine, 2002, 81(5): 398-409.
[15] Arase Y, Ikeda K, Murashima N, et al. Glomerulonephritis in autopsy cases with hepatitis C virus infection. Internal Medicine (Tokyo, Japan), 1998, 37(10): 836-840.
[16] D'Amico G. Renal involvement in hepatitis C infection: cryoglobulinemic glomerulonephritis. Kidney International, 1998, 54(2): 650-671.
[17] Fabrizi F, Plaisier E, Saadoun D, et al. Hepatitis C virus infection, mixed cryoglobulinemia, and kidney disease. American Journal of Kidney Diseases, 2013, 61(4): 623-637.
[18] Altraif IH, Abdulla AS, Al Sebayel MI, et al. Hepatitis C associated glomerulonephritis. American Journal of Nephrology, 1995, 15(5): 407-410.
[19] Rollino C, Roccatello D, Giachino O, et al. Hepatitis C virus infection and membranous glomerulonephritis. Nephron, 1991, 59(2): 319-320.
[20] Rosa D, Saletti G, De Gregorio E, et al. Activation of naïve B lymphocytes via CD81, a pathogenetic mechanism for hepatitis C virus-associated B lymphocyte disorders. Proceedings of the National Academy of Sciences of the United States of America, 2005, 102(51): 18544-18549.
[21] Barsoum RS. Hepatitis C virus: from entry to renal injury-facts and potentials. Nephrology, Dialysis, Transplantation, 2007, 22(7): 1840-1848.
[22] Akira S, Takeda K, Kaisho T. Toll-like receptors: critical proteins linking innate and acquired immunity. Nature Immunology, 2001, 2(8): 675-680.
[23] Wörnle M, Schmid H, Banas B, et al. Novel role of toll-like receptor 3 in hepatitis C-associated glomerulonephritis. The American Journal of Pathology, 2006, 168(2): 370-385.
[24] Banas MC, Banas B, Hudkins KL, et al. TLR4 links podocytes with the innate immune system to mediate glomerular injury. Journal of the American Society of Nephrology, 2008, 19(4): 704-713.
[25] Zignego AL, Wojcik GL, Cacoub P, et al. Genome-wide association study of hepatitis C virus- and cryoglobulin-related vasculitis. Genes and Immunity, 2014, 15(7): 500-505.
[26] Wang M, Liu Q, Liu C. Correlation of CCR5 and NLRP3 gene polymorphisms with renal damage due to hepatitis C virus-related cryoglobulinemia. Experimental and Therapeutic Medicine, 2018, 16(4): 3055-3059.
[27] Ferri C, Sebastiani M, Giuggioli D, et al. Mixed cryoglobulinemia: demographic, clinical, and serologic features and survival in 231 patients. Seminars in Arthritis and Rheumatism, 2004, 33(6): 355-374.
[28] Tarantino A, Campise M, Banfi G, et al. Long-term predictors of survival in essential mixed cryoglobulinemic glomerulonephritis. Kidney International, 1995, 47(2): 618-623.
[29] Tarantino A, De Vecchi A, Montagnino G, et al. Renal disease in essential mixed cryoglobulinaemia. Long-term follow-up of 44 patients. The Quarterly Journal of Medicine, 1981, 50(197): 1-30.
[30] Bonacci M, Lens S, Londoño MC, et al. Virologic, clinical, and immune response outcomes of patients with hepatitis c virus-associated cryoglobulinemia treated with direct-acting antivirals. Clinical Gastroenterology and Hepatology, 2017,

[31] Cacoub P, Si Ahmed SN, Ferfar Y, et al. Long-term efficacy of interferon-free antiviral treatment regimens in patients with hepatitis C virus-associated cryoglobulinemia vasculitis. Clinical Gastroenterology and Hepatology, 2019, 17(3): 518-526.

[32] Ghany MG, Strader DB, Thomas DL, et al. Diagnosis, management, and treatment of hepatitis C: an update. Hepatology, 2009, 49(4): 1335-1374.

[33] Bonacci M, Lens S, Mariño Z, et al. Long-term outcomes of patients with HCV-associated cryoglobulinemic vasculitis after virologic cure. Gastroenterology, 2018, 155(2): 311-315.

[34] Quartuccio L, Zuliani F, Corazza L, et al. Retreatment regimen of rituximab monotherapy given at the relapse of severe HCV-related cryoglobulinemic vasculitis: Long-term follow up data of a randomized controlled multicentre study. Journal of Autoimmunity, 2015, 63(5): 88-93.

[35] Sneller MC, Hu Z, Langford CA. A randomized controlled trial of rituximab following failure of antiviral therapy for hepatitis C virus-associated cryoglobulinemic vasculitis. Arthritis and Rheumatism, 2012, 64(3): 835-842.

[36] De Vita S, Quartuccio L, Isola M, et al. A randomized controlled trial of rituximab for the treatment of severe cryoglobulinemic vasculitis. Arthritis and Rheumatism, 2012, 64(3): 843-853.

[37] Colucci G, Manno C, Grandaliano G, et al. Cryoglobulinemic membranoproliferative glomerulonephritis: beyond conventional therapy. Clinical Nephrology, 2011, 75(4): 374-379.

[38] Reed MJ, Alexander GJ, Thiru S, et al. Hepatitis C-associated glomerulonephritis--a novel therapeutic approach. Nephrology, Dialysis, Transplantation, 2001, 16(4): 869-871.

[39] Koziolek MJ, Scheel A, Bramlage C, et al. Effective treatment of hepatitis C-associated immune-complex nephritis with cryoprecipitate apheresis and antiviral therapy. Clinical Nephrology, 2007, 67(4): 245-249.

[40] Kamar N, Izopet J, Alric L, et al. Hepatitis C virus-related kidney disease: an overview. Clinical Nephrology, 2008, 69(3): 149-160.

第十二节 人类免疫缺陷病毒相关性肾病诊治进展

一、获得性免疫缺陷综合征的流行病学

艾滋病的全称是获得性免疫缺陷综合征（acquired immunodeficiency syndrome，AIDS），是由人类免疫缺陷病毒（human immunodeficiency virus，HIV）感染引起的致命性慢性传染性疾病。HIV主要侵犯和破坏机体的辅助性T细胞（CD4$^+$ T细胞），损伤机体的细胞免疫功能，导致人体免疫功能下降甚至缺失，最终导致严重的机会感染和肿瘤。

艾滋病于1981年在美国发现，是由HIV感染导致的。经过研究发现，HIV很可能起源于非洲的一些动物（如黑猩猩，在比较早期的这些动物的血液标本中可以检测到HIV）。有研究显示，HIV首先在非洲的黑猩猩中传播，和人有血液接触后在非洲的人群中传播开来，从非洲经过南美洲传到了美国，再传播到全球。

自发现首例AIDS病例至今，约确诊7500万例，约3500万例死于AIDS相关疾病。截至2018年，共有约3790万人携带HIV。AIDS多发于非洲，主要在撒哈拉地区，以及欧洲的西班牙，亚洲主要在中国、印度尼西亚、越南等国家。

据国家卫生健康委员会统计，2019年（2019年1月1日0时至12月31日24时）全国（不含香港、澳门特别行政区和台湾地区）AIDS的感染例数为71 204例，发病率为5.098 6/10万，死亡例数达20 999例，病死率为1.503 6/10万。详见表1-3-15。

表 1-3-15 2019 年全国法定传染病报告发病死亡统计表

病名	发病数（例）	死亡数（例）	发病率（/100 000）	病死率（/100 000）
甲、乙、丙类传染病	10 244 507	25 285	733.566 4	1.810 5
甲、乙类传染病	3 072 338	24 981	219.998 4	1.788 8
鼠疫	5	1	0.000 4	0.000 1
霍乱	16	—	0.001 1	—
传染性非典型性肺炎	—	—	—	—
AIDS	71 204	20 999	5.098 6	1.503 6
病毒性肝炎	1 286 691	575	92.134 4	0.041 2
甲型肝炎	19 271	3	1.379 9	0.000 2
乙型肝炎	1 002 292	447	71.769 8	0.032
丙型肝炎	223 660	102	16.015 3	0.007 3
丁型肝炎	352	—	0.025 2	—

智研咨询发布的《2020—2026 年中国传染病医院区行业市场运行格局及投资前景分析报告》的数据显示，2014—2019 年中国 AIDS 发病数逐年增加，2018 年中国 AIDS 发病数为 64 170 例，2019 年中国 AIDS 发病数为 71 204 例，较 2018 年增加了 7034 例。目前，我国 AIDS 疫情的发展趋势已从高危人群逐渐向一般人群扩散；同时，多样化的传播与流行变化增加了 AIDS 预防和控制工作顺利开展的困难。

2015—2019 年，中国 AIDS 的发病率逐年上升：2018 年中国 AIDS 的发病率为 4.619 5/10 万，2019 年中国 AIDS 的发病率为 5.098 6/10 万，较 2018 年增加 0.479 1/10 万。2014—2019 年，中国 AIDS 的死亡例数逐年增加：2018 年中国 AIDS 的死亡例数为 18 780 例（病死率为 1.352/10 万），2019 年中国 AIDS 的死亡例数为 20 999 例（病死率为 1.503 6/10 万），较 2018 年增加 2219 例（0.151 6/10 万）。

截至 2017 年末，中国各省官方报道了 AIDS 患者的存活数目（各地新闻或卫生健康部门权威的报告）及 2016 年中国内地各省市 AIDS 患者占总人口的比率，可以看到在四川、云南、广西、河南、广东、新疆维吾尔自治区、重庆等省、直辖市或自治区的部分地区，AIDS 已出现较高的流行水平。

人类免疫缺陷病毒相关性肾病（HIV associated nephropathy，HIVAN），是由 HIV 感染所导致的一种特殊类型的肾脏疾病。HIVAN 的发生存在地域性及种族差异。据报道，纽约、迈阿密等地的发病率为 8%～11%，甚至高达 32%，而旧金山及贝塞斯达等地低于 2%。黑种人及海地裔易患 HIVAN，其发生风险较白种人高 12.2 倍，且黑种人的临床表现更重。HIVAN 在男性中发病率较高，男性与女性患者的比约为 10:1。HIVAN 的主要临床表现为大量蛋白尿和短期内肾功能迅速减退，肾脏病理损害以塌陷型肾小球硬化为特点，伴足细胞增生/肥大和足突融合，以及严重的肾小管间质炎症和小管微囊扩张。HIVAN 是导致 HIV 感染患者发生终末期肾病最主要的原因。目前在美国，HIVAN 是引起 20～64 岁黑种人发生终末期肾病的第三大原因，是 HIV 感染的黑种人发生肾病的最常见原因。临床流行病学研究发现，我国 HIV 感染患者发生慢性肾脏病的概率高达 16%～18%，一旦发展到终末期肾病，病死率较高。

二、人类免疫缺陷病毒的基本常识

HIV 根据核酸序列的差异，可以分为 1 型 HIV（HIV-1）和 2 型 HIV（HIV-2）。HIV-1 在全球流行，HIV-2 的流行范围比较局限，主要在非洲西部。我国流行的 HIV 主要是 HIV-1，部分地区也有少量的 HIV-2 感染者。

HIV 的直径约为 120 nm，大致呈球形。HIV 外膜是类脂包膜，来自宿主细胞，并嵌有蛋白 Gp120 和 Gp41（Gp 41 是跨膜蛋白，Gp 120 位于表面，并与 Gp 41 通过非共价作用结合）。向内是由蛋白 P17 形成的球形基质（matrix），以及蛋白 P24 形成的半锥形衣壳（capsid），衣壳在电镜下呈高电子密度。衣壳内含有病毒的 RNA 基因组、酶（反转录酶、整合酶、蛋白酶）及其他来自宿主细胞的成分（如 tRNAlys3，作为反转录的引物）。

HIV 广泛存在于感染者的血液、精液、阴道分泌物、乳汁、脑脊液、有神经症状的脑组织液中，其中以血液、精液、阴道分泌物中浓度最高。HIV 对外界环境的抵抗力较弱，对乙型肝炎病毒有效的消毒方法对 HIV 也有效。

已知 HIV 的毒株共有 4 种，分别是 M、N、O、P，每种各有不同的源头，其中传播最广的 M 和 N 早已被证实来自黑猩猩，但较罕见的 O 和 P 则是到后来才被证实均是来自喀麦隆西南部的大猩猩。全球至今只有 2 例 P 型病例，O 型亦只有 10 万例，主要集中在中、西非地区。

HIV 主要攻击人体的辅助 T 淋巴细胞系统，一旦侵入机体细胞，将会和细胞整合在一起，终身难以消除。

HIV 潜伏期长、致死率高，最主要的传播途径是通过没有保护措施的性行为，男性主要是同性性行为，其他的传播途径包括在不正规的机构进行有创操作、静脉吸毒及母婴传播。HIV 一般通过血液、精液、阴道分泌液、乳汁等传播；其他的体液如汗液、唾液、泪液、尿液等基本上不含病毒，故不会传播；日常的普通生活（握手、拥抱、接吻、游泳、蚊虫叮咬、共用餐具、咳嗽或打喷嚏）接触也不会传播。

三、人类免疫缺陷病毒的传播和致病机制

（一）传染源及传播途径

HIV 感染者是传染源，主要有以下 3 种传播方式。

1. 性接触传播 HIV 存在于感染者的精液或阴道分泌物中，在性活动时很容易造成生殖器黏膜的细微破损，病毒即可通过破损处进入未感染者的血液而导致感染。无论是同性还是异性之间的性接触，都会导致 HIV 传播。值得一提的是，由于直肠的肠壁较阴道壁更容易破损，所以肛门性交的危险性比阴道性交的危险性更大。

2. 血液传播 人体被输入含有 HIV 的血液或血液制品、静脉吸毒、移植感染者或确诊者的组织器官都有发生 AIDS 的危险性。

3. 母婴传播 感染了 HIV 的妇女在妊娠及分娩过程中，也可将病毒传播给胎儿，感染的产妇还可通过母乳喂养将病毒传给吃奶的孩子。

（二）致病机制

HIV进入人体后，首先被巨噬细胞吞噬，但HIV很快改变了巨噬细胞内某些部位的酸性环境，创造了适合其生存的条件，随即进入T-CD4淋巴细胞内大量繁殖，最终使T-CD4淋巴细胞遭到完全破坏。

HIV选择性地侵犯带有CD4分子（HIV受体）的T淋巴细胞、单核巨噬细胞、树突状细胞等。通过HIV囊膜蛋白Gp120与细胞膜上的CD4分子结合后，Gp120构象改变使Gp41暴露（桥的作用，利用自身的疏水作用介导病毒囊膜与细胞膜融合）；同时，Gp 120-CD4与靶细胞表面的趋化因子CXCR4或CXCR5结合形成CD4-Gp120-CXCR4/CXCR5三分子复合物，最终导致细胞被破坏。但其机制目前尚不完全清楚，可能通过以下方式起作用。

1. 由于HIV包膜蛋白插入细胞或病毒出芽释放，导致细胞膜通透性增加，产生渗透性溶解。

2. 受感染细胞内CD4-Gp120复合物与细胞器（如高尔基氏体等）的膜融合，使之溶解，导致感染细胞迅速死亡。

3. HIV感染时，未整合的DNA积累，或抑制细胞蛋白，导致HIV杀伤细胞。

4. HIV感染时，细胞表达的Gp120能与未感染细胞膜上的CD4结合，在Gp41的作用下融合形成多核巨细胞而溶解死亡。

5. HIV感染时，细胞膜病毒抗原与特异性抗体结合，通过激活补体或抗体依赖的细胞介导的细胞毒作用（antibody-dependent cell-mediated cytotoxicity，ADCC）效应将细胞裂解。

6. HIV诱导自身免疫，如Gp41与T-CD4细胞膜上的组织相容性复合体（major histocompatibility complex，MHC）Ⅱ类分子有一同源区，抗Gp41抗体可与这类淋巴细胞起交叉反应，导致细胞破坏。

7. 细胞程序化死亡。AIDS在发病时可激活细胞凋亡，如HIV的Gp120与CD4因子结合，直接激活受感染的细胞凋亡。甚至感染HIV的T细胞表达的囊膜抗原也可启动正常的T细胞，通过细胞表面CD4分子交联间接地引起凋亡CD4细胞的大量破坏，结果造成以T-CD4细胞缺损为中心的严重免疫缺陷，患者的主要表现包括外周淋巴细胞减少，CD4/CD8比例倒置，对植物血凝素和某些抗原的反应消失，迟发型变态反应下降，自然杀伤（NK）细胞、巨噬细胞活性减弱，白介素2（IL-2）、γ干扰素等细胞因子合成减少。AIDS病程早期由于B细胞处于多克隆活化状态，患者血清中的免疫球蛋白（Ig）水平往往增高，随着疾病进展，B细胞对各种抗原产生抗体的功能也直接和间接地受到影响。

四、人类免疫缺陷病毒相关性肾病的病理特点

HIV-1可能直接侵染人的肾小球固有细胞，引起足细胞增生和去分化，以及肾小球硬化，肾脏病理损害以局灶性节段性肾小球硬化症为特点，伴足细胞增生/肥大和足突融合、严重的小管间质炎症及肾小管微囊扩张。最具有特征性的组织学改变为塌陷型局灶性节段性肾小球硬化症。

光镜下可见局灶性或全球性毛细血管袢基底膜皱缩、塌陷，塌陷的血管丛上方的脏层上皮细胞肿胀增生、肥大伴空泡形成，系膜细胞及系膜基质增生，肾小管上皮细胞常见退行性变和刷状缘坏死，可见再生肾小管，变性扩张的肾小管形成微囊，其间充满大量蛋白管型，肾小管微囊扩张是HIVAN

的一个独有特征。间质呈弥漫性水肿和纤维化，多有炎性细胞浸润，主要为 CD8 T 淋巴细胞及少量浆细胞、B 细胞和单核细胞。

免疫荧光下可见白蛋白、IgA、IgG 在增生和肥大的上皮细胞上沉积，在肾小球硬化的节段和系膜区可见 IgM、C3 和 C1q 沉积。

电镜下见脏层上皮细胞足突融合、空泡形成，在肾小球及肾小管周围的多种细胞的核内及胞质内可见丰富的管-网状包涵体（tuboloreticular inclusions，TRI），TRI 为 HIVAN 的特殊表现。TRI 为直径 24 nm 的小管状结构，存在于平面内浆网内，称为黏病毒样颗粒（成分包括酸性糖蛋白和脂蛋白）。

五、获得性免疫缺陷综合征的临床表现

（一）肾脏表现

1. 蛋白尿及其他尿检异常　肾病综合征为特征表现者约占 10%，出现大量蛋白尿（>3.5 g/d）、低蛋白血症（血清白蛋白<30 g/L），偶尔可表现为血尿（镜下或肉眼）和（或）非细菌性脓尿。25%～35% 的患者可表现为中等程度的蛋白尿。

2. 肾功能减退　AIDS 患者多伴有不同程度的肾功能减退，可表现为急性肾损伤（AKI）。AKI 存在于 6% 的 HIV 感染患者中，并与 27% 的病死率相关。典型病程是肾小球滤过率（GFR）迅速下降，常在 8～16 周内迅速进展为终末期肾病。此外，由于感染、肾前性因素（如容量不足）、肾后性梗阻等所致的急性肾衰竭也较常见。

3. 高血压　不常见，大多数 AIDS 患者在肾功能进行性减退时血压仍可正常。

4. 水肿　大量蛋白尿伴低蛋白血症者可出现水肿。

（二）肾外表现

可有多种多样的肾外表现。由于不可逆的免疫缺陷，除了明显的全身症状外，患者常并发条件性致病感染和恶性肿瘤，最终导致死亡。AIDS 的临床分期如下。

1. 隐性期　又称亚临床感染期（已有 HIV 感染，但尚未出现临床症状者），病程大多为 1～3 年。

2. AIDS 相关综合征（AIDS-related complex，ARC）期　可有不规则发热、盗汗、乏力、食欲缺乏、腹泻等，体格检查可发现全身淋巴结肿大。

3. 临床 AIDS 期　由于不可逆的免疫缺陷，患者全身症状明显，如发热、多汗、全身无力、消瘦、恶病质等，发生各种感染和条件性致病感染（如卡氏肺囊虫肺炎），以及原发性和继发性恶性肿瘤（常见 Kaposis 肉瘤、非霍奇金淋巴瘤等），最终导致死亡。

（三）辅助检查

1. 尿常规　主要表现为蛋白尿，偶有血尿、白细胞尿。

2. 肾功能　肾功能进展较快，短期内出现肾衰竭。

3. 影像学表现　肾脏 B 超显示患者肾脏多较正常增大，肾实质回声增强。晚期双肾缩小、皮髓质分界不清。

4. 肾活检　肾脏病理改变典型者可表现为塌陷型局灶性节段型肾小球硬化症，占 HIV 肾活检标本的 60%～70%。

六、人类免疫缺陷病毒相关性肾病的诊断要点

HIVAN 的诊断要点：①AIDS 表现为不规则发热、盗汗、乏力、食欲缺乏、腹泻等，体格检查可见全身淋巴结肿大。②肾病表现，确诊 AIDS 的患者出现大量蛋白尿、短期内肾功能迅速减退，需考虑 HIVAN。③肾组织中检测到 HIV-1，肾脏病理表现为典型的塌陷型局灶性节段性肾小球硬化症，伴有足细胞增生/肥大和足突融合、严重的小管间质炎症及肾小管微囊扩张即可确诊。

本病尚需和其他肾脏疾病相鉴别，如：①HIV 相关的免疫复合物沉积病（HIV associated immunecomplex disease，HIVICD）；②膜增生性肾炎（多见于 HIV 患者合并丙型肝炎病毒感染）；③肾淀粉样变性；④血栓性微血管病等。

七、人类免疫缺陷病毒相关性肾病的治疗要点

AIDS 强调综合治疗，包括一般治疗、抗病毒治疗、恢复或改善免疫功能的治疗，以及针对机会性感染、肿瘤等的治疗。HIVAN 的治疗原则主要为降低病毒复制和延缓肾脏疾病进展，其他还包括对症支持治疗及合并症的治疗。

（一）高效抗反转录病毒治疗

早期使用高效抗反转录病毒治疗（highly active anti-retroviral therapy，HAART）可防止肾衰竭。联合应用抗病毒药物，过去称"鸡尾酒疗法"，是治疗 HIVAN 的重要措施。目前用于治疗 HIV 感染的药物主要有 3 类：①核苷类反转录酶抑制剂（NRTI），如拉米夫定、齐多夫定、恩曲他滨等；②非核苷类反转录酶抑制剂（NNRTI），如依法韦仑、奈韦拉平等；③蛋白酶抑制剂（PI），如替诺福韦等。目前认为，采用强有力的 PI 加上 2 种 NRTI 或 2 种 PI 加上 NRTI 中的 1~2 种可取得较好的治疗效果。因大多数抗病毒药物主要经肾脏排泄，在肾功能减退时需注意调整剂量。

（二）肾素-血管紧张素-醛固酮系统（renin-angiotensin-aldosterone system，RAAS）抑制剂

少数研究发现，使用血管紧张素转化酶抑制剂或血管紧张素Ⅱ受体阻滞剂对 HIVAN 有治疗作用，通过降低 TGF-β 的表达水平实现减少患者的蛋白尿水平、延缓肾脏疾病的进展，但其确切疗效仍需进一步研究加以证实，同时治疗期间需定期监测血钾水平和肾功能。

（三）激素和免疫抑制剂

有个案报道，HIVAN 患者使用激素及免疫抑制剂（如环孢霉素）有效，能降低患者的血肌酐水平或蛋白尿排出，延缓 HIVAN 进展到终末期肾病的过程。鉴于激素的使用会增加发生各种感染并发症的危险，故在肾穿刺后有小管间质炎症的存在或其他治疗不能稳定肾功能时才考虑使用激素。但也有相反的报道称使用激素不但不能降低蛋白尿，反而可因增加患者的条件性致病感染导致病死率升高，且激素对各种恶性肿瘤的发生是否有促进作用尚不明确。因此，医师对激素及免疫抑制剂的应用需谨慎选择，注重个体化。

（四）肾替代治疗（RRT）

1. **透析治疗** HIVAN 患者进展至终末期肾衰竭后需适时开始透析，血液透析和腹膜透析疗效相当，患者之间的生存率没有差别。

2. **肾移植** 有关 HIVAN 肾移植的研究较少，尚不能肯定其疗效。有个案报道，T-CD4 细胞计

数＞400/μl、无 HIV 活动性复制及无机会性感染的患者施行肾移植并获得成功。但因 HIV 肾移植患者条件性致病感染的发生率很高，其远期生存及预后不明确。

（五）对症支持治疗

1. 隔离传染源，防止 HIV 感染传播。
2. 活动期 AIDS 患者应充分休息，补充足够热量和营养。
3. 积极防治各种感染，避免加重肾损伤的各种危险因素。
4. 对症支持治疗，高热时可应用退热药物及物理降温。
5. 防治肾衰竭相关并发症，如贫血、钙磷代谢紊乱和水、电解质及酸碱平衡失调等。

（六）合并症治疗

1. 患者常合并致病菌感染和条件致病性感染，应根据病原学选择敏感的抗菌药物治疗，积极控制感染灶。
2. 发生各种恶性肿瘤的患者可适当选用抗肿瘤药物。

八、人类免疫缺陷病毒相关性肾病的预后及展望

AIDS 患者由于免疫功能严重缺损，常合并严重的机会感染，常见的有细菌（鸟胞内分枝杆菌复合体）、原虫（卡氏肺囊虫、弓形体）、真菌（白色念珠菌、新型隐球菌）、病毒（巨细胞病毒、单纯疱疹病毒、乙型肝炎病毒），最后导致无法控制而死亡；另一些病例可发生 Kaposis 肉瘤或恶性淋巴瘤。此外，感染单核巨噬细胞中 HIV 呈低度增生，不引起病变，但损害其免疫功能，可将病毒传播全身，引起间质肺炎和亚急性脑炎。

AIDS 并发 HIVAN 的患者病程进展迅速，在未经治疗的情况下（不给予抗病毒药物、血管紧张素转化酶抑制剂、皮质激素治疗干预）往往诊断后数周或数月进入终末期肾病。HIVAN 透析患者合并感染（细菌和真菌）有很高的发病率和病死率，预后不良，常在 1 年内死亡。

肾脏病的预后与激素的使用、蛋白尿水平、血肌酐水平、血红蛋白水平、CD4 细胞数、HIV-1 负荷都相关。高效抗反转录病毒治疗应用后，美国各种人群（包括黑种人）AIDS 患者的病死率及 HIVAN 导致的终末期肾病的发生率明显降低，但后者下降幅度较缓。

（王晋文）

参 考 文 献

[1] 黎磊石，刘志红. 中国肾脏病. 北京：人民军医出版社，2008.
[2] Bourgoignie JJ, Ortiz-Interian C, Green DF. The human immunodeficiency virus epidemic and HIV-associated nephropathy. Semin Nephrol, 1998, 18(4): 373-377.
[3] D Agati V, Appel GB. Renal pathology of human immunodeficiency virus infection. Semin Nephrol, 1998, 18(6): 406-421.
[4] Strauss J, Abitbol C, Zilleruelo G, et al. Renal disease in children with the acquired immunodeficiency syndrome. N Engl J Med, 1989, 321(10): 625-630.
[5] Winston JA, Burns GC, Klotman PE. The human immunodeficiency virus (HIV) epidemic and HIV-associated nephropathy. Semin Nephrol, 1998, 18(4): 373-377.

[6] 卢志武，钱倩倩，地里夏提·阿里木，等. HIV/AIDS相关性肾脏疾病研究进展. 医学理论与实践, 2019, 32（3）：343-344.

[7] D Agati V, Appel GB. HIV infection and the kidney. J Am Soc Nephrol, 1997, 8(1): 138-152.

[8] D Agati V, Such JI, Carbone L, et al. Pathology of HIV-associated nephropathy: a detailed morphologic and comparative study. Kidney Int, 1989, 35(6): 1358-1370.

[9] Chander P, Soni A, Suri A, et al. Renal ultrastructural markers in AIDS-associated nephropathy. Am J Pathol, 1987, 126(3): 513-526.

[10] Barisoni L, Kriz W, Mundel P, et al. The dysregulated podocyte phenotype: a novel concept in the pathogenesis of collapsing idiopathic focal segmental glomerulosclerosis and HIV-associated nephropathy. J Am Soc Nephrol, 1999, 10(1): 51-61.

[11] Rao TK, Filippone EJ, Nicastri AD, et al. Associated focal and segmental glomerulosclerosis in the acquired immunodeficiency syndrome. N Engl J Med, 1984, 310(11): 669-673.

[12] Valeri A, Neusy AJ. Acute and chronic renal disease in hospitalized AIDS patients. Clin Nephrol, 1991, 35(3): 110-118.

[13] Wyatt CM, Arons RR, Klotmen PE, et al. Acute renal faiture in hospitalized patients with HIV: risk factors and impact on inhospital mortality. AIDS, 2006, 20(4): 561-565.

[14] Petera PJ, Moore DM, Mermin J, et al. Antiretroviral therapy improves renal function among HIV-infected Ugandans. Kidney Int, 2008, 74(7): 925-929.

[15] Stock PG, Barin B, Murphy B, et al. Outcome of kidney transplantation inHIV-infected recipients. N Engl J Med, 2010, 363(21): 2004-2014.

[16] Reghine ÉL, Foresto RD, Kirsztajn GM. HIV-related nephropathy: new aspects of an old paradigm. Rev Assoc Med Bras, 2020, 66(Suppl 1): 75-81.

[17] Bookholane H, Wearne N, Surapaneni A, et al. Predictors and prognosis of HIV-associated nephropathy on kidney biopsy in South Africa. Kidney Int Rep, 2020, 5(10): 1799-1804.

[18] Kudose S, Santoriello D, Bomback AS, et al. The spectrum of kidney biopsy findings in HIV-infected patients in the modern era. Kidney Int, 2020, 97(5): 1006-1016.

第十三节　胡桃夹综合征诊治现状

胡桃夹综合征（nutcracker syndrome，NCS），也称左肾静脉（left renal vein，LRV）受压综合征，是由于 LRV 在腹主动脉（abdominal aorta，AO）与肠系膜上动脉（superior mesenteric artery，SMA）所形成的夹角间或 AO 与脊柱之间受机械挤压引起 LRV 回流受阻，继而导致左肾、输尿管及生殖腺静脉压力增高所引发的一系列以肉眼血尿、蛋白尿、腰痛及性腺血管扩张为主要临床表现的症候群。NCS 由于临床表现多样及缺乏明确的诊断标准，目前发病率未知，相关研究也较少，这对其诊断和治疗提出了巨大挑战。本节就 NCS 的发病机制、临床表现、诊疗等进行阐述，期望能对 NCS 的诊疗提供参考依据。

一、发现

一般情况下，下腔静脉（inferior vena cava，IVC）和 AO 并行于腹膜后脊柱两侧，SMA 起自 AO 前壁并与其形成夹角，而 LRV 走行于此夹角间。对于这一解剖特征，最早的描述可追溯到 1937 年 Grant 等发表的一篇文章："LRV 走行于 AO 和 SMA 形成的夹角间，如同夹于胡桃夹中的一枚坚果。"1950 年，El Sadr 和 Mina 首次描述了 LRV 在 AO 和 SMA 间受压的现象，这种现象在 1971 年被 Chait 等命名为"胡桃夹"，即现今的胡桃夹现象（nutcracker phenomenon，NCP）。1972 年，比利时医师 De Schepper 通过膀胱镜检查分侧留取尿液证实 LRV 受压可引起左肾出血，并将这一临床综合征正式命名为NCS。尽管NCS与NCP在一些文献中被混用，但现在大多数观点认为NCP侧重于LRV受压这一解剖现象，并不关注患者是否有临床表现或尿检异常，甚至可以是正常变异；NCS则强调存在NCP的同时，患者应表现出相应的临床症状。

二、流行病学现状

目前，NCS的发病率尚无准确数据，许多患者临床表现隐匿，常在体检或因其他疾病就诊行影像学检查时才被发现。国外有文献报道，在不明原因血尿患者中，NCS占40%。一项关于216例不同程度单纯血尿患儿的多普勒超声（Doppler ultrasound, DUS）探查研究显示，33.3%的血尿患儿存在LRV受压。另一项关于1000例住院患者的腹部CT回顾性研究则表明，10.9%的患者存在LRV受压，5.5%有精索静脉曲张或盆腔静脉淤血，8.8%有不明原因血尿或蛋白尿。

从患病人群特征来看，NCS有以下特点：①从儿童到老年人均可患病，但青少年多发，即青春期身高迅速增长时易发生，多见于身高较高和体型瘦长者。②体重指数（body mass index, BMI）或体脂含量低者发生风险高。③有文献称女性多发，但整体来看男女发病率无明显差异。

三、发病机制

正常解剖条件下，LRV需要穿过AO与SMA形成的夹角，经过AO前方而注入IVC。早期认为，该夹角为38°～56°。但研究证实，正常情况下该夹角应接近90°，其间充填了肠系膜脂肪、淋巴结及腹膜，使LRV不易受到挤压。在注入IVC的过程中，LRV接受来自左肾及输尿管、左肾上腺静脉、左睾丸静脉（或左卵巢静脉）和腰静脉的静脉血回流。

LRV受压是NCS的必要条件，但不是充分条件。有文献报道，27%的健康人存在50%以上程度的LRV狭窄。目前，对于可引起NCS的临界LRV受压程度尚无共识。有研究表明，NCS的症状与LRV的受压程度存在显著的正相关关系，即受压程度越高，血尿、腹痛、蛋白尿的严重程度越高。目前，LRV受压导致NCS发生的直接机制尚不明确，多数学者认为LRV受压后引起回流受阻，导致LRV血流淤滞，引流的静脉压力增加，侧支循环加强，甚至与肾集合系统形成交通支，进而引起一系列临床症状。

任何导致LRV受压的先天或后天因素均可能引起NCS，包括先天发育异常引起的SMA位置偏低、LRV高位、LRV起源于腹主动脉后方或环绕腹主动脉、马蹄肾及生长发育导致的腹膜后脂肪组织减少等。此外，胰腺肿瘤、腹主动脉瘤、腹主动脉旁淋巴结大、左肾下垂及脊柱前凸等也会影响LRV回流。还有研究表明，肝脏和胰腺的位置与NCS的发生密切相关。88%的NCS患者可在LRV水平观察到肝脏和胰腺，而80%的非NCS患者不能在LRV水平观察到肝脏和胰腺。

四、分型

根据LRV解剖结构的不同，NCS主要分为3种类型：①前胡桃夹综合征，此种类型最常见，是指LRV走行在AO和SMA间的夹角处受压。②后胡桃夹综合征，是指LRV走行在AO和脊柱间的狭窄间隙处受压，此类型少见，发生率为0.8%～7.1%，文献中仅有19例报道。③前胡桃夹合并后胡桃夹综合征，又称环绕型胡桃夹综合征，较为罕见，发生率仅为0.3%～5.7%，是指LRV重复畸形时，其中一个分支走行在 AO 和 SMA 夹角间受压，另一分支走行在 AO 和脊柱间受压。

此外，还有一些特殊类型 NCS 的报道，如 LRV 在 SMA 与右肾动脉间受压、左侧异位 IVC 受压的 NCS 及右肾静脉受压的 NCS（也称为反胡桃夹综合征）。

五、临床表现

NCS 症状多样，缺乏特异性，易被漏诊和误诊。NCS 最常见的临床表现包括血尿、腰痛、盆腔痛、性腺静脉曲张和直立性蛋白尿，还可表现为失血性贫血、胃肠道症状、头晕等。各症状之间的严重程度可不平行，如伴有精索静脉曲张的患者因 LRV 的回流压力得到相对缓解，血尿和腹痛可不明显。

血尿是 NCS 最常见的临床症状，可表现为发作或持续性肉眼血尿或镜下血尿，多间断出现，休息可减轻，活动后加重，镜检为非肾小球性。目前，大多数观点认为，LRV 高压可导致静脉反流，引起位于左肾穹隆的静脉窦壁破裂出血，同时曲张的输尿管静脉与邻近的肾盏形成交通支也可引起血尿。是否出血还与局部解剖及肾脏的病理状态有关，如肾小盏终末端、静脉窦壁菲薄的肾盏穹隆部易破裂出血。严重血尿可导致 NCS 患者出现失血性贫血，甚至需要输血治疗。

部分青年患者可出现直立性蛋白尿，但程度不一，严重者可表现为大量蛋白尿，多由于直立位时内脏下垂，AO 与 SMA 夹角变小，导致 LRV 受压，尤其在脊柱前凸时更明显。目前，蛋白尿的确切发生机制尚未阐明。动物实验提示，LRV 受压后肾小球毛细血管静水压增大、肾素分泌增加；还有文献报道，肾静脉高压可引起血液去甲肾上腺素及血管紧张素Ⅱ水平增高。因此，推测肾素－血管紧张素－醛固酮系统的激活可能参与了蛋白尿的形成。也有学者认为，静脉高压引起肾小球蛋白滤过增加，同时静脉淤血影响肾间质的血液供应，削弱肾小管重吸收功能，导致蛋白尿。

有文献报道，NCS 患者发生腰痛、腹痛的概率超过 33.3%。疼痛以左侧多发，可向臀部和大腿后部放射，坐位、直立位、行走或骑车可加重腰和腹部疼痛，严重者需用镇痛药缓解。疼痛多与静脉扩张有关，LRV 回流障碍导致的静脉压力增高可引起性腺静脉充血而诱发腰部和腹部疼痛。有个案报道，NCS 患者还可合并胃肠道症状，多见于年轻女性，与 SMA 综合征有关，即当 SMA 和 AO 间的夹角过小时，SMA 同时可压迫十二指肠水平部，临床表现为十二指肠梗阻症状，包括腹痛、呕吐和体重减轻，俯卧位或左侧卧位可缓解腹痛，影像学表现为胃和十二指肠近端扩张呈慢性病程。

性腺静脉曲张也是较典型的症状。男性患者多表现为左侧精索静脉曲张，可导致男性不育。一项研究显示，50%～100% 的精索静脉曲张患者存在 LRV 受压；女性患者可有左侧卵巢静脉曲张，从而引起盆腔淤血，表现为下腹坠痛、腰背痛和痛经等。性腺静脉曲张同时可伴肾盂、输尿管、肾盏、臀部和外阴静脉曲张，发生机制可能是引流入 LRV 的卵巢和精索静脉淤血。性腺静脉曲张应注意与盆腔淤血综合征相鉴别，后者是与盆腔静脉扩张和反流相关的盆腔疼痛，直立位加重，持续 6 个月以上，多见于成年女性。

NCS 患儿可出现严重的直立调节障碍，主要表现为头晕、不良视听刺激时恶心、站立时恶心或晕厥、乏力或疲劳、心悸气短、晨起不适、面色苍白、畏食及头痛等，可能与患者基础血压偏低，加之左肾上腺静脉回流障碍引起左肾上腺功能不全导致的一过性肾上腺皮质功能不全样症状及自主神经功能障碍有关。日本学者证实，严重直立调节障碍患儿的血和尿皮质醇水平显著低于健康人。

六、诊断

目前，NCS 尚无统一的诊断标准，在对疾病的认识过程中，多位学者对 NCS 诊断提出了不同的建议。目前，NCS 的诊断主要以影像学检查为依据，同时结合临床症状、体征，且需要排除可引起相应症状、体征的其他疾病。

1986 年，Wolfish 建议符合以下 2 项即可诊断 NCS：①尿中红细胞位相显微镜检查 90% 以上为均一型；② DUS 显示 LRV 受压。

1988 年，日本伊藤克已提出具备以下 6 点方可诊断 NCS：①一侧性肾出血；②尿钙排泄量正常（Ca/Cr＜0.20 mg/mg）；③尿中红细胞形态正常（＞90%）；④肾活检呈轻微变化；⑤腹部 B 超和 CT 上观察到 LRV 扩张；⑥ LRV 与 IVC 之间的压差在 5 mmHg 以上。相较于简便的 Wolfish 标准，伊藤标准更加严格，不仅对尿钙排泄量和肾腔静脉之间的压差有严格规定，同时还需要输尿管镜、肾活检等辅助检查的支持。

由于伊藤诊断标准中的辅助检查多为有创性且价格昂贵，难以在临床工作中开展，故 1999 年杨宇真等提出以下 4 点作为 NCS 临床诊断标准：①无症状性血尿或蛋白尿；②尿红细胞形态正常；③ DUS 显示 LRV 受压；④临床上排除高钙尿症、肿瘤、结石、感染、畸形和肾小球疾病。

影像学检查证明，LRV 受压的存在为 NCS 诊断的关键。面对众多的辅助检查，2006 年 Ahmed 等建议诊断经典 NCS 时可采用序贯检查。2014 年，He 等也对 NCS 的诊断提出了循序渐进的诊断步骤。2017 年，英国血管外科协会发布的指南根据文献的经验进一步总结了 NCS 诊断的流程（图 1-3-8）。影像学检查的选择原则是从无创到有创，首选 DUS，若不能确诊可选择计算机断层扫描血管造影

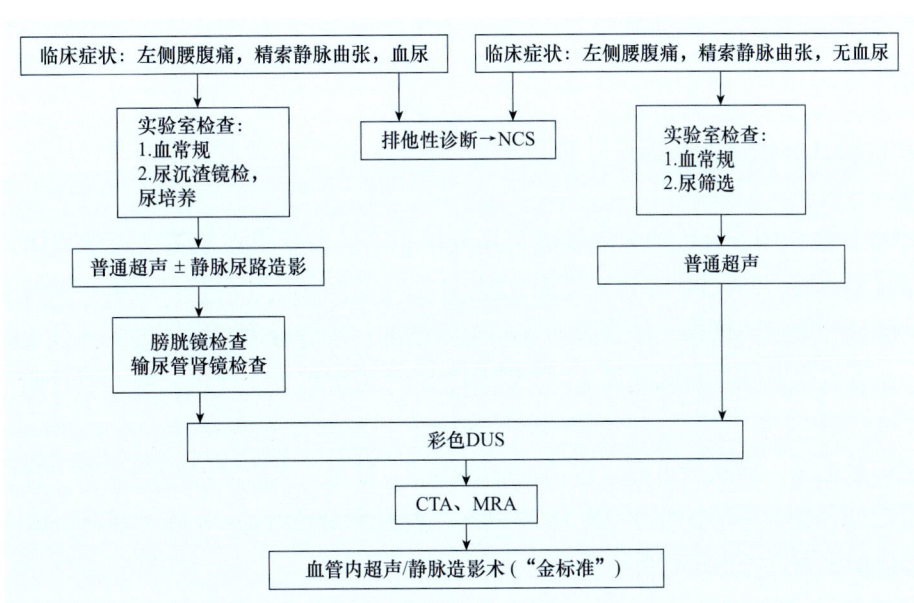

图 1-3-8　**胡桃夹综合征（NCS）的诊断流程**　临床表现为左侧腰腹痛、精索静脉曲张，伴或不伴血尿的患者首先进行血常规、尿相关检查和泌尿系统超声检查，血尿患者可进一步行膀胱镜或输尿管肾镜检查，若仍不能诊断，则可继续行彩色多普勒超声（DUS），计算机断层扫描血管造影（CTA）或磁共振血管造影（MRA）可以帮助更清晰地观察解剖结构，血管内超声和静脉造影术则是 NCS 诊断的金标准，同时还要结合其他辅助检查排除可能引起相应临床症状的其他疾病

（computed tomography angiography，CTA）和磁共振血管造影（magnetic resonance angiography，MRA），仍不能确诊则可采用肾静脉造影和血管内超声。其中，肾静脉造影或血管内超声检查为确诊NCS的金标准。

DUS是一种无创、经济的检查方法，可观察LRV的受压程度，血流速度也可判断有无性腺血管扩张等。国内多采用卧位时LRV扩张处与狭窄处的直径比>3作为NCS的诊断标准，但其准确性很大程度上受检查人员的技术影响。另外，DUS可测定LRV在AO和SMA夹角部位与肾门处血流峰速度比值。2010年，梅奥诊所总结该比值大于某一数值时可考虑NCS，考虑DUS诊断的敏感性和特异性，该数值在4.2~5.0，而当血流峰速度比值>5.0时，诊断特异性为100%。

CTA和MRA也是NCS诊断的重要方法，两者均可明确看到LRV及其周围的解剖结构，可证实LRV受压和扩张及肾周和性腺静脉曲张，还可排除其他引起NCS的病因，但不能测定血液流速。同时，CTA具有辐射暴露和造影剂过敏的风险，尚未排除肾脏器质性病变或肾功能异常者需考虑其肾脏毒性。MRA和CTA相比，相对无创，辐射量少，对软组织显像清晰。目前，CTA与MRA的诊断参数和标准尚无统一认识。鸟嘴征是指LRV在受压部位急剧变窄，是公认的最具特异性的CTA检查征象。LRV的平均直径为4~5 mm。2017年，英国血管外科协会发布的指南建议将LRV在肾门及AO与SMA夹角部位的内径比值≥4.9（特异性为100%）作为NCS的诊断标准，但另一些研究认为该内径比的参考值为4.2~5.0。AO与SMA间的夹角也是诊断NCS的重要依据，有研究建议将AO与SMA间的夹角<41°（敏感性为100%）作为CT诊断的另一种参考标准。

肾静脉造影和血管内超声检查为有创检查，正常情况下，LRV与IVC间的压力梯度不超过1 mmHg，若压力差>3 mmHg可确诊。肾静脉造影既可确定解剖结构的改变、压力梯度的变化，又可显示造影剂在肾静脉的淤滞及从输尿管周围和肾周静脉侧支循环向肾上腺和性腺静脉的反流。

七、治疗

NCS的治疗指征和治疗方案选择目前尚无统一认识，治疗方式主要分为保守治疗、手术治疗及介入治疗3种。

保守治疗主要推荐用于轻度血尿或轻度可耐受的患者。治疗重点是随访观察和增长体重，避免剧烈运动、感冒等诱因。75%的18岁以下患儿经24个月的保守治疗可获得缓解。缓解主要机制为：①肠系膜上动脉区纤维组织增多；②腹膜后脂肪组织增加；③静脉侧支循环的形成使LRV高压缓解。有个案报道，血管紧张素转化酶抑制剂（阿拉普利）治疗可缓解直立性蛋白尿，但目前对远期预后的研究有限。

对于反复肉眼血尿、症状严重者［包括腰痛或腹痛、贫血、自主神经功能障碍、肾功能受损（持续性直立性蛋白尿和精索静脉曲张）］及18岁以下人群经保守治疗24个月无好转，成人经6个月保守治疗无改善或加重者，考虑进行外科干预。

目前，国内外报道的NCS手术治疗方案主要为经腹开放手术和腹腔镜手术。经腹开放手术是经典治疗方法，可有效缓解症状，包括LRV移位术（将LRV切断后下移至SMA远端与IVC端侧吻合以解除压迫，目前仍是治疗NCS的主要术式）、SMA移位术（切断SMA下移至LRV下方与AO端侧吻合）、性腺静脉-IVC搭桥术（多用于治疗伴盆腔静脉曲张的NCS患者，有研究报道5例伴精索静脉曲张的NCS患者在接受该手术后，4例患者的不孕症得到有效缓解）、肾脏自体移植术（对缓解LRV高压可能更有效，但创伤大）。近年来，腹腔镜技术因创伤小、恢复快等优点发展迅速，其在NCS治疗中的应用主要包括脾-肾静脉旁路移植术、LRV-IVC移位术、血管外带环人工血管支撑术等。

介入治疗包括腔静脉气囊血管成形术和LRV支架植入术。后者更常见，分为球囊膨胀式内支架置放术和自胀式内支架置放术。在LRV狭窄段内径扩大程度、组织损伤、费用等方面，介入治疗明显优于经腹开放手术，易被患者及家人所接受，且该治疗方式还适用于开放性手术后复发的NCS患者，目前应用越来越广泛。Chen等对61例接受血管内支架植入术的NCS患者进行了为期66个月的随访。结果显示，这些患者的LRV直径及血流峰速度在夹角处均明显减小，术后复发和术后发生并发症均仅出现1例。这说明血管内支架植入术是NCS成年患者的一种安全有效的治疗手段，但该术式的广泛应用尚存争议，主要包括以下几个问题：①介入治疗远期预后缺乏更多长期临床试验支持；②支架植入后有发生血栓形成、血管穿孔、支架移位等严重问题的风险；③支架植入后需长期进行抗凝治疗，对于儿童患者及育龄期女性尤其需要谨慎。

此外，还有个案报道使用1%硝酸银溶液或泛影葡胺进行逆行肾盂灌注，通过快速形成高渗环境诱发LRV异常交通支及周围组织产生无菌性炎症及管壁水肿、粘连、狭窄、闭塞，从而达到治疗目的。

八、展望

尽管NCS的发病率目前未知且临床表现缺乏特异性，但对临床医师而言，学会辨别及恰当治疗NCS至关重要。这不仅有助于医师对NCS患者尽早进行诊断干预、缓解患者的症状，还能避免疾病进一步恶化、出现更严重的并发症。目前，对NCS的诊断主要是在临床病史、症状、体征的基础上，通过影像学检查而实现；具体治疗方式则需要根据患者临床表现的严重程度来选择，轻症患者可以采取保守治疗，症状严重者则考虑外科干预。虽然开放性手术对于重症患者仍是首选，但腹腔镜手术及介入治疗等创伤较小的治疗手段应用得越来越广泛。目前，对NCS的研究较少、缺乏统一的诊疗标准是困扰临床工作的瓶颈，期待未来有更多的研究能够为NCS的规范化诊疗提供参考依据。

（张　春　汤　荟　宋安妮）

参 考 文 献

[1] Williams, Wilkins. Anonymous method of anatomy. Baltimore, 1937, 12(7): 158-158.

[2] El-Sadr AR, Mina E. Anatomical and surgical aspects in the operative management of varicocele. Urol Cutaneous Rev, 1950, 54(5): 257-262.

[3] Chait A, Matasar KW, Fabian CE, et al. Vascular impressions on the ureters. Nephrol Dial Transplant, 1971, 111(4): 729-749.

[4] de Schepper A. "Nutcracker" phenomenon of the renal vein and venous pathology of the left kidney [in Dutch]. J Belge Radiol, 1972, 55(5): 507-511.

[5] Shin JI, Lee JS. Nutcracker phenomenon or nutcracker syndrome [letter]? Nephrol Dial Transplant, 2005, 20(9): 2015-2020.

[6] Kurklinsky AK, Rooke TW. Nutcracker phenomenon and nutcracker syndrome. Mayo Clin Proc, 2010, 85(6): 552-559.

[7] Buschi AJ, Harrison RB, Norman A, et al. Distended left renal vein: CT/sonographic normal variant. AJR Am J Roentgenol, 1980, 135(2): 339-342.

[8] Shin JI, Park JM, Lee JS, et al. Effect of renal Doppler ultrasound on the detection of nutcracker syndrome in children with hematuria. Eur J Pediatr, 2007, 166(5): 399-404.

[9] Poyraz AK, Firdolas F, Onur MR, et al. Evaluation of left renal vein entrapment using multidetector computed tomography. Acta Radiol, 2013, 54(2): 144-148.

[10] Wang L, Yi L, Yang L, et al. Diagnosis and surgical treatment of nutcracker syndrome: a single-center experience. Urology, 2009, 73(4): 871-876.

[11] Venkatachalam S, Bumpus K, Kapadia SR, et al. The nutcracker syndrome. Ann Vasc Surg. 2011, 25(8): 1154-1164.

[12] Mahmood SK, Oliveira GR, Rosovsky RP. An easily missed diagnosis: flank pain and nutcracker syndrome. BMJ Case Rep, 2013, 24(5): 9447-9456.

[13] Park SJ, Shin JI. Low body mass index in nutcracker phenomenon: an underrecognized condition. Kidney Int, 2013, 84(6): 1287-1294.

[14] He Y, Wu Z, Chen S, et al. Nutcracker syndrome-how well do we know it? Urology. 2014, 83(1): 12-17.

[15] Mansberger AR Jr, Hearn JB, Byers RM, et al. Vascular compression of the duodenum: emphasis on accurate diagnosis. Am J Surg, 1968, 115(1): 89-96.

[16] Hohenfellner M, Steinbach F, Schultz-Lampel D, et al. The nutcracker syndrome: new aspects of pathophysiology, diagnosis and treatment. J Urol, 1991, 146(3): 685-688.

[17] Ahmed K, Sampath R, Khan MS. Current trends in the diagnosis and management of renal nutcracker syndrome: a review. Eur J Vasc Endovasc Surg, 2006, 31(4): 410-416.

[18] Grimm LJ, Engstrom BI, Nelson RC, et al. Incidental detection of nutcracker phenomenon on multidetector CT in an asymptomatic population: Prevalence and associated findings. J Comput Assist Tomogr, 2013, 37(3): 415-418.

[19] Hangge PT, Gupta N, Khurana A, et al. Degree of left renal vein compression predicts nutcracker syndrome. J Clin Med, 2018, 7(5): 107-114.

[20] Knipp B, Knechtges P, Gest T, et al. Inferior vena cava: embryology and anomalies in aortic aneurysms: pathogenesis and treatment. Human Press, 2009, 12(6): 289-307.

[21] Zerhouni EA, Siegelman SS, Walsh PC, et al. Elevated pressure in the left renal vein in patients with varicocele: preliminary observations. J Urol, 1980, 123(4): 512-513.

[22] Neste MG, Narasimham DL, Belcher KK. Endovascular stent placement as a treatment for renal venous hypertension. J Vasc Interv Radiol, 1996, 7(6): 859-861.

[23] Ariyoshi A, Nagase K. Renal hematuria caused by "nutcracker" phenomenon: a more logical surgical management. Urology, 1990, 35(2): 168-170.

[24] Yun SJ, Nam DH, Ryu JK, et al. The roles of the liver and pancreas in renal nutcracker syndrome. Eur J Radiol, 2014, 83(10): 1765-1770.

[25] Praveen M, Suseelamma D, Saritha S. Multiple renal vascular variations. Open Access Scic Rep, 2012, 11(1): 334-336.

[26] Ozkan MB, Ceyhan Bilgici M, Hayalioglu E. Anterior and posterior nutcracker syndrome accompanying left circumaortic renal vein in an adolescent: case report. Arch Argent Pediatr, 2016, 114(2): 114-116.

[27] Deser SB, Onem K, Demirag MK, et al. Surgical treatment of posterior nutcracker syndrome presented with hyperaldosteronism. Interact Cardiovasc Thorac Surg, 2016, 22(5): 682-684.

[28] Koh ES, Kim MY, Chang YS, et al. Posterior nutcracker phenomenon with Down syndrome. Kidney Res Clin Pract, 2015, 34(4): 245-246.

[29] Polguj M, Topol M, Majos A. An unusual case of left venous renal entrapment syndrome: a new type of nutcracker phenomenon? Surg Radiol Anat, 2013, 35(3): 263-267.

[30] Baldi S, Rabellino M, Zander T, et al. Endovascular treatment of the nutcracker syndrome: report of two cases. Minim Invasive Ther Allied Technol, 2011, 20(6): 356-359.

[31] Stewart BH, Reiman G. Left renal venous hypertension "nutcracker" syndrome. Managed by direct renocaval reimplantation. Urology, 1982, 20(4): 365-369.

[32] Beinart C, Sniderman KW, Saddekni S, et al. Left renal vein hypertension: a cause of occult hematuria. Radiology, 1982, 145(3): 647-650.

[33] Rudloff U, Holmes RJ, Prem JT, et al. Mesoaortic compression of the left renal vein (nutcracker syndrome): case reports and review of the literature. Ann Vasc Surg, 2006, 20(1): 120-129.

[34] Hosotani Y, Kiyomoto H, Fujioka H, et al. The nutcracker phenomenon accompanied by renin-dependent hypertension. Am J Med, 2003, 114(7): 617-618.

[35] Pascarella L, Penn A, Schmid-Schonbein GW. Venous hypertension and the inflammatory cascade: major manifestations and trigger mechanisms. Angiology, 2005, 56(Suppl 1): 3-10.

[36] Lee SJ, You ES, Lee JS, et al. Left vein entrapment syndrome in two girls with orthostatic proteinuria. Pediatr Neprol, 1997, 11(2): 218-220.

[37] Alaygut D, Bayram M, Soylu A, et al. Clinical course of children with nutcracker syndrome. Urology, 2013, 82(3): 686-690.

[38] Scultetus AH, Villavicencio JL, Gillespie DL. The nutcracker syndrome: its role in the pelvic venous disorders. J Vasc Surg, 2001, 34(5): 812-819.

[39] Maleux G, Stockx L, Wilms G, et al. Ovarian vein embolization for the treatment of pelvic congestion syndrome: long-term technical and clinical results. J Vasc Interv Radiol, 2000, 11(7): 859-864.

[40] Inal M, Unal Daphan B, Karadeniz Bilgli MY. Superior mesenteric artery syndrome accompanying with nutcracker syndrome: a case report. Iran Red Crescent Med J, 2014, 16(10): 14755-14762.

[41] Unlu M, Orguc S, Serter S, et al. Anatomic and hemodynamic evaluation of renal venous flow in varicocele formation using color doppler sonography with emphasis on renal vein entrapment syndrome. Scand J Urol Nephrol, 2007, 41(1): 42-46.

[42] Park SJ, Lim JW, Ko YT, et al. Diagnosis of pelvic congestion syndrome using transabdominal and transvaginal sonography. AJR Am J Roentgenol, 2004, 182(3): 683-688.

[43] Koshimichi M, Sugimoto K, Yanagida H, et al. Newly-identified symptoms of left renal vein entrapment syndrome mimicking orthostatic disturbance. World J Pediatr, 2012, 8(2): 116-122.

[44] Wolfish NM, Mclaine PN, Martin D. Renal vein entrapment syndrome: frequency and diagnosis. A lesson in cornservatism. Clin Nephrol, 1986, 26(2): 96-100.

[45] 谢长华, 尹燕秋, 孙志克, 等. 胡桃夹现象与血尿五例. 中华肾病杂志, 1995, 11（2）: 108-109.

[46] 杨宇真, 林瑞霞, 杨青. 胡桃夹现象18例临床分析. 温州医学院学报, 1999, 29（2）: 116-121.

[47] Ananthan K, Onida S, Davies AH. Nutcracker syndrome: an update on current diagnostic criteria and management guidelines. Eur J Vasc Endovasc Surg, 2017, 53(6): 886-894.

[48] Reed NR, Kalra M, Bower TC, et al. Left renal vein transposition for nutcracker syndrome. J Vasc Surg, 2009, 49(2): 386-394.

[49] Avgerinos ED, McEnaney R, Chaer RA. Surgical and endovascular interventions for nutcracker syndrome. Semin Vasc Surg, 2013, 26(4): 170-177.

[50] Zhang H, Zhang N, LI M, et al. Treatment of six cases of left renal nutcracker phenomenon: Surgery and endografting. Chin Med J, 2003, 116(11): 1782-1784.

[51] Kim SH, Cho SW, Kim HD, et al. Nutcracker syndrome: diagnosis with Doppler US. Radiology, 1996, 198(1): 93-97.

[52] Park SJ, Lim JW, Cho BS, et al. Nutcracker syndrome in children with orthostatic proteinuria: diagnosis on the basis of Doppler sonography. J Ultrasound Med, 2002, 21(1): 39-45.

[53] Fitoz S, Ekim M, Ozcakar ZB, et al. Nutcracker syndrome in children: the role of upright position examination and superior mesenteric artery angle measurement in the diagnosis. J Ultrasound Med, 2007, 26(5): 573-580.

[54] Takebayashi S, Ueki T, Ikeda N, et al. Diagnosis of the nutcracker syndrome with color doppler sonography: correlation with flow patterns on retrograde left renal venography. AJR Am J Roentgenol, 1999, 72(1): 39-43.

[55] Kim KW, Cho JY, Kim SH, et al. Diagnostic value of computed tomographic findings of nutcracker syndrome: correlation with renal venography and renocaval pressure gradients. Eur J Radiol, 2011, 80(3): 648-654.

[56] Shin JI, Park JM, Lee SM, et al. Factors affecting spontaneous resolution of hematuria in childhood nutcracker syndrome. Pediatr Nephrol, 2005, 20(5): 609-613.

[57] Li H, Zhang M, Jiang Y, et al. Microsurgical spermatic-inferior epigastric vein anastomosis for treating nutcracker syndrome-associated varicocele in infertile men: a preliminary experience. Urology, 2014, 83(1): 94-99.

[58] Shokeir AA, el-Diasty TA, Ghoneim MA. The nutcracker syndrome: New methods of diagnosis and treatment. Br J Urol, 1994, 74(2): 139-143.

[59] Chung BI, Gill IS. Laparoscopic splenorenal venous bypass for nutcracker syndrome. Journal of vascular surgery, 2009, 49(5): 1319-1323.

[60] Hartung O, Azghari A, Barthelemy P, et al. Laparoscopic transposition of the left renal vein into the inferior vena cava for nutcracker syndrome. J Vasc Surg, 2010, 52(3): 738-741.

[61] Barnes RW, Fleisher iii HL, Redman JF, et al. Mesoaortic compression of the left renal vein (the so-called nutcracker syndrome): Repair by a new stenting procedure. J Vasc Surg, 1988, 8(4): 415-421.

[62] Park YB, Lim SH, Ahn J, et al. Nutcracker syndrome: intravascular stenting approach. Nephrol Dial Transplant, 2000, 15(1): 99-101.

[63] Chiesa R, Anzuini A, Marone EM, et al. Endovascular stenting for the nutcracker phenomenon. J Endovasc Ther, 2001, 8(6): 652-655.

[64] Baril DT, Polanco P, Makaroun MS, et al. Endovascular management of recurrent stenosis following left renal vein transposition for the treatment of Nutcracker syndrome. J Vasc Surg, 2011, 53(4): 1100-1103.

[65] Chen S, Zhang H, Shi H, et al. Endovascular stenting for treatment of Nutcracker syndrome: report of 61 cases with long-term follow up. J Urol, 2011, 186(2): 570-575.

[66] Gong Y, Song B. The nutcracker syndrome. J Urol, 2003, 169(6): 2293-2294.

第十四节 肿瘤相关性肾病诊治进展

肿瘤肾脏病学（onco-nephrology）是一门新兴学科，主要研究肿瘤患者发生肾损伤的原因及伴肾损伤的患者如何优化治疗，倡导肾脏病和肿瘤学领域紧密合作，使患者获得更好的预后。肿瘤肾脏病学的核心观念和研究领域包括：①肿瘤患者容易合并急性肾损伤（acute kidney injury，AKI），正确的诊断和治疗直接关系患者的预后。②肿瘤本身可以导致肾脏病，对这类肾脏病患者的发病机制、临床表现、病理特点应进行深入总结和分析。③肿瘤诊断和治疗可导致肾损伤，肿瘤患者在诊断过程中常应用造影剂，有可能造成肾损害；肾脏是多种肿瘤治疗新疗法不良反应的常见受累器官，其发生机制、诊断、预防及治疗需加以重视和研究。④合并慢性肾脏病（chronic kidney disease，CKD）的肿瘤患者不断增加，需对这部分患者的肾功能评估、药物剂量调整等进行研究。⑤随着肾替代治疗的进步，终末期肾病患者的生存期显著延长，高龄透析患者越来越多。对于这类肿瘤患者的药物透析清除也有待进一步探索。

随着全球人口的持续增加和老龄化程度的不断提高，肿瘤的患病率也在显著上升，并给经济和医疗体系带来巨大负担。伴随新型抗肿瘤药物，尤其是生物靶向药物和免疫治疗的广泛应用，肿瘤患者的生存时间大幅延长。与此同时，肿瘤患者肾脏问题的多样性和复杂性逐步凸显，其对肿瘤患者治疗和预后的影响越来越受到肾脏病学科和肿瘤学科的重视，涌现了大量研究，本节将重点阐述肿瘤相关肾脏病几个重点问题的最新研究进展。

一、肿瘤直接造成的肾损伤

（一）肿瘤患者是肾损伤的高危人群

与普通患者相比，肿瘤患者有独特的病理生理改变，故更容易发生肾损伤。肿瘤患者往往年龄较大，常合并高血压、糖尿病等基础疾病，部分甚至患有CKD，所以肾脏的基础功能较差，更容易受到损伤。这些患者往往食欲欠佳，在治疗后常发生呕吐、腹泻等并发症，导致水、电解质紊乱和酸碱失衡，且易发生第三间隙液体潴留，在发热状态下非显性失水也多于正常人，上述因素都可导致肾前性AKI。此外，造影剂、肾毒性抗生素、非甾体抗炎药、质子泵抑制剂等在肿瘤患者中应用广泛，这些均是肾损伤的高危因素。总体而言，在住院的肿瘤患者中，AKI的发生率可达12%，且大部分发生在入院48 h内。某些特定类型的肿瘤，如多发性骨髓瘤（multiple myeloma，MM）及肾脏、膀胱肿瘤患者发生肾损伤的可能性更大，可达约35%。

（二）肿瘤相关的肾小球病

除了直接浸润或转移外，肿瘤细胞还可以分泌生长因子、细胞因子和激素等，导致副肿瘤综合征。早在1922年，Galloway就提出了副肿瘤综合征相关的肾小球病，在此后近一个世纪内，关于肿瘤与肾小球病之间关系的研究也越来越深入。对于临床上有蛋白尿和（或）血尿的肿瘤患者，肾活检的开展非常有限，故至今尚缺乏肿瘤相关肾小球病的可靠流行病学数据。

1. 肿瘤相关的膜性肾病 膜性肾病（membranous nephropathy，MN）可继发于肿瘤、慢性感染、乙型肝炎、自身免疫疾病等，MN与肿瘤的联系早在1966年就被报道。MN是肿瘤相关肾小球病最常见的病理类型。Beck等曾提出肿瘤相关MN可能的发病机制包括：①足细胞上存在与肿瘤相同的抗原成分，故机体产生的抗体攻击足细胞，形成免疫复合物。②脱落的肿瘤抗原与其抗体形成循环免疫复合物，滞留于肾小球上皮侧。③肿瘤抗原种植在上皮细胞下，与循环抗体在原位发生反应，形成免疫复合物。④致癌病毒等外源性因素同时引起肿瘤和MN。诊断肿瘤相关的MN应满足以下3个基本条件：①经过积极治疗，肿瘤被切除或治疗获得缓解后，MN的临床表现亦获得缓解。②若肿瘤复发，肾脏病的表现也再次出现。③在肾小球上皮侧免疫复合物中可检测到肿瘤抗原和相应抗体的存在。

与特发性MN不同的是，肿瘤相关MN患者循环中抗磷脂酶A2受体抗体的阳性率很低。Qin等对10例实体肿瘤合并MN的患者进行检测，发现仅有3例抗磷脂酶A2受体抗体阳性，且这3例患者在肿瘤切除后蛋白尿均未缓解，提示他们的MN与肿瘤无关。另一个重要的鉴别点是，特发性MN患者肾组织沉积的IgG以IgG4为主，而肿瘤相关MN以IgG1、IgG2为主。因此，对于免疫荧光表现为上述特点的MN患者，积极进行肿瘤筛查很有必要。曾有学者认为1型血小板反应蛋白7A域（thrombospondin type-1 domain-containing 7A，THSD7A）可能与肿瘤相关MN有关，但是在Zhang等的报道中，全部12例肿瘤合并MN患者无论是肾组织THSD7A抗原还是循环抗THSD7A抗体均为阴性。同样，刘志红院士团队的研究发现，虽然在肿瘤组织中THSD7A抗原的阳性率可达56%，但肾组织THSD7A抗原及循环中抗THSD7A抗体的阳性率并不高。

2. 其他肿瘤相关的肾小球病 除了MN外，肿瘤也可以导致其他类型的肾小球疾病。在霍奇金淋巴瘤患者中，微小病变性肾小球病是最常见的病理类型，而局灶性节段性肾小球硬化症、膜增生性肾小球肾炎、IgA肾病等在实体肿瘤和血液系统肿瘤中均有报道。需要注意的是，肿瘤种类与病理类型间并无绝对的联系，故对于出现肾损伤临床表现的肿瘤患者，只有行肾活检才能明确诊断。

（三）单克隆免疫球蛋白（M蛋白）相关肾损伤

M蛋白相关肾损伤是肿瘤肾脏病学新兴的热点，包括MM导致的肾损伤和有肾脏意义的单克隆免疫球蛋白病（monoclonal gammopathy of renal significance，MGRS）。与血液病领域意义未明的单克隆免疫球蛋白病相比，MGRS突出强调了肾脏作为靶器官所受到的损伤，需要治疗，不能姑息等待。

1. 多发性骨髓瘤导致的肾损伤 AKI在MM患者中很常见，绝大部分与M蛋白相关。溢出型蛋白尿是MM较特异的表现，有时甚至是MM的首发症状，患者血白蛋白正常，可以为临床诊断提供重要线索。从病理上看，患者最常见的类型是铸型肾病，常发生于血游离轻链水平很高时，如果血游离轻链<500 mg/L则较少发生。此外，血游离轻链还可以损伤肾小球，导致轻链型淀粉样变性（light chain amyloisosis，AL）、轻链沉积病（light chain deposit disease，LCDD）等，此时患者可表现为肾病综合征，但血肌酐的上升程度较铸型肾病轻。MM患者不需要常规行肾活检，但如果尿白蛋白定量>1 g/24 h，肾活检有助于明确肾小球病变的类型。此外，肾活检还有助于评价患者肾损伤的严重程度及预测肾功能恢复的可能性，并判断肾功能不全的主要原因。

2. 有肾脏意义的单克隆免疫球蛋白病 MGRS 是指单克隆浆细胞或 B 细胞导致的疾病尚未达到 MM、淋巴瘤等恶性疾病的标准，但其产生的 M 蛋白引起了肾损伤。MGRS 根据肾脏损害的机制可分为两大类：① M 蛋白沉积于肾组织直接引起的损伤，包括 AL、单克隆免疫球蛋白沉积病（monoclonal immunoglobulin deposition disease，MIDD）、伴单克隆免疫球蛋白沉积的增生性肾小球肾炎（proliferative glomerulonephritis with monoclonal immunoglobulin deposits，PGNMID）、免疫触须样肾小球病（immunotactoid glomerulopathy，ITG）、轻链近端肾小管病（light chain proximal tubulopathy，LCPT）、结晶体储存性组织细胞增多症等。② 补体旁路途径异常活化导致的肾损伤，如 M 蛋白相关的 C3 肾小球病、血栓性微血管病（thrombotic microangiopathy，TMA）（表 1-3-16）。

表 1-3-16 MGRS 的分类

发病机制	受累部位	M 蛋白成分	疾病名称
M 蛋白直接沉积	肾小球、肾小管、肾血管	轻链、重链、轻重链	淀粉样变性
			MIDD
			PGNMID
	肾小球	完整 M 蛋白	ITG
			FGN
	肾小管	轻链	LCPT
补体旁路途径异常活化	肾小球	—	C3 肾小球病
	肾血管	—	TMA

注：MGRS. 有肾脏意义的单克隆免疫球蛋白病；MIDD. 单克隆免疫球蛋白沉积病；PGNMID. 伴单克隆免疫球蛋白沉积的增生性肾小球肾炎；ITG. 免疫触须样肾小球病；FGN. 纤维性肾小球肾炎；LCPT. 轻链近端肾小管病；TMA. 血栓性微血管病

AL 和 MIDD 既可损伤肾小球，又能损伤肾小管和肾血管。AL 最典型的病理特点是淀粉样物质刚果红染色阳性，偏振光下可见苹果绿双折光，轻链染色单一阳性。AL 可累及全身几乎所有器官，导致巨舌、"浣熊眼"、低血压等，但决定患者预后的是心脏、肝脏、肾脏等重要器官的受累情况。肾脏受累往往表现为肾病综合征，随着病情进展，血肌酐可升高，但肾脏并不萎缩。如果行肾活检，光学显微镜下可见均质、淡染、无结构的物质沉积于系膜区和毛细血管袢，肾小球基底膜增厚并可见"睫毛刷"样改变，电子显微镜下则可见直径 7～13 nm、无分支、排列紊乱的纤维丝结构。由于免疫荧光技术的局限性，少数 AL 难以与其他类型的淀粉样变性鉴别，此时激光显微切割联合质谱分析（laser microdissection and mass spectrometry，LMD/MS）有助于诊断，但目前国内应用有限。MIDD 是指 M 蛋白全部或部分成分沉积于肾脏，以蛋白尿、高血压、肾功能不全为主要临床表现，多以结节性病变为病理表现的一组疾病，包括 LCDD、重链沉积病、轻重链沉积病。MIDD 具有相同的组织病理学特点，早期表现为系膜增生性病变，随着病程进展，约 2/3 病例肾小球呈结节样变，而电子显微镜是诊断 MIDD 的关键，镜下可见泥沙状电子致密物沿肾小球基底膜内侧缘、肾小囊壁及肾小管基底膜外侧缘分布。与 AL 相比，MIDD 患者心脏受累较轻，故总体预后较好，但肾功能不全的比例更高。

PGNMID 仅累及肾小球，其特点是光学显微镜下以肾小球增生性病变为突出表现，免疫荧光只有单一重链亚型和单一轻链沉积，电子显微镜下观察电子致密物沉积于肾小球内皮下、系膜区，少数位于上皮侧和基底膜内，呈颗粒状，少数情况下可见晶格状的沉积物及散在分布的 12～21 nm 细纤维丝或微管状物。重链以 IgG 为主，且以 IgG3 亚型最常见。绝大部分 PGNMID 患者存在蛋白尿，约 1/2 表现为肾病综合征，可有不同程度的血尿、肾功能不全及高血压，部分伴有血清补体 C3 下降。同样仅累及肾小球的疾病还有 ITG，其是由于电镜下肾小球内可见较多昆虫触须样排列的微管状物质而得名，直径为 30～60 nm。绝大部分患者存在蛋白尿，部分表现为肾病综合征，镜下血尿、高血压等亦常见，半数以上合并肾功能不全。

LCPT 不累及肾小球，仅累及肾小管，是由于单克隆轻链在近端肾小管上皮细胞蓄积而引起的损伤。光学显微镜下，LCPT 表现为近端小管上皮细胞内棒状或菱形、强嗜伊红、PAS 阴性的结晶，电子显微镜下结晶可能呈颗粒状或晶格状，位于溶酶体或细胞质内。典型的临床表现为范科尼综合征，患者可有肾性糖尿、氨基酸尿、磷酸盐尿，也可有以轻链蛋白和小分子蛋白为主的蛋白尿，肾病综合征并不常见。

C3 肾小球病已经被广大肾脏科医师所熟知，它是由于各种因素导致补体旁路途径异常激活，C3 持续活化裂解，代谢产物沉积于肾小球所致，免疫荧光以 C3 沉积为主，没有或只有极少量免疫球蛋白沉积。根据电子致密物沉积特点，其可以分为 C3 肾小球肾炎和致密物沉积病。C3 肾小球肾炎的电子致密物主要沉积在肾小球系膜区和内皮下，部分沉积于上皮侧，而致密物沉积病的电子致密物主要沉积于肾小球基底膜致密层内。M 蛋白可作为补体 H 因子、B 因子等的抗体，导致补体旁路途径的异常活化，引起 C3 肾小球病。绝大部分患者出现蛋白尿、血尿，部分表现为肾病综合征，起病时可有不同程度的肾功能损伤。血清补体 C3 水平降低见于多数患者，但补体 C4 降低少见。M 蛋白通过补体旁路途径异常活化导致的另一种肾损伤类型是 TMA，临床少见，发病机制包括 M 蛋白作为血管性血友病因子裂解蛋白酶（ADAMTS13）的抗体导致 ADAMTS13 活性下降，以及基础疾病导致的微循环障碍和血管内皮损伤等。

二、抗肿瘤治疗造成的肾损伤

人类与肿瘤的斗争长期而艰苦，但进步巨大。近 5 年里，除了传统的手术、化学药物治疗（简称化疗）、放射治疗（简称放疗）外，造血干细胞移植（hematopoietic stem cell transplantation，HSCT）、免疫检查点抑制剂（immune checkpoint inhibitors，ICIs）、嵌合抗原受体 T 细胞（chimeric antigen receptor T-Cell，CAR-T）亦得到了广泛的应用。抗肿瘤治疗是否会造成肾损伤，主要取决于以下 4 个方面：①肿瘤因素。如果肿瘤已经造成肾损伤，抗肿瘤治疗会更加容易损伤肾脏，导致肾损伤进一步加重。②抗肿瘤治疗因素。抗肿瘤药物的作用机制、治疗剂量和疗程影响药物的肾损伤作用。③患者因素。患者的年龄、是否合并基础肾脏病、遗传背景均能影响抗肿瘤治疗的肾损伤。某些患者特殊的免疫反应基因和药物代谢基因型更容易导致肾损伤的发生。④肾脏代谢因素。肾脏的血流和药物浓度高，近端肾小管上皮细胞容易摄取毒素。此外，髓袢肾小管细胞高代谢、肾髓质和间质药物高浓度、活性氧自由基生物转化导致氧化应激均可造成肾损伤。在肾脏相对缺氧、脱水的情况下，治疗更容易造成肾毒性。

抗肿瘤治疗手段多样，肾损伤类型众多，以往缺乏抗肿瘤药物相关肾损伤的肾疾病谱及发病率的大型流行病学研究，而肾活检病理资料更是匮乏，肾损伤的研究多局限于AKI患者，对肾损伤的病理改变缺乏研究。随着新型靶向药物和免疫治疗的临床广泛应用，越来越多的研究发现新的肾损伤类型，包括蛋白尿、电解质紊乱、足细胞损伤、TMA、间质性肾炎等（图1-3-9）。药物造成的肾损伤往往有其相对特异的特点，如抗血管内皮生长因子（vascular endothelial growth factor，VEGF）药物易导致蛋白尿，上皮细胞生长因子受体（epithelial growth factor receptor，EGFR）抑制剂可导致严重低镁血症的发生，而ICIs引起的肾损伤绝大部分表现为急性间质性肾炎（acute interstitial nephritis，AIN），血肌酐升高和尿检轻度异常。临床医师对各种抗肿瘤治疗手段造成的肾损伤的主要临床特点、病理类型应有充分了解，方能提前预防、早期发现、及时治疗。

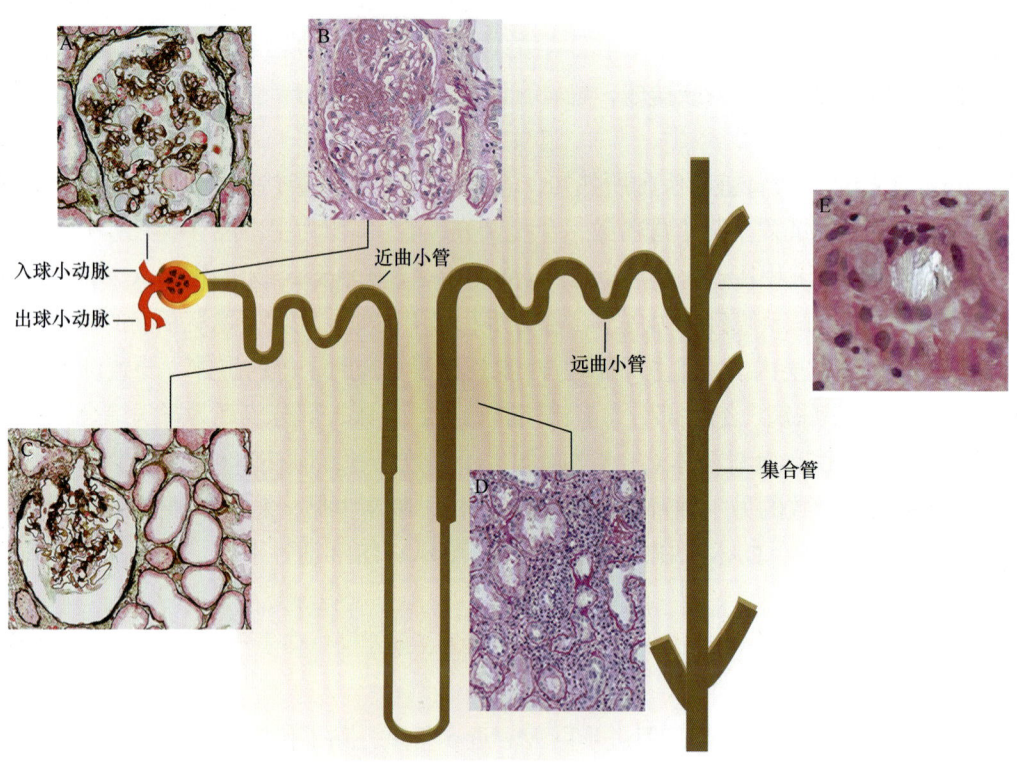

图1-3-9 抗肿瘤药物引起肾损伤的类型 A.晚期结肠癌患者接受贝伐珠单抗治疗后出现蛋白尿伴血肌酐升高，肾活检诊断为血栓性微血管病；B.胃癌骨转移患者接受帕米磷酸盐治疗后出现肾病综合征伴血肌酐升高，肾活检提示局灶性节段性肾小球硬化症；C.卵巢癌患者接受顺铂治疗后发生急性肾损伤，肾活检显示急性肾小管坏死；D.黑色素瘤患者接受帕博利珠单抗治疗后出现急性间质性肾炎导致的急性肾损伤；E.淋巴瘤患者接受甲氨蝶呤治疗后并发结晶性肾病

（一）化疗引起的肾损伤

1. 肿瘤溶解综合征 当化疗药物迅速、大量杀伤肿瘤细胞时，被破坏的肿瘤细胞会释放其内容物入血，导致高尿酸血症、高钾血症、高磷酸盐血症和低钙血症，这一病理生理现象被称为肿瘤溶解综合征。大量尿酸盐结晶可沉积于肾小管上皮细胞，导致AKI。此外，被破坏的肿瘤细胞还会释放大量细胞因子，导致低血压和炎症反应，这也是AKI的重要诱因。充分水化、碱化是防治关键，特别是治疗血液系统肿瘤时。

2. 传统化疗药物引起的肾损伤 传统的化疗药物包括铂类、烷化剂、甲氨蝶呤等抗代谢药物和沙利度胺等免疫调节剂。由于药物发现年代久远、使用经验丰富，对于这类药物造成的肾损伤临床医师并不陌生。顺铂可导致急性肾小管坏死（acute tubular necrosis，ATN），造成严重的 AKI。通过近端肾小管转运，顺铂在肾皮质的浓度可达到血液和其他器官的数倍，直接损伤肾小管上皮细胞。其顺位的氯离子与肾毒性密切相关，用其他基团代替氯离子的卡铂、奥沙利铂等新型铂类抗肿瘤药物的肾毒性明显减轻。此外，顺铂还可引起血管收缩、肾血流量下降，同时具有促炎效应，在 AKI 的发生中发挥重要作用。充分水化是预防的关键，必要时可加用甘露醇。环磷酰胺和异环磷酰胺可代谢为丙烯醛，导致出血性膀胱炎，而异环磷酰胺的主要代谢产物氯乙醛更是对肾小管细胞有直接毒性。甲氨蝶呤则可通过肾小球滤过及肾小管分泌，在远端肾小管腔中形成沉淀，其代谢产物亦可以形成结晶，堵塞肾小管。

3. 靶向抗肿瘤药物相关的肾损伤 多种靶向抗肿瘤药物可以损伤肾小管功能，但组织形态无异常。伊马替尼、吉非替尼等影响近端肾小管，导致范科尼综合征。低镁血症也不罕见，如 EGFR 通路抑制剂通过干扰 TRPM6 向远曲小管顶端膜的移动，减少镁离子的重吸收。可引起 ATN 的靶向抗肿瘤药物包括 BRaf 抑制剂和 mTOR 抑制剂等。

除了损伤肾小管外，靶向抗肿瘤药物还可导致 TMA。基于发病机制和预后差异可以将抗肿瘤药物引起的 TMA 分为 2 类：Ⅰ型与化疗药物的细胞毒性有关，Ⅱ型则是由抗 VEGF 药物所致。Ⅰ型 TMA 的发病机制尚不明确。总体来看，该型 TMA 与化疗药物的累积剂量有关，多在化疗开始后较长时间甚至化疗结束后发病，可有血液系统受累、肺水肿、呼吸窘迫等肾外表现，肾活检提示病变存在于小动脉和肾小球，对治疗的反应差。人们最早认识到的与Ⅰ型 TMA 相关的抗肿瘤药物是丝裂霉素 C。接受丝裂霉素 C 剂量 50～70 mg/m^2 的患者，TMA 的发病率为 2%～28%，往往发生在治疗开始 6 个月以后，表现为肾功能不全、高血压而尿检轻度异常，死亡率高达 75%。抗 VEGF 药物引起的Ⅱ型 TMA 可以发生在治疗的任何时间，与药物剂量无关，往往局限于肾脏，多无系统性表现，肾活检提示病变局限于肾小球。针对这一现象，有学者提出了肾小球微血管病的概念。Ⅱ型 TMA 的临床表现有时较轻，仅表现为少量的蛋白尿、不同程度的镜下血尿和（或）肾功能不全，高血压容易控制，TMA 的生物学标志（如血小板减少、红细胞碎片等）阳性率低，故适当扩大肾活检指征很有必要。部分患者在停药后即可好转，但如果再次用药，多数患者会复发甚至较初次更严重，所以再次用药前需全面评估，仔细权衡利弊再做决定。

靶向抗肿瘤药物引起的肾小球病变少见。Izzedine 等总结了 100 例抗 VEGF 治疗后行肾活检的肿瘤患者，有 2 例病理诊断为 IgA 肾病，另有 2 例为膜性肾病。

（二）造血干细胞移植相关肾损伤

HSCT 已广泛用于血液恶性肿瘤、自身免疫性疾病和部分实体肿瘤的治疗。HSCT 的预处理需要大剂量化疗和（或）全身放疗，移植过程中可能会使用肾毒性药物；此外，还可能发生感染、肝小静脉闭塞症、移植相关的血栓性微血管病（transplantation associated thrombotic microangiopathy，TA-TMA）和移植物抗宿主病（graft-versus-host disease，GVHD），这些因素均可能损伤肾脏。HSCT 后 AKI 的发生率与移植方式和预处理的强度有关。在自体 HSCT 中，AKI 的发生率为 20%～25%，而在清髓性的异基因 HSCT 中，其发生率可能高达 75%。15%～20% 的 HSCT 受者会发生 CKD，表现为肾小球滤过率下降，常伴随着贫血和高血压。Cohen 等对 1341 例患者进行了长期随访，共有 19 例进入终末期肾病（end-stage renal disease，ESRD），其中有 13 例需要长期透析。

1. 移植物抗宿主病相关肾损伤　异基因 HSCT 后，移植物中的免疫活性细胞可以攻击基因背景不同的、免疫抑制的受者组织，产生 GVHD。根据发生时间和临床表现的不同，GVHD 可以分为急性、慢性和迁延性。急性 GVHD 可导致炎症因子的释放、抗原提呈细胞的激活、细胞毒性 T 细胞的出现，造成包括肾脏在内的多个器官的损伤，故积极防治急性 GVHD 对于保护肾脏非常重要。慢性或迁延性 GVHD 可导致肾病综合征，往往在免疫抑制剂减量后发生，也有少数患者在没有 GVHD 的情况下出现肾病综合征。白蛋白尿是肾脏内皮损伤和炎症反应的重要标志，大量白蛋白尿有作为肾脏 GVHD 标志的潜力，故对于有大量白蛋白尿的患者，即使肾外缺少 GVHD 的证据，在移植后 80～100 天继续使用免疫抑制剂也可能有益。总体上看，由于激素或钙调蛋白抑制剂可以有效地控制 GVHD，故 HSCT 后的肾病综合征绝大部分对免疫抑制治疗反应良好。

2. 血栓性微血管病　TA-TMA 是 HSCT 后的严重并发症，常发生在移植后 100 天内。George 等报道，异基因 HSCT 后 TA-TMA 的发生率约为 8.2%，75% 的患者在诊断后 3 个月内死亡。内皮损伤可以激活凝血系统，导致血栓的形成和纤维蛋白的沉积，在 TA-TMA 的发生中起触发作用。有一种假说认为，血管内皮是 GVHD 的靶目标，而 TA-TMA 是急性内皮 GVHD 的一种表现。在发生 TA-TMA 的患者中，血中内皮损伤、凝血活化标志和可溶性黏附分子的表达均上升。有研究探索了凝血级联反应和补体系统的异常与 TA-TMA 的关系，结果发现，在发生 TA-TMA 的患者中存在着编码补体 H 因子基因的缺失和抗补体 H 因子的抗体，这说明补体旁路途径的异常活化也可能是 TA-TMA 的发病机制之一。

（三）肿瘤免疫治疗相关肾损伤

肿瘤免疫治疗虽已有 100 多年的历史，但进展缓慢。直到 2011 年，以 Allison 和 Tasuku Honjo 的发现为基础，美国食品药品监督管理局（Food and Drug Administration，FDA）批准首个 ICI 上市用于晚期黑色素瘤的二线治疗，标志着肿瘤免疫治疗进入了新时代。近几年，CAR-T 的应用使血液系统肿瘤的治疗获得巨大突破，其在实体肿瘤中的效果也在逐步探索中。事实上，免疫治疗是一把双刃剑，其在发挥显著抗肿瘤作用的同时，亦可能对包括肾脏在内的自身器官造成损伤。

1. 免疫检查点抑制剂导致的肾损伤　ICIs 包括抗细胞毒性 T 细胞抗原 4（cytotoxic T-lymphocyte antigen 4，CTLA-4）单抗与抗程序细胞死亡蛋白 -1（program cell death protein-1，PD-1）/ 程序细胞死亡蛋白配体 -1（program cell death protein ligand 1，PD-L1）单抗。CTLA-4 竞争性地与 B7 结合，阻碍 CD28-B7 共刺激信号的产生，抑制机体对肿瘤细胞的杀伤，而抗 CTLA-4 单抗可以解除这种抑制作用。PD-1 是一种共抑制分子，而肿瘤细胞会过表达 PD-L1，两者的结合会负向调节免疫系统的抗肿瘤作用。因此，无论是抗 PD-1 单抗还是抗 PD-L1 单抗，均可打断这种负向调节，重新激活免疫系统。ICIs 导致正常组织的免疫性损伤称为免疫相关不良反应。传统意义上的免疫相关不良反应包括皮疹、结肠炎、肝炎和下垂体炎（表现为垂体前叶功能减退及蝶鞍占位性病变），而肾损伤相对罕见。但随着这类药物的广泛应用，肾脏损害的报道也越来越多。

ICIs 可能通过多种途径损伤肾脏。①ICIs 可以诱导产生自身抗体，攻击肾脏。有报道发现，患者在使用伊匹单抗后出现大量蛋白尿，伴自身抗体阳性，在停用伊匹单抗并使用激素治疗后，患者尿检异常缓解，自身抗体转阴。②某些正常组织可以表达相应受体与ICIs相结合，触发免疫反应。Caturegli等报道了1例接受抗CTLA-4单抗后出现严重下垂体炎的患者。免疫组化显示坏死的垂体内分泌细胞显著表达CTLA-4，同时发现垂体细胞中有抗IgG2抗体和C4d的沉积。虽然肾脏并不表达CTLA-4，但肾小管上皮细胞表达PD-L1，故类似的机制可能在抗PD-L1单抗导致的肾损伤中发挥作用。③在接受ICIs治疗后，新的或反应性的T细胞可能会脱靶，与肾组织发生交叉反应。Johnson等发现，在1例接受ICIs治疗后出现心肌炎患者的心肌细胞和骨骼肌细胞中存在弥漫的$CD4^+$T细胞和$CD8^+$T细胞浸润，与肿瘤组织中一致，这可能与心肌细胞、骨骼肌细胞和肿瘤细胞的抗原具有一定同源性有关。目前，尚无研究阐述肾组织与肿瘤细胞是否具有相同的抗原表位。④诱导潜伏状态的药物特异性T细胞再活化。Koda等发现，在同时接受兰索拉唑和尼鲁单抗治疗时出现AIN的患者体内，针对兰索拉唑可以检测到阳性的药物特异性T细胞。⑤ICIs可以促使T细胞释放炎症因子和趋化因子，造成肾损伤。有研究发现，在接受伊匹单抗和尼鲁单抗治疗后出现AIN的患者血清中，TNF-α等细胞因子水平升高。

ICIs的肾毒性主要表现为AKI。在过去的临床试验中，ICIs单药导致血肌酐上升的比例为1.0%～1.7%，不良事件通用术语评价标准3～4级的比例为0.2%～0.8%，而不同ICIs联合应用导致血肌酐上升的比例为4.9%～5.1%，3～4级的比例为1.7%～2.2%。在发生AKI的患者中，只有约15%出现少尿或高血压，大部分没有任何临床表现，故对于接受ICIs治疗的患者密切监测血肌酐非常重要，否则容易发生漏诊。还需注意的是，ICIs导致的AKI往往发生在用药较长时间之后。大部分ICIs导致的AKI在病理上表现为AIN，间质可见大量淋巴细胞、少量浆细胞和嗜酸性粒细胞浸润，与其他药物导致的AIN并无明显区别。除AIN外，急性肾小管损伤也不少见。Izzedine等发现，12例接受了帕博利珠单抗后出现AKI的患者中，有5例病理表现为急性肾小管损伤。ICIs引起的肾小球病变也不能忽视。此时，患者除了血肌酐升高外，往往合并不同程度尿检异常甚至肾病综合征。

2. CAR-T相关肾毒性 CAR-T赋予T细胞非HLA依赖地识别肿瘤抗原的能力，从而能够更广泛、更准确地识别目标，是肿瘤诊治的巨大突破。CAR-T细胞在识别抗原后活化、增生，并释放大量细胞因子，进而刺激单核/巨噬细胞、内皮细胞和树突状细胞等，最终导致细胞因子释放综合征（cytokine release syndrome，CRS）。CRS可导致毛细血管渗漏，进而引起容量不足，造成肾前性AKI。部分发生CRS的患者同时合并肝脾肿大、肝功能损伤、铁蛋白水平升高、纤维蛋白原水平下降，提示存在继发性的噬血细胞综合征。此外，低钾血症、低钠血症等电解质紊乱也有报道。

三、肿瘤相关肾病的诊治原则

无论是肿瘤本身造成的肾损伤，还是抗肿瘤治疗引起的肾损害，积极预防、及早发现、规范治疗都具有重要意义。临床医师应对肿瘤患者是肾损伤的高危人群应有充分认识。对基础肾功能的评估必不可少，这有助于把握病情的轻重缓急，在合适的时机选择合适的抗肿瘤药物和剂量，结合患者肾小球滤过率进行剂量调整。在治疗过程中，应尽量维持患者容量、电解质、酸碱平衡的稳定，同时不滥用造影剂、肾毒性抗生素、非甾体抗炎药、质子泵抑制剂等，尽量减少不必要的肾损伤的发生。此外，密切监测血肌酐和肾小球滤过率、尿微量白蛋白和尿蛋白定量、肾小管损伤标志物[如尿糖、视黄醇结合蛋白（retinol-binding protein，RBP）、N-乙酰-β-葡萄糖苷酶（N-acetyl-β-glucosaminidase，

NAG)]等有助于及早发现肾损伤。

对于肿瘤造成的肾损伤，原发病的治疗最为关键。随着肿瘤负荷的减低，肾脏功能亦可得到恢复。在患者耐受范围内，手术、化疗、放疗、免疫治疗均可考虑。在新药时代，很多肿瘤治疗均有了突破性进展，进而肾脏预后也大大改善。例如，对于MGRS，如明确是由恶性克隆性B细胞引起，可考虑使用抗CD20单抗；如果是由单克隆浆细胞引起，则可考虑使用蛋白酶体抑制剂、免疫调节剂或抗CD38单抗，自体ASCT也具有较好效果。需要注意的是，这部分患者在治疗过程中所使用的抗肿瘤药物可能会造成其他类型的肾损伤，如来那度胺可导致AIN，继而引起血肌酐急性升高，而泊马度胺有引起结晶性肾病的报道。

为避免抗肿瘤治疗对肾脏造成损伤，临床医师须掌握各种抗肿瘤药物的作用机制及肾损伤作用。要尽可能去除加重肾损伤的各种危险因素，如感染、发热、容量不足、电解质紊乱、低蛋白血症及已经存在的AKI等，为肿瘤的后续治疗创造条件。同类抗肿瘤药物尽可能选择肾毒性较小的品种（如使用卡铂、奥沙利铂替代顺铂）。对于不同类型药物引起的肾损伤，应有针对性的治疗策略：传统化疗药物通过直接肾小管或血管毒性造成ATN，应停药或减量；新型靶向药物通过抑制肾小球或血管内皮细胞VEGF或EGFR信号传导造成肾小球微血管病或肾小球病变，应停药，重复使用需慎重；ICIs引起的AIN需要使用糖皮质激素，而CAR-T所致的CRS可能需要针对细胞因子的特异性治疗。

由于传统观念和现实条件的限制，肾活检在肿瘤伴肾损伤患者中的应用非常有限，这在很大程度上阻碍了人们对这类临床常见并发症的认识，故在条件允许的情况下应积极开展。此外，加强抗肿瘤药物相关肾损伤流行病学、发病机制及治疗的研究也具有深远意义。无论是肿瘤科医师还是肾脏科医师，在对疾病的认识、处理中都有一定局限性，只有积极开展多学科合作，才能更好地对患者进行诊疗，并使其获得最佳预后。

（胡伟新　任贵生）

参 考 文 献

[1] Berk L, Rana S. Hypovolemia and dehydration in the oncology patient. J Support Oncol, 2006, 4(9): 447-454.

[2] Moore PK, Hsu RK, Liu KD. Management of acute kidney injury: core curriculum 2018. Am J Kidney Dis, 2018, 72(1): 136-148.

[3] Kitchlu A, McArthur E, Amir E, et al. Acute kidney injury in patients receiving systemic treatment for cancer: a population-based cohort study. J Natl Cancer Inst, 2018.

[4] Cambier JF, Ronco P. Onco-nephrology: glomerular diseases with cancer. Clin J Am Soc Nephrol, 2012, 7(10): 1701-1712.

[5] Lee JC, Yamauchi H, Hopper J, et al. The association of cancer and the nephrotic syndrome. Ann Intern Med, 1966, 64(1): 41-51.

[6] Pani A, Porta C, Cosmai L, et al. Glomerular diseases and cancer: evaluation of underlying malignancy. Journal of Nephrology, 2015, 29(2): 143-152.

[7] Beck LH. Membranous nephropathy and malignancy. Semin Nephrol, 2010, 30(6): 635-644.

[8] Qin W, Beck LH Jr, Zeng C, et al. Anti-phospholipase A2 receptor antibody in membranous nephropathy. J Am Soc Nephrol, 2011, 22(6): 1137-1143.

[9] Ohtani H, Wakui H, Komatsuda A, et al. Distribution of glomerular IgG subclass deposits in malignancy-associated membranous nephropathy. Nephrol Dial Transplant, 2004, 19(3): 574-579.

[10] Zhang D, Zhang C, Bian F, et al. Clinicopathological features in membranous nephropathy with cancer: a retrospective single-center study and literature review. Int J Biol Markers,

2019, 34(4): 406-413.

[11] Tomas NM, Beck LH, Meyer-Schwesinger C Jr, et al. Thrombospondin type-1 domain-containing 7A in idiopathic membranous nephropathy. N Engl J Med, 2014, 371(24): 2277-2287.

[12] Hoxha E, Beck LH Jr, Wiech T, et al. An indirect immunofluorescence method facilitates detection of thrombospondin type 1 domain-containing 7a-specific antibodies in membranous nephropathy. J Am Soc Nephrol, 2017, 28(2): 520-531.

[13] Zhang C, Zhang M, Chen D, et al. Features of phospholipase A2 receptor and thrombospondin type-1 domain-containing 7A in malignancy-associated membranous nephropathy. J Clin Pathol, 2019, 72(10): 705-711.

[14] Bacchetta J, Juillard L, Cochat P, et al. Paraneoplastic glomerular diseases and malignancies. Crit Rev Oncol Hematol, 2009, 70(1): 39-58.

[15] Lien YH, Lai LW. Pathogenesis, diagnosis and management of paraneoplastic glomerulonephritis. Nat Rev Nephrol, 2011, 7(2): 85-95.

[16] Sathick IJ, Drosou ME, Leung N. Myeloma light chain cast nephropathy, a review. Journal of Nephrology, 2018, 32(2): 189-198.

[17] Shi H, Chen Z, Xie J, et al. The prevalence and management of multiple myeloma-induced kidney disease in China. Kidney Diseases, 2016, 1(4): 235-240.

[18] Leung N, Bridoux F, Hutchison CA, et al. Monoclonal gammopathy of renal significance: when MGUS is no longer undetermined or insignificant. Blood, 2012, 120(22): 4292-4295.

[19] Sethi S, Fervenza FC, Rajkumar SV. Spectrum of manifestations of monoclonal gammopathy-associated renal lesions. Current Opinion in Nephrology and Hypertension, 2016, 25(2): 127-137.

[20] Vrana JA, Gamez JD, Madden BJ, et al. Classification of amyloidosis by laser microdissection and mass spectrometry-based proteomic analysis in clinical biopsy specimens. Blood, 2009, 114(24): 4957-4959.

[21] Rosenstock JL, Markowitz GS, Valeri AM, et al. Fibrillary and immunotactoid glomerulonephritis: distinct entities with different clinical and pathologic features. Kidney Int, 2003, 63(4): 1450-1461.

[22] Stokes MB, Valeri AM, Herlitz L, et al. Light chain proximal tubulopathy: clinical and pathologic characteristics in the modern treatment era. J Am Soc Nephrol, 2016, 27(5): 1555-1565.

[23] Pickering MC, D'Agati VD, Nester CM, et al. C3 glomerulopathy: consensus report. Kidney Int, 2013, 84(6): 1079-1089.

[24] Bridoux F, Desport E, Fremeaux-Bacchi V, et al. Glomerulonephritis with isolated C3 deposits and monoclonal gammopathy: a fortuitous association? Clin J Am Soc Nephrol, 2011, 6(9): 2165-2174.

[25] Perazella MA. Onco-nephrology: renal toxicities of chemotherapeutic agents. Clin J Am Soc Nephrol, 2012, 7(10): 1713-1721.

[26] Manohar S, Leung N. Cisplatin nephrotoxicity: a review of the literature. J Nephrol, 2018, 31(1): 15-25.

[27] Dubourg L, Michoudet C, Cochat P, et al. Human kidney tubules detoxify chloroacetaldehyde, a presumed nephrotoxic metabolite of ifosfamide. J Am Soc Nephrol, 2001, 12(8): 1615-1623.

[28] Rosner MH, Ingelfinger JR, Perazella MA. Acute kidney injury in patients with cancer. New England Journal of Medicine, 2017, 376(18): 1770-1781.

[29] Izzedine H, Bahleda R, Khayat D, et al. Electrolyte disorders related to EGFR-targeting drugs. Crit Rev Oncol Hematol, 2010, 73(3): 213-219.

[30] Izzedine H, Perazella MA. Thrombotic microangiopathy, cancer, and cancer drugs. Am J Kidney Dis, 2015, 66(5): 857-868.

[31] Pfister F, Amann K, Daniel C, et al. Characteristic morphological changes in anti-VEGF therapy induced glomerular microangiopathy. Histopathology, 2018.

[32] Izzedine H, Escudier B, Lhomme C, et al. Kidney diseases associated with anti-vascular endothelial growth factor (VEGF): an 8-year observational study at a single center. Medicine (Baltimore), 2014, 93(24): 333-339.

[33] Hingorani S. Renal complications of hematopoietic-cell transplantation. N Engl J Med, 2016, 374(23): 2256-2267.

[34] Singh N, McNeely J, Parikh S, et al. Kidney complications of hematopoietic stem cell transplantation. Am J Kidney Dis, 2013, 61(5): 809-821.

[35] Cohen EP, Drobyski WR, Moulder JE. Significant increase in end-stage renal disease after hematopoietic stem cell transplantation. Bone Marrow Transplant, 2007, 39(9): 571-572.

[36] Li JM, Giver CR, Lu Y, et al. Separating graft-versus-

[37] Wang HH, Yang AH, Yang LY, et al. Chronic graft-versus-host disease complicated by nephrotic syndrome. J Chin Med Assoc, 2011, 74(9): 419-422.

[38] George JN, Li X, McMinn JR, et al. Thrombotic thrombocytopenic purpura-hemolytic uremic syndrome following allogeneic HPC transplantation: a diagnostic dilemma. Transfusion, 2004, 44(2): 294-304.

[39] Tichelli A, Gratwohl A. Vascular endothelium as 'novel' target of graft-versus-host disease. Best Pract Res Clin Haematol, 2008, 21(2): 139-148.

[40] Carreras E, Diaz-Ricart M. The role of the endothelium in the short-term complications of hematopoietic SCT. Bone Marrow Transplant, 2011, 46(12): 1495-1502.

[41] Jodele S, Licht C, Goebel J, et al. Abnormalities in the alternative pathway of complement in children with hematopoietic stem cell transplant-associated thrombotic microangiopathy. Blood, 2013, 122(12): 2003-2007.

[42] Hodi FS, O'Day SJ, McDermott DF, et al. Improved survival with ipilimumab in patients with metastatic melanoma. N Engl J Med, 2010, 363(8): 711-723.

[43] Robert C, Thomas L, Bondarenko I, et al. Ipilimumab plus dacarbazine for previously untreated metastatic melanoma. N Engl J Med, 2011, 364(26): 2517-2526.

[44] Murakami N, Motwani S, Riella LV. Renal complications of immune checkpoint blockade. Curr Probl Cancer, 2017, 41(2): 100-110.

[45] Friedman CF, Proverbs-Singh TA, Postow MA. Treatment of the immune-related adverse effects of immune checkpoint inhibitors: a review. JAMA Oncol, 2016, 2(10): 1346-1353.

[46] Fadel F, El Karoui K, Knebelmann B. Anti-CTLA4 antibody-induced lupus nephritis. N Engl J Med, 2009, 361(2): 211-212.

[47] Caturegli P, Di Dalmazi G, Lombardi M, et al. Hypophysitis secondary to cytotoxic T-lymphocyte-associated protein 4 blockade: insights into pathogenesis from an autopsy series. Am J Pathol, 2016, 186(12): 3225-3235.

[48] Johnson DB, Balko JM, Compton ML, et al. Fulminant myocarditis with combination immune checkpoint blockade. N Engl J Med, 2016, 375(18): 1749-1755.

[49] Koda R, Watanabe H, Tsuchida M, et al. Immune checkpoint inhibitor (nivolumab)-associated kidney injury and the importance of recognizing concomitant medications known to cause acute tubulointerstitial nephritis: a case report. BMC Nephrol, 2018, 19(1): 48-55.

[50] Weber JS, D'Angelo SP, Minor D, et al. Nivolumab versus chemotherapy in patients with advanced melanoma who progressed after anti-CTLA-4 treatment (CheckMate 037): a randomised, controlled, open-label, phase 3 trial. Lancet Oncol, 2015, 16(4): 375-384.

[51] Larkin J, Chiarion-Sileni V, Gonzalez R, et al. Combined nivolumab and ipilimumab or monotherapy in untreated melanoma. N Engl J Med, 2015, 373(1): 23-34.

[52] Postow MA, Chesney J, Pavlick AC, et al. Nivolumab and ipilimumab versus ipilimumab in untreated melanoma. N Engl J Med, 2015, 372(21): 2006-2017.

[53] Younes A, Santoro A, Shipp M, et al. Nivolumab for classical Hodgkin's lymphoma after failure of both autologous stem-cell transplantation and brentuximab vedotin: a multicentre, multicohort, single-arm phase 2 trial. Lancet Oncol, 2016, 17(9): 1283-1294.

[54] Rosenberg JE, Hoffman-Censits J, Powles T, et al. Atezolizumab in patients with locally advanced and metastatic urothelial carcinoma who have progressed following treatment with platinum-based chemotherapy: a single-arm, multicentre, phase 2 trial. Lancet, 2016, 387(10031): 1909-1920.

[55] Shirali AC, Perazella MA, Gettinger S. Association of acute interstitial nephritis with programmed cell death 1 inhibitor therapy in lung cancer patients. Am J Kidney Dis, 2016, 68(2): 287-291.

[56] Izzedine H, Gueutin V, Gharbi C, et al. Kidney injuries related to ipilimumab. Invest New Drugs, 2014, 32(4): 769-773.

[57] Belliere J, Meyer N, Mazieres J, et al. Acute interstitial nephritis related to immune checkpoint inhibitors. Br J Cancer, 2016, 115(12): 1457-1461.

[58] Izzedine H, Mathian A, Champiat S, et al. Renal toxicities associated with pembrolizumab. Clin Kidney J, 2019, 12(1): 81-88.

[59] Kidd JM, Gizaw AB. Ipilimumab-associated minimal-change disease. Kidney Int, 2016, 89(3): 720-720.

[60] Kitchlu A, Fingrut W, Avila-Casado C, et al. Nephrotic syndrome with cancer immunotherapies: a report of 2 cases. Am J Kidney Dis, 2017, 70(4): 581-585.

[61] Bickel A, Koneth I, Enzler-Tschudy A, et al. Pembrolizumab-associated minimal change disease in a patient with malignant

[62] Namuduri M, Brentjens RJ. Medical management of side effects related to CAR T cell therapy in hematologic malignancies. Expert Rev Hematol, 2016, 9(6): 511-513.

[63] Perazella MA, Shirali AC. Nephrotoxicity of cancer immunotherapies: past, present and future. J Am Soc Nephrol, 2018, 29(8): 2039-2052.

pleural mesothelioma. BMC Cancer, 2016, 16(2): 656-662.

[64] Baird P, Leung S, Hoang H, et al. A case of acute kidney injury from crystal nephropathy secondary to pomalidomide and levofloxacin use. J Oncol Pharm Pract, 2016, 22(2): 357-360.

[65] Lipson EJ, Huff CA, Holanda DG, et al. Lenalidomide-induced acute interstitial nephritis. Oncologist, 2010, 15(9): 961-964.

第十五节　肾淀粉样变性诊治进展

淀粉样变性的特征是不同来源的前体蛋白经构象改变发生错误折叠，形成不溶性的纤维蛋白束并沉积于细胞外基质，造成沉积部位组织和器官功能障碍的一组疾病，其可累及多系统器官，尤以心脏、肾脏、肝脏、神经、胃肠道等部位多见，也可累及肌肉、舌头、皮肤和骨关节。淀粉样蛋白沉积于肾脏引起的病变称肾淀粉样变性。肾脏是淀粉样蛋白最常侵犯的部位之一，也是淀粉样变性患者最严重的表现和主要死亡原因之一，多见于中老年人，临床上主要表现为肾病综合征，随着疾病的进展出现肾功能不全。淀粉样轻链（AL）型淀粉样变性、淀粉样蛋白（AA）型淀粉样变性和遗传性淀粉样变性是累及肾脏最常见的3种类型（表1-3-17）。AL型淀粉样变性是临床最常见的一种类型，约占所有病例的2/3，约90%的肾淀粉样变性有轻链沉积。随着生物制剂的使用，AA型淀粉样变性的发病率明显下降，约7%的肾淀粉样变性有淀粉样蛋白A沉积。随着基因检测和质谱分析技术的应用，遗传性淀粉样变性的发病率呈上升趋势，约占肾淀粉样变性的3%。肾淀粉样变性患者的预后较差，但新治疗手段的应用使本病的治疗效果和预后得到了改善。为了提高临床医师对肾淀粉样变性的诊治水平，本节主要介绍肾淀粉样变性的诊断思路和治疗进展。

表1-3-17　累及肾脏的淀粉样变性的主要类型

类型	前体蛋白	侵犯器官	主要治疗
AL	单克隆免疫球蛋白轻链	心、肾、肝、周围神经和自主神经系统、消化道、舌头	系统性化疗、单克隆抗体、自体造血干细胞移植
AA	血清淀粉蛋白A	肾、肝、消化道	糖皮质激素、细胞抑制剂或单克隆抗体例如：抗TNF-α、抗IL-6
AFib	纤维蛋白原Aα链	肾、肝	支持治疗或器官移植
ALect2	白细胞趋化因子2	肾、肝	支持治疗
AApoA1	异常载脂蛋白A-1	肾、肝、心、喉、皮肤、睾丸	支持治疗或器官移植
ALys	异常溶菌酶	肾、肝、消化道、皮肤	支持治疗
AGel	异常胶溶蛋白	角膜、颅神经、皮肤、肾	支持治疗或器官移植
Aβ2M	β2微球蛋白	肾、腕管综合征、肌肉、关节	支持治疗或器官移植
ATTR	转甲状腺素	心、周围神经和自主神经系统、腕管综合征	支持治疗或器官移植

注：AL.淀粉样轻链；AA.淀粉样蛋白A；AFib.纤维蛋白原Aα链；ALect2.白细胞衍生趋化因子2；AApoA1.载脂蛋白；A-1淀粉样蛋白；ALys.溶菌酶淀粉样蛋白；AGel.胶溶蛋白淀粉样蛋白；Aβ2M.β2微球蛋白相关；ATTR.淀粉样转甲状腺素

一、相关浆细胞病的名称及关系

1978年，Robert Kyle首次提出了意义未明的单克隆性球蛋白病（monoclonal gammopathy of undertermined significance, MGUS）的概念，即指血清中单克隆免疫球蛋白（M蛋白）的浓度<3 g/dl，骨髓单克隆浆细胞<10%，不伴有浆细胞相关的器官损害的一组疾病。MGUS是所有多发性骨髓瘤（multiple myeloma, MM）和AL型淀粉样变性的疾病前状态。随着时间的推移，每年约有1%的MGUS患者进展为多发性骨髓瘤、淀粉样变性等有临床意义的浆细胞病，在10年、20年和25年的累计进展率分别为12%、25%和30%。单克隆蛋白的大小、免疫球蛋白的类型、游离轻链（FLC）变化的程度和荧光原位杂交检测到的染色体异常会影响其进展。这类疾病患者暂时无须治疗，但需要严密监测。

2012年，国际肾脏和单克隆免疫球蛋白病研究组首次提出有肾脏意义的单克隆免疫球蛋白病（monoclonal gammopathy of renal significance, MGRS）的概念，即指MGUS患者的单克隆免疫球蛋白沉积于肾脏导致的一组疾病。对于这一类患者，肾活检是十分必要的，明确肾脏沉积物的超微结构并进行分类，对指导疾病的治疗和判断预后具有重要意义。MGRS的治疗直接靶向潜在的克隆增生性疾病，治疗目标是达到血液学缓解，即血液和尿液中M蛋白水平达到正常或改善。

多发性骨髓瘤是血液系统恶性肿瘤，其特征为骨髓克隆性浆细胞>10%，血清或尿液中有大量M蛋白，并伴有高钙血症、贫血、肾功能不全及骨损害等临床症状。7.5%~8.0%的AL型淀粉样变性在确诊时合并多发性骨髓瘤，11.1%的多发性骨髓瘤患者合并肾淀粉样变性。冒烟型多发性骨髓瘤是指根据M蛋白和骨髓克隆性浆细胞数达到多发性骨髓瘤的诊断标准，但没有高钙血症、贫血、肾功能不全及骨损害等临床症状。每年约有10%的冒烟型多发性骨髓瘤进展为多发性骨髓瘤。

二、肾淀粉样变性的诊断

肾淀粉样变性多起病隐匿，临床表现因淀粉样蛋白的类别、沉积的位置和量不同而呈现明显的个体化差异，故早期诊断该病具有一定难度。临床上凡出现以下情况应高度怀疑肾淀粉样变性，并做进一步检查及肾活检：①中老年出现大量蛋白尿或肾病综合征者，尤其是合并肝脾大、心脏疾病、巨舌或不明原因皮肤紫癜的患者，或存在明确的慢性感染性疾病如结核、支气管扩张、骨髓炎或类风湿关节炎的患者。②多发性骨髓瘤患者出现大量蛋白尿。③中老年患者不明原因出现蛋白尿、肾病综合征，合并血清蛋白电泳和(或)尿本周蛋白阳性者。④中老年出现蛋白尿、肾病综合征，合并低血压者。

也有学者认为，对于40岁以上的肾病综合征患者，如果血尿不明显，存在肾小管功能受损，且伴下述任一情况时，即应高度怀疑肾淀粉样变：体重异常下降；低血压或血压较发病前下降≥20 mmHg；心肌肥厚；肝脾大，但肝功能正常；血、尿免疫固定电泳发现M蛋白；血钙异常升高；骨痛；尿白蛋白占尿总蛋白比例偏低；重度贫血；肾脏大小与肾功能不符。

淀粉样纤维丝因具有β样折叠的空间结构与刚果红具有高度亲和力，在偏振光显微镜下呈苹果绿双折光，即刚果红染色阳性目前仍是诊断淀粉样变性的金标准。电镜下表现为直径8~12 nm无分支、排列紊乱的纤维丝结构。新的化合物，如共轭聚合物五聚甲酸噻吩乙酸，在诊断淀粉样蛋白方面显示出希望，但目前还不容易得到。肾脏受累的诊断是通过淀粉样蛋白沉积的组织学表现来进行的，故诊断肾淀粉样变性的金标准是肾活检。肾活检的阳性率达95%以上，对于出血风险不高的患者可考虑直接做肾穿刺活检确诊；而当患者病情受限不适合做肾活检时，也可考虑取腹部皮下脂肪、胃肠黏膜、骨髓、齿龈或舌行活检帮助诊断。识别淀粉样蛋白的类型对于指导治疗非常重要。一般说来，免疫荧光检测免疫球蛋白轻链用于诊断 AL 型特异性较高，但免疫病理检查轻链阴性，不能完全排除 AL 型淀粉样变性。有研究显示，使用免疫荧光检查轻链在 AL 型淀粉样变性肾组织沉积的假阴性结果高达 35.3%，免疫组化对 AA 型淀粉样变性的大多数病例诊断的敏感性及特异性较高，但也有近 20% 的病例不能明确诊断。这些情况下都需要使用激光显微切割 / 质谱分析技术（LMD/MS）帮助确诊分型。对遗传性淀粉样变，国际上推荐使用免疫组化对转甲状腺素蛋白（ATTR）和纤维蛋白原 A α 链（fibrinogen α-chain）进行常规染色，必要时行基因测序分析来明确诊断。肾淀粉样变性的诊断流程见图 1-3-10。

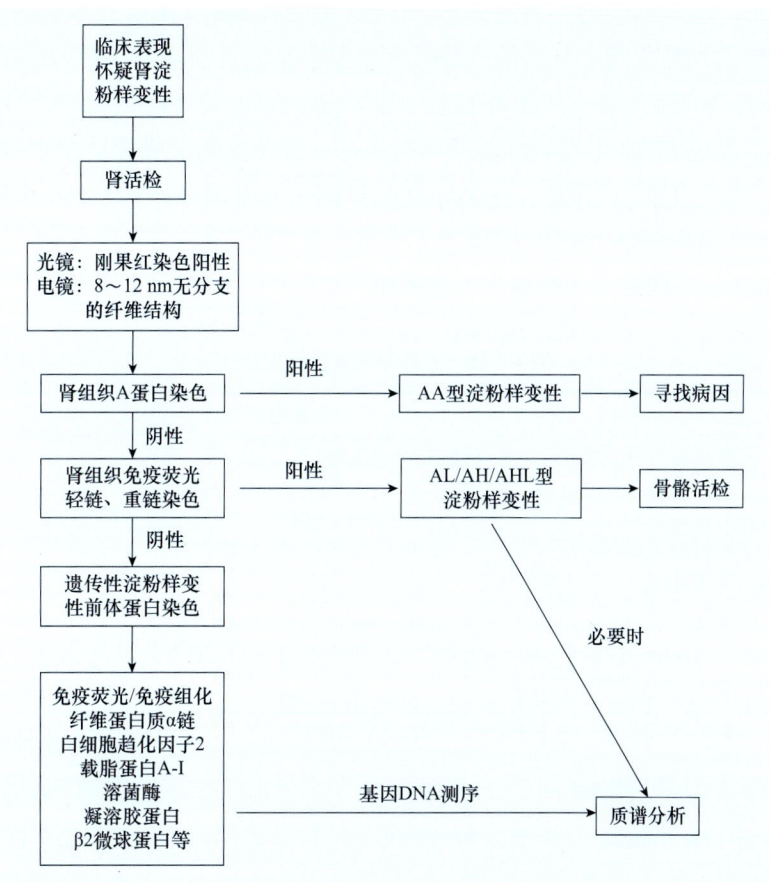

图 1-3-10　肾淀粉样变性的诊断流程

三、肾脏反应和进展标准

国际淀粉样变性学会多年来一直使用血液学和心脏反应分期标准来进行治疗评估，直到最近，分期标准才被用于肾脏受累。目前有研究认为，除经典的血液学和心脏反应标准，还应利用早期估算肾小球滤过率（eGFR）和蛋白尿的变化来评估治疗效果。来自帕维尔（$n=5461$）和海德堡（$n=5271$）临床队列中心的研究表明，蛋白尿＞5 g/24 h 和 eGFR＜50 ml/（min·1.73 m^2）可以很好地预测需要透析治疗的风险。蛋白尿≤5 g/24 h 和 eGFR＞50 ml/（min·1.73 m^2）进展至需要透析治疗风险较低（2个研究中心患者3年进展至透析的概率分别为0和4%），而蛋白尿>5 g/24 h和eGFR<50 ml/（min·1.73 m²）显示高风险（3年进展至透析的概率分别为60%和85%）。治疗6个月时，eGFR减少≥25%可预测患者的肾脏存活率，并被作为肾脏进展的标准。在没有肾脏进展的情况下，蛋白尿减少≥30%，或蛋白尿降至0.5 g/24 h以下是肾脏反应的标准，与肾存活时间延长有关。治疗6个月后，血液学非常好的部分或完全缓解可以改善患者的肾脏结局。

血液学进展及反应标准见表1-3-18。对MM而言，微小残留病变（minimal residual disease，MRD）是指标准治疗取得完全缓解（CR）后患者骨髓内残留少量骨髓瘤细胞的状态，是监测缓解状态的关键，也被认为是复发的主要原因。大量研究证实，MM治疗后的MRD转阴与患者的长期无进展生存（PFS）密切相关。越来越多的学者建议在临床试验中将MRD作为PFS的替代终点。因此，检测MRD对于MM患者预后预测、分层治疗等具有重要意义。目前检测MRD的主要方法有二代流式（new generation flow，NGF）、新一代测序检测（new generation sequencing，NGS）、PET-CT、磁共振弥散成像、质谱等，其中PET-CT反映细胞代谢的水平，磁共振弥散成像反映水分子的运动状态，质谱反映细胞分泌水平，二代流式和新一代测序反映骨髓中异常浆细胞的比例，它们之间的相关性很好，但不能相互代替，不同检测手段的检测意义不同。在二代流式、新一代测序的基础上做质谱检测可以更好地评估MRD，结合影像学检查会更加理想。

表1-3-18 血液学进展及反应标准

反应类别	标准
CR	轻链绝对值及比值正常，血/尿免疫固定电泳阴性
VGPR	dFLC下降至<40 mg/L
PR	dFLC下降>50%
无反应	未达到PR
进展	若达到CR，可检测到M蛋白或轻链比值异常（轻链绝对值必须翻倍） 若达到PR，血M蛋白增加50%至>5 g/L或尿M蛋白增加50%至>200 mg/d（必须出现可见的峰） 轻链增加50%至>100 mg/L

注：CR.完全缓解；VGPR.非常好的部分缓解；PR.部分缓解；dFLC.涉及淀粉样变和未涉及的自由轻链之间的差异；FLC.自由轻链

《中国多发性骨髓瘤诊治指南》（2020年修订）关于MRD疗效标准的部分仍参照2016年发表在《柳叶刀》上的国际骨髓瘤工作组（International Myeloma Working Group，IMWG）MM疗效和MRD评估共识。然而，随着MM治疗新方法的不断应用，Martinez Lopez等观察到接受CAR-T治疗的MM患者M蛋白的消失滞后于骨髓瘤细胞的消失，导致部分患者虽然达到MRD阴性，但并未达到传统的IMWG疗效标准的CR。Lahuerta等的研究发现，MM患者治疗后达到传统IMWG疗效标准的PR和VGPR 2组人群的长期生存无差异；MRD阈值大于10^{-4}的CR患者与VGPR患者也不存在长期生存上的差异。西班牙骨髓瘤协作组（PETHEMA/GEM）报道的试验结果显示，MRD<10^{-6}、$10^{-6} \sim 10^{-5}$和$10^{-5} \sim 10^{-4}$ 3组患者的PFS率分别为92%、70%和44%，该研究证实MRD<10^{-6}可以确定复发率极低的MM患者群。因此，IMWG疗效标准中以10^{-5}为阈值对MRD进行阴、阳性二分类划分的合理性受到了质疑。目前认为，多种检测方法联合能更好评估MRD疗效状态。现阶段MRD不指导临床治疗，主要用于判断患者预后，故MRD转阳也不需要临床治疗。

荧光原位杂交（fluorescence in situ hybridization，FISH）是一种实用的细胞遗传学工具，目前常规的细胞遗传学检查阳性率低，而间期荧光原位杂交（iFISH）技术不需要中期分裂象，是在间期细胞中进行的，克服了传统检测方法的缺陷，大大提高了异常核型的检出率。一项来自梅奥诊所的回顾性研究纳入401例AL型淀粉样变性患者，其中胞质轻链免疫荧光结合FISH（cIg-FISH）异常患者占81%，异常cIg-FISH与疾病预后密切相关。最常见的是染色体14q32易位（52%），其中t（11；14）占43%，t（14；16）占3%和2%伴有t（4；14），其他常见异常包括染色体13或13q缺失，染色体9（20%）、15（14%）、3（10%）、11（10%）三体及染色体1q21扩增等。其中，三倍体及t（11；14）的患者中浆细胞百分比＞10%者预后更差。iFISH检测对于多发性骨髓瘤预后的评估和判断具有重要意义。IMWG提出基于FISH对MM进行危险分级。1q21是MM中发生频率较高的染色体异常。文献报道其发生频率为40%~50%。相关研究认为，骨髓瘤恶性度的提高多与1q21的扩增比例呈正相关，可以作为预后的参考指标。13号染色体突变（最常见的异常为13q14）也是MM患者常见的核型异常。有研究表明，在13号染色体异常者中，不管是采取常规化疗，还是造血干细胞移植，其疗效与预后都要比无异常者差。

四、肾淀粉样变性的治疗

（一）淀粉样变性的治疗原则

减少淀粉样蛋白前体蛋白是目前所有淀粉样变性治疗的基础，尽管这对于某些类型的淀粉样变性尚不可能实现。一些药物主要杀浆细胞或抑制浆细胞生长，从而阻止淀粉样纤维丝的形成和淀粉样蛋白的产生和沉积，防止受累器官进一步损伤，甚至部分或完全逆转淀粉样蛋白在组织中沉积，这些药物对AL型和AA型淀粉样变性有很好的疗效，但有时由于器官功能受损，耐受性较差。器官移植可去除或减少遗传性淀粉样蛋白的来源，对某些遗传性ATTR、AApoAI和AFib淀粉样变性患者有作用。另外，严格的支持治疗也是至关重要的，如在肾或心脏受累的情况下，对患者的症状控制、器官功能维持、液体管理、营养支持和血压控制等。而在ATTR淀粉样变性中，基因沉默治疗和蛋白质稳定剂治疗是淀粉样蛋白治疗的一个里程碑式的进展。由于本病常累及肾脏、心脏及消化系统和神经系统等多个器官系统，故在临床治疗过程中常需要肾内科、血液内科、心内科、消化内科和神经内科等多学科的密切合作。

（二）淀粉样轻链型淀粉样变性的治疗

1. 自体造血干细胞移植 自体造血干细胞移植（autologous hematopoietic stem cell transplantation，ASCT）在AL型淀粉样变性中疗效确切，17%~31%的患者选择ASCT治疗。国际血液与骨髓移植登记中心总结了1995—2012年间1536例AL型淀粉样变性患者经ASCT治疗的结果，发现1995—2000年、2001—2006年和2007—2012年3个研究周期中，移植后100天内移植相关死亡率（transplant related mortality，TRM）分别从20%下降到11%再降到5%。患者ASCT治疗后5年总体生存率（overall survival，OS）从1995—2000年间的55%提高到2001—2006年间的61%，再升高到2007—2012年的77%。美国梅奥诊所的最新研究显示，2010—2014年期间ASCT治疗AL型淀粉样变性患者的4年总生存（OS）率已经达到91%，半年内病死率已降至2%，血液学VGPR和CR率达77%，受累器官缓解率达74%。解放军东部战区总医院总结了2010—2014年87例AL型淀粉样变性的中远期疗效，结果显示1年、2年和3年的OS分别为94.1%、83.9%和78.9%，TRM为3.4%，其中AL型淀粉样变性肾损害行ASCT治疗后1年、2年和3年的肾脏存活率高达91.7%、82.6%和77.1%。

移植前诱导化疗和移植后巩固和维持治疗可以克服ASCT的局限性。目前推荐骨髓浆细胞比例≥10%的患者在ASCT前进行诱导治疗。国内研究发现，对于进行2个疗程的硼替佐米＋地塞米松（BD）诱导治疗联合ASCT和仅进行ASCT的患者，1年内达到CR的比例分别为65%和36%，2年总体生存率分别为95%和69%，2年无进展生存率分别为81%和51%，结果表明BD方案的诱导治疗可以改善患者的预后。血液学达CR的患者ASCT后可不予巩固维持治疗。如果患者在ASCT后100天内或非ASCT疗法4个疗程后未达到理想的部分缓解以上疗效，应当进行巩固治疗。不推荐临床试验之外的ASCT后维持治疗。目前有2项临床试验对ASCT后未达到CR的患者进行巩固性治疗。第1项试验中31例患者采用沙利度胺＋地塞米松（TD）方案，其中52%完成9个月的治疗，42%达到较好的血液学缓解。总体血液学缓解率为71%（36% CR），44%达到器官缓解。第2项试验中有17例患者接受了巩固性BD方案治疗，其中74%达到CR，58%达到器官缓解。

适合ASCT的条件包括：年龄≤70岁，体能状态评分（ECOG）≤2分，肌钙蛋白（TnT）<0.06 μg/L，NT-proBNP<5000 ng/L，纽约心功能分级Ⅰ级或Ⅱ级，收缩压≥90 mmHg，eGFR≥30 ml/(min·1.73 m^2)，严重受累重要器官（心脏、肝脏、肾脏或自主神经）≤2个。禁忌证包括：TnT>0.06 μg/L；严重的自主神经病变；淀粉样物质导致的严重的胃肠道出血；严重的肾功能不全；年龄>70岁；反复发作的有症状的淀粉样物质相关的胸膜渗出；ECOG评分>2分。

2. 标准化疗方案　硼替佐米是大多数AL型淀粉样变性患者前期治疗的主要药物。含硼替佐米的方案可作为新确诊患者和复发患者的一线治疗方案。硼替佐米联合地塞米松（BD）和环磷酰胺＋硼替佐米＋地塞米松（CyBorD）是临床最常用的2种方案。一项来自欧洲的关于230例患者的回顾性研究证实了CyBorD方案的有效性，结果显示该方案治疗后的血液学、肾脏和心脏反应率分别为60%、25%和17%。另一项最新的欧洲研究统计了915例患者对CyBorD方案的预后，结果显示血液学、肾脏和心脏反应率分别为65%、15.4%和32.5%。国内一组72例患者的回顾性研究显示，BD方案治疗累及肾的AL型淀粉样变性的血液学缓解率为75%，其中45%的患者达到完全缓解，中位缓解时间为2个月，患者1年及2年的总生存率分别为83%和76%。最近，一项随机Ⅲ期临床试验研究表明硼替佐米-美法仑（马法兰）-地塞米松（BMDex）联合治疗方案优于美法仑（马法兰）-地塞米松（MDex）方案。环磷酰胺、沙利度胺和地塞米松（CTD）方案也被接受为AL型淀粉样变性的标准治疗。在一项CTD方案的前瞻性研究中，65例患者中74%达到血液学缓解，其中21%为CR。中位随访22个月后，从治疗开始的中位总生存期为41个月。来那度胺＋地塞米松方案治疗AL型淀粉样变性有一定的疗效，但毒性较明显，目前临床应用较少。

3. 新型化疗药物　卡非佐米（carfilzomib）和伊沙佐米（ixazomib）是较新的蛋白酶体抑制剂（proteasome inhibitors, PIs），目前用于AL型淀粉样变性的证据有限。与硼替佐米相比，卡非佐米的神经毒性较小，在一项多中心的Ⅰ/Ⅱ期研究中，卡非佐米的血液学反应为63%，器官反应为21%，然而，心肺毒性较明显。伊沙佐米是一种口服的PIs。Sanchorawala等的研究报道显示，伊沙佐米在复发或难治性AL型淀粉样变性中可以达到52%的血液反应和56%的器官反应（其中50%为肾脏反应），平均无进展生存期（PFS）为14.8个月。这一类新药还需要进一步研究，充分证实其在大群体患者中的疗效和毒性。

泊马度胺（pomalidomide）是一种新型免疫调节剂，具有与来那度胺相似的结构和机制，但也可能引起不同的生物效应。相比沙利度胺、来那度胺，泊马度胺耐受性好，毒性最小，它是一种针对重度、重复复发患者的重要药物。它在对来那度胺和硼替佐米难治的患者中显示了令人印象深刻的效果。

一项大型多中心随机Ⅲ期试验（MM-003试验）纳入455例对来那度胺和硼替佐米治疗无效的MM患者，比较了泊马度胺+低剂量地塞米松和高剂量地塞米松的安全性和疗效。其结果发现，泊马度胺联合低剂量地塞米松组的中位PFS为4个月，而高剂量地塞米松的中位PFS为1.9个月。肾功能不全并不影响该方案的有效性和安全性。

在Ⅱ期临床研究中，泊马度胺可用于治疗对硼替佐米及来那度胺耐药的AL型淀粉样变性患者。Dispensieri等用泊马度胺+地塞米松（PDex）治疗33例复发的AL型淀粉样变性患者，其中48%获得血液学缓解，中位反应时间为1.9个月。有5例患者的器官得到改善。中位总生存期和无进展生存期分别为28个月和14个月，1年总生存率和无进展生存率分别为76%和59%。Anchorawala等用PDex方案治疗24例AL型淀粉样变性患者，血液学反应（HR）为50%。最佳HR的中位时间为3个周期，HR的中位持续时间为15个月。Palladini等对28例难治性AL淀粉样变性患者进行PDex方案治疗，其中68%的患者出现血液学反应（非常好的部分反应或完全反应占29%），生存率也有所提高。中位反应时间为1个月。以上研究表明，PDex可以作为之前硼替佐米、蛋白酶体抑制剂和来那度胺治疗无效的AL淀粉样变性患者的抢救方案，它是一种快速有效的治疗方案，改善了严重的淀粉样变性患者的生存率。

4. 单克隆抗体 达雷妥尤单抗（daratumumab, Dara）是一种抗CD38单克隆抗体，在淀粉样变性中显示出良好的应用前景。有研究显示，在重度（包括72%的心脏受累）患者中，Dara可达到76%的血液学有效率（其中CR达36%），中位缓解时间为1个月。梅奥诊所最近发表的一篇文章报道，Dara治疗的血液学有效率为78%，加用硼替佐米、来那度胺或泊马度胺联合疗法后血液学有效率可提升至88%。2020年4月法国IUC、美国波士顿大学医学院和德国海德堡大学医学院的团队分别在 Blood 公布了Dara单药和联合治疗复发/难治的原发轻链淀粉样变性（AL）的临床数据，显示Dara可以使64%~90%的患者获得血液学PR，56%~86%的患者获得血液学VGPR，无进展生存期为12~28个月，有24%~67%的患者获得肾功能改善，22%~50%的患者心功能改善，血液学反应大部分发生在Dara治疗后4个周期。Dara联合其他药物也是可行的，比较推荐的方案包括浆细胞疾病常用的免疫调节剂和蛋白酶体抑制剂的联合，此外鉴于t（11；14）存在，Bcl-2抑制剂venetoclax也是一种好的选择。新近研究表明，单克隆抗体和泊马度胺联合治疗复发和（或）难治性多发性骨髓瘤患者可能有协同临床效果。一项来自美国的研究显示，泊马度胺联合达雷妥尤单抗和地塞米松治疗复发和（或）难治性多发性骨髓瘤，总有效率为60%，中位无进展生存期为8.8个月。伊沙妥昔单抗（isatuximab）是一种新型抗CD38单克隆抗体，一项3期临床试验研究显示，在复发和难治性多发性骨髓瘤中，伊沙妥昔单抗联合泊马度胺和地塞米松治疗可显著提高无进展生存，疗效优于泊马度胺联合地塞米松组。埃罗妥珠单抗（elotuzumab）是一种免疫刺激单抗药物，一项发表于《新英格兰医学杂志》的研究表明，在接受来那度胺和蛋白酶体抑制剂治疗失败的MM患者中，将接受埃罗妥珠单抗（elotuzumab）联合泊马度胺和地塞米松治疗的患者与单独接受泊马度胺联合地塞米松治疗的患者相比，前者进展或死亡的风险明显低于后者，而这些单克隆抗体在淀粉样变性中的治疗效应仍需大量临床试验证实。

5. 促进已沉积的 AL 型淀粉样轻链消失的药物　多项小样本观察表明，AL 型淀粉样的轻链蛋白不容易被清除。这些患者经过治疗后均处于临床缓解，血清或尿液中均未检测到单克隆蛋白，骨髓中的浆细胞百分比在参考范围内，但进行重复肾脏活检时，发现肾脏内仍有大量淀粉样轻链沉积。这与原发性肾小球肾炎的 IgA 或 IgG 沉积不同，它们如果没有新的沉积，可以在几个月内吸收消除。因此，对于 AL 淀粉样变性患者，如果对治疗的血液学反应良好，但肾衰竭或蛋白尿不缓解，促进吸收治疗就显得尤为重要。

目前，比较有前景的促进沉积的淀粉样轻链消失的药物包括：① 11-1F4（CAEL-101）是一种嵌合的单克隆 IgG1 抗体，靶向人本周蛋白的 VL 片段，对 κ 轻链的亲和力强于 λ。11-1F4 与人 AL 沉积物质相互作用，促进 AL 淀粉样物质消退。在一项针对 27 例复发 / 难治性 AL 淀粉样变性患者的临床 Ia / b 研究显示，62% 的患者在开始治疗后的 2 周内表现出器官反应，临床 Ⅱ～Ⅲ 期研究正在进行中。② NEOD001 是针对继发性淀粉样变性而开发的人源化单克隆抗体，但发现其对 AL 沉积物有高亲和力。它靶向血清淀粉样蛋白 A 蛋白的 C 末端氨基酸序列，该位点在 AA 淀粉样蛋白沉积过程中暴露出来，而在全长血清淀粉样蛋白 A 分子中隐匿。NEOD001 可以原位结合 AL 淀粉样沉积物，促进 AL 沉积物的吞噬清除。NEOD001 在 AL 治疗后持续性器官功能不全的患者的 Ⅰ / Ⅱ 期试验中表现良好。③ CPHPC 是一种血清淀粉样 P 蛋白（SAP）的抗体，其特殊的"回文"序列与 AL 型淀粉样物质具有高亲和力，可与 2 个淀粉样物质交联，从而使淀粉样物质的表面结合位点被占据，快速清除肝脏及循环中的 SAP。2015 年，Richards 等的研究（Ⅰ 期）纳入了 16 例淀粉样变性患者，评估了 CPHPC 治疗 6 周后的疗效，结果提示其能改善器官尤其是肝脏的功能。

（三）淀粉样蛋白型淀粉样变性的治疗

通过治疗潜在的炎症性疾病来减少 SAA 的产生是治疗 AA 淀粉样变性的关键。对于主要由感染导致的 AA 型淀粉样变性患者，如支气管扩张或肺结核，需要进行抗菌治疗。对于风湿性疾病导致的 AA 型淀粉样变性患者，如类风湿关节炎等，主要采用生物制剂治疗，如肿瘤坏死因子（TNF）抑制剂、阿达鲁单抗、美罗华等。秋水仙碱是治疗家族性地中海热导致的 AA 型淀粉样变性的高效药物。

（四）遗传性淀粉样变性的治疗

遗传性淀粉样变性患者的治疗仍不理想。目前主要的方法仍然是利用器官移植来替代功能衰竭的淀粉样器官。当肝脏是前体蛋白的主要来源时，也可以将其移植，以便使用正常的非淀粉样蛋白替代突变的淀粉样蛋白。

（五）终末期肾病的治疗

肾淀粉样变性发展为终末期肾病（ESRD）时需开始肾替代治疗。淀粉样变性患者血液透析中最常遇到的困难就是低血压。引起低血压的机制是复杂的。首先，严重肾病综合征患者毛细血管再灌注率降低，故超滤可能难以有效实施，进而导致顽固性低血压。其次，合并心脏受损的患者发生透析低血压的风险更高。此外，淀粉样变性相关的自主神经功能障碍患者在透析期间可能无法产生交感神经反应来维持血压。肾淀粉样变患者透析中低血压的治疗也非常困难。透析期间的高超滤率与全因死亡率和心血管相关死亡率增加有关。因此，这些患者可能会受益于更频繁的透析治疗，以减少每次透析过程中的超滤率。药物制剂，如盐酸米多君，可用于这类低血压患者在治疗期间维持血压。增加透析过程中血压的专用技术包括：降低透析液温度、钠模拟和增加透析液钙浓度。Decourt 等对 265 例淀粉样变性透析患者的随访结果显示，这些患者的1年、3年和5年生存率分别为66%、41%和26%，中位生存期为29个月。其中，心血管事件是这些患者最常见的死亡原因。对于合并ESRD的淀粉样变性患者，若行同种异体肾脏移植，应经过治疗达到血液学CR，最好已进行过ASCT，这样患者在移植物中淀粉样变性复发的风险最低。遗传性AFib淀粉样变性的患者肾移植后的预后相对较好，移植肾的中位生存期约为6年。

由于肾淀粉样变性患者发展至终末期常合并心脏受累、心功能不全，故腹膜透析在这些患者中的研究应用较少。有研究表明，AA型淀粉样变性导致的肾衰竭行腹膜透析治疗预后极差，大多数死亡是由于腹膜炎和（或）败血症及心血管并发症导致，腹膜透析可能不适合作为此类患者的首选治疗方案。也有研究认为，持续性非卧床腹膜透析（continuous ambulatory peritoneal dialysis，CAPD）对合并ESRD的家族性地中海热（familial mediterranean fever，FMF）淀粉样变性患者是一种安全有效的肾替代疗法，但是该研究局限性在于研究样本量较小，故腹膜透析在肾淀粉样变性导致的ESRD中的安全性及疗效仍有待评估。

（六）支持治疗

由于肾淀粉样变性患者临床主要表现为肾病综合征，故肾病综合征的常见并发症的防治也适用于肾淀粉样变性患者。患者低蛋白血症主要归因于尿蛋白丢失和分解代谢率的增加，当出现明显的外周水肿时，需要使用利尿剂和饮食限制钠。一项介入性研究的结果表明，在门诊淀粉样变性患者中，合理的营养支持有助于保持体重，有效地改善精神生活质量，并与更好的生存率相关。

五、总结

随着对疾病的认识和诊断技术的发展，肾淀粉样变性的发病率逐步上升。诊断肾脏淀粉样变性的金标准仍然是肾活检，新的技术LMD/MS可以帮助绝大部分淀粉样变性分型。淀粉样变性的治疗很复杂，通常需要多学科联合干预。最终的治疗方法包括标准化疗或化疗加ASCT，ESRD患者需肾替代治疗，在有肾脏和心脏受累的淀粉样变性患者中，支持治疗也非常重要。新型药物的研发也为淀粉样变性的治疗带来希望。

（曾　锐）

参 考 文 献

［1］ G. Merlini, V. Bellotti, Molecular mechanisms of amyloidosis. The New England Journal of Medicine, 2003, 349(11): 583-596.

［2］ O. C. Cohen, A. D. Wechalekar, Systemic amyloidosis: moving into the spotlight. Leukemia, 2020, 34(4): 1215-1228.

［3］ J. Kidd, D. E. Carl. Renal amyloidosis. Curr Probl Cancer, 2016, 40(4): 209-219.

［4］ A. D. Wechalekar, J. D. Gillmore, P. N. Hawkins. Systemic amyloidosis. The Lancet, 2016, 387(12): 2641-2654.

［5］ N. Leung, F. Bridoux, V. Batuman, et al. The evaluation of monoclonal gammopathy of renal significance: a consensus report of the International Kidney and Monoclonal Gammopathy Research Group. Nat Rev Nephrol, 2019, 15(4): 45-59.

［6］ N. Leung, F. Bridoux, C. A. Hutchison, et al. Monoclonal Gammopathy Research, Monoclonal gammopathy of renal

[7] J. J. Hogan, M. P. Alexander, N. Leung. Core curriculum 2019. Am J Kidney Dis, 2019, 74(4): 822-836.

[8] R. A. Kyle, T. M. Therneau, S. V. Rajkumar, et al. A long-term study of prognosis in monoclonal gammopathy of undetermined significance. The New England Journal of Medicine, 2002, 346(8): 564-569.

[9] A. Palumbo, K. Anderson. Multiple myeloma. The New England Journal of Medicine, 2011, 364(5): 1046-1060.

[10] T. V. Kourelis, S. K. Kumar, M. A. Gertz, et al. Coexistent multiple myeloma or increased bone marrow plasma cells define equally high-risk populations in patients with immunoglobulin light chain amyloidosis. J Clin Oncol, 2013, 31(4): 4319-4324.

[11] Y. Yao, S. X. Wang, Y. K. Zhang, et al. A clinicopathological analysis in a large cohort of Chinese patients with renal amyloid light-chain amyloidosis. Nephrology Dialysis Transplantation, 2013, 28(4): 689-697.

[12] I. Gorsane, S. Barbouch, M. Mayara, et al. Renal impairment in multiple myeloma: a single center experience. Saudi Journal of Kidney Diseases and Transplantation, 2016, 27(6): 480-485.

[13] S. V. Rajkumar, O. Landgren, M. V. Mateos. Smoldering multiple myeloma. Blood, 2015, 125(12): 3069-3075.

[14] K. P. Nilsson, K. Ikenberg, A. Aslund, et al. Structural typing of systemic amyloidoses by luminescent-conjugated polymer spectroscopy. Am J Pathol, 2010, 176(3): 563-574.

[15] 中国系统性淀粉样变性协作组. 系统性轻链型淀粉样变性诊断和治疗. 中华医学杂志, 2016, 96 (44): 3540-3548.

[16] L. Novak, W. J. Cook, G. A. Herrera, et al. AL-amyloidosis is underdiagnosed in renal biopsies. Nephrology, Dialysis, Transplantation, 2004, 19(3): 3050-3053.

[17] S. M. Said, S. Sethi, A. M. Valeri, et al. Renal amyloidosis: origin and clinicopathologic correlations of 474 recent cases. CJASN, 2013, 8(1): 1515-1523.

[18] E. Muchtar, A. Dispenzieri, N. Leung, et al. Depth of organ response in AL amyloidosis is associated with improved survival: grading the organ response criteria. Leukemia, 2018, 32(4): 2240-2249.

[19] G. Palladini, U. Hegenbart, P. Milani, et al. A staging system for renal outcome and early markers of renal response to chemotherapy in AL amyloidosis. Blood, 2014, 124(12): 2325-2332.

[20] I. V. Kostopoulos, I. Ntanasis-Stathopoulos, M. Gavriatopoulou, et al. Minimal residual disease in multiple myeloma: current landscape and future applications with immunotherapeutic approaches. Front Oncol, 2020, 10(2): 860-868.

[21] S. Kumar, B. Paiva, K. C. Anderson, et al. International Myeloma Working Group consensus criteria for response and minimal residual disease assessment in multiple myeloma. The Lancet Oncology, 2016, 17(4): 328-346.

[22] N. C. Munshi, H. Avet-Loiseau, A. C. Rawstron, et al. Association of minimal residual disease with superior survival outcomes in patients with multiple myeloma: a meta-analysis. JAMA Oncology, 2017, 3(1): 28-35.

[23] B. Paiva, J. J. van Dongen, A. Orfao. New criteria for response assessment: role of minimal residual disease in multiple myeloma. Blood, 2015, 125(12): 3059-3068.

[24] L. J. Costa, B. A. Derman, S. Bal, et al. International harmonization in performing and reporting minimal residual disease assessment in multiple myeloma trials. Leukemia, 2020, 23(3): 65-77.

[25] 中国医师协会血液科医师分会, 中华医学会血液学分会, 中国医师协会多发性骨髓瘤专业委员会. 中国多发性骨髓瘤诊治指南（2020年修订）. 中华内科杂志, 2020, 59 (5): 341-346.

[26] J. Martinez-Lopez, J. J. Lahuerta, F. Pepin, et al. Prognostic value of deep sequencing method for minimal residual disease detection in multiple myeloma. Blood, 2014, 123(12): 3073-3079.

[27] J. J. Lahuerta, B. Paiva, M. B. Vidriales, et al. Depth of response in multiple myeloma: a pooled analysis of three PETHEMA/GEM clinical trials. Journal of Clinical Oncology, 2017, 35(4): 2900-2910.

[28] S. Bal, A. Weaver, R. F. Cornell, et al. Challenges and opportunities in the assessment of measurable residual disease in multiple myeloma. British Journal of Haematology, 2019, 186(11): 807-819.

[29] M. Zang, D. Zou, Z. Yu, et al. Detection of recurrent cytogenetic aberrations in multiple myeloma: a comparison between MLPA and iFISH. Oncotarget, 2015, 6(1): 34276-34287.

[30] R. Warsame, S. K. Kumar, M. A. Gertz, et al. Abnormal FISH in patients with immunoglobulin light chain amyloidosis is a risk factor for cardiac involvement and for death. Blood

Cancer J, 2015, 5(1): 310-319.

[31] P. Sonneveld, H. Avet-Loiseau, S. Lonial, et al. Treatment of multiple myeloma with high-risk cytogenetics: a consensus of the International Myeloma Working Group. Blood, 2016, 127(10): 2955-2962.

[32] J. D. Shaughnessy Jr, F. Zhan, B. E. Burington, et al. A validated gene expression model of high-risk multiple myeloma is defined by deregulated expression of genes mapping to chromosome 1. Blood, 2007, 109(10): 2276-2284.

[33] N. Zojer, R. Königsberg, J. Ackermann, et al. Deletion of 13q14 remains an independent adverse prognostic variable in multiple myeloma despite its frequent detection by interphase fluorescence in situ hybridization. Blood, 2000, 95(9): 1925-1930.

[34] E. Muchtar, M. A. Gertz, S. K. Kumar, et al. Dispenzieri, improved outcomes for newly diagnosed AL amyloidosis between 2000 and 2014: cracking the glass ceiling of early death. Blood, 2017, 129(9): 2111-2119.

[35] C. Shimazaki, H. Hata, S. Iida, et al. Nationwide survey of 741 patients with systemic amyloid light-chain amyloidosis in Japan. Intern Med, 2018, 57(6): 181-187.

[36] A. D'Souza, A. Dispenzieri, B. Wirk, et al. Improved outcomes after autologous hematopoietic cell transplantation for light chain amyloidosis: a center for international blood and marrow transplant research study. J Clin Oncol, 2015, 33(5): 3741-3749.

[37] 陈文萃，黄湘华，张瑾，等．自体外周血干细胞移植治疗原发性系统性淀粉样变性的中远期疗效观察．肾脏病与透析肾移植杂志，2016，25（4）：319-323.

[38] X. Huang, Q. Wang, W. Chen, et al. Induction therapy with bortezomib and dexamethasone followed by autologous stem cell transplantation versus autologous stem cell transplantation alone in the treatment of renal AL amyloidosis: a randomized controlled trial. BMC medicine, 2014, 12(1): 2-13.

[39] A. D. Cohen, P. Zhou, J. Chou, et al. Risk-adapted autologous stem cell transplantation with adjuvant dexamethasone +/- thalidomide for systemic light-chain amyloidosis: results of a phase II trial. Br J Haematol, 2007, 139(10): 224-233.

[40] H. Landau, H. Hassoun, M. A. Rosenzweig, et al. Comenzo, Bortezomib and dexamethasone consolidation following risk-adapted melphalan and stem cell transplantation for patients with newly diagnosed light-chain amyloidosis. Leukemia, 2013, 27(4): 823-828.

[41] G. Palladini, S. Sachchithanantham, P. Milani, et al. A European collaborative study of cyclophosphamide, bortezomib, and dexamethasone in upfront treatment of systemic AL amyloidosis. Blood, 2015, 126(11): 612-615.

[42] R. Manwani, O. Cohen, F. Sharpley, et al. A prospective observational study of 915 patients with systemic AL amyloidosis treated with upfront bortezomib. Blood, 2019, 134(12): 2271-2280.

[43] X. Huang, Q. Wang, W. Chen, et al. Bortezomib with dexamethasone as first-line treatment for AL amyloidosis with renal involvement. Amyloid, 2016, 23(2): 51-57.

[44] Kastritis E, Leleu X, Arnulf B, et al. A randomized phase III trial of melphalan and dex-amethasone (MDex) versus bortezomib, melphalan and dex-amethasone (BMDex) for untreated patients with AL amyloidosis. Blood, 2016, 128(12): 646-654.

[45] A. D. Wechalekar, H. J. Goodman, H. J. Lachmann, et al. Safety and efficacy of risk-adapted cyclophosphamide, thalidomide, and dexamethasone in systemic AL amyloidosis. Blood, 2007, 109(9): 457-464.

[46] E. Kastritis, M. Gavriatopoulou, M. Roussou, et al. Efficacy of lenalidomide as salvage therapy for patients with AL amyloidosis. Amyloid, 2018, 25(3): 234-241.

[47] V. Sanchorawala, G. Palladini, V. Kukreti, et al. A phase 1/2 study of the oral proteasome inhibitor ixazomib in relapsed or refractory AL amyloidosis. Blood, 2017, 130(9): 597-605.

[48] E. M. Ocio, D. Fernandez Lazaro, L. San Segundo, et al. In vivo murine model of acquired resistance in myeloma reveals differential mechanisms for lenalidomide and pomalidomide in combination with dexamethasone. Leukemia, 2015, 29(3): 705-714.

[49] M. Q. Lacy, A. R. McCurdy. Pomalidomide. Blood, 2013, 122(12): 2305-2309.

[50] L. Garderet, F. Kuhnowski, B. Berge, et al. Pomalidomide, cyclophosphamide, and dexamethasone for relapsed multiple myeloma. Blood, 2018, 132(12): 2555-2563.

[51] J. S. Miguel, K. Weisel, P. Moreau, et al. Pomalidomide plus low-dose dexamethasone versus high-dose dexamethasone alone for patients with relapsed and refractory multiple myeloma (MM-003): a randomised, open-label, phase 3 trial. The Lancet Oncology, 2013, 14(2): 1055-1066.

[52] M. Dimopoulos, K. Weisel, N. van de Donk, et al. Pomalidomide plus low-dose dexamethasone in patients with relapsed/refractory multiple myeloma and renal impairment: results from a phase II trial. Journal of Clinical Oncology,

2018, 36(3): 2035-2043.

[53] A. Dispenzieri, F. Buadi, K. Laumann, et al. Activity of pomalidomide in patients with immunoglobulin light-chain amyloidosis. Blood, 2012, 119(11): 5397-5404.

[54] V. Sanchorawala, A. C. Shelton, S. Lo, et al. Pomalidomide and dexamethasone in the treatment of AL amyloidosis: results of a phase 1 and 2 trial. Blood, 2016, 128(12): 1059-1062.

[55] G. Palladini, P. Milani, A. Foli, et al. A phase 2 trial of pomalidomide and dexamethasone rescue treatment in patients with AL amyloidosis. Blood, 2017, 129(12): 2120-2123.

[56] G. P. Kaufman, S. L. Schrier, R. A. Lafayette, et al. Daratumumab yields rapid and deep hematologic responses in patients with heavily pretreated AL amyloidosis. Blood, 2017, 130(12): 900-902.

[57] J. P. Abeykoon, S. Zanwar, A. Dispenzieri, et al. Daratumumab-based therapy in patients with heavily-pretreated AL amyloidosis. Leukemia, 2019, 33(4): 531-536.

[58] C. R. Kimmich, T. Terzer, A. Benner, et al. Daratumumab for systemic AL amyloidosis: prognostic factors and adverse outcome with nephrotic-range albuminuria. Blood, 2020, 135(10): 1517-1530.

[59] M. Roussel, G. Merlini, S. Chevret, et al. A prospective phase 2 trial of daratumumab in patients with previously treated systemic light-chain amyloidosis. Blood, 2020, 135(10): 1531-1540.

[60] V. Sanchorawala, S. Sarosiek, A. Schulman, et al. Safety, tolerability, and response rates of daratumumab in relapsed AL amyloidosis: results of a phase 2 study. Blood, 2020, 135(12): 1541-1547.

[61] A. Chari, A. Suvannasankha, J. W. Fay, et al. Daratumumab plus pomalidomide and dexamethasone in relapsed and/or refractory multiple myeloma. Blood, 2017, 130(12): 974-981.

[62] M. Attal, P. G. Richardson, S. V. Rajkumar, et al. Isatuximab plus pomalidomide and low-dose dexamethasone versus pomalidomide and low-dose dexamethasone in patients with relapsed and refractory multiple myeloma (ICARIA-MM): a randomised, multicentre, open-label, phase 3 study. The Lancet, 2019, 394(6): 2096-2107.

[63] M. A. Dimopoulos, D. Dytfeld, S. Grosicki, et al. San-Miguel, elotuzumab plus pomalidomide and dexamethasone for multiple myeloma. N Engl J Med, 2018, 379(8): 1811-1822.

[64] M. Zeier, J. Perz, R. P. Linke, et al. No regression of renal AL amyloid in monoclonal gammopathy after successful autologous blood stem cell transplantation and significant clinical improvement. Nephrology, Dialysis, Transplantation, 2003, 18(2): 2644-2647.

[65] A. Angel-Korman, A. Jaberi, V. Sanchorawala, et al. The utility of repeat kidney biopsy in systemic immunoglobulin light chain amyloidosis. Amyloid, 2020, 27(2): 17-24.

[66] C. V. Edwards, J. Gould, A. L. Langer, et al. Interim analysis of the phase 1a/b study of chimeric fibril-reactive monoclonal antibody 11-1F4 in patients with AL amyloidosis. Amyloid, 2017, 24(2): 58-59.

[67] R. Hrncic, J. Wall, D. A. Wolfenbarger, et al. Antibody-mediated resolution of light chain-associated amyloid deposits. Am J Pathol, 2000, 157(7): 1239-1246.

[68] D. B. Richards, L. M. Cookson, A. C. Berges, et al. Therapeutic clearance of amyloid by antibodies to serum amyloid P component. The New England Journal of Medicine, 2015, 373(9): 1106-1114.

[69] H. J. Lachmann, H. J. Goodman, J. A. Gilbertson, et al. Natural history and outcome in systemic AA amyloidosis. The New England Journal of Medicine, 2007, 356(12): 2361-2371.

[70] L. Obici, G. Merlini. AA amyloidosis: basic knowledge, unmet needs and future treatments. Swiss Med Wkly, 2012, 142(9): 13580-13591.

[71] T. Lane, J. M. Loeffler, D. M. Rowczenio, et al. AA amyloidosis complicating the hereditary periodic fever syndromes. , Arthritis Rheum, 2013, 65(3): 1116-1121.

[72] P. T. Sattianayagam, S. D. Gibbs, D. Rowczenio, et al. Hereditary lysozyme amyloidosis phenotypic heterogeneity and the role of solid organ transplantation. J Intern Med, 2012, 272(9): 36-44.

[73] J. E. Flythe, S. E. Kimmel, S. M. Brunelli, rapid fluid removal during dialysis is associated with cardiovascular morbidity and mortality. Kidney International, 2011, 79(5): 250-257.

[74] A. Decourt, B. Gondouin, J. C. Delaroziere, et al. Trends in survival and renal recovery in patients with multiple myeloma or light-chain amyloidosis on chronic dialysis. CJASN, 2016, 11(1): 431-441.

[75] A. Dispenzieri, F. Buadi, S. K. Kumar, et al. Treatment of immunoglobulin light chain amyloidosis: mayo stratification of myeloma and risk-adapted therapy (mSMART) consensus statement. Mayo Clin Proc, 2015, 90(7): 1054-1081.

[76] G. Palladini, G. Merlini, What is new in diagnosis and management of light chain amyloidosis? Blood, 2016, 128(11): 159-168.

[77] J. D. Gillmore, H. J. Lachmann, D. Rowczenio, et al. Diagnosis, pathogenesis, treatment, and prognosis of hereditary fibrinogen a alpha-chain amyloidosis. JASN, 2009, 20(2): 444-451.

[78] Y. Koc, T. Basturk, A. Unsal, et al. Effects of AA amyloidosis on survival in peritoneal dialysis. Kidney Blood Press Res, 2012, 36(3): 182-190.

[79] M. R. Altiparmak, O. N. Pamuk, R. Ataman, et al. Continuous ambulatory peritoneal dialysis in familial Mediterranean fever amyloidosis patients with end-stage renal failure: a single-centre experience from Turkey. Nephron. Clinical Practice, 2004, 98(6): 119-123.

[80] R. Caccialanza, G. Palladini, E. Cereda, et al. Nutritional counseling improves quality of life and preserves body weight in systemic immunoglobulin light-chain (AL) amyloidosis. Nutrition, 201531(2): 1228-1234.

第十六节　多发性骨髓瘤性肾病诊治进展

多发性骨髓瘤（multiple myeloma，MM）是一种浆细胞克隆性恶性增生性疾病，为血液系统第3位的常见恶性肿瘤。我国患病率每年约为5.68/10万、每年发病率为1.15/10万，与日本、韩国相似，但低于欧美国家。在我国，55岁后发病率明显增高，患病高峰年龄为70～74岁，男性发病率高于女性。MM是最常见的导致终末期肾病（ESRD）的恶性肿瘤之一，由MM造成的ESRD在进入透析治疗后第1年死亡率是其他ESRD人群的3倍。MM虽然仍无法治愈，但随着检测手段的提高及新药的出现，患者的治疗与预后得到了显著改善，其中位生存期从15年前的2.8年已提升至现今的3.3年，进入透析状态MM患者的中位生存期也从0.6年提升到1.2年。

MM异常的肿瘤细胞由B细胞系演变而来，主要在骨髓中增生、合成并分泌大量单克隆免疫球蛋白（monoclonal immunoglobulin，MIg），即M蛋白（M-protein）。M蛋白又被称为副蛋白（paraprotein）、骨髓瘤蛋白（myeloma protein），其可以是完整的免疫球蛋白或仅为免疫球蛋白的一部分，如轻链或重链。游离轻链（free light chain，FLC）的分子量小，从肾小球自由滤过后出现于尿中，即为本周蛋白（Bence-Jones蛋白，BJP）。

MM常见的症状为"CRAB"与继发淀粉样变性的相关表现。"CRAB"为MM靶器官损害及骨髓瘤定义事件，包括血钙增高（calcium elevation）、肾功能损害（renal insufficiency）、贫血（anemia）及骨病（bone disease）。肾脏是MM的重要且常见的受累器官之一，存在肾功能受损的患者预后更差、生存期短。国际骨髓瘤工作组（International Myeloma Working Group，IMWG）及中国医师协会多发性骨髓瘤专业委员会制定的指南指出，CRAB的肾功能损害定义为肌酐清除率<40 ml/min或血肌酐（serum creatinine，SCr）>177 μmol/L（2.0 mg/dl），但MM患者的肾脏受累情况远不止这些。一项Mayo诊所对千余例新诊断MM患者的研究发现，78%的患者可在尿中检出BJP，48%的患者SCr≥114.92 μmol/L、19%的患者SCr≥176.8 μmol/L，10%的患者诊断MM时需要透析支持。值得庆幸的是，经过积极的原发病治疗与对症治疗后，患者的肾功能可部分或完全恢复；即使进入透析状态，也可有约50%的患者脱离透析。

一、多发性骨髓瘤肾损害的发病机制与病理特点

MM 的 MIg，尤其是单克隆 FLC 具有肾毒性，可造成肾小管上皮损伤，并促进肾小管纤维化。正常情况下，FLC 从肾小球自由滤过后，通过 megalin 和 cubilin 等受体介导而被近端肾小管胞饮，然后水解为氨基酸，重新进入血液循环。但 MM 患者的尿 FLC 含量远超过正常人，肾小管细胞对 FLC 的胞饮量与速率明显加大后，通过 NF-κB 和丝裂原活化蛋白激酶（mitogen-activated protein kinase，MAPK）炎症－纤维化通路激活诱导白介素（interleukin，IL）-6、IL-8 和肿瘤坏死因子（tumor necrosis factor，TNF）-α 等炎症因子产生。在 FLC 的代谢过程中，κ 或 λ 的可变区中特定色氨酸残基区可介导过氧化氢（H_2O_2）产生而激活 JAK2/STAT1 信号通路、诱导 caspase-1 产生而增加 IL-1β，并通过上皮细胞 αVβ6 整合素表达而促进 TGF-β 激活、调控 pSMAD2，导致肾间质炎症与纤维化，从而造成慢性肾脏病（chronic kidney disease，CKD）。除 FLC 的肾毒性外，BJP 还可通过其他形式造成肾损害，其具体类型与 MIg、FLC 的不同类型及特性相关，与根据肾活检队列或尸检结果显示的 M 蛋白导致的各类肾损害病理改变排序相似。管型肾病最常见，占 32.0%～47.5%；其次为肾淀粉样变，占 7.3%～21.0%；此后为轻链沉积病（light chain deposition disease，LCDD），约占 5%。

MM 大致通过以下 3 方面造成肾损害：M 蛋白对肾脏的损伤、M 蛋白以外的 MM 因素、治疗过程中的其他因素。最后一项包括造影剂使用、非甾体抗炎药（nonsteroidal anti-inflammatory drugs，NSAIDs）等，常与医源性因素相关，本节不再赘述。M 蛋白及其以外的疾病原因造成的肾损伤与病理表现，讨论如下。

（一）骨髓瘤管型肾病

骨髓瘤管型肾病（myeloma cast nephropathy，MCN）为既往所认为的"骨髓瘤肾（myeloma kidney）"，是 MM 肾病的特征性病理改变，也是 MM 造成急性肾损伤（acute kidney injury，AKI）的最常见原因。IMWG 的 MM 诊断标准"CRAB"的肾损害形式即特指 MCN。换言之，仅当肾功能减退是 MCN 所致的事件才能被作为骨髓瘤定义事件，用于 MM 的诊断。

正常人每日排出 FLC＜30 mg，但 MM 患者尿 FLC 排泄量可高达 0.1～20.0 g/d。这些过量的单克隆 FLC 与髓袢升支粗段分泌的 T-H 蛋白（Tamm-Horsfall protein，THP）结合后形成管型，由此造成的肾损害即为 MCN。管型中的 M 蛋白为 FLC，故 MCN 也称为轻链管型肾病（light chain cast nephropathy，LCCN）。除尿 FLC 浓度外，尿 pH 值降低（代谢性酸中毒）、远曲小管中氯离子浓度增加（呋塞米使用及高钙血症）、容量不足（脱水）、肾血流量下降［NSAIDs、血管紧张素转化酶抑制剂（angiotensin converting enzyme inhibitor，ACEI）及血管紧张素Ⅱ受体阻滞剂（angiotensin receptor blockers，ARB）使用］、肾血管收缩（高钙血症）及造影剂的使用均可促进肾小管内轻链管型形成。

此外，不同的轻链与 THP 的结合力不同。轻链（κ 和 λ）的互补决定区 3（complementary determining region 3，CDR3）可与 THP 中长为 9 个氨基酸片段特异性结合位点结合，继而具有与 THP 更强的亲和力，更容易形成管型。不同 FLC 的 CDR3 不同，造成其与 THP 结合力的差异。由此可解释相同浓度下不同 FLC 造成的 MCN 轻重不同。

病理改变：免疫荧光检查时管型荧光染色为 κ 或 λ 阳性。电子显微镜检查可显示出管型呈晶体结构。光学显微镜显示肾小管被嗜酸性管型所阻塞，在远端肾小管和集合管更加明显，管型具有裂

隙；管型外有多核合胞体巨细胞形成及炎性细胞浸润；管型致肾小管扩张，伴肾小管急性损伤与小管炎改变；以上改变可导致肾小管破裂，THP可溢出至肾间质。上述巨细胞炎症浸润、肾小管梗阻及近端小管大量重吸收FLC，共同加速肾小管间质纤维化的形成（图1-3-11）。

肾脏病理显示的管型大小和多少、肾小管肾间质损伤（interstitial fibrosis/tubular atrophy，IFTA）的程度及FLC浓度与肾损害程度（eGFR、AKIN分期、需要透析支持的比例）、肾脏预后关系均密切。MCN的恢复取决于肾脏病理损伤的严重程度与MM血液学反应是否快速、有效且持久。

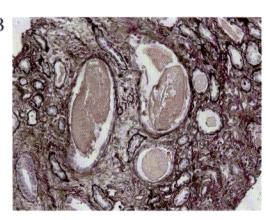

图1-3-11 骨髓瘤管型肾病 A. 肾小管腔内大量嗜伊红粉染管型，间质片状分布的水肿与轻度纤维化，伴有灶性密集的淋巴细胞、单核细胞、浆细胞及中性粒细胞浸润，肾小球保持正常（HE染色，×100倍）；B. 肾小管内管型浓稠、带裂隙，部分管型呈板层样结构，管型周围见炎细胞反应。部分肾小管上皮细胞扁平化、脱落、肾小管基底膜（tubule basement membrane，TBM）裸露，及增生、修复现象（PASM染色，×200倍）

（二）单克隆免疫球蛋白在肾脏沉积

MIg或片段沉积可造成多种肾脏病理改变，可单独存在，或与MCN合并存在。MIg的种类及性质对其沉积的形式与造成的肾损害类型有重要影响。λ轻链常呈二聚体、分子量为45 000，易形成具有β折叠结构，与淀粉样蛋白P结合，造成AL型淀粉样变性；而κ轻链多数呈单体，分子量为22 500，常导致LCDD、轻链近端小管病（light chain proximal tubulopathy，LCPT）等。

根据MIg沉积的结构可分为有形结构与无形结构沉积的2类肾脏损害。

1. 有形结构沉积（organized deposits） 沉积的MIg形成的不同形态，可产生不同的肾脏疾病。免疫球蛋白轻链淀粉样变性（AL型）中MIg沉积为纤维状（fibrillar），在免疫触须样肾小球病、纤维样肾小球病及冷球蛋白血症肾病中沉积的MIg形成微管状结构（microtubular），而表现为范科尼综合征（Fanconi syndrome）的LCPT的MIg形成晶体状结构（crystalline）。

AL型淀粉样变性、免疫触须样肾小球病及冷球蛋白血症肾病的肾脏病理见相关章节。LCPT以κ轻链为主，其CDR具有非极性疏水残基，在溶酶体中形成同型聚合形式的晶体。其肾脏病理表现为：光学显微镜下近端肾小管上皮胞质空泡变性，针状结晶或裂隙样改变；电子显微镜下则呈棒状、矩形或菱形等形状的结晶包涵体，而冷冻切片直接法荧光检查呈阴性或弱阳性，其原因为近端肾小管上皮胞质内的轻链常被部分降解，形成结晶后其抗原决定簇不易被抗体识别，此时可改用石蜡切片、蛋白酶消化处理，使得其抗原表位得到暴露，提高检测阳性率。LCPT常可伴随结晶性足细胞病等单克隆结晶性肾小球病（Monoclonal crystalline glomerulopathies，MCG）。

2. 无结构性MIg沉积 包括单克隆免疫球蛋白沉积病（monoclonal immunoglobulin deposit disease，MIDD）和单克隆IgG沉积的增生性肾小球肾炎（proliferative glomerulonephritis with monoclonal Ig deposits，PGNMID）。

MIDD根据沉积的免疫球蛋白片段不同分为轻链沉积病（LCDD）、重链沉积病（heavy-chain deposition disease，HCDD）和轻重链沉积病（light and heavy-chain deposition disease，LHCDD）。MIDD约占MM肾损害患者的25%，而LCDD占MIDD的大部分（统计达67%~79%）。LCDD与κ I及Ⅳ关系密切。LCDD光学显微镜典型表现为肾小球结节样病变（结节性肾小球硬化症），结节中心无或少细胞增生、结节过碘酸雪夫（periodic acid schiff，PAS）阳性但刚果红阴性。我国学者还报道，TBM可出现飘带样增厚、TBM与肾内小动脉出现PAS强阳性但不嗜银的物质沉积，这些也是LCDD诊断的重要提示。电子显微镜的典型改变为TBM外侧缘和肾小球基底膜（glomerular basement membrane，GBM）内侧缘泥沙样电子致密物沉积；免疫荧光检查可见κ轻链沿TBM线样沉积，部分患者可见沿GBM的沉积。HCDD患者沉积的重链主要为CH1缺失的γ链，常出现补体血症、丙型肝炎抗体阳性但病毒PCR阴性。HCDD、LHCDD与LCDD的光学显微镜下表现均类似，前两者的免疫荧光上还可见C3沉积；临床上均以大量蛋白尿、肾损害、高血压为主要表现。

我国学者还报道了λ轻链导致的LCPT的个案，此时λ沉积成非结晶性，与MCN、LCDD伴随出现。光学显微镜呈肾小管上皮胞质内大量嗜银、嗜伊红颗粒。电子显微镜见肾小管上皮胞质存在大量溶酶体颗粒、部分形成内涵绒毛样结构的包涵体。

MM患者可出现PGNMID，但并不常见。PGNMID常仅局限在肾脏，而很难找到血液系统肿瘤确证。根据沉积的蛋白，PGNMID分为IgG-PGN和非IgG-PGN（单克隆IgA或IgM沉积），前者约占90%；沉积的轻链种类中κ占2/3，λ占1/3。肾脏病理类型以MPGN最多，约占65%，部分患者可伴有弥漫的增生性肾炎（如毛细血管内增生），部分可有局灶的细胞性新月体形成；肾间质可出现炎症、纤维化改变伴小管萎缩。免疫荧光检查显示，MIg的沉积部位为内皮下（63%）、系膜区（56%）及上皮下（17%）。电子显微镜下沉积的MIg呈颗粒状、碎片状。

此外，还需要注意，MIg还可通过非沉积形式而介导肾损害，如血栓性微血管病、局灶性节段性肾小球硬化症（focal segmental glomerulosclerosis，FSGS）和C3肾炎/肾病。

（三）高钙血症

进行性、破坏性溶骨病变是骨髓瘤患者的另一重要表现。MM患者存在骨代谢失衡，骨髓瘤细胞分泌破骨细胞活化因子（以IL-1为主的多种细胞因子）、肿瘤坏死因子等，造成破骨细胞或破骨样细胞过度增生与活化，而成骨细胞受到抑制，致使骨质吸收并形成溶骨性病变。

在此病变过程中，骨质中的钙吸收入血，导致高钙血症；血液中升高的球蛋白及轻链也结合一定数量的钙，是血钙增高的原因之一。高钙血症可通过引起肾血管收缩、多尿与容量不足、增加FLC与TPH结合而促进管型形成等因素导致AKI。高钙血症造成的肾功能异常在积极降钙治疗后常可逆。

此外，高钙血症还导致远端肾小管与集合管上皮细胞线粒体肿胀，钙质沉积于肾小管细胞线粒体、细胞质及肾小管基底膜、肾小管外周的间质，可继发肾小球周围纤维化，造成肾钙沉积病（nephrocalcinosis），最终导致慢性肾功能损害。

（四）高尿酸损害

MM患者呈核酸高分解代谢，超过50%的患者可在诊断时存在高尿酸血症；瘤负荷较高的患者进行化疗而发生溶瘤综合征时，可出现尿酸进一步明显升高。分泌过多的尿酸在肾小管内及肾髓质沉积，加重MM患者的肾功能损害。

（五）骨髓瘤细胞浸润

较早的尸检报道描述了30.8%的患者存在骨髓瘤细胞的直接肾脏浸润而导致慢性肾衰竭。此外，MM继发的肾脏髓外造血可通过造血组织浸润肾间质或肾周而造成肾功能损害。

二、临床表现

MM的典型临床症状即"CRAB"症状，同时存在骨髓单克隆浆细胞比例≥10%和（或）组织活检证明有浆细胞瘤、血清和（或）尿出现单克隆M蛋白。可伴随血液与尿β2微球蛋白升高、血尿酸升高。

MM在肾损害的主要临床表现包括肾功能损伤与蛋白尿两方面。根据不同的肾损伤机制与病理改变，上述两方面表现的权重有所不同。

1. 肾功能异常 AKI是MCN的主要临床表现，高钙血症、高尿酸血症、合并使用NSAIDs或造影剂等也可能导致AKI出现。部分患者诊断MM时即需进行肾替代治疗，但积极治疗后AKI常可逆。CKD多见于AL型淀粉样变性、MIDD、LCPT等，与其他原因造成CKD的不同之处是，这些疾病造成的肾功能往往进展相对较快。

2. 蛋白尿 MM患者的蛋白尿可为BJP或白蛋白。MCN的蛋白尿为BJP，浓度常>1500 mg/L。对于肾损害主要累及部位为肾小球的AL型淀粉样变性、MIDD及PGNMID，尿蛋白则以白蛋白为主。LIDD常伴随MCN，故2种尿蛋白成分常同时存在。AL型淀粉样变性是MM患者出现肾病综合征最常见的原因，其他少见原因为C3肾小球病、纤维样肾小球肾炎/免疫触须样肾小球病和结晶性足细胞病。

除上述表现，LCPT患者呈现范科尼综合征表现，包括肾小管性酸中毒、氨基酸尿、肾性糖尿、低尿酸血症、低磷血症。病理改变为MPGN的各类肾损害者可出现肾炎综合征的表现，如肾小球源性红细胞、红细胞管型及高血压等。

三、诊断与鉴别

（一）多发性骨髓瘤的诊断

临床疑似MM的患者，根据我国多发性骨髓瘤专业委员会的建议，应完成表1-3-19的检测项目，其中的基本检查项目为所有患者均需完成。在此基础上，有条件者可进行对比诊断及预后分层具有价值的项目检测。

表1-3-19 多发性骨髓瘤患者的检测项目

项目分类		具体内容
基本检查项目	血液检查	血常规、肝肾功能（包括白蛋白、乳酸脱氢酶、尿酸）、电解质（包括钙离子）、凝血功能、血清蛋白电泳（serum protein electrophoresis, SPEP；包括M蛋白含量）、免疫固定电泳（immunofixation electrophoresis, IFE；必要时加做IgD）、β2微球蛋白、C反应蛋白、外周血涂片（浆细胞百分数）、血清免疫球蛋白定量（包括轻链）
	尿液检查	尿常规、蛋白电泳、尿IFE、24 h轻链
	骨髓检查	骨髓细胞学涂片分类、骨髓活检+免疫组化（骨髓免疫组化建议应包括针对如下分子的抗体：CD19、CD20、CD38、CD56、CD138、κ轻链、λ轻链）
	影像学检查	全身X线平片（包括头颅、骨盆、股骨、肱骨、胸椎、腰椎、颈椎）
	其他	胸部CT、心电图、腹部B超
病情判断与预后分层项目	血液检查	血清游离轻链 心功能不全及怀疑合并心脏淀粉样变性或LIDD患者，检测心肌酶谱、肌钙蛋白、B型钠尿肽或N末端B型利钠肽原

（待 续）

(待 续)

项目分类	具体内容
尿液检查	24 h 尿蛋白谱（MM 肾病及怀疑淀粉样变性者）
骨髓检查	流式细胞术（建议抗体标记采用 4 色以上，应包括针对如下分子的抗体：CD19、CD38、CD45、CD56、CD20、CD138、κ 轻链、λ 轻链；有条件的单位加做针对 CD27、CD28、CD81、CD117、CD200 等的抗体，建议临床研究时开展）；
	荧光原位杂交（建议 CD138 磁珠分选骨髓瘤细胞或行胞质免疫球蛋白轻链染色以区别浆细胞），检测位点建议包括：IgH 重排、17p 缺失（p53 缺失）、13q14 缺失、1q21 扩增；若荧光原位杂交检测 IgH 重排阳性，则进一步检测（t 4；14）、（t 11；14）、（t 14；16）、（t 14；20）等
影像学检查	局部或全身低剂量 CT 或全身或局部 MRI（包括颈椎、胸椎、腰骶椎、头颅）、PET CT
其他	怀疑淀粉样变性者，需行腹壁皮下脂肪、骨髓或受累器官活检，并行刚果红染色。怀疑心功能不全及怀疑合并心脏淀粉样变性者，需行超声心动图检查

血清蛋白电泳（SPEP）与尿蛋白电泳（urine protein electrophoresis，UPEP）可提供单克隆蛋白的定量结果，为诊断与评价治疗反应提供信息。血清免疫固定电泳（IFE）可对 M 蛋白进行分类并提高敏感性，血清 FLC 分析进一步提高 M 蛋白的发现效率。

值得提出的是，κ 与 λ 轻链的清除与肾功能有关。因 λ 二聚体形式较多，在正常人中 κ 的清除多于 λ 而血清浓度更低。CKD 患者的 κ 与 λ 清除均下降且随着肾功能进展而减低，血清 κ、λ 浓度均升高并随 CKD 分期升高而逐步升高，而 κ 的清除率减低更加明显，故 κ/λ 比值增大。Hutchison 等的研究显示，CKD5 期人群较非 CKD 人群 κ 浓度升高 10 倍、λ 升高 4 倍，进入透析状态后轻链浓度还会继续升高。CKD 患者 FLC 中 κ/λ 比例不仅高于正常人群，且同样随 CKD 分期而升高，FLC 中 κ/λ 比例在肾衰竭人群中的参考范围为 0.37～3.10（正常肾功能人群为 0.26～1.65）。

非 CKD 人群的尿液 FLC 浓度与血清浓度呈正比。在 CKD 人群中，尿 FLC 浓度虽然与血清 FLC 也有关，但同时与蛋白尿（MIg 对肾小球功能的损害）、肾小管损害（MIg 对肾小管损伤）及肾小管与 FLC 的亲和力均有关。

（二）多发性骨髓瘤肾损害的诊断

诊断流程应当首先完成表 1-3-19 中的基本项目，包括肾功能评估、SPEP 与 UPEP、血清与尿 IFE、血清 FLC 定量分析。尿白蛋白排泄分数（%UAE）有助于区分 MCN 与其他 MM 相关肾损害。UAE<25% 提示 MCN 可能大，UPEP 提示尿蛋白以白蛋白为主，或患者表现为肾病综合征则更加支持 AL 型淀粉样变性和 MIDD。在 Leung 的报道中，MCN 患者的 %UAE 为 7（2～26），而 AL 型淀粉样变性为 70（5～81）、LCD 为 55（7～78），对照组 ATN 患者为 25（8～26）。

MCN 是 MM 肾脏损伤的典型表现。其他也可出现在 MM 患者中的肾损害为 AL 型淀粉样变、单克隆免疫球蛋白沉积病、单克隆球蛋白相关膜增生性肾小球肾炎等，由于其还可出现在其他浆细胞疾病或淋巴增生性疾病患者中，因而未被作为诊断 MM 肾脏改变。

根据 IMWG 标准，MCN 的诊断依据肾脏组织的病理改变，或可根据受累 FLC 水平进行推论（此时 FLC 需≥1500 mg/L），并不强制要求进行肾活检。最近一项对多中心肾活检诊断的 103 例 MCN 患者的研究表明，FLC>500 mg/L 即可作为 MCN 的诊断阈值。虽然 IMWG 诊断标准并不强调肾穿刺活检，但对于存在急慢性肾衰竭且怀疑 MCN，同时 FLC<500 mg/L 的患者，IMWG 与国际肾脏与单克隆丙种球蛋白研究组（International Kidney and Monoclonal Gammopathy Research Group）均推荐需要完

成肾脏病理检查。同时，肾活检还有助于发现患者合并存在的其他副蛋白肾损害改变。例如，近期的一项对于北美与欧洲 10 个医疗中心的 178 例 MCN 患者肾活检的横断面研究发现，6.2% 的 MCN 患者合并存在 LCDD，2.2% 合并 AL 型淀粉样变性。法国学者报道，在 70 例病理确诊的 MCN 患者中，11.2% 的患者合并 LCDD，4.2% 合并 AL 型淀粉样变性。

肾活检是确诊肾脏受累形式的唯一方法，在 MM 患者中进行肾活检的出血风险并不显著高于其他肾活检患者。肾脏病理检查不仅可揭示 MM 患者肾脏病变的具体不同原因，还可提供肾损伤轻重与慢性化程度，帮助预测肾脏预后及指导治疗方案制定。

（三）鉴别诊断

除 MCN 在 MM 中较为特异外，其他可出现在 MM 的肾损害形式，在各类可造成副蛋白血症的疾病中均可出现。因此，当出现 MCN 以外其他病理类型的肾损害时，均需要进行原发病的鉴别诊断，包括华氏巨球蛋白血症（个案报道可有 MCN）、原发性 AL 型淀粉样变性、孤立性浆细胞瘤（骨或骨外）、POEMS 综合征、浆母细胞性淋巴瘤、具有肾脏意义的单克隆免疫球蛋白病（monoclonal gammopathy with renal significance，MGRS）等。

出现 AKI 的 MM 患者需进行其他肾衰竭原因的鉴别。需重点关注治疗过程中其他因素造成的 AKI，如蛋白酶体抑制剂导致的血栓性微血管病、NSAIDs 与质子泵抑制剂（proton pump inhibitor，PPI）等造成的急性药物相关性间质性肾炎（acute drug induced interstitial nephritis，AIN）、过度脱水等原因造成的 ATN、唑来膦酸钠导致的 AKI，可根据病史与用药史、合并症状及化验检查、治疗反应进行鉴别。

存在肾病综合征（nephrotic syndrome，NS）或蛋白尿的 MM 患者需鉴别的原因与非 MM 患者相同，如糖尿病肾病、原发性膜性肾病和 FSGS。曾使用双膦酸盐的患者还需鉴别是否为该药造成的塌陷型 FSGS。

肾活检对于鉴别困难的病例具有重要意义。

四、治疗

（一）一般治疗

诊断为 MM 的患者均需积极预防 FLC、高钙血症与高尿酸血症等因素造成的肾脏损害。

1. 保证容量、适当水化治疗 MM 患者存在多种可导致容量不足的因素，如高钙血症可导致多尿而继发容量不足，化疗期间恶心、呕吐、腹泻均是患者脱水的原因。对于容量不足的患者，若无心力衰竭与少尿型 AKI，则应适当补液至尿量 >3 L/d。

2. 适当的碱化尿 可减少 FLC 与 THP 结合，从而以减少管型形成，同时可增加尿酸在尿中的溶解，改善高尿酸血症。但应注意，长期过度碱化可能造成肾脏及机体其他部位钙磷沉积增加的风险。

3. 纠正高钙血症 水化治疗及二膦酸盐的应用是 MM 患者高钙血症治疗的主要方式。补液量应达 2000~3000 ml/d，同时合理使用利尿剂以保持尿量 >1500 ml/d。唑来膦酸钠和帕米膦酸钠在治疗 MM 的骨骼相关事件均有效，是控制骨病与高钙血症的理想药物，但两者均受肾功能限制。更多专家倾向使用帕米膦酸钠，因其受肾功能限制与相关的 AKI 事件发生更少，但对于严重肾功能损害者仍应避免。2018 年，美国临床肿瘤学会（American Society of Clinical Oncology，ASCO）推荐，若 MM 患者血肌酐（serum creatinine，SCr）>265.2 μmol/L（3 mg/dl）或肌酐清除率（creatinine clearance rate，CrCl）<30 ml/min 且合并严重骨病，可使用延长帕米膦酸钠给药间隔或减少初始剂量；若出现 AKI SCr 上升 44.2～88.4 μmol/L，则需暂停药物，待肾功能恢复后，减量 10% 使用。地诺单抗（denosumab）是一种控制骨破坏及其相关的高钙血症的新型药物，为人源化单克隆抗体，通过特异性靶向细胞核因子 κB 受体活化因子配基（receptor activator of nuclear factor kappa B ligand，RANKL）、阻止 RANKL 与其受体结合，抑制破骨细胞活化、减少骨吸收，被用于包括 MM 在内的恶性肿瘤相关高钙血症的治疗，无须根据肾功能调整剂量是其优点之一。其他可在肾功能不全患者中使用的药物还包括降钙素与糖皮质激素。

在肾功能显著异常、需要容量控制的急性严重高钙血症患者中，上述治疗往往不能迅速起效，此时可考虑采用肾替代治疗（血液透析与腹膜透析）降钙。但需注意，血液净化治疗仅应作为应急治疗，而抑制肿瘤细胞对骨质破坏的治疗才是降钙的根本。

4. 纠正其他电解质紊乱 存在范科尼综合征的患者应对症纠正酸中毒、低钾血症及低磷酸盐血症。此类患者使用枸橼酸钾纠正酸中毒较为适宜。

5. 避免潜在加重肾损害药物 NSAIDs、ACEI/ARB、造影剂等可通过收缩肾脏血管、促进管型形成等机制加重 MM 患者的肾损害，应当均衡利弊、合理使用。MM 患者常使用多种镇痛药治疗骨病引发的骨痛，对于存在基础肾病或治疗期间肾功能有异常患者，应少用、停用 NSAIDs。使用 ACEI/ARB 的患者可改用其他种类的降压药物。必须使用造影剂的患者应做好水化、选用肾毒性较小的造影剂类型并尽量减少用量。

6. 肾替代治疗 对于肾衰竭、符合常规启动透析治疗适应证的患者，应根据需要开始透析治疗支持，血液透析与腹膜透析均可选择。

（二）化疗

对于年龄≤65 岁且体能状况好，或虽年龄>65 岁但全身体能状态评分好的患者，经有效的诱导治疗后应将自体干细胞移植（ASCT）作为首选。不适合接受 ASCT 的 MM 患者，如果诱导方案有效，则继续使用有效方案至最大疗效，随后进入维持阶段治疗。

MM 化疗的主要药物包括蛋白酶体抑制剂［包括硼替佐米（brotezomib）、卡非佐米（carfilzomib）、伊沙佐米（ixazomiib）］、免疫调节剂（来那度胺、沙利度胺）、阿霉素、环磷酰胺、地塞米松/泼尼松，进行不同组合。

诱导治疗可选择的方案包括：硼替佐米/地塞米松（BD）、来那度胺/地塞米松（RD）、来那度胺/硼替佐米/地塞米松（RVD）、硼替佐米/阿霉素/地塞米松（PAD）、硼替佐米/环磷酰胺/地塞米松（BCD）、硼替佐米/沙利度胺/地塞米松（BTD）、沙利度胺/阿霉素/地塞米松（TAD）、沙利度胺/环磷酰胺/地塞米松（TCD）等。维持治疗可选择硼替佐米/伊沙佐米、来那度胺/沙利度胺等。对于有高危因素的患者，主张用含蛋白酶体抑制剂的方案进行维持治疗 2 年或以上。对于复发、耐药患者，还可考虑含达雷妥尤单抗（daratumumab）的联合化疗、嵌合抗原受体 T 细胞免疫疗法（CAR-T）治疗。

需注意某些化疗药物要根据肾功能调整剂量。蛋白酶体抑制剂不需调整剂量，但对于透析患者建议透析后给药。沙利度胺不依赖肾功能减量，但来那度胺在 CrCl 为 30～60 ml/min 时需要减量，在 CrCl<30 ml/min 应停用。因此，对于合并肾功能损害的 MM 患者，更推荐使用以为硼替佐米为基础的化疗方案，如 BD、PAD 等且应尽快开始该治疗，以减少血清 FLC（serum FLC，sFLC）的生成。

（三）清除血清游离轻链

采用血液净化的体外方法可迅速在短期内清除体内过多的 sFLC。目前使用的体外方法包括血浆置换、高截留量透析及血浆吸附。清除 sFLC 治疗的主要目标人群是具有高 sFLC 水平的 MCN 人群；对于其他与 FLC 负荷量关系不大的 MM 肾损害类型（如 AL 型淀粉样病变性、MIDD）并不能取得良好的效果。致病性 sFLC 应在治疗第 14～21 天时降低 50%～60% 或更多，方能达到帮助肾功能恢复的目的。医师也必须清醒地认识到，清除 sFLC 的体外治疗方法仅是辅助手段，及时开始化疗是才治疗的根本。

1. 高截留量透析（high cut-off hemodialysis，HCO-HD） 去除 sFLC 所用的 HCO-HD 透析器孔径为 8～10 nm，明显大于标准高通量透析的透析器，可过滤出并清除血液中的 FLC，但也正因如此，HCO-HD 造成的白蛋白等血浆成分丢失也相应增多。HCO-HD 清除 sFLC 究竟能否使患者最终获益，不同的研究结果不尽一致。部分较早的前瞻性/回顾性小样本研究得到了肯定的结果，可将脱离透析率提高至 63%～76%。

近期的 MYRE 研究（随机对照研究），入组经病理诊断的 MCN 且需要开始透析治疗的初治 MM 患者 98 例，进行 HCO-HD 治疗［前 10 日内 8 次 HCO-HD，每次 5 h（血流速度≥250 ml/min，透析液流速≥500 ml/min），此后根据需要进行 3 次/周，至完成 3 个化疗周期］，与传统高通量透析组（high flux hemodialysis，HF-HD）比较，试验组与对照组均同时给予 BD/BCD 方案化疗。结果显示，单次 HCO-HD 可使 sFLC 下降 68%，单次普通 HF-HD 后 sFLC 下降 31%。然而，HCO-HD 组与 HF-HD 组在主要终点（3 个月时脱离透析的患者）并未显示出具统计学意义的差异（41.3% vs. 33.3%，$P=0.42$），但多个次要终点均显示了 HCO-HD 的优势，在 6 个月和 12 个月时 HCO-HD 组脱离透析的患者显著多于 HF-HD 组（6 个月时 56.6% vs. 35.4%，12 个月时 60.9% vs. 38.5%）、血液学反应率 HCO-HD 组也更高（3 个月时 89.1% vs. 62.5%，6 个月时 78.3% vs. 60.4%）。

前不久发表的 EuLITE 研究（Ⅱ期临床试验）的结果并不支持 HCO-HD 的长短期收益。该研究的入组标准与 MYRE 研究相似，同样比较了 HCO-HD 与 HF-HD。HCO-HD 组方案为首日（第 0 天）6 h，然后在第 2 天、第 3 天、第 5～7 天、第 9 天及第 10 天均 8 h，第 12 天后隔日 HCO-HD 8 h 至第 21 天。患者均接受 PAD 化疗方案。结果显示，HCO-HD 组与 HF-HD 组在 90 天脱离透析的主要终点上无显著差异（56% vs. 51%）；HCO-HD 组脱离透析中位时间为 51 天，HF-HD 组为 61 天，也无统计学差异；然而，在最初 90 天内 HCO-HD 组的肺部感染为对照组 4.64 倍；2 年随访时 HCO-HD 组死亡率为对照组 2.63 倍，但 2 组的死亡率均显著优于基于人口调查的 MM 伴 AKI 患者。该研究最终结论认为，相较于 HF-HD，HCO-HD 并未改善急性肾损伤需血液透析且同时接受 PAD 方案化疗的新发 MCN 患者的临床结局。

尽管以上 2 个目前最大的 HCO-HD 随机对照临床研究使用相似的技术，但结论不尽相同。可能的原因包括：MYRE 试验在开始入组前有 14 天左右的筛选期用以纠正脱水状态、治疗高钙血症；虽然 2 个研究的化疗方案都含硼替佐米，但具体方案并不一致。HCO-HD 治疗具体方案也不尽相同，入组患者同时合并其他MM肾损害比例也不同。一项将研究对象缩小至更单纯的肾脏病理确诊MCN患者的研究结果更加支持sFLC清除治疗，对于肾脏病理发现管型数目≥20/10 HPF（200倍）的患者，应首先考虑进行血浆置换或HCO-HD治疗。

2. 血浆置换　离心法血浆置换可清除所有血浆内容物，膜式血浆分离法所用的滤过膜孔径为0.2～0.6 μm、截留分子量为3 000 000。30年前，血浆置换就被应用于MCN的治疗。目前，血浆置换清除sFLC治疗MCN是美国血浆置换学会指南推荐的Ⅱ类适应。

由于sFLC分布容积较大，血管内sFLC仅占总量15%～20%，单次血浆置换的交换容量为1.0～1.5血浆当量，故需要多次治疗才可能达到清除50%～60% sFLC的治疗目标。推荐的置换方案为前2～3周内进行10～12次置换，此后根据sFLC水平调整频率。由于血浆置换相关研究开展的年代都比较久远，当时蛋白酶体抑制剂尚未进入临床应用，相关研究中所用的化疗方案为VAD、泼尼松联合马法兰或环磷酰胺，故血浆置换组较腹膜透析或普通血液透析组均显示出良好效果，显著减低BJP、改善肾功能。

3. 超滤液联机再生的血液透析滤过疗法（supra-hemodiafiltration with endogenous reinfusion, HFR-SUPRA）　HFR-SUPRA是新近出现的血液净化技术。其采用双腔滤器和Suprasorb/Selecta树脂吸附器，在单次治疗过程中达到同时血液滤过、血液（超滤液）灌流、血液透析的目的，在清除大、中、小分子毒素的同时，还可清除如IL5-8、IL16、IL18、TNF-α多种炎症介质，以及包括sFLC在内的多种毒素。小规模的临床病例系列研究已经证实了HFR-SUPRA可有效清除MM患者的sFLC。与前2种体外治疗方法比较，HFR-SUPRA的优点在于对白蛋白及其他营养物质的影响小，不需要治疗后补充。

（四）减轻游离连链肾毒性造成的损害

根据FLC造成肾小管毒性的机制、轻链管型的形成原理进行相应阻断，有望协助减低MM患者肾脏炎症与纤维化、管型形成，从而减少AKI发生并改善肾脏长期预后。

蛋白酶体抑制剂中的硼替佐米被认为是伴随AKI的最有效化疗药物，其可快速抑制免疫球蛋白合成、减少循环中的大量FLC，同时还抑制NF-κB与MAPK通路，故可减轻FLC对于肾小管的损伤。

氧化应激也是FLC造成肾小管毒性的原因之一。Ying的研究不仅证实了FLC导致的H_2O_2产生与JAK/STAT信号通路之间存在联系，同时在体外试验中应用H_2O_2清除剂1,3-二甲基-2-硫脲（dimethyl thiourea, DMTU）阻断了后续JAK/STAT激活。由此推论，DMTU有望成为减少FLC继发肾脏纤维化的药物。垂体腺苷酸环化酶激活多肽（pituitary adenylate cyclase-activating polypeptide, PACAP）在动物模型及体外试验中也被证实可抑制MM、庆大霉素、铂类制剂等损伤近端肾小管上皮时NF-κB的产生，其也是将来有望成为FLC肾脏保护的药物。

轻链的CDR3是轻链与THP结合的部位，在轻链管型的形成过程中起重要作用，对其进行干扰可减少轻链形成。在大鼠模型中已经成功测试了一种可模拟轻链CDR3的环化肽，其可与轻链竞争性结合THP，从而减轻轻链管型的形成，预防AKI发生。

五、预后

影响患者肾脏预后的因素包括FLC的致病特性、肾脏病理中所见的管型负荷与肾小管萎缩程度、病理证实MCN后启动FLC清除治疗是否及时、化疗后血液学反应，以及是否合并MCN以外的其他类型肾脏损害。

肾衰竭是MM患者的第2位死因。随着医疗水平的发展、新兴药物与血液净化技术的出现，MM患者的整体预后明显改善，中位生存期已从15年前的2.8年提升至现今的3.3年。存在显著肾功能损害患者的结局常比肾功能正常患者差。目前，进入透析状态的MM患者的中位生存期也提升至了1.2年，较肾功能正常患者有更显著的提高。

（郑　可）

参 考 文 献

[1] S W, L X, J F, et al. Prevalence and incidence of multiple myeloma in urban Area in China: a national population-based analysis. Frontiers in oncology, 2019, 9(1): 1513-1519.

[2] AJ C, C A, A B, et al. Global burden of multiple myeloma: a systematic analysis for the global burden of disease study 2016. JAMA Oncology, 2018, 4(9): 1221-1227.

[3] Reule S, Sexton DJ, Solid CA, et al. ESRD due to multiple myeloma in the United States, 2001-2010. J Am Soc Nephrol, 2016, 27(5): 1487-1494.

[4] F E, J S, P Y, et al. A population-based study of the impact of dialysis on mortality in multiple myeloma. British Journal of Haematology, 2018, 180(4): 588-591.

[5] 中国医师协会血液科医师分会，中华医学会血液学分会，中国医师协会多发性骨髓瘤专业委员会. 中国多发性骨髓瘤诊治指南（2020年修订）. 中华内科杂志，2020，59（05）：341-346.

[6] Rajkumar SV, Dimopoulos MA, Palumbo A, et al. International Myeloma Working Group updated criteria for the diagnosis of multiple myeloma. Lancet Oncol, 2014, 15(12): 538-548.

[7] Dimopoulos MA, Sonneveld P, Leung N, et al. International Myeloma Working Group recommendations for the diagnosis and management of myeloma-related renal impairment. J Clin Oncol, 2016, 34(13): 1544-1557.

[8] RA K, MA G, TE W, et al. Review of 1027 patients with newly diagnosed multiple myeloma. Mayo Clinic proceedings, 2003, 78(1): 21-33.

[9] Dimopoulos MA, Terpos E, Chanan-Khan A, et al. Renal impairment in patients with multiple myeloma: a consensus statement on behalf of the International Myeloma Working Group. J Clin Oncol, 2010, 28(33): 4976-4984.

[10] J S, F J, H L, et al. Effect factors related to a high probability of hemodialysis independence in newly diagnosed multiple myeloma patients requiring hemodialysis. Journal of Clinical Laboratory Analysis, 2020, 34(2): 23057-23063.

[11] LM K, M H, E H. Renal failure in multiple myeloma: reversibility and impact on the prognosis. Nordic Myeloma Study Group. European Journal of Haematology, 2000, 65(3): 175-181.

[12] Sengul S, Zwizinski C, Simon EE, et al. Endocytosis of light chains induces cytokines through activation of NF-kappaB in human proximal tubule cells. Kidney Int, 2002, 62(6): 1977-1988.

[13] Sengul S, Zwizinski C, Batuman V. Role of MAPK pathways in light chain-induced cytokine production in human proximal tubule cells. Am J Physiol Renal Physiol, 2003, 284(6): 1245-1254.

[14] Taylor EB, Ryan MJ. Freedom isn't always free: immunoglobulin free light chains promote renal fibrosis. J Clin Invest, 2019, 129(7): 2660-2662.

[15] Ying WZ, Li X, Rangarajan S, et al. Immunoglobulin light chains generate proinflammatory and profibrotic kidney injury. J Clin Invest, 2019, 129(7): 2792-2806.

[16] Iványi B. Frequency of light chain deposition nephropathy relative to renal amyloidosis and Bence Jones cast nephropathy in a necropsy study of patients with myeloma. Arch Pathol Lab Med, 1990, 114(9): 986-987.

[17] Pasquali S, Zucchelli P, Casanova S, et al. Renal histological lesions and clinical syndromes in multiple myeloma. Renal Immunopathology Group. Clin Nephrol, 1987, 27(5): 222-228.

[18] Nasr SH, Valeri AM, Sethi S, et al. Clinicopathologic correlations in multiple myeloma: a case series of 190 patients with kidney biopsies. Am J Kidney Dis, 2012, 59(6): 786-794.

[19] Sathick IJ, Drosou ME, Leung N. Myeloma light chain cast nephropathy, a review. J Nephrol, 2019, 32(2): 189-198.

[20] Ying WZ, Sanders PW. Mapping the binding domain of immunoglobulin light chains for Tamm-Horsfall protein. Am J Pathol, 2001, 158(5): 1859-1866.

[21] Huang ZQ, Sanders PW. Localization of a single binding site for immunoglobulin light chains on human Tamm-Horsfall glycoprotein. J Clin Invest, 1997, 99(4): 732-736.

[22] Hutchison CA, Batuman V, Behrens J, et al. The pathogenesis and diagnosis of acute kidney injury in multiple myeloma. Nat Rev Nephrol, 2011, 8(1): 43-51.

[23] V R, N L, S T, et al. Clinicopathologic predictors of renal outcomes in light chain cast nephropathy: a multicenter retrospective study. Blood, 2020, 135(21): 1833-1846.

[24] Ecotière L, Thierry A, Debiais-Delpech C, et al. Prognostic value of kidney biopsy in myeloma cast nephropathy: a retrospective study of 70 patients. Nephrol Dial Transplant, 2016, 31(1): 64-72.

[25] 许辉, 张旭, 喻小娟, 等. 轻链近端肾小管病的临床病理分析, 中华肾病杂志, 2017, 033(4): 241-248.

[26] Messiaen T, Deret S, Mougenot B, et al. Adult Faconi syndrome secondary to light chain gammopathy: clinicopathologic heterogeneity and unnsual features in 11 patients. Medicine, 2000, 79(3): 135-154.

[27] Motwani SS, Herlitz L, Monga D, et al. Paraprotein-related kidney disease: glomerular diseases associated with paraproteinemias. Clin J Am Soc Nephrol, 2016, 11(12): 2260-2272.

[28] 李晓梅, 谌达程, 梁丹丹, 等. 轻链沉积病患者临床病理特征, 肾脏病与透析肾移植杂志, 2016, 025(1): 1-7.

[29] Paueksakon P, Revelo MP, Horn RG, et al. Monoclonal gammopathy: significance and possible causality in renal disease. Am J Kidney Dis, 2003, 42(1): 87-95.

[30] Nasr SH, Valeri AM, Cornell LD, et al. Renal monoclonal immunoglobulin deposition disease: a report of 64 patients from a single institution. Clin J Am Soc Nephrol, 2012, 7(2): 231-239.

[31] Lin J, Markowitz GS, Valeri AM, et al. Renal monoclonal immunoglobulin deposition disease: the disease spectrum. J Am Soc Nephrol, 2001, 12(7): 1482-1492.

[32] Bhutani G, Nasr SH, Said SM, et al. Hematologic characteristics of proliferative glomerulonephritides with nonorganized monoclonal immunoglobulin deposits. Mayo Clin Proc, 2015, 90(5): 587-596.

[33] Yin G, Cheng Z, Zeng CH, et al. C3 glomerulonephritis in multiple myeloma: a case report and literature review. Medicine (Baltimore), 2016, 95(37): 4843-4849.

[34] Henrich D, Hoffmann M, Uppenkamp M, et al. Ibandronate for the treatment of hypercalcemia or nephrocalcinosis in patients with multiple myeloma and acute renal failure: case reports. Acta Haematol, 2006, 116(3): 165-172.

[35] Oshima K, Kanda Y, Nannya Y, et al. Clinical and pathologic findings in 52 consecutively autopsied cases with multiple myeloma. Am J Hematol, 2001, 67(1): 1-5.

[36] Alexander MP, Nasr SH, Kurtin PJ, et al. Renal extramedullary hematopoiesis: interstitial and glomerular pathology. Mod Pathol, 2015, 28(12): 1574-1583.

[37] Hutchison CA, Harding S, Hewins P, et al. Quantitative assessment of serum and urinary polyclonal free light chains in patients with chronic kidney disease. Clin J Am Soc Nephrol, 2008, 3(6): 1684-1690.

[38] Leung N, Gertz M, Kyle RA, et al. Urinary albumin excretion patterns of patients with cast nephropathy and other monoclonal gammopathy-related kidney diseases. Clin J Am Soc Nephrol, 2012, 7(12): 1964-1968.

[39] Yadav P, Sathick IJ, Leung N, et al. Serum free light chain level at diagnosis in myeloma cast nephropathy-a multicentre study. Blood Cancer J, 2020, 10(3): 28-33.

[40] Leung N, Behrens J. Current approach to diagnosis and management of acute renal failure in myeloma patients. Adv Chronic Kidney Dis, 2012, 19(5): 297-302.

[41] Mirrakhimov AE. Hypercalcemia of malignancy: an update on pathogenesis and management. N Am J Med Sci, 2015, 7(11): 483-493.

[42] Block GA, Bone HG, Fang L, et al. A single-dose study of denosumab in patients with various degrees of renal impairment. J Bone Miner Res, 2012, 27(7): 1471-1479.

[43] Hutchison CA, Bradwell AR, Cook M, et al. Treatment of acute renal failure secondary to multiple myeloma with chemotherapy and extended high cut-off hemodialysis. Clin J Am Soc Nephrol, 2009, 4(4): 745-754.

[44] Hutchison CA, Cockwell P, Stringer S, et al. Early reduction of serum-free light chains associates with renal recovery in myeloma kidney. J Am Soc Nephrol, 2011, 22(6): 1129-1136.

[45] 张磊, 陈丽萌. 血液净化治疗多发性骨髓瘤肾脏损害. 基础医学与临床, 2018, 38（1）: 112-117.
[46] Bridoux F, Carron PL, Pegourie B, et al. Effect of high-cutoff hemodialysis vs conventional hemodialysis on hemodialysis independence among patients with myeloma cast nephropathy: a randomized clinical trial. JAMA, 2017, 318(21): 2099-2110.
[47] CA H, P C, V M, et al. High cutoff versus high-flux haemodialysis for myeloma cast nephropathy in patients receiving bortezomib-based chemotherapy (EuLITE): a phase 2 randomised controlled trial. The Lancet Haematology, 2019, 6(4): 217-228.
[48] Padmanabhan A, Connelly-Smith L, Aqui N, et al. Guidelines on the use of therapeutic apheresis in clinical practice - evidence-based approach from the writing committee of the american society for apheresis: the eighth special issue. J Clin Apher, 2019, 34(3): 171-354.
[49] Pasquali S, Iannuzzella F, Corradini M, et al. A novel option for reducing free light chains in myeloma kidney: supra-hemodiafiltration with endogenous reinfusion (HFR). J Nephrol, 2015, 28(2): 251-254.
[50] Menè P, Giammarioli E, Fofi C, et al. Serum free light chains removal by hfr hemodiafiltration in patients with multiple myeloma and acute kidney injury: a case series. Kidney Blood Press Res, 2018, 43(4): 1263-1272.
[51] Horvath G, Opper B, Reglodi D. The neuropeptide pituitary adenylate cyclase-activating polypeptide (PACAP) is protective in inflammation and oxidative stress-induced damage in the kidney. Int J Mol Sci, 2019, 20(19): 67-72.
[52] Ying WZ, Allen CE, Curtis LM, et al. Mechanism and prevention of acute kidney injury from cast nephropathy in a rodent model. J Clin Invest, 2012, 122(5): 1777-1785.
[53] Fava A, Fulladosa X, Montero N, et al. Treatment of multiple myeloma with renal involvement: the nephrologist's view. Clin Kidney J, 2018, 11(6): 777-785.

第十七节 单克隆免疫球蛋白沉积病诊治进展

单克隆免疫球蛋白（monoclonal immunoglobulin，MIg）是由浆细胞或 B 淋巴细胞的克隆性增生而在血清或尿中可检测到。MIg 的来源包括血液系统恶性肿瘤，如多发性骨髓瘤（multiple myeloma，MM）、淋巴浆细胞性淋巴瘤［包括华氏巨球蛋白血症（Waldenström's macroglobulinemia，WM）］、B 淋巴细胞增生性肿瘤、浆细胞或 B 淋巴细胞的非恶性小克隆增生。上述病症都能分泌出完整的 MIg 和（或）其单抗轻链或重链片段，在血清或尿中以单克隆蛋白（M 蛋白）的形式存在。

20 世纪 50 年代末，在多发性骨髓瘤患者肾活检组织中，发现了类似糖尿病肾小球硬化的结节样病变。1973 年，Antonovych 等在这些损伤中发现了单克隆轻链；Randall 等予以证实并首次描述了轻链沉积病（light-chain deposition disease，LCDD）。随后又在部分 LCDD 患者组织沉积物中发现了单克隆重链。1990 年，Buxbanm 等提出了轻重链沉积病（light and heavy-chain deposition disease，LHCDD）的概念。1993 年，Aucouturier 等发现了仅由单克隆重链构成的沉积病（heavy-chain deposition disease，HCDD）。因 LCDD、LHCDD 及 HCDD 表现相似，故 Buxbaum 等首先使用术语"单克隆免疫球蛋白沉积病（monochonal immunoglobulin deposition disease，MIDD）"。

MIDD 是一种克隆性浆细胞疾病，特点为非淀粉样单克隆轻链，极少数情况为重链或轻重链同时在各个脏器沉积，主要累及肾，造成器官功能障碍甚至器官衰竭。轻链也可沉积于心脏、肝、脾、神经系统、胰腺、胃肠道、皮肤及肌肉等部位，并引起相应症状。MIDD 在致病性方面与免疫球蛋白相关淀粉样变性相似，但轻链或重链片段并不会形成原纤维，故沉积物刚果红染色呈阴性。免疫荧光显示为单链同型和（或）单重链亚类，在电子显微镜下没有纤维状、晶体状或微管状外观，而是呈粉末状沉积。

上述 MIDD 根据沉积物不同分为 LCDD、HCDD，以及完整免疫球蛋白的 HLCDD。MIDD 患者绝大多数为 LCDD，HCDD 或 HLCDD 仅约占 MIDD 的 10%。10%～30% 的 MIDD 继发于其他恶性浆细胞疾病，如多发性骨髓瘤，或其他淋巴增生性疾病。在无法诊断恶性疾病的情况下，克隆性浆细胞或 B 淋巴细胞增生导致肾损害，属于具有肾脏意义的单克隆免疫球蛋白病（monoclonal gammopathy with renal significance，MGRS）由于单克隆免疫球蛋白或免疫球蛋白碎片（即轻链或重链）通常沉积在肾脏，而肾外表现少见，肾损害仍然是 MIg 的结果，这对治疗和预后有重要影响，患者存在进行性肾损伤和发展成终末期肾病（ESRD）的可能性。

MIDD 是一种罕见的浆细胞病，发病率没有确切统计，在浆细胞病中的比例<5%，肾活检标本中 MIDD 诊断率<1%。MIDD 若不是继发于淋巴增生性肿瘤，进展则非常隐匿和缓慢，中位延误诊断时间为 10 个月，肾是此病最易受累的器官之一，诊断时，绝大部分（有报道 90% 以上）患者已有肾功能不全。因此，正确诊断 MIDD 有助于鉴别其他疾病和挽救器官功能（图 1-3-12）。故有必要讨论 MIDD 的疾病特征和诊治进展。

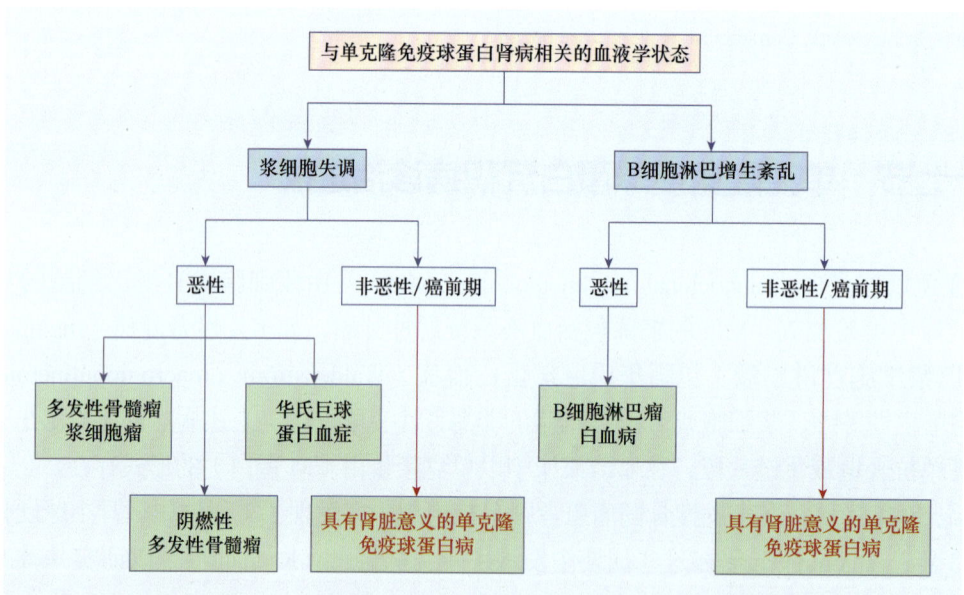

图 1-3-12　导致单克隆相关肾的血液学条件疾病　血液学疾病分为浆细胞源性和 B 细胞源性，又进一步细分为恶性和非恶性/癌前病变；引自 Sanjeev S, S Vincent R, Vivette DD. The complexity and heterogeneity of monoclonal immunoglobulin-associated renal disease. J Am Soc Nephro, 2018, 29（7）: 1810-1823

一、单克隆免疫球蛋白相关肾脏疾病的发病机制

（一）直接机制

MIg 相关肾脏疾病是由于 MIg 直接沉积肾内（直接机制）导致。目前普遍认为，单克隆轻链对肾组织有直接毒性，MIg 的理化性质和大小可能是决定性致病因素。MIg 的沉积会导致涉及肾小球、肾小管间质和（或）血管的疾病。由重链和轻链组成的高分子量 MIg 分子不太可能通过肾小球滤过

屏障，导致MIg在肾小球沉积，随后发生肾小球炎症（增生性肾小球肾炎和免疫性触须样肾小球疾病）。然而，仅由轻链组成的低分子量MIg更有可能被过滤到达肾小管管腔，导致管型肾病和轻链近端肾小管病（light chain proximal tubulopathy，LCPT）等。此外，MIg与其他蛋白质相互作用，如载脂蛋白或基质蛋白，可影响MIg沉积的类型和位置。由直接组织沉积引起的疾病包括管型肾病、淀粉样变性和MIg沉积病等常见疾病，以及少见的疾病，如免疫触须样肾小球病、增生性肾小球肾炎伴有MIg沉积、轻链近端肾小管病、罕见的晶体组织细胞增生症和晶体型冷球蛋白血症。

免疫荧光显微镜对于识别肾脏是否异常存在MIg至关重要。一般情况下，使用Ig类（即IgG、IgM和IgA的重链）、Ig轻链（κ和λ）的抗体；在特殊情况下，使用IgG亚类（IgG1-IgG4）抗体。M蛋白仅限于单个Ig类、单个Ig子类和（或）单个Ig轻链同型。因此，免疫荧光法（immunofluorescence，IF）对于准确诊断MIg相关肾脏疾病至关重要（图1-3-13）。质谱分析法（mass spectrographic，MS）在识别困难的情况下很有用。

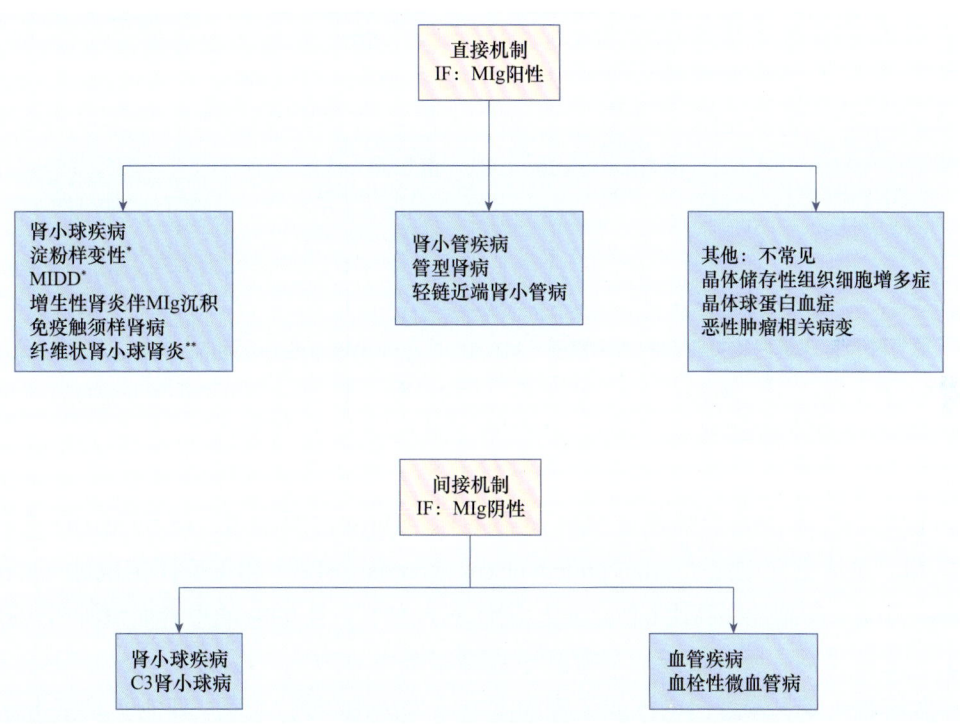

图1-3-13 单克隆相关肾的致病机制 IF.免疫荧光；MIDD.单克隆免疫球蛋白沉积病；*除了肾小球外，还可能涉及间质、肾小管和血管；**通常为多克隆；引自 Sanjeev S, S Vincent R, Vivette DD. The complexity and heterogeneity of monoclonal immunroglobulin-associated renal disease. J Am Soc Nephro, 2018, 29（7）：1810-1823

（二）间接机制

MIg与其他蛋白质相互作用，如载脂蛋白（如淀粉样变性）或基质蛋白，肾脏疾病可由MIg诱导的补体激活或内皮损伤引起，而无MIg的组织沉积，C3肾病和血栓性微血管病与此相关（图1-3-13）。

二、临床表现

MIDD多发生于中老年人群，中位发病年龄为55～60岁，约1/3为50岁以下。MIDD的基础疾病包括多发性骨髓瘤（11%~65%）、淋巴增生性疾病（2%~3%）和巨球蛋白血症（2%），或不明意义的单克隆免疫球蛋白病（monoclonal gammopathy of undetermined significance，MGUS）（32.0%~86.8%）。

肾脏是 MIDD 的主要靶器官。几乎所有患者都会出现蛋白尿，约 1/3 患者表现为肾病综合征（nephrotic syndrome，NS），其中 HCDD 的 NS 发生率更高。超过 50% 的患者出现镜下血尿。慢性肾功能不全也常见，甚至少数患者诊断时已接受透析替代治疗。约 30% 的患者诊断时呈现急性肾损伤。其他临床表现包括高血压（约 80%），几乎所有患者诊断时都有不同程度的贫血（图 1-3-14）。

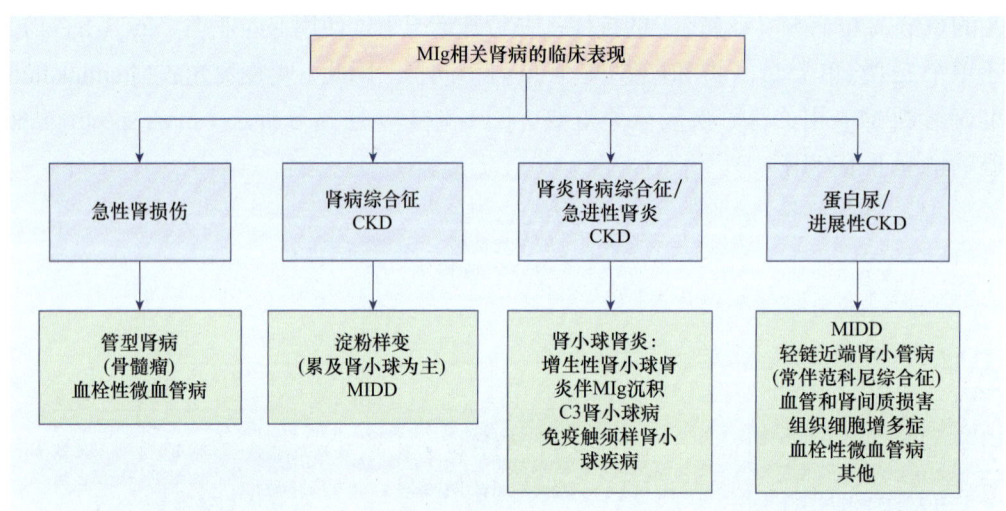

图 1-3-14　单克隆免疫球蛋白相关肾病的临床表现　MIDD.单克隆免疫球蛋白沉积病；MIg.单克隆免疫球蛋白；CKD.慢性肾脏病；引自 Sanjeev S，S Vincent R，Vivette DD. The complexity and heterogeneity of monoclonal immunoglobulin-associated renal disease. J Am Soc Nephro，2018，29（7）：1810-1823

M 蛋白检测阳性率因是否继发于 MM 而有差异。Mayo 诊所报道，88 例 MIDD 患者中 59% 合并 MM 或 WM，血清蛋白电泳（serum protein electrophoresis，SPE）和免疫固定电泳（immunofixation electrophoresis，IFE）的阳性率高达 64%，尿检阳性率为 68%，且 99% 的患者血清游离轻链（free light chains，FLC）比值异常。所有报道均观察到单克隆轻链以 κ 为主，占 80%~85%。已注意到，在某些情况下，血清和（或）尿蛋白电泳或免疫固定电泳无法检测到 M 峰。其他实验室指标包括约 1/3 患者出现补体 C3 降低。MIDD 患者的细胞遗传学结果鲜有报道。Mayo 诊所的数据显示，近 50% 为 t（11；14）异常，与淀粉样变性类似，其他异常包括单体（26%）和超二倍体（16%）。

肾脏是 MIDD 发生的主要器官，部分 LCDD 可以和淀粉样变性、骨髓瘤管型肾病（myeloma cast nephropathy，MCN）等重叠。小石城骨髓瘤中心统计 1997—2015 年 69 例 MM 继发的 LCDD，合并淀粉样变性占 17%，以 λ 轻链限制性为主，这一点不同于单纯 LCDD 患者。合并 MCN 者占 13%，合并出现其他肾病时预后较单纯 LCDD 差。10%~30% 的患者有肾外病变。肾外沉淀物发生于肝窦、脉络丛或心肌，可分别引起肝功能不全、神经病变或心力衰竭。Mayo 诊所报道 MIDD 的肾外表现发生率低于淀粉样变性，可累及心脏（约 1/3）、胃肠道、肺及软组织。心脏受累与淀粉样变性有相似之处，因进展缓慢，诊断时多有心功能不全表现。

三、病理学表现

浆细胞失调相关肾病的明确诊断需进行肾活检。光学显微镜、电子显微镜和免疫荧光技术可用于诊断 MIDD。典型的肾脏病理改变为结节硬化性肾小球改变，亦可累积肾小管和血管。刚果红染色呈阴性。

（一）光学显微镜检查

在 MIDD 中，LCDD、LHCDD 和 HCDD 的形态相似。MIDD 患者在光学显微镜下存在多种病理表现，但在早期患者中，肾小球病变有时并不显著。MIDD 常见的特征性病理改变为产生结节性肾小球硬化症，75%～80% 的患者疾病进展与糖尿病性结节性肾小球硬化症相似。此外，肾小球中的肾小球分叶状增生和复制增多，表现为毛细血管内增生和系膜增生性肾小球肾炎，偶尔也可观察到新月体形成。罕见的 LCDD 病例显示沿肾小管基底膜呈线状轻链沉积，无肾小球病变。刚果红染色呈阴性。

在结节性肾小球病变出现以前，可表现为其他多种肾小球形态改变，包括基本正常、系膜增生、膜增生性，随着病程的进展，大部分会逐渐演变为典型的结节性肾小球硬化症。肾小管基底膜增厚、皱缩，且有不同程度的肾小管萎缩和间质纤维化（几乎见于所有患者）。血管受累比例为 60%～70%，同样无定形物质沉积于血管平滑肌内。

（二）免疫荧光

单克隆免疫球蛋白是通过免疫染色检测单个重链亚类和单个轻链同型。免疫荧光（IF）检查具有决定性的诊断意义，其特征性表现为单克隆轻链沿着肾小球毛细血管壁、肾小管基底膜和肾内小血管壁呈线样沉积，90% 为 κ 型。

LCDD 的免疫组织学诊断结果是在肾小球基底膜（glomerular basement membrane，GBM）和肾小管基底膜（tubule basement membrane，TBM）中唯一沉积轻链同型 κ 或 λ 链，而没有 γ（IgG）、α（IgA）及 μ（IgM）沉积。与淀粉样沉积通常是 λ 链不同，LCDD 沉积最常见的是 κ 链。MGRS 属于无结构物质沉积型。

LHCDD 的定义是在组织中发现单克隆重链和轻链沉积，以 IgGκ 和 IgGγ 为主。

HCDD 定义为在 GBM 和（或）TBM 上对免疫球蛋白进行染色，呈阴性轻链染色，并且存在典型的粉末状电子致密沉积物。有文献报道，γ-重链恒定区 CH1、CH2 或 CH3 的单克隆抗体对 HCDD 患者的肾脏沉积物有异常反应；也有文献报道，通过氨基酸序列分析，HCDD 患者的血清和尿中存在的游离重链缺乏 CH1 结构域。尽管在 HCDD 患者中可观察到 CH1 结构域的缺失，但这被认为是导致该分子过早分泌到血液中，而非直接沉淀。在重链类型中，γ（IgG）-HCDD 最常见，但 α（IgA）-HCDD 和 μ（IgM）-HCDD 也有报道。偶尔在结合补体成分的沉积 IgG 中观察到 C3 或 C1q 的沉积。含有典型补体结合位点的 CH2 结构域有可能激活补体，导致沉积后的组织损伤。在 IgG 亚类中，通过经典或替代途径激活的补体是由 IgG1 和 IgG3 引起，故 γ1-HCDD 或 γ3-HCDD 常表现为低补体血症，血清补体水平反映了这些病例的疾病活动。

（三）电子显微镜检查

MIDD 的电子显微镜特征包括在致密层和内皮下间隙之间发现的颗粒或粉末状连续电子致密沉积物，延伸至系膜基质。这些沉积物倾向于沿着基底膜的内部形成一条带，也可在肾小管基底膜的外部、小动脉内膜和基底膜或间质毛细血管基底膜中观察到。当免疫荧光或电子显微镜不能精确检测沉积时，κ链或λ链的免疫电子显微镜对检测κ链或λ链是可用的重要手段。

血清FLC测定是MIDD的重要依据。重链和轻链在同一个等离子体细胞内产生。血浆细胞通常产生比重链更多的轻链，这些自由轻链在没有连接到重链的情况下进入血液。血清FLC水平代表其产生率和肾清除率。因此，血清FLC浓度随着适应性免疫活性的增加而增加，而κ/λ比值保持不变。相比之下，异常的κ/λ比值表明一种FLC类型单克隆抗体的过量。正常κ/λ比值为0.26～1.65，比值<0.26的患者具有单克隆λ轻链，比值>1.65的患者具有单克隆κ自由轻链。然而，值得注意的是，由于血清FLC清除率的动态变化，肾损害患者的κ/λ比值范围略有增加（0.37～3.1）。除了临床和实验室参数（包括血清和尿蛋白电泳），血清FLC的测量对于检测单克隆抗体病均有用。

另外，激光显微切割（laser microdissection，LMD）联合MS（LMD/MS）检查在MIDD诊断中也具有十分重要的意义。LMD/MS有助于确定肾小球沉积性疾病的类型，特别是当仅根据免疫荧光和电子显微镜诊断有困难时。

伴有单克隆免疫球蛋白或其组分沉积的肾病不仅包括MIDD，还包括免疫球蛋白轻链淀粉样变性（AL型）或免疫球蛋白重链淀粉样变性（AH型）、Ⅰ型冷球蛋白血症、增生性肾小球肾炎伴单克隆IgG沉积（proliferative glomerulonephritis with monoclonal IgG deposits，PGNMID）、轻链（骨髓瘤）管型肾病、轻链相关的范科尼综合征和结晶体储存性组织细胞增多症。此外，单型免疫球蛋白疾病也包括免疫触须样肾小球病和纤维样肾小球病。这些疾病的沉积在肾小球、动脉和（或）肾小管间质中的分布不同。

四、诊断和鉴别诊断

血清蛋白电泳（serum protein electrophoresis，SPEP）和尿蛋白电泳（urine protein electrophoresis，UPEP）是检测M蛋白主要的筛选技术，费用较低，它通过琼脂糖凝胶上的电泳或使用毛细管区的光吸收技术分离蛋白质，然后使用凝胶的密度计跟踪定量M蛋白。M蛋白在密度计追踪的γ区或不太常见的β或α2球蛋白区产生窄峰。临床发现，在某些情况下，血清和（或）尿蛋白电泳或免疫固定电泳无法检测到M峰。为了确定MIg的特性，蛋白质电泳必须与免疫固定结合进行，免疫固定将抗体应用于特定的Ig重链和轻链组分。免疫印迹法比免疫固定法更敏感，尤其是在检测截断的重链时。血浆细胞或B淋巴细胞克隆的检测需要骨髓活检和抽吸、淋巴结活检或结外活检（视情况而定），并辅以流式细胞术和分子免疫分型。

FLC检测提供了一个总血清游离（未结合）κ轻链和λ轻链敏感的定量方法，这对克隆只合成轻链片段的情况特别有用。该分析以"mg/L"的形式给出游离κ轻链和λ轻链的数字，并将这些数字转换成比率。这个比率正常范围为0.26～1.65，在肾损害、肾清除率下降的状态下，该比率范围为0.34～3.10。

肾脏病理是诊断MIDD的金标准，血、尿单克隆免疫球蛋白证据并非出现在所有患者中。FLC比值异常对确定轻链限制性有帮助，且以κ轻链为主。典型肾脏病理改变为结节硬化性肾小球改变，亦可累及肾小管和血管。刚果红染色为阴性。

MIDD需要与AL型肾脏淀粉样变性病和糖尿病性结节性肾小球硬化症等疾病进行鉴别。

淀粉样变性的典型苏木精-伊红（hematoxylin-eosin，HE）染色显示过碘酸雪夫（periodic acid Schiff，PAS）阴性，不嗜银的无定形物质沉积于肾小球、血管和肾间质，刚果红染色呈阳性，偏光显微镜下淀粉样物质呈现苹果绿双折光，为其特征性改变，与伴侣蛋白结合形成不可溶性β皱褶结构，电子显微镜显示超微结构为7～12 nm杂乱排列的纤维丝状沉积物，"淀粉样"物质主要分布于肾小球和血管，约1/2伴肾间质受累，鲜有单纯血管受累的情况。IF显示单克隆免疫球蛋白轻链的沉积，常以λ轻链为主（占80%）。

糖尿病性结节性肾小球硬化症的光学显微镜表现与LCDD的系膜区结节状病变十分相似，但除结节外，常存在纤维素帽、肾小囊滴等渗出性改变。IF检查显示轻链蛋白阴性，电子显微镜检查见GBM均质性增厚，无轻链沉积的相关表现，且常有多年糖尿病病史，易于鉴别。MM的肾脏病理改变以大量轻链排泌造成的管型肾病为主，夜尿增多、贫血为主要临床特点。如果不是出现大量肾小球来源尿蛋白，不必对所有MM患者进行肾活检。需要强调的是，由于MIDD更罕见，且可能合并淀粉样变性或MCN，故肾脏病理对于明确诊断更为必要。临床表现通常提供潜在肾脏疾病的线索。然而，特殊肾脏疾病的诊断需要肾活检。

近年来，人们还认识到浆细胞失调或副蛋白血症引起的肾脏疾病具有不同的形态，并且已知各种含有单克隆免疫球蛋白或其成分的肾脏疾病。因此，有学者建议将这些肾小球和肾小管间质疾病列为"伴有单克隆免疫球蛋白或其成分沉积的肾脏疾病"一类。当诊断与浆细胞失调和（或）副蛋白血症相关的肾脏疾病时，这一新的分类可能有助于明确肾脏疾病的鉴别。

五、单克隆免疫球蛋白相关肾脏疾病的复杂性和异质性

（一）多发性骨髓瘤、冒烟性骨髓瘤、不确定意义的单克隆免疫球蛋白病和具有肾脏意义的单克隆抗体病的定义

几乎所有MM患者的血清和（或）尿中都可检测到M蛋白。当在没有浆细胞或淋巴系统恶性肿瘤或终末器官损害的情况下检测到M蛋白时，使用术语"不明意义的单克隆免疫球蛋白病（MGUS）"并暗示"良性"状态。MGUS为<10%骨髓浆细胞、<3 g/dl M蛋白，且无骨髓瘤确定事件。冒烟性骨髓瘤（smoldering myeloma，SMM）是介于MM和MGUS之间的一种中间临床状态，它由10%～60%的克隆骨髓性浆细胞、≥3 g/dl的M蛋白或≥500 mg/24 h的尿M蛋白组成，且无骨髓瘤消退事件或淀粉样变性。

MGRS是指在没有血液恶性肿瘤或其他骨髓瘤清除事件的情况下，克隆性浆细胞或B淋巴细胞增生导致肾损害。尽管如此，肾损害仍然是MIg的结果，它对治疗和预后有重要意义，包括进行性肾损伤和ESRD。从概念上讲，MGRS既不是一种特殊的肾脏疾病，也不是一种特殊的血液系统疾病。浆细胞克隆导致的MGRS可定义为<10%骨髓浆细胞，<3 g/dl M蛋白，以及肾脏病变（但无任何其他骨髓瘤形成事件）。它的使用促进了克隆增生疗法的应用。

虽然大多数MIg相关肾脏疾病是由浆细胞疾病引起，但部分病例与B细胞淋巴增生性疾病有关，包括淋巴浆细胞性淋巴瘤（lymphoplasmacytic lymphoma，LPL）、慢性淋巴细胞白血病（chronic lymphocytic leukemia，CLL）/小淋巴细胞性淋巴瘤（small lymphocytic lymphoma，SLL）、边缘带淋巴瘤。类似的对于与MGRS相关的低克隆浆细胞病，最近还引入了危险性B细胞克隆的概念，即在没有恶

性肿瘤的情况下产生小剂量的MIg。

值得注意的是，在某些MGRS情况下，特别是在带有单克隆Ig沉积物的增生性GN即增生性肾小球肾炎伴单克隆免疫球蛋白沉积（PGNMID）或罕见的淀粉样变病例中，通过电泳、FLC测量或更敏感的免疫印迹法，在血清或尿中检测不到M蛋白；然而，肾活检证实组织中存在MIg，合成的少量MIg和（或）其基于电荷、疏水性和特殊基质相互作用的高组织亲和力可能解释了检测不到M蛋白的原因。尽管如此，PGNMID在同种异体移植物中复发的能力支持了这种情况代表一种MGRS的观点。更复杂的是，血清或尿中检测到的MIg可能与肾脏沉积物中的MIg不同，部分患者的血清和（或）尿中可能存在一种以上的共存M蛋白。

（二）Ig轻链淀粉样变性（AL）和Ig重链淀粉样变性（AH）

AL是与MIg相关的常见肾脏疾病之一。在光学显微镜下，通过PAS和亚甲基苯胺银染色显示肾小球淀粉样沉积物导致无细胞系膜扩张和毛细血管壁增厚。淀粉样沉积物也可累及血管壁、肾小管基底膜和间质。淀粉样沉积物刚果红染色呈阳性，在偏振光下产生苹果绿双折射或其他异常颜色。AL最常见致病性轻链限制，通常是λ而非κ，频率约为7∶1，以λ亚群Ⅵ为主。AH限制性疾病较少见，最常见的是γ型（IgG）。同时出现轻链和重链限制极其罕见。电子显微镜证实存在大小为7～13 nm、随机排列的淀粉样纤维蛋白。免疫荧光研究通常足以诊断大多数AL/AH病例。然而，由于淀粉样沉积倾向于非特异性地捕获循环血浆蛋白，通过激光显微切割（laser microdissection，LMD）和MS确定AL/AH已成为诊断和识别淀粉样前体蛋白的重要工具。免疫电镜术是有助于确定困难情况下AL的另一种诊断技术。

AL临床典型表现为蛋白尿和NS。然而，缺乏肾小球受累者也可能出现进行性肾功能不全。高血压不常见，直立性低血压可能存在，尤其是在自主神经病变患者中。肾超声检查常显示肾较大。肾外器官受累常见，心脏淀粉样变性是影响患者生存的主要因素。近100%的患者有MIg异常的证据，约10%的患者根据CRAB（C，高钙血症；R，肾功能不全；A，贫血；B，骨质破坏）特征也符合MM的标准。

（三）单克隆IgG沉积的增生性肾小球肾炎

肾活组织检查显示增生性肾小球肾炎，仅有肾小球MIg沉积；电子显微镜检查可见颗粒状电子致密沉积物。膜增生性肾小球肾炎是最常见的类型。IF对于诊断很有必要，仅显示肾小球MIg沉积，轻链限制，而不涉及肾小囊、肾小管或血管基底膜。沉积物通常在系膜和肾小球毛细血管壁分布。MIg通常由IgG组成，IgM或IgA组成少见，具有κ或λ轻链限制表达。电子显微镜显示系膜和内皮下电子致密沉积，以及更多变化的上皮下沉积。肾小球毛细血管壁重构常形成双轮廓。对于MIgG患者，显示γ亚型限制有助于进一步确定IgG亚型。IgG3是最常见的亚型，已知这一亚型很可能在血清和尿中检测不到M蛋白。根据定义，PGNMID的确定需要排除Ⅰ型冷球蛋白血症。

临床上几乎所有的患者都有明显的蛋白尿，可有不同程度的血尿和肾功能不全。高血压很常见。患者C3和C4水平较低。只有20%～30%的PGNMID患者在血清或尿中检测到M蛋白，主要是IgG1或IgG2亚类，但相关的血液恶性肿瘤极为罕见。

（四）冷球蛋白血症相关肾小球病

与MIg相关的冷球蛋白血症相关肾小球病（cryoglobulinemic glomerulopathy，CGP）（Ⅰ型或Ⅱ型

冷球蛋白）显示膜增生模式，膜上有大量滤出的巨噬细胞，膜外侧存在PAS阳性沉积（假性血栓）；免疫荧光显示管腔内有MIg、C3和C1q沉积；膜内侧上有亚结构（微管、纤维或曲线状指纹）。MIg通常为IgM，由IgG组成较少见。由于巨噬细胞的有效吞噬作用，所以沉积物可能很少。

冷球蛋白是循环的MIg，在血清和血浆冷却时可逆沉淀，在复温时再溶解。Ⅰ型是一个单一的MIg（IgG、IgM或不太常见的IgA；通常限制表达）。它关联潜在的血液系统恶性肿瘤，如MM、WM或CLL，并且常与高黏滞综合征相关。Ⅱ型是由MIg（通常为IgM-κ）与多克隆Ig（通常为IgG）复合而成的混合型冷球蛋白，可与潜在的病毒感染有关，如丙型或乙型病毒性肝炎、蛋白异常或自身免疫性疾病。Ⅲ型是由多克隆Ig（通常为IgM和IgG）组成的混合型冷球蛋白，通常继发于自身免疫性疾病或感染。Ⅱ型和Ⅲ型都呈现类风湿因子活性，患者可出现虚弱、关节痛和紫癜，很少出现周围神经病变。然而，血栓性微血管病（thrombotic microangiopathy，TMA）的特点，如雷诺现象和肢端发绀，在Ⅰ型冷球蛋白血症中更为常见。大多数肾脏受累的患者表现为蛋白尿、血尿和肾功能不全。血清C4和C3（不常见）水平通常较低，尤其是在Ⅱ型CGP中。

（五）免疫触须样肾小球病

免疫触须样肾小球病（immunotactoid glomerulopathy，IGP）的特征是光学显微镜下呈现增生性肾小球肾炎。IF显示IgG、IgM沉积；电子显微镜可观察到毛细血管壁具有微管亚结构沉积；光学显微镜表现为典型的膜增生性损伤，膜病变具有多样性。在大多数患者中，IgG沉积呈κ或λ轻链限制性表达，以及C1q和C3共沉积。单克隆IgG1是最常见的亚类。部分患者出现IgM共沉积。典型表现是沉积物的微管状结构，直径为10～60 nm，空心平行排列。外周血、肾间质的淋巴细胞或浆细胞中也可检测到具有微管结构的免疫球蛋白，免疫触须样肾小球病应与罕见的单克隆纤维样肾小球病相鉴别，后者IF显示其中IgG沉积由直径16～24 nm的纤维构成并有轻链限制表达。

肾脏受累通常表现为蛋白尿，常伴有肾病综合征、血尿、高血压和不同程度的肾功能不全。患者一般年龄较大且常有潜在的淋巴增生性疾病。虽然大多数研究排除了系统性红斑狼疮或冷球蛋白血症患者，但在肠系膜中，血清冷球蛋白检测呈阳性反应。在最近一项对16例患者的研究中，63%的患者检测到M峰，38%的患者存在血液系统恶性肿瘤，包括CLL、LPL及罕见的MM。

（六）管型肾病

管型肾病（cast nephropathy）也称铸型肾病，其特点是肾小管损伤，铸型沉积物PAS染色阴性或微弱显色。在远端肾小管中形成的管型是塔-霍二氏蛋白相互结合的结果，呈现"断裂"和"易碎"的外观、边缘锋利的几何形状，周围有肾小管内存在单核细胞、中性粒细胞和巨细胞刺激的炎症反应。IF典型的表现为致病性单克隆轻链（κ或λ轻链）管型的显性或特异性染色。在某些管型肾病患者中，也存在肾基底膜线性染色的单克隆轻链相关的电子致密点状沉积物，被称为"免疫荧光LCDD"。

大多数患者出现急性肾损伤（acute kidney injury，AKI），而其他患者在病程后期被发现可能有更缓慢的进展性慢性肾脏病（chronic kidney disease，CKD）。高血压并不常见。几乎所有患者的血或尿中都能识别出单克隆轻链。当出现明显的轻链蛋白尿时，尿常规检测可能只有弱阳性，因为它能识别白蛋白，而不是轻链。疑似管型肾病的患者需要进行肾活检以确定诊断。然而，如果怀疑MM所致管型肾病（骨髓瘤管型肾病）的患者血清FLC水平>500 mg/L，则可推迟肾活检。骨髓瘤管型肾病是与MM相关的最常见的肾损害，又称"骨髓瘤肾"，被认为是骨髓瘤的损害结果，因此，它与MGRS

的诊断不相同。在某些很少见的情况下，管型肾病可发生在其他血液疾病中，如 WM 或 CLL，在这种情况下，"轻链管型肾病"是首选术语。

（七）轻链近端肾小管病

LCPT 的特点是近端肾小管细胞单链轻链的细胞质包涵体（κ 比 λ 更常见）。单链轻链通过 megalin-cubilin 受体摄入并传递到内小体和吞噬小体内，在这些小体中，它抵抗蛋白质水解，形成包涵体。包涵体可以是结晶的，也可以是非晶态的；结晶体占主导地位。Vκ1 亚组的 κ 轻链最具致病性，因为它们在可变结构域上显示疏水性侧链，从而抑制蛋白质水解并促进结晶。非晶态 LCPT 的包涵体内涵仍不明晰，需要区别于生理性的管状物重吸收和多余的转运过滤轻链。对于晶体 LCPT 和非晶体 LCPT，急性肾小管损伤是有用的诊断特征之一，包括肾小管退行性改变、刷状缘丢失、细胞质碎片和凋亡细胞脱落到管腔中。慢性期发生变异性肾小管萎缩和间质纤维化。肾小球基本正常。IF 显示在几乎所有有晶体的 LCPT 中都有 κ 轻链限制表达，而在没有晶体的 LCPT 中约 1/3 有 λ 轻链限制表达。在许多结晶性病例中，冷冻组织的 IF 诊断不敏感，通常需要使用链霉蛋白酶或蛋白酶消化法对石蜡切片进行抗原回收，这可能是由于轻链晶体三级结构中的抗原位点被隔离和不可获得所致。电子显微镜证实近端管状细胞质内晶体呈菱形、矩形或针状。晶体位于吞噬溶酶体中，也可游离于细胞质内。非晶质包涵体表现为细胞质内液滴、颗粒或空泡。

95% 的患者存在由单链轻链和白蛋白组成的蛋白尿，但非 NS，大多数患者还表现出肾功能不全。范科尼（Fanconi）综合征以血糖正常的糖尿、氨基酸尿和磷酸盐尿为特征。代谢性酸中毒（近端肾小管酸中毒）、低磷血症和低尿酸血症也可出现。在最近报道的一系列 46 例患者中，46% 的 LCPT 患者与 MGRS 相关（其中 4% 转化为 MM），33% 为 MM，15% 为 SMM，4% 为非霍奇金淋巴瘤（non-hodgkin lymphoma，NHL），2% 为 CLL。在另一项针对 49 例伴有范科尼综合征的 LCPT 患者的研究中，27% 患者确定为 MGRS，14% 为 MM，51% 为 SMM，8% 为 WM。

（八）晶体储存性组织细胞增多症/晶体型冷球蛋白血症

晶体储存性组织细胞增多症（crystal-storing histiocytosis，CSH）是一种罕见的疾病，在肾小球和（或）间质中发现大量含有 MIg 的增大的组织细胞。在光学显微镜下，肾小球毛细血管管腔被含有嗜伊红、三色红晶体线状细胞质包涵体的组织细胞浸润，有时与膜增生和单克隆内皮下沉淀物相关。CD68 染色有助于确定其组织细胞表型。间质性 CSH 类似于急性或慢性肾小管间质性肾炎。免疫荧光显微镜可见间质和肾周脂肪中存在假高雪细胞，提示该病。IF 显微镜下显示 MIg 通常具有 κ 轻链限制表达。EM 可识别组织细胞细胞质内的电子致密晶体。间质性 CSH 可单独发生或与 LCPT 联合发生。

相比之下，晶体型冷球蛋白血症（crystalloid cryoglobulinemia）是由于大 MIg 晶体在系统血管腔（包括肾动脉和肾小球毛细血管）内的细胞外沉积引起。在光学显微镜下，晶体呈嗜伊红、PAS 阳性和三色红，在电子显微镜下，它们呈现出电子密度高、边缘锋利的晶状线体。根据 IF，沉积物通常由 IgG-κ 或 IgG-λ 组成。晶体型冷球蛋白血症可阻塞血管腔，类似 TMA，或引起动脉壁炎症产生血管炎。

CSH 的肾小球受累通常表现为伴有或不伴有 NS 的蛋白尿并伴有肾功能不全。晶体型冷球蛋白血症常伴有 AKI，大血管受累可导致肾梗死；全身表现，如皮疹、多关节炎和神经病变常见。CSH 和晶体型冷球蛋白血症在 MM 和淋巴增生性疾病中最常见，在 MGRS 中很少见。

(九)单克隆免疫球蛋白病相关的 C3 肾小球病

C3 肾小球病是一种罕见的疾病,由补体替代途径的失调引起,表现为 C3 在肾小球孤立性沉积。C3 肾小球病包括 C3 肾小球肾炎(C3-GN)和致密物沉积病(dense deposit disease,DDD)。C3-GN 和 DDD 的特征是 C3 染色明亮,Ig 缺乏或微弱染色。

电子显微镜下,C3-GN 表现为系膜、内皮下中等电子密度沉积,偶尔在膜内和上皮下可见。DDD 的特征是系膜内圆形或条状、高密度电子沉积物。

补体替代途径的失调可能为原发性,由补体调节蛋白突变引起,也可能是由于补体调节蛋白自身抗体引起的继发性(获得性)。一部分亚型 C3 肾小球病患者有相关的 MIg。

C3 肾小球病的 MIg 可能作为自身抗体来补充调节蛋白,如因子 H 或 C3 转化酶(即表现为 C3 肾病因子),从而增加 C3 转化酶的 t1/2,进而导致 DDD、C3-GN 或罕见的溶血尿毒综合征。事实上,在最近的一项大型研究中,补体评估显示 45.8% 的 MIg 相关 C3 肾小球病患者存在 C3 肾病因子,而补体基因中的致病性突变非常罕见。

在最近的一项临床研究中,在≥50 岁的 C3 肾小球病患者中,65.1% 有 MIg。其他研究同样显示,在老年 C3 肾小球病患者中,MIg 的患病率很高。C3 肾小球病患者中存在血尿、蛋白尿,常为 NS,以及一定程度的肾损害。在一项有 36 例患者参加的与 C3 肾小球病相关性研究中发现,MGRS 占 77.8%(其中 4% 转化为 MM),MM 占 13.9%,SMM 占 5.6%,CLL/淋巴瘤占 5.6%,Ⅰ型冷球蛋白血症占 2.8%。

(十)血栓性微血管病

TMA 包括多种由内皮损伤介导的紊乱。一部分 TMA 患者有相关的 MIg,MIg 可作为 TMA 的潜在触发器,通过补体替代途径的失调产生非典型溶血尿毒综合征,但确切的机制仍有待阐明。与 MIg 相关的 C3 肾小球病相似,最近的研究表明,在≥50 岁的患者中,TMA 中单克隆丙种球蛋白病的患病率远高于普通人群。肾活检可显示多种情况,包括肾小球毛细血管血栓、系膜溶解和肾小球基底膜双轮廓。急性肾小管损伤常见。免疫荧光显示 MIg 阴性,但纤维蛋白/纤维蛋白原和 C3 的染色呈不同程度阳性,累及肾小球毛细血管和血管壁。

在一项接受肾活检的>60 岁 C3 肾小球病患者的研究中,单克隆免疫球蛋白病的患病率为 24%,比该年龄组预期的发病率高 5 倍。受影响的患者有血尿(64%)、蛋白尿和 AKI。在一项对比研究中,50% 的 MIg 相关 TMA 患者在随访期间发生了 ESRD,而 MIg 相关 TMA 患者的 ESRD 发生率为 33%。在其中 MIg 相关的 TMA 患者中,75% 患有 MGRS,5% 患有 MM,5% 患有 SMM,10% 患有多发性神经病、器官肿大、内分泌疾病、单克隆免疫球蛋白病及皮肤改变,5% 患有 T 淋巴细胞白血病。

(十一)MIg 相关肾脏疾病的质谱分析

LMD 与基于 MS 的蛋白质组学相结合是一种新的诊断工具,可以分析特定组织单元(如肾小球、间质和肾小管)的整体蛋白质表达模式。使用这项技术,病变肾小球、肾小管间质或血管的蛋白质含量可以与组织对照进行比较。LMD/MS 对于检测肾脏疾病中的 MIg 尤其有用,因为正常肾小球只显示少量循环多克隆 Ig。LMD/MS 研究不仅可以检测 MIg 的亚型,如 IgG3、IgA1 等,还可以检测 MIg 的特异区域,如 Ig-κ 链 c 区、Igλ V-I 区、IgA1-c 区等,由重链 Ig-ε 或 Ig-δ 组成的 MIg 可通过 LMD/MS 进行检测,这些 MIg 未通过组织切片或蛋白质电泳进行常规检测,并对血或尿进行免疫分析。因此，LMD/MS 是诊断许多 MIg 相关肾脏疾病的有价值工具，如下所述。

1. AL/AH 的确认 LMD/MS 研究表明，MIg 淀粉样变性具有一种特殊的蛋白质特征，包括 MIg、载脂蛋白 E 和Ⅳ及血清淀粉样蛋白 P 成分。其他形式的淀粉样变性，如淀粉样蛋白 A、白细胞趋化因子 2 和纤维蛋白原 α 链淀粉样变病，通过免疫过氧化物酶染色可使淀粉样沉积物中循环蛋白的非特异性组织结合，从而导致错误诊断。因为单克隆丙种球蛋白病在一般人群中很常见，而且 4.2% 的 50 岁以上人群有可检测的血清 MIg，MIg 的组织捕捉可能导致 MIg 淀粉样变的假阳性诊断。相反，一些 MIg 淀粉样蛋白未能与针对轻链和重链表位的商业抗血清反应可能导致假阴性诊断。在这 2 种情况下，LMD/MS 可以识别淀粉样变亚型。

2. Ig 淀粉样变性与纤维素样肾小球肾炎的鉴别 最近在 LMD/MS 基础上的研究表明，DNAJB9 是一种有助于区分纤维素样肾小球肾炎和 Ig 淀粉样变性的标志物。然而，在某些患者中，在模糊不清的刚果红和 DNAJB9 染色的情况下，很难确定淀粉样变性的诊断。对于此类患者，LMD/MS 可证实 MIg 淀粉样变性的诊断。

3. 鉴定异常表现的 MIDD LMD/MS 在鉴定异常表现的 MIDD 病例中非常有用，如 MIg 被截断或常规 IF 检测不到 MIg。例如，含有重链的 HCDD 可以用 LMD/MS 进行诊断。

4. 鉴定伴有 MIg 的系膜增生性肾小球肾炎 一些伴有 MIg 的系膜增生性肾小球肾炎患者中，病变呈慢性或沉积物被掩盖，导致常规 IF 可能无法检测出 MIg。在这种情况下，LMD/MS 同样有助于鉴别肾小球沉积物中的 MIg。其中，部分患者还受益于在蛋白酶消化的石蜡切片上重复获得抗原。

组织 LMD/MS 的潜在应用包括检测补体途径、细胞因子和生长因子，以及 MIg 相关肾脏疾病中 MIg- 基质的相互作用。MS 的一个很有前途的应用是可对免疫固定和 FLC 阴性患者的血清和尿进行 MIg 的蛋白质组学检测。

六、治疗和预后

MIDD 是一种罕见的惰性、隐匿性、克隆性浆细胞疾病，参照浆细胞病方案进行治疗，可考虑自体造血干细胞移植（autologous hematopoietic stem cell transplantation，ASCT），治疗目标是清除 M 蛋白，挽救器官功能。如果 MIDD 不治疗，终将进展至 ESRD。肾功能进展快者更需要积极治疗，主要治疗方案参照其他浆细胞病，尤其是 MM、蛋白酶体抑制剂（proteasome inhibition，PI）或 ASCT 疗效更佳。血液学缓解可以转化为肾脏反应，治疗目的是通过化疗或 ASCT 抑制浆细胞增生，以期望保留肾功能并延长生存期。有学者认为，血清 FLC 水平变化对评估治疗反应最有价值，同时其还是预测肾功能及总体生存的独立预后因素。

硼替佐米治疗 MIDD 尤其是 LCDD 已有较为完善的报道。Mayo 诊所回顾总结了 1992—2014 年的 88 例 MIDD 患者，30 例（34%）患者评估为肾脏反应（根据淀粉样性变的评估标准）；37 例（42%）至少达到血液学完全缓解（complete response，CR）或非常好的部分缓解（very good partial response，VGPR），这部分缓解非常好的患者肾脏反应率也显著升高（57% vs. 17%，$P<0.001$），12 个月时蛋白尿减少也更为明显。60% 的患者接受 ASCT 或硼替佐米为基础的化疗方案，这组患者 CR/VGPR 率分别为 77% 和 56%，而其他治疗方案仅为 6%（$P<0.001$）。尽管应用 PI 类药物诱导并进行 ASCT 巩固的患者多为 MM/WM 继发，但 MGRS 组接受 ASCT/PI 药物患者预后依然优于其他方案。ASCT 安全性

好,5年总生存(overall survival,OS)率为67%,MM/WM继发的MIDD中位无进展生存期(progression free survival,PFS)约30个月,而MGRS组的PFS尚未达到。最终有33%的患者接受了肾替代治疗,5年肾脏存活率为57%,约50%的患者在随访中出现肾功能进展,中位进展时间为37个月。

我国南京的数据显示,中位随访22个月时,平均肾脏存活期为32.5个月。15例(34.1%)患者肾功能稳定或改善,28例(63.6%)进展至ESRD,提示肾功能进展的因素包括基线血清肌酐超过3 mg/L、尿视黄醇结合蛋白(retinol-binding protein,RBP)超过8 mg/L。这些患者的治疗以沙利度胺为主,但ASCT和硼替佐米为主的方案在血液学反应率和器官功能改善方面优于其他方案。

不同于LCDD较多的队列报道,HCDD因其发病率低、诊断困难,目前多为个案报道或病例系列报道。美国哥伦比亚大学医学中心2014年回顾总结了3例以硼替佐米为基础治疗的MIDD病例,均有严重肾病综合征及肾功能不全,尚不能诊断MM,其中2例外周血检测到单克隆轻链。3例患者均应用了硼替佐米,剂量与MM治疗方案相同,其中1例还联合使用了环磷酰胺。治疗2个月后均有不同程度临床缓解及肾小球滤过率恢复,唯一的不良反应为外周神经损害,随硼替佐米的减量而减轻。

(傅君舟)

参 考 文 献

[1] Sayed RH, Wechalekar AD, Gilbertson JA, et al. Natural history and outcome of light chain deposition disease. Blood, 2015, 126(26): 2805-2810.

[2] Nasr SH, Valeri AM, Cornell LD, et al. Renal monoclonal immunoglobulin deposition disease: a report of 64 patients from a single institution. Clin J Am Soc Nephrol, 2012, 7(2): 231-239.

[3] Bridoux F, Leung N, Hutchison CA, et al. Diagnosis of monoclonal gammopathy of renal significance. Kidney Int, 2015, 87 (4): 698-711.

[4] Li XM, Rui HC, Liang DD, et al. Clinicopathological characteristics and outcomes of light chain deposition disease: an analysis of 48 patients in a single Chinese center. Ann Hematol, 2016, 95(6): 901-909.

[5] SethiS, Vrana JA, TheisJD, et al. Laser microdissection and mass spectrometry-based proteomics aids the diagnosis and typing of renal amyloidosis. Kidney Int, 2012, 82(2): 226-234.

[6] Sethi S, Rajkumar SV. Monoclonal-gamm-opathy associated proliferative glomerulonephritis. Mayo Clin Proc, 2013, 88(11): 1284-1293.

[7] Cohen C, Royer B, Javaugue V, et al. Bortezomib produces high hematological response rates with prolonged renal survival in monoclonal immunoglobulin deposition disease. Kidney Int, 2015, 88(5): 1135-1143.

[8] K ourelis TV, Nasr SH, Dispenzieri A, et al. Outcomes of patients with renal monoclonal immunoglobulin deposition disease. Am J Hematol, 2016, 91(11): 1123-1128.

[9] Leung N, Bridoux F, Batuman V, et al. The evaluation of monoclonal gammopathy of renal significance: a consensus report of the International Kidney and Monoclonal Gammopathy Research Group. Nat Rev Nephrol, 2019, 15(1): 45-59.

[10] Camus M, Hirschi S, Prevot G, et al. Proteomic evidence of specific IGKV1-8 association with cysticlung light chain deposition disease. Blood, 2019, 133(26): 2741-2744.

[11] Aucouturier P, Khamlichi AA, Touchard G, et al. Brief report: heavy-chain deposition disease. N Engl J Med, 1993, 329(19): 1389-1393.

[12] Danevad M, Sletten K, Gaarder PI, et al. The amino acid sequence of a monoclonal gamma heavy chain from a patient with articular gamma-heavy chain deposition disease. Scand J Immunol, 2000, 51(6): 602-606.

[13] Jenner E. Serum free light chains in clinical laboratory diagnostics. Clin Chim Acta, 2014, 427(1): 15-20.

[14] Katzmann JA, Clark RJ, Abraham RS, et al. Serum reference intervals and diagnostic ranges for free kappa and free lambda

immunoglobulin light chains: relative sensitivity for detection of monoclonal light chains. Clin Chem, 2002, 48(9): 1437-1444.

[15] Hutchison CA, Basnayake K, Cockwell P. Serum free light chain assessment in monoclonal gammopathy and kidney disease. Nat Rev Nephrol, 2009, 5(11): 621-628.

[16] Hutchison CA, Basnayake K, Cockwell P. Serum free light chain assessment in monoclonal gammopathy and kidney disease. Nat Rev Nephrol, 2009, 5(1): 621-628.

[17] Sethi S, Theis JD, Vrana JA, et al. Laser microdissection and proteomic analysis of amyloidosis, cryoglobulinemic GN, fibrillary GN, and immunotactoid glomerulopathy. Clin J Am Soc Nephrol, 2013, 8(6): 915-921.

[18] Sethi S, Fervenza FC, Rajkumar SV. Spectrum of manifestations of monoclonal gammopathy-associated renallesions. Curr Opin Nephrol Hypertens, 2016, 25(2): 127-137.

[19] Umanath K, Lewis JB. Update on diabetic nephropathy: core curriculum 2018. Am J Kidney Dis, 2018, 71(6): 884-895.

[20] Chauvet S, Bridoux F, Ecotière L, et al. Kidney diseases associated with monoclonal immunoglobulin M-secreting B-celllymphoproliferative disorders:a case series of 35 patients. Am J Kidney Dis, 2015, 66(5): 756-767.

[21] Bridoux F, Leung N, Hutchison CA, et al. International kidney and monoclonal gammopathy research group: diagnosis of monoclonal gammopathy of renal significance. Kidney Int, 2015, 87(4): 698-711.

[22] Nasr SH, Sethi S, Cornell LD, et al. Proliferative glomerulonephritis with monoclonal IgG deposit srecurs in the allograft. Clin J Am Soc Nephro, 2011, l6(1): 122-132.

[23] Said SM, Sethi S, Valeri AM, et al. Renal amyloidosis: origin and clinic opathologic correlations of 474 recentcases. Clin J Am Soc Nephrol, 2013, 8(9): 1515-1523.

[24] Leung N, Nasr SH, Sethi S. How I treat amyloidosis: the importance of accurate diagnosis and amyloid typing. Blood, 2012, 120(16): 3206-3213.

[25] Fernández de Larrea C, Verga L, Morbini P, et al. A practical approach to the diagnosis of systemic amyloidoses. Blood, 2015, 125(14): 2239-2244.

[26] Bhutani G, Nasr SH, Said SM, et al. Hematologic characteristics of proliferative glomerulonephritides with nonorganized monoclonal immunoglobulin deposits. Mayo Clin Proc, 2015, 90(5): 587-596

[27] Nasr SH, Fidler ME, Cornell LD, et al. Immunotactoid glomerulopathy: clinicopathologic and proteomic study. Nephrol Dial Transplant, 2012, 27(11): 4137-4146.

[28] Larsen CP, Bell JM, Harris AA, et al. The morphologic spectrumand clinical significance of light chain proximal tubulopathy with and without tcrystal formation. Mod Patho, 2011, 24(11): 1462-1469.

[29] Stokes MB, Valeri AM, Herlitz L, et al. Light chain proximal tubulopathy:clinical and pathologic characteristics in the modern treatment era. Jam Soc Nephro, 2016, 27(5): 1555-1565.

[30] Sethi S, Cuiffo BP, Pinkus GS, et al. Crystal-storing histiocytosis involving the kidney in alow-grade B-cel lymphoproliferative disorder. Am J Kidney Dis, 2002, 39(1): 183-188.

[31] Hou J, Markowitz GS, Bomback AS, et al. Toward a working definition of C3 glomerulopathy by immunofluorescence. Kidney Int, 2014, 85(2): 450-456.

[32] Cheungpasitporn W, Leung N, Sethi S, et al. Refractory atypical hemolytic uremic syndrome with monoclonal gammopathy responsive to bortezomib based therapy. Clin Nephrol, 2015, 83(6): 363-369.

[33] Ravindran A, Fervenza FC, Smith RJ. C3 glomerulopathy associated with monoclonal Ig: a distinct subtype. Kidney Int, 2018, 94(5): 1025-1025.

[34] Chauvet S, Frémeaux-Bacchi V, Petitprez F, et al. Treatment of B-cell disorder improves renal outcome of patients with monoclonal gammopathy-associated C3 glomerulopathy. Blood, 2017, 129(11): 1437-1447.

[35] Paueksakon P, Fogo AB, Sethi S. Leukocyte chemotactic factor 2 amyloidosis can not be reliably diagnosed by immunohistochemical staining. Hum Pathol, 2014, 45(10): 1445-1450.

[36] Jain D, Green JA, Bastacky S, et al. Membranoproliferative glomerulonephritis: the role for laser microdissection and mass spectrometry. Am J Kidney Dis, 2014, 63(2): 324-328.

[37] Larsen CP, Messias NC, Walker PD, et al. Membranoproliferative glomerulonephritis with masked monotypic immunoglobulin deposits. Kidney Int, 2015, 88(4): 867-873.

[38] Asvadi P, Cuddihy A, Dunn RD, et al. MDX-1097 induces antibody-dependent cellular cytotoxicity against kappa multiple myeloma cells and its activity is augmented by lenalidomide. Br J Haematol, 2015, 169(3): 333-343.

[39] Cohen C, Royer B, Javaugue V, et al. Bortezomib produces high hematological response rates with prolonged renal survival in monoclonal immunoglobulin deposition disease. Kidney Int, 2015, 88(5): 1135-1143.

[40] Hassoun H, Flombaum C, D'Agati VD, et al. High-dose melphalan and auto-SCT in patients with monoclonal Ig deposition disease. Bone Marrow Transplant, 2008, 42(6): 405-412.

[41] Nambirajan A, Bhowmik D, Singh G, et al. Monoclonal gammopathy of renal significance with light-chain deposition disease diagnosed postrenal transplant: a diagnostic and therapeutic challenge. Transpl Int, 2015, 28(3): 375-379.

[42] Joly F, Cohen C, Javaugue V, et al. Randall-type monoclonal immunoglobulin deposition disease: novel insights from a nationwide cohort study. Blood, 2019, 133(6): 576-587.

[43] Ziogas DC, Kastritis E, Terpos E, et al. Hematologic and renal improvement of monoclonal immunoglobulin deposition disease after treatment with bortezomib-based regimens. Leuk Lymphoma, 2017, 58(8): 1832-1839.

[44] Ziogas DC, Kastritis E, Terpos E, et al. Hematologic and renal improvement of monoclonal immunoglobulin deposition disease after treatment with bortezomib-based regimens. Leuk Lymphoma, 2017, 58(8): 1832-1839.

[45] Bridoux F, Leung N, Hutchison CA, et al. International kidney and monoclonal gammopathy research group: diagnosis of monoclonal gammopathy of renal significance. Kidney Int, 2015, 87(4): 698-711.

[46] Aimo A, Vergaro G, Pucci A, et al. Cardiac light-chain deposition disease relapsing in the transplanted heart. Amyloid, 2017, 24(2): 135-137.

[47] Mohan M, Buros A, Mathur P, et al. Clinical characteristics and prognostic factors in multiple myeloma patients with light chain deposition disease. Am J Hematol, 2017, 92(8): 739-745.

[48] Singh L, Subbiah AK, Singh G, et al. Monoclonal gammopathy of renal significance with heavy-chain deposition disease in renal allograft: challenges in the diagnosis and management. Transpl Int, 2019, 32(7): 769-770.

[49] Patel K, Dillon JJ, Leung N, et al. Use of bortezomib in heavychain deposition disease: a report of 3 cases. Am J Kidney Dis, 2014, 64(1): 123-127.

第十八节 冷球蛋白血症性肾小球肾炎诊治新进展

冷球蛋白血症（cryoglobulinemia）是指血液循环中存在冷球蛋白，即在低温下沉淀、加热后溶解的免疫球蛋白所致的疾病。冷球蛋白血症通常会导致全身炎症综合征，表现为疲劳、关节痛、紫癜、溃疡、神经病变和（或）肾小球肾炎（glomerulonephritis，GN）。许多冷球蛋白血症患者血清中有冷球蛋白存在而无任何症状，当其出现症状时称为冷球蛋白血症综合征或冷球蛋白血症性血管炎，肾脏受累可以称为冷球蛋白血症性肾病、冷球蛋白血症肾损伤或冷球蛋白血症血管炎性肾损伤。本病主要累及中小血管，由含冷球蛋白的免疫复合物引起血管炎。根据免疫球蛋白的组成可将冷球蛋白血症分为3类（Ⅰ类、Ⅱ类和Ⅲ类）。病因主要有淋巴增生性疾病、自身免疫性疾病和丙型肝炎病毒（hepatitis C virus，HCV）感染。冷球蛋白血症的诊断主要基于患者存在血清冷球蛋白的临床特点及实验证据，治疗策略取决于发生冷球蛋白血症的病因。对于慢性HCV感染的患者，抗病毒治疗很有必要，也可以应用免疫抑制剂或免疫调节剂治疗，包括类固醇、血浆置换和细胞毒性药物等。

一、流行病学

据国外统计，冷球蛋白血症的发病率约为1/100 000，较多见于年龄在45～65岁的人群，女性发病率高，是男性的2～3倍。Ⅰ型冷球蛋白血症患者的报道比例差异比较大，占所有类型的5%～25%，19%～50%的患者为Ⅱ型（多见于HCV感染），其余为Ⅲ型。Ⅱ型、Ⅲ型也称为混合性冷球蛋白血症（mixed cryoglobulinemia，MC）。

二、病因、分型及发病机制

（一）病因及分型

冷球蛋白血症的病因及分型见表1-3-20。

表1-3-20 冷球蛋白血症的病因及分型

类型	沉淀物的组分	主要相关的疾病
Ⅰ型	单克隆IgM（罕见有IgG或IgA）	淋巴增生性疾病、浆细胞疾病、多发性骨髓瘤、不明意义的单克隆免疫球蛋白病（monoclonal gammopathy of undetermined significance, MGUS）、华氏巨球蛋白血症、慢性淋巴细胞白血病、B细胞非霍奇金淋巴瘤和毛细胞白血病
Ⅱ型	常混合有单克隆IgM-κ，以及多克隆的IgG-κ和IgG-λ	80%~90%为HCV感染，还有其他感染，如乙型肝炎病毒（HBV）和人类免疫缺陷病毒（HIV）感染等
Ⅲ型	多克隆IgM和多克隆IgG	HCV等其他感染和自身免疫性疾病
Ⅱ~Ⅲ型	寡克隆IgM和多克隆IgG	HCV等其他感染、自身免疫性疾病和淋巴增生性疾病

（二）发病机制

有3种主要的发病机制：①慢性免疫刺激和（或）淋巴结炎，引起产生高浓度免疫球蛋白，形成冷球蛋白；②免疫复合物的形成增加；③冷球蛋白或其免疫复合物清除不足。

Ⅰ型冷球蛋白血症的特点是血液中存在单克隆冷球蛋白，其产生是由于潜在的淋巴增生性疾病，当暴露于寒冷时会引起沉淀，导致血管炎和血管阻塞。MC是由于慢性炎症状态（常由病毒感染或自身免疫性疾病引起）导致B细胞过度激活或过度增生，产生多克隆冷球蛋白。缺血性病变可能与冷球蛋白沉淀导致血管阻塞有关，见于Ⅰ型冷球蛋白血症。MC是真正的免疫复合物介导的血管炎。冷球蛋白的致病性取决于冷球蛋白的物理、化学性质，如立体结构、定向性和重链糖基化等，也可能与不同性质冷球蛋白的Fc段通过受体招募的巨噬细胞和激活补体的能力不同，诱导炎症反应不同有关。

在慢性丙型肝炎中，HCV包膜糖蛋白E1和E2有助于病毒通过细胞CD81受体进入肝细胞和淋巴细胞，慢性HCV感染持续刺激肝内和循环B细胞增生，扩增的B细胞群具有独特的储备能力，某些优势克隆（如克隆VH1-69），能够产生具有类风湿因子（rheumatoid factor, RF）活性的免疫球蛋白，从而导致冷球蛋白的形成。慢性抗原刺激最先导致B细胞克隆逐渐产生多克隆IgMs（Ⅲ型冷球蛋白血症），然后是寡克隆IgMs（Ⅱ~Ⅲ型冷球蛋白血症），最后是单克隆IgM（Ⅱ型冷球蛋白血症）。对于有症状的冷球蛋白血症患者，其发展淋巴瘤的风险与一般人群相比可能增加35倍。该病的发病机制也可能依赖于一种鲜为人知的宿主多基因和环境触发之间发生相互作用，即有一定的遗传背景。

肾脏受累可发生在30%~60%的冷球蛋白血症患者中。肾炎的发生与免疫介导的中小型血管炎症有关，即常见于Ⅱ型和Ⅲ型冷球蛋白血症，而在Ⅰ型中较少。在冷球蛋白血症中，IgM具有RF活性（为自身抗体），结合IgG（作为抗原）形成免疫复合物，沉积在血管壁上，然后通过经典途径激活补体系统，导致血管炎的发生。此外，已知冷球蛋白血症中的单克隆IgG3具有独特的特性，可通过非特异性Fc-Fc相互作用，自发性聚集并沉积在血管壁上。自聚的单克隆IgG3能够通过其重链的CH2结构域结合C1q链，从而激活补体系统，导致血管炎。单克隆IgG1也可能通过CH2结构域具有结合C1q的能力，然后激活补体系统。尽管C1q结合单克隆IgG1的能力比IgG3弱，但也有报道称Ⅰ型冷球蛋白血症中的单克隆 IgG1 也可通过与 C1q 结合而激活补体的经典途径，导致冷球蛋白血症性 GN。

三、临床表现

多数冷球蛋白血症患者无症状，出现症状的患者比例为 2%～50%。临床症状的出现与冷球蛋白血症的类型有关。Ⅰ型冷球蛋白血症的突出临床表现是继发于高黏滞综合征和（或）血栓形成，最常见的表现是雷诺现象、皮肤缺血性溃疡和肢体远端坏疽，寒冷致荨麻疹，呈网状紫癜，中枢神经微循环受累引起视网膜出血、视觉障碍、头痛和中枢神经系统病变等。非特异性症状，如关节痛、疲劳、肌痛，以及皮肤血管炎和神经病，在 MC 中发生得更加频繁。紫癜、虚弱和关节痛三联征，又称梅尔特泽三联征，是特征性表现。关节受累表现为非移动性疼痛，主要涉及双手和膝关节，双侧对称性累及，肘部和脚踝受累较少，脊柱受累罕见。如果出现对称和糜烂性多发性关节炎，为冷球蛋白血症和类风湿关节炎（rheumatoid arthritis，RA）之间的重叠综合征。肺部也可受累，表现为轻中度呼吸困难和干咳。很少出现急性肺泡出血、组织性肺炎、肺血管炎和胸腔积液。消化系统可出现肝大、肝功能检查改变和反复发作性肠系膜血管炎引起的腹痛。口腔干燥和（或）双侧腮腺肿胀比例可达 30%。

肾脏受累表现出不同程度的血尿、蛋白尿、高血压和（或）肾衰竭。主要的临床表现包括血尿（几乎 100% 可见镜下血尿，偶见肉眼血尿）、蛋白尿（几乎 100%）、高血压（35%～85%）和慢性肾衰竭（40%～85%）。此外，临床也可表现为肾病综合征（20%～50%）和急性肾炎综合征（20%～30%）。临床表现上与病理类型有关，冷球蛋白血症性 GN 通常为增生性 GN，特别是膜增生性 GN。少数患者表现为急性肾损伤（AKI），占总体的 10%～17%。肾脏受累导致死亡明显增加。

四、实验室检查

重要的实验室检查包括冷球蛋白测定和免疫固定电泳，肾活检是诊断冷球蛋白血症性 GN 的重要手段。其他包括血清 RF 阳性（45%～95%）、血清 C4（65%～100%）和 C3（20%～70%）降低。

（一）冷球蛋白测定

血应收集在预先加温的注射器和管中，在 37～40 ℃进行运输、凝血和离心，应确保全程温度不低于 37 ℃。血清应储存在 4 ℃，最多可达 7 天。Ⅰ型冷球蛋白血症性 GN 的沉淀通常发生在几个小时内。相比之下，MC，特别是Ⅲ型 MC，可能需要几天时间沉淀。检测冷球蛋白的基本规则如下。①把注射器和不抗凝的干燥试管预加温到 37 ℃。②采集 10～20 ml 血液。③样品应在≥37 ℃下送到实验室。④37 ℃放置至少 1 h 让血液凝固。⑤应在 37 ℃离心分离血清（上述 5 个步骤均应在 37～40 ℃进行，任何情况下均不能低于 37 ℃）3000 r/min，5～10 min。⑤分离的血清应在 4 ℃冷藏，至少 3 天（7 天最佳）以允许冷球蛋白沉淀，应每天查看试管中是否有沉淀形成。⑥如果有沉淀形成，在 37 ℃下重新溶解 2～3 h。⑦再放在 4 ℃，然后在 4 ℃下用 0.9% 氯化钠溶液洗涤 3 次，并在 4 ℃处离心。⑧在 37 ℃下重新溶解，用于定性/定量分析。⑨用校准沉淀管冷沉（淀）比容法计算蛋白浓度＞1%，血清在温氏（Wintrobe）管中，在 4 ℃下孵育 7 天，然后在 4 ℃离心，最后通过观察管壁上的刻度标记以确定冷沉淀体积占血清总体积的百分比。这种评估方法既方便又便宜，但非常不准确且不敏感。⑩测定总蛋白含量。冷沉淀用冷盐水洗涤 4 ℃至少 3 次去除血清。洗完后，冷冻沉淀重新悬浮在 0.9% 氯化钠溶液中，体积与丢弃上清液的体积相同，然后，复温到 37 ℃过夜重新溶解。再溶解的低温沉淀将用于总蛋白或免疫球蛋白的定量试验。

（二）免疫分型测试

一旦确定冷球蛋白血症的诊断，应立即进行免疫分型试验，以确定治疗方案。目前，免疫固定电泳被认为是"金标准"。使用加热-复溶的沉淀物进行免疫固定电泳，比血清免疫固定电泳更容易识别单克隆免疫球蛋白条带，因为血清中其他非冷球蛋白成分已被去除。

（三）肾活检病理检查

病理改变为膜增生性GN是冷球蛋白血症性GN最常见的病理类型，占70%~90%。其他类型包括毛细血管内增生性GN、系膜增生性GN和罕见的新月体性GN。光学显微镜下的某些特征可以帮助区分冷球蛋白血症性GN和原发性肾小球疾病。冷球蛋白血症性GN在镜下经常呈现出过碘酸雪夫（periodic acid Schiff, PAS）染色强阳性沉积在内皮下和毛细血管腔内（称为假血栓或透明血栓），还有弥漫性毛细血管内单核细胞/巨噬细胞（处于急性和慢性阶段）浸润和较少的多形核白细胞（在急性期）。在免疫荧光显微镜下，系膜和毛细血管壁有颗粒状的免疫沉积，通常勾勒出花瓣状膜增生性GN型肾小球轮廓。在Ⅱ型和Ⅲ型混合性冷球蛋白血症性GN中，免疫沉积含有IgM、IgG、C3和C1q。此外，在Ⅱ型中还含有单克隆κ或λ链（前者占90%）；在Ⅰ型冷球蛋白血症性GN中可见免疫物质沉积，包含IgG（单克隆IgG1或IgG3）、C3和C1q，以及单克隆κ或λ链。用电子显微镜观察沉积物，可在系膜、内皮下和毛细血管基底膜上看到较大短纤维或颗粒亚结构，表现出按顺序排列的微管或环形子结构（放大倍数20 000~50 000），可能含有单克隆免球蛋白的沉积物。

（四）其他检查

补体（C3、C4、CH50、C1q等）测定，RF、HCV等病原学检查，自身免疫性疾病检查及血液系统肿瘤检查等。

五、诊断

冷球蛋白血症的诊断应基于临床表现、实验室检查及组织病理学证据。对于大多数患者来说，冷球蛋白血症有典型的器官受累（主要是皮肤、肾脏或周围神经，见表1-3-21）和血液循环中检测到冷球蛋白。

表1-3-21 冷球蛋白血症性血管炎的评判标准

项目	主观症状	客观症状（现在或过去）	实验室异常
判断标准	至少2项阳性	至少存在3种情况	至少3种情况
内容	1. 你还记得皮肤上的一个或多个小红斑吗，尤其是下肢 2. 你的下肢有没有红色斑点，在它们消失后是否留下褐色的色素沉着 3. 有医师告诉过你，你有病毒性肝炎吗	1. 全身症状（疲劳、发热、纤维肌痛） 2. 关节受累（关节痛、关节炎） 3. 血管受累（皮肤紫癜、溃疡、坏死性血管炎、高黏滞综合征、雷诺现象） 4. 神经受累（周围神经病变、脑神经受累、中枢神经系统受累）	1. 血清C4降低 2. 血清类风湿因子阳性 3. 阳性血清M蛋白成分

表1-3-21的判断标准中，间隔12周以上至少2次检测出血冷球蛋白，以上3项中至少有2项符合即可诊断冷球蛋白血症。然后应用免疫固定电泳进行克隆分类。完整的诊断应有冷球蛋白血症的类

型及严重程度（表1-3-22）。

表1-3-22 冷球蛋白血症血管炎表现的严重程度

轻中度	非严重关节症状、紫癜或者网状青斑（非坏死性病变）
	全身症状
	非重度周围神经病变
重度	皮肤溃疡
	周围神经病
	肾小球肾炎
极重度（危及生命）	中枢神经系统受损
	胃肠缺血
	快速进展性肾小球肾炎
	肺出血

六、治疗

必须根据相关疾病和严重程度进行冷球蛋白血症的个体化治疗管理。

（一）Ⅰ型冷球蛋白血症

该类型主要区分克隆性的浆细胞疾病［多发性骨髓瘤（multiple myeloma，MM）、MGUS等］、克隆性的淋巴浆细胞疾病（华氏巨球蛋白血症和MGUS等）和恶性克隆性B淋巴细胞疾病（慢性淋巴细胞白血病和B细胞非霍奇金淋巴瘤），主要由血液科进行治疗，肾内科主要保护肾功能。

（二）Ⅱ、Ⅲ型冷球蛋白血症的治疗

1. 治疗原则

（1）伴有一个或多个器官受累（single or multi-organ systemic impairment，S-MCS）的患者快速降低血清冷球蛋白负荷是优先事项，并建议将治疗性血浆置换（therapeutic plasma exchang，TPE）作为治疗选择。

（2）在专家意见的基础上，对于危及生命的MCS（life threatening manifestations of MCS，LT-MCS），治疗包括TPE和应用大剂量（或冲击剂量）糖皮质激素。

（3）利妥昔单抗（rituximab，RTX）治疗有S-MCS的冷球蛋白血症比常规免疫抑制治疗更有效。

（4）TPE应在第1次RTX输注之前进行，进一步RTX输注应在至少3天以后。

（5）对于严重HCV相关的MCS患者，一旦其病情允许，应尽快接受直接抗病毒治疗（direct-acting antivirals，DAA）。

2. 肾损伤

（1）肾病及肾病综合征伴或不伴肾衰竭应该被视为S-MCS的一种表现，需要尽快治疗。同样，快速进展性肾衰竭和AKI伴少尿应视为LT-MCS的表现，需要立即治疗。

（2）在LT-MCS合并肾受累的情况下，早期积极性治疗应包括TPE（为了迅速去除血浆中的冷球蛋白）、加大肾上腺糖皮质激素的剂量（静脉注射甲泼尼松20～1000 mg/d，3次）和应用RTX作为二线免疫抑制剂。

（3）HCV感染相关的冷球蛋白血症性GN的治疗应采用RTX联合DAA，或随后给予DAA。

（4）HCV 阴性的冷球蛋白血症性 GN 可以使用泼尼松 0.5~1.0 mg/(kg·d)，快速逐渐减量有助于预防其演变成 LT-MCS。

3. HCV 的治疗 HCV 感染相关 MC 的治疗原则见上文。首先对 HCV 进行检测并分型。抗病毒治疗的选择应根据现有的改善全球肾脏病预后组织（KDIGO）指南（2018 年版）（表 1-3-23）决定，DAA 药物比聚乙二醇化干扰素 - 利巴韦林联合方案更有效。

（1）慢性肾脏病（CKD）G1~G3b 期患者可用任何许可的 DAA 方案治疗。

（2）患者肾小球滤过率＜30 ml/(min·1.73 m^2)（CKD G4~G5d 期）应使用无利巴韦林的 DAA 治疗。

（3）应基于 HCV 基因型（和亚型）、病毒载量、既往治疗史、药物相互作用、肾小球滤过率及肝纤维化阶段等选择治疗方案。

（4）建议对基于 DAA 的治疗方案和药物相互作用进行治疗前，评估其他治疗伴随疾病的药物，包括肾移植受者的免疫抑制剂。在 DAA 治疗期间和之后监测钙调磷酸酶抑制剂水平。

表 1-3-23　KDIGO 指南（2018 年版）关于治疗 HCV 的推荐方案

肾功能	HCV 基因型	建议用药	证据级别	替代方案	证据级别
	1a	格拉瑞韦/艾尔巴韦	1B	PrOD 或 3D 方案 + 利巴韦林	2D
		格卡瑞韦/哌仑他韦	1B	达拉他韦/阿舒瑞韦	2C
	1b	格拉瑞韦/艾尔巴韦	1B	PrOD 或 3D 方案	2D
CKD		格卡瑞韦/哌仑他韦	1B	达拉他韦/阿舒瑞韦	2C
G4-G5	2、3	格卡瑞韦/哌仑他韦	1B		
	4	格拉瑞韦/艾尔巴韦	2D		
		格卡瑞韦/哌仑他韦	1B		
	5、6	格卡瑞韦/哌仑他韦	2D		
CKD G5 PD		参照血液透析（CKD G5）			
CKD（肾移植术后）	1a	索磷布韦 + 来迪帕韦	1B	索磷布韦/利巴韦林	2D
G1-G3		达拉他韦/西美瑞韦			
		格卡瑞韦/哌仑他韦	1C		
	1b	索磷布韦 + 来迪帕韦	1B		
		达拉他韦/西美瑞韦			
		格卡瑞韦/哌仑他韦	1C		
	2、3、5、6	格卡瑞韦/哌仑他韦	1D	索磷布韦/达拉他韦/利巴韦林	2D
	4	索磷布韦 + 来迪帕韦	1D		
		达拉他韦/西美瑞韦			
		格卡瑞韦/哌仑他韦	1D		

注：HCV 感染治愈率较高，推荐 12 周疗程；PrOD 方案. 利托那韦/帕利瑞韦/奥比他韦/达萨布韦

（5）RTX 治疗。目前的随机对照研究证实，RTX 是治疗 MC 唯一有效的治疗方案。RTX 的应用剂量为 375 mg/m^2，每周 1 次，共 4 周；或应用 RTX 1000 mg 后，第 14 天再给药 1 次。

七、预后

总体来说，HCV 感染或非感染性冷球蛋白血症的 10 年生存率相似（分别为 75% 和 79%）。冷球蛋白血症患者的主要死亡原因为感染（非感染冷球蛋白血症中近 50%，HCV 感染冷球蛋白血症中近

35%)。症状性冷球蛋白血症患者的预后多种多样，且取决于受损的器官。一般来说，血液肿瘤的存在是一个重要的不良预后因素。影响 HCV 相关冷球蛋白血症预后的主要基线因素是严重的肝纤维化、心脏、肾脏和中枢神经系统受累。对于非感染性冷球蛋白血症患者，造成其预后差的因素是年龄＞65 岁和肺、肾受累。

（邢昌赢　黄智敏）

参 考 文 献

[1] Silva F, Pinto C, Barbosa A. et al. New insights in cryoglobulinemic vasculitis. J Autoimmun, 2019, 105:102313.

[2] Chen YP, Cheng H, Rui HL, et al. Cryoglobulinemic vasculitis and glomerulonephritis: concerns in clinical practice. Chinese Medical Journal, 2019, 132(14): 1723.

[3] Galli M, Monti G, Marson P, et al. Recommendations for managing the manifestations of severe and life-threatening mixed cryoglobulinemia syndrome. Autoimmun Rev, 2019, 18(8): 778-785.

[4] Zuo C, Zhu YG, Xu GS, et al. An update to the pathogenesis for monoclonal gammopathy of renal significance. Ann Hematol, 2020, 99(4): 703-714.

[5] Cesare M, Dal ML, Endri M, et al. Hepatitis C virus- related cryoglobulinemic vasculitis: a review of the role of the new direct antiviral agents（DAAs）therapy. Autoimmun Rev, 2020:102589.

[6] Gonçalo B, Pascale GD, Lucile M, et al. Cryoglobulinemia after the era of chronic hepatitis C infection. Semin Arthritis Rheum, 2020, 50(4): 695-700.

[7] Zhang LL, Cao XX, Shen KN, et al. Clinical characteristics and treatment outcome of type I cryoglobulinemia in Chinese patients: a single-center study of 45 patients. Ann Hematol, 2020, 99(8): 1735-1740.

[8] Maite PR, Mercedes MAR, Francisco JAH, et al. Membranoproliferative glomerulonephritis and mixed cryoglobulinemia as a form of presentation of visceral leishmaniasis. Am J Case Rep, 2020, 21: e921445.

[9] Colin C Edgerton. Cryoglobulinemia. [2019-01-09]. https:// emedicine. medscape. com/article/329255- overview.

[10] Kidney Disease: Improving Global Outcomes（KDIGO）Hepatitis C Work Group. KDIGO 2018 Clinical Practice Guideline for the prevention, diagnosis, evaluation, and treatment of hepatitis C in chronic kidney disease. Kidney International Supplements, 2018, 8: 91-165.

[11] Fuentes A, Mardones C and Burgos PI. Understanding the cryoglobulinemias. Current Rheumatology Reports, 2019, 21:60.

[12] Dario R, David S, Manuel RC, et al. Cryoglobulinaemia. Nat Rev Dis Primers, 2018, 4(1): 11.

第十九节　妊娠性肾病诊治新进展

近 20 年来，全球孕产妇死亡率明显下降，但与发达国家相比，中国孕产妇死亡率相对较高，尤其是我国"二胎政策"执行后，以往更多关注的是肾脏疾病患者的妊娠，而对妊娠引起的肾损伤甚至因此进入终末期肾病的关注及研究甚少，其不仅影响母亲的健康，对胎儿的影响也很大，妊娠性肾病值得临床高度关注。

一、妊娠期肾脏相关生理性改变

为了适应胎儿发育和孕妇健康的需要，女性妊娠后肾脏发生了一系列改变，肾脏体积增大

1.0~1.5 cm，肾血管和肾脏内部空间增大。由于孕激素和雌激素抑制了前列腺素对输尿管的蠕动作用，80%的产妇会出现轻度肾积水，由于子宫右旋压迫右侧输尿管，右侧肾积水更为严重，但这种现象是生理性改变，一般会持续到产后1周，如果没有明显的梗阻，通常很少导致肾盂肾炎，但这种生理性改变增加了尿路感染的概率。肾积水后内部压力增高，可导致肾素-醛固酮系统被激活，组织中肾素和醛固酮的进一步释放可导致孕妇出现血压升高、钠潴留和全身水肿。妊娠后孕妇体内黄体酮明显增多，血管扩张造成全身和肾脏灌注增加，在妊娠第3个月肾脏血流可增加至85%，造成肾小球滤过率（GFR）增加，尿酸排出增加，导致妊娠期血肌酐（SCr）、尿素氮和尿酸水平均低于非妊娠期，当三者分别超过70.7 μmol/L、4.64 mmol/L和268 μmol/L时应视为异常。由于GFR升高、肾小球滤过膜通透性增加、球-管平衡失调、肾小管重吸收相对减少，孕妇可出现糖尿和氨基酸尿。妊娠20周后24 h尿总蛋白和尿白蛋白排泄量明显增加，尿蛋白最高可达500 mg/24 h。此外，叶酸、烟酸和维生素C等排泄亦增加，故孕妇需补充大量水溶性维生素。妊娠期间血液呈高凝状态，血小板数量增加、功能增强，β血栓球蛋白、纤维蛋白原及凝血因子Ⅶ、Ⅷ、Ⅹ均增加，纤溶系统活性降低，胎盘可分泌凝血物质，容易发生局限性血管内凝血和微血栓。此外，胚胎对于母体来说属于同种半异体移植物，可诱发免疫平衡紊乱，出现免疫相关性疾病，或原有的慢性肾脏病（CKD）被诱发，临床症状明显加重。

二、妊娠性肾病的高危因素

初产、多胎妊娠、子痫前期病史、慢性高血压、妊娠前糖尿病、妊娠期糖尿病、易栓症、系统性红斑狼疮（SLE）、妊娠前体重指数（BMI）>30、抗磷脂抗体综合征、高龄（≥35岁）、肾病、辅助生殖技术、梗阻性睡眠呼吸暂停。

三、妊娠性肾病的分类

妊娠性肾病主要包括妊娠期高血压疾病（hypertensive disorders of pregnancy，HDP）、妊娠期急性肾损伤（acute kidney injury in pregnancy，P-AKI）和CKD合并妊娠。

（一）妊娠期高血压疾病

HDP为妊娠期常见且严重影响母婴安全的疾病，其比例逐年上升，目前已至12%~22%。其中，妊娠期高血压的发生率为43%，子痫前期/子痫的发生率为34%，慢性高血压的发生率为23%，慢性高血压合并子痫前期的发生率为7%。HDP的病因尚不明确，目前认为主要与子宫螺旋小动脉重铸不足导致子宫胎盘血液循环缺氧，胎盘缺氧状态下滋养细胞受损，释放大量细胞因子入血有关，并最终导致疾病发生。其亦与炎症免疫过度激活、血管内皮细胞受损、遗传因素、营养缺乏、胰岛素抵抗相关。近期有研究提示，遗传因素在妊娠期高血压疾病的发生中发挥作用。

1. 妊娠高血压（gestational hypertension） 妊娠高血压的定义采用2019年美国妇产科医师学会（American College of Obstetricians and Gynecologists，ACOG）发布的《妊娠高血压和子痫前期指南（2019版）》：妊娠20周后新发的收缩压和（或）舒张压≥140/90 mmHg（1 mmHg＝0.133 kPa），2次血压测量至少间隔4 h，产后血压可恢复正常。重度高血压定义为收缩压和（或）舒张压≥160/110 mmHg，为便于降压药物的及时应用，测量间隔时间仅需数分钟而非4 h。ACOG强调相较于子痫前期，临床对妊娠高血压也应有足够的重视，因为有50%的妊娠高血压患者会发展为子痫前期。治疗目的是预防心脑血管意外和胎盘早剥等严重母胎并发症。血压≥140/90 mmHg时应使用降压药，降压过程力求平稳；血压≥130/80 mmHg，以保证子宫胎盘血流灌注。在出现严重高血压或发生器官损害如急性左心室衰竭时，应紧急降压到目标血压范围，但应注意降压幅度不能太大，以平均动脉压（mean arterial pressure，MAP）的10%~25%为宜，24~48 h达到稳定。甲基多巴、拉贝洛尔、硝苯地平缓释片是可供选择的口服药，可考虑联合用药。口服降压药无效时应选择静脉给药，常用拉贝洛尔、酚妥拉明等。妊娠期禁止使用血管紧张素转化酶抑制剂和血管紧张素Ⅱ受体阻滞剂。

2. 子痫前期（preeclampsia） 子痫前期通常发生在初产妇中，发生率为2~7%，有50%的妊娠高血压患者会发展为子痫前期。2%~12%的子痫前期患者可能发生HELLP综合征（hemolysis, elevated liver enzymes, low platelet count syndrome）。

在ACOG发布的《妊娠高血压和子痫前期指南（2019版）》中，子痫前期的诊断标准如下。

（1）血压：妊娠前血压正常，妊娠20周后出现收缩压≥140 mmHg和（或）舒张压≥90 mmHg，2次测量血压至少间隔4 h；收缩压≥160 mmHg或舒张压≥110 mmHg（重度高血压可间隔数分钟测定，即予以诊断，以便降压药物的及时应用）。

（2）尿蛋白：24 h尿蛋白＞300 mg/24 h；蛋白/肌酐≥26.5 μmol/L（0.3 mg/dl）；尿常规蛋白++及以上（仅在其他检测方式无法进行时使用）。

（3）尿蛋白阴性情况下符合以下新发的表现：①血小板减少，血小板计数＜100×10⁹/L；②肾功能不全，SCr＞97 μmol/L或高于正常上限2倍，排除其他肾脏疾病；③肝功能受损，氨基转移酶高于正常上限2倍；④肺水肿；⑤新发头痛，普通药物治疗不缓解，排除其他原因或视物模糊（证据等级C类）。

多种机制参与子痫前期的发生、发展，包括慢性子宫胎盘缺血、免疫不耐受、极低密度脂蛋白毒性、遗传印记、滋养细胞凋亡坏死增多，以及过强的母体炎性反应影响滋养细胞发育。近期有研究提示，血管生成因子失衡参与子痫前期的发生和发展。典型的肾脏病理学改变为肾小球内皮细胞增生、肿胀、空泡化伴纤维沉积、系膜细胞肿胀、内皮下蛋白沉积及管型生成。P-AKI患者最常见的组织学病变是急性肾小管坏死（acute tubular necrosis，ATN），也有肾皮质坏死的报道。

子痫前期对肾脏的影响非常明显，蛋白尿可以是子痫前期的首发临床表现，也可以在子痫后出现。严重的患者可出现急性肾功能恶化，血尿酸升高更为显著，除了尿酸产生增多外，近端肾小管中尿酸重吸收增加和排泄减少也是主要原因。有研究认为尿酸升高的水平与肾脏组织学病变的严重程度和胎儿的存活率有关。每次产检时均应对子痫前期患者进行全面评估，出现以下临床情况需住院治疗：①收缩压持续≥160 mmHg。②生化或血液学检查，新发和持续的SCr升高（≥90 μmol/L）或谷丙转氨酶升高（＞70 U/L，或达到正常范围上的2倍），血小板计数下降（＜150×10⁹/L）。③即将发生子痫的征象、即将发生肺水肿的征象、重度子痫前期的其他症状、疑似对胎儿造成危害，以及其他引起关注的临床症状等。ACOG指南提示，当妊娠20周前出现了类似子痫前期的临床表现时，需警惕血栓形成性血小板减少性紫癜（thrombotic thrombocytopenic purpura，TTP）、溶血尿毒症、滋养细胞疾病、肾病及自身免疫性疾病。

子痫前期一经诊断，就要注意预防子痫和严重并发症。硫酸镁是治疗子痫及预防复发的首选药物。脑血管意外是子痫患者死亡的最常见原因，也是急性、重度高血压常见并发症。当收缩压持续≥160 mmHg、舒张压≥110 mmHg时要积极降压以预防心脑血管并发症；同时，注意宫缩频度，注意脐血流和胎盘厚度及回声等影像学改变，关注胎盘早剥等并发症的早期征兆。绝大部分 P-AKI 女性患者产后肾功能和高血压恢复正常，但也有部分患者转变成慢性高血压和慢性肾功能不全，需要进行服药或长期透析治疗。ACOG 指南对于阿司匹林的应用时间和应用对象都给出了明确的建议，为产科医师的临床工作提出了针对性的指导：具有超过1项高危因素（子痫前期病史、多胎、肾病、自身免疫性疾病、1型或2型糖尿病、慢性高血压）或超过2项中危因素（初产、年龄≥35岁、BMI>30、子痫前期家族史等）的女性，建议在妊娠12~28周期间（最好在16周前）开始应用小剂量阿司匹林（81 mg/d）预防子痫前期，并持续至分娩（证据等级 A 类）。本指南还首次提到了应用二甲双胍预防子痫前期。

3. 妊娠合并慢性高血压 对于该病的诊断，既往存在高血压或在妊娠20周前发现收缩压≥140 mmHg和（或）舒张压≥90mmHg，妊娠期无明显加重；或妊娠20周后首次诊断高血压并持续到产后12周以后。

慢性高血压患者发生胎盘早剥、胎儿生长受限的风险增加，易发展为慢性高血压并发子痫前期。因此，对妊娠合并慢性高血压的患者应积极进行监测：对已知或已有慢性高血压的孕妇进行初步评估；对于血压控制不佳者应加强监测；疑有"白大褂性高血压"患者应动态监测血压后再降压治疗。降压措施同妊娠期高血压。

4. 高血压并发子痫前期 对于该病的诊断，慢性高血压孕妇，妊娠20周前无蛋白尿，妊娠20周后出现尿蛋白≥0.3 g/24 h或随机尿蛋白≥+；或妊娠20周前有蛋白尿，妊娠20周后尿蛋白定量明显增加；或出现血压进一步升高等上述重度子痫前期的任何一项表现。

慢性高血压患者并发子痫前期，给母儿带来极大风险，对于慢性高血压患者应严密监测是否并发子痫前期、重度子痫前期，若并发以上疾病，应按照子痫前期进行管理。

（二）妊娠期急性肾损伤

P-AKI 是危及母婴生命的高危产科疾病之一，国内报道 P-AKI 的发生率为0.02%~1.84%，病死率为4%~13%。现在随着我国"二胎政策"的执行，高龄产妇人数增加，相对可能更易发生 P-AKI。ATN 是 P-AKI 的最常见病理类型，其病理和临床表现与非妊娠期肾小管坏死相似。

1. 急性肾小管坏死

（1）病因和发病机制：妊娠早期的妊娠剧吐导致容量不足，大出血、肺栓塞、心力衰竭或败血症均可引起肾前性 AKI，如果肾损伤程度较重，持续时间长，则可能会出现缺血性 ATN。另外，ATN 也可见于急性妊娠脂肪肝、羊水栓塞或继发于严重的先兆子痫，特别是在 HELLP 综合征（溶血、肝酶升高、血小板减少）中。妊娠伴 ATN 有2个高峰期。妊娠早期（妊娠8~14周）ATN 的主要原因是感染性流产，造成肾的低灌注和肾实质缺血。ATN 的发病机制尚不完全了解，主要包括肾脏血管收缩和炎性细胞因子的释放引起活性氧自由基分泌增强，导致肾损伤；妊娠机体对细菌内毒素的敏感性增强；因自发性流产引起的失血（在罕见情况下妊娠期剧吐）导致严重的容量不足也能引起 ATN。妊娠晚期（妊娠28~40周），ATN 的发生多由于产科大失血所致，特别是胎盘早期剥离或隐匿性胎盘后出血；另外，可继发于严重的妊娠高血压综合征、妊娠期高血压疾病、宫内死胎延滞或羊水栓塞。

（2）病理特征：典型缺血性ATN病理光学显微镜下可见肾小管上皮细胞片状和灶状坏死，从基底膜上脱落，造成肾小管管腔堵塞。近端小管S3段坏死最严重，其次为髓袢升支粗段髓质部分。如果基底膜完整性存在，肾小管上皮细胞可迅速再生，否则肾小管上皮细胞不能完全再生。

（3）治疗：临床上肾功能进行性下降出现一系列尿毒症表现。不管何种原因导致的ATN，都必须积极给予支持治疗以维持内环境、容量、电解质和酸碱平衡，保证营养供给，积极处理肺水肿、脑水肿等并发症；同时，应寻找病因，积极治疗原发病，尽早采取血液净化治疗。如果妊娠少于34周，分娩迫在眉睫，使用糖皮质激素可以降低新生儿呼吸窘迫综合征的风险。一旦胎儿成熟，母体条件也允许，应尽快终止妊娠。

2. 妊娠相关肾皮质坏死 肾皮质坏死是由于血管痉挛或微血管损伤引起的肾动脉灌注不足，从而导致肾皮质局灶性或弥漫性的损伤。在发达国家，妊娠相关肾皮质坏死（renal cortical necrosis，RCN）是AKI的罕见病因，发生率为1.9%~2.0%；发展中国家的发生率较高，为6%~7%。在产科的AKI中，RCN占10%~30%，远高于非妊娠人群（5%）；60%~70%的RCN为妊娠因素引起，被称为妊娠中致命的AKI，且预后极差。RCN的死亡率约为35%，死亡原因主要是脓毒血症、急性充血性心力衰竭等。

（1）病因和发病机制：本病病因尚不明确，多见于胎盘早剥、子宫内死胎延滞、严重的子宫内出血及羊水栓塞等，上述原因导致的休克、肾脏低灌注、持续性肾缺血都引起RCN。突发无尿是RCN最常见和最主要的临床症状，其他症状还包括腹痛、血尿、发热、血容量减少，通常会进展到终末期肾病（ESRD），肾功能恢复很罕见。不完全性肾皮质局灶或片状坏死者，肾功能可有一定程度的恢复。

（2）病理特征：肾活检病理为诊断RCN的"金标准"，主要表现为双侧肾皮质受累区（包括肾小球、肾小管及肾血管）的广泛缺血性坏死，也可见不同程度的灶状坏死。肾血管造影对诊断该病有很大的价值，表现为远端小动脉中断和肾皮质灌注不良，呈"死树样"改变。由于肾脏彩超无法提供肾皮质血液灌流情况，经超声造影可见典型"周围边缘征"。有文献推荐将经超声造影作为RCN的诊断手段。近年来认为，增强CT、MRI对诊断有一定帮助，扫描图像可见肾包膜下皮髓质交界处增强而肾皮质无增强的"边缘征"。

（3）治疗：目前尚无有效治疗手段，主要的治疗措施是肾替代治疗、祛除病因、对症支持。仅有20%~40%的患者1年内肾功能可逐渐恢复，大部分患者的肾功能不能恢复而进入终末期肾病。

3. 产后溶血尿毒综合征 产后溶血尿毒综合征（postpartum hemolytic uremic syndrome，PHUS）是在妊娠晚期或产后数天至10周内发生的以微血管病性溶血性贫血、血小板减少和急性肾衰竭为主要表现的一种血栓性微血管病。患者在妊娠期和产程中均很顺利，分娩前可有或无高血压及先兆子痫，产后发生少尿甚至无尿、高血压、肾功能急剧下降、溶血性贫血及凝血功能障碍。PHUS在临床上罕见，发病率约为1/25 000，约有23%患者可继发严重肾脏功能损害，60%~70%的PHUS可发展为终末期肾病，预后极差。

（1）病因和发病机制：PHUS的主要病因是补体旁路异常，特别是补体旁路调节蛋白的失调。发病机制主要是存在补体蛋白基因突变或补体蛋白抗体的易感个体以妊娠作为触发因素，激发放大了潜在的补体缺陷，引起补体替代途径不可控制的过度激活，从而形成膜攻击复合物，导致肾脏内皮损伤、凝血系统激活和小动脉微血栓形成，继而引起微血管病性贫血、血小板减少及急性肾衰竭等临床表现。

（2）病理特征：肾脏病理特征为肾小球内微血栓形成，入球小动脉纤维素样坏死，内皮细胞肿胀脱落，小动脉、毛细血管增厚。临床表现为发热、少尿或无尿、血尿和血红蛋白尿、肾功能急剧下降、进行性加重的微血管溶血性贫血或消耗性血小板减少等。病情发展急剧，多数合并有妊娠高血压、子痫前期、子痫、HELLP综合征、感染、胎盘早剥、胎儿死亡或产后出血等妊娠合并症或并发症。

（3）实验室检查：可分为以下4个方面。①微血管病性溶血性贫血的相关检查，如周围血涂片有破碎红细胞、Coombs试验阴性、网织红细胞增多、血红蛋白进行性下降、血小板计数<100×10⁹/L、乳酸脱氢酶（lactate dehydrogenase，LDH）增高等。② AKI相关检查，肌酐、尿素氮升高等。③补体因子及自身抗体评估，检测补体相关因子C3、C4、CFB、CFH、CFI、CHI和THBD的血浆水平，ADAMTSl3明显减少。④补体基因筛查，筛查补体基因包括*CFH*、*CD46*、*CFI*、*C3*、*CFB*、*THBD*、*MCP*、*CFHR1*、*CFHR5*和*DGKE*。条件允许时，需进行拷贝数变异、融合基因等复杂的*CFH/CFHRs*区域基因重组分析。患者基因型和表型的关系可以预测疾病预后、治疗反应和移植后复发风险。

（4）治疗：血浆置换及血浆输注是首选方法。血浆置换能祛除导致内皮细胞损伤和血小聚集的细胞因子或自身抗体，并能补充正常止血所需的血管性血友病因子（von Willebrand factor，vWF）。随着血浆置换治疗方法的应用，本病的死亡率已从68.0%降至18.2%。透析治疗、糖皮质激素治疗对于由于免疫机制异常所导致的病例可能有一定疗效，但目前仍存在争议，不推荐将其作为一线治疗。最新进展单克隆抗体［依库珠单抗（eculizumab）人源化重组C5单克隆抗体］治疗可明显改善肾功能，改善愈后，降低复发率，可作为PHUS的一线治疗或血浆置换后的二线治疗。

4. 妊娠急性脂肪肝 妊娠急性脂肪肝（acute fatty liver of pregnancy，AFLP）是一种发生于妊娠期的罕见线粒体疾病，以肝脂肪浸润为主要特征。首次报道见于1934年，其发病率低，为1/1 5000～1/7000，可发生于妊娠22～40周或产后初期。AFLP多见于妊娠35周左右的初产妇、多胎妊娠、男胎者、妊娠高血压综合征、子痫前期、妊娠期体重增加>18 kg者或营养不良、体重低于正常者。该病起病急骤，病情凶险，常伴有多脏器功能的损害，母婴死亡率分别为75%和85%，早期诊断、及时终止妊娠可以有效改善预后。

（1）病因和发病机制：目前尚不明确，主要是线粒体脂肪酸氧化障碍。由于胎儿缺乏长链-3-羟酰基辅酶A脱氢酶（long chain 3 hydroxyacyl CoA dehydrogenase，LCHAD），使生成的大量长链脂肪酸不能氧化，直接由胎盘返回母体血液循环，进而使母体肝细胞脂肪变性和堆积，引起肝脂肪代谢障碍，导致AFLP发生。孕妇体内激素变化、氧化应激、子痫前期引起微血管痉挛、肝供血不足等导致脂肪代谢障碍，引起肝脂肪沉积，诱发AFLP。

（2）病理特征：AFLP的病理特征为肝小叶至中带细胞增大，细胞质中充满脂肪空泡，无大块肝细胞坏死。肾损伤较轻，可见肾小管细胞脂肪空泡形成及非特异性改变。AFLP的主要特点是肝细胞在短时间内大量快速脂肪变性，以黄疸、凝血功能障碍和肝急剧衰竭为主要临床特征，同时伴有大脑、肾脏、胰腺等多种脏器功能不全。初期仅有持续性恶心、呕吐、乏力、上腹痛或头痛，数天至1周后出现黄疸且进行性加深，常无瘙痒。如果AFLP孕妇不及时分娩，病情可进展表现为凝血功能障碍、弥散性血管内凝血、皮肤瘀点和瘀斑、齿龈出血、产后大出血、上消化道出血等，还可出现肝性脑病、少尿、无尿、肾衰竭、自发性低血糖、肝破裂、血肿、意识障碍、精神症状等，严重者可短期内死亡。

常于肝衰竭出现前有严重出血及肾功能损害，血尿酸的增高和肾功能的减退不成比例，血尿酸可在临床表现未出现之前即可升高。部分患者有弥散性血管性凝血的表现，包括抗凝血酶Ⅲ的减少。CT扫描显示肝实质呈均匀一致的密度降低，肝缩小，CT值可降至正常肝组织的1/2。CT检出率较B超高，但由于存在射线，一般情况下不推荐使用。

（3）诊断：肝组织活检是诊断AFLP的"金标准"，目前多采用美国Swansea标准。①呕吐；②腹痛；③烦渴/多尿；④肝性脑病；⑤血清总胆红素>14 μmol/L；⑥低血糖（<4 mmol/L）；⑦尿酸增高（>340 μmol/L）；⑧白细胞计数升高>11×10⁹/L；⑨超声下可见腹水或"亮肝"；⑩谷丙转氨酶或谷草转氨酶>42 U/L ⑪血氨>47 μmol/L ⑫血肌酐>150 μmol/L ⑬凝血酶原时间>14 s或活化部分凝血活酶时间>34 s ⑭肝组织活检提示肝弥漫性微滴性脂肪变性，可见脂肪小滴。在排除病毒性肝炎、肝毒性、胆道疾病和妊娠胆汁淤积症可能后，符合上述6项或6项以上指标即可确诊。有学者对Swansea标准和国内AFLP诊断标准比对，结论一致性较好，可在临床推广。

（4）治疗：一旦确诊或高度怀疑AFLP，无论病情轻重、病情早晚，均应尽快终止妊娠。支持疗法：低脂、优质低蛋白、高糖类饮食，避免节食和应用可影响脂肪酸氧化的药物，如非甾体抗炎镇痛药、四环素类抗生素、丙戊酸钠等。静脉滴注小剂量肝素能显著改善妊娠期急性脂肪肝患者的凝血功能和妊娠结局。成分输血（新鲜冰冻血浆、血小板和红细胞等）和血浆置换可快速清除肝内沉积的脂肪，保护肝细胞避免氧化应激对线粒体的伤害，同时缩短住院时间。肝衰竭时，可短期使用肾上腺皮质激素、血液透析治疗，还可以行人工肝治疗，后者是一个更有效的途径，尤其是对于合并多器官衰竭的AFLP患者。终止妊娠后，大多数AFLP患者肝功能可恢复，由于本病发生的时间多在足月，故胎儿一般可以存活。

5. HELLP综合征 妊娠期高血压疾病患者如果同时并发溶血、肝酶升高、血小板减少，称之为HELLP综合征，是妊娠期严重并发症，可引起多脏器衰竭。许多学者认为HELLP综合征是子痫前期的并发症，但也有学者认为该病是一种独立的疾病。HELLP综合征常并发胎盘早剥、肝包膜下出血、肾衰竭、先兆子痫复发、早产，甚至出现胎儿及孕妇死亡。

（1）病因和发病机制：国外报道，HELLP综合征在全部妊娠病例中的发病率为0.5%~0.9%，在严重子痫前期/子痫中的发病率为10%~20%，而HELLP综合征肾损伤的发病率为40.0%~81.8%。HELLP综合征引起的AKI约占P-AKI的40%。本病属于血栓性微血管病，发病机制主要为血管内皮细胞的损伤，当红细胞通过痉挛的血管时，发生变形、破碎而导致溶血性贫血；同时血管内皮损伤时血小板黏附聚集，从而血小板减少。肝细胞膜的通透性增加导致肝酶增高。

研究发现HELLP综合征患者某些胎盘来源的细胞因子如可溶性Fms样酪氨酸激酶1（soluble Fms-like tyrosine kinase，sFlt1）、可溶性内皮因子（soluble endoglin，sEng）、半乳糖凝集素-1（galectin-1，Gal-1）水平升高与促血管生成介质胎盘生长因子（placental growth factor，PlGF）浓度降低有关。另外，内皮素-1（endothelin-1，ET-1）、血管生成素2（angiopoietin-2，Angs-2）、Fas/FasL等可能也与HELLP综合征有关。部分研究发现HELLP综合征与自身免疫机制相关，患者体内补体存在异常激活，部分患者还存在补体基因的突变。还有研究认为长链3羟酰CoA脱氢酶缺乏可导致大量脂质过氧化物产生，进而作用于肝脏引起HELLP综合征。胎盘激发的炎症反应、母胎免疫失衡、遗传因素、氧化应激等在发病机制中也起着作用。

（2）病理特征：发生 AKI 时，肾脏常见的病理改变是血栓性微血管病表现，也可表现为急性肾小管坏死、急性肾皮质坏死、膜性增生性肾小球肾炎。大部分 HELLP 综合征发生在妊娠晚期，但有 30% 病例发生在产后。HELLP 综合征存在隐匿性和不典型性发病，将近 15% 的患者发病时不伴高血压或蛋白尿。典型的临床表现为 90% 的患者在妊娠期高血压疾病基础上出现右上腹疼痛或不适，50% 的患者出现头晕、呕吐症状，也有黄疸及牙龈出血等表现。AKI 是本病的常见并发症之一。实验室检查可见贫血、网织红细胞升高，外周血涂片可见到破碎的红细胞，LDH 升高是溶血的敏感指标之一，还可有血小板下降、氨基转移酶及胆红素升高等化验异常。HELLP 综合征诊断标准为：血管内溶血，外周血涂片见破碎红细胞、球形红细胞；胆红素≥20.5 μmol/L（1.2 mg/dl）；血红蛋白轻度下降；LDH 水平升高。肝酶升高，谷丙转氨酶≥40 U/L 或谷草转氨酶≥70 U/L。血小板计数＜100×10^9/L。

（3）治疗：HELLP 综合征一经诊断及时终止妊娠，给予解痉、降压、输注新鲜血浆补充凝血因子、输注血小板等治疗，必要时血浆置换，并发 AKI 时行肾替代治疗。肾上腺皮质激素的应用仍存在争议，当血小板＜50×10^9/L 时可考虑肾上腺皮质激素治疗，肾上腺皮质激素可改善患者的血小板计数，降低血清肝酶水平，并且可促胎肺成熟，但并未降低产妇总体发病率和死亡率。

（三）妊娠合并慢性肾脏病

CKD 妊娠女性属于妊娠高危人群，与生育能力下降和不良妊娠结局风险增加密切相关，先兆子痫、胎儿生长受限、早产等并发症均高于正常女性。CKD 患者因其病因及分期阶段不同，病情差异极大，妊娠状况也不尽相同。能否妊娠、何时可以妊娠、意外妊娠后怎么办、妊娠以后如何使用药物控制原发病加重等是肾科和产科医师应共同关注的问题。为了减少妊娠对母体肾脏的损害，减轻对孕妇和胎儿结局的不利影响，我国肾脏病和产科领域专家于 2017 年共同制定了 CK 患者妊娠管理指南，以指导、规范 CKD 患者的妊娠管理。面对有妊娠愿望的 CKD 患者，肾脏科和产科医师需要客观地评估 CKD 患者妊娠的风险，选择最佳的妊娠时机，确定最佳治疗方案，达到最佳妊娠效果。

1. CKD 与妊娠的相互影响 CKD 可使育龄期女性的妊娠风险增高，CKD 患者妊娠出现母体不良事件的总风险比无 CKD 的孕妇高 5 倍，出现胎儿不良事件的风险比无 CKD 的孕妇高 2 倍。妊娠可使 CKD 患者的肾脏处于高滤过状态，尿蛋白增加，血压升高甚至出现恶性高血压，诱发或加重原有肾脏病，对肾功能造成不可逆损害，发生 AKI 和妊娠性肾病，出现胎盘早剥、子痫前期等并发症，甚至导致孕妇死亡。

CKD 妊娠对胎儿及新生儿的影响主要是孕妇的高血压、肾功能、蛋白尿，以及肾上腺皮质激素、免疫抑制剂及抗高血压药物治疗对胎儿和新生儿近期和远期的影响，致胎儿早产、胎儿生长受限（fetal growth restriction，FGR）、小胎龄儿、胎死宫内等不良结局。

2. 影响 CKD 患者妊娠结局的危险因素 妊娠前肾功能与妊娠结局关系密切，CKD 分期与妊娠结果紧密相关，随着 CKD 分期的增加，妊娠结局（包括剖宫产、早产、低出生体重儿、小胎龄儿、新生儿需入住重症监护病房）和孕妇肾脏结局（包括高血压的发生、蛋白尿的发生或加倍，CKD 进展或进入透析阶段）均趋于恶化。即使是有轻度肾功能损害（SCr＜125 μmol/L）的孕妇，产妇和胎儿不良事件发生率也比健康人高，且在肾损害较严重（SCr＞125 μmol/L）的孕妇中，并发症的发生率可高达 70%。

高血压是 CKD 的危险因素，并且随着 CKD 分期的增加，高血压患病率增加。妊娠可诱发高血压，或可使CKD患者原有的高血压进展。患有高血压的CKD患者与相同CKD分期、血压正常的患者相比，发生妊娠并发症（如早产、剖宫产、新生儿需入住重症监护病房）的风险增加了2~4倍。

CKD患者可存在不同程度的蛋白尿，CKD患者妊娠可加重蛋白尿，蛋白尿与妊娠不良后果相关。妊娠早期无症状蛋白尿可导致妊娠并发症发生率增高，高达62%的患者可并发先兆子痫。大量蛋白尿可使母体血浆蛋白水平过低，进而导致胎儿生长受限，并且血浆蛋白的快速下降可使子宫胎盘血流减少，从而导致胎盘灌注不足，出现胎儿不良结局。

高血压、肾功能及蛋白尿3个因素中，蛋白尿对成功妊娠的影响相对较小，即使是大量蛋白尿和肾病综合征，在无肾功能不全和显著高血压时亦可成功妊娠，不会影响肾病病程，不影响胎儿存活。当蛋白尿与肾功能不全同时出现时，蛋白尿的出现显著增加了妊娠的危险。基础GFR<40 ml/（min·1.73 m²），合并蛋白尿>1 g/24 h的患者较蛋白尿<1 g/24 h者，预示产后GFR下降加速。2个因素同时出现也预示短期内可进展到终末期肾病或GFR减半，胎儿的预后也更差。研究表明，除了母体肾功能、高血压、蛋白尿水平、原发病外，其他重要因素还包括系统性疾病的活动性、抗磷脂抗体、三酰甘油水平等，皆可预示胎儿预后，是重要的危险分层因素。

3. CKD患者妊娠时机（遵循2017年我国CKD患者妊娠管理指南） CKD患者早期血压控制正常、尿蛋白定量<1 g/24 h可以妊娠，对于有生育愿望者应鼓励患者尽早建立家庭和生育，因为患者的肾功能可能随着年龄的增长而下降，最终失去妊娠的机会，但仍需认识到妊娠的风险，一旦病情恶化应终止妊娠：①妊娠32周前孕妇或胎儿情况出现严重恶化；②妊娠32周后孕妇或胎儿情况即使恶化也不严重；③出现典型的子痫前期或HELLP综合征，孕妇情况逐渐恶化[严重且不能控制的高血压，肾病综合征伴迅速增加的蛋白尿和（或）SCr迅速增加]；④胎儿情况逐渐恶化（包括任何妊娠期的胎心率异常，妊娠32周及以上超声多普勒检查脐动脉舒张期血流缺失，妊娠晚期超过2周胎儿没有生长）。以下情况CKD患者不推荐妊娠：①CKD 3~5期患者。②高血压难以控制的患者，建议暂缓妊娠，直至血压控制正常后。③伴有蛋白尿的患者，建议暂缓妊娠，直至治疗控制尿蛋白定量<1 g/24 h至少6个月。④活动性狼疮肾炎增加肾病复发、早产和子痫前期的风险，不推荐妊娠，建议暂缓妊娠，直至疾病治疗达完全缓解状态或病情稳定接近完全缓解状态至少6个月。⑤伴中重度肾功能损害的糖尿病肾病患者妊娠后出现不可逆肾功能下降及进展到肾病范围蛋白尿风险高，不推荐妊娠。⑥活动性狼疮肾炎和糖尿病肾病等系统性疾病的继发性肾病不适合妊娠的评估见相关指南。

维持性血液透析及腹膜透析患者受自身内环境紊乱和毒素的影响，多数有月经周期紊乱或提前绝经，妊娠率及分娩存活率均较普通人群低下。即便她们妊娠，由于母体内各种代谢产物的潴留，高血压、心血管事件、贫血、钙磷代谢异常等使妊娠结局不佳，不推荐血液透析和腹膜透析患者妊娠，但仍有个别血液透析及腹膜透析患者有强烈妊娠愿望，国内外都有血液透析及腹膜透析患者成功妊娠的报道。肾移植术后约6个月内育龄女性便可恢复生育能力。在美国，肾移植女性妊娠成功率可以达到94%，国内也有肾移植患者成功分娩的报道，但是例数较少。肾移植受者如有生育意愿，可以妊娠，但妊娠时机很重要。调整抗移植排斥用药方案既使得妊娠相对安全，也不影响移植肾的功能，还可降低妊娠期急性排斥的风险。欧洲肾移植专家组的指南认为，肾移植术后妊娠的时机为：肾移植术后2年以上，移植肾功能良好，超声显像正常，无肾盂扩张，无或微量蛋白尿（<0.5 g/d），近期无急慢性排异反应，血压正常或使用小剂量单药血压控制良好。免疫抑制剂用量：每日泼尼松<15 mg、

硫唑嘌呤≤2 mg/kg，吗替麦考酚酯和西罗莫司在妊娠前6周即应停药。美国移植学会推荐肾移植后至少1年妊娠，并满足以下标准：①1年内无移植排斥反应；②肾功能良好且稳定（SCr＜133 μmol/L）；③无或微量蛋白尿；④无致胎儿毒性的急性感染；⑤稳定且无致畸作用的抗移植排斥药物。肾移植患者有妊娠愿望应在医师的指导下依据病情及治疗情况，择期妊娠。大部分肾移植孕妇不良妊娠结局的风险较健康人群高，尤其是妊娠前SCr＞150 μmol/L，伴高血压和糖尿病的患者发生胎儿流产、子痫前期及宫内感染率高。妊娠期移植排斥反应总体发生率为4.2%。

4. CKD患者妊娠期间肾活检 CKD患者妊娠期间肾活检要有高度选择性，在妊娠28～32周之前，既往没有肾病史，发现难以解释的肾功能恶化或肾病综合征，需考虑是否在激素治疗前行肾活检。在妊娠28～32周后，如果肾功能呈进展性恶化，应考虑提前终止妊娠，进行产后肾活检。对于非肾病范围蛋白尿，建议分娩后再做鉴别诊断。肾活检通常不用来鉴别先兆子痫和原发性肾病。在妊娠期间行肾活检的安全性仍有争议，最常见的并发症包括血尿、肾周血肿和剧烈的腰痛，甚至出现更为严重的后果。因此，在妊娠期间肾脏病理结果对于治疗策略有重要意义的情况下才行肾活检。

5. CKD患者饮食管理 妊娠早期能量摄入35 kcal/(kg·d)，妊娠中晚期在原基础上增加300 kcal/d。非透析患者蛋白质摄入0.6～0.7 g/(kg·d)，透析患者蛋白质摄入可增加至1.2～1.3 g/(kg·d)，其中20 g/d为胎儿生长所需。每位孕妇均需要服用叶酸，每日摄取剂量为5 mg，较普通孕妇摄取剂量大。矿物质及水溶性维生素可部分被血液透析治疗所清除，故应增加剂量。

6. CKD患者妊娠期间用药物注意事项 为了保证CKD孕妇妊娠结局理想，用药尤为重要，许多用于治疗肾病的药物有致胎儿畸形作用，对胎儿的预后不利，必须结合患者的病情、妊娠期等做出适当调整，应引起肾科和产科医师的重视。

（1）糖皮质激素及免疫抑制剂：糖皮质激素属于美国食品药品监督管理局（Food and Drug Administration，FDA）分类的B类药物，在人类中未发现有致畸性。泼尼松是最常用的口服糖皮质激素，因为胎盘可产生11-β-去氢酶，将母体循环中进入胎盘的泼尼松氧化成为无活性的11-酮基形式，胎儿暴露剂量仅为母体的10%，可减少药物对胎儿的影响。可以用于妊娠期CKD母体的治疗，氟化糖皮质激素（如地塞米松、倍他米松）不能被胎盘酶氧化，可能对胎儿有明显不良反应，在妊娠期不建议用于治疗CKD孕妇，但在妊娠晚期为了促进胎肺成熟可使用。羟氯喹、硫唑嘌呤无致畸作用，妊娠期可以用。钙调蛋白抑制剂——环孢素和他克莫司都属于美国FDA的C类药物，据肾移植受者的研究显示其不增加致畸风险，妊娠期可以安全使用，但仍需密切监测药物浓度。利妥昔单抗可通过胎盘导致新生儿发生B细胞耗竭，且自妊娠中期至足月期间发生率和严重程度逐渐增加，故其仅在妊娠早期可作为最后治疗手段。环磷酰胺、吗替麦考酚酯、来氟米特和甲氨蝶呤有致畸作用，妊娠期禁忌使用，且至少在妊娠前3～6个月停用。雷公藤制剂可使人体卵泡刺激素、黄体生成素水平逐渐上升至绝经后水平，雌二醇水平降低，故禁用于妊娠期患者。

（2）降压药物：妊娠期CKD目标血压为130～140/80～90 mmHg，避免过度降压导致胎盘灌注不足而影响胎儿生长发育。妊娠期安全的降压药物包括甲基多巴、拉贝洛尔和长效硝苯地平、氨氯地平等。其他β受体阻滞剂（如美托洛尔）和钙通道阻滞剂（如尼莫地平和尼卡地平）仅在孕妇不能耐受上述推荐更安全的降压药时替代使用。利尿药可导致血液浓缩、有效循环血量减少、出现高凝倾向，加剧水电解质、酸碱平衡紊乱和糖类、脂质代谢紊乱，故仅当孕妇出现全身水肿、肺水肿、脑水肿、肾功能不全、急性心力衰竭等情况时，才可酌情使用呋塞米等快速利尿药。螺内酯可通过胎盘，对胎儿产生抗雄性激素作用，妊娠期应避免应用。肾素－血管紧张素系统抑制剂可导致胎儿心脏和肾脏缺陷（包括房间隔缺损、室间隔缺损、肺动脉瓣狭窄、动脉导管未闭和肾发育不全）及羊水过少的相关并发症（肢体挛缩、肺发育不全和颅面骨畸形），因此妊娠期绝对禁止使用。

（3）抗菌药物：CKD患者合并感染，需要使用抗菌药物时，安全的常用药物有青霉素、阿莫西林、克林霉素、阿奇霉素、制菌霉素、洗必泰葡萄糖酸、头孢类，红霉素类（除了依托红霉素禁用外）也是安全的。慎用克拉霉素、甲硝唑、氟康唑、酮康唑；避免使用氟喹诺酮类、氨基糖苷类、四环素、磺胺类药物；禁止使用四环素和多西环素。

（4）其他CKD患者常用药物：CKD孕妇不同程度存在贫血、酸中毒、低钙血症、高磷酸盐血症和骨病等并发症，要予以治疗。女性在妊娠期间，胎盘和胎儿生长需要大量红细胞，妊娠期促红细胞生成素（erythropoietin，EPO）相对缺乏，同时存在妊娠相关的炎症因子导致EPO抵抗，易出现缺铁和贫血；合并慢性肾脏疾病时，由于肾功能损害，更易出现缺铁和贫血，影响胎盘和胎儿的生长。根据相应检查结果积极给予补充铁剂（静脉铁剂，美国FDA中为B级）和促红细胞生成素（美国FDA中为C级）是安全的，使血红蛋白维持在100~110 g/L，与非妊娠患者相比，使用剂量通常需要增加。孕妇血pH偏碱性，故CKD孕妇血碳酸氢盐轻度降低时，不需要补充碳酸氢盐，但严重酸中毒时需补充碳酸氢盐。有关治疗妊娠期钙磷失衡及继发性甲状旁腺功能亢进症的药物安全性研究有限，均在美国FDA中为C级。碳酸钙在妊娠期可以用，但目前尚无司维拉姆、碳酸镧或拟钙剂等在妊娠期使用的相关研究。肝素类抗凝剂不会穿过胎盘，故不论何种形式的小剂量肝素均适用于CKD妊娠患者的抗凝及提高妊娠成功率。小剂量阿司匹林（25~50 mg/d）在整个妊娠期均可安全应用，尤其是适用于那些有反复自然流产、妊娠期抗磷脂抗体阳性或其效价增高及实验室检查提示凝血功能亢进的患者。小剂量阿司匹林和低分子肝素的联合运用可以有效提高妊娠的成功率；香豆素类抗凝药物如华法林在胎儿器官分化期间（妊娠6~8周）可影响器官发育，故应避免使用；抗血小板聚集类药物如双嘧达莫、氯吡格雷等目前不推荐使用。妊娠期降糖药物的使用据2019年美国糖尿病学会推荐：因胰岛素在可测范围不能通过胎盘屏障，可为妊娠糖尿病首选；因二甲双胍和格列本脲可通过胎盘屏障，勿作为一线用药。由于降脂药物可引起胎儿中枢神经系统发育畸形，除CKD妊娠期患有严重高脂血症外，余均应避免使用该类药物。在子痫前期和子痫时可使用硫酸镁预防癫痫，但对肾功能不全的孕妇要减量使用，目标硫酸镁药物浓度为5~9 mg/dl（4~7 mEq/L）。

7. CKD患者的辅助生殖技术 CKD影响下丘脑－垂体－性腺轴功能，引起激素水平紊乱及其免疫抑制剂如环磷酰胺的应用，均可导致患者月经异常、性功能障碍、功能性更年期，严重者可丧失生育能力。

辅助生殖技术（assisted reproductive technologies，ART）是解决CKD女性生育问题的一种有效技术。体外受精（in vitro fertilization，IVF）是包括卵巢刺激、提取卵母细胞、卵母细胞受精和实验室中胚胎的生长及将胚胎移入子宫腔等过程的一种辅助生殖技术。目前少有研究专门评估体外受精对CKD或非移植终末期肾病患者的影响。Choi等研究报道，1例37岁CKD女性患者被误诊为原发性不孕症，在接受体外受精后出现全身水肿、呼吸困难、恶心、呕吐等症状，入院诊断为终末期肾病，最终胎儿流产，进行腹膜透析治疗。1年后自然妊娠，出现胎儿宫内生长受限、羊水过多等现象，但最终产下

1名活体男婴。该病例报道提示，IVF孕妇通常需要比健康孕妇更频繁地进行胎儿超声和胎心率的监测，在妊娠前期、中期每2周随访1次，妊娠晚期每周随访1次。此外，需要维持血压及血红蛋白的平稳，热量充足及优质蛋白质的补充也必不可少。

由于肾移植患者比普通CKD患者的自然受孕率更低，所以肾移植后IVF应用更为广泛。Warzecha等报道了3例接受肾移植且成功进行体外受精的女性，但由于严重先兆子痫，所有新生儿均通过剖宫产早产。在瑞典进行的一项基于人群的回顾性登记研究，包括所有在IVF后进行实体器官移植和体外受精后分娩的女性，还包括有关1973—2012年间所有肾移植后单胎分娩和自然受孕信息，提示肾移植人群的IVF成功率与自然分娩组相似，IVF的产科结果与自然妊娠相似。部分IVF婴儿患有先天性耳疾病，免疫力低下和生长过程中出现多动症等，孕妇剖宫产率高于正常妊娠，但孕妇和婴儿中均无死亡病例，说明肾移植患者IVF是可行的。然而，IVF仍存在卵巢过度刺激综合征这种危及生命的严重并发症，可导致炎症性疾病加重（如狼疮），增加血栓栓塞和由缺血或阻塞性肾病引起的AKI，故需要谨慎进行且注意并发症及危险因素。此外，由于CKD和多胎妊娠女性不良妊娠结局的风险显著增加，对于接受体外受精的CKD女性，应推荐单胎移植。

总之，CKD及肾移植患者如果有孕育的强烈愿望，IVF是一种相对安全有效的方法，妊娠后对胎儿及母体需更频繁地监测。需要强调的是，应用辅助生殖技术必须考虑医学和伦理问题，需要肾科医师、产科医师和营养学家等多学科团队共同协作。

妊娠期间各器官、系统均发生系列变化，大部分均呈现生理性，少部分亦可出现病理性改变。肾脏作为人体重要的调节水电解质、维持酸碱平衡、排出毒素的内分泌器官，妊娠期发生肾损伤可影响妊娠结局，子痫前期/子痫、ATN、RCN、PHUS、HELLP、AFLP及CKD合并妊娠等均可导致妊娠期肾损伤或肾功能恶化，甚至危及母婴生命。因此，早期发现、早期诊断和治疗，甚至适时终止妊娠，必要时使用肾替代治疗极其关键。

（王彩丽）

参 考 文 献

[1] Alkema L, Chou D, Hogan D, et al. Global, regional, and national levels and trends in maternal mortality between 1990 and 2015, with scenario-based projections to 2030: a systematic analysis by the UN Maternal Mortality Estimation Inter -Agency Group. Lancet, 2016, 387(10017): 462-474.

[2] Krane NK, Hamrahian M. Pregnancy: kidney diseases and hypertension. Am J Kidney Dis, 2007, 49(2): 336-345.

[3] Prakash J, Ganiger VC. Acute kidney injury in pregnancy-specific disorders. Indian J Nephrol, 2017, 27(4): 258-270.

[4] American College of Obstetricians and Gynecologists. ACOG practice bulletin no. 202 gestational hypertension and preeclampsia. Obstet Gynecol, 2019, 133: 1-25.

[5] 陈香美. 肾脏病学. 北京：人民军医出版社, 2014.

[6] Steegers EAP, Dadelszen PV, Duvekot JJ, et al. Pre-eclampsia. Lancet, 2010, 376(9741): 631-644.

[7] 李玉明, 杨宁. 2019年英国国家卫生与临床优化研究所妊娠期高血压疾病诊断与管理指南解读. 中华高血压杂志, 2020, 28（1）: 11-14.

[8] Webster P, Lightstone L, Mckay DB, et al. Pregnancy in chronic kidney disease and kidney transplantation. Kidney Int, 2017, 91(5): 1047-1056.

[9] Huang C, Chen S. Acute kidney injury during pregnancy andpuerperium: a retrospective study in a single center. BMC Nephrol, 2017, 18(1): 146-152.

[10] Liu YM, Bao HD, Jiang ZZ, et al. Pregnancy-related acute

kidney injury and a review of the literature in China. Intern Med, 2015, 54(14): 1695-1703.

［11］Gonzalez Suarez ML, Kattah A, Grande JP, et al. Renal disorders in pregnancy: core curriculum 2019. Am J Kidney Dis, 2019, 73(1): 119-130.

［12］Rao S, Jim B. Acute kidney injury in pregnancy: the changing landscape for the 21st century. Kidney Int Rep, 2018, 3(2): 247-257.

［13］Prakash J, Singh VP. Changing picture of renal cortical necrosis in acute kidney injury in developing country. World J Nephrol, 2015, 4(5): 480-486.

［14］Gupta A, Kuperman M, Shah S. N -methylamphetamine ("Crystal Meth") Associated Acute Renal Cortical Necrosis. Kidney International Reports, 2018, 3(6): 1473-1476.

［15］Fernandez CP, Ripolles T, Martinez MJ, et al. Diagnosis of acute cortical necrosis in renal transplantation by contrast-enhanced ultrasound: a preliminary experience. Ultraschall Med, 2013, 34(4): 340-344.

［16］Shiekh Y, Ilyas M. Reverse rim sign: acute renal cortical necrosis. Abdom Radiol (NY), 2018 Dec, 43(12): 3507-3508.

［17］American College of Obstetricians and Gynecologists. ACOG practice bulletin no. 202 gestational hypertension and preeclampsia. Obstet Gynecol, 2019, 133(12): 1-25.

［18］Goodship TH, Cook HT, Fakhouri F, et al. Atypical hemolytic uremic syndrome and C3 glomerulopathy: conclusions from a "Kidney Disease: Improving Global Outcomes "(KDIGO) Controversies Conference. Kidney Int, 2017, 91(3): 539-551.

［19］Servais A, Devillard N, Frémeaux-Bacchi V, et al. Atypical haemolytic uraemic syndrome and pregnancy: outcome with ongoing eculizumab. Nephrol Dial Transplant, 2016, 31(12): 2122-2130.

［20］Liu J, Ghaziani TT, Wolf JL. Acute fatty liver disease of pregnancy: updates in pathogenesis, diagnosis, and management. Am J Gastroenterol, 2017, 112(6): 838-846.

［21］ER Schiff, WC Maddrey, M F Sorrell. Schiffs Diseases of the Liver. Elsevier, 2011, 67(7): 67-60.

［22］Dey M, Kumar R, Narula GK, et al. Acute fatty liver of pregnancy. Med J Armed Forces India, 2014, 70(4): 392-393.

［23］AISF. AISF position paper on liver disease and pregnancy. Dig Liver Dis, 2016, 48(2): 120-137.

［24］Kamimura K, Abe H, Kawai H, et al. Advances in understanding and treating liver diseases during pregnancy: A review. World J Gastroenterol, 2015, 21(17): 5183-5190.

［25］Liu G, Shang X, Yuan B, et al. Acute fatty liver of pregnancy: analysis on the diagnosis and treatment of 15 cases. J Reprod Med, 2016, 61(5-6): 282-286.

［26］Chang L, Wang M, Liu H, et al. Pregnancy outcomes of patients with acute fatty liver of pregnancy: a case control study. BMC Pregnancy Childbirth, 2020, 20(1): 282-288.

［27］Ziki E, Bopoto S, Madziyire MG, et al. Acute fatty liver of pregnancy: a case report. BMC Pregnancy and Childbirth, 2019, 19(1): 259-264.

［28］Chalifoux M, Blank H. Acute fatty liver of pregnancy and disseminated intravascular coagulation: a case report. Journal of Obstetric Anaesthesia and Critical Care, 2020, 10(1): 42-47.

［29］Mackillop L, Williamson C. Liver disease in pregnancy. Postgrad Med J, 2010, 86 (1013): 160-164.

［30］Ch'ng CL, Morgan M, Hainsworth I, et al. Prospective study of liver dysfunction in pregnancy in Southwest Wales. Gut, 2002, 51(6): 876-880.

［31］李传胜，王雪晴，熊号峰，等．妊娠急性脂肪肝Swansea诊断标准与国内诊断标准一致性研究．中国肝脏病杂志，2019，11（4）：73-76.

［32］Katsagoni CN, Georgoulis M, Papatheodoridis GV, et al. Effects of lifestyle interventions on clinical characteristics of patients with non-alcoholic fatty liver disease: a meta-analysis. Metabolism, 2017, 68(7): 119-132.

［33］Ilham Aldika Akbar M, Mayang Sari I, Aditiawarman, et al. Clinical characteristics of acute fatty liver of pregnancy in a tertiary Indonesian hospital. J Matern Fetal Neonatal Med, 2017, 16(2): 1-191.

［34］Knight M, Nelson-Piercy C, Kurinczuk JJ, et al. A prospective national study of acute fatty liver of pregnancy in the UK. Gut, 2008, 57(7): 951-956.

［35］Joshi D, James A, Quaglia A, et al. Liver disease in pregnancy. Lancet, 2010, 375(9714): 594-605.

［36］van Lieshout LCEW, Koek GH, Spaanderman MA, et al. Placenta derived factors involved in the pathogenesis of the liver in the syndrome of haemolysis, elevated liver enzymes and low platelets (HELLP): a review. Pregnancy Hypertens, 2019, 18(2): 42-48.

［37］Ye W, Shu H, Wen Y, et al. Renal histopathology of prolonged acute kidney injury in HELLP syndrome: a case series and literature review. Int Urol Nephrol, 2019, 51(6): 987-994.

［38］中华医学会妇产科学分会妊娠期高血压疾病学组，妊娠期高血压疾病诊治指南（2015）．中华妇产科杂志，

2015, 50（10）: 721-728.
[39] Mao M, Chen C. Corticosteroid therapy for management of hemolysis, elevated liver enzymes, and low platelet count (HELLP) syndrome: meta-analysis. Med Sci Monit, 2015, 21(3): 3777-3783.
[40] Hladunewich MA. Chronic kidney disease and pregnancy. Semin Nephrol, 2017, 37(4): 337-346.
[41] 南京总医院，国家肾脏疾病临床医学研究中心. 慢性肾脏病患者妊娠管理指南. 中华医学杂志，2017，97（46）: 3604-3611.
[42] Bramham K, Briley AL, Seed PT, et al. Pregnancy outcome in women with chronic kidney disease: a prospective cohort study. Reprod Sci, 2011, 18(7): 623-630.
[43] Piccoli GB, Cabiddu G, Attini R, et al. Risk of Adverse Pregnancy Outcomes in Women with CKD. J Am Soc Nephrol, 2015, 26(8): 2011-2022.
[44] Piccoli GB, Cabiddu G, Attini R, et al. Hypertension in ckd pregnancy: a question of cause and effect (cause or effect? this is the question). Curr Hypertens Rep, 2016, 18(5): 35-42.
[45] Piccoli GB, Cabiddu G, Attini R, et al. Pregnancy in Chronic Kidney Disease: questions and answers in a changing panorama. Best Pract Res Clin Obstet Gynaecol, 2015, 29(5): 625-642.
[46] 中华医学会肾脏病学分会慢性肾脏病患者妊娠疾病学组. 慢性肾脏病患者妊娠管理指南（2017）. 中华医学杂志，2017，97（46）: 65-69.
[47] American Diabetes Association. Management of diabetes in pregnant. Diabetes Care, 2016, 39(Suppl 1): 94-98.
[48] 中国系统性红斑狼疮研究协作组专家组，国家风湿病数据中心. 中国系统性红斑狼疮患者围产期管理建议. 中华医学杂志，2015，95（14）: 1056-1060.
[49] Alkhunaizi A, Melamed N, Hladunewich MA. Pregnancy inadvanced chronic kidney disease and end-stage renal diseasel. JCurr Opin Nephrol Hypertens, 2015, 24(3): 252-259.
[50] Hladunewich MA, Hou S, Odutayo A, et al. Intensive hemodialysis associates with improved pregnancy outcomes: a canadian and united states cohort comparison. J Am Soc Nephrol, 2014, 25 (5) : 1103-1109
[51] Batarse R R, Steiger R M, Guest S. Peritoneal dialysis prescription during the third trimester of pregnancy. Peritoneal Dialysis International, 2015, 35(2): 128-134.
[52] EBPG Expert Group on Renal Transplantation. European best practice guidelines for renal transplantation. Nephrol Dial Transplant, 2002, 17(Suppl 4): 50-55.
[53] Mckay DB, Josephson MA, Armenti VT, et al. Reproduction and transplantation: report on the AST consensus conference on reproductive issues and transplantation. Am J Transplant 2005, 5(7): 1592-1599.
[54] Wyld ML, Clayton PA, Jesdason S, et al. Pregnancy outcomes for kidney transplant recipients. Am J Transplant, 2013, 13(12): 3173-3182.
[55] Deshpande NA, James NT, Kucirka LM, et al. Pregnancyoutcomes in kidney transplant recipients: a systematic review andmeta-analysis. Am J Transplant, 2011, 11(11): 2388-2404.
[56] Coscia LA, Constantinescu S, Moritz MJ. et al. Report from the National Transplantation Pregnancy Registry (NTPR): outcomesof pregnancy after transplantation. Clin Transpl, 2010, 56(5): 65-85.
[57] Flint J, Panchal S, Hurrell A, et al. BSR and BHPR guideline on prescribing drugs in pregnancy and breastfeeding-Part I: standard and biologic disease modifying anti-rheumatic drugs and corticosteroids. Rheumatology (Oxford), 2016, 55(9): 1693-1697.
[58] Chakravarty EF, Murray ER, Kelman A, et al. Pregnancy outcomes after maternal exposure to rituximab. Blood, 2011, 117(5): 1499-1506.
[59] Ostensen M, Khamashta M, Lockshin M, et al. Anti-inflammatory and immunosuppressive drugs and reproduction. Arthritis Res Ther, 2006, 8(3): 209-213.
[60] Blowey DL, Warady BA. Outcome of infants born to women with chronic kidney disease. Adv Chronic Kidney Dis, 2007, 14(2): 199-205.
[61] Ouanounou A, Haas DA. Drug therapy during pregnancy: implications for dental practice. Br Dent J, 2016, 220(8): 413-417.
[62] Hladunewich M, Schatell D. Intensive dialysis and pregnancy. Hemodial Int, 2016, 20(3): 339-348.
[63] Ahmed SB, Vitek WS, Holley JL. Fertility, Contraception, and Novel Reproductive Technologies in Chronic Kidney Disease. Semin Nephrol, 2017, 37(4): 327-336.
[64] Dumanski SM, Ahmed SB. Fertility and reproductive care in chronic kidney disease. J Nephrol, 2019, 32(1): 39-50.
[65] Choi CY, Cho NJ, Park S, et al. A case report of successful pregnancy and delivery after peritoneal dialysis in a patient misdiagnosed with primary infertility. Medicine, 2018, 97(26): 11148-11154.

[66] Warzecha D, Szymusik I, Grzechocińska B, et al. In vitro fertilization and pregnancy outcomes among patients after kidney transplantation: case series and single-center experience. Transplant Proc, 2018, 50(6): 1892-1895.

[67] Norrman E, Bergh C, Wennerholm U. Pregnancy outcome and long-term follow-up after in vitro fertilization in women with renal transplantation. Human Reprod, 2015, 30(1): 205-213.

第二十节 老年肾脏病特点及诊治进展

我国已于1999年进入人口老龄化社会。2020年，我国老年人口约占全国总人口的17%。老年人由于肾脏结构改变及功能减退，是慢性肾脏病（chronic kidney disease，CKD）和急性肾损伤（acute kidney injury，AKI）发生及进展的危险人群。本节将分别介绍老年人发生CKD及AKI的易感机制、老年人肾功能评估的研究现状、老年人CKD的特点与诊治进展、老年人AKI的特点与诊治进展、老年终末期肾病（ESRD）的特点与诊治进展及老年肾脏病的预后。

一、老年人发生慢性肾脏病及急性肾损伤的易感机制

1. 机体衰老时，肾脏结构改变、功能减退 肾脏衰老时，大体表现为肾脏体积变小、实质重量减轻、肾脏皮质变薄；显微镜下的组织病理学表现为肾小球硬化、肾小球系膜细胞和系膜增生、肾小球基底膜增厚、肾小管上皮细胞数量减少、细胞萎缩、有囊肿形成、肾间质表现有局灶性炎症和纤维化及肾脏小动脉出现管壁增厚和管壁玻璃样变等改变。

流行病学显示，人在40岁以后肾脏功能会发生减退，一般肾血流量（renal blood flow，RBF）每10年约减少10%，肾小球滤过率（glomerular filtration rate，GFR）以每年0.8 ml/（min·1.73 m^2）的速度下降；肾小管功能减退表现为对尿液的浓缩和稀释能力下降，肾脏血管的自身调节功能减退，部分源于血管舒张因子（如一氧化氮、前列腺素等）分泌减少。

2. 肾脏储备功能减退，对各类损伤的易感性增加 肾脏衰老时，由于功能肾单位减少，同时肾脏固有细胞呈细胞衰老表型，经过高蛋白饮食等负荷后，老年肾脏显示出储备功能下降。动物实验证实，老年肾脏对缺血、感染、创伤、药物等各类损伤因素的易感性明显增加。

3. 老年人的肾脏发生损伤后，肾脏的再生能力明显下降 其原因为体内干细胞、祖细胞数量减少，以及生长因子产生减少等，导致肾脏发生损伤后固有细胞的修复能力下降。老年人的肾脏损伤后不能完全修复或发生病理性异常修复，病情迁延则发展为CKD或进展至ESRD。

4. 因合并基础慢性病，老年人的肾脏多存在基础病变 老年人常患有高血压、糖尿病、代谢综合征、慢性心力衰竭、肾动脉狭窄、尿路梗阻等基础慢性病，这些疾病常合并肾脏并发症，表现为良性肾小动脉硬化、糖尿病肾病、缺血性肾病、梗阻性肾病等。临床研究证实，有各种基础慢性肾脏病变的老年人发生AKI的易感风险明显增加。

5. 老年人常接受多种药物或手术、介入治疗 老年人常因共存多种慢性病，接受药物、手术、介入等治疗的机会增多。常用的药物包括肾素-血管紧张素系统（renin angiotensin system，RAS）阻断剂、利尿剂、抗生素、非甾体抗炎药、质子泵抑制剂及化疗药等。老年人因心脑血管疾病、肿瘤等需要进

行造影剂诊断和介入治疗，或因合并创伤、失血、血压降低、感染等接受手术治疗。老年人的药物代谢减慢，治疗的初始剂量宜从小剂量开始，逐步增至有效剂量，并注意监测药物的不良反应。老年人进行潜在肾毒性药物、介入或手术治疗，进一步增加了发生肾损伤的机会。

二、老年人肾功能评估的研究现状

针对老年人GFR估算公式的研究较少。由于GFR估算公式在建立时的研究对象大部分是成人，故其在老年人及老年CKD患者中的准确性仍有待提高。老年人GFR估算公式的不确定性不容忽视。已证实，现有的几种GFR估算公式对老年人的GFR存在低估问题。慢性肾脏病流行病学合作研究（chronic kidney disease epidemiology collaboration，CKD-EPI）公式主要是根据CKD患者建立公式模型，对健康人群的GFR也存在估算，故可能不适用于健康的老年人。

有研究发现，健康老年人的GFR范围在45～59 ml/(min·1.73 m^2)。60～69岁健康老年人的GFR下限约为55 ml/(min·1.73 m^2)，70～79岁健康老年人的GFR下限约为49 ml/(min·1.73 m^2)。因此，现有的CKD诊断和分期标准与健康老年人的GFR范围存在重叠，使CKD成为最常见于老年人的诊断。老年人因生理性肾单位丢失，表现出较低的GFR，如果仅伴有正常的蛋白尿（<30 mg/g）则不应诊断为肾脏疾病。单纯基于GFR而不考虑年龄因素进行诊断CKD必然会产生争议。

根据改善全球肾脏病预后组织（KDIGO）提出的分期标准，老年人可能会被过度诊断为CKD 3a期［45 ml/(min·1.73 m^2)≤GFR≤59 ml/(min·1.73 m^2)］。80岁以上老年人的GFR可能<45 ml/(min·1.73 m^2)。老年人常因合并癌症、心力衰竭、蛋白摄入缺乏和肌萎缩等，对GFR［测量GFR(mGFR)或估算GFR(eGFR)］的评估更复杂和困难。应用基于CKD队列得出的GFR估算公式，通常会得出较高的CKD发病率（11%～14%）。如果eGFR公式是通过正常健康人得出的，CKD的发病率则会相对降低。

基于胱抑素C的GFR估算方程（单独或与基于肌酐的估算方程相结合）已成为辅助诊断CKD的推荐方法。2012年，KDIGO建议，当eGFR-肌酐方程的结果为45～59 ml/(min·1.73 m^2)（无其他CKD证据）时，应测量eGFR-肌酐－胱抑素C方程和eGFR-胱抑素C方程。如果eGFR-胱抑素C或eGFR-肌酐－胱抑素C方程的结果<60 ml/(min·1.73 m^2)，则可考虑诊断CKD。但该建议在老年人群中的适用性尚未进行验证。有研究证实，老年人测量柏林倡议研究（BIS）2-胱抑素C方程比CKD-EPI-胱抑素C方程更能准确地估计mGFR。而其他的eGFR方程，如全年龄阶段（FAS）-肌酐、FAS-胱抑素C方程或Lund-Malmo-肌酐方程则需要进一步评估其在诊断老年人CKD中的准确性。建议使用同一估算公式进行动态观察。

老年人肌肉量减少（肌萎缩）会降低血清肌酐值，导致eGFR肌酐方程高估mGFR。胱抑素C是一种参与炎症反应、中等分子量（13 300）的丝氨酸蛋白酶抑制剂。胱抑素C在正常尿液中含量很少，故排泄率很难评估。老年人在肥胖、糖尿病、甲状腺疾病、炎症等多种状态下的胱抑素C表达亦有差异，与肌酐类似，也受许多非GFR因素影响。尽管血清胱抑素C水平不受肌肉量或性别、种族影响，但在有慢性炎症、肥胖、糖尿病和代谢综合征的老年人中，胱抑素C的生成可能发生改变，导致mGFR被低估。eGFR-肌酐－胱抑素C的联合应用可能会提供更准确的GFR评估，但仍存在个体差异。老年虚弱人群中较低的血清白蛋白水平（可能反映慢性炎症状态）与eGFR-肌酐水平降低有关。老年人群中直接比较 GFR 测量金标准和 GFR 估算公式的研究并不常见。所有包含胱抑素 C 的公式与基于肌酐的方程相比，准确性均有所提高，说明在老年人群中使用基于肌酐的 eGFR 公式存在不足。

三、老年人慢性肾脏病的特点与诊治进展

基于现有的诊断标准，CKD 的发病率随年龄的增长而增加，老年人患 CKD 的概率显著高于中青年人。普通人群发生 CKD 的概率为 10%~13%；60~69 岁、70~79 岁和 >80 岁老年人发生 CKD 的概率分别为 20.8%、30.5% 和 37.8%，远高于普通人群。这一结果在不同国家的不同人群中均有类似发现。目前，老年人 CKD 的诊断标准尚不统一，仍主要根据 GFR 和尿微量白蛋白/肌酐比值（ACR）进行诊断。老年人 CKD 的特征多表现为 eGFR 下降，而蛋白尿并不明显。eGFR 下降与蛋白尿增加是老年 CKD 患者病死风险增加的重要因素，且相同 eGFR 或蛋白尿水平给老年 CKD 患者带来的全因病死风险比青年患者增加了十余倍。

老年 CKD 患者存在许多特殊性。在原发性疾病方面，老年 CKD 患者具有与非老年 CKD 患者明显不同的特点，老年人的原发性肾病以膜性肾病、新月体性肾炎的发生率较高；在继发性疾病方面，老年人常存在继发性肾病（如糖尿病肾病、缺血性肾病、骨髓瘤肾病、肾淀粉样变性等）明显增加的情况。老年 CKD 患者许多并发症的治疗靶目标值并未确定。因为缺少大样本的循证医学证据，这个问题给临床实际的诊治工作带来困难。老年 CKD 患者的贫血、血压、钙磷代谢、营养等靶目标值也有别于青年患者。

老年 CKD 患者尤其是高龄患者常合并动脉硬化，导致血管顺应性下降。为避免使老年 CKD 患者的舒张压降得过低，影响重要器官的血流灌注，故强调老年人 CKD 合并高血压时要进行个体化治疗，综合考虑年龄、种族、GFR 水平、并发症等因素设定控制目标值。蛋白尿不明显的老年 CKD 患者缺乏应用血管紧张素转化酶抑制剂（ACEI）/血管紧张素 Ⅱ 受体阻滞剂（ABR）的获益与安全性数据。如果老年 CKD 患者合并血容量不足或利尿剂应用过多、左心衰竭、肾动脉狭窄、同时应用非甾体抗炎药（nonsteroidal antiinflammatory drugs，NSAIDs），可能增加 AKI 的发生风险。

在低蛋白饮食与营养方面，尽管 KDIGO 建议 GFR<30 ml/(min·1.73 m^2) 的 CKD 患者无论是否患糖尿病均应进行低蛋白饮食，但老年 CKD 患者发生营养不良的比例较高。蛋白质-能量-消耗（PEW）是老年 CKD 患者预后不良的主要危险因素，表现为营养和能量摄入不足、低体重指数、低蛋白血症、微炎症状态和骨骼肌丢失等特征，导致病死率增加。欧洲一项老年进展期 CKD 患者的多中心研究显示，合并 PEW 为 26%，即便是肥胖患者也有较高的发病率。因此，老年 CKD 患者保持营养状态应优先于低蛋白饮食限制；不建议老年 CKD 患者过度限制蛋白质摄入，建议的蛋白质摄入量<0.6 g/kg，优质蛋白质应占摄入蛋白质总量的 50% 以上，同时应摄入充足的能量。

老年 CKD 患者发生高钙血症和低磷酸盐血症的概率明显高于年轻患者。如果老年 CKD 患者出现血钙增高、软组织钙化或心血管钙化，则应避免使用含钙磷结合剂，减少活性维生素 D 的使用剂量直至停用。老年人慢性肾脏病矿物质和骨异常（CKD-MBD）导致的骨代谢异常，既有随年龄增长出现的骨质疏松问题，又可能因肾功能减退合并 CKD-MBD 表现为无动力型骨病，容易导致异位钙

化。无动力型骨病的预防措施主要是避免钙剂和活性维生素 D 过量服用，也要避免过度抑制中状旁腺素（PTH）。上述 2 种情况存在矛盾，需要实验室指标乃至骨活检病理的准确评估和鉴别。在药物治疗上，上述 2 种情况要有所兼顾。

GFR＜45 ml/（min·1.73 m²）是肾功能快速下降的重要阶段，在老年人中也很常见。鉴于此，2016 年 11 月欧洲肾脏病协会和欧洲透析与移植协会（ERA-EDTA）与欧洲最优肾脏临床实践组织（ERBP）联合公布了《临床实践指南：3b 期或以上老年慢性肾脏病患者的管理》。2018 年，我国也发表了《老年人慢性肾脏病诊治中国专家共识》。上述 2 个文件均建议，对于老年 CKD 3b 期或以上患者，应建立肾功能进展的预测模型，以区分高危和低危人群，进而合理进行管理，改善预后。上述文件建议使用的肾衰竭风险公式（kidney failure risk equation，KFRE）模型分为 8 参数模型（年龄、性别、eGFR、白蛋白尿、血钙、血磷、血清碳酸氢根及血清白蛋白）和 4 参数模型（年龄、性别、eGFR 及蛋白尿）2 种。有研究发现，4 参数模型的准确性等同于 8 参数模型，故推荐使用 4 参数模型来预测老年 CKD［GFR＜45 ml/（min·1.73 m²）］患者的肾功能进展风险。

四、老年人急性肾损伤的特点与诊治进展

老年人的肾脏由于结构改变、功能减退，对各种应激因素易感而易发生急性损伤。老年人的 AKI 与青年人相比有明显不同，其损伤后难以完全修复，老年人在 AKI 后只有近 1/3 的肾功能可完全恢复，老年人的 AKI 可逐渐累积、迁延，向慢性化转变，导致老年人发展至 CKD 乃至 ESRD 的风险明显增加。

临床研究与基础研究都表明，在相同应激因素（如缺血-缺氧、炎症、肾毒性药物等）的作用下，老年人的肾脏反应明显重于青年人，老年人在慢性病的基础上，肾脏病急性加重的风险明显增加，这些特点在老年肾脏病的防治中需要特别关注，积极进行监测和预防。

老年人临床确诊 AKI 后，应尽快明确病因。老年人发生急性肾损伤一般由多个病因、基础疾病、合并用药及多重危险因素共同参与所致。按照 AKI 的病理生理学发病特征，老年人的发病因素可以分为肾前性、肾性和肾后性三大类。肾前性因素包括过度利尿、呕吐、严重腹泻、出血、滥用缓泻剂等过度脱水导致的绝对低血容量。此外，心力衰竭、发热性疾病、脓毒症等也可引起老年人发生功能性低血容量。各种肾小球疾病、肾小管间质性疾病、肾血管疾病等是常见的肾性因素，其中急进性肾炎是常见的临床综合征。肾毒性和缺血性是引起急性肾小管坏死的 2 个主要原因。肾后性因素包括各种原因引起的尿道梗阻，老年男性多为良性前列腺增生、肾结石、输尿管狭窄、恶性肿瘤和腹膜后纤维化等，而老年女性多为盆腔和腹膜后恶性肿瘤。

目前，老年人 AKI 缺少特异性的治疗手段，主要治疗方法仍为祛除病因、纠正可逆因素和对症支持。临床上，医师应做好老年人 AKI 的发生风险评估，对高风险者应给予积极预防，纠正各类可逆的危险因素，包括纠正低血压、低血容量和控制心力衰竭、感染等，维持老年人的血流动力学稳定非常重要；停用有潜在肾毒性的各类药物；动态监测可能发生 AKI 的高危人群的肾功能指标和反映肾损伤的指标（血清肌酐、尿量和血尿标志物），避免肾损伤进一步加重。老年 AKI 患者如果发生严重氮质血症、严重水钠潴留、高钾血症、严重代谢性酸中毒等严重内环境紊乱问题，有危及生命的风险，应及时行肾替代治疗。

五、老年人终末期肾病的特点与诊治进展

在过去几十年里，我国老年 ESRD 患者的数量急剧增多。近年来，我国经济发达地区新接收的透析治疗者近半数为老年人，故老年人已经成为 ESRD 的主要患病人群。目前的研究显示，老年 ESRD 患者过早开始透析治疗并没有明显的获益，由于伴随疾病多、预期寿命短于青年个体，存在复杂的非医疗因素影响，老年 ESRD 患者的治疗方式需要权衡以决定采用透析治疗还是保守治疗。

在决定治疗方式之前，医师首先应对老年 ESRD 患者可能的结局、预后进行评估，预测其病死风险。对于年龄 > 65 岁、eGFR 在 15～45 ml/（min·1.73 m²）的老年 ESRD 患者，如果病死风险很高，应优先选择肾脏保护治疗和支持治疗；反之，病死风险低的患者除肾脏保护治疗外，可做透析准备。

临床医师应综合评估患者情况及家庭支持状况。如果老年 ESRD 患者有明显的衰弱或严重的认知功能障碍，应先进行相关治疗；伴有严重合并症时，可对患者进行限时透析治疗试验。现今，高龄不再是透析的禁忌证，尽管老年人的期望生存时间不如年轻人长，但其期望透析龄与年轻人并无差别。在血管通路的选择上，动静脉内瘘仍是老年人血液透析的最佳血管通路。如果患者的预期寿命不超过半年，或自身血管条件差、手术多次失败，或心功能较差而不能耐受内瘘，或因低血压而不能维持瘘管的血流量，则宜首选带涤纶套的中心静脉导管。如果其他条件合适，高龄也不是肾移植的禁忌证。无论使用哪种肾替代治疗方式，改善老年 ESRD 患者的生活质量最重要。

老年 ESRD 患者常多合并复杂的身心状况，对其生活质量、体力活动等带来明显的负面影响。老年透析患者由于食物摄入减少、分解代谢增加，PEW 的发生率高于年轻患者。因此，有效评估患者的营养状态、早期诊断和及时干预有重要意义。衰弱在老年患者中发病率较高，且是患者病死、透析、跌倒、再住院等不良预后发生风险的预测指标。老年 ESRD 患者发生衰弱的原因复杂，其治疗包括营养支持、运动训练、药物治疗及综合干预等。老年 ESRD 患者容易合并抑郁等心理改变，发生率远高于普通人群和其他慢性病患者。通过对老年 ESRD 患者的生活质量进行评价，发现抑郁症状、营养不良、eGFR、低白蛋白、贫血是影响健康相关生活质量评分的独立影响因素。临床医师需要对老年 ESRD 患者的营养状况、骨代谢情况、精神认知、衰弱及生活质量等多方面进行综合评估，这不仅有助于降低其病死风险，还可以提高其生活质量。

六、老年肾脏病的预后

在相同 GFR 水平下，老年肾脏病患者面临死亡、心肌梗死和卒中的风险要超过进展至 ESRD 的风险。与中青年人相比，60～79 岁和 ≥80 岁老年人的病死风险分别增加了 11 倍和 145 倍。老年 CKD 住院患者的院内病死率高于糖尿病和非 CKD 患者。多数老年 CKD 患者因发生心血管疾病等并发症而过早病死。AKI 亦显著增加老年患者的病死率，ICU 中危重 AKI 的病死率高达 60%。因此，加强对老年肾脏病患者心血管疾病的管理和治疗尤为重要。临床医师应定期监测和评估老年肾脏病患者心血管疾病的各项指标，警惕病情加重和猝死的发生。在制定治疗方案时，临床医师应准确评估老年肾脏病患者的病死风险和概率。目前，仅有极少量的研究关注老年 CKD 患者的病死预测风险。对于非衰弱老年 CKD 患者，推荐使用 Bansal 模型预测透析前患者的 5 年病死率，但 Bansal 模型缺乏衰弱老年 CKD 患者的研究证据，而衰弱是老年 CKD 患者的常见临床表现。对于 CKD 5 期患者，建议

使用肾脏病流行病学信息网（REIN）模型进行病死风险的预测。对老年CKD患者的功能状态进行准确评估至关重要，因为功能状态的下降与病死率、住院率的增加密切相关。运动对老年CKD3b期或以上患者的功能状态有积极作用。对于老年CKD患者，建议选择系统化、个体化的运动训练方案，以避免不良事件发生。

总之，人口老龄化给我国老年人急性、慢性肾脏病的防治带来了新的课题。当前，老年人CKD缺少诊断标准，且疾病谱与青年人明显不同，老年人CKD的治疗靶目标值也尚未统一。因此，应重视对老年CKD患者的综合评估，既要关注因eGFR减退引起的病理生理异常相关的并发症，又要关注心理与精神状态，还要重视衰弱等躯体功能状态，以及由此对生活质量产生的重要影响。此外，由于老年CKD患者诊治的特殊性，需要搭建多学科团队管理模式，由肾内科、老年科、心理科、营养科、康复科等科室的医师、护士、药师及辅助人员组成协作团队，从各自的角度进行综合评估，形成药物治疗和肾替代治疗的时机、方式选择等临床治疗决策，治疗方案需要医师与患者及其家人、社区等多方人员参与综合权衡制定。临床上，特别要强调以患者为中心、而非以疾病为导向的个体化综合管理，达到延缓疾病进展、延长生存时间及提高生活质量的目的。

（蔡广研）

参 考 文 献

[1] Wang X, Vrtiska TJ, Avula RT, et al. Age, kidney function, and risk factors associate differently with cortical and medullary volumes of the kidney. Kidney Int, 2014, 85(6): 677-685.

[2] Musso CG, Oreopoulos DG. Aging and physiological changes of the kidneys including changes in glomerular filtration rate. Nephron Physiol, 2011, 119(Suppl 1): 1-5.

[3] Yokota LG, Sampaio BM, Rocha EP, et al. Acute kidney injury in elderly patients: narrative review on incidence, risk factors, and mortality. Int J Nephrol Renovasc Dis, 2018, 11(14): 217-224.

[4] Abdel-Rahman EM, Okusa MD. Effects of aging on renal function and regenerative capacity. Nephron Clin Pract, 2014, 127(11): 15-20.

[5] Chawla LS, Eggers PW, Star RA, et al. Acute kidney injury and chronic kidney disease as interconnected syndromes. N Engl J Med, 2014, 371(24): 58-66.

[6] Duan Z, Cai G, Li J, et al. Cisplatin-induced renal toxicity in elderly people. Ther Adv Med Oncol, 2020, 18(8): 9-12.

[7] Liu JQ, Cai GY, Wang SY, et al. The characteristics and risk factors for cisplatin-induced acute kidney injury in the elderly. Ther Clin Risk Manag, 2018, 14(8): 1279-1285.

[8] Raman M, Middleton RJ, Kalra PA, et al. Estimating renal function in old people: an in-depth review. Int Urol Nephrol, 2017, 49(11): 1979-1988.

[9] Pottel H, Delanaye P, Weekers L, et al. Age-dependent reference intervals for estimated and measured glomerular filtration rate. Clin Kidney J, 2017, 10(4): 545-551.

[10] Delanaye P, Glassock RJ, Pottel H, et al. An age-calibrated definition of chronic kidney disease: rationale and benefits. Clin Biochem Rev, 2016, 37(1): 17-26.

[11] Glassock R, Delanaye P, El Nahas M. An age-calibrated classification of chronic kidney disease. JAMA, 2015, 314(6): 559-560.

[12] Levey AS, Inker LA, Coresh J. Chronic kidney disease in older people. JAMA, 2015, 314(6): 557-558.

[13] Moynihan R, Glassock R, Doust J. Chronic kidney disease controversy: how expanding definitions are unnecessarily labelling many people as diseased. BMJ, 2013, 347(9): 4298-4303.

[14] Ebert N, Jakob O, Gaedeke J, et al. Prevalence of reduced kidney function and albuminuria in older adults: the Berlin initiative study. Nephrol Dial Transplant, 2017, 32(6): 997-

[15] Glassock RJ, Warnock DG, Delanaye P. The global burden of chronic kidney disease: estimates, variability and pitfalls. Nat Rev Nephrol, 2017, 13(2): 104-114.

[16] National Kidney, Foundation, Kidney, Disease. KDIGO 2012 Clinical practice guidelines for the evaluation and management of chronic kidney disease. Kidney Int Suppl, 2013, 3(1): 1-150.

[17] Pottel H, Delanaye P, Schaeffner E, et al. Estimating glomerular filtration rate for the full age spectrum from serum creatinine and cystatin C. Nephrol Dial Transplant, 2017, 32(3): 497-507.

[18] Liu X, Foster MC, Tighiouart H, et al. Non-GFR determinants of low-molecular-weight serum protein filtration markers in CKD. Am J Kidney Dis, 2016, 68(6): 892-900.

[19] Inker LA, Schmid CH, Tighiouart H, et al. Estimating glomerular filtration rate from serum creatinine and cystatin C. N Engl J Med, 2012, 367(1): 20-29.

[20] Björk J, Grubb A, Gudnason V, et al. Comparison of glomerular filtration rate estimating equations derived from creatinine and cystatin C: validation in the age, gene/environment susceptibility reykjavik elderly cohort. Nephrol Dial Transplant, 2017, 33(8): 1380-1388.

[21] Lang J, Katz R, Ix JH, et al. Association of serum albumin levels with kidney function decline and incident chronic kidney disease in elders. Nephrol Dial Transplant, 2018, 33(6): 986-992.

[22] Delanaye P, Jager KJ, Bökenkamp A, et al. CKD: a call for an age-adapted definition. J Am Soc Nephrol, 2019, 30(10): 1785-1805.

[23] Farrington K, Covic A, Aucella F, et al. Clinical practice guideline on management of older patients with chronic kidney disease stage 3b or higher (eGFR＜45 ml/min/1.73 m^2). Nephrol Dial Transplant, 2016, 31(suppl 2): 1-66.

[24] Peeters MJ, van Zuilen AD, van den Brand JA, et al. Validation of the kidney failure risk equation in European CKD patients. Nephrol Dial Transplant, 2013, 28(7): 1773-1779.

[25] 刘洁琼，蔡广研, 老年急性肾损伤的防治进展, 中华肾病研究电子杂志，2016，5（6）：269-272.

[26] Rosner MH, La Manna G, Ronco C. Acute kidney injury in the geriatric population. Contrib Nephrol, 2018, 193(16): 149-160.

[27] Liu JQ, Cai GY, Wang SY, et al. The characteristics and risk factors for cisplatin-induced acute kidney injury in the elderly. Ther Clin Risk Manag, 2018, 14(4): 1279-1285.

[28] 王小龙，蔡广研，冯哲，等. 老年急性肾损伤且行肾脏替代治疗患者的预后及影响因素分析. 中华肾病研究电子杂志，2018，7（6）：264-270.

[29] Song YH, Cai GY, Xiao YF, et al. Risk factors for mortality in elderly haemodialysis patients: a systematic review and meta-analysis. BMC Nephrol, 2020, 21(1): 377-381.

[30] Ikizler TA, Cano NJ, Franch H, et al. Prevention and treatment of protein energy wasting in chronic kidney disease patients: a consensus statement by the International Society of Renal Nutrition and Metabolism. Kidney Int, 2013, 84(6): 1096-1107.

[31] Wang WL, Liang S, Zhu FL, et al. The prevalence of depression and the association between depression and kidney function and health-related quality of life in elderly patients with chronic kidney disease: a multicenter cross-sectional study. Clin Interv Aging, 2019, 14(2): 905-913.

[32] Wang F, Yang C, Long J, et al. Executive summary for the 2015 Annual Data Report of the China Kidney Disease Network (CK-NET). Kidney Int, 2019, 95(3): 501-505.

[33] Bansal N, Katz R, De Boer IH, et al. Development and validation of a model to predict 5-year risk of death without ESRD among older adults with CKD. Clin J Am Soc Nephrol, 2015, 10(3): 363-371.

[34] McAdams DeMarco MA, Law A, Salter ML, et al. Frailty as a novel predictor of mortality and hospitalization in individuals of all ages undergoing hemodialysis. J Am Geriatr Soc, 2013, 61(6): 896-901.

[35] Couchoud CG, Beuscart JB, Aldigier JC, et al. Development of a risk stratification algorithm to improve patient-centered care and decision making for incident elderly patients with end-stage renal disease. Kidney Int, 2015, 88(5): 1178-1186.

[36] Painter P, Roshanravan B. The association of physical activity and physical function with clinical outcomes in adults with chronic kidney disease. Curr Opin Nephrol Hypertens, 2013, 22(6): 615-623.

[37] Esteve Simo V, Junque Jimenez A, Moreno Guzman F, et al. Benefits of a low intensity exercise programme during haemodialysis sessions in elderly patients. Nefrologia, 2015, 35(4): 385-394.

第二十一节 基于"互联网+"的慢性肾脏病管理

随着信息技术的不断发展和普及，互联网技术在社会资源配置中的优化和集成作用越来越明显，被广泛应用于各个传统行业中，由此创造出一种新的发展生态。为进一步普惠民生，国家制定了一系列政策，重点强调在医疗健康领域利用互联网技术以健全医疗服务体系、促进医学科学的高率发展、支撑完善医疗行业的质控和监管。慢性肾脏病（chronic kidney disease，CKD）患病率高，现已成为我国重大公共健康问题之一。如何将互联网技术科学、有效地应用于CKD的慢病管理，以降低疾病负担和公共卫生压力，是当前亟待解决的热点问题。本节将对"互联网+"在CKD患教管理、智慧诊断、随访、远程医疗及透析中心管理几个方面的应用现状进行总结，并进一步讨论当前存在的问题及未来的发展前景。

一、"互联网+"在医疗健康领域的应用现状

（一）互联网技术的飞速发展

在过去近20年中，互联网的覆盖度及技术发展均以前所未有的速度增长。根据世界银行最新数据，世界范围内平均人群互联网普及率自1994年的0.45%攀升至2017年的49.7%，同期人均移动数据订阅量从0.99/100人飞跃至102.76/100人（人均拥有手机超过1部）。其中，中国自1994年接入互联网以来，现已发展成为世界第一网络大国。最新《中国无线电管理年度报告》显示，截至2018年，我国移动电话用户总数达15.7亿，人均拥有手机1.12部，2018年一年内互联网流量消费达711亿GB，公众移动通信继续保持强劲增长。互联网已融入居民生活的方方面面。从四大门户网站、七大搜索引擎的建设和完善，到个人电脑互联网端口至移动互联网端口的巨大跳跃变革，再到如今社交化的网络格局不断发展壮大，成熟的用户基础和多样的格局为基于互联网的多项科技创新提供了活力之源。

（二）基于"互联网+"的智慧诊疗模式

2015年第十二届全国人民代表大会第三次会议首次提出"互联网+"行动计划，并对"互联网+"进行2个层次解析：①将互联网平台和信息通信技术应用到传统产业；②将传统产业进行互联网化，完成产业升级。2个层次均提示我国已正式开始新的社会形态模式，充分发挥互联网在社会资源配置中的优化和集成作用，以互联网为载体平台提升各个领域的创新力和生产力。

"互联网+"医疗健康是以互联网为载体，将互联网技术和平台与传统医疗健康服务、医疗科研领域进行深度融合，形成资源整合、高效率的新型医疗卫生形态。如今，基于互联网技术平台的智慧就诊、智慧支付、智慧诊断和随访模式十分常见。大多数医院均已对号源进行统一整合，患者可以通过多途径（APP、微信公众号、电话平台、自助挂号机及服务窗口等）进行预约并实时获取就诊信息，部分医疗平台还推出了线上问诊、线上复诊，有效提升了医患双方的医疗效率。部分医院实现了医技检查自动预约、自动导诊，有效简化了患者的就医流程。就诊后的费用支付可采取多种移动支付方式，同时与医保实时结算并轨，大大节省了人力。随着人工智能算法的逐步成熟，大量基于医学图像、数

据的研究提示，机器学习在临床诊疗中的效率和精度大于传统人力。随着智能药房建设的推进，处方系统与配药系统无缝对接，实现"药等患者"，同时提升发药精准度。部分医院的系统同时对接了患者随访系统，包括患者回访、科普宣教、个人健康档案管理、问卷调查等多个功能板块，保持医患的良性互动，助推医疗数据库建设的完善和提升医疗质量。

二、"互联网＋"在慢性肾脏病管理中的应用

（一）"互联网＋"在慢性肾脏病管理中的应用潜力

世界范围内CKD的平均患病率为9.1%（约7亿人），其中1/3的患者在中国和印度。2012年一项全国横断面调查提示，中国平均CKD患病率为10.8%（约1.2亿人）。CKD一旦进展至终末期需要通过肾替代治疗维持生命。《医疗器械蓝皮书》最新数据显示，截至2015年，我国约有200万终末期肾病患者，预计2030年将突破400万；截至2016年，中国全国血液净化病例信息系统登记在册的血液透析患者为44.7万人，在2020年达83万人。截至2015年，血液透析和腹膜透析患者分别占我国城镇基本医保覆盖人群的0.16%和0.02%，但其医疗花费占医保费用的2.08%和0.34%。自2011年起，糖尿病已超过慢性肾小球肾炎成为我国住院患者CKD的首位病因。随着我国老龄化问题的显现，糖尿病、高血压作为主要病因的CKD发病率连年攀升，带来的社会和经济负担问题将日益突出。Cochrane中一项基于43篇研究、超过6000例CKD患者的荟萃分析提示，基于多种互联网技术模式的电子医疗干预措施（包括远程医疗、电子设备监测、利用移动电话、平板电脑及个人电脑等设备，邮件、网站、电子决策辅助系统等）与降低患者死亡风险、更好的体液容量管理及更低的盐分摄入相关。如何进一步完善互联网技术，在临床医疗中提升CKD的疾病认知和早期发现率，优化CKD的疾病就诊流程，增加患者长期随访的依从性，在科研中规范CKD患者的综合标本库和数据库建立已成为当务之急。

（二）"互联网＋"在慢性肾脏病管理中的应用现状

1. 患病教育及自我管理　CKD患者与医师当面的互动交流时间有限，故CKD患者做好日常自我疾病管理非常重要。通过CKD专科疾病教育提升患者的疾病认知，是患者主动参与自我管理的最佳动力，同时可有效减缓CKD进展、提升患者生活质量及改善预后。CKD患者需要在肾脏专科医师处得到规范化的教育指导。然而，面临庞大的CKD患病群体，肾脏专科医师数量极为有限，这为广泛开展CKD患病教育造成了阻碍。随着智能电话、平板电脑及其他便携移动设备的广泛使用，互联网已成为主要传播信息及教育课程的平台，可有效弥补上述短板。

近年来，我国基于互联网的CKD患病教育和自我管理的工具繁多，主要形式包括：①制定个性化的学习方案。推送的患教内容可根据患者的个人兴趣设置选项（如皮肤瘙痒的原因、不同肾替代治疗方式的优缺点、CKD是否具有遗传性等），可选择在线或下载阅读、有声学习等方式进行。②建立患者的电子医疗档案。患者自行记录治疗方案、每日生命体征、饮食及液体摄入、定期随访的检查及实验室检查结果。医护还可在电子医疗档案上提供对检查结果的解读，帮助患者理解治疗方案的意义，提升患者的参与度和治疗依从性。③创建综合性的信息平台。提供"一站式"的综合信息，包括CKD患病教育、CKD就诊信息、CKD膳食指导、专科医师在线问诊、相关社会支持资源信息等。④连通互动社交平台，如博客、微博话题、微信交流群、在线研讨会（医师和患者共同参与）等。其中，

实时互动社交平台是目前患者参与度较高、较流行的方式。目前，患者的接受度是进一步推进智慧疾病管理所面临的主要问题，部分疾病管理系统仍存在"不友好"、不切合患者实际情况等问题。一项针对CKD医患双方的调查显示，具有以下特征的互联网CKD自我管理工具更受欢迎：①可以录入及追踪个体健康信息；②可以与医师互动；③具有便携性；④可以与个人健康信息数据连接。

2. 智慧诊断和预测 基于人工智能的临床辅助决策系统逐渐开始应用到临床诊疗中，表现出较高的诊断及预测效能。例如，对肾活检组织的慢性损伤评估，传统方式为目测肾小管间质纤维化程度和肾小管萎缩程度，通过半定量方式评估，这些特征可以通过数字图像分析技术强化进而增加辨识度。相较于人工观察，计算机算法具有更好的可重复性和精确性，更能识别精细、微小的病理改变。自动评估过程能有效节省人力，故基于病理诊断的大样本研究具有可行性。研究显示，利用全肾组织切片对卷积神经网络（convolutional neural network，CNN）算法进行训练，可以识别出测试肾组织中92.7%的肾小球，与人工方法的一致程度高达94%。CNN算法相较传统的病理学评分，充分考虑了CKD患者的个体特征，能更准确预测CKD患者的肾脏生存率、肌酐及尿蛋白进展。利用整合的CKD患者电子医疗数据库和现有的技术，医师还可以甄别CKD的相关危险因素，以指导早期干预CKD的发生和进展。研究表明，通过整合约15万例患者的电子医疗信息，并对患者进行早期监测、诊断和规范管理，有效提升了CKD危险因素的发现率、CKD相关检查的完成率、CKD的诊断率及CKD患者的规范管理率。我国一项基于551例患者数据的研究表明，采用多种线性回归模型［包括弹性网络（elastic net）、Lasso回归、岭回归］和Logistic回归对CKD的进展进行预测，以上模型在预测CKD进展上均表现出较高的预测效能，平均ROC曲线下面积高于0.87，平均精确率高于0.8。一项系统评价针对目前利用机器学习预测肾移植术后肾衰竭的研究进行总结分析，发现目前常用的预测方法主要包括人工神经网络、决策树及贝叶斯信念网络，利用以上方法的绝大多数研究预测肾衰竭事件的敏感性和特异性均较高。

3. 规范化随访 CKD的疾病性质决定了患者需要长期随访和动态监测疾病指标。近几年来，我国专门针对CKD开发的随访管理软件种类繁多，但功能及用户对象基本相似。患者客户端的主要功能包括患者建立个人健康信息档案，录入生命体征、实验室检查结果、症状及用药信息，随访软件会针对健康数据的变化及时给出反馈和就医建议（如血压、肌酐、血红蛋白等数值异常警告）。录入数据过程中，部分APP采取了图片文字识别技术，患者直接拍照上传即可转为文字记录，大大减少了二次录入的错误概率。此类APP大多开通了线上医师功能，患者可根据健康反馈信息及时咨询线上肾脏病专科医师而得到初步诊疗建议，同时患者可随时查看自己各项健康数据的动态变化。医师客户端的功能为CKD患者的统一管理，通过软件，医师可同步查看患者的健康数据，同时可通过互动聊天界面随时与随访患者沟通，还可以进行临床科研数据的收集和分析。这种类似"线上家庭医师"的模式有效调动了CKD患者的主动参与度，提升了随访效能。但这种以医师个体为单位的管理模式仍较为分散，目前较多医院对患者的长期随访管理主要通过即时通信软件的群组功能完成，如微信群、QQ群等。我国的研究表明，通过该方式长期随访管理的腹膜透析患者群体的治疗满意度更高，血清白蛋白、血红蛋白水平更高，钙磷平衡紊乱也能得到更好的纠正。

但从临床随访数据库构建的角度看，当前CKD智慧随访模式仍存在以下短板：①APP种类繁多，彼此存在竞争关系，且医师仅有查看自己患者随访数据的权限，CKD患者的随访数据无法统一管理。②健康档案和随访数据由患者自行建立和录入，数据来源的可靠性和录入的准确性尚待进一步核实。同时出于数据安全考虑，此类CKD患者随访数据目前无法与医院信息系统接驳，故患者就医的基线数据、历史就诊病历、医嘱及医疗记录及实验室检查结果暂时无法和随访数据对接，直接影响了CKD患者临床研究的数据完整性和研究的可行性。

4. 远程医疗 互联网技术的成熟加快了远程医疗在实际临床诊疗的应用脚步。过去，CKD患者的疾病管理缺乏便捷、高效的媒介，患者较难获取专业的诊疗指导。但在互联网高度发达的今天，远程医疗的普及有效解决了这一问题，同时使得专科就诊资源有限、偏远地区医疗资源匮乏等问题得到一定程度解决。远程医疗的广泛开展，积极响应了国务院办公厅2015年发布的《关于推进分级诊疗制度建设的指导意见》，使得优质医疗资源得以有序下沉。

基于实时通信技术的飞速发展，目前的远程医疗可通过图文传输、视频交流等多种灵活方式进行，覆盖患者群体广、操作简易，可有效帮助医患互动、提升医疗质效、增加患者健康获益、减轻卫生资源负担。在CKD的诊疗管理中，通过远程医疗得到自我监测及行为指导的CKD患者可以有效降低死亡风险、降低钠盐摄入，进而更好地管理容量负荷。对于居住在偏远地区、获得医疗资源有困难的CKD患者，通过远程医疗可以有效控制血压、延缓肾功能恶化。基于腹膜透析患者的研究显示，通过远程医疗使患者及早获得干预，可有效提升卫生资源的利用效率和减少相关费用。国外还有一类综合平台，集患者电子病历、医患交互、随访提示、远程监控和专家决策预警为一体，当患者出现症状或指标不良事件会实时系统检测并发出预警，帮助CKD患者实现更好的居家远程健康管理，有效减少急诊及住院发生率，进而减少相关医疗花费。同时，远程医疗也可有效促进不同地区、等级医疗机构的资源互补。患者对大型医院的信任常造成大医院人满为患、基层医院资源利用不充分，医疗资源未得到分流和最大化利用。远程会诊系统的应用和推广有效解决了这一问题。现有的远程会诊系统通常包括远程会诊、远程医疗研讨、手术示教、远程探视等多个功能，将过去"封闭"的医师团队、手术室等资源提升为开放的信息化平台。

5. 透析中心管理 针对终末期肾病患者的透析治疗管理，互联网平台也发挥着巨大的资源整合及优化功效。透析中心评定方面，美国Medicare的透析中心星级评定系统是一个优秀的示范。该系统整合了所有透析中心的信息，患者可以实时检索查询符合自己条件的血液透析中心，获取该中心的信息及综合星级评分。星级评定的数据来源包括多个国家数据系统（医嘱系统、肾脏管理系统、透析患者数据系统等）、患者评价数据及国家卫生保健安全网络。Dialysis Facility Compare（DFC）五星评分算法综合了各透析中心的多项指标（标准化死亡率、标准化住院率/再住院率、标准化输血率、尿素氮下降率、血管通路类型、多项实验室检查指标），根据权重计算得分，使各中心的得分具有良好的可比性，同时促进了血液透析中心医疗服务质量的提升。对于终末期肾病患者，透析治疗费用高昂，应该选择医疗费用低、治疗效果优、有助于患者社会回归的治疗模式。腹膜透析具备以上优势，但我国由于医疗资源相对不足而不被临床优先选择。"互联网+"三医联动的腹膜透析中心管理模式是近年我国推荐的改革方式，基于医疗、医保和医药三方面共同发力规范化腹膜透析管理，在运行和管理上高度运用"互联网+"技术，将仪器、服务器、医师端、患者端、远程医疗等多个环节科学整合，建立联网的管理机构联盟，构建集患者追踪、干预、教育、随访、定向转诊等多功能一体化的医疗服务体系。

三、"互联网+"应用于慢性肾脏病管理的相关问题

尽管互联网技术在临床医疗及CKD等慢性病的管理上有着广阔的前景，但同时也有较多问题尚待完善：①互联网技术和平台的充分应用建立在信息最大程度的连通和整合，但目前在硬件方面，许多信息和数据无法实现完全共享，医疗信息孤岛仍然存在。在软件水平上，对于相似类型的数据信息，由于信息系统、信息规范标准不同，医疗信息整合时难以结构统一化，在文本信息的处理上往往需要花费大量人力和时间。②不同设备、机构之间的数据如何实现安全对接，对敏感数据如何进行变形处理以有效保护个体隐私信息，以及如何确保医疗健康数据的信息安全，需要进一步统一规范。同时，第三方平台加入时，责任如何划分，以及责任边界等具体问题均有待进一步解决。③"互联网+"应用的医疗健康业务范围、医疗责任纠纷问题目前尚无清晰界限，管理制度和法律条款尚待进一步细化，以规范实际应用操作过程。基于信息互通、资源共享原则实施的智慧医疗，会促进医联体单位形成，但相应资源的"虹吸抽水"现象如何避免仍需制定相关条款。

四、"互联网+"在慢性肾脏病患者管理中的应用展望

未来，"互联网+"在CKD患者管理中的应用应朝一体化方向发展。在横向模式上，信息系统一体化是基础，医疗电子病历系统、医患交互信息系统（包括慢性病相关的随访、远程监控）、医疗专家决策预警系统、公共卫生、药品，甚至保险系统将会不断整合，为构建最全面的CKD医疗数据库做结构铺垫。在纵向模式上，"互联网+"在CKD的管理中将会深入社区，帮助整合及共享社区水平的居民健康档案，是CKD全民宣教管理，从减少疾病发生的一级预防层面奠定互联网架构。基于全面医疗数据库，利用人工智能分析未来医疗资源缺口，为医疗政策的制定和完善提供指导建议，并将有效整合CKD医疗资源。目前的"互联网+"模式逐步升级为"互（物）联网+"模式，智能设备可精准实时识别、定位及监控管理，设备信息直接与互联网系统相连并受到调控，这将给未来CKD远程医疗、患者智能自我管理提供极大的便捷，并可有效提升所有涉及仪器检测的治疗质效（如透析）。

（付 平 刘 菁）

参 考 文 献

[1] The World Bank. International Telecommunication Union, World Telecommunication/ICT Development Report and database[R]. Washington: The World Bank, 2020.

[2] 工业和信息化部无线电管理局（国家无线电办公室）. 中国无线电管理年度报告（2018年）[R]. 北京：中华人民共和国工业和信息化部，2019.

[3] Carney EF. The impact of chronic kidney disease on global health. Nat Rev Nephrol, 2020, 16(5): 251.

[4] Zhang L, Wang F, Wang L, et al. Prevalence of chronic kidney disease in China: a cross-sectional survey. Lancet, 2012, 379(9818): 815-822.

[5] 中国医械研究院. 中国医疗器械蓝皮书2019版[R]. 北京：中国医械研究院，2019.

[6] Zhang L, Zhao MH, Zuo L, et al. China kidney disease network (CK-NET) 2015 Annual data report. Kidney Int Suppl, 2019, 9(1): 1-81.

[7] Zhang L, Long J, Jiang W, et al. Trends in chronic kidney disease in china. N Engl J Med, 2016, 375(9): 905-906.

[8] Stevenson JK, Campbell ZC, Webster AC, et al. Health interventions for people with chronic kidney disease. Cochrane Database Syst Rev, 2019, 8(2): 12379-12381.

[9] Bonner A, Gillespie K, Campbell KL et al. Evaluating the prevalence and opportunity for technology use in chronic kidney disease patients: a cross-sectional study. BMC Nephrology, 2018, 19(1): 28.

[10] Barahimi H, Zolfaghari M, Abolhassani F, et al. E-learning model in chronic kidney disease management: a controlled clinical trial. Iran J Kidney Dis, 2017, 11(4): 280-285.

[11] He T, Liu X, Li Y, et al. Remote home management for chronic kidney disease: a systematic review. Journal of Telemedicine and Telecare, 2017, 23(1): 3-13.

[12] Calvillo Arbizu J, Roa Romero LM, Estudillo Valderrama MA, et al. User-centred design for developing e-health system for renal patients at home (AppNephro). International Journal of Medical Informatics, 2019, 125(6): 47-54.

[13] Donald M, Beanlands H, Straus S, et al. Preferences for a self-management e-health tool for patients with chronic kidney disease: results of a patient-oriented consensus workshop. CMAJ Open, 2019, 7(4): 713-720.

[14] Loupy A, Haas M, Solez K, et al. The banff 2015 kidney meeting report: current challenges in rejection classification and prospects for adopting molecular pathology. Am J Transplant, 2017, 17(1): 28-41.

[15] Hermsen M, de Bel T, den Boer M, et al. Deep learning-based histopathologic assessment of kidney tissue. J Am Soc Nephrol, 2019, 30(10): 1968-1979.

[16] Kolachalama VB, Singh P, Lin CQ, et al. Association of pathological fibrosis with renal survival using deep neural networks. Kidney Int Rep, 2018, 3(2): 464-475.

[17] Pefanis A, Botlero R, Langham RG, et al. eMAP:CKD: electronic diagnosis and management assistance to primary care in chronic kidney disease. Nephrology, Dialysis, Transplantation, 2018, 33(1): 121-128.

[18] Xiao J, Ding R, Xu X, et al. Comparison and development of machine learning tools in the prediction of chronic kidney disease progression. J Transl Med, 2019, 17(1): 119-124.

[19] Novara G, Checcucci E, Crestani A, et al. Telehealth in urology: a systematic review of the literature. how much can telemedicine be useful during and after the COVID-19 pandemic? Eur Urol, 2020, 38(20): 30454-30461.

[20] Cao F, Li L, Lin M, et al. Application of instant messaging software in the follow-up of patients using peritoneal dialysis, a randomised controlled trial. J Clin Nurs, 2018, 27(15-16): 3001-3007.

[21] Crowley ST, Belcher J, Choudhury D, et al. Targeting access to kidney care via telehealth: the VA experience. Adv Chronic Kidney Dis, 2017, 24(1): 22-30.

[22] Ladino MA, Wiley J, Schulman IH, et al. Tele-nephrology: a feasible way to improve access to care for patients with kidney disease who reside in underserved areas. Telemedicine Journal and e-Health, 2016, 22(8): 650-654.

[23] Makhija D, Alscher MD, Becker S, et al. Remote monitoring of automated peritoneal dialysis patients: assessing clinical and economic value. Telemedicine Journal and e-Health, 2018, 24(4): 315-323.

[24] Thilly N, Chanliau J, Frimat L, et al. Cost-effectiveness of home telemonitoring in chronic kidney disease patients at different stages by a pragmatic randomized controlled trial (eNephro): rationale and study design. BMC Nephrology, 2017, 18(1): 126.

[25] Medicare. Gov. Dialysis facility compare handbook[R]. USA: Public Health Organization, 2020.

[26] Pozniak A, Pearson J. The dialysis facility compare five-star rating system at 2 years. Clinical CJASN. 2018, 13(3): 474-476.

[27] 梁鸿，王文仪，芦炜，等. 三医联动推广腹膜透析优化终末期肾病治疗. 中国医疗保险，2017，9（9）：29-33.

第四章 遗传性肾病研究新进展

第一节 法布里病研究新进展

法布里病（Fabry 病，MIM 301500），又称"Anderson-Fabry 病"（Anderson-Fabry disease，AFD），是一种罕见的 X 连锁遗传的溶酶体贮积病。国外报道的成人法布里病的患病率为 1/47.6 万～1/11.7 万，男性新生儿患病率可高达 1/3100～1//1250，提示成人中患病率被低估。约 50% 的患者在 35 岁前出现肾脏表现，相当一部分患者进展至终末期肾病（end-stage renal disease，ESRD）。国内报道接受透析治疗的患者中，法布里病患病率为 0.12%。

2001 年起，酶替代治疗（enzyme replacement treatment，ERT）先后在欧洲和美国被批准正式上市。ERT 能改善法布里病早期患者的心脏功能和肾功能，减轻疼痛及改善生活质量，是法布里病治疗的"里程碑"式成果。2013 年，中国法布里病专家协作组在专家共识中明确了酶替代治疗在该病中的使用指征，目前，2020 版新指南已在修订中。然而，酶替代治疗过程中输注的酶不能分布到所有细胞，加上其疗效的局限性及昂贵的价格，在一定程度上限制了其临床应用。此外，其他新兴的治疗方法也正在不断研发中，本文就法布里病研究进展做一综述。

一、发病机制

法布里病是 GLA 基因（Xq22）突变引起的一种遗传性多系统溶酶体贮积病，GLA 编码的 α- 半乳糖苷酶 A（α-Gal A）为一种溶酶体水解酶，突变可导致其活性降低，从而无法水解三己糖酰基鞘脂醇（globotriaosylceramide，GL3）及脱乙酰基的 GL3（globotriaosylsphingosine，Lyso-GL3）为主的鞘糖脂，导致这些底物在人体各器官、组织大量贮积，最终导致脏器病变和相应的临床症状。

二、临床表现

法布里病临床常为多系统受累，按其临床表现分为经典型（酶活性缺乏，发病早，常为多系统受累）及迟发型（酶活性部分下降，发病迟，多局限于心脏或肾脏受累）。特征性临床表现多早发于幼年时期，如皮肤的血管角质瘤（小而凸起的紫红色斑点，多见于腹股沟、臀部和脐周），眼部的角膜涡状混浊，神经系统的慢性肢端"烧灼样"疼痛，排汗异常（少汗/多汗），面部畸形（眶周改变多见）。非特异性的临床症状包括高血压，心脏受累（不明原因的左心室肥厚/心房扩大、心脏瓣膜病变、心律失常和心电传导异常），肾脏受累（蛋白尿、肾病综合征、慢性肾衰竭），神经系统病变（高频听力减退、脑卒中），肺部受累（通气/换气功能障碍），胃肠道表现（常见反复发作的中下腹腹痛、阵发性腹泻和便秘）等。疾病进展到后期，出现严重脏器损害如终末期肾病或严重心脑血管并发症。男性半合子平均生存期较健康人缩短约20年，女性杂合子平均生存期则缩短约10年。

三、病理特点

肾脏、皮肤、心肌或神经组织学检测有助于法布里病诊断。①光学显微镜镜下特点：可见相应的组织细胞空泡改变。②免疫荧光检查特点：40%的肾组织有IgA沉积，合并C_3和（或）IgM、IgG的沉积，与原发性IgA肾病的沉积方式相同。③电子显微镜镜下特点：法布里病的特异性病理表现为在相应的组织细胞（如肾小球足细胞、肾小管上皮细胞、血管内皮细胞和平滑肌细胞、心肌细胞、神经束衣细胞及皮肤的汗腺等）细胞质内充满嗜锇性"髓样小体"。

四、诊断及鉴别诊断

（一）诊断

根据阳性家族史、典型的临床表现、异常降低的α-半乳糖苷酶A（α-galactosidase A，α-Gal A）酶活性或升高的GL3/lyso-GL3水平、电子显微镜下发现特征性"髓样小体"即可诊断，而*GLA*基因检出突变可明确诊断。迄今为止，不同人种均有该病报道，迄今已发现*GLA*基因的900多种致病型突变。

（二）鉴别诊断

1. 肾脏受累 出现蛋白尿和肾功能不全需排除继发性因素，如自身免疫性疾病、感染、药物及毒物等病因引起的肾脏损害。进一步还需与其他遗传性肾脏病如奥尔波特综合征（Alport综合征）相鉴别，肾穿刺组织病理检查和基因检测有助于鉴别。

2. 心脏受累 需与其他病因导致的肥厚型心肌病、淀粉样变、心律失常、心功能不全鉴别，免疫固定电泳、心肌活检、相关酶学及*GLA*基因检测有助于鉴别。

3. 周围神经性疼痛 幼年类风湿关节炎、雷诺病和其他病因导致的感觉神经病等鉴别，关节X线检查、免疫指标检查有助于除外其他疾病。

4. 肺部受累 需排除其他导致慢性咳嗽、呼吸困难等症状的疾病，尤其是支气管哮喘、慢性阻塞性肺气肿等气流受限性肺疾病需除外，支气管舒张/激发试验、肺功能检查、过敏原检测、胸部CT有助于鉴别。

5. 消化道症状 需与肠胃炎、消化不良、肠易激综合征、铅中毒等疾病相鉴别，胃肠镜检查、重金属及毒物检测有助于除外相关疾病。

五、治疗进展

目前对法布里病的治疗主要包括疾病特异性治疗和非特异性治疗。2013年，中国法布里病专家协作组在诊治共识中指出不同治疗的临床使用指征。

（一）非特异性治疗

非特异性治疗，如镇痛、预防卒中、心脏介入治疗（包括起搏器）、透析、肾脏移植等对症干预，主要针对各脏器受累情况给予相应的处理，所有非特异性治疗均来自于临床经验，而非随机对照研究。治疗药物包括卡马西平、H_2受体阻断药，血管紧张素Ⅱ受体阻滞剂（angiotensin Ⅱ receptor blocker，ARB）/血管紧张素转化酶抑制剂（angiotensin converting enzyme inhibitor，ACEI）等。对症治疗可以延长患者生命，但不能根治酶活性缺乏及解除底物蓄积。

（二）特异性治疗

1. 酶替代治疗　通过外源性补充人工重组的α-Gal A酶，清除主要贮积部位的GL3，可减少主要临床事件发生风险，改善生活质量。然而，酶替代治疗（enzyme replacement treatment，ERT）存在输注反应及产生抗体的风险，同时因其价格昂贵导致其临床应用受限。目前，ERT药物主要有2种剂型，一种为阿加糖酶α（agalsidase alfa），采用基因重组的方法从人类成纤维细胞系制备获得，用法为每2周0.2 mg/kg，静脉滴注40 min；另一种为阿加糖酶β（agalsidase beta），提取自中国仓鼠卵巢细胞系，用法为每2周1 mg/kg，静脉滴注2~4 h。2019年12月18日，中国首个法布雷病特异性治疗药物阿加糖酶β正式获批，使中国法布里病患者获得ERT治疗成为可能。阿加糖酶β适用于被确诊为法布里病的成人、8岁及以上儿童和青少年患者的长期治疗。

2. 酶增强治疗/化学伴侣治疗　化学伴侣为与突变酶蛋白结合的小分子，能稳定蛋白构象或协助蛋白的正确折叠、成熟和运输到其功能位置（如溶酶体），进而清除沉积的底物。酶增强有望成为法布里病的替代治疗方法，但因其只对部分错义有效（占所有法布里病患者的30%），具有一定局限性。该药物在中国正在审批中。目前治疗法布里病的化学伴侣类药物包括以下2种。

（1）半乳糖：半乳糖是第一个被发现的用于治疗法布里病的分子伴侣，是GL3被酶催化水解的产物之一。其能与α-Gal A活性部位结合，促进酶蛋白多肽的正确折叠、促进二聚体形成，防止α-Gal A错误折叠及被蛋白酶降解。1993年，Ishii等将引起非典型心脏型法布里病的*Q279E*突变基因在体外表达时，发现在组织培养物中加入半乳糖后，*Q279E*的酶活性提高且酶稳定性增强。随后，Okumiya等发现错义突变的酶如A156V、L166V、G260A、G373S、R301Q和M296I仍有催化活性，但易错误折叠，在内质网中被快速降解，造成底物无法代谢而蓄积体内。半乳糖结合α-Gal A活性部位，从而稳定蛋白，保护突变酶蛋白免于降解，从而分解底物。Frustaci等于2001年将半乳糖应用于临床研究，发现其能有效治疗α-Gal A *G328R*突变引起的典型心脏型法布里病。

（2）1-脱氧半乳糖野尻霉素：由于半乳糖与α-GalA结合能力弱，代谢不稳定，Fan等于1999年选择α-Gal A潜在的竞争性抑制剂——1-脱氧半乳糖野尻霉素（1-deoxygalactonojirimycin，DGJ）来稳定突变的α-Gal A的构象。20 μmol/L的DGJ能在体外分别将心脏型法布里病患者淋巴母细胞（来源于错义突变*R301Q*或*Q279E*）的α-Gal A活性提高7~8倍。2005年，Yam等通过研究法布里病患者的成纤维细胞的形态和生化特征，证明DGJ在内质网中能增强突变α-Gal A的稳定性，协助突变酶通过依赖于6-磷酸甘露糖的机制运输到溶酶体，溶酶体内大量的底物分子及酸性pH促使DGJ从突变但未失去催化活性的α-Gal A中解离，α-Gal A进而将体内过多积累的GL3清除。在动物实验方面，Ishii等研究发现，携带α-Gal A *R301Q*突变的转基因鼠口服DGJ[0.003~0.030 g/（kg·d）]1周后，其心脏等器官的α-Gal A活性显著升高，证实了体内实验的有效性。2009年，Ishii等进一步发现，口服剂量为3 mg/（kg·d）（治疗剂量）的DGJ长达2年，或者口服剂量为30 mg/（kg·d）（比治疗剂量高10倍）的DGJ长达9周，表达*R301Q*突变的法布里病转基因小鼠均没有明显的毒性反应和不良事件。米加司他（migalastat）是目前已应用于临床的DGJ，近年开展的临床试验也相继证实了其安全性：临床Ⅰ期在健康志愿者进行米加司他治疗，未发现药物相关的不良事件；随后临床Ⅱ期和Ⅲ期结果均显示，米加司他可增加法布里病患者 α-Gal A 酶活性。进一步研究显示，米加司他与 ERT 联用可显著提高血浆 α-Gal A 酶活性 1.2～5.1 倍。但是，DGJ 并非对所有类型的突变均有效。现有数据显示，DGJ 只对引起酶折叠错误的错义突变有效，而对无义突变、插入/缺失及重排突变患者无作用，且对携带不同错义突变患者的疗效也不尽相同，有部分错义突变的男性患者对 DGJ 并不敏感。即使如此，相较于静脉输注的 ERT 而言，DGJ 作为一种速效口服的小分子药物，患者依从性较好，在临床上有较好的应用前景。

3. 底物减少疗法 底物减少疗法（substrate reduction therapy，SRT）通过应用葡萄糖神经酰胺合成酶抑制剂，抑制 GL3 为主的鞘糖脂合成，减少底物蓄积的程度以减慢疾病的进展，从而缓解严重的临床症状。2000 年，Abe 等发现神经酰胺类似物 4'-羟基-P4（p-OH-P4）和乙二氧基-P4（EtDO-P4）是非常有效的葡萄糖神经酰胺合酶抑制剂，能减少法布里病患者淋巴母细胞中 GL3 的形成。Abe 等还发现 α-*Gal A* 基因敲除的法布里病小鼠模型服用 EtDO-P4 后，引起在肾脏、肝脏和心脏沉积的 GL3 显著减少。Lucerasta 是目前处于临床试验阶段的一种口服葡萄糖神经酰胺合成酶抑制剂。一项研究采用 ERT 联合 Lucerastat 治疗法布里病患者 12 周后，两药联合治疗组较单药 ERT 治疗组的血浆 GL3 水平和尿 GL3 水平更低。Venglustat 作为另一种 SRT 小分子药物，在为期 3 年治疗中，可降低大多数患者的血浆 Lyso-GL3 水平。未来，SRT 结合 ERT 和（或）分子伴侣治疗，或可给法布里病患者带来更多获益。

4. 基因治疗

（1）基因转移：1999 年，Takenaka 等研究采用逆转录病毒载体将正常的 α-*Gal A* 基因导入法布里病患者来源的骨髓造血干细胞中。在随后的小鼠模型研究中，α-Gal A 从导入的骨髓细胞中进入血循环，并能减少器官 GL3 的沉积。2001 年，Jung 等提出基因敲除的法布里病小鼠输注带有 α-Gal A 的腺病毒载体没有引起免疫反应。2003 年，Park 等对 Fabry 小鼠模型注射，观察到腺病毒载体携带的 α-Gal A 对多脏器有 6 个月以上的长期功能修复作用。结果表明，通过腺病毒等载体介导的体内基因治疗具有良好的前景。法布里病为病因明确的单基因病，只需要达到正常 15%～20% 的酶活性就可实现临床疗效。

（2）基因编辑：1996 年，托马斯杰弗逊大学癌症研究所的 Kmiec 小组通过人工合成的双链开环 RNA/DNA 嵌合分子转染细胞，利用细胞内 DNA 错配修复机制，而使特定基因靶位点产生单碱基改变，从而修复突变基因。Gelsthorpe 等于 2008 年提出特定小分子启动子激活剂（GLA promoter activation）可能会通过与细胞核中的 GLA 启动子结合并增强 GLA 的转录，从而增加变异 GLA 蛋白的合成。结果导致溶酶体内 GLA 含量增加，并且随着突变酶表达增强可能使运输到溶酶体内的蛋白增多。

5. 其他治疗

（1）静脉输注结构修饰后的 α-Gal A：要使 α-Gal A 输送至肾脏各类型细胞，需要生产酶的一些特异性靶点糖型。研究者们发现增加反式转录激活因子（trans-activator of transcription，Tat）蛋白转导结构域来修改 α-Gal A，从而允许多种类型细胞进行与受体无关的摄取。研究者们还进一步提出应用其他肽载体递送系统，如 VP22 是具有高效细胞膜穿透能力的短肽，其结构由中由 9～16 个氨基酸组成的蛋白转导区域，能将蛋白质等自身很难入胞的生物活性物质高效导入多种哺乳动物细胞，且此过程不依赖转运蛋白和受体介导的内吞作用。

（2）骨髓移植：Ohsbima 等应用同种异体骨髓移植治疗法布里病小鼠 6 个月后，法布里病小鼠的肝、脾、心脏的 α-GalA 活性升高，清除 GL3 沉积，提示法布里病患者也可应用骨髓移植治疗。

（3）调节蛋白质内稳态（protein homeostasis regulation/proteostasis）：2008 年，Balch 等提出改变细胞内蛋白质稳态网络（其由影响蛋白质合成、折叠、运输、聚集、解集和降解的生物途径/控制通路组成）的治疗策略，这种蛋白质内稳态网络容量的增加和减少，分别促进蛋白质折叠或退化。同年，Mu 等指出，地尔硫䓬、维拉帕米、钙通道阻滞剂能部分恢复体外培养的患者成纤维细胞中葡萄糖脑苷脂酶突变体的折叠、运输和酶的功能。

在法布里病治疗方面的新突破目前还未跟上基础研究的步伐，还需进一步加强研究，为提高法布里病的诊治提供理论依据。建议后续在临床上结合特异性及非特异性治疗，并由多专业医师定期随访，对阳性家族史的法布里病孕妇开展产前遗传学诊断，将有助于优生优育。

（谢静远　欧阳彦）

参 考 文 献

［1］Germain DP. Fabry disease. Orphanet J Rare Dis, 2010, 5(1): 30-33.

［2］Hwu WL, Chien YH, Lee NC, et al. Newborn screening for Fabry disease in Taiwan reveals a high incidence of the later-onset GLA mutation c. 936+919G＞A(IVS4+919G＞A). Hum Mutat, 2009, 30(10): 1397-1405.

［3］Hsu TR, Niu DM. Fabry disease: Review and experience during newborn screening. Trends Cardiovasc Med, 2018, 28(4): 274-281.

［4］Lv YL, Wang WM, Pan XX, et al. A successful screening for Fabry disease in a Chinese dialysis patient population. Clin Genet, 2009, 76(2): 219-221.

［5］中国法布里病专家协作组．中国法布里病（法布里病）诊治专家共识．中华医学杂志，2013，93（4）：243-247.

［6］Nowicki M, Bazan Socha S, Blazejewska Hyzorek B, et al. Enzyme replacement therapy in Fabry disease in Poland: A position statement. Pol Arch Intern Med, 2020, 130(1): 91-97.

［7］王朝晖，潘晓霞，陈楠．提高对法布里病临床表现和实验室新指标的认识．诊断学理论与实践，2014，1（1）：20-23.

［8］Ortiz A, Germain DP, Desnick RJ, et al. Fabry disease revisited: Management and treatment recommendations for adult patients. Mol Genet Metab, 2018, 123(4): 416-427.

［9］Odler B, Cseh A, Constantin T, et al. Long time enzyme replacement therapy stabilizes obstructive lung disease and alters peripheral immune cell subsets in Fabry patients. Clin Respir J, 2017, 11(6): 942-950.

［10］潘晓霞，欧阳彦，王朝晖，等．法布里病 83 例临床病理特点分析．中国实用内科杂志，2014，34（3）：262-266.

［11］潘晓霞，陈楠．电镜在遗传性肾小球疾病诊断中的应用价值．中国实用内科杂志，2014，34（3）：238-242.

［12］Desnick RJ, Allen KY, Desnick SJ, et al. Fabry's disease: enzymatic diagnosis of hemizygotes and heterozygotes. Alpha-galactosidase activities in plasma, serum, urine, and leukocytes. J Lab Clin Med, 1973, 81(2): 157-171.

［13］Ouyang Y, Chen B, Pan X, et al. Clinical significance of plasma globotriaosylsphingosine levels in Chinese patients with Fabry disease. Exp Ther Med, 2018, 15(4): 3733-3742.

［14］陈佳韵，王朝晖，潘晓霞，等．法布里病家系的 α-半乳糖苷酶 A 基因突变研究．中华肾脏病杂志，2005，21（11）：654-658.

［15］陈佳韵，潘晓霞，吕轶伦，等．11 个法布里病家系的 α-半乳糖苷酶 A 活性及 GLA 基因检测．中华肾脏病杂志，2007，23（5）：302-307.

［16］Pan X, Ouyang Y, Wang Z, et al. Genotype: a crucial but not unique factor affecting the clinical phenotypes in fabry disease. PLoS One. 2016, 11(8): 161330-161336.

［17］Kes VB, Cesarik M, Zavoreo I, et al. Transplantation of Croatian Medical A. Acta Med Croatica, 2014, 68(2): 223-

232.
[18] Wanner C, Arad M, Baron R, et al. European expert consensus statement on therapeutic goals in Fabry disease. Mol Genet Metab, 2018, 124(3): 189-203.
[19] Ishii S, Kase R, Sakuraba H, et al. Characterization of a mutant alpha-galactosidase gene product for the late-onset cardiac form of Fabry disease. Biochem Biophys Res Commun, 1993, 197(3): 1585-1589.
[20] Okumiya T, Ishii S, Takenaka T, et al. Galactose stabilizes various missense mutants of alpha-galactosidase in Fabry disease. Biochem Biophys Res Commun, 1995, 214(3): 1219-1224.
[21] Frustaci A, Chimenti C, Ricci R, et al. Improvement in cardiac function in the cardiac variant of Fabry's disease with galactose-infusion therapy. N Engl J Med, 2001, 345(1): 25-32.
[22] Fan JQ, Ishii S, Asano N, Suzuki Y. Accelerated transport and maturation of lysosomal alpha-galactosidase A in Fabry lymphoblasts by an enzyme inhibitor. Nat Med, 1999, 5(1): 112-115.
[23] Yam GH, Zuber C, Roth J. A synthetic chaperone corrects the trafficking defect and disease phenotype in a protein misfolding disorder. FASEB J, 2005, 19(1): 12-18.
[24] Ishii S, Yoshioka H, Mannen K, et al. Transgenic mouse expressing human mutant alpha-galactosidase A in an endogenous enzyme deficient background: a biochemical animal model for studying active-site specific chaperone therapy for Fabry disease. Biochim Biophys Acta, 2004, 1690(3): 250-257.
[25] Ishii S, Chang HH, Yoshioka H, et al. Preclinical efficacy and safety of 1-deoxygalactonojirimycin in mice for Fabry disease. J Pharmacol Exp Ther, 2009, 328(3): 723-731.
[26] Warnock DG, Bichet DG, Holida M, et al. Oral Migalastat HCl leads to greater systemic exposure and tissue levels of active alpha-galactosidase a in fabry patients when Co-administered with infused Agalsidase. PLoS One, 2015, 10(8): 134341-134349.
[27] Abe A, Arend LJ, Lee L, et al. Glycosphingolipid depletion in fabry disease lymphoblasts with potent inhibitors of glucosylceramide synthase. Kidney Int, 2000, 57(2): 446-454.
[28] Abe A, Gregory S, Lee L, et al. Reduction of globotriaosylceramide in Fabry disease mice by substrate deprivation. J Clin Invest, 2000, 105(11): 1563-1571.

[29] Boof ML, Halabi A, Ufer M, et al. Impact of the organic cation transporter 2 inhibitor cimetidine on the single-dose pharmacokinetics of the glucosylceramide synthase inhibitor lucerastat in healthy subjects. Eur J Clin Pharmacol, 2020, 76(3): 431-437.
[30] Guerard N, Oder D, Nordbeck P, et al. Lucerastat, an iminosugar for substrate reduction therapy: tolerability, pharmacodynamics, and pharmacokinetics in patients with fabry disease on enzyme replacement. Clin Pharmacol Ther, 2018, 103(4): 703-711.
[31] van der Veen SJ, Hollak CEM, van Kuilenburg ABP, et al. Developments in the treatment of Fabry disease. J Inherit Metab Dis, 2020, 27(4): 59-66.
[32] Takenaka T, Hendrickson CS, Tworek DM, et al. Enzymatic and functional correction along with long-term enzyme secretion from transduced bone marrow hematopoietic stem/progenitor and stromal cells derived from patients with Fabry disease. Exp Hematol, 1999, 27(7): 1149-1159.
[33] Takenaka T, Qin G, Brady RO, et al. Circulating alpha-galactosidase A derived from transduced bone marrow cells: relevance for corrective gene transfer for Fabry disease. Hum Gene Ther, 1999, 10(12): 1931-1939.
[34] Jung SC, Han IP, Limaye A, et al. Adeno-associated viral vector-mediated gene transfer results in long-term enzymatic and functional correction in multiple organs of Fabry mice. Proc Natl Acad Sci USA, 2001, 98(5): 2676-2681.
[35] Park J, Murray GJ, Limaye A, et al. Long-term correction of globotriaosylceramide storage in Fabry mice by recombinant adeno-associated virus-mediated gene transfer. Proc Natl Acad Sci USA, 2003, 100(6): 3450-3454.
[36] Yoon K, Cole-Strauss A, Kmiec EB. Targeted gene correction of episomal DNA in mammalian cells mediated by a chimeric RNA. Proc Natl Acad Sci USA, 1996, 93(5): 2071-2076.
[37] Gelsthorpe ME, Baumann N, Millard E, Gale SE, Langmade et al. Niemann-Pick type C1 I1061T mutant encodes a functional protein that is selected for endoplasmic reticulum-associated degradation due to protein misfolding. J Biol Chem, 2008, 283(13): 8229-8236.
[38] Wadia JS, Stan RV, Dowdy SF. Transducible TAT-HA fusogenic peptide enhances escape of TAT-fusion proteins after lipid raft macropinocytosis. Nat Med, 2004, 10(3): 310-315.
[39] Lai Z, Han I, Zirzow G, et al. Intercellular delivery of a herpes simplex virus VP22 fusion protein from cells infected with

lentiviral vectors. Proc Natl Acad Sci USA, 2000, 97(21): 11297-11302.

[40] Ohshima T, Schiffmann R, Murray GJ, et al. Aging accentuates and bone marrow transplantation ameliorates metabolic defects in Fabry disease mice. Proc Natl Acad Sci USA, 1999, 96(11): 6423-6427.

[41] Balch WE, Morimoto RI, Dillin A, et al. Adapting proteostasis for disease intervention. Science, 2008, 319(5865): 916-919.

[42] Mu TW, Fowler DM, Kelly JW. Partial restoration of mutant enzyme homeostasis in three distinct lysosomal storage disease cell lines by altering calcium homeostasis. PLoS Biol, 2008, 6(2): 26-33.

第二节 尿调素相关性肾病诊治新进展

尿调素（uromodulin，UMOD）是人正常尿中含量最多的蛋白质，于1950年由Tamm和Horsfall首次发现并命名为Tamm-Horsfall蛋白（THP）。30多年后，Muchmore和Decker在孕妇的尿中分离出分子量为85 000的糖蛋白，因其可在体外抑制抗原介导的T细胞增殖和单核细胞作用，故而将其命名尿调素。2年后，Pennica等通过氨基酸序列及cDNA序列分析证实了THP和UMOD实为同一种蛋白质。

UMOD由640个氨基酸组成，富含半胱氨酸，其三级结构包含3个表皮生长因子样结构域，其中2个可与钙结合，是UMOD黏附、聚集及参与蛋白质受体-配体间相互作用的重要结构基础。一个参与蛋白质聚集的透明带结构域、一个糖基磷脂酰肌醇（glycosylphosphatidyl inositol，GPI）锚定位点及一个含有8个半胱氨酸残基的中心结构域——D8C结构域，后者功能目前尚不清楚。N-糖基化约占UMOD分子量的30%，根据UMOD糖基化程度不同，分子量为85 000～105 000。UMOD仅在肾小管髓袢升支粗段（thick ascending limb，TAL）合成和表达，主要表达在肾小管上皮细胞管腔侧，在蛋白酶切作用下脱落进入尿，或在基底膜侧也有少量表达，约为管腔侧的1/2，其可进入肾脏间质，血液中也可以检测到少量的UMOD。

UMOD生理分泌量为20～100 mg/24 h，半衰期约为16 h。尿UMOD水平受多种因素影响：①功能肾小球数目减少时尿UMOD排泄减少；②多种肾脏疾病可影响尿UMOD的排泄，在急性肾小管坏死和狼疮肾炎活动期，尿UMOD排泄减少，在糖尿病肾病早期尿UMOD排泄增多；③尿UMOD水平还受药物和其他非肾脏疾病的影响，如血管紧张素转化酶抑制剂和甲状旁腺功能低下都可以导致尿UMOD排泄减少；④高盐饮食可使肾脏UMOD表达和排泄增加。

一、尿调素的功能

UMOD自发现至今已有60余年，但其功能仍未完全清楚。现有研究表明，UMOD主要有以下几种功能。

1. 抑制尿路结石的形成 UMOD可抑制钙盐黏附于肾小管上皮细胞，UMOD敲除鼠（UMOD-/-）可导致磷灰石在髓袢升支细段基底膜的沉积，继而形成钙盐结石。Liu等的研究发现，15周龄的UMOD敲除鼠中发生肾内结石的比例高达85%。除此之外，人类UMOD单核苷酸位点变异与尿路结石发生风险升高显著相关。

2. 减少尿路感染 研究发现，UMOD可与大肠埃希菌、铜绿假单胞菌结合，从而抑制其在肾小管上皮的定植；UMOD 也是 I 型菌毛大肠埃希菌的多价可溶性受体，可吸附细菌，通过从肾小管剥离而协助机体清除尿路细菌。

3. 参与髓袢升支粗段水、电解质平衡 UMOD 分子量高，糖基化程度高，含有大量带负点的唾液酸根及硫酸根，通过 GPI 锚定在肾小管管腔侧，在髓袢升支粗段形成致密的凝胶防水层。一般情况下，正常小鼠每 6 h 排尿 3 次左右，$UMOD^{-/-}$ 与野生型小鼠排尿频次无异，但运动后 $UMOD^{-/-}$ 小鼠排尿频次明显增加，却无电解质异常，这可能与 $UMOD^{-/-}$ 小鼠多种离子转运体表达增加有关。除此之外，UMOD 可激活肾脏外髓质钾离子通道——ROMK2 引起钾离子内流，也可通过调节 $Na^+-K^+-2Cl^-$ 共转运体在肾小管髓袢升支粗段的表达和功能状态影响 NaCl 的重吸收。

4. 参与肾脏的炎症反应 UMOD 对肾脏炎症反应的作用具有两面性。早在 UMOD 发现之时，研究者即描述了其可在体外抑制 T 淋巴细胞活性，也可与肾脏的细胞因子白介素（interleukin，IL）-1、肿瘤坏死因子（tumor necrosis factor，TNF）-α 结合，抑制炎症反应。UMOD 也可通过抑制 Toll 样受体在基底膜侧的表达，减轻缺血再灌注导致的肾脏间质炎症反应。后续的研究陆续发现，UMOD 还具有增强炎症反应的作用，尤其是其可激活中性粒细胞、单核巨噬细胞及髓样树突细胞。UMOD 也是一种免疫激活分子，被抗原提呈细胞吞噬后可激活含 NLR 家族 Pyrin 域蛋白 3（NLR family pyrin domain containing 3，NLRP3），释放 IL-1β。同时，UMOD 在髓袢升支粗段的表达也受炎症因子的调节，TNF-α 可通过肝细胞核因子（hepatocyte nuclear factor-1 beta，HNF1β）途径抑制 UMOD 在 TAL 的表达。

除此之外，人们对 UMOD 的其他生理或病理功能知之甚少，直到研究发现 *UMOD* 基因变异可以导致一系列遗传性肾脏病，UMOD 在 CKD 发生和发展中的作用才再次引发了关注。

二、尿调素相关肾脏病

UMOD 基因位于 16p12.3-16p13.11，包含 11~12 个外显子，其变异导致的肾脏疾病又称为 UMOD 相关肾脏病（uromodulin-associated kidney disease，UAKD），包括肾髓质囊样变 2 型（medullary cystic disease type 2，MCDT）、家族性青少年高尿酸血症肾病（familial juvenile hyperuricemic nephropathy，FJHN）及肾小球囊肿性肾病（glomerulocystic kidney disease，GCKD）。UAKD 表现为常染色体显性遗传，患者通常在早期出现尿酸排泄减少，70%~80% 的患者血尿酸增高，常伴有痛风症状；尿比重降低并伴有多尿症和烦渴；肾功能进行性下降，多数在 20~40 岁出现慢性肾衰竭表现。肾脏皮髓质交界处常见 0.5~3.0 cm 大小的囊肿，病理切片可见弥漫性肾小管间质纤维化，肾小管萎缩及中度炎症细胞浸润。肾小球囊肿病患者肾脏还可见多数肾小球肾小囊明显扩张。

目前发现可导致 UAKD 的 UMOD 变异约有 60 种，这些变异主要集中在 *UMOD* 基因的外显子 3、外显子 4 及外显子 5 中。其中，外显子 3 及外显子 4 主要负责编码 UMOD 分子 N-基末端氨基酸残基；外显子 5 主要负责编码透明带结构域。作者团队首次发现并报道了我国家族性青少年高尿酸肾病在 *UMOD* 基因 9 号外显子的新突变。这些结构的改变常导致 UMOD 转运信号缺失和折叠异常，并因此潴留于内质网或细胞液内。UAKD 发生机制尚不清楚，可能与异常的 UMOD 蓄积和（或）正常的 UMOD 生理功能丧失导致的一系列病理生理改变有关。早年 Fairbanks 等对 8 个家系 27 例 FJHN 患者研究发现，即使不能去除异常 UMOD 的蓄积，早期使用降尿酸药物别嘌呤醇可明显延缓肾脏损伤的进展，提示高尿酸可能在 FJHN 的发展中有一定的作用。有趣的是，$UMOD^{-/-}$ 小鼠除肌酐清除率和尿浓缩功能明显下降外，很少出现人类UAKD的临床表现，不伴有电解质紊乱；UMOD$^{-/-}$小鼠肾脏组织切片也未见UAKD类似的病理改变。但UMOD$^{-/-}$小鼠缺血再灌注损伤的易感性明显增加，进一步研究发现，UMOD在缺血再灌注损伤模型中可抑制Toll样受体4（Toll-like receptor 4，TLR4）在S3段肾小管基底膜侧的表达，从而抑制肾间质的炎症反应。除此之外，体外研究发现，野生型UMOD可抑制肾小管上皮细胞IL-1β/核因子-κB（nuclear factor-kappa B，NF-κB）通路的激活，提示UMOD可能在NF-κB介导的细胞损伤中具有保护作用。由此推测，变异的UMOD丧失了原本的功能，也促进了UAKD的发生和发展。

三、尿调素与慢性肾脏病

多个全基因组关联研究（genome-wide association study，GWAS）表明，UMOD启动子区域的常见突变（rs12917707、rs4293393、rs13333226）与CKD的易感性相关。然而，UMOD在CKD发生、发展中的作用仍不清楚。Kottgen等的研究发现，尿UMOD的升高与UMOD常见变异相关，且是预测CKD发生的独立危险因素。CKD患者尿UMOD总量减少，但单个功能肾单位合成和排泄的UMOD量增加。不仅如此，CKD患者肾小管基底膜侧UMOD表达增多，血液中的UMOD浓度也远较对照组高。基底膜/间质UMOD比值增高的意义目前尚不清楚，但在多种肾损伤如糖尿病肾病缺血再灌注肾损伤及高尿酸肾病都观察到基底膜侧/间质UMOD比值增高的现象。膀胱输尿管反流时，UMOD也可迁移至间质诱发炎症。血液中UMOD与血液中IL-1、IL-8、IL-6β水平呈正相关，多个研究也发现UMOD可激活中性粒细胞、单核细胞、树突状细胞及通过TLR4促进髓样树突状细胞成熟。Darisipudi等研究发现，肾小管损伤后，UMOD暴露于间质，可被抗原提呈细胞吞噬，激活NLRP3，增强间质炎症反应。UMOD在慢性肾脏病中的作用并不限于此。UMOD在小鼠缺血再灌注损伤中有保护作用，也可抑制肾小管上皮细胞IL-1β/NF-κB通路的激活，减轻细胞损伤。正如大多数炎症因子在疾病中的两面性，UMOD似乎也是一把锋利的双刃剑，它的这种看似相互矛盾的作用也可能是其在不同疾病中、不同糖基化状态、作用于不同细胞的结果。近期一项回顾性研究也发现在有肾脏病高危因素的患者中，尿UMOD的增高是早期CKD的标志物。

四、尿调素与糖尿病肾病

GWAS研究发现UMOD基因5'调控区的常见突变rs13333226可降低2型糖尿病患者发生糖尿病肾病的易感性，并且这种关联独立于肾功能和高血压的对糖尿病肾病的影响。另外，UMOD基因突变与1型糖尿病患者远端肾小管功能相关。1型糖尿病患者的血清UMOD水平明显减少，另外在校正了肾小球滤过率（glomerular filtration rate，GFR）的影响后，尿中UMOD的排泄也明显增多，动物实验也发现STZ诱导的1型糖尿病小鼠的尿UMOD排泄增多，但肾脏表达的UMOD明显减少。一项关于1型糖尿病患者的冠状动脉钙化的研究（coronary artery calcification in type 1 diabetes，CACTI）对患者进行了长达12年追踪随访，结果显示，基线血清UMOD水平较高的患者，冠状动脉钙化进展较慢，尿白蛋白排泄率增加较少，GFR下降的速度更慢。尿中UMOD的水平也可预测2型糖尿病患者肾脏损伤的指标。糖基化终末产物（advanced glycosylation end products，AGEs）是指蛋白质、脂质或核酸等大分子，通过非酶促反应与葡萄糖或其他还原单糖反应所生成的稳定的共价加成物，其可通过多种途径参与糖尿病肾病的发生和发展。糖尿病患者尿中的UMOD被大量糖基化形成AGEs，且尿中糖基化的UMOD浓度与糖尿病肾病的状态相关。

五、展望

近十年来，UAKD病因的发现重新将UMOD这个肾科工作者"最熟悉的陌生人"重新拉回科研工作者的视野中。大量研究进一步揭示了UMOD在急性肾损伤、高血压中的重要作用，也让人们更深入地了解了UMOD在肾脏固有免疫和水、电解质平衡中的功能。未来需要更深入的研究和证据来回答以下问题：① UMOD是否能作为CKD进展的标志物？② UMOD在CKD的发生和进展机制中起着怎样的作用？也期待该领域的进一步探索能为肾脏病的防控提供一些新的思路。

（陈　崴　吴雨茜）

参考文献

［1］ Padmanabhan S, Graham L, Ferreri NR, et al. Uromodulin, an emerging novel pathway for blood pressure regulation and hypertension. Hypertension, 2014, 64(5): 918-923.

［2］ Liu M, Chen Y, Liang Y, et al. Novel UMOD mutations in familial juvenile hyperuricemic nephropathy lead to abnormal uromodulin intracellular trafficking. Gene, 2013, 531(2): 363-369.

［3］ Tamm I, Horsfall FJ. Characterization and separation of an inhibitor of viral hemagglutination present in urine. Proc Soc Exp Biol Med, 1950, 74(1): 106-108.

［4］ Kumar S, Muchmore A. Tamm-Horsfall protein--uromodulin (1950-1990). Kidney Int, 1990, 37(6): 1395-1401.

［5］ Rampoldi L, Scolari F, Amoroso A, et al. The rediscovery of uromodulin(Tamm-Horsfall protein): from tubulointerstitial nephropathy to chronic kidney disease. Kidney Int, 2011, 80(4): 338-347.

［6］ Brunati M, Perucca S, Han L, et al. The serine protease hepsin mediates urinary secretion and polymerisation of Zona Pellucida domain protein uromodulin. Elife, 2015, 4(2): 56-60.

［7］ Yang H, Wu C, Zhao S, Guo J. Identification and characterization of D8C, a novel domain present in liver-specific LZP, uromodulin and glycoprotein 2, mutated in familial juvenile hyperuricaemic nephropathy. FEBS Lett, 2004, 578(3): 236-238.

［8］ Iorember FM, Vehaskari VM. Uromodulin: old friend with new roles in health and disease. Pediatr Nephrol, 2014, 29(7): 1151-1158.

［9］ Eddy AA. Scraping fibrosis: UMODulating renal fibrosis. Nat Med, 2011, 17(5): 553-555.

［10］ Prajczer S, Heidenreich U, Pfaller W, et al. Evidence for a role of uromodulin in chronic kidney disease progression. Nephrol Dial Transplant, 2010, 25(6): 1896-1903.

［11］ Abulaban KM, Song H, Zhang X, et al. Predicting decline of kidney function in lupus nephritis using urine biomarkers. Lupus, 2016, 16(2): 26-30.

［12］ Qu Y, Du E, Zhang Y, et al. Changes in the expression of bone morphogenetic protein 7 and tamm- horsfall protein in the early stages of diabetic nephropathy. Nephrourol Mon, 2012, 4(2): 466-469.

［13］ El Achkar T M, Wu X R. Uromodulin in kidney injury: an instigator, bystander, or protector? Am J Kidney Dis, 2012, 59(3): 452-461.

［14］ Mutig K, Kahl T, Saritas T, et al. Activation of the bumetanide-sensitive Na+, K+, 2Cl- cotransporter(NKCC2) is facilitated by Tamm-Horsfall protein in a chloride-sensitive manner. J Biol Chem, 2011, 286(34): 30200-30210.

［15］ Evan AP, Weinman EJ, Wu XR, et al. Comparison of the pathology of interstitial plaque in human ICSF stone patients to NHERF-1 and THP-null mice. Urol Res, 2010, 38(6): 439-452.

［16］ Liu Y, Mo L, Goldfarb DS, et al. Progressive renal papillary calcification and ureteral stone formation in mice deficient for

[17] Rungroj N, Sritippayawan S, Thongnoppakhun W, et al. Prothrombin haplotype associated with kidney stone disease in Northeastern Thai patients. Urology, 2011, 77(1): 217-249.

[18] Mo L, Liaw L, Evan A P, et al. Renal calcinosis and stone formation in mice lacking osteopontin, Tamm-Horsfall protein, or both. Am J Physiol Renal Physiol, 2007, 293(6): 1935-1943.

[19] Raffi HS, Bates JM, Flournoy DJ, et al. Tamm-Horsfall protein facilitates catheter associated urinary tract infection. BMC Res Notes, 2012, 5(5): 532-536.

[20] Menozzi FD, Debrie AS, Tissier JP, et al. Interaction of human Tamm-Horsfall glycoprotein with Bordetella pertussis toxin. Microbiology(Reading), 2002, 148(Pt 4): 1193-1201.

[21] Cavallone D, Malagolini N, Monti A, et al. Variation of high mannose chains of Tamm-Horsfall glycoprotein confers differential binding to type 1-fimbriated Escherichia coli. J Biol Chem, 2004, 279(1): 216-222.

[22] Bates JM, Raffi HM, Prasadan K, et al. Tamm-Horsfall protein knockout mice are more prone to urinary tract infection: rapid communication. Kidney Int, 2004, 65(3): 791-797.

[23] Weiss GL, Stanisich JJ, Sauer MM, et al. Architecture and function of human uromodulin filaments in urinary tract infections. Science, 2020, 53(4): 126-129.

[24] Raffi H, Bates J, Kumar S, et al. Tamm-Horsfall protein knockout mice have increased stress induced micturition. Neurourol Urodyn, 2009, 28(5): 469-455.

[25] Renigunta A, Renigunta V, Saritas T, et al. Tamm-Horsfall glycoprotein interacts with renal outer medullary potassium channel ROMK2 and regulates its function. J Biol Chem, 2011, 286(3): 2224-2235.

[26] El Achkar TM, Wu XR, Rauchman M, et al. Tamm-Horsfall protein protects the kidney from ischemic injury by decreasing inflammation and altering TLR4 expression. Am J Physiol Renal Physiol, 2008, 295(2): 534-544.

[27] Thomas DB, Davies M, Peters JR, et al. Tamm Horsfall protein binds to a single class of carbohydrate specific receptors on human neutrophils. Kidney Int, 1993, 44(2): 423-429.

[28] Wu TH, Hsieh SC, Yu CY, et al. Intact protein core structure is essential for protein-binding, mononuclear cell proliferating, and neutrophil phagocytosis-enhancing activities of normal human urinary Tamm-Horsfall glycoprotein. Int Immunopharmacol, 2008, 8(1): 90-99.

[29] Su SJ, Chang KL, Lin TM, et al. Uromodulin and Tamm-Horsfall protein induce human monocytes to secrete TNF and express tissue factor. J Immunol, 1997, 158(7): 3449-3456.

[30] Darisipudi MN, Thomasova D, Mulay SR, et al. Uromodulin triggers IL-1beta-dependent innate immunity via the NLRP3 inflammasome. J Am Soc Nephrol, 2012, 23(11): 1783-1789.

[31] Micanovic R, Chitteti BR, Dagher PC, et al. Tamm-Horsfall protein regulates granulopoiesis and systemic neutrophil homeostasis. J Am Soc Nephrol, 2015, 26(9): 2172-2182.

[32] Gorski M, Tin A, Garnaas M, et al. Genome-wide association study of kidney function decline in individuals of European descent. Kidney Int, 2015, 87(5): 1017-1029.

[33] Bollee G, Dahan K, Flamant M, et al. Phenotype and outcome in hereditary tubulointerstitial nephritis secondary to UMOD mutations. Clin J Am Soc Nephrol, 2011, 6(10): 2429-2438.

[34] Gast C, Marinaki A, Arenas Hernandez M, et al. Autosomal dominant tubulointerstitial kidney disease-UMOD is the most frequent non polycystic genetic kidney disease. BMC Nephrol, 2018, 19(1): 301-306.

[35] Rampoldi L, Caridi G, Santon D, et al. Allelism of MCKD, FJHN and GCKD caused by impairment of uromodulin export dynamics. Hum Mol Genet, 2003, 12(24): 3369-3384.

[36] Williams SE, Reed AA, Galvanovskis J, et al. Uromodulin mutations causing familial juvenile hyperuricaemic nephropathy lead to protein maturation defects and retention in the endoplasmic reticulum. Hum Mol Genet, 2009, 18(16): 2963-2974.

[37] Wei X, Xu R, Yang Z, et al. Novel uromodulin mutation in familial juvenile hyperuricemic nephropathy. Am J Nephrol, 2012, 36(2): 114-120.

[38] Dinour D, Ganon L, Nomy LI, et al. Wild-type uromodulin prevents NFkB activation in kidney cells, while mutant uromodulin, causing FJHU nephropathy, does not. J Nephrol, 2014, 27(3): 257-264.

[39] Fairbanks LD, Cameron JS, Venkat Raman G, et al. Early treatment with allopurinol in familial juvenile hyerpuricaemic nephropathy(FJHN) ameliorates the long-term progression of renal disease. Qjm, 2002, 95(9): 597-607.

[40] Bachmann S, Mutig K, Bates J, et al. Renal effects of Tamm-Horsfall protein(uromodulin) deficiency in mice. Am J Physiol Renal Physiol, 2005, 288(3): 559-567.

[41] Liu Y, El Achkar TM, Wu XR. Tamm-Horsfall protein regulates circulating and renal cytokines by affecting glomerular filtration rate and acting as a urinary cytokine trap. J Biol Chem, 2012, 287(20): 16365-16378.

[42] Raffi H, Bates JM, Laszik Z, et al. Tamm-Horsfall protein knockout mice do not develop medullary cystic kidney disease. Kidney Int, 2006, 69(10): 1914-1915.

[43] Trudu M, Janas S, Lanzani C, et al. Common noncoding UMOD gene variants induce salt-sensitive hypertension and kidney damage by increasing uromodulin expression. Nat Med, 2013, 19(12): 1655-1660.

[44] Kottgen A, Hwang SJ, Larson MG, et al. Uromodulin levels associate with a common UMOD variant and risk for incident CKD. J Am Soc Nephrol, 2010, 21(2): 337-344.

[45] Gudbjartsson DF, Holm H, Indridason OS, et al. Association of variants at UMOD with chronic kidney disease and kidney stones-role of age and comorbid diseases. PLoS Genet, 2010, 6(7): 1001039-1001047.

[46] Reznichenko A, Boger CA, Snieder H, et al. UMOD as a susceptibility gene for end-stage renal disease. BMC Med Genet, 2012, 13(2): 78-82.

[47] Ahluwalia TS, Lindholm E, Groop L, et al. Uromodulin gene variant is associated with type 2 diabetic nephropathy. J Hypertens, 2011, 29(9): 1731-1734.

[48] Trudu M, Janas S, Lanzani C, et al. Common noncoding UMOD gene variants induce salt-sensitive hypertension and kidney damage by increasing uromodulin expression. Nat Med, 2013, 19(12): 1655-1660.

[49] El Achkar TM, Mccracken R, Liu Y, et al. Tamm-horsfall protein translocates to the basolateral domain of thick ascending limbs, interstitium, and circulation during recovery from acute kidney injury. Am J Physiol Renal Physiol, 2013, 304(8): 1066-1075.

[50] Tosic L, Nikolic V, Milosevic Jovcic N, et al. Circulating immunocomplexes in the blood of children with vesico-ureteral reflux. Srp Arh Celok Lek, 1984, 112(4): 443-452.

[51] Steubl D, Block M, Herbst V, et al. Plasma uromodulin correlates with kidney function and identifies early stages in chronic kidney disease patients. Medicine(Baltimore), 2016, 95(10): 3011-3016.

[52] Ahluwalia TS, Lindholm E, Groop L, et al. Uromodulin gene variant is associated with type 2 diabetic nephropathy. J Hypertens, 2011, 29(9): 1731-1734.

[53] Mollsten A, Torffvit O. Tamm-Horsfall protein gene is associated with distal tubular dysfunction in patients with type 1 diabetes. Scand J Urol Nephrol, 2010, 44(6): 438-444.

[54] Bjornstad P, Singh SK, Snell Bergeon JK, et al. The relationships between markers of tubular injury and intrarenal haemodynamic function in adults with and without type 1 diabetes: results from the canadian study of longevity in type 1 diabetes. Diabetes Obes Metab, 2019, 21(3): 575-583.

[55] Fugmann T, Borgia B, Revesz C, et al. Proteomic identification of vanin-1 as a marker of kidney damage in a rat model of type 1 diabetic nephropathy. Kidney Int, 2011, 80(3): 272-281.

[56] Bjornstad P, Wiromrat P, Johnson RJ, et al. Serum uromodulin predicts less coronary artery calcification and diabetic kidney disease over 12 years in adults with type 1 diabetes: the CACTI study. Diabetes Care, 2019, 42(2): 297-302.

[57] Yamamoto CM, Murakami T, Oakes ML, et al. Uromodulin mRNA from urinary extracellular vesicles correlate to kidney function decline in type 2 diabetes mellitus. Am J Nephrol, 2018, 47(5): 283-291.

[58] Żyłka A, Dumnicka P, Kuśnierz Cabala B, et al. Markers of glomerular and tubular damage in the early stage of kidney disease in type 2 diabetic patients. Mediators Inflamm, 2018, 18(26): 7659243-7659249.

[59] Rabbani N, Thornalley PJ. Advanced glycation end products in the pathogenesis of chronic kidney disease. Kidney Int, 2018, 93(4): 803-813.

[60] Heitmeier M, Mccracken R, Micanovic R, et al. The role of tumor necrosis factor alpha in regulating the expression of Tamm-Horsfall Protein(uromodulin) in thick ascending limbs during kidney injury. Am J Nephrol, 2014, 40(5): 458-467.

[61] Kirk R. Hypertension: uromodulin identified as a potential therapeutic target. Nat Rev Nephrol, 2014, 10(1): 2-11.

[62] Padmanabhan S, Melander O, Johnson T, et al. Genome-wide association study of blood pressure extremes identifies variant near UMOD associated with hypertension. PLoS Genet, 2010, 6(10): 1001177-100180.

第三节 多囊肾病诊治新进展

多囊肾病（polycystic kidney disease，PKD）是指双肾多个小管节段进行性扩张，形成多个液性囊肿，最终导致不同程度肾功能损害的一类遗传性肾病。多囊肾病根据遗传方式可分为常染色体显性多囊肾病（autosomal dominant polycystic kidney disease，ADPKD）和常染色体隐性多囊肾病（autosomal recessive polycystic kidney disease，ARPKD）2种。过去认为前者仅见于成年人，而后者在婴儿期发病，故一度曾分别称之为成人型多囊肾病和婴儿型多囊肾病。目前，普遍认为两者不局限于固定的年龄组，ADPKD可于围生期发病，ARPKD也可在成年后发病，因而过去分型已被废弃。ARPKD是一种罕见病，发病率仅为1/20 000，无性别和种族差异。由于患者多数在婴幼儿期夭折，所以，不会将致病基因遗传给后代。由此可见，ARPKD远不如ADPKD常见和危害大，故本节主要介绍ADPKD。

ADPKD是人类最常见的单基因遗传性肾病，发病率为1/2500～1/1000，主要病理特征是双肾广泛形成囊肿，囊肿进行性长大，最终破坏肾脏的结构和功能，导致肾衰竭，我国约有100万ADPKD患者。50%的ADPKD患者在60岁时进入终末期肾病（end-stage renal disease，ESRD），占ESRD第4位病因（5%～10%）。临床表现为腹部肿块、腰痛、镜下或肉眼血尿、蛋白尿，肾结石、尿路和囊肿感染，以及高血压等。ADPKD除引起肾脏病变外，还累及多个其他组织、器官，如引起肝、胰、精囊、脾及蛛网膜囊肿，以及心脏瓣膜异常和颅内动脉瘤等，因此，ADPKD是一种系统性疾病。该病家系代代遗传，子代发病概率为50%，是一种严重危害人类健康的疾病。

一、致病基因

ADPKD的致病基因主要有2个，即*PKD1*和*PKD2*，其突变导致疾病分别约占78%和15%。其他基因突变也可引起ADPKD。*PKD1*和*PKD2*分别于1994和1996被克隆，按照发现先后命名。*PKD1*位于第16染色体短臂（16p13.3）上，基因长度52 kb，有46个外显子，mRNA为12.9 kb，蛋白表达产物称为多囊蛋白1（polycystin 1，PC1）。PC1是一种细胞膜上的糖蛋白，由4303个氨基酸组成，分子量为462 000，主要分布于肾小管上皮细胞腔膜侧的纤毛上、细胞连接和基底膜局灶黏附部位，参与细胞-细胞/细胞外基质相互作用。*PKD2*位于第4染色体长臂（4q21）上，基因长度68 kb，有15个外显子，mRNA约为2.9 kb，编码多囊蛋白2（polycystin 2，PC2）。PC2也是一种膜蛋白，由968个氨基酸组成，分子量为110 000，在细胞膜上分布部位与PC1相似，此外，还分布在内质网膜上，主要作为钙通道参与信号通路调节。虽然*PKD2*突变引起的多囊肾病与*PKD1*突变所致的临床表型存在不同，但两者导致的病理改变相似，表明两者存在共同致病机制。施一公等通过蛋白纯化及冷冻电子显微镜技术发现，PC1与PC2形成独特的1∶3复合体（图1-4-1），两者在没有蛋白C端卷曲螺旋结构域的情况下仍能形成复合体，PC1的S6穿膜螺旋上有多个带正电的氨基酸，指向通道中心空腔，堵住了类似钙通道的中心孔道路径。*PKD1*或*PKD2*基因突变可引起PC1-PC2复合体结构和功能异常，进而导致肾小管细胞内信号转导异常，细胞极性发生改变，分泌液体增加，形成肾囊肿。

迄今报道，*PKD1*和*PKD2*基因突变形式分别超过1300种和200种，包括错义突变、无义突变、

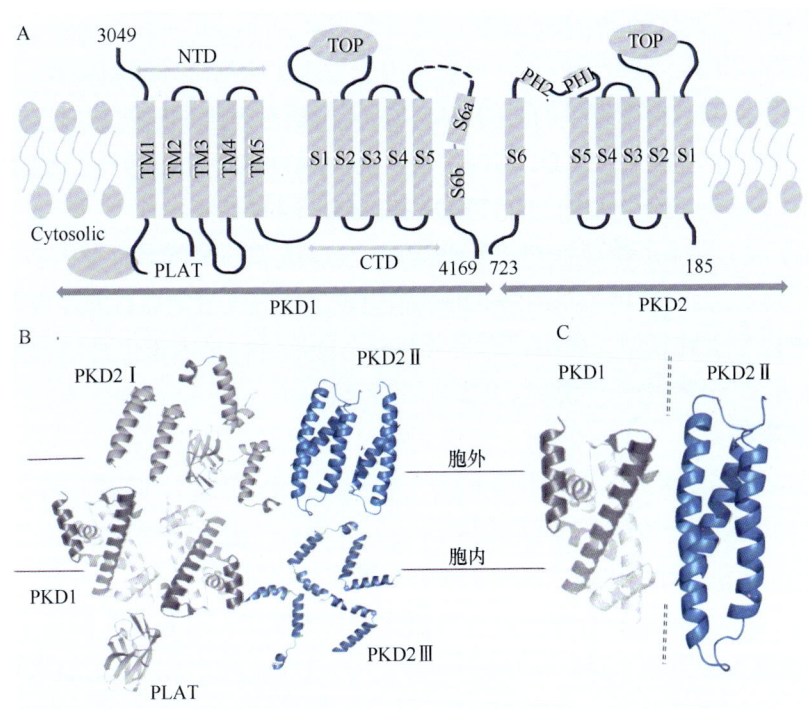

图 1-4-1　多囊蛋白复合体　A. 人源 PC1 和 PC2 蛋白的拓扑结构；B. 人源 PC1 和 PC2 蛋白复合体结构；C. 人源 PC1 独特的通道结构域。分辨率 3.6Å（1Å=10^{-10}m）

剪切异常、缺失、插入和重复等（PKDB，http://pkdb.mayo.edu/）。我国 *PKD1* 和 *PKD2* 突变分析表明，*PKD1* 和 *PKD2* 的突变率分别为 91.4%（85/93）和 8.6%（8/93），且 *PKD1* 基因突变形式与 ADPKD 预后密切相关，分析显示，*PKD1* 突变或截短突变的患者具有更严重的临床表现。与非截短突变患者相比，截短突变患者进展到 ESRD 风险增加 2.7 倍。与 *PKD1* 相比，*PKD2* 突变患者疾病进程更为缓慢，进入 ESRD 的中位年龄晚 20~25 岁。

约 7% 的 ADPKD 家系未检出 *PKD1* 和 *PKD2* 突变，由此推测可能存在其他致病基因。2016 年在 9 个多囊肾病合并多囊肝家系中发现了一种新致病基因 *GANAB*，该基因编码葡糖苷酶Ⅱ的 α 亚基，在内质网中参与 N- 连接糖基化，主要控制跨膜和分泌蛋白的折叠、成熟和转运。*GANAB* 突变可影响 PC1 的成熟和转运，进而引起肾囊肿的形成及长大。2018 年，在 7 个伴 ADPKD 非典型表现的家族中发现一个新基因 *DNAJB11*，该基因产物是内质网中最丰富的辅因子之一，伴侣蛋白结合免疫球蛋白（binding immunoglobulin protein，BiP，或称 HSPA5 和 GRP78），是一种热休克蛋白伴侣蛋白，负责在内质网中控制跨膜和分泌蛋白的折叠和合成。*DNAJB11* 同样也可影响 PC1 的成熟和转运，进而导致肾或肝囊肿发生。

二、发病机制

（一）"二次打击"和"三次打击"学说

ADPKD 肾脏中少于 1% 肾单位发生囊肿，每个肾囊肿衬里上皮细胞由单个细胞增殖而成，均为单克隆且存在体细胞突变。"二次打击"学说即体细胞等位基因突变学说。该学说认为，ADPKD 患者肾小管上皮细胞遗传了父代的 PKD1/2 突变，基因型为杂合子，此时并不引起 ADPKD。只有在感染、中毒等后天因素作用下，杂合子的正常等位基因也发生了突变（体细胞突变），丢失正常单倍体才发生 ADPKD。第二次基因突变发生的时间和部位决定肾囊肿发生的时间和部位。PKD1 结构复杂，较 PKD2 更易于发生突变，因此，PKD1 基因突变导致的 ADPKD 发病率高，起病早。除了单一的 PKD1 或 PKD2 基因二次突变外，也有可能 PKD1 和 PKD2 同时突变，称为"交叉杂合性"，即在生殖细胞 PKD1 突变基础上发生了体细胞 PKD2 基因的突变，或单一个体同时发生 PKD1 和 PKD2 基因的突变。这种交叉杂合性突变较单一基因突变的病情更重。研究发现缺血再灌注损伤、肾毒性药物可明显加重 PKD 动物模型囊肿表型，表明基因突变基础上叠加肾损伤因素也是导致肾囊肿发生、发展的重要因素，此称为"三次打击"学说。

（二）纤毛致病学说

纤毛是一组结构上高度保守、由微管蛋白为主构成的古老细胞器，广泛存在于哺乳动物大多数细胞表面。按其结构功能可分为运动纤毛和初级纤毛，分别具有运动及感知外界信号的功能。运动纤毛由 9 对外周双联微管和 1 对中央微管（9+2 轴丝）组成，初级纤毛无中央微管（9+0 轴丝）。肾脏纤毛属于初级纤毛，无运动功能，分布于所有节段肾小管细胞上。其长度一般为 2～30 μm，直径为 0.20～0.25 μm，末端膨大成直径为 0.5 μm 的球状结构。初级纤毛由肾小管上皮细胞伸入管腔，与尿接触但不推动其流动，在肾脏发育中发挥重要作用，纤毛结构功能异常直接导致肾脏囊性疾病的发生。

1999 年，Barr 等首先在秀丽隐杆线虫纤毛中发现了与 PC1、PC2 高度同源的几种蛋白（Lov-1、Pkd2），提示纤毛与 PKD 之间可能相关。2000 年，Pazour 等报道编码鞭毛内运输蛋白 IFT88 的 Tg737 基因突变小鼠除了初级纤毛显著短于正常外，还出现类似于 PKD 的肾囊肿表型。此后研究证实，PC1、PC2 和 IFT88 共表达于肾小管上皮细胞的初级纤毛。PC1 胞外段可充当感受器，感知肾小管内尿流动引起的纤毛弯曲，并可通过纤毛上多囊蛋白复合体释放钙内流信号，调节细胞各种功能，包括基因表达、生长发育、分化和凋亡等。

综上所述，PKD1 和 PKD2 等位基因在感染、毒素和环境作用下，易发生"二次打击"，产生突变，使纤毛及多囊蛋白复合体功能异常，钙离子内流信号减弱，引起细胞周期调控和代谢异常，上皮细胞过度增殖，形成微小囊肿，阻塞肾小管腔，使液体聚积。同时上皮细胞极性发生改变，使 Na^+-K^+-ATP 酶异位于肾小管细胞腔面膜，向囊腔分泌液体。囊液中含有促增殖因子，可形成自分泌-旁分泌环，刺激囊肿持续增大。血管升压素（arginine vasopressin，AVP）和环腺苷酸（cyclic adenylic acid，cAMP）相关信号通路在其中发挥了重要的促进作用（图 1-4-2）。cAMP 增加可导致囊肿衬里上皮细胞中离子和水转运失调引发囊肿，进而不断进展。此外，哺乳动物雷帕霉素靶蛋白（mammalian target of rapamycin，mTOR）和信号转导及转录激活因子 3（signal transducers and activators of transcription 3，STAT3）等信号通路也在 ADPKD 中异常活化，并促进囊肿细胞增殖。

（三）其他发病机制

除了以上发病机制，多项研究也做出了补充。ADPKD 临床表型许多是由于单倍体功能不全（遗传或胚胎期突变）引起。在 PKD1 基因敲除的嵌合子小鼠发现正常 PC1 数量不足可引起肾囊肿的发生。有学者提出 PC1 表达增加也可能参与囊肿的发生。因此，PKD1 基因表达不足或过度均可导致肾囊肿表型。此外，"PC1 剪切学说"进一步丰富了多囊蛋白复合体的调控机制。PC1 可发生细胞膜内

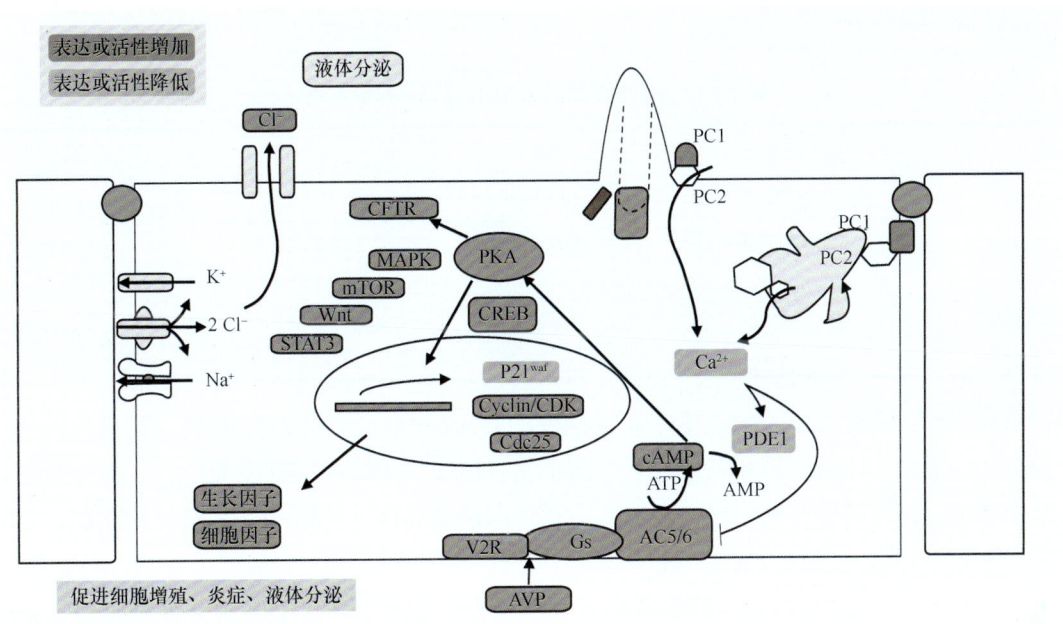

图 1-4-2 ADPKD 发病机制 PC1. 多囊蛋白 1；PC2. 多囊蛋白 2；PKA. 蛋白激酶 A；cAMP. 环腺苷酸；AVP. 血管升压素；MAPK. 丝裂原活化蛋白激酶；CREB. 环磷腺苷反应元件结合蛋白；mTOR. 雷帕霉素靶蛋白；ATP. 腺苷三磷酸；STAT3. 信号转导及转录激活因子 3；CFTR. 囊性纤维化跨膜传导调节因子

蛋白水解，释放出其羧基端尾部，直接进入细胞核活化 AP-1 等信号通路。然而，PC1 剪切过程障碍或过度活化如何引起下游细胞信号通路异常，诱发囊肿的发生和发展，还有待进一步研究。

补体和炎症在 ADPKD 发生、发展中同样发挥了重要的促进作用。我国研究发现，多囊蛋白 -1 C 末端上调补体 B 因子（complement factor B，CFB）的表达，刺激巨噬细胞 M2 表型转化；巨噬细胞在炎症微环境中可刺激囊肿衬里上皮细胞增殖。我国研究还发现，调控 RNA 聚合酶 Ⅱ 转录延伸的正性转录延伸因子（positive transcription elongation factor b，P-TEFb）在 ADPKD 患者和小鼠模型中均处于过度活化状态，激酶活性显著增加。cAMP-PKA 信号通路可导致 P-TEFb 从失活复合体中解离进而激活囊肿发生相关基因的转录，促进疾病进展。

综上，ADPKD 的分子发病机制非常复杂，目前的学说并不足以解释所有现象，仍需要更加深入的研究。

三、诊断及病程监测

（一）诊断及鉴别诊断

ADPKD 诊断标准如下：①具有 ADPKD 家族遗传病史，约 80% 的患者有家族遗传病史；②影像学检查发现双肾体积增大，有多个大小不一囊肿，超声和磁共振成像（magnetic resonance imaging，MRI）诊断和排除标准见表 1-4-1，同时具备此 2 项可确诊 ADPKD。若无家族遗传史或影像学检查不典型，需进行 *PKD1* 和 *PKD2* 突变检测或多囊肾相关基因谱筛查，主要采用长片段 PCR 联合二代测序技术进行检测，突变检出率约为 90%。需要注意的是，尽管基因检测为诊断 ADPKD "金标准"，但约 7% 的突变不能检出。

表 1-4-1　ADPKD 超声和 MRI 诊断和排除标准

	超声			MRI
	15~39 岁	40~59 岁	>60 岁	
诊断标准	单/双侧肾囊肿≥3 个	每侧肾囊肿≥2 个	每侧肾囊肿≥4 个	肾囊肿总数≥10 个
排除标准	无	每侧肾囊肿<2 个	每侧肾囊肿<2 个	肾囊肿总数<5 个

ADPKD 需要与其他肾脏囊性病进行鉴别诊断。① ARPKD，子代 25% 发病，胎儿及新生儿期可表现为双侧肾脏增大，远端小管和集合管多个微小囊肿形成，30% 患病新生儿死亡。随年龄增长，肾功能进行性恶化，并伴有肝纤维化进行性加重而导致门静脉高压，预后差。②结节硬化症，常染色体显性遗传，致病基因有 *TSC*1、*TSC*2，存活婴儿中发病率为 1/10 000。90% 以上患者出现皮损（面部血管纤维瘤、甲周纤维瘤等），90% 的患者存在颅脑病变（皮质结节、室管膜下巨细胞星形细胞瘤），50%~70% 的患者存在肾脏病变（肾脏多发囊肿、血管平滑肌脂肪瘤），50% 的患者出现视网膜错构瘤、淋巴管平滑肌瘤。③希佩尔 - 林道病（von Hippel-Lindau disease，VHL 病），双肾多发囊肿，常合并肾脏实体瘤，视神经和中枢神经肿瘤。不伴实体瘤的 VHL 病与 ADPKD 相似，需要检测突变基因进行鉴别。④髓质海绵肾，髓质集合管扩张形成囊肿，伴髓质钙质沉积、肾结石，排泄性尿路造影的典型表现为肾盏前有刷状条纹或小囊肿。

（二）ADPKD 进展的监测

1. 肾脏总体积　推荐使用肾脏总体积（total kidney volume，TKV）年增长率监测和评估 ADPKD 进展。我国对 ADPKD 患者的研究发现，TKV 可有效预测 ADPKD 进展。TKV 可采用超声、CT 或 MRI 测算。长期随访研究可采用超声测定 TKV，但存在可重复性差、精确度低、受检查者操作影响等缺点。如进行短期临床干预研究，疗效观察可采用 MRI 或 CT 检查，并对数据进行三维重建后精确测算 TKV。增强 CT 可区分非囊肿性组织（完全强化区）和纤维化、无功能的肾组织（低强化或"分隔中度强化"）区。MRI 可精确测量肾脏血流，肾血流量减少与 ADPKD 进展相关。推荐 MRI 的 T_2 加权成像技术，无辐射损伤。影像学报告应该标准化，包括最大肾脏长度、宽度、厚度测量，并计算 TKV（ml）= π/6× 长度（mm）× 宽度（mm）× 厚度（mm）。长征医院通过人工智能（artificial intelligence，AI）分析患者肾脏 MRI 图像，可迅速得出 TKV 大小及影像学分型。

根据 ADPKD 影像学特点，可将 ADPKD 分为 2 类（梅奥分型，表 1-4-2），其中 1 类为 ADPKD 典型影像学表现，约占全部病例 95%；2 类为非典型影像学表现，约占全部病例 5%。利用身高矫正的 TKV（htTKV）可将 1 类患者疾病进展分为 1A、1B、1C、1D 及 1E 5 个亚类，各级所对应的 TKV 预估年增长率分别为 <1.5%、1.5%~3.0%、3.0%~4.5%、4.5%~6.0% 及 >6.0%。2 类非典型影像学表现包括 2A 和 2B 2 个亚类。1A 和 2 类患者疾病进展较慢；1B 类患者应在 2~3 年后再测定 TKV 以评估疾病进展；1C、1D 和 1E 类患者，疾病进展较快。

表 1-4-2　ADPKD 梅奥分型

分类	亚类	描述	TKV 年增长率（%）
典型	1A	双肾囊肿弥漫分布，不同程度取代肾组织。囊肿对 TKV 影响较一致	<1.5
	1B		1.5～3.0
	1C		3.0～4.5
	1D		4.5～6.0
	1E		>6.0
非典型	2A	单侧分布：肾囊肿仅弥漫分布于单侧肾脏，肾脏体积明显增大。对侧肾脏体积正常，无或仅有 1～2 个囊肿 节段分布：肾囊肿位于单侧或双侧肾脏的一极，其余肾组织正常 非对称分布：肾囊肿弥漫分布于一侧体积明显增大的肾脏，对侧肾脏囊肿数量少（3～9 个），囊肿体积不超过 TKV30% 不匀称分布：双肾囊肿弥漫性分布，不典型囊肿取代少部分肾组织，囊肿数≤5 个，但囊肿体积≥50%TKV 单肾获得性萎缩：囊肿弥漫分布于单侧肾脏，肾体积中重度增大，对侧肾脏获得性萎缩	
	2B	双肾萎缩：肾功能受损，血清肌酐≥133 μmol/L（1.5 mg/dl）而双肾无明显增大（肾脏平均长径<14.5 cm，囊肿替代正常肾组织，肾实质萎缩）	

2. 肾小球滤过率　推荐通过 CKD-EPI 公式估算肾小球滤过率（estimated glomerular filtration rate, eGFR）以评价 ADPKD 患者肾功能进展，只有在某些特殊情况下才采用实测的肾小球滤过率。

3. ADPKD 预后影响因素　影响 ADPKD 预后的主要因素是疾病的基因型：*PKD1* 突变（尤其是 *PKD1* 截短突变）的患者较 *PKD2* 突变患者肾脏体积更大、病情更重，eGFR 下降更快，进入 ESRD 更早（平均 54 岁，早于后者 20 年）。预后不良的相关因素还包括男性、妇女多胎妊娠、早期出现的高血压、反复或早发的肉眼血尿、大量蛋白尿、肾体积大、GFR 和肾血流量降低等。可采用 PRO-PKD 打分系统（表 1-4-3），根据患者的临床特征和基因突变类型预测多囊肾病的预后。根据得分，将患者进展至 ESRD 的风险分为低（0～3 分）、中（4～6 分）、高（7～9 分）3 组，其发生 ESRD 的平均年龄为 70.6、56.9 和 49.0 岁。

表 1-4-3　ADPKD 预后的 PRO-PKD 评分系统

	特征	分值（分）
临床特征	男性	1
	35 岁前出现高血压	2
	35 岁前出现第一次泌尿系统事件（肉眼血尿、腰痛或囊肿感染）	2
基因型	*PKD2* 突变	0
	PKD1 非截短突变	2
	PKD1 截短突变	4

4. 蛋白尿　约 25% 确诊 ADPKD 患者合并蛋白尿（>300 mg/d），但通常不超过 1 g/d。肾病范围的蛋白尿应考虑患者可能合并其他肾小球疾病，已有证据表明蛋白尿的严重程度与其他预后指标（如 TKV、eGFR 和左心室质量指数）相关。定期检测尿蛋白水平以监测疾病进展。

四、多囊肾病的治疗

（一）一般治疗

1. 饮食 低盐饮食，每日摄入钠离子<100 mmol 或 2.3 g（6 g 食盐）。推荐中等量 [0.75～1.00 g/(kg·d)] 蛋白饮食。每日保证足量饮水，保持尿量 2.5～3.0 L/d，尿渗透压≤280 mmol/L。咖啡因摄入对 ADPKD 进展无显著影响。限制磷的摄入（≤800 mg/d）；伴 CKD 时，ADPKD 患者磷结合剂的使用无特殊。

2. 调整生活方式 戒烟并避免被动吸烟。限制饮酒。鼓励并帮助患者自我监测血压和体重，保持理想体重指数（body mass index，BMI），20～25 kg/m²。

3. 锻炼和运动 患者应谨慎参与剧烈接触性运动或其他具有潜在风险的活动，如骑马、足球、篮球或摔跤等运动，尤其肾脏增大到体检可触及时。

4. 控制血脂 高血脂患者应接受降血脂治疗，在无明显禁忌证情况下，应优先考虑使用他汀类药物，他汀不耐受者可换用依折麦布，血脂控制目标低密度脂蛋白(low density lipoprotein, LDL)<2.59 mmol/L。

5. 控制尿酸 伴有高尿酸血症者要给予积极干预，必要时予以碳酸氢钠片或非布司他口服治疗，但要关注合并多囊肝时的肝功能异常不良反应。

6. 纠正酸碱失衡 保持血浆 HCO_3^- ≥22 mmol/L，多食水果及蔬菜，必要时予以口服碳酸氢钠片治疗，肾功能不全患者需预防高钾血症。

7. 患者的教育和心理关怀 开展患者及家属教育，提供多种形式的、通俗易懂的 ADPKD 诊断、监测、治疗、预后和生育等相关知识。约 60% 的 ADPKD 患者存在焦虑和抑郁。

（二）延缓多囊肾病进展的治疗

多囊肾病至今尚无特效的治疗药物。目前主要治疗措施仍是控制并发症，延缓疾病进展。众多研究者一直致力于针对多囊肾病的核心分子发病机制如细胞增殖、囊液分泌和钙内流下降等，寻找延缓其进展的新型治疗药物。近年来，随着 MRI 监测囊肿体积技术的广泛应用，在评价药物疗效方面取得了相当可喜的进步，已公布多项关于潜在治疗药物疗效评价的临床研究报告（表 1-4-4）。

表 1-4-4 已完成临床试验的 ADPKD 治疗药物

药物	靶点	机制	试验阶段
托伐普坦	V2R	抑制 cAMP 通路	Ⅲ期临床试验
mTOR 抑制剂	mTOR	抑制 mTOR 通路	Ⅲ期临床试验
生长抑素类似物	生长抑素受体	抑制 cAMP 通路	Ⅱ期临床试验
伯舒替尼	酪氨酸激酶	抑制 EGFR 通路	Ⅰ期临床试验
他汀类	3-羟基-3甲基戊二酰辅酶A还原酶	降脂，延缓肾病进展	Ⅲ期临床试验
血管紧张素转化酶抑制剂/血管紧张素Ⅱ受体阻滞剂	血管紧张素受体	降压，延缓肾病进展	Ⅳ期临床试验

1. 血管升压素 V2 受体拮抗剂 血管升压素与肾脏集合管主细胞基底膜上的血管升压素 V2 受

体（vasopressin V2 receptor，VPV2R）结合后，使细胞内cAMP浓度升高。cAMP激活促进囊肿上皮细胞增殖和囊液分泌是多囊肾病病理生理过程中的核心环节。近年来，国际上多个临床随机对照研究表明，精氨酸VPV2R拮抗剂（托伐普坦）能有效抑制ADPKD患者肾囊肿生长，延缓肾功能恶化。但需根据疾病进展情况分别对待，梅奥分型1A患者不推荐使用托伐普坦治疗；推荐1B患者暂不予以治疗，应在2~3年后再评估TKV，确定疾病进展情况；进展较快的1C、1D和1E患者使用托伐普坦进行治疗。对于2型患者，指南未给出意见。给予ADPKD患者托伐普坦治疗前，要结合患者年龄、eGFR及对药物的耐受性，充分评估治疗的获益和危害（表1-4-5）。托伐普坦治疗的主要获益是可延缓肾功能进展，从而推迟进入肾脏替代治疗（renal replacement therapy，RRT）的时间1.5~7.3年。使用托伐普坦治疗，每年可延缓eGFR下降1 ml/（min·1.73 m²），且治疗效果具有持续性和累加性。此外，应用托伐普坦治疗后可改善肾区疼痛、肾结石、血尿和尿路感染等症状，并有轻度降低血压的效果。托伐普坦治疗的主要不良反应是因利水而导致的一系列症状，如多尿、尿频、夜尿、口渴、疲劳等。以上症状高峰期出现在起始治疗后数周内，肾功能正常患者的症状重于肾功能减退患者。使用托伐普坦可引起血尿酸中度升高，但很少导致痛风发作。托伐普坦治疗的主要不良反应是药物导致的特异性肝细胞损伤。托伐普坦治疗发生转氨酶升高大于正常上限3倍的事件发生率为4.4%，多集中于起始治疗的18个月内，停药1~4个月后可缓解。所有使用托伐普坦治疗的ADPKD患者需监测肝功能，起始治疗后2周和4周各1次，以后每个月1次，治疗18个月后，每3个月1次。为持续抑制血管升压素在肾脏的活性，同时避免产生夜尿过多的不良反应，分2次服用托伐普坦，早晨服用1次，间隔8 h后再服用1次。托伐普坦起始剂量是45 mg/15 mg（早晨45 mg，下午15 mg），随后根据耐受情况逐步追加到60 mg/30 mg或90 mg/30 mg。

表1-4-5 托伐普坦治疗ADPKD的获益及不良反应或缺点

获益	不良反应或缺点
1. 延缓TKV增长	1. 多尿、尿频、夜尿、口渴、疲劳
2. 延缓eGFR下降	2. 尿酸升高（很少导致痛风发作）
3. 可能推迟进入RRT的时间	3. 与其他药物（CYP3A抑制剂）相互作用
4. 减少疼痛、出血、结石和尿路感染事件发生	4. 肝酶升高；存在严重肝细胞毒性风险；需频繁监测肝功能
5. 轻度降低血压	5. 治疗花费高

2. 生长抑素及其类似物 生长抑素及其类似物能抑制腺苷酸环化酶、下调cAMP，从而抑制囊液分泌，对肝肾囊肿增大均有抑制作用。一项关于生长抑素类似物奥曲肽的多中心随机对照研究共纳入38例ADPKD患者并随访3年，结果显示，生长抑素类似物奥曲肽可减缓肾脏体积增长，但并无统计学差异（220 ml vs. 454 ml，$P=0.25$），在肾功能方面也无显著差异。奥曲肽组可出现胆囊炎和胆石症的不良反应。

3. 血管紧张素转化酶抑制剂和血管紧张素Ⅱ受体阻滞剂 ADPKD患者高血压很常见，其发生机制是肾囊肿压迫肾内血管，引起局部缺血，激活肾素-血管紧张素-醛固酮系统（rennin-angiotensin-ddosterone system，RAAS）。因此，药物治疗高血压首选血管紧张素转化酶抑制剂（angiotensin conver-ting enzyme inhibitor，ACEI）和血管紧张素Ⅱ受体阻滞剂（angiotensin Ⅱ receptor blockers，ARB）。我国一项网络荟萃分析发现，ARB为ADPKD患者降低血压及保护肾功能的最优选择。Ecder等在小样本临床试验中发现依那普利和氨氯地平可减缓ADPKD患者肾功能下降的速度。2014年，在 NEJM 公布的HALT试验结果显示，将目标血压降至95~110/60~75 mmHg较120~130/70~80 mmHg可延缓CKD1~2期ADPKD患者肾脏体积增长，降低尿蛋白排泄，但对eGFR下降无影响，严格控制血压对CKD3期ADPKD患者，以及ACEI/ARB联合用药较单用ACEI均没有更多临床获益。

4. 他汀类药物 在一项纳入110例青少年患者的双盲、安慰剂对照Ⅲ期临床试验中，83例患者完成了为期3年的治疗，结果显示，普伐他汀组htTKV增加≥20%的患者比例更低（46% vs. 68%）。2组中LVMI（25% vs.38%，$P=0.18$）和尿白蛋白排泄（47% vs.39%，$P=0.50$）的结果相近。目前一项大样本的他汀类药物治疗成人ADPKD患者的多中心临床研究正在进行中。我国近期一项荟萃分析发现，他汀类药物对ADPKD患者肾功能和囊肿体积的改善并不显著。

5. 治疗新靶点 除以上几类药物之外，目前还有多种新靶点药物可能成为潜在的ADPKD治疗选择（表1-4-6）。

表1-4-6 潜在的ADPKD新靶点药物

药物	靶点	机制	试验阶段
水化治疗	血管升压素	抑制血管升压素分泌	Ⅰ期临床试验
雷公藤内酯	mTOR，JAK2/STAT3	抑制mTOR、AK2/STAT3通路	Ⅰ期临床试验
葡萄糖神经酰胺合成酶抑制剂	葡萄糖神经酰胺合成酶	抑制葡萄糖神经酰胺合成	动物试验
白藜芦醇	NF-κB	抑制NF-κB通路	细胞+动物实验
组蛋白脱乙酰基酶6抑制剂	HDAC6	抑制cAMP通路	细胞+动物实验
灵芝三萜	Ras/MAPK	抑制Ras/MAPK信号通路	细胞+动物实验
甜菊醇	AMPK	抑制mTOR信号和CFTR通道	细胞+动物实验
二甲双胍	AMPK	激活AMPK通路	Ⅰ期临床试验
柴胡皂苷	CaMKKβ	激活AMPK抑制mTOR信号，促进自噬	细胞试验

（1）水化治疗：增加摄水量有利于延缓PKD进展，摄水量增加3.5倍可下调血管升压素2型受体表达，减少cAMP活化，抑制MAPK通路，抑制细胞增殖和凋亡。高质量桶装水可作为水化治疗首选。推荐液体摄入量>3 L/d，但水化治疗究竟要达到多大量才能达到延缓肾囊肿长大、保护肾功能的目标，目前仍缺乏足够的临床证据。关于水化治疗ADPKD的RCT研究正在进行中。

（2）雷公藤内酯（triptolide，TL）：可通过促进PC2介导的细胞内钙离子释放和促进p21表达，从而发挥抑制细胞增殖作用，此过程不依赖PC1的表达。在多囊肾小鼠和大鼠上进行了TL的药效学研究，发现TL可通过JAK2-STAT3通路抑制肾脏囊肿的形成和发展。我国一项单臂回顾性研究发现，TL能抑制ADPKD伴蛋白尿患者囊肿的发展和降低蛋白尿，但还需进一步研究加以证实。

（3）葡萄糖神经酰胺合成酶抑制剂：鞘糖脂（glycosphingolipid，GSL）在多种细胞过程及其失调会导致多种疾病，包括戈谢病、法布里病和肾脏疾病。研究发现GSL在ADPKD肾组织中显著上调，葡糖神经酰胺合酶（glucosylceramide synthase，GCS）抑制剂Genz-123346可抑制PKD小鼠肾脏体积增长，降低囊肿指数并改善肾功能。Genz-123346可抑制葡萄糖神经酰胺（glucosylceramide，GlcCer）、乳糖神经酰胺（lactosylceramide，LacCer）和神经节苷脂GM3的产生，并可抑制已知在PKD中激活的关键因子，包括Akt-mTOR和各种细胞周期蛋白。基因敲除小鼠实验表明，缺失GM3合酶或鞘氨醇激酶1分别改善或加剧了JCK小鼠的肾囊肿表型，表明特定的GSL或多种GSL的组合是肾囊肿生长的重要调节剂。关于GCS抑制剂venglustat的一项Ⅲ期临床试验（NCT03523728）正在开展中。

（4）组蛋白脱乙酰基酶6抑制剂：组蛋白脱乙酰基酶6（histone deacetylase 6，HDAC6）主要通过促进胞内cAMP水平升高促进囊肿发生和发展。已发现ADPKD患者囊肿衬里上皮细胞内HDAC6表达增加。Cebotaru等使用HDAC6抑制剂——tubacin来降低囊肿衬里上皮细胞内的cAMP水平，从而抑制细胞增殖。tubacin可下调ADPKD小鼠模型肾脏囊肿细胞内cAMP水平，延缓肾功能减退和囊肿增大。另一个HDAC6抑制剂ACY-1215同样可延缓ADPKD小鼠模型肾囊肿的生长。

（5）二甲双胍：一项16例ADPKD患者的单臂队列研究随访2年发现，二甲双胍耐受性良好，肾功能和BMI变化较基线无统计学差异。另一项关于二甲双胍治疗ADPKD的双盲随机对照研究正在进行中，期待未来给医师们带来有启示的结果。

（三）并发症的治疗

1. 肾脏并发症的治疗

（1）肉眼血尿和囊肿出血：肉眼血尿和囊肿出血是ADPKD患者的常见并发症。肉眼血尿常见病因包括囊肿出血、结石、感染，偶见于肾细胞癌和尿路上皮癌。急性出血时需暂时停用RAAS阻滞药和利尿药，以避免急性肾损伤。肉眼血尿和囊肿出血多为自限性，轻症患者绝对卧床休息，多饮水（2~3 L/d），大部分出血可在2~7天内自行停止。持续出血超过1周或50岁后出现血尿的患者应注意排除肿瘤。卧床休息不能止血时给予抗纤溶药物（如氨甲环酸等）治疗，不推荐预防性使用抗生素。我国研究表明在持续性肉眼血尿的ADPKD患者中使用氨甲环酸比酚磺乙胺止血更有效。eGFR<15 ml/（min·1.73 m^2）的患者止血可使用去氨升压素。持续或严重出血较为罕见，有时可合并包膜下或腹膜后出血，导致患者进行性贫血，甚至休克，可采用选择性血管栓塞或出血侧肾切除术。

（2）结石：ADPKD患者常合并结石和囊壁钙化，与患者尿流动力学改变和代谢因素（尿pH、铵盐分泌和尿枸橼酸盐浓度降低）有关。CT是诊断和评估肾结石的最佳影像学方法，双能量CT还可鉴别尿酸结石和含钙结石。ADPKD患者的3种结石：尿酸结石、低枸橼酸钙的草酸盐结石和远端肾小管酸化缺陷结石可选用枸橼酸钾治疗。鼓励患者多饮水，根据结石大小和部位可选用体外震波碎石或经皮肾镜取石，安全性与普通人群无异。输尿管软镜激光碎石也可安全有效地治疗肾结石，减少创伤导致的肾功能受损。

（3）泌尿系统感染：ADPKD患者如出现发热、腹痛、红细胞沉降率快、C反应蛋白及降钙素原升高，应首先考虑急性肾盂肾炎和（或）囊肿感染。尿检正常或血、尿培养结果阴性不能排除感染。^{18}F标记的荧光脱氧葡萄糖正电子发射体层摄影（positron emission tomography，PET）检查有助于囊肿感染的诊断。致病菌以大肠埃希菌最为常见（74.0%~82.4%）。囊肿感染的标准治疗是根据血、尿培养结果选用脂溶性抗生素（喹诺酮类、甲氧苄啶-磺胺甲噁唑及甲硝唑等）。治疗72 h症状未见好转者应联合使用水溶性抗生素（头孢菌素、碳青霉烯类等）。避免损害肾功能的药物。治疗至少持续10~14天，或至症状消失、体温正常，两次血、尿培养结果阴性后1周停药。如发热持续1~2周，应给予感染囊肿穿刺或手术引流，ESRD患者可行感染肾切除。尿路感染患者首选氟喹诺酮类，但近年来氟喹诺酮类抗生素敏感性下降，建议按照药敏试验结果选择合适抗生素。如病情反复应延长疗程，肾盂肾炎治疗时间至少2周，囊肿感染需要延长至4~6周，如果还没完全好，可以再延长，最长可达6~12个月。

（4）腰痛：腰痛评估应包括详细病史、心理评估和体检。急性疼痛常为囊肿出血、感染或结石所致，应针对病因进行治疗。突发的急性疼痛可因肾脏的感觉神经和自主神经活性异常持续存在发展为慢性疼痛。镇痛治疗包括非药物、药物及非侵入性治疗，可能需要多学科（影像、泌尿、理疗和慢性疼痛门诊）协作。推荐根据肾功能水平依照WHO镇痛阶梯进行序贯药物治疗。非阿片类镇痛药（如对乙酰氨基酚）可作为一线镇痛药，不建议长期使用非甾体抗炎药或环氧合酶（cyclooxygenase，COX）-2抑制剂。以上药物无效或耐药时可考虑阿片类镇痛药，加巴喷丁片、三环类抗抑郁药等镇痛佐剂可能有辅助作用。手术治疗包括囊肿穿刺硬化治疗、腹腔镜去顶减压术或肾切除术，需根据囊肿大小、数量、位置选用。对单个直径>5 cm的囊肿或3个以上直径>4 cm的囊肿诊断性穿刺减压后观察疼痛是否缓解，可判断是否需要采用进一步囊肿硬化治疗或腹腔镜囊肿去顶减压术，也可考虑腹腔神经丛阻滞、经皮肾动脉周围交感神经射频消融或脊髓阻滞治疗慢性腰痛。

（5）蛋白尿：经典RAAS阻滞剂的使用可降低ADPKD患者蛋白尿。此外，一项单臂回顾性研究发现，传统中药雷公藤提取物雷公藤多苷片可有效降低伴中重度蛋白尿（>1 g/L）ADPKD患者的蛋白尿水平，同时可抑制肾脏囊肿长大及保护肾功能。

（6）终末期肾病的治疗：ADPKD伴ESRD患者肾脏替代治疗方式主要包括血液透析、腹膜透析和肾移植，其中血液透析使用最为普及。腹膜透析虽腹腔空间有限、腹壁疝发生率有所升高，但ADPKD不是腹膜透析的禁忌证。我国研究数据表明，ADPKD患者血液透析与腹膜透析5年生存率无显著差异。肾移植是ADPKD伴ESRD患者的最佳肾脏替代治疗方式，术后人、肾存活率与非糖尿病肾病患者相比无显著差异。活体供肾预后最佳，应优先考虑。无法进行肾移植或等待移植的患者可考虑血液透析或腹膜透析。ADPKD患者的肾切除术具有较高的并发症及手术相关死亡发生率，无须常规切除，应在移植术前进行评估。ADPKD肾切除指征包括：①反复发作和（或）严重感染；②有症状的肾结石；③复发和（或）严重出血；④顽固性疼痛；⑤可疑肾癌；⑥移植肾植入空间不足。根据情况可在肾移植术前或移植手术同时行肾切除术。我国一项荟萃分析发现，与开放手术切除相比，腹腔镜肾切除术后ADPKD肾脏可以减少住院时间，降低输血风险，但2种手术方式并发症总体发生率相当。ADPKD家庭成员中潜在捐肾者有限。对可能捐献肾脏的患者亲属需要仔细筛查是否存在ADPKD。在受者充分知情同意下，脑死亡ADPKD患者的肾功能良好、肾体积合适时可作为移植肾。ADPKD患者肾移植后新发糖尿病、胃肠道并发症、红细胞增多症、泌尿系统感染、血栓栓塞并发症和出血性脑卒中发生率增高，但ADPKD患者总体肾移植后并发症与其他非糖尿病移植人群比较并无增多。ADPKD透析患者的血红蛋白、血压、血脂目标值与其他非ADPKD患者相同。因为囊肿衬里上皮细胞有分泌红细胞生成素的功能，ADPKD患者的贫血程度较其他CKD患者为轻，部分患者甚至无须用药即可维持较高的血红蛋白水平。目前尚无伴ESRD的ADPKD患者需采用特殊抗凝治疗的证据。囊肿出血和（或）肉眼血尿期间应避免使用肝素。

2. 肾外并发症的治疗

（1）颅内动脉瘤：不推荐对ADPKD患者进行常规颅内动脉瘤（intracranial aneurysm，ICA）预防性干预，因为筛查出的动脉瘤多数直径小且破裂风险低，治疗存在风险。未破裂的ICA的治疗需要肾脏科、神经外科、介入放射科等多学科医师讨论，并结合动脉瘤大小和部位、患者年龄和健康状况、破裂风险等因素制定治疗方案。ICA小且未破裂的患者初期每6个月复查1次，确定其稳定后每2年复查1次。合并动脉瘤患者应严格禁烟、控制心血管危险因素，如高脂血症等。

（2）多囊肝病：中重度多囊肝病（polycystic liver diseases，PLD）患者禁用雌激素。PLD症状严重影响患者生活质量时需要治疗，治疗方法包括外科手术和药物治疗。手术方法包括穿刺硬化治疗、去顶减压、部分或节段肝切除、介入治疗，以及肝移植等。具体术式应根据患者个人情况（肝脏解剖、病程、伴随肾脏疾病情况和医疗中心的经验等）选择。生长抑素类似物可缩小或稳定严重PLD患者囊肿体积，不良反应包括腹泻、恶心、高血糖和胆石病。肝囊肿感染是PLD较常见并发症，且易复发。其临床表现如局部疼痛、发热、实验室检查炎症指标升高，但无特异性。PET-CT是目前诊断感染囊肿最敏感的方法。治疗需应用氟喹诺酮类抗生素至少6周，如发热超过72 h可经验性加用第三代头孢菌素。症状持续3~5天的患者可行FDG-PET检查确定囊肿感染部位，行囊肿穿刺引流并做细菌培养和药物敏感试验。

五、阻断ADPKD遗传

胚胎植入前遗传学检测技术（preimplantation genetic testing，PGT）可阻断ADPKD致病基因遗传，降低患儿出生率，对优生优育、提高人口素质意义重大。近年来，上海长征医院利用PGT阻断ADPKD遗传，并开展了全国多中心临床研究。该技术首先在自体外受精胚胎中通过退火环状循环扩增技术（multiple annealing and looping-based amplification cycles，MALBAC）筛选出不携带致病突变、无染色体异常的胚胎，再将胚胎移植入母体子宫发育，在孕18周时羊水穿刺检测胎儿是否携带致病基因，如没有则继续妊娠，直至成功分娩。目前利用该技术已使50多个健康婴儿诞生，但该方法只能阻止家系中致病突变基因遗传，无法避免*PKD*基因自发突变致病；此外，尽管现有基因检测技术快速发展，但仍有约10%的ADPKD患者及家系无法检出明确致病基因突变，也不能实施PGT阻断疾病遗传。

（梅长林　薛　澄）

参 考 文 献

[1] Xue C, Zhou CC, Wu M, et al. The clinical manifestation and management of autosomal dominant polycystic kidney disease in China. Kidney Dis(Basel), 2016, 2(3): 111-119.

[2] Mei CL, Xue C, Yu SQ, et al. Executive summary: clinical practice guideline for autosomal dominant polycystic kidney disease in China. Kidney Dis(Basel), 2020, 6(3): 144-149.

[3] Cornec Le Gall E, Alam A, et al. Autosomal dominant polycystic kidney disease. Lancet, 2019, 393(10174): 919-935.

[4] Ong AC, Harris PC. Molecular pathogenesis of ADPKD: the polycystin complex gets complex. Kidney Int, 2005, 67(4): 1234-1247.

[5] Su Q, Hu F, Ge X, et al. Structure of the human PKD1-PKD2 complex. Science, 2018, 361(6406): 169-177.

[6] Xu D, Ma Y, Gu X, et al. Novel Mutations in the PKD1 and

[6] PKD2 genes of Chinese patients with autosomal dominant polycystic kidney disease. Kidney Blood Press Res, 2018, 43(2): 297-309.

[7] Ong AC, Harris PC. A polycystin-centric view of cyst formation and disease: the polycystins revisited. Kidney Int, 2015, 88(4): 699-710.

[8] Porath B, Gainullin VG, Cornec Le, et al. Mutations in GANAB, encoding the glucosidase iialpha subunit, cause autosomal-dominant polycystic kidney and liver disease. Am J Hum Genet, 2016, 98(6): 1193-1207.

[9] Cornec Le Gall E, Olson RJ, et al. Monoallelic mutations to DNAJB11 cause atypical autosomal-dominant polycystic kidney disease. Am J Hum Genet, 2018, 102(5): 832-844.

[10] Hofherr A, Kottgen M. Polycystic kidney disease: cilia and mechanosensation revisited. Nat Rev Nephrol, 2016, 12(6): 318-319.

[11] Harris PC, Torres VE. Genetic mechanisms and signaling pathways in autosomal dominant polycystic kidney disease. J Clin Invest, 2014, 124(6): 2315-2324.

[12] Cornec Le Gall E, Torres VE, Harris PC. Genetic complexity of autosomal dominant polycystic kidney and liver diseases. J Am Soc Nephrol, 2018, 29(1): 13-23.

[13] Xue C, Zhou C, Mei C. Total kidney volume: the most valuable predictor of autosomal dominant polycystic kidney disease progression. Kidney Int, 2018, 93(3): 540-542.

[14] Chen D, Ma Y, Wang X, et al. Clinical characteristics and disease predictors of a large Chinese cohort of patients with autosomal dominant polycystic kidney disease. PLoS One, 2014, 9(3): 92232-32239.

[15] Chapman AB, Bost JE, Torres VE, et al. Kidney volume and functional outcomes in autosomal dominant polycystic kidney disease. Clin J Am Soc Nephrol, 2012, 7(3): 479-486.

[16] Caroli A, Antiga L, Conti S, et al. Intermediate volume on computed tomography imaging defines a fibrotic compartment that predicts glomerular filtration rate decline in autosomal dominant polycystic kidney disease patients. Am J Pathol, 2011, 179(2): 619-627.

[17] Dambreville S, Chapman AB, Torres VE, et al. Renal arterial blood flow measurement by breath-held MRI: Accuracy in phantom scans and reproducibility in healthy subjects. Magn Reson Med, 2010, 63(4): 940-950.

[18] Chebib FT, Torres VE. Recent advances in the management of autosomal dominant polycystic kidney disease. Clin J Am Soc Nephrol, 2018, 13(11): 1765-1776.

[19] Irazabal MV, Rangel LJ, Bergstralh EJ, et al. Imaging classification of autosomal dominant polycystic kidney disease: a simple model for selecting patients for clinical trials. J Am Soc Nephrol, 2015, 26(1): 160-172.

[20] Spithoven EM, Meijer E, Boertien WE, et al. Tubular secretion of creatinine in autosomal dominant polycystic kidney disease: consequences for cross-sectional and longitudinal performance of kidney function estimating equations. Am J Kidney Dis, 2013, 62(3): 531-540.

[21] 薛澄，周晨辰，梅长林. 常染色体显性多囊肾病的预后评估及治疗. 协和医学杂志，2018，9（1）：75-80.

[22] Cornec Le Gall E, Audrezet MP, Rousseau A, et al. The PROPKD Score: a new algorithm to predict renal survival in autosomal dominant polycystic kidney disease. J Am Soc Nephrol, 2016, 27(3): 942-951.

[23] Chapman AB, Johnson AM, Gabow PA, et al. Overt proteinuria and microalbuminuria in autosomal dominant polycystic kidney disease. J Am Soc Nephrol, 1994, 5(6): 1349-1354.

[24] McKenzie KA, El Ters M, Torres VE, et al. Relationship between caffeine intake and autosomal dominant polycystic kidney disease progression: a retrospective analysis using the CRISP cohort. BMC Nephrol, 2018, 19(1): 378-381.

[25] Mao Z, Xie G, Ong AC. Metabolic abnormalities in autosomal dominant polycystic kidney disease. Nephrol Dial Transplant, 2015, 30(2): 197-203.

[26] Miskulin DC, Abebe KZ, Chapman AB, et al. Health-related quality of life in patients with autosomal dominant polycystic kidney disease and CKD stages 1-4: a cross-sectional study. Am J Kidney Dis, 2014, 63(2): 214-226.

[27] Chebib FT, Perrone RD, Chapman AB, et al. A practical guide for treatment of rapidly progressive ADPKD with tolvaptan. J Am Soc Nephrol, 2018, 29(10): 2458-2470.

[28] Caroli A, Perico N, Perna A, et al. Effect of longacting somatostatin analogue on kidney and cyst growth in autosomal dominant polycystic kidney disease(ALADIN): a randomised, placebo-controlled, multicentre trial. Lancet, 2013, 382(9903): 1485-1495.

[29] Torres VE, Abebe KZ, Chapman AB, et al. Angiotensin blockade in late autosomal dominant polycystic kidney disease. N Engl J Med, 2014, 371(24): 2267-2276.

[30] Xue C, Zhou C, Dai B, et al. Antihypertensive treatments in adult autosomal dominant polycystic kidney disease: network meta-analysis of the randomized controlled trials. Oncotarget,

[31] Wuthrich RP, Kistler AD, Rodriguez D, et al. Blood pressure control for polycystic kidney disease. Polycystic Kidney Disease, 2015, 12(2): 26-33.

[32] Cadnapaphornchai MA, George DM, McFann K, et al. Effect of pravastatin on total kidney volume, left ventricular mass index, and microalbuminuria in pediatric autosomal dominant polycystic kidney disease. Clin J Am Soc Nephrol, 2014, 9(5): 889-896.

[33] Wong ATY, Mannix C, Grantham JJ, et al. Randomised controlled trial to determine the efficacy and safety of prescribed water intake to prevent kidney failure due to autosomal dominant polycystic kidney disease(PREVENT-ADPKD). BMJ Open, 2018, 8(1): 18794-18750.

[34] Jing Y, Wu M, Zhang D, et al. Triptolide delays disease progression in an adult rat model of polycystic kidney disease through the JAK2-STAT3 pathway. Am J Physiol Renal Physiol, 2018, 315(3): 479-486.

[35] Chen D, Ma Y, Wang X, et al. Triptolide-containing formulation in patients with autosomal dominant polycystic kidney disease and proteinuria: an uncontrolled trial. Am J Kidney Dis, 2014, 63(6): 1070-1072.

[36] Natoli TA, Smith LA, Rogers KA, et al. Inhibition of glucosylceramide accumulation results in effective blockade of polycystic kidney disease in mouse models. Nat Med, 2010, 16(7): 788-792.

[37] Yanda MK, Liu Q, Cebotaru V, et al. Histone deacetylase 6 inhibition reduces cysts by decreasing cAMP and Ca(2+)in knock-out mouse models of polycystic kidney disease. J Biol Chem, 2017, 292(43): 17897-17908.

[38] Cebotaru L, Liu Q, Yanda MK, et al. Inhibition of histone deacetylase 6 activity reduces cyst growth in polycystic kidney disease. Kidney Int, 2016, 90(1): 90-99.

[39] Yanda MK, Liu Q, Cebotaru L. An inhibitor of histone deacetylase 6 activity, ACY-1215, reduces cAMP and cyst growth in polycystic kidney disease. Am J Physiol Renal Physiol, 2017, 313(4): 997-1004.

[40] Sorohan BM, Ismail G, Andronesi A, et al. A single-arm pilot study of metformin in patients with autosomal dominant polycystic kidney disease. BMC Nephrol, 2019, 20(1): 276-280.

[41] Seliger SL, Abebe KZ, Hallows KR, et al. A randomized clinical trial of metformin to treat autosomal dominant polycystic kidney disease. Am J Nephrol, 2018, 47(5): 352-360.

[42] Yao Q, Wu M, Zhou J, et al. Treatment of persistent gross hematuria with tranexamic acid in autosomal dominant polycystic kidney disease. Kidney Blood Press Res, 2017, 42(1): 156-164.

[43] 马熠熠，陈冬平，梅长林. 常染色体显性多囊肾病患者并发肉眼血尿治疗方法的回顾研究. 中华肾脏病杂志，2012，28（6）：439-443.

[44] Zhang J, Zhang J, Xing N. Polycystic kidney disease with renal calculi treated by percutaneous nephrolithotomy: a report of 11 cases. Urol Int, 2014, 92(4): 427-432.

[45] Suwabe T, Ubara Y, Sumida K, et al. Clinical features of cyst infection and hemorrhage in ADPKD: new diagnostic criteria. Clin Exp Nephrol, 2012, 16(6): 892-902.

[46] 张彤，戎殳，马熠熠. 常染色体显性遗传多囊肾病肾囊肿感染43例次临床分析. 中华肾脏病杂志，2012，28（3）：174-178.

[47] 戎殳，梅长林，李青. 271例常染色体显性遗传性多囊肾病患者临床分析. 中华肾脏病杂志，2005，21（3）：133-138.

[48] Bolignano D, Palmer SC, Ruospo M, et al. Interventions for preventing the progression of autosomal dominant polycystic kidney disease. Cochrane Database Syst Rev, 2015(7): 10294-10299.

[49] Li L, Szeto CC, Kwan BC, et al. Peritoneal dialysis as the first-line renal replacement therapy in patients with autosomal dominant polycystic kidney disease. Am J Kidney Dis, 2011, 57(6): 903-907.

[50] Zhou C, Gu Y, Mei C, et al. Dialysis modality and mortality in polycystic kidney disease. Hemodial Int, 2018, 22(4): 515-523.

[51] Song WL, Zheng JM, Mo CB, et al. Kidney transplant for autosomal dominant polycystic kidney disease: the superiority of concurrent bilateral nephrectomy. Urol Int, 2011, 87(1): 54-58.

[52] 朱有华，崔心刚，梅长林. 多囊肾患者肾移植的临床研究. 中华器官移植杂志，2004，25（2）：114-116.

[53] Jacquet A, Pallet N, Kessler M, et al. Outcomes of renal transplantation in patients with autosomal dominant polycystic kidney disease: a nationwide longitudinal study. Transpl Int, 2011, 24(6): 582-587.

[54] 周晨辰，杨明，王武涛. 腹腔镜与开放性肾切除术比较治疗多囊肾病有效性和安全性的Meta分析. 中国循证医学杂志，2015，8（1）：930-937.

[55] Jiang T, Wang P, Qian Y, et al. A follow-up study of autosomal

dominant polycystic kidney disease with intracranial aneurysms using 3.0 T three-dimensional time-of-flight magnetic resonance angiography. Eur J Radiol, 2013, 82(11): 1840-1845.

[56] Chapman AB, Devuyst O, Eckardt KU, et al. Autosomal-dominant polycystic kidney disease(ADPKD): executive summary from a kidney disease: improving global outcomes(KDIGO)controversies conference. Kidney Int, 2015, 88(1): 17-27.

[57] Zhou C, Mei C, Xue C. Preimplantation genetic diagnosis of autosomal dominant polycystic kidney disease applied in China. Am J Kidney Dis, 2018, 72(5): 767-772.

第四节 遗传性肾炎诊治新进展

遗传性肾炎是一组具有基因突变背景，累及肾脏的疾病，但其除累及肾脏外，常伴身体其他器官受累。狭义的遗传性肾炎指阿波特综合征（Alport syndrome，Alport 综合征），广义的还包括法布里病、薄基底膜肾病等。本节重点介绍 Alport 综合征合和薄基底膜肾病，法布里病已在其他章节介绍。

一、Alport 综合征

Alport 综合征自 1927 年首次报道命名以来，人类对其进行了不断的研究和认识。Alport 综合征以血尿、蛋白尿及进行性肾衰竭为临床特点，部分患者可合并感觉神经性耳聋及眼部异常等肾外症状。

约 85% 的 Alport 综合征是 *COL4A5* 基因突变导致的 X 连锁显性遗传型 Alport 综合征，其中男性患者病情较重，40 岁肾衰竭的比例高达 90%，女性患者病情相对较轻。约 15% 的 Alport 综合征患者是 *COL4A3* 或 *COL4A4* 基因突变导致的常染色体遗传性 Alport 综合征，其中以常染色体隐性遗传型 Alport 综合征为主，几乎均在 30 岁前出现肾衰竭。

（一）Alport 综合征的诊断进展

1. 诊断方法

（1）临床综合征表现和家族史：典型的 Alport 综合征临床表现为血尿、耳聋、眼疾及肾衰竭家族史，是临床初步诊断 Alport 综合征最重要的线索，但是仅依据临床综合征表现对 Alport 综合征进行诊断并不能区分是哪一种遗传型，而且对临床上无耳聋或者眼部症状的 Alport 综合征患者容易漏诊。

家族史对于 Alport 综合征的确诊、患者预后评估及病患家庭遗传咨询十分重要。判断家族史除了详尽询问并绘制系谱图外，要尽量对先证者父母乃至全家系成员留取晨尿进行尿沉渣检查。需注意 Alport 综合征可能存在新发突变（de novo），即这部分患者没有血尿、肾衰竭等肾脏疾病家族史。有研究表明，Alport 综合征中新发突变的比例在 10% 以上，因此，即便没有明显的肾脏疾病家族史也不要仅依据这一点除外 Alport 综合征的诊断。

（2）肾组织电子显微镜：Alport 综合征患者肾组织电子显微镜下典型的病理改变是肾小球基底膜（glomerular basement membrane，GBM）厚薄不均，致密层撕裂、分层、篮网状、虫蚀状改变。肾脏病理的改变是诊断 Alport 综合征的"金标准"。然而，依据电子显微镜诊断 Alport 综合征也存在局限性。首先，研究发现，年龄小的 Alport 综合征患者肾组织电子显微镜下改变不典型，常表现为 GBM 弥漫变薄，容易误诊为薄基底膜肾病；其次，即使患者肾组织电子显微镜下呈 Alport 综合征典型改变，也不能区分是哪一种遗传型。

（3）肾组织或皮肤组织Ⅳ型胶原α链染色：肾组织或皮肤组织Ⅳ型胶原α5链染色方法不仅可以确诊Alport综合征，而且可以区分不同遗传型。X连锁显性遗传型Alport综合征男性患者肾组织Ⅳ型胶原α5链染色在肾小球和肾小囊均呈阴性，皮肤基底膜Ⅳ型胶原α5链呈阴性。女性患者肾组织Ⅳ型胶原α5链在肾小球和肾小囊均呈间断阳性，皮肤基底膜Ⅳ型胶原α5链呈间断阳性。常染色体遗传型Alport综合征患者肾组织Ⅳ型胶原α5链染色在肾小球呈阴性，肾小囊呈阳性，皮肤基底膜Ⅳ型胶原α5链染色阳性。研究发现，约10%的Alport综合征患者因肾组织或皮肤组织Ⅳ型胶原α5链染色正常，却被漏诊。

（4）基因突变检测：在20世纪90年代，Alport综合征的致病基因逐渐被认识和克隆，其中X连锁显性遗传型Alport综合征致病基因是*COL4A5*基因或*COL4A5*基因和*COL4A6*基因共同突变；常染色体隐性遗传型Alport综合征是由*COL4A3*基因或*COL4A4*基因的纯合突变或复合杂合突变导致。常染色体显性遗传型Alport综合征是由*COL4A3*基因或*COL4A4*基因的杂合突变导致。基因突变检测方法不断更新，从基因组DNA单个基因扩增测序到目前应用的二代测序（多个基因同时扩增测序），极大地提高了Alport综合征确诊的能力。其中，丁洁课题组创建的从皮肤成纤维细胞cDNA检测*COL4A5*基因，突变检出率高达90%。基因突变检测不仅是确诊Alport综合征的有效方法，而且在预测疾病进展的风险、产前基因诊断和再生育的遗传咨询，以及指导治疗方面有重要作用。

2. 诊断标准　参考国际公认的Alport综合征诊断标准，2018年，我国Alport综合征诊疗共识专家组发表的《Alport综合征诊断和治疗专家推荐意见》，修定了Alport综合征诊断标准。

（1）主要表现为持续性肾小球性血尿或血尿伴蛋白尿的患者具有以下任1条即可疑诊Alport综合征：①Alport综合征家族史；②无明显其他原因的血尿、肾衰竭家族史；③耳聋、圆锥形晶状体或黄斑周围斑点状视网膜病变。

（2）主要表现为持续性肾小球性血尿或血尿伴蛋白尿的患者符合以下标准任1条即可确诊Alport综合征：①GBM Ⅳ型胶原α3、α4、α5链免疫荧光染色异常或皮肤基底膜Ⅳ型胶原α5链免疫荧光染色异常；②肾组织电子显微镜显示GBM致密层撕裂分层；③*COL4A5*基因具有1个致病性突变或*COL4A3*或者*COL4A4*基因具有2个致病性突变。

建议对每个Alport综合征家系均进行遗传型诊断，以利于对先证者进行预后评估和先证者及其家系进行遗传咨询。进行遗传型诊断可借助系谱图分析、组织[肾组织和（或）皮肤组织]基底膜α（Ⅳ）链免疫荧光染色，以及*COL4An*基因分析。

（二）Alport综合征的治疗进展

Alport综合征的治疗目的是控制尿蛋白，预防肾小管上皮细胞损伤，抑制肾间质纤维化，减慢进展至肾衰竭的速度，维持肾脏功能。

1. 肾素-血管紧张素系统（renin-angiotensin system，RAS）抑制药和醛固酮受体拮抗药　2013年国际Alport综合征专家组发表的诊治建议将治疗药物分为一线和二线用药，其中一线治疗应用血管紧张素转化酶抑制剂（angiotensin converting enzyme inhibitor，ACEI），常用的ACEI药物包括雷米普利、依那普利等；二线治疗应用血管紧张素Ⅱ受体阻滞剂（angiotensin Ⅱ receptor blockers，ARB）和醛固酮受体拮抗药，常用的ARB类药物包括氯沙坦、厄贝沙坦、缬沙坦等。

与ARB相比，ACEI有更强的抗肾小球和肾小管间质纤维化的作用。回顾性研究发现，ACEI和

ARB可以降低尿蛋白，推迟Alport综合征肾衰竭发生约13年，且越早应用ACEI治疗效果越显著。此外，有研究报道，在长期应用ACEI或ACEI联合ARB治疗的基础上，增加醛固酮受体拮抗药（螺内酯）治疗，蛋白尿可以进一步下降，提示醛固酮受体拮抗药可用于Alport综合征的辅助治疗。

临床应用肾素-血管紧张素-醛固酮系统抑制药治疗Alport综合征需要注意其潜在的不良反应。ACEI或ARB治疗需注意低血压、干咳、高血钾、可逆性肾小球滤过率降低、育龄期女性胎儿畸形等不良反应，螺内酯治疗需要注意男性乳腺发育等不良反应。此外，还需要提示的是，目前还没有随机对照临床试验评估RAS系统抑制药在治疗儿童Alport综合征中的安全性和有效性，而当前仅批准RAS系统抑制药用于8岁及以上高血压儿童的治疗，并未正式批准用于儿童蛋白尿或任何类型的肾脏疾病的治疗。

2. 环孢素（cyclosporin） 是一种免疫抑制剂，能够用于治疗和控制肾病患者的蛋白尿。近年来基础研究发现，环孢素具有非免疫作用机制，通过稳定足细胞骨架，减少蛋白尿。环孢素能够有效降低Alport综合征蛋白尿，但环孢素的肾毒性作用研究报道并不一致，因此，Alport综合征患者应用环孢素仍然需要谨慎其肾脏毒性。

3. 巴多索龙（bardoxolone） 是一种抗氧化基因转录因子活化剂，通过激活转录因子NF-E2相关因子（Nrf-2），发挥抗炎抗氧化作用。最重要的是，已有研究证明巴多索龙能够提高肾小球滤过率（glomerular filtration rate，GFR）。2011年，巴多索龙被证明在52周内增加了2型糖尿病和3期慢性肾脏病患者的估算肾小球滤过率（estimated glomerular filtration rate，eGFR），但在随后用于治疗糖尿病肾病随机临床试验——BEACON试验中，由于巴多索龙组心血管事件增加，研究被提前终止。CARDINAL是一个国际多中心Ⅱ/Ⅲ期临床试验，旨在评估甲基巴多索龙治疗Alport综合征的安全性、耐受性和疗效。试验的第3阶段为随机、双盲和安慰剂对照，持续时间为2年，共有157例患者入选；主要终点是48周时eGFR的变化，次要终点是停药后4周及52周eGFR的变化，但目前试验数据尚未公布。

4. 抗miRNA-21 微RNA（microRNAs，miRNAs）是一种小的非编码RNA，它调节转录后基因的表达，调节包括分化、增殖和凋亡在内的重要生物学过程。它们通过多种机制发挥作用，包括靶向miRNA降解和抑制翻译。临床和动物研究证明，miRNAs在肾脏病理生理学中起着关键作用，特别是已有研究证实，在Alport综合征患者有某些miRNA上调。miRNA-21似乎与Alport综合征有密切关系，它参与了包括肾脏在内的多个器官纤维化的发病机制，并被认为参与了损伤后组织修复的调节。在Alport综合征小鼠模型中，发现这种抗miRNA-21分子通过刺激代谢途径阻止Alport肾病的进展。皮下注射的药物广泛集中在近曲小管上皮内，肾功能生物标志物，包括微量白蛋白尿，以及肾小球和肾间质的组织病理都有所改善。此外，小鼠的中位寿命增加了40%以上。一项称为HERA（nct0285268）的研究，是将抗miRNA-21（RG-012）用于Alport综合征患者的Ⅱ期临床试验，目前已因故终止。有消息称，该研究可能会重新启动，但目前尚未公布试验名称和方案设计。

5. 基因治疗和干细胞治疗 Alport综合征是由*COL4A3/COL4A4/COL4A5*基因突变导致，理论上通过将突变基因纠正或注入无突变的足细胞产生正常的Ⅳ型胶原α3/α4/α5链即可治愈。Alport综合征干细胞治疗的基本原理是从健康供体分离的干细胞将迁移并植入肾小球，在肾小球中分化为功能性足细胞，产生新的功能性GBM以延长肾功能。已有研究者证实，将足细胞分泌α3-α4-α5（Ⅳ）异三聚体植入异常的 GBM，可以修复缺失的Ⅳ型胶原网络，减缓肾脏疾病进展并延长寿命。也有研究者用多能间充质基质细胞治疗 COL4A3 缺陷小鼠，但未能证明其能延缓肾衰竭和生存期。另外，骨髓源性干细胞已被证明对受照射的 COL4A3 小鼠有效，但这项研究和同一小鼠模型中的其他研究均未证明该方法能延缓肾衰竭导致的死亡。

目前，基因治疗和干细胞治疗仍然面临严峻挑战，主要包括缺乏安全有效的目的基因载体、转染效率低等问题，因此，仅在细胞实验和小鼠模型水平进行，尚未应用到 Alport 综合征患者。

6. 未来治疗新靶点 近年来基础研究提示胶原受体——盘状结构域受体（discoidin domain receptor，DDR）1/2、基质金属蛋白酶（matrix metalloproteinases，MMP）、转化生长因子-β1、结缔组织生长因子等是治疗 Alport 综合征的新靶点，有望开发新的药物以达到进一步延缓肾衰竭发生的目的。

7. 肾移植 对于进展至终末期肾病的 Alport 综合征患者，肾移植是有效的治疗措施之一。最近的研究表明，Alport 综合征患者肾移植后 20 年的存活率为 70.2%，移植肾的存活率为 46.8%。然而，其他肾脏疾病患者肾移植后 20 年的存活率仅为 44.8%，移植肾的存活率为 30.2%，因此，有学者建议，与其他原因导致的终末期肾病相比，Alport 综合征应该优先行肾移植治疗。

二、薄基底膜肾病

薄基底膜肾病（thin basement membrane nephropathy，TBMN）于 1966 年首先被报道，其可发生于任何年龄，是小儿及成人常见的血尿原因之一，发病率为 1%～10%。TBMN 为常染色体显性或隐性遗传性疾病，临床上超过 40% 的患者有阳性家族史，主要表现为持续或反复发作性血尿，光学显微镜下常无明显病变，免疫荧光检查也常为阴性，电子显微镜下 GBM 呈弥漫性变薄而无电子致密物质沉积是该病唯一的病理特征。TBMN 患者多数无须特殊治疗，预后良好，但也有少部分患者会进展到终末期肾病。

（一）薄基底膜肾病的诊断进展

1. 诊断方法

（1）临床表现和家族史：据报道，2/3 的 TBMN 患者有家族性血尿病史，但光凭临床表现和家族史并不能确诊 TBMN。临床上，TBMN 主要需与 Alport 综合征及 IgA 肾病进行鉴别诊断。

（2）组织病理：TBMN 的诊断通常依赖肾活检，而电子显微镜检查是确诊所必需的。光学显微镜下 TBMN 组织形态接近正常，仅系膜细胞和基质轻微增加。免疫荧光多为阴性，偶尔在系膜区有微量免疫球蛋白和补体 C_3 的沉积，薄基底膜肾病典型的诊断特征为电子显微镜下表现为弥漫变薄的 GBM（成人 GBM 厚度＜250 nm，儿童＜180 nm）。

（3）胶原链检查：如果电子显微镜下仍不能区别 TBMN 和 X 染色体连锁的 Alport 综合征，就需要进行Ⅳ胶原链检查。TBMN 患者的基底膜Ⅳ胶原包括 α3（Ⅳ）、α4（Ⅳ）及 α5（Ⅳ）链，然而，80% 的男性 X 染色体连锁 Alport 综合征患者出现胶原链缺失，女性携带者不规律缺失。Alport 综合征患者皮肤标本活检显示表皮基底膜免疫组织化学染色显示相似的病变。

实际临床上行免疫组织化学检查结果并不完全可靠，有时会出现假阴性的结果。据报道，约 20% 的 Alport 综合征患者和 30% 的 X 染色体连锁 Alport 综合征携带者会出现正常水平或低水平的表达，此时仍难以早期鉴别。

（4）基因诊断：研究证实，TBMN 的病因是 *COL4A3/COL4A4* 基因突变。大约 40% 的 TBMN 家系存在 *COL4A3/COL4A4* 基因突变。由于这些基因同样也影响常染色体隐性遗传，因此，有学者认为部分 TBMN 患者是 Alport 综合征的携带者，无 *COL4A3/COL4A4* 基因突变的 TBMN 家系则可用自发突变解释。因此，若能进行 *COL4A3*、*COL4A4* 和 *COL4A5* 基因测序，可有助于 TBMN 和早期、不典型 Alport 综合征的鉴别诊断。

2. 诊断标准　当患者无明显诱因出现持续性镜下血尿、无/有微量蛋白尿（<500 mg/d）、肾功能正常、电子显微镜下 GBM 均一变薄（≤250 nm）时临床诊断成立。WHO 制定的 TBMN 诊断标准为：成人 GBM 厚度<250 nm，2～11 岁儿童 GBM 厚度<180 nm。此外，新的专家共识倾向于将所有 *COL4A3/COL4A4* 基因突变的疾病，包括 TBMN 都归类诊断为 AS，但也有专家持反对意见，认为这种归类诊断并不全面。不管怎样，从精准诊断及治疗的发展趋势考虑，基因诊断也趋向被纳入诊断标准。

（二）薄基底膜肾病的治疗进展

目前，TBMN 没有根治方法。本病单纯以血尿为表现者，肾功能和血压均正常，其临床过程呈现良性经过或者自限性，所以，许多学者主张不需要特殊治疗，平素需注意避免感冒、剧烈运动或过度劳累，定期体检，监测肾功能和血压情况，避免使用肾毒性药物或进行不必要的治疗。

对少数出现高血压或蛋白尿的患者，需要使用 RAS 系统抑制剂治疗。应积极进行控制血压的治疗，将血压控制在正常范围。对出现大量蛋白尿或合并肾病综合征的患者可给予激素治疗，对出现慢性肾衰竭的患者予以对症治疗。

（卓　莉）

参 考 文 献

[1] Bekheirnia MR, Reed B, Gregory MC, et al. Genotype-phenotype correlation in X-linked Alport syndrome. J Am Soc Nephrol, 2010, 21(5): 876-83.

[2] 张琰琴，丁洁，王芳，等. Alport 综合征治疗进展. 中华儿科杂志，2015，53（1）：76-77.

[3] 张琰琴，王芳，丁洁. Alport 综合征诊断和治疗专家推荐意见. 中华肾脏病杂志，2018，34（03）：227-231.

[4] Heidet L, Gubler MC. The renal lesions of Alport syndrome. J Am Soc Nephrol, 2009, 20(6): 1210-1215.

[5] 丁洁，张琰琴. Alport 综合征精准诊治进展. 中华肾病研究电子杂志，2016，5（02）：53-55.

[6] Allred SC, Weck KE, Gasim A, et al. Phenotypic heterogeneity in females with X-linked Alport syndrome. Clin Nephrol, 2015, 84(5): 296-300.

[7] Miner JH. Pathology vs. molecular genetics:(re)defining the spectrum of Alport syndrome. Kidney Int, 2014, 86(6): 1081-1083.

[8] Hashimura Y, Nozu K, Kaito H, et al. Milder clinical aspects of X-linked alport syndrome in men positive for the collagen IV α5 chain. Kidney Int, 2014, 85(5): 1208-1213.

[9] Zhang Y, Wang F, Ding J, et al. Genotype-phenotype correlations in 17 Chinese patients with autosomal recessive Alport syndrome. Am J Med Genet A, 2012, 158(9): 2188-2193.

[10] Wang F, Wang Y, Ding J, et al. Detection of mutations in the COL4A5 gene by analyzing cDNA of skin fibroblasts. Kidney Int, 2005, 67(4): 1268-1274.

[11] Savige J, Gregory M, Gross O, et al. Expert guidelines for the management of Alport syndrome and thin basement

[12] Kashtan CE, Ding J, Gregory M, et al. Clinical practice recommendations for the treatment of Alport syndrome: a statement of the Alport Syndrome Research Collaborative. Pediatr Nephrol, 2013, 28(1): 5-11.

[13] Gross O, Licht C, Anders HJ, et al. Early angiotensin-converting enzyme inhibition in Alport syndrome delays renal failure and improves life expectancy. Kidney Int, 2012, 81(5): 494-501.

[14] Kaito H, Nozu K, Iijima K, et al. The effect of aldosterone blockade in patients with alport syndrome. Pediatr Nephrol, 2006, 21(12): 1824-1829.

[15] Torra R, Furlano M. New therapeutic options for alport syndrome. Nephrol Dial Transplant, 2019, 34(8): 1272-1279.

[16] Pergola PE, Raskin P, Toto RD, et al. Bardoxolone methyl and kidney function in CKD with type 2 diabetes. N Engl J Med, 2011, 365(4): 327-336.

[17] de Zeeuw D, Akizawa T, Audhya P, et al. Bardoxolone methyl in type 2 diabetes and stage 4 chronic kidney disease. N Engl J Med, 2013, 369(26): 2492-2503.

[18] Chen W, Tang D, Dai Y, et al. Establishment of microRNA, transcript and protein regulatory networks in alport syndrome induced pluripotent stem cells. Mol Med Rep, 2019, 19(1): 238-250.

[19] Gomez IG, MacKenna DA, Johnson BG, et al. Anti-microRNA-21 oligonucleotides prevent alport nephropathy progression by stimulating metabolic pathways. J Clin Invest, 2015, 125(1): 141-156.

[20] Lin X, Suh JH, Go G, et al. Feasibility of repairing glomerular basement membrane defects in Alport syndrome. J Am Soc Nephrol, 2014, 25(4): 687-692.

[11] membrane nephropathy. J Am Soc Nephrol, 2013, 24(3): 364-375.

[21] Ninichuk V, Gross O, Segerer S, et al. Multipotent mesenchymal stem cells reduce interstitial fibrosis but do not delay progression of chronic kidney disease in collagen4A3-deficient mice. Kidney Int, 2006, 70(1): 121-129.

[22] Sugimoto H, Mundel TM, Sund M, et al. Bone-marrow-derived stem cells repair basement membrane collagen defects and reverse genetic kidney disease. Proc Natl Acad Sci USA, 2006, 103(19): 7321-7326.

[23] Kashtan CE. Alport syndrome and thin basement membrane nephropathy: diseases arising from mutations in type IV collagen. Saudi J Kidney Dis Transpl, 200314(3): 276-289.

[24] Plevová P, Gut J, Janda J. Familial hematuria: a review. Medicina(Kaunas), 2017, 53(1): 1-10.

[25] Kashtan CE. The nongenetic diagnosis of thin basement membrane nephropathy. Semin Nephrol, 2005, 25(3): 159-162.

[26] Kajimoto Y, Endo Y, Terasaki M, et al. Pathologic glomerular characteristics and glomerular basement membrane alterations in biopsy-proven thin basement membrane nephropathy. Clin Exp Nephrol, 2019, 23(5): 638-649.

[27] 龚伟，曾彩虹. 遗传性肾小球疾病. 肾脏病与透析肾移植杂志，2005, 16（04）: 373-376.

[28] Savige J, Rana K, Tonna S, et al. Thin basement membrane nephropathy. Kidney Int, 2003, 64(4): 1169-1178.

[29] Kashtan CE, Ding J, Garosi G, et al. Alport syndrome: a unified classification of genetic disorders of collagen IV α345: a position paper of the Alport Syndrome Classification Working Group. Kidney Int, 2018, 93(5): 1045-1051.

[30] Savige J. Should we diagnose autosomal dominant alport syndrome when there is a pathogenic heterozygous COL4A3 or COL4A4 variant? . Kidney Int Rep, 2018, 3(6): 1239-1241.

第五节　巴特综合征诊治新进展

1962年，Bartter等首先报道2例低钾性代谢性碱中毒、高醛固酮血症，不伴血压高的患者。进一步肾活组织病理检查显示肾小球旁器增生，而将其命名巴特综合征（Bartter syndrome，BS）。巴特综合征为常染色体遗传性肾小管疾病，特点为低钾血症，代谢性碱中毒和继发性醛固酮过多症，血压正常或偏低。临床表现为羊水过多、早产、威胁新生儿生命的盐与水的流失，高钙尿和早发性肾钙化。临床罕见，多见于儿童，50%在5岁前发病，女性多于男性。

一、发病原理

巴特综合征病理生理学基础为肾小管中电解质转运蛋白出现缺陷，引起机体水、钠、钾、氯等电解质丢失，并激活了肾素－血管紧张素－醛固酮系统（renin-angiotensin-aldosterone system，RAAS）从而导致醛固酮产生过多，最终引起并加重钾、氢离子的丢失（临床表现为低钾血症、代谢性碱中毒）。有学者认为低钾血症、低血容量可刺激前列腺素 E2（prostaglandin E2，PGE2）、激肽等的生成，而这些物质可降低血管对血管紧张素的敏感性，从而稳定了血压。目前研究表明，致巴特综合征的蛋白缺陷是由多个不同基因位点突变引起，根据这些基因突变的点不同可对巴特综合征进行分类（表 1-4-7）。

表 1-4-7 巴特综合征基因分型和临床表现

分型	基因	编码蛋白	临床表现
Ⅰ	SLC12A1	NKCC2	早产、羊水过多、低钾性碱中毒、肾脏钙化、等渗或低渗尿
Ⅱ	KCNJ1	ROMK1	早产、羊水过多、一过性高钾血症然后低钾血症、碱中毒、肾脏钙化、等渗或低渗尿
Ⅲ	CLCNKB	CLC-kb	严重低钾低氯性碱中毒
Ⅳ	BSND 或 CLCNKB 和 CLCNKA	barttin CLC-ka CLC-kb	早产、羊水过多、神经性耳聋、严重低钾低氯性碱中毒、等渗或低渗尿
Ⅴ	CASR	CaSR	低血钙、高尿钙、低甲状旁腺激素
新发现	MAGED2	MAGED2	严重羊水过多、短暂性巴特综合征

二、基因及临床分型

（一）基因分型

1. Ⅰ型 常染色体隐性遗传，由染色体 15q15-21 的 SLC12A1（OMIM # 601678）突变所致，该基因编码 $Na^+-K^+-2Cl^-$ 共转运蛋白（NKCC2），表达于肾小管髓袢升支粗段（thick ascending limb，TAL）的腔膜上，并间接影响 Ca^{2+} 及水的重吸收。多数病例在妊娠中期至末期时即可因胎儿多尿引起羊水过多甚至早产，这可能是因为 NKCC2 的功能障碍使各种电解质（Na^+、Cl^-、K^+ 和 Ca^{2+}）的重吸收减少并丢失大量水分所致。小管液中 Na^+ 增多刺激肾小球旁器增多，引起 RASS 活性增高，同时，醛固酮能促进远端肾小管 Na^+-K^+ 及 Na^+-H^+ 交换，而血管紧张素可间接抑制水在集合管的重吸收，从而形成恶性循环，使得患儿不断丢失盐、水和 H^+，致使胃肠道功能紊乱，严重影响机体的代谢和生长。

2. Ⅱ型 常染色体隐性遗传，由染色体 11q24 上的 KCNJ1（OMIM # 241200）突变所致，其编码电压依赖的肾外髓质 K^+ 通道（renal outer medullary potassium channel，ROMK）蛋白。ROMK 表达于 TAL，可将重吸收的 K^+ 转运回肾小管液中，维持肾小管液中的 K^+ 浓度，以保证 NKCC2 功能的正常发挥。其临床表现与Ⅰ型巴特综合征相似，难以区分。由于 ROMK 缺陷影响 NKCC2 功能正常发挥，但 NKCC2 功能仍有保留，因此Ⅱ型临床症状较Ⅰ型轻。

3. Ⅲ型 常染色体隐性遗传，致病原因为 1p36 的 CLCNKB（OMIM # 607364）突变，其编码 Cl^- 通道蛋白。该蛋白分布于 TAL 基底侧、远端肾小管和皮质集合管上皮细胞，主要介导 Cl^- 在基底膜侧的转运（可将上皮细胞重吸收的 Cl^- 转运回血管内）。因为该蛋白并非远端肾小管上唯一的 Cl^- 通道，并且其本身在哺乳类动物中有较低表达，所以，Ⅲ型巴特综合征症状轻于Ⅰ型和Ⅱ型，且发病年龄较晚，多于学龄期甚至成年后，但也有 2 岁前发病的报道。一般无羊水过多或早产，症状表现以多尿、烦渴、嗜盐、手足搐搦等为主，生长迟缓多见，临床检验以低钾血症及代谢性碱中毒常见。

4. Ⅳ型 常染色体隐性遗传，Ⅳa 型由位于 1p31 染色体上的 *BSND*（OMIM # 602522）突变所致，该基因编码 barttin 蛋白，CLC-K 离子通道需要 barttin 协助方可表现出正常功能。该类型的巴特综合征表现为感音神经性聋，这可能是因为 barttin 蛋白同时影响到 2 个 CLC-K 亚型（CLC-Ka 和 CLC-Kb），CLC-Ka 在内耳中高度表达，并与 Na^+-K^+-$2Cl^-$（与 TAL 中表达的亚型不同）一起在所需的内淋巴中维持较高的 K^+ 浓度，表现为肾脏钙化；Ⅳb 型为双基因疾病，由 *CLCNKA* 和 *CLCNKB* 突变导致编码的 CLC-Ka 和 CLC-Kb 功能紊乱所致。

5. Ⅴ型 常染色体显性遗传，目前认为是由 3q13 染色体上细胞外 Ca^{2+} 敏感受体基因（OMIM # 601199）激活突变导致。因为该基因编码的钙敏感受体（calcium-sensing receptor，CaSR）蛋白，该蛋白为一种 G 蛋白偶联受体，主要表达于甲状旁腺与肾脏。于髓袢升支粗段中过度激活可抑制 ROMK，故而该类型患者的症状与Ⅱ型巴特综合征较为类似。甲状旁腺分泌甲状旁腺激素（PTH），后者可促进肾脏重吸收 Ca^{2+} 来升高血钙，但 *CASR* 激活突变后引起 CaSR 蛋白表达增加，表达于甲状旁腺抑制 PTH 分泌，减少 Ca^{2+} 重吸收，引起该型特征性低血钙、高尿钙、低 PTH 等症状。

目前关于Ⅴ型巴特综合征尚有争议，部分专家认为其与 *CASR* 突变有关，其他则认为是 *CLCNKA* 和 *CLCNKB* 的组合突变，最近将其归类为与 *MAGED2* 突变相关的短暂性新生儿巴特综合征。

6. 短暂性新生儿巴特综合征 近期报道了一种新型巴特综合征，为 *MAGED2* 突变导致的 X 连锁短暂性新生儿巴特综合征。该型表现为羊水过多和症状更严重（与已知新生儿巴特综合征相比），但自发缓解是其特征。该基因编码黑素瘤相关抗原（melanoma associated antigens，MAGE）D2（定位于 X 染色体）。研究提示该蛋白是产前和围生期中 TAL 和远曲小管中氯化钠重吸收的重要调节蛋白，可能通过腺苷酸环化酶和环状 AMP 信号传导，以及细胞质热休克蛋白影响 Na^+-K^+-$2Cl^-$ 共转运蛋白 NKCC2 和 NCC 共转运蛋白（远端肾小管中的氯化钠共转运蛋白）的表达和功能。发现 *MAGED2* 对于胎儿肾盐重吸收、羊水稳态和维持妊娠至关重要。因此，应在临床表现最严重的巴特综合征中筛查该基因。

7. 巴特综合征变异型 即吉特曼综合征（Gitelman syndrome，GS），为常染色体隐性遗传，由 16q13 的 *SLC12A3* 基因发生突变导致。此序列编码的蛋白质是位于远曲小管 Na^+-Cl^- 协同转运体（NCC 蛋白），与远曲小管重吸收氯化钠相关。因氯化钠主要吸收部位并非位于远曲小管，故而水、电解质丢失同前述类型相比较少，临床症状也较轻。特异性巴特综合征发病年龄一般较晚，多于青春期后或成年期发病，最多见症状为肌无力等低钾血症表现，且伴有低镁血症、高镁尿症、高钙尿症等表现；亦可无明显症状，于体检时发现。

（二）临床分型

除了基因分型，过去还根据患者不同的临床表现和生化异常进行分类。

1. 新生儿型巴特综合征或高前列腺 E 综合征 新生儿型巴特综合征（antenatal Bartter syndrome，aBS）或高前列腺素 E 综合征（hyperprostsglandin E syndrome，HPS）的发病率据国外统计为 1/10 万～1/5 万。其最早期临床异常出现于子宫内，在胎儿期 24～36 周出现羊水过多，且羊水生化以持续高氯为特点，而钠、钾及前列腺素水平正常。患儿多为早产，临床出现低体重，多有嗜睡、喂养困难。出生后多尿、尿中氯化钠丢失、高尿钙表现突出；数周后多尿现象有所减轻，尿中氯化钠丢失代之以失钾，此时出现 aBS 的典型低钾血症、代谢性碱中毒；轻至中度多尿，尿中失钾，高尿钙、高肾素及高醛固酮血症，且血及尿中前列腺素增高是其特点。也因检测前列腺素增加也被称为"高前列腺素 E 综合征"。临床上另一特点为高钙尿症 [尿钙多>6 mg/（kg·d），甚至高达 10 mg/（kg·d）]，继之出现肾钙化和骨质疏松。患儿肾脏钙沉积可早至生后 2 个月，经 B 超或 X 线片检查发现。

2. 经典巴特综合征（classical Bartter syndrome, cBS） 可为散发或家族性，较新生儿型发病年龄较晚，肾钙化少见。临床症状包括多尿、烦渴、嗜盐及脱水倾向，还可伴有呕吐、便秘。值得注意的是，未经治疗的患儿可出现生长发育落后，但至成年时却可达正常身高，这缘于青春生长期延迟。生化显示更严重的低氯代谢性碱中毒、低钾血症，血清钠正常或减低，尿钙正常或轻度升高，尿浓缩功能几乎正常。

3. 巴特综合征变异型 无症状或表现为间歇性疲乏、肌无力、痉挛等，多饮、多尿不明显，生长发育一般不受影响。绝大多数前列腺素 E 正常，可因低镁血症引发软骨钙质沉着症，常伴低尿钙 [<2 mg/（kg·d）或尿钙/肌酐比值<0.04 mg/mg]。低钾血症、低钠血症、高肾素血症及高醛固酮血症程度相对更轻。

既往将基因分型与临床分型相结合，Ⅰ、Ⅱ和Ⅳ型巴特综合征代表新生儿型巴特综合征，Ⅲ型与经典型巴特综合征相对应。尽管这样的分类系统可以很好地捕获大多数患者，但在少数患者（包括 20%～30% 的新生儿Ⅲ型巴特综合征患者）临床表现与遗传突变存在异质性，如根据该分类系统，*SLC12A1* 突变的成人患者将被归类为新生儿型巴特综合征，而 *CLCNKB* 突变的早产儿将被分类为经典巴特综合征。既往也有学者认为应基于受影响的肾单位部位（髓袢升支粗段、远曲小管、集合管）及对不同类型利尿药的反应性进行分类。因此，目前在巴特综合征的分类命名上仍有争议。

三、诊断标准

目前，国内外对巴特综合征尚无统一诊断标准，巴特综合征的确诊依赖于基因检测，但基因检测尚未成为临床常规检查手段，故多以临床诊断、生化检测、肾脏病理及临床表现做出诊断。巴特综合征诊断要点：①低钾血症（血钾浓度 1.5～2.5 mmol/L）；②高钾尿症（血钾浓度>20 mmol/L）；③代谢性碱中毒（血浆碳酸氢根浓度>30 mmol/L）；④高肾素血症；⑤高醛固酮血症；⑥对外源性升压素不敏感；⑦肾小球旁器增生；⑧低氯血症（尿氯>20 mmol/L）；⑨血压正常。伴有低镁血症、高镁尿症及低钙尿症的患者，需要考虑为 GS 的可能；对于胎儿时期的巴特综合征，若母亲妊娠 24～30 周无明显诱因出现羊水过多，建议行羊膜穿刺检查，若羊水中氯离子含量显著增高，羊膜脱落细胞 DNA 检测发现突变基因即可确诊。

四、鉴别诊断

（一）原发性醛固酮增多症

多数为双侧肾上腺增殖。最常见亚型为肾上腺醛固酮腺瘤，因醛固酮分泌过多，导致水、钠潴留，血容量增多，肾素-血管紧张素系统活性受抑制，临床可出现低钾血症和高醛固酮血症，但有高血压及低肾素血症，对血管紧张素反应敏感。

（二）假性醛固酮增多症

假性醛固酮增多症也呈低钾性代谢性碱中毒，但有高血压、低肾素血症和低醛固酮血症。

（三）假性巴特综合征

多无明显临床表现，而常于实验室检查中偶然发现低钾血症。此病可见于慢性周期性呕吐、长期应用利尿药、长期低氯饮食、囊性纤维化、先天性失氯性腹泻、滥用缓泻药物史等。这些病因均可导致丢失钾及氯化物，出现低钾血症、高肾素血症及高醛固酮血症。但无肾小管病变，除使用利尿药外，尿氯排泄减少是主要的区别。另外，囊性纤维化者汗液中有异常氯化钠及钾离子丢失，先天性失氯性腹泻患者粪中氯浓度超过钠及钾浓度之和，应用利尿药者在尿中可检出利尿药亦有助于鉴别。

五、治疗

本病由基因突变引起，目前尚无根治方法，主要为经验性用药。以个体化替代疗法（补充电解质，如 K^+、Mg^{2+}、Na^+）和药物治疗为主，仍可使患者获得较好的生活质量。

（一）替代治疗

以缓解症状为目标比控制靶标浓度（血 K^+ 或 Mg^{2+} 浓度）更合适。通过静脉补充电解质和液体可以快速纠正水、电解质代谢代谢紊乱和酸碱失衡，多用于病情危重者。病情较轻或重症缓解后，需长期口服氯化钾治疗，而且生活中应多食富含钾的食物，如豆类、玉米、马铃薯、香蕉等。GS 患者还需终身服用镁剂，常用的有氯化镁、门冬氨酸钾镁等。虽然巴特综合征患者有低钠血症存在，但治疗中不建议额外补钠，无须高钠饮食，这是因为高钠可抑制钾的重吸收，而低钾血症是巴特综合征患者最严重的问题。

（二）药物

1. 利尿药 联合保钾利尿药可以减少巴特综合征患者的电解质丢失，提高疗效，常用药物有螺内酯、氨苯蝶啶、阿米洛利等，这些药物保钾的同时，对机体水、钠的影响小，不良反应少，可长期耐受。通过联合治疗，使得肌无力、腹泻等症状可较快缓解。也有学者认为阿米洛利比螺内酯更可取，因为碱中毒不仅只是由远端肾单位中醛固酮敏感的泌 H^+ 介导，还可能由 TAL 上的钠氢交换蛋白（Na^+/H^+ exchanger1，NHE1）介导，而阿米洛利也可以有抑制作用。

2. 环氧酶抑制剂

（1）非选择性环氧酶抑制剂（cyclooxygenase inhibitor）：如吲哚美辛、阿司匹林、布洛芬等。研究发现 PGE2 是促进病情发展的重要因素，它能提高 RAAS 活性，加重失钾；还能降低 ROMK 通道的活性，影响 NKCC2 的功能；同时，PGE2 还与呕吐、腹泻、发热等临床症状有关。因此，抑制 PGE2 的生成可中断体内的恶性循环，纠正高血管紧张素、高肾素血症，能够快速改善电解质异常。目前，吲哚美辛应用最为广泛，治疗效果佳，但也可能存在胃肠道溃疡、坏死性肠炎等严重并发症。另外，有研究表明长期使用该药物可能与慢性肾功能不全相关。

（2）选择性环氧酶 2 抑制剂：选择性环氧酶 2（cyclooxygenase-2，COX-2）在 PGE2 产生过多的巴特综合征中起关键作用，因此，选择性 COX-2 抑制剂（如罗非昔布）有希望成为新的治疗方法，并已有成功使用这些药物进行治疗的报道。然而，成人巴特综合征患者使用选择性 COX-2 抑制剂后，心血管事件发生率和死亡率均较非选择性 COX-2 抑制剂患者人群高，故该类药物在巴特综合征中运用尚存在争议。目前尚不清楚非选择和选择性 COX-2 抑制剂是否对巴特综合征患者构成更大威胁，增加胃肠道不良反应和心血管死亡率风险。而且，在肾脏不良反应方面也存在争议。回顾性研究显示，相当一部分巴特综合征患者（高达25%）发展为慢性肾脏病，可能与早产或吲哚美辛的肾毒性有关，然而肾活检表明，此类患者多为肾小球硬化，而不是以吲哚美辛毒性所引起的肾小管间质变化为主。也有专家认为，前列腺素持续升高并伴随肾小球超滤，以及肾素和醛固酮升高可能损伤肾小球，因此，使用前列腺素抑制剂进行终身治疗可以保护而不是损害肾功能。

3. 血管紧张素转化酶抑制剂和血管紧张素 II 受体阻滞剂 血管紧张素转化酶抑制剂（angiotensin converting enzyme inhibitor，ACEI）如依那普利、贝那普利等，血管紧张素 II 受体阻滞剂（angiotensin II receptor blockers，ARB）如厄贝沙坦、缬沙坦等能降低 RAAS 系统的活性，临床上可用于蛋白尿，尤其是病理活检显示肾小球硬化的患者。然而，ACEI 与 ARB 的使用是否可以保护肾脏功能，是否存在低血压风险，仍然是有待解决的问题。

（张　凌　李佩芸）

参 考 文 献

[1] Bartter FC, Pronove P, Gill JR, et al. Hyperplasia of the juxtaglomerular complex with hyperaldosteronism and hypokalemic alkalosis. a new syndrome. Am J Med, 1962, 33(9): 811-828.

[2] Seyberth HW, Schlingmann KP. Bartter-and gitelman-like syndromes: salt-losing tubulopathies with loop or DCT defects. Pediatric Nephrology, 2011, 26(10): 1789-1802.

[3] 殷方美，郑方道，张鑫等. 巴特综合征临床分析. 中华医学杂志, 2011, 91（8）: 528-531.

[4] Naesens M, Steels P, Verberckmoes R, et al. Bartter's and gitelman's syndmme: from gene to clinic. Nephron Physiol, 2004, 96(3): 65-78.

[5] Laghmani K, Beck BB, Yang SS, et al. Polyhydramnios, transient antenatal Bartter's syndrome, and MAGED2 mutations. N Engl J Med, 2016, 374(21): 1853-1863.

[6] Kleta R, Bockenhauer D. Salt-losing tubulopathies in children: what's new, what's controversial? . Journal of the American Society of Nephrology, 2018, 29(3): 727-739.

[7] Seyberth HW. An improved terminology and classification of Bartter-like syndromes. Nat Clin Pract Nephro, 2008, 4(1): 560-567.

[8] Seys E, Andrini O, Keck M. Clinical and genetic spectrum of Bartter syndrome type 3. J Am Soc Nephrol, 2017, 28(6): 2540-2552.

[9] 沈晓明. 临床儿科学（第二版）. 北京：人民卫生出版社，2013: 712-714.

[10] 杨梦丝，彭韶. Bartter综合征的研究进展. 医学与哲学, 2014, 16（5）: 64-66.

[11] 朴玉蓉，刘敏，闫洁，等. 儿童假性巴特综合征9例临床分析. 中华实用儿科临床杂志, 2014, 29（20）: 1571-1574.

[12] Himmerkus N, Praetorius HA, Bleich M, et al. Furosemide-induced urinary acidification is caused by pronounced H+secretion in the thick ascending limb. Am J Physiol Renal Physiol, 2015, 309(2): 146-153.

[13] Vaisbich MH, Fujimura MD, Koch VH. Bartter syndrome: Benefits and side effects of long-term treatment. Pediatr Nephrol, 2004, 19(8): 858-863.

[14] Lee A, Cooper MG, Craig JC, et al. Effects of nonsteroidal anti-inflammatory drugs on post-operative renal function in adults. Cochrane Database Syst Rev, 2000, 4(13): 2765-2770.

[15] Kleta, Robert, Basoglu, et al. New treatment options for Bartter's syndrome. N Engl J Med, 2000, 343(9): 661-662.

[16] See TT, Lee SP. Bartter's syndrome with type 2 diabetes mellitus. J Chin Med Assoc, 2009, 72(2): 88-90.

[17] Seys E, Andrini O, Keck M, et al. Clinical and genetic spectrum of Bartter syndrome type 3. J Am Soc Nephrol, 2017, 28(8): 2540-2552.

[18] Brochard K, Boyer O, Blanchard A, et al. Phenotype-genotype correlation in antenatal and neonatal variants of Bartter syndrome. Nephrol Dial Transplant, 24(5): 1455-1464.

第五章 肾小管间质病变诊治进展

第一节 慢性肾盂肾炎诊治进展

慢性肾盂肾炎（chronic pyelonephritis，CPN）是一种主要侵犯肾小管和肾间质的慢性炎症，主要表现为慢性间质性肾炎、纤维化和瘢痕形成，常伴有肾盂、肾盏的纤维化和变形，且在病史或细菌学上有尿路感染证据。存在复杂尿路情况时，慢性肾盂肾炎较常见。全球 CPN 发病率女性为 1/1000～2/1000，男性＜0.5/1000，占终末期肾病透析患者的 4%～6%，我国 CPN 患者流行病学资料尚不完全清楚。2018 年国家老年医学中心研究显示，对年龄≥80 岁的老年人群进行尸检时发现 CPN 占 62.2%。近年来，随着我国人民生活水平提高和卫生条件改善，CPN 发病率显著降低，对 CPN 的研究报道已经很少，CPN 已不再被看作终末期肾病的常见病因，但有印度学者在慢性肾衰竭患者尸检中发现，CPN 是导致慢性肾衰竭最主要的原因（占 28%）。尽管新型有效的抗生素不断应用于 CPN 的治疗，预防措施也日益加强，但其发病率、复发率及病死率却并未降低。在发展中国家，CPN 仍不容忽视。近年来的研究主要集中在 CPN 机体免疫功能及特殊类型肾盂肾炎如黄色肉芽肿性肾盂肾炎，现将研究进展综述如下。

一、易感因素

过去我们认为 CPN 常由急性肾盂肾炎演变而来，但近年来研究发现，当伴有复杂尿路情况时，较易发展为 CPN，而无复杂尿路情况者则极少见。CPN 的易感的因素主要有：①畸形：如多囊肾、肾囊肿、肾盂输尿管移行部位狭窄、输尿管膀胱移行部位狭窄及膀胱憩室等。②肿瘤：如发生于肾、肾盂、输尿管、膀胱、前列腺及尿道的肿瘤。③结石：肾盂、输尿管、膀胱及尿道结石。④其他：肾乳头坏死、神经性膀胱、膀胱尿道异物、膀胱输尿管反流、糖尿病、低龄及免疫功能不全。⑤医源性：逆行性操作（导尿、膀胱镜检查）和留置导管。

二、病因及发病机制

1. 感染 以往我们讨论 CPN 发病机制时较多地关注感染方面，认为毒力菌株所致慢性炎症是主要致病机制。目前大肠埃希菌或尿道致病性大肠埃希菌（uropathogenic *Escheriehia coli*，UPEC）仍然是造成 CPN 的最主要菌种。炎症过程中多形核白细胞在感染部位浸润并释放超氧化物，参与 CPN 病理改变，炎症的持续和（或）反复发生导致肾间质、肾盂肾盏损害并形成瘢痕，应用抗氧化剂能够有效抑制氧自由基介导的小管损伤。有学者提出慢性肾盂肾炎主要由 L 型细菌所致，急性尿路感染患者应用抗生素（作用于细菌细胞壁）治疗后致病细菌转变为 L 型，肾髓质高渗环境有利于 L 型细菌的生存繁殖，导致肾盂肾炎反复发作，但在临床检验时，普通培养基中 L 型细菌不易生长，易引起漏诊。

大肠埃希菌的基因型与其致病性密切相关，有研究表明，大肠埃希菌通过 *ompT* 基因、*pap* 基因、*traT* 基因、*aer* 基因、*hly* 基因和致病性岛操纵子而致病。同时，研究发现 *gyrA* 基因是喹诺酮类耐药机制之一，但是，Sanchez-Cespedes 等的研究结果表明，*gyrA* 基因突变菌株引起膀胱炎或肾盂肾炎能力降低，主要是由于 *fimA*、*papA*、*papB* 和 *ompA* 基因表达的下降。

2. 免疫反应　近年来更多研究认识到 CPN 发病机制与免疫功能密切相关。CPN 的病程中，常有局部或全身免疫反应的参与，包括体液免疫、细胞免疫和自身免疫反应。已证实体液免疫机制参与了 CPN 的发生发展，患者尿中鉴定出感染微生物抗体，主要为 IgG 和 IgA，而 IgM 少见，且循环中淋巴细胞分泌的抗体类型与同时间内尿液中测得的抗体一致。疾病初期免疫反应的启动多为保护性的，有助于清除尿道中细菌等致病微生物，但过度的免疫反应可能造成肾组织损伤。孙建实等探讨了 CPN 患者免疫功能的变化，研究发现，CPN 慢性阶段没有细胞感染的证据，病变却仍在继续，甚至发展成慢性肾衰竭。CPN 患者血清 IgA、IgM、IgG 及补体 C3 水平明显低于正常，尿 sIgA 含量下降，血清 IL-2 含量升高，提示机体免疫状态紊乱，虽然抗体水平全面下降，但由于菌体抗原的持续存在，仍有足量的抗体产生，通过细胞毒性 T 细胞（Tc）的介导作用，使 Th 细胞活化为有杀伤功能的 Tc 细胞，直接损伤靶细胞。或者 T 淋巴细胞亚群紊乱影响体液免疫，通过 II 型、III 型、IV 型变态反应致免疫病理损伤的发生；或是 Th 细胞被激活，分泌 IL-2，使其细胞不断增殖、分化、成熟，成为效应性免疫活性细胞（ICC），产生细胞免疫应答。同时也可刺激 B 淋巴细胞不断活化为浆细胞，产生特异性抗体，激活本被抑制的体液免疫反应，造成免疫病理损伤。

李克等研究证实，与 C5aR1$^{+/+}$ 小鼠相比，C5aR1$^{-/-}$ 小鼠（*C5aR1* 基因敲除小鼠）感染后肾脏细菌负荷、肾小管损伤及间质纤维化明显减少，这与 C5aR1$^{-/-}$ 小鼠体内由 Ly6Chi 促炎单核/巨噬细胞所致肾脏白细胞浸润减少、肾脏关键促炎基因及纤维化因子表达下调有关。体外研究证明，合并感染时，C5a/C5aR1 介导尿路致病性大肠埃希菌局部炎症反应上调，并致单核-巨噬细胞吞噬功能受损，导致尿道黏膜持续细菌定植，继而产生慢性炎症和肾小管间质纤维化。

3. 遗传因素　细菌抗原不仅与白细胞相互作用，而且与 Toll 样受体相互作用，TLR2 和 TLR4 信号通路活化可导致肾小管上皮细胞中氧化应激水平升高和促炎细胞因子（TNF，IL-6，IL-1α）合成。TLR4 在 CPN 患儿先天性免疫应答中扮演重要角色，TLR4 基因多态性位点与 CPN 患儿的临床和实验室参数有关，也与菌群特征有关，可作为 CPN 的预后指标。CPN 患儿携带 Asp299Gly 和 Gly299Gly 的携带率较正常患儿高 4.4 倍，可能的原因是携带这两种基因的 TLR4 受体功能障碍，扰乱了对某些病原体的识别过程，从而有助于肾脏慢性炎症过程的形成，并有复发倾向。

三、病理

CPN 病理改变的特征是一侧或双侧肾脏体积缩小，出现不规则的瘢痕。肾脏切面皮髓质界限不清，肾乳头萎缩，肾盏和肾盂因瘢痕变形而收缩，肾盂黏膜粗糙，肾脏瘢痕数量不等，分布不均匀，多见于肾的上、下极。

光学显微镜下慢性肾盂肾炎为肾小管和肾间质的慢性非特异性炎症，组织学表现为局灶性淋巴细胞、浆细胞浸润和间质纤维化，可见局灶性肾小管萎缩或肾小管扩张。扩张的肾小管内可出现均质红染的胶样管型，形似甲状腺滤泡。肾内细动脉和小动脉因继发性高血压发生玻璃样变和硬化。慢性肾盂肾炎急性发作期出现大量中性粒细胞，并有小脓肿形成。免疫荧光无特异性染色。电子显微镜下受累肾小球呈节段性瘢痕形成，足突消失，未受累肾小球无特殊变化。

四、临床特征

CPN 分为急性发作期和慢性缓解期。急性发作期临床表现类似于急性肾盂肾炎，慢性缓解期的临床症状主要有以下表现：①尿路感染，症状不明显，平时常无症状，少数患者可出现间歇发生症状性肾盂肾炎、间歇性无症状细菌尿，和（或）间歇性尿急、尿频等症状，也可出现腰腹部不适和（或）间歇性低热；②慢性间质性肾炎，可表现为高血压，尿浓缩能力减退，表现为多尿、夜尿增加；肾小管重吸收钠的功能下降而致低钠血症；可发生低钾血症或高钾血症；可发生肾小管性酸中毒。上述肾小管功能损害往往比肾小球功能损害更为突出。生理紊乱的程度和肾衰竭的程度不成比例。CPN 与其他类型的肾病不同，当血肌酐在 176～265 μmol/L 时，慢性肾盂肾炎和反流性肾病的患者就会出现多尿、夜尿、高钾血症、酸中毒等症状，临床上要警惕脱水的发生。

五、实验室及影像学检查

可检测尿常规，做尿细菌培养和药物敏感试验，便于后期针对性使用抗生素。血液学检查应包括血常规、C 反应蛋白和肾功能检查等，必要时可行血培养等检查。若怀疑患者伴有肾功能不全、糖尿病、免疫缺陷病等潜在性疾病，需进行相关的血液学检查。最新的研究集中在采用生物标记物早期诊断及复发预测方面。梗阻性肾病为 CPN 的易感因素，在单侧输尿管梗阻（UUO）大鼠模型中，采用代谢组学的方法发现尿酸、TG（24 : 0）、谷氨酸、尿囊素和尿囊酸 5 种标记物有良好的诊断预测价值。另有研究发现，氧化应激指标可预测肾盂肾炎的复发，通过测定血清中的丙二醛、铜蓝蛋白、转铁蛋白和巯基数计算氧化应激指数（IOS），评估 IOS 可以预测复发性 PN，如果 IOS 值>2.5，则可预测复发性 PN 的发生率为 97.6%。

建议 CPN 患者行超声检查，以明确有无复杂性肾盂肾炎，如肾结石、单侧或双侧肾积水、肾脏皮质髓质脓肿等。当 B 超提示双肾大小不等、肾轮廓不清时，应进一步查肾脏 MRI。MRI 冠状面可更清楚地显示肾包膜不整、锯齿样改变，肾盂肾盏扩张和结构紊乱，肾实质信号不均匀等情况，PET/CT 除显示上述改变外，还可显示放射性核素排泄延迟、分布不均匀等改变，有利于慢性肾盂肾炎的确诊。既往认为静脉肾盂造影（IVP）检查为 CPN 诊断的"金标准"，但存在造影剂过敏、显影不清、诱发急性肾损伤、造影剂残留、检查时间过长无法做出快速判断等问题，目前已较少应用于肾功能不全患者。CT 空间分辨率高，扫描时间快，可以提供肾脏、集合系统及周围组织的精细解剖信息，MR 软组织分辨率更高，可以更好地提供解剖边界，评估疾病程度，且对浸润性肾脏疾病特别有效。在慢性肾盂肾炎的影像学诊断中，CT 及 MRI 已取代逐渐 IVP。

六、诊断及鉴别诊断

CPN 无统一的诊断标准，近年来也无指南更新。CPN 与急性肾盂肾炎不能通过病史的长短来鉴别。CPN 患者常有反复发作尿路感染病史，一般多伴有尿路解剖异常或功能异常，如尿路梗阻、膀胱输尿管反流等。持续性肾小管功能损害对诊断有参考价值，影像学的特殊改变是诊断的关键，如局灶、粗糙的肾皮质瘢痕，伴有相关肾乳头萎缩和肾盏扩张、变钝。目前公认的诊断标准为：①尿路感染病史＞1 年，且持续有细菌尿或频繁复发；②经治疗症状消失后，仍有肾小管功能减退；③影像学检查证实有肾盂肾盏变形，肾脏显影不规则甚至缩小。

鉴别诊断中要与高血压相关肾损害、无菌尿的反流性肾病、其他原因造成的慢性间质性肾炎相鉴别。还要与肾结核、肾动脉狭窄、先天性肾发育不良、肾脏淋巴瘤等造成两肾大小不等的疾病鉴别。

七、治疗

1. 治疗原则 西医治疗具有优势，中医辨证施治可进一步提高疗效，减轻药物不良反应，促进症状缓解。中西医结合的理念和策略可提高 CPN 的疗效。CPN 急性发作期应以抗感染为主，西医抗感染治疗疗效确切，尤其对于中、重度急性肾盂肾炎，应及时根据病原学检查结果选用敏感抗生素进行足量、足疗程的治疗以尽快控制病情。

CPN 缓解期患者，通常伴有尿路结石、梗阻、肾钙沉积、囊性肾病、尿路结构异常、膀胱输尿管反流或神经源性膀胱等易感因素，多采用手术治疗消除上述易感因素。不具备手术指征的患者需长期服用抗生素，但易产生耐药性，且不良反应较明显。此阶段可运用中医辨证施治，调节免疫功能，防止病情复发。

2. 对因治疗 对发生尿路梗阻（如尿路结石、膀胱颈梗阻等）的患者，仅抗生素治疗是不够的，应及时排除梗阻并针对病因进行治疗；肾周脓肿的患者要及时行超声引导下穿刺引流，必要时留置引流管，直至脓肿消失吸收；免疫力低下或免疫抑制患者，应选用增强免疫药物及敏感的抗生素；糖尿病患者需严格控制血糖。

3. 抗感染治疗 CPN 急性发作期使用抗菌药物的种类与剂量与急性肾盂肾炎相同，疗程通常为 2~4 周，常需两种药物联合应用。原则上选择经由肾脏排泄，在肾组织及尿液中浓度较高的抗生素。用药前应先进行尿培养及药敏试验，病情危重患者，在留取尿标本后立即给予经验性抗生素治疗，药物需覆盖革兰氏阳性及革兰氏阴性菌，并根据疗效和尿培养结果进行调整。对伴有败血症或复发性尿路感染者，2018 年韩国泌尿系感染治疗指南推荐哌拉西林/他唑巴坦、第三代或第四代头孢菌素、阿米卡星或碳青霉烯类，同时建议若消除了尿路梗阻的原因，且不伴有其他感染，则抗生素使用时间为 7~14 天；如尿路梗阻的症状改善和治疗结果不令人满意，则抗生素治疗时间可延长到 21 天以上。目前常选用头孢曲松，头孢哌酮舒巴坦作为复合制剂，具有抑制广谱 β 内酰胺酶作用，能阻碍细菌细胞壁生成，抗菌效果确切。因呋喃妥因、磷霉素和匹美西林不能到达肾组织药物水平，肾盂肾炎时应避免使用。CPN 治疗的中心环节是长程、低剂量抑菌疗法，因为与间歇短期抗菌治疗相比，长程、低剂量抑菌疗法可减少肾皮质瘢痕的发生。

随着临床抗生素的滥用，耐药菌引发的尿路感染（urinary tract infection，UTI）发病率明显上升，寻找无细菌耐药的新型治疗措施十分重要，脂质体介导的人β-防御素2（hBD2）质粒DNA转染系统是一种很有前途的抗UTI基因治疗方法。人β-防御素2（hBD2）是防御素家族的重要成员之一，广泛表达于各种黏膜细胞和上皮组织中，具有广谱高效的抗菌活性以及炎症趋化作用，其主要对革兰氏阴性菌及真菌有强大的杀菌作用。赵俊丽等探讨了hBD2基因转染人膀胱上皮细胞对大鼠UTI的治疗作用，以脂质体转染人膀胱上皮细胞，转染大鼠膀胱上皮细胞和尿液中hBD2的表达增加，感染后24 h、36 h、72 h，hBD2基因处理的UTI大鼠尿液和膀胱中的细菌结肠形成单位数显著低于对照组。防御素基因转染治疗为CPN的防治提供了新的思路。

4. 中医中药治疗 CPN慢性缓解期运用中医辨证施治，调节免疫功能，防止病情复发。从中医角度来看，肾盂肾炎属肾气不足之证，以全身和尿路局部免疫能力低下为内在病理基础，基本病机是正虚邪恋，水道不利，根据"实则清利，虚则补益"原则，故治疗以扶正祛邪、通利水道为基本大法。中医治疗需要辨证施治，注重养阴益气，温补肾阳，滋补肾阴，补益脾肾，疏肝湿热，结合方剂、针灸等方法。

八、特殊类型慢性肾盂肾炎

黄色肉芽肿性肾盂肾炎（xanthogranulomatous pyelonephritis，XGP）为慢性细菌性肾盂肾炎的特殊类型，近年来报道较多。其特征是肾实质破坏，出现肉芽肿、脓肿和泡沫细胞（含脂质的泡沫细胞），XGP的诊断困难，主要结合临床特点、影像学检查、尿液细胞学，最终确诊仍需依靠超声引导下穿刺或手术的病理报告。国外报道XGP发生率仅占肾脏感染病变的0.6%~1.4%，1991—2008年在台湾大学医学院附设医院的研究发现，XGP占肾盂肾炎并行肾切除术患者的18.6%。在女性和有代谢综合征（如肥胖症或糖尿病）的患者中更为常见，常由变形杆菌或大肠埃希菌感染所致，表现为肾区疼痛、反复发作尿感、不明原因发热、乏力、厌食、体重下降和便秘。对于弥漫性或晚期XGP，肾脏切除为主要治疗策略；局限性XGP可行肾部分切除术或抗炎保守治疗。

综上所述，CPN为临床常见的以肾盂、肾盏及肾间质感染为特征的炎症性疾病，近年来的研究主要集中在CPN患者机体免疫功能方面。其临床表现隐匿，治疗时在解除易感因素的同时，应依据细菌培养及药敏结果给予个体化治疗，同时多项研究也证实中西医结合治疗对CPN疗效显著。此外，还要注意特殊类型的肾盂肾炎如黄色肉芽肿性肾盂肾炎，避免发生误诊及漏诊。

（王俭勤　周小春）

参 考 文 献

[1] Christopher A, Czaja Delia Scholes Thomas M, Hooton, et al. Population-based epidemiologic analysis of acute pyelonephritis. Clinical Infectious Diseases An Official Publication of the Infectious Diseases Society of America, 2007, 45(3): 273-280.

[2] Johnson JR, Russo TA. Acute pyelonephritis in adults. N Engl J Med, 2018, 98(11): 1069-1078.

[3] 张妮，王华，方芳. 结合尸检报告分析80岁以上老年人患病疾病谱及死亡原因中华老年医学杂志，2018，37（5）：565-569.

[4] 陈天新，林凡，周莹. 特发性慢性肾盂肾炎误诊漏诊

25年一例. 中华肾脏病杂志, 2018, 34（9）: 701-702.
[5] 孙雪峰, 叶任高. 尿路感染的发病机制. 中国实用内科杂志, 2000, 21（4）: 201-202.
[6] Li YZ, Yan S, Liu J, et al. Risk factors for urinary tract infection in patients with urolithiasis-primary report of a single center cohort. BMC Urology, 2018, 21, 18(1): 45-48.
[7] Jun W, LJ He, JT Sha. Etiology and antimicrobial resistance patterns in pediatrics with urinary tract infections.Pediatr Int, 2018, 60(5): 418-422.
[8] Saltoglu N, Karali R, Yemisen M, et al. Comparison of community-onset and health care-associated and hospital-acquired urinary infections caused by extended-spectrum beta-lactamase-producing Escherichia coli and antimicrobial activities. Int J Clin Pract, 2015, 69(7): 766-770.
[9] 韩志辉, 周靖, 郑素芬, 等. 复方丹参注射液联合头孢哌酮舒巴坦钠对老年慢性肾盂肾炎患者肾功能及肾间质纤维化的影响. 中国生化药物杂志, 2015, 35（5）: 81-83.
[10] 刘敬涛, 王连渠, 徐国良. 126例慢性肾盂肾炎患者中段尿细菌培养及耐药性分析. 内蒙古医学杂志, 2019, 51（2）: 182-183.
[11] 屈娅荣, 曹虹. 尿路致病性大肠杆菌外膜蛋白T的致病机理研究 [D]. 广东: 南方医科大学, 2013.
[12] Firoozeh F, Saffari M, Neamati F, et al. Detection of virulence genes in Escherichia coli isolated from patients with cystitis and pyelonephritis. Int J Infect Dis, 2014, 29(2): 219-222.
[13] Sa´nchez Ce´spedes J, Sa´ez Lo´pez E, Frimodt Møller N, et al. Effects of a mutation in the gyrA gene on the virulence of uropathogenic Escherichia coli. Antimicrob Agents Chemother, 2015, 59(8): 4662-4668.
[14] 孙建实, 徐艳秋, 孟宏. 益肾康对慢性肾盂肾炎免疫病理学的影响. 中国中西医结合肾病杂志, 2001, 2（6）: 315-320.
[15] 孙建实, 徐艳秋, 孟宏. 益肾康对慢性肾盂肾炎的临床免疫学研究. 中国中西医结合肾病杂志, 2002, 22（5）: 337-340.
[16] 刘成洋, 刘淑娟, 李国胜, 等. 益肾康对慢性肾盂肾炎小鼠免疫功能调节作用的实验研究. 四川中医, 2001, 2（7）: 11-17.
[17] Choudhry N, Li K, Zhang T, et al. The complement factor 5a receptor 1 has a pathogenic role in chronic inflammation and renal fibrosis in a murine model of chronic pyelonephritis. Kidney International, 2016, 90(3): 540-554.
[18] Harshman V P, Kryuchko T O, Kolenko I O, et al. Role of genetic mutations in development of immunological and clinical disorders in children with chronic pyelonephritis. Wiadomo Lekarskie, 2017, 70(1): 47-51.
[19] Agnes B. Fogo, Mark A. Lusco, Behzad Najafifian, et al. AJKD Atlas of Renal Pathology: Chronic Pyelonephritis.Am J Kidney Dis, 2016, 68(4): 23-25.
[20] 李芳. 慢性肾盂肾炎的中西医结合思路. 中国中西医结合肾病杂志, 2005, 6（8）: 488-489.
[21] 尿路感染诊断与治疗中国专家共识编写组, 尿路感染诊断与治疗中国专家共识（2015版）- 复杂性尿路感染. 中国泌尿外科杂志, 2015, 36（4）: 241-244.
[22] 王海燕. 肾脏病学. 北京: 人民卫生出版社, 2008.
[23] 陈兵, 王荣. 肾盂肾炎的诊治进展. 临床内科杂志, rs of obstructive nephropathy using a metabolomics approach in rat. Chemico-Biological Interactions, 2018, 296（11）: 229-239.
[24] Kolesnyk M, Stepanova N, Korol L, et al. Prediction of recurrent pyelonephritis by an index of oxidative stress. Likars'ka sprava, 2014, 24(9-10): 81-88.
[25] 欧阳永兴, 任家庚, 杨泽新, 等. 多层螺旋CT在上尿路梗阻合并感染中的诊断价值. 影像研究与医学应用, 2019, 3（11）: 146-148.
[26] Kang Cheol-In, Kim Jieun, Park Dae Won. Clinical practice guidelines for the antibiotic treatment of community-acquired urinary tract infections. Infect Chemother, 2018, 50(1): 67-100.
[27] Alina Wang, Parminder Nizran, Michael A. Malone, urinary tract infectionsprim care clin office Pract. Infect Chemother, 2013, 25(40): 687-706.
[28] 赵俊丽, 王俭勤, 王志平. 人β-防御素2-基因治疗大鼠泌尿系感染的实验研究. 中华泌尿外科杂志, 2011, 32（12）: 46-849.
[29] 佚名. 慢性肾盂肾炎中医临床指南（公开征求意见稿）. 中医药临床杂志, 2019, 31（4）: 796-797.
[30] 刘义强. 肾舒颗粒联合头孢哌酮钠舒巴坦钠治疗慢性肾盂肾炎的临床研究. 现代药物与临床, 2016, 31（11）: 1764-1767.
[31] 吕冬宁, 陶志虎, 史伟. 黄芪注射液对慢性肾盂肾炎病人免疫应答干预作用的研究? 中国中西医结合肾病杂志, 2014（11）: 976-977.
[32] 高伟利. 培元补中通淋法治疗绝经期女性慢性肾盂肾炎55例临床探究实践. 中医临床研究, 2017, 9（1）: 106-107.

[33] 孙成力，高建东，陶慧琳. 栝楼瞿麦丸加味治疗慢性尿路感染的临床观察. 中国中西医结合肾病杂志，2017，18（6）：538-539.
[34] 洪建云，李福，梁肖清，等. 腹丛刺为主治疗女性慢性肾盂肾炎疗效观察. 中国针灸，2014，33（4）：303-305.
[35] Li Li, Anil V Parwani. Xanthogranulomatous Pyelonephritis. Arch Pathol Lab Med, 2011, 135(5): 671-674.
[36] Chana A. Sacks. Xanthogranulomatous Pyelonephritis. N Engl J Med, 2018, 378(10): 940-944.
[37] Ching Wei Tsai, Ding Cheng Chan, Chin Chi Kuo. Kidney packed with fat, pus and stone-xanthogranulomatous pyelonephritis. NDT Plus, 2009, (2): 257-258.
[38] Ben Addison, Homayoun Zargar, Nikola Lilic. Analysis of 35 cases of Xanth ogran ulomatous pyelone phritis. Royal Australasian College of Surgeons, 2015, 85(3): 150-153.
[39] 卓涛，叶敏，张金伟，等. 黄色肉芽肿性肾盂肾炎的临床诊治分析. 中华泌尿外科杂志，2019，40（8）：578-582.
[40] 翟振兴，尚攀峰，王志平. 黄色肉芽肿性肾盂肾炎1例报告并文献复习. 国际泌尿系统杂志，2017，37（3）：424-425.
[41] 崔晨、蒋洁、陈文，等. 黄色肉芽肿性肾盂肾炎5例. 北京大学学报（医学版），2018，50（4）：743-746.

第二节 急性肾损伤分期及诊断标志物研究进展

急性肾损伤（acute kidney disease，AKI）是指肾脏功能在短时间内（数小时至数天）快速减退、伴或不伴尿量减少的临床危重症。急性肾损伤常作为各种危重症的合并症发生，是导致院内死亡和不良预后的重要原因。近年国内外报道住院患者急性肾损伤的发病率增加。

南方医院国家肾脏病临床医学研究中心组织开展的多中心流行病学研究显示，中国成人住院患者AKI的发病率为11.6%，儿童AKI的发病率高达19.6%。成人AKI患者院内死亡率（8.8%）较未发生AKI的同期住院患者（0.6%）增加近14倍，而且住院时间和费用均显著增加。败血症是中国医院获得性急性肾损伤和社区获得性急性肾损伤的主要原因之一。肺炎和尿路梗阻是社区获得性急性肾损伤的其他两个主要原因。该研究提示，40%的住院患者急性肾损伤可能与肾毒性药物暴露有关，其中社区获得性急性肾损伤与肾毒性药物相关者为39.2%，医院获得性急性肾损伤与肾毒性药物相关者为42.9%。

AKI的"治疗窗"很窄，只有在发病早期开始实施药物干预方能奏效。2012年KDIGO指南仍然以血清肌酐值（Scr）升高和尿量减少作为AKI的诊断标准。由于血清肌酐和尿量变化不能早期诊断AKI，因此，缺乏风险预测和早期诊断方法是AKI防治的软肋，亟须寻找能在肾功能障碍发生之前预测或早期诊断AKI的新方法。预测AKI的生物标志物研究成为近年肾脏病领域的热点。生物标志物的引入可能对AKI的定义和分期标准进行重新评价。

一、急性肾损伤的定义与分期

急性肾损伤的概念和分期是由急性透析质量倡议组（acute dialysis quality initiative group，ADQI）首次提出。ADQI制定了AKI的RIFLE诊断分级标准，主要依据Scr、肾小球滤过率（glomerular filtration rate，GFR）和尿量的变化，将AKI按临床严重程度及预后分为5期：1期，风险期（risk of renal dysfunction，R）；2期，损伤期（injury to the kidney，I）；3期，衰竭期（failure of kidney function，F）期；4期，功能丧失期（loss of kidney function，L）；5期，终末期肾病期（end-stage renal disease，

ESRD）。其中 RIF 为 3 个等级，L 和 E 为预后级别。RIFLE 标准于 2004 年正式发布。2005 年急性肾脏损伤网络工作组（acute kidney injury network，AKIN）对 AKI 的诊断及分级标准进行了修订，制定了 AKI 的 AKIN 标准。

RIFLE 与 AKIN 两种诊断标准均有较高的漏诊率。因此，改善全球肾脏病预后组织（Kidney Disease：Improving Global Outcomes，KDIGO）于 2012 年制定了 KDIGO 的 AKI 临床指南，确定了新的 AKI 定义、诊断及分期标准。KDIGO 指南融合了 RIFLE 标准和 AKIN 标准的优点，期望实现 AKI 的早期诊断并降低漏诊率。该标准仍采用 Scr 和尿量作为主要指标，符合以下情况之一者即可诊断 AKI：①48 h 内 Scr 升高≥26.5 μmol/L；②Scr 升高超过基础值的 1.5 倍及以上，且明确或经推断上述情况发生在 7 天之内；③尿量减少<0.5 ml/（kg·h），且持续 6 h 以上。KDIGO 指南将 AKI 分为 3 期（表 1-5-1），当患者的 Scr 和尿量符合不同分期时，采纳最高分期。

表 1-5-1　KDIGO 制定的 AKI 诊断分级标准

分期	肾小球滤过功能指标	尿量指标
1 期	Scr 升高≥26.5 μmol/L 或升高 1.5～1.9 倍	<0.5 ml/（kg·h），时间 6～12 h
2 期	Scr 升高 2.0～2.9 倍	<0.5 ml/（kg·h），时间≥12 h
3 期	Scr 升高≥353.6 μmol/L，或者需要启动肾脏替代治疗，或者患者<18 岁，估计 GFR 降低到<35 ml/（min·1.73 m²），或 Scr 升高≥3 倍	<0.3 ml/（kg·h），时间≥24 h；或者无尿，时间≥12 h

目前儿童急性肾损伤的诊断参照成人急性肾损伤的标准，主要根据短时间内（7 天或 48 h）Scr 增高的程度来判断。肌酐是肌肉的代谢产物，Scr 水平与个体的肌肉总量有关。由于儿童尤其是婴幼儿肌肉总量明显少于成人，因此血清肌酐水平的基线值低于成人。如果直接套用成人标准，Scr 值小幅度的波动即可被诊断为急性肾损伤，可能导致过度诊断和治疗。南方医院国家肾脏病临床医学研究中心联合全国 25 家儿童医疗中心，完成了大型多中心队列研究。该研究首先通过 10 万例无肾脏病儿童的 Scr 检测数据，确定了正常儿童 Scr 值的变化范围（7 天内升高 20 μmol/L 并超过基线 Scr 的 30%）。并分析了 94 万名儿童的临床数据，确定了以 Scr 变化超出该范围作为诊断儿童急性肾损伤的新标准（pROCK 标准）。通过 10.2 万例住院患儿的临床验证，证实新标准对儿童急性肾损伤的诊断敏感性、准确性和对死亡等不良预后的预测能力均明显优于目前在临床使用的 KDIGO 和 pRIFLE 标准。

二、急性肾损伤诊断标志物研究进展

目前 AKI 的临床诊断和分级标准主要以 Scr 和尿量变化为指标。肾脏具有强大的储备和代偿能力，早期肾损伤时，Scr 在肾衰竭 48～72 h 后才增加或无明显变化。因此，Scr 不能及时地反映肾功能变化，并非反映肾脏损伤的敏感指标，并且 Scr 水平受多种因素影响，不能完全真实地反映肾小球滤过率的改变。此外，尿量受利尿药、尿路梗阻等因素影响，亦不能客观反映肾脏功能变化。因此，Scr 和尿量变化作为 AKI 诊断或分期指标难以及时、准确地诊断 AKI。AKI 的治疗"时间窗"非常短，早发现、早诊断、早干预是避免 AKI 进展和恶化的关键。鉴于此，寻找早期、敏感、可靠的肾脏损伤标志物便成为当前AKI的研究目标。

近年发现了许多与AKI发生、发展相关的生物分子，通过临床试验，筛选出一些具有诊断和风险评估价值的生物标志物。主要包括：①反映肾小球功能受损的标志物，如半胱氨酸蛋白酶抑制剂C（cystatin C，CysC）；②反映肾小管上皮细胞损伤或组织损伤的标志物，如中性粒细胞明胶酶相关脂质运载蛋白（neutrophil gelatinase-associated lipocalin，NGAL）、肾损伤分子-1（kidney injury molecule 1，KIM-1）、肝型脂肪酸结合蛋白（L-FABP）、N-乙酰-β-葡萄糖苷酶（NAG）等；③与炎症相关的标志物，如尿白细胞介素-18（interleukin，IL-18）、趋化因子活化蛋白（CXCL10）等；④与细胞周期停滞有关的标志物，如金属蛋白酶组织抑制物2（tissue inhibitor of metalloproteinase-2，TIMP-2）和胰岛素样生长因子结合蛋白7（insulin-like growth factor-binding protein 7，IGFBP7）。

近年研究提示，在危险因素暴露早期，肾脏发生保护性应激反应，肾小管细胞上调细胞周期阻滞蛋白表达。在暴露于有害因素下肾脏损伤尚未发生前即出现血液和尿液中TIMP-2和IGFBP7浓度升高，提示这类分子是更加早期的AKI诊断生物标志物。因此，最近提出按照AKI进展的不同阶段对AKI生物标记物进行分类。目前主要分为以下类型：①应激性生物标志物，包括TIMP-2和IGFBP7；②损伤（damage）性生物标志物，这类标志物比较多，主要包括NGAL、KIM-1、L-FABP等；③功能性生物标志物，如cystatin C等。

1. TIMP-2和IGFBP7 是细胞应激或损伤期间肾小管细胞表达的一种细胞周期阻滞蛋白。在各种损伤因素（如炎症、缺血、氧化应激、药物和毒素）导致肾小管细胞损害时，尿TIMP-2和IGFBP7的水平明显升高。TIMP-2和IGFBP7分子已预先合成，无须基因转录表达，能够在刺激因素作用下肾脏损伤前迅速做出反应。因此，TIMP-2和IGFBP7被认为是AKI的应激性标志物。临床研究表明，尿TIMP-2和IGFBP7预测早期AKI的曲线下面积（AUC）分别为0.75和0.77，明显高于其他生物标志物。尿TIMP-2和IGFBP7浓度的乘积可预测危重患者入院12h内发生中重度AKI的风险，AUC值达0.80。从心脏手术麻醉开始直至术后第3天（测量尿液TIMP-2和IGFBP-7浓度，共8个时间点），发现尿液[TIMP-2]×[IGFBP-7]水平出现两次峰值，分别在手术进行中及术后6h。在这两个时间点之间的最高值能有效预测术后AKI的发生。用尿液[TIMP-2]×[IGFBP-7]评估危重患者12h内进展为中重度AKI的风险，能将中重度AKI的诊断提前到可以早期干预的"时间窗"内。

近期两个单中心研究结果显示，根据尿液中[TIMP-2]×[IGFBP-7]水平进行AKI预警管理，能够降低手术后患者AKI的发生风险。把心脏手术后生物标志物阳性的患者随机分为早期预防性干预（进行液体管理和使用血管活性药物等）和对照组，预防性干预组患者的AKI发生率比对照组显著降低（55.1% vs. 71.7%）。另一项研究显示，非心脏大手术患者检测生物标志物阳性后即刻进行液体管理保障器官灌注，中、重度AKI的发生率显著降低（6.7% vs. 19.7%），且住院时间和住ICU时间均缩短。上述两项研究均为小样本研究，而且干预组未能在接受肾替代治疗和住院死亡率方面获益。利用上述生物标志物预测AKI对低风险患者可能假阳性率升高，而且不能在损伤暴露前预测AKI的发生，阳性结果持续时间较短。总之，目前认为检测尿液[TIMP-2]×[IGFBP-7]对危重患者进行AKI预测和诊断具有重要价值。检测尿TIMP-2和IGFBP7的试剂盒已获美国FDA批准，是早期诊断AKI的新型生物标志物试剂盒。

2. 中性粒细胞明胶酶相关脂质运载蛋白（neutrophil gelatinase associated lipocalin，NGAL） NGAL

广泛存在于肾、肺、大肠等器官，正常情况下低表达。肾缺血或受到毒性损害时，NGAL 在受损的肾小管细胞表达上调。在 AKI 发生 2 h 内即可在尿液中检测到 NGAL，随着肾小管上皮细胞修复和再生而降低。因此，NGAL 是较为理想的 AKI 早期诊断生物标志物。研究显示，NGAL 诊断 AKI 的特异度和灵敏度分别为 81% 和 68%，是非常重要的 AKI 早期诊断生物标志物。尿液和血清 NAGL 的水平可预测 AKI 严重程度、持续时间和预后情况。

3. 肾损伤分子 -1（kidney injury molecule-1，KIM-1） KIM-1 是一种 I 型跨膜糖蛋白，正常肾组织低表达。在各种因素造成急性肾小管坏死时，近端肾小管上皮细胞高表达 KIM-1。尿 KIM-1 升高发生在肾损伤数小时内，对诊断缺血性肾损伤有明显特异性。尿 KIM-1 评估缺血性肾损伤的特异性高于 NAGL（AUC 值分别为 0.725 和 0.710）。尿 KIM-1 对诊断缺血性 AKI 和肾毒性 AKI 具有较好的特异性，而对早期和其他原因所致肾损伤的敏感性可能低于 NGAL。联合 KIM-1、NGAL 和尿沉渣评分共同预测心脏术后 AKI 的准确性更高，AUC 达到 0.906。此外，尿 KIM-1 可区分导致 AKI 的病因。肾前性 AKI 患者尿 KIM-1 水平不升高，缺血性急性肾小管坏死患者尿 KIM-1 水平显著高于造影剂引起的 AKI。

4. 白介素 -18（interleukin-18，IL-18） IL-18 是肾小管上皮细胞和巨噬细胞产生的炎症介质。尿 IL-18 水平在肾损伤后 6 h 升高，12~18 h 达到高峰。IL-18 早期诊断缺血性 AKI 具有较高的灵敏度和特异度。研究表明，尿 IL-18 可在体外循环术后 2 h 达到峰值，预测 AKI 的 AUC 值为 0.90，临界值为 1.6 μg/L 时，灵敏度和特异度分别为 90.91% 和 91.36%。另有研究发现，肝硬化患者尿液中 IL-18 水平可区分缺血性急性肾小管坏死和其他类型的肾脏损害，AUC 值为 0.88，并可预测肝硬化患者的短期死亡率，AUC 值为 0.76。

5. 血管紧张素原（angiotensinogen，AGT） AGT 是肾素 – 血管紧张素系统（RAS）最上游的底物，血液中的 AGT 不能经肾小球滤过排入尿液，因此，尿 AGT 是反映肾脏组织肾素 – 血管紧张素系统活化的有效指标。侯凡凡院士团队在动物实验中发现，缺血再灌注后肾素血管紧张素系统活化，并通过交感反射弧参与缺血性 AKI 发生和发展。尿液 AGT 水平在缺血性 AKI 早期明显升高。根据上述发现，南方医院组织开展了前瞻性、多中心、大样本、两阶段临床队列研究。纳入 436 例急性失代偿性心力衰竭（ADHF）并发 AKI 患者。试验阶段包括 4 个中心的 317 例 ADHF 患者，验证阶段包括 2 个中心的 119 例 ADHF 患者。结果显示，发生 AKI 的患者尿 AGT 水平显著升高。尿 AGT 预测 AKI 的 AUC 为 0.84，显著优于尿 NGAL（0.78）、尿白蛋白肌酐比值（0.71）和临床预测模型（0.77）。尿 AGT 水平可独立预测 ADHF 患者 1 年死亡率、再住院率和肾功能恢复率。该研究结果表明，尿 AGT 能够早期预测缺血性 AKI 的发生。此外，通过前瞻性、多中心、大样本队列研究证实，尿 AGT 预测心肾综合征进展及进展与死亡联合终点的准确性（AUC 分别为 0.78 和 0.85）明显高于尿 IL-18 和尿 NGAL。联合生物标志物和临床危险因素进行风险评估，能显著改善急性心肾综合征进展的风险再分层。尿 AGT 还可动态监测急性肾小管坏死患者 AKI 后肾脏结构的恢复情况。

6. 基质金属蛋白酶 -7（matrix metalloproteinase-7，MMP-7） 南方医院国家肾脏病临床医学研究中心团队通过细胞和动物实验证实，AKI 时肾内 Wnt/β-catenin 信号活化，尿液 MMP-7 水平反映该信号的活化程度，提示尿液 MMP-7 可能成为预测缺血性 AKI 的生物标志物。该中心临床研究团队组织开展前瞻性、多中心、大样本、两阶段临床队列研究进行验证。结果显示，心脏大手术后发生严重 AKI 的患者术后 6 h 内尿液 MMP-7 水平明显增高，并与之后发生严重 AKI 的风险密切相关。尿 MMP-7

预测成人和儿童严重 AKI 的 AUC 分别为 0.76 和 0.81，优于尿 IL-18 和尿 NGAL 等生物标志物。

7. 半胱氨酸蛋白酶抑制剂 C（cystatin C，CysC） CysC 是有核细胞产生的半胱氨酸蛋白酶抑制蛋白，可经肾小球自由滤过，被巨噬细胞受体促进的内吞作用完全重新吸收，并在近端肾小管分解代谢，不能被肾小管分泌至管腔内，故尿液中不会出现大量的 CysC。肾小球滤过率影响 CysC 水平，但不受年龄、性别、种族或肌肉含量等因素影响。与血清肌酐相比，血清 CysC 水平更能反映肾小球滤过率，尿 CysC 可反映肾小管损伤。由此可见，CysC 在早期诊断儿童 AKI 时表现出明显优势。一项前瞻性研究显示，CysC 可预测患呼吸窘迫综合征的早产新生儿的 AKI，当临界值＞1.3 mg/L 时，诊断新生儿 AKI 的灵敏度为 92.3%，特异度为 96.0%，较血清肌酐和肾小球滤过率更早预测 AKI。另有研究发现，心脏手术后 12 h 血清 CysC 预测儿童 AKI 的 AUC 值为 0.746，是早期诊断 AKI 的良好标志物。有关 CysC 的研究大多是小样本的回顾性研究，不同研究预测 AKI 的临界值差异较大（0.80～2.04 mg/L），其诊断意义仍需大规模临床研究进一步证实。

三、急性肾损伤生物标志物研究存在的主要问题和发展前景

过去 10 年间，AKI 防治领域主要进展包括两个方面：即早期诊断与评估的生物标志物和电子决策支持系统在临床防治中的应用。作为反映生理或病理过程的可测定、可定量的生物学参数，理想的 AKI 生物标志物应具有高度敏感性、特异性和可重复性，测定方法简便，能在肾功能障碍发生之前预测 AKI 的发病风险，反映肾损伤的严重程度并预测其后果。

目前大多数生物标志物的预测能力尚未经严格的临床验证，该领域仍有很多重要问题有待解决：①生物标志物对有众多并发症高危人群的预测能力有限。某些 AKI 高危人群，如老年、糖尿病、失代偿性心力衰竭患者往往伴随多种并发症，已发现的 AKI 生物标志物对这类患者的预测能力均十分有限，需要寻找更有效的生物标志物。②不同原因的 AKI 是否需要不同的生物标志物？AKI 可由多种原因引起，是一类高度"异质（heterogeneous）"的临床综合征。目前尚不清楚不同原因（如缺血性、肾毒性或败血症）引起的 AKI 是否需要不同的生物标志物进行早期诊断。③何种生物标志物的预测能力最为理想？以往多数研究只在某一特定高危人群评估某一种生物标志物的预测能力，无法比较生物标志物的预测能力，也无法回答一种或多种生物标志物联合是否具有更好的预测能力。④生物标志物是否有助于 AKI 的分期？对 AKI 的严重程度进行合理分期是实施早期干预的依据，也是研究、评估 AKI 干预疗效的基础。由于缺乏足够的临床研究证据，目前尚无法确定能否根据或结合生物标志物对 AKI 进行分期，也无分期的界限值（cut-off point）。⑤何时测定生物标志物？已得到临床验证的 AKI 生物标志物的研究多数采用横断面或回顾性队列研究方法，无法确定测定生物标志物的最佳时机。⑥生物标志物能否预测预后？目前已发现的生物标志物研究多数没有观察其对 AKI 预后，尤其是远期预后的预测能力。因此，需要继续寻找和建立更有效的新生物标志物。采用更科学的方法，验证新生物标志物（或一组生物标志物）的临床预测能力，明确测定时间和界限值，充分评价其对预后的预测价值，建立更加特异、敏感的预测 AKI 方法及预后评估指标，为早期防治 AKI 提供新的途径，为改善预后创造条件。

（梁 敏）

参 考 文 献

[1] Xu X, Nie S, Liu Z, et al. Epidemiology and clinical correlates of AKI in Chinese hospitalized adults. Clin J Am Soc Nephrol, 2015, 10(9): 1510-1518.

[2] Xu X, Nie S, Zhang A, et al. Acute kidney injury among hospitalized children in China. Clin J Am Soc Nephrol, 2018, 13(12): 1791-1800.

[3] Bellomo R, Ronco C, Kellum JA, et al. Acute renal failure definition, outcome measures, animal models, fluid therapy and information technology needs: the second international consensus conference of the acute dialysis quality Initiative(ADQI)group. Crit Care, 2004, 8(4): 204-212.

[4] Mehta RL, Kellum JA, Shah SV, et al. Acute kidney injury network: report of an initiative to improve outcomes in acute kidney injury. Crit Care, 2007, 11(2): 31-35.

[5] Improving Global Outcomes(KDIGO)Acute Kidney Injury Work Group. KDIGO clinical practice guideline for acute kidney injury. Kidney Int, 2012, 2(Suppl 1): 1-138.

[6] Xu X, Nie S, Zhang A, et al. A new criterion for pediatric aki based on the reference change value of serum creatinine. J Am Soc Nephrol, 2018, 29(9): 2432-2442.

[7] Emlet DR, Pastor Soler N, Marciszyn A, et al. Insulin-like growth factor binding protein 7 and tissue inhibitor of metalloproteinases-2: differential expression and secretion in human kidney tubule cells. Am J Physiol Renal Physiol, 2017, 312(13): 284-296.

[8] Johnson ACM, Zager RA. Mechanisms underlying increased TIMP2 and IGFBP7 urinary excretion in experimental AKI. J Am Soc Nephrol 2018, 29(3): 2157-2167.

[9] Kellum JA, Chawla LS. Cell-cycle arrest and acute kidney injury: the light and the dark sides. Nephrol Dial Transplant, 2016, 31(3): 16-22.

[10] Claudio Ronco, Rinaldo Bellomo, John A Kellum. Acute kidney injury. Lancet, 2019, 394(24): 1949-1964.

[11] Kashani K, Al-Khafaji A, Ardiles T, et al. Discovery and validation of cell cycle arrest biomarkers in human acute kidney injury. Crit Care, 2013, 17(1): 25-29.

[12] Endre ZH, Pickering JW. Acute kidney injury: cell cycle arrest biomarkers win race for AKI diagnosis. Nat Rev Nephrol, 2014, 10(12): 683-685.

[13] Meersch M, Schmidt C, Hoffmeier A, et al. Prevention of cardiac surgery-associated AKI by implementing the KDIGO guidelines in high risk patients identifed by biomarkers: the PrevAKI randomized controlled trial. Intensive Care Med, 2017, 43(4): 1551-1561.

[14] Göcze I, Jauch D, Götz M, et al. Biomarker-guided Intervention to prevent acute kidney injury after major surgery: the prospective randomized BigpAK study. Ann Surg, 2018, 267(21): 1013-1020.

[15] Nickolas TL, Schmidt Ott KM, Canetta P, et al. Diagnostic and prognostic stratification in the emergency department using urinary biomarkers of nephron damage: a multicenter prospective cohort study. J Am Coll Cardiol, 2012, 59(3): 246-255.

[16] Han WK, Bailly V, Abichandani R, et al. Kidney injury molecule-1(KIM-1): a novel biomarker for human renal proximal tubule injury. Kidney Int, 2002, 62(1): 237-244.

[17] Elmedany SM, Naga SS, Elsharkawy R, et al. Novel urinary biomarkers and the early detection of acute kidney injury after open cardiac surgeries. J Crit Care, 2017, 40(2): 171-177.

[18] Wang C, Zhang J, Han J, et al. The level of urinary IL-18 in acute kidney injury after cardiopulmonary bypass. Exp Ther Med, 2017, 14(6): 6047-6051.

[19] Puthumana J, Ariza X, Belcher JM, et al. Urine interleukin 18 and lipocalin 2 are biomarkers of acute tubular necrosis in patients with cirrhosis: a systematic review and meta-analysis. Clin Gastroenterol Hepatol, 2017, 15(7): 1003-1013.

[20] Cao W, Li A, Li J, et al. Reno-cerebral reflex activates the renin-angiotensin system, promoting oxidative stress and renal damage after ischemia-reperfusion injury. Antioxid Redox Signal, 2017, 27(7): 415-432.

[21] Yang XB, Chen CB, Tian JW, et al. Urinary angiotensinogen level predicts acute kidney injury in acute decompensated Heart Hailure: a prospective, two-stage study. J Am Soc Nephrol, 2015, 26(8): 2032-2041.

[22] Chen CB, Yang XB, Lei Y, et al. Urinary biomarkers at the time of AKI diagnosis as predictors of progression of AKI among patients with acute cardiorenal syndrome. Clin J Am Soc Nephrol, 2016, 11(9): 1536-1544.

[23] Zhou D, Tian Y, Sun L, et al. Matrix metalloproteinase-7 is a urinary biomarker and pathogenic mediator of kidney fibrosis. J Am Soc Nephrol, 2017, 28(2): 598-611.

[24] Yang X, Chen C, Teng S, et al. Urinary matrix

metalloproteinase-7 predicts severe aki and poor outcomes after cardiac surgery. J Am Soc Nephrol, 2017, 28(11): 3373-3382.

[25] El-Gammacy TM, Shinkar DM, Mohamed NR, et al. Serum cystatin C as an early predictor of acute kidney injury in preterm neonates with respiratory distress syndrome. Scand J Clin Lab Invest, 2018, 78(5): 352-357.

[26] Cantinotti M, Giordano R, Scalese M, et al. Diagnostic accuracy and prognostic valued of plasmatic Cystatin-C in children undergoing pediatric cardiac surgery. Clin Chim Acta, 2017, 471(2): 113-118.

第三节 急性肾损伤治疗进展

急性肾损伤（acute kidney injury，AKI）是指不超过3个月的肾脏功能或结构异常，包括血、尿、组织学、影像学及肾损伤标志物检查异常。临床表现为各种病因引起的短时间内肾功能快速减退，肾小球滤过率（glomerular filtration rate，GFR）下降，同时伴有代谢产物如肌酐、尿素氮等潴留，水、电解质和酸碱平衡紊乱，重症患者出现多系统并发症。AKI是涉及临床各科的常见危重症，其发病率在综合性医院为3%～10%，在重症监护病房（intensive care unit，ICU）为30%～60%，危重患者死亡率高达30%～80%，且存活患者中约50%存在不同程度的肾功能减退，甚至需要长期透析，预后不佳，防治形势十分严峻。本文就近年来国内外AKI预防诊治领域的新进展进行综述。

一、流行病学和疾病谱变化

既往AKI的诊断标准并不统一。近年来，急性透析质量倡议组（Acute Dialysis Quality Initiative，ADQI）、急性肾损伤网络工作组（Acute Kidney Injury Network，AKIN）等均提出了AKI临床诊断标准和分期标准，如"RIFLE标准""AKIN标准"等，但仍存在一定局限性。2012年，改善全球肾脏病预后组织（Kidney Disease: Improving Global Outcomes，KDIGO）制定了AKI临床实践指南，符合以下情况之一即可临床诊断AKI：①48 h内SCr升高≥26.5 mmol/L；②确认或推测7 d内SCr较基础值升高≥50%；③尿量减少 [<0.5 ml/（kg·h）]，持续时间≥6 h。AKI在临床实践中十分常见，但不同时期、不同社会和疾病背景下AKI的发病率和患病率变化多样，确切数据并不清楚。近年来一项纳入143项研究、超过350万例患者（主要为住院患者）的最大样本meta分析发现，根据KDIGO定义，AKI的全球发病率为22%。另一项大样本研究从33个国家的97家ICU中共纳入1802例患者，根据KDIGO定义，AKI的发病率高达57%。

多项研究显示，AKI发病率升高的趋势十分明显。Waikar SS等较早期的研究显示AKI的发病率从1988年的61/10万人口升高至2002年的288/10万人口，且需要透析的AKI发病率在1988—2002年增加了6倍；Hsu RK等通过对2000—2009年全美住院患者ICD-9诊断编码统计发现，AKI患病率呈每年10%增长趋势。Pavkov ME等对美国国家住院样本（National Inpatient Sample，NIS）和美国国家健康访问调查（National Health Interview Survey，NHIS）数据进行分析，发现2000—2014年糖尿病患者和非糖尿病患者AKI相关的住院率分别增加了139%和230%。多种因素导致近年来全球范围内AKI发病率增加，包括人口老龄化，影响AKI易感性的合并症如糖尿病、高血压、心力衰竭、慢性肾脏病、癌症和脓毒症等发病率不断升高，临床医生对AKI的认识增加，新的KDIGO-AKI定义对诊断AKI的敏感性增高，肾毒性药物如新型化疗药物和抗微生物药物的应用增多，侵入性操作和外科操作的频率增加等。上述AKI的危险因素广泛存在于各学科的临床实践中，因此，AKI的预防形势十分严峻。

我国AKI大样本流行病学研究相对缺如，2010年笔者单位对大型综合性医院进行的单中心调查研究发现AKI发病率为3.19%。Yang L等报道了2013年我国44家医院374 286例住院患者AKI发病的横断面研究结果，根据KDIGO诊断指标，住院患者AKI的总体发病率为0.99%。进一步研究发现在应用新KDIGO诊断标准并采用电子预警系统（E-alert system）后，院内AKI发病率可高达11.6%。我国尚缺乏时间跨度长的大样本AKI发病率变化趋势和队列随访研究，影响了对我国AKI人群流行病学特点的认识，相关研究有待进一步开展。

AKI病因多样，通常由急性肾小管坏死（acute tubular necrosis，ATN）引起。ATN可见于临床多学科。ATN的病因包括缺血、肾毒性物质和脓毒症，也可由多因素所致。心脏血管大手术、急诊手术，特别是合并脓毒症、休克、慢性肾脏病、糖尿病、肿瘤、肥胖、营养不良或心功能不全，是导致缺血性ATN的常见危险因素。肾毒性ATN由各种肾毒性物质引起，包括外源性及内源性毒素。外源性肾毒素以药物最为常见，近年来一些新型抗生素和新型抗肿瘤药物引起的肾毒性ATN或急性肾小管损伤日益增多，其次为重金属、化学毒物、生物毒素（某些蕈类、鱼胆等）及微生物感染等。

二、急性肾损伤诊断新进展

（一）急性肾损伤的早期诊断和识别

AKI诊治中常见的瓶颈问题是延迟诊断和漏诊，导致患者无法得到及时干预，错失最佳治疗时机。患者血清肌酐水平的轻微变化常被忽视，从而导致AKI漏诊。基于电子病历系统的电子预警系统的提出和普及，在AKI的早期诊断上显示出一定的优势，多项研究均证实可显著提高AKI的诊断率，减少漏诊率，但研究尚未证实电子预警系统可最终改善AKI患者的生存率或减少其对肾脏替代治疗（renal replacement therapy，RRT）的需求。

（二）新型生物标志物在急性肾损伤诊断中的应用

目前临床上主要基于血清肌酐值和尿量的变化来诊断AKI，这些反映肾功能而并非肾损伤的指标并不足以及时、准确地早期识别AKI或发现亚临床AKI。因此，发现新型、可靠、检测方便、临床可及性好的生物标志物（biomarker）尤为重要。近年来，学者们通过研究逐渐发现了一系列早期诊断AKI的尿液和血液生物标志物。这些新型生物标志物在血液和（或）尿液中的浓度升高出现在肾小管间质损伤早期，早于血清肌酐水平升高。肾损伤相关生物标志物水平异常增高的患者或是有不良结局风险的"亚临床AKI"，也可能是处于危重AKI的初始阶段，因此，早期干预是降低危重AKI发病，改善预后的关键。在临床实践中，理想的生物标志物不仅有助于早期发现AKI，而且也具有预测AKI的病情危重程度、指导临床制定诊疗策略的作用。至今已有不少新型血液和（或）尿液的生物标志物在早期诊断AKI方面的价值已被证实，如中性粒细胞明胶酶相关脂质运载蛋白（neutrophil gelatinase associated lipocalin，NGAL）、肾损伤分子-1（kidney injury molecule，KIM-1）、白介素-18（interleukin-18，IL-18）、肝型脂肪酸结合蛋白（liver fatty acid-binding protein，L-FABP）等。新近的研究表明，尿液胰岛素样生长因子结合蛋白-7（insulin-like growth factor binding protein 7，IGFBP-7）与金属蛋白酶组织抑制物-2（tissue inhibitor of metalloproteinases-2，TIMP-2）的乘积可预测AKI发生。此外，也有学者对生物标志物的检测方法进行了优化。Ralib等发现各种尿液生物标志物绝对浓度在诊断入院时AKI的敏感性和特异性最高。尿肌酐标化后的尿液生物标志物在预测患者死亡、透析等预后方面更有优势，但对于已确诊的AKI，并未显示出较尿液绝对浓度更具优势。

1. 中性粒细胞明胶酶相关脂质运载蛋白 NGAL是载脂蛋白超家族新成员，分子量为25 000，在人类许多组织中呈低表达状态，高表达于受损上皮细胞。与心脏手术后24~48 h AKI患者血清肌酐方明显升高相比，术后2~6 h血、尿NGAL水平即升高10倍以上，在对比剂相关AKI、脓毒症相关AKI和肾移植后AKI早期，血、尿NGAL水平同样显著升高。荟萃分析显示血NGAL和尿NGAL均为AKI独立预测因子，且NGAL能有效预测AKI患者临床预后（包括需要RRT和死亡风险），但血NGAL检测可受其他疾病影响，如慢性肾脏病、高血压、全身性感染、炎症性疾病和恶性肿瘤等。慢性肾脏病患者血NGAL水平与肾损伤程度密切相关，但升高幅度仍远低于AKI时水平。

2. 肾损伤分子-1 KIM-1属Ⅰ型跨膜糖蛋白，正常肾组织不表达，但在缺血和肾毒性损伤后肾近曲小管上皮细胞中持续高表达，直至上皮细胞完全修复。可在尿液中检测到KIM-1胞外区，代表早期和正在进行的近端小管上皮细胞损伤。KIM-1在尿中稳定，不受尿液理化特性影响。尿KIM-1在AKI后6~12 h上升，在各种病因导致的ATN中，缺血性ATN患者尿KIM-1水平最高，其次是对比剂所致ATN。尿KIM-1水平与AKI预后密切相关。

3. IL-18 IL-18分子量为18 000，作为促炎细胞因子在许多器官炎性反应和缺血性损伤中起重要作用。IL-18在发生AKI后主要由近端小管产生，直接参与AKI病理生理过程。尿IL-18在AKI患者心脏手术后4~6 h升高，12 h达峰值，且48 h仍然不恢复正常。IL-18还可用于AKI鉴别诊断和预后判断。ATN患者尿IL-18水平明显高于肾前性AKI、慢性肾脏病、尿路感染等患者，且与预后密切相关，但尿IL-18水平在系统性红斑狼疮、炎症性肠病、类风湿关节炎等炎症性疾病中也有所升高，因此限制了其应用。

4. 肝型脂肪酸结合蛋白 L-FABP表达于人类近端肾小管上皮细胞，分子量为14 000，是参与游离脂肪酸在肾小管内代谢的关键蛋白。AKI时L-FABP作为内源性抗氧化剂在肾小管缺氧/再氧化过程中起保护作用。尿L-FABP水平与肾小管间质损伤严重程度密切相关，故可用作AKI早期检测的标志物和预测因子，但目前尚缺乏统一的检测手段。

5. 胰岛素样生长因子结合蛋白7和组织金属蛋白酶抑制物-2的乘积 IGFBP-7和TIMP-2与脓毒症及缺血等引起的细胞损伤、修复及细胞周期调节有关。两者在上皮细胞表达，AKI发生时以自分泌和旁分泌的方式参与细胞周期停滞。研究发现，与常规生物标志物相比，尿液[TIMP-2]×[IGFBP-7]在脓毒症（AUC 0.82）及手术后（AUC 0.85）AKI患者中的预测能力更好，并可远早于临床表现（氮质血症和少尿），可改善AKI风险分层。进一步分析显示，尿[TIMP-2]×[IGFBP7]水平>0.3可识别入组研究后9个月内有死亡或透析风险的患者。Wang YM等报道了心脏手术后患者尿[TIMP-2]×[IGFBP-7]水平可在进入ICU时即预测AKI的发生，且对AKI的Ⅰ~Ⅲ期均有较好的预测价值。2014年美国FDA批准了尿液[TIMP-2]×[IGFBP-7]即时检测设备，但患者适宜检测时间、检测频率和结果解读仍有待进一步研究确定。

AKI生物标志物的研究涉及蛋白质组学、代谢组学、离子组学、外泌体（extracellular vesicles，

EVs）、微RNA（microRNA，miRNA）、血清炎症标志物等，仍需高质量的临床研究来评价上述生物标志物的临床应用价值。

三、急性肾损伤预防新进展

近年来，AKI预防和早期干预领域临床进展主要聚焦于动态预警系统早期精准识别高危患者，以及应用规范的集束化措施干预AKI风险因素，从而降低危重AKI的发病率。

（一）急性肾损伤高风险患者的识别

由于AKI危险因素在临床实践中常较为复杂，因此，符合实践需求的评分体系应用价值较大。既往已有多个评分系统用于预测体外循环手术后发生AKI的风险，并在不同研究中进一步得到验证，但AKI致病因素较多，且临床病情变化迅速，仅凭借静态横断面数据难以准确预测AKI风险。Jiang WH等通过比较现有多项评分预测模型在国人中的应用价值，并将心脏外科手术术前、术中、术后的不同危险因素纳入分析，建立了国人心脏手术后AKI动态预测模型，并在后继研究中进行了优化，可更加准确地识别具有AKI风险的患者。

（二）降低急性肾损伤风险的干预措施

2012年KDIGO"CKD评估与管理临床实践指南"明确指出，对于发生缺血性ATN风险较高的患者，应采用积极的干预措施来纠正可改变的危险因素，包括优化容量状态、条件允许时避免使用或停用肾毒性药物、调整经肾排泄的药物量等。近年来，临床研究表明采用这些预防措施可改善心脏手术相关AKI的预后。MeerSch M等研究发现，采用了KDIGO指南中的策略对患者实施规范的"集束化"干预措施，包括避免使用肾毒性药物、停用血管紧张素转化酶抑制剂（ACEI）和血管紧张素Ⅱ受体阻滞剂（ARB）、避免发生术后高血糖，以及仔细监测血清肌酐水平、尿量和容量状态，可显著降低体外循环心脏手术后高危患者发生AKI的风险（55% vs. 72%）。上述研究对临床开展AKI预防具有积极指导意义。此外，近年来，一些研究证实了万古霉素单用或与其他药物联合使用均可升高ATN风险，应引起临床医师足够重视。与造影用对比剂、氨基糖苷类抗生素、两性霉素、非甾体类消炎药（NSAID）一样，上述肾毒性药物在高风险患者中尽量避免应用。

（三）药物预防急性肾损伤

2012年KDIGO"CKD评估与管理临床实践指南"明确提出不推荐使用利尿药、多巴胺、非诺多泮、茶碱类药物、心房脑钠肽、N-乙酰半胱氨酸等药物预防缺血性ATN。近年来新发表的研究进一步支持上述观点，如Nisula S等开展的多中心前瞻性观察性研究（FINNAKI研究）纳入了芬兰的17个ICU共2901例患者，研究结果显示，进入ICU之前使用利尿药是发生AKI的独立危险因素（*OR* 1.68，95%*CI* 1.41~2.00）。新近完成的2项针对N-乙酰半胱氨酸的随机对照研究也未能证实N-乙酰半胱氨酸有降低AKI风险的作用。

一些药物在预防缺血性ATN方面具有一定前景，但不同研究得到的结果并不一致，其有效性还有待证实。如已有观察性研究显示他汀类药物可以降低心脏手术后缺血性AKI的发生风险，但在Billings FT等开展的随机对照试验却未得到证实。该研究纳入615例接受心脏外科手术的患者，在围术期短期给予大剂量他汀类药物治疗后，未发现他汀组较安慰剂组的AKI发生率有显著下降（*RR* 1.06，95%*CI* 0.78~1.46），而在入组前未使用他汀类药物的患者及已使用他汀类药物的患者中差异亦无统计学意义。此外，脓毒症引起的ATN常伴有低血压和肾血流动力学改变，推荐使用血管加压药物维持血流动力学稳定。在传统血管加压药无效的血管扩张性休克患者中，血管紧张素Ⅱ可升高血压。Tumlin JA等近期开展的研究发现，对于需要透析的AKI患者，血管紧张素Ⅱ可减少此类患者透析依赖时间，但这些发现仅为初步结果，尚需高质量临床证据支持。

（四）急性肾损伤预防的非药物手段

对于AKI风险升高的患者，积极优化容量状态、维持血流动力学稳定、避免肾毒性物质（药物、造影剂）等的不恰当使用对AKI预防的作用十分肯定。对特定临床背景的患者，如心脏手术患者，选择非体外循环手术或适时应用球囊反搏技术等尽可能保证肾脏的有效灌注，对预防AKI也有明确效果。

缺血预适应（ischemic preconditioning，IPC）是近年来认为可预防AKI的新策略。IPC是机体的一种适应性反应，即预先给予局部组织或器官短暂的缺血处理，能显著减轻该组织或器官后续长时间缺血引起的损伤。另外，缺血预处理不但能明显减轻该局部组织器官的损伤，还能对远隔器官具有保护作用，即远程缺血预适应（remote ischemic preconditioning，RIPC）。缺血预处理的对象常选择远端肢体，称为肢体缺血预适应（limb ischemic preconditioning，LIPC）。大量临床试验已研究了RIPC的作用，但结果不一致，其干预手段的安全性也有待证实。2017年的一项meta分析对纳入的28项随机试验，共6851例患者的数据统计后发现RIPC对术后第1日（14项研究，1022例参与者）、第2日（9项研究，770例参与者）和第3日（6项研究，417例参与者）血清肌酐的下降无影响。RIPC对透析需求（13项研究，2417例参与者）、住院时长（8项研究，920例参与者）或全因死亡率（24项研究，4931例参与者）等结局亦无影响。目前RIPC是否有效仍需进一步研究证实，而一些新的预适应方法如氙气预适应等临床应用也值得期待。

四、急性肾损伤治疗新进展

AKI的治疗原则是：尽早识别并纠正可逆病因，及时采取干预措施避免肾脏受到进一步损伤，维持水、电解质稳定和酸碱平衡，积极防治并发症，适时进行血液净化治疗。

（一）非肾脏替代治疗

营养支持是重要的基础治疗手段。对于病情危重的AKI患者，营养支持的主要目标是提供足够的能量、蛋白质和营养素，其需求取决于基础疾病、目前营养状态和合并症的严重程度。鉴于AKI患者常有多种合并症，且临床病情较为复杂，因此，针对AKI患者设定统一的营养支持标准显然并不现实。以肠内营养的蛋白质含量为例，既往普遍认为限制蛋白质摄入能延缓肾脏疾病的进展。因此，最初针对肾脏疾病患者设计了低蛋白配方的肠内营养。然而，有临床研究显示，肾衰竭的危重症患者能耐受的蛋白摄入量可高达2.5 g/（kg·d），且在急性疾病和（或）接受透析（尤其是CRRT）治疗的患者中普遍存在高分解代谢状态，需要增加蛋白质支持量。目前对于AKI患者最合适的蛋白摄入支持量仍缺乏广泛共识，关于AKI肠内营养的有效性和安全性的资料有限，也缺乏胃肠外营养的安全性和有效性的高质量研究。

应积极治疗AKI的并发症如容量过负荷、电解质紊乱、酸碱失衡等，尽可能维持容量、电解质和酸碱平衡。在实践中，AKI少尿期常因急性肺水肿、高钾血症等应用利尿药治疗，但在肾前性AKI

早期，需积极恢复有效血容量，包括静脉补液、降低后负荷以改善心排血量、调节外周血管阻力至正常范围，此时利尿药的使用可能加重有效容量不足和肾功能损伤程度。目前普遍认为利尿药的使用仅能够暂时纠正容量过负荷状态，不能延缓透析或治疗AKI。在药物治疗无法维持或预计无法维持容量、电解质代谢和酸碱平衡稳定时，应尽早开始血液净化治疗。

积极治疗AKI合并症有助于改善患者预后。ADQI就此方面开展了多次讨论并发表多项共识。ADQI第21次会议就肺肾交互性作用讨论，提出肺部保护性通气、保守的输液管理以及肺部感染的早期识别和治疗是仅有的具有较高质量证据的临床建议。在ADQI第22次会议中，专家组就心肾交互作用中改善血流动力学治疗提出了积极的建议。总体而言，在AKI病程中积极纠正其他脏器功能不全有助于改善AKI患者预后。

肿瘤相关AKI病情相对复杂。肿瘤患者可存在加重肾功能不全和促进肾毒性的多种因素，包括血管内容量不足、有或没有既往肾功能不全的患者同时使用非化疗性肾毒性药物（如氨基糖苷类抗生素、非甾体类抗炎药或放射性离子造影剂）、肿瘤相关尿路梗阻，以及肾性因素所致肾损伤（特发性、与其他共存疾病相关或与肿瘤本身相关）。这些合并因素在发生AKI时均应积极纠正。目前肿瘤治疗药物日趋多样，不同药物引起肾损伤的机制不同。如细胞毒药物的肾毒性呈剂量依赖性，常发生于用药后的1～2周，为可逆性病变；也有一些药物可引发更为持久且通常不可逆的肾功能减退。为避免肾毒性，在化疗前需根据肾小球滤过率调整药物剂量，同时在治疗前、后充分水化以保证尿量，严密监测肾功能和尿蛋白情况，必要时更换或暂停药物。新型分子靶向药物目前在肿瘤治疗中应用广泛，以VEGF通路抑制剂药物为例，可引起肾小球病变、血栓性微血管病、间质性肾炎、急性肾小管损伤等多种类型肾损伤。如果蛋白尿程度轻微且肾功能稳定，在治疗团队评价后可继续观察随访。若患者出现中度至重度蛋白尿则应中断或终止使用此类药物，多数患者在终止使用药物后蛋白尿可获得明显改善，但仍有相当一部分患者持续存在蛋白尿，对于这部分患者给予ACEI或ARB治疗后在一定程度上可减少尿蛋白，但目前还没有对照研究评估与VEGF通路抑制剂治疗相关的蛋白尿患者使用这些药物的获益情况。免疫疗法是肿瘤治疗的前沿领域，随着免疫检查点抑制剂（immune checkpoint inhibitors，ICPIs）在肿瘤患者中使用日益增多，ICPIs诱导的AKI亦越发常见。肾脏的受累大多与免疫增强有关，急性间质性肾炎是其最常见的类型，肾小球疾病也偶有报道。停用ICPIs和采用糖皮质激素等免疫抑制剂治疗可改善绝大多数患者的肾功能。由于使用ICPIs治疗患者病情的复杂性，肾脏科参与的多学科合作管理极为重要。

肾性AKI临床类型多样，如各类型原发性或继发性肾小球肾炎，肾小管坏死（ATN）或急性间质性肾炎（AIN）等，临床实践中较为常见。应尽可能明确病因，特别是病理诊断，以指导药物特别是糖皮质激素和（或）免疫抑制剂使用。相关内容在本书其他章节另有详细介绍。此外，需仔细排除各种导致或者加重AKI的原因，尤其是合并用药情况，及时调整甚至停用影响肾血流灌注或具有肾毒性的药物。如患者同时使用ACEI/ARB，应暂停用药并随访停药后血清肌酐和血钾水平的变化。

除针对AKI病因治疗外，目前没有确定有效的能够直接延缓或逆转AKI病程的药物。理想的治疗手段是一系列治疗措施的组合，亦有学者称之为"集束化"治疗，其中不仅包括必需的治疗措施如容量和代谢调整、积极病因去除等，也包括对AKI病情监控评估的要求。由于AKI的临床实际较为复杂，应用集束化治疗具有较强的实践价值。

（二）肾脏替代治疗

重度急性肾损伤患者需要肾脏替代治疗。可供选择的RRT的模式有多种，包括间歇性血液透析（intermittent hemodialysis，IHD）、连续性肾脏替代治疗（continuous renal replacement therapy，CRRT），以及混合型治疗，后者也被称为长期间歇性肾脏替代治疗（prolonged intermittent renal replacement therapy，PIRRT），包括持续性低效血液透析（sustained low-efficiency dialysis，SLED）和延长性透析（extended duration dialysis，EDD）。目前临床实践中对上述治疗模式尚无广泛认可的统一定义，各地区和各中心在实践中的异质性较大，主要表现在RRT的启动时机、治疗剂量、治疗模式、终止指征等方面尚无统一意见。近年来，国内外开展了一些高质量的临床研究，仍未能就上述所有问题达成一致意见。

1. 启动时机 传统的RRT启动急诊指征包括：难治性液体过负荷；重度高钾血症（血钾浓度>6.5 mmol/L）或血钾水平快速升高；尿毒症征象，如心包炎、脑病或其他原因无法解释的精神状态衰退；重度代谢性酸中毒（pH值<7.1）；明确的酒精和药物中毒。在既往有慢性肾脏疾病基础的患者中，需要RRT的可能性随着肾小球滤过率（GFR）从基线值降低的程度而成比例增加。2012年KDIGO"CKD评估与管理临床实践指南"指出，当存在危及生命的容量、电解质和酸碱平衡改变时，应开始急诊RRT。但该指南也建议，对于没有危及生命指征的患者，临床医生在决定启动RRT的时机时还要考虑患者的基础疾病、RRT治疗能否改善症状或病情，以及实验室指标的变化趋势等，而非仅参考血尿素氮或肌酐阈值。

观察性研究发现，RRT开始时容量过负荷的严重程度与死亡风险之间存在相关性，因此，近年来对容量过负荷在RRT启动时机中的价值给予了充分关注。Xu JR等研究发现，容量过负荷7.2%是决定心脏手术后AKI患者预后的重要参考阈值，可作为RRT启动时机的重要参考。进一步研究发现，以容量过负荷为重要标准的RRT预先干预策略和心脏手术后危重AKI患者的预后显著相关，预先干预的RRT与较低的院内病死率及较好的肾功能恢复相关。某些特定疾病背景下的AKI，如心脏移植术后AKI，容量过负荷和心泵功能的关系更为紧密，早期干预获益更明显。

近年来，一些随机对照试验对比了早期与延迟开始RRT的策略，得出了不一致的结果。Gaudry S等开展的多中心随机对照研究纳入了620例患者，均存在重度AKI且需要机械通气和（或）儿茶酚胺输注，该研究排除了需紧急开始RRT的患者。试验中的患者被随机分配到早期RRT方案组（即在证实存在严重AKI后6 h内）或延迟RRT方案组。延迟RRT方案组在出现下列情况后需要开始RRT：严重高钾血症、代谢性酸中毒或肺水肿，或者在BUN升高至>40 mmol/L后，或持续少尿>72 h。总体而言，早期RRT方案并无益处。60天死亡率在早期方案组与晚期方案组之间无显著差异（48.5% vs. 49.7%）。延迟方案组有49%的患者最终未接受RRT，且有更多患者需要接受医学干预措施以纠正AKI并发症，包括需要接受利尿药进行容量管理（36.5% vs. 1.3%），接受药物治疗高钾血症（22.9% vs. 5.5%））和代谢性酸中毒（16.7% vs. 6.8%）。与延迟方案组相比，早期方案组中导管相关感染和低磷血症更常见（分别为5% vs. 10%和15% vs. 22%）。Barbar SD等针对脓毒症AKI患者的多中心随机对照研究报告了相似的结果，其研究纳入了488例患者，这些患者存在早期脓毒性休克和重度AKI但并无紧急开始RRT的指征。患者随机分配至早期RRT组（诊断AKI后12 h内）或延迟RRT组。对于延迟组的患者，如果出现需要紧急RRT的指征（如血清钾>6.5 mmol/L、pH值<7.15或出

现利尿药无效的液体过剩），或者做出AKI的诊断48 h后肾功能还未自发恢复，则行RRT。该研究在中期分析后，经独立的数据安全监察委员会评估，判定为早期无效终止（stopped early for futility）。90天时，早期方案组与延迟方案组的死亡率差异无统计学意义（58% vs. 54%）。延迟方案组中有93例患者（38%）未接受RRT，其中21例在开始RRT前死亡，70例患者肾功能自发缓解，2例因其他原因未接受RRT。该试验的结果显示早期开始RRT无法改善生存情况。

  Zarbock等开展的单中心随机试验则表明早期开始RRT治疗能够改善患者生存。该研究纳入了231例符合KDIGO标准中AKI 2期的危重患者，所有患者均存在严重脓毒症、需要使用血管加压药或儿茶酚胺或者存在难治性容量过负荷。该研究未剔除具备紧急开始RRT指征的患者。这些患者被分配至早期RRT组或延迟RRT组，早期RRT组在随机分配后8 h内开始RRT，而延迟RRT组患者则在进展为符合KDIGO的AKI 3期标准或出现RRT的指征后12 h内接受RRT。与延迟RRT组相比，早期RRT组的90天死亡率显著降低（*HR* 0.66，95%*CI* 0.45～0.97）。此外，与延迟RRT组相比，早期RRT组90天时有更多患者肾功能恢复（*OR* 0.55，95%*CI* 0.32～0.93），并且RRT持续时间和住院时间均更短。尽管该研究试验设计较为严谨，但样本规模相对较小且为单中心研究，可能存在偏移导致高估治疗获益。而且，该研究中两组患者最终几乎均接受了RRT，且两组开始RRT的时间差<24 h，因此，早期RRT组的获益程度较难解释。

  一项纳入包括上述研究在内的10项随机试验的meta分析表明，早期开始RRT并未使30天、60天或90天死亡率降低。在透析依赖风险评估、入住ICU时间、住院时间或者远期肾功能恢复方面，早期与晚期开始RRT之间差异也无统计学意义。然而，由于早期与晚期开始RRT的定义不同所致的异质性，以及大多数临床试验均有不明确或较高的隐蔽分组偏倚风险，对于透析时机尚无法做出最终判断。Bagshaw SM等近期发表了全球多中心随机试验（STARRT-AKI，NCT02568722）的结果。这项多中心临床试验研究纳入2866例符合KDIGO标准的AKI 2期或3期且无紧急开始RRT指征的患者，将其随机分配至早期方案组（12 h内）或延迟方案组，该研究再次显示早期启动RRT治疗并未给AKI患者带来更多生存获益（*RR* 1.0，95%*CI* 0.93～1.09），且早期方案组的不良反应显著高于延迟方案组（23.0% vs.16.5%，*P*<0.01）。

  综上，目前针对AKI患者中RRT开始的时机仍缺乏普遍认同的共性标准。由于AKI开始RRT的治疗目的、临床背景等不尽相同，RRT最佳时机理应基于个体化的条件和需求决定。这一问题有待于进一步深入研究和探讨。

  2. 肾脏替代治疗模式选择 目前在临床实践中有较多RRT模式可供使用，其中包括IHD、腹膜透析、CRRT，以及混合疗法，如每日延长透析（extended daily dialysis，EDD）和持续性低效血液透析（SLED）。现有临床证据并不支持某种RRT模式在AKI治疗中较其他模式更有优越性。因此，对于大多数患者，应根据当地的专家经验以及专业人员和设备的具体条件来选择治疗模式。然而，在特定病患人群中，模式的选择可能要优先考虑其他因素。例如，对于急性脑损伤患者，CRRT可能会更好地保留脑灌注和维持颅内压力稳定。在一些多脏器功能不全或者因感染、休克等因素导致的高分解代谢患者，连续性治疗模式应作为首选推荐。

  从治疗持续的时间分类，RRT可分为间歇性、持续性以及混合型治疗模式，例如SLED或EDD。曾有多项meta分析比较了CRRT与IHD结局，总体而言，无强证据表明何种模式在改善生存率方面更为优越。Schefold JC 等开展的单中心随机对照研究（CONVINT 研究），比较 ICU 患者持续透析与间歇透析的预后差异。患者被随机分配至连续性静–静脉血液滤过（continuous venovenous hemofiltration，CVVH）组，剂量为 35 ml/（kg·h），或间歇性血液透析（IHD）组。IHD 组患者中有 19.5% 在平均（4.4±12）日后因严重低血压或需要容量管理而被转换至 CVVH 组，而 CVVH 组患者中有 45.9% 在平均（6.2±5.6）日后被换到 IHD，原因包括滤器反复凝血、出血迫使抗凝治疗中断、代谢调控、血小板减少或总体状态改善，以及身体活动需要。中断 RRT 后 14 天生存率在 IHD 组为 39.5%，在 CVVH 组为 43.9%，而院内死亡率和随访 30 日死亡率两组差异均无统计学意义。此外，两组肾功能恢复情况也无差异。基于上述临床证据，2012 年 KDIGO 指南和 2016 年急性透析质量倡议（ADQI）国际共识指南均未对 RRT 治疗模式进行推荐，但基于普遍的实践经验，考虑到对血流动力学不稳定的患者行间歇性 RRT 安全性稍低，上述指南建议对此类患者应都推荐采用持续性 RRT。

持续性 RRT 可能有助于改善肾脏预后。既往研究表明，持续性 RRT 能较为平稳地清除水分，故较少出现血流动力学不稳定的情况，可有助于维持肾脏有效灌注，对肾脏远期预后有利。近年来的多项大样本临床研究和 meta 分析均表明，间歇性 RRT 与持续性 RRT 相比，更不利于肾功能恢复，远期依赖透析风险较高。Nash DM 等的 meta 分析则进一步比较了间歇、持续或 SLED 等杂合模式对整体和肾脏预后的影响，发现不同透析模式在短期存活率和肾功能恢复方面未体现出差异。Truche AS 等研究表明，持续性 RRT 虽未改善所有患者的短期预后，但对于容量过负荷患者亚组却有益。这提示透析模式本身和预后并无绝对关联，其改善预后的关键在于，透析模式是否与治疗影响 AKI 患者预后的主要矛盾匹配。因此，以 EDD 和 SLED 为代表的混合型治疗模式既拥有 CRRT 的优点，即维持血流动力学稳定，同时又能节省费用，故在临床的应用日渐普遍。

以治疗的具体类型分类，RRT 模式一般包括 CVVH、连续性静脉–静脉血液透析（continuous venovenous hemodialysis，CVVHD）、连续性静脉–静脉血液透析滤过（continuous venovenous hemodiafiltration，CVVHDF）、超滤（ultrafiltration，UF）等。其中 CVVHDF 模式综合了 CVVH、CVVHD、UF 的特点，能同时通过对流和弥散方式清除小中大分子的代谢产物，也可进行超滤脱水。并且 CVVHDF 可通过调整置换液与透析液的比例，实现 CVVHDF、CVVH 和 CVVHD 三种治疗模式的转换，符合临床实际，在部分实践指南和专家共识中作为首选推荐模式。

实际上，固定某种 RRT 模式并无必要。我国学者近年来提出"目标导向 RRT 治疗"（goal-directed renal replacement therapy，GDRRT）的概念，并在心脏手术后 AKI 患者中推广应用，取得了较好的临床疗效。GDRRT 核心为提供以促进受损心泵功能恢复为出发点的内环境支持，以个体化方案治疗心脏手术后 AKI。其核心内容为通过多学科协作制定 GDRRT 治疗目标值，后者包括容量和代谢水平、血流动力学控制目标等，随后密切监测患者上述指标变化，根据治疗过程中是否达标，综合患者整体病情，随时调整 RRT 处方，包括模式、剂量、持续时间等。Xu JR 等通过回顾性研究证实 GDRRT 治疗组肾功能恢复率显著提高，RRT 治疗费用显著减少。进一步研究发现在特殊类型 AKI，如心脏移植术后 AKI 患者中，容量平衡在心肾交互反应中起到核心作用，早期应用 GDRRT 进行干预临床获益更显著。

3. 肾脏替代治疗的最佳剂量 对于间歇性血液透析 IHD 而言，剂量取决于单次实际透析剂量和透析频率。目前尚无研究前瞻性评估 IHD 患者在透析频率不变（如一周 3 次）的情况下改变单次透析剂量对预后的影响。早期研究发现提高单次透析剂量可能对病情严重程度中等的患者产生影响，而在危重患者或病情相对较轻的患者中，透析治疗的强度对预后的影响较小。退伍军人事务部（Veterans Affairs，VA）/美国国立卫生研究院（National Institutes of Health，NIH）急性肾衰竭试验网络（Acute Renal Failure Trial Network，ATN）研究发现 RRT 强化剂量方案并未降低死亡率。基于上述研究，2012 年 KDIGO 指南推荐 AKI 患者间歇性治疗的每周尿素清除指数（Kt/V）值为 3.9。

对于连续性肾脏替代疗法的患者，2012 年 KDIGO 指南建议目标治疗剂量在 20~25 ml/（kg·h），由于存在不可避免的无效治疗时间，通常应设置较高的处方剂量以保证能够达到目标剂量。近年来，多项随机对照试验和 meta 分析评估了 CRRT 剂量增加的结局。大部分研究发现，与标准强度透析比较，更高强度的透析并不会提高生存率或带来更多的临床获益，即使在一些特定临床背景如脓毒症和心脏手术后休克的患者中应用超大剂量 CVVH［70~80 ml/（kg·h）］也未能证实获益。在上述研究的基础上，Wang Y 等对 7 项随机对照试验进行 meta 分析后，并未发现强化 RRT 治疗具有显著临床获益。基于上述结果，目前实践中仍建议以 KDIGO 建议为标准，即实际剂量应达到 20~25 ml/（kg·h），这一剂量对于大多数患者而言是适用的。如患者存在高分解代谢状态如活动性感染、横纹肌溶解等情况，可以设置更高的处方剂量以达到代谢平衡。

（三）腹膜透析治疗

腹膜透析治疗 AKI 有很长的历史，但少有研究严格比较腹膜透析和其他 RRT 模式在治疗 AKI 上的疗效差异。在一些特殊情况下，如医疗资源十分有限的地区、短期内透析需求激增的灾区（自然灾难如地震、流行病如 COVID-19 疫情等）、新生儿或低体重儿童中，腹膜透析可作为救治危重 AKI 的首选，并被证实有效。

五、AKI 诊治规范化和质量控制

AKI 是临床常见的危重症，其临床诊治的规范化是决定 AKI 诊治质量的重要因素。规范化管理应覆盖 AKI 预防、诊断、治疗（包括药物治疗和血液净化治疗）和随访等全程。由于 AKI 广泛分布在临床多学科，且病情常较为复杂，AKI 防治领域的规范性和系统性仍有较大改进余地。近年来，针对 AKI 和 CRRT 质量控制的研究逐渐成为热点。国际权威 ADQI 会议分别就 CRRT 精准治疗、AKI 质量控制等发布临床共识。Rewa OG 等对 CRRT 治疗中的安全性和质量问题回顾性分析后提出 15 条共识建议，并提出鉴于目前被验证的 CRRT 质量指标（quality indicator，QI）较少，应在进一步研究中验证和评估质控指标。Shen B 等进一步总结文献，提出 CRRT 全程质量控制框架的 6 个基本要素（CRRT "6P" 质量控制体系）和 AKI 全程质量控制建议，为规范和指导临床实践提供了理论依据。

六、AKI 的预后研究进展

AKI 病程通常持续数日到数周，但具体持续时间因人而异。以较为常见 ATN 为例，其持续时间取决于初始缺血发作的时长和严重程度、是否出现复发性缺血或持续接触肾毒性物质、少尿型还是非少尿型。在其他类型 AKI 患者中，影响预后的因素更为复杂，包括病因治疗效果、合并症控制情况等。相当比例的 AKI 患者即使经过积极治疗仍无法恢复至基线肾功能，可能的危险因素包括：年龄＞65 岁，既往已诊断慢性肾脏病（CKD），存在心力衰竭等合并症。这部分 AKI 患者远期更容易进展至终末期肾病（ESKD）。

多项研究发现，住院期间出现AKI与院内死亡率和远期死亡率升高相关。其中多项因素与远期死亡率升高相关，包括男性、某些种族、年龄较大、少尿、脓毒症、呼吸衰竭或肝衰竭、脑血管事件以及疾病总体严重程度。因此，对于AKI患者康复后的随访和评估十分重要。建议对住院期间发生AKI且存活的患者在出院后3个月内接受评估，并根据结果制定长期随访评估方案以改善预后。

综上所述，AKI的防诊治领域近年来有较多进展，但在诸多关键问题上仍缺乏统一共识，尤其在AKI预防和治疗领域。AKI的有效预防和重症患者的优化治疗是降低AKI发病率和提高危重患者救治成功率的关键。应在上述领域进一步开展研究工作，促进新理论、新技术的临床转化，改善AKI患者预后。此外，AKI和CRRT全程的技术规范和质量控制可改善临床预后，在实践工作中应给予充分重视。

（方　艺　沈　波）

参 考 文 献

[1] Coca SG, Yusuf B, Shlipak MG, et al. Long-term risk of mortality and other adverse outcomes after acute kidney injury: a systematic review and meta-analysis. Am J Kidney Dis, 2009, 53(6): 961-973.

[2] Wald R, Quinn RR, Luo J, et al. Chronic dialysis and death among survivors of acute kidney injury requiring dialysis. JAMA, 2009, 302(11): 1179-1185.

[3] Susantitaphong P, Cruz DN, Cerda J, et al. World incidence of AKI: a meta-analysis. Clin J Am Soc Nephrol, 2013, 8(9): 1482-1493.

[4] Hoste EA, Bagshaw SM, Bellomo R, et al. Epidemiology of acute kidney injury in critically ill patients: the multinational AKI-EPI study. Intensive Care Med, 2015, 41(8): 1411-1423.

[5] Waikar SS, Curhan GC, Wald R, et al. Declining mortality in patients with acute renal failure, 1988 to 2002. J Am Soc Nephrol, 2006, 17(4): 1143-1150.

[6] Hsu RK, McCulloch CE, Dudley RA, et al. Temporal changes in incidence of dialysis-requiring AKI. J Am Soc Nephrol, 2013, 24(1): 37-42.

[7] Pavkov ME, Harding JL, Burrows NR. Trends in hospitalizations for acute kidney Injury-United States, 2000-2014. MMWR Morb Mortal Wkly Rep, 2018, 67(10): 289-293.

[8] Siew ED, Davenport A. The growth of acute kidney injury: a rising tide or just closer attention to detail. Kidney Int, 2015, 87(1): 46-61.

[9] Chan L, Mehta S, Chauhan K, et al. National trends and impact of acute kidney injury requiring hemodialysis in hospitalizations with atrial fibrillation. J Am Heart Assoc, 2016, 5(12): 56-63.

[10] Mansuri U, Patel A, Shah H, et al. Trends and outcomes of sepsis hospitalizations complicated by acute kidney injury requiring hemodialysis. J Crit Care, 2017, 38(3): 353-355.

[11] Nadkarni GN, Simoes PK, Patel A, et al. National trends of acute kidney injury requiring dialysis in decompensated cirrhosis hospitalizations in the United States. Hepatol Int, 2016, 10(3): 525-531.

[12] Fang Y, Ding X, Zhong Y, et al. Acute kidney injury in a Chinese hospitalized population. Blood Purif, 2010, 30(2): 120-126.

[13] Li Yang, Guolan Xing, Li Wang, et al. Acute kidney injury in China: a cross-sectional survey. Lancet, 2015, 386(10002): 1465-1471.

[14] Fang Y, Teng J, Ding X. Acute kidney injury in China. Hemodial Int, 2015, 19(1): 2-10.

[15] Wilson FP, Shashaty M, Testani J, et al. Automated, electronic alerts for acute kidney injury: a single-blind, parallel-group, randomised controlled trial. Lancet, 2015, 385(9981): 1966-74.

[16] Lachance P, Villeneuve PM, Rewa OG, et al. Association between e-alert implementation for detection of acute kidney

injury and outcomes: a systematic review. Nephrol Dial Transplant, 2017, 32(2): 265-272.
[17] Kashani KB. Automated acute kidney injury alerts. Kidney Int, 2018, 94(3): 484-490.
[18] Park S, Baek SH, Ahn S, et al. Impact of electronic acute kidney injury(AKI) alerts with automated nephrologist consultation on detection and severity of AKI: a quality improvement study. Am J Kidney Dis, 2018, 71(1): 9-19.
[19] Prendecki M, Blacker E, Sadeghi Alavijeh O, et al. Improving outcomes in patients with Acute Kidney Injury: the impact of hospital based automated AKI alerts. Postgrad Med J, 2016, 92(1083): 9-13.
[20] Charlton JR, Portilla D, Okusa MD. A basic science view of acute kidney injury biomarkers. Nephrol Dial Transplant, 2014, 29(7): 1301-1311.
[21] Ralib AM, Pickering JW, Shaw GM, et al. Test characteristics of urinary biomarkers depend on quantitation method in acute kidney injury. J Am Soc Nephrol, 2012, 23(2): 322-333.
[22] Schmidt Ott KM, Mori K, Li JY, et al. Dual action of neutrophil gelatinase-associated lipocalin. J Am Soc Nephrol, 2007,18(2): 407-13.
[23] Vaidya VS, Ramirez V, Ichimura T, et al. Urinary kidney injury molecule-1: a sensitive quantitative biomarker for early detection of kidney tubular injury. American Journal of Physiology Renal Physiology, 2006, 290(2): 517-529.
[24] Parikh CR, Mishra J, Thiessen Philbrook H, et al. Urinary IL-18 is an early predictive biomarker of acute kidney injury after cardiac surgery. Kidney Int, 2006, 70(1): 199-203.
[25] Parr SK, Clark AJ, Bian A, et al. Urinary L-FABP predicts poor outcomes in critically ill patients with early acute kidney injury. Kidney Int, 2015, 87(3): 640-648.
[26] Koyner JL, Shaw AD, Chawla LS, et al. Tissue inhibitor metalloproteinase-2(TIMP-2).IGF-binding protein-7 (IGFBP7) levels are associated with adverse long-term outcomes in patients with AKI. J Am Soc Nephrol, 2015, 26(7): 1747-1754.
[27] Wang Y, Zou Z, Jin J, et al. Urinary TIMP-2 and IGFBP7 for the prediction of acute kidney injury following cardiac surgery. BMC Nephrol, 2017, 18(1): 177.
[28] Wei Q, Xiao X, Fogle P, et al. Changes in metabolic profiles during acute kidney injury and recovery following ischemia/reperfusion. PLoS One, 2014, 9(9): 106647-106656.
[29] Shen Z, Lin J, Teng J, et al. Association of urinary ionomic profiles and acute kidney injury and mortality in patients after cardiac surgery. J Thorac Cardiovasc Surg, 2020, 159(3): 918-926.
[30] Erdbrügger U, Le TH. Extracellular vesicles in renal diseases: more than novel biomarkers. J Am Soc Nephrol, 2016, 27(1): 12-26.
[31] Jiang W, Teng J, Xu J, et al. Dynamic predictive scores for cardiac surgery-associated acute kidney injury. J Am Heart Assoc, 2016, 5(8): 25-29.
[32] Jiang W, Xu J, Shen B, et al. Validation of four prediction scores for cardiac surgery-associated acute kidney injury in Chinese patients. Braz J Cardiovasc Surg, 2017, 32(6): 481-486.
[33] Göcze I, Jauch D, Götz M, et al. Biomarker-guided intervention to prevent acute kidney injury after major surgery: the prospective randomized bigpAK study. Ann Surg, 2018, 267(6): 1013-1020.
[34] Meersch M, Schmidt C, Hoffmeier A, et al. Prevention of cardiac surgery-associated AKI by implementing the KDIGO guidelines in high risk patients identified by biomarkers: the PrevAKI randomized controlled trial. Intensive Care Med, 2017, 43(11): 1551-1561.
[35] Sinha RA, Haikal A, Hammoud KA, et al. Vancomycin and the Risk of AKI: A Systematic Review and Meta-Analysis. Clin J Am Soc Nephrol, 2016, 11(12): 2132-2140.
[36] Burgess LD, Drew RH. Comparison of the incidence of vancomycin-induced nephrotoxicity in hospitalized patients with and without concomitant piperacillin-tazobactam. Pharmacotherapy, 2014, 34(7): 670-6.
[37] Nisula S, Kaukonen KM, Vaara ST, et al. Incidence, risk factors and 90-day mortality of patients with acute kidney injury in Finnish intensive care units: the FINNAKI study. Intensive Care Med, 2013, 39(3): 420-428.
[38] Fraga CM, Tomasi CD, Damasio DC, et al. N-acetylcysteine plus deferoxamine for patients with prolonged hypotension does not decrease acute kidney injury incidence: a double blind, randomized, placebo-controlled trial. Crit Care, 2016, 20(1): 331-339.
[39] Song JW, Shim JK, Soh S, et al. Double-blinded, randomized controlled trial of N-acetylcysteine for prevention of acute kidney injury in high risk patients undergoing off-pump coronary artery bypass. Nephrology(Carlton), 2015, 20(2): 96-102.
[40] Molnar AO, Coca SG, Devereaux PJ, et al. Statin use associates with a lower incidence of acute kidney injury after

[41] Layton JB, Kshirsagar AV, Simpson RJ, et al. Effect of statin use on acute kidney injury risk following coronary artery bypass grafting. Am J Cardiol, 2013, 111(6): 823-828.

[42] Brunelli SM, Waikar SS, Bateman BT, et al. Preoperative statin use and postoperative acute kidney injury. Am J Med, 2012, 125(12): 1195-1204.

[43] Billings FT, Hendricks PA, Schildcrout JS, et al. High-dose perioperative atorvastatin and acute kidney injury following cardiac surgery: a randomized clinical trial. JAMA, 2016, 315(9): 877-888.

[44] Tumlin JA, Murugan R, Deane AM, et al. Outcomes in patients with vasodilatory shock and renal replacement therapy treated with intravenous angiotensin II. Crit Care Med, 2018, 46(6): 949-957.

[45] Zarbock A, Kellum JA. Remote ischemic preconditioning and protection of the kidney-a novel therapeutic option. Crit Care Med, 2016, 44(3): 607-616.

[46] Yang Y, Lang XB, Zhang P, et al. Remote ischemic preconditioning for prevention of acute kidney injury: a meta-analysis of randomized controlled trials. Am J Kidney Dis, 2014, 64(4): 574-583.

[47] Hausenloy DJ, Candilio L, Evans R, et al. Remote ischemic preconditioning and outcomes of cardiac surgery. N Engl J Med, 2015, 373(15): 1408-1417.

[48] Meybohm P, Bein B, Brosteanu O, et al. A multicenter trial of remote ischemic preconditioning for heart surgery. N Engl J Med, 2015, 373(15): 1397-1407.

[49] Pan JS, Sheikh Hamad D. Remote ischemic preconditioning for kidney protection. JAMA, 2015, 313(21): 2124-2125.

[50] Menting TP, Wever KE, Ozdemir van BDM, et al. Ischaemic preconditioning for the reduction of renal ischaemia reperfusion injury. Cochrane Database Syst Rev, 2017, 3(3): 10777-10789.

[51] Jia P, Teng J, Zou J, et al. Xenon protects against septic acute kidney injury via miR-21 target signaling pathway. Crit Care Med, 2015, 43(7): 250-529.

[52] Scheinkestel CD, Kar L, Marshall K, et al. Prospective randomized trial to assess caloric and protein needs of critically Ill, anuric, ventilated patients requiring continuous renal replacement therapy. Nutrition, 2003, 19(4): 909-1001.

[53] Joannidis M, Forni LG, Klein SJ, et al. Lung-kidney interactions in critically ill patients: consensus report of the acute disease quality initiative(ADQI) 21 workgroup. Intensive Care Med, 2020, 46(4): 654-672.

[54] Nadim MK, Forni LG, Bihorac A, et al. Cardiac and vascular surgery-associated acute kidney injury: the 20th international consensus conference of the ADQI(Acute Disease Quality Initiative) group. J Am Heart Assoc, 2018, 7(11): 243-247.

[55] Mehta RL, Pascual MT, Soroko S, et al. Diuretics, mortality, and nonrecovery of renal function in acute renal failure. JAMA, 2002, 288(20): 2547-2553.

[56] 韩宝惠，李凯，周彩存，等．晚期非小细胞肺癌抗血管生成药物治疗中国专家共识（2019版）．中国肺癌杂志．2019，22（7）：401-412．

[57] Mark AP, Anushree CS. Nephrotoxicity of cancer immunotherapies: past, present and future. J Am Soc Nephrol, 2018, 29(8): 2039-2052.

[58] Roman S, Ilya GG. Kidney complications of immune checkpoint inhibitors: a review. Am J Kidney Dis, 2019, 74(4): 529-537.

[59] Hsu CY, Ordoñez JD, Chertow GM, et al. The risk of acute renal failure in patients with chronic kidney disease. Kidney Int, 2008, 74(1): 101-107.

[60] Khwaja A. KDIGO clinical practice guidelines for acute kidney injury. Nephron Clin Pract, 2012, 120(4): 179-184.

[61] Xu J, Shen B, Fang Y, et al. Postoperative fluid overload is a useful predictor of the short-term outcome of renal replacement therapy for acute kidney injury after cardiac surgery. Medicine(Baltimore), 2015, 94(33): 1360-1366.

[62] Yang XM, Tu GW, Gao J, et al. A comparison of preemptive versus standard renal replacement therapy for acute kidney injury after cardiac surgery. J Surg Res, 2016, 204(1): 205-212.

[63] Shen B, Xu J, Lv W, et al. Efficacy of early goal-directed renal replacement therapy for the treatment of acute kidney injury after heart transplantation: a single-center 10-year experience. J Cardiothorac Vasc Anesth, 2020, 34(6): 1534-1541.

[64] Gaudry S, Hajage D, Schortgen F, et al. Initiation strategies for renal-replacement therapy in the intensive care unit. N Engl J Med, 2016, 375(2): 122-133.

[65] Wald R, Adhikari NK, Smith OM, et al. Comparison of standard and accelerated initiation of renal replacement therapy in acute kidney injury. Kidney Int, 2015, 88(4): 897-904.

[66] Combes A, Bréchot N, Amour J, et al. Early high-volume

hemofiltration versus standard care for post-cardiac surgery shock. The heroics study. Am J Respir Crit Care Med, 2015, 192(10): 1179-1190.

[67] Zarbock A, Kellum JA, Schmidt C, et al. Effect of early vs delayed initiation of renal replacement therapy on mortality in critically Ill patients with acute kidney injury: the elain randomized clinical trial. JAMA, 2016, 315(20): 2190-2199.

[68] Barbar SD, Clere Jehl R, Bourredjem A, et al. Timing of renal-replacement therapy in patients with acute kidney injury and sepsis. N Engl J Med, 2018, 379(15): 1431-1442.

[69] Chertow GM, Winkelmayer WC. Early to dialyze: healthy and wise. JAMA, 2016, 315(20): 2171-2172.

[70] Gaudry S, Hajage D, Benichou N, et al. Delayed versus early initiation of renal replacement therapy for severe acute kidney injury: a systematic review and individual patient data meta-analysis of randomised clinical trials. Lancet, 2020, 395(10235): 1506-1515.

[71] Smith OM, Wald R, Adhikari NK, et al. Standard versus accelerated initiation of renal replacement therapy in acute kidney injury(STARRT-AKI): study protocol for a randomized controlled trial. Trials, 2013, 14(2): 320-331.

[72] STARRT-AKI Investigators. Statistical analysis plan for the standard versus accelerated initiation of renal replacement therapy in acute kidney injury(STARRT-AKI) trial. Crit Care Resusc, 2019, 21(3): 162-170.

[73] STARRT-AKI Investigators, Canadian Critical Care Trials Group, the Australian and New Zealand Intensive Care Society Clinical Trials Group, et al. Timing of initiation of renal-replacement therapy in acute kidney injur. N Engl J Med, 2020, 383(3): 240-251.

[74] Karkar A, Ronco C. Prescription of CRRT: a pathway to optimize therapy. Ann Intensive Care, 2020, 10(1): 32-39.

[75] Wang AY, Bellomo R. Renal replacement therapy in the ICU: intermittent hemodialysis, sustained low-efficiency dialysis or continuous renal replacement therapy. Curr Opin Crit Care, 2018, 24(6): 437-442.

[76] Schefold JC, von HS, Pschowski R, et al. The effect of continuous versus intermittent renal replacement therapy on the outcome of critically ill patients with acute renal failure (CONVINT): a prospective randomized controlled trial. Crit Care, 2014, 18(1): 11-17.

[77] Ostermann M, Joannidis M, Pani A, et al. Patient selection and timing of continuous renal replacement therapy. Blood Purif, 2016, 42(3): 224-237.

[78] Ricci Z, Romagnoli S, Villa G, et al. Modality and dosing of acute renal replacement therapy. Minerva Urol Nefrol, 2016, 68(1): 78-86.

[79] Marshall MR, Creamer JM, Foster M, et al. Mortality rate comparison after switching from continuous to prolonged intermittent renal replacement for acute kidney injury in three intensive care units from different countries. Nephrol Dial Transplant, 2011, 26(7): 2169-2175.

[80] Bouchard J, Mehta RL. Volume management in continuous renal replacement therapy. Semin Dial, 2009, 22(2): 146-150.

[81] Bonnassieux M, Duclos A, Schneider AG, et al. Renal replacement therapy modality in the ICU and renal recovery at hospital discharge. Crit Care Med, 2018, 46(2): 102-110.

[82] Wald R, Shariff SZ, Adhikari NK, et al. The association between renal replacement therapy modality and long-term outcomes among critically ill adults with acute kidney injury: a retrospective cohort study. Crit Care Med, 2014, 42(4): 868-877.

[83] Schneider AG, Bellomo R, Bagshaw SM, et al. Choice of renal replacement therapy modality and dialysis dependence after acute kidney injury: a systematic review and meta-analysis. Intensive Care Med, 2013, 39(6): 987-997.

[84] Nash DM, Przech S, Wald R, et al. Systematic review and meta-analysis of renal replacement therapy modalities for acute kidney injury in the intensive care unit. J Crit Care, 2017, 41(3): 138-144.

[85] Truche AS, Darmon M, Bailly S, et al. Continuous renal replacement therapy versus intermittent hemodialysis in intensive care patients: impact on mortality and renal recovery. Intensive Care Med, 2016, 42(9): 1408-1417.

[86] 中国心脏重症连续性肾脏替代治疗专家共识工作组. 心脏外科围手术期连续性肾脏替代治疗专家共识. 中华医学杂志, 2019. 99（5）: 321-328.

[87] Xu J, Jiang W, Shen B, et al. Acute kidney injury in cardiac surgery. Contrib Nephrol, 2018, 193(23): 127-136.

[88] Xu J, Ding X, Fang Y, et al. New, goal-directed approach to renal replacement therapy improves acute kidney injury treatment after cardiac surgery. J Cardiothorac Surg, 2014, 9(1): 103-114.

[89] Palevsky PM, Zhang JH, O'Connor TZ, et al. Intensity of renal support in critically ill patients with acute kidney injury. N Engl J Med, 2008, 359(1): 7-20.

[90] Ronco C, Bellomo R, Homel P, et al. Effects of different doses in continuous veno-venous haemofiltration on

outcomes of acute renal failure: a prospective randomised trial. Lancet, 2000, 356(9223): 26-30.

[91] Saudan P, Niederberger M, De Seigneux S, et al. Adding a dialysis dose to continuous hemofiltration increases survival in patients with acute renal failure. Kidney Int, 2006, 70(7): 1312-1317.

[92] Tolwani AJ, Campbell RC, Stofan BS, et al. Standard versus high-dose CVVHDF for ICU-related acute renal failure. J Am Soc Nephrol, 2008, 19(6): 1233-1238.

[93] Jun M, Heerspink HJ, Ninomiya T, et al. Intensities of renal replacement therapy in acute kidney injury: a systematic review and meta-analysis. Clin J Am Soc Nephrol, 2010, 5(6): 956-963.

[94] Van Wert R, Friedrich JO, Scales DC, et al. High-dose renal replacement therapy for acute kidney injury: Systematic review and meta-analysis. Crit Care Med, 2010, 38(5): 1360-1369.

[95] Fayad AI, Buamscha DG, Ciapponi A. Intensity of continuous renal replacement therapy for acute kidney injury. Cochrane Database Syst Rev, 2016, 10(3): 10613-10621.

[96] Bellomo R, Cass A, Cole L, et al. Intensity of continuous renal-replacement therapy in critically ill patients. N Engl J Med, 2009, 361(17): 1627-1638.

[97] Wang Y, Gallagher M, Li Q, et al. Renal replacement therapy intensity for acute kidney injury and recovery to dialysis independence: a systematic review and individual patient data meta-analysis. Nephrol Dial Transplant, 2018, 33(6): 1017-1024.

[98] Joannes Boyau O, Honoré PM, Perez P, et al. High-volume versus standard-volume haemofiltration for septic shock patients with acute kidney injury(IVOIRE study): a multicentre randomized controlled trial. Intensive Care Med, 2013, 39(9): 1535-1546.

[99] Nagatomo M, Yamada H, Shinozuka K, et al. Peritoneal dialysis for COVID-19-associated acute kidney injury. Crit Care, 2020, 24(1): 309-311.

[100] Kaya H, Gokce İK, Turgut H, et al. Acute kidney injury and peritoneal dialysis in extremely low birth weight newborns. Minerva Pediatr, 2020, 12(2): 28-33.

[101] Zhou XL, Ni SZ, Xiong D, et al. Fluid resuscitation with preventive peritoneal dialysis attenuates crush injury-related acute kidney injury and improves survival outcome. Scand J Trauma Resusc Emerg Med, 2019, 27(1): 68-74.

[102] Liu L, Zhang L, Liu GJ, et al. Peritoneal dialysis for acute kidney injury. Cochrane Database Syst Rev, 2017, 12: 11457-11461.

[103] Kashani K, Rosner MH, Haase M, et al. Quality improvement goals for acute kidney injury. Clin J Am Soc Nephrol, 2019, 14(6): 941-953.

[104] Rewa OG, Tolwani A, Mottes T, et al. Quality of care and safety measures of acute renal replacement therapy: Workgroup statements from the 22nd acute disease quality initiative(ADQI) consensus conference. J Crit Care, 2019, 54(2): 52-57.

[105] Shen B, Xu J, Wang Y, et al. Quality measures in Acute kidney injury management. Contrib Nephrol, 2018, 193(16): 68-80.

[106] Shen B, Xu J, Wang Y, et al. Continuous renal replacement therapy quality control and performance measures. Contrib Nephrol, 2018, 194(23): 134-145.

第四节 反流性肾病诊治进展

正常人输尿管与膀胱连接处具有单向瓣膜的作用，可有效地防止尿液的反流，如果由于某种原因导致活瓣样功能受损，尿液自膀胱逆流入输尿管和肾脏，即称为膀胱输尿管反流（vesicoureteral reflux，VUR）。VUR可分为原发性和继发性两种，原发性VUR系先天性输尿管与膀胱连接处活瓣机能发育不全引起，继发性VUR常继发于下尿路梗阻，如后尿道瓣膜症、神经源性膀胱、膀胱肿瘤、前列腺肥大和尿道结石等。VUR可引起肾脏瘢痕形成，导致反流性肾病（reflux nephropathy，RN），严重时最终可以发展为终末期肾病（end-stage renal disease，ESRD）。

一、膀胱输尿管反流的流行病学特点

由于受检查手段的限制，VUR确切的发病率尚不清楚。根据文献报道，VUR存在于9%~20%的产前肾积水的儿童中，在出现发热性尿路感染（febrile urinary tract infection，fUTI）的患儿中VUR发病率为30%~50%。VUR男女比约为2∶1，其中<1岁的VUR以男性患儿为主，>1岁则以女性患儿多见。据报道成人中女性与男性VUR的患病比例可达5∶1，而在60~70岁的老年人中，男性VUR的比例又有所上升，据推测可能与老年男性下尿路梗阻发病率升高有关。

VUR的发生与遗传因素有关，VUR的同胞及一级亲属发病率为3%~51%，后代发病率为21.2%~61.4%，VUR同卵双胞胎的患病一致性（80%~100%）远高于异卵双胞胎的患病一致性（35%~50%）。截至目前已有一系列可能与VUR相关的基因突变被报道，但受病例数较少等因素的限制，目前尚未发现确切的影响VUR发生的基因。

二、反流性肾病的发病机制

肾脏瘢痕形成是RN最重要的特点，传统观点认为在VUR存在的情况下，反复发生fUTI易导致肾脏瘢痕形成。有文献报道，在fUTI患者中肾脏瘢痕的发生率达31%，发生1次fUTI后肾瘢痕发生率为2.8%，2次fUTI后肾脏瘢痕发生率升高至25.7%，3次或以上fUTI后的肾脏瘢痕发生率达28.6%，但也有观点认为肾脏瘢痕的形成可能不完全由于尿路感染（UTI）所致，因为在未发生过UTI的患儿中行影像学检查亦可发现肾脏瘢痕形成。早期的研究曾认为，UTI发生后抗生素治疗的延迟会导致肾脏瘢痕形成及增加肾功能损伤的风险，但是随机对照研究表明，无论是UTI发生后立即使用抗生素还是延迟数日后使用抗生素，1年后检查时发现的肾脏瘢痕形成率并无差别，而预防性抗生素治疗虽然可以减少UTI，但并未减少肾脏瘢痕的形成，因此，UTI可能并不是导致肾瘢痕形成的直接因素。既往观点曾认为年龄会影响肾脏瘢痕的形成，低龄的患者更容易形成肾脏瘢痕，但近年来的研究表明，年龄可能并不是影响肾瘢痕形成的因素，因为成年RN患者肾脏瘢痕形成的速度并不比幼年患者更慢。

三、反流性肾病与梗阻性肾病的关系

RN最早被称为"慢性非梗阻性萎缩性肾盂肾炎"，是指不存在尿路梗阻的情况下出现的尿液肾内反流，因此，虽然有肾盂扩张，但没有肾盂积水，尿液只是在排尿时才会反流入肾。这个概念强调肾脏的损伤完全由反流的尿液及并发的UTI引起。由原发性VUR引起的RN完全符合这个特点，但继发性VUR却是由于下尿路梗阻后导致膀胱排尿时压力增高而引起的反流，因此，与梗阻是合并存在的，如儿童常见的后尿道瓣膜症引起的继发性VUR，这部分患者同样可以出现RN，但文献中"继发性RN"的概念却较少被使用，因为继发性VUR由于明确存在梗阻，通常大部分被归类于梗阻性肾病中，实际上下尿路梗阻与上尿路梗阻引起的梗阻性肾病发病机制是不同的，后者主要由于肾脏产生的尿液不能被正常引流而产生肾内高压，从而引起肾脏损伤，通常无肾脏瘢痕形成。而前者有的与原发性VUR引起的RN一致，如后尿道瓣膜症，其导致肾损伤的机制主要是尿液反流，如果没有经过仔细检查，其真正病因并不容易被发现，甚至导致部分患者被归入了原发性VUR引起的RN，但对于大部分下尿路梗阻引起的继发性VUR来说，其导致肾损伤的机制比较复杂，当梗阻不严重时，主要依靠尿液反流引起肾损伤，但当梗阻严重时，特别是快速进展的下尿路梗阻（如膀胱肿瘤）则会出现尿潴留，造成肾内高压而损伤肾脏，这时引起肾损伤的机制与上尿路梗阻是一致的。RN与梗阻性肾病的关系如图1-5-1所示。

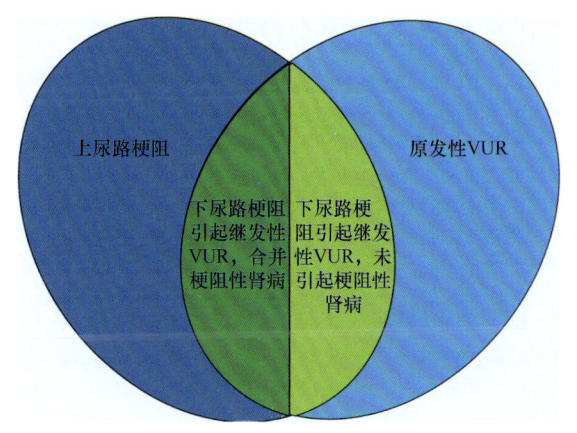

图1-5-1 膀胱输尿管反流与梗阻引起的肾损害之间的关系 上尿路梗阻不会引起VUR，下尿路梗阻引起的肾损害时必然伴随着继发性VUR，原发性VUR不合并梗阻

四、反流性肾病的临床表现

儿童VUR最常见的临床表现是UTI，还可表现为蛋白尿及高血压。对于成人RN来说，男性和女性的临床表现特点有所不同。大多数女性都以UTI起病，也有一些女性可以没有症状而在尿液分析时偶然发现细菌尿。成年男性患者则通常以高血压和蛋白尿起病，也可在检查其他泌尿系统疾病时被偶然发现。

（一）尿路感染

由于VUR患者膀胱排空后部分尿液仍残留在尿路内，因此，常并发UTI。儿童患者多因发生fUTI就诊，有些会出现反复fUTI。如果患者同时伴有排尿间隙延长、会阴部疼痛等症状，同时合并便秘、大便失禁等情况，则需考虑为合并存在膀胱直肠功能障碍（bladder and bowel dysfunction, BBD）。伴发BBD的VUR患儿反复发生UTI的概率明显升高，并且会使VUR自发缓解所需的时间延长，另外伴有BBD的患儿在手术治疗VUR后发生fUTI的风险也更大。成人UTI多发生于妊娠期间，其原因与妊娠女性泌尿道的生理性扩张和肾小球滤过率升高有关。

（二）高血压

RN会导致高血压的发生。在高血压患者中调查VUR的发病率可达19.1%，远高于总体人群中VUR的发病率（约2%）。约50%单侧肾脏损害的RN患者会在30岁左右发生持续性高血压，而有约50%双侧肾脏损害的RN患者则会在22岁左右出现高血压。患有VUR的女性出现妊娠高血压和先兆子痫的发生率明显高于正常女性。在对有肾脏瘢痕形成的患儿持续随访15年后发现，有13%的患者会在20~31岁时出现高血压。因此，对于那些因高血压而就诊的患者，必要时可将VUR作为筛查项目之一。

（三）蛋白尿

部分RN患者会出现蛋白尿，严重者甚至可达肾病综合征水平。有肾脏瘢痕形成者出现白蛋白尿的比例显著增高，并且尿白蛋白水平与估算肾小球滤过率（estimated glomerular filtration rate, eGFR）呈负相关，其中eGFR<90 ml/(min·1.73 m^2)的儿童中70%有尿白蛋白升高，而eGFR高于该水平的儿童中有41%尿白蛋白升高。目前文献报道RN的病理表现主要以局灶性节段性肾小球硬化症（focal segmental glomerulosclerosis, FSGS）为主。一项针对小儿RN的肾病理检查分析发现，86例中有18例出现了FSGS，其中9例患者<5岁，并且FSGS与高血压的存在显著相关。RN导致FSGS

的机制尚不清楚，2001年的一项研究显示，肾小球毛细血管增殖可能是引起FSGS的重要因素之一，研究者分析了16例RN患者（10～20岁）的肾病理组织学特点，并对这些患者随访了10年，根据预后不同，将患者分成预后良好组和预后不良组，结果发现预后良好组患者肾活检时肾小球毛细血管平均长度约为正常人的1.25倍，预后不良组患者肾活检时肾小球毛细血管平均长度约为正常人的3.35倍，而两组患者的肾小球毛细血管平均直径并无差别。在8名预后不良患者中，有5名患者存在囊性毛细血管扩张，而在8名预后良好患者中，只有1例患者存在同样的情况。因此，作者提出肾小球囊性毛细血管扩张可能导致足细胞损伤脱落，进而发生FSGS的观点。值得注意的是，机械性损伤并非是FSGS发生的唯一因素，因为FSGS不仅会存在于患有有反流的一侧肾脏，还可发生在无反流的一侧肾脏。

发生反流性肾病时，肾小管功能障碍往往早于肾小球损伤，而肾小管损伤主要引起非白蛋白尿。有研究表明，在双侧肾瘢痕形成的儿童中，51%的患者存在尿液中视黄醇结合蛋白（retinol-binding protein，RBP）水平升高，单侧瘢痕形成的儿童中有7%的尿RBP水平升高，而仅在部分双侧肾瘢痕形成的患者中存在尿白蛋白水平升高。因此，评估早期RN肾损伤程度时，检测尿RBP比检测尿白蛋白更加敏感。另一个有意义的肾小管损伤标志物是尿N-乙酰-β-葡萄糖苷酶（N-acetyl-β-glucosaminidase，NAG）。尿NAG水平与反流程度呈正相关，反流级别越高，尿NAG水平也越高，因此NAG可作为判断患者是否需要进行排泄性尿路造影检查的依据之一。经过手术治疗后的RN患者，随着肾功能的恢复，尿NAG的水平也逐渐下降。近年来一些新型的肾小管损伤标志物在RN早期诊断中的意义也受到了越来越多的关注。这些标志物包括尿中性粒细胞明胶酶相关脂质运载蛋白（neutrophil gelatinase-associated lipocalin，NGAL）、肾损伤分子-1（kidney injury molecule-1，KIM-1）和肝型脂肪酸结合蛋白（liver fatty acid binding protein，L-FABP）等。研究发现有肾脏瘢痕的患者尿NGAL/肌酐显著升高，尿L-FABP/肌酐轻度增高，而尿KIM-1/肌酐则无明显升高，因此，尿NGAL比尿L-FABP和尿KIM-1更适合作为预测RN肾脏瘢痕形成的非侵入性诊断指标。尿NGAL/肌酐不仅可以用来评估肾脏瘢痕的形成，对判断是否存在RN也具有较好的敏感性和特异性，将临界值设定在0.888时，尿NGAL/肌酐对RN的诊断敏感度为84%，而特异度为81%，受试者曲线下面积则为0.86。

（四）肾功能减退

RN严重时可引起肾功能减退，目前关于RN引起ESRD的发生率各家研究报道不一，反流级别越高，进展至ESRD的风险越大。根据2001年北美小儿肾脏试验和合作研究（North American Pediatric Renal Transplant Cooperative Study，NAPRTCS）的报告，RN是引起儿童慢性肾脏病的第四大常见原因。RN导致的ESRD占所有儿童ESRD的5%～21%。2011年发表的儿童慢性肾脏病（Chronic Kidney Disease in Children，CKID）研究纳入了586名1～16岁儿童，这些儿童的eGFR为30～90 ml/(min·1.73 m^2)。研究发现，其中87位患者（14.8%）诊断为RN，而在非肾小球疾病中RN则占19%。

五、RN的诊断方法

（一）泌尿系超声检查

普通泌尿系超声不能发现轻度反流，对重度VUR不能分级，对肾瘢痕检查也具有局限性，但可初步评估双肾形态及实质厚度、肾输尿管积水情况，由于其操作简单且无创，可作为VUR的初筛检查。

（二）排尿性膀胱尿道造影

排尿性膀胱尿道造影（voiding cystourethrography，VCUG）是一种利用放射性对比剂和X线透视进行成像的方法，一直以来被看作VUR诊断和分级的"金标准"。国际反流性肾病协会将反流分为5级：Ⅰ级，尿液反流仅达到输尿管；Ⅱ级，尿液反流至肾盂，但肾盂无扩张；Ⅲ级，尿液反流至肾盂，伴肾盂集合系统轻度扩张；Ⅳ级，尿液反流至肾盂，肾盂集合系统中度扩张，肾乳头形态仍可见；Ⅴ级，尿液反流至肾盂，输尿管迂曲伴严重扩张，肾盂、肾盏重度扩张，肾乳头形态消失（图1-5-2）。

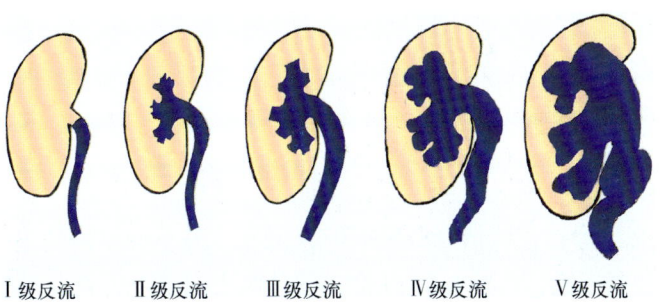

图1-5-2　反流性肾病的分级　Ⅰ级反流. 仅累及输尿管；Ⅱ级反流. 累及输尿管和肾盂，肾盂无扩张，肾盏穹隆正常；Ⅲ级反流. 输尿管轻中度扩张和（或）弯曲，肾盂轻中度扩张，穹隆无或仅轻微变钝；Ⅳ级反流. 输尿管中度扩张和（或）弯曲，肾盂肾盏中度扩张，穹隆锐角消失，但大多数肾盏肾乳头外形存在；Ⅴ级反流. 输尿管、肾盂肾盏严重扩张和弯曲，大多数肾盏乳头外形消失

（三）放射性核素膀胱造影术

放射性核素膀胱造影术（radionuclide cystography，RNC）通过导尿管向膀胱内注射放射性同位素显像剂进行检查，其对VUR的诊断效能与排尿期膀胱尿道造影（VCUG）相当，但由于RNC检查的空间分辨率较低且不能显示膀胱、尿道的解剖细节，反流分级不够精确，此外RNC检查对受检患者也可产生辐射影响，因此通常是用于VUR患者的随访，而不推荐作为VUR的首诊检查方法。

（四）排泄性尿路超声造影

排泄性尿路超声造影（contrast enhanced voiding urosonography，CeVUS）是一种经导尿管将超声造影剂注入膀胱内，在膀胱充盈和排尿时依次实时动态观察的成像技术。CeVUS同样可以对VUR进行分级。相对于传统的VCUG和RNC检查，CeVUS诊断VUR的总体效能更优，还避免了放射暴露对成长中儿童造成的影响。对于存在严重脊柱侧弯或交叉异位肾的患者，CeVUS可能显影困难或显示不清。

（五）^{99m}Tc-二巯基丁二酸肾静态显像

^{99m}Tc-二巯基丁二酸，（^{99m}Tc-dimer-captosuccinic acid，^{99m}Tc-DMSA）肾静态显像是显示肾脏皮质情况、检测肾瘢痕形成、评估单侧肾功能的最佳方法，是评估肾瘢痕的"金标准"。静脉注射的，^{99m}Tc-DMSA约90%与血浆蛋白结合而不被肾小球滤过，其通过肾小管周围毛细血管吸收进入肾脏，肾瘢痕形成导致肾脏受损，受损区的肾小管对放射性示踪剂吸收障碍，致使放射性示踪剂分布不均，表现为受损区呈楔形缺损。

(六)静脉肾盂造影

静脉肾盂造影(intravenous pyelogram,IVP)是通过经静脉注射有机碘造影剂后,造影剂经由肾小球滤过而排入尿道而使肾盏、肾盂、输尿管及膀胱显影的一种方法。IVP检查的目的是评价反流性肾病时肾损害的情况,它不但可显示尿路的形态,还可了解肾脏的排泄功能。由于高渗性造影剂在肾内浓缩,故可能对肾功能有损害,已有肾功能不全的患者成像不清晰,且更易加重肾损害。

(七)膀胱镜检查

膀胱镜主要用于了解输尿管口的形态、位置和大小,仅在疑似膀胱输尿管结构畸形,如输尿管口旁憩室、输尿管开口异位时使用。

(八)尿动力学检查

主要用于伴有尿失禁及残余尿阳性的病例,了解下尿路梗阻情况,评估疑似继发性反流时的膀胱功能。

六、影像学检查的选择原则

VUR的检查有两种策略,一种是经典的"由下而上"策略,即先行VCUG检查,结果呈阳性后再做,^{99m}Tc-DMSA肾静态显像检查评估肾脏瘢痕形成情况。另一种策略是先行,^{99m}Tc-DMSA肾静态显像检查,如果发现肾瘢痕形成,再行VCUG检查的"由上而下"方法,其优点是避免VCUG的放射暴露,缺点是可能漏诊部分VUR(其中绝大多数是轻度VUR)。由于VUR具有高自发消退率,因此,在首次UTI后是否应常规进行VCUG的问题上,目前越来越倾向于谨慎的态度(表1-5-2)。

表1-5-2 不同指南对VCUG检查的建议

	VCUG检查
英国国家卫生与临床优化研究所(NICE)儿童泌尿系感染指南	建议VCUG仅在<6个月的不典型UTI和复发性UTI患儿中进行
欧洲泌尿外科协会(EAU)儿童VUR指南	超声下肾皮质异常,双侧肾积水,合并积水的重复肾畸形,输尿管囊肿,输尿管扩张,膀胱异常者可行VCUG。对于0~2岁患儿首次UTI后,也可先做,^{99m}Tc-DMSA肾静态显像检查,异常后再行VCUG,下尿路功能障碍标准治疗失败时行尿动力检查+VCUG
美国小儿科医学会(AAP)对2~24个月患儿初始fUTI的诊断和治疗临床实践指南	首次UTI后不应常规进行VCUG,如果B超显示肾积水、瘢痕或其他提示高级别VUR或梗阻性肾病以及其他非典型及复杂临床时可行VCUG
美国胎儿泌尿协会(SFU)关于评估和治疗产前肾积水的共识声明	对Ⅲ~Ⅳ级肾积水、产后超声提示存在输尿管扩张、囊肿及膀胱憩室、膀胱壁增厚、后尿道扩张可能的患儿需考虑行VCUG
日本小儿泌尿外科协会小儿VUR管理指南	产前肾积水,产后首次出现UTI的患儿、反复UTI的患儿、怀疑下尿路异常且有UTI病史的患儿应行VCUG,首次UTI的患儿根据具体情况推荐VCUG
中华医学会小儿外科学分会泌尿外科学组儿童原发性膀胱输尿管反流专家共识	对于产前肾积水的患儿,当产后B超发现重度肾积水、重复肾伴肾积水、输尿管囊肿、输尿管扩张、膀胱异常或合并fUTI时建议行VUCG。对于首次fUIT的患儿,如超声发现肾积水、肾瘢痕等高级别VUR或者肾脏受累的情况,建议行VCUG。对于>2次UTI患儿也建议行VCUG。建议对VUR患者的同胞及其子女做超声筛查并密切观察,如发现肾瘢痕或者随访中发现UTI,则建议行VCUG和DMSA检查。对于存在BBD的儿童,一旦发生fUTI,建议做VCUG及尿动力学检查

7%～35%产前肾积水的婴儿存在VUR，其中2/3为Ⅲ级以上反流。值得注意的是，产前肾积水多数是由反流以外的其他原因引起，并且大部分会逐渐消失，所以，肾积水的严重程度和是否存在反流及反流的严重程度并不存在必然关系。如果出生后2个月内连续2次超声检查均无肾积水，提示VUR可能很小或仅存在低级别的VUR。

七、反流性肾病的治疗

RN是一种相对复杂的疾病，其预后可能与患儿发病年龄、性别、侧别、反流级别、UTI的发生、肾脏瘢痕形成及膀胱功能有关。治疗原则是避免及减少肾盂肾炎发生，保护肾脏功能，对于不同患儿应遵循个体化治疗。

（一）密切观察

RN自愈率较高，随着患儿年龄的增加，膀胱输尿管连接处改善，黏膜下输尿管长度延长，抗反流机制完善及膀胱动力学稳定，反流可自发消退。1岁以内、低级别VUR（Ⅰ～Ⅱ）、无症状筛查（产前肾积水、同胞间VUR）发现的VUR自愈率高，合并BBD及结构异常的VUR自愈率低，4～5岁以内的Ⅰ～Ⅱ级VUR自愈率为80%，Ⅲ～Ⅴ级为30%～50%，男孩自愈率低于女孩。由于RN临床表现和预后差异大并且部分可自愈，对于初次发生UTI的患者是否需要积极治疗目前存在争议。2007年英国国家卫生与临床优化研究所（NICE）指南不建议将预防性抗生素治疗用于初次发生UTI的婴儿和儿童，而仅在复发性UTI中有选择地使用。2010年美国泌尿外科学会（AUA）公布的有关儿童原发性VUR管理的指南建议，对<1岁的儿童在首次发生UTI后，如果诊断为Ⅰ～Ⅱ级VUR可以选择观察的处理方式；对于>1岁的VUR儿童，如果未合并反复fUTI，BBD或肾皮质形态异常，则仍然可以选择继续观察。2019年中华医学会专家共识也提出了同样的建议。

（二）预防性抗生素治疗

预防性抗生素治疗（continuous antibiotic prophylaxis，CAP）的主要目的是使尿液无菌，减少fUTI发生，避免肾瘢痕的形成。所选择药物为抗菌谱广、尿内浓度高、对体内正常菌群影响小的抗菌药物。常用药物有阿莫西林、甲氧苄啶、甲氧苄啶-磺胺甲噁唑、呋喃妥因和头孢菌素。每日睡前口服1次，剂量为治疗剂量的1/3，可采用每隔1～3个月几种药物交替口服的方法以减少耐药。CAP何时停药目前尚无定论，但至少在如厕训练完成后，同时不合并BBD的情况下才考虑停药，停药后定期行尿常规检查，监测UTI的发生。

2006年的一项多中心随机对照研究纳入了236名3月龄至18岁的首次发生fUTI患者，其中218名患者被随机纳入CAP组和对照组并完成了1年的随访，结果发现CAP并不能减少感染复发和肾脏瘢痕形成，但此研究中VUR患者只有约50%（113名）并且所有的VUR都是轻至中度（最高为Ⅲ级）。2008年来自法国的一项研究探索了CAP对Ⅰ～Ⅲ级VUR患儿UTI的预防作用，研究共纳入了225名1月龄到3岁的患儿，随访18个月，发现CAP不能减少患者UTI的总体复发率，但对于男性患儿，特别是Ⅲ级VUR的男性患儿具有降低UTI复发的作用。同年，另一项来自意大利的随机对照试验纳入了338名年龄在2月龄至7岁的首次UTI儿童，结果发现CAP既不能减少在随访12个月期间UTI的复发率，也不能减少肾脏瘢痕的形成。Cox比例风险模型表明Ⅲ级以上的反流是UTI复发的风险因素，而年龄越大则复发的风险越小，因此，认为CAP对VUR的治疗无益。2009年一项来自澳大利亚大样本的研究（PRIVENT研究）却得出了相反的结论，在此研究中共有576名0～18岁的UTI患儿被随机分配到甲氧苄啶-磺胺甲噁唑预防性治疗组和安慰剂组。在随访了12个月后研究人员发现，接受CAP的患者UTI的复发率较对照组有6%的轻度下降（$P=0.02$）。2010年一项来自瑞典的多中心研究结果发表，该研究比较了CAP和内镜注射治疗对肾脏的保护作用，研究入选了203名Ⅲ级以上VUR的1～2岁儿童，随访期2年。结果发现对于女性患儿而言，CAP组的UTI明显低于对照组，并且CAP对肾脏瘢痕形成也有保护作用，但没有发现CAP对男性患儿UTI复发或肾脏损害进展有影响。截至目前纳入病例最多并且随访时间最长的随机对照研究（RIVUR研究）的结果于2014年公布，该研究共纳入了607名2至71月龄的Ⅰ～Ⅳ级VUR患儿，这些患儿被随机分成CAP组和安慰剂对照组，CAP组每日给予磺胺甲噁唑治疗，共随访2年，结果发现CAP可以使感染的再发率减少50%，特别是对于那些伴有BBD的患儿，Ⅳ级以上的VUR则是产生新的肾脏瘢痕的危险因素，而CAP并不能减少肾脏瘢痕的产生。受RIVUR研究结果的影响，在2015年先后发表的两篇临床荟萃分析研究都得出了相似的结论，即接受CAP的儿童中，UTI的复发风险是降低的，但CAP并不能减少肾脏瘢痕的形成和肾功能损伤的加重。2019年最新发表的一篇临床荟萃分析也得到了类似的结果，即CAP可以减少UTI复发的风险，但强调了CAP会增加UTI复发时细菌耐药的风险。目前指南中关于CAP在VUR中的使用尚有一定的争议（表1-5-3）。

表1-5-3 不同指南对CAP治疗的建议

指南	CAP建议
美国泌尿外科学会（AUA）儿童原发性VUR治疗指南	<1岁的VUR患儿，患有fUTI病史时，建议使用CAP。没有fUTI病史时，建议将CAP用于VUR（Ⅲ～Ⅴ级）的<1岁的患儿 <1岁且VUR为Ⅰ～Ⅱ级的患儿，在没有fUTI病史的情况下，可酌情行CAP >1岁的VUR患儿如患有BBD，建议使用CAP >1岁的VUR患儿有fUTI病史但不伴BBD，酌情使用CAP
欧洲泌尿外科协会（EAU）儿童VUR指南	1～5岁且合并扩张性VUR（Ⅲ～Ⅴ级）的患儿，CAP是初始治疗的首选方案
美国小儿科医学会（AAP）2～24月龄儿童初始fUTI的诊断和治疗临床实践指南	不推荐使用CAP
美国胎儿泌尿协会（SFU）关于评估和治疗产前肾积水的共识声明	对于高风险患者（如高级别的肾盂积水、输尿管积水、VUR或排泄梗阻性阻塞性疾病）可酌情使用CAP
日本小儿泌尿外科学会小儿VUR管理指南	如厕训练完成前Ⅱ级以上的VUR，或者有fUTI病史的Ⅰ级以上的VUR，如厕训练后无fUTI病史的患儿，如合并BBD且VUR Ⅲ级以上，或有fUTI病史者应行CAP治疗
中华医学会小儿外科学分会泌尿外科学组儿童原发性膀胱输尿管反流专家共识	<1岁VUR患儿有fUTI病史或筛查发现高级别VUR（Ⅲ～Ⅴ级），推荐CAP治疗；而低级别VUR（Ⅰ～Ⅱ级），可等待观察或CAP治疗>1岁患儿如伴发BBD，推荐使用CAP治疗。不合并BBD的患儿，可选择性行CAP治疗；亦可对无反复UTI及肾皮质瘢痕的患儿进行等待观察，有UTI时及时予以抗感染治疗

在CAP治疗过程中出现的UTI称为突破性泌尿系感染（breakthrough-UTI，BT-UTI）。BT-UTI发生率与年龄、性别和是否合并BBD有关。CAP治疗的VUR患儿中有20%可能发生BT-UTI。保守治疗中如果出现BT-UTI，可选择手术治疗或者改用其他抗生素继续CAP治疗。

（三）非抗生素类药物治疗

高血压和蛋白尿都是导致RN肾功能损害的危险因素，因此，控制高血压和蛋白尿应成为治疗

RN 患者的重要目标。血管紧张素转化酶抑制剂（angiotensin converting enzyme inhibitor，ACEI）和（或）血管紧张素 Ⅱ 受体阻滞剂（angiotensin Ⅱ receptor blockers，ARB）类在多种肾脏疾病中的益处已得到证实，是控制高血压和蛋白尿的首选。目前关于 RN 中应用 ACEI/ARB 尚无随机对照试验证据，但有两项研究证实了 ACEI 对 RN 治疗的有效性。第一项是发表于 1991 年应用卡托普利治疗肾病综合征的研究，研究中共包含 3 名由 RN 导致的肾病综合征患者，其中一名血肌酐达到 884 μmol/L 的患者未使用卡托普利，另外两名患者在使用卡托普利 6 个月后尿蛋白分别下降了 41.7% 和 32.6%。另一项发表于 2004 年的研究，观察 ACEI 对 78 名 RN 患者（其中原发性 RN44 名，继发性 RN34 名）的肾脏保护作用，结果发现 ACEI 对两组患者的肾脏作用相似，但对于 eGFR＜40 ml/min 的患者没有显示肾脏保护作用。

（四）BBD 的膀胱功能锻炼

排尿排便管理是 BBD 最重要的治疗手段。膀胱训练视频也被证明是一种有效的疗法。经过 6 个月的排尿排便管理联合生物反馈法，BBD 症状仍无改善者可考虑药物治疗。最常使用的是抗胆碱能药物。经药物治疗仍疗效欠佳者，也可采用膀胱肌注肉毒素作为治疗。

（五）包皮环切术

目前关于包皮环切术在 VUR 的治疗仅检索到一篇随机对照研究，该研究纳入了 100 名 3 个月到 10 岁的患有 UTI 的男性患儿，这些患儿被随机分为非手术组、先抗生素治疗 6 个月后再手术组和发病时直接手术组，结果发现相较于非手术组，无论是抗生素治疗 6 个月后再手术还是直接手术都可以减少 UTI 的复发率。因此目前认为，在患有 VUR 或尿路梗阻的男性患儿中施行包皮环切术可降低 UTI 的风险，尤其是 VUR 级别较高或伴有 BBD 的男性患儿，但是没有证据表明包皮环切术可以降低肾脏瘢痕的形成及延缓肾脏损害的进展。

（六）手术治疗

1. RN 的手术治疗指征 根据 2019 年中华医学会专家共识，RN 的手术指征为 CAP 治疗时出现 BT-UTI，随访过程中发现肾发育延迟、VUR 持续存在及 ^{99m}Tc-DMSA 肾静态显像检查发现肾功能不全或产生新瘢痕等。手术原则为延长膀胱黏膜下输尿管长度，重新建立抗反流机制。幼儿泌尿系统发育相对不完善，膀胱容量小，手术后并发症发生率相对较高，故建议尽量避免在小年龄段行手术治疗。＞1 岁存在高级别反流、肾瘢痕、有 UTI 病史的患儿最终需行手术治疗的可能性较大。目前手术的主要方法包括开放手术、腹腔镜手术、机器人辅助下腹腔镜手术以及内镜注射。

2. 开放输尿管再植术 开放输尿管再植术包括 Politano-Leadbetter、Cohen、Lich-Gregoir 等术式。开放手术适用于各种级别的 VUR，成功率可达 95%。对双侧反流、输尿管重度扩张、反流合并输尿管梗阻等情况，开放手术更具优势，可以降低术后 UTI 的发生率，但对于是否能预防肾功能损害的仍然存在争议。术后并发症主要包括短期内的膀胱痉挛、肉眼血尿、远期反流复发和输尿管梗阻等。

3. 腹腔镜输尿管再植术 腹腔镜输尿管再植术成功率与开放手术相似，包括经膀胱内入路和膀胱外入路。经膀胱内入路气膀胱手术技术已经比较成熟，成功率高达 98.3%，但气膀胱手术对下行输尿管的剪裁需要更长时间，对输尿管口径较大的患儿比开放手术更加困难，而且气膀胱建立对膀胱容量有一定的要求，在膀胱容量小的患儿中有更高的并发症发生率。经膀胱外入路最大优点是无须打开膀胱行输尿管吻合，无须放置输尿管支架，减少膀胱痉挛，无血尿和疼痛，减少漏尿风险。腹腔镜操作的缺点在于需要专业器械配合,手术时间长,操作难度较大。

4. 机器人辅助输尿管再植术 机器人辅助腹腔镜输尿管再植术(robot-assisted laparoscopic ureteral reimplantation,RALUR)有三维视觉、显示效果更佳等特点,成功率也相对较高,其优点与腹腔镜术式类似,但该术式具有手术时间长、短期术后并发症发生率高等缺点,高成本和复杂的操作也限制了其临床使用。

5. 内镜注射治疗 随着生物降解填充剂的应用,内镜注射治疗逐渐进入人们视野。注射技术和填充材料不断发展,先后出现了膀胱水扩张注射术(hydrodistention implantation technique,HIT)、经尿道输尿管口下注射术(subureteral transurethral injection,STING)等方法。文献报道HIT治疗VUR的总有效率(82.5%)比STING(71.4%)更高。内镜注射治疗并发症的发生率较开放手术稍高,其并发症包括反流复发、对侧反流和输尿管梗阻等,其中主要并发症为术后输尿管梗阻,但也有文献表明其发生可能与患儿自身解剖或功能因素有关。

(七)合并下尿路梗阻的治疗

对于后尿道瓣膜症,其治疗目的主要是除去瓣膜,手术方法的选择和途径需根据梗阻程度及患儿健康状况而定。对于轻度、中度梗阻者,可选用经尿道电灼瓣膜,少数患者可通过插入导尿管、膀胱镜,或经会阴部切开尿道插入尿道探子破坏瓣膜,扩张尿道。对于良性前列腺增生者,主要通过药物或手术治疗,手术包括传统的开放式手术和各种新型的微创手术;对于肿瘤患者主要通过手术切除或放化疗的方式解除梗阻;对于神经源性膀胱,主要通过导尿术解除梗阻,也可实施尿流改道术等手术治疗。

(八)肾移植

对于已经进入ESRD的患者,肾移植也是有效的治疗方法。一项对因RN导致ESRD并接受肾移植手术的62例患者的回顾性分析表明,无论病肾是否切除,其移植后远期(10年)肾脏存活率与因慢性肾小球肾炎导致ESRD并接受肾移植手术的患者是相似的,但病肾不切除的患者UTI的发生率较高。值得注意的是,肾移植手术本身也是继发性VUR的病因之一,肾移植前无VUR的患者可能会在肾移植后出现VUR。根据既往的研究,肾移植后VUR的发生率在2%~86%。造成数据差异如此之大的原因可能是因为不同单位移植术后VCUG检查开展的普及性不同。肾移植手术过程中的抗反流的手术方式似乎并不能降低VUR的发生率。关于肾移植后出现的VUR是否对移植肾存活有影响目前没有统一结论,目前认为VUR对移植肾功能的影响主要和反流程度相关,轻、中度反流时VUR不影响移植肾功能,而当出现重度反流时,VUR可引起UTI和肾内反流,进而导致肾瘢痕形成,最终严重损害移植肾功能。对于肾移植后无症状性VUR可选择保守治疗,症状性VUR则需积极的综合治疗,必要时考虑手术,有报道表明内镜注射治疗对于肾移植后VUR效果满意。

八、预后与随访

由于检测及治疗方式的差异,目前还无法准确预测RN的预后。2019年的一项回顾性研究分析了51名接受外科手术治疗的儿童10年后的肾脏转归情况,其中38名患者具有完整的肾功能检查结果,研究者发现手术前肾功能正常的22名患者中4名出现了肾功能异常,而16名手术前肾功能异常者只有3名术后肾功能恢复正常,多因素相关分析表明,手术时年龄较大、反流级别高及肾实质损伤重是预后不良的危险因素，因此 RN 即使能够自愈或者经过手术治愈，仍应注意长期随访。

（闫铁昆）

参考文献

[1] Erlich T, Lipsky AM, Braga LH. A meta-analysis of the incidence and fate of contralateral vesicoureteral reflux in unilateral multicystic dysplastic kidney. J Pediatr Urol, 2019, 15(1): 1-7.

[2] Ezel Celakil M, Ekinci Z, Bozkaya Yucel B, et al. Outcome of posterior urethral valve in 64 children: a single center's 22-year experience. Minerva Urol Nefrol, 2019, 71(6): 651-656.

[3] Sargent MA. What is the normal prevalence of vesicoureteral reflux?. Pediatr Radiol, 2000, 30(9): 587-593.

[4] Bahat H, Ben Ari M, Ziv Baran T, et al. Predictors of grade 3-5 vesicoureteral reflux in infants </= 2 months of age with pyelonephritis. Pediatr Nephrol, 2019, 34(5): 907-915.

[5] El-Khatib MT, Becker GJ, Kincaid-Smith PS. Reflux nephropathy and primary vesicoureteric reflux in adults. Q J Med, 1990, 77(284): 1241-1253.

[6] Mattoo TK. Vesicoureteral reflux and reflux nephropathy. Adv Chronic Kidney Dis, 2011, 18(5): 348-354.

[7] Skoog SJ, Peters CA, Arant BS Jr, et al. Pediatric vesicoureteral reflux guidelines panel summary report: clinical practice guidelines for screening siblings of children with vesicoureteral reflux and neonates/infants with prenatal hydronephrosis. J Urol, 2010, 184(3): 1145-1151.

[8] Kaefer M, Curran M, Treves ST, et al. Sibling vesicoureteral reflux in multiple gestation births. Pediatrics, 2000, 105(4 Pt 1): 800-804.

[9] Giannotti G, Menezes M, Hunziker M, et al. Sibling vesicoureteral reflux in twins. Pediatr Surg Int, 2011, 27(5): 513-515.

[10] Lambert HJ, Stewart A, Gullett AM, et al. Primary, nonsyndromic vesicoureteric reflux and nephropathy in sibling pairs: a United Kingdom cohort for a DNA bank. Clin J Am Soc Nephrol, 2011, 6(4): 760-766.

[11] Choi KL, McNoe LA, French MC, et al. Absence of PAX2 gene mutations in patients with primary familial vesicoureteric reflux. J Med Genet, 1998, 35(4): 338-339.

[12] Lee KH, Gee HY, Shin JI. Genetics of vesicoureteral reflux and congenital anomalies of the kidney and urinary tract. Investig Clin Urol, 2017, 58(Suppl 1): 4-13.

[13] Ristoska Bojkovska N. Congenital anomalies of the kidney and urinary tract(CAKUT). Pril(Makedon Akad Nauk Umet Odd Med Nauki), 2017, 38(1): 59-62.

[14] Nino F, Ilari M, Noviello C, et al. Genetics of vesicoureteral reflux. Curr Genomics, 2016, 17(1): 70-79.

[15] Senoh K, Iwatsubo E, Momose S, et al. Non-obstructive vesicoureteral reflux in adults: value of conservative treatment. J Urol, 1977, 117(5): 566-570.

[16] Pokrajac D, Sefic Pasic I, Begic A. Vesicoureteral reflux and renal scarring in infants after the first febrile urinary tract infection. Med Arch, 2018, 72(4): 272-275.

[17] Yilmaz I, Peru H, Yilmaz FH, et al. Association of vesicoureteral reflux and renal scarring in urinary tract infections. Arch Argent Pediatr, 2018, 116(4): 542-547.

[18] Najafi F, Sarokhani D, Hasanpour Dehkordi A. The prevalence of kidney scarring due to urinary tract infection in Iranian children: a systematic review and meta-analysis. J Pediatr Urol, 2019, 15(4): 300-308.

[19] Shaikh N, Haralam MA, Kurs Lasky M, et al. Association of renal scarring with number of febrile urinary tract infections in children. JAMA Pediatr, 2019, 173(10): 949-952.

[20] Fernandez Menendez JM, Malaga S, Matesanz JL, et al. Risk factors in the development of early technetium-99m dimercaptosuccinic acid renal scintigraphy lesions during first urinary tract infection in children. Acta Paediatr, 2003, 92(1): 21-26.

[21] Hewitt IK, Zucchetta P, Rigon L, et al. Early treatment of acute pyelonephritis in children fails to reduce renal scarring: data from the italian renal infection study trials. Pediatrics, 2008, 122(3): 486-490.

[22] Wang HH, Kurtz M, Logvinenko T, et al. Why does prevention of recurrent urinary tract infection not result in less renal scarring? a deeper dive into the rivur trial. J Urol, 2019, 202(2): 400-405.

[23] Coulthard MG, Verber I, Jani JC, et al. Can prompt treatment

[24] Pecile P, Miorin E, Romanello C, et al. Age-related renal parenchymal lesions in children with first febrile urinary tract infections. Pediatrics, 2009, 124(1): 23-29.
[25] Nakai H, Hyuga T, Kawai S, et al. Aggressive diagnosis and treatment for posterior urethral valve as an etiology for vesicoureteral reflux or urge incontinence in children. Investig Clin Urol, 2017, 58(Suppl 1): 46-53.
[26] A T K M, B M M. Reflux nephropathy. Chronic Renal Disease(Second Edition), 2020, 24(2): 1255-1264.
[27] Nativ O, Hertz M, Hanani Y, et al. Vesicoureteral reflux in adults: a review of 95 patients. Eur Urol, 1987, 13(4): 229-232.
[28] Tekgul S, Riedmiller H, Hoebeke P, et al. EAU guidelines on vesicoureteral reflux in children. Eur Urol, 2012, 62(3): 534-542.
[29] Lee H, Lee YS, Im YJ, et al. Vesicoureteral reflux and bladder dysfunction. Transl Androl Urol, 2012, 1(3): 153-159.
[30] Meena J, Mathew G, Hari P, et al. Prevalence of bladder and bowel dysfunction in toilet-trained children with urinary tract infection and/or primary vesicoureteral reflux: a systematic review and meta-analysis. Front Pediatr, 2020, 8(2): 84-87.
[31] Peters CA, Skoog SJ, Arant BS Jr, et al. Summary of the AUA guideline on management of primary vesicoureteral reflux in children. J Urol, 2010, 184(3): 1134-1144.
[32] Fitzpatrick A, Venugopal K, Scheil W, et al. The spectrum of adverse pregnancy outcomes based on kidney disease diagnoses: a 20-year population study. Am J Nephrol, 2019, 49(5): 400-409.
[33] El-Khatib M, Packham DK, Becker GJ, et al. Pregnancy-related complications in women with reflux nephropathy. Clin Nephrol, 1994, 41(1): 50-55.
[34] Attini R, Kooij I, Montersino B, et al. Reflux nephropathy and the risk of preeclampsia and of other adverse pregnancy-related outcomes: a systematic review and meta-analysis of case series and reports in the new millennium. J Nephrol, 2018, 31(6): 833-846.
[35] Barai S, Bandopadhayaya GP, Bhowmik D, et al. Prevalence of vesicoureteral reflux in patients with incidentally diagnosed adult hypertension. Urology, 2004, 63(6): 1045-1048.
[36] Simoes e Silva AC, Silva JM, Diniz JS, et al. Risk of hypertension in primary vesicoureteral reflux. Pediatr Nephrol, 2007, 22(3): 459-462.
[37] Goonasekera CD, Shah V, Wade AM, et al. 15-year follow-up of renin and blood pressure in reflux nephropathy. Lancet, 1996, 347(9002): 640-643.
[38] Millner RO, Preece J, Salvator A, et al. Albuminuria in pediatric neurogenic bladder: identifying an earlier marker of renal disease. Urology, 2019, 133: 199-203.
[39] Neild GH, Thomson G, Nitsch D, et al. Renal outcome in adults with renal insufficiency and irregular asymmetric kidneys. BMC Nephrol, 2004, 5(1): 12-17.
[40] Karlen J, Linne T, Wikstad I, et al. Incidence of microalbuminuria in children with pyelonephritic scarring. Pediatr Nephrol, 1996, 10(6): 705-708.
[41] Hinchliffe SA, Kreczy A, Ciftci AO, et al. Focal and segmental glomerulosclerosis in children with reflux nephropathy. Pediatr Pathol, 1994, 14(2): 327-338.
[42] Tada M, Jimi S, Hisano S, et al. Histopathological evidence of poor prognosis in patients with vesicoureteral reflux. Pediatr Nephrol, 2001, 16(6): 482-487.
[43] Bailey RR, Swainson CP, Lynn KL, et al. Glomerular lesions in the 'normal' kidney in patients with unilateral reflux nephropathy. Contrib Nephrol, 1984, 39(2): 126-131.
[44] Bharani A, Bharani T, Bharani R. Distal renal tubular acidosis secondary to vesico-ureteric reflux: A case report with review of literature. Saudi J Kidney Dis Transpl, 2018, 29(5): 1240-1244.
[45] Tomlinson PA, Smellie JM, Prescod N, et al. Differential excretion of urinary proteins in children with vesicoureteric reflux and reflux nephropathy. Pediatr Nephrol, 1994, 8(1): 21-25.
[46] Garcia Nieto V, Garcia Rodriguez VE, Luis Yanes MI, et al. Renal tubular markers as screening tools for severe vesicoureteral reflux. Eur J Pediatr, 2019, 178(4): 525-31.
[47] Skalova S, Rejtar P, Kutilek S. Urinary N-acetyl-beta-D-glucosaminidase(U-NAG) activity in children with vesicoureteral reflux. Bratisl Lek Listy, 2009, 110(2): 69-72.
[48] Liu J, Xu H, Shen Q, et al. Urinary microprotein concentrations in the long-term follow-up of dilating vesicoureteral reflux patients who underwent medical or surgical treatment. Int Urol Nephrol, 2016, 48(1): 5-11.
[49] Parmaksiz G, Noyan A, Dursun H, et al. Role of new biomarkers for predicting renal scarring in vesicoureteral reflux: NGAL, KIM-1, and L-FABP. Pediatr Nephrol, 2016, 31(1): 97-103.
[50] Forster CS, Devarajan P. Neutrophil gelatinase-associated

[50] lipocalin: utility in urologic conditions. Pediatr Nephrol, 2017, 32(3): 377-381.

[51] Nickavar A, Valavi E, Safaeian B, et al. Validity of urine neutrophile gelatinase-associated lipocalin in children with primary vesicoureteral reflux. Int Urol Nephrol, 2020, 52(4): 599-602.

[52] Zhang Y, Bailey RR. A long term follow up of adults with reflux nephropathy. N Z Med J, 1995, 108(998): 142-144.

[53] Kohler JR, Tencer J, Thysell H, et al. Long-term effects of reflux nephropathy on blood pressure and renal function in adults. Nephron Clin Pract, 2003, 93(1): 35-46.

[54] Lewy JE. Treatment of children in the U. S. with end-stage renal disease(ESRD). Med Arh, 2001, 55(4): 201-202.

[55] Kincaid Smith PS, Bastos MG, Becker GJ. Reflux nephropathy in the adult. Contrib Nephrol, 1984, 39(3): 94-101.

[56] Furth SL, Abraham AG, Jerry Fluker J, et al. Metabolic abnormalities, cardiovascular disease risk factors, and GFR decline in children with chronic kidney disease. Clin J Am Soc Nephrol, 2011, 6(9): 2132-2140.

[57] Fathallah Shaykh SA, Flynn JT, Pierce CB, et al. Progression of pediatric CKD of nonglomerular origin in the CKiD cohort. Clin J Am Soc Nephrol, 2015, 10(4): 571-577.

[58] Zhang W, Cai B, Zhang X, et al. Contrast-enhanced voiding urosonography with intravesical administration of ultrasound contrast agent for the diagnosis of pediatric vesicoureteral reflux. Exp Ther Med, 2018, 16(6): 4546-4552.

[59] Yi H, Cui X, Cai B, et al. A quantitative grading system of vesicoureteral reflux by contrastenhanced voiding urosonography. Med Ultrason, 2020, 22(3): 287-292.

[60] Hains DS, Cohen HL, McCarville MB, et al. Elucidation of renal scars in children with vesicoureteral reflux using contrast-enhanced ultrasound: a pilot study. Kidney Int Rep, 2017, 2(3): 420-424.

[61] Quirino IG, Silva JM, Diniz JS, et al. Combined use of late phase dimercapto-succinic acid renal scintigraphy and ultrasound as first line screening after urinary tract infection in children. J Urol, 2011, 185(1): 258-263.

[62] Weitz M, Schmidt M. To screen or not to screen for vesicoureteral reflux in children with ureteropelvic junction obstruction: a systematic review. Eur J Pediatr, 2017, 176(1): 1-9.

[63] Hewitt I, Montini G. Vesicoureteral reflux is it important to find?. Pediatr Nephrol, 2020, 22(8): 45-55.

[64] Brown C, McLeod D, Ching C. Knowledge of vesicoureteral reflux obtained by screening voiding cystourethrogram in children with multicystic dysplastic kidney does not change patient management or prevent febrile urinary tract infection. J Pediatr Urol, 2019, 15(3): 1-5.

[65] Johnin K, Kobayashi K, Tsuru T, et al. Pediatric voiding cystourethrography: An essential examination for urologists but a terrible experience for children. Int J Urol, 2019, 26(2): 160-171.

[66] Lee T, Ellimoottil C, Marchetti KA, et al. Impact of clinical guidelines on voiding cystourethrogram use and vesicoureteral reflux incidence. J Urol, 2018, 199(3): 831-836.

[67] Subcommittee on Urinary Tract Infection SCoQI, Management, Roberts KB. Urinary tract infection: clinical practice guideline for the diagnosis and management of the initial UTI in febrile infants and children 2 to 24 months. Pediatrics, 2011, 128(3): 595-610.

[68] National Collaborating Centre for Women's and Children's Health(UK). Urinary tract infection in children: diagnosis, treatment and long-term management[R]. London: National Institute for Health and Clinical Excellence, 2007.

[69] Miyakita H, Hayashi Y, Mitsui T, et al. Guidelines for the medical management of pediatric vesicoureteral reflux. Int J Urol, 2020, 27(6): 480-490.

[70] Coplen DE, Austin PF, Yan Y, et al. Correlation of prenatal and postnatal ultrasound findings with the incidence of vesicoureteral reflux in children with fetal renal pelvic dilatation. J Urol, 2008, 180(4 Suppl): 1631-1634.

[71] Hafez AT, McLorie G, Bagli D, et al. Analysis of trends on serial ultrasound for high grade neonatal hydronephrosis. J Urol, 2002, 168(4 Pt 1): 1518-1521.

[72] Nguyen HT, Herndon CD, Cooper C, et al. The Society for Fetal Urology consensus statement on the evaluation and management of antenatal hydronephrosis. J Pediatr Urol, 2010, 6(3): 212-231.

[73] 黄轶晨. 儿童原发性膀胱输尿管反流专家共识. 临床小儿外科杂志, 2019, 18（10）: 811-816.

[74] Estrada CR Jr, Passerotti CC, Graham DA, et al. Nomograms for predicting annual resolution rate of primary vesicoureteral reflux: results from 2, 462 children. J Urol, 2009, 182(4): 1535-1541.

[75] Elder JS, Peters CA, Arant BS Jr, et al. Pediatric vesicoureteral reflux guidelines panel summary report on the

[76] Kurt Sukur ED, Ozcakar ZB, Haznedar Karakaya P, et al. Clinical characteristics and outcome of childhood vesicoureteral reflux. Arch Argent Pediatr, 2020, 118(1): 16-21.

[77] Bryce A, Hay AD, Lane IF, et al. Global prevalence of antibiotic resistance in paediatric urinary tract infections caused by Escherichia coli and association with routine use of antibiotics in primary care: systematic review and meta-analysis. BMJ, 2016, 352(45): 939-944.

[78] Flokas ME, Detsis M, Alevizakos M, et al. Prevalence of ESBL-producing Enterobacteriaceae in paediatric urinary tract infections: a systematic review and meta-analysis. J Infect, 2016, 73(6): 547-557.

[79] Garin EH, Olavarria F, Garcia Nieto V, et al. Clinical significance of primary vesicoureteral reflux and urinary antibiotic prophylaxis after acute pyelonephritis: a multicenter, randomized, controlled study. Pediatrics, 2006, 117(3): 626-632.

[80] Roussey Kesler G, Gadjos V, Idres N, et al. Antibiotic prophylaxis for the prevention of recurrent urinary tract infection in children with low grade vesicoureteral reflux: results from a prospective randomized study. J Urol, 2008, 179(2): 674-679.

[81] Montini G, Rigon L, Zucchetta P, et al. Prophylaxis after first febrile urinary tract infection in children? A multicenter, randomized, controlled, noninferiority trial. Pediatrics, 2008, 122(5): 1064-1071.

[82] Craig JC, Simpson JM, Williams GJ, et al. Antibiotic prophylaxis and recurrent urinary tract infection in children. N Engl J Med, 2009, 361(18): 1748-1759.

[83] Brandstrom P, Esbjorner E, Herthelius M, et al. The Swedish reflux trial in children: III. Urinary tract infection pattern. J Urol, 2010, 184(1): 286-291.

[84] Mattoo TK, Chesney RW, Greenfield SP, et al. Renal scarring in the randomized intervention for children with vesicoureteral reflux(RIVUR) trial. Clin J Am Soc Nephrol, 2016, 11(1): 54-61.

[85] Investigators RT, Hoberman A, Greenfield SP, et al. Antimicrobial prophylaxis for children with vesicoureteral reflux. N Engl J Med, 2014, 370(25): 2367-2376.

[86] Wang ZT, Wehbi E, Alam Y, et al. A reanalysis of the RIVUR trial using a risk classification system. J Urol, 2018, 199(6): 1608-1614.

[87] Wang HH, Gbadegesin RA, Foreman JW, et al. Efficacy of antibiotic prophylaxis in children with vesicoureteral reflux: systematic review and meta-analysis. J Urol, 2015, 193(3): 963-969.

[88] de Bessa J Jr, de Carvalho Mrad FC, Mendes EF, et al. Antibiotic prophylaxis for prevention of febrile urinary tract infections in children with vesicoureteral reflux: a meta-analysis of randomized, controlled trials comparing dilated to nondilated vesicoureteral reflux. J Urol, 2015, 193(5 Suppl): 1772-1777.

[89] Williams G, Craig JC. Long-term antibiotics for preventing recurrent urinary tract infection in children. Cochrane Database Syst Rev, 2019, 4(1): 1534-1552.

[90] Lee JN, Byeon KH, Woo MJ, et al. Susceptibility of the index urinary tract infection to prophylactic antibiotics is a predictive factor of breakthrough urinary tract infection in children with primary vesicoureteral reflux receiving continuous antibiotic prophylaxis. J Korean Med Sci, 2019, 34(21): 156-166.

[91] Hari P, Hari S, Sinha A, et al. Antibiotic prophylaxis in the management of vesicoureteric reflux: a randomized double-blind placebo-controlled trial. Pediatr Nephrol, 2015, 30(3): 479-486.

[92] Praga M, Borstein B, Andres A, et al. Nephrotic proteinuria without hypoalbuminemia: clinical characteristics and response to angiotensin-converting enzyme inhibition. Am J Kidney Dis, 1991, 17(3): 330-338.

[93] Elder JS, Diaz M. Vesicoureteral reflux--the role of bladder and bowel dysfunction. Nat Rev Urol, 2013, 10(11): 640-648.

[94] Braga LH, Rickard M, Farrokhyar F, et al. Bladder training video versus standard urotherapy for bladder and bowel dysfunction: a noninferiority randomized, controlled trial. J Urol, 2017, 197(3 Pt 2): 877-884.

[95] Brownrigg N, Braga LH, Rickard M, et al. The impact of a bladder training video versus standard urotherapy on quality of life of children with bladder and bowel dysfunction: A randomized controlled trial. J Pediatr Urol, 2017, 13(4): 1- 8.

[96] Santos JD, Lopes RI, Koyle MA. Bladder and bowel dysfunction in children: An update on the diagnosis and treatment of a common, but underdiagnosed pediatric problem. Can Urol Assoc J, 2017, 11(1-2Suppl 1): 64-72.

[97] Nayir A. Circumcision for the prevention of significant

[98] Singh Grewal D, Macdessi J, Craig J. Circumcision for the prevention of urinary tract infection in boys: a systematic review of randomised trials and observational studies. Arch Dis Child, 2005, 90(8): 853-858.

[99] Jagannath VA, Fedorowicz Z, Sud V, et al. Routine neonatal circumcision for the prevention of urinary tract infections in infancy. Cochrane Database Syst Rev, 2012, 11(2): 9129-9133.

[100] Thergaonkar RW, Hari P. Current management of urinary tract infection and vesicoureteral reflux. Indian J Pediatr, 2019, 87(8): 625-632.

[101] Baek M, Han DH. Transvesicoscopic Politano-Leadbetter ureteral reimplantation in children with vesicoureteral reflux: a novel surgical technique. Investig Clin Urol, 2019, 60(5): 405-411.

[102] Tae BS, Jeon BJ, Choi H, et al. Comparison of open and pneumovesical approaches for Politano-Leadbetter ureteric reimplantation: a single-center long-term follow-up study. J Pediatr Urol, 2019, 15(5): 1-7.

[103] Chang J, Zhang Q, Hou P, et al. Comparative clinical study between modified ureteral orthotopic reimplantation and cohen method under pneumovesicum in pediatric patients with hydroureteronephrosis. Front Pediatr, 2020, 8(1): 62-68.

[104] Fadil Iturralde JL, Marani J, Contardi JC, et al. Vesicoureteral antireflux surgery with Lich-Gregoir technique without vesical drainage: long-term results. Actas Urol Esp, 2019, 43(8): 439-44.

[105] Nelson CP, Hubert KC, Kokorowski PJ, et al. Long-term incidence of urinary tract infection after ureteral reimplantation for primary vesicoureteral reflux. J Pediatr Urol, 2013, 9(1): 92-98.

[106] Wheeler D, Vimalachandra D, Hodson EM, et al. Antibiotics and surgery for vesicoureteric reflux: a meta-analysis of randomised controlled trials. Arch Dis Child, 2003, 88(8): 688-694.

[107] Soulier V, Scalabre AL, Lopez M, et al. Laparoscopic vesico-ureteral reimplantation with Lich-Gregoir approach in children: medium term results of 159 renal units in 117 children. World J Urol, 2017, 35(11): 1791-1798.

[108] Gander R, Asensio M, Royo GF, et al. Laparoscopic extravesical ureteral reimplantation for correction of primary and secondary megaureters: Preliminary report of a new simplified technique. J Pediatr Surg, 2020, 55(3): 564-569.

[109] Neheman A, Shumaker A, Levin D, et al. Robot-assisted laparoscopic pyeloplasty for "Huge" hydronephrosis causing vena cava thrombus. Urology, 2019, 133(23): 240-248.

[110] Yap TL, Chen Y, Nah SA, et al. STING versus HIT technique of endoscopic treatment for vesicoureteral reflux: a systematic review and meta-analysis. J Pediatr Surg, 2016, 51(12): 2015-2020.

[111] Sizonov VV, Kagantsov IM, Mayr JM, et al. Risk factors for obstructive complications after endoscopic correction of vesico-ureteral reflux using polyacrylate polyalcohol copolymer. Medicine(Baltimore), 2020, 99(22): 20386-20392.

[112] Garcia Aparicio L, Blazquez Gomez E, Martin O, et al. Randomized clinical trial between polyacrylate-polyalcohol copolymer(PPC) and dextranomer-hyaluronic acid copolymer(Dx/HA) as bulking agents for endoscopic treatment of primary vesicoureteral reflux(VUR). World J Urol, 2018, 36(10): 1651-1656.

[113] Friedmacher F, Puri P. Ureteral obstruction after endoscopic treatment of vesicoureteral reflux: does the type of injected bulking agent matter?. Curr Urol Rep, 2019, 20(9): 49-54.

[114] Kara E, Sakaci T, Ahbap E, et al. Posttransplant urinary tract infection rates and graft outcome in kidney transplantation for end-stage renal disease due to reflux nephropathy versus chronic glomerulonephritis. Transplant Proc, 2016, 48(6): 2065-2071.

[115] Wu HY, Concepcion W, Grimm PC. When does vesicoureteral reflux in pediatric kidney transplant patients need treatment?. Pediatr Transplant, 2018, 22(8): 13299-13303.

[116] Vianello A, Pignata G, Caldato C, et al. Vesicoureteral reflux after kidney transplantation: clinical significance in the medium to long-term. Clin Nephrol, 1997, 47(6): 356-361.

[117] Veale JL, Yew J, Gjertson DW, et al. Long-term comparative outcomes between 2 common ureteroneocystostomy techniques for renal transplantation. J Urol, 2007, 177(2): 632-326.

[118] Alberts VP, Idu MM, Legemate DA, et al. Ureterovesical anastomotic techniques for kidney transplantation: a systematic review and meta-analysis. Transpl Int, 2014, 27(6): 593-605.

[119] Tzimas GN, Hayati H, Tchervenkov JI, et al. Ureteral implantation technique and urologic complications in adult

kidney transplantion. Transplant Proc, 2003, 35(7): 2420-2422.

[120] Jung GO, Chun JM, Park JB, et al. Clinical significance of posttransplantation vesicoureteral reflux during short-term period after kidney transplantation. Transplant Proc, 2008, 40(7): 2339-2341.

[121] Frankiewicz M, Gawlik-Jakubczak T, Kostro J, et al. Minimally invasive treatment of vesico-ureteral reflux using endoscopic injection of polyacrylate-polyalcohol copolymer (Vantris) in patients after kidney transplantation. Transplant Proc, 2020, 52(8): 2436-2439.

[122] Matsuoka H, Tanaka M, Yamaguchi T, et al. The long-term prognosis of nephropathy in operated reflux. J Pediatr Urol, 2019, 15(6): 1-8.

第五节 造影剂肾病诊治进展

造影剂肾病（contrast-induced nephropathy，CIN）是指经血管内注射使用含碘造影剂48～72 h内，并排除其他肾脏损伤因素后，出现血清肌酐升高>44.2 μmol/L，或者使血清肌酐较基线升高>25%。在3～5天血清肌酐可达峰值，多数患者可在7～10天内回落至基础水平。在既往无明确肾脏病变的患者中，CIN的发病率为0.6%～2.3%，然而在有高危因素的患者中，如既往存在肾脏损害、糖尿病、心功能不全、急性心肌梗死、高龄等，CIN的发病率可升高至50%。目前，随着碘造影剂在放射诊断和介入治疗领域的广泛应用，CIN的发病率不断增加，已经是继肾脏低灌注（低血压、感染、手术等因素）、肾毒性药物后第三大医院获得性肾功能不全原因。本文就CIN的发病机制、早期诊断标志物、风险评估及防治的新进展进行综述。

一、造影剂类型及发病机制

不同种类的造影剂有不同的渗透压及黏度。高渗性离子型造影剂（HOCM）渗透压在1500～1800 mOsm/kg，相当于血浆渗透压的5～8倍；低渗性非离子型造影剂（LOCM），渗透压为600～800 mOsm/kg，为血浆渗透压的2～3倍；等渗性非离子造影剂（IOCM）的渗透压为290 mOsm/kg，与血浆渗透压相等。

不同的造影剂可能对肾小管细胞的毒性作用不一。Heinrich对比了不同造影剂对体外肾小管细胞的毒性作用。在相同的碘造影剂浓度（300 mgI/ml）下，HOCM对近端肾小管毒性作用较LOCM和IOCM更强。而LOCM及IOCM对肾小管细胞毒性作用相似。有报道，使用HOCM造影后，CIN的发病率在5%～12%，而使用LOCM的发病率为1%～3%，使用LOCM的患者发生CIN的概率更低，因此，目前已较少应用HOCM。有meta分析显示，使用LOCM和IOCM的CIN的发病率相似，只在肾衰竭的患者中，IOCM比LOCM细胞毒性更小。

造影剂引起的急性肾损伤的发病机制十分复杂，部分学者认为CIN可能是肾脏血流动力学的改变和缺氧所致。研究发现，静脉注射造影剂后20 min肾脏血流呈现一过性的增加，随后血流量便开始减少，并伴有肾小球滤过率下降。造影剂可以刺激血管收缩物质产生，包括血管紧张素Ⅱ、内皮素和肾素，并增加了肾脏神经刺激的敏感性。此外，血管舒张剂一氧化氮（NO）减少，而超氧化物增加导致血管收缩，造成肾脏缺血，肾脏髓质缺血更明显。造影剂导致的血管收缩可减少氧气交换，缺氧可引起活性氧类的产生，而此类物质对肾小管和血管内皮细胞有直接损伤作用，由于内皮细胞功能紊乱和肾小管运输调节异常,肾实质缺氧可能进一步加重。另外,由于缺氧而产生的超氧化物可以清除NO,使血管舒张功能减弱。

造影剂对肾脏的直接毒性作用亦是CIN的主要致病机制。造影剂的毒性由造影剂自身特性所决定,如渗透度、黏度和离子强度。造影剂的细胞毒性可能与碘有关,导致内皮细胞和肾小管细胞的凋亡和坏死。NO的生成减少在一定程度上也与造影剂引起的内皮细胞损伤有关。内皮细胞损伤后可释放出内皮素,然后导致血管收缩。在小鼠静脉内注射造影剂可以引起内皮细胞释放内皮素,表明造影剂对血管内皮细胞具有直接毒性作用。除此之外,造影剂通过肾小球滤过并在肾小管内浓缩,从而直接损伤小管细胞。小管损伤后可出现管型,阻塞肾小管,增加肾小管内压力,减少管腔内液体流动,使肾脏组织灌注不足和缺氧,加重细胞损伤。生理条件下,钠-钙交换体(sodium calcium exchanger, NCX)是顺着Na^+的浓度梯度将Ca^{2+}从肾小管上皮细胞转运至细胞外,CIN发生时,NCX逆向转运,导致细胞内Ca^{2+}超载,而Ca^{2+}超载是CIN中细胞缺氧损伤的重要因素之一(图1-5-3)。

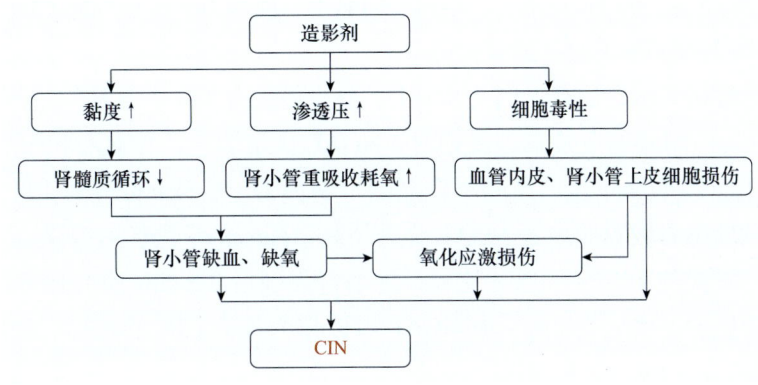

图1-5-3 造影剂肾病的发病机制

二、造影剂肾病早期诊断相关标志物

(一)血清肌酐

血清肌酐(Scr)是反应肾功能和诊断CIN的重要指标,但因其受年龄、饮食、肌肉指数、动脉硬化等诸多因素影响,因此,难以早期预测CIN的发生。

(二)半胱氨酸蛋白酶抑制剂C

半胱氨酸蛋白酶抑制剂C(cystatin C,CysC)是由122个氨基酸残基组成的半胱氨酸蛋白酶抑制剂,产生不受年龄、性别、饮食、炎症的影响。循环中的CysC仅经过肾小球滤过而被清除,不依赖任何外来因素,是一种反映肾小球滤过率变化的理想的内源性标志物。Briguori等在对410例慢性肾脏病行周围血管造影患者的研究中发现,CysC是可靠的CIN的早期诊断指标,认为造影后24 h CysC升高≥10%是早期预警CIN的最佳数值。多数研究认可CysC对CIN的早期预测作用,但CysC是否能完全替代Scr尚无定论。

(三)IL-18

IL-18是由157个氨基酸残基组成的促炎性因子,当肾小管受到缺血再灌注损伤时可大量释放入尿液。Ling等收集了150例接受冠脉造影介入治疗患者的资料,造影剂组24 h后,尿IL-18水平显著升高，且 CIN 组尿液 IL-18 与 Scr 呈正相关，ROC 分析证实，尿液 IL-18 在 CIN 早期诊断中的准确性较高，可能为较好的 CIN 早期诊断标志物。He 等对 180 例（其中 16 例发展为 CIN）行冠状动脉造影的患者研究发现，CIN 组尿液 IL-18 水平较非 CIN 组明显增高，相关分析显示，造影干预 24 h 后 CIN 组尿 IL-18 与 SCr 呈正相关。ROC 曲线分析结果证实，尿液 IL-18 在 CIN 早期诊断中的准确性较高，诊断 CIN 的敏感度和特异度分别为 87.5% 和 62.2%，相比较于 Scr，尿 IL-18 可更早提示肾脏损害，可能是早期诊断 CIN 的标志物。

（四）肾损伤分子-1

肾损伤分子-1（KIM-1）是免疫球蛋白基因超家族成员之一，由 334 个氨基酸残基组成的 I 型跨膜糖蛋白，在正常肾组织中表达甚微，而在缺血缺氧引起的肾损伤组织中表达量迅速提高，且升高明显早于 Scr。对 160 例经皮冠状动脉介入治疗（PCI）术后的患者研究发现，CIN 组较非 CIN 组尿 KIM-1 显著增高，且尿 KIM-1 与 Scr 成正相关（$r=0.758$）。以 4.595 μg/L 作为诊断截点，诊断 CIN 的敏感度和特异度分别为 85.7% 和 71.4%，提示尿 KIM-1 可能较 Scr 更早预测 CIN 的发生。

（五）中性粒细胞明胶酶相关脂质运载蛋白

中性粒细胞明胶酶相关脂质运载蛋白（NGAL）由一条含有 178 个氨基酸残基的多肽链构成，是载脂蛋白家族成员之一。肾小管上皮细胞受损时，NGAL 大量表达，在血液和尿液中浓度迅速增加，提示 NGAL 可能作为急性期反应蛋白预测肾功能的早期损害。Liebetrau 等对 128 例 PCI 术后患者随访发现，术后 24 h CIN 患者较对照患者 NGAL 显著增高。Hirsch 等观察 91 例先天性心脏病需要行心脏介入治疗的儿童，发现与无 CIN 的患儿比较，注射造影剂后 2 h CIN 患儿血和尿 NGAL 均明显升高，多变量回归分析显示，术后 2 h 血、尿 NGAL 可以作为预测 CIN 的指标。使用造影剂后血和尿 NGAL 的短期内升高提示 CIN 发生的可能。

（六）L-型脂肪酸结合蛋白

L-型脂肪酸结合蛋白（L-FABP）是分子量约为 14 400 的小分子蛋白，是脂肪酸结合蛋白家族的重要成员，肾脏中的 L-FABP 主要表达于近端肾小管细胞，在肾小管细胞损伤、细胞膜通透性升高时 L-FABP 快速产生，被认为是反映肾小管损伤的特异性标志物。Ohta 等报道 18 例肾功能正常行含碘血管造影的患者，造影后当天尿 L-FABP 较造影前升高了 578%，造影后第 2 天尿 L-FABP 降至基础值，而此时 Scr、尿素氮均无明显变化，表明尿 L-FABP 可敏感反映肾小管急性损伤，可早期预测 CIN 的发生。Nakamura 等进一步观察了 66 例行冠脉造影的轻度肾功能不全患者，CIN 组术后第 2 天尿 L-FABP 升至峰值，第 3 天开始逐渐下降，但直至第 14 天尿 L-FABP 仍维持在高水平，在研究期间非 CIN 组尿 L-FABP 变化很小，该研究进一步证实尿 L-FABP 有助早期诊断 CIN。

（七）其他可预测指标

其他可预测指标包括抗凝血酶 III（Antithrombin III，AT III），研究认为起始抗凝血酶 III 活性低的患者更易发生 CIN。纤维蛋白原在不同的病理炎症刺激时显著上调，尿液中纤维蛋白原可以作为急性肾损伤（AKI）的早期敏感诊断标志物，也可能成为理想的 CIN 早期诊断标志物。脂连蛋白通过减轻血管炎症对内皮细胞具有潜在抗炎作用。实验模型表明，脂连蛋白缺乏小鼠的尿白蛋白增加。增加的尿脂连蛋白也是糖尿病肾病从白蛋白尿期进展至终末期肾病强有力的独立预测因子，且是比白蛋白排泄率更好的预测因子。因此，尿脂连蛋白可能是血管和肾脏损伤更快速、可靠和敏感的预测因子，并可能在 Scr 或蛋白尿增加之前出现。Zhang 等研究表明，较高基线的尿脂连蛋白（≥12.24 ng/ml）水平与 PCI 后发生 CIN 的风险增加显著相关。再次提示尿脂连蛋白可作为 CIN 的早期预测指标。

新近一项前瞻性对照研究显示，24 h CysC 是诊断 CIN 的最佳生物标志物，而血清基线水平 IL-18，$β_2$M 和 TNF-α 最适合预测预后。目前大量研究发现 CysC、IL-18、KIM-1 等是早期诊断 CIN 可靠指标，但各种生物标志物的确切作用仍存在较多的争议，仍需要大样本临床研究的证实。

miRNAs 是转录后调节因子，与靶 mRNAs 结合并使之降解，循环的 miRNAs 是稳定的疾病生物标志物。已经证明，在急性和慢性肾脏疾病中，均有 miRNA 表达的改变。2015 年有学者第一次评估 miRNA 在 CIN 中改变。近期的一篇综述表明，只有 miRNAs、miR-30a、miR-30c、miR-30e 和 miR-188 在人类的 CIN 中得到了验证。分析表明，miR-30a 和 miR-30e 上调与更高的 CIN 风险有关，有迹象表明，miR-188 与造影剂诱导的细胞凋亡有关，并可能成为未来的药物靶点。因此，miRNA 未来也可能成为 CIN 诊断的生物标志物以及治疗靶点。

与任何其他"组学"技术相比，代谢组学技术具有更高的敏感性和更少的复杂性，核磁共振波谱法（NMR）是目前应用最广泛的生物大分子分析技术之一，在代谢组学研究中因具有快速，高度可重复，需要最小样品制备的特点得以在临床中广泛应用。在 Dalili 等的研究中，通过检测血清和尿液样本代谢特征，预测冠状动脉造影后造影剂引起的 AKI，认为谷氨酸、尿苷二磷酸、谷氨酰胺和酪氨酸是最重要的血清预测因子，在 CIN 易发患者中，与氨基酸和烟酰胺代谢有关的几种途径被认为是受损的途径，提示可作为预测 CIN 的生物标志物。

临床医师还希望通过其他简便易行的指标来预测 CIN 的发生。对 10 452 例急性冠脉综合征患者（非 CIN 组 9720 例，CIN 组 732 例）临床资料的 meta 分析显示，CIN 组的入院血小板/淋巴细胞水平（platelet-to-lymphocyte ratio，PLR）明显高于非 CIN 组中。Kanbay 等研究发现，在接受冠脉造影后发生 CIN 患者的初始血浆渗透压更高，提示血浆渗透压是一种即经济又方便的 CIN 发生预测因子。另外，有学者研究发现，在造影剂暴露后几分钟内，肾阻力指数（renal resistive index，RRI）显著升高，然后逐渐下降至基线值，证实了 RRI 是造影剂暴露后肾脏改变的早期敏感指标。但是，仍需要进行大规模配对队列研究来验证这些发现，并明确是存在真正的联系还是仅仅是关联。

总之，尽管目前研究取得了一些新的进展，但仍没有临床广泛接受的诊断 CIN 可靠生物标志物。目前仍主要围绕有关 AKI 的生物标志物进行研究，未来应尽可能根据 CIN 的特点寻找到相对特异的生物标志物。miRNAs 和代谢组学技术具有良好的应用前景。一些简单的临床指标变化可以提示我们警惕 CIN 的发生。

三、造影剂肾病发生的危险因素及风险评估模型

临床上能增加 CIN 发生的危险因素较多，其中主要包括心功能不全、肾功能不全、糖尿病、血容量不足、贫血、造影剂的品种和用量、高龄（年龄>75 岁）、高尿酸血症等。其他还有孤立肾、肾移植、肾癌、肾脏外科手术、高血压、应用二甲双胍或含有二甲双胍的药物、休克、蛋白尿、使用肾毒性药物、白细胞计数升高、卒中史、使用主动脉内球囊泵和利尿药、动脉应用造影剂、以及急诊 PCI 等，其中糖尿病和肾功能不全是两项主要危险因素。当肾小球滤过率（GFR）<30 ml/min 时，CIN 风险较高；而当 GFR>60 ml/min 时，风险较低，这种情况在糖尿病患者更为突出。有研究认为，

eGFR <30 ml/(min·1.73 m²)的患者CIN的发病率比肾功能正常人群高3倍。绝大多数研究显示，糖尿病是CIN的预测因子，而且多因素分析发现糖尿病是CIN的独立预测因子。另外，心功能减退会导致肾脏灌注减少，同时血管升压素、内皮素、前列腺素、腺苷及利钠肽等水平在心功能下降时明显升高，导致肾血管收缩，有效肾灌注量减少，最终导致肾功能损伤。所以，在造影剂使用前评估患者的风险程度十分必要。

虽然目前发现的许多危险因素均与CIN的发生有着密切的联系，但各种危险因素之间对CIN发生有叠加作用，因此，临床上无法运用这些危险因素准确判断CIN的发生率及风险。近十年许多学者通过临床研究积极寻找更有效的CIN评估模型，其中重要的有下面几个。

（一）Mehran Risk Score风险评估模型

2004年，Mehran等通过对5571例行经皮冠脉介入术的患者资料中危险因素进行多因素logistic回归分析发现共有16项因素与CIN密切相关，它们是慢性肾脏疾病（CKD）、充血性心力衰竭、低血压、主动脉内球囊反搏（IABP）应用、贫血、年龄>75岁、糖尿病、外周血管疾病、女性、高血压、既往有卒中病史、造影剂类型及剂量、多血管病变、急性冠脉综合征和低胆固醇血症。其中低血压、IABP植入、充血性心力衰竭、年龄>75岁、糖尿病、贫血、造影剂剂量和CKD是独立危险因素，并根据比值比（OR）及95%CI分别计算其CIN发生率及进行血液透析风险。根据评分的多少，分为低风险（≤5分）、中度风险（6～10分）、高风险（11～15分）及极高风险（≥16分）。CIN发生率和透析风险，在低风险患者约为7.5%和0.04%，中风险患者约为14%和0.12%，高风险患者约为26.1%和1.09%，极高风险患者为57.3%和12.60%（具体见表1-5-4）。该风险评估模型在目前应用最为广泛。

表1-5-4　MRS评分表

危险因素	分值	危险因素	分值
低血压	5	造影剂剂量	每100 ml为1
IABP（主动脉内球囊反搏）	5	血清肌酐>132.6 μmol/L	4
充血性心力衰竭	5	eGFR≤60 ml/min	2
		40～60 ml/min	
年龄>75岁	4	20～39 ml/min	4
贫血	3	<20 ml/min	6
糖尿病	3		

（二）造影剂使用前风险评估模型

虽然MRS评分模型被临床广泛使用多年，但评估人群相对局限于介入治疗患者，同时事前无法估计造影剂用量和相对低的ROC曲线下与坐标轴围成的曲线下面积（AUC）。2017年，Yin等提出造影剂使用前的风险评估模型，该模型从83个变量中筛选出13个独立变量（术前血糖、血尿素、GFR、高密度脂蛋白、低密度脂蛋白、血细胞比容、血清钠浓度、血小板大细胞比率、红细胞分布宽度、血清肌酐、总胆固醇、三酰甘油，国际标准化比值），对使用造影剂前患者发生CIN的风险进行评估发现其准确性为80.8%，其中敏感度为82.7%，特异度78.8%。值得强调的是该模型不仅第一次将术前血糖水平、国际标准化比值及血钠浓度纳入，而且对经动脉或静脉使用造影剂患者均有较好的预测价值。

(三) GURM 风险评估模型

既往危险积分评估方式具有方便计算、操作简便的优点，但同时也有预测准确性低、无法事先评估的缺点。Gurm 等于 2013 年提出一种新的 CIN 风险评估方式，该模型将包括用药、病史、患者特征、患者既往临床情况及实验室检查 5 个方面共 46 项基础变量输入计算机进行计算，或者应用含病史、患者特征、患者既往临床情况和实验室检查 4 方面 15 个变量的简便模型进行计算。该模型具有以下 3 个优点：一是与既往风险评估方法相比，预测 CIN 更为准确；二是可在行 PCI 术前进行，便于采取合适的预防措施；三是可有效预测需透析的肾功能不全的发生风险。但该模型涉及变量众多，且需要复杂计算，不便于临床使用。

(四) Chen 氏风险评分

Chen 氏风险评分表是根据患者的年龄（>75 岁）、血清肌酐水平（132.6 μmol/L）、低血压及主动脉内球囊反搏进行评分，根据评分分为低风险（0 分）、中度风险（1～2 分）及高风险（≥3 分）。低风险患者 CIN 的发生率约为 1%，中度风险患者约为 13.4%，高风险患者约为 90%。Chen 氏风险评分表较以上风险评估模型更加简化，并且也能够较好地预测 CIN 的发生，因此，其可在早期用于识别高危人群，为早期防治 CIN 提供参考。

危险因素的评价可对 CIN 进行风险评估，但其只能进行定性评估，缺乏对其进行足够定量评价。以 MRS 为代表的 CIN 风险评估模型一定程度克服了这一弊端，但这些评估模型有的计算复杂不便于临床使用，有的敏感度、特异度或 AUC 值较低限制了评估准确性。临床中没有哪个风险评估模型可以用于各种临床情况，因此，需研究者开发针对不同临床状况，能有较高敏感度和特异度的 CIN 风险评估模型是将来研究的趋势和热点。

四、造影剂肾病的防治

(一) 监测肾功能

任何需要使用碘化造影剂的患者在接受检查或治疗前都应监测肾功能，尤其是有发生 CIN 的高危患者，在接受放射性检查或治疗后 5 天内需要每天监测血清肌酐，在使用造影剂后血清肌酐升高表明造影剂具有肾脏毒性。

(二) 停用肾毒性药物

为了尽可能减少 CIN 的发生，非甾体消炎药、氨基糖苷类药物和利尿药在使用造影剂前后需至少禁用 24～48 h 禁用。二甲双胍约有 90% 经过肾脏代谢，因此，肾脏功能不全（GFR＜70 ml/min）可导致二甲双胍在组织中滞留，从而导致乳酸酸中毒，所以，在接受造影剂前 12 h 及后 36 h 内应停用二甲双胍，如果接受造影剂 36 h 后血清肌酐仍未降至基础水平，则需继续停用二甲双胍。

(三) 造影剂的选择

尽可能选择最低肾毒性的造影剂。由 Solomon 等进行的多中心、随机、双盲试验中，对有 CKD 的患者，比较等渗和低渗造影剂的肾毒性。结果表明，在高风险患者中，使用低渗和等渗造影剂后 CIN 的发生率差异无统计学意义。减少造影剂的用量亦可降低 CIN 的发生率，一项回顾性研究表明，当造影剂用量超过阈值用量时，CIN 发病率为 21%～37%，但是未超过阈值用量时，发病率仅为

0~2%。

(四) 防治策略

1. 药物治疗

（1）充分水化：充分水化是目前预防造影剂肾病最有效的方法，尤其是术前水化。危险分层低危的患者可口服水化预防，对拟行冠状动脉介入术的中高危患者静脉水化是其首选方式。与生理盐水相比，1.26%碳酸氢钠溶液似乎更优，因为碳酸氢钠本身是活性氧清除剂，可以将尿液转化为碱性液体，而且缺乏具有血管收缩特性的氯分子，使其具有更好的预防效果。2016年一项临床试验证明，在肾功能不全患者中，应用碳酸氢钠水化能显著降低CIN发病率（OR 0.67，95%CI 0.47~0.96，P=0.03），但不能降低患者的透析率和死亡率，也不能改善CIN患者的临床预后。综合目前各项临床试验的结果，碳酸氢钠是否比生理盐水更具有优势尚无定论。

（2）N-乙酰半胱氨酸：N-乙酰半胱氨酸具有抗氧化和血管舒张作用。一些研究结果显示，使用N-乙酰半胱氨酸可以使CIN发病率降低50%，而另一些研究结果则表明，这种药物对肾脏保护作用微不足道。2018年对107项相关研究结果进行meta分析表明，在静脉生理盐水水化的基础上联用他汀类药物及N-乙酰半胱氨酸是预防冠状动脉介入术后相关CIN最有效的方法。关于N-乙酰半胱氨酸推荐剂量的研究结果也有所不同。一组研究发现N-乙酰半胱氨酸600 mg每日2次与1200 mg每日2次之间没有显著差异，但一项包含1677例患者的meta分析显示，高剂量N-乙酰半胱氨酸组发生CIN的风险较低，但单独使用N-乙酰半胱氨酸不能替代标准水化治疗。

（3）他汀类药物：他汀类药物可以改善血管内皮功能，减少氧化应激损伤和炎症反应。一项meta分析研究显示，在接受冠状动脉经皮介入治疗的患者中，短期内使用高剂量他汀类药物可以降低CIN的发生率。中国TRACK-D临床研究结果表明，围术期（术前2天+术后3天）给予瑞舒伐他汀10 mg较空白对照组可降低糖尿病和CKD 2~3期[eGFR 30~90 ml/(min·1.73 m^2)]患者的CIN发病率。

（4）其他药物：曲美他嗪（TMZ）是近年来发展起来的一种抗缺血药物，可显著降低CIN的发病率。在一项纳入6项随机对照试验的系统综述中（其中TMZ组377例，对照组387例），研究表明，与常规水化相比，TMZ能显著降低CIN的发生率和术后Scr的水平。因此，我们可以认为TMZ是优于常规水化治疗肾功能不全患者发生的CIN，但由于收录研究质量和数量的限制，仍需进行多中心、随机、双盲临床试验，以证实这一结论。2019年发表的一篇系统综述中指出，在行冠脉介入检查及治疗的患者中，在水化基础上再联合应用前列地尔可有效降低CIN的发生率。一项纳入709例患者的meta分析指出，围术期应用尼可地尔治疗可预防造影剂暴露患者CIN的发生。

2016年一项评估12种防治CIN策略的系统综述显示，大剂量他汀类药物加水化同时加或不加N-乙酰半胱氨酸可能是防止正在接受诊断和（或）介入手术患者中发生CIN的首选治疗策略。

2. 血液透析和造影剂清除　造影剂主要通过肾小球滤过排出，血液透析可使60%~90%的造影剂被清除，但对接受冠状动脉介入手术的CKD患者来说，不推荐将血液透析或血液过滤作为一种常规治疗手段，如果CIN患者因身体虚弱、容量负荷加重、严重电解质和（或）酸碱平衡异常等导致身体一般情况明显变差，建议根据广泛的临床背景来确定是否进行血液净化治疗。有些试验显示，血液透析可能对那些基线肾功能较低的患者更有好处，但考虑到医疗资源的稀缺及血液透析的潜在风险，不建议预防性使用血液透析。

3. 远端缺血预处理（remote ischemic preconditioning，RIPC） 是一种无创且安全的操作，其原理是通过使某一器官或组织发生短暂性缺血-再灌注，启动一系列的保护机制，从而减轻远端器官或组织在高强度、长时间缺血-再灌注时发生的损伤。该操作可作为预防CIN的一种有效方法。Er等入选100例肾功能受损［SCr＞123.8 μmol/L或eGFR＜60 ml/（min·1.73 m^2）］的患者，上述患者均接受选择性冠脉造影，并随机分为标准治疗组和RIPC组，各50例，RIPC组将上臂式血压计的袖带压充至高于患者收缩压50 mmHg，维持5 min后放气5 min，反复4次。标准治疗组将上臂血压袖带充气至舒张压水平，然后将袖带再充气10 mmHg，以维持非缺血性上臂压迫。研究发现，RIPC组AKI发生率为12%，对照组为40%，该研究提示，在使用造影剂前进行远端缺血预处理可预防高危患者发生造影剂诱导的AKI。

4. 选择碘化造影剂的替代品 对于有过敏或高风险发生CIN的患者，可以考虑替代品。二氧化碳（CO_2）是一种高度溶解的气体，无过敏，无肾毒性，黏度低，使其成为一种安全的造影剂，但在血管内手术中，使用CO_2仍存在图像质量差、栓塞风险大等问题。CO_2做为碘化造影剂的替代品也是一种以期减少CIN的研究途径。

（五）相关指南推荐

1. 2018年欧洲心脏病协会及欧洲心胸外科协会血运重建指南给出关于冠状动脉介入术后造影剂肾病的防治推荐。

（1）Ⅰ类推荐：①对所有行冠状动脉造影的患者围术期进行危险分层。Mehran评分、Gao评分、Chen评分、ACEF/AGEF评分（Age、SCr/eGFR、EF）、GRACE评分对CIN发生率、住院死亡率、透析事件、远期不良心血管事件发生都有很高的预测价值。②对所有行冠状动脉造影的患者充分水化。标准的水化方案为生理盐水1~1.5 ml/（kg·h）术前水化12 h，术后水化至24 h；对有容量限制的心力衰竭患者可选用生理盐水3 ml/（kg·h）术前水化1 h，术后1 ml/（kg·h）水化6 h。③控制造影剂用量。建议造影剂总用量/GFR＜3.7，对冠状动脉介入术复杂性的预估及有经验者进行操作都有利于减少造影剂的使用。④应用等渗或低渗型造影剂均可。

（2）Ⅱ类推荐：①未使用他汀患者术前应用高剂量他汀治疗。造影前至少24 h内大剂量给予瑞舒伐他汀（40 mg或20 mg）或阿托伐他汀80 mg。②慢性肾脏病患者若造影剂用量＞100 ml，应用生理盐水1 ml/（kg·h）术前水化12 h，术后0.5 ml/（kg·h）水化24 h。③对严重慢性肾病或因心力衰竭而不能实施标准水化治疗的患者，可以考虑应用呋塞米联合水化治疗。④对严重慢性肾病的患者，可考虑术前6 h进行预防性超滤，使液体置换率保持1 L/h而总液体量无丢失，生理盐水静脉水化至术后24 h。

（3）Ⅲ类推荐：不推荐严重的慢性肾病患者常规行预防性血液透析。

2. 2018年欧洲泌尿放射协会造影剂肾病防治指南推荐的防治方案认为输注生理盐水和碳酸氢钠具有同样的预防作用（证据等级B）。建议对静脉应用造影剂的患者，水化方案为1.4%碳酸氢钠溶液3 ml/（kg·h）造影前1 h或生理盐水1 ml/（kg·h）造影前3~4 h，造影后4~6 h（证据等级D）。对动脉应用造影剂的患者，水化方案为1.4%碳酸氢钠溶液3 ml/（kg·h）造影前1 h，1 ml/（kg·h）造影后4~6 h或生理盐水1 ml/（kg·h）造影前3~4 h，造影后4~6 h（证据等级D）。

N-乙酰半胱氨酸、他汀类药物及维生素C均不再推荐。既往强调的暴露于造影剂前的停用ACEI和（或）ARB类药物亦不再强调。肾脏替代治疗同样并不降低CIN发生的风险。

3. 2018年日本肾脏病学会、日本放射学会及日本循环协会联合发布的碘造影剂在肾脏病患者中的应用指南。该指南强调了对eGFR＜30 ml/（min·1.73 m^2）的患者，行增强CT时必须采取预防措施，并建议尽可能使用低剂量造影剂。仍建议应用生理盐水进行水化，并认为静脉水化要优于口服补液，当输液时间有限时，推荐碳酸氢钠注射液也可应用。同样并不推荐应用N-乙酰半胱氨酸及他汀类药物。

五、总结与展望

CIN是使用造影剂后的严重并发症之一，虽然造影剂已改良为非离子型、低渗型或等渗型，但是，在使用造影剂前仍需认真评估患者的危险因素，对高危患者应尽量减少造影剂的用量或避免使用造影剂。使用造影剂前后应及时予以充分水化，水化治疗是目前最多证据支持的认为能降低CIN发生率的重要措施，其他治疗方法仍需进一步地寻找更充分的证据。以下问题仍值得探讨：①如何将生物标志物与风险评估模型相结合，以提高CIN诊断的灵敏性与特异性；②针对不同人群（如心功能不全患者、肾功能不全患者）应进一步细化最佳的水化方案；③针对现有报道可能具有预防CIN作用的药物进行更大规模的临床随机对照试验以寻求使用证据。

（孙脊峰）

参 考 文 献

[1] Bellomo R, Ronco C, Kellum JA. Acute renal failure-definition, outcome measures, animal models, fluid therapy and infor-mation technology needs: the second international consensus conference of the acute dialysis quality initiative(ADQI)group. Crit Care, 2004, 8(4): 204-212.

[2] Murphy SW, Barrett BJ, Parfrey PS. Contrast nephropath. J Am Soc Nephrol, 2000, 11(1): 177-182.

[3] Marenzi G, Cabiati A, Milazzo V. Contrast-induced nephropathy. Intern Emerg Med, 2012, 7(Suppl 3): 181-183.

[4] Nash K, Hafeez A, Hou S. Hospital-acquired renal insufficiency. Am J Kidney Dis, 2002, 39(5): 930-936.

[5] Heinrich MC, Kuhlmann MK, Grgic A. Cytotoxic effects of ionic high-osmolar, nonionic monomeric, and nonionic isoosmolar dimeric iodinated contrast media on renal tubular cells in vitro. Radiology, 2005, 235(3): 843-849.

[6] Barrett BJ. Contrast nephrotoxicity. J Am Soc Nephrol, 1994, 5(2): 125-137.

[7] Sendeski MM, Persson AB, Liu ZZ. Iodinated contrast media cause endothelial damage leading to vasoconstriction of human and rat vasa recta. Am J Physiol Renal Physiol, 2012, 303(12): 1592-1598.

[8] Pisani A, Riccio E, Andreucci M, et al. Role of reactive oxygen species in pathogenesis of radiocontrast-induced nephropathy. Biomed Res Int, 2013, 13(2): 868321-868329.

[9] Beierwaltes WH. Endothelial dysfunction in the outer medullary vasa recta as a key to contrast media-induced nephropathy. Am J Physiol Renal Physiol, 2013, 304(1): 31-32.

[10] Yang D, Jia R, Tan J, et al. Na$^+$/Ca^{2+} exchange inhibitor, KB-R7943, attenuates contrast-induced acute kidney injury. J Nephrol, 2013, 26(5): 877-885.

[11] Grubb AO. Cystatin C-preperties and use as diagnostic marker. Adv Clin Chem, 2000, 35(2): 63-99.

[12] Briguori C, Visconti G, Rivera NV, et al. Cystatin C and contrast-induced acute kidney injury. Circulation, 2010, 121(19): 2117-2122.

[13] Parikh CR, Jani A, Mishra J, et al. Urine NGAL and IL-18 are pre-dictive biomarkers for delayed graft function following kidney trans-plantation. Am J Transplant, 2006, 6(7): 1639-

[14] Ling W, Zhaohui N, Ben H, et al. Urinary IL-18 and NGAL as early predictive biomarkers in contrast-induced nephropathy after coronary angiography. Nephron Clin Pract, 2008, 108(3): 176-181.

[15] He H, Li W, Qian W, et al. Urinary interleukin-18 as an early indicator to predict contrast-induced nephropathy in patients undergoing percutaneous coronary intervention. Exp Ther Med, 2014, 8(4): 1263-1266.

[16] Ichimura T, Bonbentre JV, Bailly V, et al. Kidney injury molechle-1, a putative epithelial cell adhesion molecule containing a novel immu- noglobulin domain, is up-regulated in renal cells after injury. J Biol Chem, 1998, 273(7): 4135-4142.

[17] Bailly V, Zhang Z, Meier W, et al. Shedding of kidney injury molecule-1, a putative adhesion protein involved in renal regeneration. J Biol Chem, 2002, 277(42): 39739-39748.

[18] Hawkins R. New Biomarkers of acute kidney injury and the Cardio-renal syndrome. Korean J Lab Med, 2011, 31(2): 72-80.

[19] Liebetrau C, Gaede L, Doerr O, et al. Neutrophil gelatinase-associated lipocalin(NGAL)for the early detection of contrast-induced nephropathy after percutaneous coronary intervention. Scand J Clin Lab Invest, 2014, 74(2): 81-88.

[20] Hirsch R, Dent C, Pfriem H, et al. NGAL is an early predictive biomarker of contrast-induced nephropathy in children. Pediatr Nephrol, 2007, 22(12): 2089-2095.

[21] Ferguson MA, Vaidya VS, Bonventre JV. Biomarkers of nephmtoxic acute kidney injury. Toxicology, 2008, 245(3): 182-193.

[22] Ohta S, Ishimitsu T, Minami J, et al. Effects of intravaacular contrast media on urinary excretion of liver fatty acid-binding protein. Nippon Jinzo Gakkai Shi, 2005, 47(4): 437-444.

[23] Nakamura T, Sugaya T, Node K, et al. Urinary excretion of liver-type fatty acid-binding protein in contrast medium-induced nephropathy. Am J Kidney Dis, 2006, 47(3): 439-444.

[24] Rui Wu, Yiwei Kong, Jianyong Yin, et al. Antithrombin Ⅲ is a novel predictor for contrast induced nephropathy after coronary angiography. Kidney Blood Press Res, 2018, 43(1): 170-180.

[25] Jun-Yi Zhang, Qiong Wang, Ru-Tao Wang, et al. Increased urinary adiponectin level is associated with contrast-induced nephropathy in patients undergoing elective percutaneous coronary intervention. BMC Cardiovasc Disord, 2019, 19(1): 160-166.

[26] Justor Banda, Raquel Duarte, Therese Dix-Peek, et al. Biomarkers for diagnosis and prediction of outcomes in contrast-induced nephropathy. Int J Nephrol, 2020, 24(3): 85-89.

[27] Mangiring P L Toruan, Raymond Pranata, Budi Yuli Setianto, et al. The role of microRNA in contrast-induced nephropathy: a scoping review and meta -analysis. Biomed Res Int, 2020, 21(2): 41-62.

[28] Nooshin Dalili, Saeed Chashmniam, Seyed Mojtaba Heydari Khoormizi, et al. Urine and serum NMR-based metabolomics in pre-procedural prediction of contrast-induced nephropathy. Intern Emerg Med, 2020, 15(1): 95-103.

[29] J Jiang, H Y Ji, W M Xie, et al. Could platelet-to-lymphocyte ratio be a predictor for contrast-induced nephropathy in patients with acute coronary syndrome?: A systematic review and meta-analysis. 2019, 98(32): 16801-16808.

[30] Mehmet Kanbay, Dimitrie Siriopol, Elif Ozdogan, et al. Serum osmolarity as a potential predictor for contrastinduced nephropathy following elective coronary angiography. Int Urol Nephrol, 2020, 52(3): 541-547.

[31] Chou RH, Huang PH, Hsu CY, et al. CHADS2 score predicts risk of contrast-induced nephropathy in stable coronary artery disease patients undergoing percutaneous coronary interventions. Formos Med Assoc, 2016, 115(7): 501-509.

[32] Pelliccia F, Pasceri V, Patti G, et al. Uric acid and contrast-induced nephropa- thy: an updated review and meta-regression analysis. Adv Interv Cardiol, 2018, 14(4): 399-412.

[33] Schilp J, De Blok C, Langelaan M, et al. Guideline adherence for identification and hydration of high-risk hospital patients for contrast-induced nephropathy. BMC Nephrol, 2014, 15(2): 252-268.

[34] Tsai T T, Patel U D, Chang T I, et al. Contemporary incidence, predictors, and outcomes of acute kidney injury in patients undergoing percutaneous coronary interventions: insights from the NCDR Cath-PCI registry. JACC Cardiovasc Interv, 2014, 7(1): 1-9.

[35] Mehran R, Aymong ED, Nikolsky E, et al. A simple risk score for prediction of contrast-induced nephropathy after percutaneous coronary intervention: develop- ment and initial validation. J Am Coll Cardiol, 2004, 44(7): 1393-1399.

[36] Yin WJ, Yi YH, Guan XF, et al. Preprocedural prediction

[37] Gurm HS, Milan S, Judith K, et al. A novel tool for reliable and accurate prediction of renal complications in patients undergoing percutaneous coronary intervention. J Am Coll Cardiol, 2013, 61(22): 2242-2248.

[38] Lin K Y, Zheng W P, Bei W J, et al. A novel risk score model for prediction of contrast-induced nephropathy after emergent percutaneous coronary intervention. Int J Cardiol, 2017, 230(46): 402-412.

[39] Fliser D, Laville M, Covic A, et al. A European renal best practice(ERBP)position statement on the kidney disease improving global outcomes(KDIGO)clinical practice guidelines on acute kidney injury part 1: definitions, conservative management and contrast-induced nephropat. Nephrol Dial Transplant, 2012, 27(12): 4263-4272.

[40] Rao QA, Newhouse JH. Risk of nephropathy after intravenous administration of contrast material: a critical literature analysis. Radiology, 2006, 239(2): 392-397.

[41] Solomon RJ, Natarajan MK, Doucet S, et al. Cardiac Angiography in Renally Impaired Patients(CARE)study: a randomized double-blind trial of contrast-induced nephropathy in patients with chronic kidney disease. Circulation, 2007, 115(25): 3189-3196.

[42] Agrawal M, Stouffer GA. Cardiology grand rounds from The University of North Carolina at Chapel Hill Contrast induced nephropathy after angiography. Am J Med Sci, 2002, 323(5): 252-258.

[43] Solomon R, Lahoud R. Oral hydration. Coron Artery Dis, 2018, 29(4): 283-285.

[44] Solomon R. Hydration to prevent acute kidney injury after angiography. Coronary Artery Dis, 2017, 28(8): 629-631.

[45] Zhang B, Liang L, Chen WB, et al. The efficacy of Sodium bicarbonate in preventing contrast-induced nephropathy in patients with pre-existing renal insufficiency: a meta-analysis. BMJ Open, 2015, 5(3): 6989-7000.

[46] Abouzeid S, Mosbah O. Evaluation of different Sodium bicarbonate regimens for the prevention of contrast medium-induced nephropathy. Electron physician, 2016, 8(2): 1973-1977.

[47] Subramaniam RM, Suarez-Cuervo C, Wilson RF, et al. Effectiveness of prevention strategies for contrast-induced nephropathy: a systematic review and meta-analysis. Ann Intern Med, 2016, 164(6): 406-416.

[48] Ma WQ, Zhao Y, Wang Y, et al. Comparative efficacy of pharmacological interventions for contrast-induced nephropathy prevention after coronary angiography: a network meta-analysis from randomized trials. Int Urol Nephrol, 2018, 50(6): 1085-1095.

[49] Katsiki N, Fonseca V, Mikhailidis DP. Contrast-induced acute kidney injury in diabetes mellitus: clinical relevance and predisposing factors. could statins be of benefit?. J Diab Complicat, 2018, 32(11): 982-984.

[50] Li J, Li Y, Xu B, et al. Short-term rosuvastatin therapy prevents contrast-induced acute kidney injury in female patients with diabetes and chronic kidney disease: a subgroup analysis of the TRACK-D study. J Thorac Dis, 2016, 8(5): 1000-1006.

[51] Ye ZL, Lu HL, Su Q, et al. Clinical effect of trimetazidine on prevention of contrast-induced nephropathy in patients with renal insufficiency: an updated systematic review and meta-analysis. Medicine(Baltimore), 2017, 96(9): 6059-6064.

[52] Xie J, Jiang MY, Lin YN, et al. Effect of alprostadil on the prevention of contrast-induced nephropathy: a meta-analysis of 36 randomized controlled trials. Angiology, 2019, 70(7): 594-612.

[53] Ma XF, Li X, Jiao ZF, et al. Nicorandil for the prevention of contrast- induced nephropathy: A meta- analysis of randomized controlled trials. Cardiovascular Therapeutics, 2018, 36(3): 12316-12322.

[54] Su XL, Xie XF, Liu LJ, et al. Comparative effectiveness of 12 treatment strategies for preventing contrast-induced acute kidney injury: a systematic review and bayesian network meta-analysis. Am J Kidney Dis, 2017, 69(1): 69-77.

[55] Neumann FJ, Sousa-Uva M, Ahlsson A, et al. 2018 ESC/EACTS guidelines on myocardial revascularization. Eur Heart J, 2019, 40(2): 87-165.

[56] Er F, Nia AM, Dopp H, et al. Ischemic preconditioning for prevention of contrast -medium-induced nephropathy: randomized pilot renPro-trial(renal protection trial). Circulation, 2013, 127(13): 536-545.

[57] van der Molen AJ, Reimer P, Dekkers IA, et al. Post-contrast acute kidney injury Part 2: risk stratification, role of hydration and other prophylactic measures, patients taking metformin and chronic dialysis patients. European Radiology, 2018, 28(3): 2856-2869.

[58] Isaka Y, Hayashi H, Aonuma K, et al. Guideline on the use of iodinated contrast media in patients with kidney disease 2018. Clin Exp Nephroi, 2020, 24(1): 1-44.

第六章 慢性肾脏病诊治进展

第一节 慢性肾脏病分期及诊断标志物研究进展

美国肾脏病基金会（NKF）肾脏病预后质量倡议（K/DOQI）工作组于2002年发布了"慢性肾脏疾病的评估、分期的临床实践诊疗指南"（以下简称为K/DOQI指南），该指南不仅提出了慢性肾脏病（chronic kidney disease，CKD）的概念，而且统一了CKD的分期（表1-6-1）及危险分层（表1-6-2）并推荐了在各期延缓肾脏病进展、改善预后的方案。CKD及其引起的终末期肾病（end-stage renal disease，ESRD）是一组严重威胁人类生命和健康，并消耗巨额卫生资源的常见慢性进展性疾病，具有高患病率、高病死率、高医疗卫生支出及低知晓率等特点。据2019年美国肾脏数据登记系统（USRDS）的数据统计和美国2019年度报告的2017年调查数据，>65岁的人群CKD患病率为14.5%，<65岁的人群有8.21%患有CKD。我国目前沿用北京大学第一人民医院在2012年的数据：成年人群中慢性肾脏病的患病率为10.8%。CKD由于发病率不断上升，已经成为世界范围内公共卫生领域的研究热点。

表1-6-1 慢性肾脏病分期及建议

分期	GFR [ml/(min·1.73 m²)]	描述	防治目标-措施
G1	≥90	正常或增高	CKD诊治；缓解症状；保护肾功能
G2	60～89	轻度下降	评估、延缓CKD进展；降低心血管病风险
G3a	45～59	轻至中度下降	
G3b	30～44	中至重度下降	延缓CKD进展；评估、治疗并发症
G4	15～29	重度下降	综合治疗；透析前准备
G5	<15	肾衰竭	如出现尿毒症，需及时替代治疗

表1-6-2 慢性肾脏病危险分层

分期	肾功能	GFR [ml/(min·1.73 m²)]	尿微量白蛋白肌酐比（mg/g）		
			<30	30～300	>300
G1	正常或增高	≥常或	低危	中危	高危
G2	轻度下降	60～89	低危	中危	高危

（待续）

(续 表)

分期	肾功能	GFR [ml/(min·1.73 m²)]	尿微量白蛋白肌酐比（mg/g）		
			<30	30～300	>300
G3a	轻至中度下降	45～59	中危	高危	极高危
G3b	中至重度下降	30～44	高危	极高危	极高危
G4	重度下降	15～29	极高危	极高危	极高危
G5	肾衰竭	<15	极高危	极高危	极高危

CKD的特征是肾实质的进行性破坏和功能性肾单位丧失，早期诊断是预防CKD并发症的重要步骤。血清肌酐在近一个世纪里是间接反映肾脏损害标志的"金标准"，但存在许多公认的局限性，如反映肾脏损伤较为滞后，而且在肾小管严重损伤的情况下，当患者具有良好的基础肾功能和肾脏储备时，血清肌酐有时会保持不变。生物标志物相比较于超声和磁共振成像等影像学方法不仅能评估或定量测量某种疾病的生物学和病理学进程，同时也可作为疾病的治疗靶点。生物标志物参与了CKD疾病进程的各个环节，其水平随着CKD的进展程度而不断变化。故确定CKD的最佳生物标志物，有助于早期准确诊断肾纤维化和靶向性防治CKD。肾纤维化是CKD进展的病理特征，CKD的严重程度通常与肾纤维化程度相关，慢性肾脏病进展过程中肾脏功能丧失与肾脏纤维化和炎症有关。肾纤维化标志着不可逆性肾损伤，因此，早期诊断肾纤维化发现肾脏病变，通过有效措施针对病因进行治疗是延缓CKD进展的关键。近年来，由于基因组学、表观遗传学、转录组学、蛋白质组学和代谢组学的发展，鉴定出了一些新的CKD生物标记物。

一、肾损伤类标志物

1. 半胱氨酸蛋白酶抑制剂C（cystatin C，CysC） 是分子量为13 000的低分子蛋白质，因其分子量低，故可通过肾小球滤过膜。血液中的CysC不易与其他蛋白质结合，只能通过肾脏排泄，而肾小管不能直接分泌CysC，CysC经肾近曲小管重吸收后被完全代谢分解。姚卫国等的研究发现，在IgA肾病肾小球硬化大鼠模型中，血/尿CysC水平与肾小球硬化积分和肾小管间质纤维化积分呈正相关，提示血/尿CysC水平可能是反映IgA肾病肾小球硬化和肾小管间质纤维化程度的可靠指标。

2. 肾损伤分子-1 KIM-1属于Ⅰ型跨膜糖蛋白的一种，其在缺血或损伤后肾近端小管上皮细胞中表达上调，在健康的肾脏和尿液中都没有检测到。Zhou等的研究表明，在庆大霉素、汞或铬诱导的三种肾损伤模型中，与其他近端肾小管的毒性生物标志物［尿素氮、血清肌酐、尿N-乙酰-β-葡萄糖苷酶（N-acetyl-β-glucosaminidase，NAG］相比，尿KIM-1具有较高的敏感性和特异性。在临床研究中，尿KIM-1被证实是肾小管损伤的早期诊断指标。研究表明，在斯里兰卡易受感染的农耕社区，KIM-1可能比常规标记更好地检测病因不明的早期CKD。

3. 视黄醇结合蛋白（retinol-binding protein，RBP） 是肝细胞产生的低分子量蛋白。临床上RBP是反映肾近端小管损伤的敏感指标，当肾近端小管损伤时，尿中的RBP明显增多。Pallet等通过连续测量189例肾脏活检患者尿中的低分子量蛋白（RBP、β2微球蛋白、α1微球蛋白）、高分子量蛋白（白蛋白、转铁蛋白、IgG）和总蛋白发现，低分子量蛋白尿水平与肾间质纤维化程度呈正相关，尿 RBP 与 CKD 患者的肾间质纤维化程度独立相关。因此，临床可以通过测量 RBP 水平评估 CKD 患者的肾间质纤维化程度。

4. 中性粒细胞明胶酶相关脂质运载蛋白（neutrophil gelatinase-associated lipocalin，NGAL） 是一种起初在中性粒细胞中发现的脂质运载蛋白小分子蛋白，其分子量为 25 000，在受损的肾小管中高表达。众所周知，NGAL 是急性肾损伤（AKI）最有效的标志物之一，其产生机制是当上皮细胞受到损伤时，近端肾小管产生大量的 NGAL，诱导肾小管上皮细胞的再生和凋亡。目前有关研究发现，在 CKD 患者中存在血清 NGAL 的浓度变化。有学者使用微阵列研究了 53 个 CKD 肾活检标本，并用活检标本的微阵列基因表达谱来计算分子评分，结果发现 NGAL 和 KIM-1 等的表达水平发生改变，且与肾小管间质纤维化和肾小管细胞损伤的严重程度相关。在临床工作中，可以对慢性肾脏病患者进行持续的 NGAL 监测，以预测肾功能变化趋势和病情转归，进而适时进行治疗调整，延缓 CKD 进展。

二、炎症和促纤维化因子类标志物

1. 转化生长因子 -β1（transforming growth factor，TGF-β1） 是公认的纤维化指标，参与多种进行性肾病相关的肾纤维化和炎症反应。TGF-β1 参与肾纤维化主要有以下 3 种：①参与炎症反应，调节多种炎症和促纤维化因子；②诱导肾脏固有细胞转分化成肌成纤维细胞，刺激成纤维细胞活化和增殖，促进细胞外基质的产生；③调控基质金属蛋白酶（matrix metalloproteinases，MMP）/金属蛋白酶组织抑制物（tissue inhibitor of metalloproteinases，TIMP）和组织型纤溶酶原激活物/纤溶酶原激活物抑制物 1 系统，抑制细胞外基质降解。当发生肾纤维化时，组织、血清和尿液中的 TGF-β1 水平明显升高，随着 CDK 的进展，尿 TGF-β1 在 CDK 1~3 期患者中均逐渐升高，因为在 CDK 患者中 TGF-β1 能够促进细胞外基质的合成和沉积，而 4 期、5 期逐渐降低，这可能是由于 4 期、5 期这两期时肾脏纤维化程度较重，其分泌发生障碍所致。MUSIAŁ 等的研究显示，CKD 3~5 期患儿的血清和尿液中的 TGF-β1 水平也升高。

2. MMP/TIMP MMP 是参与细胞外基质重构的含锌内肽酶，其对组织发育和体内平衡至关重要。MMP 切割细胞外基质蛋白质，细胞黏附分子（钙黏素和整联蛋白）和生长因子及其受体等也是 MMP 的底物；TIMP 是结合和抑制大部分 MMP 的内源性抑制剂。Zhou 等研究发现，CKD 患者的尿 MMP-7 水平与肾纤维化评分密切相关。MMP-2 和 MMP-9 在细胞外基质的降解过程中起着重要的作用，影响着 CKD 的进展，还可通过与肿瘤坏死因子（TNF）、单核细胞趋化蛋白（MCP）、生长因子（GF）、氧化应激（OS）等多种相互作用影响 CKD 的发生发展。在正常情况下，MMP/TIMP 系统处于稳定状态，一旦失衡将导致细胞外基质沉积，肾纤维化不可逆转。

3. 人附睾蛋白 4（human epididymis protein 4，HE4） 于 1991 年首次被鉴定为人附睾特异性蛋白，广泛存在于呼吸道、鼻咽、唾液腺、肾脏等器官中。它是促进肾纤维化的新型成纤维细胞衍生因子，也是泛丝氨酸蛋白酶、MMP-2 和 MMP-9 的抑制剂。HE4 作为鉴别妇科良性肿瘤和卵巢癌的肿瘤标志物，在卵巢癌患者中得到了广泛的研究。然而，CKD 患者血清 HE4 水平的变化与疾病严重程度和肾纤维化之间的关系仍缺乏研究。Wan 等发现，CKD 患者血清 HE4 水平高于正常人，且 HE4 水平与CKD分期正相关，肾纤维化程度较重的患者HE4水平较高，提示HE4可作为CKD患者肾纤维化的一个有价值的临床标志物。

三、微RNA类生物标志物

微RNA（micro RNA，miRNA）是一种内源性的、小型的非编码RNA，可调节蛋白质编码基因的表达。miRNA簇中含有多个miRNA，在生长、增殖、分化、发育、代谢、感染、免疫、细胞死亡、器官生物发生、信使信号、DNA修复和自我更新等功能调节中具有重要作用。此外，人们还发现miRNAs通过直接抑制或刺激基质基因的表达和通过TGF-β信号来调节肾纤维化。糖尿病是CKD常见的病因，miRNA参与了CKD的进展和糖尿病的发展。

日本的一项研究显示，miR-17、miR-21和miR-150表达水平与CKD显著相关，提示这些miRNA可能是成人CKD的生物标志物。另一项研究也显示，miR-21在CKD患者的活检和尿外泌体中被上调，提示尿外泌体miR-21可作为CKD的一种新型的预后标志物。在一项单中心横断面研究中，CKD患者的miR-155-5p升高，夜间高血压患者的miR-155-5p水平进一步升高，提示这种非编码RNA作为一个潜在的新生物标志物可能与CKD患者心血管风险相关。一项病例对照研究显示CKD组miR-200b明显低于正常组，且随着纤维化进程miR-200b明显降低，提示尿外泌体miR-200可作为CKD患者肾纤维化的生物标志物。

四、新型生物标志物

随着基因组学、表观遗传学、转录组学、蛋白质组学和代谢组学的发展，新技术的引入将有助于识别肾脏疾病中的新型生物标志物。适合CKD检测的生物标志物应具有较窄的生物变异性，并且它不应受年龄、营养状况或同时出现的一些健康问题的影响。一个好的生物标志物应该具有快速、非侵入性和高特异性的特点，且与肾脏组织病理学密切相关。

蛋白质组标志物与现有标志物相比，可更准确、更早地检测肾脏病理。Siwy等的研究，确定了287种局灶性肾小球硬化、291种微小病变性疾病、311种膜性肾病、172种狼疮肾炎、509种肾血管炎和116种IgA肾病的特异性生物标志物，以及619种糖尿病肾病和肾硬化特异性生物标志物，这些标志物还可以用来区分不同类型的CKD，Siwy等发现β2微球蛋白在MCD中明显下调，而α1抗胰蛋白酶在局灶性节段性肾小球硬化症中表达上调。

除了传统的方法，唾液和呼出的气体也可作为新的、潜在的检测信息来源，唾液尿素氮（SUN）试纸被认为是一种潜在的CKD筛查工具。Raimann等的研究结果表明，单用SUN试纸检测慢性肾脏病的敏感性较高，结合CKD1~5期患者的尿液检测结果，具有较好的诊断特异性。采用萃取电喷雾电离质谱对CKD患者进行体内呼吸分析，发现呼出的肌酐对CKD具有较高的敏感性和特异性。

五、小结

早期诊断CKD和鉴别有可能发展为ESRD的患者非常重要。现有的血清肌酐、肾小球滤过率（GFR）等指标并不能完全满足临床的需求，因此，观察CKD进展需要新的生物标志物。在过去十年里，组学相关的生物标志物研究激增，这反映出需要新的、有效的、非侵入性的标志物来识别有

CKD风险的患者，但任何单一的疾病生物标志物都会受到特定疾病和样本类型的干扰，所以，未来新型标志物的进展倾向于将多个生物标志物组合，包括基因组、表观基因组、蛋白质组学或代谢组学图谱，以便更准确地诊断CKD和评估肾脏疾病的预后。虽然一些生物标志物具有高度敏感性，但是仍然需要进行大量的、多中心的试验，以及在临床试验中验证生物标志物的有效性。或许在不久的将来，传统的标志物可能会被新的标志物代替，它们对预测CKD进展为ESRD的有效性、敏感性和特异性都更强。

（李荣山　周晓霜）

参 考 文 献

［1］ Rajiv Saran, Bruce Robinson, Kevin C Abbott, et al. US renal data system 2019 annual data report: epidemiology of kidney disease in the United States. American journal of kidney diseases, 2020, 75(1 Suppl 1): 6-7.

［2］ Luxia Zhang, Fang Wang, Li Wang, et al. Prevalence of chronic kidney disease in China: a cross-sectional survey. Lancet, 2012, 379(9818): 815-822.

［3］ 葛均波，徐永健. 内科学. 第8版. 北京：人民卫生出版社，2015.

［4］ 上海慢性肾脏病早发现及规范化诊治与示范项目专家组. 慢性肾脏病筛查诊断及防治指南. 中国实用内科杂志，2017，37（1）：28-34.

［5］ Wong MG, Pollock CA. Biomarkers in kidney fibrosis: are they useful? Kidney Int Suppl, 2014, 4(1): 79-83.

［6］ Rule AD, Bergstralh EJ, Slezak JM, et al. Glomerular filtration rate estimated by cystatin C among different clinical presentations. Kidney Int, 2006, 69(2): 399-405.

［7］ Zhou Y, Vaidya VS, Brown RP, et al. Comparison of kidney injury molecule-1 and other nephrotoxicity biomarkers in urine and kidney following acute exposure to gentamicin, mercury, and chromium. Toxicol Sci, 2008, 101(1): 159-170.

［8］ de Silva PM, Mohammed Abdul KS, Eakanayake EM, et al. Urinary biomarkers KIM-1 and NGAL for detection of chronic kidney disease of uncertain etiology (CKDu) among agricultural communities in Sri lanka. PLoS Negl Trop Dis, 2016, 10(9): 4979-4988.

［9］ Pallet N, Chauvet S, Chass JF, et al. Urinary retinol binding protein is a marker of the extent of interstitial kidney fibrosis. PLoS One, 2014, 9(1): 84708-84713.

［10］ Nakagawa S, Nishihara K, Miyata H, et al. Molecular markers of tubulointerstitial fibrosis and tubular cell damage in patients with chronic kidney disease. PLoS One, 2015, 10(8): 136994-136999.

［11］ Musiak, Bargenda A, Zwolińska D. Urine survivin, E-cadherin and matrix metalloproteinases as novel biomarkers in children with chronic kidney disease. Biomarkers, 2015, 20(3): 177-182.

［12］ Zhou D, Tian Y, Sun L, et al. Matrix metalloproteinase-7 is a urinary biomarker and pathogenic mediator of kidney fibrosis. J Am Soc Nephrol, 2017, 28(2): 598-611.

［13］ Cheng Z, Limbu MH, Wang Z, et al. MMP-2 and 9 in chronic kidney disease. Int J Mol Sci, 2017, 18(4): 19-25

［14］ Wan J, Wang Y, Cai G, et al. Elevated serum concentrations of HE4 as a novel biomarker of disease severity and renal fibrosis in kidney disease. Oncotarget, 2016, 7(42): 67748-67759.

［15］ Kabekkodu SP, Shukla V, Varghese VK, et al. Clustered miRNAs and their role in biological functions and diseases. Biol Rev Camb Philos Soc, 2018, 93(4): 1955-1986.

［16］ Chung AC, Huang XR, Meng X, et al. miR-192 mediates TGF-beta/Smad3-driven renal fibrosis. J Am Soc Nephrol, 2010, 21(8): 1317-1325.

［17］ Fujii R, Yamada H, Munetsuna E, et al. Associations of circulating microRNAs (miR-17, miR-21, and miR-150) and chronic kidney disease in a Japanese population. J Epidemiol, 2020, 30(4): 177-182.

［18］ Lange T, Artelt N, Kindt F, et al. MiR-21 is up-regulated in urinary exosomes of chronic kidney disease patients and after glomerular injury. J Cell Mol Med, 2019, 23(7): 4839-4843.

［19］ Klimczak D, Kuch M, Pilecki T, et al. Plasma microRNA-155-5p is increased among patients with chronic kidney

[20] Yu Y, Bai F, Qin N, et al. Non-proximal renal tubule-derived urinary exosomal miR-200b as a biomarker of renal fibrosis. Nephron, 2018, 139(3): 269-282.

[21] Rysz J, Gluba-brz ZKA A, Franczyk B, et al. Novel biomarkers in the diagnosis of chronic kidney disease and the prediction of its outcome. Int J Mol Sci, 2017, 18(8): 110-118.

[22] Wasung ME, Chawla LS, Madero M. Biomarkers of renal function, which and when? Clin Chim Acta, 2015, 438(45): 350-357.

[23] Siwy J, Z Rbig P, Argiles A, et al. Noninvasive diagnosis of chronic kidney diseases using urinary proteome analysis. Nephrol Dial Transplant, 2017, 32(12): 2079-2089.

[24] Raimann JG, Kirisits W, Gebetsroither E, et al. Saliva urea dipstick test: application in chronic kidney disease. Clin Nephrol, 2011, 76(1): 23-28.

[25] Zeng Q, Li P, Cai Y, et al. Detection of creatinine in exhaled breath of humans with chronic kidney disease by extractive electrospray ionization mass spectrometry. J Breath Res, 2016, 10(1): 16008-16016.

[26] Ca Adas-garre M, Anderson K, Mcgoldrick J, et al. Genomic approaches in the search for molecular biomarkers in chronic kidney disease. J Transl Med, 2018, 16(1): 292.

[27] Gentile G, Remuzzi G. Novel biomarkers for renal diseases? None for the Moment (but One). J Biomol Screen, 2016, 21(7): 655-670.

第二节 延缓慢性肾脏病进展的新策略

慢性肾脏病（chronic kidney disease，CKD）是一组由肾脏炎症、糖尿病、高血压等各种疾病引起的以进行性肾损伤为特征的常见慢性疾病群。CKD进展导致肾衰竭并引发心脑血管疾病，对患者的预后造成严重影响。CKD尤其是进展性CKD目前仍缺乏有效治疗，部分CKD患者即便原发病已得到控制，其肾脏病变仍进行性发展，最终导致肾功能完全丧失，进入终末期肾病（end-stage renal disease，ESRD）。ESRD患者目前只能终身依赖昂贵的肾替代治疗（透析或肾移植）生存。因此，延缓CKD进展、改善患者预后是当前肾脏病领域极其重要的课题。近年在慢性肾脏病致病机制和延缓慢性肾脏病进展策略领域取得了新进展。我国肾脏病学者针对防治CKD进展的关键环节，通过多中心协同研究，揭示了我国CKD的疾病负担和新的流行规律，发现了CKD高危人群的风险因素，探索了新的防治策略，阐明了肾纤维化的发病新机制和可能的干预新靶标。

一、揭示中国慢性肾小球病疾病谱的变迁规律

我国CKD的疾病组成与西方国家存在很大差异。慢性肾小球疾病仍为我国CKD最常见的病因。2015年，国家肾脏病临床医学研究中心（南方医院）牵头完成中国肾小球疾病谱10年变化的研究。该研究分析了2004—2014年全国282个城市938家医院经肾穿刺病理诊断的74 919例肾小球疾病患者，揭示了10年间各种原发性和继发性肾小球疾病发病频率的变化及患者年龄分布和地域分布。该研究是迄今为止全球样本量最大的肾小球疾病流行病学研究。其结果显示，在中国经肾穿刺证实的肾脏疾病中，原发性肾小球疾病占78.3%，最常见的原发性肾小球疾病类型为IgA肾病，其次为膜性肾病；继发性肾小球疾病占17.5%，最常见的继发性肾小球疾病类型为狼疮肾炎。儿童和老年人肾小球疾病的发病频率与中青年有所不同。值得注意的是，2004—2014年膜性肾病的发病率以每年13%的速度递增。至2014年，该病已成为仅次于IgA肾病的第2位最常见的慢性肾小球疾病。膜性肾病的

发病风险与空气污染，尤其是 PM 2.5 的水平密切相关；在 PM2.5 水平＞70 mg/m³ 的地区，PM 2.5 每增高 10 mg/m³，膜性肾病的发病风险增加 14%。该项研究的结果为我国卫生决策及环境保护政策的制定提供了重要的科学证据。

二、高血压肾损伤的新危险因素和防治新方法

高血压是殃及我国 2.6 亿人群的常见慢性病。长期高血压可能导致肾脏损害，甚至发展为慢性肾衰竭。统计显示，高血压引起的慢性肾损伤是我国终末期肾衰竭的第 3 位常见原因（占 17%）。国家肾脏病临床医学研究中心通过队列研究揭示血清同型半胱氨酸水平在高血压患者肾脏损害中的作用。该研究纳入 2387 例成人高血压患者，平均随访 4.4 年。其结果发现，CKD 的发生率为 2.9%，肾脏终点事件的发生风险与基线血清同型半胱氨酸水平呈正相关。其结果提示，血清同型半胱氨酸升高可能参与了高血压患者慢性肾脏病的发生。中国人发生高同型半胱氨酸血症的原因：一方面是膳食摄入 B 族维生素不足；另一方面可能与体内叶酸代谢障碍有关。中国人叶酸代谢关键酶 MTHFR 的 *TT* 基因型频率（25%）显著高于美国白人（12%）。MTHFR 是叶酸代谢的主要调节酶。MTHFR *TT* 基因型者该酶的活性下降，叶酸水平降低。上述研究结果为高血压人群 CKD 的防治提供了新途径。

我国高血压患者普遍存在叶酸缺乏，叶酸不足可能与高血压肾损伤有密切关联。北京大学第一医院与国家肾脏病临床医学研究中心合作开展"补充叶酸防治中国高血压人群慢性肾损伤"研究（CSPPT-CKD 研究）。该研究利用已建立的高血压人群队列（CSPPT 人群），通过大样本、多中心、随机对照研究，评估补充叶酸对高血压患者慢性肾损伤进展的影响。其共纳入 20 个农村社区 15 104 例成人高血压患者，平均随访 4.4 年。结果显示，与单纯使用血管紧张素转化酶抑制剂进行降压治疗相比，在降压的同时补充叶酸能够显著降低成人高血压患者 CKD 进展的风险（进展风险降低 21%）。对于治疗前已患有 CKD 的患者，补充叶酸使肾功能减退风险降低 56%。对中国脑卒中一级预防研究（CSPPT）的肾脏子研究进行事后分析，纳入的研究对象为基线时患有轻度至中度 CKD 的高血压患者。结果显示，与单纯应用血管紧张素转化酶抑制剂（依那普利）的患者相比，在基线维生素 B_{12} 水平较高的患者中，依那普利联合补充叶酸可延缓肾小球滤过率的下降速度；而在维生素 B_{12} 缺乏的人群中，2 种治疗对肾脏病变进展的影响无显著差异。维生素 B_{12} 水平与叶酸治疗之间的相互作用显著。此外，与单纯降压治疗相比，叶酸联合依那普利能够使高血压合并糖尿病患者新发蛋白尿风险降低 52%，肾功能年下降率减少 55%。持续补充叶酸还能降低高血压患者新发高尿酸血症的风险，以及血清尿酸水平升高的程度。上述研究为我国高血压靶器官损伤提供了有效、安全、经济的人群预防新策略，并为全球其他叶酸缺乏地区高血压靶器官损伤防治提供了重要的循证医学依据。

三、钠 - 葡萄糖协同转运体 2 抑制药延缓糖尿病患者慢性肾脏病进展

钠葡萄糖协同转运体 2 抑制剂（sodium-glucose cotransporter-2 inhibitors，SGLT2i）是近年研发的新型降糖药。在临床应用中发现，除降低血糖外，该药物还具有降压、减轻体重、降低蛋白尿及影响肾脏的血流动力学等作用。在以心血管为终点的研究中发现，SGLT2i 对蛋白尿和血清肌酐降低具有保护作用。一项 meta 分析收集 SGLT2i 对 2 型糖尿病患者心血管结局影响的随机对照试验（数据截止时间为 2018 年 9 月 24 日）。其结果显示，SGLT2i 降低 45% 的肾脏疾病进展风险，这在有或无动脉粥

样硬化性心血管疾病的患者中效果相似；患者接受 SGLT2i 治疗的受益程度受基线肾功能影响；基础肾脏疾病较严重时，SGLT2i 对患者心力衰竭住院率的改善更明显，而对肾脏疾病进展率的改善减少。一项由多个国家、多中心进行的双盲随机对照临床试验（DELIGHT 研究）观察单用达格列净和达格列净联合沙格列汀对糖尿病伴 CKD 患者血糖控制和蛋白尿的影响。结果显示，与安慰剂组相比，达格列净和达格列净联合沙格列汀治疗均可显著降低患者尿白蛋白的排泄率。

2019 年，新英格兰医学杂志发布了 CREDENCE 研究的结果。该研究是一项将肾脏病变（ESRD、血清肌酐水平倍增及肾脏疾病或心血管疾病导致病死）作为主要研究终点的随机双盲临床试验。该研究纳入了 4401 例糖尿病伴蛋白尿的 CKD 患者，平均随访 2.6 年，设置卡格列净治疗组（100 mg/d）和安慰剂组，所有患者均接受 RAS 抑制药治疗。结果显示，与安慰剂组相比，卡格列净组主要终点风险降低 30%，肾脏复合终点（ESRD、肌酐水平倍增或肾源性病死）的风险降低 34%，ESRD 的风险降低 32%；卡格列净组心血管疾病导致的病死、心肌梗死或卒中的风险降低，因心力衰竭住院的风险降低。提示，SGLT2i 能够使糖尿病伴 CKD 患者的肾脏和心血管获益。近年来，越来越多的证据支持 SGLT2i 对 CKD 患者的肾脏具有保护作用，各种 SGLT2i 的肾脏保护效应基本一致，且不受基线蛋白尿水平和使用 RAS 抑制药的影响。2020 年，欧洲心脏病学会年会（ESC 2020）公布了 DAPA-CKD 研究的结果。DAPA-CKD 研究旨在评估 SGLT2i 达格列净对伴和不伴有糖尿病的 CKD 患者肾脏和心血管事件的影响。该研究是一项随机、双盲、安慰剂对照试验，纳入 4300 例 CKD 2～4 期和尿白蛋白排泄增高的患者，随机分配到安慰剂组或达格列净 10 mg/d 组。主要终点是 eGFR 持续下降＞50%、ESRD 或因肾脏疾病或心血管疾病病死。结果显示，与安慰剂组相比，达格列净组患者的主要复合终点事件减少 39%，次要终点之一的全因病死率降低 31%，差异均有统计学意义。无论患者是否合并糖尿病，达格列净治疗的获益幅度相同。该研究的结果表明，达格列净治疗不仅有助于降低肾衰竭发生率，还可以降低心血管病死或因心力衰竭住院风险，并降低全因病死率、延长生存期。

此外，另一种新型降糖药胰高血糖素样肽 -1（GLP-1）受体激动药可能对糖尿病患者具有肾脏保护作用。GLP-1 可作为单药或多种口服降糖药及基础胰岛素治疗控制血糖效果不佳时的联合治疗药物。近年来，临床研究发现该类药物对糖尿病患者具有心血管保护作用和肾脏保护作用。一项多中心随机对照研究（LEADER 研究）纳入 9340 例 2 型糖尿病伴高心血管风险患者，平均随访 3.8 年，干预组服用利拉鲁肽，对照组使用安慰剂。结果显示，利拉鲁肽对糖尿病患者具有明显的心血管保护作用，包括降低心血管原因病死、非致命心肌梗死、非致命脑梗死发生率。此外，利拉鲁肽治疗的患者，其肾脏终点事件和显性蛋白尿发生率均降低，并且 eGFR 下降和尿白蛋白排泄率升高均延缓。

四、慢性肾脏病进展和肾纤维化的机制与信号通路的新认识

慢性肾脏病进展的共同病理特征和最终归途是肾脏纤维化、瘢痕组织形成和肾衰竭。阐明肾脏纤维化的发病机制，对于探索治疗 CKD 的策略和干预靶点具有极其重要的意义，这也是当前肾脏病领域关注的热点。近年来，器官衰竭防治国家重点实验室围绕肾脏纤维化的发生和发展及其防治这一核心问题开展研究，发现新的介导肾脏纤维化的关键信号通路和机制，为探索干预肾脏纤维化、延缓 CKD 进展的新药提供线索。

有研究发现，发育信号 Wnt/β-catenin 在肾纤维化的发生、发展中发挥关键作用。Wnt/β-catenin 信

号轴在肾脏受损后被再度激活，阻断这一信号通路能延缓CKD的发生、发展。Wnt/β-catenin可调控一系列靶分子，如RAS系统、Snail1、PAI-1、MMP-7等介导CKD的发生、发展。病理条件下，肾小管上皮细胞是Wnts分子的主要来源并发挥重要作用。受损肾小管细胞释放的Wnts活化下游β-catenin信号通路，诱导肾小管细胞发生上皮间充质转化（epithelial-mesenchymal transition，EMT）；促进成纤维细胞增生并活化为肌成纤维细胞，分泌大量胶原沉积。抑制肾小管上皮细胞分泌Wnts配体，或阻断Wnts介导的细胞间交流，可有效抑制肾纤维化。CKD肾组织中Wnt/β-catenin信号活化，上调细胞外基质金属蛋白酶MMP-7表达，MMP-7介导E-cadherin剪切，促进β-catenin从细胞膜释放入细胞浆，活化后入核启动下游基因转录。敲除MMP-7分子或采用MMP-7抑制药可明显改善肾纤维化。此外，Wnt/β-catenin可直接调控RAAS的多个基因，靶向抑制Wnt/β-catenin可能更有效地调控RAAS系统，可能是治疗肾纤维化的新途径。

有研究表明，细胞衰老与肾脏疾病的进展有关。随着CKD的发生和进展，肾小管上皮细胞中抗衰老蛋白Klotho逐渐丢失。上调Klotho表达可明显减少蛋白尿并降低血清肌酐水平、阻断肾纤维化、延缓CKD进展。进一步研究发现，Klotho能够特异地结合并阻断Wnt信号配体，抑制其下游β-catenin的活化。Wnt/β-catenin信号通路激活诱导肾细胞线粒体损伤，导致细胞衰老和衰老相关肾纤维化。外源性补充Wnt/β-catenin的内源拮抗剂Klotho能够拮抗线粒体功能失调，抑制细胞衰老和衰老相关肾纤维化的发生、发展。开发具有Klotho抗衰老活性的小分子多肽，有望抑制肾脏纤维化的发生、发展，为临床防治CKD开辟新的途径。综合分析近年来的肾纤维化的研究成果，提出了CKD进展机制的"促纤维化组织微环境"假说。在肾组织中由多种细胞、细胞外基质、生长因子、炎症因子、代谢产物等共同构成的局灶性微环境，是决定肾脏损伤后组织修复过程与结局的一个复杂的、异型的动态因素。肾脏受损后，腱糖蛋白C（tenascin C，TNC）等细胞外基质大量合成，沉积形成局灶样壁龛（niche），调控壁龛中的肾脏固有细胞和外来浸润细胞，加速细胞外基质生成并抑制水解，促进肾纤维化进程。

（梁　敏）

参 考 文 献

[1] Xu X, Wang G, Chen N, et al. Long-term exposure to air pollution and increased risk of membranous nephropathy in China. J Am Soc Nephrol, 2016, 27(12): 3739-3746.

[2] Xu X, Nie S, Ding H, et al. Environmental pollution and kidney diseases. Nat Rev Nephrol, 2018, 14(5): 313-324.

[3] Xie D, Yuan Y, Guo J, et al. Hyperhomocysteinemia predicts renal function decline: a prospective study in hypertensive adults. Sci Rep, 2015, 5(1): 16268-16272.

[4] Xu X, Qin X, Li Y, et al. Efficacy of folic acid therapy on the progression of chronic kidney disease: the renal substudy of the China stroke primary prevention trial. JAMA Intern Med, 2016, 176(10): 1443-1450

[5] YB Li, JD Spence, XB Wang, et al. Effect of vitamin B 12 levels on the association between folic acid treatment and CKD progression: a post hoc analysis of a folic acid interventional trial. Am J Kidney Dis, 2020, 75(3): 325-332.

[6] Li Y, Liang M, Wang G, et al. Effects of folic acid therapy on the new-onset proteinuria in Chinese hypertensive patients: a post hoc analysis of the renal substudy of CSPPT (China Stroke Primary Prevention Trial). Hypertension, 2017, 70(2): 300-306.

[7] Qin X, Li Y, He M, et al. Folic acid therapy reduces serum uric acid in hypertensive patients: a substudy of the China stroke primary prevention trial (CSPPT). Am J Clin Nutr, 2017, 105(4): 882-889.

[8] Zelniker TA, Wiviott SD, Raz I, et al. SGLT2 inhibitors for primary and secondary prevention of cardiovascular and renal outcomes in type 2 diabetes: a systematic review and meta-analysis of cardiovascular outcome trials. Lancet, 2019, 393(10166): 31-39.

[9] Carol Pollock, Bergur Stefánsson, Daniel Reyner et al. Albuminuria-lowering effect of dapagliflozin alone and in combination with saxagliptin and effect of dapagliflozin and saxagliptin on glycaemic control in patients with type 2 diabetes and chronic kidney disease (DELIGHT): a randomised, double-blind, placebo-controlled trial. Lancet Diabetes Endocrinol, 2019, 7(6): 429-441.

[10] Perkovic V, Jardine MJ, Neal B, et al. Canagliflozin and Renal Outcomes in Type 2 Diabetes and Nephropathy. N Engl J Med, 2019, 380(24): 2295-2306.

[11] Neuen BL, Young T, Heerspink HJL, et al. SGLT2 inhibitors for the prevention of kidney failure in patients with type 2 diabetes: a systematic review and Meta-analysis. Lancet Diabetes Endocrinol, 2019, 7(11): 845-854.

[12] Mann JFE, Orsted DD, Brown Frandsen K, et al. Liraglutide and renal outcomes in type 2 diabetes. New England Journal of Medicine, 2017, 377(24): 839-848.

[13] Zhou D, Liu Y. Renal fibrosis in 2015: Understanding the mechanisms of kidney fibrosis. Nat Rev Nephrol, 2016, 12(2): 68-70.

[14] Zuo Y, Liu Y. New insights into the role and mechanism of Wnt/β-catenin signaling in kidney fibrosis. Nephrology (Carlton), 2018, 5(Suppl 4): 38-43.

[15] Xiao Jun Tian, Dong Zhou, Haiyan Fu, et al. Sequential wnt agonist then antagonist treatment accelerates tissue repair and minimizes fibrosis. iScience, 2020, 23(5): 101047-101055.

[16] Xiao L, Zhou D, Tan RJ, et al. Sustained activation of Wnt/β-catenin signaling drives AKI-CKD progression. J Am Soc Nephrol, 2017, 27(2): 1727-1740.

[17] Zhou D, Fu H, Zhang L, et al. Tubule-derived Wnts are required for fibroblast activation and kidney fibrosis. J Am Soc Nephrol, 2017, 28(3): 2322-2336.

[18] Zhou D, Tian Y, Sun L, et al. Matrix metalloproteinase-7 is a urinary biomarker and pathogenic mediator of kidney fibrosis. J Am Soc Nephrol, 2017, 28(3): 598-611.

[19] Li Z, Zhou L, Wang Y, et al. (Pro)renin receptor is an amplifier of the Wnt/β-catenin signaling in kidney injury and fibrosis. J Am Soc Nephrol, 2017, 28(2): 2393-2408.

[20] Zhou L, Li Y, Hao S, et al. Multiple genes of the renin-angiotensin system are novel targets of Wnt/β-catenin signaling. J Am Soc Nephrol, 2015, 26(2): 107-120.

[21] Zhou L, Mo H, Miao J, et al. Klotho ameliorates kidney injury and fibrosis and normalizes blood pressure by targeting the renin-angiotensin system. Am J Pathol, 2015, 185(12): 3211-3223.

[22] Zhou L, Li Y, Zhou D, et al. Loss of klotho contributes to kidney injury by derepression of Wnt/β-catenin signaling. J Am Soc Nephrol, 2013, 24(5): 771-785.

[23] Luo C, Zhou S, Zhou Z, et al. Wnt9a Promotes Renal Fibrosis by Accelerating Cellular Senescence in Tubular Epithelial Cells. J Am Soc Nephrol, 2018, 29(4): 1238-1256.

[24] Miao J, Liu J, Niu J, et al. Wnt/β-catenin/RAS signaling mediates age-related renal fibrosis and is associated with mitochondrial dysfunction. Aging Cell, 2019, 18(5): 13004-13010.

[25] Fu H, Tian Y, Zhou L, et al. Tenascin-C is a major component of the fibrogenic niche in kidney fibrosis. J Am Soc Nephrol, 2017, 28(3): 785-801.

第三节 慢性肾脏病营养治疗新进展

慢性肾脏病（chronic kidney disease，CKD）是指一个不可逆转的肾脏结构和（或）功能发生损伤的慢性疾病，已经成为全球公共问题。CKD进展的过程中尿毒症毒素潴留、高血压、酸中毒等多因素共同影响体内多种代谢途径——能量稳态失衡、蛋白质异常分解代谢、水电解质与酸碱失衡、激素水平紊乱等。CKD在不同阶段表现的症状不同，患儿生长发育可能会受到抑制。随着CKD进展，蛋白质分解代谢产生的含氮代谢废物潴留引起食欲减退和（或）味觉异常。近年研究表明，CKD肠道微生态失衡导致肠上皮细胞营养物质吸收功能异常。CKD进展常伴随着肌肉和脂肪消耗，不恰当的饮食结构调整如低热卡低蛋白饮食常导致蛋白质能量消耗（protein-energy wasting，PEW），老年患者中更为常见。因此，CKD患者常存在营养不良，需要对该人群进行医学营养干预（medical nutrient treatment，MNT）。尽管需要进一步研究证实其疗效，但MNT措施有可能独立于尿毒症管理而减慢CKD进程：MNT除改善患者营养状态外，可能还有助于控制尿毒症症状及并发症如水、电解质与酸碱失衡，矿物质和骨异常（mineral and bone disorder，MBD）等。临床实践中，MNT常作为尿毒症的保守治疗方式，也是延缓或避免透析的综合治疗手段之一。本文将就近年来CKD营养治疗中的蛋白质、钠、钾、液体管理及酸中毒等新进展进行介绍。

一、饮食蛋白质的管理

1. 限制蛋白质摄入可能延缓CKD进展 蛋白质摄入的数量或质量是否是CKD发生和（或）进展的危险因素目前仍存在争论。有关动物研究表明，长期高蛋白［＞1.5 g/（kg·d）］摄入可能会导致肾小球高滤过和促炎因子的表达。低蛋白饮食可使入球小动脉收缩，减轻肾小球高滤过。持续的低蛋白饮食可减少对肾小球的损害，能稳定或改善肾功能。肾小球内压力降低的潜在继发作用是减少肾小球系膜细胞信号传导，从而使转化生长因子-β（transforming growth factor-β，TGF-β）表达降低及间质纤维化减轻。实验表明，低蛋白饮食具有肾脏保护作用，可以与低钠饮食、血管紧张素系统抑制药（如血管紧张素转化酶抑制剂和血管紧张素Ⅱ受体阻滞剂）发挥协同作用，扩张出球小动脉，降低肾小球内压力，减少对肾小球的损害。相比之下，高蛋白饮食使入球小动脉扩张并升高肾小球内压力，在短期内导致肾小球滤过率增加，肾小球超滤作用最终会刺激肾小球膜细胞信号传导，从而使TGF-β释放增加，导致进行性纤维化和肾脏损害。新近的研究也证实，对CKD 1～2期的蛋白尿患者实施低蛋白饮食，可以减轻蛋白尿。因此，低蛋白饮食可以减轻动物实验模型和人类肾脏疾病中的蛋白尿。

2. 限制蛋白质摄入可减轻尿毒症氮质血症及其症状 限制饮食中的蛋白质可减少尿素生成。体内蛋白质分解后单个氨基酸会通过去除α-氨基、脱氨基生成含α-酮酸的碳骨架。α-酮酸可通过加氨基被循环利用形成其他氨基酸和蛋白质，或者经三羧酸循环产生能量，促进蛋白合成，改善尿毒症氨基酸和蛋白质代谢紊乱。尿素循环产生持续高水平尿素（称为氮质血症）可能会增强蛋白的氨甲酰化作用并产生活性氧，导致氧化应激、炎症及内皮功能障碍，促进心血管疾病的发生。通过限制蛋白质的摄入改善氮质血症，同时减少被认为是尿毒症毒素的其他含氮化合物。尽管低蛋白饮食可减轻尿毒症症状，但支持低蛋白饮食的有效性和安全性的临床研究有限。低蛋白饮食可作为推迟透析治疗的一种过渡手段。

3. 限制蛋白摄入的饮食管理 非透析的CKD 3期以上或蛋白尿＞0.3 g/d的肾脏病患者，推荐蛋白质摄入量为0.6～0.8g/（kg·d）。如实施极低蛋白质饮食［＜0.6 g/（kg·d）］，则建议补充必需氨基酸或α-酮酸。对有患肾脏病高风险的人群如高血压、糖尿病、多囊肾患者，因捐赠肾脏及因癌症治疗而接受肾切除术的患者，可以从轻度限制蛋白质摄入量［＜1.0 g/（kg·d）］，以维持适度降低肾小球内压力中获益。

4. 低蛋白饮食的安全性和可行性　低蛋白饮食实施过程中，应注意蛋白质能量消耗（PEW）的相关风险和饮食依从性差。通常认为蛋白质摄入量为0.6～0.8 g/(kg·d)的饮食可以满足营养需求，但要求其中一半蛋白质应为高生物价优质蛋白质（如乳制品、肉类等），另一半可以是植物蛋白。虽然关于极低蛋白饮食[<0.6 g/(kg·d)]造成营养不良的报道很少，但是建议儿童及成年人蛋白质摄入量为0.8 g/(kg·d)，以保证生长和发育，同时防止或纠正蛋白质能量消耗，减少营养不良的风险。临床中应注意，在实施低蛋白饮食时，应保证足够的能量[126～146 kJ/(kg·d)]摄入，以及持续进行营养教育和监测降低营养不良的风险。

二、饮食钠盐的管理

当肾功能受损时，尿钠排泄分数减少，从而对高盐摄入的敏感性增加，因此，与具有正常肾功能的人相比，CKD患者通常血压更高，并随着CKD进展而逐渐加重。因为限盐是简单、廉价、有效的降压方式，可改善心血管疾病（cardiovascular disease，CVD）的预后和延缓CKD的进展。2012年改善全球肾脏病预后组织（KDIGO）《慢性肾脏病血压管理临床实践指南》建议，除非有禁忌证，建议将钠盐的摄入量降至<90 mmol/d（<2 g/d）（相当于5.0 g氯化钠）。

有关钠盐摄入与高血压关系的研究显示，在有高血压病史或>55岁人群中，每天4 g钠盐摄入与血压密切相关。因此，建议CKD患者限制钠盐摄入，从而减少水钠潴留，达到控制血压，降低患心血管疾病风险的目的。限制钠盐摄入可增强低蛋白饮食和肾素-血管紧张素-醛固酮系统（RAAS）抑制剂的疗效，通过降低肾小球内压力，减少蛋白尿。需要注意的是，限制钠盐摄入是否能够延缓CKD进展还需更多的研究证实。参照普通人群和心血管疾病人群的钠盐管理经验，建议CKD患者钠盐的摄入量<4.0 g/d，如有水钠潴留或蛋白尿则钠盐的摄入量<3.0 g/d。但对于有低钠血症风险或某些特定类型的肾脏疾病如失盐性肾病、慢性间质性肾炎等患者，则不建议严格限制钠盐的摄入。

三、饮食钾盐的管理

许多含钾丰富的食物（如新鲜水果和蔬菜）是对健康有益的。在心血管高风险或糖尿病人群的研究中发现，除高钾血症外，较高的尿钾排泄率与其他肾脏并发症的较低发生率相关。因此，高钾和低钠食物摄入与高血压、卒中和肾脏病等低风险相关。每天摄入含钾丰富的食物对健康成年人（甚至肾脏病高危人群）有益的，也有研究表明，高钾饮食可能会加速肾脏疾病的进展及增加死亡的风险，但这种关联可能与患者血钾水平无关。高钾血症患者尤其是肾脏病晚期的患者，通常建议限制饮食中钾的摄入。但是，过多的饮食限制可能会减少有益心脏健康食物的摄入，而使导致动脉粥样硬化的食物摄入增加，患者往往出现便秘或便秘加重，使肠道对钾的吸收进一步增加。肾脏病进展CKD患者患高钾血症的风险增高，因此，建议有高钾血症倾向（血清钾浓度为5.0～5.3 mmol/L）的CKD患者饮食中的钾摄入量<3 g/d。

四、肾脏疾病酸中毒的饮食管理

代谢性酸中毒常见于CKD患者中，其病因包括氨排泄受损、肾小管碳酸氢盐的重吸收减少、泌氢障碍及肾碳酸氢盐的产生障碍，也与人体合成的酸和食物摄入量有关。代谢性酸中毒可刺激糖皮质激素过度产生，从而导致肌肉萎缩，加重尿毒症相关的胰岛素抵抗，并增加甲状旁腺激素的释放。饮食中酸负荷的增加可能与肾小球的超滤过相关。代谢性酸中毒与肾脏病的进展和死亡风险的增加有关。继发性甲状旁腺功能亢进及骨骼对酸性物质慢性缓冲作用均会导致骨矿物质的丢失，最终导致肾性骨病。因此，用摄入较多植物性食物，减少蛋白质摄入的饮食方式有助于纠正酸中毒、改善骨矿化，并可能减轻尿毒症症状、延缓蛋白质分解和肾脏病进展。补充碱也可减轻CKD患者酸中毒。

五、肾脏疾病的医学营养干预

应定期、全面评估饮食蛋白质，能量和微量营养素的摄入量。另外，收集24 h尿液用于评估蛋白质（基于尿尿素氮）、钠和钾的每日摄入量，同时测量肌酐清除率和尿蛋白定量，评估患者对饮食建议的依从性，并提出改善患者依从性的建议。同时，在营养干预实践中，应注意过度限制导致蛋白质能量消耗，出现营养不良。

基于CKD的高发病率和患病率，非透析疗法及相关管理策略的迫切需求，实施以患者为中心、低成本高效益的医学营养干预可能有助于延缓肾脏病的进展，需要更多的研究来推动慢性肾脏病医学营养干预的发展。

（方　明）

参 考 文 献

[1] Bello AK, Levin A, Tonelli M, et al. Assessment of global kidney health care status. JAMA, 2017, 317(18): 1864-1881.

[2] Levey AS, de Jong PE, Coresh J, et al. The definition, classification, and prognosis of chronic kidney disease: a KDIGO controversies conference report. Kidney Int, 2011, 80(1): 17-28.

[3] Berns Jeffrey S. Nutritional management of chronic kidney disease. N Engl J Med, 2018, 378(15): 584-592.

[4] Shaw Vanessa, PoldermanNonnie, Renken-Terhaerdt José, et al. Energy and protein requirements for children with CKD stages 2-5 and on dialysis-clinical practice recommendations from the Pediatric Renal Nutrition Taskforce. Pediatr. Nephrol, 2020, 35(3): 519-531.

[5] Armstrong Jessica E, Laing David G, Wilkes Fiona J, et al. Smell and taste function in children with chronic kidney disease. Pediatr Nephrol, 2010, 25(4): 1497-504.

[6] Rees Lesley, Mak Robert H. Nutrition and growth in children with chronic kidney disease. Nat Rev Nephrol, 2011, 7(1): 615-623.

[7] Vaziri ND, Yuan J, Norris K. Role of urea in intestinal barrier dysfunction and disruption of epithelial tight junction in chronic kidney disease. Am J Nephrol, 2013, 37(1): 1-6.

[8] Tang WH Wilson, Li Daniel Y, Hazen Stanley L, et al. The gut microbiome, and heart failure. Nat Rev Cardiol, 2019, 16(2): 137-154.

[9] Cai Q, Dekker LH, Bakker SJL, et al. Dietary patterns based on estimated glomerular filtration rate and kidney function decline in the general population: the lifelines cohort study. Nutrients, 2020, 12(4): 1099-1112.

[10] Jain N, Reilly RF. Effects of dietary interventions on incidence and progression of CKD. Nat Rev Nephrol, 2014, 10(12): 712-724.

[11] Brenner BM, Meyer TW, Hostetter TH. Dietary protein intake and the progressive nature of kidney disease: the role of hemodynamically mediated glomerular injury in the pathogenesis of progressive glomerular sclerosis in aging, renal ablation, and intrinsic renal disease. N Engl J Med, 1982, 307(11): 652-659.

[12] Satirapoj B, Vongwattana P, Supasyndh O. Very low protein diet plus ketoacid analogs of essential amino acids supplement to retard chronic kidney disease progression. Kidney Res ClinPract, 2018, 37(4): 384-392.

[13] Hostetter TH, Meyer TW, Rennke HG, et al. Chronic effects

of dietary protein in the rat with intact and reduced renal mass. Kidney Int, 1986, 30(4): 509-517.

[14] Tovar-Palacio C, Tovar AR, Torres N, et al. Proinflammatory gene expression and renal lipogenesis are modulated by dietary protein content in obese Zucker fa/fa rats. Am J Physiol Renal Physiol, 2011, 300(1): 263-271.

[15] Wrone EM, Carnethon MR, Palaniappan L, et al. Association of dietary protein intake and microalbuminuria in healthy adults: Third National Health and Nutrition Examination Survey. Am J Kidney Dis, 2003, 41(3): 580-587.

[16] Zhang J, Xie H, Fang M, et al. Keto-supplemented low protein diet: a valid therapeutic approach for patients with steroid-resistant proteinuria during early-stage chronic kidney disease. J Nutr Health Aging, 2016, 20(4): 420-427.

[17] BjörnsonGranqvist A, Ericsson A, Sanchez J, et al. High-protein diet accelerates diabetes and kidney disease in the BTBRob/ob mouse. Am J Physiol Renal Physiol, 2020, 318(3): 763-771.

[18] Weiner ID, Mitch WE, Sands JM. Urea and ammonia metabolism and the control of renal nitrogen excretion. Clin J Am SocNephrol, 2015, 10(8): 1444-1458.

[19] Drechsler Christiane, KalimSahir, Wenger Julia B, et al. Protein carbamylation is associated with heart failure and mortality in diabetic patients with end-stage renal disease. Kidney Int, 2015, 87(6): 1201-1208.

[20] Berg Anders H, DrechslerChristiane, Wenger Julia, et al. Carbamylation of serum albumin as a risk factor for mortality in patients with kidney failure. Sci Transl Med, 2013, 5(1): 175-189.

[21] KalimSahir, TamezHector, Wenger Julia, et al. Carbamylation of serum albumin and erythropoietin resistance in end stage kidney disease. Clin J Am SocNephrol, 2013, 8(1): 1927-1934.

[22] Garneata L, Stancu A, Dragomir D, et al. Ketoanalogue-supplemented vegetarian very low-protein diet and CKD progression. J Am SocNephrol, 2016, 27(7): 2164-2176.

[23] Ko GJ, Obi Y, Tortorici AR, et al. Dietary protein intake and chronic kidney disease. Curr Opin Clin Nutr Metab Care, 2017, 20(1): 77-85.

[24] Tantisattamo E, Dafoe DC, Reddy UG, et al. Current management of patients with acquired solitary kidney. Kidney Int Rep, 2019, 4(9): 1205-1218.

[25] Wu HL, Sung JM, Kao MD, et al. Nonprotein calorie supplement improves adherence to low-protein diet and exerts beneficial responses on renal function in chronic kidney disease. J Ren Nutr, 2013, 23(4): 271-276.

[26] Kalantar Zadeh Kamyar, Joshi Shivam, Schlueter Rebecca, et al. Plant-dominant low-protein diet for conservative management of chronic kidney disease. Nutrients, 2020, 12(1): 26-33.

[27] Zhu HG, Jiang ZS, Gong PY, et al. Efficacy of low-protein diet for diabetic nephropathy: a systematic review of randomized controlled trials. Lipids Health Dis, 2018, 17(1): 141-144.

[28] National Kidney Foundation. KDIGO clinical practice guideline for the management of blood pressure in chronic kidney disease. Kidney Int, 2012, 2(suppl 1): 337-414.

[29] Kwakernaak AJ, Krikken JA, Binnenmars SH, et al. Effects of sodium restriction and hydrochlorothiazide on RAAS blockade efficacy in diabetic nephropathy: a randomised clinical trial. Lancet Diabetes Endocrinol, 2014, 2(5): 385-395.

[30] McMahon EJ, Bauer JD, Hawley CM, et al. A randomized trial of dietary sodium restriction in CKD. J Am SocNephrol, 2013, 24(12): 2096-2103.

[31] Marklund Matti, Singh Gitanjali, Greer Raquel, et al. Estimated population wide benefits and risks in China of lowering sodium through potassium enriched salt substitution: modelling study. BMJ, 2020, 369(12): 824-832.

[32] Arnett Donna K, Blumenthal Roger S, Albert Michelle A, et al. 2019 ACC/AHA guideline on the primary prevention of cardiovascular disease: executive summary: a report of the american college of cardiology/american heart association task force on clinical practice guidelines. J. Am Coll Cardiol, 2019, 74(6): 1376-1414.

[33] Weir MR. Salt, hypertension, and proteinuria in diabetic nephropathy. Lancet Diabetes Endocrinol, 2014, 2(5): 351-352.

[34] Kwakernaak AJ, Krikken JA, Binnenmars SH, et al. Effects of sodium restriction and hydrochlorothiazide on RAAS blockade efficacy in diabetic nephropathy: a randomised clinical trial. Lancet Diabetes Endocrinol, 2014, 2(5): 385-395.

[35] D'Elia L, Rossi G, Schiano di Cola M, et al. Meta-Analysis of the effect of dietary sodium restriction with or without concomitant renin-angiotensin-aldosterone system-inhibiting treatment on albuminuria. Clin J Am Soc Nephrol, 2015, 10(9): 1542-1552.

[36] Saran R, Padilla RL, Gillespie BW, et al. A randomized

[36] crossover trial of dietary sodium restriction in stage 3-4 CKD. Clin J Am Soc Nephrol, 2017, 12(3): 399-407.

[37] McMahon EJ, Campbell KL, Bauer JD, et al. Altered dietary salt intake for people with chronic kidney disease. Cochrane Database Syst Rev, 2015, 4(2): 10070-10077.

[38] Luft FC. More mixed messages in terms of salt. Clin J Am Soc Nephrol, 2009, 4(11): 1699-1700.

[39] Luft FC. More mixed messages in terms of salt. Clin J Am Soc Nephrol, 2009, 4(11): 1699-1700.

[40] Fouque D, Kalantar-Zadeh K, Kopple J, et al. A proposed nomenclature and diagnostic criteria for protein-energy wasting in acute and chronic kidney disease. Kidney Int, 2008, 74(3): 393-397.

[41] Trevinho-Becerra, A corrected to Treviño-Becerra, A. Kidney Int, 2008, 73(4): 391-398.

[42] Sontrop JM, Dixon SN, Garg AX, et al. Association between water intake, chronic kidney disease, and cardiovascular disease: a cross-sectional analysis of NHANES data. Am J Nephrol, 2013, 37(5): 434-442.

[43] Wang CJ, Grantham JJ, Wetmore JB. The medicinal use of water in renal disease. Kidney Int, 2013, 84(1): 45-53.

[44] Palmer BF, Clegg DJ. Achieving the Benefits of a High-Potassium, Paleolithic Diet, Without the Toxicity. Mayo Clin Proc, 2016, 91(4): 496-508.

[45] Gritter M, Vogt L, Yeung SMH, et al. Rationale and design of a randomized placebo-controlled clinical trial assessing the renoprotective effects of potassium supplementation in chronic kidney disease. Nephron, 2018, 140(1): 48-57.

[46] Keyzer CA, de Jong MA, Fenna van Breda G, et al. Vitamin D receptor activator and dietary sodium restriction to reduce residual urinary albumin excretion in chronic kidney disease (ViRTUE study): rationale and study protocol. Nephrol Dial Transplant, 2016, 31(7): 1081-1087.

[47] Koo Hoseok, Hwang Subin, Kim Tae Hee, et al. The ratio of urinary sodium and potassium and chronic kidney disease progression: results from the korean cohort study for outcomes in patients with chronic kidney disease (KNOW-CKD). Medicine (Baltimore), 2018, 97(7): 12820-12833.

[48] Khoueiry G, Waked A, Goldman M, et al. Dietary intake in hemodialysis patients does not reflect a heart healthy diet. J Ren Nutr, 2011, 21(6): 438-447.

[49] Lambert K, Mullan J, Mansfield K. An integrative review of the methodology and findings regarding dietary adherence in end stage kidney disease. BMC Nephrol, 2017, 18(1): 318-322.

[50] St-Jules DE, Goldfarb DS, Sevick MA. Nutrient non-equivalence: does restricting high-potassium plant foods help to prevent hyperkalemia in hemodialysis patients?. J Ren Nutr, 2016, 26(5): 282-287.

[51] Sumida K, Yamagata K, Kovesdy CP. Constipation in CKD. Kidney Int Rep. 2019, 5(2): 121-134.

[52] Kraut Jeffrey A, Madias Nicolaos E. Metabolic acidosis of CKD: an update. Am J Kidney Dis, 2016, 67(5): 307-317.

[53] Mak Robert H. Insulin and its role in chronic kidney disease. Pediatr Nephrol, 2008, 23(2): 355-62.

[54] Akchurin Oleh M, Kaskel Frederick, Update on inflammation in chronic kidney disease. Blood Purif, 2015, 39(3): 84-92.

[55] Della Guardia L, Thomas MA, Cena H. Insulin sensitivity and glucose homeostasis can be influenced by metabolic acid load. Nutrients, 2018, 10(5): 618-622.

[56] Bailey JL, Mitch WE. Twice-told tales of metabolic acidosis, glucocorticoids, and protein wasting: what do results from rats tell us about patients with kidney disease?. Semin Dial, 2000, 13(4): 227-231.

[57] So R, Song S, Lee JE, et al. The association between renal hyperfiltration and the sources of habitual protein intake and dietary acid load in a general population with preserved renal function: the koges study. PLos One, 2016, 11(11): 166495-166502.

[58] Goraya N, Simoni J, Jo C, et al. Dietary acid reduction with fruits and vegetables or bicarbonate attenuates kidney injury in patients with a moderately reduced glomerular filtration rate due to hypertensive nephropathy. Kidney Int, 2012, 81(1): 86-93.

[59] de Brito-Ashurst I, Varagunam M, Raftery MJ, et al. Bicarbonate supplementation slows progression of CKD and improves nutritional status. J Am Soc Nephrol, 2009, 20(9): 2075-2084.

第四节 慢性肾脏病贫血治疗新进展

贫血是慢性肾脏病（chronic kidney disease，CKD）的常见并发症之一。流行病学资料显示，我国CKD非透析患者贫血发生率高达51.5%，CKD接受血液透析治疗的患者贫血发生率为62.1%，接受腹膜透析的患者贫血发生率为53.5%。贫血也是导致CKD进展和心血管并发症的重要危险因素之一。纠正贫血对改善CKD患者的生活质量、提高生存率具有重要的意义。

CKD贫血是一种多因素疾病。目前，CKD贫血最常见的原因是肾脏生成促红细胞生成素减少、铁、叶酸和维生素B_{12}缺乏，较少见的原因是包括血小板功能障碍引起的出血、血液透析引起的失血、肾小球疾病或恶性高血压导致血管内皮细胞受损引起红细胞破碎。最新研究表明，持续性炎症反应、铁代谢失衡在CKD贫血的发病过程中扮演重要角色，且可能是造成CKD贫血患者血红蛋白变异和红细胞生成刺激剂（erythropoiesis-stimulating agents，ESA）治疗低反应性的原因。维持铁稳态、降低炎症因子、减轻炎症反应可能是未来改善难治性CKD贫血新的药物干预方向。

目前，CKD贫血的治疗方法主要包括ESA、铁剂、输血治疗等，能够在很大程度上改善贫血。但传统治疗也存在一定局限性，如应用传统ESA制剂需频繁皮下给药，导致患者依从性差，还可能会引起高血压、高钾血症和心脑血管疾病等不良反应。应用传统铁剂治疗时，一些患者会出现胃肠道不良反应、低血压，甚至出现严重的过敏反应。反复输血可引起输血反应、病毒感染、急性肺损伤、移植物抗宿主病等风险。因此，在传统治疗CKD贫血方法的基础上，应积极探索新的治疗药物及治疗方法，以减少药物不良反应，最大程度发挥治疗效果，改善预后。本节就CKD贫血治疗的新型药物现状及其疗效和安全性展开论述。

一、慢性肾脏病贫血的定义及诊断标准

肾性贫血的定义为当各种肾脏病致肾功能下降时，肾脏促红细胞生成素（erythropoietin，EPO）生成减少及血浆中一些毒性物质干扰红细胞生成并缩短其寿命而导致的贫血。关于贫血的诊断标准，世界卫生组织（World Health Organization，WHO）推荐，居住于海平面水平地区的成年人，男性血红蛋白<130 g/L，非妊娠女性血红蛋白<120 g/L，妊娠女性血红蛋白<110 g/L，即可诊断为贫血。

二、慢性肾脏病贫血的治疗进展

慢性肾脏病贫血的治疗方法主要有3种，即红细胞生成刺激剂（ESA）治疗、铁剂治疗及新型红细胞生成刺激剂治疗（表1-6-3）。

表 1-6-3 肾性贫血治疗药物

治疗方法	药物
红细胞生成刺激剂（ESA）	重组人促红细胞生成素（rHuEPO）
	新红细胞生成刺激蛋白（NSEP）
	持续性促红细胞生成素受体激活剂（CERA）
铁剂	枸橼酸焦磷酸铁（FPC）
	羧基麦芽糖铁（FCM）
	枸橼酸铁（FC）
	麦芽酚铁
新型红细胞生成刺激剂	缺氧诱导因子-脯氨酰羟化酶抑制剂
	铁调素（hepcidin）抑制剂

（一）红细胞生成刺激剂治疗

肾脏生成的 EPO 是刺激骨髓生成红细胞的重要激素。未出生时，产 EPO 细胞存在于肝和肾的胚胎组织，出生后逐渐转移到肾脏肾小管上皮细胞和毛细血管内皮细胞之间的管周间质细胞。在 EPO 作用下，红系多能干细胞向早期红系干细胞、晚期红系干细胞和原红细胞分化，维持体内红细胞的数量和功能。ESA 是能模拟 EPO 效应的一组药物，是目前治疗 CKD 贫血的主要手段。

1. ESA 治疗的靶目标 2012 年，KDIGO 建议血红蛋白（hemoglobin，Hb）治疗目标值为 ≥115 g/L，但不推荐 >130 g/L。目前针对 ESA 治疗的靶目标研究较多。2018 年，一项由 590 例 ESRD 伴有 2 型糖尿病患者参与的随机对照研究发现，在接受透析治疗之前，ESA 治疗组（$n=298$）将 Hb 水平提高至（113±16）g/L，而安慰剂组平均 Hb 浓度为（95±15）g/L。结果发现，ESA 治疗提高 Hb 水平并不减少病死和不良心血管事件的发生风险，反而会增加脑卒中的风险。该研究建议，临床医师在准备开始透析治疗时应慎重考虑是否采用 ESA 纠正终末期肾病（ESRD）患者的轻度至中度贫血。

《肾性贫血诊断与治疗中国专家共识》（2018 年修订版）指出，可依据患者年龄、透析方式、透析时间长短、ESA 治疗时间长短及是否并发其他疾病等情况，Hb 靶目标值可适当地进行个体化调整（常为 110~120 g/L）。

2020 年，一项关于 ESA 治疗靶目标值的随机对照研究将 491 例 ESRD 患者随机分为 2 组，试验组使用较大剂量的 ESA 以达到 Hb 靶目标值（110~130 g/L），对照组在 Hb 水平 >100 g/L 时减少 ESA 的剂量，靶目标值设定为（90~110 g/L）。以开始接受透析、肾移植或 eGFR 比基线值减少 ≥50% 为终点事件。结果发现，与对照组相比，Hb 靶目标值为（110~130 g/L）并不能减少终点事件的发生，也不能改善晚期 CKD 贫血患者的肾脏预后。

2. ESA 治疗药物

（1）重组人促红细胞生成素（recombinant human erythropoietin，rHuEPO）：为第 1 代 ESA，是一种与 EPO 氨基酸序列相同，免疫学和生物学特性相似的糖蛋白，根据糖基不同分为 α 和 β 2 种类型。由于半衰期短，常需频繁给药才能有效地维持血红蛋白水平。临床上常用的 epoetin α，其半衰期约为 6 h，每周需要注射 2~3 次才能维持正常的血红蛋白水平。

（2）HX575：是一种 epoetin α 的生物类似物，2016 年被欧洲委员会批准用于皮下注射治疗 CKD

贫血。2017年，美国的一项随机双盲临床试验比较了437例ESRD透析患者皮下注射HX575与epoetin α治疗的疗效与安全性。结果显示，在18个月的治疗期间，2组均能将患者Hb水平维持在100～115 g/L水平，药物相关不良反应发生率HX575（2.3%）低于epoetin α（5%），且均未出现产生EPO中和抗体的患者。

（3）新红细胞生成刺激蛋白（novel erythropoiesis stimulating protein, NSEP）：作为第2代ESA，在rHuEPO结构的基础上，增加糖类侧链，使其在体内具有更长的半衰期，可明显减少给药频率。

（4）阿法达贝汀（darbepoetin α）：的半衰期比rHuEPO延长了3倍，可以每周或每2周给药1次，大大减少了患者的注射次数，增加患者依从性。2019年报道的一项Ⅲ期临床试验评价了阿法达贝汀的有效性和安全性，即126例Hb<100 g/L的ESRD透析患者被随机分为阿法达贝汀组和rHuEPO组，分别接受每周1次的阿法达贝汀（0.45 μg/kg）治疗和每周3次rHuEPO（50 U/kg）治疗。24周后，2组治疗贫血的效果相似，平均Hb水平与基线相比分别上升了18.4 g/L和18.5 g/L，并且2组不良反应发生率差异统计学意义，但与rHuEPO相比，阿法达贝汀治疗ESRD透析患者，使用更少剂量和用药频率，能达到相似的治疗效果，且患者耐受性良好。

（5）CKD-11101：是一种理化结构和生物特性与darbepoetin α相似的药物，目前尚处于临床研究阶段。2018年的一项多中心随机对照研究将216例非透析CKD贫血患者随机分为2组，分别接受2周1次相同剂量的CKD-11101和darbepoetin α皮下注射治疗。24周后，2组Hb水平达到靶目标值（100～120 g/L）的比例分别为85.2%和90.2%。其中，CKD-11101组药物不良反应发生率（2.5%）低于darbepoetin α组（7.0%）。该研究表明，CKD-11101治疗效果与darbepoetin α相似，且患者的耐受性更高。

（6）持续性促红细胞生成素受体激活剂（continuous erythropoietin receptor activator, CERA）：为聚乙二醇修饰的rHuEPO，聚乙二醇分子是一种免疫惰性物质，可在其修饰的药物周围产生空间屏障，降低药物的清除速度。CERA的半衰期可延长到5天以上，是一种持续性EPO受体激活剂，具有与受体结合慢而解离快、半衰期长及给药次数少等优势。2017年报道的一项Ⅱ期临床试验表明，每4周1次的皮下给药可有效维持CKD透析患者的Hb水平，平稳纠正贫血，并可能通过减少Hb波动而使透析患者的长期预后获益。

2020年完成的一项为期2年的前瞻性队列研究发现，使用CERA治疗慢性肾脏病非透析患者时，最初3个月内对CERA治疗的反应程度可作为CKD进展速度的预测指标，还可以改善因CKD引起的红细胞内低钙和高氧化应激水平，增加红细胞的变形能力。

（二）铁剂治疗

铁是合成血红蛋白的基本原料。2012年，《KDIGO慢性肾脏病贫血治疗指南》指出，CKD贫血治疗时需重视体内铁的评估。血清铁蛋白（serum ferritin, SF）可反映细胞内的铁浓度，是检测铁储备的常用指标。转铁蛋白饱和度（transferrin saturation, TSAT）是血清铁与总铁结合力的比值，反映生成红细胞可利用铁的水平。CKD贫血患者存在体内铁缺乏时，即使应用足量的ESA也难以纠正贫血。予以充足的铁补充，不仅可以明显改善贫血，还可以减少ESA的使用剂量。

《肾性贫血诊断与治疗中国专家共识》（2018年修订版）明确了铁剂的治疗指征与用药途径的选择：①对非透析CKD贫血患者，转铁蛋白饱和度（TSAT）≤20%和（或）铁蛋白≤100 μg/L时需要补铁。可尝试进行口服铁剂治疗，若无效或无法耐受可以改用静脉铁剂治疗。②对透析依赖的CKD贫血患者，转铁蛋白饱和度（TSAT）≤20%和（或）铁蛋白≤20 μg/L时需要补铁，推荐使用静脉补充铁剂。

传统的口服铁制剂价格便宜，容易实施，患者依从性更好。但由于吸收率低和胃肠道不良反应限制了临床应用。静脉补铁改善了口服补铁的缺点，但有研究表明，传统静脉注射铁剂与感染、心血管并发症和病死风险增加存在相关性。例如，右旋糖酐铁能引起严重的过敏反应，而蔗糖铁或葡萄糖酸铁可导致严重低血压。

目前，新型铁制剂已经应用于临床，如胃肠道不良反应更少和吸收利用率更高的新型口服铁制剂（枸橼酸铁、麦芽酚铁）及不良反应更少的静脉铁剂（枸橼酸焦磷酸铁、羧基麦芽糖铁）等。

1. 枸橼酸焦磷酸铁（ferric pyrophosphate citrate，FPC） 是一种水溶性、无糖类的复合铁盐。铁以枸橼酸焦磷酸盐的形式进入循环系统后直接与转铁蛋白结合，避免铁储存在网状内皮系统中，可以减少铁过载的发生。FPC通过以下2种方式给药。

（1）透析液给药：一项在血液透析患者中进行的临床Ⅲ期随机安慰剂对照试验，在585例患者分别用含2 μmol/L枸橼酸焦磷酸铁的透析液（FPC组）或标准透析液（安慰剂组）透析48周，并保持恒定的促红细胞生成素剂量。结果表明，血液透析期间通过透析液输送的FPC可补充透析过程中铁的损失，维持Hb浓度，且具有较高的安全性，为透析患者静脉铁剂治疗提供新方法。

（2）静脉给药：2018年的一项多中心临床研究比较了透析患者FPC在透析液中给药和静脉给药的区别。在经透析液给药后平均血清总铁浓度3~4 h达到峰值，静脉给药后2~3 h达到峰值，前者的峰值高于后者，2组均能达到静脉铁剂治疗目的且患者耐受性均良好。

2. 羧基麦芽糖铁（ferric carboxymaltose，FCM） 是一种新型静脉铁剂，为多核羧基麦芽糖氢氧化物复合物，大剂量应用时不会释放大量游离铁离子，过敏反应发生率低。一项多中心前瞻性研究比较了静脉使用FCM的有效性和安全性，研究招募了656例贫血患者，包括164例非透析CKD患者，随机分组后分别给予静脉FCM和口服铁剂治疗52周。结果显示，FCM治疗组血清铁蛋白平均水平高于口服铁剂组。药物相关不良反应发生率差异无统计学意义。一项随机开放性研究发现，与静脉使用蔗糖铁相比，FCM能迅速提高Hb水平，但易发生高血压风险。2020年的一项研究则报道了FCM治疗缺铁性贫血过程中患者出现了甲状旁腺激素（parathyroid hormone，PTH）水平上升，低磷血症［血磷水平＜0.64 mmol/L（2.0 mg/dl）］。

3. 枸橼酸铁（ferric citrate，FC） 是一种新型口服铁制剂，在胃内酸性条件下表现为三聚体状态，可以结合食物中的磷元素，减少磷元素的吸收，降低血磷。在肠道碱性条件下，可以析出可溶性单体铁，易于铁在肠内吸收。临床研究发现，口服FC可降低非透析CKD患者血清中的PTH水平。FC对接受透析ESRD患者具有明显的治疗作用，在一项随机对照Ⅲ期临床试验中，接受透析治疗的ESRD患者应用枸橼酸铁后与安慰剂组相比，血磷下降，且ESA和静脉铁剂的使用明显减少了。2014年枸橼酸铁被美国食品药品监督管理局（FDA）批准作为ESRD患者的磷结合剂。

对于非透析CKD患者，FC也能发挥较好的治疗效果。2017年，枸橼酸铁被FDA批准用于治疗未透析的CKD患者的贫血。2018年的一项随机双盲临床试验，比较了非透析CKD患者口服枸橼酸铁（$n=117$）和安慰剂（$n=115$）的安全性和有效性。结果显示，FC不仅改善了CKD3~5期未透析患者的 Hb 水平，而且可以降低血磷；不良反应发生率与安慰剂组差异无统计学意义，低磷血症的发生率<1%，且未出现严重不良反应。

有研究指出，FC 对 CKD 伴心力衰竭患者具有明显的治疗效果。2018 年的一项临床试验表明，口服枸橼酸铁可改善 CKD 伴心力衰竭患者的贫血（TAST 增加 11%，SF 增加 200 pmol/L），治疗效果优于多糖铁，但此前的一项研究显示，口服多糖铁不能有效改善心力衰竭患者的贫血（TAST 增加 2%，SF 增加 40 pmol/L）。

4. 麦芽酚铁（ferric maltol） 为三价铁的口服制剂，与麦芽酚配体形成含铁的稳定复合物，该复合物同时具有亲水性和亲脂性，所以，在胃肠道黏膜吸收利用率高于传统口服铁制剂，有利于减少口服铁剂的使用剂量，减少胃肠道不良反应的发生。2016 年、2019 年，麦芽酚铁先后被欧洲药品管理局（EMA）和美国 FDA 批准用于成人铁缺乏症治疗。

2018 年的一项随机、双盲、安慰剂对照的Ⅲ期临床试验对麦芽酚铁治疗非透析 CKD 贫血患者的疗效及耐受性进行了评价。试验包括一个 16 周的双盲治疗阶段，患者随机分组分别接受麦芽酚铁或安慰剂；还有一个 36 周的开放标签延长阶段，所有患者都接受麦芽酚铁。在双盲治疗阶段，麦芽酚铁组患者的 Hb 水平明显改善，安慰剂组的患者在开放标签延长阶段血清铁蛋白水平出现上升趋势。非透析 CKD 患者对麦芽酚铁的耐受性良好，试验中没有出现严重的药物相关不良反应。

（三）新型红细胞生成刺激剂

近年来，随着基础研究的不断深入，对 CKD 贫血发病过程有了更深刻的认识，发现了许多治疗新靶点及新药物，并且部分已经应用于临床。

1. 缺氧诱导因子-脯氨酰羟化酶抑制药（hypoxia-inducible factor-prolyl hydroxylase inhibitor，HIF-PHI） 抑制剂是近年来研究的热点，已应用于肾性贫血的临床治疗。EPO 的调节是机体低氧适应的重要病理生理过程，对这一现象的深入探究发现了机体的氧感知调适系统。氧感知调适系统的发现为 EPO 缺乏相关的疾病治疗提供了理论基础。基于靶向机体氧感受器-脯氨酰羟化酶（prolyl hydroxylase domain，PHD）研发的缺氧诱导因子（HIF）稳定剂将这一理论基础转化为临床应用。

组织缺氧是机体产生 EPO 的主要刺激因素，在低氧情况下，循环中 EPO 水平可增加 100 倍，而 HIF 是调控低氧应激反应的主要转录因子。HIF 是由 α 亚基和 β 亚基构成的异源二聚体。HIFα 亚基中脯氨酸结构域是感受体内氧浓度信号并受 PHD 调节的重要结构域。在正常氧分压情况下，PHD 的羟化促进了 HIFα 与希佩尔林道肿瘤抑制因子的结合，以及被泛素 E3 连接酶复合体识别，使之通过泛素化-蛋白酶体途径降解。在缺氧条件下或 HIF-PHI 干预时，因 HIFα 无法发生羟化，与 HIFβ 发生异二聚化形成稳定分子，该分子能与靶基因的低氧反应元件结合，进而激活靶基因（如 EPO 基因等）的转录。

目前，已有 4 种 HIF-PHI 进入Ⅲ期临床试验，分别为罗沙司他（roxadustat）、达埔司他（daprodustat）、伐达司他（vadadustat）和莫利度他（molidustat）。

（1）roxadustat（FG-4592）：2018 年，roxadustat 成为首个国内获批上市的 HIF-PHI 类药物，用于维持性透析患者肾性贫血的治疗，于 2019 年获批准用于非透析 CKD 患者贫血的治疗。通常为每周 2~3 次口服给药，体内半衰期为 12.8 h，通过 CYP2C8 代谢并通过和葡糖醛酸转移酶结合排泄。

Besarab 等进行的一项 II 期临床试验首次证实了口服罗沙司他有改善 CKD 贫血的作用。与口服安慰剂相比，CKD 非血液透析患者每周 2～3 次，0.7～2.0 mg/kg 剂量口服罗沙司他治疗后，Hb 水平显著提高，且与给药剂量和频率增高相关，同时铁调素和铁蛋白水平降低，并发现罗沙司他可降低血浆低密度脂蛋白和总胆固醇水平。由我国陈楠等率先完成的一项多中心 III 期临床试验的结果表明，非血液透析患者每周 3 次口服罗沙司他后，Hb 水平上升，铁调素和血浆总胆固醇明显降低。Provenzano 等以静脉注射阿法依伯汀作为对照，对曾接受过重组人促红细胞生成素治疗的血液透析患者的研究发现，罗沙司他升 Hb 效应呈剂量依赖性，并伴铁调素水平下降及总铁结合力水平增高。另一项由陈楠等完成的针对长期血液透析和腹膜透析患者的 III 期临床试验进一步证实，阿法依伯汀组与口服罗沙司他组患者升高 Hb 效果的差异无统计学意义，但罗沙司他组患者的铁调素、血浆总胆固醇和低密度脂蛋白（LDL）水平明显下降，转铁蛋白饱和度水平显著上升。Akizawa 等于 2019 年完成的一项针对日本腹膜透析患者的 III 期临床试验结果亦显示，罗沙司他干预治疗 24 周后，Hb 均可上升至目标水平（100～120 g/L），且具有良好的耐受性。

（2）daprodustat（GSK1278863）：daprodustat 与蛋白紧密结合而不易被血液透析清除，通常为每周 1 次口服给药，也通过 CYP2C8 代谢。Holdstock 等对非透析和透析患者进行 daprodustat II 期临床试验，结果显示，非透析组的 daprodustat 用药剂量与 Hb 之间有剂量依赖效应，同时观察到铁调素、血浆总胆固醇和 LDL 水平明显下降，转铁蛋白饱和度水平上升。Brigandi、Akizawa 和 Meadowcroft 等研究者发现了类似结果，同时也观察到试验组有高钾血症、收缩压增高、非致死性心肌梗死和心力衰竭事件的发生。

（3）伐度司他（AKB-6548，MT-6548）：目前，伐度司他针对血液透析患者的 2 项 III 期临床试验正在进行中。2 项 II 期临床试验表明，CKD 非透析患者中，伐度司他能提高 Hb 至目标水平，同时研究者观察到了铁调素下降和总铁结合力上升，而不良事件发生率无明显上升。针对血透患者的 II 期临床试验表明，伐度司他剂量与 Hb 增幅无剂量依赖性，而与铁调素和铁蛋白的降低、总铁结合力的提高呈剂量依赖性。试验中主要不良反应为消化道症状。

（4）molidustat（BAY 85-3934）：治疗可使非透析 CKD 贫血患者平均 Hb 水平增加 14～20 g/L。在透析患者 Hb 维持治疗期间 molidustat 治疗组患者平均 Hb 水平比 epoetinα 治疗组高 4 g/L。molidustat 的耐受性一般较好，发生不良事件的严重程度仅为轻度或中度。目前该药已经进入 III 期临床试验阶段。

此外，目前还有其他新型口服 HIF-PHI 包括 enarodustat 和 TP0463518 等尚处于临床试验阶段。

（5）enarodustat（JTZ-951）：2019 年完成的一项 II 期临床试验评估了 enarodustat 治疗非透析性 CKD 贫血患者的有效性、安全性和维持剂量。将 94 例患者随机分为 4 组，分别给予 0、2 mg/d、4 mg/d、6 mg/d 的 enarodustat。结果显示，enarodustat 第一阶段初始治疗期可以造成剂量依赖的 Hb 水平增加。第二阶段维持治疗期可以使 70% 的患者 Hb 维持在基线值 ±10 g/L 的范围。改善了患者体内的铁代谢，并且耐受性良好。

（6）TP0463518：目前 TP0463518 尚处于 I 期临床试验阶段。2018 年完成的临床试验评价了 TP0463518 的药代动力学、药效学和安全性。TP0463518 诱导的剂量依赖性 EPO 的产生，并且药物耐受性良好。TP0463518 能刺激肝脏产生 EPO 为慢性肾病贫血的治疗提供了新思路。

2. 铁调素抑制剂 铁调素（hepcidin）是肝脏合成参与免疫反应的抗菌多肽，也是铁代谢的重要调节器。可以作用于十二指肠上皮细胞、网状内皮的巨噬细胞及肝细胞膜上的铁转运蛋白，抑制铁释放入血浆。CKD患者体内多伴有炎症状态，导致铁调素水平升高，进而引起功能性铁缺乏。因此，通过药物抑制铁调素，可以作为一种治疗CKD贫血合并炎症的新方法。

（1）lexaptepid pegol（NOX-H94）：该药物与铁调素有高度亲和力，可以抑制铁调素的功能。2016年的I期临床试验显示，lexaptepid pegol可抑制健康志愿者体内的铁调素，并可剂量依赖性地提高血清铁和转铁蛋白饱和度。目前对该药正在进一步开展临床研究，以期治疗伴有贫血的慢性疾病。

（2）影响铁调素生成的药物：临床研究证实，除了能结合铁调素的药物NOX-H94外，很多药物可以降低铁调素的产生，进而改善铁代谢。例如，上文提及的HIF-PHI，包括罗沙司他、daprodustat、vadadustat和molidustat，都能抑制铁调素基因的表达，在II期或III期临床试验阶段，几乎所有受试者的铁调素均呈现显著下降，并且不受患者炎症状态的影响。2018年报道的一项随机对炸研究显示，在降低CKD患者高血脂的同时，阿托伐他汀可降低患者体内铁调素水平，可能对CKD贫血的治疗有改善作用。

三、总结与展望

与传统的红细胞刺激剂相比，以HIF-PHI为代表的新型红细胞生成刺激剂，从转录水平上调节靶基因*EPO*生理浓度的表达，理论上可降低由高EPO剂量带来的心血管不良事件发生率。此外HIF-PHI具有降低铁调素和改善铁代谢等作用。除罗沙司他需要每周口服3次外，daprodustat等均为每周口服1次，使用方便，增加了患者依从性。对红细胞刺激剂治疗有药物抵抗的患者，HIF-PHI可作为替代药物，但HIF-PHI问世时间尚短，还缺乏大规模、长时间的临床应用观察，药物的远期疗效和安全性仍值得进一步关注。

缺氧是导致肾脏病（包括急性肾损伤和慢性肾脏病）发生和（或）发展的重要机制，因此，HIF活化对肾脏病的转归和预后起关键作用。

除了探索HIF-PHI治疗肾性贫血的作用外，其非红细胞生成作用越来越收到研究者的关注。已有临床试验（ROCKIES研究、SIERRAS研究和HIMALAYAS研究）表明，HIF-PHI能降低主要心血管不良事件发生率和全因病死风险。因此，HIF-PHI降低心血管事件的机制也是目前研究的方向之一。

（杨向东）

参考文献

[1] Sui Z, Wang J, Cabrera C, et al. Aetiology of chronic kidney disease and risk factors for disease progression in Chinese subjects: a single-centre retrospective study in Beijing. Nephrology (Carlton), 2020, 12(2): 1-9.

[2] Chen TK, Knicely DH, Grams ME. Chronic kidney disease diagnosis and management: a review. JAMA, 2019, 322(13): 1294-1304.

[3] Kurz K, Lanser L, Seifert M, et al. Anaemia, iron status, and gender predict the outcome in patients with chronic heart failure. ESC Heart Fail, 2020, 23(3): 111-119.

[4] Gluba Brzozka A, Franczyk B, Olszewski R, et al. The influence of inflammation on anemia in CKD patients. Int J Mol Sci, 2020, 21(3): 13-18.

[5] 刘伏友，孙林. 临床肾脏病学. 北京：人民卫生出版社，2019，622-631.

[6] Locatelli F, Del Vecchio L, de Nicola L, et al. Are all erythropoiesis-stimulating agents created equal? Nephrol Dial Transplant, 2020, 19(3): 1-9.

[7] Group A. Kidney disease: Improving global outcomes (KDIGO). KDIGO clinical practice guidelines for anemia in chronic kidney disease. Kidney Int, 2012, 36(3): 279-335.

[8] MC Causland FR, Claggett B, Burdmann EA, et al. Treatment of anemia with darbepoetin prior to dialysis initiation and clinical outcomes: analyses from the trial to reduce cardiovascular events with aranesp therapy (TREAT). Am J Kidney Dis, 2019, 73(3): 309-15.

[9] 中华医学会肾脏病学分会肾性贫血诊断和治疗共识专家组. 肾性贫血诊断与治疗中国专家共识（2018修订版）. 中华肾脏病杂志，2018，34(11)：860-866.

[10] Hayashi T, Maruyama S, Nangaku M, et al. Darbepoetin alfa in patients with advanced CKD without diabetes: randomized, controlled Trial. Clin J Am Soc Nephrol, 2020, 15(5): 608-615.

[11] Weir MR, Pergola PE, Agarwal R, et al. A comparison of the Safety and Efficacy of HX575 (Epoetin Alfa Proposed Biosimilar) with epoetin alfa in patients with end-stage renal disease. Am J Nephrol, 2017, 46(5): 364-370.

[12] Sinha SD, Bandi VK, Bheemareddy BR, et al. Efficacy, tolerability and safety of darbepoetin alfa injection for the treatment of anemia associated with chronic kidney disease (CKD) undergoing dialysis: a randomized, phase-III trial. BMC Nephrol, 2019, 20(1): 90-99.

[13] Lee JH, HA Chung B, Joo KW, et al. Efficacy and safety of CKD-11101 (darbepoetin-alfa proposed biosimilar) compared with NESP in anaemic chronic kidney disease patients not on dialysis. Curr Med Res Opin, 2019, 35(6): 1111-1118.

[14] Saglimbene VM, Palmer SC, Ruospo M, et al. Continuous erythropoiesis receptor activator (CERA) for the anaemia of chronic kidney disease. Cochrane Database Syst Rev, 2017, 8(3): 9904-9913.

[15] Fischbach M, Wuhl E, Reigner S C M, et al. Efficacy and long-term safety of C.E.R.A. maintenance in pediatric hemodialysis patients with anemia of CKD. Clin J Am Soc Nephrol, 2018, 13(1): 81-90.

[16] Ino J, Kasama E, Kodama M, et al. Early responsiveness to continuous erythropoietin receptor activator predicts renal prognosis and is determined by a novel antioxidative marker in non-dialysis chronic kidney disease: a prospective, observational, single-center study. Clinical and Experimental Nephrology, 2020, 67(8): 23-29.

[17] Aizawa K, Kawasaki R, Tashiro Y, et al. Epoetin beta pegol for treatment of anemia ameliorates deterioration of erythrocyte quality associated with chronic kidney disease. BMC Nephrol, 2018, 19(1): 19-33.

[18] 王莉君，袁伟杰. 关于肾性贫血治疗相关指南与共识回顾. 中国血液净化，2018，17（1）：1-5.

[19] Batchelor EK, Kapitsinou P, Pergola PE, et al. Iron deficiency in chronic kidney disease: updates on pathophysiology, diagnosis, and treatment. J Am Soc Nephrol, 2020, 31(3): 456-68.

[20] Vaziri ND, Kalantar Zadeh K, Wish JB. New options for iron supplementation in maintenance hemodialysis patients. Am J Kidney Dis, 2016, 67(3): 367-375.

[21] Macdougall IC, Bock AH, Carrera F, et al. Erythropoietic response to oral iron in patients with nondialysis-dependent chronic kidney disease in the FIND-CKD trial. Clin Nephrol, 2017, 88(12): 301-310.

[22] Charytan DM, Pai AB, Chan CT, et al. Considerations and challenges in defining optimal iron utilization in hemodialysis. J Am Soc Nephrol, 2015, 26(6): 1238-1247.

[23] Shah HH, Hazzan AD, Fishbane S. Ferric pyrophosphate citrate: a novel iron replacement agent in patients undergoing hemodialysis. Semin Nephrol, 2016, 36(2): 124-129.

[24] Fishbane SN, Singh AK, Cournoyer SH, et al. Ferric pyrophosphate citrate (Triferic) administration via the dialysate maintains hemoglobin and iron balance in chronic hemodialysis patients. Nephrol Dial Transplant, 2015, 30(12): 2019-2026.

[25] Pratt RD, Grimberg S, Zaritsky JJ, et al. Pharmacokinetics of ferric pyrophosphate citrate administered via dialysate and intravenously to pediatric patients on chronic hemodialysis. Pediatric Nephrology, 2018, 33(11): 2151-2159.

[26] Huang LL, Lee D, Troster SM, et al. A controlled study of the effects of ferric carboxymaltose on bone and haematinic biomarkers in chronic kidney disease and pregnancy. Nephrol Dial Transplant, 2018, 33(9): 1628-1635.

[27] Roger SD, Gaillard CA, Bock AH, et al. Safety of intravenous ferric carboxymaltose versus oral iron in patients with nondialysis-dependent CKD: an analysis of the 1-year FIND-CKD trial. Nephrol Dial Transplant, 2017, 32(9): 1530-1539.

[28] Wolf M, Rubin J, Achebe M, et al. Effects of Iron Isomaltoside

[28] vs Ferric Carboxymaltose on Hypophosphatemia in Iron-Deficiency Anemia: Two Randomized Clinical Trials. JAMA, 2020, 323(5): 432-443.

[29] Fishbane S, Block GA, Loram L, et al. Effects of ferric citrate in patients with nondialysis-dependent CKD and iron deficiency anemia. J Am Soc Nephrol, 2017, 28(6): 1851-1858.

[30] Iguchi A, Yamamoto S, Yamazaki M, et al. Effect of ferric citrate hydrate on FGF23 and PTH levels in patients with non-dialysis-dependent chronic kidney disease with normophosphatemia and iron deficiency. Clin Exp Nephrol, 2018, 22(4): 789-796.

[31] Block GA, Block MS, Smits G, et al. A pilot randomized trial of ferric citrate coordination complex for the treatment of advanced CKD. J Am Soc Nephrol, 2019, 30(8): 1495-1504.

[32] Block GA, Pergola PE, Fishbane S, et al. Effect of ferric citrate on serum phosphate and fibroblast growth factor 23 among patients with nondialysis-dependent chronic kidney disease: path analyses. Nephrol Dial Transplant, 2019, 34(7): 1115-1124.

[33] Mccullough PA, Uhlig K, Neylan JF, et al. Usefulness of oral ferric citrate in patients with iron-deficiency anemia and chronic kidney disease with or without heart failure. Am J Cardiol, 2018, 122(4): 683-688.

[34] Lewis GD, Malhotra R, Hernandez AF, et al. Effect of oral iron repletion on exercise capacity in patients with heart failure with reduced ejection fraction and iron deficiency: the IRONOUT HF randomized clinical trial. JAMA, 2017, 317(19): 1958-1966.

[35] Stein J, Aksan A, Farrag K, et al. Management of inflammatory bowel disease-related anemia and iron deficiency with specific reference to the role of intravenous iron in current practice. Expert Opin Pharmacother, 2017, 18(16): 1721-1737.

[36] Pergola PE, Fishbane S, Ganz T. Novel oral iron therapies for iron deficiency anemia in chronic kidney disease. Adv Chronic Kidney Dis, 2019, 26(4): 272-291.

[37] 郝传明，任玥衡. 缺氧诱导因子与慢性肾脏病贫血. 肾脏病与透析肾移植杂志，2018，27（2）：151-152.

[38] Tanimoto K, Makino Y, Pereira T, et al. Mechanism of regulation of the hypoxia-inducible factor-1 alpha by the von Hippel-lindau tumor suppressor protein. EMBO J, 2000, 19(16): 4298-4309.

[39] Voit r A, Sankaran VG. Stabilizing HIF to ameliorate anemia. Cell, 2020, 180(1): 6-11.

[40] Groenendaal-van de Meent D, Adel MD, Noukens J, et al. Effect of moderate hepatic impairment on the pharmacokinetics and pharmacodynamics of roxadustat, an oral hypoxia-inducible factor prolyl hydroxylase inhibitor. Clin Drug Investig, 2016, 36(9): 743-751.

[41] Besarab A, Provenzano R, Hertel J, et al. Randomized placebo-controlled dose-ranging and pharmacodynamics study of roxadustat (FG-4592) to treat anemia in nondialysis-dependent chronic kidney disease (NDD-CKD) patients. Nephrol Dial Transplant, 2015, 30(10): 1665-1673.

[42] Chen N, Hao C, Peng X, et al. Roxadustat for anemia in patients with kidney disease not receiving dialysis. N Engl J Med, 2019, 381(11): 1001-1010.

[43] Provenzano R, Besarab A, Wright S, et al. Roxadustat (FG-4592) versus epoetin alfa for anemia in patients receiving maintenance hemodialysis: a phase 2, randomized, 6- to 19-week, open-label, active-comparator, dose-ranging, safety and exploratory efficacy study. Am J Kidney Dis, 2016, 67(6): 912-924.

[44] Chen N, Hao C, Liu BC, et al. Roxadustat treatment for anemia in patients undergoing long-term dialysis. N Engl J Med, 2019, 381(11): 1011-1022.

[45] Akizawa T, Otsuka T, Reusch M, et al. Intermittent oral dosing of roxadustat in peritoneal dialysis chronic kidney disease patients with anemia: a randomized, phase 3, multicenter, open-label study. Ther Apher Dial, 2019, 24(2): 115-125.

[46] Johnson BM, Stier BA, Caltabiano S. Effect of food and gemfibrozil on the pharmacokinetics of the novel prolyl hydroxylase inhibitor GSK1278863. Clin Pharmacol Drug Dev, 2014, 3(2): 109-1117.

[47] Holdstock L, Meadowcroft AM, Maier R, et al. Four-week studies of oral hypoxia-inducible factor-prolyl hydroxylase inhibitor GSK1278863 for treatment of anemia. J Am Soc Nephrol, 2016, 27(4): 1234-1244.

[48] Brigandi RA, Johnson B, Oei C, et al. A novel hypoxia-inducible factor-prolyl hydroxylase inhibitor(GSK1278863) for anemia in CKD: a 28-day, phase 2A randomized trial. Am J Kideny Dis, 2016, 67(6): 861-871.

[49] Akizawa T, Tsubakihara Y, Nangaku M, et al. effects of daprodustat, a novel hypoxia-inducible factor prolyl hydroxylase inhibitor on anemia management in Japanese hemodialysis subjects. Am J Nephrol, 2017, 45(2): 127-35.

[50] Meadowcroft AM, Cizman B, Holdstock L, et al. Daprodustat for anemia: a 24-week, open-label, randomized controlled trial in participants on hemodialysis. Clin Kidney J, 2019, 12(1): 139-148.

[51] Pergola PE, Spinowitz BS, Hartman CS, et al. Vadadustat, a novel oral HIF stabilizer, provides effective anemia treatment in nondialysis-dependent chronic kidney disease. Kideny Int, 2016, 90(5): 1115-1122.

[52] Martin ER, Smith MT, Maroni BJ, et al. Cliniccal trial of vadadustat in patients with anemia secondary to stage 3 or 4 chronic kidney disease. Am J Nephrol, 2017, 45(5): 380-388.

[53] Haase VH, Chertow GM, Block GA, et al. Effects of vadadustat on hemoglobin concentrations in patients receiving hemodialysis previously treated with erythropoiesis-stimulating agents. Nephrol Dial Transplant, 2019, 34(1): 90-99.

[54] Macdougall IC, Akizawa T, Berns JS, et al. Effects of molidustat in the treatment of anemia in CKD. Clin J Am Soc Nephrol, 2019, 14(1): 28-39.

[55] Akizawa T, Nangaku M, Yamaguchi T, et al. A placebo-controlled, randomized trial of enarodustat in patients with chronic kidney disease followed by long-term trial. Am J Nephrol, 2019, 49(2): 165-174.

[56] Shinfuku A, Shimazaki T, Fujiwara M, et al. Novel compound induces erythropoietin secretion through liver effects in chronic kidney disease patients and healthy volunteers. Am J Nephrol, 2018, 48(3): 157-164.

[57] Boyce M, Warrington S, Cortezi B, et al. Safety, pharmacokinetics and pharmacodynamics of the anti-hepcidin Spiegelmer lexaptepid pegol in healthy subjects. Br J Pharmacol, 2016, 173(10): 1580-1588.

[58] 陈楠. 罗沙司他在慢性肾脏病患者肾性贫血治疗中的应用. 中华内科杂志, 2019, 58(12): 919-920.

[59] Li ZL, Tu Y, Liu BC. Treatment of Renal Anemia with Roxadustat: Advantages and Achievement. Kidney Dis (Basel), 2020, 6(2): 65-73.

[60] Masajtis-Zagajewska A, Nowicki M. Effect of atorvastatin on iron metabolism regulation in patients with chronic kidney disease-a randomized double blind crossover study. Ren Fail, 2018, 40(1): 700-709.

第五节 慢性肾脏病矿物质和骨异常诊治进展

慢性肾脏病（chronic kidney disease，CKD）是全球性的健康问题，呈现发病率高、并发症多、致残和致死率高等特点。随着 CKD 患者肾脏功能减退，可以出现多种并发症，包括贫血、高血压、心肌缺血、心力衰竭及认知功能障碍等，可累及人体的各个器官、系统，其中慢性肾脏病矿物质和骨异常（chronic kidney disease-mineral and bone disorder，CKD-MBD）是最常见且最重要的并发症之一。

20 世纪 40 年代，我国著名专家刘士豪教授等率先在国际上提出了肾性骨营养不良（renal osteodystrophy，RO）的概念，这是我国学者在这一领域的一个重要贡献。但在之后相当长的时间内，我国学者对于 CKD-MBD 的重视不足。2005 年，我国王海燕教授等专家共同撰写了《活性维生素 D 在慢性肾脏病继发性甲旁亢中合理应用的专家共识（修订版）》，该共识对于提高我国 CKD-MBD 的管理水平起了重要作用。

2005 年，KDIGO 发起了一个会议，专门讨论并制定了一个明确的、与临床关系密切的定义和分类系统，提出了 CKD-MBD 的概念和分类系统，这一概念后来为国际学界广泛接受。随后，KDIGO 于 2009 年正式发布了《CKD-MBD 诊断、评价、预防和治疗临床实践指南》。该指南的发布对于国际 CKD-MBD 管理、交流和研究起到非常重要的指导作用。

我国专家在刘志红院士的带领下，针对当时我国对于 CKD-MBD 认识不足、管理落后和达标率低的现状，于 2013 年制定并发布了《慢性肾脏病矿物质和骨异常诊治指导》（简称 2013 版《诊治指导》）。2013 版《诊治指导》的推出，为改变我国 CKD-MBD 知晓率低、检查和监测不合理、治疗不规范等现状起到了积极的推动作用。此后，我国肾脏病学界在CKD-MBD方面做了大量的知识普及、临床和基础研究，在国际上产生较大的影响。

随着我国临床工作者对CKD-MBD认识的不断深入，国内专家也开展了一系列临床和基础研究，如中国CKD患者血管钙化队列研究（CDCS）、高磷血症的治疗临床研究、继发性甲状旁腺功能亢进症的临床研究等，这些研究对于CKD-MBD的诊治提供了宝贵的经验。在实践中临床医师也发现，2013版《诊治指导》已经不能很好地适应中国CKD-MBD管理的现状。同时，国际上多项研究对CKD-MBD的临床实践产生了较大影响，2017年改善全球肾脏病预后组织（KDIGO）发布了针对《CKD-MBD诊断、评价、预防和治疗临床实践指南》的更新。

基于国际和国内的进展及国内对CKD-MBD管理的需求，2017年11月在刘志红院士带领下，召集国内相关专家启动了对2013版《诊治指导》的修订。遵循国际指南制定规范，经过国内大量专家会议和通信形式修改审阅，最终成稿付梓出版，在2019年世界肾脏病日，《中国慢性肾脏病矿物质和骨异常诊治指南》（2019版《诊治指南》)正式发布，这是中国CKD-MBD管理的又一个里程碑。此后，国内专家通过多种形式对2019版《诊治指南》进行宣传和普及，显著提高了国内对CKD-MBD管理的认知和重视水平。

近年来，在国内众多专家和学者的努力下，CKD-MBD临床实践和基础研究等都取得了一系列重要进展，本文对此进行综述。

一、基本概念

CKD-MBD发生的始动环节是肾脏滤过功能下降，导致磷酸盐排泄障碍，机体通过升高成纤维细胞生长因子23（fibroblast growth factor 23，FGF23）、甲状旁腺激素（PTH）和降低1,25-(OH)$_2$D$_3$和Klotho等来维持血磷、血钙等的水平稳定，随着肾功能恶化，这一系列调节机制失衡，上述指标异常变化，随之出现高磷酸盐血症、低钙血症、继发性甲状旁腺功能亢进症、血管和软组织钙化等，给患者带来严重的不良后果，导致CKD患者生活质量下降，并增加其骨折、心血管事件和病死的风险等，故CKD-MBD是导致CKD患者严重不良预后的主要原因之一。CKD-MBD是对上述内容的概括，是包括一系列实验室指标异常、骨质病变、血管及软组织钙化等的临床综合征。肾性骨营养不良特指与CKD相关的骨组织学异常，是CKD-MBD的一个组成部分，包括高转化骨病（严重者可出现纤维囊性骨炎）、骨软化症、无动力型骨病，以及同时出现以上形态学异常的混合性骨病等类型。这些组织学异常需要通过病理学活检诊断。

关于CKD-MBD涉及的系列基本概念，包括血磷和血钙等的参考值、血管钙化、钙化防御、全段甲状旁腺激素（intact PTH，iPTH）的检测方法等，在CKD-MBD相关共识和指南中均有较详细的阐述，在此不再赘述。

二、流行病学

CKD-MBD在CKD患者中非常常见，不论是生化指标异常、血管软组织钙化，还是骨的转化与骨量等的异常，都随着肾功能的下降表现得越来越突出。有研究发现，随着肾功能下降，钙、磷、PTH异常的比例越来越高。由于目前国内CKD的知晓率低，故我国CKD患者CKD-MBD的数据相对缺乏。

美国全国营养健康调查的数据显示，在非透析患者中，15.29%有高磷酸盐血症。中国慢性肾脏病队列研究（C-STRIDE）的数据显示，我国CKD患者高磷酸盐血症（>1.62 mmol/L）在CKD 3a、3b、4和5（非透析）期分别为2.6%、2.9%、6.8%和27.1%，提示血磷明显升高主要见于严重肾功能下降的患者，而低钙血症的比例分别为8.7%、7.6%、10.7%和17.0%；继发性甲状旁腺功能亢进症（iPTH>65 pg/ml）的比例分别为17.9%、34.3%、58.8%和83.3%；腹部侧位X线片显示9.8%的患者有主动脉钙化，心脏超声检查显示13.2%的患者有左心室肥厚，多变量分析表明血磷是主动脉钙化和左心室肥厚的独立危险因素。

一项纳入1711例血液透析患者和363例腹膜透析患者的全国多中心横断面研究显示，低钙血症均为19.4%，血钙>2.38 mmol/L的比例分别高达42.0%和36.6%，血磷>1.78 mmol/L的比例为57.4%和47.4%，iPTH>300 pg/ml的比例为44.5%和50.4%，均高于透析结果和实践研究（DOPPS）3和DOPPS4的水平。而新近发表的中国DOPPS研究的结果显示，我国透析患者血钙<2.1 mmol/L的比例为25%，而>2.5 mmol/L的比例为13%，均高于欧洲各国和美国；血磷>1.78 mmol/L的比例为28%，高于欧洲各国和美国；iPTH>600 pg/ml的比例为21%，高于欧洲各国和美国，远高于日本（仅1%）。这些数据提示，我国的CKD-MBD管理还有很长的路要走。

三、诊断进展

1. CKD-MBD常规生化监测 目前，相关指南和临床工作中均特别强调规范化诊断和管理的重要性，尤其是CKD患者需要早期进行CKD-MBD相关的生化监测，包括血清钙、磷、iPTH、碱性磷酸酶（alkaline phosphatase，ALP）等指标。这也是国内现在需要特别强调的内容。对于不同指标的监测频率，我国的相关指南根据临床需要和国内现状，推荐了以钙、磷和PTH为主，结合总ALP，进行常规监测；对于维生素D、骨代谢指标和其他特殊标志物，有条件地进行监测；对于成人CKD患者，推荐从CKD G3a期开始监测，监测频率根据血清钙、磷、ALP、iPTH和25-（OH）D异常情况，严重程度，CKD进展速度及药物治疗情况来决定。

相关指南强调，对于CKD G3a~G5D期患者，建议分别对血清钙、磷水平进行评估，指导临床治疗，而不以钙磷乘积（[Ca]×[P]）的结果指导临床。临床医师需要了解不同指标检测相关的信息，有助于临床决策。

对于PTH检测，目前有第1代、第2代和第3代检测方法，我国现在常用的是第2代检测方法，第2代iPTH检测方法包含1-84PTH和7-84PTH 2种片段，而后者有减弱1-84PTH、升高血钙及增加尿磷排泄的作用。第3代PTH检测技术检测真正的1-84氨基酸全长PTH分子（wPTH），称为"全"或"生物活性"PTH。有研究发现，在CKD G5期患者中，1-84PTH水平比iPTH预测病死的作用更强。但1-84PTH检测在临床上尚未广泛开展，故仍以iPTH作为甲状旁腺激素水平的主要参考指标。

2. 骨代谢标志物 CKD-MBD骨的异常主要包括转化异常、矿化异常和骨量异常，可表现为骨折、骨痛、身高变矮等。检测和评估可以依据生化标志物、一些与代谢相关的新型标志物及骨密度检测等进行。骨活检是诊断肾性骨营养不良的金标准，但由于临床实施困难，相关指南推荐具备以下指征的患者在有条件的情况下行骨活检以明确诊断：不明原因骨折、持续性骨痛、不明原因高钙血症、不明原因低磷酸盐血症、可能存在铝中毒及使用双膦酸盐治疗 CKD-MBD 前。此外，相关指南等建议将总 ALP 作为诊断和评估 CKD-MBD 的辅助手段。若其数值偏高，需进一步查肝功能，以除外肝病对 ALP 的影响。ALP 检查价格低廉，可以作为观察治疗反应的常规检查手段。骨特异性碱性磷酸酶（bone-specific alkaline phosphatase，bALP）由成骨细胞产生，是反映成骨细胞活性的指标，能准确反映骨形成的状态，常用放射免疫分析法（简称放免法）测定，但 ALP 与 iPTH 结合，临床价值更大。相关指南推荐，对于 CKD G3a～G5 期患者，建议用血清 iPTH 和 ALP 来评估骨病的严重程度，其显著升高或降低可以预测可能的骨转化类型；相关指南未特别推荐检测 bALP。

3. 新型的生物标志物及其意义 由于骨病的评估存在一些困难，根据目前的研究，相关指南推荐，对于 CKD G3a～G5 期患者，有条件的情况下可检测骨源性胶原代谢转换标志物来评估骨病的严重程度。一般可以分为骨形成标志物和骨吸收标志物，前者代表成骨细胞活动及骨形成时的代谢产物，后者代表破骨细胞活动及骨吸收时的代谢产物。骨标志物测定有助于判断骨转换类型、骨丢失速率、骨折风险、病情进展、干预措施的选择及疗效监测。骨形成标志物包括血清 ALP、bALP、骨钙素（osteocalcin，OC）、Ⅰ型胶原 C-端前肽（procollagen type Ⅰ C-terminal propeptide，PICP）、Ⅰ型胶原 N-端前肽（procollagen type Ⅰ N-terminal propeptide，PINP）。骨吸收标志物包括晨起空腹 2 h 的尿钙/肌酐比值、血清抗酒石酸碱性磷酸酶（tartrate-resistant acid phosphatase，TRAP）、血清Ⅰ型胶原交联 C-末端肽（carboxy-terminal cross-linking telopeptide of type Ⅰ collagen，CTX）、尿吡啶啉（pyridinoline，Pyr）、尿脱氧吡啶啉（urinary deoxypyridinoline，D-Pyr）、尿 CTX、尿Ⅰ型胶原交联 N-末端肽（amino-terminal cross-linking telopeptide of type Ⅰ collagen，NTX）等。但对于 CKD G4～G5D 期患者，有关血清标志物与骨折风险相关性的文献很有限。Urena 等对 70 例透析患者进行研究发现，Ⅰ型胶原 C-末端前肽和 bALP 在有或无骨折的患者中并无区别。近期一项对无心血管疾病病史的 CKD G1～G5 期患者进行研究发现，血清抗酒石酸酸性磷酸酶-5B（tartrate-resistant acid phosphatase-5B，TRAP-5b）减少及 bALP 升高均与心血管事件病死率增加相关。对普通老年人群进行研究发现，骨转化指标与某个时间点的骨密度（bone mineral density，BMD）无关。

有研究发现，FGF23 在调节磷的代谢中起重要作用，在 CKD 早期已发挥重要作用。另有研究表明，FGF23 与左心室肥厚相关，是 CKD 患者充血性心力衰竭的独立危险因素。我国的研究显示，FGF23 在 AKI 患者中明显升高，且与 AKI 患者患高磷酸盐血症相关，且提示 AKI 患者 FGF-23 明显升高可能预示着肾脏预后不良。

另一项研究较多的生物标志物是 Klotho。临床研究发现，CKD 早期，患者血清 Klotho 已经开始下降，降低的 Klotho 与 CKD 患者心室肥厚、血管钙化、心力衰竭风险增加相关。对非透析 CKD 患者进行随访发现，低循环 Klotho 水平与其全因病死、心血管病死风险增加密切相关。FGF23 可以影响 Klotho，进而保护硫酸吲哚诱导的心肌肥大、减轻心力衰竭。

4. 血管钙化 动脉钙化是指钙盐沉积在动脉壁组织的一种病理改变。钙化可以发生在动脉的内膜和中膜。动脉内膜钙化多见于动脉粥样硬化患者。动脉中膜钙化是矿物质弥漫沉积在动脉壁的中膜，主要见于 CKD 患者。动脉钙化可使动脉僵硬，引起脉压增大、脉搏波速度增加，进而导致左心室肥厚、心功能不全。动物实验、流行病学调查和观察性研究均发现，血管和（或）瓣膜钙化是

CKD-MBD 患者心血管疾病发病率和病死率升高的原因之一。心血管钙化及其严重程度是心血管事件和病死的强烈预测因子。在 CKD 患者中，冠状动脉及全身其他血管钙化较普通人群更常见且更严重，且已发生钙化的血管的钙化进展速度较普通人群更快。因此，在 CKD 患者中评估血管钙化是必要的。

刘志红等进行的一项纳入 1493 例透析患者的前瞻性队列研究（CDCS 研究）通过心脏超声观察瓣膜钙化、腹部侧位 X 线片观察腹主动脉钙化、冠状动脉 CT 评估冠状动脉钙化。结果显示，维持性透析患者钙化的比例高达 78%，其中血液透析患者高于腹膜透析患者，并且随着透析龄增加，多部位钙化更突出。

对骨外钙化的评估是诊断 CKD-MBD 的重要内容，包括血管钙化、心瓣膜钙化和软组织钙化等。其中，心血管钙化（cardiovascular calcification，CVC）（即血管钙化和心脏瓣膜钙化）评估对 CKD-MBD 的预后评估最有意义。相关指南建议，对于显著高磷酸盐血症需要个体化高剂量磷结合剂治疗者、等待肾移植者、CKD G5D 期患者和医师评估后认为需要检查者，可进行心血管钙化评估。

目前推荐，对于 CKD G3~G5D 期患者，可采用侧位腹部 X 线片检查是否存在血管钙化，并使用超声心动图检查是否存在心脏瓣膜钙化，有条件的情况下可采用电子束 CT（electron beam computed tomography，EBCT）及多层螺旋 CT（multi-slice spiral CT，MSCT）评估心血管钙化的情况；建议每 6~12 个月进行 1 次心血管钙化评估。

EBCT 及 MSCT 是诊断冠状动脉钙化（CAC）敏感性和特异性较好的方法，但价格较昂贵，因此，腹部侧位 X 线片、动脉脉搏波速度（pulse wave velocity，PWV）及超声心动图（瓣膜钙化）等更加简便、经济的方法可作为评估心血管钙化的措施。CDCS 研究还发现，有 20% 的患者存在冠状动脉钙化但无心脏瓣膜钙化及腹主动脉钙化，故超声心动图和腹部侧位 X 线片评估的血管钙化仍不能完全替代 CT 评估的冠状动脉钙化情况。

相关指南建议，当 CKD G3~G5D 期患者合并存在血管钙化和（或）心脏瓣膜钙化时，建议将其心血管疾病风险列为最高级别，并可据此指导 CKD-MBD 患者的管理。

5. 钙化防御 是一种罕见的危及生命的周围血管钙化综合征，其主要特征是皮下脂肪组织和真皮中的微血管闭塞，从而导致剧烈疼痛及缺血性皮肤病变。尽管罕见，但由于致残、致死率高，钙化防御成为近年来关注的热点。一些个案报道发现，钙化防御患者病情进展迅速，易出现感染、坏疽等多种严重并发症。钙化防御往往易出现危及生命的严重事件，故早期发现和早期管理非常重要。对于已经出现的钙化防御患者，治疗比较困难，常采用多种治疗方案联合使用，多学科联合管理非常重要。对 766 例个案报道和病例系列进行系统性回顾，发现 50.3% 采用硫代硫酸钠，28.7% 采用外科甲状旁腺切除术，25.3% 使用西那卡塞，15.3% 接受高压氧治疗，5.9% 接受双膦酸盐治疗，但非常遗憾的是，这些常用的治疗并没有表现出肯定的良好效应，故需要设计严格的随机对照研究进行评估。

6. 骨密度检测 对于普通人群，BMD 对骨折预测价值已得到证实。相关指南推荐，对于有 CKD-MBD 证据的 CKD G3a~G5 期患者，骨密度不能预测肾性骨营养不良的类型；而对 CKD G3a~G5 期患者的骨折发生风险的预测价值还需要进一步评估。在可能需要根据骨密度结果选择治疗措施时，建议行骨密度检测。

我国 2015 年发表的一项横断面研究显示，CKD 患者 BMD 下降比例、骨量减少及骨质疏松发生率均明显高于非CKD者；单因素分析显示，CKD与BMD下降相关，但经多因素校正后相关性并不明显。

近年来，国外发表的多项研究均支持对中晚期CKD患者进行骨密度检查。例如，一项关于髋骨、股骨颈BMD（DXA）与非脊柱部位骨折关系的前瞻性研究纳入了2754例70～79岁人群，其中CKD患者587例（21%）。校正后分析显示，股骨颈BMD下降1个标准差，CKD及非CKD患者的骨折风险分别为2.69及2.14；如果仅限于髋骨骨折，则上述风险分别为5.82及3.08。另一项纳入131例透析前CKD患者的平均随访2年的前瞻性队列研究显示，在髋骨、腰椎、桡骨末端及1/3处的BMD（DXA）和桡骨BMD（QCT）基线值，以及每年BMD的下降率，均可预测骨折的发生风险。

四、治疗进展

CKD-MBD的治疗和管理是临床关注的重点。近年来，所有指南均特别强调对CKD患者的生化指标异常要综合分析，做到早期预防、早期诊断、综合管理、综合达标。

既往CKD-MBD管理的经验证实，几个关键环节显著影响患者预后，包括重视并及早识别CKD-MBD患者，明确哪些是管理的核心要素及如何规范化管理以便改善患者预后等。其中，如何使肾脏病临床工作者提高对CKD患者CKD-MBD的认识并进行规范化管理，以延长患者的寿命和生活质量，是临床工作中亟待解决的问题。国际上，肾脏病学家对于CKD-MBD的管理非常重视，相继制定了一些指南用于规范CKD-MBD的诊断和治疗。

1. 降磷治疗 高磷酸盐血症是导致CKD-MBD进展、影响CKD患者预后的主要原因之一。我国的相关指南通过综合回顾文献，结合国际相关指南，考虑我国现状及可行性，将磷目标值定为"接近正常"。

磷的管理依然包括3个主要方面：①饮食管理，严格控制饮食中磷的摄入；②充分透析，尽量清除更多的磷；③磷结合剂的使用。近年也发现，对于磷的管理需要综合考虑，如果不积极控制，也很难使磷达标。饮食管理方面，已经有大量研究支持积极的教育培训可能改善患者的高磷酸盐血症。其中，饮食量、食物结构、含磷添加剂等均可能影响磷的摄入量，而药物对磷摄入的影响与不同药物及制剂相关。我国有研究发现，对于门诊非透析CKD患者，高磷摄入组的iPTH、血钠、24 h尿素氮、24 h尿肌酐、24 h尿磷水平均高于低磷摄入组，且禽畜类对饮食磷摄入量的贡献最大。进一步进行系统评价发现，专业化的强化教育可以明显改善患者的血磷管理，也提示临床医师需要根据患者的具体情况提供科学、合理、可行的饮食建议方案。

磷结合剂是目前临床治疗高磷酸盐血症的主要药物之一。目前，磷结合剂主要分为含铝的磷结合剂、含钙磷结合剂、不含钙和铝的磷结合剂三大类。由于含铝磷结合剂有导致铝蓄积的风险，故临床已经极少使用。近年来，反复强调要重视含钙磷结合剂导致钙负荷增加，且现有证据显示，CKD患者出现心血管钙化是普遍现象，也限制了含钙磷结合剂的使用。大量研究已经证实，非钙磷结合剂对于血磷管理有良好的效果，且可进一步降低CKD患者的心血管事件、心血管病死率和全因病死率。因此，非钙磷结合剂在多个指南上被推荐。但相关指南也特别指出，降磷药物的选择需要个体化考虑，要根据患者的具体情况和预期寿命选择适宜的方案。

近年来，一些新型磷结合剂不断出现，包括含铁磷结合剂及烟酰胺等。含铁磷结合剂在有效降磷的同时可以补充铁。大剂量烟酰胺可以降低蛋鸡体内磷的深度、增加磷排泄及影响肠道钠磷转运蛋白的表达和功能。欧洲的一项研究显示，烟酰胺可降低透析患者的血磷水平。我国的一项临床研究发现，对于长期行血液透析的患者，烟酰胺不仅可明显降低患者的血磷水平，还同时降低患者的FGF23水平。缓释的烟酸长期使用3年仅可以轻度降低血磷水平。碳酸镧联合烟酰胺的安慰剂对照试验发现，对于CKD 3b/4期的非透析患者，碳酸镧和（或）烟酰胺均不会明显降低初始血磷正常患者的血磷水平。

我国对非透析CKD患者的磷管理重视不足。例如，C-STRIDE研究显示，在高磷酸盐血症患者中，71.6%未接受磷结合剂治疗。CDCS研究也提示，我国透析患者高磷血症很普遍。因此，我国对CKD高磷酸盐血症患者的管理任重而道远。

2. 治疗继发性甲状旁腺功能亢进症（secondary hyperparathyroidism，SHPT） 治疗包括积极控制CKD患者的钙磷代谢紊乱、充分透析、合理使用活性维生素D及其类似物或拟钙剂。

维生素D受体激动剂（vitamin D receptor activator，VDRA）包括活性维生素D及其类似物，与维生素D受体（vitamin D receptor，VDR）有较高亲和力。目前，我国临床应用的维生素D受体激动剂主要分为非选择性VDRA（如骨化三醇、阿法骨化醇）和选择性VDRA（如帕立骨化醇）两大类。维生素D受体激动剂治疗SHPT有较长时间的经验，已经取得很好的效果。

拟钙剂是一种可以模拟钙作用于组织而发挥效应的药物，通过变构激活人类器官组织中的钙敏感受体。当拟钙剂作用于甲状旁腺细胞表面的钙敏感受体时，通过控制PTH生物合成和甲状旁腺细胞生长而实现对PTH分泌的抑制作用。对我国相关人群进行的研究显示，西那卡塞可以有效降低透析患者的iPTH。在我国编写的相关专家共识中，建议积极、合理使用拟钙剂，有助于及早控制SHPT患者的iPTH水平。新型拟钙剂伊万卡塞（evocalcet）与西那卡塞相比，同样能够有效降低iPTH，且胃肠道不良反应少。静脉使用的拟钙剂依替卡列肽（etelcalcetide）在SHPT治疗的临床试验中显示出较西那卡塞更好的疗效，两者使iPTH下降30%的比例分别为68.2%和57.7%，下降50%的比例分别为52.4%和40.2%。日本的相关临床研究采用安慰剂对照，依替卡列肽表现出较强的降PTH效果。目前，该药已经在美国等国家获批上市。最新的一项系统综述纳入36项试验共11 247患者，比较拟钙剂的疗效。结果显示，依替卡列肽治疗后iPTH达标率最高，其次为西那卡塞，最后为伊万卡塞（evocalcet）；对于低钙血症发生率，依替卡列肽组更高，但对病死率等的影响，由于数据有限，还不能确定。

手术治疗在我国仍是需要积极采用的一种手段，由于不少患者就诊时PTH过高，出现甲状旁腺明显增大，药物治疗效果差，故需要采用手术等治疗措施。及时有效的手术治疗能够改善生化异常，改善骨密度，降低全因病死率和心血管病死率等。

微波消融也可以治疗那些不能手术的患者。有研究发现，进行微波消融后，部分患者取得了良好效果，但仍然有部分患者无效，其疗效可能与患者选择和操作技术有关。微波消融后，低钙血症的发生率较高，但其他神经损伤等严重并发症并不多见。

3. 预防血管钙化 目前，血管钙化的发生机制仍不完全清楚。近年来，我国对于血管钙化的机制研究做了较多贡献，发表了一系列高水平的结果。拟钙剂等对血管钙化进展有抑制作用。其他一些药物包括硫代硫酸钠、维生素K等抑制血管钙化的作用还需要高质量的临床研究进一步验证。近期一项研究比较了氧化镁与碳吸附剂对血管钙化的影响，发现氧化镁能够延缓冠状动脉钙化，但对主动脉钙化影响不明显，而碳吸附剂无效。

临床研究发现，钙化倾向即初级钙蛋白颗粒向次级钙蛋白颗粒转化的时间[T(50)]可以预测患者钙化和不良预后。CRIC队列研究纳入3404例CKD2～4期患者，发现低T(50)患者发生动脉粥样硬化心血管疾病、终末期肾病的概率更高，且全因病死亡更高，但经过肾小球滤过率和尿蛋白定量调整后，这种相关性消失，提示其不独立于肾功能状况。

近年发现的一种羟基磷灰石形成的抑制剂SNF472，它是一种静脉用的肌醇六磷酸，能够有效抑制体内羟基磷灰石形成，已经在透析患者进行2期临床试验。其中，2b期临床试验将274例患者随机分入3组，SNF472 300 mg（$n=92$）、SNF472 600 mg（$n=91$）、安慰剂（$n=91$）组，随访52周。结果显示，SNF472治疗组的冠状动脉钙化积分增加程度显著低于安慰剂组（11% vs. 20%，$P=0.016$），且明显延缓主动脉钙化进程，不良反应率与安慰剂相当，提示其可能是一个有前景的预防心血管钙化的重要药物。

（李贵森）

参考文献

[1]《活性维生素D的合理应用》专家协作组. 活性维生素D在慢性肾脏病继发性甲旁亢中合理应用的专家共识（修订版）. 中华肾脏病杂志，2005，21（11）：698-699.

[2] Moe S, Drüeke T, Cunningham J, et al. Definition, evaluation, and classification of renal osteodystrophy: a position statement from kidney disease: improving global outcomes(KDIGO). Kidney Int, 2006, 69(11): 1945-1953.

[3] Improving Global Outcomes(KDIGO)CKD-MBD Work Group. KDIGO clinical practice guideline for the diagnosis, evaluation, prevention, and treatment of chronic kidney disease-mineral and bone disorder(CKD-MBD). Kidney Int Suppl, 2009, 78(113): 1-130.

[4] 王莉，李贵森，刘志红. 中华医学会肾脏病学分会《慢性肾脏病矿物质和骨异常诊治指导》. 肾脏病与透析肾移植杂志，2013，22（6）：554-559.

[5] Improving Global Outcomes(KDIGO)CKD-MBD Update Work Group. KDIGO 2017 clinical practice guideline update for the diagnosis, evaluation, prevention, and treatment of chronic kidney disease–mineral and bone disorder(CKD-MBD). Kidney Int Suppl, 2017, 7(1): 1-59.

[6] 刘志红，李贵森. 中国慢性肾脏病矿物质和骨异常诊治指南. 北京：人民卫生出版社，2018.

[7] Liu ZH, Li G, Zhang L, et al. Executive summary: clinical practice guideline of chronic kidney disease - mineral and bone disorder(CKD-MBD)in China. Kidney Dis(Basel), 2019, 5(4): 197-203.

[8] Levin A, Bakris GL, Molitch M, et al. Prevalence of abnormal serum vitamin D, PTH, calcium, and phosphorus in patients with chronic kidney disease: results of the study to evaluate early kidney disease. Kidney Int, 2007, 71(1): 31-38.

[9] Wojcicki JM. Hyperphosphatemia is associated with anemia in adults without chronic kidney disease: results from the national health and nutrition examination survey(NHANES): 2005-2010. BMC Nephrol, 2013, 14(2): 178-182.

[10] Zhou C, Wang F, Wang JW, et al. Mineral and bone disorder and its association with cardiovascular parameters in Chinese patients with chronic kidney disease. Chin Med J(Engl), 2016, 129(19): 2275-2280.

[11] Kong X, Zhang L, Zhang L, et al. Mineral and bone disorder in Chinese dialysis patients: a multicenter study. BMC Nephrol, 2012, 13(2): 116-120.

[12] Wang J, Bieber BA, Hou FF, et al. Mineral and bone disorder and management in the China dialysis outcomes and practice patterns study. Chin Med J(Engl), 2019, 132(23): 2775-2782.

[13] Fukagawa M, Yokoyama K, Koiwa F, et al. Clinical practice guideline for the management of chronic kidney disease-mineral and bone disorder. Ther Apher Dial, 2013, 17(3): 247-288.

[14] 刘志红, 李贵森. 更上层楼: 慢性肾脏病矿物质与骨异常的诊断和治疗. 肾脏病与透析肾移植杂志, 2017, 26(5): 401-402.

[15] Gao P, D'Amour P. Evolution of the parathyroid hormone(PTH)assay--importance of circulating PTH immunoheterogeneity and of its regulation. Clin Lab, 2005, 51(1-2): 21-29.

[16] Melamed ML, Eustace JA, Plantinga LC, et al. Third-generation parathyroid hormone assays and all-cause mortality in incident dialysis patients: the CHOICE study. Nephrol Dial Transplant, 2008, 23(5): 1650-1658.

[17] Monier-Faugere MC, Geng Z, Mawad H, et al. Improved assessment of bone turnover by the PTH-(1-84)/large C-PTH fragments ratio in ESRD patients. Kidney Int, 2001, 60(4): 1460-1468.

[18] Urena P, Bernard-Poenaru O, Ostertag A, et al. Bone mineral density, biochemical markers and skeletal fractures in haemodialysis patients. Nephrol Dial Transplant, 2003, 18(11): 2325-2331.

[19] Fahrleitner-Pammer A, Herberth J, Browning SR, et al. Bone markers predict cardiovascular events in chronic kidney disease. J Bone Miner Res, 2008, 23(11): 1850-1858.

[20] Looker AC, Bauer DC, Chesnut CH 3rd, et al. Clinical use of biochemical markers of bone remodeling: current status and future directions. Osteoporos Int, 2000, 11(6): 467-480.

[21] Scialla JJ, Xie H, Rahman M, et al. Fibroblast growth factor-23 and cardiovascular events in CKD. J Am Soc Nephrol, 2014, 25(2): 349-360.

[22] 许书添, 董建华, 周玉超, 等. 成纤维细胞生长因子23预测重症患者急性肾损伤预后的价值. 肾脏病与透析肾移植杂志, 2019, 28(5): 407-411+417.

[23] Zhang AH, Guo WK, Yu L, et al. Relationship of serum soluble klotho levels and echocardiographic parameters in patients on maintenance hemodialysis. Kidney Blood Press Res, 2019, 44(3): 396-404.

[24] Wei H, Li H, Song X, et al. Serum klotho: a potential predictor of cerebrovascular disease in hemodialysis patients. BMC Nephrol, 2019, 20(1): 63-67.

[25] Milovanova LY, Shvetsov MY, Milovanova SY, et al. Elevated fibroblast growth factor 23 and decreased klotho levels are associated with diastolic dysfunction in CKD G4-5D patients. Kidney Int Rep, 2020, 5(7): 1118-1122.

[26] Yang K, Yang J, Bi X, et al. Serum klotho, cardiovascular events, and mortality in nondiabetic chronic kidney disease. Cardiorenal Med, 2020, 10(3): 175-187.

[27] Yang K, Wang C, Nie L, et al. Klotho protects against indoxyl sulphate-induced myocardial hypertrophy. J Am Soc Nephrol, 2015, 26(10): 2434-2446.

[28] Lv J, Chen J, Wang M, et al. Klotho alleviates indoxyl sulfate-induced heart failure and kidney damage by promoting M2 macrophage polarization. Aging(Albany NY), 2020, 12(10): 9139-9150.

[29] Lin W, Zhang Q, Liu L, et al. Klotho restoration via acetylation of peroxisome proliferation-activated receptor γ reduces the progression of chronic kidney disease. Kidney Int, 2017, 92(3): 669-679.

[30] Liu ZH, Yu XQ, Yang JW, et al. Prevalence and risk factors for vascular calcification in Chinese patients receiving dialysis: baseline results from a prospective cohort study. Curr Med Res Opin, 2018, 34(8): 1491-1500.

[31] Nigwekar SU, Thadhani R, Brandenburg VM. Calciphylaxis. N Engl J Med, 2018, 378(18): 1704-1714.

[32] 邢婕, 张晓良, 谢筱彤, 等. 内脏钙化防御合并重度铁过载一例. 中华肾脏病杂志, 2020, 36(2): 150-153.

[33] 张晓良, 刘玉秋, 刘必成. 钙化防御早期诊治进展. 内科理论与实践, 2018, 13(4): 212-217.

[34] 杨璨鄹, 刘玉秋. 透析患者钙化防御的治疗. 肾脏病与透析肾移植杂志, 2019, 28(6): 580-585.

[35] Udomkarnjananun S, Kongnatthasate K, Praditpornsilpa K, et al. Treatment of Calciphylaxis in CKD: A Systematic Review and Meta-analysis. Kidney Int Rep, 2019, 4(2): 231-244.

[36] Kong X, Tang L, Ma X, et al. Relationship between mild-to-moderate chronic kidney disease and decreased bone mineral density in Chinese adult population. Int Urol Nephrol, 2015, 47(9): 1547-1553.

[37] Yenchek RH, Ix JH, Shlipak MG, et al. Bone mineral density and fracture risk in older individuals with CKD. Clin J Am Soc Nephrol, 2012, 7(7): 1130-1136.

[38] West SL, Lok CE, Langsetmo L, et al. Bone mineral density predicts fractures in chronic kidney disease. J Bone Miner Res, 2015, 30(5): 913-919.

[39] 国家肾脏疾病临床医学研究中心. 中国慢性肾脏病矿物质和骨异常诊治指南概要. 肾脏病与透析肾移植杂志, 2019, 28(1): 52-57.

[40] 张家瑛, 刘景芳, 陈靖. 饮食磷摄入量与慢性肾脏病患者营养状况和钙磷代谢的相关性. 中华肾脏病杂志, 2019, 35(11): 801-808.

[41] 任松, 许明杰, 孟祥龙, 等. 强化教育对维持性血液透析患者高磷血症影响的 meta 分析. 肾脏病与透析肾移植杂志, 2018, 27（2）: 135-140.

[42] Lewis JB, Sika M, Koury MJ, et al. Ferric citrate controls phosphorus and delivers iron in patients on dialysis. J Am Soc Nephrol, 2015, 26(2): 493-503.

[43] Van Buren PN, Lewis JB, Dwyer JP, et al. The phosphate binder ferric citrate and mineral metabolism and inflammatory markers in maintenance dialysis patients: results from prespecified analyses of a randomized clinical trial. Am J Kidney Dis, 2015, 66(3): 479-488.

[44] Ren ZZ, Yan JK, Pan C, et al. Supplemental nicotinamide dose-dependently regulates body phosphorus excretion via altering type II sodium-phosphate co-transporter expressions in laying hens. J Nutr, 2020, 23(3): 34-40.

[45] Lenglet A, Liabeuf S, El Esper N, et al. Efficacy and safety of nicotinamide in haemodialysis patients: the NICOREN study. Nephrol Dial Transplant, 2017, 32(5): 870-879.

[46] Liu XY, Yao JR, Xu R, et al. Investigation of nicotinamide as more than an anti-phosphorus drug in chronic hemodialysis patients: a single-center, double-blind, randomized, placebo-controlled trial. Ann Transl Med, 2020, 8(8): 530.

[47] Malhotra R, Katz R, Hoofnagle A, et al. The effect of extended release niacin on markers of mineral metabolism in CKD. Clin J Am Soc Nephrol, 2018, 13(1): 36-44.

[48] Ix JH, Isakova T, Larive B, et al. Effects of nicotinamide and lanthanum carbonate on serum phosphate and fibroblast growth factor-23 in CKD: The COMBINE trial. J Am Soc Nephrol, 2019, 30(6): 1096-1108.

[49] Mei C, Chen N, Ding X, et al. Efficacy and safety of Cinacalcet on secondary hyperparathyroidism in Chinese chronic kidney disease patients receiving hemodialysis. Hemodial Int, 2016, 20(4): 589-600.

[50] 拟钙剂在慢性肾脏病患者中应用共识专家组. 拟钙剂在慢性肾脏病患者中应用的专家共识. 中华肾脏病杂志, 2018, 34（9）: 703-708.

[51] Fukagawa M, Shimazaki R, Akizawa T. Head-to-head comparison of the new calcimimetic agent evocalcet with cinacalcet in Japanese hemodialysis patients with secondary hyperparathyroidism. Kidney Int, 2018, 94(4): 818-825.

[52] Block GA, Bushinsky DA, Cheng S, et al. Effect of etelcalcetide vs cinacalcet on serum parathyroid hormone in patients receiving hemodialysis with secondary hyperparathyroidism: a randomized clinical trial. Jama, 2017, 317(2): 156-164.

[53] Fukagawa M, Yokoyama K, Shigematsu T, et al. A phase 3, multicentre, randomized, double-blind, placebo-controlled, parallel-group study to evaluate the efficacy and safety of etelcalcetide(ONO-5163/AMG 416), a novel intravenous calcimimetic, for secondary hyperparathyroidism in Japanese haemodialysis patients. Nephrol Dial Transplant, 2017, 32(10): 1723-1730.

[54] Palmer SC, Mavridis D, Johnson DW, et al. Comparative effectiveness of calcimimetic agents for secondary hyperparathyroidism in adults: a systematic review and network meta-analysis. Am J Kidney Dis, 2020, 76(3): 321-330.

[55] Chen L, Wang K, Yu S, et al. Long-term mortality after parathyroidectomy among chronic kidney disease patients with secondary hyperparathyroidism: a systematic review and meta-analysis. Ren Fail, 2016, 38(7): 1050-1058.

[56] Fang L, Wu J, Luo J, et al. Changes in bone mineral density after total parathyroidectomy without autotransplantation in the end-stage renal disease patients with secondary hyperparathyroidism. BMC Nephrol, 2018, 19(1): 142-145.

[57] Zhang Y, Lu Y, Feng S, et al. Evaluation of laboratory parameters and symptoms after parathyroidectomy in dialysis patients with secondary hyperparathyroidism. Ren Fail, 2019, 41(1): 921-929.

[58] Diao Z, Wang L, Li D, et al. Efficacy of microwave ablation for severe secondary hyperparathyroidism in subjects undergoing hemodialysis. Ren Fail, 2017, 39(1): 140-145.

[59] Zhuo L, Zhang L, Peng LL, et al. Microwave ablation of hyperplastic parathyroid glands is a treatment option for end-stage renal disease patients ineligible for surgical resection. Int J Hyperthermia, 2019, 36(1): 29-35.

[60] Cao XJ, Zhao ZL, Wei Y, et al. Efficacy and safety of microwave ablation treatment for secondary hyperparathyroidism: systematic review and meta-analysis. Int J Hyperthermia, 2020, 37(1): 316-323.

[61] Tian BY, Yao L, Sheng ZT, et al. Specific knockdown of WNT8b expression protects against phosphate-induced calcification in vascular smooth muscle cells by inhibiting the Wnt-β-catenin signaling pathway. J Cell Physiol, 2019, 234(4): 3469-3477.

[62] Wang C, Xu W, An J, et al. Poly(ADP-ribose)polymerase 1 accelerates vascular calcification by upregulating Runx2. Nat Commun, 2019, 10(1): 1203-1209.

[63] Xu TH, Qiu XB, Sheng ZT, et al. Restoration of microRNA-30b expression alleviates vascular calcification through the mTOR signaling pathway and autophagy. J Cell Physiol, 2019, 234(8): 14306-14318.

[64] Zhou P, Zhang X, Guo M, et al. Ginsenoside Rb1 ameliorates CKD-associated vascular calcification by inhibiting the Wnt/β-catenin pathway. J Cell Mol Med, 2019, 23(10): 7088-7098.

[65] Zhou J, Zhou H, Liu C, et al. HDAC1-mediated deacetylation of LSD1 regulates vascular calcification by promoting autophagy in chronic renal failure. J Cell Mol Med, 2020, 45(3): 67-72.

[66] Chen B, Zhao Y, Han D, et al. Wnt1 inhibits vascular smooth muscle cell calcification by promoting ANKH expression. J Mol Cell Cardiol, 2019, 135(13): 10-21.

[67] Sakaguchi Y, Hamano T, Obi Y, et al. A randomized trial of magnesium oxide and oral carbon adsorbent for coronary artery calcification in predialysis CKD. J Am Soc Nephrol, 2019, 30(6): 1073-1085.

[68] Bundy JD, Cai X, Mehta RC, et al. Serum Calcification Propensity and Clinical Events in CKD. Clin J Am Soc Nephrol, 2019, 14(11): 1562-1571.

[69] Perelló J, Ferrer MD, Del Mar Pérez M, et al. Mechanism of action of SNF472, a novel calcification inhibitor to treat vascular calcification and calciphylaxis. Br J Pharmacol, 2020, 34(2): 34-39.

[70] Salcedo C, Joubert PH, Ferrer MD, et al. A phase 1b randomized, placebo-controlled clinical trial with SNF472 in haemodialysis patients. Br J Clin Pharmacol, 2019, 85(4): 796-806.

[71] Raggi P, Bellasi A, Bushinsky D, et al. Slowing progression of cardiovascular calcification with snf472 in patients on hemodialysis: results of a randomized phase 2b study. Circulation, 2020, 141(9): 728-739.

第六节 高原慢性肾脏病特点及诊治进展

西藏自治区地处青藏高原，平均海拔在4000 m以上，被誉为"世界屋脊"。西藏自治区的常住人口达324万，由于高原低压性缺氧的环境，使得长期生活在高原的人群为了适应这种特殊状态，出现了特有的高原病，如高原性红细胞增多症、高原性心脏病、高原性肺动脉高压等。高原地区人群各脏器包括肾脏长期处于缺氧状态，本节探索高原慢性肾脏病患者不同于平原地区患者的特点。

一、流行病学特征

慢性肾脏病的发生率在全球迅速增长，已成为全球性公共卫生问题。美国CKD的发生率为13.0%。2012年，中国慢性肾脏病流行病学调查显示，我国CKD的发生率达10.8%，约有1.2亿成年CKD患者，而CKD知晓率仅为12.5%。我国各地CKD的发生率不一，上海为11.8%，北京为13.0%，广州为12.1%。由于西藏自治区的医疗条件相对落后、地广人稀，关于西藏自治区CKD发生率的大样本量研究稀少。2011年，余学清等对拉萨市及当雄县的居民进行流行病学调查。结果发现，西藏自治区的CKD发生率达19.1%，知晓率仅为5.3%；CKD1～5期的发生率分别为12.8%、4.6%、1.1%、0.3%和0.3%，白蛋白尿的发生率为16.2%（14.1%～18.2%），血尿的发生率为3.9%（2.8%～4.9%），eGFR下降[<60 ml/（min·1.73 m^2）]的发生率为2.1%（1.3%～2.8%）。西藏自治区不同海拔地区的CKD发生率也不同，林芝市（海拔2900 m）、拉萨市（海拔3650 m）、安多县（海拔4700 m）男性CKD发病率分别为27.6%、19.3%、23.4%，女性CKD发病率分别为37.0%、30.3%、30.4%。进一步分析发现，拉萨市男女的CKD发生率均较低，提示高原地区间CKD发生率的差异可能与经济、医疗发展相关。总之，与我国平原地区相比，西藏高原地区CKD存在发生率更高、知晓

率更低的严峻问题。

二、病因构成

我国终末期肾病的首要原因为各种肾小球肾炎。在西藏高原地区CKD患者的病因中，也是以肾小球疾病为首，糖尿病肾病列第2位，不同之处在于西藏高原地区CKD病因中梗阻性肾病、泌尿系统结核占12%，具体见表1-6-4。西藏高原地区的空气稀薄，为结核病高发区，结核发生率居全国第1位，且存在不能及时诊疗的情况。1986—1988年，西藏自治区人民医院统计，因泌尿生殖系统结核住院的患者占泌尿外科住院患者的15.5%，2000年以后该占比有所下降，但发生率没有明显下降。由于患者就诊时病情较为严重，手术切除器官比例高，部分患者出现肾功能受损，故泌尿系统结核在CKD病因中占了一定比例。西藏高原地区CKD患者的糖尿病检出率低于我国CKD患者的平均水平（2.9% vs. 4.9%），高血压检出率高于我国CKD患者的平均水平（38.8% vs. 30.2%），考虑与藏族人群高盐、高脂的饮食结构和居住环境海拔高相关。

表1-6-4 高原地区425例CKD患者的基本信息

参数	CKD1期	CKD2期	CKD3期	CKD4期	CKD5期	P值
例数（例）	168	43	52	61	101	
男性（%）	88（52.4%）	35（81.4%）	40（76.9%）	46（75.4%）	73（72.3%）	0.001
年龄（岁）	39.95±12.70	49.07±12.58	46.58±14.69	54.52±16.18	50.74±15.13	<0.000
海拔（m）	3883.3±409.52	3797.26±366	3825.62337.34	3822.0±452.74	3816.56±439.33	0.594
BMI（kg/m²）	24.63±4.60	24.56±5.06	23.34±2.90	22.56±3.72	22.78±3.17	0.001
Hb（g/L）	160.67±38.20	163.09±41.58	127.56±26.66	104.90±30.92	89.29±25.27	<0.000
HCT（%）	47.08±10.25	47.56±11.61	37.76±9.14	31.98±8.00	26.28±7.62	<0.000
BUN（mmol/L）	5.11±1.87	7.83±2.97	3.37±7.45	17.77±6.31	33.10±13.07	<0.000
Cr（μmol/L）	65.29±15.65	113.43±14.22	186.13±31.87	318.19±56.85	859.07±405.64	<0.000
UA（μmol/L）	362.45±107.56	445.88±110.04	453.35±122.66	424.61±95.70	474.10±137.84	<0.000
ALB（g/L）	29.41±.59	30.94±.43	29.779±.78	33.12±.37	29.21±.80	0.035
CRP（mg/L））	12.56±38.83	11.90±35.43	26.82±50.29	23.79±61.57	36.80±50.97	0.002
基础肾脏疾病[例/百分比（%）]						
原发性肾小球肾炎	129/76.8	21/48.8	21/40.4	14/23.0	48/47.5	
糖尿病肾病	20/11.9	10/23.3	12/23.1	12/19.7	25/24.8	
高血压肾病	3/1.8	3/7.0	5/11.5	9/4.9	9/4.0	
梗阻性肾病	1/0.6	1/2.3	3/5.8	13/21.3	13/12.9	
泌尿系统结核	9/5.4	2/4.7	3/5.8	4/6.6	2/2.0	

注：BMI. 体重指数；Hb. 血红蛋白；HCT. 血细胞比容；BUN. 血尿氮素；Cr. 肌酐；UA. 尿酸；ALB. 白蛋白；CRP. C反应蛋白

1. 肾小球疾病 肾小球疾病通常需要行肾脏病理检查以明确病理类型，从而指导临床治疗。高原地区因技术受限，CKD的病理资料极其有限，治疗主要依靠临床经验。自2015年组团式援藏后，在援藏专家及对口单位的支持下，西藏地区数家医院开展了肾活检穿刺术，将病理标本送到对口医院进行病理活检。由此，我国逐步开始积累高原地区肾脏病的病理资料，以更好地指导治疗、判断预后。

现有的病理资料显示，膜性肾病最常见，IgA肾病次之。既往西藏军区总医院对107例肾活检结果进行分析，发现原发性肾小球病中最常见的病理类型是足细胞病（63.5%），膜性肾病（18.9%）次之；由于目前肾活检病理数少，且选择肾穿刺的患者中多表现为肾病综合征，故不能全面反映高原地区肾脏病理类型的分布。高原地区肾小球疾病患者的病情比平原地区的患者更重，可能与肾脏长期缺氧加重肾脏损伤相关。一项研究显示，27例高原地区IgA肾病患者与平原地区IgA肾病患者相比，具有尿蛋白量更高、血白蛋白更低、肾病综合征和高血压发生率高、病理表现偏重等特点；由于临床及病理偏重，高原地区患者使用激素及免疫抑制药治疗明显更多。急性缺氧状态下，蛋白尿增加，原因可能是肾小球毛细血管通透性增加或影响肾小管重吸收功能导致。慢性缺氧对肾脏的损伤机制尚不清楚，临床中部分高原地区的患者在平原地区居住一段时间后，尿蛋白量可减少，返回高原地区后又回升。目前，由于肾脏病理检查的病例数仍较少，高原地区患者的发病机制、高原缺氧因素参与的程度、与平原地区肾脏病病理改变的异同之处、长期随访情况等无大样本的临床研究结果，尚需进一步累积病例以研究高原地区肾脏病的病理特点及预后等。

2. 糖尿病肾病 糖尿病肾病是发达国家导致终末期肾病的第1位原因，也是我国包括西藏高原地区导致终末期肾病的第2位原因。近年来，随着糖尿病患者的显著增加，糖尿病肾病的发生率也呈明显的增长趋势。2013年，我国成年人的糖尿病发生率达11.6%。2017年3月至2018年1月，对甲状腺疾病和糖尿病的全国调查研究数据库进行分析，发现拉萨市藏族成年人的糖尿病发生率为4.42%，低于全国水平，考虑与藏族的饮茶习惯、高海拔热量消耗大等因素相关。目前，西藏高原地区糖尿病患者的住院人数正在逐年增加，糖尿病发生率也呈增加趋势。西藏高原地区糖尿病患者对糖尿病知晓率低、诊治不规范，主要表现为：①诊治不及时。确诊糖尿病后，未使用降糖药物的患者比例高，可达48.3%。这部分患者的空腹血糖、糖化血红蛋白较使用药物的患者更高，并发症发生率更高，对糖尿病的认识欠缺，且西藏高原地区资源相对缺乏，就医困难，患者不能得到及时诊治。②用药不规范，持续性差，用药患者中15.4%不知晓具体的药物情况，在治疗过程中存在随意停药、换药现象。③应用西药比例低。目前并没有循证医学证明藏药治疗糖尿病的安全性及有效性，但是该地区藏药的使用比例达到10.4%，这部分患者的空腹血糖及糖化血红蛋白达标率较西药低。

对西藏自治区某医院糖尿病肾病患者的资料进行分析，发现：①DKD患者确诊时平均糖尿病病程为（7.54±6.51）年（0～29年）。糖尿病病程接近平原地区，但存在患者就诊晚、存在诊断时间记忆误差等情况。②患者就诊时血浆白蛋白水平为（29.32±6.75）g/L，尿蛋白定量为（4.28±2.68）g/24 h，肌酐水平为（232.8±245.4）μmol/L，确诊糖尿病的同时诊断为DKD的患者比例高（81/151，53.6%），说明患者诊断DKD时肾脏损伤已经比较重。既往也有文献报道，居住在1700 m海拔的2型糖尿病患者比海平面的患者具有尿蛋白量更高（146 g/min *vs.* 89 g/min）、蛋白尿发生率更高（57% *vs.* 33%）、血肌酐水平更高（92 μmol/L *vs.* 74 μmol/L）、eGFR更低[83 ml/（min·1.73 m^2）*vs.* 91 ml/（min·1.73 m^2）]的特点。③从诊断DKD到进入透析时间短，37例糖尿病肾病透析患者中确诊肾病到透析病程为（1.41±1.21）年（0～5年），其中5例诊断DKD时即进入透析。④约60%的糖尿病肾病伴有镜下血尿，比例高于国内其他地区，但是这部分患者中无法除外糖尿病肾病合并非糖尿病肾病的病例。⑤糖尿病肾病病理以Ⅲ～Ⅳ型居多，K-W结节比例高达65.22%，主要考虑还是与就诊时间晚相关。⑥国内研究显示，DKD患者的肾活检病理合并非糖尿病肾病中最常见的以IgA肾病和膜性肾病为主，而西藏高原地区糖尿病肾病合并非糖尿病肾病中以肾小管间质肾炎、缺血性肾损伤为主。在46例病理确诊的DKD患者中，14例合并缺血性肾损伤，6例合并急性/亚急性肾小管间质肾病。尚需继续累积病理资料，总结西藏高原地区糖尿病肾病的病理特点。⑦糖尿病其他并发症重，发病率高。糖尿病合并高血压的概率达97.8%，糖尿病眼病比例达74.8%。因此，西藏高原地区糖尿病肾病的现况不容乐观，需要继续加强对糖尿病的宣传工作，提高患者对糖尿病的认识，加强医疗工作者的诊治工作，延缓糖尿病并发症的发生。

三、慢性肾脏病的并发症情况

1. 肾性贫血 促红细胞生成素（erythropoietin，EPO）是正常生理状态下红细胞祖细胞增生和分化的主要驱动因子。人体中90%的循环EPO由肾脏产生。EPO在高原地区的人群中分泌增加：随着海拔升高，缺氧1~2 h后开始释放EPO，24~48 h达到高峰，当血细胞比容（HCT）代偿性升高后，EPO再次回到基线水平，故高原地区普通人群的血红蛋白水平普遍较平原地区的普通人群高。同样在eGFR无明显差异的情况下，西藏高原地区肾功能轻、中度异常的CKD患者的血红蛋白水平也高于平原地区如北京的CKD患者（表1-6-5）。

表1-6-5　北京与西藏自治区IgA肾病组的临床资料

项目	西藏组	北京组	P
总数（例）	27	380	
血肌酐（μmol/L）	123.5±95.7	130.8±83.4	0.664
eGFR [ml/(min·1.73 m^2)]	79.8±42.3	69.7±21.2	0.126
血红蛋白（g/L）	140.1±32.6	130.5±19.8	0.021
血细胞比容	41.2±13.2	38.2±5.8	0.026

肾性贫血是CKD患者常见的并发症之一，随着CKD进展，贫血的发生率和严重程度逐渐加重。有研究显示，425例高原地区透析前CKD患者的贫血检出率为48.5%，CKD1~5期患者贫血的检出率分别为14.3%、23.3%、50.0%、83.6%、93.1%；接近上海25家医院非透析CKD患者的贫血检出率（51.5%），CKD1~5期的贫血检出率分别为22.4%、30.0%、51.1%、79.2%、90.2%。可见高原地区与平原地区CKD各期贫血检出率的差异不显著，提示贫血仍是高原地区CKD患者常见的并发症之一。高原地区肾功能较好的CKD患者的EPO仍会不同程度地代偿性分泌增加，故血红蛋白水平相对较高，CKD1~3期患者的血红蛋白平均值分别为（160.7±38.2）g/L、（163.1±41.6）g/L、（127.6±26.7）g/L，高于平原地区CKD1~3期的患者[（137.39±15.05）g/L、（138.08±15.59）g/L、（124.80±21.77）g/L]。而高原地区CKD4~5期患者的贫血程度更严重，血红蛋白平均值分别为（104.9±30.9）g/L、（89.3±25.3）g/L，低于平原地区CKD4~5期的患者[（110.74±19.02）g/L、（104.23±26.64）g/L]。推测西藏高原地区CKD晚期患者由于肾脏损伤严重，EPO代偿性分泌不足。

我国《肾性贫血诊断与治疗中国专家共识》（2018修订版）将治疗目标设定在血红蛋白≥110 g/L，不推荐>130 g/L。目前，临床治疗肾性贫血的主要手段包括外源性注射重组人促红细胞生成素和铁剂。

高原地区 110 例规律进行血液透析患者的贫血达标情况见表 1-6-6，37.3% 患者的血红蛋白＜110 g/L，考虑与透析不充分、炎症状态、失血等因素相关，贫血不达标率接近平原地区行血液透析的患者（36.9%）；在高原地区行血液透析的患者中，38.2% 患者的血红蛋白≥130 g/L，其中未使用促红细胞生成素的患者占 41.8%，血红蛋白为 130～188 g/L，EPO 为（67.94±183.93）mU/ml，高于国内外相关指南及专家共识中"不推荐血红蛋白＞130 g/L"，最高达到 188 g/L，即绝大部分患者停用了促红细胞生成素、铁剂。高原地区 CKD 患者进入透析前贫血的检出率为 90.2%，给予外源性注射重组人促红细胞生成素和铁剂治疗后，效果显著，部分患者停止贫血治疗后血红蛋白水平仍高出贫血治疗的目标值，原因目前尚不清楚。因此，高原地区 CKD 患者是否适宜行目前相关指南推荐的肾性贫血的诊断、贫血治疗的目标，尚需要更多的循证医学证据。

表 1-6-6 拉萨市与低海拔地区血液透析患者的贫血达标情况

项目	拉萨市	低海拔透析中心
总数（例）	110	—
血红蛋白（g/L）		
＜90	14（12.7%）	21.0%
90～100	8（7.3%）	15.9%
100～110	19（17.3%）	41.7%
110～120	11（10%）	
120～130	16（14.5%）	21.4%
＞130	42（38.2%）	
EPO（3000 U 的规格，静脉注射）		
0 次	46（41.8%）	—
1 次/周	12（10.9%）	—
2 次/周	27（24.5%）	—
3 次/周	25（22.7%）	—

注："—"表示无数据

新一代治疗肾性贫血的口服抗贫血药物——缺氧诱导因子脯氨酰羟化酶抑制药（HIF-PHI），可有效提升血红蛋白水平，已被多项临床研究证实。在高原地区，人体本身已处于相对缺氧的状态，HIF-PHI 是否还能够像在平原地区一样启动缺氧诱导因子（HIF）通路，从而促进红细胞生成，尚无临床研究结果。目前的临床经验显示，HIF-PHI 已在西藏高原地区的少量 CKD 患者中使用，显示出较好的有效性，但尚需更广人群、更长周期的临床研究加以证实。

2. CKD-MBD CKD-MBD 是 CKD 患者常见的并发症之一，常导致心血管并发症及不良预后。我国 2016 年的 CNRDS 统计结果显示，我国终末期肾病患者的钙磷达标率低，血液透析患者的钙、磷、PTH 达标率分别仅为 53.4%、36.2%、55.3%。2019 年，西藏高原地区 5 家透析中心共 146 例血液透析患者的研究资料显示，透析病程达 24（13～46）个月，血钙、磷、PTH 达标率低，按照 KDIGO 标准，3 项指标的达标率分别为 40.4%、29.7%、47.1%，远低于 DOPPS 3（50.4%、49.8%、31.4%）和 DOPPS 4（56.0%、54.5%、35.3%），且接受阿法骨化醇治疗的患者只占 51.4%（75/146）；治疗组与未治疗组相比，血磷、PTH更加理想。西藏高原地区CKD-MBD患者的管理面临知晓率、治疗率与达标率更低的严峻挑战。这种现况除了与高海拔、生活习惯有关外，未及时进行合理的治疗是更重要的因素。西藏高原地区的部分专科医师对CKD-MBD的早期评估和干预意识欠缺。此外，针对CKD-MBD的干预手段也存在一定欠缺。例如，不含钙磷结合剂（司维拉姆）近2年才进入医院的医保目录；西那卡塞、帕立骨化醇等药物未进入医保目录；西藏高原地区存在很多严重的继发性甲状旁腺功能亢进症患者需要进行手术治疗，但相关手术还未开展等。目前，西藏高原地区仍有很多CKD-MBD患者得不到及时有效的治疗，故加强西藏高原地区肾脏专科医师的规范化诊治显得尤为重要。

3. 其他并发症 目前，高原地区CKD患者的其他并发症如高血压、心血管事件、脑血管事件、营养不良等的发生情况缺少相关的统计数据，未来需要开展更多这方面的研究，以全面了解高原地区CKD患者并发症的发生情况。

四、肾替代治疗

1. 血液透析现状 血液透析是各国终末期肾病的最主要的肾替代治疗方法。在西藏高原地区的患者中，选择血液透析者居多。目前，西藏自治区除了阿里、那曲以外，其余各地市均成立了血液透析室，现有9家医院可以提供血液透析治疗，共有患者约400例，其中西藏自治区人民医院的血液透析患者达160例。约15%的患者每周透析少于3次，每次240 min，主要原因为费用不足。西藏自治区绝大部分患者的透析血流量在250～300 ml/min，使用的抗凝药物以低分子肝素及普通肝素为主，出血风险高的患者给予无肝素加盐水冲管。25%的患者使用深静脉cuff导管，75%使用动静脉内瘘。西藏自治区血液透析中心存在的主要问题包括：①医护人员相对不足、工作负荷重、大部分护士只接受了初级血液净化知识及技能培训。②没有配备与功能相适应的信息管理系统，缺乏高原地区血液净化流行病学数据，在一定程度上造成透析资料的丧失，对资料收集统计分析及质量控制工作不利。③对透析患者的监测不到位，对慢性并发症管理欠佳；同时，因高海拔的特殊环境，透析患者在海拔升高的状态下血压升高、水负荷也会增加，故心血管事件风险增高。

2. 腹膜透析现状 腹膜透析简便易行、费用低，对于医疗资源占用较少，是非常适合西藏高原地区的一种治疗方式，但在西藏高原地区，患者选择腹膜透析往往是因为居住地远没有血液透析中心或交通不便等客观原因，故选择腹膜透析的患者大多为农、牧民，他们普遍文化水平低、居住环境较差、无菌操作意识差。由于上述原因，腹膜透析患者腹膜炎的问题尤为突出，西藏自治区人民医院现有腹膜透析患者约75例，腹膜炎的发病率为1/35.8患者月，显著高于平原地区大型腹膜透析中心报道的1/68患者月～1/60患者月。西藏高原地区腹膜炎患者首次出现腹膜炎的时间距开始透析的平均时间为（13.7±10.0）个月。临床观察发现，西藏高原地区腹膜透析导致的腹膜炎中，58.1%为换液操作不规范，22.1%为肠道感染，10.5%为导管引流不畅；84.9%进行了腹膜透析液培养，其中47.9%为阴性培养结果，阳性结果中主要以表皮葡萄球菌、金黄色葡萄球菌、大肠埃希菌、口腔链球菌为主。根据《ISPD关于腹膜炎预防及治疗的推荐：2016年更新》的建议，腹膜透析液培养阴性腹膜炎的比例应不大于15%，西藏高原地区培养阴性率高的原因主要考虑部分患者出现疑似腹膜炎的症状后，由于居住分散，没有条件及时赶到医院留取标本送检，为避免延误治疗，医师往往在进行腹膜透析液培养前就已根据临床经验指导患者经验性使用抗生素；此外，还有早期腹膜透析液注入普通试管送检验科而未直接接种入培养瓶中。经过对培养时机和方法的改进，现在培养阳性率已明显提高。频繁发生的腹膜炎严重影响了腹膜透析患者的生活质量，为患者造成了严重的生理、社会和经济负担。同时，腹膜透析患者由于居家治疗，随访性差，仅在门诊开药取药，对腹膜透析患者并发症的评估管理工作跟进得不够。

3. 肾移植 由于西藏高原地区未开展肾移植手术，肾移植前配型、肾移植手术、肾移植后随诊的患者都会到平原地区的各大医院就诊。因此，这部分信息分散，无统一的数据库。

五、慢性肾脏病的一体化管理

目前，西藏高原地区的CKD管理模式以门诊管理为主，但肾脏病管理小组仅限于肾脏内科医师、护士，营养师、心理咨询师均未参与。门诊管理依赖于患者遵医嘱复诊的状况，缺少患者门诊档案的建立及对患者的主动随访，治疗欠缺监督管理。由于CKD具有病程长、治疗周期长、病情反复、无可逆性等特点，很多患者失访后，主治医师对其病情变化也不得而知。健康教育及心理辅导更是缺乏，以至有的患者放弃透析治疗，故西藏高原地区CKD的一体化管理尚处于原始初级状态，社区及基层医院的参与度极少，对CKD的早发现、早诊断、早干预及延缓CKD的进展未能很好地发挥作用。患者就诊过晚、乱用药的现象在高原地区更明显。随着西藏高原地区各医院肾脏科的发展，需要加强肾脏科医师的专科培训，同时对社区医疗人员进行系统培训，加强CKD患者的自我管理能力，在实践中探索出适合西藏高原地区的CKD管理之路。

（党宗辉　阿　勇）

参 考 文 献

[1] Hallan S I, Coresh J, Astor B C, et al. International comparison of the relationship of chronic kidney disease prevalence and ESRD risk. J Am Soc Nephrol, 2006, 17(8): 2275-2284.

[2] Shi Z, Zhou P, Zhang C. Prevalence of chronic kidney disease in China. Lancet, 2012, 380(9838): 214-217.

[3] Nan C, Weiming W, Yanping H, et al. Community-based study on CKD subjects and the associated risk factors. Nephrol Dial Transplant, 2013, 11(7): 2117-2123.

[4] Zhang L X, Zhang P H, Wang F, et al. Prevalence and factors associated with CKD: a population study from Beijing. American Journal of Kidney Diseases, 2008, 51(3): 353-357.

[5] Wei C, Weiqing C, Hui W, et al. Prevalence and risk factors associated with chronic kidney disease in an adult population from southern China. Nephrology, Dialysis, Transplantation, 2009, 12(4): 1205-1212.

[6] Chen W, Liu Q, Wang H, et al. Prevalence and risk factors of chronic kidney disease: a population study in the Tibetan population. Nephrology, Dialysis, Transplantation, 2011, 26(5): 1592-1599.

[7] Zhang L, Wang Z, Chen Y, et al. Prevalence and risk factors associated with chronic kidney disease in adults living in 3 different altitude regions in the Tibetan Plateau. Clinica Chimica Acta, 2018, 481(34): 212-217.

[8] 阿勇，党宗辉，次仁罗布，等. 西藏地区慢性肾脏病患者贫血现状调查. 中华肾脏病杂志, 2016, 32（1）: 928-930.

[9] 张灵霞，孙颖，杨玲，等. 西藏结核病流行状况. 临床肺科杂志, 2011, 16（8）: 1268-1269.

[10] 李传洪，王建业，王峰，等. 西藏地区泌尿生殖系结核临床资料分析（附179例报告）. 现代泌尿外科杂志, 2011, 32（2）: 172-174.

[11] 周岩，李川，龚运兵，等. 107例西藏高原地区肾活检患者病理资料分析. 医学研究生学报, 2014, 56(11): 1188-1190.

[12] 张蕾, 党宗辉, 李国梁, 等. 西藏地区IgA肾病的临床及病理特征分析. 中华肾脏病杂志, 2018, 34（11）: 851-852.

[13] Winterborn M H, Bradwell A R, Chesner I M, et al. The origin of proteinuria at high altitude. Postgraduate Medical Journal, 1987, 63(737): 179-181.

[14] Xu Y, Wang L, He J, et al. Prevalence and control of diabetes in Chinese adults: the China metabolic risk factor study. Circulation, 2013(12): 11-17.

[15] 张泽鑫, 罗樱樱, 刘林, 等. 拉萨地区藏族成年人群糖尿病前期及糖尿病患病率初步调查分析. 中国糖尿病杂志, 2019, 27（8）: 567-571.

[16] 李艳, 罗樱樱, 杨丽辉, 等. 拉萨地区2型糖尿病住院患者降糖治疗分析. 中国医刊, 2018, 53（4）: 390-393.

[17] 金波, 刘志红, 葛永纯, 等. 肾活检患者中糖尿病肾病流行病学特点的变迁. 肾脏病与透析肾移植杂志, 2009, 18（2）: 133-139.

[18] Sayarlioglu H, Erkoc R, Algun E, et al. Nephropathy and retinopathy in type 2 diabetic patients living at moderately high altitude and sea level. Renal Failure, 2005, 27(1): 67-71.

[19] Schmidt W, Spielvogel H, Eckardt KU, et al. Effects of chronic hypoxia and exercise on plasma erythropoietin in high-altitude residents. Journal of Applied Physiology, 1993, 74(4): 1874-1880.

[20] Li Y, Shi H, Wang W M, et al. Prevalence, awareness, and treatment of anemia in Chinese patients with nondialysis chronic kidney disease: First multicenter, cross-sectional study. Medicine, 2016, 95(24): 3872-3878.

[21] Li Z, Mia W, Fanfan H, et al. Anemia management in the China dialysis outcomes and practicepatterns study. Blood Purification, 2016, 13(2): 55-59.

[22] Dang Z H, Tang C, Li G L, et al. Mineral and bone disorder in hemodialysis patients in the Tibetan Plateau: a multicenter cross-sectional study. Renal Failure, 2019, 41(1): 636-643

[23] 党宗辉, 徐大民, 许戎, 等. 西藏地区腹膜透析患者现状调查. 肾脏病与透析肾移植杂志, 2017, 12（5）: 53-56+60.

[24] Yu X, Yang X. Peritoneal dialysis in China: meeting the challenge of chronickidney failure. American Journal of Kidney Diseases, 2015, 65(1): 147-151.

第二篇 肾脏替代治疗篇

第一章 血液净化新技术应用进展

第一节 血液透析滤过应用现状

1978年，Leber等首先提出通过综合血液透析（hemodialysis，HD）和血液滤过（hemofiltration，HF）的优点来提高血液透析质量的技术，即"血液透析滤过（hemodiafiltration，HDF）"。HDF是一种联合运用对流清除和弥散清除的血液净化方式，采用高通量膜，通过对流作用和弥散作用转运溶质，这种膜的特征为超滤系数>20 ml/（h·mmHg），对β2微球蛋白的筛滤系数>0.6。由于这种技术清除尿毒症毒素的溶质分子量范围较大，可能为患者带来更多益处并改善预后。Von Albertini等首先将HDF用于临床，并得到了短时、高效的治疗效果。

一、血液透析滤过的基本原理

常规的血液透析主要是利用尿毒症毒素分子的势能产生弥散作用，进而清除尿毒症毒素。弥散作用对毒素的清除与毒素分子的半径呈反比，故常规的血液透析对高分子量毒素的清除效果不如低分子量毒素，即使高分子量毒素能够顺利通过透析膜的孔隙，其清除作用也会因弥散率而受限。大容量超滤可以清除更多的高分子量毒素，超滤时液体流动携带毒素通过膜孔，此过程称为对流；只要毒素分子可以顺利通过膜孔，对流转运率就不受毒素分子大小的影响。对流转运依靠溶剂牵引作用，溶质通过大量的液体流动进行跨膜转运，其作用与溶质分子量无关。溶质对流的清除取决于透析器的超滤系数，其范围为0～1.0。

二、血液透析滤过的基础

HDF是一种杂合的血液净化方式，即在同一透析器上结合对流和弥散2种溶质转运方式。

（一）血液透析滤过中弥散和对流的清除率

总清除率包括弥散和对流清除率的总和。超滤量和透析膜的溶质筛选系数影响对流的清除率。超滤量是指为了纠正细胞外液超负荷容量和增强对流效率而注入的"替换或置换液"量的总和。

欧洲肾脏协会-欧洲透析和移植协会（EUDIAL）为了描述HDF的清除率提出了以下公式：

弥散清除率（KD）=1−eKoA×[（Qb−Qd）/（Qb×Qd）]/（1/Qb）−（1/Qb）×eKoA×（Qb−Qd）/（Qb×Qd）。其中，Qb为血流速，Qd为透析液流速，eKoA为透析器面积相关溶质转运系数。

对流清除率（KC）=Qb-KD/Qb×Qf×S。其中，Qf为对流速率，S为筛滤系数。

总清除率（KT）=（KD+KC）×DF。其中，DF为稀释因子，受不同置换液注入方式影响。

（二）置换液的注入方式

后稀释（置换液可输入透析器通路的下游）、前稀释（置换液可输入透析器通路的上游）、混合稀释（置换液可输入透析器通路的上下游）、中稀释（透析器血液通路的中部）。

1. 后稀释 大部分HDF采用后稀释。后稀释可以在置换液容量既定的情况下尽量增加清除率。但后稀释常导致透析膜表面凝血和蛋白质沉积（结垢）。凝血和结垢与透析器内的红细胞比容及蛋白质浓度明显增加有关，由HDF采用高超滤率引起。凝血和结垢可因孔隙面积减小和弥散通路延长而增加跨膜压差（transmembrane pressure，TMP），降低对弥散毒素的清除作用。暂时降低超滤率可逆转结垢，但凝血一旦形成就不可逆，需要更换滤器或停止治疗。在超滤率＞血流率的25%时，凝血和结垢风险会随之增加。但有的系统可以根据超滤率的测量值持续控制TMP，超滤率可达到血流率的30%。一般的HDF系统都有运行TMP控制模式的硬件，但可能需要进行软件更新。血流中断时，结垢和凝血的可能性增加。因此，使用HDF时需要建立可靠的血管通路。在间歇性治疗中，推荐成人体外血流率至少为350 ml/min，儿童至少为5~8 ml/（min·kg）或150~240 ml/（min·m²）。HDF也需要全程充分抗凝，且不能有任何增加血液黏度的情况，如高血细胞比容、冷球蛋白血症及丙种球蛋白血症。

2. 前稀释 如果患者无法接受后稀释，可联合应用前稀释或混合稀释。与TMP反馈控制进行前稀释时，置换液输注在自滤前稀释血液成分，从而降低结垢和凝血风险，大大增加超滤率（通常＞60%血流率）。前稀释不能完全消除结垢和凝血的风险，因为其通常使用较高的超滤率。由于稀释降低了透析器中抗凝药的浓度，故与传统透析相比，前稀释可能还会增加患者的凝血风险。尽管超滤率更高，但前稀释的清除率比后稀释更低。这是因为上游输注降低了血液和超滤液中溶质的浓度，从而减少了弥散清除和对流清除。为达到相同的清除率，前稀释的输注率必须远高于后稀释。

3. 混合稀释 混合稀释使用标准高通量透析器。置换液通过2条通路输入血液，透析器上下游各一条。混合稀释结合了前稀释和后稀释两者的作用，以达到最佳的清除率。HDF系统可根据不同点位的压力值来调整超滤率及上游和下游的输注速率，在达到最大清除率的同时避免凝血或膜孔过度阻塞。

4. 中稀释 中稀释使用特殊的透析器，输注液通过位于透析器血液通路中途的一个额外接口进入血液。有学者认为，这种HDF系统结合了前稀释和后稀释的益处。

（三）血液透析滤过的注意事项

1. 血管通路 采用HDF的患者需要外周通路能满足体外血流速率至少＞250 ml/min或更高。

2. 高通量透析器 透析膜应具有较高的水通透性[超滤系数＞50 ml/（h·mmHg）]、较高的溶质通透性（β2微球蛋白的筛滤系数＞0.6）及比较合适的膜面积（1.60~1.80 m²）。此外，还需要较低的血流阻力（纤维束内径＞200 μm，有足够数量的纤维束且纤维束长度＜30 cm），可以防止血液浓缩，并有利于超滤。

3. 在线生成置换液 实时制备不限量的无菌、无致热源的置换液。临床研究显示，这一方法安全、可靠和经济。这一过程对通过专用消毒滤器获得的透析液进行"冷灭菌法"处理，生产出无菌、无致热源的透析液（超纯透析液）。这种输注模式包括一台可调节的输注泵，输注泵可被设定为0~250 ml/min的速度工作，生成的超纯透析液通过输注泵再经过第2个超滤器，经过

2次滤过的置换液被输注到患者的血液中，灭菌的滤器与透析液通路相连并在透析机消毒时一同进行消毒。为了保证滤器对细菌内毒素的截流能力，需要根据微生物水平（或使用次数、周期）定期进行更换。

4. 水质 以对流方式参与治疗的透析用水必须执行严格的纯化标准。对水的高纯化产生了"超纯水"的概念（严格无菌和无致热源的水），包括化学和微生物水平上的纯净。生产超纯水的过程为先进性预处理（微孔过滤、软化器、活性炭装置、下游的微孔过滤），再经过2次连续的反向渗透得到超纯水。超纯水通过分配管路（有或无微孔过滤技术）被输送到血液透析装置，同时保证水的持续再循环。如前所述，自来水先经过化学净化，再由下游无菌滤器过滤，最终生产出超纯透析液。

5. 质量保证和卫生规范 对输送到所有具有HDF功能透析机上的超纯水进行质量控制是必要的。这就意味着需要对具有HDF功能的透析机定期消毒（化学、热化学或热消毒）或更换超净滤器，且同时进行微生物水平、内毒素含量的监测。

三、血液透析滤过的处方

对于慢性肾脏病患者，常规HDF的治疗频率为每周1～2次、每次4 h（每周12 h）。

（一）超滤量

为使HDF的优势最大化，如果使用后稀释，置换液的用量每次应达到20～24 L（每小时85～90 ml/kg）。如果使用前稀释，置换液的用量应是后稀释的2倍。如使用混合稀释，置换液的用量是后稀释的1.3倍。

（二）电解质成分

在使用较高的置换液用量时，电解质处方至关重要。透析液的电解质成分应根据临床需求个性化调整，即透析液中的钠离子浓度应根据患者透析前的血钠水平来调整，防止血浆渗透压发生梯度变化并促进钠流失。透析液中钾离子的浓度应在2～4 mmol/L。钙离子的浓度应在1.25～1.50 mmol/L，这样才能保证钙离子呈轻微正或零转移。对于严重的低钙血症或特殊患者（如甲状旁腺功能减退症或使用钙剂），应严格控制高钙透析液（1.75 mmol/L）的使用。传统透析液中，镁的浓度为0.50 mmol/L。透析液中，碳酸氢盐的浓度（与酸性透析液反应后测量的结果）最好控制在28～30 mmol/L，其中也考虑了醋酸盐（4～8 mmol/L）与枸橼酸（0.8～1.0 mmol/L）在体内代谢产生的碳酸氢盐的浓度。

（三）抗凝

与标准透析相比，由于切力增加激活了血小板，HDF可导致较高的促凝血活性。由于对流方法可有效清除分子物质，通过动脉管路给予的少量普通肝素或低分子肝素将显著丢失或被清除，故肝素不应该在透析器的血液侧入口给予，否则当HDF开始时，初始剂量>50%的普通肝素及>80%的低分子肝素会大量丢失，将导致抗凝血不足（这种现象发生在治疗刚开始时，肝素还未与血液中的抗凝血酶和蛋白结合，而在之后做就不会发生这种情况）。因此，需要通过静脉给予初始剂量的肝素，并在外周血流通路开道前使药物与患者的血液混合3～5 min。肝素的使用剂量范围广泛，当不能达到足够的对流清除率或循环通路中出现凝血时，常要增加肝素的剂量。但肝素剂量的调整需要评估出血风险、血管通路情况及对肝素种类进行综合判断。

四、对流治疗的临床获益

(一) 溶质的清除

1. 中分子物质的清除 一项前瞻性对照研究证实，HDF 增加 β2 微球蛋白的清除率（与高通量透析相比高 30%~40%），同时伴随循环血液中 β2 微球蛋白浓度的显著降低。该研究明确了 β2 微球蛋白浓度在预测血液透析患者并发症和病死率方面的价值。在评估透析充分性时，将循环中这一尿毒症毒素的浓度降低显得非常关键。

2. 磷的清除 在 HDF 中，磷的清除增加了 15%~20%。一项大型研究的结果显示，通过 HDF，透析前的血清磷水平降低 6%，同时透析前血清磷水平达标患者的百分比从 64% 增加到 74%。

3. 其他物质的清除 目前，已有应用 HDF 来清除其他可能作为尿毒症毒素物质的报道，包括补体片段 D（一种促炎症因子）、瘦素（分子量为 16 000，有效清除瘦素可能改善患者的营养状况）、FGF23（分子量为 30 000，在骨代谢紊乱和血管钙化方面起调节作用）、各种细胞因子、红细胞生成抑制物[如 3-羧基-4-甲基-5-丙基-2-呋喃丙酸(CMPF)]、免疫球蛋白轻链、高级糖基化终末产物（AGE）及 AGE 前体等。

(二) 血液透析滤过与血液透析的比较

1. 透析期间的症状 有研究发现，与常规透析相比，HDF 的耐受性更好，特别是对有透析中低血压的患者。这一效应与血管调节效应相关，包括了以下几种因素：①负性热平衡（由于输注相对凉的置换液）；②高钠置换液；③血管扩张介质的清除。通过减少反复的缺血性损害，HDF 在一定程度上有保护心脏功能的作用。一项研究证明，与 HD 相比，HDF 拥有相似的体外热传导率，其更好的血流动力学稳定性没有被证实，但说明了温度因素的潜在重要性。

2. 残余肾功能 一些小规模的观察性研究（研究对象少于 60 例）认为，与传统的 HD 相比，HDF 能更好地保护及维持残余肾功能。但在此方面，没有大规模的随机对照研究证实。如果这是事实，可能的原因是微炎症的清除及减少了透析中低血压导致的反复肾脏缺血。

3. 较低的血清炎性标志物水平 一些前瞻性研究测定了急性期反应时的敏感标志物（C 反应蛋白、各种白细胞介素），发现与传统 HD 相比，HDF 可以明显减少这些标志物。

4. 纠正贫血和减少红细胞生成刺激剂（erythropoiesis stimulating agent, ESA）的用量 尽管 HDF 对减少 ESA 的用量或减少炎症反应起到一定的积极作用，但大量 meta 分析显示，HDF 不是影响 ESA 剂量的主要因素。一些研究认为，ESA 剂量的减少得益于更高质量的反渗水和透析液。

5. 营养不良 大部分研究显示，随着患者采用对流治疗时间的延长，人体测量的一些参数和营养的标记蛋白（如白蛋白、前白蛋白）等指标未发现明显改善。另一些研究报道，HDF 能使患者的食欲缺乏有所改善。

6. 血脂紊乱和氧化应激 有研究显示，常规使用对流治疗可以改善血脂，减少血清中氧化应激的标志物，并降低血清 AGE 的水平。这一有益效应的部分原因可能是透析器的生物相容性提高，避免了炎症反应的发生及羰基毒化和氧化尿毒症毒素的清除。

7. β2 微球蛋白淀粉样变 一些大型研究显示，高通量膜和对流治疗的广泛使用对 β2 微球蛋白淀粉样变的进展有减轻作用，已显著降低腕管综合征的发生。这可能是由于超纯水和生物相容性好的材料的使用，同时结合对流的治疗模式增加了 β2 微球蛋白的清除。

（三）并发症和生存率的改善

3 项随机研究分别对 700~900 例患者比较 HDF、高通量透析和低通量透析在生存率、住院率方面的差异。最先发表的研究显示，三者在生存率、住院率及透析中低血压的发生率上没有差异；平均超滤量（指置换液用量与除水量的总和）约为 19.5 L 时，置换液用量大的患者拥有更好的生存率。另 2 项随后的前瞻性随机研究（CONTRAST 研究和 ESHOL 研究）显示，平均超滤量略高导致不同的结果。CONTRAST 研究发现，平均超滤量为 21 L 时，相对于使用低通量透析的对照组，HDF 组血清 β2 微球蛋白的浓度大幅降低。但在生存率和住院率的比较中，HDF 与 HD 没有差异。ESHOL 研究的平均超滤量为 23~24 L，对照组使用高通量透析，结果有很大差异，HDF 组的全因病死率下降 30%。因此，HDF 对于生存率的影响尚不确定。但高剂量的 HDF 可以改善病死率。以上 3 项研究都显示出一个趋势，即应用 HDF 的患者大大降低了心血管病死率。

（四）应用对流治疗模式的潜在风险和危害

1. 透析液/水质量 血管通路存在的潜在风险既可以发生于直接输入环节（冷藏灭菌失效），也可以发生于回输透析液时。由于透析机消毒不充分而含有细菌污染的产物（内毒素、肽聚糖、细菌 DNA），当透析机被充分消毒、严格监测微生物水平、定期更换细菌过滤器后，这种风险可被降至最低。定期检测患者的 C 反应蛋白水平，也是更好地监测 HDF 患者临床症状的手段。

2. 蛋白质丢失 使用高通透性的膜在跨膜压较大的情况下会导致蛋白的流失。但膜生产工艺的进步已降低了白蛋白的筛滤系数，用于 HDF 的膜的筛滤系数已经非常低了（0.001）。高分子截流膜对于 HDF 不是一个好的选择，因为其会造成白蛋白的泄漏或增加患者大量丢失白蛋白的风险。有的观点认为，在 HD 时丢失一定的白蛋白是一件好事，因为这可以增加与白蛋白结合毒素的清除，但此种观点仍在讨论中。

3. 营养成分不足综合征 营养成分的丢失是高通量模式的一个理论风险。可溶性维生素、氨基酸、微量元素、小分子肽及蛋白质可能由于高通量治疗而丢失。每次治疗期间去失的营养成分总量很少，仅通过口服补充即可。

（胡文博　安　玲）

参 考 文 献

[1] Paolo A, Giambattista S, Piergiorgio B, et al. Predilution hemofiltration, the second sardinian multicenter study: comparisons between hemofiltration and haemodialysis during identical Kt/V and session times in a long-term cross-over study. Nephrol Dial Transplant, 2001, 16(2): 1207-1213.

[2] Blankestijn PJ, Ledebo I, Canaud B. Hemodiafiltration: clinical evidence and remaining questions. Kidney Int, 2010, 77(6): 581-587.

[3] Bowry SK, Canaud B. Achieving high convective volumes in on-line hemodiafiltration. Blood Purif, 2013, 35(suppl): 23-28.

[4] Canaud B, Bowry SK. Emerging clinical evidence on online hemodiafiltration: does volume of ultrafiltration matter? Blood Purif, 2013, 35(6): 55-62.

[5] Canaud B, Bosc JY, Leray-Moragues H, et al. On-line haemodiafiltration: safety and efficacy in long-term clinical

practice. Nephrol Dial Transplant, 2000, 15(suppl 1): 60-67.
- [6] Jirka T, Cesare S, Benedetto AD, et al. Mortality risk for patients receiving hemodiafiltration versus hemodi-alysis: European results from the DOPPS. Kidney Int, 2006, 69(6): 2087-2093.
- [7] AK Cheung, MV Rocco, G Yan. Serum beta-2 microglobulin levels predict mortality in dialysis patients: results of the HEMO study. JAm Soc Nephrol, 2006, 17(1): 546-555.
- [8] Chun LLi, Chiu CH, Chun CY, et al. Reduction of advanced glycation end products levels by on-line he-modiafiltration in long-term hemodialysis patients. Am JKidney Dis, 2003, 42(4): 524-530.
- [9] Cross J, Davenport A. Does online hemodiafiltration lead to reduction in trace ele-ments and vitamins? Hemodial Int, 2011, 15(1): 509-514.
- [10] European Best Practice Guidelines(EBPG)Expert Group on Hemodialysis. European Renal Association: Section Ⅱ. Haemodialysis adequacy. Nephrol Dial Transplant, 2002, 17(suppl 7): 16-20.
- [11] Grooteman MP, van den Dorpel MA, Bots ML, et al. Effect of online hemodiafiltration on all-cause mortality and cardiovascular outcomes. J Am Soc Nephrol, 2012, 23(3): 1087-1096.
- [12] T Jirka, S Cesare, AD Benedetto, et al. Mortality risk for patients receiving hemodiafiltration versus hemodialysis. Kidney Int, 2006, 70(4): 1524-2530.
- [13] Sanjeev K, Maryam K, Annick M, et al. Haemodiafiltration results in similar changes in intracellular water and extracellular water compared to cooled haemodialysis. I M/Nephrol, 2013, 37(3): 320-324.
- [14] Locatelli F, Canaud B. Dialysis adequacy today: a European perspective. Nephrol Dial Transplant, 2012, 27(3): 3043-3048.
- [15] Francisco Maduell, Francesc Moreso, Mercedes Pons, et al. Hemofiltration and hemodiafiltration reduce intraciialytic hypoten-sion in ESRD. J Am Soc Nephrol, 2010, 21(3): 1798-1807.
- [16] W Lornoy, I Becaus, JM Billiouw, et al. On-line haemodiafiltration. Remarkable removal of beta2-microglobulin: long-term clinical observations. Nephrol Dial Transplant, 2000, 15(suppl 1): 49-53.
- [17] Maduell F, Moreso F, Pons M, et al. Osteocalcin and myoglobin removal in on-line hemodiafiltrapet. ver-sus low- and high-flux hemodialysis. A M Kidney Dis, 2002, 40(3): 582-555.
- [18] Francisco Maduell, Francesc Moreso, Mercedes Pons, et al. High-efficiency postdilution online hemodiaflptration reduces all-cause mortality in hemodialysis patients. J Am Soc Nephrol, 2013, 24(3): 487-497.
- [19] Ira M Mostovaya, Peter J Blankestijn, Michiel L Bots, et al. Clinical evidence on hemodiafiltration: a systematic review and a meta-analysis. Semin Dial, 2014, 27(3): 119-127.
- [20] Ionut Nistor, Suetonia C Palmer, Jonathan C Craig, et al. Convective versus diffusive dialysis therapies for chronic kidney failurean updated systematic review of randomized controlled trials. Am J Kidney Dis, 2014, 63(4): 954-967.
- [21] Niwa T. Removal of protein-bound uraemic toxins by haemodialysis. Blood purif, 2013, 35(Suppl 2): 20-25.
- [22] Takayasu Ohtake, Machiko Oka, Kunihiro Ishioka, et al. Cardiovascular protective effects of on-line hemodiafiltration: comparison with conventional hemodialysis. Ther Apher Dial, 2012, 16(2): 181-188.
- [23] Ercan Ok, Gulay Asci, Huseyin Toz, et al. Mortality and cardiovascular events in online haemodiaftration(OL-HDF) compared with high-flux dialysis: results from the Turkish OL-HDF Study. Nephrol Dial Transplant, 2013, 28(2): 192-202.
- [24] Panichi V. Chronic inflammation and mortality in haemodialvsis: effect of different renal replacement therapies. Nephrol Dial Transplant, 2008, 23(3): 2337-2343.
- [25] Pedrini LA, De Cristofaro V. On-line mixed hemodiafiltration with a feedback for ul-trafiltration control: effect on middle-molecule removal. Kidney Int, 2003, 64(6): 1505-1510.
- [26] Luciano A Pedrini, Vincenzo De Cristofaro, Mario Comelli, et al. Long-term effects of high-effciency on-line haemodiafiltration on uraemic toxicity: a multicentre prospective ranaomized study. Nephrol Dial Transplant, 2011, 26(2): 2617-2624.
- [27] Cook DA, Levinson AJ, Garside S, et al. CONTRAST Investigators. Short-term effects of online hemodiafltration on phosphate control: a result from the randomized controlled Convective Transport Study(CONTRAST). Am J Kidney Dis, 2010, 55(3): 77-79.
- [28] Schiffl H. Impact of advanced dialysis technology on the prevalence of dialvsisrelated amyloidosis in long-term maintenance dialysis patients. Hemodial Int, 2014, 18(3): 136-141.
- [29] Schiffl H, Lang SM, Fischer R. Effects of high efficiency

[29] post-dilution on-line hemodi-afiltration or conventional hemodialysis on residual renal function and left ventricular hypertrophy. Int Urol Nephrol, 2013, 45(6): 1389-1396.

[30] Stein G, Franke S, Mahiout A, et al. Influence of dialysis modalities on serum AGE levels in end-stage renal disease patients. Nephrol Dial Transplant, 2001, 16(5): 999-1008.

[31] Susantitaphong P, Siribamrungwong M, Jaber BL. Convective therapies versus low-flux hemodialysis for chronic kidney failure: a meta-analysis of randomized controlled trials. Nephrol Dial Transplant, 2013, 28(4): 2859-2874.

[32] Tattersall JE, Ward RA, EUDIAL Group. Online haemodiafiltration: definition, dose quantification and safety revisited. Nephrol Dial Transplant, 2013, 28(40): 542-545.

[33] FM van der Sande, JP Kooman, CJ Konings, et al. Thermal effects and blood pressure response during postdilution hemodiafiltration and hemodialysis: the effect of amount of replacement fluid and dialysate temperature. J Am Soc Nephrol, 2001, 12(9): 1916-1920.

[34] Van de weerd NC. Haemodiafltration. promise for the future?. patients. Nephrol Dial Transplant, 2012, 6(Suppl 2): 108-111.

Nephrol Dial Transplant, 2008, 23(3): 438-443.

[35] Raymond C Vanholder, Griet L Glorieux, Rita V De Smet. Back to the future: middle molecules, high flux membrances, and optimal dialysis. Hemodial Int, 2003, 7(1): 52-57.

[36] Vilar E, Fry AC, Wellsted D, et al. Long-term outcomes in online hemodiafiltration and high-flux hemodiaysis: a comparative analvsis. Clin J Am Soc Nephrol, 2009, 4(12): 1944-1953.

[37] Amanda Y Wang, Toshiharu Ninomiya, Anas Al Kahwa, et al. Effect of hemodiafiltration or hemonfiltration compared with hemodialysis on mortality and cardiovacoular disease in chronic kidney failure: a systematic review and meta-analysis of randomized trials. Am J Kidney Dis, 2014, 63(6): 968-978.

[38] Ward RA, Schmidt B, Hullin J, et al. A comparison of on-line hemodiafiltration and high-flux hemodialysis: a prospective clinical study. J Am Soc Nephrol, 2000, 11(12): 2344-2350.

[39] Fishbach M, FoterallH, Zaloszyc A, et al. Hemodifitation: the addition of convective flow hemodialysis. Pediatr Nephrol, 2012, 27(3): 351-356.

[40] Haas T, HillioD, Dongradi G. Phosphate kinetics in dialysis

第二节　高通量血液透析研究进展

透析患者的全因病死率仍高于一般人群，但自20世纪60年代透析技术引入以来，终末期肾病（end-stage renal disease，ESRD）患者的期望寿命已逐渐延长，这与透析相关技术的改进有很大关系。近年来，高通量血液透析（high-flux hemodialysis，HFHD）在临床上得到广泛应用，相关研究有了较大进展。相比于传统的低通量血液透析（low-flux hemodialysis，LFHD），HFHD膜较LFHD膜具有孔径更大、超滤率更高、对水的通透性高、对中大分子毒素清除率更高等优点，故在改善维持性血液透析患者相关并发症及降低患者病死率等方面具有一定优势。本节就HFHD研究进展做一综述。

一、高通量血液透析的定义

应用高通量透析器在容量控制的血液透析机上进行常规的血液透析称为HFHD。高通量透析最初的定义基于水的通透性，即超滤系数（ultrafiltration coefficient，Kuf），Kuf是指每小时在每毫米汞柱跨膜压力梯度下液体跨膜转运的容量。根据Kuf值划分，高通量透析器的半透膜Kuf＞20 ml/（h·mmHg），低通量透析器的半透膜Kuf＜8 ml/（h·mmHg）。目前，高通量透析倾向于反应中分子物质的通透性，定义为β2微球蛋白（β2-microglobulin，β2-MG）清除＞20 ml/min。因此，高通量是指透析膜对水和溶质（尤其是中分子物质）的高通透性，而透析膜材料不是定义高通量透析的标准。

二、高通量血液透析对透析液的要求

由于HFHD膜的孔径大，需要使用超纯透析液。超纯透析液的细菌总数和内毒素水平符合ISO 11 663的规定，细菌计数每毫升<0.1菌落形成单位（colony-forming unit，CFU），采用鲎变形细胞溶解物（limulus amebocyte lysate，LAL）检测内毒素含量每毫升<0.03内毒素单位（endotoxin units，EU）。超纯透析液由标准透析液（即该透析液符合微生物学质量要求）流入透析机前通过细菌和内毒素过滤器直接过滤而生成。

三、高通量血液透析的优势

（一）透析膜生物相容性好，可减少炎症反应

血液与透析膜接触会引起炎症反应，可累及白细胞和血小板，以及补体、炎症和凝血系统。生物相容性膜通常指患者发生的炎症反应非常轻微的透析膜。目前有3种透析膜用于制造透析器，即纤维素膜、改良纤维素膜和合成非纤维素膜。纤维素膜（如铜仿膜）通常为低通量的生物不相容性膜，但避免使用漂白剂的复用技术通常会使通过透析膜的血浆蛋白形成有保护作用的镀层，从而显著增加其生物相容性。改良纤维素膜的通透性从高通量到低通量不等，生物相容性有很大差别（有些为相对生物不相容，如醋酸纤维素膜；有些为完全生物相容，如三醋酸纤维素膜）。与非改良纤维素膜一样，采用避免漂白剂的复用技术可提高这些透析膜的生物相容性。合成非纤维素膜的通透性和生物相容性更好，现有多种合成膜，包括聚丙烯腈膜、聚砜膜、聚碳酸酯膜、聚酰胺膜和聚甲基丙烯酸甲酯膜，其通透性从低通量到高通量不等。总体上讲，高通量透析膜的生物相容性优于低通量透析膜。透析膜的生物相容性可减轻炎症反应和氧化应激。

（二）有利于保护残存肾功能

尽管ESRD患者的肾小球滤过率很低，但其残存肾功能有助于清除尿毒症毒素，调整水和电解质平衡，改善营养状况，减少红细胞生成刺激剂的剂量，降低发生动脉粥样硬化的风险，提高生活质量及生存率等。通常认为，腹膜透析在残存肾功能的保护方面优于血液透析。血液透析患者残存肾功能的影响因素可能包括性别、种族、合并症、透析方式、高通量生物相容性透析膜、超纯水、透析频率和强度、透析中低血压及肾毒性药物等。一项队列研究显示，在使用高通量生物相容性膜和超纯水的血液透析中，残存肾功能的下降速度与CAPD时几乎没有区别。2018年的一项系统综述纳入12项研究，共1224例患者，包括11项随机对照试验和1项队列研究，以LFHD作为对照组，比较LFHD联合血液灌流（hemoperfusion，HP）、HFHD、血液透析滤过（hemodiafiltration，HDF）对维持性血液透析患者残存肾功能的保护作用。结果显示，HFHD、LFHD+HP、HDF优于LFHD。由于数据有限，不能分析HFHD、LFHD+HP、HDF 3种方式的之间的差别。

（三）尚不确定是否有利于改善肾性贫血

ESRD患者贫血的主要因素是促红细胞生成素（erythropoietin，EPO）产生不足，甚至不产生，因而大多数患者需补充红细胞生成刺激剂，以纠正贫血。其他造成贫血的因素还包括红细胞寿命缩短、微炎症状态、尿毒症诱导的红细胞生成抑制因子、造血原料缺乏和营养不良、铁稳态失调等。

从理论上讲，HFHD膜的生物相容性好，对中大分子毒素的清除率高，可能有助于改善肾性贫

血，但临床研究的结果仍不一致。Ayli 等的研究显示，48 例接受慢性血液透析治疗的终末期肾病患者，皮下注射 EPO 至少每周 200 U/kg，但仍达不到目标血红蛋白（Hb）水平，随机分为 2 组，分别使用聚砜低通量透析器（低通量透析组）和聚砜高通量透析器（高通量透析组）进行透析 6 个月。结果显示，高通量透析组的 EPO 使用剂量虽明显低于低通量透析组（$P<0.001$），但 Hb 水平明显升高（$P<0.001$），在低通量透析组中，尽管 EPO 的使用剂量稳步增加，但 Hb 水平没有明显增加；高通量透析组在透析过程中，β2-MG 和磷水平的降低程度明显高于低通量透析组（$P<0.001$）；尿素清除指数（Kt/V）值在整个研究过程中差异无统计学意义。该作者认为，高通量透析改善肾性贫血的有益效果可能是通过改善中高分子量毒素的清除来实现的。He 等的研究也显示，高通量透析器组的目标 Hb 达标率显著高于低通量透析组，但 Schneider 等的研究显示了不同的结果，166 例患者随机分配接受合成高通量透析膜（高通量组）或继续低通量（低通量组）透析 52 周，结果显示，低通量组和高通量组在 Hb（$P=0.62$）和 EPO 使用剂量（$P=0.85$）方面差异无统计学意义，炎症、氧化应激或营养状况的标志物在不同组之间差异亦无统计学意义。

（四）对骨与矿物质代谢的影响

矿物质和骨异常（mineral and bone disorder，MBD）是慢性肾脏疾病（chronic kidney disease，CKD）的常见并发症，临床上表现为钙、磷、甲状旁腺激素或维生素 D 代谢异常，骨转化、骨矿化、骨量、骨线性生长或骨强度异常，血管或其他软组织钙化。MBD 增加 CKD 患者的病死率。中国透析结果与实践模式研究第 5 阶段（2012—2015 年）的数据显示，重度高磷血症（血磷＞2.26 mmol/L）和继发性甲状旁腺功能亢进症（PTH＞600 pg/ml）较常见（发生率分别为 27% 和 21%）。上述数据提示，我国慢性肾脏病矿物质和骨异常（chronic kidney disease mineral and bone disorder，CKD-MBD）的管理仍有很大的提升空间，随着 2019 年《中国慢性肾脏病矿物质和骨异常诊治指南》的发布和推广，相信未来我国能够更加规范地管理 CKD-MBD。

在 MBD 的各项指标中，血磷的管理尤为重要，高磷血症是 CKD 患者死亡的独立危险因素，高磷血症也可能导致血管钙化，故增加心血管病的发生风险。高磷血症的管理主要是限磷饮食、磷结合药物、调整血液透析方式和频率 3 个方面。Švára 等的研究显示，HFHD、HDF 清除磷的效果优于 LFHD，HFHD 和 HDF 之间没有差异。一项为期 6 年的研究显示，接受常规 HDF 和 HFHD 治疗的患者在年龄、性别和糖尿病匹配后进行前瞻性登记，观察期间，HFHD 组患者血磷、甲状旁腺激素及主动脉弓钙化情况与 HDF 组之间没有差别，由此显示出 HFHD 对维持性血液透析患者 MBD 的治疗优势。

（五）对透析相关淀粉样变性的影响

淀粉样变性是一种蛋白质折叠障碍，正常的整个蛋白质或可溶性蛋白质片段以不正常的、不相溶的纤维形式沉积于组织，从而导致疾病。透析相关淀粉样变性是长期透析治疗患者的严重并发症，其特征是骨关节结构和内脏中淀粉样纤维沉积，主要由 β2-MG 组成。大部分 β2-MG 通过肾小球滤过，然后通过近端小管重吸收和分解代谢来消除的。在 ESRD 患者中，肾小球滤过减少 β2-MG 水平明显增高。因此，残存肾功能可能是 β2-MG 水平的决定因素。另外，透析治疗可诱导多种细胞因子（如 IL-1、TNF-α、IL-6）的产生和补体的激活，释放的细胞因子可刺激巨噬细胞合成和释放 β2-MG，以及增强 I 类人类白细胞抗原的表达，从而增加 β2-MG 的表达。在 HEMO 研究的 1704 例血液透析患者中，透析前血清 β2-MG 水平每增加 10 mg/L，病死率就相应增加 11%。Ayli 等的研究显示，HFHD 清除 β2-MG 的能力比 LFHD 更强。HEMO 研究显示，HFHD 组对 β2-MG 的清除率 [（33.8±11.4）ml/min] 明显高于 LFHD 组 [（3.4±7.2）ml/min]（$P<0.05$）。一项系统综述显示，尽管高通量透析膜降低了 β2-MG 的水平，但数据尚不能评价其对透析相关淀粉样变性的影响。

（六）改善皮肤的瘙痒症状

皮肤瘙痒是尿毒症患者常见的皮肤症状，在血液透析患者中的发病率约为 55%（95%CI 49%～62%）。尿毒症瘙痒最常累及背部，但也可能累及双臂、头部及腹部，有些患者甚至出现全身瘙痒，每次发作持续数分钟，也有患者几乎一直瘙痒。皮肤瘙痒影响患者的生活质量、睡眠，甚至会导致患者抑郁，最终增加患者的死亡风险。目前，尿毒症瘙痒的病理生理机制尚不明确，可能与微炎症状态、阿片能系统失调、肥大细胞释放的组胺、干燥症等因素有关。一些研究显示，尿毒症瘙痒的危险因素包括透析不充分、甲状旁腺功能亢进症、高磷血症及钙磷乘积升高、血清镁和铝浓度升高等。如前所述，HFHD 膜的生物相容性好，且血磷的清除效果优于 LFHD，理论上有助于改善患者的瘙痒症状。一些研究也显示，HFHD 在改善尿毒症患者的皮肤瘙痒症状方面与 HDF 相当或优于 HDF。

（七）降低病死率

如前所述，HFHD 具备多方面的优势，对于病死率这个硬终点指标也具备一定优势。HEMO 研究评估了 HFHD、LFHD 的生存率情况。在这项研究中，1846 例患者被随机分配为 HFHD 组或 LFHD 组，平均随访 4.5 年。结果显示，2 组全因病死风险相似（RR 0.92, 95%CI 0.81～1.05, $P=0.23$），HFHD 组与 LFHD 组相比，患者因心脏疾病所致病死风险显著降低（RR 0.80, 95%CI 0.65～0.99, $P=0.042$）。亚组分析显示，在入组前透析龄>3.7 年的患者中，HFHD 组有显著的总体生存获益（RR 0.68, 95%CI 0.53～0.86, $P=0.001$）和心血管生存获益（RR 0.63, 95%CI 0.43～0.92, $P=0.016$）；而对于入组前透析龄<3.7 年的患者，HFHD 组和 LFHD 组组间的全因病死率和心血管疾病病死率均没有差别。因此，虽然该研究未显示 HFHD 膜有总体生存获益；但亚组分析表明，在透析龄较长的患者中，HFHD 可能有获益。2012 年发表的一项系统评价发现，HFHD 没有改变全因病死率（10 项研究，共 2915 例患者；RR 0.95, 95%CI 0.87～1.04, $P=0.23$），但的确降低了心血管病死率（5 项研究，共 2612 例患者；RR 0.83, 95%CI 0.70～0.99, $P=0.035$），但是不同研究之间的透析龄不同，且没有对透析龄增加的患者进行亚组分析。2015 年，美国肾脏病基金会（National Kidney Foundation, NKF）肾脏病预后质量倡议（Kidney Disease Outcomes Quality Initiative, KDOQI）工作组在《血液透析充分性临床实践指南》的更新中提出，与 LFHD 膜相比（中等质量的证据），使用 HFHD 膜不能降低全因病死率，但是降低了心血管病死率。2016 年，另一项系统评价比较了 HFHD 和 LFHD 对 CKD 患者预后的影响，从检索到的 227 项研究中选择了 8 项高质量研究进行分析，共纳入 4967 例 CKD 患者（HFHD 组 2416 例，LFHD 组 2551 例）。结果显示，HFHD 降低了 CKD 患者的全因病死率（OR 0.704, 95%CI 0.533～0.929, $P=0.013$）和心血管病死率（OR 0.731, 95%CI 0.616～0.866, $P=0.001$）。因此，还需要更多的高质量的研究来证实 HFHD 膜的生存获益。

四、高通量血液透析的注意事项

首先,需要关注反超滤问题。反超滤是指透析液在压力作用下对流到血液侧,常见于低静脉压、低超滤率或采用高超滤系数的透析器时。HFHD膜的超滤系数大,在透析器的血液出口端透析液侧压力可能要高于血液侧,故要保证透析用水和透析液的质量,否则内毒素或其片段从透析液中进入人体,可引起微炎症状态,严重时可引起致热源反应。

其次,需要关注耗损综合征。HFHD增加可溶性维生素、微量元素和小分子多肽等物质的丢失,需要适当补充。

最后,需要关注药物清除的问题。例如,感染的患者使用抗菌药物时,HFHD对抗菌药物的清除增加,建议监测药物浓度和及时追加药物剂量,以维持有效的药物血浆浓度。

五、总结

综上所述,HFHD在生物相容性、改善微炎症状态、保护残存肾功能、改善贫血、改善CKD-MBD、清除β2-MG等方面具有一定优势,并且能够降低维持性血液透析患者的心血管病死率,但能否降低全因病死率,目前仍有争议,期待更多大样本、高质量、长观察周期的研究。HFHD在使用过程中应注意使用超纯透析液,并且关注反超滤、耗损综合征、药物清除等问题。

(刘加明)

参 考 文 献

[1] Li X, Xu H, Xiao XC, et al. Prognostic effect of high-flux hemodialysis in patients with chronic kidney disease. Braz J Med Biol Res, 2016, 49(1): 4708-4715.

[2] 左力. 血液净化手册. 北京:人民卫生出版社,2016.

[3] 梅长林,高翔,叶朝阳. 实用透析手册. 北京:人民卫生出版社,2017.

[4] Kohlová M, Amorim CG, Araújo A, et al. The biocompatibility and bioactivity of hemodialysis membranes: their impact in end-stage renal disease. J Artif Organs, 2019, 22(1): 14-28.

[5] Kokubo K, Kurihara Y, Kobayashi K, et al. Evaluation of the biocompatibility of dialysis membranes. Blood Purif, 2015, 40(4): 293-297.

[6] Kong J, Davies M, Mount P. The importance of residual kidney function in haemodialysis patients. Nephrology (Carlton), 2018, 23(12): 1073-1080.

[7] Mckane W, Chandna SM, Tattersall JE, et al. Identical decline of residual renal function in high-flux biocompatible hemodialysis and CAPD. Kidney Int, 2002, 61(1): 256-265.

[8] Lu W, Ren C, Han X, et al. The protective effect of different dialysis types on residual renal function in patients with maintenance hemodialysis: A systematic review and meta-analysis. Medicine (Baltimore), 2018, 97(37): 12325-12333.

[9] Babitt JL, Lin HY. Mechanisms of anemia in CKD. J Am Soc Nephrol, 2012, 23(10): 1631-1634.

[10] Gluba-Brzózka A, Franczyk B, Olszewski R, et al. The Influence of Inflammation on Anemia in CKD Patients. Int J Mol Sci, 2020, 21(3): 725-734.

[11] Ayli D, Ayli M, Azak A, et al. The effect of high-flux hemodialysis on renal anemia. J Nephrol, 2004, 17(5): 701-706.

[12] He L, Fu M, Chen X, et al. Effect of dialysis dose and membrane flux on hemoglobin cycling in hemodialysis patients. Hemodial Int, 2015, 19(2): 263-269.

[13] Schneider A, Drechsler C, Krane V, et al. The effect of high-flux hemodialysis on hemoglobin concentrations in patients with CKD: results of the MINOXIS study. Clin J Am Soc

Nephrol, 2012, 7(1): 52-59.
[14] 国家肾脏疾病临床医学研究中心. 中国慢性肾脏病矿物质和骨异常诊治指南概要. 肾脏病与透析肾移植杂志, 2019, 28 (1): 52-57.
[15] Kong X, Zhang L, Zhang L, et al. Mineral and bone disorder in Chinese dialysis patients: a multicenter study. BMC Nephrol, 2012, 13(3): 116-121.
[16] Wang J, Bieber BA, Hou FF, et al. Mineral and bone disorder and management in the China Dialysis Outcomes and Practice Patterns Study. Chin Med J (Engl), 2019, 132(23): 2775-2782.
[17] Švára F, Lopot F, Valkovský I, et al. Phosphorus Removal in Low-Flux Hemodialysis, High-Flux Hemodialysis, and Hemodiafiltration. ASAIO J, 2016, 62(2): 176-181.
[18] Hao N, Yang CH, Yang HT, et al. Comparison of solute clearance, hospitalization rate, and aortic arch calcification between online hemodiafiltration and high-flux hemodialysis: a 6-year observational study. Kidney Blood Press Res, 2019, 44(2): 264-276.
[19] Scarpioni R, Ricardi M, Albertazzi V, et al. Dialysis-related amyloidosis: challenges and solutions. Int J Nephrol Renovasc Dis, 2016, 9(12): 319-328.
[20] Schaeffer J, Floege J, Ehlerding G, et al. Pathogenetic and diagnostic aspects of dialysis-related amyloidosis. Nephrol Dial Transplant, 1995, 10(Suppl 3): 4-8.
[21] Cheung AK, Rocco MV, Yan G, et al. Serum beta-2 microglobulin levels predict mortality in dialysis patients: results of the HEMO study. J Am Soc Nephrol, 2006, 17(2): 546-555.
[22] Ayli M, Ayli D, Azak A, et al. The effect of high-flux hemodialysis on dialysis-associated amyloidosis. Ren Fail, 2005, 27(1): 31-34.
[23] Cheung AK, Levin NW, Greene T, et al. Effects of high-flux hemodialysis on clinical outcomes: results of the HEMO study. J Am Soc Nephrol, 2003, 14(12): 3251-3263.
[24] Palmer SC, Rabindranath KS, Craig JC, et al. High-flux versus low-flux membranes for end-stage kidney disease. Cochrane Database Syst Rev, 2012, 12(9): 5016-5022.
[25] Hu X, Sang Y, Yang M, et al. Prevalence of chronic kidney disease-associated pruritus among adult dialysis patients: A meta-analysis of cross-sectional studies. Medicine (Baltimore), 2018, 97(21): 10633-10641.
[26] Zucker I, Yosipovitch G, David M, et al. Prevalence and characterization of uremic pruritus in patients undergoing hemodialysis: uremic pruritus is still a major problem for patients with end-stage renal disease. J Am Acad Dermatol, 2003, 49(5): 842-846.
[27] Yosipovitch G, Zucker I, Boner G, et al. A questionnaire for the assessment of pruritus: validation in uremic patients. Acta Derm Venereol, 2001, 81(2): 108-111.
[28] Kimmel M, Alscher DM, Dunst R, et al. The role of micro-inflammation in the pathogenesis of uraemic pruritus in haemodialysis patients. Nephrol Dial Transplant, 2006, 21(3): 749-755.
[29] Yosipovitch G, Greaves MW, Schmelz M. Itch. Lancet, 2003, 361(9358): 690-694.
[30] Narita I, Alchi B, Omori K, et al. Etiology and prognostic significance of severe uremic pruritus in chronic hemodialysis patients. Kidney Int, 2006, 69(9): 1626-1632.
[31] Chou F F, Ho J C, Huang S C, et al. A study on pruritus after parathyroidectomy for secondary hyperparathyroidism. J Am Coll Surg, 2000, 190(1): 65-70.
[32] Navarro-González JF, Mora-Fernández C, García-Pérez J. Clinical implications of disordered magnesium homeostasis in chronic renal failure and dialysis. Semin Dial, 2009, 22(1): 37-44.
[33] Friga V, Linos A, Linos DA. Is aluminum toxicity responsible for uremic pruritus in chronic hemodialysis patients? Nephron, 1997, 75(1): 48-53.
[34] Orasan OH, Saplontai AP, Cozma A, et al. Insomnia, muscular cramps and pruritus have low intensity in hemodialysis patients with good dialysis efficiency, low inflammation and arteriovenous fistula. Int Urol Nephrol, 2017, 49(9): 1673-1679.
[35] Jiang X, Ji F, Chen ZW, et al. Comparison of high-flux hemodialysis with hemodialysis filtration in treatment of uraemic pruritus: a randomized controlled trial. Int Urol Nephrol, 2016, 48(9): 1533-1541.
[36] Eknoyan G, Beck GJ, Cheung AK, et al. Effect of dialysis dose and membrane flux in maintenance hemodialysis. N Engl J Med, 2002, 347(25): 2010-2019.
[37] Palmer SC, Rabindranath KS, Craig JC, et al. High-flux versus low-flux membranes for end-stage kidney disease. Cochrane Database Syst Rev, 2012, 12(9): 5016-5023.
[38] Slinin Y, Greer N, Ishani A, et al. Timing of dialysis initiation, duration and frequency of hemodialysis sessions, and membrane flux: a systematic review for a KDOQI clinical practice guideline. Am J Kidney Dis, 2015, 66(5): 823-836.
[39] Li X, Xu H, Xiao XC, et al. Prognostic effect of high-flux hemodialysis in patients with chronic kidney disease. Braz J Med Biol Res, 2016, 49(1): 4708-4717.

第三节　血液灌流技术应用现状

血液灌流（hemoperfusion，HP）是将患者的血液从体内引到体外循环系统内，通过灌流器中的吸附剂吸附毒物、药物、代谢产物，达到清除这些物质的一种血液净化治疗方法。其独特优势在于能够清除常规血液透析（hemodialysis，HD）不能或极少被清除的物质，主要是中大分子物质、脂溶性物质及与蛋白质相结合的物质。临床实践中，HP常与其他血液净化技术组合形成不同的杂合式血液净化模式，如与普通血液透析的组合、与连续性肾脏替代治疗（continuous renal replacement therapy，CRRT）的组合等。近年来，随着新型灌流器的研发及吸附技术的进展，HP除在终末期肾病（end-stage renal disease，ESRD）的应用外，在药物或毒物中毒、重症感染、严重肝衰竭及自身免疫性疾病等急危重症领域的抢救与治疗方面得到更广泛的应用。

一、血液灌流的原理

HP的基本原理是吸附。血液灌流器由吸附剂和包裹材料构成。吸附剂材料有树脂、活性炭、多糖等，临床常见的吸附剂材料为中性大孔吸附树脂。根据吸附剂表面与被吸附物之间作用力的性质，可以将吸附分为物理吸附、化学吸附和生物吸附3种基本类型。中性大孔吸附树脂的吸附能力主要取决于三维网状结构的分子筛作用和树脂分子基团的范德华力及亲脂疏水特性，属于物理吸附。血浆胆红素吸附柱等阴离子交换树脂的吸附能力主要通过电荷吸附/静电力作用，属于化学吸附。DNA免疫吸附柱等免疫吸附柱的吸附能力主要通过生物亲和/抗体抗原作用，属于生物吸附。

HP涉及吸附剂与血液或血浆的直接接触，这就要求吸附剂在保持优异的吸附性能的同时，要有良好的生物相容性。体外细胞培养测定法可用于测试吸附剂材料的生物相容性，且常评估吸附材料的潜在毒性。Ronco最近进行的一项体外生物相容性和细胞毒性研究发现，暴露于中性大孔吸附树脂后的单核细胞的生存率、凋亡率与坏死率，相比对照组差异无统计学意义，提示中性大孔吸附树脂具有良好的生物相容性。随着吸附剂性能和生物相容性的持续改善，HP技术将更多、更好地应用于临床。

二、血液灌流在终末期肾病中的应用

慢性肾脏病（chronic kidney disease，CKD）的发病率逐年上升，已成为威胁人类健康的重大问题，CKD最终可进展至终末期肾病。血液净化是治疗终末期肾病最主要的方法，包括低通量透析（low-flux hemodialysis，LFHD）、高通量透析（high-flux hemodialysis，HFHD）、血液滤过（hemofiltration，HF）和血液透析滤过（hemodiafiltration，HDF）。尿毒症毒素是终末期肾病患者多系统、多脏器功能紊乱的主要原因，与终末期肾病患者的病死率密切相关。欧洲尿毒症毒素协作组根据毒素分子的理化特性和分子量高低将尿毒症毒素分为小分子毒素、中大分子毒素和蛋白结合毒素。HD主要的作用原理是弥散，清除的毒素以小分子水溶性为主，而中大分子毒素、与蛋白结合毒素及脂溶性毒素难以清除，造成维持性血液透析（maintenance hemodialysis，MHD）患者出现各种并发症。HP在终末期肾病患者中，常通过与HD串联的组合型治疗模式（HD+HP，图2-1-1）达到优势互补，全面清除不同分子量的毒

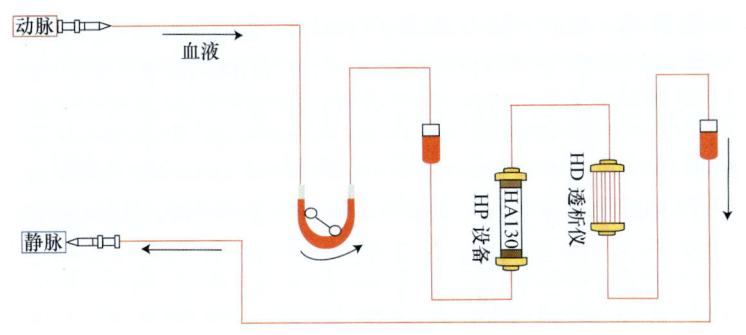

图 2-1-1　HD+HP 组合型人工肾

性物质及水溶性、脂溶性物质，调节水、电解质和酸碱平衡，维持内环境的稳定，提高生存率和生活质量，有效预防和治疗各种远期透析并发症。

1. 血液灌流对尿毒症毒素的清除　我国的一项研究发现，HD 联合 HP 能更好地清除蛋白结合毒素晚期糖基化终末产物、炎症因子及肿瘤坏死因子 -α（tumor necrosis factor，TNF-α）。另一项研究发现，HD 联合 HP 用于伴有继发性甲状旁腺亢进症的患者，对全段甲状旁腺激素（parathyroidhormone，iPTH）、β2 微球蛋白（β2-microglubulin，β2-MG）和胱抑素（cystatinC，CysC）的清除优于单纯 HD。还有研究显示，多模式组合透析治疗（HD+HF+HP）可提高 MHD 患者的血浆 Klotho 蛋白水平，同时有效清除患者体内的成纤维细胞生长因子 -23（fibroblast growth factor-23，FGF-23）、脑钠肽（brain natriuretic peptide，BNP），有利于提高透析患者的生存质量。一项全国多中心、前瞻、开放、随机对照研究比较在 LFHD、HFHD 的基础上进行每周 1 次 HA130 血液灌流治疗的疗效。结果发现，HFHD 和 HP 均能显著降低 β2-MG 水平；LFHD 联合 HP 在降低 iPTH 水平、改善瘙痒症状方面优于 HFHD。

蛋白结合毒素很难被普通 HD 或 HF、HDF 清除，但可被 HP 有效清除。硫酸吲哚酚（IS）、硫酸对甲酚（PCS）、马尿酸（HA）和 3- 羧基 -4- 甲基 -5- 丙基 -2- 呋喃丙酸（CMPF）是代表性的蛋白结合毒素，这些毒素在体内的蓄积会加速肾功能恶化和肾纤维化进展，增加心血管并发症发生率和加速心血管并发症发展，导致肾性骨病和神经系统病变等。北京的 2 项随机对照试验发现，单次 HD+HP 治疗对多种蛋白结合类毒素的清除效果优于 HDF 和 HD，尤其对蛋白结合率接近 100% 的 CMPF 也有较好的清除效果，提示吸附作用对蛋白结合类毒素的清除有重要意义。北京的另一项随机对照试验纳入 36 例 MHD 患者，随访 36 周，发现长期 1 周 1 次 HD+HP 对 MHD 患者体内蛋白结合毒素的清除效果优于 HD，且可明显改善 MHD 患者的生活质量。

2. 血液灌流对终末期肾病患者的临床获益　皮肤瘙痒（cutaneous pruritus，CP）是 MHD 患者常见的并发症，不仅严重影响生活质量，同时还增加抑郁症的发生风险和病死风险，且与 2 年的心血管疾病病死率相关，但 CP 的确切发病机制至今仍未知。微炎症状态被认为是 CP 的可能原因之一。MHD 患者血清中相对升高的 C 反应蛋白（CRP）和白介素 6（IL-6）已被认为是引起瘙痒的炎症因子。继发性甲状旁腺功能亢进症患者甲状旁腺切除术后 CP 症状得到改善，提示 iPTH 可能在 CP 的发病机制中起一定作用。一项随机对照研究纳入 90 例 MHD 患者，随访发现相较于常规 HD 治疗，HD+HP 能显著降低 CRP、iPTH 水平，改善钙磷代谢紊乱和瘙痒症状。另一项纳入 40 例 MHD 患者的随机对照研究，随访比较 HD+HP 和 HDF+HP 对 CP 的影响，发现 HD+HP 和 HDF+HP 均能有效降低尿毒症患者血液中的尿素氮、肌酐、磷、iPTH 和 β2 微球蛋白水平，以及瘙痒评分，其中 HDF+HP 对于瘙痒缓解率高于 HD+HP，提示 HDF+HP 可能成为 CP 潜在的治疗手段。

有研究认为，免疫功能障碍是终末期肾病进展中最严重的并发症之一，而炎症反应失控引起免疫功能障碍，免疫功能障碍又能恶化炎症反应及引发器官损伤，陷入恶性循环。树突状细胞（dendrtic cells，DC）共刺激分子 CD40、CD80 是 DC 成熟的标志物，参与机体的体液免疫和细胞免疫，在 B 细胞的活化、增生与分化、抗体产生及免疫球蛋白的类别转换中起关键作用。血小板活化标志物 CD62P 和 P10 水平的升高表明炎症反应和血栓形成风险更大，可能与 HD 的疗效有关，可作为预测 HD 治疗终末期肾病的疗效指标。一项前瞻性队列研究纳入 240 例 MHD 患者和 60 例健康对照者，随访 6 个月，发现经 HP 治疗后 CD40、CD80 表达较 HDF、HD 高，CD62P、P10 表达较 HDF、HD 低，生活质量评分也较 HDF、HD 高，提示 HP 对终末期肾病的治疗效果优于 HDF、HD。

动脉粥样硬化是终末期肾病患者最常见的并发症之一，可导致心血管疾病的发生和发展。减缓终末期肾病患者动脉粥样硬化的发生和发展对降低病死率具有重要意义。miR-126 是存在于内皮细胞中的促血管生成 miRNA，可增强大血管的内皮增生和内皮化作用，进而减轻动脉粥样硬化，miR-126 水平的降低与心力衰竭患者病死率增加、生存时间缩短及 CKD 进展相关。血管内皮生长因子（vascular endothelial growth factor，VEGF）在正常血管中不表达，但在冠心病、动脉硬化和与血管相关疾病的患者中高表达。一项前瞻性队列研究纳入 207 例 MHD 患者和 80 例健康对照者，随访 6 个月发现，经每周 1 次 HD+HP 治疗后，MHD 患者血清 miR-126 的表达水平显著升高，VEGF 明显降低。此外，该研究还发现，HD+HP 能够通过降低载脂蛋白 C3 抗体（ApoC3）和三酰甘油（TG）等生化指标并提高 HDL 浓度来极大改善脂质代谢，从而降低内膜中层厚度（intima-media thickness，IMT）增加的风险，并降低 MHD 患者的动脉粥样硬化发生率。

残余肾功能（RRF）的存在对于终末期肾病患者的毒素清除、改善营养状态、减轻水和钠的负荷及改善心脏功能具有重要作用，并可减低远期并发症的发生和病死风险。北京的一项研究发现，与常规 HD 相比，每周 1 次 HD+HP 能减低体内高敏 CRP 和 TNF-α 的水平，减轻炎症反应，从而保护 MHD 患者的 RRF。一项荟萃分析表明，与 LFHD 相比，HD+HP 可能由于有较高的 Kt/V 和 β2 微球蛋白清除率，从而更好地保护 RRF。

最近有研究发现，终末期肾病患者的病死与传统透析清除中分子毒素和蛋白结合毒素不足密切相关。上海的一项前瞻、随机、对照试验纳入 100 例 MHD 患者，随访 2 年，发现在每周 3 次 HD 基础上加 1 次 HP 较每周 3 次 HD 在中大分子毒素清除、生存获益、生活质量改善等方面更有优势。上海的另一项队列研究纳入 158 例 MHD 患者，随访 2 年，发现在每周 3 次 HD 基础上加每 2 周 1～2 次 HP 较每周 3 次 HD，能显著降低 CRP、iPTH 水平，改善瘙痒症状和睡眠质量，并在生存获益方面更有优势。上海的另一项纳入 1407 例 MHD 患者的随机对照研究，随访 2 年，发现在常规血液净化（含 HD、HDF）基础上增加至少每 2 周 1 次 HA130 血液灌流治疗，较常规血液净化治疗显著降低 β2-MG、iPTH 水平，显著降低全因病死及心血管病死，改善患者的生活质量。上海一项正在进行中的随机、多中心、开放、对照研究，比较在每周 2 次 LFHD、1 次 HDF 的基础上增加每 2 周 1 次 HA130 血液灌流，与对照组相比在中大分子毒素清除、Kt/V、生存率、生活质量等方面的差异，拟随访 2 年，此研究为多中心、大样本队列研究，研究结果值得期待。

三、血液灌流在其他临床领域中的应用

1. 血液灌流在急性中毒中的应用 急性中毒是指人体在短时间内接触毒物或超过中毒剂量的药物后，产生的一系列病理生理变化及其临床表现，其病死率较高。在我国，HP是目前抢救重度中毒时首选的血液净化模式。《急性中毒诊断与治疗中国专家共识》推荐使用HP清除高蛋白结合率、高脂溶性、中高分子量的毒物。一般认为，接触毒物4~6 h内应尽早进行HP治疗。在临床实际应用中，中毒后24 h内也应及时进行血液净化，同时根据进入体内毒物量或血液毒物浓度决定进行一次或多次HP治疗。

HP联合HD或连续性肾脏替代治疗（CRRT）可增加毒物的清除，适用于混合性药物中毒，尤其是中毒伴急性肾损伤，严重水、电解质和酸碱失衡，或者原有肝肾基础疾病和肝功能不全者。CRRT主要适用于血流动力学不稳定、无法耐受其他间歇性血液净化技术或需要大量超滤水分的中毒患者，但单纯CRRT对毒物的清除率并不高，常与HP或血浆置换（plasma exchange，PE）等其他血液净化方式联合使用，已成为现阶段重度急性中毒患者抢救的重要方法之一。

2. 血液灌流在自身免疫性疾病中的应用 自身免疫性疾病是一组临床常见病，包括系统性红斑狼疮（SLE）、类风湿关节炎（RA）、过敏性紫癜（HSP）等。免疫吸附（immunoadsorption，IA）疗法可吸附抗体、抗原、肿瘤坏死因子、白介素等致病因子，短期内控制疾病活动，减少重要器官损害，恢复细胞免疫功能，是一种重要的体外免疫调节技术。

SLE是一种可以累及多系统、多脏器的慢性自身免疫性疾病，发病机制主要是大量的致病性自身抗体及免疫复合物引起的组织损伤。《2020中国系统性红斑狼疮诊疗指南》建议，重度或难治性SLE患者可考虑使用免疫吸附辅助治疗，以改善临床症状。HSP是常见的与免疫紊乱相关的一种系统性小血管炎。2018年，中国医师协会儿科医师分会血液净化专家委员会发表的全国流行病学调查结果显示，87.8%的重症HSP患儿经过3次或3次以上DNA免疫吸附治疗后临床症状明显缓解，推荐一般采用3次左右，视病情增减。有研究表明，IA可以降低重症HSP患儿糖皮质激素的剂量和肾脏受累率，其机制可能与IA可以有效清除HSP患儿的IL-6、TNF-α有关。

IA作为一种能够更精准清除自身抗体的技术，也用于RA、肉芽肿合并多血管炎（GPA）、显微镜下多血管炎（MPA）等多种自身免疫性疾病的治疗。

3. 血液灌流在肝衰竭中的应用 肝衰竭是由多种因素引起的肝脏合成、解毒、排泄和生物转化等功能发生严重障碍或失代偿，出现以凝血功能低下、黄疸、肝性脑病等为主要表现的一种临床症候群，病死率极高，其主要治疗手段有内科综合治疗、人工肝治疗及肝脏移植治疗。以吸附技术为基础的血浆吸附、双重血浆分子吸附系统（double plasma molecular absorb system，DPMAS）是非生物型人工肝技术的重要组成部分，可以有效清除肝衰竭患者体内蓄积的大量有毒物质，包括内毒素、胆红素、胆汁酸、芳香族氨基酸和氨类物质等，已在临床广泛应用并被证实有一定疗效。在现有血浆供给日趋紧张的情况下，同时考虑肝衰竭患者病情的复杂性，血浆吸附和（或）血浆置换的组合式人工肝治疗模式具有一定的临床应用价值。

国内外众多研究已报道吸附型人工肝技术在肝衰竭中的治疗作用。一项回顾性队列研究分析了常规治疗（$n=407$）和包括血浆吸附、血浆胆红素吸附在内的人工肝治疗（$n=380$）对慢+急性

肝衰竭（ACLF）患者生存率的影响。结果表明，常规治疗12周的生存率为35%，而人工肝治疗的生存率为43%，较常规治疗有显著提高。另一项前瞻性研究比较PE和DPMAS对乙型病毒性肝炎相关ACLF患者（$n=60$）生存率的改善情况，发现PE与DPMAS治疗12周的生存率相近（34.6% vs. 33.3%，$P=0.887$）。251例经人工肝治疗的肝衰竭患者的回顾性研究发现，较单纯PE，PE联合DPMAS既能提高早期肝衰竭治疗的有效率，还能减少血浆用量。在一项比较131例HBV-ACLF住院患者接受DPMAS+PE和PE治疗的生存率研究中，发现PE和DPMAS+PE的28天无肝移植生存率无显著差异（62.3% vs. 72.2%，$P=0.146$）；但在中、晚期肝衰竭患者中，DPMAS+PE组的28天生存率显著高于PE组（57.4% vs. 41.7%，$P=0.043$）。

4. 血液灌流在炎症性疾病中的应用 HP对炎症因子有较好的清除作用，故对脓毒症、急性肺损伤和胰腺炎等疾病的改善和预后起积极作用。在急性肺损伤和急性呼吸窘迫综合征的动物模型中，HP降低了循环和肺泡中促炎性细胞因子的水平，改善氧合，进而减轻了肺损伤。一项小型随机对照研究对比了HP联合脉冲式高容量血液滤过（PHVHF）与连续性静脉-静脉血液滤过（CVVH）对脓毒症休克患者的影响。结果发现，与CVVH组相比，HP联合PHVHF组的TNF-α、IL-6和IL-10等炎症因子的水平显著降低，心率（HR）、C反应蛋白（CRP）、降钙素（PCT）、白细胞（WBC）、急性生理与慢性健康Ⅱ（APACHE Ⅱ）评分和序贯器官衰竭（SOFA）评分显著降低，同时血液动力学更稳定，病死率更低。

HP清除炎症因子除了常用的HP联合CRRT模式外，还常使用配对血浆滤过吸附（coupled plasma filtration adsorption，CPFA）模式。CPFA是将血浆吸附与CRRT相结合的一种血液净化治疗模式，通过血浆分离和细胞因子吸附，再进行血液滤过，予容量控制和小分子水溶性溶质的清除。

5. 血液灌流在新型冠状病毒肺炎中的应用 新型冠状病毒肺炎（corona virus disease 2019，COVID-19）是由新型冠状病毒导致的肺部感染性疾病。这种病毒感染可表现为发热、乏力、呼吸道症状（以干咳为主），并逐渐出现呼吸困难，严重者可出现急性呼吸窘迫综合征、脓毒症休克、难以纠正的代谢性酸中毒和出凝血功能障碍等。重型、危重型患者的有效救治是降低其病死率的关键。目前认为，细胞因子风暴是COVID-19由轻型转为重症肺炎、由肺脏单一器官损伤转变为多脏器功能障碍的重要病理生理基础。Ronco等推荐使用高生物相容性的HA380中性大孔吸附树脂血液灌流器进行HP治疗，有效清除循环系统中的过量细胞因子，在血液动力学支持和器官功能恢复方面具有显著优势。

在国家卫生健康委员会发布的《新型冠状病毒肺炎诊疗方案（试行第七版）》及《新型冠状病毒感染的肺炎重症、危重症病例诊疗方案（试行）》中，均明确推荐使用包括吸附、灌流等技术在内的血液净化技术来清除炎症因子，阻断"细胞因子风暴"。中华医学会肾脏病学分会与中国研究型医院学会肾脏病学专业委员会专家组制定的《特殊血液净化技术应用于重症新型冠状病毒肺炎的专家共识》，建议在COVID-19炎症早期、促炎性细胞因子占据主导时开始应用全血/血浆吸附，同时建议联合使用以CRRT为基础的多种血液净化技术，如CRRT+全血吸附或CRRT+血浆吸附等。上述技术在国内外抗击新型冠状病毒肺炎疫情中均得到较好的应用。英国国家卫生与临床优化研究所（National Institute for Health and Care Excellence，NICE）同样建议使用HA330/HA380等吸附技术治疗COVID-19患者的呼吸衰竭。伊朗报道了1例COVID-19重症患者，其在常规治疗的基础上进行3次

CRRT+HA380血液灌流治疗后，炎症细胞因子水平明显降低，双肺功能逐渐恢复。

四、展望

由于吸附剂材料的不断发展，HP的应用范围也在逐渐拓展，包括在终末期肾病、中毒、肝衰竭、自身免疫性疾病、炎症性疾病、COVID-19等疾病的应用中均有较大进展。随着血液净化技术的不断进步，临床实践经验的丰富，HP在临床上的应用将进一步更新和完善，为患者提供更安全、有效的治疗手段，使患者获益更多。

（蒋更如）

参 考 文 献

[1] Gerdemann A, Wagner Z, Solf A, et al. Plasma levels of advanced glycation end products during haemodialysis, haemodiafiltration and haemofiltration: potential importance of dialysate quality. Nephrol Dial Transplant, 2002, 17(6): 1045-1049.

[2] Mandolfo S, Borlandelli S, Imbasciati E. Leptin and beta2-microglobulin kinetics with three different dialysis modalities. Int J Artif Organs, 2006, 29(10): 949-955.

[3] Ankawi G, Fan W, Montin D P, et al. A new series of sorbent devices for multiple clinical purposes: current evidence and future directions. Blood Purification, 2019, 29(4): 94-100.

[4] Montin DP, Ankawi G, Lorenzin A, et al. Biocompatibility and cytotoxic evaluation of new sorbent cartridges for blood hemoperfusion. Blood Purif, 2018, 46(4): 187-195.

[5] Moradi H, Sica DA, Kalantar-Zadeh K. Cardiovascular burden associated with uremic toxins in patients with chronic kidney disease. Am J Nephrol, 2013, 38(2): 136-148.

[6] Vanholder R, De Smet R, Glorieux G, et al. Review on uremic toxins: classification, concentration, and interindividual variability. Kidney Int, 2003, 63(5): 1934-1943.

[7] Zhang Y, Mei CL, Rong S, et al. Effect of the combination of hemodialysis and hemoperfusion on clearing advanced glycation end products: a prospective, randomized, two-stage crossover trial in patients under maintenance hemodialysis. Blood Purif, 2015, 40(2): 127-132.

[8] Gao XF, Li JD, Guo L, et al. Effect of hybrid blood purification treatment on secondary hyperparathyroidism for maintenance hemodialysis patients. Blood Purif, 2018, 46(1): 19-26.

[9] 邓晓风，代青，万莉，等. 多模式组合透析对维持性血液透析患者Klotho蛋白、FGF-23和BNP的影响. 中华危重病急救医学，2017，29（7）：636-639.

[10] 王质刚. 血液净化学（第四版）. 北京：北京科学技术出版社，2016.

[11] Duranton F, Cohen G, De Smet R, et al. Normal and pathologic concentrations of uremic toxins. J Am Soc Nephrol, 2012, 23(7): 1258-1270.

[12] 邓岱，李新伦，李红霞，等. 不同血液净化方法清除维持性血液透析患者血清蛋白结合类尿毒症毒素的效果比较. 中国血液净化，2014，13（9）：639-642.

[13] 张宏，李新伦，高卓，等. 血液灌流对血液透析患者体内蛋白结合类毒素的清除效果. 中国血液净化，2016，15（2）：54-61.

[14] 欧志强，李新伦，张宏，等. 血液灌流对维持性血液透析患者蛋白结合类毒素清除及生活质量的影响. 中国血液净化，2018，017（4）：229-233.

[15] Rayner HC, Larkina M, Wang M, et al. International comparisons of prevalence, awareness, and treatment of pruritus in people on hemodialysis. Clin J Am Soc Nephrol, 2017, 12(12): 2000-2007.

[16] Weng CH, Hu CC, Yen TH, et al. Uremic pruritus is associated with two-year cardiovascular mortality in long term hemodialysis patients. Kidney Blood Press Res, 2018, 43(3): 1000-1009.

[17] Kimmel M, Alscher DM, Dunst R, et al. The role of microinflammation in the pathogenesis of uraemic pruritus in haemodialysis patients. Nephrol Dial Transplant, 2006, 21(3): 749-755.

[18] Mettang T, Kremer AE. Uremic pruritus. Kidney Int, 2015,

87(4): 685-691.

[19] Li WH, Yin YM, Chen H, et al. Curative effect of neutral macroporous resin hemoperfusion on treating hemodialysis patients with refractory uremic pruritus. Medicine, 2017, 96(12): 6160-6172.

[20] Zhang J, Yuan Y, An X, et al. Comparison of combined blood purification techniques in treatment of dialysis patients with uraemic pruritus. Int J Clin Exp Med, 2016, 9(5): 8563-8568.

[21] Sharif MR, Chitsazian Z, Moosavian M, et al. Immune disorders in hemodialysis patients. Iranian Journal of Kidney Diseases, 2015, 9(2): 84-91.

[22] Betjes M GH. Immune cell dysfunction and inflammation in end-stage renal disease. Nature Reviews Nephrology, 2013, 9(5): 255-262.

[23] Anjuman Ara, Khawaja Ashfaque Ahmed, Jim Xiang. Multiple effects of CD40-CD40L axis in immunity against infection andcancer. Immunotargets Ther, 2018, 7(1): 55-61.

[24] Yu JR, Wang FM, Xu SC, et al. CD 62P and P10 as predictive markers for assessing the efficacy of hemodialysis in treating end-stage renal disease. Journal of Clinical Laboratory Analysis, 2019, 33(2): 22662-22671.

[25] Wang XF, Zhang BH, Lu XQ, et al. Efficacy of different hemodialysis methods on dendritic cell marker CD40 and CD80 and platelet activation marker CD62P and P10 in patients with chronic renal failure. Journal of Clinical Laboratory Analysis, 2019, 33(3): 22713-22726.

[26] Cheung AK, Sarnak MJ, Yan G, et al. Cardiac diseases in maintenance hemodialysis patients: results of the HEMO study. Kidney Int, 2004, 65(5): 2380-2389.

[27] Qiang L, Hong L, Ningfu W, et al. Expression of miR-126 and miR-508-5p in endothelial progenitor cells is associated with the prognosis of chronic heart failure patients.Int J Cardiol, 2013, 168(11): 2082-2088.

[28] Fourdinier. O, Schepers. E, Metzinger Le Meuth. V, et al. Serum levels of miR-126 and miR-223 and outcomes in chronic kidney disease patients. Sci Rep, 2019, 9(1): 4477-4487.

[29] Doi K, Noiri E, Fujita T. Role of vascular endothelial growth factor in kidney disease. Curr Vasc Pharmacol, 2010, 8(1): 122-128.

[30] Zhao, Dong, Hong Shao. Effect of blood purification on serum mir-126 and vegf levels in the process of atherosclerosis in uremic patients under maintenance hemodialysis. Kaohsiung Journal of Medical Sciences, 2018, 34(8): 447-455.

[31] Brener ZZ, Kotanko P, Winchester JF, et al. Clinical benefit of preserving residual renal function in dialysis patients: an update for clinicians. The American Journal of The Medical Sciences, 2010, 339(5): 453-456.

[32] 郝峥，马云伶，唐子勇．血液灌流联合血液透析对维持性血液透析患者残余肾功能的作用．中国中西医结合肾病杂志，2015，000（7）：626-627.

[33] Lu W, Ren C, Han X, et al. The protective effect of different dialysis types on residual renal function in patients with maintenance hemodialysis: a systematic review and meta-analysis. Medicine, 2018, 97(37): 136-142.

[34] Furuya R, Kumagai H, Miyata T, et al. High plasma pentosidine level is accompanied with cardiovascular events in hemodialysis patients. Clin Exp Nephrol, 2012, 16(3): 421-426.

[35] Vanholder R, Schepers E, Pletinck A, et al. An update on protein-bound uremic retention solutes. J Ren Nutr, 2012, 22(1): 90-94.

[36] Chen SJ, Jiang GR, Shan JP, et al. Combination of maintenance hemodialysis with hemoperfusion: a safe and effective model of artificial kidney. Int J Artif Organs, 2011, 34(4): 339-347.

[37] Gu YH, Yang XH, Pan LH, et al. Additional hemoperfusion is associated with improved overall survival and self-reported sleep disturbance in patients on hemodialysis. Int J Artif Organs, 2019, 42(7): 347-353.

[38] Lu W, Jiang GR, HD/HP versus HD trial Group. Randomised, open-label, multicentre trial comparing haemodialysis plus haemoperfusion versus haemodialysis alone in adult patients with end- stage renal disease (HD/HP vs HD): study protocol. BMJ Open, 2018, 8(7): 22169-22177.

[39] Sun X, Chen X, Lu J, et al. Extracorporeal treatment in children with acute severe poisoning. Medicine (Baltimore), 2019, 98(47): 18086-18092.

[40] 中国医师协会急诊医师分会，中国毒理学会中毒与救治专业委员会．急性中毒诊断与治疗中国专家共识．中华急诊医学杂志，2016，125（25）：1375-1384.

[41] Yang X, Xin S, Zhang Y, et al. Early hemoperfusion for emergency treatment of carbamazepine poisoning. Am J Emerg Med, 2018, 36(6): 926-930.

[42] Bo L. Therapeutic efficacies of different hemoperfusion frequencies in patients with organophosphate poisoning. Eur Rev Med Pharmacol Sci, 2014, 18(22): 3521-3523.

[43] Wang Y, Chen Y, Mao L, et al. Effects of hemoperfusion and continuous renal replacement therapy on patient survival following paraquat poisoning. PLoS One. 2017, 12(7): 181-207.

[44] Li C, Hu D, Xue W, et al. Treatment outcome of combined continuous venovenous hemofiltration and hemoperfusion in acute paraquat poisoning: a prospective controlled trial. Crit Care Med, 2018, 46(1): 100-107.

[45] 中华医学会风湿病学分会，国家皮肤与免疫疾病临床医学研究中心，中国系统性红斑狼疮研究协作组. 2020 中国系统性红斑狼疮诊疗指南. 中华内科杂志, 2020, 59(3): 172-185.

[46] 中国医师协会儿科医师分会血液净化专家委员会. 血液净化治疗儿童重症系统性红斑狼疮多中心流行病学调查. 中国实用儿科杂志, 2018, 33(7): 521-527.

[47] Zhu Y, Dong Y, Wu L, et al. Changes of inflammatory mediators and oxidative stress indicators in children with Henoch-Schönlein purpura and clinical effects of hemoperfusion in the treatment of severe Henoch-Schönlein purpura with gastrointestinal involvement in children. BMC Pediatr, 2019, 19(1): 409-415.

[48] 赵龙姝，辛婕琛，孙丽华，等. 免疫吸附治疗难治性类风湿关节炎的临床应用. 中国血液净化, 2017, 016(10): 681-683+714.

[49] Stummvoll G, Aringer M, Handisurya A, et al. Immunoadsorption in autoimmune diseases affecting the kidney. Semin Nephrol, 2017, 37(5): 478-487.

[50] 中华医学会感染病学分会肝衰竭与人工肝学组，中华医学会肝病学分会重型肝病与人工肝学组. 肝衰竭诊治指南(2018年版). 中华肝脏病杂志, 2019, 27(1): 18-26.

[51] 中华医学会感染病学分会肝衰竭与人工肝学组. 非生物型人工肝治疗肝衰竭指南(2016年版). 中华临床感染病杂志, 2016, 9(2): 97-103.

[52] Xia Q, Dai X, Huang J, et al. A single-center experience of non-bioartificial liver support systems among Chinese patients with liver failure. International Journal of Artificial Organs, 2014, 37(6): 442-454.

[53] Wan Y, Li Y, Xu Z, et al. Therapeutic plasma exchange versus double plasma molecular absorption system in hepatitis B virus-infected acute-on-chronic liver failure treated by entercavir: A prospective study. Journal of Clinical Apheresis, 2017, 32(6): 453-461.

[54] 钟珊，王娜，赵静，等. 血浆置换联合双重血浆吸附治疗提高慢加急性肝衰竭预后. 中华肝脏病杂志, 2018, 26(10): 744-749.

[55] Yao J, Li S, Zhou L, et al. Therapeutic effect of double plasma molecular adsorption system and sequential half-dose plasma exchange in patients with HBV-related acute-on-chronic liver failure. Journal of Clinical Apheresis, 2019, 34(4): 392-398.

[56] Xu X, Jia C, Luo S, et al. Effect of HA330 resin-directed hemoadsorption on a porcine acute respiratory distress syndrome model. Ann Intensive Care, 2017, 7(1): 84-96.

[57] Chu L, Li G, Yu Y, et al. Clinical effects of hemoperfusion combined with pulse high-volume hemofiltration on septic shock. Medicine (Baltimore), 2020, 99(9): 19058-19066.

[58] La Manna G, Donati G. Coupled plasma filtration adsorption: a multipurpose extracorporeal detoxification therapy. Blood Purif, 2018, 46(3): 228-238.

[59] Ronco C, Reis T, De Rosa S, et al. Coronavirus epidemic and extracorporeal therapies in intensive care: si vis pacem para bellum. Blood Purification, 2020, 14(2): 1-4.

[60] 中华人民共和国国家卫生健康委员会. 新型冠状病毒肺炎诊疗方案(试行第七版)[EB/OL]. (2020-03-03)[2020-07-01]. http://www.gov.cn/zhengce/2020/03/04/content_5486710.htm.

[61] 中华人民共和国国家卫生健康委员会. 新型冠状病毒感染的肺炎重症、危重症病例诊疗方案(试行)[EB/OL]. (2020-02-19)[2020-07-01]. http://www.gov.cn/zhengce/zhengceku/2020-01/23/5471831/files/a09f91a71a4d4566b7ab840950b87f00.pdf.

[62] 中华医学会肾脏病学分会，中国研究型医院学会肾脏病学专业委员会. 特殊血液净化技术应用于重症新型冠状病毒肺炎的专家共识[EB/OL]. (2020-02-06)[2020-07-01]. http://ccm.dxy.cn/article/680272.

[63] The National Institute for Health and Care Excellence. Cytokine adsorption devices for treating respiratory failure in people with COVID-19 [EB/OL]. (2020-05-21) [2020-07-01]. https://www.nice.org.uk/advice/mib217.

[64] Dastan F, Saffaei A, Mortazavi SM, et al. Continues renal replacement therapy (crrt) with disposable hemoperfusion cartridge: a promising option for severe COVID-19. J Glob Antimicrob Resist, 2020, 2213-7165(20): 30116-30118.

第四节 血液免疫吸附应用现状

血液免疫吸附（immunoadsorption，IA）疗法是利用高度特异性的抗原或抗体及有特定物理化学亲和力的物质（配基）与吸附材料（载体）结合，制成吸附剂，当全血或血浆通过该吸附剂时，选择性或特异性地吸附清除体内相应的致病因子，从而达到净化血液、缓解病情的目的。免疫吸附是在血浆置换基础上发展起来的新技术，是血液净化的重要组成部分，是近十几年发展起来的一种新型血液净化技术。2001年，在英国召开的欧洲第一次蛋白A免疫吸附研讨会上，参会专家一致认为免疫吸附是继药物、手术治疗风湿免疫病后的一种重要方法和前沿技术，其能使患者平稳地渡过病情危重期，最大限度地提供"治疗窗口期"。

免疫吸附是血液净化清除溶质的重要原理之一。其与血浆置换有相似之处，两者都通过清除体内的致病因子，使病情得以缓解、临床症状改善。但免疫吸附去除致病性抗体较血浆置换更完全和彻底，回输给患者的是其自身的血浆，无须补充外源性血浆及置换液，避免了血源性传染疾病的发生风险，还可避免血浆置换中较常见的枸橼酸盐中毒、凝血机制异常、过敏反应、低血压及低钾血症等情况发生，同时节约大量的血浆资源。免疫吸附具有高度选择性和特异性，不影响同时进行的药物治疗，已成为药物抵抗或不耐受、疗效不佳或危重的自身免疫性疾病的有效治疗方案和治疗新选择。随着对免疫吸附原理的深入研究，其在临床中的应用越来越广泛。

一、免疫吸附的分类

根据吸附剂材料及原理的不同，免疫吸附治疗的方式分为血液吸附和血浆吸附2种。血液免疫吸附疗法是全血流经血液灌流器通过吸附作用排出毒素的血液净化方法。临床上常用的血液灌流，其实就是血液吸附。血浆免疫吸附疗法是先使用血浆分离器将血液中的细胞成分与血浆分开，分离的血浆再流经各种具有特异性吸附作用的吸附剂，吸附特定的致病物质后再与细胞成分汇合后一起回输体内。血浆吸附的优点在于吸附剂只与血浆接触，不与血细胞接触，不会对血细胞有形成分产生破坏，不良反应较少。另外，血浆吸附的干扰因素少，可以更高效地吸附致病物质。

根据吸附剂与被吸附物之间的作用原理，可将免疫吸附分为生物亲和型吸附和物理化学亲和型吸附（非生物吸附）。生物亲和型吸附剂分为抗原抗体结合型、补体结合型、可结晶段（fragment crystallizable，Fc）结合型3种。①抗原抗体结合型：是指将抗原（抗原固定型）或抗体（抗体固定型）固定在制成吸附柱的载体上。例如，固定DNA可以吸附系统性红斑狼疮（SLE）患者血液中的抗DNA抗体，将抗低密度脂蛋白（low density lipoprotein，LDL）抗体固定在琼脂糖上可以吸附血液中的LDL。②补体结合型：固定C1q，利用其结合免疫复合物Fc段的特性，吸附血液中的免疫复合物。③Fc段结合型：以蛋白A为配基，蛋白A可以特异性地识别并结合人体血液循环中IgG抗体（或IgG型抗体）的Fc段，从而吸附血液中的致病性抗原或抗体，同时可以吸附IgM和IgA（如蛋白A免疫吸附）。物理化学亲和型吸附又分为静电结合型吸附和疏水结合型吸附，前者利用吸附剂与特定物质之间的静电作用，达到吸附、清除致病物质的目的（如胆红素吸附）；后者则利用吸附剂侧链的疏水基团与被吸附物间的疏水性结合，来达到吸附、清除的目的（如HA280血液灌流）。

目前，可用于免疫吸附柱中吸附剂的物质有葡萄球菌蛋白A、羊多克隆抗人IgG抗体、苯丙氨酸和色氨酸、多黏菌素B、直接全血吸附脂蛋白、DNA免疫吸附、C1q吸附、抗LDL抗体吸附、糖蛋白吸附、抗人β2微球蛋白抗体、各种解毒和戒毒吸附、胆红素吸附及各种细胞吸附等。载体物质有琼脂糖凝胶、碳化树脂、聚乙烯醇凝胶、葡聚糖等。配基与载体之间的结合一般通过生物化学包埋或化学键交联实现。

二、常见的免疫吸附技术

（一）蛋白A免疫吸附柱

近年来，多种不同的免疫吸附柱被用于临床多种疾病的救治，其中应用最广泛的是葡萄球菌蛋白A（*Staphylococci* protein A，SPA）免疫吸附柱。SPA能特异性地与人体免疫球蛋白结合，应用生物亲和层析技术，通过体外循环的方法，有效清除患者体内以IgG为主（或属于IgG型）的免疫球蛋白的致病性抗体，主要应用于免疫性疾病、器官移植排斥反应等的防治。SPA由于具有高度选择性和特异性，能清除血液循环中的致病性抗体和封闭因子，调节机体的免疫状态，对缓解一些活动期的免疫性疾病有良好的疗效。

SPA与免疫球蛋白的结合具有可逆性，即在生理pH值下两者紧密结合，pH值降低至2.2~2.8时，两者又可解离被洗脱，用磷酸缓冲液将pH值平衡至生理pH值水平后，SPA又可恢复与免疫球蛋白的结合能力，故在临床上可反复使用。蛋白A与人体免疫球蛋白具有较强的生物亲和性，与不同免疫球蛋白成分的结合能力不同。SPA对各类免疫球蛋白的吸附率：IgG为95%（IgG1、IgG2和IgG4的吸附率均为100%，IgG3的吸附率为30%），IgM为51%，IgA为14%，IgE为7%。此外，由于SPA与绝大部分IgG的结合部位是Fc段而不是Fab段，故这种结合不会影响抗体的活性。蛋白A免疫吸附柱是生物亲和型吸附的一种，这种吸附柱具有生物相容性好、安全性高、效果可靠、可以重复使用等优点，对抗体的清除具有高度选择性，对血浆蛋白影响较小。

Immunosorba吸附柱和Prosorba吸附柱是最常用的2种SPA吸附柱，均获得了美国食品药品监督管理局（Food and Drug Administration，FDA）的认证，广泛用于免疫球蛋白相关疾病的治疗。Immunosorba吸附柱的配基为纯化蛋白A，载体为琼脂糖；吸附系统采用双柱吸附系统，其吸附能力可以再生。Prosorba吸附柱的配基为纯化蛋白A，载体为硅胶。国产的蛋白A免疫吸附柱的配基为基因重组蛋白A，载体为琼脂糖凝胶（图2-1-2A）。蛋白A免疫吸附柱目前是国内唯一可以重复使用的免疫吸附柱（图2-1-2B）。葡萄球菌蛋白A与免疫球蛋白的结合具有选择性强、敏感性高、可逆性好的特点。蛋白A与抗体在中性条件下吸附，酸性条件下解吸附，解吸附后恢复中性条件的蛋白A可以恢复吸附能力，继续吸附抗体，如此循环往复。蛋白A免疫吸附柱再生300次以上后吸附能力下降<5%，具有几乎无限的吸附能力，临床应用再生血浆量大，可以迅速、有效地清除抗体及免疫复合物。

蛋白A免疫吸附柱应用最广泛，在欧洲各国、美国、中国临床都有应用。临床研究报道，其对自身免疫性疾病和器官移植术前脱敏与术后抗排斥反应具有确切疗效和良好的安全性。

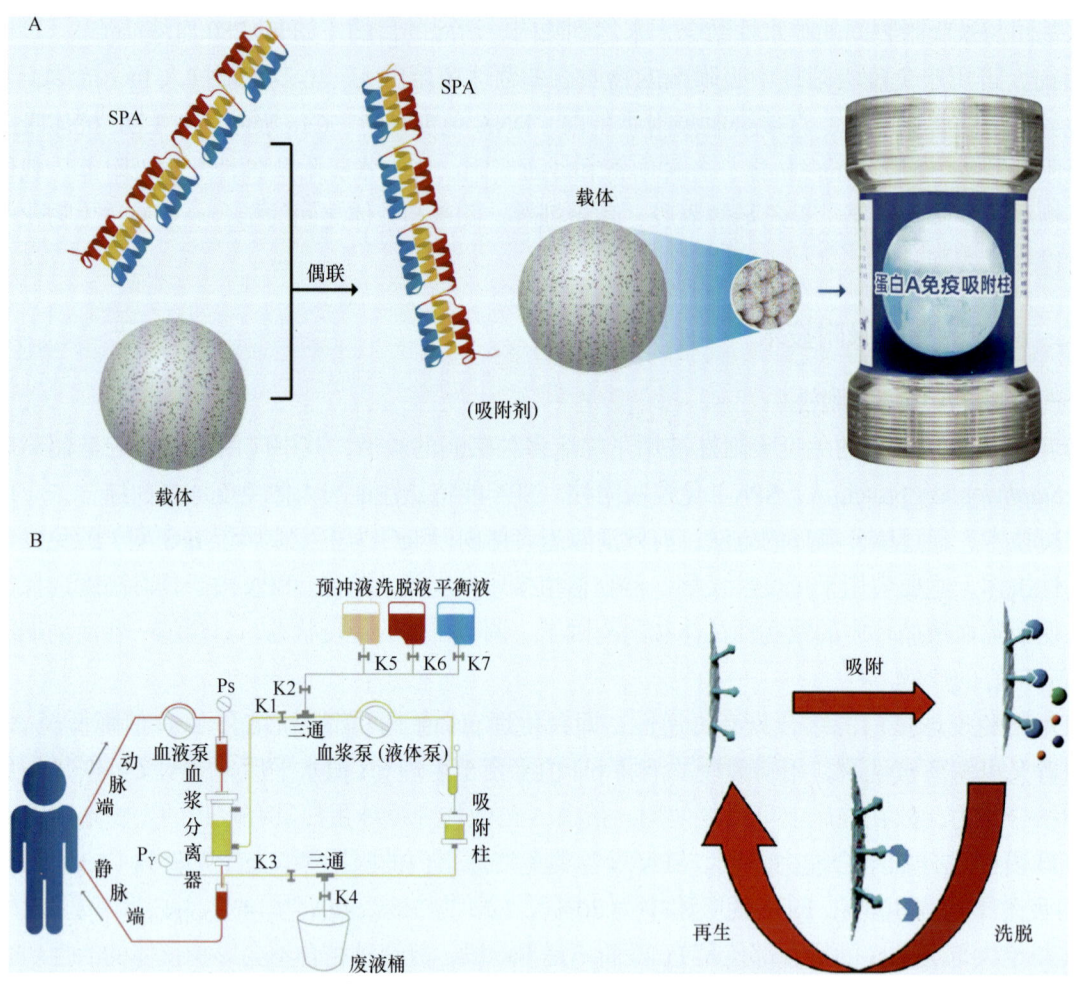

图 2-1-2　蛋白 A 免疫吸附系统　A.蛋白 A 免疫吸附柱的制备，将 SPA 按一定比例和密度固定在载体上制得吸附剂，将其装入设计的聚碳酸酯外壳中，即可制成蛋白 A 免疫吸附柱。B.蛋白 A 免疫吸附柱的操作模式及机制，通过体外循环的方法，将血浆分离后经过吸附柱时，免疫球蛋白及致病抗体即可被吸附、清除。蛋白 A 与抗体在中性条件下吸附，酸性条件下解吸附，解吸附后恢复中性条件蛋白 A 可以重新恢复吸附能力，继续吸附抗体，如此循环往复

（二）DNA 免疫吸附柱

DNA 免疫吸附柱是利用免疫反应原理，以纯化的 DNA 分子片段作为配基，固定于特殊包膜的碳化树脂上，特异性地识别和吸附患者体内的致病性抗体，降低抗核抗体（antinuclear antibody，ANA）、抗双链 DNA（double-stranded DNA，ds-DNA）抗体的滴度，清除致病的免疫活性物质（图 2-1-3）。与血浆置换相比，DNA 免疫吸附柱回输的是患者自身的血液，没有经过替代，可防止传染性疾病及相关并发症等，不影响同时进行药物治疗。DNA 免疫吸附柱以小牛胸腺 DNA 为配基，利用抗原-抗体生物亲和作用，吸附、清除 SLE 患者体内的 ANA、抗 ds-DNA 抗体。该吸附柱是一次性制剂，不可重复使用，吸附率随血液处理量的增加而减少，故限制了每次治疗的血液处理量。

DNA 免疫吸附柱可直接与血液接触，无须血浆分离，无须置换液，降低了血液制品传染疾病的风险，为具有明显炎症反应的重症 SLE 患者提供了一条新的治疗途径。

(三)HA280血液灌流器

HA280血液灌流器属于广谱吸附柱,吸附剂为中性大孔吸附合成树脂,主要通过物理吸附及疏水基团的相互作用而发挥吸附作用,可吸附、清除各种细胞因子、可溶性免疫复合物及部分抗体物质。HA280对于皮肤病、自身免疫性疾病、结缔组织病等有初步疗效,作用机制可能与其清除中、大分子毒素及可溶性免疫复合物有关,使人体免疫平衡的重建时间缩短,自身免疫调节效果增加。HA280血液灌流器多与DNA免疫吸附柱联合使用,作为一种辅助治疗手段。

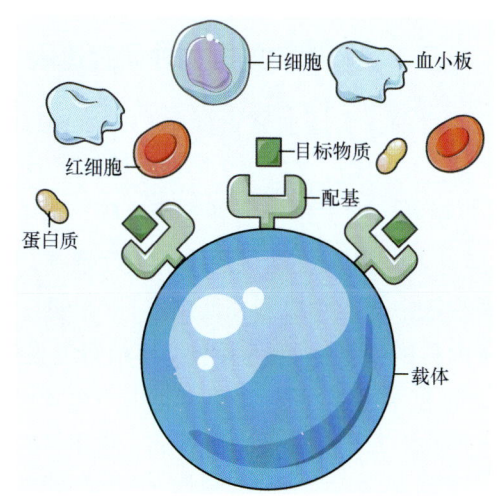

图2-1-3 DNA免疫吸附原理示意图 DNA免疫吸附柱以小牛胸腺DNA为配基,包被在树脂表面,形成吸附剂。利用抗原-抗体生物亲和作用,吸附清除SLE患者体内的抗ds-DNA抗体,血液流经吸附柱时,其中的抗体或抗原可被吸附柱吸附、清除

(四)其他常见的免疫吸附技术

经过数十年的发展,免疫吸附材料不断研发,免疫吸附技术越来越成熟。国内外常见的免疫吸附技术如下。①多克隆抗人IgG抗体吸附:Ig-Therasorb吸附柱采用琼脂糖凝胶作为载体,固定羊多克隆抗人IgG抗体,制成吸附剂,装入吸附容器,其临床应用范围与蛋白A免疫吸附柱相近。②苯丙氨酸吸附和色氨酸吸附(PH-350吸附柱和TR-350吸附柱):采用聚乙烯醇凝胶作为载体,用苯丙氨酸或色氨酸作为配体制成吸附剂。苯丙氨酸和色氨酸均是疏水性氨基酸,侧链上的疏水基团可通过疏水亲和作用力与免疫球蛋白结合,其中苯丙氨酸对类风湿因子(rheumatoid factor,RF)及抗DNA抗体具有较高的选择性,色氨酸对抗乙酰胆碱受体抗体具有较高的选择性。两者均为一次性单柱,不可重复使用,故限制了每次治疗的血浆处理量。PH-350吸附柱在临床上可用于自身免疫性疾病的治疗,尤其适用于类风湿关节炎及SLE等。TR-350吸附柱对AChR抗体具有较高的清除率,临床适用于重症肌无力、慢性炎性脱髓鞘性根神经炎和吉兰-巴雷综合征的治疗。③C1q吸附:将C1q固定在载体上,吸附抗C1q抗体及其免疫复合物。C1q被用作一种新的免疫吸附治疗多功能配体,能吸附IgG和IgM复合物、纤维蛋白原、脂多糖、DNA、C反应蛋白等。C1q吸附治疗SLE患者是安全有效的。④LDL吸附:将抗LDL抗体固定在琼脂糖凝胶上,可特异性地选择吸附LDL。临床上应用较多的LDL免疫吸附柱有2种,即LDL-Li-popak和LDL-Therasorb。LDL吸附可应用于高胆固醇血症相关的疾病,如纯合子型或杂合子型家族性高胆固醇血症、冠心病、脑动脉硬化、颈动脉粥样硬化、周围动脉粥样硬化性闭塞性疾病、心脏移植后冠心病复发、视网膜血管动脉硬化性闭塞的预防与治疗。⑤内毒素吸附:应用较多的为多黏菌素B吸附柱,可吸附多种促炎因子及抗炎因子,改善脓毒症患者的血流动力学指标和器官功能。⑥细胞因子吸附:用于吸附肿瘤坏死因子α(tumor necrosis factor α,TNF-α)、白介素6(interleukin 6,IL-6)和IL-10,治疗全身炎症反应综合征和败血症。⑦血浆胆红素吸附:胆红素吸附材料包括非极性吸附树脂、阴离子交换树脂和极性吸附树脂等,常用的吸附材料均为苯乙烯-二乙烯苯阴离子交换树脂,具有吸附量大和吸附速度快等特点,临床应用于各种原因引起的高胆红素血症/高胆汁酸血症。

三、免疫吸附的国内外研究进展

目前，美国血浆置换学会（American Society for Apheresis，ASFA）是全球血液净化领域学术水平最高的组织，在 2019 年重新修订了有关在临床实践中使用血液净化的循证指南，近年来该指南每 3 年更新 1 次，现已更新至第 8 版。第 8 版指南共涉及治疗性血液净化技术在多达 84 种相关疾病及 157 个分级和分类适应证中的治疗推荐，且更新了血浆置换和血浆免疫吸附等血液净化技术在不同疾病治疗中的推荐级别和证据水平。同时，第 8 版指南主要更新了神经免疫性疾病的证据指征。其中，肾内科的指征中特别新增了移植肾复发局灶性节段性肾小球硬化症的免疫吸附指征（即Ⅰ级分类，1B 证据水平）。此外，第 8 版指南对肾移植脱敏、抗体介导的排异反应、ABO 相容/不相容均有不同级别的推荐；血栓性微血管病、抗中性粒细胞胞质抗体相关性血管炎的编排有所改变。

（一）免疫吸附在肾脏疾病中的应用

1. 急进性肾炎 尽管激素冲击是治疗急进性肾炎的最佳选择，但冲击后不少患者肾功能迅速恶化。对于这些对激素抵抗的病例，如果免疫学提示循环中存在自身抗体或循环免疫复合物（circulating immune complex，CIC），肾活检组织学检查证实有 CIC 沉积，则应该选择免疫吸附治疗。美国风湿病协会（American College of Rheumatology，ACR）发布的相关指南和欧洲狼疮肾炎管理指南（2012）都指出，急进性肾炎可进行血浆置换治疗，其他治疗失败或对其他治疗不能耐受的患者可进行免疫吸附。对于妊娠期间的狼疮肾炎（lupusnephritis，LN）复发者，临床医师可根据疾病的严重程度，将免疫吸附或血浆置换作为治疗方案之一。有报道指出，免疫吸附可应用于肾脏和风湿免疫系统疾病（如 SLE、狼疮肾炎、抗肾小球基底膜病、Wegener 肉芽肿、新月体肾炎、局灶性节段性肾小球硬化症、系统性血管炎、溶血尿毒综合征、脂蛋白肾病、冷球蛋白血症、类风湿关节炎、单克隆丙种球蛋白血症、抗磷脂抗体综合征等）。

2. 肺出血肾炎综合征 肺出血肾炎综合征是由抗肾小球基底膜（GBM）抗体介导的、主要累及肺和肾的自身免疫性疾病，表现为急进性肾炎合并肺出血，可迅速进入终末期肾病，患者的病死率高达 75%～90%。黎磊石等采用 SPA-IA 治疗 5 例抗 GBM 抗体疾病患者，这些患者的临床表现为急进性肾炎，肾活检发现肾小球新月体达 26.3%～100%，血清抗 GBM 抗体达 40.6～203.2 RU/ml。结果显示，患者应用 SPA-IA 治疗共 10 次，治疗后血清抗 GBM 抗体水平逐步下降，3 例转阴且在随访 4 个月时持续转阴。提示，SPA-IA 治疗能有效降低抗 GBM 疾病患者的血清抗 GBM 抗体水平，迅速缓解肺出血，但改善肾功能的疗效受肾脏病变程度的影响。

3. SLE 和 LN SLE 患者体内通常可检测出大量的针对细胞核和细胞成分的自身抗体，如 ANA、抗 ds-DNA 抗体、抗磷脂抗体等，降低这些抗体的水平可以有效改善患者的预后。SLE 患者体内的抗 DNA 抗体及其抗原与补体形成的免疫复合物在肾内沉积是导致 LN 肾脏损害的主要原因。IA 在活动性 LN 的诱导期有确切疗效，能够减轻肾组织急性损伤。Braun 采用常规免疫抑制药治疗严重耐药的 10 例 SLE 患者。结果显示，7 例在行 SPA-IA 治疗后 3 周内病情缓解，CIC 和致病性免疫球蛋白水平迅速下降，血肌酐（serum creatinine，SCr）逐渐下降，尿蛋白从（7.6±5）g/24 h 减少至（2.7±2.5）g/24 h（$P<0.05$）。2018 年，中国医师协会儿科医师分会血液净化专家委员会在 22 家医院开展的血液净化治疗儿童重症 SLE 的流行病学调查结果显示，血浆置换和 DNA 免疫吸附可改善重度 SLE 患儿的临床症状，好转率分别为 87.3% 和 87.8%。有学者对比了国产蛋白 A 免疫吸附和 DNA 免疫吸

附对LN患者的疗效和免疫功能的影响，发现蛋白A免疫吸附较DNA免疫吸附临床疗效更好，可明显改善患者的免疫功能。《2020中国系统性红斑狼疮诊疗指南》提出，对重度或难治性SLE患者，可考虑使用免疫吸附辅助治疗。

（二）免疫吸附在临床肾移植中的应用进展

肾移植排斥反应、群体反应性抗体（population reactive antibody，PRA）升高、移植后超敏反应等均可用免疫吸附治疗。《中国肾移植排斥反应临床诊疗指南（2016版）》指出，对于移植2次以上的高致敏受者，建议在移植前行血浆置换或免疫吸附以清除抗人白细胞抗原（human leukocyte antigen，HLA）抗体，大剂量免疫球蛋白有助于降低抗体水平（1B）。肾移植受者常处于高免疫状态，血清中供者特异性抗体（donor specific antibody，DSA）阳性，可进行免疫吸附和血浆置换治疗，清除体内产生的供者特异性抗体，减轻抗体排斥反应对移植物的损害。《肾移植排斥反应临床诊疗技术规范（2019版）》明确提出，免疫吸附作为移植肾排斥反应的重要治疗手段，可以清除血液循环中的抗体和免疫复合物，减轻对移植肾的损害。

1. 预存抗人白细胞抗原抗体的清除 PRA升高将增加患者发生体液性排斥反应的风险，严重影响移植肾长期存活，并最终导致移植肾功能丧失。肾移植手术后发生排斥反应大多与肾移植受者体内存在抗HLA抗体有关。肾移植前设法减少或清除患者体内预存的抗HLA抗体，是此类高PRA患者肾移植成功的关键。

2. ABO血型不合肾移植的抗体清除 对于ABO血型不合的肾移植，受体血清中的抗血型抗体与移植肾血管内皮细胞中存在的抗原物质相结合，可引起超急性排斥反应。IA使ABO血型不合的肾移植成为可能。

3. 肾移植术后的抗排斥治疗 免疫吸附通过清除抗淋巴细胞抗体、抗HLA抗体和（或）免疫复合物，可明显调节体液免疫，并有可能对细胞免疫进行间接调节，是肾移植术后抗排斥治疗的又一选择。Böhmig等报道，10例肾移植术后（18.9±17.5）d被诊断为急性液体排斥反应（AHR）的患者接受了平均9次的IA治疗，末次治疗后的平均SCr浓度为（194.5±106.1）μmol/L［（2.2±1.2）mg/dl］，随访14个月的平均SCr浓度为（132.6±44.2）μmol/L［（1.5±0.5）mg/dl］。SPA-IA治疗能够有效降低受体抗体，减少排斥反应的发生，可延长移植肾的存活。近年来，也有国产蛋白A免疫吸附应用于临床的报道，取得了较好的效果，但都是病例研究，尚缺乏前瞻性随机对照研究。

4. 肾移植术后再发局灶性节段性肾小球硬化症 肾移植术后再发局灶性节段性肾小球硬化症局灶性节段性肾小球硬化症常伴有激素抵抗性的进行性肾功能下降。患者血浆中可能存在一种或多种影响电荷屏障、增加肾小球基底膜通透性的因素，导致大量蛋白尿，如小分子高糖基化疏水性的蛋白或氨基酸可影响基底膜渗透性。局灶性节段性肾小球硬化症患者的预后不良，10年的肾脏存活率约为40%，肾移植术后的复发率为30%~50%。使用蛋白A吸附可去除相应的循环因子，延缓甚至逆转局灶性节段性肾小球硬化症的病程。蛋白A免疫吸附联合利妥昔单抗能有更多的获益。

5. 异种移植 研究发现，连续3次蛋白A免疫吸附治疗可以使异种基因IgG、IgM的表达水平下降50%，减少超急性排斥反应发生的可能，为异种移植提供了新的思路。

（三）DNA免疫吸附治疗研究现状

DNA230免疫吸附可通过抗原抗体免疫反应，特异性地快速清除血液循环中的抗体及免疫复合物。1979年，Terman首次采用体外DNA免疫吸附成功治疗1例SLE患者，经过30年的发展，该技术日趋完善。20世纪90年代中期，我国也开展了该技术。2005年，汤颖等报道了采用抗原抗体结合型吸附装置DNA免疫吸附柱治疗SLE 30例，发现其能特异性地吸附患者血浆中的抗ds-DNA抗体，从而减少免疫复合物在机体内的沉积及其引起的相关损害，治疗效果和安全性俱佳。目前，DNA免疫吸附已经较为成熟地应用于临床重症SLE患者的治疗，可显著降低患者的D-二聚体和IL-23水平，并显著改善患者的临床症状，降低疾病的严重程度，从而改善疾病的转归及预后。该技术在治疗重症SLE及其相关疾病方面，具有特异性强、疗效好和安全性较高等特点。

（四）HA280血液吸附技术研究现状

HA280血液吸附技术用于免疫性疾病的治疗，是继膜材料以弥散和对流原理之后又一种具有突破性和创新性的血液净化技术，弥补了弥散和对流无法清除的中、大分子及与蛋白结合类毒素的不足，可以有效清除患者血液中内生性和外源性的毒素。已有文献报道，血液灌流对于银屑病、类风湿关节炎、SLE、干燥综合征、系统性硬化症、过敏性紫癜等自身免疫性疾病具有良好的治疗效果。HA280对于皮肤病、自身免疫性疾病、结缔组织病等有初步疗效，作用机制可能与其清除中、大分子毒素及可溶性免疫复合物有关；其多与DNA免疫吸附柱联合使用，作为一种辅助治疗手段。总体来说，现有研究都是基于临床病例研究或个例报道，缺乏大量的临床对照研究及随机对照研究观察，远期疗效有待进一步探讨。

四、展望

近年来，免疫吸附治疗的深入研究不断开展，发现其具有高度选择性和特异性，能清除血液循环中的致病介质，可以降低血浆IgG等免疫球蛋白水平，调节机体的免疫状态，对缓解一些活动期的免疫性疾病具有良好疗效，在多种免疫相关性疾病中均有应用，为危重的自身免疫性疾病的治疗提供了一种有效治疗方案和治疗新选择。

与传统的药物治疗比较，免疫吸附治疗仅累积了一些临床病例研究或个例报道，且目前的临床证据质量不高，需要大量的临床研究工作和大样本量的随机对照研究。

目前，国外的免疫吸附柱未在中国推广，国产的免疫吸附柱的推广起步较晚，普遍认知度不高，免疫吸附治疗的成本－效益比仍需进一步评价。因此，在国内免疫吸附仍未能作为一线治疗手段用于难治性、危重症、抗药耐药病例的治疗。

与传统的血浆置换相比较，免疫吸附属于新型血液净化技术，可以选择性地清除机体内致病抗体及免疫复合物，其优点是对血浆中致病因子清除的选择性更高，更大程度地保留了患者血浆中的有益成分，如血浆白蛋白、凝血因子等，有用成分的丢失范围和数量更小。同时，无须置换液，避免了血浆输入带来的各种不良影响。另外，血浆置换仅通过去除有害致病因子和循环免疫复合物发挥疗效，而免疫吸附除上述优势外，还具有免疫调节作用，疗效更持久、确切。由于免疫吸附治疗具有生物相容性好、临床安全性高、不良反应小的优点，且随着免疫吸附柱的国产化，以及治疗技术的不断改进，其临床应用前景必将更广阔。

（蒋红利）

参 考 文 献

[1] Padmanabhan A, Connelly-Smith L, Aqui N, et al. Guidelines on the use of therapeutic apheresis in clinical practice-evidence-based approach from the writing committee of the american society for apheresis: the Eighth special issue. Journal of Clinical Apheresis, 2019, 34(6): 171-354.

[2] Stummvoll G, Aringer M, Handisurya A, et al. Immunoadsorption in Autoimmune Diseases Affecting the Kidney. Seminars in Nephrology, 2017, 37(5): 478-487.

[3] 胡伟新, 季大玺, 沈淑琼, 等. 免疫吸附治疗抗肾小球基膜抗体疾病. 肾脏病与透析肾移植杂志, 2003, 12（2）: 102-107.

[4] Braun N, Erley C, Klein R, et al. Immunoadsorption onto protein A induces remission in severe systemic lupus erythematosus. Nephrol Dial Transplant, 2000, 15(2): 1367-1372.

[5] 中国医师协会儿科医师分会血液净化专家委员会. 血液净化治疗儿童重症系统性红斑狼疮多中心流行病学调查. 中国实用儿科杂志, 2018, 33（7）: 521-527.

[6] 杨西超, 吕婷婷, 巴燕娜, 等. 蛋白A免疫吸附和DNA230免疫吸附治疗狼疮肾炎疗效比较. 疑难病杂志, 2019, 18（10）: 1013-1016.

[7] 中华医学会风湿病学分会, 国家皮肤与免疫疾病临床医学研究中心, 中国系统性红斑狼疮研究协作组. 2020中国系统性红斑狼疮诊疗指南. 中华内科杂志, 2020, 59（3）: 172-185.

[8] Schwenger V, Morath C. Immunoadsorption in nephrology and kidney transplantation. Nephrol Dial Transplant, 2010, 25(8): 2407-2413.

[9] 中华医学会器官移植学分会, 中国医师协会器官移植医师分会. 中国肾移植排斥反应临床诊疗指南（2016版）. 实用器官移植电子杂志, 2017, 5（2）: 81-87.

[10] Wilflingseder J, Reind l, Schwaighofer R, et al. MicroRNAs in kidney transplantation. Nephrol Dial Transplant, 2015, 30(6): 910-917.

[11] 石炳毅, 李宁. 肾移植排斥反应临床诊疗技术规范（2019版）. 器官移植, 2019（5）: 505-512.

[12] Böhmig G A, Regele H, Exner M, et al. C4d-positive acute humoral renal allograft rejection: Effective treatment by immunoadsorption. Journal of the American Society of Nephrology, 2001, 12(11): 2482-2489.

[13] 刘华, 史珂慧, 高菊林, 等. 蛋白A免疫吸附对致敏的肾移植等待患者疗效差异分析. 中国临床研究, 2019, 8（4）: 447-450.

[14] 薛丽娜, 刘金凤, 梁聪. 枸橼酸钠抗凝法在肾移植患者蛋白A免疫吸附中的应用. 实用临床护理学电子杂志, 2019,（4）36: 122-123.

[15] Naciri Bennani H, Bonzi JY, Noble J, et al. Immunoadsorption for recurrent primary focal segmental glomerulosclerosis on kidney allografts: a single-center experience and literature review. Blood Purif, 2020, 12(4): 1-12.

[16] Tennan Ds, Buffaloe G, Mattioli C, et al. Extracorporeal immunoadsorption: initial experience in human systemic lupus erythematosus. Lancet, 1979, 2(1): 824-827.

[17] 汤颖, 娄探奇, 陈珠江, 等. 应用DNA280免疫吸附器治疗系统性红斑狼疮的观察. 中国血液净化, 2005, 8（1）: 649-651.

[18] 刘凡, 尹薇. DNA免疫吸附治疗小儿系统性红斑狼疮对血清D-二聚体、IL-23水平的影响. 南昌大学学报（医学版）, 2020, 60（1）: 65-68.

[19] 杨榆娟, 张治平, 马继孔. DNA免疫吸附治疗重度活动性系统性红斑狼疮的疗效观察. 中国社区医师, 2020, 36（7）: 23-24.

[20] 郭妍南, 陈秀英, 明华, 等. DNA免疫吸附与血浆置换治疗儿童重型狼疮的疗效比较. 中国临床研究, 2018（6）: 730-733.

[21] 石峰, 杨蕙文, 罗余生, 等. CRRT联合免疫吸附对重症系统性红斑狼疮患者疾病活动指数评分及预后转归影响研究. 实用中西医结合临床, 2019, 19（10）: 3-4,36.

[22] 黄丹琳, 党西强, 刘东海, 等. DNA免疫吸附治疗儿童重度活动系统性红斑狼疮近期疗效研究. 中国全科医学, 2011, 30（30）: 3431-3431.

[23] 江德文, 许艳芳, 郭淑霞, 等. DNA免疫吸附治疗狼疮肾炎的近期疗效观察. 国际移植与血液净化杂志, 2012, 10（3）: 35-37.

[24] 孙丽君, 朱嘉琦, 戎殳, 等. 血液灌流对银屑病治疗作用的临床观察. 中国血液净化, 2007, 6（3）: 142-144.

[25] 姜国红, 崔岩, 宋日新. 血液灌流对类风湿性关节炎治疗作用的临床观察. 齐齐哈尔医学院学报, 2008, 29（13）: 1575-1576.

[26] 邓会英, 高岩, 李颖杰, 等. 免疫吸附疗法治疗儿童系统性红斑狼疮. 中国血液净化, 2011, 10（9）:

[27] 李晓云，韩聚方，钮含春，等. 血液灌流治疗原发性干燥综合征的疗效观察. 中国全科医学，2013，16（15）：1769-1770.

[28] 钮含春，李晓云，刘亮，等. 血液灌流治疗系统性硬化症的疗效观察. 中国血液净化，2016，15（2）：91-94.

[29] 韩娜，潘雅静，高丽娜，等. 肠外营养支持联合HA280血液灌流治疗腹型过敏性紫癜临床研究. 陕西医学杂志，2020，49（6）：708-712.

第五节　血浆置换应用现状

血浆置换（plasma exchange，PE）又称血浆分离，是一种用来清除血浆中大分子物质的血液净化技术。患者血液经血泵引出，经由血浆分离器分成血浆和细胞成分，将致病血浆去除或选择性地去除血浆中的某些致病因子，随后将细胞成分、净化后的血浆及所需补充的置换液输回体内。

血浆置换由Abel等于1914年首次提出。20世纪60年代晚期，离心式PE分离器推出。1978年，Tamai等首次提出使用膜式分离法。近年来，又发展了双重膜式滤过，即将血浆与细胞成分分离后，再使用更小孔径的膜型血浆成分分离器，去除含有大分子致病物质的血浆。

一、血浆置换的原理

血浆置换首先分离出血浆，再从其中清除某些疾病的相关致病因子，这些致病因子包括自身抗体［如抗GBM抗体、抗中性粒细胞胞质抗体（anti-neutrophil cytoplasmic antibodies，ANCA）等］、免疫复合物、异常增多的低密度脂蛋白和一些副蛋白，如冷球蛋白及游离的轻链和重链，有时还包括一些同蛋白结合的毒素。血浆置换能直接和快速地清除上述疾病因子，从而迅速改善病情，这是单用激素或免疫抑制药所不能比拟的。血浆置换还可以清除一些可能参与炎症过程的大分子物质，如补体、细胞因子等炎症介质，从而促进疾病康复。

二、血浆置换的基本技术

（一）离心式血浆分离法

由于血液中不同成分的比重和密度各不相同，离心时各成分的沉降速率也不相同，从而可以利用离心技术达到血液中各种成分分离的目的。其优点是除能分离血浆外，还可以进行各种血液细胞（如红细胞、白细胞、血小板等）的分离；缺点是易损害血小板和血细胞，因而可导致出血和感染等并发症。

（二）膜式血浆分离法

膜式血浆分离法是利用类似透析器的高通透中空纤维血浆分离器分离血浆。血浆经由分离器的微孔被分离出来并丢弃，血液细胞被输回体内。膜式血浆分离法较血液离心分离方法更简便，滤过器膜材料性质稳定，生物相容性好，是目前多数透析中较常用的方法。

（三）双重血浆置换

双重血浆置换（double filtration plasmapheresis，DFPP）是使血浆分离器分离出来的血浆再通过膜孔径更小的血浆成分分离器，分离出血浆中分子量远大于白蛋白的致病因子并丢弃，将有用成分回输体内。

离心式血浆分离法和膜式血浆分离法均属于单重血浆置换技术，是临床中应用较广泛的血浆置换技术，将全血分离成血浆和血细胞后丢弃异常血浆，同时补充同等体积的新鲜冰冻血浆或血浆代用品，但临床应用受血浆资源限制。DFPP是在PE的基础上，通过第2个孔径较小的滤器，选择性地清除血浆中的大分子物质，并将滤出的白蛋白、小分子等物质重新回输患者体内，有效节约了血浆用量。DFPP作为新型血浆置换模式，是血浆置换技术进步的体现。但DFPP采用膜式血浆分离技术，其在临床应用中可能存在系列问题，如需行中心静脉置管才能满足治疗需要；由于血浆分离器相对脆弱，增加了溶血的发生风险；一些接受DFPP的患者由于本身存在活动性出血或其他因素导致全身抗凝禁忌而无法充分抗凝。离心式血浆分离法对血流量要求低，对抗凝需求小，枸橼酸体外循环抗凝（ACD-A液）即可满足；另外，离心式血浆分离法避免了破膜、溶血等并发症。理论上，如果DFPP能采用离心方法先进行血浆分离，再利用成分血浆分离器对血浆进行二次分离和回收，安全性应更高。刘志红等进行了上述尝试，采用离心/膜分离组合式进行新型DFPP，发现该方案除明显的技术优势（血流量要求低、抗凝需求低）外，还具有更好的致病性抗体清除效果，对血小板的影响与传统DFPP并无差别，不良反应发生率低，具有较好的应用前景。

三、血浆置换的适应证

血浆置换的适应证广泛，主要用于免疫性疾病。重症患者进行血浆置换可以快速清除体内的致病因子，从而达到缓解病情的目的。2019年，美国血浆置换学会（ASFA）重新修订了有关在临床实践中使用血浆置换的循证指南，提出PE被广泛应用于各种不同类型的疾病，如ANCA相关性血管炎、抗肾小球基底膜病、系统性红斑狼疮（SLE）、神经系统疾病［如中重度重症肌无力（myasthenia gravis，MG）、吉兰-巴雷综合征（Guillain-Barré syndrome，GBS）］及急性肝衰竭等多种疾病。目前，肾脏疾病是血浆置换临床应用最多的领域。血浆置换是很多急、重症肾脏疾病非常重要的治疗方式。下文将重点阐述血浆置换在肾脏疾病的应用。

（一）抗肾小球基底膜病

抗肾小球基膜底病（抗GBM病）是指血液循环中的抗GBM抗体在肾脏和（或）肺组织中沉积所引起的自身免疫性疾病。临床上主要表现为急进性肾小球肾炎（rapidly progressive GN，RPGN）及弥漫性肺出血（diffuse alveolar hemorrhage，DAH）。目前，抗GBM病的标准治疗方案是血浆置换联合激素及免疫抑制药。抗GBM抗体几乎存在于所有的抗GBM病患者。抗GBM抗体不但是疾病的诊断依据，还具有直接的致病性。有数据显示，血清抗GBM抗体水平是一个独立与病死率相关的因素，有效清除抗GBM抗体有益于控制病情、改善预后。血浆置换可以有效清除血液循环中的抗GBM抗体。由于抗GBM病发病率低，年发病率仅为（0.5~1.0）/百万，开展随机对照研究非常困难。到目前为止，除了一项纳入17例患者的小型随机对照研究探讨血浆置换外，尚无高质量的随机对照研究。该研究纳入17例患者，随机分为血浆置换联合免疫抑制药组及单用免疫抑制药组，观察2组疗效。结果显示，血浆置换可以快速清除抗GBM抗体，保护患者的肾功能，提高生存率，但该研究存在一定缺陷，2组患者的基线数据并不完全一致，血浆置换组有更低的血清肌酐及新月体评分。

此后，一项大型回顾性研究纳入 108 例抗 GBM 病患者，所有入组患者均接受血浆置换联合激素及环磷酰胺，分析其短期疗效，并对其中 71 例患者进行了长达 25 年的随访。结果显示，上述治疗对肺出血、肾功能轻中度损伤的患者效果好，而对无肺出血、肾功能重度损伤需依赖透析、肾脏病理表现为大量新月体的患者效果差。国内一项研究也显示，血浆置换并非对所有的患者都有显著疗效，诊断时血肌酐的水平而非血浆置换的次数是抗 GBM 病患者终末期肾病（end-stage renal disease，ESRD）的独立危险因素。除传统的血浆置换模式外，DFPP 也可以有效且安全地去除抗 GBM 抗体，并且其相对轻的血浆相关不良反应及 IgG 丢失提示 DFPP 可能是抗 GBM 病更好的治疗选择，尤其对血浆短缺地区的患者更是如此。总之，现有的研究表明，血浆置换能够显著改善患者的预后，尤其是合并肺出血或肾脏受累较重的患者，但是对于透析依赖患者及大量新月体形成患者，无论采用何种治疗方法，其肾功能不全都难以逆转。在 ASFA 发布的指南中，将抗 GBM 病列为 PE 的 I 类疾病，推荐血浆置换作为弥漫性肺出血（DAH）（1C）及非透析依赖患者（1B）的一线治疗方案；而将透析依赖患者列为 PE 的 III 类疾病，即血浆置换需要个体化考量。而 2020 年《KDIGO 肾小球肾炎指南》（公众审查草案版）也推荐在除透析依赖、活检样本中 100% 新月体形成及没有肺出血的患者外的所有抗 GBM 病患者中使用环磷酰胺和糖皮质激素联合血浆置换（1C）。

（二）抗中性粒细胞胞质抗体相关性血管炎

ANCA 相关性血管炎（ANCA associated vasculitis，AAV）是以小血管的纤维素样坏死为病理特征的一组系统性疾病。AAV 可以影响任何器官，通常累及肾、肺、耳鼻喉、关节、皮肤等部位。约 70% 的患者肾脏受累，常表现为 RPGN，具有极高进展至 ESRD 的风险。超过 50% 的患者肺可受累，临床表现轻重不一，可从无症状的肺部病变到危及生命的 DAH。AAV 的治疗通常分为诱导缓解和维持缓解 2 个阶段。AAV 的标准诱导治疗包括类固醇、环磷酰胺和利妥昔单抗等。维持治疗通常需要低剂量类固醇联合免疫调节药（硫唑嘌呤、吗替麦考酚酯或利妥昔单抗）12～18 个月。ANCA 是以中性粒细胞和单核细胞胞质成分为靶抗原的自身抗体，是 AAV 重要的血清标志物。一般认为，血浆置换可以有效降低血液循环中的 ANCA 水平，从而使患者获益。近年来，多项研究显示，AAV 患者尽早使用血浆置换能促进诱导缓解、改善患者的肾脏存活、减少肺出血患者的死亡风险。MEPEX 试验是一项随机对照研究，其主要目的是比较甲泼尼龙冲击治疗和 PE 两者作为诱导治疗孰优孰劣，共纳入 137 例 SCr＞500 μmol/L 或需要透析的 AAV 患者，随机分为 2 组，在口服环磷酰胺联合皮质类固醇基础上，一组给予甲泼尼龙（1000 mg/d×3 d），另一组给予 PE，随访 12 个月。结果显示，PE 组摆脱透析比例明显高于甲泼尼龙冲击组，进展至 ESRD 的风险减少 24%，患者生存率与甲泼尼龙冲击组无明显差异。日本的一项回顾性分析显示，PE 可显著降低 AAV 伴 DAH 患者的全因病死率。国内学者近期在 AVV 方面也做了很多工作，Chen 等报道，DFPP 联合免疫抑制治疗可以快速降低血清的 ANCA 滴度，增加肾脏缓解率。另一项针对 SCr≥500 μmol/L AAV 患者的回顾性队列研究比较了治疗性 PE（TPE）和 DFPP 的疗效和不良反应，结果显示，TPE 和 DFPP 都能较好地清除 ANCA，在短期有效性、安全性及长期预后方面两者均无显著差异。该研究表明，尤其在血液资源有限的国家或地区，DFPP 可能是 AAV 严重肾损伤患者的一种治疗选择。一般而言，肾功能快速恶化、SCr＞500 μmol/L、肺出血或合并抗 GBM 抗体阳性是 AAV 血浆置换的指征。2019 年，ASFA 发布的指南将 AAV 列为 PE 的 I 类疾病，推荐血浆置换作为 AAV 患者 RPGN（SCr≥500 μmol/L）（1A）及 DAH

（1C）的一线治疗方案；而将 RPGN（SCr＜500 μmol/L）列为血浆置换的Ⅲ类疾病，即是否进行血浆置换需要个体化考量。2020 年《KDIGO 肾小球肾炎指南》（公众审查草案版）也建议对重要器官受累、危及生命及血肌酐＞500 μmol/L 的患者应用血浆置换治疗。

最近发表于《新英格兰医学杂志》的 PEXIVAS 试验对血浆置换在 AAV 中的作用给出了不一样的答案。该研究为大型随机临床试验，纳入 AAV 合并肾损伤的患者［估算肾小球滤过率（estimated glomerular filtration rate，eGFR＜50 ml/（min·1.73 m^2）］或肺部出血患者 704 例，中位随访时间为 2.9 年，所有患者均在标准诱导治疗的基础上（激素联合环磷酰胺或利妥昔单抗）观察血浆置换的疗效。结果显示，2 组结局并无差异：血浆置换组 352 例患者中有 100 例（28.4%）发生全因死亡或 ESRD，对照组 352 例患者中有 109 例（31.0%）发生全因死亡或 ESRD。该 RCT 提示，血浆置换并不能降低 AAV 患者的病死率或 ESRD 的发生率。该研究结果的公布，很可能使血浆置换治疗 AAV 的现有格局发生重大改变。

（三）系统性红斑狼疮及狼疮肾炎

SLE 的发病机制涉及循环自身抗体、免疫复合物和补体沉积导致细胞及组织损伤；低补体水平和高滴度自身抗体提示疾病处于活动状态。血浆置换可以去除致病性自身抗体和免疫复合物，在理论上可以控制疾病活动。1976 年，Jones 首先报道了血浆置换治疗狼疮肾炎（LN）。此后，涌现了许多临床研究，但是结果差异较大。1992 年发表于《新英格兰医学杂志》的一项随机对照研究的结果表明，在泼尼松联合环磷酰胺的标准方案上加用血浆置换并未能改善重症 LN 患者的预后。之后有多个小型试验亦支持上述观点，但是也有许多研究显示血浆置换具有一定的治疗价值。Neuwelt 等应用 TPE 或 TPE/环磷酰胺治疗 SLE 合并中枢神经系统损害患者 26 例，结果显示，74% 的患者病情好转。另一项对 20 例 SLE 伴严重并发症（包括血小板减少相关出血、肺泡出血、狼疮脑病和视神经脊髓炎等）的患者进行的回顾性研究显示，在等待免疫抑制疗法生效的过程中血浆置换可能使患者获益。近期，国内 Li 等的一项回顾性研究共纳入 LN 合并血栓性微血管病（TMA）患者 70 例，所有患者均接受激素联合免疫抑制治疗，其中 9 例狼疮活动更明显，肾脏损害更严重，进一步给予血浆置换治疗，结果显示，尽管血浆置换组病情更重，但该组的病情缓解率却显著高于非血浆置换组。陈香美等报道 DFPP 联合糖皮质激素治疗可促进弥漫性增生性 LN 缓解，减少总糖皮质激素用量，防止复发，使 C3 水平维持在较高水平。章海涛等亦报道 DFPP 对伴 TMA 的 LN 患者或重症 LN 具有良好疗效。

因此，尽管血浆置换用于 SLE 患者仍有争议，但国内外大多数学者倾向于严重、难治性 SLE［新月体肾炎及出现进行性肾脏损害、合并弥漫性肺泡出血、血栓性微血管病（TMA）、冷球蛋白血症和中枢神经系统受累等］患者应考虑行血浆置换治疗。英国风湿病学会发布的相关指南建议，给予 SLE 伴顽固性血小板减少症、血小板减少性紫癜、严重神经系统受累及灾难性抗磷脂综合征患者 TPE 治疗。2019 年，ASFA 将 SLE 伴严重并发症列为血浆置换治疗的Ⅱ类疾病，即可作为二线治疗手段（2C）。《2020 中国系统性红斑狼疮诊疗指南》亦推荐重度或难治性 SLE 患者可考虑使用血浆置换或免疫吸附辅助治疗。《2019 中国狼疮肾炎诊断和治疗指南》则指出，对于狼疮 TMA 患者，如果肾功能进行性减退或严重肾功能不全，需进行肾脏替代治疗，除传统大剂量甲泼尼龙静脉冲击和免疫抑制治疗外，应联合 TPE 或 DFPP 治疗。

总之，在缺乏高质量随机对照试验的情况下，对于严重、难治性SLE患者，推荐使用TPE，但必须权衡风险、收益和成本。

（四）溶血尿毒综合征和血栓性血小板减少性紫癜

1. 溶血性尿毒综合征 溶血尿毒综合征（hemolyticuremic syndrome，HUS）的主要临床表现为进行性肾功能损害伴有溶血性贫血和血小板减少。典型HUS（pHUS）继发于产志贺毒素的细菌感染，如大肠埃希菌O157：H7。产志贺毒素大肠埃希菌溶血尿毒综合征（STEC-HUS）最常发生于较年幼的儿童身上，通常在产志贺毒素（Stx）细菌（主要是大肠埃希菌O157：H7）感染引起血性腹泻前驱症状后2~10天发生。少部分患者亦可以由肺炎链球菌引起。此外，还可以继发于人类免疫缺陷病毒（HIV）、H1N1和流行性感冒病毒感染，但病毒感染诱发的HUS在临床中非常少见。Stx可附着于血管内皮细胞并刺激内皮细胞释放"异常大"的血管性假性血友病因子多聚体，激活并促进血小板的黏附和聚集，从而导致一系列损伤。支持治疗包括液体管理、高血压治疗和肾脏替代治疗，是目前STEC-HUS的主要治疗方式，没有证据表明糖皮质激素治疗有任何益处，现有文献也没有令人信服的证据表明血浆置换对患者有益。2019年，ASFA发布的指南仅将STEC-HUS及pHUS列为TPE的Ⅲ类疾病（2C）。

非典型HUS（aHUS）亦称为补体介导的TMA，是由补体基因突变或自身抗体产生造成补体旁路途径过度激活所致。aHUS分为先天性补体调控缺陷型和获得性补体调控缺陷型，前者存在补体调控因子或补体基因突变，突变基因包括H因子基因、I因子基因、H因子相关蛋白（*CFHR*）基因、膜辅助蛋白（*MCP*）基因等。后者抗H因子自身抗体（FHAA）阳性，该抗体阻断了H因子C端识别结构区，从而抑制H因子对补体替代途径的调控。aHUS可以与感染相关的HUS有相似表现，但可能表现为一个慢性、进行性的过程。急性肾损伤、卒中、肝炎、胰腺炎、腹泻、肺出血及外周血栓形成等都可能诱发aHUS的发生。两者的病死率和进展至ESRD的比率分别约为25%和50%，但在依库珠单抗（eculizumab）时代预后有所改善。依库珠单抗是抗C5单克隆抗体，可阻断补体级联激活，抑制补体介导的TMA。依库珠单抗对有或无基因突变的患者均有良好效果，被多个指南推荐为aHUS的一线治疗。PE可以去除自身抗体或突变的循环补体调节因子，在aHUS中发挥重要作用，但在依库珠单抗时代，PE在aHUS中的作用越来越有限。有学者对2005—2015年发表的关于aHUS治疗的对照研究进行荟萃分析后认为，依库珠单抗可降低病死率，而PE则未能改变aHUS的病死率。尽管已有证据表明依库珠单抗更有效，但当无法获得依库珠单抗时，PE/PI仍然是一种选择。2019年，ASFA发布的指南将FHAA相关的aHUS列为TPE的Ⅰ类疾病，即作为一线治疗手段（2C）；而将补体基因突变导致的aHUS列为TPE的Ⅲ类疾病，推荐等级为2C。

2. 血栓性血小板减少性紫癜 血栓性血小板减少性紫癜（thrombotic thrombocytopenic purpura，TTP）是一种全身性血栓性疾病，主要累及小血管。临床主要表现为进行性肾功能损害并伴有溶血性贫血和血小板减少，可伴有神经系统症状和发热。TTP与血浆ADAMTS13酶活性严重缺乏（<10%）有关，导致血管性血友病因子（vWF）不能被剪切而在患者血浆中形成异常的超大vWF而造成血小板聚集。TTP一般分为获得性及遗传性。获得性TTP可根据诱发因素是否明确分为原发性（特发性）TTP和继发性TTP，临床病例的绝大多数属于原发性TTP，系因患者体内产生抗ADAMTS13自身抗体导致ADAMTS13活性丧失；而继发性TTP的发病率为43%~66%，多继发于药物、感染、肿

瘤、骨髓移植和妊娠等。有研究报道，在部分继发性 TTP 患者体内也能检测到 ADAMTS13 自身抗体，如部分药物（噻氯匹啶、氯吡格雷等）相关性 TTP、妊娠相关性 TTP，但部分继发性 TTP 患者体内确实检测不到抗 ADAMTS13 自身抗体，这类患者血浆中的 ADAMTS13 活性正常，vWF 多聚体结构正常，可能与 VWF 大量释放、ADAMTS13 活性相对不足等机制有关，此种情况下血浆置换治疗难奏效。遗传性 TTP 因 *ADAMTS13* 基因突变，血浆中缺乏 ADAMTS13 活性，在感染、妊娠等诱因下引起疾病发作。TTP 的首选治疗方法为血浆置换，其机制主要是可去除抗 ADAMTS13 自身抗体，恢复 ADAMTS13 蛋白酶活性。TTP 若未经治疗，预后极差（病死率约为 90%），PE 可使免疫介导的 TTP 病死率由接近 100% 降到低于 10%～20%，故一旦确认诊断就应紧急启动 PE。即使疑似诊断 TTP，在临床认为其他原因导致 TMA 可能性不大后，4～8 h 内亦应及时启动治疗。2019 年，ASFA 发布的指南将 TTP 列为 TPE 的 I 类疾病（1A）。*ADAMTS13* 基因缺陷是 TTP 罕见的原因，TPE 可补充 ADAMTS13，预防复发，但血浆输注可能就足够了，遗憾的是临床上不容易及时获得 *ADAMTS13* 基因突变的遗传依据而做出及时的治疗决策。另外，血浆置换对某些疾病导致的继发性 TTP，如癌症或丝裂霉素 C 导致的 TTP 治疗效果不佳，可能与这一类继发性 TTP 无抗 ADAMTS13 自身抗体有关。TTP 的一个治疗新进展是卡拉西单抗，其是一种针对 vWF 血小板结合域（A1）的抗 vWF 纳米抗体，能够防止超大 vWF 蛋白与血小板结合。HERCULES 是一项 III 期随机、双盲、安慰剂对照研究，在所有入组患者接受标准治疗（血浆置换加激素）基础上观察卡拉西单抗的治疗效果。其结果显示，较之安慰剂组，卡拉西单抗使获得性 TTP 患者血小板计数正常化提高 1.5 倍，与 TTP 相关的死亡、复发或主要血栓栓塞事件的复合风险降低 74%。

（五）肾移植

1. 抗体介导的排斥反应 抗体介导的排斥反应（antibody-mediated rejection，AMR）是早期和晚期移植物损伤的主要原因。诊断依据 Banff 分类：①供体特异性抗原（donor specific antigen，DSA）的检测；②同种抗体介导的急性炎症损伤的组织学证据，如肾小球肾炎和肾小管管周毛细血管炎；③经典补体片段 C4d 在肾小管周围毛细血管的阳性表达。高达 60% 的高危患者（HLA 致敏或 ABO 血型不相容）肾移植后发生 AMR，但亦有 23% 的低风险患者发生 AMR。移植后密切监测及一旦确诊快速启动治疗对保护移植肾至关重要。经典的治疗策略包括 PE 联合丙种球蛋白（IVIG）及抗 CD20 抗体以清除供体特异性抗体 HE 抑制抗体生成。2019 年，ASFA 发布的指南将肾移植后 AMR 列为 TPE 的 I 类疾病，即作为一线治疗手段（1B）。《中国肾移植排斥反应临床诊疗指南（2016 版）》也推荐术前行 PE 或免疫吸附清除 DSA 抗体以预防 AMR 的发生，术后发生 AMR 应及早使用 PE 或免疫吸附清除 DSA 抗体。早诊断、积极使用 PE 的同时联合 IVIG、利妥昔单抗等治疗，才能达到最佳的治疗效果。

2. HLA 致敏肾移植 约 35% 等待肾移植的患者存在高滴度的抗 HLA 抗体，抗 HLA 抗体是由于在输血、妊娠或移植过程中与外来 HLA 接触而产生的。抗 HLA 抗体是阻碍肾移植发展的一个重大障碍，其可直接作用于 DSA，导致超急性、急性或慢性抗体介导的排斥反应，从而使移植物失去功能的风险增加。这类 HLA 高敏患者在进行活体肾移植前需进行脱敏治疗以下调抗体介导的免疫反应，脱敏治疗通常包括血浆置换和（或）静脉注射 IVIG 及利妥昔单抗等。2019 年，ASFA 发布的指南提出，PE 次数或 IVIG 治疗剂量受抗体水平和不匹配程度的影响。有研究建议患者每天一次或隔天一次进行血浆置换，直到交叉匹配转阴为止。因为抗HLA抗体滴度在脱敏治疗后数周内会反弹，建议在最后一次脱敏治疗后1周内进行移植。由于HLA高敏患者进行肾移植为高风险，过去一直不太确定HLA高敏患者是在积极脱敏后进行肾移植还是持续耐心等待有组织相容性好的供体后再接受肾移植，两者到底哪一个更有利于患者的长期生存也存在疑问。近年先后发表的2项大型队列研究的结果强有力地支持积极脱敏后进行肾移植，比起被动持续等待组织相容性好的肾脏而未能尽早接受肾移植的患者，HLA高敏患者积极脱敏后进行肾移植的生存率显著上升。

3. ABO血型不合肾移植 由于肾移植所需的血型相容性好的供肾相对缺乏，采用ABO血型不合（ABO incompatible，ABOi）活体供体是大势所趋。主要不相容性是指受者体内存在抗供体A和（或）B血型抗原的天然抗体。这些抗体可引起急性/急性体液排斥反应，导致内皮损伤（A和B抗原在血管内皮细胞上表达）。约35%的随机供体–受体间存在主要ABOi。在ABOi肾移植中，TPE的目的是移植前将抗体滴度降低到临界阈值以下，以预防AMR促进移植物存活。尽管目前还缺乏针对血浆置换治疗ABO血型不合肾移植的对照试验，但已经有许多临床队列研究支持使用TPE。大多数关于ABOi器官移植的研究都涉及使用TPE清除抗A或抗B抗体并联合免疫抑制药（如他克莫司、吗替麦考酚酯、泼尼松、达利珠单抗、利妥昔单抗、硼替佐米和伊奎珠单抗）。多数研究显示，上述脱敏治疗手段可有效增加肾移植率，降低AMR的发生。依赖于上述脱敏策略，已经可以成功移植A、B和AB血型不合的肾脏供体。有研究指出，如果ABOi肾移植前受体基线ABO抗体水平较低，则血浆置换并非不可或缺。然而，该观点需要更大规模的研究进一步证实。2019年ASFA发布的指南将ABO血型不合肾移植前脱敏治疗列为TPE的Ⅰ类疾病（1B）。我国《ABO血型不相容亲属活体肾移植临床诊疗指南（2017版）》也推荐ABOi肾移植术前应进行血浆处理去除血型抗体，方法有PE、DFPP和血浆免疫吸附3种处理方式，应用DFPP会去除绝大多数凝血因子，特别是纤维蛋白原，故推荐一般与PE配合使用，以减轻由此造成的凝血功能紊乱综合征、低蛋白及低灌注综合征。

CKD5期等待肾移植的患者人数众多，但却存在持续的供体器官短缺，而免疫不相容肾脏移植在很大程度上能缓解这个日益加剧的矛盾。由于抗HLA抗体识别技术的进步及抑制抗体介导的排斥反应治疗方案不断推陈出新，免疫不相容肾脏移植已经越来越多见。在这个过程中，应用血浆置换术来降低或治疗抗HLA抗体或ABO血型不合所带来的AMR的发生变得非常重要，它可以降低潜在受者体内已有的抗体滴度来扩大移植的机会并增加已经发生AMR的患者的生存机会。

（六）其他肾脏疾病

局灶性节段性肾小球硬化症患者接受肾移植后的复发率为30%~55%。引起局灶性节段性肾小球硬化症复发的原因并不完全明确，可能与患者体内存在某种循环因子有关，此种致病因子可以损伤肾小球滤过屏障，引起肾损伤。最近一项纳入423例局灶性节段性肾小球硬化症肾移植后复发病例的荟萃分析显示，血浆置换治疗后71%的患者（423例）获得了全部或部分蛋白尿缓解（95%CI 66%~75%）。2019年，ASFA发布的指南中，肾移植术后局灶性节段性肾小球硬化症复发被列为TPE的Ⅰ类疾病，与激素及免疫抑制药联合使用。同时，尽管有很多个案及一些观察性队列研究认为移植前TPE可以预防局灶性节段性肾小球硬化症的复发，但是由于缺乏随机对照研究及部分案例提示TPE无助于预防局灶性节段性肾小球硬化症的复发，2020年《KDIGO肾脏移植候选者的评估和管理临床实践指南》并不建议局灶性节段性肾小球硬化症患者在肾移植前常规行TPE。

另外，对于免疫抑制药等治疗效果不理想尤其是伴有新月体或血管袢坏死的 IgA 肾病、紫癜性肾炎、膜增生性肾小球肾炎均有应用 TPE 的报道。TPE 在部分患者中取得了一定的效果。

四、展望

由于很多应用血浆置换治疗的肾脏疾病如 aHUS、抗 GBM 病、AAV 等往往发病率不高甚至较为罕见，开展随机对照试验评估血浆置换治疗的疗效往往较困难。尽管可能存在争议或证据强度较弱，很多观察性研究及现有的一些随机对照研究的结果支持在一些急、重症肾脏疾病尤其是存在明确致病因子的疾病，如 aHUS、抗 GBM 病使用血浆置换治疗。在具体的临床应用中也需要权衡患者的可能获益与潜在风险。希望未来在该领域能通过国内多中心合作或国际合作进行更多高质量的随机对照研究，进一步明确血浆置换治疗在多种急、重症肾脏疾病中的作用。

（伍巧源　廖蕴华）

参 考 文 献

[1] Abel JJ, Rowntree LG, Turner BB. Plasma removal with return of corpuscles (plasmaphaeresis). The Journal of Pharmacology and Experimental Therapeutics, 1990, 11(2): 166-177.

[2] Tamai Y, Kuwata S, Yamasaki N, et al. Effect of immunoglobulin G on membrane-bound enzyme activity of sarcoma 180 cells. Biochim Biophys Acta, 1978, 542(2): 209-213.

[3] 王泰娜, 徐斌, 邹华, 等. 离心/膜分离组合式双重血浆置换治疗的临床初步应用. 肾脏病与透析肾移植杂志, 2016, 25（10）: 437-443.

[4] Padmanabhan A, Connelly-Smith L, Aqui N, et al. Guidelines on the Use of Therapeutic Apheresis in Clinical Practice - Evidence-Based Approach from the Writing Committee of the American Society for Apheresis: The Eighth Special Issue. J Clin Apher, 2019, 34(3): 171-354.

[5] Cui Z, Zhao MH. Advances in human antiglomerular basement membrane disease. Nat Rev Nephrol, 2011, 7(12): 697-705.

[6] McAdoo SP, Pusey CD. Anti glomerular basement membrane disease. Clin J Am Soc Nephrol, 2017, 12(3): 1162 1172.

[7] 贾晓玉, 刘丽萍, 崔昭, 等. 血浆置换治疗清除抗肾小球基底膜抗体的效率及其与肾脏预后的关系. 中国血液净化, 2018, 17（10）: 672-676.

[8] Johnson JP, Moore J Jr, Austin HA 3rd, et al. Therapy of anti-glomerular basement membrane antibody disease: analysis of prognostic significance of clinical, pathologic and treatment factors. Medicine (Baltimore), 1985, 64(4): 219-227.

[9] Savage CO, Pusey CD, Bowman C, et al. Antiglomerular basement membrane antibody mediated disease in the British Isles 1980-4. Br Med J (Clin Res Ed), 1986, 292(9): 301-304.

[10] Levy JB, Turner AN, Rees AJ, et al. Long-term outcome of anti-glomerular basement membrane antibody disease treated with plasma exchange and immunosuppression. Ann Intern Med, 2001, 134(10): 1033-1042.

[11] Zhang Y, Tang Z, Chen D, et al. Comparison of double filtration plasmapheresis with immunoadsorption therapy in patients with antiglomerular basement membrane nephritis. BMC Nephrology, 2014, 15(3): 128-134.

[12] Kdigo. KDIGO clinical practice guideline on glomerular diseases. Public Review Draft, 2020.

[13] Szpirt WM, Heaf JG, Petersen J. Plasma exchange for induction and cyclosporine A for maintenance of remission in Wegener's granulomatosis--a clinical randomized controlled trial. Nephrol Dial Transplant, 2011, 26(1): 206-213.

[14] de Lind van Wijngaarden RA, Hauer HA, Wolterbeek R, et al. Chances of renal recovery for dialysis-dependent ANCA-associated glomerulonephritis. J Am Soc Nephrol, 2007, 18(7): 2189-2197.

[15] Jayne DR, Gaskin G, Rasmussen N, et al. Randomized trial of plasma exchange or high-dosage methylprednisolone

as adjunctive therapy for severe renal vasculitis. J Am Soc Nephrol, 2007, 18(7): 2180-2188.

[16] Klemmer PJ, Chalermskulrat W, Reif MS, et al. Plasmapheresis therapy for diffuse alveolar hemorrhage in patients with small-vessel vasculitis. Am J Kidney Dis, 2003, 42(6): 1149-1153.

[17] Uechi E, Okada M, Fushimi K. Effect of plasma exchange on in-hospital mortality in patients with pulmonary hemorrhage secondary to antineutrophil cytoplasmic antibody-associated vasculitis: a propensitymatched analysis using a nationwide administrative database. PLoS One, 2018, 13(4): 1960-1990.

[18] YH Chen, Y Liu, K Li, et al. Double filtration plasmapheresis in the treatment of antineutrophil cytoplasmic autoantibody associated vasculitis with severe renal failure: a preliminary study of 15 patients. Ther Apher Dial, 2016, 20(2): 183-188.

[19] Cheng L, Tang YQ, Yi J, et al. Double filtration plasmapheresis in the treatment of anti-neutrophil cytoplasmic antibody-associated vasculitis with severe kidney dysfunction. Blood Purif, 2020, 15(2): 1-10.

[20] Walsh M, Merkel PA, Peh CA, et al. Plasma Exchange and glucocorticoids in severe ANCA-associated vasculitis. N Engl J Med, 2020, 13, 382(7): 622-631.

[21] Lewis EJ, Hunsicker LG, Lan SP, et al. A controlled trial of plasmapheresis therapy in severe lupus nephritis. N Engl J Med, 1992, 326(12): 1373-1379.

[22] Neuwelt CM. The role of plasmapheresis in the treatment of severe central nervous system neuropsychiatric systemic lupus erythematosus. Ther Apher Dial, 2003, 7(1): 173-182.

[23] Soyuöz A, Karadag Ö, Karaagaç T, et, al. Therapeutic plasma exchange for refractory SLE: a comparison of outcomes between different sub-phenotypes. Eur J Rheumatol, 2018, 5(1): 32-36.

[24] Li QY, Yu F, Zhou FD, et al. Plasmapheresis is associated with better renal outcomes in lupus nephritis patients with thrombotic microangiopathy: a case series study. Medicine (Baltimore), 2016, 95(18): 3595-3599.

[25] Li M, Wang Y, Qiu Q, et al. Therapeutic effect of double-filtration plasmapheresis combined with methylprednisolone to treat diffuse proliferative lupus nephritis. J Clin Apher, 2016, 31(3): 375-380.

[26] 章海涛, 谌达程, 周敏林, 等. 双重血浆置换治疗伴血栓性微血管病狼疮肾炎的临床疗效. 肾脏病与透析肾移植杂志, 2019, 28（3）: 201-206.

[27] Gordon C, Amissah-Arthur MB, Gayed M, et al. The British Society for Rheumatology guideline for the management of systemic lupus erythematosus in adults. Rheumatology, 2018, 57(4): 1-45.

[28] 章海涛, 周敏林, 代敏, 等. 双重血浆置换联合免疫抑制剂治疗重症狼疮肾炎的疗效. 肾脏病与透析肾移植杂志, 2019, 28（1）: 13-18.

[29] 中华医学会风湿病学分会, 国家皮肤病与免疫疾病临床医学研究中心, 中国系统性红斑狼疮研究协作组. 2020 中国系统性红斑狼疮诊疗指南. 中华内科杂志, 2020, 59（3）: 172-185.

[30] 中国狼疮肾炎诊断和治疗指南编写组. 中国狼疮肾炎诊断和治疗指南. 中华医学杂志, 2019, 99（44）: 3441-3445.

[31] 国家儿童医学中心（北京）, 福棠儿童医学发展研究中心（北京儿童医院集团）aHUS 管理协作组. 中国儿童非典型溶血尿毒综合征诊治规范专家共识. 中国实用儿科杂志, 2017, 32（6）: 401-404.

[32] Clark WF, Huang SS, Walsh MW, et al. Plasmapheresis for the treatment of kidney diseases. Kidney Int, 2016, 90(5): 974-984.

[33] Krishnappa V, Gupta M, Elrifai M, et al. Atypical hemolytic uremic syndrome: a meta-analysis of case reports confirms the prevalence of genetic mutations and the shift of treatment regimens. Ther Aph Dial, 2018, 22(4): 178-188.

[34] Eric Alamartine, Nicolas Maillard. Therapeutic Plasma Exchange in Nephrology. Where It Applies?. Transfus Apher Sci, 2019, 58(3): 262-265.

[35] Scully M, Cataland SR, Peyvandi F, et al. Caplacizumab treatment for acquired thrombotic thrombocytopenic Purpura. N Engl J Med, 2019, 380(4): 335-346.

[36] Singh N, Pirsch J, Samaniego M. Antibody-mediated rejection: treatment alternatives and outcomes. Transplant Rev (Orlando), 2009, 23(4): 34-46.

[37] Colvin RB. Antibody-mediated renal allograft rejection: diagnosis and pathogenesis. J Am Soc Nephrol, 2007, 18(3): 1046-1056.

[38] 中华医学会器官移植学分会, 中国医师协会器官移植医师分会. 中国肾移植排斥反应临床诊疗指南（2016 版）. 器官移植, 2016, 7（5）: 332-338.

[39] Akalin E, Dinavahi R, Friedlander R, et al. Addition of plasmapheresis decreases the incidence of acute antibody-mediated rejection in sensitized patients with strong donor-specific antibodies. Clin J Am Soc Nephrol, 2008, 3(1): 1160-1167.

[40] Montgomery RA, Lonze BE, King KE, et al. Desensitization in HLA incompatible kidney recipients and survival. N Engl J Med, 2011, 365(12): 318-326.

[41] Orandi BJ, Luo X, Massie AB, et al. Survival benefitit with kidney transplants from HLA-incompatible live donors. N Engl J Med, 2016, 374(12): 940-950.

[42] Ferrari P, Hughes PD, Cohney SJ, et al. ABO-incompatible matching significantly enhances transplant rates in kidney paired donation. Transplantation, 2013, 96(8): 821-826.

[43] Jha PK, Tiwari AK, Bansal SB, et al. Cascade plasmapheresis as preconditioning regimen for ABO-incompatible renal transplantation: a single-center experience. Transfusion, 2016, 56(6): 956-961.

[44] Kauke T, Klimaschewski S, Schoenermarck U, et al. Outcome after desensitization in HLA or ABO-incompatible kidney transplant recipients: a single center experience. PLoS One, 2016, 11(2): 146075-14683.

[45] Masterson R, Hughes P, Walker RG, et al. ABO incompatible renal transplantation without antibody removal using conventional immunosuppression alone. Am J Transplant, 2014, 14(3): 2807-2813.

[46] 中华医学会器官移植学分会，中国医师协会器官移植医师分会. ABO 血型不相容亲属活体肾移植临床诊疗指南（2017 版）. 中华移植杂志（电子版），2017, 11(4): 193-200.

[47] Cravedi P, Kopp JB, Remuzzi G. Recent progress in the pathophysiology and treatment of FSGS recurrence. Am J Transplant, 2013, 13(2): 266-274.

[48] Trachtman R, Sran SS, Trachtman H. Recurrent focal segmental glomerulosclerosis after kidney transplantation. Pediatr Nephrol, 2015, 30(10): 1793-1802.

[49] Vinai M, Waber P, Seikaly MG. Recurrence of focal segmental glomerulosclerosis in renal allograft: an in-depth review. Pediatr Transpl, 2010, 14(7): 314-325.

[50] Kashgary A, Sontrop JM, Li L, et al. The role of plasma exchange in treating post-transplant focal segmental glomerulosclerosis: A systematic review and meta-analysis of 77 case-reports and case-series. BMC Nephrol, 2016, 29, 17(1): 104-114.

[51] Chadban SJ, Ahn C, Axelrod DA, et al. KDIGO Clinical Practice Guideline on the Evaluation and Management of Candidates for Kidney Transplantation. Transplantation, 2020, 104(Suppl 1): s11-s103.

第六节 连续性肾脏替代治疗应用现状

连续性肾脏替代治疗（continuous renal replacement therapy，CRRT）在需要血液净化的肾脏病患者中得到了广泛应用，尤其是伴有血流动力学不稳定的重症患者。过去 20 年间，因急性肾损伤（acute kidney injury，AKI）需要行肾脏替代治疗的患者每年约增长 10%；CRRT 治疗模式的选择、开始与停止的时机等受到众多学者关注；CRRT 过程中的技术性问题，如治疗剂量、血管通路、抗凝方式等，也得到了不断深入的研究。本节将对 CRRT 的应用现状及最新进展进行介绍。

一、连续性肾脏替代治疗的临床指征

CRRT 不仅具有肾脏替代治疗的作用，也具有支持稳定内环境的作用，故其临床指征包括 2 个方面：①当肾脏失去功能，即丧失排泄体内代谢废物和调节酸碱电解质平衡的功能时，CRRT 可替代肾脏发挥功能。②当机体出现多脏器衰竭、严重感染、毒素蓄积等问题时，需要 CRRT 清除溶质、滤出水分、确保内环境的稳定。CRRT 用于肾脏疾病的临床指征包括：① AKI 伴严重的水电解质及酸碱平衡失调；② AKI 伴心功能不全；③ AKI 伴肺水肿；④ AKI 伴颅内压升高或脑水肿；⑤ AKI 伴血流动力学不稳定；⑥ AKI 伴高分解代谢；⑦老年人 AKI；⑧复杂性 AKI；⑨病情危重或不能耐受普通透析的慢性肾衰竭患者。CRRT 用于内环境失衡的临床指征包括：①严重的水电解质代谢紊乱及酸碱平

衡失调；②全身性炎症反应综合征或脓毒血症；③药物或毒物中毒；④肿瘤溶解综合征；⑤多器官功能障碍（重症急性坏死性胰腺炎、急性呼吸窘迫综合征、心力衰竭等）；⑥热射病；⑦挤压综合征；⑧严重烧伤；⑨乳酸酸中毒等。CRRT作为一种多脏器支持治疗手段，早已经超出了单纯替代肾脏功能的范畴，已成为抢救重症患者不可或缺的治疗手段之一。

二、连续性肾脏替代治疗的模式选择

CRRT最常应用于重症AKI患者的容量过负荷、代谢性酸中毒、严重电解质紊乱（高钾血症、高钠血症等）、心力衰竭、清除药物和毒素等。连续性静脉-静脉血液滤过（CVVH）、连续性静脉-静脉血液透析（CVVHD）及连续性静脉-静脉血液透析滤过（CVVHDF）均是可应用于重症患者的治疗模式（图2-1-4）。既往认为，CVVH对中大分子的清除具有优势，但近年来的研究发现，与CVVHD或CVVHDF比较，CVVH并没有降低重症AKI患者的病死率。甚至有小样本研究认为，少尿型脓毒症AKI患者使用CVVHD治疗的预后优于CVVH。由于相同剂量下CVVH的滤过分数明显高于CVVHD及CVVHDF，故并不适用于目前主流的枸橼酸抗凝模式。有研究显示，在无抗凝模式下，CVVHD比CVVH拥有更长的滤器寿命，也从侧面提示较低的滤过分数对滤器具有保护作用。缓慢连续超滤（SCUF）主要用于清除过多液体为主的治疗，但对溶质的清除能力极弱，常用于充血性心力衰竭患者的脱水治疗。

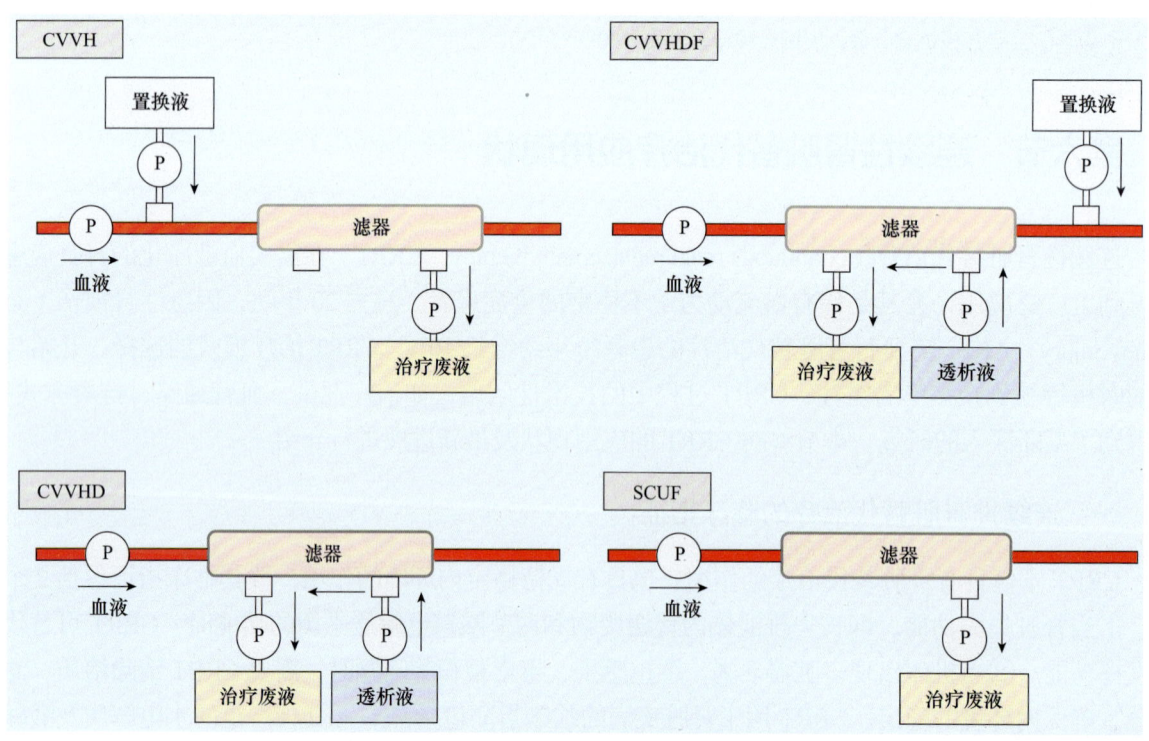

图2-1-4　CRRT的经典治疗模式

血液吸附技术的发展可以弥补CVVHD模式对中大分子清除不足的问题。特别是在脓毒血症AKI患者中，因常规CRRT难以有效清除白介素1（IL-1）、IL-6等炎症介质，新型具有吸附作用的

CRRT 滤器（如 oXiris）可有效清除体内革兰氏阴性杆菌释放的内毒素及多种炎症介质，值得期待。其他非典型的 CRRT 模式也受到关注，如脉冲式高容量血液滤过（pHVHF）能减少对某些重症患者血流动力学的持续性影响；连续性高通量血液透析（CHFD）可改善中大分子的清除情况；持续性低效血液透析（SLED）具有易于维护、花费少等优势。

三、连续性肾脏替代治疗的治疗时机

CRRT 的开始时机是医学界争论的焦点之一。早期开始 CRRT 有助于早期稳定患者的内环境，但反映到患者肾脏恢复和生存率等硬终点指标上的获益目前仍存在争议，且早期开始 CRRT 将增加治疗花费。目前，常以患者出现容量过载或溶质失衡（氮质血症、高钾血症、严重酸中毒等）作为开始肾脏替代治疗的指征。2012 年，改善全球肾脏病预后组织（KDIGO）发布的 AKI 诊疗指南（KDIGO-AKI）推荐，当 AKI 患者出现危及生命的水钠酸碱失衡时应开始进行肾脏替代治疗。临床医师在决策时不应拘泥于患者的血尿素氮或肌酐值，而应该对指标的变化趋势做出预判。

现有分析 CRRT "早期"与"延迟"启动时机的 3 项大型临床随机对照研究，即 ELAIN 研究、AKIKI 研究及 IDEAL-ICU 研究，且得出了不同的结论。ELAIN 研究认为，早期启动 CRRT 可降低患者的 90 天病死率；AKIKI 研究及 IDEAL-ICU 研究的结论则是早期与晚期启动 CRRT，患者的病死率并无差别。值得注意的是，AKIKI 研究及 IDEAL-ICU 研究将"早期"的标准界定为 KDIGO-AKI 3 期，ELAIN 研究则把"早期"的标准界定为 KDIGO-AKI 2 期。同时，AKIKI 研究及 IDEAL-ICU 研究将需要紧急行 CRRT 的患者（严重高钾血症、肺水肿等）排除，纳入的主要是脓毒症患者，而 ELAIN 研究纳入的主要是心脏手术后存在容量过负荷、肺水肿的患者，纳入人群的差异可能是导致差异性结论的主要原因。一项纳入 9 项研究共 1879 例无紧急透析指征 AKI 患者的 meta 分析显示，自动肾脏替代治疗的时机对患者的生存率无影响。关于 CRRT 的最佳启动时机，仍有待新的大型随机对照研究（如 STARRT-AKI 等研究）进行探索。

此外，CRRT 的最佳停止时机尚未得到证明。2012 年 KDIGO-AKI 指南认为，当患者的肾功能已经恢复或与治疗期待不符时，应该停止肾脏替代治疗。2016 年，急性疾病倡议组织（Acute Disease Quality Initiative，ADQI）发布的《急性肾脏病和肾脏恢复的专家共识》认为，若肾脏功能已经恢复到足以满足机体目前及下一步治疗需求、达到预期水平或总体治疗目标已经改变时，可考虑停止肾脏替代治疗。为了持续监测肾功能的恢复情况，该共识建议在肾脏替代治期间监测尿量、肌酐，且尿量的价值优于肌酐。对于需要多种器官支持治疗的患者，该共识推荐停止肾脏替代治需与其他治疗合并考虑。

既往研究报道，尿量 400 ml/d（不使用利尿药）是成功停止透析的较好预测指标，其敏感性、特异性分别达 46.5%、80.9%；而使用利尿药时，24 h 尿量达到 2330ml 是最佳的停止透析的指标，其阳性预测值为 87.9%。AKIKI 研究指出，CRRT 的停机指征是 24 h 尿量超过 500 ml（无利尿药）和 2000 ml（使用利尿药），或血肌酐自行下降。ELAIN 研究的停机指征为 24 h 尿量超过 400 ml（无利尿药）和 2100 ml（使用利尿药）。中性粒细胞明胶酶相关脂质运载蛋白（NGAL）等新型肾损伤标志物既往在 AKI 的预测中得到了广泛应用，而前期研究亦证实了血清 NGAL 联合尿量对 CRRT 的停机时机具有预测作用。关于 CRRT 的最佳停机时间及其预测模型仍需要更多临床试验加以研究。

四、连续性肾脏替代治疗的治疗剂量

CRRT 剂量的选择关乎患者的治疗效果。目前，CRRT 推荐的实施剂量为 20~25 ml/(kg·h)。2012 年，一项单中心随机对照试验表明，与 50 ml/(kg·h) 比较，使用 85 ml/(kg·h) 并不能改善患者的 90 天生存率。Park 等通过研究 212 例接受肾脏替代治疗的脓毒症 AKI 患者发现，80 ml/(kg·h) 组和 40 ml/(kg·h) 组患者的预后无统计学差异。几项多中心随机对照研究也确认了 CRRT 更高的实施剂量无法带来额外的临床获益。美国的 ATN 研究比较了前稀释 CVVHDF 采用 20 ml/(kg·h) 和 35 ml/(kg·h) 剂量的治疗效果，发现 2 组患者的病死率无差异。来自澳大利亚和新西兰的 RENAL 研究将接受 CVVHDF 模式的患者随机分配为 40 ml/(kg·h) 组和 25 ml/(kg·h) 组，发现 40 ml/(kg·h) 组患者的 90 天病死率、透析依赖率及血流动力学改善情况并未优于 25 ml/(kg·h) 组。来自欧洲的 IVOIRE 研究证实，在脓毒症休克患者中，CRRT 70 ml/(kg·h) 与 35 ml/(kg·h) 相比，不能降低患者的 28 天病死率。Van Wert 等通过对 12 项研究进行 meta 分析发现，强化肾脏替代治疗并不能改善患者的生存率和透析依赖性。RENAL 研究还显示，大剂量 CRRT 会减少滤器寿命，可能导致患者营养成分及药物丢失、增大电解质紊乱风险、增加护理强度。医师在临床工作中，必须考虑处方剂量和实际剂量的差异，若患者 1 天内进行 CRRT 不足 24 h，则应适当加大实施剂量、保证治疗的充分性。由于更换管路、外出检查、手术等不可控因素导致治疗中断，将 CRRT 的实施剂量设定为稍高的 25~40 ml/(kg·h) 是较为合理的选择。

五、连续性肾脏替代治疗的血管通路

正常运作的血管通路是提供充分 CRRT 的关键。不充分的血管通路可能无法提供充足的血流（特别是在 CVVH 模式下）。当压力出现极端值而导致血泵停泵时间过久、血液长时间在管路中瘀滞，可能导致凝血和血液丢失。此时，及时处理、恰当的导管护理显得尤为重要。

血管通路的位置应根据 CRRT 的血流速度要求、预期使用时间及置管的方便程度来决定。根据目前在临床实践中推荐的剂量，CVVH 通常需要 >200 ml/min 的血流量。一项随机对照研究显示，右颈内静脉的导管使用时间最长，其次是股静脉和左颈内静脉。2012 年 KDIGO-AKI 指南建议，导管位置的优先顺序为右颈内静脉＞股静脉＞左颈内静脉＞锁骨下静脉（优势侧）＞锁骨下静脉（非优势侧）。由于股静脉置管与颈内静脉置管相比，导管细菌定植、菌血症及血栓形成的发生风险并未增加，且考虑操作的安全性，临床实践中股静脉置管仍为主要的置管部位之一。为减小穿刺及血管狭窄风险，应尽量避免锁骨下静脉置管。进行 CRRT 时，通常使用大口径的双腔静脉置管，以满足 200~300 ml/min 的血流量需求。目前，临床上肝素封管的使用较为广泛，但有研究显示，枸橼酸封管在控制导管相关血流感染、出血并发症等方面可能具有一定优势。

六、连续性肾脏替代治疗的抗凝策略

抗凝的目的是维持体外循环的通畅，同时尽量减少并发症。预防凝血的策略包括常规措施（如盐水稀释和冲洗）和使用抗凝药 [如普通肝素和低分子肝素、含肝素涂层的膜器及局部枸橼酸抗凝 (RCA)]。

普通肝素由约45个重复多糖单位组成线性结构，分子量为4000~40 000，平均分子量为12 000~15 000。普通肝素是CRRT中应用最广泛的抗凝药。普通肝素价格便宜、方便监测。临床上，常通过检测活化部分凝血活酶时间（APTT）来评估肝素的抗凝活性，以APTT控制在35~45 s为宜。普通肝素的半衰期较短，进行CRRT时需要给予负荷剂量和维持剂量，操作较烦琐。使用普通肝素抗凝最大的风险在于出血和肝素诱导性血小板减少症（HIT），其他的潜在不良反应包括脱发、皮肤坏死、骨质疏松、高钾血症、血脂紊乱等。

低分子肝素由普通肝素进一步裂解纯化制得，其分子量为2000~9000，平均分子量约为5000，包含不超过15个多糖结构。由于分子链长度更短，相较于普通肝素，低分子肝素所抑制的抗凝因子更单一（主要为X因子），生物相容性及药代动力学更优越，HIT的发生率较低。低分子肝素的半衰期较长、非特异性结合较少，故抗凝效果更可控，近年来的应用已趋于普遍。低分子肝素的缺点为价格比普通肝素高、难以被鱼精蛋白有效中和，临床上需要通过专门检测血浆中的X因子活性来评估抗凝程度等。

阿加曲班是一种凝血酶抑制药。由于价格较贵，阿加曲班通常在患者存在HIT、不耐受肝素的情况下作为替代抗凝药物。一项纳入253例使用阿加曲班的维持性血液透析患者的文献综述显示，5例患者出现较严重的出血事件。阿加曲班经肝脏代谢，在患者存在肝衰竭时不宜使用。阿加曲班缺乏有效的拮抗药，需警惕药物过量。

枸橼酸通过与血液中的游离钙离子螯合，阻断内源性和外源性凝血途径。一分子枸橼酸能够结合2个钙离子形成枸橼酸钙复合物。局部枸橼酸盐抗凝已被证明对大多数重症监护病房（ICU）患者的CRRT抗凝是安全有效的，具有减少出血、减少输血、延长滤器寿命等优势。由于分子量仅为298，约60%的枸橼酸通过CRRT的废液排出。剩余的枸橼酸钙复合物进入体内，经肝代谢，一分子枸橼酸转换为三分子碳酸氢根并释放游离钙。在常规的枸橼酸抗凝模式中，CRRT使用无钙置换液，由于经废液丢失的钙量不能得到补充，必须通过外周泵入钙剂的方式保障体内的钙平衡，维持体内游离钙在正常范围内（1.1~1.3 mmol/L）。四川大学华西医院的研究进一步提出了使用含钙置换液的简化枸橼酸抗凝模式，在不影响抗凝效果的前提下省略额外补充钙剂的步骤，提高了临床易行性和安全性。枸橼酸主要经肝脏代谢，患者在严重肝衰竭的情况下，可能会发生枸橼酸蓄积中毒，临床上可以通过总钙/游离钙比值来检测，比值>2.5则提示可能有枸橼酸蓄积，应停止使用枸橼酸。枸橼酸蓄积的并发症包括代谢性碱中毒、代谢性酸中毒、低钙血症、高钙血症、高钠血症及低镁血症等。CRRT局部枸橼酸抗凝治疗前应评估患者的具体情况，并在有经验的医疗中心开展。2012年KDIGO-AKI指南建议，对于无枸橼酸使用禁忌的患者，优先使用枸橼酸局部抗凝（2B级）；对于存在枸橼酸使用禁忌的患者，建议使用普通肝素或低分子肝素抗凝，而非其他药物（2C级）；对于出血高危的患者，避免在CRRT过程中进行局部肝素抗凝（2C级）。

七、连续性肾脏替代治疗在新型冠状病毒肺炎疫情中的应用

新型冠状病毒肺炎疫情暴发以来，全球多国的医疗卫生系统都遭遇了重大的挑战。CRRT作为一种器官替代治疗手段，既是新型冠状病毒肺炎重症患者重要的抢救措施，又是有慢性ESRD的新型冠状病毒肺炎疑似患者的过渡性血液透析方案。新型冠状病毒的棘突蛋白（S蛋白）可能通过与血管紧

张素转化酶2（ACE2）受体结合，引起靶器官损伤；而ACE2在肾脏高表达，提示新型冠状病毒感染可能有致肾损伤的作用。在疫情早期，即有CRRT应用于新型冠状病毒肺炎患者的报道。例如，一项研究报道41例新型冠状病毒肺炎患者中约1/3（13例）应进入ICU治疗，其中3例（23%）接受了CRRT。另一篇报道则显示，36例重症新型冠状病毒肺炎患者中有2例（5.6%）接受了CRRT。目前的研究对新型冠状病毒肺炎是否能直接导致肾脏损伤尚有争议。例如，有研究发现，5.1%的新型冠状病毒肺炎住院患者合并AKI；而在有创通气的患者中，AKI的发生率高达75%。另一项研究则认为，AKI在新型冠状病毒肺炎患者中较为罕见。当患者出现蛋白尿和尿素氮升高等肾损伤的早期症状时，启动CRRT可能会改善预后，但仍需进一步探讨。中国国家卫生健康委员会发布的《新型冠状病毒感染的肺炎诊疗方案》中提出，"对于有高炎症反应的危重患者，有条件可以考虑使用体外血液净化技术"，提示CRRT不仅是一种肾脏替代治疗手段，还可以作为合并高炎症反应的重症患者的综合治疗措施。高通量、具有细胞因子吸附作用的滤器可能成为CRRT用于新型冠状病毒肺炎合并AKI患者的新武器。CRRT串联HP亦有成功治疗新型冠状病毒肺炎所致急性呼吸窘迫综合征合并脓毒症AKI的病例报道。新型冠状病毒肺炎重症患者CRRT的最佳治疗模式和治疗剂量需要更多的临床试验进行比较。由于新型冠状病毒肺炎的特殊性，临床工作中CRRT医护团队必须就职业防护、有创操作、设备消毒、废物处理等方面加强培训和教育，建立严格的上岗前健康评估制度，方能顺利开展工作、避免院内感染、保障医疗安全。目前，CRRT应用于新型冠状病毒肺炎的循证证据尚比较有限。随着临床研究和基础研究的深入，阐明新型冠状病毒肺炎中肾损伤的具体机制有助于更好地指导CRRT在新型冠状病毒肺炎及类似传染性疾病中的临床应用。

八、小结

CRRT是重症AKI患者的关键器官替代治疗方法，亦广泛应用于机体内环境紊乱的综合治疗中。CRRT的治疗模式选择、启动及停止时机判断、血管通路的建立、剂量及抗凝方式的设置都尤为重要，需临床医师结合患者的实际情况给出精准、个体化的处方。CRRT是重症新型冠状病毒肺炎患者综合治疗的重要手段之一，今后有待更多研究对相关机制进行进一步阐释。

（付 平 赵宇亮）

参 考 文 献

[1] Hsu RK, McCulloch CE, Dudley RA, et al. Temporal changes in incidence of dialysis-requiring aki. JASN, 2013, 24(3): 37-42.

[2] Tandukar S, Palevsky PM. Continuous renal replacement therapy: who, when, why, and how. Chest, 2019, 155(23): 626-638.

[3] 付平. 连续性肾脏替代治疗. 北京：人民卫生出版社，2016.

[4] 赵宇亮, 买红霞, 付平. 连续性肾脏替代治疗应用于急性肾损伤的时机选择. 华西医学, 2018, 33(2): 1-4.

[5] Premuzic V, Basic Jukic N, Jelakovic B, et al. Differences in CVVH vs. CVVHDF in the management of sepsis-induced acute kidney injury in critically ill patients. Journal of Artificial Organs, 2017, 20(3): 326-334.

[6] Califano AM, Bitker L, Baldwin I, et al. Circuit survival during continuous venovenous hemodialysis versus

[6] continuous venovenous hemofiltration. Blood Purification, 2020, 49(5): 281-288.

[7] Zhang L, Yan Tang GK, Liu S, et al. Hemofilter with adsorptive capacities: case report series. Blood purification, 2019, 47(Suppl 3): 1-6.

[8] 赵宇亮，张凌，付平. 脓毒症急性肾损伤发病机制和诊断治疗的新认识. 中华内科杂志，2014，53（5）：70-73.

[9] Schwenger V, Weigand MA, Hoffmann O, et al. Sustained low efficiency dialysis using a single-pass batch system in acute kidney injury-a randomized interventional trial: the renal replacement therapy study in intensive care unit patients. Critical Care , 2012, 16(4): 140-144.

[10] KDIGO. KDIGO clinical practice guideline for acute kidney injury. Kidney International Supplements, 2012, 2(1): 1-138.

[11] Zarbock A, Kellum JA, Schmidt C, et al. Effect of early vs delayed initiation of renal replacement therapy on mortality in critically ill patients with acute kidney injury: the elain randomized clinical trial. Jama, 2016, 315(35): 2190-2199.

[12] Gaudry S, Hajage D, Schortgen F, et al. Initiation strategies for renal-replacement therapy in the intensive care unit. The New England Journal of Medicine, 2016, 375(35): 122-133.

[13] Barbar SD, Clere Jehl R. Timing of renal-replacement therapy in patients with acute kidney injury and sepsis. The New England Journal of Medicine, 2018, 379(45): 1431-1442.

[14] Gaudry S, Hajage D, Benichou N, et al. Delayed versus early initiation of renal replacement therapy for severe acute kidney injury: a systematic review and individual patient data meta-analysis of randomised clinical trials. Lancet, 2020, 395(45): 1506-1515.

[15] STARRT-AKI Investigators. Statistical analysis plan for the standard versus accelerated initiation of renal replacement therapy in acute kidney injury (STARRT-AKI) trial. Critical Care and Resuscitation, 2019, 21(3): 162-170.

[16] Ostermann M, Joannidis M, Pani A, et al. Patient selection and timing of continuous renal replacement therapy. Blood Purification, 2016, 42(5): 224-237.

[17] Wu VC, Ko WJ, Chang HW, et al. Risk factors of early redialysis after weaning from postoperative acute renal replacement therapy. Intensive Care Medicine, 2008, 34(3): 101-108.

[18] Zhao Y, Yang L, Zhang L, et al. A combined biomarker of urinary neutrophil gelatinase-associated lipocalin and serum creatinine for the prediction of acute kidney injury: what else can we know? Journal of Critical Care, 2019, 54(5): 280-281.

[19] Chen X, Chen Z, Wei T, et al. The effect of serum neutrophil gelatinase-associated lipocalin on the discontinuation of continuous renal replacement therapy in critically ill patients with acute kidney injury. Blood Purification, 2019, 48(24): 10-17.

[20] Zhang P, Yang Y, Lv R, et al. Effect of the intensity of continuous renal replacement therapy in patients with sepsis and acute kidney injury: a single-center randomized clinical trial. Nephrology, Dialysis, Transplantation, 2012, 27(5): 967-973.

[21] Park JT, Lee H, Kee YK, et al. High-dose versus conventional-dose continuous venovenous hemodiafiltration and patient and kidney survival and cytokine removal in sepsis-associated acute kidney injury: a randomized controlled trial. American Journal of Kidney Diseases, 2016, 68(7): 599-608.

[22] Palevsky PM, Zhang JH, O'Connor TZ, et al. Intensity of renal support in critically ill patients with acute kidney injury. The New England Journal of Medicine, 2008, 359(45): 7-20.

[23] Bellomo R, Cass A, Cole L, et al. Intensity of continuous renal-replacement therapy in critically ill patients. The New England Journal of Medicine, 2009, 361(23): 1627-1638.

[24] Joannes Boyau O, Honoré PM, Perez P, et al. High-volume versus standard-volume haemofiltration for septic shock patients with acute kidney injury (ivoire study): a multicentre randomized controlled trial. Intensive Care Medicine, 2013, 39(6): 1535-1546.

[25] Van Wert R, Friedrich JO, Scales DC, et al. High-dose renal replacement therapy for acute kidney injury: Systematic review and meta-analysis. Critical Care Medicine, 2010, 38(6): 1360-1369.

[26] Parienti JJ, Mégarbane B, Fischer MO, et al. Catheter dysfunction and dialysis performance according to vascular access among 736 critically ill adults requiring renal replacement therapy: a randomized controlled study. Critical Care Medicine, 2010, 38(5): 1118-1125.

[27] Mai H, Zhao Y, Salerno S, et al. Citrate versus heparin lock for prevention of hemodialysis catheter-related complications: Updated systematic review and meta-analysis of randomized controlled trials. International Urology and Nephrology, 2019, 51(6): 1019-1033.

[28] Zhao Y, Li Z, Zhang L, et al. Citrate versus heparin lock

[28] for hemodialysis catheters: a systematic review and meta-analysis of randomized controlled trials. American Journal of Kidney Diseases, 2014, 63(6): 479-490.

[29] Karkar A, Ronco C. Prescription of CRRT: a pathway to optimize therapy. Annals of Intensive Care, 2020, 10(3): 32-36.

[30] 赵宇亮, 买红霞, 付平. 血液净化抗凝方式的选择. 临床肾脏病杂志, 2018, 18（3）: 196-199.

[31] Hursting MJ, Murray PT. Argatroban anticoagulation in renal dysfunction: a literature analysis. Nephron Clinical Practice, 2008, 109(20): 80-94.

[32] 赵宇亮, 张凌, 付平. 枸橼酸抗凝在肾脏替代治疗中的新进展. 中华内科杂志, 2012, 51（4）: 571-573.

[33] Borg R, Ugboma D, Walker DM, et al. Evaluating the safety and efficacy of regional citrate compared to systemic heparin as anticoagulation for continuous renal replacement therapy in critically ill patients: a service evaluation following a change in practice. Journal of the Intensive Care Society, 2017, 18(3): 184-192.

[34] Zhang L, Liao Y, Xiang J, et al. Simplified regional citrate anticoagulation using a calcium-containing replacement solution for continuous venovenous hemofiltration. Journal of Artificial Organs, 2013, 16(2): 185-192.

[35] 张凌, 王婷立, 赵宇亮, 等. 枸橼酸抗凝在持续缓慢低效血液透析中的疗效和安全性. 中华内科杂志, 2013, 52（3）: 459-463.

[36] Huang C, Wang Y, Li X, et al. Clinical features of patients infected with 2019 novel coronavirus in wuhan, china. Lancet (London, England), 2020, 395(46): 497-506.

[37] Wang D, Hu B, Hu C, et al. Clinical characteristics of 138 hospitalized patients with 2019 novel coronavirus-infected pneumonia in wuhan, china. JAMA, 2020, 323(28): 1061-1069.

[38] Cheng Y, Luo R, Wang K, et al. Kidney disease is associated with in-hospital death of patients with COVID-19. Kidney International, 2020, 97(8): 829-838.

[39] Fominskiy EV, Scandroglio AM, Monti G, et al. Prevalence, characteristics, risk factors, and outcomes of invasively ventilated COVID-19 patients with acute kidney injury and renal replacement therapy. Blood Purification, 2020, 12(2): 1-8.

[40] Wang L, Li X, Chen H, et al. Coronavirus disease 19 infection does not result in acute kidney injury: an analysis of 116 hospitalized patients from Wuhan, China. American Journal of Nephrology, 2020, 51(4): 343-348.

[41] Liu J, Zhou Y, Wang M, et al. Application of continuous renal replacement therapy in coronavirus disease 2019. Chinese Critical Care Medicine, 2020, 32(3): 618-621.

[42] Chen G, Zhou Y, Ma J, et al. Is there a role for blood purification therapies targeting cytokine storm syndrome in critically severe covid-19 patients? Renal Failure, 2020, 42(3): 483-488.

[43] Esmaeili Vardanjani A, Ronco C, Rafiei H, et al. Early hemoperfusion for cytokine removal may contribute to prevention of intubation in patients infected with COVID-19. Blood Purification, 2020, 23(3): 1-4.

第七节　血液透析患者长期生存影响因素分析

　　维持性血液透析（maintenance hemodialysis，MHD）是终末期肾病（end-stage renal disease，ESRD）患者主要的肾替代治疗方法，也是延续生命的重要手段，可以帮助患者排除体内的代谢产物或毒素，维持机体内环境的相对稳定，改善症状，提高生存质量（quality of life，QoL），但MHD还不能完全替代肾脏的生理功能，也不能阻止原有疾病的恶化，且难以改变由于肾衰竭所致的多脏器损害的进展。随着人类社会的发展和进步，现代医学模式已经发生了根本性变化，即由生物医学模式向生物－心理－社会医学模式转变，临床医师应深刻认识到医学的目的不仅是保存患者生命和改善器官功能，更重要的是让活下来的患者具有较高的QoL并长期生存。本节就影响MHD患者QoL和长期生存的因素进行分析，以期找到提高MHD患者QoL和生存率的方法，现综述如下。

一、维持性血液透析患者的生存质量现状

中国研究数据服务平台（CNRDS）收录的数据显示，截至2019年12月底，中国接受肾替代治疗的患者总数为736 001例，其中MHD患者632 653例，腹膜透析患者103 348例，并呈逐年增长的态势；与2010年相比，MHD的患者数增长了2.7倍，腹膜透析的患者数增长了2.8倍。尽管血液净化技术在不断地发展和完善，MHD患者的QoL仍然令人堪忧，生存率在不同地区存在比较大的差异。2018年，北京大学肾脏病学系、北京大学肾脏疾病大数据研究中心和北京大学健康医疗大数据国家研究院共同完成了"中国肾脏疾病数据网络（CK-NET）——2015中国肾脏疾病年度科学报告"，该报告基于医院质量监测系统（HOMS），纳入了中国2015年887 816例慢性肾脏病（CKD）住院患者的数据，使用了2个全国性保险数据库，即中国医疗保险研究（CHIRA）数据库和商业健康保险（CHI）数据库，收录的透析患者数为11 797例，其中男性占比较高（56.56%），患者的平均年龄为55岁（18～97岁），比美国（59.1岁）和日本（66.6岁）报道的透析患者更年轻；在所有的透析患者中，血液透析（HD）是主要的治疗方式（90.96%）；透析患者合并心血管疾病和糖尿病的比例分别为45.7%和27.1%；中国透析患者校正后的病死率为每年28.42/（1000·年），且随着患者年龄的增长而增加，不同地区间病死率亦不同，需要注意的是，本报告中相对较低的病死率可能受人群选择偏倚的影响，相比于一般人群，商业健康保险数据库中的商业保险参保人群可能具有相对较高的社会经济地位和较好的健康意识。2014—2017年，中国终末期肾病（ESRD）患者的总数增长明显，2014年为216万例，2016年增加到257万例，到2017年已达290万例；预计到2030年，中国ESRD患者的总数将突破400万例。

二、影响维持性血液透析患者长期生存的因素

（一）原发性疾病

ESRD是各种原因导致的CKD进行性发展的最终结果。2012年，全国流行病学调查数据显示，中国成人患CKD的概率为10.8%。据此估计，中国18岁以上人群中有1.2亿CKD患者。"中国肾脏疾病数据网络（CK-NET）——2015中国肾脏疾病年度科学报告"显示，在中国的CKD住院患者中，常见病因依次为糖尿病肾病、高血压肾病、梗阻性肾病和肾小球肾炎，且CKD病因谱存在城乡间的差异，如城镇地区CKD住院患者前两位常见病因为糖尿病肾病（32.73%）、高血压肾病（22.98%），而农村地区CKD住院患者前三位常见病因为梗阻性肾病（21.41%）、肾小球肾炎（18.53%）、糖尿病肾病（17.36%）。此外，男性CKD患者的比例高于女性患者，且这一趋势在各年龄组一致，近50%住院的CKD患者的年龄>60岁。有研究表明，上述原发性疾病患者进入MHD治疗后，预后有所差异，但因受诸多因素影响，目前仍缺少足够的循证医学证据支持生存率的排序。一般来说，糖尿病肾病MHD患者的QoL不高，长期生存率较低。

（二）残余肾功能

MHD患者的残余肾功能（residual renal function，RRF）在清除小分子和中分子毒素、维持机体的代谢平衡、改善营养状况及减少心血管并发症等方面发挥重要作用，且有助于控制血容量。有研究证实，在MHD患者中，RRF与更好的QoL和生存率密切相关。令人遗憾的是，目前尚没有统一评估RRF的方法，仍有待于进行更多的临床研究以尽快统一RRF的评估方法并不断优化保护RRF的措

施。目前认为，原发性肾脏疾病的性质对 RRF 有较大的影响。其中，对于由肾小球疾病所致 ESRD 的患者，RRF 的丧失速度明显快于小管间质性疾病患者；糖尿病肾病患者的 RRF 丧失速度较非糖尿病肾病患者快数倍，甚至数十倍；成人多囊肾患者的 RRF 下降较为缓慢，可在长达 4 年甚至更长的时间内仍稳定在约 2 ml/min。如果原有疾病仍在活动，则免疫复合物在肾小球的沉积、炎症介质的持续作用及尿蛋白对肾小管的毒性反应等可导致 RRF 继续降低，临床上应特别警惕。有学者发现，采用补充 α- 酮酸 + 低蛋白饮食（LPD）的方法可以延缓 RRF 下降的速度，尤其对基线 RRF 状况较佳的患者更有益，但也需要更多的随机对照研究做进一步的验证。

（三）心血管疾病

心血管疾病（CVD）是 MHD 患者病死的首要原因。心血管并发症是否存在直接影响 MHD 患者的 QoL 和生存率。有研究显示，MHD 患者心血管并发症的发生率和病死率是普通人群的 10~20 倍，每年有 10%~20% 的透析患者病死，其中因心血管并发症病死者占 40%~50%。心血管并发症主要包括高血压、心力衰竭、心律失常、心源性猝死、心包炎等。

1. 高血压诱发 CVD 高血压是 MHD 患者发生 CVD 的主要原因。CKD4 期患者发生高血压的概率为 80.7%，MHD 患者发生高血压的概率则高达 90.5%。有研究显示，在我国 28 个省、自治区、直辖市部分医院的 2001 例 MHD 患者中，透析前血压≥140/90 mmHg 者占 85.51%。还有研究发现，MHD 患者高血压的控制较为困难，通常需要联合使用多种降压药物，同时还应积极控制容量增加。数据显示，MHD 高血压的药物治疗率在 81.5%~93.2%，血压控制率在 30.3%~71.1%，以血压＜130/80 mmHg 为靶目标的血压控制率仅为 14.1%。一项荟萃分析纳入 8 个研究中心的 1679 例患者，其结果显示，血压每降低 4.5/2.3 mmHg，心血管事件的发生风险降低 29%，全因病死风险降低 20%，心血管病死风险降低 29%。由此可见，有效控制 MHD 患者的高血压是十分有益的，但透析人群的血压应控制在什么范围，并没有明确的指南推荐，临床医师通常参照非血液透析人群的血压目标进行控制。《中国肾性高血压管理指南 2016》建议，透析前血压应控制在＜160/90 mmHg，透析后血压＜130/80 mmHg。

2. 贫血诱发心力衰竭 有研究证实，MHD 患者几乎都存在不同程度的贫血。由于 MHD 患者的血红蛋白水平和氧运输能力下降，可使交感神经活性增高、心率加快、静脉张力增加，导致回心血量及心排血量增加，初期可引发适应性左心室肥厚，若贫血长时间未得到纠正则会导致失代偿性左心室肥厚，诱发或导致心力衰竭。

3. 高磷酸盐血症诱发 CVD 高磷酸盐血症是 CKD 尤其是接受透析治疗的 ESRD 患者的常见并发症，也是这些患者心血管事件和病死的独立危险因素。近年来，众多研究均证实，高磷酸盐血症在 CKD 矿物质和骨异常（chronic kidney disease-mineral and bone disorder，CKD-MBD）的发病机制及临床治疗方面均发挥重要作用。高磷酸盐血症的管理已成为改善 MHD 患者预后的一个重要环节。2012 年，一项来自我国 9 个省 28 家医院的研究显示，我国 MHD 患者中高磷酸盐血症（＞1.77 mmol/L）的发生率高达 57.4%，腹膜透析患者中达 47.4%，而血磷达标率（1.13~1.77 mmol/L）仅为 38.5%，与发达国家的血磷达标情况尚存在较大差距。2018 年，来自中国透析钙化研究（CDCS）的数据显示，我国透析患者的血磷达标率仍仅为 40.1%。

（四）贫血

贫血是 MHD 患者的主要并发症之一，严重影响患者的 QoL 及长期预后。有数据显示，MHD 患者几乎都伴有贫血，促红细胞生成素和铁缺乏一直被认为是肾性贫血的2个主要原因，补充重组人促红细胞生成素和铁剂、纠正贫血，可以减少并发症的发生风险，使MHD患者的生理功能和QoL得到改善。DOPPS研究显示，MHD患者一定范围内的血红蛋白（Hb）浓度与良好结局相关。值得注意的是，MHD贫血患者即使规律用药，仍有约50%存在不同程度的贫血，甚至不少患者为严重贫血。近年来的研究认为，MHD患者的贫血并非促红细胞生成素和铁的绝对缺乏，而是相对不足。缺氧诱导因子的发现刷新了临床医师对肾性贫血发生机制的认识，特别是脯氨酰羟化酶抑制药的问世，通过诱导内源性促红细胞生成素基因表达，同时抑制铁调素的生成，改善CKD患者的铁代谢紊乱，显示出此类药物在肾性贫血治疗中新的诱人前景。

（五）矿物质和骨异常

MBD是CKD患者主要的并发症之一，在MHD患者中的发生率超过90%。患者由于长期血磷升高、血钙降低、维生素D缺乏、成纤维细胞生长因子23（FGF23）增高及甲状旁腺激素（parathyroid hormone, PTH）增高，导致继发性甲状旁腺功能亢进症（secondary hyperparathyroidism, SHPT），进而引发代谢性骨病或骨折、血管及软组织钙化和心血管疾病，使MHD患者的QoL下降并增加住院率和病死率。2019年，临床肾脏病杂志（*CKJ*）发表了DOPPS研究，其纳入了涵盖北美、欧洲超过20个国家的12 235例患者，旨在揭示血磷、血钙、全段PTH（iPTH）（选择的达标范围分别是1.13~1.77 mmol/L、2.1~2.6 mmol/L、150~600 pg/ml）这3项指标中至少2项超标的人群与3项全部达标的人群在病死率和复合事件（病死或住院）风险上的差异。结果显示，至少2项超标的患者群体相对于3项达标的患者群体，平均病死风险升高30.6%，符合事件发生风险升高18%。《中国慢性肾脏病矿物质和骨异常诊治指南》建议，以保持血磷水平0.87~1.45 mmol/L、血钙水平2.10~2.50 mmol/L及iPTH水平150~300 pg/ml为宜。

（六）营养不良

我国MHD患者发生营养不良的概率与其他国家类似，甚至更低，且偏于年轻化。我国MHD患者中，约33%存在轻、中度营养不良，6%~8%存在重度营养不良，其发生率随透析龄增长而升高，且与QoL和病死率相关。营养不良、炎症状态、动脉粥样硬化常同时存在（称为MIA综合征），这类患者心脏的损害尤其明显，使心血管并发症的发生率增加。此外，营养不良的发生还可能与炎症、饮食、RRF、透析充分性等多种因素相关，提示改善MHD患者的营养不良必须多措并举。营养干预是提高MHD患者生存率的重要措施之一。对于MHD患者，最佳的每天蛋白摄入量，目前尚没有统一的推荐意见。有学者建议，MHD患者每天的蛋白质摄入量应＞1.2 g/（kg·d）。

（七）心理和精神问题

由于透析治疗改变了患者的工作状态和生活习惯，影响了经济收入和QoL，使MHD患者感到自己的生活依赖于无法控制的因素，这种心理状态常给患者带来无助感，极易引发心理和精神问题，甚至可导致严重的精神异常，如反应性精神病和精神分裂症等。此外，医护人员的言行也对MHD患者的心理与精神产生一定的影响。有研究显示，几乎所有的MHD患者都会产生不同程度的抑郁情绪，且随着病情的轻重和治疗效果的不同而有所差异。突出表现包括自尊心低、沮丧、伤感、绝望和失助感，觉得生活灰暗，总认为自己的将来比现在更糟糕，缺乏自信，对待治疗消极，社会参与性明显减弱，严重者甚至出现自杀行为，严重影响患者的QoL和生存率。因此，医护人员应关心MHD患者的心理和精神问题，了解患者的需求，让患者从遭受疾病折磨和痛苦不堪的精神枷锁中解脱出来，主动去配合治疗。医护人员要成功地帮助患者，必须掌握娴熟的感情交流技巧和人际交流技巧及必要的心理治疗技术。

（八）认知障碍

MHD患者由于存在多种危险因素，如高血压、糖尿病、脂质代谢异常、尿毒症毒素、微炎症状态、水电解质代谢紊乱、透析不充分及透析时低氧血症等，易成为认知障碍的高发人群。有数据显示，MHD患者发生认知障碍的概率为24%～67%，腹膜透析（PD）患者为28%～66%。有研究表明，MHD患者的认知障碍通常持续缓慢进展，且与其治疗的依从性、住院时间、QoL和生存率等密切相关。国内有关MHD患者认知功能异常的系统研究仍甚少。近年来，由北京协和医院牵头，联合中国医科大学附属第一医院、华中科技大学同济医学院附属协和医院及天津医科大学总医院进行了一项研究，对CKD4～5期和MHD患者认知障碍的原因及发病机制进行了比较深入的探讨，揭示了深部微出血是影响MHD患者认知障碍的微出血类型。该研究认为，血液透析（HD）患者与普通人群相比，存在多范畴的认知障碍，尤其是在注意力、记忆力和执行能力方面。除认知功能下降外，HD患者的构造表现、概念形成、推理、言语表达功能、语言技巧、综合表现也均比普通人群差。

（九）糖尿病

目前，糖尿病肾病已成为引起我国ESRD的首要原因。与非糖尿病患者相比，糖尿病MHD患者的QoL较差，长期生存率不高。有研究显示，1年与3年生存率分别为85%和68%，5年与10年生存率分别为46%和33%，显著低于非糖尿病MHD患者的92%、86%、73%和61%。影响糖尿病MHD患者QoL和长期生存率的因素主要与下列情况有关：①老年患者所占比例高，进入透析治疗时平均年龄为61.6岁，60岁以上的患者占57.83%，而同期所有MHD患者开始治疗时的平均年龄仅为42.3岁。有研究发现，开始透析时年龄≤50岁，长期生存率高。②血糖控制不佳，并发症发生率高。③透析时机较晚，肾脏病预后质量倡议（KDOQI）建议，糖尿病患者在内生肌酐清除率（Ccr）＜30 ml/min时，就应着手准备进行肾替代治疗（HD或PD），Ccr＜15 ml/min［血肌酐（Scr）＞442 μmol/L］即可作为透析治疗的指征。至于优先选择HD还是PD，目前尚无明确定论。一般来说，在控制血糖方面，PD不如HD；但在控制血压方面，PD患者的血压更平稳，尤其是自主血压调控得更理想。糖尿病ESRD患者选择HD还是选择PD，目前尚缺乏循证医学证据。④贫血。⑤低白蛋白血症。有研究显示，如果患者的体重指数（BMI）在22.1～26.0kg/m^2，血清白蛋白≥35 g/L，透析时间保持在每周13.5 h且并发症少，则QoL较好，长期生存率高。

（十）微炎症状态

MHD患者普遍存在着微炎症状态，是MHD患者发生心脑血管事件及病死率居高不下的重要原因之一，严重影响患者的QoL和生存率。目前认为，MHD患者微炎症状态的发生主要与下列因素有关：①慢性肾衰竭（代谢紊乱及排泄障碍、糖基化及蛋白质代谢的终末产物蓄积）；②血管紧张素Ⅱ产生增加（血管紧张素Ⅱ本身就是一种致炎因子和纤维化因子）；③C反应蛋白（CRP）、白介素1（IL-1）、IL-6和肿瘤坏死因子α（TNF-α）升高；④透析膜的生物相容性差（明显增加血β2微球蛋白水平；⑤透析液污染（热源接触明显增加CRP水平）；⑥血管通路的存在与使用（消毒不严格、导管感染等）；⑦贫血（微炎症的存在可以抑制红细胞生成，增加体内铁的消耗，导致铁的吸收减少，从而影响使用促红细胞生成素的疗效）；⑧营养不良（与炎症因子导致患者食欲缺乏、基础能量消耗升高、蛋白质合成减少、蛋白质分解增强等相关）；⑨氧化应激（体内抗氧化物质减少，氧化应激反应增强，导致细胞损伤）；⑩营养不良 - 炎症 - 动脉粥样硬化（MIA）综合征（微炎症状态激活炎症因子可促进动脉硬化及营养不良的发生，后两者在相互影响的同时继续维持微炎症状态的存在）。选择使用生物相容性高的透析器和超纯透析用水，口服维生素 E、维生素 C、B 族维生素、葡萄糖酸锌口服液、左旋肉碱及血管紧张素 Ⅱ 转化酶抑制剂（ACEI）/血管紧张素 Ⅱ 受体阻滞剂（ARB）等，对于 CRP 和 β2 微球蛋白的清除可能是有利的。

（十一）丙型肝炎病毒感染

MHD 患者感染丙型肝炎病毒（HCV）的机会高于健康人群，明显影响患者的 QoL 和长期生存。2012—2015 年，在 DOPPS 研究中，MHD 患者感染 HCV 的概率平均为 9.9%，最低的为比利时 4%，最高的为中东地区的国家 20%，而中国、日本、意大利、西班牙和俄罗斯等国家的 MHD 患者感染 HCV 的概率均＞8%。MHD 患者丙型肝炎的高发病率取决于多个危险因素，包括输血次数、透析持续时间、透析方式（PD 患者丙型肝炎的感染率低）及器官移植或静脉药瘾史；此外，尚与患者所在透析中心是否采取了严格规范的感控措施密切相关。根据我国现行的《血液净化标准操作规程（2010 版）》（SOP）的规定，为了避免包括乙型肝炎、丙型肝炎、梅毒、获得性免疫缺陷综合征（又称艾滋病）在内的血源性传播疾病在透析患者中的传播，要求乙型肝炎、丙型肝炎患者分区、专机透析。同时，SOP 还对预防院内感染进行了详细的规定和描述，其中最主要的内容是医护人员的手卫生要求。

（十二）血管通路

国外的研究显示，因为血管通路住院已经成为 MHD 患者住院的第 1 位原因，也是造成医疗花费增高的重要因素。血管通路大致分为 3 类，即自体动静脉内瘘（autogenous arteriovenous fistula，AVF）、移植物动静脉内瘘（arteriovenous graft，AVG）和中心静脉导管（central vein catheter，CVC）。迄今为止，AVF 仍然是长期 MHD 患者的首选，但有时由于患者自身血管条件等原因的影响，AVF 无法建立，此时 AVG 是第 2 个选择。《中国血液透析用血管通路专家共识（2019 年版）》建议，长期性血管通路应首选 AVF，当 AVF 无法建立时次选 AVG，CVC 应作为最后的选择。该专家共识建议，当患者的估算肾小球滤过率（eGFR）＜30 ml/（min·1.73 m^2）（CKD 4 期）时，要向患者进行各种肾替代治疗方法的宣教，以便及时确定合理的治疗方案。如果患者选择 HD 作为肾替代治疗方法，且估计半年内须进入 MHD 治疗时，将患者转诊至血管通路医师进行相关评估，首选建立 AVF。如患者尿毒症症状明显，保守治疗难以控制者应尽早实施 AVF 或 AVG，RRF 可不作为必须的界定指标。

（十三）透析疗法

有研究证实，MHD 患者的 QoL、长期生存率与透析疗法［透析时机、透析时间、尿清除指数（Kt/V）、血流量和透析器的膜面积等］密切相关。

1. 透析时机 适时开始 HD 治疗可有效恢复 ESRD 患者机体内环境的稳定，改善症状，提高患者的 QoL，但 HD 治疗需要持续终身，给患者的生活带来诸多不便，并且占用医疗资源，增加家庭和社会负担。因此，准确把握开始透析的时机非常重要。然而，确定这个最佳时机并非易事，需要临床医师根据患者的具体病情进行综合判断。一般认为，出现尿毒症性心包炎或浆膜炎、尿毒症脑病危及患者生命时，是 ESRD 患者开始透析治疗的绝对指征，甚至需要紧急透析；患者营养状况恶化、持续或难治性容量负荷过重、严重的疲乏无力、难治性酸中毒、高钾血症及高磷酸盐血症等也常提示需要开始透析治疗。此外，不推荐单纯依据特定的肾功能水平决定透析时机，不建议单独使用 eGFR＜15 ml/（min·1.73 m²）和（或）Scr＞528 μmol/L、糖尿病患者使用 eGFR＜25 ml/（min·1.73 m²）和（或）Scr＞352 μmol/L 作为起始透析的指征。如果患者没有症状且没有最低的 GFR 作为透析指征，多数学者认为当 GFR＜5 ml/（min·1.73 m²）时应开始透析。总之，根据每例患者的具体病情用个体化方案来决定透析时机是今后的治疗趋势。

2. 透析时间 透析时间分为 4 种：常规血液透析、长时间透析、每天透析和夜间透析。常规血液透析：每周透析 2~3 次，每次 4~5 h。长时间透析：每次透析 8 h，3 次/周。每天透析：每周透析 6 或 7 天，每次 1.5~2.0 h。夜间透析：每周透析 6~7 个夜晚，每次在睡眠中透析 8~10 h。有研究显示，每周常规血液透析 12~15 h 仅相当于正常人肾脏工作时间的 7%~8%，只能保证患者最低限度的普通社会生活。每天夜间透析由于透析时间长，可使透析更加充分、更符合机体的生理特点，较小地影响患者的日常生活，可以提高患者的 QoL。日本为了提高 MHD 患者的 QoL，医疗保险制度实行每月 14 次的血液透析［每周 3 次（每次 4 h）+2 次］。日本的研究数据显示，在 Kt/V 相等的患者中，每周总透析时间短的患者的病死率要高于总透析时间长的患者。

3. 尿清除指数（Kt/V） 尿素是蛋白质被分解后的最终代谢产物，分子量很低，仅为 60，可自由通过细胞膜，在体液中均匀分布。因此，尿素被作为透析效率的指标。Kt/V 是通过一次透析前后的血液中尿素氮和透析时间、除水量、透析后体重等复杂的对数计算公式计算出来的。Kt/V 是目前公认的尿素清除效率模型，Kt 代表透析器对尿素的清除率。尿素的清除效率与 MHD 患者的生存质量和长期预后密切相关。日本透析医学会的统计调查报告显示，如果 Kt/V 从 1.2 上升到 1.8 以上，病死风险就会降低。但如果每次透析不足 4 h，即使增加 Kt/V 也不会降低病死风险；相反，病死风险会上升。因此，必须在保证每次透析时间 4 h 以上的同时提高 Kt/V，才能改善生存质量。此外，DOPPS 研究也显示了 Kt/V 与病死风险的关系，与其他因素有独立关系。每增加 0.1 Kt/V，病死风险就会下降 2%。并且，透析时间越长，Kt/V 越高，病死风险越低。

4. 血流量（Qb） 在血液透析的初期，为了防止失衡综合征，Qb 以 100 ml/min 的缓慢速度导入，但是稳定的维持透析 Qb 一般是 150~250 ml/min。血液透析通过增加 Qb，可以增加透析量，以提高 Kt/V。研究数据显示，以 Qb 200~250 ml/min 为基准，低于此数值，病死风险会增高；反之，病死风险会降低。

5. 透析器的膜面积 透析器的大小（膜面积）对血液透析的效果有十分重要的影响。膜面积越大，尿清除指数（Kt/V）越高。日本透析医学会的统计调查报告显示，膜面积以 1.4~1.6 m² 为基准，小于此数值，病死风险会增加，但膜面积 1.4 m² 以上，病死风险没有变化。Qb 和透析器的膜面积是根据患者的全身状态、体重、血压等具体情况决定的。对于心功能差、血压低、透析中容易发生低血压的患者，应酌情降低 Qb，使用膜面积相对小的透析器，以减轻心脏负荷和对血压的影响。此时，为了提高透析效率，只能考虑延长透析时间。

（十四）家庭关爱与社会支持

有研究表明，MHD 患者的 QoL 和生存率与能否得到家庭关爱与社会支持密切相关。数据显示，QoL 较好的患者大多来自温馨有爱且经济条件较好的家庭。社会支持从性质上分为 2 类：一类为客观或实际的支持；另一类为主观的、体验到的情感上的支持，与个体的主观感受密切相关。多数学者认为，感受到的支持比客观支持更重要。患者主观体验到的社会支持越多，QoL 越高。有研究显示，患者从家庭和朋友处得到的支持能促进其更有效地配合治疗和护理。经济问题也经常让患者感到自己是家庭的负担而感到自责与无奈，故家庭与社会应该通过各种途径加强对 MHD 患者的精神与经济支持，并为有工作意愿且具备一定工作能力的患者提供工作机会。

（十五）自我管理能力

MHD 患者的自我管理行为包括处理疾病所引起的身体、心理、社会问题，执行自我护理活动并与照顾者形成伙伴关系，与他人（如医护人员）共同承担疾病管理责任以达到自己所期望的生活目标。数据显示，MHD 患者的自我管理行为和 QoL 呈正相关。中国 MHD 患者的自我管理能力偏低，缺乏相关知识、强烈的自我管理动机和行为。有研究认为，凡是开展 MHD 患者健康宣教比较到位的血液透析室（有健康宣教团队、健教计划、考核评估等），医患关系比较和谐，健康宣教团队通常会根据患者的年龄、文化程度、需求等精心策划课程（形式多样、通俗易懂、传递信息、增强信心、注重实效），使患者不但能照着做，还能充满感情地去做，久而久之，患者的自我管理（书写自我管理日记并记录体重、脉搏、血压、饮水量等）和行为约束能力会得到提高，身体状况和各项指标都会好转。

（十六）运动疗法

运动疗法对 MHD 患者的身体功能、心理状况、睡眠质量都会产生有益的影响，可以明显改善透析患者的 QoL，降低病死风险。运动疗法主要是通过体育锻炼的方式，按照科学性、针对性、循序渐进和个体化等原则，最大限度地恢复透析患者已经丧失或减弱了的运动功能，提高其身体素质，改善疲乏无力的状态，同时预防和治疗肌肉萎缩、关节僵硬等影响透析患者 QoL 的局部或全身并发症，恢复其生活自信，最终达到改善其工作能力的目的。为此，《中国成人慢性肾脏病患者运动康复的专家共识》建议，MHD 患者运动疗法的实施应按规范要求并具备相应的条件：①康复专业人士参与；②制定透析患者运动计划；③透析中心和医务人员的支持；④充足的设备和空间；⑤运动计划的趣味性和刺激性；⑥康复计划的费用；⑦运动计划的个体化（运动处方）；⑧年龄不被视为运动的障碍。

（贾　强）

参 考 文 献

[1] Fang Wang, Chao Yang, Jianyan Long, et al. Executive summary for the 2015 annual data report of the China kidney disease network (CK-NET). Kidney Int, 2019, 95(3): 501-505.

[2] 张路霞, 王芳, 王莉, 等. 中国慢性肾脏病患病率的横断面调查. 中华内科杂志, 2012, 51（7）: 570.

[3] 陈香美. 中国肾性高血压管理指南（2016）. 北京：中国医师协会肾脏内科医师分会，2016.

[4] 杨超, 王晋伟, 杨尧政, 等. 贫血及慢性肾脏病对糖尿病病人群心脑血管事件发生与死亡的影响, 北京大学学报（医学版），2018, 50（3）: 495-500.

[5] Vervloet MG, Sezer S, Massy ZA, et al. The role of phosphate in kidney disease. Nat Rev Nephrol, 2017, 13(1): 27-38.

[6] 陈葳, 余学清. 慢性肾脏病透析患者高磷血症管理的挑战与进展, 中华肾脏病杂志, 2018, 34（11）: 867-871.

[7] Kong X, Zhang L. Mineral and bone disorder in Chinese dislysis patient: a multicenter study. BMC Nephrol, 2012, 13(1): 116-121.

[8] Liu ZH, Yu XQ, Yang JW, et al. Prevalence and risk factors for vascular calcification in Chinese patients receiving dialysis: baseline results from a prospective cohort study. Curr Med Res Opin, 2018, 34(8): 1491-1500.

[9] Port FK, Pisoni RL, Bommer J, et al. Improving outcomes for dialysis patients in the international dialysis outcomes and practice patterns study. Clin J Am Soc Nephrol, 2006, 1(2): 246-255.

[10] 孙明继, 赵新菊, 唐盛, 等. 维持性血液透析死亡患者相关信息及贫血治疗情况的多中心回顾性分析. 中国血液净化, 2019, 18（9）: 618-621.

[11] Improving Global Outcomes (KDIGO) CKD-MBD Update Work Group. KDIGO 2017 clinical practice guideline update for the diagnosis, evaluation, prevention, and treatment of chronic kidney disease-mineral and bone disorder (CKD-MBD). Kidney Int Suppl, 2017, 7(1): 1-59.

[12] 刘志红, 李贵森. 中国慢性肾脏病矿物质和骨异常诊治指南. 北京: 人民卫生出版社, 2018.

[13] 贾强. 透析患者神经和精神系统异常: 血液净化学（第四版）. 北京: 北京科学技术出版社, 2016. 935-952.

[14] 钱玉珺, 郑可, 李雪梅. 慢性肾脏病患者认知功能研究现状及进展. 中国血液净化, 2019, 18（7）: 495-498.

[15] 陈香美. 血液净化标准操作规程（2020 版）. 北京: 人民军医出版社, 2020.

[16] 中国医院协会血液净化中心分会血管通路工作组. 中国血液透析用血管通路专家共识（第 2 版）. 中国血液净化, 2014, 18（6）: 365-381.

[17] 左力, 赵新菊. 终末期肾患者应何时开始透析治疗. 肾脏病与透析移植杂志, 2018, 27（3）: 250-251.

[18] 郝艳华, 姜亚芳. 维持性血液透析患者症状经历的调查研究. 中华护理杂志, 2016, 51（3）: 299-303.

[19] 周美玲, 许秀君, 沈华娟, 等. 动机性访谈对维持性血液透析患者自我管理能力及生活质量的影响. 中国血液净化, 2020, 19（1）: 25-28.

[20] 贾强. 维持性血液透析患者的教育问题. 中国血液净化, 2006. 5（5）: 284-290.

[21] 贾强. 透析患者运动疗法: 血液净化学（第四版）. 北京: 北京科学技术出版社, 2016. 1506-1525.

[22] 马迎春. 我国成人慢性肾脏病患者运动康复的专家共识. 中华肾脏病杂志, 2019, 35（7）: 537-543.

第八节　血管通路新技术及应用

在全球范围内，终末期肾病（end-stage renal disease，ESRD）的发生率正在上升，故对肾替代治疗（renal replacement therapy，RRT）的需求日益增长，目前的 RRT 包括血液透析、腹膜透析和肾移植。在我国，大多数患者使用血液透析作为 RRT 的主要方式，这需要长期稳定且可靠的血管通路。自体动静脉内瘘（autogenous arteriovenous fistula，AVF）因其通畅率较高及并发症（如感染和再次干预）相对较少，成为首选的血管通路。尽管 AVF 是维持性血液透析的首选血管通路，但许多 AVF 未能成熟。由于患者自身血管条件的限制，使临床医师在治疗时面临诸多挑战。目前，AVF 成熟率低、内膜增生、狭窄复发率高、回流静脉耗竭等问题亟待解决。随着科学技术的不断发展，一些新材料、新技术的发明及应用，使血管通路技术得到快速发展及完善。本节就血管通路建立的新技术及应用进行介绍。

一、自体动静脉内瘘手术吻合方式的改良

AVF 手术的吻合方式分为端端吻合、侧侧吻合和端侧吻合。因端侧吻合具有保留动脉血管的连续性、增加内瘘血流量等优点，成为目前大多数医师的首选吻合方式。端侧吻合即静脉的断端与动脉的侧壁进行吻合，前臂 AVF 的吻合口狭窄发生率高达 77%。吻合口旁新生内膜增生常发生在静脉游离段。关于静脉游离段为何会出现新生内膜增生，目前主要存在 2 种假说：一是由于吻合口

局部血流动力学紊乱，静脉游离段的空间形状改变、静脉游离段与动脉吻合后形成的角度、游离段静脉的扭曲都会导致 AVF 吻合口血流动力学改变，形成湍流，产生炎症反应，导致内皮细胞活化、细胞外基质增生及内膜增生。二是由于静脉的结扎、剥离、离断，有可能对静脉游离段摆动段产生缺血再灌注损伤。Sadaghianloo 等的研究提出一种桡动脉偏曲及再植（radial artery deviation and reimplantation，RADAR）手术方式。与传统的头静脉-桡动脉端侧吻合术不同，RADAR 采用桡动脉（端）-头静脉（侧）的吻合技术，提倡最小化对静脉段进行剥离及操作。该研究在初级通畅率、次级通畅率、成熟率及累计干预率等方面对 2 种术式进行了比较，结果显示，RADAR 术式组均明显优于对照组。另有研究表明，静脉与动脉吻合角度越小，越能减少吻合口及静脉游离段狭窄的发生率。该研究建立了 30°、45°、60°、90° 4 种吻合角度，其中吻合角度为 30° 的湍流的发生率最低。Bharat 等的研究设计了一种新型的 AVF 缝合技术，即背负式直线嵌合技术（piggyback straight line onlay technique，PSLOT），通过采取类似头静脉-桡动脉侧侧吻合的方式，结扎头静脉远端，改变了静脉的空间结构，进而减少了静脉的扭转，获得了更好的血流动力学效应，降低了炎症反应的程度。

二、改善自体动静脉内瘘吻合口血流动力学装置

AVF 吻合口的角度可能影响内瘘的成熟，Optiflow 吻合器是一种放置在动静脉内部的吻合连接装置，通过固定吻合区及血流线路模板，创建 AVF 及改善 AVF 的血流动力学。一项非随机研究纳入 40 例应用 Optiflow 吻合器创建 AVF 的患者。结果显示，Optiflow 组在 14 d、42 d 和 90 d 的无辅助成熟率分别为 76%、72% 和 68%，无辅助通畅率分别为 93%、88% 和 78%；Optiflow 组 AVF 有提前成熟的趋势（$P=0.059$）。VasQ 是一种通过控制吻合口静脉角度，使其维持在 40°～50°，并使血流维持单一方向，从而减少湍流、降低血流冲击对血管产生的损伤和炎症反应的镍钛植入物。在一项针对 20 例患者的单中心研究中，AVF 创建后 1 个月、3 个月和 6 个月时，VasQ 组的初级通畅率分别为 95%、79% 和 79%，无辅助成熟率分别为 80%、79% 和 74%，都明显高于对照组。尽管在某些理念上 VasQ 与 OptiFlow 有相似处，如两者都想通过对吻合口部位的塑性从而改变血流动力学，但 OptiFlow 的建立依赖于特殊的外科技术及腔内合成材料的应用，而 VasQ 需要标准的外科技术。也有报道称 OptiFlow 静脉流出道的血栓发生率较高。对于上述 2 种装置，试验选取的静脉直径较粗，未来还应增加关于直径较细静脉通畅率和成熟率的大规模试验。

三、即穿型人工血管

即穿型人工血管与普通型人工血管相比，最大的优势是可以早期使用。不同类型的即穿型人工血管均可在术后 48～72 h 甚至 24 h 进行穿刺透析。普通型人工血管与周围组织融合的时间最短也需要 2 周，如果过早穿刺，易出现血肿、血清肿及感染等并发症。与普通型人工血管相比，即穿型人工血管的管壁结构有所不同，如 ACUSEAL 人工血管的血管壁由 3 层结构构成，最外层和最内层为发泡聚四氟乙烯（ePTFE），中间层为弹性硅胶层。Flixene 血管壁的 3 层均由 ePTFE 构成。多层管壁结构的特性决定了在早期穿刺过程中较低的血肿及感染的发生率。由于弹性硅胶层具有良好的韧性和弹性，进针后硅胶层能封闭针道，紧紧抱住缝线，穿刺拔针后硅胶弹性回缩可以起到止血的作用。因此，这种特殊结构的人工血管可以在术后 24 h 内进行穿刺。而普通型人工血管由于血管壁没有弹

性硅胶层，吻合后针眼较容易渗血。早期实行低剂量肝素治疗可减少穿刺点出血的发生风险，初期使用17 G针可减少血管穿刺部位的损伤，即穿型与普通型人工血管初级通畅率相似。但有报道称，即穿型人工血管假性动脉瘤的发生率要低于普通型人工血管。假性动脉瘤的发生与以下因素有关：①在同一区域血管过度穿刺；②静脉流出道狭窄；③抗血小板及抗凝药物的应用。即穿型人工血管的应用能有效降低中心静脉导管的使用率，从而减少由中心静脉导管引起的中心静脉狭窄甚至闭塞。虽然即穿型人工血管可缩短应用的等待时间，但如果其使用寿命缩短，也将影响其应用价值。对于一些自身血管条件较差的患者，"AVF优先"的原则并不总是适用。选择建立AVF的患者存在成熟等待时间长、成熟失败率高及介入干预次数增加等缺点。即穿型人工血管的出现，为此类患者提供了较好的选择。在费用方面，不应单独评估单次手术费用，应该考虑该通路的整体维护费用。有单中心报道显示，即穿型人工血管的整体费用要更优于血管条件较差的AVF患者。所以，血管通路的建立更加强调以患者为中心，选择更加合理的个体化通路类型。目前的文献表明，2种人工血管在感染率方面和早期并发症方面没有明显区别，但在远期并发症封面可能存在区别。有报道称，即穿型人工血管在使用过程中会出现分层现象，分层部位在前壁或后壁、穿刺区域或非穿刺区域均有出现。

四、血管腔内技术建立自体动静脉内瘘

最近，国外的一些研究使用血管腔内技术建立AVF。血管腔内AVF技术的基本原理是使用血管腔内方法建立AVF，此方法可以通过不破坏血管周围组织的生理解剖结构，从而减少血管的损伤、内膜增生及降低AVF的成熟失败率。Wavelinq endo AVF系统是一种基于磁性热阻吻合设备的血管腔内AVF技术。该系统可在超声或放射线的引导下，通过2个4 F血管鞘进入前臂桡动脉和头静脉，位于2个血管中的并行磁铁相互吸引后，将其通电并打通动静脉吻合处，从而形成内瘘。Ellipacs V血管接入系统是一种热阻吻合设备，其原理是经皮近端桡动脉至穿孔静脉瘘形成动静脉的侧侧吻合。Ellipacs V血管接入系统由一个6 F血管鞘和电源控制器组成，利用压力和热阻能量融合、切断相邻的动脉和静脉。一项前瞻性、单臂、多中心研究（纳入80例腔内AVF）已经证实：①98%的参与者通过腔内方法成功建立AVF；②87%的AVF可以满足透析治疗（平均肱动脉流量918 ml/min，头静脉直径≥5.2 mm）；③对于接受透析的参与者，AVF的功能可用性为64%；④12个月的初级和累计通畅率分别为69%和84%。腔内AVF与传统外科手术相比，有较高的成功率，并减少再介入的概率。常规AVF存在成熟不良的缺点，而成熟不良可能与吻合口静脉流出道狭窄、内膜增生及吻合口角度不良有关。吻合口静脉流出道狭窄增生与手术过程中发生创伤、缝合口粗糙有关。腔内AVF能避免上述缺点，但费用较高，并且个别试验中存在低流量、低动脉压、透析不充分等缺点。低流量与深静脉分流及表浅附属静脉分流有关。其主要的并发症包括血肿、造影剂外渗、血管痉挛、假性动脉瘤等。41%的患者手术后需要进行介入干预治疗以促进AVF成熟。

五、血液透析可靠流出道

带隧道透析导管（tunneled dialysis catheter，TDC）的感染率及病死率较高，且其血液透析效率较低。TDC是导致中心静脉狭窄或闭塞的常见原因，故TDC通常仅在其他可选择的血管通路耗竭后才考虑使用。血液透析可靠流出道（hemodialysis reliable outflow，HeRo）（血管接入设备）是TDC的一

种替代装置。HeRo 分为两部分：一部分是与动脉相连的 ePTFE；另一部分由钛合金管路通过中心静脉进入右心房，应用此装置的前提是中心静脉通畅，如果中心静脉狭窄或闭塞，此装置不能通过中心静脉，需要开通闭塞的中心静脉后方可放入 HeRo，所以有学者建议在类似的闭塞病变中放入此装置。可行一期和二期手术以提高患者的耐受性，开通闭塞病变后放入 TDC，择期通过导管放入 HeRo，减少手术时间。HeRo 的通畅率与人工血管相似，且优于 TDC。目前，HeRo 的数据主要来自北美洲的国家，还需要其他国家的数据。有学者认为通过导管放入 HeRo 时可能增加感染的风险，但有文献表明二期手术未增加感染风险。

六、药涂球囊

药物涂层球囊（drug-coated balloon，DCB）最初应用于冠状动脉和下肢血管的介入手术中。最常见的 DCB 外层包裹的药物是紫杉醇，紫杉醇具有抑制细胞有丝分裂及血管平滑肌细胞增生的作用，而内膜细胞过度增生是 AVF 狭窄的主要原因之一，故 DCB 目前也应用于 AVF 狭窄的血管腔内成形术中。在中心静脉狭窄频繁的病变中，DCB 的效果要优于普通球囊。有研究表明，中心静脉狭窄普通球囊扩张 6 个月后的通畅率为 28.9%，1 年通畅率为 25%；而 DCB 扩张后 6 个月的通畅率可提高至 60.0%，1 年通畅率可提高至 48.5%。在使用 DCB 进行扩张的手术中，良好的球囊扩张可增加药物的效果。在费用方面，单次应用 DCB 的费用要高于普通球囊，但因 DCB 能减少再干预的次数，所以，整体费用可能要低于应用普通球囊。最近的一项研究对比了紫杉醇包裹的 DCB 血管成形术和传统球囊血管成形术，以评估行血管成形术后将血管内皮损伤最小化的效果。结果表明，6 个月随访期内的目标通畅率（定义为血管造影显示病变再狭窄面积<50%，且随访期内无须重复介入治疗）在 DCB 组为 70%，传统球囊组为 25%（$P<0.0001$）。最近的一项在 285 例患者中进行的多中心随机对照试验评估了 DCB 血管成形术与标准球囊血管成形术治疗上臂 AVF 血流动力学异常的安全性和有效性。结果显示，6 个月时靶病变的初级通畅率在 DCB 组为 71%，对照组为 63%（$P=0.06$），且 2 组的安全性差异无统计学意义。从 6 个月和 12 个月的初级通畅率来看，相对于传统球囊血管成形术来说，DCB 血管成形术似乎是治疗 AVF 狭窄更有效、更安全的选择，但还应进行更大规模的试验进行验证。

七、切割球囊

在血管通路中，有些狭窄病变比较顽固，即使应用超高压球囊也不能完全打开狭窄病变。切割球囊（cutting balloon，CB）在血管通路中的应用，使上述情况得到明显改善。CB 最早应用于心内科冠状动脉重度钙化病变，之后逐渐应用到冠状动脉再狭窄、分叉处狭窄等方面。近年来，CB 逐渐应用于血管通路领域。CB 与普通球囊的主要区别为 CB 在其球囊表面装有刀片，可以定向对血管内膜进行切割和处理。AVF 狭窄部位的病变多为偏心性的增生病变，普通球囊及高压球囊对内膜的撕裂多是偏心性的，不能均匀地扩张狭窄部位，容易从相对薄弱的部位撕裂内膜，且易造成血管破裂。而 CB 扩张时所需的压力相对较低，扩张时会明显减少患者疼痛。因为 CB 表面的刀片不能弯曲，所以，不能应用在病变血管角度较大的部位。CB 直径与周围正常血管直径的比不能超过 1.1∶1，直径选择过大会增加血管破裂的风险。加压过程要缓慢进行，每 5 s 增加 1 个大气压。另外，需等 CB

气体充分回抽后再撤出血管鞘。另有文献报道，联合应用 CB 与 DCB 能获得更大收益。但有文献表明，CB 只有在人工血管中及静脉吻合口狭窄病变中显示出更好的通畅性，而在静脉狭窄及动脉狭窄中效果不佳。

八、球囊血管成形术辅助成熟

由于 AVF 的远期功能不良发生率较高，故目前临床上常用经皮腔内血管成形术（percutaneous transluminal angiography，PTA）（即球囊扩张）治疗 AVF 成熟失败。AVF 成熟失败是指 AVF 创建后血管通畅，但术后 12 周不能应用或流量不足。成熟失败可分为原发成熟衰竭、成熟不良和不成熟三大类。成熟失败的主要原因有管壁狭窄、分流及血管位置过深。狭窄的位置可在动脉、吻合口或静脉流出道，最常见于静脉游离段狭窄。分流包括附属静脉和分支的分流。静脉位置过深多见于肥胖患者。发生 AVF 衰竭的最常见的原因是狭窄，开放手术仅可以解决近吻合口处的狭窄，同时随着新吻合部位向近心端延伸，血管的可穿刺部位也相应减少。PTA 在 AVF 成熟失败的辅助成熟中的应用可分为 3 类，即球囊扩张辅助成熟、球囊扩张促进成熟及球囊扩张治疗成熟失败。球囊扩张辅助成熟是指对于静脉直径较小的患者，术中开始扩张，术后次序扩张，直至能够应用。球囊扩张促进成熟是指术后 4 周发现狭窄等预计不成熟的表现后进行扩张。球囊扩张治疗成熟失败是指术后 12 周内瘘不能使用进行球囊扩张治疗。

在 PTA 治疗 AVF 成熟失败的操作过程中，需要注意一些可能出现的问题。例如，由于 AVF 成熟不良，静脉未动脉化，所以静脉管壁相对较薄，管腔相对较细，这就使扩张过程中血管破裂出血的发生率相应增高。有文献报道，出血的发生率为 10%～15%，所以，多数的球囊扩张手术应在 AVF 建立 1 个月后进行，AVF 应用的时间则应在扩张术后 1～2 周。手术入路的选择可经桡动脉远心端顺行穿刺或静脉流出道逆行穿刺。扩张顺序为先流出道后流入道，可有效防止吻合口处血管破裂。球囊选择非顺应性高压球囊，动脉狭窄选择的球囊直径为 3～4 mm，静脉狭窄选择的球囊直径为 5～6 mm。目前，关于是单纯扩张狭窄部位等待近心端静脉成熟扩张，还是狭窄部位和近心端较细静脉一同扩张，尚存在一定争议。扩张未成熟的较细静脉时，要充分考量扩张效果与血栓形成和出血的风险。如果扩张不充分，内膜损伤后血栓形成的可能性增加。如果过度扩张，则出血风险相应增加。临床发现，再次狭窄部位并非一定发生在原狭窄部位，故在再次行球囊扩张术时应给予重视。有些患者 AVF 的直径及血流量已满足成熟标准，但由于血管距离皮肤表面过远，致使护士不能触及血管，从而不能穿刺。对于这类患者，有学者报道可采取更为激进的球囊辅助成熟技术，即更大的球囊（直径 10 mm 或 12 mm）进行扩张，使管腔进一步增粗后，使得血管与皮肤的距离缩短，达到可以穿刺的目的。

随着介入技术和介入肾脏病学的蓬勃发展，AVF 狭窄、血栓及其他并发症通过介入方法处理成为可能。球囊扩张治疗 AVF 成熟衰竭具有创伤小、尽最大可能保留有限的血管资源及操作简便等优点。肾内科医师应熟练掌握该技术，为广大血液透析患者的生命线保驾护航。

九、总结

目前，对 AVF 成熟失败及其并发症的早期积极干预已得到大多数专家的共识。血管腔内成形术是目前的一线治疗方法，特别是在动脉、静脉及吻合口狭窄中。采用新型吻合技术及吻合辅助成形装置优化 AVF 血流动力学状态和改进手术技术，对于改善 AVF 的预后和提高 AVF 的成熟率具有良好的前景。但这些新技术的应用，还需要医师的大规模临床验证及不懈努力，以降低血液透析患者的痛苦及经济负担。

（焦军东）

参 考 文 献

[1] Semenza GL, Nejfelt MK, Chi SM, et al. Hypoxia-inducible nuclear factors bind to an enhancer element located 3' to the human erythropoietin gene. Proc Natl Acad Sci USA, 1991, 88(13): 5680-5684.

[2] Semenza GL, Wang GL. A nuclear factor induced by hypoxia via de novo protein synthesis binds to the human erythropoietin gene enhancer at a site required for transcriptional activation. Mol Cell Biol, 1992, 12(12): 5447-5454.

[3] Wang GL, Jiang BH, Rue EA, et al. Hypoxia-inducible factor 1 is a basic-helix-loop-helix-PAS heterodimer regulated by cellular O2 tension. Proc Natl Acad Sci USA, 1995, 92(12): 5510-5514.

[4] Rosenberger C, Mandriota S, Jurgensen J, et al. Expression of hypoxia-inducible factor-1α and-2α in hypoxic and ischemic rat kidneys. J Am Soc Nephrol, 2002, 13(7): 1721-1732.

[5] Iliopoulos O, Levy AP, Jiang C, et al. Negative regulation of hypoxia-inducible genes by the von Hippel-Lindau protein. Proc Natl Acad Sci USA, 1996, 93(20): 10595-10599.

[6] Ivan M, Kondo K, Yang H, et al. HIFalpha targeted for VHL-mediated destruction by proline hydroxylation: implications for O2 sensing. Science, 2001, 292(5516): 464-468.

[7] Jaakkola P, Mole DR, Tian YM, et al. Targeting of HIF-alpha to the von Hippel-Lindau ubiquitylation complex by O2-regulated prolyl hydroxylation. Science, 2001, 292(5516): 468-472.

[8] Epstein AC, Gleadle JM, McNeill LA, et al. C. elegans EGL-9 and mammalian homologs define a family of dioxygenases that regulate HIF by prolyl hydroxylation. Cell, 2001, 107(1): 43-54.

[9] 曹婧媛, 刘必成. 低氧诱导因子 - 脯氨酸羟化酶轴在肾性贫血中的作用机制研究进展. 生理学报, 2018, 70（6）: 623-629.

[10] Lando D, Peet DJ, Gorman JJ, et al. FIH-1 is an asparaginyl hydroxylase enzyme that regulates the transcriptional activity of hypoxia-inducible factor. Genes Dev, 2002, 16(12): 1466-1471.

[11] Semenza GL. Oxygen sensing, hypoxia-inducible factors, and disease pathophysiology. Annu Rev Pathol, 2014, 9(1): 47-71.

[12] Smythies JA, Sun M, Masson N, et al. Inherent DNA-binding specificities of the HIF-1α and HIF-2α transcription factors in chromatin. EMBO Rep, 2019, 20(1): 46401-46401.

[13] Xu MM, Wang J, Xie JX. Regulation of iron metabolism by hypoxia-inducible factors. Acta Physiologica Sinica, 2017, 69(5): 598-610.

[14] 郝传明, 任玥衡. 缺氧诱导因子与慢性肾脏病贫血. 肾脏病与透析肾移植杂志, 2018, 27（2）: 151-152.

[15] 滕菲, 李雪梅. 低氧诱导因子与肾性贫血. 中华肾脏病杂志, 2017, 33（1）: 63-68.

[16] Luo W, Hu H, Chang R, et al. Pyruvate kinase M2 is a PHD3-stimulated coactivator for hypoxia-inducible factor 1. Cell, 2011, 145(5): 732-744.

[17] Mylonis I, Simos G, Paraskeva E. Hypoxia-Inducible Factors and the Regulation of Lipid Metabolism. Cells, 2019, 8(3): 214-230.

[18] Befani C, Liakos P. The role of hypoxia-inducible factor-2 alpha in angiogenesis. J Cell Physiol, 2018, 233(12): 9087-9098.

[19] Schödel J, Ratcliffe PJ. Mechanisms of hypoxia signalling: new implications for nephrology. Nat Rev Nephrol, 2019, 15(10): 641-659.

[20] 潘明明, 刘必成. 低氧诱导因子稳定剂在肾性贫血治疗中的新进展. 中华内科杂志, 2017, 56（3）: 225-

228.

[21] FibroGen. Fibro gen announces approval of roxadustat in china for the treatment of anemia in chronic kidney disease patients on dialysis [R]. Media Release, 2018.

[22] 李作林, 刘必成. 口服 HIF 稳定剂在肾性贫血治疗中的作用. 中华医学杂志, 2017, 97(34): 2706-2709.

[23] Akizawa T, Nangaku M, Yamaguchi T, et al. Enarodustat, conversion and maintenance therapy for anemia in hemodialysis patients: a randomized, placebo-controlled phase 2b trial followed by long-term trial. Nephron, 2019, 143(2): 77-85.

[24] Liu P, Wang L, DuBois BG, et al. Discovery of orally bioavailable and liver-targeted hypoxia-inducible factor prolyl hydroxylase (HIF-PHD) inhibitors for the treatment of anemia. ACS Med Chem Lett, 2018, 9(12): 1193-1198.

[25] Dhillon S. Roxadustat: first global approval. Drugs, 2019, 79(5): 563-572.

[26] Besarab A, Pmvenzano R, Hcrtel J, et al. Randomized placebo controlled dose ranging and pharmacodynamics study of roxadustat (FG4592) to treat anemia in nondialysis-dependent chronic kidney disease (NDD-CKD) patients. Nephrol Dial Transplant, 2015, 30(10): 1665-1673.

[27] Provenzano R, Besarab A, Sun CH, et al. Oral hypoxia inducible factor prolyl hydroxylase inhibitor roxadustat (FG4592) for the treatment of anemia in patients with CKD. Clin J Am Soc Nephrol, 2016, 11(6): 982-991.

[28] Provenzano R, Besarab A, Wright S, et al. Roxadustat (FG-4592) versus epoetin alfa for anemia in patients receiving maintenance hemodialysis: a phase 2, randomized, 6 to 19 week, open-label, active-comparator, dose-ranging, safety and exploratory efficacy study. Am J Kidney Dis, 2016, 67(6): 912-924.

[29] Chen N, Hao C, Liu BC, et al. Roxadustat treatment for anemia in patients undergoing long-term dialysis. N Engl J Med, 2019, 381(11): 1011-1022.

[30] Chen N, Hao C, Peng X, et al. Roxadustat for anemia in patients with kidney disease not receiving dialysis. N Engl J Med, 2019, 381(11): 1001-1010.

[31] Akizawa T, Otsuka T, Reusch M, et al. Intermittent oral dosing of roxadustat in peritoneal dialysis chronic kidney disease patients with anemia: a randomized, phase 3, multicenter, open-label study. Ther Apher Dial, 2020, 24(2): 115-125.

[32] Shu S, Wang Y, Zheng M, et al. Hypoxia and hypoxia-inducible factors in kidney injury and repair. Cells, 2019, 8(3): 207-207.

[33] Yang Y, Yu X, Zhang Y, et al. Hypoxia-inducible factor prolyl hydroxylase inhibitor roxadustat (FG-4592) protects against cisplatin-induced acute kidney injury. Clin Sci (Lond), 2018, 132(7): 825-838.

[34] Wang Z, Schley G, Türkoglu G, et al. The protective effect of prolyl-hydroxylase inhibition against renal ischaemia requires application prior to ischaemia but is superior to EPO treatment. Nephrol Dial Transplant, 2012, 27(3): 929-936.

[35] Li ZL, Lv LL, Tang TT, et al. HIF-1α inducing exosomal microRNA-23a expression mediates the cross-talk between tubular epithelial cells and macrophages in tubulointerstitial inflammation. Kidney Int, 2019, 95(2): 388-404.

[36] Higgins DF, Kimura K, Bernhardt WM, et al. Hypoxia promotes fibrogenesis in vivo via HIF-1 stimulation of epithelial-to-mesenchymal transition. J Clin Invest, 2007, 117(12): 3810-3820.

[37] Ding M, Cui S, Li C, et al. Loss of the tumor suppressor Vhlh leads to upregulation of Cxcr4 and rapidly progressive glomerulonephritis in mice. Nat Med, 2006, 12(9): 1081-1087.

[38] Li ZL, Lv LL, Wang B, et al. The profibrotic effects of MK-8617 on tubulointerstitial fibrosis mediated by the KLF5 regulating pathway. FASEB J, 2019, 33(11): 12630-12643.

[39] Kraus A, Peters DJM, Klanke B, et al. HIF-1α promotes cyst progression in a mouse model of autosomal dominant polycystic kidney disease. Kidney Int, 2018, 94(5): 887-899.

[40] Nordquist L, Friederich Persson M, Fasching A, et al. Activation of hypoxia-inducible factors prevents diabetic nephropathy. J Am Soc Nephrol, 2015, 26(2): 328-338.

[41] Provenzano R, Fishbane S, Wei LJ. Pooled efficacy and cv safety results of roxadustat in the treatment of anemia in chronic kidney disease (CKD) patients on and not on dialysis [R]. USA: American Society of Nephrology (ASN) Kidney Week, 2019.

[42] Besarab A, Chernyavskaya E, Motylev I, et al. Roxadustat (FG-4592): Correction of Anemia in Incident Dialysis Patients. J Am Soc Nephrol, 2016, 27(4): 1225-1233.

[43] Pergola PE, Spinowitz BS, Hartman CS, et al. Vadadustat, a novel oral HIF stabilizer, provides effective anemia treatment in nondialysis-dependent chronic kidney disease. Kidney Int, 2016, 90(5): 1115-1122.

[44] Flamme I, Oehme F, Ellinghaus P, et al. Mimicking hypoxia

to treat anemia: HIF-stabilizer BAY 85-3934 (Molidustat) stimulates erythropoietin production without hypertensive effects. PLoS One, 2014, 9(11): 111838-111838.

[45] Selvaraju V, Parinandi NL, Adluri RS, et al. Molecular mechanisms of action and therapeutic uses of pharmacological inhibitors of HIF-prolyl 4-hydroxylases for treatment of ischemic diseases. Antioxid Redox Signal, 2014, 20(16): 2631-2665.

[46] Rahtu-Korpela L, Määttä J, Dimova EY, et al. Hypoxia-inducible factor prolyl 4-hydroxylase-2 inhibition protects against development of atherosclerosis. Arterioscler Thromb Vasc Biol, 2016, 36(4): 608-617.

[47] Kubasch AS, Platzbecker U. Setting fire to ESA and EMA resistance: new targeted treatment options in lower risk myelodysplastic syndromes. Int J Mol Sci, 2019, 20(16): 3853-3862.

[48] Schellinger IN, Cordasic N, Panesar J, et al. Hypoxia inducible factor stabilization improves defective ischemia-induced angiogenesis in a rodent model of chronic kidney disease. Kidney Int, 2017, 91(3): 616-627.

[49] Qian FY, Li ZL, Guo YD, et al. Hypoxia inducible factor-prolyl hydroxylase inhibitor ameliorates the myopathy in a mice model of chronic kidney disease. Am J Physiol Renal Physiol, 2019, 317(5): 1265-1273.

[50] Groenendaal van de Meent D, Adel MD, Noukens J, et al. Effect of moderate hepatic impairment on the pharmacokinetics and pharmacodynamics of roxadustat, an oral hypoxia-inducible factor prolyl hydroxylase inhibitor. Clin Drug Investig, 2016, 36(9): 743-751.

[51] Koury MJ, Haase VH. Anaemia in kidney disease: harnessing hypoxia responses for therapy. Nat Rev Nephrol, 2015, 11(7): 394-410.

[52] Pugh CW, Ratcliffe PJ. Regulation of angiogenesis by hypoxia: role of the HIF system. Nat Med, 2003, 9(6): 677-684

[53] Mokas S, Larivière R, Lamalice L, et al. Hypoxia-inducible factor-1 plays a role in phosphate-induced vascular smooth muscle cell calcification. Kidney Int, 2016, 90(3): 598-609.

第九节 血液透析血管通路相关感染防治进展

目前，我国维持性血液透析（maintenance hemodialysis，MHD）患者逐年增多，而血管通路是血液透析患者的"生命线"。感染是仅次于心血管事件导致MHD患者住院率和病死率增加的重要因素，血管通路感染占MHD患者感染的28%，严重影响患者的生活质量、威胁患者的生命健康。因此，探讨血管通路感染的诊断、预防及治疗有极其重要的临床意义。本节就血管通路感染的防治最新进展进行综述。

一、血液透析血管通路感染的概述

MHD的血管通路包括自体动静脉内瘘（autogenous arteriovenous fistula，AVF）、移植物动静脉内瘘（arteriovenous graft，AVG）和中心静脉导管（central vein catheter，CVC）。CVC又包括带隧道和涤纶套导管（tunnel-cuffed catheter，TCC）和无涤纶套导管（non-cuffed catheter，NCC）。从我国目前的血管通路现状来看，无法建立AVF的MHD患者较多使用TCC；随着透析人群中糖尿病及高龄患者增多，血管条件致AVF无法建立，TCC的比例可能进一步增加。虽然不同血液透析中心的血管通路感染的发生率略有不同，但总体显示，CVC的感染率最高，其次是AVG，AVF菌血症的发生率最低。血管通路感染的病原体主要来源于导管接头及穿刺部位周围皮肤表面定植的微生物。引起血管通路感染的病原菌以革兰氏阳性菌最常见（主要为表皮葡萄球菌、金黄色葡萄球菌、肠球菌等），其次为革兰氏阴性菌、真菌等。而随着广谱抗菌药物的广泛使用，越来越多的耐药菌产生，血管通路真菌感染的比率逐年上升，白色念珠菌是其中常见的一种病原体。下文将分别阐述不同血管通路感染的诊治进展。

二、动静脉通路感染

AVF 和 AVG 均可发生感染，是一个临床上棘手的问题，可导致患者住院和病死风险增加。虽然感染的机制略有不同，但处理原则相似，包括系统性抗生素治疗和控制感染源。AVG 感染的发生率为 1.6%～35.0%，血培养阳性的发生率为 0.31/1000 患者日。AVF 发生感染的概率低，平均为 0.11/1000 患者日，血培养阳性的发生率为 0.08/1000 患者日。纽扣法穿刺可增加 AVF 的感染风险，可以通过改变穿刺方法减少感染的发生。

（一）动静脉血管通路感染的机制

终末期肾病患者常伴有贫血、低蛋白血症，且营养情况较差、免疫力低下，同时合并多种疾病，如糖尿病、心力衰竭、外周血管动脉粥样硬化。鼻腔携带金黄色葡萄球菌等使患者易于发生感染性疾病，皮肤未经严格消毒、皮肤定植菌的存在及 AVF 的反复穿刺也是造成感染的重要因素。皮肤微生物如金黄色葡萄球菌和表皮葡萄球菌是上肢动静脉血管通路感染的主要致病菌，占 70%～90%；下肢 AVG 感染的主要致病菌为革兰氏阴性菌。动静脉血管通路感染可以是多种微生物混合感染，在开始抗生素治疗前获得血液和相关动静脉（AV）通路（伤口、软组织、隧道或引流）培养至关重要。

（二）临床表现及诊断

AV 通路感染患者需要尽早识别、诊断和治疗，以防止发生不良预后。AVG 的感染范围可以从轻度的局限蜂窝织炎到累及整个移植物感染，临床表现可以从局部疼痛、发热到严重败血症甚至死亡。症状和体征可以是穿刺部位周围轻度蜂窝织炎、菌血症，甚至是脓毒血症。体格检查和常规实验室检查通常足以明确诊断。影像学检查可以帮助确诊并明确感染的累及范围，尤其是超声可以帮助明确通路的通畅程度、管壁的完整性、是否存在假性动脉瘤及静脉周围是否存在液体，但超声不能明确积液是血肿或脓肿。核素检查有助于除外无功能内瘘血栓中潜在的感染。

（三）治疗

制定动静脉通路感染的最佳治疗方案要考虑患者终末期肾病生命周期对透析通路的需要及未来血管通路的选择。预防和监测持续存在或反复发生的感染至关重要。怀疑 AV 通路感染，首先应行血培养及感染皮肤、软组织、脓肿、隧道引流物培养，以获得病原体信息，培养物也可以在外科干预和 AV 通路切除时获得，获得培养物后立即进行广谱抗生素治疗，同时覆盖革兰氏阳性菌和革兰氏阴性菌，控制感染源，避免应用感染的 AV 通路进行血液透析。根据药物敏感试验结果调整抗生素，大部分抗生素可以在透析时应用，以避免长时间静脉给药，终末期肾病患者应尽量避免应用外周中心静脉导管（PICC）。对于 AVF 感染，应当按亚急性细菌性心内膜炎治疗，使用抗生素 6 周。如果有脓栓形成，应当放弃内瘘。对于没有累及移植物皮肤表层的 AVG 感染，通常进行抗生素治疗就可以奏效。AVG 局部感染除使用敏感抗生素外，需切除感染段移植物；而广泛感染的动静脉移植物应当全部切除，并使用抗生素治疗。抗生素的选择应该基于病原学培养的结果，但在开始治疗尚没有细菌培养结果时应使用广谱抗生素。

（四）预防

要重视对患者及其家人进行血管通路感染的相关知识教育，包括穿刺部位的日常护理、每次穿刺前用抗菌洗液清洁皮肤、养成良好的卫生习惯等。要对医护人员进行相关培训教育，包括：严格执行无菌操作；穿刺前用肥皂水清洗皮肤或用70%酒精擦洗皮肤至少1 min并戴干净手套；每次穿刺前检查血管通路及周围皮肤有无感染征象，确认无感染后再进行AVF穿刺。

三、导管相关血流感染

（一）机制

应用CVC透析会增加患者导管相关血流感染的风险，且增加医疗花费及病死率。据报道，导管相关血流感染的发生率为1.1～5.5/1000导管日，其主要发病机制是导管腔内生物膜的形成、微生物定植。细菌生物膜是由物体表面集聚生长的细菌群落和自身产生的细胞外基质聚合构成的细菌团块，细菌被包埋在这个立体结构内。生物膜又分为底、体、尾3个部分。其中，生物膜的底部是细菌获取能量和氧气的多个孔道结构，细菌多在此聚集生长；生物膜的体部是大量细胞外多糖形成的主体结构；生物膜的尾部结构有许多分散的细菌体，能从留置体内医疗器材表面上的生物膜菌落中不断脱落，并经体液循环引起急慢性感染。生物膜中的有机体已经被证明对大多数抗生素的敏感性相较于血管内的浮游细菌下降10～1000倍。其机制主要为生物膜中细胞外多糖的阻抗作用降低了抗生素的渗透速度和渗透浓度，使生物膜内部的抗生素浓度远低于最低抑菌浓度。某些细菌生物膜表面的蛋白质分子还可以与抗生素吸附、结合，使抗生素无法进入生物膜内部。此外，由于目前的抗生素多数是在细菌分裂和蛋白质能量代谢环节产生作用，而生物膜形成后，细菌的生长和繁殖速度将显著减慢，影响抗生素的作用。患者插管24 h后就会在导管内表面产生细菌生物膜，生物膜细菌是导致CVC透析患者发生导管相关血流感染的主要来源。

（二）分类及临床诊断

美国疾病预防与控制中心（CDC）、美国肾脏病基金会（NKF）、北美血管通路协会（NAVAC）等都对导管相关感染制定了相关诊断标准，各种标准之间稍有差异，下面以2019版《KDOQI血管通路临床实践指南》制定的诊断标准来定义。

1. 导管出口感染 导管出口2 cm内充血、硬结、压痛，可伴有出口脓性分泌物培养阳性，伴或不伴菌血症，一般无全身症状。

2. 隧道感染 沿着皮下隧道扩展的皮肤压痛、充血、硬结，伴或不伴菌血症及脓性分泌物培养阳性。

3. CVC相关感染 至少1次外周血（包括外周静脉和透析循环管路）培养阳性，导管腔或管尖细菌半定量培养[>15菌落数量（CFU）/管腔或管尖]，定量培养（>10^2CFU/管腔或管尖），且与外周血培养为同一致病菌。定量培养的管尖或管腔菌落计数与外周血培养的菌落计数≥3:1，导管血培养比外周血培养提前2 h阳性。CVC相关感染的临床表现包括发热、寒战、血流动力学不稳定、CVC功能异常、低体温、恶心、呕吐、全身不适等。

（三）治疗

CVC相关感染和菌血症是血液透析患者的重要并发症，可以导致威胁生命的败血症及感染性心内膜炎等并发症。CVC相关感染的治疗方法主要包括对导管本身的处理、全身或局部使用抗生素。怀疑CVC相关感染时，给予经验性抗生素治疗前要进行正确的细菌培养，根据药敏结果调整抗生素，导管的处理措施包括通过导丝更换导管、导管拔除重新置入、抗生素封管，具体应根据患者的健康状态、透析情况、血管通路情况予以个体化处理。

1. 导管出口感染 出口若有分泌物流出，应先将脓液置入血培养瓶并送病原菌培养；经验性抗生素治疗要覆盖革兰氏阳性菌，待药敏试验结果调整抗生素；怀疑有全身感染，应行外周血培养，疗程为7~14天。绝大多数患者通过换药、消毒和局部使用抗生素等可以控制感染，通常无须拔除导管。

2. 隧道感染 出口或隧道分泌物及血液要同时进行细菌培养。经验性抗生素治疗要覆盖革兰氏阳性菌和革兰氏阴性菌，根据药敏结果调整抗生素，疗程为10~14天，同时有菌血症则按菌血症的疗程治疗。如果抗生素治疗无效，应考虑重新建立皮下隧道且保留血管穿刺部位；若不能进行，应拔除导管，选择新部位重新置入导管。

3. CVC相关感染或菌血症 同时做导管腔和外周血细菌培养，立即开始广谱抗生素治疗，要覆盖革兰氏阳性菌和革兰氏阴性菌，并根据当地的感染率、抗生素敏感性、所在透析室规则决定是否覆盖耐甲氧西林金葡菌，同时根据药敏结果进行长疗程抗生素治疗。若诊断为念珠菌性导管相关感染，应立即拔除导管，进行抗真菌治疗，至临床症状和体征消失及血培养阴性后2周。没有并发症的金黄色葡萄球菌感染治疗4~6周，革兰氏阴性杆菌和肠球菌治疗7~14天。若出现感染性心内膜炎、骨髓炎及感染性血栓性静脉炎等严重并发症，抗生素应用的疗程应该延长（感染性心内膜炎4~6周，骨髓炎6~8周，感染性血栓性静脉炎4~6周）。短程（2周或2周以下）抗感染治疗易造成菌血症复发及发生迁移性感染并发症。除全身性使用抗生素外，美国感染病学会和美国疾病预防与控制中心发布的相关指南均推荐使用抗生素封管技术作为治疗管腔内感染的一种重要措施。对于导管相关菌血症，抗生素封管治疗不应单独使用，而应与全身性抗生素联合治疗。抗生素封管溶液的更换一般不超过48 h。由于致病菌常黏附于导管内表面或外表面的生物膜上，抗感染治疗往往不能将其完全清除，故更换导管或拔除导管且经抗生素治疗后延迟置管有利于控制感染。更换导管前后要定期监测血细菌培养，观察治疗效果。

4. 导管处理 导管相关血流感染的处理流程见图2-1-5。

（1）拔除导管：包括导丝原位更换导管、新位置重新置入导管。下列情况需立即拔除导管并延迟置入新导管：①临床状况和血流动力学不稳定的患者；②系统抗感染治疗48~72 h仍持续发热和菌血症患者；③转移性感染并发症包括感染性心内膜炎、化脓性血栓性静脉炎；④金黄色葡萄球菌、铜绿假单胞菌、真菌、分枝杆菌感染；⑤合并隧道感染。拔管后新的长期导管的置入必须至少完成系统性抗生素治疗3周，且血培养阴性至少48 h后才可以进行。

（2）保留导管：包括保留的导管同时予以抗生素封管或不予抗生素封管。目前仅有观察性研究提示抗生素封管联合全身应用抗生素和拔除导管联合全身应用抗生素同样可以清除菌血症，但尚需随机对照研究进一步证实。

（四）预防

导管相关感染重在预防。插管条件、插管位置、导管使用时长等因素与导管相关感染密切相关。最有效的控制导管相关感染的措施就是尽量减少导管的使用。但目前CVC不能完全被取代，应采取有效措施减少导管相关感染的发生。具体措施包括：①感染监测及反馈；②严格执行正确手卫生；③严格遵循恰当的导管护理方案；④对医护人员进行相关培训和教育；⑤重视对患者及其家人进行血管

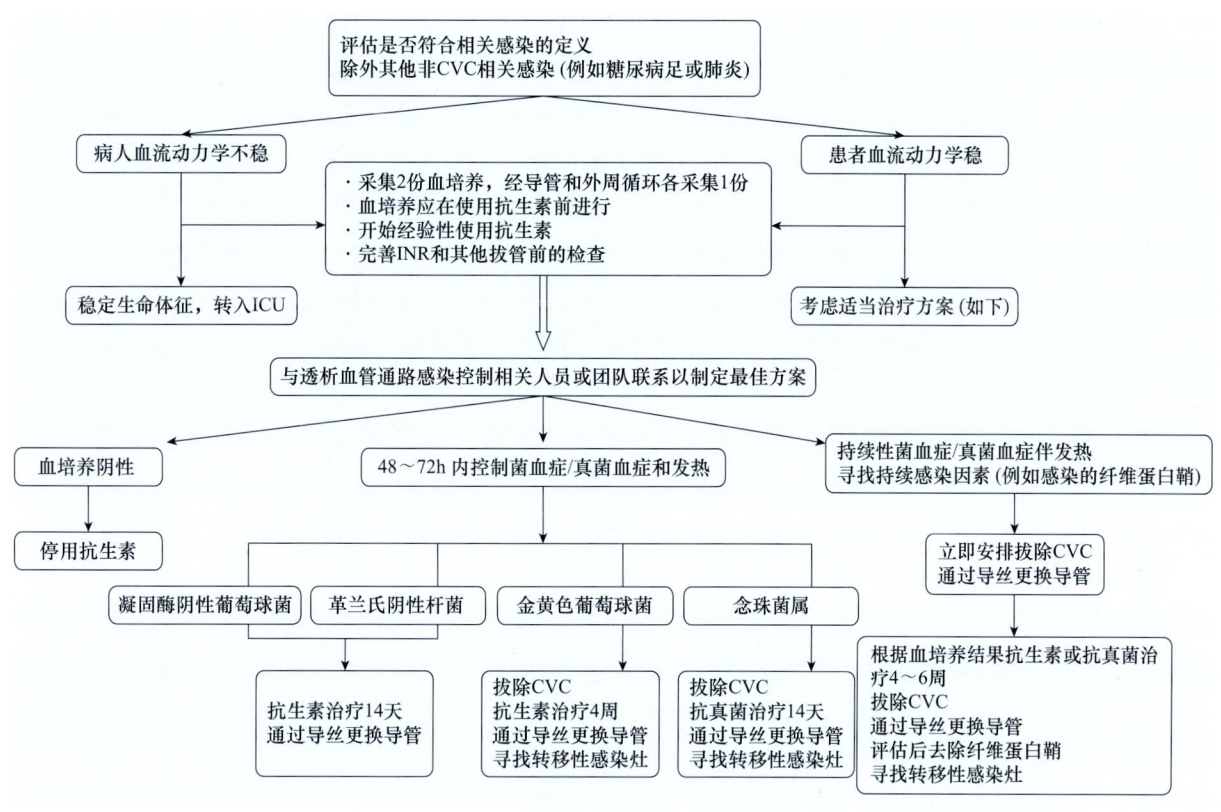

图 2-1-5 导管相关血流感染的处理流程

通路感染的相关知识教育；⑥尽量减少导管使用；⑦氯已定局部皮肤消毒对预防导管相关感染优于聚维酮碘（碘伏）及酒精；⑧对 CVC 导管外露部分进行消毒；⑨局部应用抗微生物软膏；⑩抗生素预防性封管。在导管出口处涂抹聚维酮碘软膏或盐酸莫匹罗星抗菌软膏可以有效预防导管相关感染。

1 项纳入 10 项随机对照研究共 786 例患者的综述表明，局部使用莫匹罗星软膏可以降低导管相关菌血症的发生（RR 0.17，95%CI 0.07～0.43）；导管内表面生物膜中的细菌是导管相关血流感染的主要来源，抗生素或抗生素联合溶栓药封管通过消除生物膜中的细菌减少导管相关血流感染的发生率。已经发表的多项随机对照研究评估了抗生素和有抑菌作用的封管液（庆大霉素、头孢唑林、头孢噻肟钠、万古霉素、利奈唑胺、万古霉素＋庆大霉素、头孢唑林＋庆大霉素、磺胺甲噁唑、四环素、甲双二嗪、30% 枸橼酸、乙醇、乙二胺四乙酸、亚甲蓝）对导管相关血流感染发生的影响。4 项随机对照研究对比了头孢噻肟钠（10 mg/ml）＋肝素（5000 U/ml）封管与单独肝素（5000 U/mL）封管，其中 3 项研究是 TCC，一项研究是 NCC，均显示前者明显减少导管相关血流感染的发生。另有 4 项随机对照研究和 3 项观察性研究比较庆大霉素联合抗凝药封管和单独抗凝药封管对导管相关血流感染的预防作用。其中，4 项随机对照研究共纳入 550 例患者，观察周期从 3300 个导管日到 40 000 个导管日。结果显示，庆大霉素（4～5 mg/ml）联合抗凝药（枸橼酸或肝素 5000～5500 U/ml）封管比单独肝素（5000～5500 U/ml）封管显著减少导管相关血流感染的发生，未见明显不良反应；对于出口感染的治疗，2 组未见明显差异。1 项随机对照研究比较磺胺甲噁唑（10 mg/ml）＋肝素（2500 U/ml）封管和单独应用肝素（2500 U/ml）封管，发现磺胺甲噁唑组导管相关血流感染的发生率为 0.58/1000 导管日，肝素组的发生率为4.4/1000导管日。加拿大的一项多中心双盲随机对照研究评估每周组织纤溶酶原激活物（tissue type plasminogen activator，TPA）封管对导管相关血流感染的影响，共纳入225例患者，一组给予TPA（1 mg/管腔）每周1次，其余2次单用肝素（5000 U/ml），另一组给予肝素每周3次封管，随访6个月。结果显示，TPA组导管相关血流感染的发生率是肝素组的1/3。美国的一项多中心开放标签的研究比较了0.15%亚甲蓝+0.15%对羟基苯甲酸甲酯+7%枸橼酸钠封管液封管和标准肝素（5000 U/ml）封管，发现亚甲蓝组导管相关血流感染的发生率明显低于标准肝素组（0.24/1000导管日 vs. 0.82/1000导管日）。

基于以上研究，认为预防性抗生素和具有抑菌作用的封管液封管减少了导管相关血流感染的发生率。但以上研究的随访时间短，临床医师需要考虑预防性抗生素封管可能导致细菌耐药、封管液进入血液循环可能产生毒性作用、庆大霉素封管可能致耳毒性、30%枸橼酸可能导致低钙血症，应加以警惕。基于以上考虑，KDOQI建议将预防性抗生素封管用于导管相关血流感染发生风险高的患者，即既往多次发生导管相关血流感染（≥3.5/1000导管日）的患者和鼻腔金黄色葡萄球菌定植者。

监测导管的细菌定植可帮助及时发现CVC相关感染，早期干预和治疗，有利于减少血液透析患者发生导管相关血流感染。CVC的生物膜细菌是导管相关血流感染的主要来源，插管24 h后就会在导管内表面产生细菌生物膜。如果生物膜中的细菌含量高，管腔血培养监测会呈阳性。西班牙的一项单中心研究显示，减少导管相关血流感染发生的方法是定期对导管腔进行血细菌培养，如果结果呈阳性，则让患者接受2周的抗生素封管治疗来根除生物膜内的细菌。由于该研究不是随机对照研究，证据力度低且增加工作量及成本，故不作为常规监测方法。

四、展望

血管通路感染是血液透析患者血管通路的主要并发症，直接威胁患者生命，也是血液透析患者住院的主要开支项。积极预防和治疗感染对于延长血液透析患者的"生命线"、保护血管资源、提高患者的生活质量、降低病死率等具有极其重要的意义。加强健康宣教、严格无菌操作是预防血管通路感染的有效措施。合理使用抗生素和掌握血管内置管、拔管及更换导管的指征，是治疗血管通路相关感染的重要措施。预防性封管的风险和获益有待大规模的随机对照研究得出结论。

（李德天　周光宇）

参 考 文 献

[1] Camins BC. Prevention and treatment of hemodialysis-related bloodstream infections. Semin Dial, 2013, 26(4): 476-481.

[2] 中国医院协会血液净化中心分会血管通路工作组. 中国血液透析血管通路专家共识（第2版）. 中国血液净化, 2019, 18(6): 365-381.

[3] Akoh JA. Vascular access infections: epidemiology, diagnosis, and management. Curr Infect Dis Rep, 2011, 13(2): 324-332.

[4] Collins AJ, Foley RN, Herzog C, et al. US renal data system 2012 annual data report. Am J Kidney Dis, 2013, 61(Suppl 1): 1-476.

[5] Gallieni M, Martini A, Mezzina N. Dialysis access: an increasingly important clinical issue. Int J Artif Organs, 2009, 32(12): 851-856.

［6］Patel PR, Kallen AJ, Arduino MJ. Epidemiology, surveillance, and prevention of bloodstream infections in hemodialysis patients. Am J Kidney Dis, 2010, 56(3): 566-577.

［7］Anderson JE, Chang AS, Anstadt MP. Polytetrafluoroethylene hemoaccess site infections. Asaio J, 2000, 46(6): 18-21.

［8］Bachleda P, Kalinova L, Utikal P, et al. Infected prosthetic dialysis arteriovenous grafts: a single dialysis center study. Surg Infect (Larchmt), 2012, 13(6): 366-370.

［9］Al Jaishi AA, Liu AR, Lok CE, et al. Complications of the arteriovenous fistula: a systematic review. J Am Soc Nephrol, 2017, 28(6): 1839-1850.

［10］Zhang J, Burr RA, Sheth HS, et al. Organism-specific bacteremia by hemodialysis access. Clin Nephrol, 2016, 86(9): 141-146.

［11］MacRae JM, Ahmed SB, Atkar R, et al. A randomized trial comparing buttonhole with rope ladder needling in conventional hemodialysis patients. Clin J Am Soc Nephrol, 2012, 7(10): 1632-1638.

［12］Muir CA, Kotwal SS, Hawley CM, et al. Buttonhole cannulation and clinical outcomes in a home hemodialysis cohort and systematic review. Clin J Am Soc Nephrol, 2014, 9(1): 110-119, 313.

［13］Christensen LD, Skadborg MB, Mortensen AH, et al. Bacteriology of the buttonhole cannulation tract in hemodialysis patients: a prospective cohort study. Am J Kidney Dis, 2018, 72(2): 234-242.

［14］Tabbara MR, O'Hara PJ, Hertzer NR, et al. Surgical management of infected PTFE hemodialysis grafts: analysis of a 15-year experience. Ann Vasc Surg, 1995, 9(4): 378-384.

［15］Akoh JA, Patel N. Infection of hemodialysis arteriovenous grafts. J Vasc Access, 2010, 11(2): 155-158.

［16］Lafrance JP, Rahme E, Lelorier J, et al. Vascular accessrelated infections: definitions, incidence rates, and risk factors. Am J Kidney Dis, 2008, 52(5): 982-993.

［17］Harish A, Allon M. Arteriovenous graft infection: a comparison of thigh and upper extremity grafts. Clin J Am Soc Nephrol, 2011, 6(7): 1739-1743.

［18］Padberg Jr FT, Calligaro KD, Sidawy AN. Complications of arteriovenous hemodialysis access: recognition and management. J Vasc Surg, 2008, 48(5 Suppl): 55-80.

［19］Minga TE, Flanagan KH, Allon M. Clinical consequences of infected arteriovenous grafts in hemodialysis patients. Am J Kidney Dis, 2001, 38(5): 975-978.

［20］Lew SQ, Kaveh K. Dialysis access related infections. Asaio J, 2000, 46(6): 6-12.

［21］Schneider JR, White GW, Dejesus EF. Pasteurella multocida-infected expanded polytetrafluoroethylene hemodialysis access graft. Ann Vasc Surg, 2012, 26(8): 1115-1127.

［22］Onorato IM, Axelrod JL, Lorch JA, et al. Fungal infections of dialysis fistulae. Ann Intern Med, 1979, 91(1): 50-52.

［23］Legout L, D'Elia PV, Sarraz Bournet B, et al. Diagnosis and management of prosthetic vascular graft infections. Med Mal Infect, 2012, 42(3): 102-109.

［24］Charmaine E Lok, Thomas S Huber, Timmy Lee, et al. KDOQI clinical practice guideline for vascular access: 2019 update. Am J Kidney Dis, 2020, 75(4 Suppl 2): 1-164.

［25］Ravani P, Palmer SC, Oliver MJ, et al. Associations between hemodialysis access type and clinical outcomes: a systematic review. J Am Soc Nephrol, 2013, 24(3): 465-473.

［26］Ravani P, Quinn R, Oliver M, et al. Examining the association between hemodialysis access type and mortality: the role of access complications. Clin J Am Soc Nephrol, 2017, 12(6): 955-964.

［27］Ramanathan V, Chiu EJ, Thomas JT, et al. Healthcare costs associated with hemodialysis catheter-related infections: a single-center experience. Infect Control Hosp Epidemiol, 2007, 28(5): 606-609.

［28］Foley RN, Guo H, Snyder JJ, et al. Septicemia in the United States dialysis population, 1991 to 1999. J Am Soc Nephrol, 2004, 15(4): 1038-1045.

［29］Lok CE, Foley R. Vascular access morbidity and mortality: trends of the last decade. Clin J Am Soc Nephrol, 2013, 8(7): 1213-1219.

［30］Hemmelgarn BR, Moist L, Pilkey RM, et al. Prevention of catheter lumen occlusion with rT-PA versus heparin (Pre-CLOT): study protocol of a randomized trial [ISRCTN35253449].BMC Nephrol, 2006, 7(1): 8-16.

［31］Ravani P, Gillespie BW, Quinn RR, et al. Temporal risk profile for infectious and noninfectious complications of hemodialysis access. J Am Soc Nephrol, 2013, 24(10): 1668-1677.

［32］Sanders J, Pithie A, Ganly P, et al. A prospective doubleblind randomized trial comparing intraluminal ethanol with heparinized saline for the prevention of catheter-associated bloodstream infection in immunosuppressed haematology patients. J Antimicrob Chemother, 2008, 62(6): 809-815.

[33] Miller LM, Clark E, Dipchand C, et al. Hemodialysis tunneled catheter-related infections. Can J Kidney Health Dis, 2016, 3(1): 209-211.

[34] Lok CE, Mokrzycki MH. Prevention and management of catheter-related infection in hemodialysis patients. Kidney Int, 2011, 79(6): 587-598.

[35] Mermel LA, Allon M, Bouza E, et al. Clinical practice guidelines for the diagnosis and management of intravascular catheter-related infection: 2009 update by the infectious diseases society of America. Clin Infect Dis, 2009, 49(1): 1-45.

[36] O'Grady NP, Alexander M, Dellinger EP, et al. Guidelines for the prevention of intravascular catheter-related infections. Centers for Disease Control and Prevention. MMWR Recomm Rep, 2002, 51(RR-10): 1-29.

[37] Mermel LA, Farr BM, Sherertz RJ, et al. Guidelines for the management of intravascular catheter-related infections. Clin Infect Dis, 2001, 32(2): 1249-1272.

[38] Vascular Access 2006 Work Group. Clinical practice guidelines for vascular access. Am J Kidney Dis, 2006, 48(Suppl 1): 248-273.

[39] McCann M, Moore ZE. Interventions for preventing infectious complications in haemodialysis patients with central venous catheters. Cochrane Database Syst Rev, 2010, 16(2): 6894-6899.

[40] Saxena AK, Panhotra BR, Al hafiz AA, et al. Cefotaxime-heparin lock prophylaxis against hemodialysis catheter-related sepsis among Staphylococcus aureus nasal carriers. Saudi J Kidney Dis Transpl, 2012, 23(4): 743-754.

[41] Mortazavi M, Alsaeidi S, Sobhani R, et al. Successful prevention of tunneled, central catheter infection by antibiotic lock therapy using cefotaxime. J Res Med Sci, 2011, 16(3): 303-309.

[42] Saxena AK, Panhotra BR. The impact of catheter-restricted filling with cefotaxime and heparin on the lifespan of temporary hemodialysis catheters: a case controlled study. J Nephrol, 2005, 18(6): 755-763.

[43] Saxena AK, Panhotra BR, Sundaram DS, et al. Tunneled catheters' outcome optimization among diabetics on dialysis through antibiotic-lock placement. Kidney Int, 2006, 70(9): 1629-1635.

[44] Saxena AK, Panhotra BR, Sundaram DS, et al. Enhancing the survival of tunneled haemodialysis catheters using an antibiotic lock in the elderly: a randomised, double-blind clinical trial. Nephrology, 2006, 11(4): 299-305.

[45] McIntyre CW, Hulme LJ, Taal M, et al. Locking of tunneled hemodialysis catheters with gentamicin and heparin. Kidney Int, 2004, 66(2): 801-805.

[46] Moran JE, Sun S, Khababa I, et al. A randomized trial comparing gentamicin-citrate and heparin locks for central venous catheters in maintenance hemodialysis patients. Am J Kidney Dis, 2012, 59(4): 102-107.

[47] Nori US, Manoharan A, Yee J, et al. Comparison of low-dose gentamicin with minocycline as catheter lock solutions in the prevention of catheter-related bacteremia. Am J Kidney Dis, 2006, 48(4): 596-605.

[48] Zhang P, Yuan J, Tan H, et al. Successful prevention of cuffed hemodialysis catheter-related infection using an antibiotic lock technique by strictly catheter-restricted antibiotic lock solution method. Blood Purif, 2009, 27(2): 206-211.

[49] Chow KM, Poon YL, Lam MP, et al. Antibiotic lock solutions for the prevention of catheter-related bacteraemia in haemodialysis patients. Hong Kong Med J, 2010, 16(4): 269-274.

[50] Landry DL, Braden GL, Gobeille SL, et al. Emergence of gentamicin-resistant bacteremia in hemodialysis patients receiving gentamicin lock catheter prophylaxis. Clin J Am Soc Nephrol, 2010, 5(10): 1799-1804.

[51] Moore CL, Besarab A, Ajluni M, et al. Comparative effectiveness of two catheter locking solutions to reduce catheter-related bloodstream infection in hemodialysis patients. Clin J Am Soc Nephrol, 2014, 9(7): 1232-1239.

[52] Moghaddas A, Abbasi MR, Gharekhani A, et al. Prevention of hemodialysis catheter-related blood stream infections using a cotrimoxazole-lock technique. Future Microbiol, 2015, 10(2): 169-178.

[53] Branas P, Morales E, Rios F, et al. Usefulness of endoluminal catheter colonization surveillance cultures to reduce catheter-related bloodstream infections in hemodialysis. Am J Infect Control, 2014, 42(11): 1182-1187.

第十节 血管通路评估技术新进展

随着血液透析患者数量的增加及患者寿命的延长,血管通路面临的问题越来越多。加强血管通路术前、术中、术后评估,对提高血管通路手术的成功率、减少并发症、延长血管通路的使用寿命至关重要。

血管通路的评估对象主要包括自体动静脉内瘘(AVF)、移植物动静脉内瘘(AVG)和中心静脉导管(CVC)。

一、动静脉内瘘评估

(一)术前评估

AVF 建立之前,医师应对患者进行宣教,并掌握好建立内瘘的时机,评估患者的心功能,嘱咐患者保护好拟行内瘘的侧肢体血管,术前应对血管进行多方位评估,明确患者的血管条件,判断是否适合建立内瘘,以提高手术的成功率、内瘘成熟率及降低术后并发症的发生。

1. 病史询问 AVF 术前医师应重视病史采集,包括既往的内瘘失败史、反复发作的严重充血性心力衰竭病史、外周血管疾病、糖尿病、自动除颤仪植入术、动脉导管使用史、心脏手术、外伤等。研究发现,对于有同侧锁骨下静脉置管病史的患者,AVF 术后发生锁骨下静脉狭窄的概率为 40%,而在没有同侧锁骨下静脉置管使用的患者中则无明显狭窄。

2. 体格检查 医师可以通过测量患者两臂血压,判断其是否存在上肢血管狭窄。当患者两臂血压相差 10~20 mmHg 时,考虑为临界状态,>20 mmHg 则提示血压低的一侧有锁骨下动脉狭窄。对于有低血压而又不能纠正的患者,AVF 术后容易出现血栓形成,不宜选择内瘘手术。Allen 试验用于评估尺、桡动脉的循环情况及是否存在狭窄,可在脉搏血氧仪或血管多普勒超声辅助下进行,并触摸动脉搏动。此外,束臂试验可用于评估患者静脉的可扩张程度,观察同侧肢体是否存在水肿及侧支循环和中心静脉是否存在狭窄。

3. 血管影像学检查

(1)彩色多普勒超声(color doppler ultrasound,CDU):因经济、安全、便捷、非侵入性等优点,现已广泛用于 AVF 的术前评估。CDU 可通过测量动静脉之间的距离,筛选出合适的手术位置,并通过建立 AVF 血管的结构特点,明确桡动脉的内膜厚度,确认有无斑块、钙化及管腔狭窄等危险因素。另外,通过 CDU 还可以查看血液流速、动静脉直径、通畅性、静脉可扩张性、静脉距皮距离等,从而提高手术的成功率。2019 年,《中国血液透析用血管通路专家共识(第 2 版)》提出,首次行 AVF 成形术的最小动脉内径应≥1.5 mm、静脉内径≥2 mm(束臂后)。

(2)数字减影血管造影(digital subtraction angiography,DSA):具有非常高的空间分辨率。对于动脉及中心静脉,DSA 优于 CDU,存在病变者可同时进行(腔内)治疗,但为有创性检查,DSA 可出现穿刺处血肿、肾功能损害等并发症。

(3)CT 静脉造影(CT venography,CTV):术前 CTV 检查对深静脉狭窄、栓塞及邻近组织病变的检出率明显优于超声，大大减少了肿胀手综合征的发生。CTV扫描速度快、覆盖范围广、后处理功能强大，对近心端深静脉及上肢血管回路的显示具有极高的密度分辨率，能显示上肢血管的全貌，不遗漏病变，且对血管狭窄及无意义的静脉分流敏感、准确。因此，针对部分超声评估欠佳的患者，CTV是最佳的补充检查。其不足之处在于辐射剂量过大、具有碘过敏风险、费用相对较高、不能动态观察血流。有研究发现，CO_2替代碘造影剂进行血管造影，具有安全、经济、快速、有效的优势，能很好地显示血管情况。

（4）磁共振静脉造影（magnetic resonance venography，MRV）：优点是患者无须暴露在电离辐射下，缺点是检查用时长、空间分辨率相对低、容易误诊。另外，体内有心脏起搏器、某些磁性金属动脉夹的患者无法接受该检查。

（二）内瘘功能评估

1. 术中评估 近年来，有学者将术中的内瘘血流量作为预测内瘘成熟的指标之一。一项纳入187例患者的回顾性研究发现，术中监测内瘘血流量对预测AVF成熟有重要作用；无论患者性别、种族或有无糖尿病，术中高血流量（定义为320 ml/min或更高）与较高的手术成功率和更长的生存时间相关。有报道指出，术中血流量＞200 ml/min，内瘘成熟率将明显增加；术中血流量＜170 ml/min，AVF术后50天内，AVF的失败风险为56%。

2. 术后监测 2017年，在美国肾脏病基金会（NKF）肾脏病预后质量倡议（KDOQI）工作组修订的《血液透析充分性临床实践指南》中，AVF成熟的定义为：内瘘血流量＞600 ml/min；皮下可见静脉血管直径＞6 mm；血管位于皮下深度＜6 mm。我国专家结合国内患者的临床特点，于《中国血液透析用血管通路专家共识（第2版）》中规定AVF成熟必须满足以下3个条件：测定的自然血流量＞500 ml/min；穿刺段静脉血管直径≥5 mm；血管距皮深度＜6 mm。有研究报道，在内瘘尚未成熟时就使用内瘘进行血液透析，其早期失功率较高且使用寿命将明显缩短。因此，首次穿刺前内瘘的成熟评估，对延长内瘘的使用寿命具有重要的临床价值。

（1）物理检查：主要包括视诊、触诊和听诊。注意查看瘘体段的静脉是否走行平直、表浅、粗细均匀及有无足够可供穿刺的区域。同时，应监测吻合口处的震颤有无异常增强、减弱或消失；瘘体血管壁的弹性是否良好，能否触及震颤，有无搏动增强或减弱、消失。另外，应观察伤口有无渗血，以及肢端有无苍白、皮温降低等。

（2）通路血流量监测：国内外均有报道称动静脉瘘口的血流量对于AVF的监测具有重要作用。据报道，血流量监测可以降低30%的闭塞风险。如果血流量＜500 ml/min或比基线测量下降20%或更多，则可能发生狭窄。Moreno Sánchez等发现，肱动脉血流量减少和阻力指数（drag index，RI）升高与AVF功能障碍具有相关性；术后第1天，肱动脉血流量为235 ml/min、阻力指数（RI）为0.63是预测早期AVF失败的阈值。但有大量研究表明，肱动脉血流量范围较大（297～1909 ml/min），临床用于评估AVF功能较为不便。而头静脉作为AVF的输出端，在其没有分支的情况下，血流量与瘘口的血流量应相等，所以，头静脉的血流量可以用于判断AVF的功能。同时，刘广会等的研究表明，在预测AVF的功能方面，头静脉血流量优于肱动脉血流量。这与闫永宏等的研究一致。

临床上可通过双功能多普勒超声、磁共振血流成像、变速流多普勒超声、超声稀释法、Crit-Line Ⅲ监护仪、糖泵灌注技术、尿素稀释法、电导度稀释法等监测通路的血流量。

（3）搏动指数（pulse index，PI）：有报道称，PI较RI及肱动脉血流量等多普勒超声参数在预测AVF功能方面的优势更强。有研究发现，PI在0.43～0.77，与可以成功进行12个月以上的血液透析相关。另外，de Riva等的研究表明，PI可以更好地反映远端血管的顺应性及阻力，且在描述灌注压力方面具有更高的准确性。由于AVF术后血栓形成和狭窄可引起血流量的减少、灌注压力增高，同时导致外周血管阻力增高、顺应性减低，故PI具有更高的应用价值。在计算PI时，通常选取距离吻合口或狭窄或其他结构异常处至少5 cm以外的肱动脉段测量血流速度。

（4）血管内径的变化：有研究发现，AVF术后6周超声肱动脉血流量＞500 ml/min、引流静脉内径≥4 mm的标准更适合用于判断AVF的成熟度。Zhu等发现，AVF成熟的临界值是头静脉内径5.2 mm和肱动脉血流量529 ml/min。另外，袁凯等认为，头静脉内径＞4 mm且血流量＞500 ml/min可作为中国人AVF成熟的标准。总之，以上的研究结论表明，AVF成熟的静脉内径标准均在6 mm以下，这可能与中国人体重较轻、身材矮小等有关。

（5）相关研究：国外的一项研究通过测量单核细胞上CD34、CD309和CD133的表达，来研究内皮祖细胞与AVF成熟的关系。结果显示，单核细胞CD309表达水平与AVF成熟呈正相关，可以独立预测AVF的成熟。

（三）术后并发症的监测

由于个体差异和某些外在因素的综合影响，一些术前血管等相关评估符合AVF标准的患者在AVF术后仍不可避免地出现并发症。AVF术后的并发症主要有狭窄、血栓形成、钙化、窃血综合征等，会导致内瘘成熟不良或失功。因此，加强对内瘘并发症的监测意义重大。

1. AVF狭窄 狭窄通常位于静脉流入道或吻合口近静脉侧。有研究显示，CDU较CT造影，诊断狭窄率更高。另外，有报道称，CDU对于吻合口附近的狭窄诊断率是最高的，但是中心静脉狭窄在超声检查中难以被发现，仍有赖于血管造影。此外，动态静脉压因临床易于观察，被广泛用于筛查血管通路中有无静脉狭窄。通常压力超出正常3次为有意义。但该项检查的结果易受多种因素影响，与泵血流量、针大小、凝血状态、血细胞比容及回流静脉阻力等有关。Du等发现，利用机器人超声系统和超声序列成像分析评估AVF的狭窄程度（DOS）具有突出优势。超声序列成像分析能够使图像平滑和便于血管检测，可以标记斑块的厚度，以便进一步处理，利用该系统还可以重建瘘管的三维模型，并计算出DOS，用于临床评估。在Phantom试验的结果显示，机器人超声系统计算的DOS的错误率＜3%。此外，重现性误差约为3%，可以有效节省46%的临床检查时间。国外的研究表明，中性粒细胞、淋巴细胞比例水平升高是判断AVF狭窄是否存在的强有力的独立预测因子。此外，AVF狭窄患者的高密度脂蛋白水平较低，且高密度脂蛋白水平＜30 mg/dl是AVF狭窄的独立预测因子。

2. 透析通路相关性肢端缺血综合征 AVF建立后，肢体远端血供下降，出现缺血性改变，主要表现为肢体远端发凉、苍白、麻木、疼痛等，严重者可出现坏死。危险因素主要包括女性、高龄、糖尿病、外周动脉疾病、冠状动脉疾病、以前发生过手部缺血和大的流出静脉等。可通过监测双上肢的指肱指数、指端动脉压及外周血氧饱和度以提高早期诊断率，监测频率建议每3个月1次。有研究报道，患肢指尖血氧饱和度的监测可以用于评估缺血性疼痛的程度，且能够评估缺血改善效果及血供情况。

3. 其他 AVF术后可发生瘤样扩张、血栓形成等并发症，进而导致血流动力学改变，头静脉血流量最能反应其变化，可以间接判断导致AVF功能异常的因素。CDU可判断血栓部位及其新鲜程度，指导溶栓并监测治疗后的效果。

二、移植物动静脉内瘘评估

(一) 移植物动静脉内瘘的应用状况

人工血管材料包括尼龙、涤纶、聚氨酯、聚四氟乙烯等。由于聚四氟乙烯相对于其他血管材料具有更好的生物相容性、易获得、易穿刺、有一定的抗感染和抗血栓能力、较高通畅率等优点，故是人工血管的主要应用材质。其中，膨化式聚四氟乙烯要优于标准式聚四氟乙烯。目前，小口径人工血管因为组织相容性及远期通畅率差等因素导致移植失败率较高，临床上大口径人工血管应用得较为广泛。移植物动静脉内瘘（arteriovenous graft，AVG）成形术首先选用上肢，下肢 AVG 也可作为上肢血管耗竭的备用选择。有文献表明，相对于上肢 AVG，下肢 AVG 感染率较高、通畅率较低且尚需要更大规模的临床研究以观测其长期使用的透析效果。

即穿型人工血管可减少中心静脉置管的使用，保护中心静脉资源，在临床上开始应用。对于需要进行紧急血液透析及 AVF 风险高、未成熟的患者，即穿型人工血管可能是最好的选择。Aitken 等的研究表明，即穿型人工血管 3 个月、6 个月和 12 个月的初级通畅率和次级通畅率分别为 64.9%、48.6%、32.4% 和 70.2%、59.4%、40.5%，另有研究表明其初级、次级通畅率和并发症与常规 AVG 相比，没有显著差异。

(二) 移植物动静脉内瘘手术评估

1. 术前评估　患者是否适合及能否承受 AVG 手术需要在术前从多方面进行评估：①病史，如年龄、中心静脉插管史、糖尿病史、吸烟史、手术外伤史、是否有凝血功能障碍疾病或近期使用抗凝药物、心脏病、外周血管疾病等。②全面评估患者的身体状况，测量血压，低血压易使血栓形成，通过临床表现、心电图、心脏彩超等评估患者的心脏功能，长期血液透析、老龄患者会出现心功能不全，查体时注意患者的面、胸部是否有浅静脉显现。③外周血管情况，可利用物理方法（如止血带绑扎）以评估静脉的扩张性、连续性、路径及相对位置；通过触摸动脉搏动、Allen 试验、血压测量等检查患者的动脉情况，以保证血供；利用辅助检查（如多普勒超声）以评估动静脉的通畅性、血流量、硬化程度，必要时可行 DSA 检查，以进一步明确血管状况，确保静脉流出道通畅。如果有狭窄，避免同侧建立 AVG 或开通后再行 AVG 成形术。④移植血管常见的植入方式可分为袢型和直线型，且最新的临床指南指出，袢型优于直线型。2 个优先选择的植入部位为肘窝和上臂，肘部 AVG 选用的血管一般为肱动脉和贵要静脉，人工血管一端与贵要静脉吻合后，经"U"形皮下隧道在肘关节上方折返，然后与肱动脉吻合，可穿刺长度为 40～50 cm。上臂 AVG 选用的血管一般为肱动脉和腋静脉，经"C"形皮下隧道完成血管吻合。

2. 术后评估和监测　患者术后也需定期检查以评估内瘘情况，及时预防、发现及处理并发症，延长通路的使用时间，保证良好的透析效果。①定期对内瘘进行触诊、听诊，观察杂音及震颤的强弱，这是评估术后内瘘通畅程度及血流量大小的简单方法。②观察术侧肢体情况、询问患者术后感觉及透析时状况，有无发热、水肿、瘤样扩张、是否感到胀痛、透析时的血流量等，以排除患者是否出现术后感染、狭窄、血栓形成等并发症。③定期行多普勒超声检查通路情况，可利用一些辅助检查定期行血流量监测，如双功能多普勒超声、磁共振血流成像、变速流多普勒超声、超声稀释法等，其他有必要还可以检测静脉压力、再循环、外周血氧饱和度等。

（三）移植物动静脉内瘘相关并发症

相较 AVF 来说，AVG 的并发症发生率高，是 AVG 使用受限的重要原因，这些并发症显著影响透析患者的住院率、通路使用时间、透析质量及治疗费用，需要定期评估，提早预防。

1. 狭窄 狭窄伴或不伴血栓形成是 AVG 最常见的并发症，也是导致 AVG 失功的主要原因。AVG 狭窄的主要发病机制是血管内膜增生，常见部位为静脉吻合口，狭窄是血栓形成的主要原因，其狭窄程度是血栓形成的决定性因素。手术标准和方式根据是否伴有血栓形成而不同。目前，临床上多采用腔内治疗的方法，经皮腔内血管成形术是首选的治疗方式，成功率可达 96.5%，其次是手术治疗；若伴有血栓形成，可行药物溶栓、导管取栓和机械取栓，其中药物溶栓适用于较短时间内形成的血栓，成功率可达 58%~78%，溶栓药物多采用尿激酶和重组组织型纤溶酶原激活剂。对于复杂狭窄（经皮腔内血管成形术无法扩张的狭窄、经皮腔内血管成形术扩张后回缩到原来的狭窄状态、支架内狭窄即预先放置支架时发生的狭窄）、血栓形成及与经皮腔内血管成形术相关的并发症（血管破裂或剥离）患者，可考虑进行支架移植物治疗，但目前支架植入治疗的大规模研究还不足。

2. 感染 感染是 AVG 术后的第二大并发症。Akoh 等的研究发现，AVG 感染率可达 17%，比 AVF 感染率高 5 倍。感染可导致菌血症、移植物周围脓肿、脓毒性栓塞、继发性出血，甚至死亡。疑似 AVG 感染者可出现红肿、压痛、脓性流液、移植物部位出血或移植物暴露，透析时应注意观察穿刺皮肤有无类似感染症状，若存在则要避免穿刺这些部位，及时检查以预防感染或感染加重。Thomas 等在一项单中心研究中发现，感染菌株有金黄色葡萄球菌（53.2%）、耐甲氧西林金黄色葡萄球菌（17%）、凝固酶阴性的葡萄球菌（10.6%）和铜绿假单胞菌（8.5%）。为预防 AVG 感染发生，术前、术后预防性使用抗生素是必要的。AVG 感染治疗一般分为保守治疗和手术治疗。保守治疗是仅使用抗生素治疗而保留 AVG 血管通路，初期可经验性应用较广谱抗生素，后期根据病原学检查选用敏感抗生素。手术治疗包括人工血管全切除（total graft excision，TGE）、人工血管次全切除（subtotal graft excision，SGE）及人工血管部分切除术（partial graft excision，PGE）。外科手术切除感染移植物是最根本的治疗方式，不建议进行保守治疗。

3. 窃血综合征 临床表现可能有透析或运动引起的手或前臂疼痛、乏力、发冷、苍白、周围脉搏减弱或消失、感觉丧失、运动丧失、萎缩、溃疡或坏疽，其中多数患者的症状比较明显，但对于疑似患者，需要进行辅助检查以进一步明确诊断，如无创测试（数字血压、超声、热成像、神经传导研究）、成像研究（磁共振血管造影）及其他有创测试（传统血管造影）。国外有研究表明，年龄、外周动脉疾病、性别、糖尿病、吸烟史对窃血综合征的发生有影响。此外，可根据患者的临床症状分级，评估其缺血的严重程度，再决定治疗方式。治疗的主要目标是缓解症状、避免进展、保护通路、缓解肢体远端缺血症状、提高透析质量。症状严重者常需要手术治疗。窃血综合征的手术方式包括内瘘结扎（透析通路也会阻断）、条带捆扎（限流）、远端血管重建伴间断结扎、桡动脉远端结扎等。

4. 假性动脉瘤形成 AVG 由于穿刺出血而形成假性动脉瘤，吻合口处发生较少。假性动脉瘤是与血管腔直接相通的血肿，血管壁缺乏内皮细胞或完整的血管壁结构，是由纤维组织构成的囊壁，并伴有搏动，可通过病史、临床症状、物理检查、超声辅助检查等诊断。医师可根据假性动脉瘤的位置，大小，有无感染、狭窄等情况决定是否手术及如何手术，多采用传统的外科手术方式。手术适应证包括超过移植物直径 2 倍的假性动脉瘤，瘤体迅速增大，皮肤变薄或破溃、破裂，引起剧烈疼痛及感染。如果瘤体因迅速增大而有破裂风险或发生感染，则建议紧急手术，也可以采用血管内支架治疗。Florescu 等的研究表明，血管内支架治疗假性动脉瘤的初级通畅率在 1 个月、3 个月、6 个月分别为 81%、73%、24%。

5. 血清肿 主要是植入聚四氟乙烯移植物引起的相关并发症，多发生于吻合口处。血清肿的主要发生机制是由于移植物内壁缺乏内皮细胞及外壁缺乏对周围组织的黏附，人工血管周围的非分泌性纤维包膜内积聚了由血浆透过移植物血管而产生的透明无菌液体。Blumenberg 等的研究表明，血清肿的发生率达 1.7%。多采用保守治疗，注意定期随访观察、预防感染，如果保守治疗无效，出现感染、增大趋势而影响患者透析和生活质量或长期不愈影响通路使用，则进行必要的外科干预。一般外科手术包括切开引流、切除肿物、部分移植物替换或切除整个移植物。

三、中心静脉置管评估

中心静脉置管术在急诊透析、无法建立内瘘及内瘘成熟过渡期中应用较为广泛。目前，通常将透析使用导管分为无涤纶套导管（non-cuffed catheter，NCC）和带隧道和涤纶套导管（tunneled-cuffed catheter，TCC）。

（一）术前评估

1. 中心静脉置管的适应证 无隧道和涤纶套的透析导管适应证：①急性肾损伤；②慢性肾脏病急诊透析，维持性血液透析患者通路失功，腹膜透析临时转为血液透析；③自身免疫性疾病的短期血液净化治疗；④中毒抢救等。带隧道和涤纶套的透析导管适应证：①拟行 AVF 成形术 /AVG 成形术或内瘘尚处于成熟期，但因病情需要应起始血液透析且无法等待 4 周以上者；②肾移植前过渡期；③部分预期生命有限的终末期肾病患者，尤其是晚期肿瘤合并终末期肾病者；④各种原因无法建立自体或人工血管 AVG 且无法或不接受腹膜透析或肾移植者；⑤患有严重的动脉血管病或低血压等致使内瘘血流量不能满足透析处方要求者；⑥患有严重心力衰竭，建立内瘘可能加重或诱发心力衰竭者。

2. 一般情况 中心静脉置管前，医师需认真评估患者的一般情况，可通过心功能分级、干体重和容量状态、新英格兰血管研究组（Vascular Study Group of New England，VSGNE）风险指数、运动耐量试验、B 型尿钠肽、心电图、经胸超声心动图及放射影像学等对患者的心功能进行评估，了解患者是否存在心力衰竭、严重心律失常等情况；指导患者摆放体位，明确有无呼吸困难等危重情况；既往是否有中心静脉留置导管史及其穿刺部位、置管次数、有无感染史、操作过程是否顺利等；详细了解患者的实验室检查指标，明确有无严重出血倾向，有高危出血风险者要慎重采用颈部静脉穿刺置管术。

3. 置管位置的选择 NCC 置管部位优选次序如下：①右颈内静脉；②左颈内静脉；③股静脉（肾移植患者建议首选左股静脉）；④锁骨下静脉。TCC 置管部位选择次序如下：①右颈内静脉；②右颈外静脉；③左颈内静脉；④左颈外静脉；⑤锁骨下静脉；⑥股静脉。

4. 留置导管时间的评估 对于需急症透析或透析时间不长者，可选用 NCC 作为血管通路，但 NCC 留置时间有限，《中国血液透析用血管通路专家共识（第 2 版）》认为颈内静脉 NCC 可最长留置 4 周，股静脉 NCC 留置不超过 1 周（长期卧床可延长至 2～4 周）。日本透析治疗学会（JSDT）发布的《血管通路的建立和修复指南》及 KDOQI 发布的《血液透析充分性临床实践指南》推荐 NCC 仅住院患者使用，但留置时间有差异，前者建议留置时间最好不超过 3 周，而后者建议使用时限应在 1 周内，超过 1 周的需尽快更换为 TCC。临床上，医师需根据患者具体情况，选择合适的导管置管，并及时更换导管，以减少感染等并发症的发生。

5. 血管条件的评估 超声能更好地明确目标血管的特征。王亚男等通过对 116 例接受中心静脉置管术的终末期肾病患者进行研究发现，彩色多普勒超声定位辅助中心静脉置管术的一次穿刺置管成功率高、操作时间短、并发症发生率低、安全性高，值得临床推广。L.Oliveira 等对超声及 X 线定位进行研究，指出超声无法识别心腔内的导管，需要用胸片来确定导管的位置。

颈内静脉多位于颈动脉的前外侧或外侧。Turba 等采用超声对 187 例患者的右侧颈部血管解剖结构进行研究，结果显示，71% 的患者右颈内静脉位于颈总动脉的 2 点钟方向，9% 位于 3 点钟方向，4% 位于 12 点钟方向，16% 位于 1 点钟方向。安涛等对 52 例血液透析患者采用 DSA 定位下进行中心静脉导管置管术，并与 50 例床边盲插的方法进行比较，结果显示，在 DSA 定位下进行中心静脉置管术能够准确置管于上腔静脉与右心房交界处，可以获得较好的血流量效果。

穿刺之前要鉴别动静脉，可根据以下特征进行鉴别：①解剖位置和超声显像位置；②搏动情况，动脉一般搏动明显，静脉无搏动；③加压后静脉一般会塌陷，动脉不易塌陷；④彩色血流多普勒超声确认动、静脉；⑤静脉内有时可看见静脉瓣；⑥根据脉冲多普勒动静脉频谱不同特点进行区分。有时并不能通过单一的方法识别动静脉，如营养状态极差的患者，加压后动脉也易塌陷，所以往往需要多种方法联合使用以增加穿刺的准确性。

（二）术后评估

1. 置管术后导管尖端位置的评估 置管后可行胸部 X 线片确定导管尖端位置。《中国血液透析用血管通路专家共识（第 2 版）》提出：①NCC 尖端位置，颈内静脉和锁骨下静脉透析导管尖端应位于上腔静脉，股静脉透析导管尖端应位于下腔静脉。②TCC 导管，颈部留置导管的尖端应在右心房中上部，下腔静脉留置导管的尖端应该在右心房下部或下腔静脉上端。对于危重患者、孕妇等不能耐受胸片检查的人群，可使用腔内心电图定位技术引导中心静脉置管定位，有效避免了置管后拍摄 X 线胸片带来的放射损害。

2. 并发症的预防及处理

（1）无隧道和涤纶套的透析导管并发症的预防及处理：NCC 导管最常见的并发症为血栓形成、感染等。周学珍等发现，恶性肿瘤、插管史、血栓形成史、术前 1 周手术、插管时间等是导管相关血栓形成的重要危险因素。此外，选择合适材质和长度的导管、合理使用封管液、避免长时间留置 NCC 可以减少血栓形成。导管回血后采用生理盐水"弹丸式注射"快速冲洗对减少导管内血栓形成十分重要。年龄≥65 岁、营养状况差、临时置管时间≥1 周、血液透析期间有抗生素使用史、合并糖尿病、合并肾炎为 NCC 相关感染的危险因素，医师应严格无菌操作技术、谨慎评估患者置管的相关情况，同时制定合理的置管时间以降低感染率。对于 NCC 导管出口感染，原则上医师应拔管并更换置管位置，视情况局部或全身给予抗感染治疗，一旦出现导管相关性血流感染，应拔除感染导管并进行导管尖端细菌培养，在患者血管条件许可时建议更换部位重新置管，进行全身抗感染治疗。

(2)带隧道和涤纶套的透析导管并发症的预防及处理

1)导管功能不良：中国人群的导管有效血流量<200 ml/min，或当血泵流速达到200 ml/min时动脉压<-250 mmHg和（或）静脉压>250 mmHg，或者导管再循环>10%，或特别低体重的患者或患儿流量低于体重4倍，无法达到充分性透析，可判断出现导管功能不良。纤维蛋白鞘和（或）血栓形成是导管功能不良的最常见原因。其常见处理方法如下：定期应用尿激酶联合肝素封管，对预防及治疗TCC功能不良有临床意义，可提高透析充分性，改善预后。持续尿激酶泵入或封管均可改善导管功能。尿激酶联合华法林抗凝治疗，导管静脉压及导管血栓复发率较低。如果多次溶栓无效或导管易位，可以更换新的隧道式导管。

2)导管感染：TCC感染可见于导管细菌定植、导管出口感染、导管隧道感染、导管相关性菌血症或败血症（即导管相关性血流感染）、导管相关迁移性感染。导管相关性感染是导管拔除的首要原因。临床上要做到严格无菌操作、避免TCC管的非血液净化用途、及时拔管以预防感染。中心静脉置管术后以水胶体敷料固定导管，有利于降低细菌定植及细菌感染。对于导管出口感染，可以采用出口局部消毒、使用抗生素软膏或口服抗生素治疗。涤纶套以上近心端感染的导管隧道，经积极抗感染治疗72 h后仍不能控制者，必须拔管，且不建议进行原位换管。怀疑导管相关性血流感染时，医师应立即行导管腔内及外周血病原学检查，并开始通过静脉或导管途径经验性应用抗生素，同时必须使用抗生素溶液封管。

（邹洪斌）

参 考 文 献

[1] 卢方平. 重视与血液透析血管通路相关的病史询问与物理检查. 中国血液净化, 2015, 14（1）: 54-56.

[2] 李月红, 吕佳璇, 李敏侠. 自体动静脉内瘘的监测与维护进展. 中国血液净化, 2017, 16（5）: 336-339.

[3] Paul, BZ, Feeney, et al. Combining the modified Allen's Test and pulse oximetry for evaluating ulnar collateral circulation to the hand for radial artery catheterization of the ED patient. Cal J Emerg Med, 2003, 4(4): 89-91.

[4] 金其庄, 王玉柱, 叶朝阳, 等. 中国血液透析用血管通路专家共识（第2版）. 中国血液净化, 2019, 18（06）: 365-381.

[5] 李晓姣, 李必强. CT静脉造影联合超声对动静脉内瘘的术前评估价值分析. 局解手术学杂志, 2020, 29(5): 401-406.

[6] 叶水平. 改良CT血管成像技术在下肢静脉成像中的应用价值. 江西医药, 2017, 52（9）: 921-923.

[7] 石茜, 季倩. 终末期肾病患者上肢血管通路的影像学评价. 国际医学放射学杂志, 2018, 41（2）: 203-207.

[8] Ryu YG, Lee DK, Baek MJ, et al. Clinical value of intraoperative transit-time flow measurement for autogenous radiocephalic arteriovenous fistula in patients with chronic kidney disease. Ann Vasc Surg, 2016, 35(4): 53-59.

[9] Vascular acces work group. NKF-KDOQI clinical Practice guidelines for vaseular access. Am J Kidney Dis, 2006, 48(Suppl 1): 1-322.

[10] 王玉柱, 叶朝阳, 金其庄. 中国血液透析用血管通路专家共识（第1版）. 中国血液净化, 2014, 13（08）: 549-558.

[11] Moreno Sánchez T, Martín Hervás C, Sola Martínez E, et al. Value of Doppler ultrasonography in the study of hemodialysis peripheral vascular access dysfunction. Radiologia, 2014, 56（5）: 420-428.

[12] 朱宇莉, 丁红, 范培丽, 等. 彩超对维持性血透患者自体动静脉内瘘血流量及血流动力学的监测. 中国超声医学杂志, 2014, 30（9）: 824-826.

[13] 黄少敏，岑忠耿，张伟帅，等．彩色多普勒超声评估透析患者动静脉内瘘血栓及狭窄的临床价值．中国超声医学杂志，2016，32（01）：31-33.

[14] 魏章洪，李华峰，刘慧玉，等．动静脉内瘘血流量异常的超声检测．实用医学影像杂志，2014，（3）：209-210

[15] 刘广会，郭玲，宋彦涛．高频超声对血液透析动静脉内瘘头静脉血流量的监测价值．心肺血管病杂志，2018，37（08）：779-782.

[16] 闫永宏，侯国存，王慧，等．超声检查在评估自体动静脉内瘘成熟过程中的应用价．中国血液净化，2018，17（11）：761-765.

[17] 徐涛，宁春平，周茂平，等．肱动脉多普勒超声对血液透析自体动静脉内瘘的诊断价值．临床超声医学杂志，2019，21（12）：891-894.

[18] de Riva N, Budohoski KP, Smielewski P, et al. Transcranial Doppler pulsatility index: what it is and what it isn't. Neurocritical Care, 2012, 17(1): 58-66.

[19] Han A, Min SK, Kim MS, et al. A Prospective, randomized trial of routine duplex ultrasound surveillance on arteriovenous fistula maturation. Clin J Am Soc Nephrol, 2016, 11(10): 1817-1824.

[20] 朱一枫，李晶晶，张艺，等．两种超声标准评估动静脉内瘘成熟的效能．肾脏病与透析肾移植杂志，2020，29（1）：26-30.

[21] Zhu YL, Ding H, Fan PL, et al. Predicting the maturity of haemodialysis arteriovenous fistulas with colour Doppler ultrasound: a single-centre study from China. Clin Radiol, 2016, 71(6): 576-582.

[22] 袁凯，王鹏，梁卫．自体动静脉内瘘术后成熟度的评估．上海交通大学学报（医学版），2015，35（12）：1862-1866

[23] Eroglu E, Kocyigit I, Saraymen B, et al. The association of endothelial progenitor cell markers with arteriovenous fistula maturation in hemodialysis patients. Int Urol Nephrol, 2016, 48(6): 891-899.

[24] Du YC, Shih JB, Wu MJ, et al. Development of an AVF Stenosis Assessment Tool for Hemodialysis Patients Using Robotic Ultrasound System. Micromachines (Basel), 2018, 9(2): 51-56.

[25] Yilmaz H, Bozkurt A, Cakmak M, et al. Relationship between late arteriovenous fistula (AVF) stenosis and neutrophil-lymphocyte ratio (NLR) in chronic hemodialysis patients. Ren Fail, 2014, 36(9): 1390-1394.

[26] 匡斌，王冕，连继洪，等．286例人工血管动静脉内瘘术临床应用分析．中国血液净化，2017，16（9）：627-630.

[27] Al Shakarchi J, Inston N. Early cannulation grafts for haemodialysis: An updated systematic review. J Vasc Access, 2019, 20(2): 123-127.

[28] Aitken EL, Jackson AJ, Kingsmore DB. Early cannulation prosthetic graft (acuseal？) for arteriovenous access: a useful option to provide a personal vascular access solution. Journal of Vascular Access, 2014, 15(6): 481-485.

[29] 吴圣俊，施娅雪．人工血管动静脉内瘘术的临床应用．临床外科杂志，2015，23（8）：570-573.

[30] Kukita K, Ohira S, Amano I, et al. 2011 update japanese society for dialysis therapy guidelines of vascular access construction and repair for chronic hemodialysis. Ther Apher Dial. 2015, 19(Suppl 1): 1-39.

[31] 缪鹏，谭正力，田然，等．人工血管动静脉内瘘透析疗效及长期随访研究．中华医学杂志，2017，97（6）：468-470.

[32] 王超，傅麒宁，冉坤，等．158例次人工血管动静脉内瘘术后并发症与长期通畅率．中国血管外科杂志（电子版），2017，9（1）：15-20.

[33] 蔡思，赵淑珍，蒋雅馨，等．移植物动静脉内瘘植入与护理新进展．四川医学，2020，41（7）：764-768.

[34] 刘杨东，胡良柱．人工血管动静脉内瘘狭窄及血栓形成的防治．临床肾脏病杂志，2017，17（4）：196-199.

[35] 姚国明，李香茶，胡日红，等．一种简化的经皮腔内溶栓术治疗人工血管内瘘血栓形成的临床研究．中国中西医结合肾病杂志，2019，20（6）：532-533.

[36] 杨世峰，李大庆，解立怡，等．超声下经皮血管成形术治疗人工血管内瘘狭窄的疗效．肾脏病与透析肾移植杂志，2018，27（6）：39-43.

[37] Ioannis B, Georgia K, Nikolaos D, et al. A review of percutaneous transluminal angioplasty in hemodialysis fistula. International Journal of Vascular Medicine, 2018, 20(8): 1-5.

[38] 吴圣俊，施娅雪．人工血管动静脉内瘘术的临床应用．临床外科杂志，2015，23（8）：570-573.

[39] Schmelter C, Raab U, Lazarus F, et al. Outcomes of AV fistulas and AV Grafts after interventional stent-graft deployment in haemodialysis patients. Cardiovasc Intervent Radiol Actions, 2015, 38(4): 878-886.

[40] Akoh JA, Patel N. Infection of hemodialysis arteriovenous grafts. Journal of Vascular Access, 2010, 11(2): 155-158.

[41] Cheng TW, Farber A, Eslami MH, et al. Removal of infected arteriovenous grafts is morbid and many patients do not receive a new access within 1 year. J Vasc Surg, 2019, 70(1): 193-198.

[42] Kim SM, Min SK, Ahn S, et al. How to treat arteriovenous graft infection: total versus partial graft excision. Journal of Vascular Access, 2017, 19(2): 125-130.

[43] 田然，谭正力，陈欣，等．血液透析人工血管动静脉内瘘感染外科治疗．中华血管外科杂志，2018，3（1）：42-45.

[44] 郁正亚．重视人工血管血液透析通路感染．中国血管外科杂志（电子版），2016，8（4）：256-258+266.

[45] Sen I, Tripathi RK. Dialysis access-associated steal syndromes. Semin Vasc Surg, 2016, 29(4): 212-226.

[46] Beathard GA, Spergel LM. Hand ischemia associated with dialysis vascular access: an individualized access flow-based approach to therapy. Semin Dial, 2013, 26(3): 287-314.

[47] Mickley V. Steal syndrome--strategies to preserve vascular access and extremity. Nephrol Dial Transplant, 2008, 23(1): 19-24.

[48] Inston N, Mistry H, Gilbert J, et al. Aneurysms in vascular access: state of the art and future developments. J Vasc Access, 2017, 18(6): 464-472.

[49] Lazarides MK, Georgiadis GS, Argyriou C. Aneurysm formation and infection in AV prosthesis. The journal of vascular access, 2014, 15(7-8): 120-124.

[50] Florescu MC, Qiu F, Plumb TJ, et al. Endovascular treatment of arteriovenous graft pseudoaneurysms, indications, complications, and outcomes: A systematic review. Hemodialysis International, 2014, 18(4): 785-792.

[51] Dauria DM, Dyk P, Garvin P. Incidence and management of seroma after arteriovenous graft placement. j Am Coll Surg, 2006, 203(4): 506-511.

[52] Blumenberg RM. Perigraft seromas complicating arterial grafs. Surgery, 1985, 97(2): 194-204.

[53] 支剑青，范汝艳．1例下肢人造血管内瘘并发血清肿的案例分析及体会．中国中西医结合肾病杂志，2017，18（4）：350-351.

[54] 王仡豪，郁胜强．血液透析用血管通路国内外指南的比较分析．中国血液净化，2019，18（5）：332-334.

[55] 叶朝阳．血液透析血管通路技术与临床应用（第2版）．上海：上海复旦大学出版社，2010.

[56] 马慧超，于洋，崔天蕾，等．心功能检查在慢性肾脏病患者血管通路术前评估的研究进展．中国血液净化，2019，18（1）：50-53.

[57] 王亚男．彩色多普勒超声定位中心静脉置管术在血液透析患者中的临床应用．航空航天医学杂志，2019，30（07）：815-817.

[58] L Oliveira, L Pilz, CM Tognolo, et al. Comparison between ultrasonography and X-ray as evaluation methods of central venous catheter positioning and their complications in pediatrics. Pediatric Surgery International, 2020, 36(5): 563-568.

[59] Turba UC, Uflacker R, Hannegan C, et al. Anatomic relationship of the internal jugular vein and the common carotid artery applied to percutaneous transjugular procedures. Cardiovasc Interve Radiol, 2005, 28(3): 303-306.

[60] 安涛，刘清占，李国栋，等．DSA在中心静脉置管术中的应用价值．影像研究与医学应用，2018，2（17）：91-92.

[61] 张莹，于晖，赵楠楠，等．超声技术对中心静脉导管置管的安全性影响．中国医刊，2020，55（5）：493-495.

[62] 郑庆斌，王玉荣，袁文杰，等．超声引导下中心静脉置管后常规胸部DR的必要性分析．临床医药文献电子杂志，2018，5（97）：64-65.

[63] 徐小班，钱韦韦，李玉平，等．腔内心电图定位技术在中心静脉置管中的应用效果．临床和实验医学杂志，2020，19（10）：1117-1119.

[64] Zhou X, Lin X, Shen R, et al. A retrospective analysis of risk factors associated with catheter-related thrombosis: a single-center study. Perfusion. Perfusion, 2020, 26(7): 765-791.

[65] 刘丽娟，石云芬，刘艳琼，等．血液透析患者临时中心静脉置管相关感染的因素分析．贵州医药，2020，44（01）：75-77.

[66] 任伟，杨怡昕，曹绥琳．带cuff隧道导管使用尿激酶联合肝素定期封管的临床效果观察．临床医药文献电子杂志，2020，7（14）：65-66.

[67] 许祖存，胡新春，王申，等．水胶体敷料预防中心静脉导管细菌定植和细菌感染的效果．中华医院感染学杂志，2019，29（24）：3822-3825.

第十一节　透析充分性评估技术新进展

充分透析是指透析患者通过有效清除体内潴留的水分和尿毒症毒素，达到控制或减轻各种并发症、降低病死风险、维持较高生活质量和社会活动能力的一种理想状态。透析充分性是指能够达到上述状态的最低透析剂量。

在20世纪80年代，确立了以Kt/V为核心的小分子毒素清除指标来量化透析充分性。随着时代的发展和临床证据的积累，更多维的透析充分性评估技术逐渐被人们接受。

一、小分子毒素清除指标

尿素是蛋白质代谢产生的小分子物质。虽然尿素并不是导致尿毒症症状和不良预后的主要毒素，但由于检测方法普及、便捷、经济及计算简便、临床证据较充分等特点，在透析中，尿素清除率成为小分子毒素清除的代表。以下主要介绍临床上常用的尿素清除率测定方法。

1. 单室Kt/V　利用美国国家合作透析研究（NCDS）的临床研究数据，Gotch和Sargent引入Kt/V（K：透析器尿素清除率，t：透析时间，V：尿素分布容积）作为透析充分性的评估方法，即一次治疗中经透析器清除的尿素容积占患者体内尿素分布总容积的比值。在此模型中，尿素的分布被假定为单室模型，即不考虑血浆、组织间液和细胞内液之间尿素转移率的差异，故被称为单室Kt/V（spKt/V）。由于操作和计算简单，spKt/V成为临床上使用最广泛的透析充分性评估指标。

2. 平衡Kt/V　在spKt/V的计算中，默认机体中的尿素均匀分布于单室，而事实上并非如此。同时，透析中尿素再产生、治疗暂停或缩短透程等均可能加重尿素的不均匀分布。此外，单室模型忽略了容量变化对尿素再分布的影响，即透析结束30～60 min后出现尿素反弹的现象，故可能高估了透析充分性。而平衡Kt/V（eKt/V）相对改进了这一缺陷。eKt/V可在spKt/V基础上运用Daugirdas公式、Tattersall公式或Leypoldt公式计算获得。与spKt/V相比，eKt/V常低0.15～0.20。

3. 每周标准Kt/V（stdKt/V）　不同患者每周接受的透析次数及每次透析的时长并不完全一致，故统一采用spKt/V来描述不同透析频次或透析时长患者的透析充分性是不严谨的。Gotch提出了一个新的参数——标准Kt/V（stdKt/V），用于测定和比较不同透析方案下患者的透析剂量。stdKt/V的原理是将能够达到相同血浆尿素峰值浓度的间断透析和持续透析的剂量相等同。在该定义下，不同的透析方式只要达到相同的血尿素氮（blood urea nitrogen，BUN）峰值浓度，其效果就是一致的。BUN峰值浓度是指间断透析治疗的透前BUN浓度或持续透析治疗的稳态浓度。

4. 尿素下降率　尿素下降率（urea reduction ratio，URR）是指单次透析治疗前后血清尿素的下降率，即［（透前BUN－透后BUN）/透前BUN］×100%。一般情况下，URR与spKt/V间存在良好的线性关系，乃至部分学者认为可以通过URR直接计算spKt/V。但由于未考虑超滤等因素的影响，URR不能完全对应spKt/V，故各相关指南一般将URR与spKt/V相结合以评估尿素清除率。

5. 在线清除率　利用透析机上配置的软件快捷、实时监测在线清除率，其原理是利用机器内置的特定传感器，间接测定通过透析膜的某种物质浓度，如弥散曲线与尿素近似的钠离子或测量特定波长的、可被尿素分子吸收的紫外线的吸收率等，进而计算出尿素清除率。证据表明，在线清除率与尿素清除率具有良好的相关性和一致性，测量误差较小。因此，在线清除率的测定不仅提高了监测的便利性，还减少了检验费用，便于透析处方的调整和透析充分性的保障。

二、目前临床实践对 Kt/V 的推荐

对于每周透析 3 次的患者，肾脏病预后质量倡议（Kidney Disease Outcomes Quality Initiative，KDOQI）工作组在《血液透析充分性的临床实践指南（2015 年版）》中推荐每月进行 spKt/V 监测，以达到最低剂量 1.2 和目标剂量 1.4。事实上，对于更高 Kt/V 值的追求已经成为美国血液透析治疗的主要目标之一，spKt/V 中位数在 1986—1999 年持续增加，从一开始的 0.9 增加到现在的＞1.4。

在我国最新公布的《血液净化标准操作规程（2020 版）》和 2015 年日本透析治疗学会（Japanese Society for Dialysis Therapy，JSDT）发布的指南中，关于透析充分性的评估指标和目标值与《血液透析充分性的临床实践指南（2015 年版）》一致。而欧洲最佳实践指南（European Best Practice Guidelines，EBPG）推荐使用 eKt/V 评估透析充分性，目标值不低于 1.2；对于女性或合并症多的患者，建议使用更高的 eKt/V，如＞1.4。对于残余肾功能较好的患者，其透析剂量可适当减少，但应定期检测其残余肾功能水平，避免出现透析不充分的情况。

对透析频率非每周 3 次的患者，可采用每周 StdKt/V 评估透析剂量。KDOQI 发布的指南建议的最低剂量为 2.1，目标剂量为 2.3。而 EBPG（2007 版）中建议 StdKt/V 不低于 2.3 或溶质清除指数（solute removal index，SRI）不低于 2.0，也可采用等效肾清除率等指标。

值得注意的是，在欧洲最佳实践指南和 JSDT 发布的指南中，均明确指出每周透析不应低于 12 h。作为保障透析充分性的另一关键所在，透析治疗时间与患者预后同样密切相关。权衡患者生存质量和生理功能方面的潜在获益及相关治疗风险，透析治疗同样可在有效时间内进行频率和时长的调整。例如，患者可选择在医疗中心进行每周 3 次、每次 4 h 的血液透析或短时高频血液透析，也可接受每周 3~6 晚，每晚 6~8 h 的居家长时间血液透析。对妊娠透析患者，建议选择医疗中心高频透析或居家长时间透析。

总之，从临床实践上看，Kt/V 虽然有一定缺陷，但由于操作简便、经济、重复性好、证据充足等优势，仍是评估透析充分性的最佳和最常用的客观指标。

三、Kt/V 的缺陷

随着透析膜材质的革新、技术的进步及临床实践的积累，Kt/V 达标不再是临床上难以企及的目标。然而，在透析"充分"的情况下，为何透析患者的病死率特别是心血管疾病的病死率仍居高不下？美国科研项目数据库（USRD）的数据显示，血液透析患者 spKt/V 的均数为 1.53，但病死率仍高达每年 167/1000 人。

事实上，尿毒症是一种全身性疾病，会出现包括小分子毒素在内的各种分子量毒素及蛋白结合毒素蓄积及溶液的蓄积。欧洲尿毒症毒素协作组（European Uremic Toxin Work Group，EUTox）给出了一个包括胍类、同型半胱氨酸等毒素在内的尿毒症毒素列表，并不断更新。有明确的证据显示，这些毒素会增加某些细胞因子的浓度、心血管毒性及病死率。由于分子量、体内分布情况及蛋白结合率不

同，各种毒素的清除动力学存在很大差异。因此，Kt/V不能代表这些毒素的清除率，更不是透析充分性的唯一决定因素。即使Kt/V达标，尿毒症毒素的清除仍可能是不充分的。目前，仍需要进一步研究更精准反映尿毒症患者病死率和生活质量的尿毒症毒素清除指标。

四、多维度透析充分性评估技术

在"以患者为中心"的医疗模式下，透析患者需要更好的治疗体验、更高的生活质量、更少的并发症及更低的病死率，这就需要采用多维度透析充分性评估技术。

1. 生活质量 患者报告结局是从患者角度为临床实践提供评估治疗效果的独特指标，包括症状及健康相关生活质量（health related quality of life，HRQoL）等。透析患者的HRQoL分值显著降低。在HEMO研究及ADEMEX研究中，生活质量与病死率和住院率相关，而提高Kt/V不能改善生活质量。FHN研究及FREEDOM研究均显示，每周6次的医疗中心透析或每天居家透析有助于改善患者的精神状态、减少抑郁症发生及获得更高的HRQoL分值。现阶段，《血液透析充分性的临床实践指南（2015年版）》已经将HRQoL等生活质量指标列入透析充分性评估指标，支持将短时频繁透析作为传统的每周3次透析的替代方案，以达到更好的患者体验及最佳的HRQoL。

2. β2微球蛋白清除率 按照EUTox的分类，分子量＞500的毒素为中分子毒素，其中β2微球蛋白的研究证据最多。HEMO研究、MPO研究、CONTRAST研究及TURKISH研究均将β2微球蛋白清除率作为观察指标。在上述研究中，尽管未能证实与普通血液透析相比，具有更高β2微球蛋白清除率的高通量透析或血液透析滤过可降低总体病死率，但在一些亚组中，高通量透析或血液透析滤过有显著优势。事实上，提高β2微球蛋白清除率已成为改善透析质量的主要措施之一。日本明确将β2微球蛋白清除率及筛选系数作为透析器的分类依据和治疗模式标准，单次β2微球蛋白下降率也成为JSDT发布的指南报告的重点内容之一。单次β2微球蛋白下降率是指单次透析治疗前后血清β2微球蛋白的下降率，即［（透前β2微球蛋白—透后β2微球蛋白）/透前β2微球蛋白］×100%。

3. 容量负荷 容量管理是透析治疗的重要组成部分。血液透析是间断性治疗，在透析间期，液体潴留的发生是必然的。然而，准确评估容量平衡状态却并不像计算Kt/V那样容易。

众所周知，慢性容量过负荷会增加血液透析患者的病死风险。然而，并没有哪种兼具敏感与客观的干体重评估方法被医生、护士或患者统一接受。临床上可以通过血压、水肿、下腔静脉直径、心胸比等检查特征判断透析患者是否达到干体重，但这些指标的主观性较强、精确性较差。近年来，生物电阻抗作为一种客观评估干体重的方法被逐渐认识，具有无创、操作简便、可重复性强、准确性高等特点。其原理是基于含水量不同的组织细胞对电磁波的阻抗不同，通过施加不同频率的电磁波通过人体，据此计算出总体液量、细胞内液量及细胞外液量等。

透析间期体重增加（interdialytic weight gain，IDWG）是另一个与血液透析患者病死率相关的容量指标。与IDWG＜2.0 kg的患者相比，IDWG＞4.0 kg的血液透析患者的病死率增加28%。慢性容量过负荷及过高的IDWG可促进左心室重构，增加心力衰竭和心律失常的风险，从而增加住院率和病死率。

超滤率也是影响患者生活质量和生存率的重要指标，主要由IDWG和治疗时间决定。当超滤速度超过了血管再充盈的速度时，循环血容量下降，临床上可出现轻重程度不一的心、脑、肠道等器官灌注不足，加速残余肾功能丧失。有证据显示，高超滤率与透析中低血压相关，是心肌顿抑、室壁节段性搏动异常及心力衰竭的诱发因素。意大利进行的一项前瞻性队列研究发现，超滤率每增加 1 ml/(kg·h)，血液透析患者的病死风险增加 22%。HEMO 研究的后续分析发现，与超滤率<10 ml/(kg·h) 的患者相比，超滤率>13 ml/(kg·h) 心血管疾病患者的病死风险增加 71%。

为维持充分透析，液体管理不仅要考虑细胞外容量状态，还应考虑安全、有效的液体清除手段，在液体清除过多（或过快）与缺血性事件和液体清除过少（或过慢）与心脏前负荷过重之间寻求平衡。

4. 残余肾功能 既往残余肾功能的研究主要在腹膜透析领域。CANUSA 研究及 ADEMEX 研究都表明，残余肾功能在生存获益方面有重要意义。随着血液透析器生物相容性、透析用水和透析液品质的改进，以及透析模式的调整，血液透析患者的残余肾功能也可能长期保留。残余肾功能在中、高分子量毒素清除及液体清除方面都很重要，不但有利于保持溶液平衡、改善血压和心血管结局，还与更好的生活质量、营养改善、睡眠质量提高和促红细胞生成素用量减少等有关。这些特性都有助于实现最佳透析治疗。因此，残余肾功能的程度在评估整体透析充分性方面发挥关键作用。《血液透析充分性的临床实践指南（2015 年版）》及《血液净化标准操作规程（2020 版）》都建议将残余肾功能纳入总 Kt/V。

5. 透析治疗时间 透析治疗时间直接决定毒素的清除总量，特别是 β2 微球蛋白等较高分子量的毒素，以及磷等隐匿毒素。早期的透析充分性相关指南及临床实践侧重于强调 Kt/V 的重要性。伴随膜材的进展，透析器对尿素的清除率得到了大幅度提高。高效的透析器可以在更短的时间内（2.5～4.0 h）使 Kt/V 达标，但牺牲的是中、大分子毒素的清除率和超滤率。虽然缺乏随机对照研究的证据，但一些大型观察性研究发现，长透析治疗时间与低病死率相关。提前终止的 TiME 研究采用组群随机的方式对比长透析时间（>4.25 h）与传统透析时间对患者生存率的影响，但在实施过程中 2 组的实际透析时间差异无统计学意义，病死率和住院率差异无统计学意义。

6. 营养 营养不良是透析患者的重要并发症，相当一部分的患者存在蛋白质-能量消耗。加强营养是改善透析患者微炎症状态、贫血等并发症的重要基础。透析患者常见的营养不良原因包括摄入减少、高分解、透析不充分及微炎症状态等。常用临床指标有干体重、体重指数（BMI）及人体成分等。营养不良患者或老年患者应每月评估 1 次营养状态，一般状态较好的患者可以 3～6 个月评估 1 次。血液透析患者营养管理的主要目的在于预防和纠正蛋白质-能量消耗，具体措施包括膳食教育、充分透析、防治代谢性酸中毒等。在透析患者合并急性分解代谢性疾病时，给予强化营养支持。

7. 钙磷代谢 钙磷代谢紊乱及骨代谢异常、血管钙化是透析患者的常见并发症。有充分的证据表明，高血磷与透析患者高病死率、血管钙化进展和甲状旁腺功能亢进有关。维持合理的血磷水平是透析管理的主要目标之一。由于大多数磷酸盐是细胞内的，不易通过透析清除，尤其是在血液透析治疗时间较短的情况下，而长时透析则有助于维持血磷水平正常化。《血液透析充分性的临床实践指南（2015 年版）》建议慢性肾脏疾病 5D 期患者应每 1～3 个月测定血清中的钙和磷水平，并每 3～6 个月测定甲状旁腺激素水平。

8. 贫血 贫血是血液透析患者最常见的并发症之一，严重影响血液透析患者的生活质量和生存率，可显著增加心血管事件的发生风险及病死风险。其发生机制包括机体对氧的感知功能缺陷、促红细胞生成素缺乏、铁代谢障碍、微炎症及透析不充分等。透析患者至少每月检测血红蛋白，如果在透析治疗过程中出现贫血症状和体征，应及时检测。血液透析患者的血红蛋白在 90～100 g/L 时开始治疗，避免血红蛋白降至 90 g/L 以下。治疗的目标应使血红蛋白维持在 110～130 g/L。目前，常用促红细胞生成素联合铁剂及口服低氧诱导因子脯氨酰羟化酶抑制药等治疗贫血。

9. 心脏功能 心血管事件是透析患者死亡的最常见原因。虽然透析患者心血管事件的发生是由多种因素造成的，但有证据显示，采用合适的治疗模式加强溶质和溶液清除可以改善透析患者的心血管结局。FHN 研究显示，频繁透析组患者的左心室重量指数（left ventricular mass index，LVMI）低于标准方案组，在残余肾功能较差的患者差异更显著。另有研究显示，提高 spKt/V 可改善 LVMI，尿素清除率与颈动脉内膜厚度相关，频繁透析可改善心率变异率，长透析间期与猝死或心律失常住院相关等。因此，定期检测 LVMI、内膜中层厚度（intima-media thickness，IMT）、心率变异率或心律失常，对评估透析患者透析充分性是有帮助的。

五、总结

Kt/V 自 20 世纪 80 年代出现以来，牢牢占据透析充分性评估技术的核心，是临床证据最充分的指标，也是各国相关指南指导临床实践采用的最核心指标。但随着透析膜材料的发展，高效透析广泛开展，仅将 Kt/V 作为唯一的充分性指标并不全面。

目前普遍认为，仅通过提高 Kt/V 不太可能进一步改善患者的生活质量和使生存时间获得突破。透析时间、β2 微球蛋白清除率、容量管理、残余肾功能等指标与透析充分性的关系值得研究。在上文的研究中，研究者应当将重点聚焦于透析治疗的最终目标上，即改善患者的生活质量和生存时间。医师在优化治疗方案时，应更重视透析患者的体验和主观感受。Kt/V、β2 微球蛋白清除率、IDWG、干体重、营养等在内的生化指标或生理参数是评估透析充分性的重要指标，但都不是唯一指标。医师必须在关注患者总体感受的同时，使用多维度透析充分性评估技术来确定透析剂量。

目前，我国的医疗资源分布不均衡。在许多透析中心，Kt/V 没有得到常规监测，或部分患者仍然处于 Kt/V 不达标的状态。在此情况下，确保足够的透析频率、透析时间和 Kt/V 达标仍是透析充分性评估的首要目标。

（王 沛）

参 考 文 献

[1] Ikizler TA, Schulman G. Adequacy of dialysis. Kidney International Supplement, 1997, 62(3): 96-100.

[2] Lindsay RM, Henderson LW. Adequacy of dialysis. Kidney International Supplement, 1988, 24(2): 92-99.

[3] Gotch FA, Sargent JA. A mechanistic analysis of the National Cooperative Dialysis Study (NCDS). Kidney International, 1985, 28(3): 526-534.

[4] Lowrie E, Laird N, Parker T, et al. Effect of the hemodialysis prescription on patient morbidity: Report from the National Cooperative Dialysis Study. New England Journal of Medicine, 1981, 305(20): 1176-1181.

[5] Daugirdas JT, Depner TA, Inrig J, et al. KDOQI clinical practice guideline for hemodialysis adequacy: 2015 update. American Journal of Kidney Diseases, 2015, 66(5): 884-930.

[6] Davenport A. Differences in prescribed Kt/V and delivered haemodialysis dose—why obesity makes a difference to survival for haemodialysis patients when using a 'one size fits all' Kt/V target. Nephrology Dialysis Transplantation, 2013, 28(suppl_4): 219-223.

[7] Evans JH, Smye SW, Brocklebank JT. Mathematical modelling of haemodialysis in children. Pediatric Nephrology, 1992, 6(4): 349-353.

[8] Spiegel DM, Baker PL, Babcock S, et al. Hemodialysis urea rebound: The effect of increasing dialysis efficiency. American Journal of Kidney Diseases, 1995, 25(1): 26-29.

[9] Canaud B, Bosc JY, Leblanc M, et al. A simple and accurate method to determine equilibrated post-dialysis urea concentration. Kidney International, 1997, 51(6): 2000-2005.

[10] Eknoyan G, Beck GJ, Cheung AK, et al. Effect of dialysis dose and membrane flux in maintenance hemodialysis. New England Journal of Medicine, 2002, 347(25): 2010-2019.

[11] Daugirdas JT, Depner TA, Greene T, et al. Standard Kt/Vurea: a method of calculation that includes effects of fluid removal and residual kidney clearance. Kidney International, 2010, 77(7): 637-644.

[12] Gotch F. The current place of urea kinetic modelling with respect to different dialysis modalities. Nephrology, dialysis, transplantation. The European Dialysis and Transplant Association-European Renal Association, 1998, 13(suppl-6): 10-14.

[13] Steil H, Kaufman A M, Morris A T, et al. In vivo verification of an automatic noninvasive system for real time Kt evaluation. ASAIO journal, 1993, 39(3): 348-52.

[14] Fridolin I, Magnusson M, Lindberg L-G. On-line monitoring of solutes in dialysate using absorption of ultraviolet radiation: technique description. The International Journal of Artificial Organs, 2002, 25(8): 748-761.

[15] Uhlin F, Fridolin I, Lindberg L-G, et al. Estimation of delivered dialysis dose by on-line monitoring of the ultraviolet absorbance in the spent dialysate. American journal of kidney diseases, 2003, 41(5): 1026-1036.

[16] Uhlin F, Fridolin I, Magnusson M, et al. Dialysis dose (Kt/V) and clearance variation sensitivity using measurement of ultraviolet-absorbance (on-line), blood urea, dialysate urea and ionic dialysance. Nephrology Dialysis Transplantation, 2006, 21(8): 2225-2231.

[17] Hornberger J. The hemodialysis prescription and quality-adjusted life expectancy. Journal of the American Society of Nephrology, 1993, 4(4): 1004-1020.

[18] Adequacy. N-D C PGFPD National Kidney Foundation. Am J Kidney Dis, 1997, 30(3): 67-136.

[19] Nitta K. An overview of regular dialysis treatment in Japan as of Dec. 31, 2017. J Jpn Soc Dial Ther, 2018, 51(12): 699-766.

[20] European BPGEG. Haemodialysis adequacy. Nephrology, Dialysis, Transplantation, 2002, 17(4): 16-23.

[21] Saran R, Robinson B, Abbott KC, et al. US renal data system 2019 annual data report: epidemiology of kidney disease in the United States. American Journal of Kidney Diseases, 2020, 75(11): 6-14.

[22] Spalding EM, Chandna SM, Davenport A, et al. Kt/V underestimates the hemodialysis dose in women and small men. Kidney International, 2008, 74(3): 348-355.

[23] Henrich WL. Principles and practice of dialysis Lippincott Williams & Wilkins. Nefrologia, 2008, 28(Suppl 3): 119-122.

[24] Dwyer JT, Larive B, Leung J, et al. Nutritional status affects quality of life in Hemodialysis (HEMO) Study patients at baseline. Journal of Renal Nutrition, 2002, 12(4): 213-223.

[25] Paniagua R, Amato D, Vonesh E, et al. Effects of increased peritoneal clearances on mortality rates in peritoneal dialysis: ADEMEX, a prospective, randomized, controlled trial. Journal of the American Society of Nephrology, 2002, 13(5): 1307-1320.

[26] Prichard S. ADEMEX and HEMO trials: where are we going?. Blood purification, 2003, 21(1): 42-45.

[27] Chertow GM, Levin NW, Beck GJ, et al. Long-term effects of frequent in-center hemodialysis. Journal of the American Society of Nephrology, 2016, 27(6): 1830-1836.

[28] Jaber BL, Lee Y, Collins AJ, et al. Effect of daily hemodialysis on depressive symptoms and postdialysis recovery time: interim report from the FREEDOM (Following Rehabilitation, Economics and Everyday-Dialysis Outcome Measurements) Study. American Journal of Kidney Diseases, 2010, 56(3): 531-539.

[29] Unruh ML, Larive B, Chertow GM, et al. Effects of 6-times-weekly versus 3-times-weekly hemodialysis on depressive symptoms and self-reported mental health: Frequent Hemodialysis Network (FHN) Trials. American Journal of Kidney Diseases, 2013, 61(5): 748-758.

[30] Investigators C. Effect of online hemodiafiltration on all-cause mortality and cardiovascular outcomes. J Am Soc Nephrol, 2012, 23(4): 1087-1096.

[31] Locatelli F, Martin-Malo A, Hannedouche T, et al. Effect of membrane permeability on survival of hemodialysis patients. Journal of the American Society of Nephrology, 2009, 20(3): 645-654.

[32] Ok E, Asci G, Sevinc-Ok E, et al. Comparison of postdilution on-line hemodiafiltration and hemodialysis (Turkish HDF

[33] Flythe JE, Kshirsagar AV, Falk RJ, et al. Associations of posthemodialysis weights above and below target weight with all-cause and cardiovascular mortality. Clinical Journal of the American Society of Nephrology, 2015, 10(5): 808-816.

[34] Movilli E, Camerini C, Gaggia P, et al. Magnitude of end-dialysis overweight is associated with all-cause and cardiovascular mortality: A 3-year prospective study. American Journal of Nephrology, 2013, 37(4): 370-377.

[35] Chazot C, Wabel P, Chamney P, et al. Importance of normohydration for the long-term survival of haemodialysis patients. Nephrology Dialysis Transplantation, 2012, 27(6): 2404-2410.

[36] Flythe JE, Curhan GC, Brunelli SM. Disentangling the ultrafiltration rate-mortality association: The respective roles of session length and weight gain. Clinical Journal of the American Society of Nephrology, 2013, 8(7): 1151-1161.

[37] Flythe JE, Kimmel SE, Brunelli SM. Rapid fluid removal during dialysis is associated with cardiovascular morbidity and mortality. Kidney International, 2011, 79(2): 250-257.

[38] Zoccali C, Moissl U, Chazot C, et al. Chronic fluid overload and mortality in ESRD. Journal of the American Society of Nephrology, 2017, 28(8): 2491-2497.

[39] Bhaskaran S, Schaubel DE, Jassal SV, et al. The effect of small solute clearances on survival of anuric peritoneal dialysis patients. Peritoneal Dialysis International, 2000, 20(2): 181-187.

[40] Jansen MA, Termorshuizen F, Korevaar JC, et al. Predictors of survival in anuric peritoneal dialysis patients. Kidney International, 2005, 68(3): 1199-1205.

[41] Moist LM, Port FK, Orzol SM, et al. Predictors of loss of residual renal function among new dialysis patients. Journal of the American Society of Nephrology, 2000, 11(3): 556-564.

[42] Horinek A, Misra M. Does residual renal function decline more rapidly in hemodialysis than in peritoneal dialysis? How good is the evidence?. Conference on Peritoneal Dialysis, 2004, 16(4): 137-140.

[43] Mujais S, Vonesh E. ADEMEX: the evidence and the nephrosopher. Peritoneal dialysis International, 2007, 27(3): 234-237.

[44] Mathew AT, Fishbane S, Obi Y, et al. Preservation of residual kidney function in hemodialysis patients: reviving an old concept. Kidney International, 2016, 90(2): 262-271.

[45] Obi Y, Streja E, Rhee CM, et al. Incremental hemodialysis, residual kidney function, and mortality risk in incident dialysis patients: a cohort study. American Journal of Kidney Diseases, 2016, 68(2): 256-265.

[46] Mapes DL, Bragg-Gresham JL, Bommer J, et al. Health-related quality of life in the Dialysis Outcomes and Practice Patterns Study (DOPPS). American Journal of Kidney Diseases, 2004, 44(3): 54-60.

[47] Dember LM, Lacson E, Brunelli SM, et al. The time trial: a fully embedded, cluster-randomized, pragmatic trial of hemodialysis session duration. Journal of the American Society of Nephrology, 2019, 30(5): 890-903.

[48] Davenport A, Willicombe MK. Does diabetes mellitus predispose to increased fluid overload in peritoneal dialysis patients? Nephron Clinical Practice, 2010, 发 114(1): 60-66.

[49] Eloot S, Van Biesen W, Glorieux G, et al. Does the adequacy parameter Kt/V urea reflect uremic toxin concentrations in hemodialysis patients? PloS one, 2013, 8(11): 76838-76844.

[50] Hanafusa N, Tsuchiya K, Nitta K: Malnutrition-wasting conditions in older dialysis patients: an individualized approach, ckd-associated complications: progress in the last half century. Karger Publishers, 2019, 24(2): 12-20.

[51] Agarwal R, Georgianos P. Feeding during dialysis-risks and uncertainties. Nephrology Dialysis Transplantation, 2018, 33(6): 917-922.

[52] Hara H, Nakamura Y, Hatano M, et al. Protein energy wasting and sarcopenia in dialysis patients, Recent Advances in Dialysis Therapy in Japan. Karger Publishers, 2018, 17(6): 243-249.

[53] Robinson BM, Larkina M, Bieber B, et al. Evaluating the effectiveness of IV iron dosing for anemia management in common clinical practice: results from the Dialysis Outcomes and Practice Patterns Study (DOPPS). BMC nephrology, 2017, 18(1): 1-10.

[54] Spinowitz B, Pecoits-Filho R, Winkelmayer W C, et al. Economic and quality of life burden of anemia on patients with CKD on dialysis: a systematic review. Journal of Medical Economics, 2019, 22(6): 593-604.

[55] Collister D, Rigatto C, Tangri N. Anemia management in chronic kidney disease and dialysis: a narrative review. Current opinion in nephrology and hypertension, 2017, 26(3): 214-218.

[56] Mikhail A, Brown C, Williams JA, et al. Renal association

clinical practice guideline on Anaemia of Chronic Kidney Disease. BMC nephrology, 2017, 18(1): 1-29.
[57] Chan C, Chertow G, Daugirdas J, et al. Frequent hemodialysis network daily trial group: effects of daily hemodialysis on heart rate variability: results from the frequent hemodialysis network (FHN) daily trial. Nephrol Dial Transplant, 2014, 29(5): 168-178.
[58] Chiong Lay M, Wang Z, Pedrozo Cibils Z, et al. Cardiomyocyte death: Mechanisms and translational implications. Cell Death Dis, 2011, 22;2(12): 244-249.
[59] Foley RN, Gilbertson DT, Murray T, et al. Long interdialytic interval and mortality among patients receiving hemodialysis. New England Journal of Medicine, 2011, 365(12): 1099-1107.
[60] Kovacic V, Ljutic D, Dodig J, et al. Influence of haemodialysis on early markers of atherosclerosis. Nephrology, 2008, 13(6): 472-479.

第十二节　透析患者干体重评估技术进展

维持性血液透析（maintenance hemodialysis，MHD）患者可呈现规律性容量波动，容量超负荷、容量不足也时有发生，无尿性腹膜透析患者也存在同样的问题。容量超负荷可以导致患者高血压和左心室肥厚，而容量不足可导致患者出现透析低血压、组织缺血，甚至休克等。因此，为准确评估透析患者的容量负荷状态，设定合理的干体重是非常重要的。

一、干体重概念的转变

干体重的概念最早在1967年由Thomson提出，是指在透析超滤过程中血压下降至低血压水平时的体重，需要排除其他显著相关原因导致的低血压。1980年，Henderson将干体重的概念修订为规律透析患者透析后的体重，低于该体重时患者经常会出现不适或休克。1996年，Charra将干体重的概念重新定义为在尽量不使用降压药物的情况下，至下次透析前可维持正常血压的透析后体重。2009年，Sinha和Agarwal提出了一个将主观和客观测量相结合的干体重概念，即随着透析后体重的逐渐变化而达到的最大耐受的透析后体重，患者无或仅有轻微容量不足或容量超载表现。

干体重概念的发展与变迁提示，设置干体重不仅要重视患者的症状，还要重视客观评判，仅依靠透析后的血压变化判断干体重是否达标过于武断。透析后血压下降会受到超滤率、心脏功能、血管张力的影响，干体重"达标"患者的实际容量超负荷可达20%~30%，这也提示临床医师不仅要重视患者的干体重"达标"，还要重视患者非透析期间的容量负荷情况，且在监测方法上更重视客观指标的评判，评估患者的容量负荷状态，以达到透析患者最佳的容量状态及内环境的相对稳定。

二、干体重不达标的危害

人体内所含的大量液体总称为体液，正常成人的体液量约占总体重的60%，按体液存在的部位，可分为细胞外液（extracellular fluid volume，ECV）和细胞内液（intracellular fluid volume，ICV）两大部分。细胞外液主要包括组织液、血浆，还有少量的脑脊液、关节液、淋巴液等。多种疾病可以导致人体容量的变化，包括容量超负荷和容量不足。容量超负荷分为全身性、中心性、浆膜腔（又称第三间隙）性。全身性容量超负荷多由于肾功能障碍导致，表现为全身水肿；中心性容量超负荷患者多存在心功能障碍、血压增高，重者出现心力衰竭；浆膜腔性容量超负荷包括心包积液、胸腔积液、腹腔积液，原因复杂，液体集中在浆膜腔。肾功能障碍可以同时表现为中心性容量超负荷或浆膜腔性容量超负荷。

慢性肾功能不全患者水钠代谢发生了巨大变化，对钠清除能力的下降导致水钠潴留。MHD患者随着残余肾功能的丢失，其血容量在1周内透析-透析间期经历了潮汐样的变化。患者透析后的体重并非都是理想的干体重，20%~30%的患者处于容量超负荷状态，约5%的患者处于低容量状态。

MHD患者容量超负荷导致血流动力学状况紊乱，与较高的心血管事件发生率和病死率密切相关，病死风险可能增加2.1倍，且心脑血管并发症、左心室肥厚、心力衰竭、脑出血等明显增加。降低干体重可减少血液透析间期的体重增长，减少降压药的使用，有效减少心室重塑的发生。干体重设置过低则易导致透析低血压或低血压相关并发症，如脑供血不足、癫痫，增加血管通路阻塞的发生风险。

三、干体重的评估方法进展

干体重的评估实际上是评估患者容量状态是否达到最佳。透析患者的干体重达标需要不断进行干预、评估和调整才能达到。评估方法一般分为主观评估法和客观评估法。主观评估法即临床评估法。客观评估法包括下腔静脉直径测定法、同位素测定法、血浆标志物测定法、无创血容量监测法、生物电阻抗频谱分析法及肺超声法等，每种方法均有其优点和不足。

（一）临床评估法

临床评估法是目前临床上最常用的方法，其理念为试错，在观察患者临床表现的同时，不断调整预估干体重的目标值。判断达到干体重的依据标准是患者透析后无眩晕、耳鸣、抽搐、血压异常、水肿及体腔积液（胸腔积液、腹水、心包积液）、肺部啰音等不适，且X线胸片正常。

血压是临床评估法中最重要的观察指标，但不是精确指标。血压变化主要反映血容量的变化，而肾功能障碍导致的容量超负荷多以全身性为主，所以，血压不能准确反应患者的水负荷状况。同时，血压也受到超滤速率、超滤量、合并的基础疾病、血流动力学不稳定等因素影响，加上大部分MHD患者合并高血压，故血压作为干体重的评估目标难以实现。

干体重的评估与达标是相互融合的过程，应在纠错过程中不断探究最佳干体重。临床评估法尽管不够精确，但不是客观评估法能够替代的。临床评估法是所有客观检测方法的基础。

（二）下腔静脉直径测量法

下腔静脉直径测量法（inferior vena cava diameter，IVCD）是利用超声测量下腔静脉的直径以评估血液透析患者的血管内容量。取下腔静脉与肝静脉汇合处远端1~2 cm处为测量点，分别测量呼气末和吸气末下腔静脉的最大直径及计算塌陷指数（collapsibility index，CI）。IVCD以体表面积校正，设定IVCD/体表面积 < 8.0 mm/m²、8.0~11.5 mm/m²、>11.5 mm/m² 分别为低血容量、正常血容量和高血容量标准。该方法的优点为简便，有一定实用性，但容易受心力衰竭等因素影响导致假性升高。因透析结束后水向血管内转移导致IVCD升高，故必须在透析结束即刻测量IVCD。Shibata E等的研究发现，IVCD仅在明显的高血容量或低血容量时才能反映血管内的体积状况，但不能预测透析时低血压的发生，也不能提示血管外组织的容量状态，不是估计实际干体重的可靠指标。鉴于该方法实际应用的可行性及对于干体重的预测价值，不建议广泛推广应用。

(三)相对血容量监测法

相对血容量监测法(relative blood volume, RBV)的原理是假设血管内血液的成分均一混合且总量不变，可以根据血液中成分的浓度变化间接测量血容量。尽管方法有很多，但临床上常用超声波进行相对血容量的监测。该方法是利用血红蛋白浓度的变化与声速的关系，连续记录透析患者血容量的变化参数，进行无创、实时的RBV监测。对于血容量较多的患者，血液透析过程中血浆再充盈很快，故RBV曲线平直；相反，血容量少患者的RBV曲线较陡，更接近干体重。通过RBV下降曲线的陡斜程度判断可能发生透析低血压，从而预估干体重。国内的研究发现，随着超滤RBV逐渐下降至基础值的80%~85%，可认为基本达到干体重；透析结束时，RBV下降15%~20%，但影响RBV的因素较多，如心血管容量补偿机制，即血管外水转移至血管内的速率受超滤量、超滤率、心血管功能、透析机温度、透析时的饮食等影响，使超滤再充盈功能失衡，所以，RBV监测作为干体重的评估法不能绝对化，可作为辅助指标配合应用，新的绝对血容量的监测方法已在试用中。

(四)生物标志物法

研究者一直在寻找一种与预测容量相关的生物标志物，如脑钠肽(brain natriuretic peptide, BNP)家族等。BNP由心肌细胞产生，然后裂解为32个氨基酸的BNP和76个氨基酸的N末端脑钠肽前体(N-terminal pro-BNP, NT-pro BNP)。BNP在体内半衰期短，在体外稳定性差，而NT-proBNP较BNP稳定性强，故临床上多测定NT-proBNP。由于心脏容量负荷或压力负荷增加，心肌受到牵张或室壁压力增大，致使BNP、NT-proBNP分泌入血。BNP与左心室的容积和功能有很强的相关性，成为判断心功能不全的敏感指标，也可以反映患者体内的体液平衡状态。MHD患者水负荷增大导致NT-proBNP增加，达到干体重后其水平降低。但由于MHD患者肾功能异常，导致BNP代谢障碍而蓄积，其基线值与非肾病患者的差异较大；加之患者本身常合并心肌肥厚、高血压心脏病、冠心病、瓣膜病变等结构性改变，而这些病变严重时都会表现为心室压力负荷加重，这些混杂因素都导致其不能正常反映体内的容量状态。

CD146是近年来发现的一种细胞间连接黏附分子，广泛分布于血管内皮细胞、平滑肌细胞及活化的T淋巴细胞中，其游离形式sCD146(soluble CD146)在血管内皮细胞受到拉伸时释放增加。多项研究表明，sCD146是内皮细胞损伤的标志，也是体循环淤血的生物标志。在sCD146高的透析患者中，接近3/4的患者仍存在容量高负荷，sCD146几乎不受心源性因素影响，可以较好地反映体循环淤血的情况。

(五)生物电阻抗法

生物电阻抗法(bioimpedance analysis, BIA)的基础是人体具有导电特性，这与人体内的组织成分有关。人体成分中，细胞外液占体重的20%~25%(其中1/5为血浆，占体重的4%~5%；4/5为组织液)；细胞内液占体重的40%~45%，分布于肌肉等组织细胞内。细胞内、外液均为电解质溶液，导电性能好，呈电阻特性，而细胞膜为电容特性。人体组织可以类比于由若干电阻、电容构成。当施加直流电流或低频电流时，电流主要流经细胞外液绕细胞穿过；当施加高频电流时，细胞膜电容的容抗减小，电流就能击穿细胞膜流经细胞内液。低频电流时测定的阻抗值为细胞外液的阻抗值，可以估算细胞外液的容量；高频电流时测定的阻抗值可以估算体液总量(total body water, TBV)。人体的体液和肌肉内含有大量的水分和电解质，导电性良好，其电阻较小；

脂肪和骨骼含水少，导电不良，但电阻大。利用各种组织成分生物电阻的差异性，可进行身体组成成分测定。由此原理可以对人体容量进行评估，即评估患者的水负荷状况，进而评估干体重是否达标。

生物电阻抗法有多种，根据测定部位不同可分为全身性和节段性；根据应用的生物电频率可以分为单频生物电阻抗法和多频生物电阻抗法；根据生物电分析法可以分为多频生物电阻抗分析法、生物电阻抗频谱分析法及生物电阻抗矢量分析法等。

1. 全身性BIA及节段性BIA 全身性BIA将人体视为具有一定长度和横截面积的圆柱体。假设手臂、躯干和下肢构成一个单一的圆柱体，各部分横截面积都具有均匀的电导率。躯干和肢体的阻力、体积比不同，四肢占30%的总体积而占阻力的90%，躯干占70%的总体积而只有10%的阻力。全身性BIA不能代表每个部位的体液变化，导致在水肿明显的患者中出现错误估算。

节段性BIA是为了克服全身性BIA的局限性而开发的。该方法假定身体由5个圆柱体组成：双上肢、双下肢、躯干。不同部位分别放置电极测量，分别测定身体各部分电阻（双上肢、双下肢、躯干），计算出各部分液体分布量，相加后得出全身液体含量。节段性BIA（如小腿电阻抗分析）对于评估局部组织水肿的状态更有优势。

2. 单频BIA（SF-BIA）和多频BIA（MF-BIA） SF-BIA是在单一频率电流下获得的BIA信息，其基本原理是将人体简化为一个具有一定电阻率的圆柱体，是最早和最常用的估计机体体积的方法，测量频率通常为50 kHz，但其不能直接测得ECV、ICV、TBV，而是定性判断容量状态及变化趋势。该方法多适用于容量正常时人体的测量，不适用于容量变化较大的血液透析患者。生物电阻抗矢量分析法是在由SF-BIA衍生的，增加了测量的精确性及临床适用范围。

MF-BIA是一种精确测量机体含水量的技术，用高频（100～800 kHz）电测得的阻抗值推算TCV，用低频（1～5 kHz）电测得的阻抗值推算ECV，根据TBV和ECV计算ICV。ECV测量数据的准确性及重复性相对较好，与"金标准"同位素稀释法吻合度较好。

3. 生物电阻抗矢量分析法（BIVA）和生物电阻抗频谱分析法（BIS） BIVA是单频生物电阻抗法的衍生方法。BIVA的测量频率通常为50 kHz，是将单次测量后得到的电阻（R）、电抗（Xc）分别作为横、纵坐标做出矢量分析图（图2-1-6），将坐标点与正常参考范围进行对比来定性判断人体的容量状态。正常参考范围分为50%、75%和95% 3个容受区间，坐标点位于75%内可视为正常容量状态，95%外表示容量异常，位于75%～95%%表示过渡状态。不同象限表示不同的临床意义，其中第一象限和第三象限主要反映容量状态的变化。第一象限的箭头方向表示容量逐渐减少，95%外表示容量不足；第三象限95%外表示容量负荷增加。BIVA的优点是数据是由实验直接测量，并非像其他方法一样需要建立各种回归模型进行判断而带来较大误差；BIVA的参数中不包含体重，避免了体重变化的影响，但BIVA是定性测量，并非定量结果，对于干体重的评估有一定局限性。

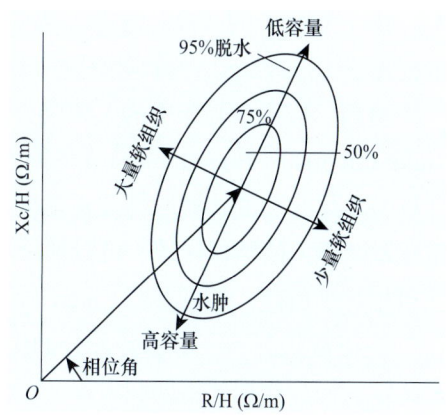

图2-1-6 生物电阻抗矢量分析法 R.电阻；Xc.电抗；H.身高

BIS 通过使用连续宽带频率（5～1000 kHz）获得的生物阻抗数据，直接获得 ECV、ICV 和 TBV，但对 ECV 评估的准确性不及 MF-BIA。正常人群通过 MF-BIA 获得的 TBV 相对准确，而对于容量分布异常（如大量腹水的患者）或体脂较高的人群（如重度肥胖的患者），BIS 测得的 TBV 更加准确。

对 BIA 获得的数据进行分析，常用的方法有斜率法、体成分法。

斜率法的原理为使用了斜率相交法。正常容量斜率（SNV）是指 ECV 占 TBV 的百分比。正常健康人的 SNV 较恒定，约为 20%。透析前增多的体液主要潴留在细胞外液，透析超滤导致细胞外液下降，将下降的 SHV 逐渐接近正常容量状态，与正常容量状态的斜率交汇时，此时对应的体重可视为该测量者的干体重（图 2-1-7）。

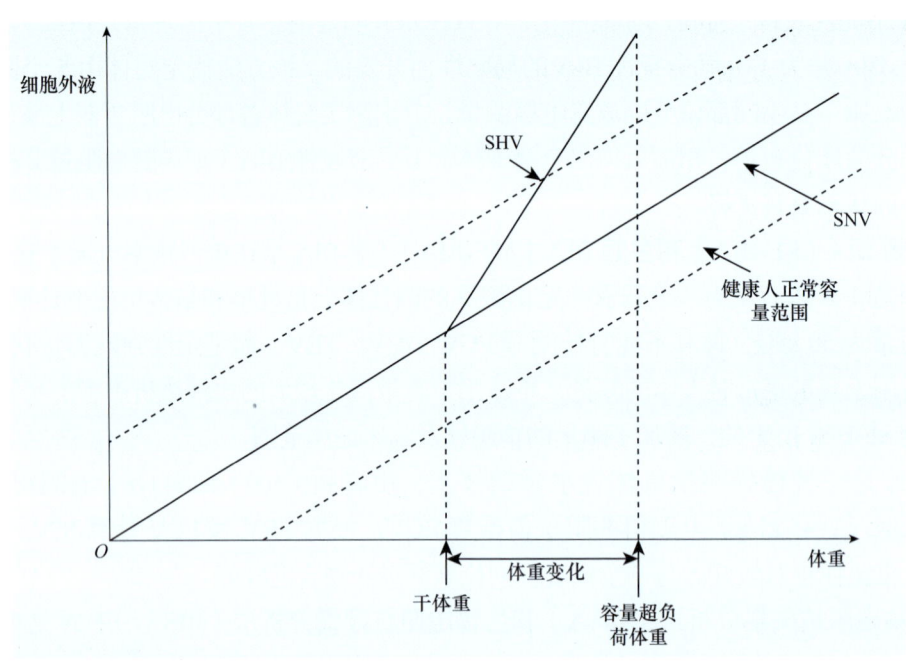

图 2-1-7　正常容量斜率（SNV）和高容量斜率（SHV）与体重的关系　SNV 和 SHV 的交叉点为干体重

由于测量者的身高、体重、体质异质性导致该比值应用时误差较大，可用各种方法校正，如体重校正法（ECV/kg）、身高校正法（ECV/height）、体表面积校正法（ECV/ 体表面积）。

目前，应用于临床中的人体成分测定仪器有 BCM（Fresenius Medical Care）、InBody S10（InBody）、MultiScan 5000（Bodystat）及清华同方。基本原理就是将人体成分分为 ECV、ICV、TBV。仪器内有计算与水化有关的转换软件及正常健康人的相关参数，可以获得 ECV、ICV、TCV。仪器测定的数据与正常健康人的数据比较，可以估算绝对超负荷；利用 TBV 或体重校正（ECV/TCV、ECV/V），可以获得相对水负荷；还可参照 Chamney 等生理模型估计流体超载量，即获得预估的干体重。

在正常状态下，身体各部分的组成及相互关系是稳定的，可以参考正常人的身体组成部分，通过测定的部分数据建立回归方程，推断未知的身体组成部分。但依据正常人体构成的对照数据库，在人种、种族、体重、性别方面差别较大，导致回归方程误差较大，而透析患者存在异常的水负荷状态，同样是产生偏倚的重要因素，导致其推测干体重的结果不够精确，限制了临床应用。

虽然BIA已经在临床中广泛应用，但其确切效果一直处于研究中，特别是近期的3项大型meta分析总结了2000余篇文章，其中随机对照研究为12篇，发现MHD患者的全因病死在统计学上没有明显变化。多项随机对照研究提示有许多颇有意义的发现。Hur研究利用BIS调整干体重，随访1年可以使患者的左心室肥厚明显减轻。另有几项研究都提示，BIS可以明显改善患者的血压控制。依照BIA定期调控干体重，可以使透析内低血压的急性容量超负荷或心血管相关事件减少。国内的一项随机对照研究利用BCM调整干体重，分期其对中国HD患者长期预后的影响。结果显示，其在生存率上虽无差异，但呈上升趋势。

总之，BIA已被证明是一种很有前途的临床实践方法，需要较大样本、较长随访时间的研究进一步探讨其在干体重评估中的远期效能。

（六）肺超声估测干体重

血管外肺水（extravascular lung water，EVLW）是指肺血管腔以外的肺组织含水，包括肺间质、肺细胞及肺泡腔。引起EVLW的疾病多为急性呼吸窘迫综合征（ARDS）、急性心源性肺水肿、中毒感染等。EVLW与肺水肿的发生有极好的相关性，该概念的提出也是为了更早地发现肺水肿。EVLW增多的机制可有高静水压性和毛细血管高通透性增加或两者兼有。

ESRD患者多合并左心室功能障碍，表现为舒张功能或收缩功能降低，由此可引起左心室充盈压和肺毛细血管楔压增高，导致流体静水压增高，多余的液体重新分布后进入肺间质，甚至进入肺泡，引起EVLW增加；终末期肾病患者的肺毛细血管通透性改变，增加了血管外肺水形成的风险，这与重度肾病综合征时并无明显EVLW增加形成对比。

EVLW的检测方法分为有创方法和无创方法。有创方法包括双指示剂热稀释法和脉搏指示连续心排血量（PICCO）监测；无创方法包括胸部X线检查、肺部CT检查、正电子发射体层摄影（PET）检查、单频/双频电阻抗法、生物电阻抗法、超声检查。PICCO监测是诊断EVLW的"金标准"。肺部超声检查因简单实用、可快速在床旁使用且准确性高的优点得到广泛应用。

肺部超声检查的原理是当肺含水量增加、肺泡内空气含量降低、肺组织渗出液增加时，肺和周围组织之间的声学失配降低，导致产生伪影，超声波声束可以在更深的部分反复反射，形成起源于胸膜线并延伸的高回声伪像，呈"彗星"样回声，称为B线。B线具有以下特征：发自胸膜线；常呈楔形（尖端位于胸膜线），类激光样连续且易分辨的强回声；无衰减，延伸至屏幕底部；肺滑动时能同步移动；正常A线消失（图2-1-8）。

肺部超声检查主要采用胸部28区域测量法，是依据28个区域的B线总数，将血液透析患者的肺淤血程度分为3个等级：①无或轻度，B线＜15条；②中度，B线15～30条；③重度，B线＞30条。B线数量成为诊断肺淤血、肺水肿的

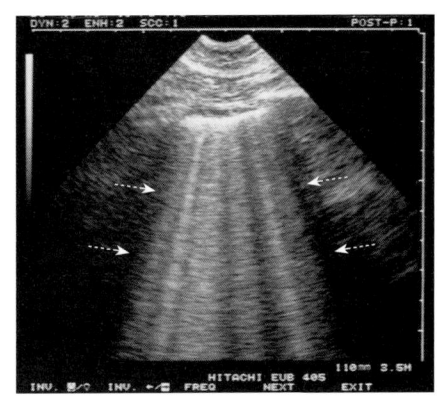

图2-1-8 肺部超声B线

超声影像特征，应用肺部超声评估肺淤血成为评估心脏疾病和终末期肾病患者肺淤血的良好的非侵入性技术。

透析患者特别是MHD患者出现容量超负荷几乎是常态。Zoccali等的研究发现，MHD患者肺部

超声B线为中重度者占59%，轻度者占41%，其中70%临床表现为无症状或轻微症状，其他研究相继证明了这一点。EVLW增多是MHD患者的常态表现。有研究显示，肺部超声实时监测透析过程发现，B线数量随着透析超滤量增加逐渐减少。透析前，B线数量与患者的水负荷严重程度呈明显的量效关系；透析超滤脱水后，B线数量均较透析前显著减少，B线减少的百分比及数量的绝对变化量都与超滤量密切相关，且透析后干体重超标也与透析后B线数量显著相关。这些研究使肺部超声监测EVLW成为评估容量、预测干体重坚实的理论实践基础，通过肺部超声监测，有利于实现容量的个体化管理，避免临床评估干体重质量的经验性和主观性。

依据肺部超声监测EVLW并调整干体重的研究较少，关于患者的疗效缺乏大样本研究。Loutradis报道了一项随机对照研究，71例患者随机分配为35例干预组和36例对照组，持续8周或24次透析，应用肺部超声B线评估来干预透析患者的干体重，B线数量达标为心脏疾病患者<15条，无心脏疾病患者<5条，根据每周肺部超声的监测情况调整干体重。结果显示，经过8周治疗，干预组54.3%的患者的干体重得以下调，而对照组这一比例只有13.9%；干预组患者的血压控制较好，心脏容积明显下降，随着干体重的下调，EVLW明显改善。

总之，干体重评估对于透析患者的长期生存至关重要。干体重评估与达标的受制因素较多，故难以准确达标。干体重的评估方法很多，临床医师应注重临床评估和客观监测方法，多种方法联用；做好透析后的容量评估，并加强透析间期的容量评估，容量评估与干体重评估并行；评估中定期修正，才能使得MHD患者真正受益，从而提高其的生存质量和生存率。

（伦立德）

参 考 文 献

[1] Hecking M, Karaboyas A, Antlanger M, et al. Significance of interdialytic weight gain versus chronic volume overload: consensus opinion. Am J Nephrol, 2013, 38(1): 78-90.

[2] Konings CJ, Kooman JP, Schonck M, et al. Fluid status in CAPD patients is related to peritoneal transport and residual renal function: evidence from a longitudinal study. Nephrol Dial Transplant, 2003, 18(4): 797-803.

[3] Hung SC, Lai YS, Kuo KL, et al. Volume overload and adverse outcomes in chronic kidney disease: clinical observational and animal studies. J Am Heart Assoc, 2015, 4(5): 1918-1921.

[4] Konings CJ, Kooman JP, Gladziwa U, et al. A decline in residual glomerular filtration during the use of icodextrin may be due to underhydration. Kidney Int, 2005, 67(3): 1190-1191.

[5] Thomson GE, Waterhouse K, McDonald HP Jr, et al. Hemodialysis for chronic renal failure. Clinical observations. Arch Intern Med, 1967, 120(12): 153-167.

[6] Charra B. 'Dry weight' in dialysis: the history of a concept. Nephrol Dial Transplant, 1998 l, 13(7): 1882-1885.

[7] Sinha AD, Agarwal R. Can chronic volume overload be recognized and prevented in hemodialysis patients? The pitfalls of the clinical examination in assessing volume status. Semin Dial, 2009, 22(5): 480-482,

[8] Passauer J, Petrov H, Schleser A, et al. Evaluation of clinical dry weight assessment in haemodialysis patients using bioimpedance spectroscopy: a cross-sectional study. Nephrol Dial Transplant, 2010, 25(6): 545-551.

[9] Wabel P, Moissl U, Chamney P, et al. Towards improved cardiovascular management: the necessity of combining blood pressure and fluid overload. Nephrol Dial Transplant, 2008, 23(5): 2965-2971.

[10] Agarwal R. Hypervolemia is associated with increased mortality among hemodialysis patients. Hypertension, 2010, 56(8): 512-517.

[11] Hecking M, Karaboyas A, Antlanger M, et al. Significance of interdialytic weight gain versus chronic volume overload: consensus opinion. Am J Nephrol, 2013, 38(9): 78-90.

[12] Wizemann V, Wabel P, Chamney P, etal. The mortality risk of overhydration in haemodialysis patients. Nephrol Dial Transplant, 2009, 24(4): 1574-1579.

[13] Mi Jung Lee, Fa Mee Doh, Chan Ho Kim, et al. Interdialytic weight gain and cardiovascular outcome in incident hemodialysis patients. Nephrol, 2014, 39(5): 427-435.

[14] Kayikcioglu M, TumukluM, Ozkahya M, et al. The benefit of salt, restriction in the treatment of end-stage renal disease by haemodialysis. Nephrol Dial Transplant, 2009, 24(3): 956-962.

[15] Agarwal R, Weir MR. Dry-weight: a concept revisited in an effort to avoid medication-directed approaches for blood pressure control in hemodialysis patients. Clin J Am Soc Nephrol, 2010, 5(7): 1255-1260.

[16] Charra B, Jean G, Hurot JM, et al. Clinical determination of dry body weight. Hemodial Int, 2001, 5(1): 42-50.

[17] Canaud B, Lertdumrongluk P. Probing 'dry weight' in haemodialysis patients: 'back to the future'. Nephrol Dial Transplant, 2012, 27(6): 2140-2143.

[18] Voroneanu L, Cusai C, Hogas S, et al. The relationship between chronic volume overload and elevated blood pressure in hemodialysis patients: use of bioimpedance providesa different perspective from echocardiography and biomarker methodologies. Int Urol Nephrol, 2010, 42(3): 789-797.

[19] Shibata E, Nagai K, Ueda S. The utility and limitation of inferior vena cava diameter as a dry weight marker J Med Invest, 2019, 66(1. 2): 172-177.

[20] Franssen C, Dasselaar J, Huisman R. Characteristics of hypotension-prone haemodialysis patients: is there a critical relative blood volume?. Nephrol Dial Transplant, 2004, 19(4): 1010-1011.

[21] Wabel P, Moissl U, Chamney P, et al. Towards improved cardiovascular management: The necessity of combining blood pressure and fluid overload. Nephrol Dial Transplant, 2008, 23(5): 2965-2971.

[22] 王丽, 伍丽珍, 王维红, 等. 血容量监测下的干体重实时调整. 中国临床保健杂志, 2006, (4): 346-348.

[23] Kron S, Schneditz D, Leimbach T, et al. Determination of the critical absolute blood volume for intradialytic morbid events. Hemodial Int, 2016, 20(2): 321-326.

[24] Li Z, Zheng Y, Zhao RC, et al. Research progress about effects of myocardial enzyme and troponin on uremia with acute left ventricular failure. Eur Rev Med Pharmacol Sci, 2017, 21(5): 1049-1053.

[25] Kawagoe C, Sato Y, Toida T, et al. N-terminal-pro-Btype-natriuretic peptide associated with 2-year mortality from both cardiovascular and non-cardiovascular origins in prevalent chronic hemodialysis patients. Renal Failure, 2018, 40(1): 127-134.

[26] Gayat E, Caillard A, Laribi S, et al. Soluble CD146, a new endothelial biomarker of acutely decompensated heart failure. International Journal of Cardiology, 2015, 199(9): 241-247.

[27] Petr K, Mattia A, Jiri P, et al. Plasma levels of soluble CD146 reflect the severity of pulmonary congestion better than brain natriuretic peptide in acute coronary syndrome. Annals of Laboratory Medicine, 2016, 36(4): 300-305.

[28] Arrigo M, Von Moos S, Gerritsen K, et al. Soluble CD146 and B-type natriuretic peptide dissect overhydration into functional components of prognostic relevance in haemodialysis patients. Nephrol Dial Transplant, 2018, 33(11): 1-8.

[29] Thomasset A. Bio-electric properties of tissues. Estimation by measurement of impedance of extracellular ionic strength and intracellular ionic strength in the clinic. Lyon Med, 1963, 209(26): 1325-1350.

[30] Kuhlmann MK, Zhu F, Seibert E, et al. Bioimpedance, dry weight and blood pressure control: new methods and consequences. Curr Opin Nephrol Hypertens, 2005, 14(5): 543-549.

[31] Carter M, Morris AT, Zhu F, et al. Effect of body mass index (BMI) on estimation of extra cellular volume (ECV) in hemodialysis (HD) patients using segmental and whole body bioimpedance analysis. Physiol Meas, 2005, 26(2): 93-99.

[32] Kuhlmann MK, Zhu F, Seibert E, et al. Bioimpedance, dry weight and blood pressure control: new methods and consequences. Curr Opin Nephrol Hypertens, 2005, 14(2): 543-549.

[33] Kyle UG, Bosaeus I, De Lorenzo AD, et al. Bioelectrical impedance analysis: part I: review of principles and methods. Clin Nutr, 2004, 23(6): 1226-1243.

[34] Khalil SF, Mohktar MS, Ibrahim F. The theory and fundamentals of bioimpedance analysis in clinical status monitoring and diagnosis of diseases. Sensors (Basel), 2014,

14(2): 10895-10928.
[35] Piccoli A. Whole body: single frequency bioimpedance. Contrib Nephrol, 2005, 149(9): 150-161.
[36] Moissl UM, Wabel P, Chamney PW, et al. Body fluid volume determination via body composition spectroscopy in health and disease. Physiol Meas, 2006, 27(9): 921-933.
[37] Khalil SF, Mohktar MS, Ibrahim F. The theory and fundamentals of bioimpedance analysis in clinical status monitoring and diagnosis of diseases. Sensors (Basel), 2014, 14(9): 10895-10928.
[38] Jaffrin MY, Morel H. Body fluid volumes measurements by Impedance: A review of bioimpedance spectroscopy (BIS) andbioimpedance analysis (BIA) methods. Med Eng Phys, 2008, 30(10): 1257-1269.
[39] Chamney PW, Kramer M, Rode C, et al. A new technique for establishing dry weight in hemodialysis patients via whole body bioimpedance. Kidney Int, 2002, 61(4): 2250-2258.
[40] Zhu F, Wystrychowski G, Kitzler T, et al. Application of bioimpedance techniques to peritoneal dialysis. Contrib Nephrol, 2006, 150(25): 119-128.
[41] van de Kerkhof J, Hermans M, Beerenhout C, et al. Reference values for multifrequency bioimpedance analysis in dialysis patients. Blood Purif, 2004, 22(2): 301-306.
[42] Wang X, Axelsson J, Lindholm B, Wang T. Volume status and blood pressure in continuous ambulatory peritoneal dialysis patients. Blood Purif, 2005, 23(3): 373-378.
[43] Tabinor M, Davies SJ. The use of bioimpedance spectroscopy to guide fluid management in patients receiving dialysis. Curr Opin Nephrol Hypertens, 2018, 27(6): 406-412.
[44] Covic A, Ciumanghel AI, Siriopol D, et al. Value of bioimpedance analysis estimated 'dry weight' in maintenance dialysis patients: a systematic review and meta-analysis. Int Urol Nephrol, 2017, 49(12): 2231-2245
[45] Beaubien-Souligny W, Kontar L, Blum D, et al. Meta-analysis of randomized controlled trials using tool-assisted target weight adjustments in chronic dialysis patients. Kidney Int Rep, 2019, 4(10): 1426-1434.
[46] Hur E, Usta M, Toz H, et al. Effect of fluid management guided by bioimpedance spectroscopy on cardiovascular parameters in hemodialysis patients: a randomized controlled trial. Am J Kidney Dis, 2013, 61(6): 957-965.
[47] Moissl U, Arias Guillén M, Wabel P, et al. Bioimpedance-guided fluid management in hemodialysis patients. Clin J Am Soc Nephrol, 2013, 8(9): 1575-1582.

[48] Huan Sheng C, Yeong Chang C, Ming Hsing H, et al. Application of bioimpedance spectroscopy in Asian dialysis patients (ABISAD-Ⅲ): a randomized controlled trial for clinical outcomes. Int Urol Nephrol, 2016, 48(11): 1897-1909.
[49] Li Liu, Yi Sun, Yuqing Che. The effect of BCM guided dry weight assessment on short-term survival in Chinese hemodialysis patients Primary results of a randomized trial-BOdy COmposition MOnitor (BOCOMO) study. BMC Nephrology, 2020, 21(1): 135-144.
[50] Staub NC. Pulmonary edema. PhysiolRev, 1974, 54(5): 678-811.
[51] Crandall ED, Staub NC, Goldberg HS, et al. Recent developments in pulmonary edema. Ann Intern Med, 1983, 99(8): 808-822.
[52] Michard F. Bedside assessment of extravascular lung water by dilution method: temptation and pitfalls. Crit Care Med, 2007, 35(4): 1186-1192.
[53] Yagi T, Kaneko T, Tsuruta R, et al. Global end-diastolic volume, serum osmolarity, and albuminare risk factors for increased extravascular lung water. J Crit Care, 2011, 26(2): 224-230.
[54] Soldati G, Inchingolo R, Smargiassi A, et al. Ex vivo lung sonography: morphologic- ultrasound relationship. Ultrasound Med Biol, 2012, 38(7): 1169-1170.
[55] Volpicelli G, Elbarbary M, Blaivas M, et al. International evidence-based recommendations for point-of-care lung ultrasound. Intensive. Care Med, 2012, 38(4): 577-591.
[56] Gargani L, Volplcelli G. How I do it: lung ultrasound. Cardiovasc Ultrasound, 2014, 12(1): 25-29.
[57] Zoccali C, Torino C, Tripepi R, et al. Pulmonary congestion predicts cardiac events and mortality in ESRD. J Am Soc Nephrol, 2013, 24(2): 639-646.
[58] Mallamaci F, Benedetto FA, Tripepi R, et al. Detection of pulmonary congestion by chest ultrasound in dialysis patients. JACC Cardiovasc Imaging, 2010, 3(1): 586-594.
[59] Siriopol D, Hogas S, Voroneanu L, et al. Predicting mortality in haemodialysis patients: a comparison between lung ultrasonography, bioimpedance data and echocardiography parameters. Nephrol Dial Transplant, 2013, 28(5): 2851-2859.
[60] Noble V, Murray A, Capp R, et al. Ultrasound assessment for extravascular lung water in patients undergoing hemodialysis. Time course for resolution. Chest, 2009, 135(6): 1433-1439.
[61] TrezziM, TorzilloD, CerianiE, et al. Lung ultrasonography

for the assessment of rapid extravascular water variation: evidence from hemodialysis patients. Intern Emerg Med, 2013, 8(5): 409-415.

[62] Jiang C, Patel S, Moses A, et al. Use of lung ultrasonography to determine the accuracy of clinically estimated dry weight in chronic hemodialysis patients. Int Urol Nephrol, 2017, 49(12): 2223-2230.

[63] Vitturi N, Dugo M, Soattin M, et al. Lung ultrasound during hemodialysis: The role in the assessment of volume status. Int Urol Nephrol, 2014, 46(1): 169-174.

[64] Loutradis C, Sarafidis PA, Ekart R, et al. The effect of dry-weight reduction guided by lung ultrasound on ambulatory Blood pressure in hemodialysis patients: a randomized controlled trial. Kidney Int, 2019, 95(6): 1505-1513.

[65] Loutradis C, Papadopoulos CE, Sachpekidis V, et al. Lungultrasound-guided dry weight assessment and echocardiographic measures in hypertensive hemodialysis patients: a randomized controlled study. Am J Kidney Dis, 2020, 75(1): 11-20.

[66] Loutradis C, Papagianni A, Ekart R. Excess volume removal following lung ultrasound evaluation decreases central blood pressure and pulse wave velocity in hemodialysis patients: a LUST sub-study. Journal of Nephrology, 2020, 23(5): 78-82.

第十三节 透析患者冠心病诊治进展

冠心病又称冠状动脉疾病（coronary artery disease，CAD）或缺血性心脏病（ischaemic heart disease，IHD），是冠状动脉粥样硬化狭窄或阻塞导致心肌缺血缺氧或坏死而引起的心脏病。《2019 欧洲心脏病学会慢性冠脉综合征的诊断和管理指南》将冠心病分为急性冠脉综合征（acute coronary syndrome，ACS）和慢性冠脉综合征（chronic coronary syndrome，CCS）。

透析患者发生心血管疾病的概率较普通人群明显升高，约40%的透析患者在开始进入透析时就已合并冠心病，年龄>65岁的透析患者合并冠心病的比例高达50%。同时，心血管疾病也是导致透析患者病死的首要原因，其中冠心病占比最大。因此，临床医师应重视透析患者的冠心病诊治。目前，多数冠心病的临床研究未将透析患者纳入研究队列，在透析患者冠心病的诊治方面尚无足够的循证医学证据。本节就冠心病的相关发病机制、临床研究及治疗进展进行综述。

一、透析患者的冠心病危险因素、发病机制及评估

1. 危险因素 终末期肾病患者心血管疾病高发与体内存在多种危险因素相关。这些危险因素包括2类：一类为传统危险因素，如高血压、糖尿病、脂代谢紊乱、吸烟等；一类为与尿毒症及透析相关的非传统因素，如蛋白尿、贫血、钙磷代谢紊乱、继发性甲状旁腺功能亢进症、微炎症状态、高同型半胱氨酸血症等。

2. 发病机制 冠心病是由冠状动脉粥样硬化所致，动脉粥样硬化的病变是从动脉内膜开始的，先后有脂质和复合糖类积聚、出血和血栓形成、纤维组织增生和钙质沉着，并有动脉中层的逐渐退变和钙化。此过程有多种因素参与，如血脂异常、高血压、糖尿病、胰岛素抵抗、吸烟等。在透析患者中，除上述传统因素外，主要与慢性肾脏疾病矿物质和骨异常（CKD-MBD）相关。

CKD-MBD主要表现为钙磷代谢紊乱及甲状旁腺功能亢进。多个研究表明，在慢性肾功能不全患者中，钙磷代谢紊乱及甲状旁腺功能亢进在心血管疾病的发生及进展中起重要作用，与心血管疾病的高发生率和病死率相关。CKD-MBD导致的心脏病的特点是血管钙化和心肌重构。

在慢性肾脏疾病（CKD）患者中，血管钙化、钙磷沉积与心血管系统相关，且与患者心血管疾病病死率有高度相关性。钙化可发生在血管内膜和中层，内膜钙化与动脉粥样硬化相关，而中层钙化是独立于粥样硬化疾病的。终末期肾病患者冠状动脉斑块以中膜厚度增加、明显的动脉粥样硬化和钙化为特征，血管中层钙化与血液透析患者心血管疾病病死率及全因病死率密切相关。小动脉中层钙化会导致缺血性皮肤病变，是钙化性动脉疾病的特征性表现，这种病变几乎只在透析患者中观察到，病死率极高。

动脉中层钙化的机制是复杂的，有多种因素参与，尚未完全阐明。血磷是与血管钙化相关的、最主要的、与尿毒症相关的、非传统的风险因素。高磷血症可以通过血管钙化和心血管重构加速心血管疾病进展。Jono 等的研究表明，高血磷浓度通过使血管平滑肌细胞转分化为成骨样细胞来促进血管钙化。此外，在尿毒症小鼠中发现，高磷血症与心血管重构相关。高血磷还可以激活血管紧张素醛固酮系统，促进动脉及心脏的间质纤维化。血磷直接刺激甲状旁腺激素合成、分泌及甲状旁腺细胞增生，促进继发性甲状旁腺功能亢进症的发生。高浓度甲状旁腺激素可导致左心室肥厚、心肌纤维化和血管钙化。

Hwa 等的研究表明，通过腹部平片计算血管钙化评分可预测冠状动脉钙化或狭窄的程度。Bie 等的研究发现，腹主动脉钙化评分可预测无症状透析患者冠状动脉疾病的发生风险，其敏感性为85%，特异性为57%。Chen 等的研究发现，腹主动脉钙化高评分与年龄、合并糖尿病、冠心病病史、透析时间长相关。

3. 冠心病评估　透析患者是心血管疾病的高危人群，且多无症状或症状不典型。因此，开始透析时，所有患者均应进行心血管疾病评估（无论有无临床症状），包括基础心电图和超声心动图检查，透析开始后每年进行心电图检查。此外，还需筛查所有危险因素。

肾脏病预后质量倡议（Kidney Disease Outcomes Quality Initiative，KDOQI）工作组发布的指南指出，等待肾移植患者需进行冠心病评估：①等待肾移植、有糖尿病的患者，最初评估 CAD 阴性，推荐每12个月评估1次。②等待肾移植、无糖尿病的患者，分类为"高风险"者，推荐每24个月评估1次。③等待肾移植，不属于高风险者，推荐每36个月评估1次。④等待肾移植并有明确的 CAD 病史且未行血管重建者，应每12个月评估1次。⑤等待肾移植并有经皮冠状动脉腔内成形术（percutaneous transluminal coronary angioplasty，PTCA）或有冠状动脉支架植入病史者，每12个月评估1次。⑥患者冠状动脉血管重建术后（血供重建完全），再次行 CAD 评估应在冠状动脉旁路手术后3年进行，此后每12个月评估1次，若只实现部分冠状动脉血管重建，应12个月评估1次。

其他透析患者目前无冠心病风险评估指南，但其缺血性心脏病发生病情变化（如周期性低血压、当达到干体重时充血性心力衰竭没有改善或因为低血压而无法达到干体重）时，应行 CAD 评估。透析患者左心室收缩功能明显减低（射血分数≤40%）时，应行 CAD 评估。

评估 CAD 时，透析患者还需要进行运动或药物应激后超声心动图或核素影像检查。应激影像检查适用于高风险透析患者，由于透析患者运动能力有限，运动心电图不作为首选。计算机体层血管成像（CTA）诊断冠状动脉狭窄有很高的敏感性，但终末期肾病患者可能存在广泛的血管钙化，可降低其诊断的特异性。冠状动脉钙化评分、核素心肌显像也可作为筛选和预测检查；多巴胺负荷超声心动图有助于血液透析患者缺血性心脏病的诊断。对于动脉血供重建术的候选者，负荷试验阳性或有

CAD 症状和（或）体征时，应考虑进行侵入性检查。

二、透析患者的冠心病诊断

（一）诊断标准

透析患者的冠心病诊断标准与普通人群相同，即通过有无心肌缺血症状、心电图动态变化及血清心肌酶学改变来综合诊断。冠状动脉造影仍是诊断冠心病的金标准。

（二）六步法诊断法

2019 版的欧洲心脏病学学会指南对临床上怀疑冠心病的患者提出了六步法诊断法。

1. 根据患者有无症状（典型心绞痛、不典型心绞痛和非心绞痛型胸痛）和病史特点，筛选出可能的 ACS 者，按照 ACS 的原则处理，避免延误治疗。

2. 评估患者的一般情况、并发症情况和生活质量，血供重建无效者可直接进行药物治疗。

3. 进行血液生化、心电图和超声心动图等常规检查。超声心动图可评估左心室功能、室壁活动和心脏瓣膜功能。左室射血分数（left ventricular ejection fraction，LVEF）<50% 的患者应进一步完善相关检查及治疗。

4. 评估检前概率及冠心病的临床可能性，排除其他原因所致胸痛，适当进行治疗和检查。

5. 根据冠心病的临床可能性选择相关影像学检查或功能学检查来评估冠状动脉病变的严重程度。冠心病患病风险较低（≤5%）者可临床随访，无须进一步检查；中风险（5%~15%）者可选择阴性预测值高的冠状动脉 CTA，排除冠心病的诊断；高风险（>15%）者首先选择无创功能学检查，如负荷心电图、心动图或心肌灌注显像，评估是否存在心肌缺血及缺血范围。

6. 评估不良事件的发生风险，以指导后续治疗。

（三）血液透析患者早期诊断冠心病困难的原因

对于血液透析患者，早期诊断冠心病存在一定困难，主要原因如下。

1. 虽然透析患者心肌缺血的临床症状与非透析患者相似，但透析患者发生无症状性心肌缺血的概率较高，且典型的心绞痛发作较少见。另外，在血液透析过程中发生的缺血症状，往往也被当作透析低血压或充血性心力衰竭等并发症症状而被忽略。

2. 透析患者心电图常因合并多种因素（如电解质紊乱、左心室肥厚和尿毒症性心包炎等）而使心电图呈缺血性 ST 段改变，此改变缺乏特异性，容易误诊。

3. 侵入性检查的应用受到限制。无论有无终末期肾病，冠状动脉造影是诊断 CAD 及评估其严重程度的"金标准"。血液透析患者病情较重，侵入性检查风险较高。此外，对于存在残余肾功能的透析患者，应用造影剂等进行检查可能加快残余肾功能的丢失，均可使其应用受到限制。

4. 临床缺乏特异性诊断标志物。慢性肾衰竭患者常检查心肌酶水平，应观察其动态变化，进行性升高才有诊断价值。肌钙蛋白是首选的诊断心肌损伤的生物标志物，包括肌钙蛋白 T（cTnT）和肌钙蛋白 I（cTnI）。有研究显示，cTnT 与残余肾功能相关，在慢性肾衰竭患者中可轻微升高，但高水平的血清 cTnT 是心肌损伤的特异性标志物，可用于冠心病的诊断。

（四）冠状动脉血管造影的注意事项

冠状动脉血管造影时应使用最小剂量、等渗的造影剂，防止容量超负荷，并保护患者的残余肾功能。不常规推荐碳酸氢钠及水合作用，因为这些方法可使血管内容量扩张，增加心脏充盈压。在接受有创冠状动脉手术的患者中，要避免造影颈部血管，并分别保留肱动脉和桡动脉，为之后的透析导管和动静脉瘘保留血管资源。对于计划进行侵入性CAD评估或治疗的患者，应进行出血风险和贫血评估，因为抗凝剂和（或）抗血小板药物可作为经皮冠状动脉介入治疗的辅助治疗。

三、血液透析患者冠心病的治疗和预防

1. 生活方式调整 低盐、低脂饮食，鼓励透析患者适度锻炼，提高骨骼及肌肉强度，改善心功能。

2. 戒烟 所有透析患者均应停止吸烟。

3. 控制血糖 控制血糖和糖化血红蛋白，并酌情调整口服降糖药及胰岛素的剂量，防止低血糖反应的发生。

4. 进行血脂管理 在CKD早期，血脂异常与冠状动脉粥样硬化相关，但在大部分透析患者中，冠心病的发生和进展与低密度脂蛋白胆固醇水平的高低无明显相关性。目前，有3项以他汀类药物治疗为基础的大型随机对照研究。一项在1200例糖尿病透析患者中进行的4D研究表明，阿托伐他汀不能减少透析患者发生冠心病的风险。一项在透析患者中使用瑞舒伐他汀评估心血管事件的AURORA研究也得出同样的结论。在SHARP研究中，辛伐他汀联合依折麦布与安慰剂相比，降低了CKD 3a~5期患者发生主要动脉粥样硬化事件（冠状动脉死亡、心肌梗死、非出血性卒中、任何血管重建）的风险，但该研究未分别评估透析及非透析患者对主要结果的影响。胆固醇治疗研究者协作组分析了28项他汀类药物治疗胆固醇的随机研究的数据，发现随着估测肾小球滤过率的降低，他汀类药物降胆固醇治疗的获益逐渐变小，透析患者的心血管获益几乎消失。但使用他汀类药物降脂是安全有效的，这可能与尿毒症透析患者不依赖于血脂的血管钙化相关。KDIGO发布的相关指南建议，透析前已服用他汀类药物者可继续服用，否则无须额外应用他汀类药物进行降脂治疗。采用贝特类药物进行降脂也可能有效，但应避免与他汀类药物联用，以免增加肌肉损伤的风险。

5. 高血压的管理 大部分尿毒症患者在透析前就已经存在高血压，长期高血压与患者左室肥厚、心力衰竭、冠心病等的发展相关，但透析患者血压控制的靶目标尚存在争议。2005年，KDOQI发布的相关指南推荐血液透析患者进行透析前血压应<140/90 mmHg，透析后血压应<130/80 mmHg，但此数据包括部分非透析患者，且多为观察性研究，缺乏随机对照研究。DOPPS研究的结果显示，透析前血压处于130~159/60~99 mmHg的患者病死率最低，且透析后血压处于120~139/70~99 mmHg的患者病死率最低；血压高低与病死风险呈"U"形相关，且血压过低患者的病死风险更大。《中国血液透析充分性临床实践指南》建议透析患者在透析前将血压控制在160 mmHg以下。

合并高血压的透析患者多存在水钠潴留。血压控制欠佳的患者首先应评估干体重是否达标。干体重是患者的理想体重，此时即无水肿、心力衰竭、低血压等表现，透析前血压也得到了有效控制。可应用胸片有无肺淤血表现、心胸比值及生物电阻抗技术、下腔静脉直径测量、透析中血细胞比容动态监测等方法来评估干体重是否达标。可通过缓慢长时透析（每周3次，每次8 h）、每天短时透析（每周6次/周，每次2~3 h）、可调钠透析、使用超滤曲线等方式使干体重达标。干体重达标可改善血压、减轻左心室肥厚。

透析间期体重增长过多，可使患者血压升高。为控制患者透析间期体重增长，应控制患者体内

的钠平衡。首先，限制患者的食盐摄入量，应<5 g/d；透析前血钠浓度<135 mmol/L 时限制水的摄入。其次，可通过调节透析方式来增加血钠的清除。

对于通过饮食、容量控制达到干体重后血压仍不能控制的患者，需要服用降压药物。首选肾素-血管紧张素-醛固酮系统（renin-angiotensin-aldosterone system，RAAS）受体阻滞剂，如血管紧张素转化酶抑制剂（ACEI）/血管紧张素Ⅱ受体阻滞剂（ARB），此类药物可改善左心室肥厚、减轻交感神经兴奋、减少胰岛素抵抗、减少蛋白尿排出等。一项研究表明，ARB 可降低透析患者发生主要不良心血管事件的风险；对于合并 2 种并发症的患者，累计应用超过 90 天，也可减少上述风险，但应用该类药物会增加高钾血症的风险。有研究表明，服用 β 受体阻滞剂可减少透析患者的心源性猝死风险及全因病死率，改善高危险人群的预后。此外，钙通道阻滞剂、交感神经阻滞剂等也可选择。患者可选择在睡前应用高血压药物，既可控制夜间的高血压，又可减少透析低血压的风险。此外，要注意药物的蛋白结合率，对于透析可清除的药物，要进行剂量调整，血压控制欠佳的患者尤甚。

6. 贫血的治疗 贫血是透析患者的常见并发症，不仅影响患者的生活质量，也可增加患者心血管疾病的发生风险及病死风险，是 CKD 患者发生心血管事件的独立危险因素。有研究表明，血红蛋白每增加 10 g/L，心血管事件的相对危险度下降约 17%。

有研究表明，高水平的血红蛋白也可能会增加透析患者发生心血管疾病的概率，故透析患者肾性贫血治疗的靶目标血红蛋白值为 100~110 g/L，建议血红蛋白不超过 120 g/L。

目前，用于肾性贫血的药物主要有促红细胞生成素、铁剂和低氧诱导因子。对于转铁蛋白饱和度≤30% 且铁蛋白≤500 μg/L 的患者，可使用静脉铁剂进行治疗。促红细胞生成素包括短效制剂和长效制剂，均可使患者的血红蛋白浓度维持在靶目标范围。

7. 微炎症与氧化应激 尿毒症患者存在持续的炎症状态，使氧化应激增强、促进粥样硬化的进展是心血管疾病的高发因素。使用乙酰半胱氨酸抗氧化剂可减少患者的心血管事件。有研究发现，维生素 E、维生素 C 可能具有抑制低密度脂蛋白氧化及避免铁剂治疗引起的氧化损伤的作用。CRP 是常用的炎症指标，可通过多种机制诱导炎症反应。在 CRP>8 mg/L 时，应注意是否存在无症状的血液通路感染、牙周炎及其他轻症感染。使用生物相容性好的透析膜、超纯透析液可减少炎症反应。高通量透析和血液透析滤过有助于降低血浆炎症因子，从而降低血液透析患者的 CVD 病死率。

8. 纠正钙磷代谢紊乱及继发性甲状旁腺功能亢进症 如前所述，钙磷代谢紊乱及甲状旁腺功能亢进症参与心血管钙化、动脉粥样硬化的发生，是患者发生冠状动脉疾病和猝死的独立危险因素。透析初始的血磷水平与患者的全因病死相关。相关指南建议透析患者的血磷维持在 1.13~1.78 mmol/L，血钙维持在 2.10~2.50 mmol/L，为预防心血管疾病将甲状旁腺激素控制在 150~300 ng/L。透析患者可通过低磷饮食、充分透析、使用磷结合剂、维生素 D 及其类似物来使血钙、磷水平达标。磷结合剂包括含钙磷结合剂及非含钙磷结合剂。使用含钙磷结合剂会增加高钙血症的发生风险。一项对比含钙磷结合剂及非含钙磷结合剂司维拉姆的长期试验表明，司维拉姆减缓了患者冠状动脉钙化的进展。另有研究表明，非含钙磷结合剂降低了透析患者的全因病死率，但对于心源性病死及冠状动脉钙化的作用尚不明确。尿毒症患者常存在维生素 D 缺乏，与心源性猝死的风险增加相关。有研究表明，应用维生素 D 受体激活药可以减轻透析患者的心血管疾病病死率。拟钙剂西那卡塞可降低甲状旁腺激素，改善继发性甲状旁腺功能亢进症。Zu 等的 meta 分析表明，西那卡塞治疗可以明显改善透析患者的全因病死和心血管存活。多个对比西那卡塞与常规治疗或安慰剂治疗的研究发现，西那卡塞治疗可降低甲状旁腺的切除率，但没有减少全因病死率及心血管疾病病死率，甚至增加了低钙及胃肠道反应的不良事件。有研究发现透析患者行甲状旁腺切除后，其血管钙化的进度有所减缓，全因病死率及心血管疾病病死率减少。因此，严重病例、药物控制不佳者可施行甲状旁腺切除术。

9. 抗血小板治疗 有研究表明，合并心肌梗死的透析患者使用阿司匹林可使其病死风险下降，推荐低剂量的阿司匹林治疗，对阿司匹林过敏的患者可服用氢氯吡格雷，建议有出血危险且心血管获益不确切的患者停用阿司匹林。但是，阿司匹林联合氢氯吡格雷的双联抗血小板治疗可增加出血风险。目前有研究表明，新型P2Y12抑制药（如替格瑞洛）的有效性及安全性均高于氢氯吡格雷，但其在透析患者中的应用仍缺乏循证医学证据。

10. 血供重建 透析患者进行冠状动脉血供重建的适应证与普通人群相似，但其风险及获益与普通人群明显不同。关于普通人群的COURAGE研究和ISCHEMIA研究（包含777例CKD 4～5期患者，其中53%接受透析治疗）表明，保守治疗和血供重建治疗的病死率及心肌梗死的发生率无明显差异。血供重建治疗包括冠状动脉旁路移植术和经皮腔内血管成形术。相关指南推荐，存在如下情况优先考虑冠状动脉旁路移植术治疗，包括中度至高度的解剖复杂性合并3支血管病变、糖尿病患者合并3支血管病变、高解剖复杂性的左主干病变，但大部分患者多因各种原因拒绝手术治疗。一项meta分析表明，与冠状动脉旁路移植术相比，接受经皮冠状动脉介入治疗的患者短期全因病死率低，心源性死亡、心肌梗死及再狭窄概率高，但两者长期的全因病死率及发生严重心脑血管事件的风险无明显差异。Wang等研究也得出相同的结论。

经皮冠状动脉介入治疗目前主要使用金属裸支架和药物涂层支架。一项纳入215例患者（11%接受透析治疗）的随机对照研究显示，药物涂层支架治疗后，患者病变血管再重建率更低，但在透析患者亚组中，两种支架治疗后的病变血管再重建率无明显差异。

无论是采用冠状动脉旁路移植术还是经皮冠状动脉介入治疗，透析手术的风险明显较普通人群高，且围术期的病死风险较高。

（童俊容）

参 考 文 献

[1] Juhani K, William W, Antti S, et al. 2019 ESC Guidelines for the diagnosis and management of chronic coronary syndromes. European Heart Journal, 2020, 41(3): 407-477.

[2] Saraste A, Barbato E, Capodanno D et al. Imaging in ESC clinical guidelines: chronic coronary syndromes. Eur Heart J Cardiovasc Imaging, 2019, 20(11): 1187-1197.

[3] Charytan D, Kuntz R E. The exclusion of patients with chronic kidney disease from clinical trials in coronary artery disease. Kidney International, 2006, 70(11): 2021-2030.

[4] Fujii H, Joki N. Mineral metabolism and cardiovascular disease in CKD. Clinical and Experimental Nephrology, 2017, 21(1): 53-63.

[5] Lai J, Akindavyi G, Fu Q, et al. Research progress on the relationship between coronary artery calcification and chronic renal failure. Chinese Medical Journal, 2018, 131(5): 608-614.

[6] Dimkovic N, Schlieper G, Jankovic A, et al. Prognostic value of cardiovascular calcifications in hemodialysis patients: a

[7] Lau WL, Ix JH. Clinical detection, risk factors, and cardiovascular consequences of medial arterial calcification: a pattern of vascular injury associated with aberrant mineral metabolism. Seminars in Nephrology, 2013, 33(2): 93-105.

[8] Brandenburg VM, Martin H, Sohn CM, et al. Calciphylaxis. Dtsch Med Wochenschr, 2015, 140(5): 347-351.

[9] Chettati M, Adnouni A, Fadili W, et al. Calcific uremic arteriolopathy in hemodialysis patient, review of literature through five cases reports. Nephrologie & Therapeutique, 2018, 35(4): 70-77.

[10] Medepalli VM, Davis LS, Medepalli LC, et al. Calciphylaxis in the Setting of Hemodialysis, Liver Cirrhosis, and Warfarin Therapy for Atrial Fibrillation: An Argument for Alternative Anti-Embolic Therapy. Cureus, 2020, 6(2): 93-99.

[11] Lima E G, Batista D V, Martins E B, et al. Chronic Kidney Disease and Coronary Artery Disease. Advances in Nephropathy. 2018, 14(2): 144-151.

[12] Fujii H, Joki N. Mineral metabolism and cardiovascular disease in CKD. Clinical & Experimental Nephrology, 2017, 21(1 Supplement): 53-63.

[13] Chen Y, Huang C, Duan Z, et al. Klotho/FGF23 axis mediates high phosphate-induced vascular calcification in vascular smooth muscle cells via Wnt7b/β-catenin pathway. Kaohsiung Journal of Medical Sciences, 2019, 35(7): 393-400.

[14] Custodio MR, Koike MK, Neves K R, et al. Parathyroid hormone and phosphorus overload in uremia: impact on cardiovascular system. Nephrology Dialysis Transplantation, 2012, 27(4): 1437-1445.

[15] Jovanovich A, Chonchol M, Sobhi A, et al. Mineral metabolites, angiotensin ii inhibition and outcomes in advanced chronic kidney disease. American Journal of Nephrology, 2015, 42(5): 361-368.

[16] Lunyera J, Scialla JJ. Update on chronic kidney disease mineral and bone disorder in cardiovascular disease. Seminars in Nephrology, 2018, 38(6): 542-558.

[17] Centeno PP, Herberger A, Mun H, et al. Phosphate acts directly on the calcium-sensing receptor to stimulate parathyroid hormone secretion. Nature Communications, 2019, 10(1): 39-44.

[18] Mizobuchi M, Ogata H, Koiwa F, et al. Secondary hyperparathyroidism: pathogenesis and latest treatment. Therapeutic Apheresis and Dialysis, 2019, 23(4): 309-318.

[19] Der Plas WY, Noltes ME, Van Ginhoven TM, et al. Secondary and tertiary hyperparathyroidism: a narrative review. Scandinavian Journal of Surgery, 2019, 56(4): 78-84.

[20] Massimetti C, Imperato G, Feriozzi S, et al. Correction of secondary hyperparathyroidism with paricalcitol in renal transplant improves left ventricular hypertrophy. Giornale Italiano Di Nefrologia, 2019, 36(1): 108-113.

[21] Massimetti C, Achilli P, Zampi G, et al. Parathormone and left ventricular hypertrophy. Giornale Italiano Di Nefrologia, 2014, 31(6): 67-71.

[22] Massimetti C, Imperato G, Feriozzi S, et al. Correction of secondary hyperparathyroidism with paricalcitol in renal transplant improves left ventricular hypertrophy. Giornale Italiano Di Nefrologia, 2019, 36(1): 12-20.

[23] Custódio Melani R, Koike M K, Neves K R, et al. Parathyroid hormone and phosphorus overload in uremia: impact on cardiovascular system. Nephrol Dial Transplant, 2012, 16(4): 1437-1445.

[24] Hwa Seong Nam, Su Mi Lee, Eu Gene Jeong, et al. Vascular Calcification on Plain Radiographs Is Related with the Severity of Lesions Detected by Coronary Angiography in Dialysis Patients. Tohoku J Exp Med., 2015, 235(7): 135-144.

[25] M. K. de Bie, et al. Abdominal aortic calcification on a plain X-ray and the relation with significant coronary artery disease in asymptomatic chronic dialysis patients. BMC Nephrol, 2017, 18(1): 82-88.

[26] Chen HC, Wang WT, Hsi CN, et al. Abdominal aortic calcification score can predict future coronary artery disease in hemodialysis patients: a 5-year prospective cohort study. Bmc Nephrology, 2018, 19(1): 24-33.

[27] Whelton PK, Carey RM, Aronow WS et al. Cardiac risk assessment in kidney transplant candidates: clinical usefulness of different guidelines.Transplantation Proceedings, 2019, 15(4): 171-181.

[28] Malyszko J, Bachorzewskagajewska H, Tomaszukkazberuk A, et al. Cardiovascular disease and kidney transplantation evaluation of potential transplant recipient. Polskie Archiwum Medycyny Wewnetrznej-polish Archives of Internal Medicine, 2014, 124(11): 608-616.

[29] Whelton PK, Carey RM, Aronow WS, et al. Guidelines

on evaluation and management of cardiovascular diseases. American Journal of Kidney Diseases, 2005, 45(4): 87-94.

[30] Roffi M, Patrono C, Collet JP, et al. 2015 ESC Guidelines for the management of acute coronary syndromes in patients presenting without persistent ST-segment elevation: Task Force for the management of acute coronary syndromes in patients presenting without persistent ST-segment elevation of the European Society of Cardiology (ESC). Eur Heart J, 2016, 37(3): 267-315.

[31] Ibanez B, James S, Agewall S, et al. 2017 ESC Guidelines for the management of acute myocardial infarction in patients presenting with ST-segment elevation: The Task Force for the management of acute myocardial infarction in patients presenting with ST-segment elevation of the European Society of Cardiology (ESC). Eur Heart J, 2018, 39(2): 119-177.

[32] Van Berkel M, Dekker M, Bogers H, et al. Diagnosis of acute myocardial infarction in hemodialysis patients may be feasible by comparing variation of cardiac troponins during acute presentation to baseline variation. Clinica Chimica Acta, 2016, 36(7): 36-41.

[33] Maurits, S, Buiten, et al. Serum cardiac troponin-i is superior to troponin-T as a marker for left ventricular dysfunction in clinically stable patients with end-stage renal disease. Plos One, 2015, 10(8): 134-145.

[34] Aart J van der Molen, Peter Reimer, Ilona A Dekkers, et al. Post-contrast acute kidney injury. Part 2: risk stratification, role of hydration and other prophylactic measures, patients taking metformin and chronic dialysis patients. European Radiology, 2018, 28(7): 2856-2869.

[35] Wanner C, Krane V, Marz W, et al. Atorvastatin in patients with type 2 diabetes mellitus undergoing hemodialysis. N Engl J Med, 2005, 353(9): 238-248.

[36] Fellstrom BC, Jardine AG, Schmieder RE, et al. Rosuvastatin and cardiovascular events in patients undergoing hemodialysis. N Engl J Med, 2009, 360(8): 1395-1407.

[37] Baigent C, Landray MJ, Reith C, et al. The effects of lowering LDL cholesterol with simvastatin plus ezetimibe in patients with chronic kidney disease (Study of Heart and Renal Protection): a randomised placebo-controlled trial. Lancet 2011, 377(12): 2181-2192.

[38] Workgroup KD. K/DOQI clinical practice guidelines for cardiovascular disease in dialysis patients. American Journal of Kidney Diseases, 2005, 45(4 Suppl 3): 1-153.

[39] Robinson BM, Tong L, Zhang J, et al. Blood pressure levels and mortality risk among hemodialysis patients in the Dialysis Outcomes and Practice Patterns Study. Kidney International, 2012, 82(5): 570-580.

[40] 中国医师协会肾脏病医师分会血液透析充分性协作组. 中国血液透析充分性临床实践指南. 中华医学杂志, 2015, 95 (34): 2748-2753.

[41] Covic A, Ciumanghel A, Siriopol D, et al. Value of bioimpedance analysis estimated "dry weight" in maintenance dialysis patients: a systematic review and meta-analysis. International Urology and Nephrology, 2017, 49(12): 2231-2245.

[42] Sinha AD, Agarwal R. Setting the dry weight and its cardiovascular implications. Seminars in Dialysis, 2017, 30(6): 481-488.

[43] Zhou Y, Liu J, Ma L, et al. Effects of increasing diffusive sodium removal on blood pressure control in hemodialysis patients with optimal dry weight. Blood Purification, 2013, 67(6): 209-215.

[44] Chung-Wei, Yang, Nian-Sheng. Angiotensin receptor blockers decrease the risk of major adverse cardiovascular events in patients with end-stage renal disease on maintenance dialysis: a nationwide matched-cohort study. Plos One, 2015, 10(10): 140633-140640.

[45] Kuragano T, Matsumura O, Matsuda A, et al. Association between hemoglobin variability, serum ferritin levels, and adverse events/mortality in maintenance hemodialysis patients. Kidney International, 2014, 86(4): 845-854.

[46] Lin F, Zhang X, Huang L, et al. Impact of hemoglobin variability on cardiovascular mortality in maintenance hemodialysis patients. International Urology and Nephrology, 2018, 50(9): 1703-1712.

[47] Wilkinson TJ, Clarke AL, Nixon D G, et al. Prevalence and correlates of physical activity across kidney disease stages: an observational multicentre study. Nephrology Dialysis Transplantation, 2019, 14(11): 245-249.

[48] Nowak KL, Chonchol M. Does inflammation affect outcomes in dialysis patients. Seminars in Dialysis, 2018, 31(4): 388-397.

[49] Rodrigues SD, Franca KC, Dallin FT, et al. N-acetylcysteine as a potential strategy to attenuate the oxidative stress induced by uremic serum in the vascular system. Life Sciences, 2015, 26(7): 110-116.

[50] Li G, Ma H, Yin Y, et al. CRP, IL 2 and TNF α level in

patients with uremia receiving hemodialysis. Molecular Medicine Reports, 2017, 17(2): 3350-3355.

[51] Isakova T, Nickolas TL, Denburg M, et al. KDOQI us commentary on the 2017 KDIGO clinical practice guideline update for the diagnosis, evaluation, prevention, andtreatment of chronic kidney disease-mineral and bonedisorder (CKD-MBD). American Journal of Kidney Diseases, 2017, 23(6): 272-289.

[52] Wang C, Liu X, Zhou Y, et al. New conclusions regarding comparison of sevelamer and calcium-based phosphate binders in coronary-artery calcification for dialysis patients: a meta-analysis of randomized controlled trials. Plos One, 2015, 10(7): 67-72.

[53] Marinella, Ruospo, Suetonia, et al. Phosphate binders for preventing and treating chronic kidney disease-mineral and bone disorder (CKD-MBD). Cochrane Database of Systematic Reviews, 2018, 8(8): 1146-1157.

[54] Chonchol M, Greene T, Zhang Y, et al. Low vitamin D and high fibroblast growth factor 23 serum levels associate with infectious and cardiac deaths in the HEMO Study. Journal of The American Society of Nephrology, 2016, 27(1): 227-237.

[55] Shoji T, Marubayashi S, Shigematsu T, et al. Use of vitamin D receptor activator, incident cardiovascular disease and death in a cohort of hemodialysis patients. Therapeutic Apheresis and Dialysis, 2015, 19(3): 235-244.

[56] Zu Y, Lu X, Song J, et al. Cinacalcet treatment significantly improves all-cause and cardiovascular survival in dialysis patients: results from a meta-analysis. Kidney and Blood Pressure Research, 2019, 44(6): 1-12.

[57] Nigar, Sekercioglu, Jason W. Cinacalcet versus standard treatment for chronic kidney disease: a systematic review and meta-analysis. Renal failure, 2016, 38(6): 857-874.

[58] Wang G, Liu H, Wang C, et al. Cinacalcet versus Placebo for secondary hyperparathyroidism in chronic kidney disease patients: a meta-analysis of randomized controlled trials and trial sequential analysis. Scientific Reports, 2018, 8(1): 3111-3113.

[59] Molina P, Gorriz JL, Beltran S, et al. Regression of vascular calcification in a parathyroidectomized patient on di-alysis with untreated hypocalcemia over 12-year follow-up. Clin Nephrol, 2016, 86(4): 333-339.

[60] Chen L, Wang K, Yu S, et al. Long-term mortality after parathyroidectomy among chronic kidney disease patients with secondary hyperparathyroidism: a systematic review and meta-analysis. Renal Failure, 2016, 38(7): 1050-1058.

[61] Migliori M, Cantaluppi V, Scatena A, et al. Antiplatelet agents in hemodialysis. Journal of Nephrology, 2017, 30(3): 373-383.

[62] Welsh RC, Sidhu RS, Cairns JA, et al. Outcomes among clopidogrel, prasugrel, and ticagrelor in st-elevation myocardial infarction patients who underwent primary percutaneous coronary intervention from the TOTAL trial. Canadian Journal of Cardiology, 2019, 35(10): 1377-1385.

[63] Jain N, Reilly RF. Oral P2Y12 receptor inhibitors in hemodialysis patients undergoing percutaneous coronary interventions: current knowledge and future directions. Seminars in Dialysis, 2016, 29(5): 374-381.

[64] Gosselin G, Teo KK, Tanguay JF, et al. Effectiveness of percutaneous coronary intervention in patients with silent myocardial ischemia (post hoc analysis of the COURAGE trial). American Journal of Cardiology, 2012, 109(7): 954-959.

[65] Bangalore S, Maron DJ, O'Brien SM, et al. Management of coronary disease in patients with advanced kidney disease. N Engl J Med, 2020, 383(11): 1090-1091.

[66] Sousa-Uva M, Neumann F-J, Ahlsson A, et al. 2018 ESC/EACTS Guidelines on myocardial revascularization. Eur J Cardio-thoracic Surg. 2019, 55(1): 4-90.

[67] Panyun, Fei, Luo, et al. Multivessel Coronary Revascularization Strategies in Patients with Chronic Kidney Disease: A Meta-Analysis. Cardiorenal Medicine, 2019, 9(3): 145-159.

[68] Wang Z, Gong Y, Fan F, et al. Coronary artery bypass grafting vs. drug-eluting stent implantation in patients with end-stage renal disease requiring dialysis. Ren Fail, 2020, 42(1): 107-112.

[69] Tomai F, Ribichini F, De Luca L, et al. Randomized comparison of xience v and multi-link vision coronary stents in the same multivessel patient with chronic kidney disease (RENAL-DES) study. Circulation, 2014, 129(10): 1104-1112.

第十四节 透析患者抗凝药物应用新进展

各种慢性肾脏病的终末阶段称为终末期肾病（end-stage renal disease，ESRD），一般患者到达这个阶段需要进行肾替代治疗，其中包括血液透析、腹膜透析及肾移植3种方式，肾移植因费用及肾源等因素而无法普及，故大部分终末期肾病患者选择血液透析或腹膜透析。2008年，中国医院协会血液净化中心管理分会对我国终末期肾病的维持性透析患病率和发病率进行了调查。结果显示，在我国大陆地区的31个省、自治区及直辖市中，2007—2008年患病率的年增长达52.9%，2008年新增的终末期肾病患者数为45 423例，年发病率为36.1例/100万。在上述调查结果中，还存在登记不完整的情况，意味着我国实际的维持性透析患者数远大于调查结果。面对如此庞大的透析人群，提高透析水平，从而提高透析患者的生存质量成为新的挑战。

一、终末期肾病患者凝血功能的变化

（一）血栓风险增加

慢性肾脏病患者肾功能进行性下降，会导致广泛止血机制的生化紊乱；其中，纤维蛋白原、第Ⅶ因子、第Ⅷ因子、第Ⅻ因子、活化蛋白C复合物、血管性假血友病因子（von Willebrand factor，vWF）、同型半胱氨酸及凝血酶-抗凝血酶复合物对患者的生理变化影响较大；由于肾脏代谢功能的下降，会导致这些因子增加。例如，高纤维蛋白原水平被认为是一种促炎状态，可进一步促进C反应蛋白和IL-6水平的升高，两者共同作用最终导致高凝状态。同时，慢性肾脏病的病理状态及毒素水平的蓄积会增加血小板表面纤维蛋白原受体的表达并激活肾素-血管紧张素-醛固酮系统，进一步影响患者的凝血功能，从而导致慢性肾脏病患者具有很高的血栓风险，而合并心房颤动的终末期肾病患者则有更高的卒中和其他栓塞风险。除此之外，大部分透析患者都存在容量超负荷、下肢静脉淤滞和容量超载等问题，会使发生深静脉血栓的风险增加。在人工动静脉内瘘术及深静脉置管的实施过程中，对血管内皮的损伤也会大大增加发生血栓的风险。在使用深静脉置管透析时，患者的活动甚至血液湍流和呼吸都会使管路损伤血管内皮，进而导致血栓风险增加。所以，在慢性肾脏病患者尤其是血液透析患者中，血栓的预防是必不可少的。

（二）出血风险增加

血小板α颗粒内的成分失调会导致总体血小板性血栓形成减少，而血小板功能障碍增加了肾病患者的出血风险。血小板黏附和聚集不良与钙含量升高、钙流受损、花生四烯酸和前列腺素代谢异常、血栓素A$_2$合成障碍、纤维蛋白原片段释放和结合到血小板糖蛋白GPⅡb/Ⅲa受体有关。此外，尿毒症血小板与vWF的相互作用差，可导致出血风险增加。血液透析可以迅速纠正血小板功能障碍，降低出血风险，但血液透析治疗的间隔会使尿毒症副产物重新积累而再次变成出血前的状态。除此之外，80%以上的患者在透析期间为了防止透析膜血栓形成，额外使用普通肝素（unfractionated heparin，UFH）或低分子肝素（low molecular heparin，LMWH）。这些效应累积起来导致血液透析前后相互竞争的生理状态急剧波动。透析前血小板功能受损，抗凝作用减弱。透析后，血小板功能恢复正常，血浆、血液浓缩并有抗凝作用。因此，辨别血液透析患者处于血栓前状态或出血前状态的程度是不简单的。相比之下，与血液透析相比，腹膜透析与出血风险降低有关，因为腹膜透析可以有效清除尿毒症毒素，且不会出现大的波动。此外，由于腹膜透析不使用人造膜，故不会发生血小板激活。全身性肝素不用于腹膜透析，故不具有任何额外的抗凝作用，但由于患者通过腹膜透析液逐渐失去白蛋白而导致的低蛋白血症会使血小板过度活跃，出血风险增加。因此，尽管腹膜透析的出血风险低于血液透

析，但仍高于非透析人群。因为血液透析患者凝血功能的多变性，本节主要探讨血液透析患者抗凝药物的使用。

二、血液透析患者进行抗凝治疗的必要性

在血液透析患者进行血液净化的过程中，血液与人工材料表面接触时会导致凝血级联反应的激活，从而造成透析滤器和透析管路的凝血，而通过对血液进行抗凝治疗可以维持血液透析过程中血液的流动状态良好，避免体外循环凝血引起血液丢失，预防因体外循环引起的凝血活化所诱导的血栓栓塞性疾病，同时预防体外循环过程中凝血活化所诱发的炎症反应，进而保障血液透析的顺利与安全。终末期肾病行血液透析治疗的患者因复杂的凝血机制，需要选择一个合理且安全有效的抗凝方案来降低血栓栓塞事件及出血性事件的发生风险。

三、血液透析患者进行抗凝治疗可能出现的并发症

可从抗凝不足、抗凝过度及抗凝药物的不良反应3个方面阐述：①当患者抗凝不足时，会出现透析通道的管路凝血，也会因为凝血活化过程导致机体的炎症反应仍存在，进一步增加患者发生血栓栓塞性疾病的风险。②当患者透析过度时，最易发生出血。另外，因患者透析管路的凝血活性相较于内体来说更为活跃，所以，很容易导致体内过度抗凝。低分子肝素因其半衰期较长，在透析结束后也有出血风险。③在抗凝药物的不良反应方面，在目前临床常用的几种抗凝药物中，肝素易导致血小板减少症、骨质疏松、脂代谢紊乱、高钾血症等不良反应；枸橼酸钠易导致血钙水平紊乱，且其操作较复杂；阿加曲班过度使用时也可能导致大出血，且目前没有特效的拮抗药。

四、抗凝药物的应用进展

（一）增强凝血抑制因子活性类药物——肝素

1. 普通肝素 目前，普通肝素是维持性血液透析患者最广泛使用的抗凝药物，是一种间接抗凝血剂，可增强抗凝血酶（antithrombin，AT）的酶活性，这种活性依赖于特定的肝素五糖序列与抗凝血酶的相互作用。普通肝素能有效抑制凝血酶和凝血因子Xa。普通肝素是通过非肾脏代谢消除的，对于肾功能不全患者，普通肝素不需要调整剂量，其他肝素则需要调整剂量。

肝素的平均半衰期为1.5 h，通常以1000～2000 U的负荷量给药，然后持续输注500～1500 U/h，在透析结束前约30 min停止输注。在临床实践中，医师要根据患者的具体情况来调整剂量，如患者血细胞比容较高时可增加肝素的剂量，在有出血风险、血小板减少或长期抗凝的患者中减少或停用肝素。对于肝素的给药方式，有单中心的病例对照研究表示由动脉端给药可以减少肝素的使用剂量，从而减少出血等并发症的发生，但这仍需要多中心研究才能指导临床实践。

对于肝素浓度的监测，一般推荐使用抗Xa活性监测并调整药物浓度，但是目前国内开展该试验的实验室较少。另外，在监测抗Xa活性时应注意采血时间，需要在药物峰浓度时采血，同时要在抽血后2 h内完成检测。因此，虽然活化部分凝血酶原时间（activated partial thromboplastin time，APTT）对肝素的敏感性较低且可能影响其作用的因素较多，但在没有条件进行抗Xa活性监测时可以采用APTT调整药物剂量。当使用APTT进行监测时，监测目标是透析前或中正常值的150%左右。

若肝素过量，一般使用鱼精蛋白拮抗其抗凝作用。鱼精蛋白的使用剂量由肝素的使用剂量决定，一般在肝素使用的 15 min 内，1 mg 的鱼精蛋白可以中和 80～100 U 的普通肝素，但因肝素的半衰期较短，所以，如果已经使用较长时间的肝素，鱼精蛋白的使用剂量要相应减少。

肝素的不良反应一般表现为脂代谢和骨代谢异常、高钾血症、肝素过敏或肝素引起的血小板减少。当患者出现这些不良反应时，医师需要改变透析方案。其中，肝素诱导性血小板减少症（HIT）通常发生在患者常规接触肝素后不久，有时还会伴随血栓形成，可能发生在肝素治疗的透析患者中；对于血栓形成疑似或确诊病例，应停止使用所有肝素，因为血栓形成的风险会随着血小板减少的严重程度而增加，所以，随着血栓风险的增加，一般当血小板减少症发生时，首先使用阿加曲班替代抗凝治疗。当肝素引起的血小板减少在实验室检测中呈阴性时，患者可以再次尝试使用普通肝素或低分子肝素。需要注意，患者在血小板减少症发生后的 100 天内，若再次使用肝素，有诱发急性 HIT 的可能。

在肝素使用的安全性上，有一项回顾性研究追踪了 2015—2017 年在美国接受治疗的成人血液透析患者，且记录了这些患者肝素使用、抗凝剂使用、抗血小板药物使用的情况。结果发现，肝素的使用与较低的红细胞生成刺激剂剂量、较高的血红蛋白水平和较低的每月静脉注射铁剂剂量相关；没有检测到任何与肝素使用和出血事件有关的安全信号；抗血小板药物的存在几乎没有影响。该研究表示，在存在和不存在全身抗凝和抗血小板药物的情况下，肝素的使用都是安全有效的。临床判断必须用于评估个别患者的出血风险，但停用肝素的决定不应仅基于同时使用抗凝剂或抗血小板药物。

2. 低分子肝素 低分子量肝素是效力较弱的凝血酶拮抗药，主要通过抑制 Xa 发挥作用。一项荟萃分析指出，低分子肝素和普通肝素在任何出血、抗 Xa 水平或体外管路血栓形成风险增加方面没有任何区别，且低分子量肝素作为体外抗凝药的使用并未被证明可以改善透析清除率，但一项观察性研究表明，低分子量肝素似乎可以改善脂质状况和骨代谢标志物。也有荟萃分析指出，低分子肝素相对于普通肝素，前者在血小板减少症的发生风险上有统计学意义的显著降低。这些结论仍需更完善、更全面、更长期的研究来证实。值得注意的是，由于更长的半衰期、更少的剂量依赖和更少的出血风险，低分子量肝素单剂注射的便利性和更可预测的抗凝效果使其成为一种可行的抗凝药物替代普通肝素。临床中，很多国际血液透析指南认为这两种肝素都是一线抗凝药物，而欧洲肾脏最佳实践指南推荐低分子量肝素优于普通肝素。临床医师在工作中可根据患者及医疗环境的实际情况来选择这两种药物。

低分子肝素的一般使用剂量为 60～80 U/kg，静脉注射，与普通肝素一样需要根据患者的病情反复调整，这个调整通常是经验性的。低分子肝素与普通肝素相比，可能需要更大的剂量或重复剂量；对于有出血风险的患者，则需要降低剂量。当患者进行床旁血液透析治疗时，治疗时间越长，给予的追加剂量应该逐渐减少。

低分子肝素的监测与普通肝素相似，更推荐使用抗 Xa 活性监测药物浓度。低分子肝素需要与抗凝血酶结合才会发挥作用，所以，当使用抗 Xa 活性监测低分子肝素的药物浓度时，还需要完善抗凝血酶Ⅲ的活性水平。因为低分子肝素具有较稳定的药代动力学及较长的半衰期，故每次的使用剂量较为固定。有一部分学者认为使用低分子肝素抗凝时不需要监测，但是也有研究表示，通过个体化监测抗 Xa 活性给药可以减少不良事件的发生。对于低分子肝素的监测必要性及监测指标的确定仍需更多的研究明确。

肝素及低分子肝素使用禁忌证：①对肝素过敏、有自发出血倾向、血液凝固迟缓（如血友病、紫癜、血小板减少）、创伤、产后出血及严重肝功能不全者禁用。②对低分子肝素或低分子肝素注射液中任何赋形剂过敏。③有使用低分子肝素发生血小板减少的病史。④与止血异常有关的活动性出血或出血风险增加，不是由肝素引起的弥散性血管内凝血除外。⑤可能引起出血的器质性损伤（如活动的消化性溃疡）。⑥出血性脑血管意外。⑦急性感染性细菌性心内膜炎。

临床上，有多种低分子肝素可供选择，目前国内常见的有依诺肝素、那屈肝素和达肝素。单剂达肝素在血液透析中也被证明安全有效，在一项为期7周的研究中，152例血液透析患者在透析开始时给予5000 U的达肝素中位数，几乎所有的血液透析疗程都是在没有过早凝血的情况下完成的，也没有生物蓄积的证据。也有相关文献报道，较低固定剂量的替扎肝素2500 U也具有良好的临床效果，但是在国内未见相关文献报道。

（二）钙离子结合剂——枸橼酸钠

枸橼酸钠（柠檬酸钠）利用枸橼酸根与钙离子能形成可溶性络合物，从而阻止血液凝固，进而成为一种血液抗凝药，局部枸橼酸盐抗凝（regional citrate anticoagulation，RCA）已被引入临床实践。对于RCA，抗凝作用仅限于体外循环，患者的凝血功能不受损害。一般在有明确的活动性出血疾病或存在明显的出血倾向时或APTT、凝血酶原时间（PT）、国际标准化比率值（INR）明显延长的患者中推荐使用。

在枸橼酸钠的使用上，有学者对有出血倾向的患者使用枸橼酸钠前后的指标及凝血功能进行监测。结果发现，枸橼酸钠对于具有出血高危风险的人群更安全有效，可以减少出血风险；同时，枸橼酸钠局部抗凝治疗较无肝素血液透析治疗减少了透析管路凝血的风险。一项研究表明，在枸橼酸钠的使用过程中，无论是否联合使用含钙透析液，均对患者安全有效；只有当使用含钙透析液时，体外凝血的发生率较不使用含钙透析液时高。我国的一项研究提示，钙浓度分别为1.75 mmol/L及1.5 mmol/L的枸橼酸透析液单次透析后能更好地维持血液透析患者的血钙稳定，对甲状旁腺激素（PTH）的影响相对较小；同时表示，活性全段PTH能更好地反映由钙浓度变化导致的体内活性PTH改变。目前，因枸橼酸钠的透析方式较为复杂，透析过程中需要监测的指标较多，还未完全普及，缺少多中心、大数据的研究，但是更多的简化枸橼酸钠透析方案正在被提出。同时，枸橼酸钠的使用规范仍需更多的研究进一步明确。

在出血风险方面，有很多研究都肯定了枸橼酸钠的安全性。在一项有215例患者参加的研究中，将RCA与那屈肝素进行了比较。结果显示，与那屈肝素组相比，RCA组的出血并发症减少，输注红细胞的单位数减少。在46例采用血液透析滤过的随机对照研究中，尽管每6 h进行一次非常严格的算法和凝血试验，但还是有62%的SHA患者和15%的RCA患者有出血并发症，还有颅内出血。

在肝功能受损的患者中，枸橼酸的代谢降低，故肝功能受损被认为是RCA的禁忌证。但在一项纳入697例患者的研究中，提示仅在终末期肝病模型（model for end-stage liver disease，MELD）评分＞44分的患者中，pH值、碳酸氢盐水平和血清钙离子水平略低，所以有学者认为没有必要因为枸橼酸积聚而停止RCA。但是在使用RCA时，仍应该监测枸橼酸的蓄积情况，且必要时还需要减少枸橼酸盐的使用剂量甚至换用另一个抗凝方案。另外，需要注意的是，枸橼酸的代谢途径是氧依赖的，在多脏器衰竭或乳酸酸中毒的患者中，枸橼酸的蓄积都是致命的。临床实践中，当患者合并严重的肝功能不全或合并低氧血症、组织灌注不足等情况时，医师对于枸橼酸钠的使用应十分谨慎。另外，代谢性碱中毒、高钠血症也是枸橼酸钠的使用禁忌证。

枸橼酸钠的常见不良反应为低钙血症和甲状旁腺激素激活，还有一个严重的不良反应为枸橼酸蓄积。枸橼酸钠在临床使用中，需要监测总钙水平，并根据钙水平调整透析方案，同时需警惕发生枸橼酸的蓄积。因枸橼酸钠在临床使用时需监测并计算钙水平，具有一定复杂性，也有部分单中心观察回顾性研究表明，与传统的局部枸橼酸盐抗凝相比，一种创新的局部枸橼酸盐抗凝方案产生的碱中毒及高钠血症和低钙血症明显减少，且总体代谢控制与肝素抗凝治疗相当。但是该方案还需进一步验证与研究。

（三）抑制凝血因子活性药物——阿加曲班

阿加曲班是一种凝血酶抑制药，通常在患者存在肝素诱导性血小板减少症、不能耐受肝素的情况下作为替代的抗凝药物，半衰期为39～51 min。我国的一项研究通过观察使用不同首剂量的阿加曲班进行连续性床旁血液透析患者治疗前、中、结束前的APTT和治疗中、结束时的血滤器、血路管凝血情况，提出首剂量30 μg/kg阿加曲班可使连续性床旁血液透析治疗顺利进行，同时没有凝血及出血倾向。临床上，APTT可以对阿加曲班进行监测。阿加曲班主要经过肝脏代谢，所以，当肝功能损伤时不宜使用。另外，该药没有特效的拮抗药，需警惕药物过量。一项荟萃分析指出，阿加曲班与低分子肝素在血液透析抗凝效果中，管路凝血发生率无明显差异，但阿加曲班对血小板影响小，出血发生率低，穿刺点止血时间短，安全性更高。

五、特殊类型的透析患者

（一）出血倾向患者的血液透析治疗

对于具有出血倾向的血液透析患者一般考虑使用无肝素透析治疗，但因阿加曲班和枸橼酸钠的出血风险较小，故这两种抗凝剂近年来在出血高风险患者的血液透析中使用频率逐渐升高。国内有研究曾比较出血高危者无肝素透析与阿加曲班透析效果，最终结论提示两者之间透析器的凝血事件发生差异有统计学意义，无肝素组的凝血风险更高，而透析效果与普通患者组使用低分子肝素或肝素的透析效果相比差异无统计学意义。由此得出结论，阿加曲班的抗凝效果与肝素或低分子肝素相当，且可以减少出血风险，在临床上使用较为安全。对于具有出血倾向的患者阿加曲班与枸橼酸钠均为可行的抗凝剂，两者相比较后枸橼酸钠为更理想的抗凝方式。除此之外，在连续性血液透析的患者中全身抗凝首选肝素，但血液透析治疗中，肝素的长时间有效使用也会加大出血风险。在床旁血液透析治疗中，部分研究表示，局部枸橼酸钠抗凝的疗效好于肝素，可减少出血风险但不增加体外循环管路血栓形成的风险。

（二）合并非瓣膜病性心房颤动患者的抗凝

有研究显示，随着患者估计的肾小球滤过率下降，死亡、心血管事件和住院风险逐渐增加。而心房颤动是慢性肾脏病患者和非慢性肾脏病人群最常见的心律失常，13%～27%的慢性肾脏病患者和13%～22%的终末期肾病患者被诊断为心房颤动。结合透析患者异常的凝血功能，合并非瓣膜性心房颤动患者的抗凝是必要且复杂的，但目前的大型药物试验都排除了终末期肾病患者，所以，围绕非瓣膜病性心房颤动的终末期肾病人群开始口服抗凝药物的数据仍存在争议。有2项大型荟萃分析评估了维生素K拮抗药在这一独特人群中的使用情况,但结果并没有显示病死率或缺血性卒中的发生风险降低,而是发现总出血风险增加了21%。有学者表示,与在减少卒中和系统性栓塞疾病方面具有类似疗效的华法林相比,服用阿皮沙班减少了出血。考虑这些结果,在随机临床试验数据可用之前,阿皮沙班是替代华法林抗凝治疗血液透析伴非瓣膜病性心房颤动患者的合理药物,尤其是在转甲状腺素蛋白(TTR)较低的患者中更是如此。美国的一项涉及约25 000例患者(其中94.6%为血液透析患者)的研究表明,阿皮沙班和华法林在卒中或全身性栓塞的发生风险方面没有差异,而服用阿皮沙班的患者发生大出血的风险降低了28%。同时,临床医师需要根据患者的具体病情与其充分沟通使用抗凝治疗的益处和风险,并明确患者能否在后期的治疗中进行长期监测,然后才能制定一个非瓣膜性心房颤动的抗凝治疗方案,并定期重新评估病情。目前,对于透析患者非瓣膜性心房颤动的治疗指导并不明确,还需临床医师根据患者及后期随访情况制定个性化诊疗方案。

六、抗凝药物使用的展望

目前,我国大部分血液净化中心抗凝药物的使用还没有统一规范,对于抗凝药物的选择,肝素及低分子肝素还是首选,但具体的使用剂量还未明确规定,大部分诊疗方案都由临床医师根据经验制定,且透析患者未接受定期凝血功能的检测。临床上,透析患者的抗凝药物选择及使用剂量都应有更好的规范,医师应定期监测透析患者的凝血功能并根据不同的患者制定个性化的诊疗方案。另外,对于特殊类型患者口服抗凝药物的使用情况,很多研究都排除了终末期肾病的透析患者,还需更大型的多中心研究对比不同种类口服抗凝药物对患者的利弊,从而使透析患者得到最合理的抗凝方案。

(陆　晨)

参 考 文 献

[1] 中国医院协会血液净化中心管理分会血液透析登记组. 我国面临快速增长的终末期肾病治疗负担. 中国血液净化, 2010, 9(1): 47-49.

[2] Jegatheswaran J, Hundemer GL, Massicotte Azarniouch D, et al. Anticoagulation in patients with advanced chronic kidney disease: walking the fine line between benefit and harm. Canadian Journal of Cardiology, 2019, 35(9): 1241-1255.

[3] Jalal D, Chonchol M, Targher G. Disorders of hemostasis associated with chronic kidney disease. Seminars in Thrombosis & Hemostasis, 2010, 36(1): 34-40.

[4] Gawaz MP, Dobos G, Spath M, et al. Impaired function of platelet membrane glycoprotein Ⅱb-Ⅲa in end-stage renal disease. Journal of the American Society of Nephrology, 1994, 5(1): 36-46.

[5] Hirsh J, Warkentin TE, Raschke R, et al. Heparin and low-molecular-weight heparin-Mechanisms of action, pharmacokinetics, dosing considerations, monitoring, efficacy, and safety. Chest, 1998, 114(5): 489-510.

[6] Ashby D, Borman N, Burton J, et al. Renal association clinical practice guideline on haemodialysis. BMC Nephrology, 2019, 20(1): 379-388.

[7] 申志祥, 邢昌赢, 刘燕. 维持性血液透析患者肝素抗凝方式的改进. 中国生化药物杂志, 2010, 31(6): 410-412.

[8] 吴俊. 精准抗凝的时代需要精准监测. 中华检验医学杂志, 2019, 42(4): 232-235.

[9] T Baglin, TW Barrowcliffe, A Cohen, et al. Guidelines for heparin use and monitoring. Thrombosis and Hemostasis, 2006, 12(1): 42-48.

[10] Murray PT, Hursting MJ. Heparin-induced thrombocytopenia in patients administered heparin solely for hemodialysis.

[11] 孙雪峰. 血液透析过程中抗凝治疗的并发症. 中国血液净化, 2007, 6 (8): 444-445.

[12] Brunelli SM, Cohen DE, Marlowe G, et al. Safety and efficacy of heparin during dialysis in the context of systemic anticoagulant and antiplatelet medications. Journal of Nephrology, 2019, 32(3): 453-460.

[13] Lim, W. Safety and efficacy of low molecular weight heparins for hemodialysis in patients with end-stage renal failure: a meta-analysis of randomized trials. Journal of the American Society of Nephrology, 2004, 15(12): 3192-3206.

[14] Lai K, Ho K, Cheung R, et al. Effect of low molecular weight heparin on bone metabolism and hyperlipidemia in patients on maintenance hemodialysis. International Journal of Artificial Organs, 2001, 24(7): 447-455.

[15] Onishi A, St AK, Dordick JS, et al. Heparin and anticoagulation. Frontiers in Bioscience, 2016, 21(7): 1372-1388.

[16] Leung CW, Macrae JM. Anticoagulation in CKD and ESRD. Journal of Nephrology, 2019, 32(3): 460-543.

[17] Section V. Chronic intermittent haemodialysis and prevention of clotting in the extracorporal system. Nephrology, Dialysis, Transplantation, 2002, 12(2): 63-71.

[18] Leu JG, Chiang SS, Lin SM, et al. Low molecular weight heparin in hemodialysis patients with a bleeding tendency. Nephron, 2000, 86(4): 499-501.

[19] 胡欢荣. 肝素抗凝治疗监测常用项目的规范化及临床应用探讨. 北京：北京协和医学院，中国医学科学院，清华大学医学部，北京协和医学院中国医学科学院，2017.

[20] Barras MA, Duffull SB, Atherton J J, et al. Individualized compared with conventional dosing of enoxaparin. Clinical Pharmacology and Therapeutics, 2008, 83(6): 882-888.

[21] Soroka S, Agharazii M, Donnelly S, et al. An adjustable dalteparin sodium dose regimen for the prevention of clotting in the extracorporeal circuit in hemodialysis: a clinical trial of safety and efficacy (the PARROT Study). Canadian Journal of Kidney Health & Disease, 2018, 5(1): 205-211.

[22] Davenport A. Review article: Low-molecular-weight heparin as an alternative anticoagulant to unfractionated heparin for routine outpatient haemodialysis treatments. Nephrology, 2009, 14(5): 455-461.

[23] Samaha E, Schwameis M, Schranz S, et al. Acetylsalicylic acid decreases clotting in combination with enoxaparin during haemodialysis in vitro. Nephrology Dialysis Transplantation, 2019, 34(3): 509-515.

[24] 黄艳玲，陈永华，袁利，等. 高危出血倾向患者血液透析中局部枸橼酸抗凝的应用. 临床和实验医学杂志, 2019, 18 (18): 2002-2005.

[25] 刘焕皓，覃英锴，伍桂雄，等. 含钙透析液联合枸橼酸与无钙透析液联合枸橼酸抗凝在高危出血患者血液透析中的应用对比观察. 中国临床医生杂志, 2018, 46 (8): 926-928.

[26] 丁嘉祥，郭王，韩雪，等. 不同钙浓度枸橼酸透析液对血钙和甲状旁腺激素水平的影响. 中华肾脏病杂志, 2015, 31 (2): 109-114.

[27] Kindgen-Milles D, Brandenburger T, Dimski T. Regional citrate anticoagulation for continuous renal replacement therapy. Current Opinion in Critical Care, 2018, 24(6): 450-454.

[28] Balogun RA, Turgut F, Caldwell S, et al. Regional citrate anticoagulation in critically ill patients with liver and kidney failure. Journal of Nephrology, 2011, 25(1): 113-119.

[29] Lenga I, Hopman W M, O'Connell A J, et al. Flexitrate regional citrate anticoagulation in continuous venovenous hemodiafiltration: a retrospective analysis. BMC Nephrology, 2019, 20(1): 452-466.

[30] 李莹屏，马志刚，黄文辉，等. 不同首剂量阿加曲班在出血倾向连续性肾脏替代治疗患者中的应用. 临床荟萃, 2017, 32 (11): 961-964.

[31] 谢欢，刘洋，罗磊，等. 阿加曲班与低分子肝素在血液透析中应用的Meta分析. 中国血液净化, 2018, 17 (8): 534-538.

[32] 马文录，刘和法，苗小梅，等. 阿加曲班与肝素类抗凝剂及无肝素透析在血液透析患者中的临床应用比较. 国际移植与血液净化杂志, 2017, 15 (6): 34-38.

[33] 乔玉峰，邵金金，赵彦，等. 枸橼酸钠与阿加曲班在血液透析抗凝中的疗效比较. 太原：中华医学会肾脏病学分会2015年血液净化论坛，2015.

[34] VandeWetering J, Westendorp R, VanderHoeven J G, et al. Heparin use in continuous renal replacement procedures: The struggle between filter coagulation and patient hemorrhage. Journal of the American Society of Nephrology, 1996, 7(1): 145-150.

[35] Go A, Chertow G, Fan D. Chronic kidney disease and the risks of death, cardiovascular events, and hospitalization. New England Journal of Medicine, 2004, 351(13): 1296-1305.

[36] Soliman EZ, Prineas RJ, Go AS, et al. Chronic kidney disease and prevalent atrial fibrillation: The Chronic Renal

Insufficiency Cohort (CRIC). American Heart Journal, 2010, 159(6): 1107-1120.

[37] Winkelmayer WC, Patrick AR, Liu J, et al. The Increasing prevalence of atrial fibrillation among hemodialysis patients. Journal of the American Society of Nephrology, 2011, 22(2): 349-357.

[38] Reilly RF, Jain N. Warfarin in nonvalvular atrial fibrillation-Time for a change?. Seminars in Dialysis, 2019, 32(6): 520-526.

[39] Siontis KC, Zhang X, Ashley E, et al. Outcomes associated with apixaban use in end-stage kidney disease patients with atrial fibrillation in the United States. Circulation, 2018, 20(2): 118-125.

[40] Nigwekar SU, Thadhani R. Long-Term Anticoagulation for patients receiving dialysis: tilting the benefit-to-risk ratio?. Circulation, 2018, 138(15): 1530-1533.

第十五节 继发性甲状旁腺功能亢进症诊治进展

随着慢性肾脏病（chronic kidney disease，CKD）进展，肾功能持续恶化，相关的矿物质和骨代谢紊乱发生率也随之升高，包括甲状旁腺功能亢进症。继发性肾源性甲状旁腺功能亢进症（secondary hyperparathyroidism，SHPT）是一种多因素、复杂的疾病，磷酸盐积累、成纤维细胞生长因子 23（fibroblast growth factor 23，FGF23）增加、活性维生素 D 减少及低钙血症都是甲状旁腺增生和进展的持续刺激因素。矿物质代谢调节的改变、骨疾病的发展和骨外钙化是慢性肾脏病矿物质代谢紊乱和骨疾病的重要组成部分，且与不良预后相关。甲状旁腺功能亢进症的治疗包括在不引起高钙血症的前提下控制血清磷、纠正维生素 D 缺乏症、降低甲状旁腺激素（parathyroid hormone，PTH）。本节主要对继发性甲状旁腺功能亢进症的诊断、发病机制、临床表现及治疗进行综述。

一、甲状旁腺激素及其检测

PTH（1-84）是由甲状旁腺产生的生物活性激素。PTH 的生物合成过程不足 1 h，PTH（1-84）在肝脏和肾脏中裂解为有活性的 N 端片段和无活性的 C 端片段，之后由肾脏清除，循环中全段 PTH 占 5%～30%，其余为 C 端片段（占 70%～95%），而 N 端片段所占比例很小。

PTH 的检测经历了 3 代改良。放射免疫测定法是第 1 代测定法，这种测定方法不能区分检测到的 PTH 是否含有完整的 N 端活性片段，故检测到的 PTH 水平与临床表现差别较大，与血钙水平相关性差，现在这种方法已基本上被双位点免疫量度测定（immunometric assay，IMA）所取代。第 2 代和第 3 代 PTH 测定都是使用 IMA。第 2 代测定法是夹心测定法，也称作全段 PTH 测定，是最先广泛使用的 IMA，可检测全段 PTH（1-84）及缺乏部分 N 端（前 12 个氨基酸）的较大 C 端片段，即 non-PTH（1-84）。第 3 代测定法也叫作生物活性或生物全段 PTH 测定，只能检测具有生物活性的 PTH（1-84），即完整 PTH/ 生物活性 PTH，不能检测 non-PTH（1-84）片段。在维持透析的患者中，全段 PTH 测定与生物活性 PTH 测定的结果高度相关，但与全段测定相比，生物活性 PTH 测定得到的平均 PTH 水平通常要低 30%～50%。也有研究检测氧化型 PTH（无生物活性）与非氧化型 PTH（生物活性正常），但这种检测方法要求严格防止标本离体氧化，故临床实用性不高。

根据肾脏病预后质量倡议（KDOQI）工作组发布的相关指南，透析患者建议使用的甲状旁腺激素范围150～300 ng/L，而改善全球肾脏病预后组织（KDIGO）将这一范围调整到正常上限的2～9倍。由于检测方法不同，具有生物活性的PTH水平存在较大差异，故在判断是否存在需要干预的甲状旁腺功能亢进症时，不能仅依靠单次测定的数值确定，一定要根据检测方法，动态监测其数值是否在目标范围内波动，如果数值高于上限且持续升高，则需要进行干预。

二、甲状旁腺缴素的生物学功能及其调节

PTH主要的靶器官是肾脏和骨骼，通过对钙、磷的重吸收和释放，维持体内的钙磷稳态。PTH主要作用于髓袢升支粗段和远曲小管，以刺激钙重吸收。低钙血症时，刺激PTH水平升高，肾小管钙的重吸收增加，尿钙排泄减少；血钙升高后，PTH分泌适当下降，肾小管钙重吸收减少，尿钙排泄增加。PTH还能刺激近端小管上的1-α羟化酶的合成，促进25-OHD$_2$向1，25-(OH)$_2$D$_3$转化；同时，PTH还可以降低维生素D$_3$代谢的关键酶（24-羟化酶）的活性，减少维生素D$_3$的降解。PTH和FGF23是决定血清磷浓度的关键激素，其主要作用于近端小管管腔膜上的钠-磷协同转运蛋白，导致Npt2A和Npt2C的活性下降、内化和降解，减少近端小管对磷的重吸收，也可抑制远端小管对磷的重吸收。

PTH作用于成骨细胞上的受体，增强骨重塑，调节骨骼中钙磷的沉积和释放。在PTH的刺激下，前成骨细胞分化为成骨细胞，产生胶原并随后将基质矿化。骨形成和骨吸收是一个动态平衡的过程，前成骨细胞受到刺激后即会释放细胞因子活化破骨细胞，引起骨吸收。

PTH的分泌主要受细胞外钙、细胞外磷、骨化三醇及FGF23调节。

血钙浓度能够调节PTH所有分子形式的释放、合成和降解。钙浓度变化是由甲状旁腺细胞表面高度敏感的钙敏感受体（calcium-sensing receptor，CaSR）感知的。在血钙浓度正常的情况下，PTH（1-84）在总循环PTH分子中占20%，该比例在低钙血症时上升至33%，高钙血症时下降至4%。在低钙血症出现后的数秒内，机体就会通过胞吐作用分泌PTH（1-84）。PTH释放几分钟后骨吸收就会增加，骨钙释放入血；同时，肾脏远端小管钙重吸收增加，尿钙排泄减少；1天后，骨化三醇合成上调，肠道内钙吸收增加。而高钙血症时，全段PTH的细胞内降解增加，生物学活性PTH（1-84）的分泌减少，此时细胞主要分泌无生物学活性的PTH C端片段。

磷也是细胞外离子信使。高磷酸盐血症可直接刺激肾衰竭患者的PTH合成及甲状旁腺细胞增生，该作用与血清钙和骨化三醇的浓度无关，可能与高磷酸盐血症增加了PTH mRNA的稳定性和促进甲状旁腺细胞生长有关。

甲状旁腺细胞含有维生素D受体，*PTH*基因含有维生素D反应元件。骨化三醇通过与维生素D受体结合而抑制*PTH*基因表达，从而抑制PTH的合成及甲状旁腺细胞的增生。

FGF23是由成骨细胞和骨细胞分泌的，通过减少近端肾小管中磷的再吸收和抑制肾小管中活性维生素D的合成间接减少其肠道吸收来调控磷，还可直接作用于甲状旁腺，抑制PTH的合成和分泌。需要强调的是，FGF23所有这些作用都需要膜结合蛋白αKlotho的存在，其作为共感受器，增加成纤维细胞生长因子受体对FGF23的亲和力。可溶性αKlotho主要由肾脏产生。现在的研究认为，αKlotho水平的降低是由于肾脏合成减少，而FGF23的增加则继发于磷潴留。膜结合和循环αKlotho逐渐减少和FGF23升高是CKD进展的特征。

三、继发性肾源性甲状旁腺功能亢进症的发病机制和临床表现

CKD 患者发生继发性甲状旁腺功能亢进症与矿物质代谢紊乱有关。PTH 高分泌是对 CKD 患者低钙血症、1, 25-(OH)$_2$D$_3$ 水平下降和高磷酸盐血症的生理代偿反应。在透析患者中，甲状旁腺激素通过肾调节生理性矿物质平衡衰竭、甲状旁腺细胞增生、甲状旁腺激素持续分泌，引起继发性甲状旁腺功能亢进症。在某些肾衰竭患者中，甲状旁腺增生可能逐渐进展为自主高分泌性甲状旁腺瘤，血清钙浓度升高也无法抑制，称为三发性甲状旁腺功能亢进症（tertiary hyperparathyroidism，THPT）。

维生素 D$_3$ 水平的进行性降低被认为是 CKD 患者钙依赖和非钙依赖的 PTH 分泌和合成增加的主要驱动因素之一，也是 CKD 患者发生 SHPT 的特征之一。有研究发现，甲状旁腺中一些特异性的嗜酸性细胞（嗜氧细胞，其特征是胞质中存在大量线粒体）产生的维生素 D$_3$ 可能通过自分泌或旁分泌途径控制甲状旁腺分泌 PTH。在正常的甲状旁腺中，几乎没有嗜氧细胞，但在 CKD 患者的 SHPT 发展过程中，这样的细胞持续增加。在嗜氧细胞中，骨化三醇合成的 CYP27B1（酶）高度表达，在钙、拟钙剂和维生素 D 刺激下其表达增加，这可能是一种代偿机制，试图通过骨化三醇的自分泌或旁分泌抑制作用减少 PTH 的产生。在 SHPT 或 THPT 的最晚期，这种机制可能失效，PTH 分泌失控，最终导致骨吸收和血钙水平逐渐升高。

也有研究发现，在 CKD 的进展过程中，PTH 分泌的逐渐增加可能与骨骼对 PTH 活性的抵抗有关。在 CKD 的任何阶段，尽管 PTH 水平较高，但骨量和骨矿化通常都下降。骨细胞活性调节因子 Wnt 蛋白/β-连环蛋白系统在这一过程中发挥重要作用。Wnt 分子属于一个蛋白家族，它与一个膜受体结合后，稳定 β-catenin 分子，使其作用于成骨细胞中的靶基因，诱导骨矿化。骨细胞产生的 FGF23、骨硬化蛋白（sclerostin，SOST）和 DKK1（一种抑癌蛋白），抑制 Wnt 与相关膜受体的相互作用，抑制成骨细胞活性。由于这些蛋白在 CKD 中持续增加，导致骨细胞对 PTH 的刺激反应紊乱，也是导致 SHPT 发生的因素之一。

除了传统的矿物质和骨代谢的相关机制，最近有研究发现，microRNAs 在急性低钙血症和尿毒症引起的 PTH 分泌增加中起关键作用，但不影响高钙血症激活 CaSR 引起的 PTH 分泌抑制。在实验性的甲状旁腺功能亢进症中，失调的甲状旁腺 miRNA 包括 miR-29、miR-21、miR-148、miR-30 和 miR-141（上调），miR-10、miR-125 和 miR-25（下调）。抑制 let-7 家族，可增加 PTH 的分泌；相反，抑制 miR-148 家族，减少 PTH 的分泌。其他如表皮生长因子受体（epidermal growth factor receptor，EGFR）的激活及 mTOR 途径下游靶点核糖体蛋白 S6、rpS6 的磷酸化增加，都是参与甲状旁腺细胞增生的因素。还有研究发现，环氧合酶 2（COX2）在严重 SHPT 的尿毒症患者和大鼠甲状旁腺中的表达均持续增加，且大多数 COX2 阳性细胞增生细胞核抗原（PCNA）也呈阳性。用 COX2 抑制药塞来昔布治疗尿毒症大鼠，可以逆转甲状旁腺增生，提示 COX2 激活在甲状旁腺细胞增生中也发挥了作用。

PTH 分泌增加与钙、磷、骨特异性碱性磷酸酶、FGF23 或维生素 D、αKlotho 水平紊乱有关。除了这些生化指标的异常，在继发性甲状旁腺功能亢进症的 CKD 患者中，骨骼受累很常见，主要表现为骨痛、长骨生长减少、骨折，严重的患者会出现棕色瘤。长期升高的 PTH 水平导致骨转化增加，主要是由于破骨细胞过度活化，骨基质生成增加，矿化过程不耦合，导致骨矿化下降、骨量减少，进而增加骨骼的脆弱性，使患者容易骨折。与年龄和性别相匹配的普通人群相比，CKD 患者的骨折发

生率增加 2～4 倍，且骨折的发生与病死率的增加有关。

在透析患者中，骨外钙化的增加可能在一定程度上与继发性甲状旁腺功能亢进症的治疗有关，包括含钙的磷结合剂、大剂量的维生素 D 及其类似物的使用。这些药物可能会导致钙摄入量增加、高钙血症及钙磷乘积升高，从而促进骨外钙化。严重的 SHPT 患者的骨髓造血微环境受到破坏，造血干细胞对促红细胞生成素发生抵抗，引起难以纠正的贫血；其他如免疫功能紊乱、外周和中枢神经系统改变、糖和脂代谢改变、瘙痒等，均与 SHPT 直接或间接相关，药物或手术治疗 SHPT 可逆转或改善这些症状。

当患者存在明显的免疫反应性全段甲状旁腺激素（intact PTh，iPTH）升高时，颈部 B 超可以在甲状腺后探查到增生的甲状旁腺；^{99m}Tc-MIBI SPECT/CT 显像较超声对 SHPT 甲状旁腺的检出率更高，能检出数目更多、直径更小的甲状旁腺；MRI 检查时，在 SHPT 的甲状旁腺 T$_2$WI-Dixon 反相位图像上可见低信号勾边的"界面征"，在扩散加权成像中表现为高信号。

四、继发性甲状旁腺功能亢进症的药物治疗

随着 CKD 的进展、肾单位的持续丢失，患者容易出现低钙血症、高磷血症、维生素 D$_3$ 缺乏，进而引发甲状旁腺功能亢进症。故在治疗时，也需要积极纠正这些病理状态。

如果尿毒症患者进行肾移植，甲状旁腺增生通常会消退，但可能需要数月至数年。部分患者可能在肾移植后因为磷平衡恢复、维生素 D 生成增加，出现暂时性高钙血症，升高的血钙会促进甲状旁腺增生消退。通常情况下，甲状旁腺增生可能不会完全消退，尤其是已经形成自主分泌高功能腺瘤的患者，PTH 水平升高终身存在，仍需要按照 SHPT 治疗。

1. 控制高磷酸盐血症 首先是保持磷酸盐平衡，减少饮食摄入和（或）肠道吸收。透析患者增加透析充分性，保证磷的清除。可以先尝试限制膳食中磷的摄入（根据膳食蛋白质需求进行调整）。减少蛋白质摄入量（尤其是动物源性蛋白质）长期以来一直是 CKD 减少磷摄入量的饮食处方基础，但现在临床已经认识到，通过饮食蛋白质限制获得的磷控制，虽然对控制 SHPT 相对有效，但同时也与 CKD 患者营养不良和病死率增加有关。很多透析患者都存在显性或临界性营养不良，此时的目标是补充蛋白质而不是限制蛋白质。应鼓励患者避免不必要的磷摄入（如乳制品、某些蔬菜、许多加工食品和可乐），并摄入更多高生物价值的蛋白质（如肉类和鸡蛋）。

在饮食限制后，血磷仍然超标的患者需要使用药物来减少磷在肠道的吸收。一项对新透析患者随访 1 年的前瞻性观察性研究发现，使用磷结合剂可以使 1 年病死率降低 25%。另一项前瞻性观察性研究纳入 6797 例患者，发现使用磷结合剂的患者的全因病死风险降低了 29%，心血管病死风险降低了 22%。

根据主要的生化特点，磷结合剂分为含钙磷结合剂和非含钙磷结合剂。含钙磷结合剂包括含钙或钙和镁结合的阴离子化合物盐。非含钙磷结合剂包括对磷酸盐具有高亲和力的阴离子聚合物（司维拉姆、考来替兰、比沙洛姆等）或与钙不同的其他阳离子（镧、铝、铁等）化合物。

含钙的磷结合剂因具有引起高钙血症、增加血管钙化的风险，目前并不推荐用于高磷酸盐血症的首选治疗。多项研究表明，与含钙磷结合剂相比，非含钙磷结合剂可降低 CKD 患者的病死率。然而，一项纳入 4000 余例 65 岁以上老年透析患者的大型观察性队列研究发现，司维拉姆组与醋酸钙组

的致死性或非致死性心血管事件风险没有差异，全因病死率也没有差异。在合并低钙血症或与拟钙剂联用时，含钙磷结合剂仍是非常经济有效的选择。

司维拉姆和考来替兰都是阴离子交换树脂，在肠道中通过离子交换结合磷。两者均能够有效络合磷，减少肠道中磷的吸收，且不容易出现高钙负荷。多项研究证实，司维拉姆能够在降低血磷的同时，延缓血管钙化进展，减轻炎症反应，抑制PTH分泌，改善甲状旁腺增大，减少甲状旁腺细胞增生和骨代谢异常，降低透析患者的病死率，但因其为非特异性磷结合剂，可能会影响维生素及其他口服药物的吸收。考来替兰的作用与司维拉姆相当。

比沙洛姆是一种氨基磷不溶性聚合物。一项多中心、开放标签、随机非劣效性研究证实，比沙洛姆的降磷作用与司维拉姆相当，且比沙洛姆不影响碳酸氢根离子的浓度，由于其不含钙、铁和其他金属离子，胃肠道的不良反应也较少。另一项多中心、开放标签、随机对照研究发现，与碳酸钙相比，比沙洛姆能够显著延缓冠状动脉钙化进展。

含铝磷结合剂虽然便宜有效，但因铝蓄积的不良反应，不推荐作为常规治疗。

碳酸镧咀嚼后，镧离子能够与磷结合，生成水溶性较低的磷酸镧，不易被胃肠道吸收，且镧元素不易蓄积，相对安全性较高。除了降磷效果较好外，与碳酸钙相比，碳酸镧能够调整骨代谢，延缓透析患者血管和瓣膜钙化。此外，碳酸镧还可以增加甲状旁腺细胞钙敏感受体的表达，抑制PTH基因的稳定性及表达，协同降低PTH。目前，新的纳米氢氧化镧正在研制中，可能会带来更好的药物疗效。

枸橼酸铁除了能够降磷外，还能够补铁。氢氧化亚铁咀嚼片velphoro不仅可以降磷，还可以抑制PTH和FGF23分泌，改善骨代谢。这2种药物长期使用，耐受性良好。

最近的研究通过抑制2种主要的活性转运系统（烟酸和烟酰胺，抑制Na-Pi共转运蛋白2b和Tenapanor，抑制钠/氢交换异构体3），抑制肠道中磷的吸收。烟酸为调节脂代谢的药物，已在临床中广泛使用。在透析患者中使用烟酸，可降低血磷水平，改善血脂异常；但因其降磷作用弱，临床上应用不多。

Tenapanor是肠钠-氢交换体3（sodium/hydrogen exchanger 3，NHE3）抑制药，用于治疗便秘型肠易激综合征，也可通过阻断磷在肠腔中的细胞间转运来降低血磷。一项Ⅲ期随机双盲试验在219例高磷酸盐血症患者中检验了口服Tenapanor（一次3 mg、10 mg或30 mg，每天2次）的安全性和有效性。第8周时，Tenapanor组患者的血清磷酸盐水平显著低于安慰剂组，不良反应只有大便次数轻度增加。

除了司维拉姆和碳酸镧以外，新的口服肠道降磷药物仍在临床试验阶段，缺乏大规模长期使用的数据来支持其安全性和有效性，相关指南对其使用也没有明确的推荐意见。

2. 纠正维生素D缺乏 维生素D的主要功能是维持良好的骨骼健康，改善肌肉功能，降低跌倒和骨折风险；另外，对免疫系统及心血管系统也有一定益处。维生素D缺乏是CKD患者的常见表现。维生素D缺乏与PTH水平升高相关，且可能使低钙血症加重。补充维生素D能够促进肠道的钙吸收，通过其基因组和非基因组效应减少PTH的合成，治疗SHPT。但在血磷升高或校正钙超过2.37 mmol/L时，由于增加了高钙血症和异位钙化的风险，不推荐使用维生素D或其类似物治疗SHPT。

维生素D分为天然维生素D、非选择性的维生素D受体激动药（vitamin D receptor agonist，

VDRA)(口服或静脉用骨化三醇、阿法骨化醇,作用于肠道和甲状旁腺的 VDR)、甲状旁腺特异性 VDRA(维生素 D_2 受体激动药如帕立骨化醇、度骨化醇,维生素 D_3 受体激动药如马沙骨化醇、氟骨化醇)。

骨化三醇治疗 SHPT 有效,但甲状旁腺 VDR 的表达随着甲状旁腺细胞从弥漫性增生到结节性增生而降低。VDRA 对严重的 SHPT 作用有限。帕立骨化醇是一种维生素 D_2 VDRA,对有透析和无透析的 CKD 合并 SHPT 患者的 PTH 控制有效。在非透析患者中,除了降低 PTH 外,帕立骨化醇可以减少促炎症-纤维化因子分泌,减轻钙化;对于腹膜透析患者,帕立骨化醇还可以通过减轻炎症反应,保护腹膜功能。对于非选择性 VDRA 疗效不佳或不能耐受拟钙剂或不愿手术治疗的维持性血液透析患者,帕立骨化醇有较好的疗效,能明显缓解患者的骨痛、瘙痒、疲乏等症状,显著降低 iPTH 水平,且不增加高钙血症的发生风险。马沙骨化醇和氟骨化醇也被证明能抑制 PTH,降低 FGF23。总体说来,在 SHPT 早期,纠正了其他引起 PTH 升高的危险因素后,使用维生素 D 或其类似物,可能对控制 PTH 升高有效,但高钙血症是这类药物难以避免的不良反应,且口服制剂容易增加肠道中磷的吸收,减弱了其降低 PTH 的效果。因此,相关指南不建议 CKD 患者常规使用。

3. 拟钙剂治疗 拟钙剂主要作用于甲状旁腺细胞的钙敏感受体,对甲状旁腺细胞增生和 PTH 分泌有强烈的抑制作用。目前用于 SHPT 的拟钙剂有西那卡塞、依特卡肽和伊万卡塞。

西那卡塞是第 1 个临床用于治疗 SHPT 的拟钙剂,已经在临床应用多年。西那卡塞能在几个小时内抑制 PTH 分泌,长期使用也能减少甲状旁腺体积,改善骨代谢,延缓血管钙化。与维生素 D 及其类似物相比,西那卡塞通过抑制 PTH,减少钙和磷从骨骼中释放,从而降低血清中钙和磷的水平;即使是肾移植后的患者,长期使用西那卡塞也是安全有效的。其常见的不良反应为低钙血症,QT 间期延长,消化系统症状(如恶心和呕吐)等。对于非透析的 CKD 患者,虽然西那卡塞可降低 PTH 水平,但容易加重低钙血症,需要密切监测,不推荐使用。

一种新的口服拟钙剂伊万卡塞于 2018 年 4 月在日本上市。现正在我国开展Ⅲ期临床研究。伊万卡塞具有很高的生物利用度,且胃肠道不良反应较少,耐受性和安全性好。与西那卡塞相比,伊万卡塞对 PTH 的抑制作用较弱。低钙血症也是其常见的不良反应之一。

依特卡肽是一种静脉注射拟钙剂,是一个包含 8 个氨基酸的短肽,分子量为 1048。它通过 D-半胱氨酸和 CaSR 胞外区的 482 位半胱氨酸形成共价二硫键,引起 CaSR 的长期变构激活。与西那卡塞类似,依特卡肽呈剂量依赖性降低 PTH(健康受试者在 2 h 内最大降低,血液透析患者在约 30 min 后最大降低)、钙、磷和 FGF23 水平。依特卡肽可以抵抗蛋白酶的降解,且不与细胞色素 P450 相互作用。它可以通过二硫键形成可逆的白蛋白-肽结合物,不被透析清除,单次静脉注射可以降低血液透析患者的 PTH 水平长达 72 h。一项综述对中、重度 SHPT 血液透析患者接受依特卡肽治疗的研究进行综合分析,包含 2 项随机安慰剂对照研究(1023 例),1 项随机、阳性药物(含西那卡塞)对照研究(683 例),以及 2 项单臂开放标签扩展试验(1299 例)的数据。结果提示,依特卡肽能够有效降低 PTH 水平≥30%。在整个开放性试验期间,依特卡肽降低甲状旁腺激素的作用是持续的;依特卡肽组发生低磷血症的比例更高;在骨折发生率方面,依特卡肽与西那卡塞相似,远低于安慰剂组。依特卡肽最常见的不良反应是与矿物质代谢紊乱(低钙血症、低磷血症、肌肉痉挛)或胃肠道异常(腹泻、恶心、呕吐)有关的不良反应。1% 的患者出现了严重的低钙血症,不得不停用。在动物研究中,依特卡肽已被证明能改善骨骼疾病和抑制血管钙化。

西那卡塞联合小剂量 VDRA 对改善血清中钙、磷的水平及 PTH 的控制最有效。这可能是因为拟钙剂上调了甲状旁腺的维生素 D 受体和 CaSR，从而增强了这两种受体的作用；同时，VDRA 升高血钙的不良反应与拟钙剂降低血钙的不良反应相互抵消，增加了药物的安全性，使这种联合成为 SHPT 的最佳疗法。联合使用西那卡塞和低剂量 VDRA 可以延缓心血管钙化的进展并降低心血管的病死风险。

五、难治性甲状旁腺功能亢进症的手术治疗

难治性甲状旁腺功能亢进症是指严重、持续、进展性、药物难以控制的血清 PTH 升高，最常见的症状包括高钙血症、高磷酸盐血症、骨骼和关节疼痛、骨骼变形或骨折、近端肌无力、骨外钙化和（或）钙化防御及瘙痒。

对于进行积极的内科治疗后仍存在重度甲状旁腺功能亢进症并伴相关症状的患者或进行内科治疗无效、持续 PTH＞1000 ng/L 的透析患者，即便没有明显的相关临床症状，均建议行甲状旁腺切除术。甲状旁腺切除术能够降低远期病死率、增加骨密度、降低骨折风险、降低对促红细胞生成素的抵抗、改善营养状态。尽管目前拟钙剂和 VDRA 治疗减少了甲状旁腺切除的数量，但仍有部分患者药物治疗无效，不得不行手术切除。

甲状旁腺切除术中血清 iPTH 监测能提示甲状旁腺切除是否彻底，避免对患者进行不必要的探查，降低手术并发症的发生率。甲状旁腺切除术后早期的病死率相对较高。国外统计，住院期间和出院后，患者 30 天内的病死率为 2%。我国学者在对 1000 例次手术进行分析后发现，围术期的死亡率为 0.2%，其他的主要并发症有喉返神经损伤（2.4%）、低钙血症（77.6%）、切口感染（4.9%）、高钾血症（24.7%），少数患者需要入住重症监护病房（ICU）。积极进行静脉补钙，早期透析干预，可以减少电解质紊乱导致的病死风险。行甲状旁腺切除术的患者的远期获益明显。一项研究比较了 4428 例接受甲状旁腺切除术患者与未行该手术的重度甲状旁腺功能亢进症匹配对照患者，结果发现，1 年时，手术组的全因和心血管病死风险分别降低 34% 和 41%；在术后存在持续性继发性甲状旁腺功能亢进症的患者中，这种生存获益不明显；术后 PTH 水平最低的患者，病死风险比也最低。另一项研究比较了 150 例甲状旁腺切除和同期 1044 例未行手术治疗的患者，甲状旁腺切除术组的平均 PTH 浓度为 1776 ng/L。结果显示，在平均随访 3.6 年时，与对照组相比，甲状旁腺切除术组的病死率显著降低。我国的研究也提示甲状旁腺切除可明显改善透析合并严重 SHPT 患者的钙磷代谢紊乱、贫血及左心室结构和功能异常；术后 12 个月时，患者的生活质量明显改善，病死率降低。超声引导下经皮射频消融（radiofrequency ablation，RFA）治疗 SHPT 安全有效，能明显改善患者的症状，且并发症较少，也是未来治疗的一种选择。

综上所述，随着对 SHPT 的发病机制认识的逐渐深入，也有更多的新药改善了患者的预后，联合使用拟钙剂和 VDRA 对控制 SHPT 安全有效，可能是最佳的药物控制方法，但仍有很多难以改善的情况，如 CKD 早期的血管钙化、透析患者的骨折高风险、甲状旁腺切除后的骨饥饿状态等，未来还需要更多的研究进行验证。

（梁馨苓　徐丽霞）

参 考 文 献

[1] D'Amour P, Räkel A, Brossard JH, et al. Acute regulation of circulating parathyroid hormone (PTH) molecular forms by calcium: utility of PTH fragments/PTH(1-84) ratios derived from three generations of PTH assays. J Clin Endocrinol Metab, 2006, 91(7): 283-289.

[2] Sturgeon CM, Sprague S, Almond A, et al. Perspective and priorities for improvement of parathyroid hormone (PTH) measurement - a view from the IFCC Working Group for PTH. Clin Chim Acta, 2017, 467(12): 42-47.

[3] Gannagé Yared MH, Farès C, Ibrahim T, et al. Comparison between a second and a third generation parathyroid hormone assay in hemodialysis patients. Metabolism, 2013, 62(5): 1416-1422.

[4] Hocher B, Armbruster FP, Stoeva S, et al. Measuring parathyroid hormone (PTH) in patients with oxidative stress-do we need a fourth generation parathyroid hormone assay?. PLoS One, 2012, 7(1): 40242-40256.

[5] Gesek FA, Friedman PA. On the mechanism of parathyroid hormone stimulation of calcium uptake by mouse distal convoluted tubule cells. J Clin Invest, 1992, 90(8): 749-758.

[6] Murer H, Lötscher M, Kaissling B, et al. Renal brush border membrane Na/Pi-cotransport: molecular aspects in PTH-dependent and dietary regulation. Kidney Int, 1996, 49(4): 1769-1773.

[7] Black DM, Greenspan SL, Ensrud KE, et al. The effects of parathyroid hormone and alendronate alone or in combination in postmenopausal osteoporosis. N Engl J Med, 2003, 349(12): 1207-1215.

[8] Yasuda H, Shima N, Nakagawa N, et al. Osteoclast differentiation factor is a ligand for osteoprotegerin/osteoclastogenesis-inhibitory factor and is identical to TRANCE/RANKL. Proc Natl Acad Sci USA, 1998, 95(8): 3597-3602.

[9] Brown EM, Pollak M, Seidman CE, et al. Calcium-ion-sensing cell-surface receptors. N Engl J Med, 1995, 333(11): 234-240.

[10] Kumar R, Thompson JR. The regulation of parathyroid hormone secretion and synthesis. J Am Soc Nephrol, 2011, 22(2): 216-224.

[11] Naveh-Many T, Rahamimov R, Livni N, et al. Parathyroid cell proliferation in normal and chronic renal failure rats. The effects of calcium, phosphate, and vitamin D. J Clin Invest, 1995, 96(7): 1786-1793.

[12] Canaff L, Hendy GN. Human calcium-sensing receptor gene: Vitamin D response elements in promoters P1 and P2 confer transcriptional responsiveness to 1, 25-dihydroxyvitamin D. J Biol Chem, 2002, 277(12): 30337-30350.

[13] Berndt T, Kumar R. Phosphatonins and the regulation of phosphate homeostasis. Annu Rev Physiol, 2007, 69(5): 341-359.

[14] Lindberg K, Amin R, Moe OW, et al. The kidney is the principal organ mediating klotho effects. J Am Soc Nephrol, 2014, 25(1): 2169-2175.

[15] Messa P, Alfieri CM. Secondary and tertiary hyperparathyroidism. Front Horm Res, 2019, 51(4): 91-108.

[16] Ritter C, Miller B, Coyne DW, et al. Paricalcitol and cinacalcet have disparate actions on parathyroid oxyphil cell content in patients with chronic kidney disease. Kidney Int, 2017, 92(7): 1217-1222.

[17] Graciolli FG, Neves KR, Barreto F, et al. The complexity of chronic kidney disease-mineral and bone disorder across stages of chronic kidney disease. Kidney Int, 2017, 91(7): 1436-1446.

[18] Carrillo-López N, Panizo S, Alonso-Montes C, et al. Direct inhibition of osteoblastic Wnt pathway by fibroblast growth factor 23 contributes to bone loss in chronic kidney disease. Kidney Int, 2016, 90(6): 77-89.

[19] Shilo V, Silver J, Naveh-Many T. Micro-RNAs in the parathyroid: a new portal in understanding secondary hyperparathyroidism. Curr Opin Nephrol Hypertens, 2016, 25(2): 271-277.

[20] Shilo V, Levi MYI, Abel R, et al. Let-7 and MicroRNA-148 Regulate Parathyroid Hormone Levels in Secondary Hyperparathyroidism. J Am Soc Nephrol, 2017, 28(3): 2353-2363.

[21] Arcidiacono MV, Yang J, Fernandez E, et al. Parathyroid-specific epidermal growth factor-receptor inactivation prevents uremia-induced parathyroid hyperplasia in mice. Nephrol Dial Transplant, 2015, 30(3): 434-440.

[22] Volovelsky O, Cohen G, Kenig A, et al. Phosphorylation of ribosomal protein S6 mediates mammalian target of rapamycin complex 1-induced parathyroid cell proliferation in secondary hyperparathyroidism. J Am Soc Nephrol, 2016,

[23] Zhang Q, Qiu J, Li H, et al. Cyclooxygenase 2 promotes parathyroid hyperplasia in ESRD. J Am Soc Nephrol, 2011, 22(2): 664-672.

[24] Alexander AJ, Jahangir D, Lazarus M, et al. Imaging in chronic kidney disease-metabolic bone disease. Semin Dial, 2017, 30(2): 361-368.

[25] Tentori F, McCullough K, Kilpatrick RD, et al. High rates of death and hospitalization follow bone fracture among hemodialysis patients. Kidney Int, 2014, 85(7): 166-173.

[26] 薛勤, 陈则君, 邵清, 等. $^{99}Tc^m$-MIBI SPECT/CT 在慢性肾病继发性甲状旁腺功能亢进定位诊断中的应用. 中华解剖与临床杂志, 2019, 4（1）: 364-369.

[27] 叶颖, 吴文浩, 王国杰, 等. 血液透析继发甲状旁腺功能亢进患者甲状旁腺病变的 MRI 特征. 中国医学影像学杂志, 2019, 2（1）: 139-143.

[28] Selamet U, Tighiouart H, Sarnak MJ, et al. Relationship of dietary phosphate intake with risk of end-stage renal disease and mortality in chronic kidney disease stages 3-5: The modification of diet in renal disease study. Kidney Int, 2016, 89(7): 176-184.

[29] LA, Radcliffe JS, Trevino LL, et al. Vegetarian compared with meat dietary protein source and phosphorus homeostasis in chronic kidney disease. Clin J Am Soc Nephrol, 2011, 6(1): 257-264.

[30] Isakova T, Gutiérrez OM, Chang Y, et al. Phosphorus binders and survival on hemodialysis. J Am Soc Nephrol, 2009, 20(2): 388-396.

[31] Cannata Andía JB, Fernández Martín JL, Locatelli F, et al. Use of phosphate-binding agents is associated with a lower risk of mortality. Kidney Int, 2013, 84(6): 998-1008.

[32] Jamal SA, Vandermeer B, Raggi P, et al. Effect of calcium-based versus non-calcium-based phosphate binders on mortality in patients with chronic kidney disease: an updated systematic review and meta-analysis. Lancet, 2013, 382(12): 1268-1277.

[33] Patel L, Bernard LM, Elder GJ. Sevelamer versus calcium-based binders for treatment of hyperphosphatemia in ckd: a meta-analysis of randomized controlled trials. Clin J Am Soc Nephrol, 2016, 11(1): 232-244.

[34] Di Iorio B, Molony D, Bell C, et al. Sevelamer versus calcium carbonate in incident hemodialysis patients: results of an open-label 24-month randomized clinical trial. Am J Kidney Dis, 2013, 62(4): 771-778.

[35] Spoendlin J, Paik JM, Tsacogianis T, et al. Cardiovascular outcomes of calcium-Free vs calcium-based phosphate binders in patients 65 years or older with end-stage renal disease requiring hemodialysis. JAMA Intern Med, 2019, 179(11): 741-749.

[36] Chertow GM, Burke SK, Raggi P, et al. Sevelamer attenuates the progression of coronary and aortic calcification in hemodialysis patients. Kidney Int, 2002, 62(5): 245-252.

[37] Suki WN, Zabaneh R, Cangiano JL, et al. Effects of sevelamer and calcium-based phosphate binders on mortality in hemodialysis patients. Kidney Int, 2007, 72(5): 1130-1137.

[38] St Peter WL, Liu J, Weinhandl E, et al. A comparison of sevelamer and calcium-based phosphate binders on mortality, hospitalization, and morbidity in hemodialysis: a secondary analysis of the dialysis clinical outcomes revisited (DCOR) randomized trial using claims data. Am J Kidney Dis, 2008, 51(4): 445-454.

[39] Komaba H, Wang M, Taniguchi M, et al. Initiation of sevelamer and mortality among hemodialysis patients treated with calcium-based phosphate binders. Clin J Am Soc Nephrol, 2017, 12(1): 1489-1497.

[40] Dai L, Meijers BK, Bammens B, et al. Sevelamer use in end-stage kidney disease (ESKD) patients associates with poor vitamin K status and high levels of gut-derived uremic toxins: a Drug-bug interaction?. Toxins (Basel), 2020, 12(1): 351-355.

[41] Locatelli F, Dimkovic N, Spasovski G. Evaluation of colestilan in chronic kidney disease dialysis patients with hyperphosphataemia and dyslipidaemia: a randomized, placebo-controlled, multiple fixed-dose trial. Nephrol Dial Transplant, 2013, 28(3): 1874-1888.

[42] Itoh K, Tanaka M, Hashiguchi J, et al. Comparison of sevelamer hydrochloride with colestimide, administered alone or in combination with calcium carbonate, in patients on hemodialysis. Ther Apher Dial, 2008, 12(1): 126-132.

[43] Ito K, Takeshima A, Shishido K, et al. Treatment of hyperphosphatemia with bixalomer in Japanese patients on long-term hemodialysis with gastrointestinal symptoms. Ther Apher Dial, 2014, 18(2): 19-23.

[44] Akiba T, Yokoyama K, Hase H, et al. Effect of bixalomer on coronary artery calcification in hemodialysis patients with hyperphosphatemia: a multi-center, randomized controlled trial. Renal Replace Ther, 2019, 5(1): 9-19.

[45] Joy MS, Finn WF, LAM-302 Study Group. Randomized,

[46] Komaba H, Kakuta T, Wada T, et al. Nutritional status and survival of maintenance hemodialysis patients receiving lanthanum carbonate. Nephrol Dial Transplant, 2019, 34(2): 318-325.

[47] Watanabe K, Fujii H, Kono K, et al. Comparison of the effects of lanthanum carbonate and calcium carbonate on the progression of cardiac valvular calcification after initiation of hemodialysis. BMC Cardiovasc Disord, 2020, 20(2): 39-44.

[48] Nakamura K, Nagata Y, Hiroyoshi T, et al. The effect of lanthanum carbonate on calciprotein particles in hemodialysis patients. Clin Exp Nephrol, 2020, 24(2): 323-329.

[49] Zhang C, Wen J, Li Z, et al. Efficacy and safety of lanthanum carbonate on chronic kidney disease-mineral and bone disorder in dialysis patients: a systematic review. BMC Nephrol, 2013, 14(1): 226-234.

[50] Ma ZX, Yu TF, Wu Y, et al. Nano-lanthanum hydroxide, a novel phosphate binder, for treating hyperphosphatemia: a preclinical study. Biomed Pharmacother, 2019, 111(9): 909-916.

[51] Sinsakul M, Sika M, Koury M, et al. The safety and tolerability of ferric citrate as a phosphate binder in dialysis patients. Nephron Clin Pract, 2012, 121(10): 25-29.

[52] Yokoyama K, Hirakata H, Akiba T, et al. Ferric citrate hydrate for the treatment of hyperphosphatemia in nondialysis-dependent CKD. Clin J Am Soc Nephrol, 2014, 9(1): 543-552.

[53] Block GA, Fishbane S, Rodriguez M, et al. A 12-week, double-blind, placebo-controlled trial of ferric citrate for the treatment of iron deficiency anemia and reduction of serum phosphate in patients with CKD Stages 3-5. Am J Kidney Dis, 2015, 65(5): 728-733.

[54] Chertow GM, Block GA, Neylan JF, et al. Safety and efficacy of ferric citrate in patients with nondialysis-dependent chronic kidney disease. PLoS One, 2017, 12(1): 188712-188727.

[55] Choi YJ, Noh Y, Shin S. Ferric citrate in the management of hyperphosphataemia and iron deficiency anaemia: A meta-analysis in patients with chronic kidney disease. Br J Clin Pharmacol, 2020, 22(2): 256-264.

[56] Ketteler M, Sprague SM, Covic AC, et al. Effects of sucroferric oxyhydroxide and sevelamer carbonate on chronic kidney disease-mineral bone disorder parameters in dialysis patients. Nephrol Dial Transplant, 2019, 34(2): 1163-1170.

[57] Floege J, Covic AC, Ketteler M, et al. A phase III study of the efficacy and safety of a novel iron-based phosphate binder in dialysis patients. Kidney Int, 2014, 86(7): 638-647.

[58] Sprague SM, Floege J. Sucroferric oxyhydroxide for the treatment of hyperphosphatemia. Expert Opin Pharmacother, 2018, 19(1): 1137-1148.

[59] Malhotra R, Katz R, Hoofnagle A, et al. The Effect of Extended Release Niacin on Markers of Mineral Metabolism in CKD. Clin J Am Soc Nephrol, 2018, 13(1): 36-44.

[60] Kalil RS, Wang JH, de Boer IH, et al. Effect of extended-release niacin on cardiovascular events and kidney function in chronic kidney disease: a post hoc analysis of the AIM-HIGH trial. Kidney Int, 2015, 87(6): 1250-1257.

[61] King AJ, Siegel M, He Y, et al. Inhibition of sodium/hydrogen exchanger 3 in the gastrointestinal tract by tenapanor reduces paracellular phosphate permeability. Sci Transl Med, 2018, 10(1): 6474-6480.

[62] Block GA, Rosenbaum DP, Yan A, et al. Efficacy and safety of tenapanor in patients with hyperphosphatemia receiving maintenance hemodialysis: a randomized phase 3 trial. J Am Soc Nephrol, 2019, 30(2): 641-652.

[63] Block GA, Rosenbaum DP, Leonsson Zachrisson M, et al. Effect of tenapanor on serum phosphate in patients receiving hemodialysis. J Am Soc Nephrol, 2017, 28(2): 1933-1942.

[64] Palmer SC, Gardner S, Tonelli M, et al. Phosphate-binding agents in adults with CKD: a network meta-analysis of randomized trials. Am J Kidney Dis, 2016, 68(5): 691-702.

[65] Cai P, Tang X, Qin W, et al. Comparison between paricalcitol and active non-selective vitamin D receptor activator for secondary hyperparathyroidism in chronic kidney disease: a systematic review and meta-analysis of randomized controlled trials. Int Urol Nephrol, 2016, 48(3): 571-584.

[66] Liu Y, Liu LY, Jia Y, et al. Efficacy and safety of paricalcitol in patients undergoing hemodialysis: a meta-analysis. Drug Des Devel Ther, 2019, 13(1): 999-1009.

[67] Zhang T, Ju HB, Chen HJ, et al. Comparison of paricalcitol and calcitriol in dialysis patients with secondary hyperparathyroidism: a meta-analysis of randomized controlled studies. Ther Apher Dial, 2019, 23(2): 73-79.

[68] Ko J, Kang HJ, Kim DA, et al. Paricalcitol attenuates TGF-

β1-induced phenotype transition of human peritoneal mesothelial cells (HPMCs) via modulation of oxidative stress and NLRP3 inflammasome. FASEB J, 2019, 33(2): 3035-3050.

[67] Salanova Villanueva L, Gil Giraldo Y, Santos Sánchez Rey B, et al. Paricalcitol regulatory effect on inflammatory, fibrotic and anticalcificating parameters in renal patiente. Nefrologia, 2020, 40(3): 171-179.

[68] 郝娟, 程叙扬, 左力, 等. 帕立骨化醇不同给药方式治疗继发性甲状旁腺功能亢进症的对照研究. 中国血液净化, 2015, 9（1）: 540-544.

[69] 程亚芬, 孙丹妮, 许辉, 等. 帕立骨化醇治疗维持性血透透析患者继发性甲状旁腺功能亢进的疗效观察. 国际泌尿系统杂志, 2020, 3（1）: 402-406.

[70] 王泰娜, 徐斌, 贾凤玉, 等. 帕立骨化醇治疗血液透析患者伴继发性甲状旁腺功能亢进. 肾脏病与透析肾移植杂志, 2015, 1（1）: 1-5.

[71] Ohya M, Yashiro M, Sonou T, et al. Intravenous maxacalcitol therapy correlates with serum fibroblast growth factor 23 levels in hemodialysis patients independent of serum phosphate or calcium levels. Contrib Nephrol, 2018, 196(11): 44-51.

[72] Thadhani RI, Rosen S, Ofsthun NJ, et al. Conversion from Intravenous vitamin D analogs to oral calcitriol in patients receiving maintenance hemodialysis. Clin J Am Soc Nephrol, 2020, 15(2): 384-391.

[73] Akizawa T, Kurita N, Mizobuchi M, et al. PTH dependence of the effectiveness of cinacalcet in hemodialysis patients with secondary hyperparathyroidism. Sci Rep, 2016, 6(1): 19612-19630.

[74] Investigators ET, Chertow GM, Block GA, et al. Effect of cinacalcet on cardiovascular disease in patients undergoing dialysis. N Engl J Med, 2012, 367(12): 2482-2494.

[75] Parfrey PS, Drüeke TB, Block GA, et al. The effects of cinacalcet in older and younger patients on hemodialysis: the evaluation of cinacalcet hcl therapy to lower cardiovascular events (EVOLVE) trial. Clin J Am Soc Nephrol, 2015, 10(1): 791-799.

[76] Moe SM, Abdalla S, Chertow GM, et al. Effects of cinacalcet on fracture events in patients receiving hemodialysis: the EVOLVE trial. J Am Soc Nephrol, 2015, 26(2): 1466-1475.

[77] Kawata T, Nagano N, Obi M, et al. Cinacalcet suppresses calcification of the aorta and heart in uremic rats. Kidney Int, 2008, 74(6): 1270-1277.

[78] Rivelli GG, Lopes de Lima M, Mazzali M. Safety and Efficacy of a 3-Year Therapy With Cinacalcet in Persistent Hyperparathyroidism After Renal Transplant. Transplant Proc, 2020, 52(4): 1284-1286.

[79] Fukagawa M, Shimazaki R, Akizawa T, et al. Head-to-head comparison of the new calcimimetic agent evocalcet with cinacalcet in Japanese hemodialysis patients with secondary hyperparathyroidism. Kidney Int, 2018, 94(8): 818-825.

[80] Kawata T, Tokunaga S, Murai M, et al. A novel calcimimetic agent, evocalcet (MT-4580/KHK7580), suppresses the parathyroid cell function with little effect on the gastrointestinal tract or CYP isozymes in vivo and in vitro. PLoS One, 2018, 13(1): 195-216.

[81] Tsuruya K, Shimazaki R, Fukagawa M, et al. Efficacy and safety of evocalcet in Japanese peritoneal dialysis patients. Clin Exp Nephrol, 2019, 23(2): 739-748.

[82] Wu B, Melhem M, Subramanian R, et al. Clinical pharmacokinetics and pharmacodynamics of Etelcalcetide, a novel Calcimimetic for treatment of secondary hyperparathyroidism in patients with chronic kidney disease on hemodialysis. J Clin Pharmacol, 2018, 58(4): 717-726.

[83] Block GA, Bushinsky DA, Cunningham J, et al. Effect of etelcalcetide vs placebo on serum parathyroid hormone in patients receiving hemodialysis with secondary hyperparathyroidism: two randomized clinical trials. JAMA, 2017, 317(12): 146-55.

[84] Friedl C, Zitt E. Role of etelcalcetide in the management of secondary hyperparathyroidism in hemodialysis patients: a review on current data and place in therapy. Drug Design Dev Ther, 2018, 12(1): 1589-1598.

[85] Block GA, Chertow GM, Sullivan JT, et al. An integrated analysis of safety and tolerability of etelcalcetide in Patients receiving hemodialysis with secondary hyperparathyroidism. PLoS One, 2019, 14(3): 213774-213785.

[86] Li X, Yu L, Asuncion F, et al. Etelcalcetide (AMG 416), a peptide agonist of the calcium-sensing receptor, preserved cortical bone structure and bone strength in subtotal nephrectomized rats with established secondary hyperparathyroidism. Bone, 2017, 105(9): 163-172.

[87] Yu L, Tomlinson JE, Alexander ST, et al. Etelcalcetide, a novel calcimimetic, prevents vascular calcification in a rat model of renal insufficiency with secondary hyperparathyroidism. Calcif Tissue Int, 2017, 101(9): 641-

[88] Fishbane S, Shapiro WB, Corry DB, et al. Cinacalcet HCl and concurrent low-dose vitamin D improves treatment of secondary hyperparathyroidism in dialysis patients compared with vitamin D alone: the ACHIEVE study results. Clin J Am Soc Nephrol, 2008, 3(1): 1718-1725.

[89] Rodriguez ME, Almaden Y, Canadillas S, et al. The calcimimetic R-568 increases vitamin D receptor expression in rat parathyroid glands. Am J Physiol Renal Physiol, 2007, 292(12): 1390-1395.

[90] Bernardor J, Flammier S, Ranchin B, et al. Inhibition of osteoclast differentiation by 1.25-D and the calcimimetic KP2326 reveals 1.25-D resistance in advanced CKD. J Bone Miner Res, 2020, 16(2): 56-62.

[91] Mizobuchi M, Ogata H, Koiwa F. Secondary hyperparathyroidism: pathogenesis and latest treatment. Ther Aphe Dial, 2019, 23(2): 309-318.

[92] 张丽娜, 邢昌赢, 沈冲, 等. 术中及围手术期血清iPTH监测对501例继发性甲状旁腺功能亢进患者手术效果的精准诊断研究. 中国血液净化, 2017, 4（1）: 155-161.

[93] Kestenbaum B, Andress DL, Schwartz SM, et al. Survival following parathyroidectomy among United States dialysis patients. Kidney Int, 2004, 66(5): 2010-2016.

[94] 赵沙沙, 闻萍, 甘巍, 等. 继发性甲状旁腺功能亢进症甲状旁腺切除术后并发症分析. 肾脏病与透析肾移植杂志, 2019, 1（1）: 19-23.

[95] Ishani A, Liu J, Wetmore JB, et al. Clinical outcomes after parathyroidectomy in a nationwide cohort of patients on hemodialysis. Clin J Am Soc Nephrol, 2015, 10(1): 90-97.

[96] Komaba H, Taniguchi M, Wada A, et al. Parathyroidectomy and survival among Japanese hemodialysis patients with secondary hyperparathyroidism. Kidney Int, 2015, 88(6): 350-359.

[97] Iwamoto N, Sato N, Nishida M, et al. Low parathyroid hormone levels after parathyroidectomy reduce cardiovascular mortality in chronic hemodialysis patients. Clin Exp Nephrol, 2016, 20(1): 808-814.

[98] Sharma J, Raggi P, Kutner N, et al. Improved long-term survival of dialysis patients after near-total parathyroidectomy. J Am Coll Surg, 2012, 214(12): 400-407.

[99] 侯爱珍, 张剑利, 周余, 等. 甲状旁腺切除对尿毒症继发性甲状旁腺机能亢进症患者生活质量的影响. 国际移植与血液净化杂志, 2019, 6（1）: 16-20.

[100] 余慧, 张森, 郝丽, 等. 甲状旁腺切除术用于难治性肾性继发性甲状旁腺功能亢进的安全性及近远疗效. 中华普通外科杂志, 2020, 5（1）: 581-588.

[101] 沈英, 张萍, 蒋华, 等. 甲状旁腺切除对尿毒症继发甲状旁腺功能亢进患者贫血和心功能的影响. 中华肾脏病杂志, 2018, 5（1）: 321-326.

[102] 吴静静, 陆志强, 刘凌晓. 射频消融术（RFA）治疗继发性甲状旁腺功能亢进（SHPT）的安全性及有效性分析. 复旦学报（医学版）, 2020, 2（1）: 187-191.

第十六节　钙化防御诊治进展

钙化防御是一种罕见但可以威胁生命的血管性疾病，多见于接受透析治疗的终末期肾病（end-stage renal disease，ESRD）患者，故也被称为钙性尿毒症性小动脉病。急性肾损伤、早期慢性肾脏病（chronic kidney disease，CKD）、肾移植、原发性甲状旁腺功能亢进症、维生素D中毒、Milk-Alkali综合征、特发性新生儿高钙血症及各种血液肿瘤引起的高钙血症也可引起钙化防御。

钙化防御是一种典型的中膜血管钙化（vascular calcification，VC），但其病变的发展不同于普通的VC，还取决于小动脉内膜纤维化、血栓栓塞和血管外钙化。目前，钙化防御的病因和发病机制尚不清楚，临床表现缺乏早期特征性改变，同时缺乏相关的诊疗指南、专家共识和特异性治疗手段，亟待提高临床认识。本节对钙化防御的诊治进展进行综述。

一、钙化防御的发现和流行病学概况

1961 年，Selye 等首次建立了大鼠皮肤及软组织钙化模型，并提出钙化防御的概念，将钙化防御描述为"钙化因素"［双氢速甾醇、维生素 D、甲状旁腺激素（PTH）］和"挑战因素"（铁盐、铝、蛋清、创伤）共同作用后的一种超敏反应。

钙化防御好发于 50～70 岁的肥胖女性。近期的数据表明，在美国、德国、日本的透析患者中，钙化防御的发病率分别为 0.35%、0.04% 和 <0.01%。而之前一项为期 15 个月的横断面研究提示，透析患者的钙化防御发病率高达 4.1%。肾移植及早期 CKD 患者发生钙化防御的概率目前暂无相关数据。目前我国缺乏全国性流行病学数据，东南大学附属中大医院钙化防御研究中心于 2017 年启动了一项涵盖江苏省 29 家血液净化中心、覆盖 6000 例血液透析患者的钙化防御调查，并发布了中国首个区域性流行病学研究数据。统计结果显示，未经调整的血液透析人群的钙化防御发病率为 0.71%，且接近 90% 的患者对该病了解甚少。病例数量不足、对疾病认知程度存在差异、诊断标准不一可能导致各国钙化防御的发病率不同。

二、钙化防御的临床特征

钙化防御的典型临床表现为剧烈疼痛的皮损，早期可见皮肤出现硬化、结节、网格状红斑或青紫色斑块，常伴触觉过敏，逐步进展为伴焦痂的星形溃疡、坏死或坏疽，主要发生于四肢近端、臀部、乳房和腹部，且疼痛可先于皮损出现。皮肤外病变常通过影像学检查发现，可累及肺、视神经、骨骼肌、肠、肠系膜，并产生相应症状（如急性呼吸衰竭、视力下降、肌肉萎缩、消化道出血、肠穿孔等）。

钙化防御根据病因分为终末期肾病型和非终末期肾病型（肾功能正常或早期 CKD 患者）；根据皮损部位分为中央型（累及腹部、大腿、臀部等中央部位皮肤）和外周型（累及脂肪组织有限的部位，如手指）；根据发病阶段分为非溃疡型（早期）和溃疡型（晚期）。终末期肾病型患者和非终末期肾病型患者的皮损表现无差异，终末期肾病型患者中 70%～80% 表现为中央型皮损，非终末期肾病型患者中这一比例约为 50%；诊断为钙化防御时，87% 的患者表现为晚期病变。

钙化防御的预后差，败血症是导致病死的主要原因。非终末期肾病型患者的 1 年病死率为 25%～45%，终末期肾病型患者的 1 年病死率高达 45%～80%，这可能与终末期肾病型患者并发症多和病变位置相关。当钙化防御患者仅出现斑块状皮损时，6 个月的病死率为 33%；若发生溃疡，约 80% 的患者于 6 个月内病死。此外，钙化防御常导致患者截肢、残疾，严重影响患者的生活质量。

钙化防御的危险因素主要分为 6 类（表 2-1-1），风险最高的是终末期肾病。在不同的国家，钙化防御出现的透析龄也存在差异，为 30（美国及德国）至 105（日本）个月。矿物质代谢紊乱促进了钙化防御的发展，其中高磷酸盐血症可通过复杂且高度调节的过程引发血管钙化。维生素 K 拮抗药如华法林的使用可使终末期肾病患者发生钙化防御的概率增加 5～10 倍，且增加病死风险。CKD 也可以增加血栓形成的风险。一项关于 CKD 是否合并钙化防御的病例对照研究提示，亲血栓状态（特别是抗凝血酶缺乏、狼疮抗凝物和蛋白S缺乏）和钙化防御的发生显著相关。人胞外5'-核苷酸酶（NT5E）、编码外核苷酸焦磷酸酶和磷酸二酯酶的基因参与焦磷酸盐代谢，其发生突变导致动脉钙化。在钙化防御患者中，核苷酸焦磷酸酶和磷酸二酯酶多态性（rs 4431401 和 rs 9444348）过表达。此外，药物使用、合并症和人口因素在许多研究中被证实增加了钙化防御的易感性，且钙化防御患者常出现多种因素的结合。

表 2-1-1 钙化防御的危险因素

终末期肾病	狼疮抗凝物	体重迅速下降
腹膜透析＞血液透析＞肾移植	**药物使用**	自身免疫病（如系统性红斑狼疮）
矿物质代谢紊乱	华法林（导致维生素K缺乏）	POEMS
高磷酸盐血症	钙剂、铁剂、维生素D、重组PTH	肝胆疾病
高钙血症	糖皮质激素或免疫抑制药	低白蛋白血症
甲状旁腺功能亢进症（原发性和继发性）	**基因多态性**	转移性癌症（如结肠癌或肺癌）
PTH过度抑制伴无动力性骨病(骨转换率低)	rs44431401	皮肤创伤（如皮下注射）
维生素D中毒	rs9444348	紫外线暴露
碱性磷酸酶升高	**合并症和人口因素**	铝暴露
血栓形成	女性	复发性低血压
抗凝血酶缺乏	肥胖	
蛋白C/S缺乏	糖尿病	

注：PTH.甲状旁腺激素；POEMS.多发性神经病变、脏器肿大、内分泌病变、单克隆γ球蛋白病和皮肤改变综合征

很多存在一种或多种危险因素的患者并没有发生钙化防御，故诱导因素可能在其中起到重要作用。钙化防御大鼠模型表明，促钙化措施可使皮肤呈钙化高敏状态，创伤或金属的刺激明显增加了皮肤钙化，这表明创伤和手术等诱发的炎性细胞因子可加速血液高凝、内皮损伤及血栓形成。

三、钙化防御的病理生理学机制

尽管人们对钙化防御的发病机制了解甚少，但目前认为本病是由小动脉中膜钙化造成的血管阻塞和组织缺血性坏死。钙化防御是一种多因素疾病，由小动脉管腔、小动脉层和（或）周围组织的复杂作用引起（图2-1-9）。

血管钙化是一个复杂且主动调控的过程，钙化促进因素和抑制因素不平衡导致血管平滑肌细胞（vascular smooth cells，VSMCs）表型转分化为成骨/成软骨样细胞，转分化的VSMCs产生局部促钙化环境，同时细胞外基质蛋白降解加速了动脉中膜钙化。

高钙血症和高磷酸盐血症均为VC的独立危险因素，最强的内源性矿化抑制物被认为是血液中含量相对较高的无机焦磷酸盐，由VSMCs产生。胎球蛋白A（fetuin-A）是一种由肝脏合成的循环蛋白，可抑制磷酸钙晶体形成，进而减少钙蛋白颗粒（calciprotein particles，CPPs）形成，后者可直接触发VC，CKD5期患者的血清CPPs水平升高，透析合并钙化防御患者的fetuin-A水平降低。VSMCs从细胞外摄取fetuin-A并产生其他几种钙化抑制蛋白，如基质Gla蛋白（matrix Gla protein，MGP）、骨桥蛋白或骨保护素。

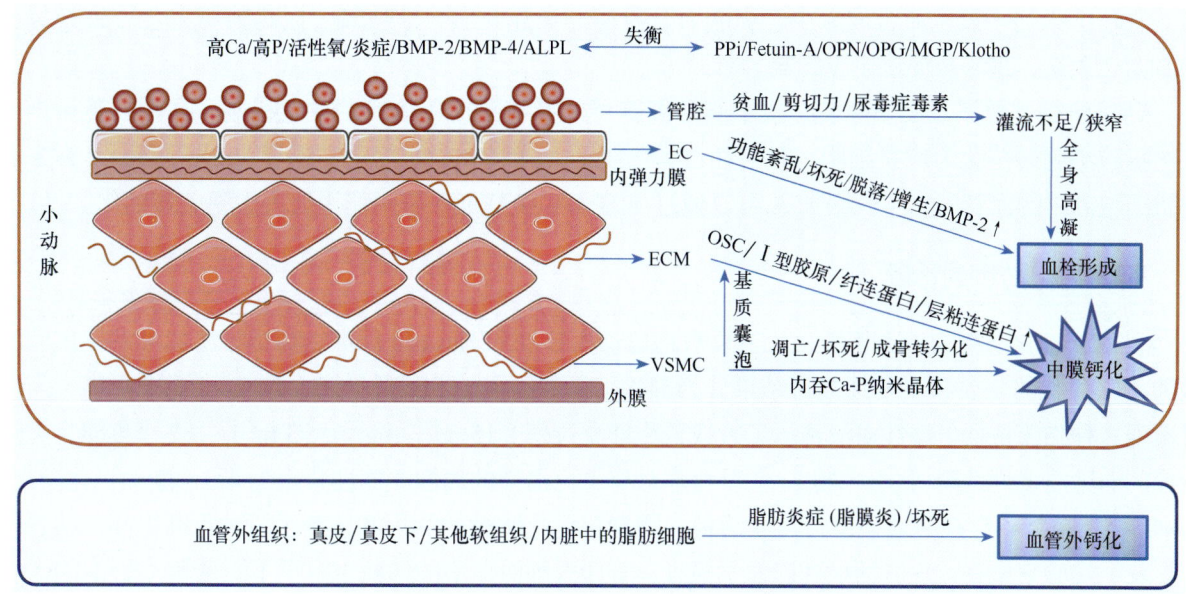

图 2-1-9 钙化防御的多层发病机制　血清促钙化因子及抗钙化因子失衡细胞外基质为钙化防御提供了钙化环境，小动脉中膜钙化是钙化防御发展的基础，多种细胞和分子相互作用，可伴随血栓形成和血管外组织钙化。从上至下，为小动脉横切面（管腔、内膜、中膜、外膜）及血管周围组织。Ca. 钙；P. 磷；BMP. 骨形态发生蛋白；ALPL. 碱性磷酸酶；fetuin-A. 胎球蛋白 A；MGP. 基质 Gla 蛋白；PPi. 焦磷酸盐；OPN. 骨桥蛋白；OPG. 骨保护素；EC. 内皮细胞；ECM. 细胞外基质；VSMC. 血管平滑肌细胞；OSC. 骨钙素

MGP 也可由内皮细胞产生。羧化 MGP（carboxylated MGP，cMGP）可抑制钙化的活性，这种羧化作用依赖于维生素 K，华法林可干扰 cMGP 的形成，进而损害其活性。钙化防御患者 cMGP 减少，且与更广泛的皮损相关。MGP 除了是直接的钙化抑制因子，还可以抑制骨形态发生蛋白 2（bone morphogenic protein 2，BMP2）及 BMP4 等钙化促进因子。BMP 是转化生长因子超家族成员，可增加成骨转录因子 Runt 相关转录因子 2 表达，也可与Ⅰ型和Ⅱ型 BMP 丝氨酸-苏氨酸激酶细胞表面受体的异构体复合物结合，使胞质 BMP 效应蛋白 Smad 1、5 和 9 磷酸化，进而触发 VSMCs 转分化。Klotho 蛋白可通过Ⅲ型钠磷转运体 Pit-1 和 Pit-2 抑制 VSMCs 对磷酸盐的摄取，缓解 VC。Klotho$^{-/-}$ 小鼠表现出明显的血管中膜钙化和血管内膜增生。

成纤维细胞生长因子 23（fibroblast growth factor 23，FGF23）在血管钙化中的作用目前存在争议。FGF23 可下调Ⅱa 和Ⅱc 型钠依赖性磷转运蛋白，降低血磷，抑制 1α-羟化酶活性，降低活性维生素 D 合成。但也有研究表明，FGF23 通过细胞外信号调节激酶 1/2 信号通路促进高磷诱导的 Klotho 过表达 VSMCs 钙化，并上调成骨标志物。组织非特异性碱性磷酸酶是血管钙化的关键调节因子，其活性增加在 VC 中起决定性作用。同时，高磷酸盐血症可造成抗氧化剂和活性氧之间的失衡，诱导 VSMCs 氧化应激，同时激活多条信号途径促进 VC 和诱导 VSMCs 凋亡。此外，近来的研究表明，表观遗传调控（微 RNA、DNA 甲基化或组蛋白修饰）可通过调控基因表达、炎性小体活化、凋亡、衰老或内质网应激等在 VC 中起决定性作用。

随着中膜钙化，内皮细胞（endothelial cells，ECs）可能与 VSMCs 的相互作用造成小动脉内膜增生、细胞损伤和坏死。ECs 功能障碍会释放炎症介质，进一步促进了 VSMCs 向内膜迁移、增生并合成细胞外基质，脱落的 VSMCs 和 ECs 可导致非血栓性血管栓塞，促进内膜下纤维化。氧化应激条件

下，血管扩张剂一氧化氮合成减少，引起血管收缩。炎症介质、活性氧、振荡剪切力会导致ECs上调BMP2表达，进一步促进了VC发生。

钙化防御主要累及皮下脂肪，提示脂肪细胞可能参与了钙化防御的发生机制。高磷环境可诱导成熟脂肪细胞转分化为成骨细胞，且可通过旁分泌的方式释放脂肪因子，诱导VSMCs钙化。ECs和脂肪细胞分泌的血管内皮生长因子A可以通过与BMP4和Wnt3a协同作用促进中膜血管钙化。

四、钙化防御的诊断

目前，钙化防御的诊断不统一，主要有梅奥诊所标准和Hayashi标准。梅奥诊所标准基于皮肤活检和临床症状的主要和次要计数将结果分为确诊、疑似、可能和排除4种。Hayashi标准指出，当同时出现3种临床特征［慢性血液透析患者或肾小球滤过率<15 ml/（min·1.73 m²）、>2个疼痛且无法治疗的痛性溃疡性紫癜、躯干/四肢/阴茎疼痛且有不可治疗的痛性溃疡性紫癜］即可诊断为钙化防御，3种临床特征均不存在时才建议行皮肤活检。随着对钙化防御的认识和诊断手段的不断提高，结合临床症状、实验室检查、皮肤活检和影像学检查，临床医师对该病的诊断也有了不同见解（图2-1-10）。

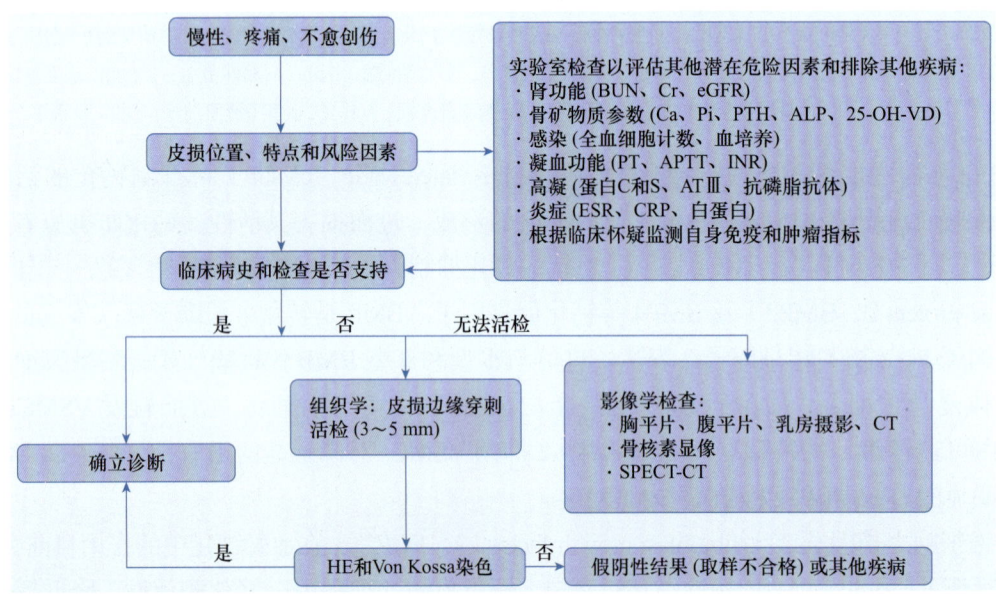

图2-1-10 钙化防御的诊治思路 临床症状有助于钙化防御的早期诊断。CKD.慢性肾脏病；ESRD.终末期肾脏病；BUN.血清尿素氮；Cr.血肌酐；eGFR.估算肾小球滤过率；Ca.血钙；Pi.血磷；PTH.甲状旁腺激素；ALP.碱性磷酸酶；25-OH-VD.25羟维生素D；PT.凝血酶原时间；APTT.活化部分凝血活酶时间；INR.国际标准化比值；AT.抗凝血酶；ESR.红细胞沉降率；CRP.C反应蛋白；SPECT-CT.单光子发射计算机体层摄影及计算机体层成像

1. 实验室检查 虽然钙化防御的实验室检查无特异性，但可协助评估潜在的危险因素，排除类似钙化防御表现的疾病并指导治疗。德国的钙化防御数据表明，在透析合并钙化防御的患者中，86%血钙水平正常或偏低，40%血磷水平正常或偏低。PTH过高或过低均促进钙化防御发生，PTH升高造成血钙和钙磷产物水平升高，PTH降低可能引起无动力骨病。此外，BMP抑制物骨硬化蛋白单独或联合其他骨标志物（骨特异性碱性磷酸酶、抗酒石酸碱性磷酸酶5b）可能有助于识别钙化防御高

风险患者，但仍需进一步证实。

2. 皮肤活检 皮肤活检是确诊钙化防御的"金标准"。既往认为溃疡是典型皮损，但是越来越多的病例表现为非溃疡性斑块。临床病史高度怀疑钙化防御时，应立即开始治疗，皮肤活检可保留。对于存在早期、不典型皮损的可疑钙化防御患者，医师需积极完善皮肤活检明确诊断，但是皮肤活检可能导致治疗延误、新的不愈合的溃疡及皮肤感染，故其在钙化防御诊断中的实际价值仍存在争议。

钙化防御的病理主要发生于皮下脂肪组织，典型改变包括皮下脂肪及真皮小血管钙化、血管内膜纤维增生及微血管血栓形成，经常伴表皮及脂肪细胞坏死、真皮表皮分离、炎症反应、真皮内皮细胞增生及血管外钙沉积。苏木精-伊红（hematoxylin-eosin，HE）染色可见明显而均匀的蓝紫色颗粒样钙盐沉积；Von Kossa 银染可见小血管点状黑色钙化沉积物；茜素红染色可见橘红色钙盐螯合物。Colboc 等通过场发射扫描电子显微镜和光谱分析技术实现了对病变的精准定位和成分分析。病变常累及中、小血管（直径为 10~300 μm）并呈环形分布，间质钙沉积环绕了脂肪细胞的细胞膜。钙化成分主要为钙和磷，两者的比例为 1.7 : 1.0，与羟磷灰石中的比例基本相同。此外，部分患者样本中，铁和铝含量较高，提示金属沉积在发病机制中发挥作用。McMullen 等发现，HE 染色特异性高而敏感性低，Von Kossa 染色敏感性高而特异性低，两者结合可获得最佳的钙化防御敏感性（85%）和特异性（88%），这一特征结合皮下小血管血栓形成即可支持诊断。活检位置与敏感性相关，肢体远端敏感性最高为 71.4%、最低为 50%。在打孔、穿刺针、切除、刮取、伸缩式穿刺活检方式中，穿刺针活检敏感性为 100%，而伸缩式打孔活检的敏感性为 64.3%，且敏感性随活检重复次数的增加而增加。近来一项关于症状和病理特征的队列研究表明，皮肤活检中纤维蛋白血栓的存在和疼痛程度相关，皮损分期与组织学坏死呈正相关。

为了增加组织病理学诊断的特异性，Ellis 等将 38 例钙化防御疑似标本和 43 例无钙化防御证据的终末期肾病患者截肢健侧缘标本进行比较，发现两者 VC 和血管外钙化的发生率无差异，且钙化防御标本中的每一种组织学改变都可以发生在截肢标本中，但钙化防御标本中血栓的发生率为截肢标本的 3 倍，中膜钙化和血栓形成结合时，钙化防御标本比截肢标本高 6 倍，提示血管钙化和血栓形成的联合出现可增加诊断的特异性。一项比较了维持性血液透析伴或不伴钙化防御的病例对照研究显示，皮下小血管和（或）间质组织中小尺寸钙化（<500 μm）的存在强烈提示钙化防御。BMP 信号途径激活可促进钙化防御发生。有研究表明，在 Von Kossa 染色阴性的钙化防御标本中进行的 BMP 效应蛋白染色呈强阳性，提示检测 BMP 信号有助于钙化防御的早期诊断。

3. 影像学检查 Halasz 等在一项单中心、小样本的回顾性研究中比较了皮肤活检与影像学检查诊断钙化防御的敏感性。X 线平片、钼靶、CT 等检查可发现直径为 0.1~0.3 mm 的钙化血管，与组织病理学诊断的分辨率几乎相等，其中钼靶适用于受累部位较厚的组织。

在钙化防御的诊断性检查中，骨显像具有高敏感性、无创性、全面性等优势。^{99m}Tc-亚甲基二磷酸盐可通过骨闪烁成像，化学吸附到新形成骨中的羟基磷灰石晶体上来检测成骨细胞活性。有数据表明，骨核素显像诊断钙化防御的敏感性为 89%，特异性为 97%。钙化防御患者进行骨显像时，广泛软组织存在放射性示踪剂摄取增加及溃疡部位可能由于血流减少而没有放射性示踪剂摄取的情况，可能对区别钙化防御和其他局域性疾病、发现早期病灶具有重大意义。此外，骨扫描也可用于监测患者药物治疗后的效果和预后判断。骨扫描联合单光子发射计算机体层摄影可进一步精确钙化组织的位置和程度，有助于鉴定潜在受累组织并评估疾病活动度。因此，X线、CT、骨显像（联合单光子发射计算机体层摄影）可能是钙化防御较为理想的无创性诊断方法，适用于无法进行活检或病理不确定者，且有助于评估患者肌肉和内脏血管的受累情况，但需要扩大样本量并进行系统评估。

五、钙化防御的鉴别诊断

钙化防御的典型临床表现为痛性青紫色斑块或溃疡性皮损，常需要与能引起类似病变的疾病相鉴别（表2-1-2）。医师可通过评估患者病史、体格检查结果分析其临床特点和发病机制，结合组织病理学特征及辅助检查予以区分。

表2-1-2 钙化防御的鉴别诊断

疾病	临床特点	组织病理学	发病机制
动脉粥样硬化栓塞	网状斑、坏疽、溃疡、紫癜或瘀点、坚硬疼痛的红斑结节，坏疽和溃疡常累及足趾，也可延伸到下肢近端	可见与动脉粥样硬化碎片相关的双凸裂或针状空隙	动脉粥样硬化斑块中胆固醇栓子对小动脉的阻塞
Martorell溃疡	有高血压病史，常累及双侧小腿前外侧的踝上和跟腱，通常肾功能正常，可触摸到正常的脉搏	小动脉中膜钙化、血栓形成	微动脉/小动脉闭塞导致局部缺血
静脉淤滞性溃疡	通常累及小腿前内侧和中1/3，进展缓慢，轻至中度慢性疼痛	有明显的新生血管，血管壁有纤维蛋白和丰富的含铁血黄素沉积	静脉压力升高导致局部血液循环吸收障碍
蜂窝织炎	常伴化脓发热，一般状态不佳	局限于血管周围的中性粒细胞浸润，血管和淋巴扩张伴红细胞溢出	真菌、结核杆菌或厌氧菌感染造成组织缺损
坏疽性脓皮病	溃疡表面脓性覆盖，易继发感染伴恶臭，疼痛剧烈且进展迅速，边界破坏常累及四肢，常伴有全身性疾病（炎症性肠病、关节炎、血液系统疾病）和针刺反应	浅表真皮层有带状的炎症浸润，无菌脓肿周围有肉芽肿性炎症，边缘为淋巴细胞和浆细胞	病因不明的中性粒细胞皮肤病
暴发性紫癜	全身状况差，常累及末梢循环区域的大片坏死的紫色皮损	弥散性血管内凝血合并弥漫性出血	严重感染所致血管内凝血
华法林诱导的皮肤坏死	累及脂肪丰富区（如臀部和乳房），常急性发作	真皮和皮下脂肪小静脉可见纤维蛋白血栓，伴有广泛的红细胞渗出，动脉不受影响	华法林治疗早期导致因蛋白质C/S耗尽而产生的短暂高凝
青斑样血管炎	伴有网状青斑和疼痛的下肢溃疡，好发于中青年女性	腔内血栓形成、内皮增生、内膜下透明变性	免疫反应介导的毛细血管炎
营养不良性钙质沉着症	大小不一的结节或岩质性斑块，早期无痛可移动，后期可与皮肤粘连并感染	皮肤和皮下组织中广泛的钙沉积，可伴血栓形成	组织损伤和退行性病变
转移性钙质沉着症	患者眼周有淡黄色或粉红色斑块，也可累及肾、肺、胃、静脉	皮肤和皮下组织中广泛的钙沉积，可伴血栓形成	钙磷代谢紊乱
肝素诱导的血小板减少症	常发生于肝素治疗后4～10天，血小板计数减低	静脉和动脉广泛血栓形成	血小板因子4和肝素形成复合物抗体激活血小板并产生促凝物质

（待　续）

（续　表）

疾病	临床特点	组织病理学	发病机制
系统性肾源性纤维化	最初出现水肿，然后出现丘疹、斑块或硬化结节，早期累及手、足和远端关节，常伴皮外症状（发热、腹痛、黑便、呼吸困难、咯血、神经症状等）	真皮增厚，可见胶原增生，梭形细胞增生，间质黏蛋白沉积	肾衰竭时钆积累过量导致真皮胶原沉积和血管壁炎症
草酸盐沉着症	四肢活动性红斑，可发展至坏疽，感觉异常	黄色至棕色的针状或矩形草酸钙晶体呈放射状排列，也可能累及动脉中膜	草酸盐沉积引起的异物反应

六、钙化防御的治疗

钙化防御缺乏特异性治疗手段，尚无正式的专家共识及指南发表。由于其临床表现复杂多样、致死率高、发病机制不明确且存在伤口进行性坏死、剧烈疼痛等问题，多学科（皮肤科、肾内科、营养科、疼痛科、感染科、骨科、护理科、高压氧科、整形外科及创伤科）的密切合作有助于制定综合治疗方案。近年来，有关钙化防御的临床治疗手段见表2-1-3。

表2-1-3　钙化防御的治疗选择

分类	方法
血管钙化的治疗	
钙磷失衡	低磷饮食
	停用维生素D（如骨化三醇）
	停用含钙磷结合剂
	使用不含钙磷结合剂（司维拉姆、碳酸镧、含铁磷结合剂*）
	低钙透析液
	强化透析
	腹膜透析转为血液透析
甲状旁腺功能亢进症	西那卡塞（内科甲状旁腺切除术）
	外科甲状旁腺切除术（内科难治病例）
小动脉中膜钙化	硫代硫酸钠（静脉、皮下、联合）
	双膦酸盐（帕米膦酸盐、依替膦酸盐、阿仑膦酸盐、利塞膦酸盐）
	SNF472（静脉注射肌醇六磷酸）
	维生素K*
	内皮素受体拮抗药（波生坦）*
血栓的治疗	停用华法林
	肝素
	组织型纤溶酶原激活药*
	直接口服抗凝药（阿哌沙班、利伐沙班、伊多沙班、达比加群）
伤口护理	更换注射部位和频率
	清创术（感染性和渗出性伤口）

（待　续）

(续　表)

分类	方法
伤口护理	负压伤口治疗
	高压氧疗
	Rheopheresis*
	硝酸铈-磺胺嘧啶银（局部）*
	植皮
疼痛处理	阿片类（氢吗啡酮、美沙酮、芬太尼）
	神经性药物（加巴喷丁、氯胺酮、苯二氮䓬类）
	腰部交感神经阻滞

注：*表示新颖/试验性疗法

（一）血管钙化的治疗

1. 纠正矿物质和骨异常（mineral and bone disorder，MBD） 根据《中国慢性肾脏病矿物质和骨异常诊治指南》，CKD患者应降低高血磷，维持正常血钙，限制使用含钙磷结合剂。对于合并继发性甲状旁腺功能亢进症（secondary hyperparathyroidism，SHPT）的患者，应避免常规使用活性维生素D及其类似物，药物治疗无效的严重SHPT患者可考虑行甲状旁腺切除术（parathyroidectomy，PTX）。

不含钙磷结合剂如碳酸镧和碳酸司维拉姆在降低血磷水平、改善脂代谢和炎症方面取得了良好效果，但近期获美国食品药品监督管理局（FDA）批准上市的含铁磷结合剂（PA21、枸橼酸铁）在多项临床研究中更引人瞩目。含铁磷结合剂不仅可以纠正高磷酸盐血症，还可以改善贫血、降低血FGF23水平且用药剂量大大减少，增加了患者的依从性。西那卡塞是应用较广的拟钙剂，可有效降低钙、磷和PTH水平。一项纳入41例西那卡塞治疗SHPT合并钙化防御患者的回顾性研究发现，单药和联合用药均可有效改善病灶，促进疾病缓解。PTX可能增加围手术期死亡和骨饥饿综合征的发生风险，但梅奥诊所的数据表明，在CKD5期合并钙化防御的患者中，行PTX的患者与未行PTX的患者相比，6个月生存率（90% vs. 42%）和5年生存率（53% vs. 11%）显著提高。

此外，强化透析（增加透析充分性、增加透析次数、延长透析时间、使用低钙透析液等）及腹膜透析转为血液透析均有助于清除患者体内的钙和磷，促进皮损愈合。

2. 减缓钙化发展 硫代硫酸钠（sodium thiosulfate，STS）是一种氰化物中毒的解毒剂，是目前治疗钙化防御的主要用药。STS具有抗氧化及血管舒张功能，与钙离子反应生成高溶解度的硫代硫酸钙，可通过透析清除，同时可抑制脂肪细胞钙化，并阻断脂肪细胞诱导VSMCs钙化。2018年的一项meta分析总结了83篇STS治疗钙化防御的病例报道，发现STS治疗后，70.1%钙化防御患者的皮损得到改善、愈合，或疼痛得到控制。目前关于STS，文献推荐血液透析患者的用法一般为5~25 g溶于100 ml的生理盐水中，每周3次，于透析最后30~60 min静脉滴注；肾功能正常或尚未透析患者，可每天进行；腹膜透析及儿科患者可尝试25 g/1.72 m² 静脉滴注。STS的主要不良反应包括容量负荷增加、低钙血症、高钠血症、代谢性酸中毒、头痛、骨密度降低、恶心及呕吐等。由于这些原因，病灶内注射STS或联合静脉给药也取得了良好效果。刘玉秋等通过总结临床用药经验，探索出适合中国钙化防御患者的STS用法用量，可减少不良反应的发生率。

双膦酸盐是焦磷酸盐类似物，可有效抑制钙羟基磷灰石形成和炎性细胞因子释放。有研究发现，双膦酸盐治疗 2~4 周可改善皮损并减轻疼痛，且静脉内注射可更快缓解症状。SNF472 是一种肌醇六磷酸的静脉注射制剂，可有效抑制羟基磷灰石晶体形成。2018 年，Perelló 等首次进行了 SNF472 的临床随机双盲对照试验。结果显示，SNF472 的人体安全性和耐受性良好，可降低 80% 磷灰石结晶形成的可能性。2019 年，一项关于 SNF472 的 Ⅱ 期开放性研究表明，每周 3 次、持续 12 周的 SNF472 静脉注射可促进皮损愈合、改善疼痛和生活质量，且未出现严重的治疗相关不良事件。目前，针对 SNF472 治疗钙化防御的 Ⅲ 期临床试验（NCT04195906）正在进行中。骨钙素和 MGP 均为维生素 K 依赖的钙化抑制蛋白，补充维生素 K 可缓解冠状动脉和主动脉瓣钙化，但关于补充维生素 K 可缓解钙化防御的证据目前仅有 1 例。有关维生素 K 治疗钙化防御的 Ⅱ 期随机临床试验（NCT02278692）正在进行中，该试验选取每天 10 mg 的剂量（正常饮食摄入量 0.10~0.15 mg/d），每周服用 3 次，共计 12 周，以评价 cMGP 水平和皮损改善情况。波生坦可抑制 VSMCs 钙化，1 例肾功能正常伴下肢广泛创面的非糖尿病钙化防御患者使用 6 个月的低剂量波生坦治疗后，伤口完全愈合。

（二）血栓的治疗

一项回顾性研究比较了 15 例钙化防御患者在常规治疗的基础上使用组织纤溶酶原激活药的效果。结果显示，与未使用该药的患者相比，使用者的生存率提高了 30%，但并发症很高，其中 6 例需要输血，3 例危及生命。直接口服抗凝药（direct oral anticoagulant，DOAC）虽不同程度地依赖肾脏清除，但大量研究表明，调整 DOAC 的剂量对预防 CKD 患者血栓栓塞有效且安全。一项有关 DOAC 在钙化防御中应用的回顾性研究表明，81% 的患者皮损改善，且未发生严重不良事件。阿哌沙班可由肝脏代谢和消化道排泄，适用于严重肾功能不全的钙化防御患者。利伐沙班也可经肝脏代谢，但不建议应用于估算肾小球滤过率＜30 ml/（min·1.73 m^2）的患者。达比加群 85% 经肾脏排泄，禁用于严重肾功能不全患者。

（三）伤口护理

外科清创可提高钙化防御患者的生存预后。有数据表明，接受手术清创的钙化防御患者 1 年生存率和整体生存率均提高，但也有数据显示，清创术对生存率无改善。上述的结果差异可能与患者病情或年龄有关。负压伤口疗法可以减少换药次数，具有加速肉芽生长、改善血液流动、减轻伤口水肿等特点，在钙化防御皮损中具有潜在的应用前景。因此，当伤口出现感染、大面积坏死且伴有渗液时，推荐采用外科清创配合负压吸引，一旦伤口稳定且有肉芽组织形成，即可进行皮肤移植以闭合伤口。但对于局限性的伤口，应尽量避免进行深且宽的清创。

硝酸铈-磺胺嘧啶银可结合游离的磷酸盐，抑制活性氧产生，且具有抗菌活性，进而促进钙化防御患者皮损愈合并改善预后。钙化防御患者的经皮氧张力下降，高压氧疗可将氧气输送到皮损的缺氧组织中，并通过成纤维细胞增生和血管生成促进伤口愈合，同时有助于氧依赖性中性粒细胞杀菌，是慢性非愈合性皮肤溃疡的重要辅助治疗手段。Rheopheresis 是一种双重滤过血液分离术，可以去除血清高分子量蛋白（α2-巨球蛋白、低密度脂蛋白、胆固醇、纤维蛋白原和免疫球蛋白 M）。Rheopheresis 通过降低血液黏度和红细胞聚集，改善组织的氧合作用，从而促进缺血损伤愈合。有数据显示，血液透析合并钙化防御的终末期肾病患者加用 Rheopheresis 可取得良好的缓解率（66%）。

（四）疼痛处理

疼痛是钙化防御的特征性临床表现，也是治疗上最棘手的问题。组织纤溶酶原激活药治疗3~4天疼痛可明显缓解，提示皮损相关的疼痛和缺血相关。大剂量阿片类药物对疼痛控制可能无效，故充分的镇痛治疗十分困难，且阿片类药物容易在终末期肾病患者体内蓄积，引起精神状态改变等不良反应，长期应用会增加跌倒、骨折的发生风险。因此，应谨慎选择使用阿片类药物。氢吗啡酮、美沙酮优于吗啡、曲马多和羟考酮。治疗精神障碍的药物如加巴喷丁、氯胺酮和苯二氮䓬类药物已被成功使用。对于严重的顽固性难治性疼痛，可采取腰部交感神经阻滞术。

七、展望

钙化防御是进展迅速且预后极差的血管疾病，临床医师需要提高认识，重视早期诊治。对于严重表现的患者，加强多学科合作非常重要。未来需要加强有关钙化防御的宣传、培训及教育，开展大规模多中心的临床流行病学研究以明确高危因素，对可疑患者进行早期筛查，同时结合临床表现、实验室数据和影像学检查，分析并进行预后评判。此外，应进一步明确病理生理学机制以发现潜在的治疗靶点。相信未来随着科学技术的发展和研究的深入，钙化防御患者的生存率和生活质量可不断提升和改善。

（姚 丽）

参 考 文 献

[1] Selye H, Gentile G, Priorechi P. Cutaneous molt induced by calciphylaxis in the rat. Science, 1961, 134(3493): 1876-1877.

[2] Nigwekar SU, Zhao S, Wenger J, er al. A Nationally representative study of calcific uremic arteriolopathy risk factors. J Am Soc Nephrol, 2016, 27(11): 3421-3429.

[3] Hayashi M, Takamatsu I, Kanno Y, et al. A case-control study of calciphylaxis in Japanese end-stage renal disease patients. Nephrol Dial Transplant, 2012, 27(4): 1580-1584.

[4] Brandenburg VM, Kramann R, Rothe H, et al. Calcific uraemic arteriolopathy (calciphylaxis): data from a large nationwide registry. Nephrol Dial Transplant, 2017, 32(1): 126-132.

[5] McCarthy JT, El-Azhary RA, Patzelt MT, et al. Survival, risk factors, and effect of treatment in 101 patients with calciphylaxis. Mayo Clin Proc, 2016, 91(10): 1384-1394.

[6] Angelis M, Wong LL, Myers SA, et al. Calciphylaxis in patients on hemodialysis: a prevalence study. Surgery, 1997, 122(6): 1083-1089.

[7] 刘玉秋，杨璨郯，刘宏，等．血液透析患者钙化防御区域性流行病学调查·阶段性报告．杭州：中华医学会肾脏病学分，2019.

[8] Nigwekar SU, Thadhani R, Brandenburg VM. Calciphylaxis. N Engl J Med, 2018, 378(18): 1704-1714.

[9] 刘玉秋，张晓良，汤日宁，等．钙性尿毒症性小动脉病．肾脏病与透析肾移植杂志，2018, 27（3）：294-299.

[10] Kim NR, Seo JW, Lim YH, et al. Pulmonary calciphylaxis associated with acute respiratory and renal failure due to cryptogenic hypercalcemia: an autopsy case report. Korean J Pathol, 2012, 46(6): 601-605.

[11] Komurcu HF, Basar E, Kucuksahin O, et al. Bilateral optic neuropathy, acral gangrene and visceral ischaemia as a rare presentation of calciphylaxis: A case report. J Pak Med Assoc, 2016, 66(10): 1324-1326.

[12] Aouizerate J, Valleyrie Allanore L, Limal N, et al. Ischemic myopathy revealing systemic calciphylaxis. Muscle Nerve, 2017, 56(3): 529-533.

[13] Gupta N, Haq KF, Mahajan S, et al. Gastrointestinal bleeding

[14] Nichols B, Saadat P, Vadmal MS. Fatal systemic nonuremic calciphylaxis in a patient with primary autoimmune myelofibrosis. Int J Dermatol, 2011, 50(7): 870-874.

[15] Dutta P, Chaudet KM, Nazarian RM, et al. Correlation between clinical and pathological features of cutaneous calciphylaxis. PLoS One, 2019, 14(6): 218155-218163.

[16] Fine A, Zacharias J. Calciphylaxis is usually non-ulcerating: risk factors, outcome and therapy. Kidney Int, 2002, 61(6): 2210-2217.

[17] Chang JJ. Calciphylaxis: diagnosis, pathogenesis, and treatment. Adv Skin Wound Care, 2019, 32(5): 205-215.

[18] Voelkl J, Lang F, Eckardt KU, et al. Signaling pathways involved in vascular smooth muscle cell calcification during hyperphosphatemia. Cell Mol Life Sci, 2019, 76(11): 2077-2091.

[19] Ketteler M, Brandenburg VM. K-alcification protection in dialysis patients: the underestimated phenomenon of vitamin k deficiency. J Am Soc Nephrol, 2017, 28(6): 1667-1668.

[20] Dobry AS, Ko LN, St John J, et al. Association between hypercoagulable conditions and calciphylaxis in patients with renal disease: a case-control study. JAMA Dermatol, 2018, 154(2): 182-187.

[21] Hofbauer LC, Hamann C, Schoppet M. NT5E mutations and arterial calcifications. N Engl J Med, 2011, 364(16): 1578-1584.

[22] Albright RA, Stabach P, Cao W, et al. ENPP1-Fc prevents mortality and vascular calcifications in rodent model of generalized arterial calcification of infancy. Nat Commun, 2015, 6(1): 10006-10012.

[23] Weenig RH, Sewell LD, Davis MD, et al. Calciphylaxis: natural history, risk factor analysis, and outcome. J Am Acad Dermatol, 2007, 56(4): 569-579.

[24] Oliveira TM, Frazão JM. Calciphylaxis: from the disease to the diseased. J Nephrol, 2015, 28(5): 531-540.

[25] García-Lozano JA, Ocampo-Candiani J, Martínez-Cabriales SA, et al. An update on calciphylaxis. Am J Clin Dermatol, 2018, 19(4): 599-608.

[26] Viegas CSB, Santos L, Macedo AL, et al. Chronic kidney disease circulating calciprotein particles and extracellular vesicles promote vascular calcification: a role for GRP (Gla-Rich Protein). Arterioscler Thromb Vasc Biol, 2018, 38(3): 575-587.

[27] Portales-Castillo I, Kroshinsky D, Malhotra CK, et al. Calciphylaxis-as a drug induced adverse event. Expert Opin Drug Saf, 2019, 18(1): 29-35.

[28] Barrett H, O'Keeffe M, Kavanagh E, et al. Is matrix gla protein associated with vascular calcification?. Nutrients, 2018, 10(4): 36-44.

[29] Nigwekar SU, Jiramongkolchai P, Wunderer F, et al. Increased bone morphogenetic protein signaling in the cutaneous vasculature of patients with calciphylaxis. Am J Nephrol, 2017, 46(5): 429-438.

[30] Zou D, Wu W, He Y, et al. The role of klotho in chronic kidney disease. BMC Nephrol, 2018, 19(1): 285-292.

[31] Jimbo R, Kawakami Mori F, Mu S, et al. Fibroblast growth factor 23 accelerates phosphate-induced vascular calcification in the absence of Klotho deficiency. Kidney Int, 2014, 85(5): 1103-1111.

[32] Yang Y, Sun Y, Chen J, et al. AKT-independent activation of p38 MAP kinase promotes vascular calcification. Redox Biol, 2018, 16(2): 97-103.

[33] Wu SS, Lin X, Yuan LQ, et al. The role of epigenetics in arterial calcification. Biomed Res Int, 2015, 20(2): 320-329.

[34] Tesauro M, Mauriello A, Rovella V, et al. Arterial ageing: from endothelial dysfunction to vascular calcification. J Intern Med, 2017, 281(5): 471-482.

[35] Chen NX, O'Neill K, Akl NK, et al. Adipocyte induced arterial calcification is prevented with sodium thiosulfate. Biochem Biophys Res Commun, 2014, 449(1): 151-156.

[36] Mikhaylova L, Malmquist J, Nurminskaya M. Regulation of in vitro vascular calcification by BMP4, VEGF and Wnt3a. Calcif Tissue Int, 2007, 81(5): 372-381.

[37] Hayashi M. Calciphylaxis: diagnosis and clinical features. Clin Exp Nephrol, 2013, 17(4): 498-503.

[38] Dobry AS, Nguyen ED, Shah R, et al. The role of skin biopsy in diagnosis and management of calciphylaxis: a retrospective analysis. J Am Acad Dermatol, 2020, 12(1): 96-110.

[39] Colboc H, Moguelet P, Bazin D, et al. Localization, morphologic features, and chemical composition of calciphylaxis-related skin deposits in patients with calcific uremic arteriolopathy. JAMA Dermatol, 2019, 155(7): 789-796.

[40] McMullen ER, Harms PW, Lowe L, et al. Clinicopathologic features and calcium deposition patterns in calciphylaxis: comparison with gangrene, peripheral artery disease, chronic stasis, and thrombotic vasculopathy. Am J Surg Pathol, 2019,

[41] Ellis CL, O'Neill WC. Questionable specificity of histologic findings in calcific uremic arteriolopathy. Kidney Int, 2018, 94(2): 390-395.

[42] Cassius C, Moguelet P, Monfort JB, et al. Calciphylaxis in haemodialysed patients: diagnostic value of calcifications in cutaneous biopsy. Br J Dermatol, 2018, 178(1): 292-293.

[43] Halasz CL, Munger DP, Frimmer H, et al. Calciphylaxis: Comparison of radiologic imaging and histopathology. J Am Acad Dermatol, 2017, 77(2): 241-246+243.

[44] Sillero Herrera A, Gomez Herreros R, Vergara Lopez S. Calciphylaxis. N Engl J Med, 2018, 379(4): 398-399.

[45] Paul S, Rabito CA, Vedak P, et al. The role of bone scintigraphy in the diagnosis of calciphylaxis. JAMA Dermatol, 2017, 153(1): 101-103.

[46] Shen G, Huang R, Liu B, et al. Sodium thiosulfate in the treatment of lung and breast calciphylaxis: ct and bone scintigraphy findings. Clin Nucl Med, 2017, 42(11): 893-895.

[47] Martineau P, Pelletier Galarneau M, Bazarjani S. The role of bone scintigraphy with single-photon emission computed tomography-computed tomography in the diagnosis and evaluation of calciphylaxis. World J Nucl Med, 2017, 16(2): 172-174.

[48] Musso CG, Enz PA, Kowalczuk A, et al. Differential diagnosis of calciphylaxis in chronic dialysis patients. Int Urol Nephrol, 2020, 52(3): 595-597.

[49] Gehlhausen JR, Wetter DA, Nelson C, et al. A detailed analysis of the distribution, morphology, and histopathology of complex purpura in hospitalized patients: a case series of 68 patients. J Am Acad Dermatol, 2020, 12(1): 256-262.

[50] Harris C, Kiaii M, Lau W. Multi-intervention management of calcific uremic arteriolopathy in 24 patients. Clin Kidney J, 2018, 11(5): 704-709.

[51] 国家肾脏疾病临床医学研究中心. 中国慢性肾脏病矿物质和骨异常诊治指南概要. 肾脏病与透析肾移植杂志, 2019, 28（1）: 52-57.

[52] Locatelli F, Del Vecchio L. Iron-based phosphate binders: a paradigm shift in the treatment of hyperphosphatemic anemic CKD patients. J Nephrol, 2017, 30(6): 755-765.

[53] Deen J, Schaider H. The use of cinacalcet for the treatment of calciphylaxis in patients with chronic kidney disease: A comprehensive review. Australas J Dermatol, 2019, 60(3): 186-194.

[54] Peng T, Zhuo L, Wang Y, et al. Systematic review of sodium thiosulfate in treating calciphylaxis in chronic kidney disease patients. Nephrology (Carlton), 2018, 23(7): 669-675.

[55] Galassi A, Perna F, De Nicola E, et al. Calciphylaxis in a dialysis patient treated by intralesional and systemic sodium thiosulphate on top of multifactorial intervention. Clin Kidney J, 2019, 12(4): 546-549.

[56] 刘玉秋, 杨璨粼, 汤日宁, 等. 《钙性尿毒症性小动脉病》后续报道. 肾脏病与透析肾移植杂志, 2019, 28（3）: 291-292.

[57] Torregrosa JV, Sánchez-Escuredo A, Barros X, et al. Clinical management of calcific uremic arteriolopathy before and after therapeutic inclusion of bisphosphonates. Clin Nephrol, 2015, 83(4): 231-234.

[58] Perelló J, Joubert PH, Ferrer MD, et al. First-time-in-human randomized clinical trial in healthy volunteers and haemodialysis patients with SNF472, a novel inhibitor of vascular calcification. Br J Clin Pharmacol, 2018, 84(12): 2867-2876.

[59] Brandenburg VM, Sinha S, Torregrosa JV, et al. Improvement in wound healing, pain, and quality of life after 12 weeks of SNF472 treatment: a phase 2 open-label study of patients with calciphylaxis. J Nephrol, 2019, 32(5): 811-821.

[60] Christiadi D, Singer RF. Calciphylaxis in a dialysis patient successfully treated with high-dose vitamin K supplementation. Clin Kidney J, 2018, 11(4): 528-529.

[61] Seethapathy H, Nigwekar SU. Revisiting therapeutic options for calciphylaxis. Curr Opin Nephrol Hypertens, 2019, 28(5): 448-454.

[62] Zhang L, Steckman DA, Adelstein EC, et al. Oral anticoagulation for atrial fibrillation thromboembolism prophylaxis in the chronic kidney disease population: the state of the art in 2019. Cardiovasc Drugs Ther, 2019, 33(4): 481-488.

[63] King BJ, El-Azhary RA, McEvoy MT, et al. Direct oral anticoagulant medications in calciphylaxis. Int J Dermatol, 2017, 56(10): 1065-1070.

[64] Darres A, Delaval R, Fournier A, et al. The effectiveness of topical cerium nitrate-silver sulfadiazine application on overall outcome in patients with calciphylaxis. Dermatology, 2019, 235(2): 120-129.

[65] Robert T, Lionet A, Bataille S, et al. Rheopheresis: A new therapeutic approach in severe calciphylaxis. Nephrology (Carlton), 2020, 25(4): 298-304.

[66] Ishida JH, McCulloch CE, Steinman MA, et al. Opioid

analgesics and adverse outcomes among hemodialysis patients. Clin J Am Soc Nephrol, 2018, 13(5): 746-753.
[67] Seethapathy H, Brandenburg VM, Sinha S, et al. Review: update on the management of calciphylaxis. Qjm, 2019, 112(1): 29-34.
[68] Green JA, Green CR, Minott SD. Calciphylaxis treated with neurolytic lumbar sympathetic block: case report and review of the literature. Reg Anesth Pain Med, 2000, 25(3): 310-312.

第十七节 透析相关性低血压诊治进展

透析相关性低血压（intradialytic hypotension，IDH）常指透析中低血压，是血液透析常见且严重的并发症。透析中频繁发生低血压与患者生活质量下降、透析不充分、血管通路血栓形成、器官灌注不足、心血管死亡和全因死亡风险增加有关。IDH 的诊断标准缺乏统一定义，发病机制复杂，导致 IDH 的发生率和预后评估存在很大争议。因此，探寻符合中国国情的透析相关性低血压的诊断和防治策略对提高患者的透析质量、降低死亡风险有重要意义。

一、透析相关性低血压的诊断标准及流行病学

目前，国内外缺乏与 IDH 相关的高级别循证医学证据，无法明确临床预后最佳的 IDH 诊断标准。现有的 IDH 诊断标准有 3 类：第 1 类，透析中最低收缩压（nadir intradilytic SBP，niSBP）为 90～100 mmHg 或血压<90/60 mmHg；第 2 类，透析中收缩压下降（fall of SBP，FallSBP）20～40 mmHg；第 3 类，强调低血压相关症状并予以干预治疗。尽管肾脏病预后质量倡议（kidney disease outcomes quality initiative，KDOQI）和欧洲最佳实践指南（European best practice guideline，EBPG）推荐 IDH 的诊断标准为透析过程中 SBP 较透析前降低 20 mmHg 或平均动脉压（MAP）较透析前降低 10 mmHg，且伴有低血压相关症状，包括腹部不适、打哈欠、恶心、呕吐、肌肉痉挛、躁动、头晕和焦虑等。但仍有部分临床研究采用其他 IDH 诊断标准。据报道，由于使用不同的 IDH 定义，IDH 的发生率为 10%～70%。例如，Flythe 等对 HEMO 队列和 LDO 队列中的 IDH 定义进行研究，发现"niSBP"定义的 IDH 发生率约为 10%，而"FallSBP"定义的 IDH 发生率高达 50%～69%。复旦大学附属中山医院的研究显示，KDOQI 诊断标准下，293 例维持性血液透析（MHD）患者的 IDH 发生率为 39.9%。最近的一项荟萃分析显示，当使用 niSBP<90 mmHg 的定义时（$n=13\,189$），透析过程并发 IDH 的发生率为 11.6%；当 IDH 被定义为与低血压临床事件和干预合并 FallSBP≥20 mmHg 时（$n=1694$），透析过程并发 IDH 的发生率为 10.1%。上海交通大学医学院附属瑞金医院分析了 219 例高频 IDH（IDH 发生率≥30%）透析患者，发现 niSBP<90 mmHg 的比率为 3.65%，FallSBP 20 mmHg 标准下则达 53.88%，提示不同 IDH 诊断标准下个体 IDH 的发生率也呈现显著差异。

透析中频繁发生低血压与透析患者心血管死亡和全因死亡风险增加相关，导致器官血流灌注不足、透析不充分，严重影响患者的生活质量。既往一些研究发现，niSBP<90 mmHg 和 niSBP<100 mmHg 是全因死亡的强预测因子。对美国 112 013 例透析患者进行研究，发现 niSBP 和 ΔniSBP（ΔniSBP＝透析前收缩压－niSBP）与死亡风险呈"U"形曲线关系；当 niSBP<90 mmHg 或>140 mmHg、ΔniSBP<15 mmHg 或>50 mmHg 时，死亡风险显著增加。IDH 的发生率与死亡风险呈线性剂量关系。Shoji 等在对 1244 例日本患者进行的 2 年随访中发现，收缩压下降≥

40 mmHg 有更大的死亡风险。一项对植入心电记录仪的 66 例透析患者（4720 次透析）进行的观察性研究发现，FallSBP≥20 mmHg 的患者与无 IDH 的患者相比，心律失常的发生率增加了 9.4 倍；而对于 FallSBP 为 0～20 mmHg 的患者，心律失常的发生率增加了 7.2 倍。该研究结果提示，检测 IDH 作为此类事件的潜在危险因素是有必要性的。另有研究发现，危重症患者尽管血流动力学稳定，但在持续性肾脏替代治疗中也发生了心源性晕厥。Chang 等报道，1426 例透析患者中，FallSBP 44 mmHg 与 FallSBP 26 mmHg 相比，动静脉瘘血栓形成的校正风险增加了 2 倍。此外，约 1/4 的患者在透析期间出现基线脑氧饱和度下降 15%，即透析中脑缺血，与平均动脉压下降有关。长期来看，频繁发生的 IDH 与新发痴呆风险增加相关。除了脑灌注不足，IDH 还会引起终末期透析患者发生肠系膜缺血（*OR* 1.82，95%*CI* 1.47～2.26），病死率高达 70%，可能与 IDH 引起肠上皮细胞紧密连接蛋白［如 occludin、ZO-1（zonula occludens-1）、claudin-1 和 claudin-4］等标志物表达降低有关。

二、透析相关性低血压的病理生理学机制

血压的形成和维持与血容量、心搏出量及外周血管阻力有关。IDH 的发病机制是多因素的，基础是在心血管储备功能下降的背景下，血容量（BV）下降和血管阻力受损。Flythe 等的研究中发现，美国每周进行 3 次血液透析患者的超滤目标通常在 2.7～3.0 L，相当于 1 个人的血浆总量。因此，IDH 的主要病因与血管内低血容量发生有关，更重要的是与组织缺血有关（图 2-1-11）。组织血流量不仅取决于全身血压，还取决于血管相对于身体其他区域的阻力，以及毛细血管的功能和密度。血管阻力受中央（压力感受器）和局部调节机制共同作用。这些反应可分为基于局部代谢活动的反应、肌源性自动调节反应（在大脑和肾脏中尤为突出）和血流依赖于完整血管内皮介导的扩张。由于可能存在上游血管狭窄、内皮功能障碍和毛细血管稀疏，终末期肾病可能使血压与组织灌注的关系进一步复杂化。这种复杂性的典型例子提示透析患者大脑自我调节的下限阈值是可变的。然而，缺血组织可能通过释放内源性血管扩张剂——腺苷，进一步加重低血压。

（一）血容量下降

超滤脱水是慢性肾衰竭患者清除液体潴留的重要手段，也是引起 IDH 的首要驱动因素。在透析过程中，当超滤速率大于毛细血管再充盈率时，易引起有效循环血量不足，使回心血量减少，心排血量相应减少，导致低血压。另外，低白蛋白血症可引起血浆胶体渗透压下降，组织间液增多，血管再充盈率降低，有效循环血量减少，易出现 IDH。在没有超滤的条件下，尽管在上机透析治疗约 1 h 出现明显的血压下降，但是很少发生 IDH，提示除了血容量外，其他如渗透压的改变、电解质转移、神经-体液或炎症通路也可能影响透析中的血压。笔者课题组进行的前期研究发现，透析患者的血压变异率与透析间期体重增加、血清磷水平和全段甲状旁腺激素（iPTH）水平呈正相关，与血红蛋白、白蛋白呈负相关。

超滤率与心排血量的下降有关，并与 IDH 的高发生风险相关。高于 13 ml/（kg·h）的超滤率与 IDH 风险增加和病死率相关。此外，超滤率的增加可能会导致一些症状，这些症状可能会导致透析治疗时间缩短、错过治疗、调整目标体重或回输 0.9% 氯化钠溶液。因此，建议将超滤率限制

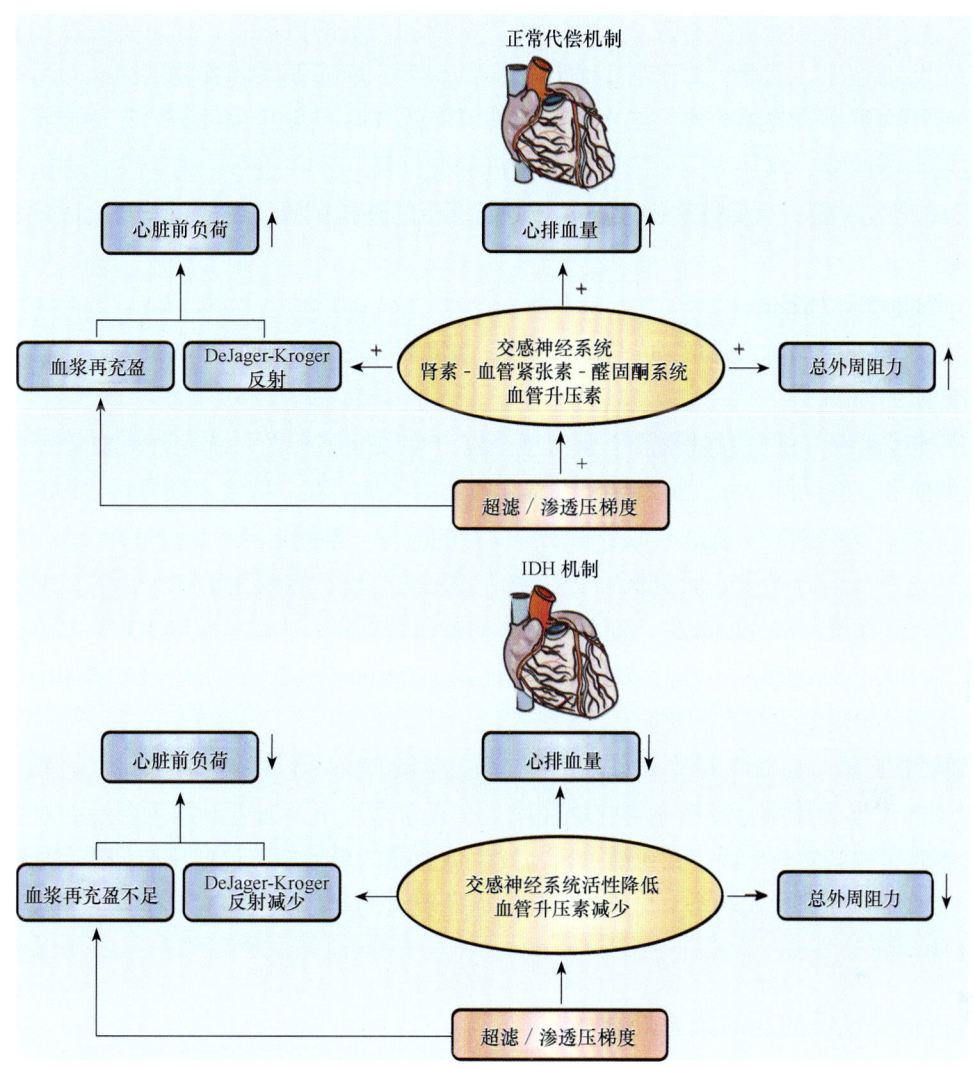

图 2-1-11 血液透析滤过维持血压的正常代偿机制和 IDH 机制示意图　引自：Reeves PB, Mc Causland FR. Mechanisms, Clinical Implications, and Treatment of Intradialytic Hypotension. CJASN, 2018, 13 (8): 1297-1303

在 13 ml/（kg·h），并将其作为透析质量管理指标。事实上，使用所谓的强化透析延长每周治疗时间与 IDH 的发生风险下降有关。另一项研究表明，将超滤率降低到 13 ml/（kg·h）以下，IDH 水平就会降低。如果降低透析间期体重增加的尝试不成功，同时又在不增加治疗时间和（或）频率的情况下，降低超滤率会增加液体过负荷的风险。

（二）心脏前负荷减少（静脉舒张力降低）

在低血容量的情况下，通过增加心脏前负荷来增加心排血量似乎具有重要的临床意义。循环血容量主要位于静脉系统，静脉系统容量大且可改变，故可以调动来增强心脏前负荷。低血容量时，血管活性激素和交感神经系统活性增加，导致小动脉收缩和静脉血流减少，继而静脉系统压力降低，随后血管壁被动弹性收缩，增加静脉回流。这种"DeJager-Kroger"现象主要与内脏和皮肤的血液循环有关。将低血压患者放置在头低脚高位是增加静脉回流的直接策略。有研究发现，内脏血流量的增加与使用醋酸盐透析液有关。同样，进食会增加内脏的血流量，如自主神经功能障碍的患者在餐后会发生低血压。因此，对于有低血压倾向的患者，应谨慎限制食物的摄入。另外，有小样本研究建议使用内脏血管收缩药物，如米多君，其可降低IDH的发生率并减轻相关症状。低温透析液可促进皮肤血管收缩，增加周围血管阻力，促进静脉回流。正在进行中的个性化透析液温度研究（NCT02628366研究）是一项标准透析液温度与低温透析的随机试验，将分析其对全因死亡率和心血管结果的影响。

（三）外周血管阻力降低

低血容量诱发外周动脉血管收缩一般不受心脏前负荷和心排血量的影响，主要受自主神经系统和血管活性激素的调节。

1. 自主神经系统 低血容量激活了压力感受器，导致交感神经系统向外周血管释放抑制性信号，导致骨骼肌和皮肤动脉收缩，最终导致心率和收缩力增加。在一些终末期肾病（ESRD）患者中，在突发IDH之前，交感神经系统活动似乎出现了反常的减少，推测这与"Bezold-Jarisch"反射的敏感性升高有关。这种反射开始于心肌机械感受器激活并充盈心室，导致迷走神经传入，抑制心血管中枢，导致交感神经系统活动急剧减少，进而发生小动脉血管舒张、心动过缓和IDH。然而，改善自主神经功能障碍相关IDH的治疗方法还没有充足的证据。有研究发现，舍曲林通过增加中枢血清素途径发挥一定作用，但需要更深入的研究。

2. 血管活性激素 血管收缩激素水平低或对低血容量的反应不足也与IDH有关。精氨酸加压素与血管系统中的V1a受体结合发挥血管收缩作用。在正常情况下，血管升压素会受到血浆渗透压升高和显著低血容量的刺激。然而，在血液透析易发生低血压的患者中，这些反应似乎有所减弱。事实上，较高的渗透压（计算公式获得）与透析治疗中血压更大的降幅有关。有其他研究报道了输注加压素预防IDH的益处。

三、透析相关性低血压的紧急处理

急性溶血、空气栓塞、透析器反应、冠状动脉缺血、心脏压塞、出血和败血症等严重甚至危及生命的情况可能导致IDH。这些疾病必须及早发现并给予适当的治疗。急诊对症治疗包括停止超滤、将患者置于头低脚高位、吸氧、利用已有的静脉通道回血或补液；如果十分严重，及时终止透析。液体补充可采用等渗或高渗盐水、高渗葡萄糖、5%葡萄糖溶液及白蛋白。

四、透析相关性低血压的防治策略

循环血容量的减少超过机体代偿机制可导致IDH的发生。目前，相关指南推荐的IDH防治策略包括：定期评估干体重，限制饮食中的液体和盐，最大限度地减少透析期间体重增加；使用低温透析液；使用碳酸氢盐缓冲液，避免低钙透析液，优化透析液成分，调整透析模式；降压药物的合理应用等。

（一）评估干体重，降低透析间期体重增加

定期评估干体重是透析患者基本护理的一部分。肺部超声和下腔静脉直径测量是评估透析患者容量负荷的常用方法。近年来，生物电阻抗频谱分析法（BIS）被引入用于监测体液状态和评估干体

重,并试图通过减少细胞外液超载和体液耗竭改善IDH。最近,Huan-Sheng等对298例维持性血液透析患者进行了生物电阻抗和常规评估干体重引导透析治疗的比较。该研究通过每月使用一次BIS来确定透析后的目标体重和液体负荷程度。结果显示,6个月后,BIS引导的治疗可以潜在地改善透析前的液体过负荷血流动力学耐受性,且使IDH的发生率下降(6.1% vs. 6.62%,$P<0.05$)。然而,年老和营养不良的复杂机制会影响BIS引导的治疗。但鉴于BIS在风险分层方面的优良特性,可以认为BIS在治疗决策过程中作为干体重的评估具有一定优势。事实上,能够确定临床应用生物电阻抗的阈值还需要进一步的研究来验证。

有IDH倾向的患者应限制饮食中氯化钠(盐)的摄入量,以降低其透析间期体重增加。一例无尿血液透析患者每消耗8g盐约需要消耗1L水。如果饮食中的盐摄取量<6 g/d,患者体重应增加0.8 kg/d,大多数患者将安全耐受超滤率,以清除在透析间期的积液。将饮食中的盐限制在6 g/d可以降低透析间期体重增长、降低IDH的频率、减少左心室质量,对左心室功能产生有益的影响。

(二)进行低温透析

低温透析是被广泛研究的减少IDH的干预措施之一,也是EBPG中的一线建议。2016年的一项荟萃分析综合了26项随机或交叉试验的结果,共涉及484例患者,证实低温透析可降低IDH的发生率高达70%(95% CI 49%~89%),治疗期间血压明显更高。更重要的是,这种干预措施可广泛应用于所有的血液透析设备,不增加额外费用,也不影响透析的充分性。虽然低温透析比较安全,但仍有一些患者不能忍受透析液温度的降低,增加了出现自觉发热症状的可能性。解决这个问题的一种可能的方法是手动对透析液温度进行个性化处理或使用等温透析。2019年,Tsujimoto等的荟萃分析纳入了25项研究共712例透析患者,其中19项研究比较了透析液温度的固定降低(<36 ℃)和标准透析液温度(37~37.5 ℃)对IHD的影响,因其证据级别低,尚不能确定固定降低透析液温度能否减少IDH,6项正在进行中的研究可能在未来提供急需的高质量证据,以确定这种方法能否改善患者的预后。

(三)调节透析液中的钠离子浓度

目前,关于透析液中钠离子(DNa)的最佳浓度有相当大的争议。一些研究者主张使用较低的DNa避免盐负荷和限制透析间期体重增长。相反,另一些研究者认为,使用高浓度的DNa与住院率降低有关。可调钠透析是指透析液中的钠离子浓度呈由高到低的变化。根据溶质扩散原理,在透析前期,透析液中的钠离子浓度高于血钠浓度时,钠由透析液侧进入血液,血钠浓度逐渐上升,从而使血浆晶体渗透浓度增高,改善血容量再充盈;另外,血浆胶体渗透浓度增高,有利于细胞内液转移至细胞外,增加细胞外液量,也有利于血容量再充盈,防止低血压的发生。在清除血清尿素氮、肌酐的同时,钠离子浓度也在稳步下降,有利于透析中血浆渗透浓度的恒定、血管再充盈、减少透析中血流动力学的不稳定因素。

钠/氢交换器3(NHE3)是在胃肠道和肾脏表达的主要钠转运体,介导钠从饮食和内源性源的吸收。Tenapanor是唯一进入临床试验的NHE3抑制药,每天2次可增加粪钠排泄20~50 mmol/(kg·d)。一项Ⅱ期随机双盲安慰剂对照研究纳入88例患者,评估tenapanor的安全性和耐受性,并评估其对终末期肾病的影响。虽然该研究的结果显示tenapanor治疗4周后粪便钠含量高于安慰剂($P<0.001$),但与基线相比,每周平均绝对摄入量和相对摄入量的差异无统计学意义。

(四)改变透析模式

血液透析滤过(HDF)长期以来一直被认为可以减少IDH,但现有的研究结果却相互矛盾。FRENCHIE研究是一项前瞻性多中心随机对照试验,比较了老年人血液透析和HDF的耐受性。381例年龄超过65岁的患者被随机分为高通量血液透析(HF-HD)和在线血液透析滤过(OL-HDF)2组;OL-HDF组采用后稀释模式,允许预稀释;HDF组置换量相当大。结果显示,超过80%的患者有至少1种不良事件,包括无症状性低血压、症状性低血压、头痛、肌肉痉挛、恶心、呕吐、发热、胸痛、心律失常等,但各组之间无显著差异。此外,在健康相关的生活质量、发病率或病死率方面,各组没有显著差异。虽然有症状的IDH组间没有差异,但是HDF组无症状的IDH发生率相对较低。与此相反,Koda等报道,间歇反滤液输注HDF(I-HDF)与标准血液透析相比,有更多的阳性结果。I-HDF使用在线超纯透析液,间歇回流(反过滤),在理论上有助于保持血容量和血压。在一项交叉研究中,共有74例有低血压倾向的患者接受了上述2种治疗,为期4周。从2组治疗的816个疗程来看,I-HDF组对症状性IDH的干预总次数较少,且IDH的中位频率较低,为3.0次/(人·月),而血液透析组为4.5次/(人·月)($P=0.003$)。I-HDF导致血压升高和交感神经激活减少可能是预防IDH的机制。

Smith等则报道HDF增加了IDH的发生风险。在一项随机交叉研究中,100例患者分别先后接受8周的血液透析和HDF,2组的超滤率相似。HDF治疗组8%的患者出现了症状性低血压,而血液透析治疗组仅为5.3%(RR 1.52,95%CI 1.2~1.9)。尽管80%的IDH发作是轻微的,但仅通过暂时停止超滤处理。在另一项随机交叉研究中,Buchanan等在透析治疗中使用功能MRI比较血液透析和HDF对心功能和灌注的影响,发现血液透析和HDF间没有差异。

目前,相关证据仍存在争议,期待正在进行中的2项大样本、多中心、随机对照研究(H4RT研究和CONVINCE研究)能为HDF能否减少IDH和改善患者预后提供明确的答案。

(五)合理用药

盐酸米多君是一种选择性外周血管受体激动药,直接作用于小动脉及静脉容量血管,使血管收缩,外周血管阻力增高,促进静脉回流,心排血量增加,从而升高血压。多项研究表明,盐酸米多君可以减少IDH的发生率,并使透析过程中的最低血压水平升高,且不良反应小、耐受性好。也有研究发现,左卡尼汀可以有效维持透析患者的血流动力学稳定,在治疗IDH上也有很大的潜力。不少研究显示,参麦注射液也可以治疗IDH。

(六)相对血容量和生物反馈系统监测

基于血细胞比容或蛋白质变化在线监测相对血容量,是一种简便而广泛用于估计血容量下降和随后发生IDH风险的方法。但使用相对血容量监测来指导液体祛除的研究尚未取得一致的积极结果。有研究发现,基于相对血容量监测的超滤率调整与病死率增加有关,但未观察到对IDH的积极影响。目前,相对血容量监测的使用可以作为决策过程中的参考指标,尚不能用于临床实践。新的研究在线输注240 ml透析液后通过相对血容量的变化来评估绝对血容量,发现绝对血容量<65 ml/kg时,IDH的阳性预测率为79%,阴性预测率为100%,明显优于相对血容量。但这种方法仅应用于小样本研究中。生物反馈装置可监测血压,并从相对血容量来估计血浆补充量。通过软件程序调整电导率和超滤率,以保持血管内容量,并将IDH的发生风险降到最低。这些技术可以减少左心室局部壁运动异常

和IDH发生的频率。

(七)其他

虽然离临床应用还有很长的路要走,但最近有一些小型研究探讨预防IDH的新方法,包括增加下肢静脉回流的气动压缩装置、浸泡疗法(透析患者浸泡在水中,旨在改善静脉回流)及中医学的方剂、针灸治疗等值得关注。

目前,IDH仍是一个重要的临床问题,对患者的症状、透析充分性和治疗时间产生负面影响,并与患者的预后密切相关。在过去的2年里,很少有证据使现行做法发生重大改变。但制定更好的策略来监测和检测IDH,根据病理生理后果来确定IDH的最佳诊断标准并最终制定更有效的预防策略,仍是IDH诊治与护理的优先事项。

(达静静)

参 考 文 献

[1] K/DOQI Workgroup. K/DOQI clinical practice guidelines for cardiovascular disease in dialysis patients. Am J Kidney Dis, 2005, 45 (4): 1-153.

[2] Flythe JE, Xue H, Lynch KE, et al. Association of mortality risk with various definitions of intradialytic hypotension. J Am Soc Nephrol, 2015, 26 (2): 724-734.

[3] Yu J, Liu Z, Shen B, et al. Intradialytic hypotension as an independent risk factor for long-term mortality in maintaining hemodialysis patients: a 5-year follow-up cohort study. Blood Purif, 2018, 45 (4): 320-326.

[4] Kuipers J, Verboom LM, Ipema KJR, et al. The prevalence of intradialytic hypotension in patients on conventional hemodialysis: a systematic review with Meta-analysis. Am J Nephrol, 2019, 49 (6): 497-506.

[5] 汪知玉,陈孜瑾,蒋钻红,等. 血液透析患者透析中低血压的发生情况及其与预后的关系. 中华肾脏病杂志, 2017, 33 (7): 495-503.

[6] Chou JA, Streja E, Nguyen DV, et al. Intradialytic hypotension, blood pressure changes and mortality risk in incident hemodialysis patients. Nephrol Dial Transplant, 2018, 33 (1): 149-159.

[7] Mc Causland FR, Tumlin JA, Roy Chaudhury P, et al. Intradialytic hypotension and cardiac arrhythmias in patients undergoing maintenance hemodialysis: results from the monitoring in dialysis study. Clin J Am Soc Nephrol, 2020, 15 (6): 805-812.

[8] Slessarev M, Salerno F, Ball IM, et al. Continuous renal replacement therapy is associated with acute cardiac stunning in critically ill patients. Hemodial Int, 2019, 23 (3): 325-332.

[9] Chang TI, Paik J, Greene T, et al. Intradialytic hypotension and vascular access thrombosis. J Am Soc Nephrol, 2011, 22 (3): 1526-1533.

[10] MacEwen C, Sutherland S, Daly J, et al. Relationship between hypotension and cerebral ischemia during hemodialysis. J Am Soc Nephrol, 2017, 28 (8): 2511-2520.

[11] Assimon MM, Wang L, Flythe JE. Cumulative exposure to frequent intradialytic hypotension associates with new-onset dementia among elderly hemodialysis patients. Kidney Int Rep, 2019, 4 (4): 603-606.

[12] Seong EY, Zheng Y, Winkelmayer WC, et al. The relationship between intradialytic hypotension and hospitalized mesenteric ischemia: a case-control study. Clin J Am Soc Nephrol, 2018, 13 (10): 1517-1525.

[13] Wu TK, Lim PS, Jin JS, et al. Impaired gut epithelial tight junction expression in hemodialysis patients complicated with intradialytic hypotension. Biomed Res Int, 2018, 18 (26): 267-172.

[14] Magder SA. The highs and lows of blood pressure: toward meaningful clinical targets in patients with shock. Crit Care Med, 2014, 42 (5): 1241-1251.

[15] Charytan DM, Skali H, Shah NR, et al. Coronary flow reserve is predictive of the risk of cardiovascular death regardless of chronic kidney disease stage. Kidney Int, 2018, 93 (2): 501-509.

[16] Burkhardt D, Bartosova M, Schaefer B, et al. Reduced microvascular density in omental biopsies of children with chronic kidney disease. PLoS One, 2016, 11 (11): 166050-166059.

[17] Mitsides N, Cornelis T, Broers NJ, et al. Extracellular overhydration linked with endothelial dysfunction in the context of inflammation in haemodialysis dependent chronic kidney disease. PLoS One, 2017, 12 (8): 183281-183288.

[18] Amann K, Wiest G, Zimmer G, et al. Reduced capillary density in the myocardium of uremic rats-a stereological study. Kidney Int, 1992, 42 (5): 1079-1085.

[19] Franssen CF. Adenosine and dialysis hypotension. Kidney Int, 2006, 69 (5): 789-791.

[20] Dinesh K, Kunaparaju S, Cape K, et al. A model of systolic blood pressure during the course of dialysis and clinical factors associated with various blood pressure behaviors. Am J Kidney Dis, 2011, 58 (5): 794-803.

[21] Da J, Zhang Z, Shen Y, et al. Blood pressure variability is independent of systolic pressure in adolescent and young adult patients undergoing hemodialysis. Pediatr Res, 2018, 83 (3): 615-621.

[22] Buchanan C, Mohammed A, Cox E, et al. Intradialytic cardiac magnetic resonance imaging to assess cardiovascular responses in a short-term trial of hemodiafiltration and hemodialysis. J Am Soc Nephrol, 2017, 28 (4): 1269-1277.

[23] Aronoff GR. The effect of treatment time, dialysis frequency and ultrafiltration rate on intradialytic hypotension. Journal Semin Dial, 2017, 30 (6): 489-491.

[24] Assimon MM, Wenger JB, Wang L, et al. Ultrafiltration rate and mortality in maintenance hemodialysis patients. Am J Kidney Dis, 2016, 68 (6): 911-922.

[25] Morfin JA, Fluck RJ, Weinhandl ED, et al. Intensive hemodialysis and treatment complications and tolerability. Am J Kidney Dis, 2016, 68 (5 5S1): 43-50.

[26] Pirkle JL Jr, Comeau ME, Langefeld CD, et al. Effects of weight-based ultrafiltration rate limits on intradialytic hypotension in hemodialysis. Hemodial Int, 2018, 22 (2): 270-278.

[27] Flythe JE, Assimon MM, Overman RA. Target weight achievement and ultrafiltration rate thresholds, potential patient implications. BMC Nephrol, 2017, 18 (1): 185-188.

[28] Fotiadou E, Georgianos PI, Chourdakis M, et al. Eating during the hemodialysis session: a practice improving nutritional status or a risk factor for intradialytic hypotension and reduced dialysis adequacy?. Nutrients, 2020, 12 (6): 1703-1709.

[29] Chang TI. Impact of drugs on intradialytic hypotension: Antihypertensives and vasoconstrictors. Semin Dial, 2017, 30 (6): 532-536.

[30] Drambarean B, Bielnicka P, Alobaidi A. Midodrine treatment in a patient with treprostinil-induced hypotension receiving hemodialysis. Am J Health Syst Pharm, 2019, 76 (1): 13-16.

[31] Yalcin AU, Sahin G, Erol M, Bal C: Sertraline hydrochloride treatment for patients with hemodialysis hypotension. Blood Purif 20: 150-153, 2002

[32] Singh AT, Mc Causland FR. Osmolality and blood pressure stability during hemodialysis. Semin Dial, 2017, 30 (6): 509-517.

[33] Korucu B, Helvaci O, Ozbas B, et al. Low copeptin levels in patients with intradialytic hypotension. Ther Apher Dial, 2019, 23 (5): 460-466.

[34] Kanda E, Tsuruta Y, Kikuchi K, et al. Use of vasopressor for dialysis-related hypotension is a risk factor for death in hemodialysis patients: nationwide cohort study. Sci Rep, 2019, 9 (1): 3362-3366.

[35] Huan Sheng C, Yeong Chang C, Ming Hsing H, et al. Application of bioimpedance spectroscopy in Asian dialysis patients (ABISAD-Ⅲ) a randomized controlled trial for clinical outcomes. Int Urol Nephrol, 2016, 48 (11): 1897-1909.

[36] Keane DF, Bowra K, Kearney K, et al. Use of the body composition monitor for fluid status measurements in elderly malnourished subjects. ASAIO J, 2017, 63 (4): 507-511.

[37] Tian M, Zha Y, Qie S, et al. Association of body composition and intradialytic hypotension in hemodialysis patients. Blood Purif, 2020, 49 (3): 334-340.

[38] Zhou Q, Wang J, Xie S, et al. Correlation between body composition measurement by bioelectrical impedance analysis and intradialytic hypotension. Int Urol Nephrol, 2020, 52 (5): 953-958.

[39] Dasgupta I, Thomas GN, Clarke J, et al. Associations between hemodialysis facility practices to manage fluid volume and intradialytic hypotension and patient outcomes. Clin J Am Soc Nephrol, 2019 Mar, 14 (3): 385-393.

[40] Gul A, Miskulin D, Harford A, et al. Intradialytic hypotension. Curr Opin Nephrol Hypertens, 2016, 25 (6): 545-550.

[41] Mustafa RA, Bdair F, Akl EA, et al. Effect of lowering the dialysate temperature in chronic hemodialysis: a systematic

review and meta-analysis. Clin J Am Soc Nephrol, 2016, 11 (2): 442-457.
[42] Odudu A, Eldehni MT, McCann GP, et al. Randomized controlled trial of individualized dialysate cooling for cardiac protection in hemodialysis patients. Clin J Am Soc Nephrol, 2015, 10 (2): 1408-1417.
[43] Tsujimoto Y, Tsujimoto H, Nakata Y, et al. Dialysate temperature reduction for intradialytic hypotension for people with chronic kidney disease requiring haemodialysis. Cochrane Database Syst Rev, 2019, 7 (7): 102-106.
[44] Block GA, Rosenbaum DP, Leonsson Zachrisson M, et al. Effect of tenapanor on interdialytic weight gain in patients on hemodialysis. Clin J Am Soc Nephrol, 2016, 10 (2): 52-59.
[45] Morena M, Jaussent A, Chalabi L, et al. Frenchie study investigators. treatment tolerance and patient-reported outcomes favor online hemodiafiltration compared to hemodialysis in the elderly. Kidney Int, 2017, 91 (8): 1495-1509.
[46] Koda Y, Aoike I. Prevention of intradialytic hypotension with intermittent back-filtrate infusion haemodiafiltration: insights into the underlying mechanism. Blood Purif, 2019, 48 (Suppl 1): 1-6.
[47] Smith JR, Zimmer N, Bell E, et al. A randomized, single-blind, crossover trial of recovery time in high-flux hemodialysis and hemodiafiltration. Am J Kidney Dis 2017, 69 (5): 762-770.
[48] Buchanan C, Mohammed A, Cox E, et al. Intradialytic cardiac magnetic resonance imaging to assess cardiovascular responses in a short-term trial of hemodiafiltration and hemodialysis. J Am Soc Nephrol, 2017, 28 (2): 1269-1277.
[49] Leung KC, Quinn RR, Ravani P, et al. Randomized crossover trial of blood volume monitoring-guided ultrafiltration biofeedback to reduce intradialytic hypotensive episodes with hemodialysis. Clin J Am Soc Nephrol. 2017, 12 ((11): 1831-1840.
[50] Nafisi VR, Shahabi M. Intradialytic hypotension related episodes identification based on the most effective features of photoplethysmography signal. Comput Methods Programs Biomed, 2018, 157 (12): 1-9.
[51] Leung KCW, Quinn RR, Ravani P, et al. Randomized crossover trial of blood volume monitoring-guided ultrafiltration biofeedback to reduce intradialytic hypotensive episodes with hemodialysis. Clin J Am Soc Nephrol, 2017, 12 (11): 1831-1840.
[52] Alvares VRC, Ramos CD, Pereira BJ, et al. Pneumatic compression, but not exercise, can avoid intradialytic hypotension: a randomized trial. Am J Nephrol, 2017, 45 (5): 409-416.
[53] Doenyas Barak K, Garra N, Beberashvili I, et al. Immersion-enhanced fluid redistribution can prevent intradialytic hypotension: a prospective, randomized, crossover clinical trial. Hemodial Int, 2018, 22 (3): 377-382.
[54] Tsai MY, Wu CH, Huang YC, et al. Treatment of intradialytic hypotension with an herbal acupoint therapy in hemodialysis patients: a randomized pilot study. Complement Ther Med, 2018, 38 (5): 67-73.

第十八节 透析相关性高血压治疗进展

高血压是一般人群心血管病的重要危险因素。在1项涉及2535例终末期肾病患者的队列研究中发现高血压患病率达80%以上，而其中仅30%左右的患者血压能够得到良好控制。2009年中华医学会肾脏病学分会组织开展了全国慢性肾脏病（chronic kidney disease，CKD）患者流行病学调查，全国有31个省、自治区和直辖市61家三级医院参与，CKD5期高血压患病率为91%，控制率为33.1%。因此，透析患者血压管理是心血管危险因素管理的重要环节，但血压与预后的关系、血压测量的时机与方法、血压控制目标、高血压的机制、如何合理选择药物、药物是否有独立于降压作用以外的获益、寻找简单而准确预测容量状态的标志物、难治性高血压的器械治疗等都是我们目前本病临床诊治中讨论的热点问题。本文基于现有循证证据、指南和专家共识，就透析相关性高血压诊断和管理方面的新进展及面临的挑战做一综述。

一、透析患者高血压的诊断

透析患者高血压的诊断需要考究血压测量的时间、地点与方式。研究发现，透析中心测量的血压值，尤其是透析前后血压不能反映透析间期的血压动态变化，不能用于高血压诊断、疗效评估或未来心血管疾病风险的预测。尽管透析期间每半小时自动血压监测记录的平均值结合透析前后血压测量提高了诊断的准确性，但透析中心以外的透析间期血压测定（家庭自测血压或动态血压监测）仍是透析患者监测血压的最佳方式。

动态血压监测被认为是诊断透析患者高血压的"金标准"，相比透析前后血压和家庭血压记录，44 h动态血压与靶器官损伤密切相关，并更能预测死亡风险。动态血压监测优于家庭自测血压之处在于其可以记录睡眠期间的血压，有利于发现夜间高血压，后者在透析患者中非常普遍，并且与靶器官损害加速和死亡率增加有关。鉴于重复执行44 h动态血压监测的实际困难，推荐家庭自测血压以管理透析患者血压。2015年的慢性肾功能不全队列（Chronic Renal Insufficiency Cohort，CRIC）研究证实决定血压预测预后价值的主要因素是血压测量的地点（即透析中心内或透析中心外），而不是血压测定的次数。在这项研究中，透析中心的收缩压测定值与死亡率呈"U"形关联；透析中心以外的收缩压测定值与死亡率呈线性关系（收缩压每增加10 mmHg死亡率增加26%，95%CI 1.14～1.40）。使用44 h动态血压监测作为参考标准，透析间期家庭自测平均收缩压≥150 mmHg诊断高血压的敏感性为80%，特异性为84.1%。来自高血压血液透析患者干体重下降（Data from the Dry-weight Reduction in Hypertensive Hemodialysis Patients，DRIP）研究发现，家庭自测血压与44 h动态血压具有良好相关，两者均可以反映干体重下调后的血压变化。透析间期家庭自测血压能更好地预测靶器官损伤和全因死亡、心血管死亡等长期预后，不失为简单易行的透析患者血压管理监测方式。

2017年，欧洲肾脏病学会、欧洲透析移植协会、欧洲高血压协会共同制定的专家共识提出，围透析期血压不能准确地反映患者的实际血压情况，需应用更准确的测量方式，了解其真实的血压水平。即在安静环境、坐位、背部及手臂放松、休息5 min、间隔2 min测量2～3次血压的平均值，测量方法包括：①家庭监测：2周内选6 d非透析日早晚测量血压，平均值≥135/85 mmHg；②动态监测：每周中间非透析日连续监测超过24 h，平均血压≥130/80 mmHg（如果连续监测44 h，需包括1次透析过程）；③医院测量（非首选）：每周中间非透析日来医院测量，血压≥140/90 mmHg。

2016年中国肾性高血压管理指南提出：高血压是决定CKD患者预后的重要因素，规范、准确测量血压是CKD患者管理的重要环节。测量方法包括诊室血压、家庭血压以及动态血压测量。诊室血压适用于筛查和诊断高血压；家庭血压可以反映日常生活状态下整体血压变化，家庭自测血压诊断高血压的标准为血压≥135/85 mmHg；动态血压可记录血压水平、节律变化和血压变异性，识别清晨高血压及隐匿性高血压，对心脑血管并发症及其死亡风险的预测价值优于诊室血压，可为精准血压管理提供科学依据。24 h动态血压诊断高血压标准：24 h平均收缩压/舒张压≥130/80 mmHg，白天≥135/85 mmHg，夜间≥120/70 mmHg。对透析患者诊室血压进行评估时，每位患者必须分别记录至少6次透析前及透析后的血压（超过2周），取平均值作为诊室血压。

二、透析患者血压目标值

由于维持性血液透析（maintenance hemodialysis，MHD）患者心血管不良预后的危险因素很多，包括传统的危险因素、慢性肾脏病相关的危险因素和透析相关的危险因素，这些因素之间又互相影响。此外，药物、透析频次、干体重调整、透析模式也对预后产生影响。因此，透析人群开展针对血压目标值与远期预后关系的研究比在非透析人群要复杂得多，也需要更大样本量和更长的随访时间。透析患者血压的合适水平并没有得到高证据级别的随机对照研究验证。

2005年肾脏病预后质量倡议（Kidney Disease Quality Outcome Initiatives，KDOQI）提出了MHD患者的血压治疗目标值，建议透析前控制在140/90 mmHg以下，透析后控制在130/80 mmHg以下。但是，支持这个建议的证据水平为C级证据，多来自观察性研究，随机对照试验较少，且部分源于非血液透析患者，目标值参照总体人群血压设定。由于缺乏证据，2012 KDIGO慢性肾脏病血压管理指南和ACC/AHA指南没有提出维持性透析患者的血压目标值。

透析预后与实验模式（Dialysis Outcomes and Practice Patterns Study，DOPPS）研究对24 525例MHD患者分析发现，收缩压与死亡率呈"U"形关系，透析前收缩压＜130 mmHg或≥160 mmHg死亡率升高；而舒张压与死亡率间并未观察到"U"形相关，仅发现透析前舒张压＜60 mmHg的患者死亡率升高，提示脉压、动脉僵硬度增加或并存疾病等机制参与其中。另外，有临床研究结果显示，对于45岁以上患者，严格的血压控制（透析前＜140/90 mmHg，透析后＜130/80 mmHg）反而增加了患者的死亡风险。因此，2015年《中国血液透析充分性临床实践指南》根据现有文献资料，结合我国的实际情况提出MHD患者高血压控制靶目标设定为透析前收缩压＜160 mmHg。同时，该指南提出，透析前血压水平在一定程度上能反映患者血管内容量状态、干体重及体内肾素－血管紧张素－醛固酮系统活性状态。单从透析干预角度考虑，也可反映透析治疗是否将患者"还原"到了接近干体重的状态。所以，透析前血压值是反映血液透析充分性的一个重要指标。同时，相当一部分患者透析前即存在高血压，有效控制透析前血压对于预防心脑血管事件也是一个关键因素。虽然学术界普遍认识到血压水平严重影响患者的心脑血管疾病发生率、生活质量以及死亡率等，但由于血液透析模式的特点导致患者内环境呈现周期性波动状态，如何合理选择血压测定方式、决定患者临床预后的血压测量时间点以及具体的血压值控制水平，至今未能达成共识。

2016年《中国肾性高血压管理指南》沿用2015年《中国血液透析充分性临床实践指南》中血液透析患者血压控制目标值。该指南同时指出，尽管目前尚无设计良好的随机对照试验研究腹膜透析患者不同血压目标值与临床预后的关系，基于现有的指南、普通人群和CKD患者的研究数据，参照2015年国际腹膜透析协会（ISPD）成人腹膜透析患者心血管和新陈代谢指南，建议腹膜透析患者血压控制在140/90 mmHg以下，年龄＜60岁的患者血压控制目标可放宽至150/90 mmHg以下。

三、透析患者高血压发生的病理生理学机制

心排血量增加，或者外周血管阻力增加，或者两者共同作用导致透析患者的血压持续升高。钠盐和容量超负荷被毋庸置疑地认为是主要的致病机制。透析患者高血压的发病机制非常复杂，一系列非容量依赖性因素也参与其中。

1. 容量超负荷透析 患者即使仍有残余肾功能，其水钠排泄功能亦受损。同时，终末期肾病患者的血压对钠具有较高敏感性。与健康同龄人相比，透析患者皮肤和肌肉中的钠及水分增加，而血管内皮生长因子（vascular endothelial growth factor，VEGF）降低，后者可以促进电解质通过皮肤淋巴管清除，增加内皮型一氧化氮合成酶（eNOS）在血管中的表达。

2. 动脉僵硬度增加 钙磷代谢紊乱是导致透析患者动脉僵硬度增加的主要因素。研究发现，评价动脉僵硬度的主要指标主动脉脉搏波速度（PWV）与血压线性相关（PWV每个对数增量，收缩压、舒张压和脉压分别增加20.3 mmHg、7.2 mmHg和12.8 mmHg），同时动脉硬化还影响透析间期血压的模式和节律。

3. 交感神经系统活化 显微神经照相术显示交感神经过度活化是终末期肾病（end stage renal disease，ESRD）患者高血压的重要原因，血液透析患者的传出交感神经放电频率是正常对照的2倍，而接受双侧肾切除后恢复正常。近年来小规模观察性研究发现，去肾脏交感神经术显著降低血液透析合并顽固性高血压患者的血压也支持交感神经过度活跃参与透析患者高血压发生。肾胺酶是一种主要由肾脏分泌的新型黄素腺嘌呤二核苷酸依赖性胺氧化酶，能降解循环中的儿茶酚胺，调节心功能和血压。研究发现，与年龄和性别匹配的肾功能正常对照组相比，血液透析患者血浆肾胺酶浓度显著降低；CKD患者肾胺酶的缺乏参与了交感神经过度活化。

4. 肾素－血管紧张素系统活化 活化的肾素－血管紧张素系统（renin-angiotensin system，RAS）在MHD患者中也发生了一系列变化，RAS活化刺激肾素、血管紧张素Ⅱ分泌增加。肾素活性虽然在大多数患者中保持在正常范围内，但相对于总的可交换钠仍有一定程度的升高，这可能促进血压升高。

5. 内皮细胞功能紊乱 研究表明，合并高血压的血液透析患者内皮素水平较血压正常的血液透析患者高。内皮来源的血管扩张因子和血管收缩因子之间的不平衡参与透析患者高血压的发生。由于细胞内降解和肾脏清除减少，CKD患者存在高循环水平的不对称二甲基精氨酸（ADMA），后者为内源性NO合成酶抑制剂，其积累导致NO生成减少。

6. 睡眠呼吸暂停 在透析患者中非常普遍，容量超负荷可能是其发生的主要原因。当患者卧位时，其体内过多的水分从腿部转移到颈部软组织，从而增加患者咽部和上呼吸道阻力，导致睡眠呼吸暂停和夜间低氧血症的发生。后者与血压昼夜节律紊乱、夜间高血压相关。

7. 促红细胞生成素的使用 促红细胞生成素在改善贫血的同时增加循环内皮素-1水平及收缩效应，增加血管对血管紧张素Ⅱ、去甲肾上腺素刺激的收缩反应，提高血黏度，从而导致患者血压升高。

四、透析患者的血压变异

血压变异（blood pressure variability，BPV）是指一定时间内血压波动的程度，是体内神经内分泌动态调节综合平衡的结果，是人类血压的最基本的生理特征之一。研究表明，BPV独立于血压平均水平及血压最高值对靶器官产生损害并影响预后。正常人24 h血压节律呈"双峰双谷"形，即上午6～10时上升，午后2～3时下降，4～6时又上升，以后缓慢下降直至凌晨2～3时的最低谷值。这样描记形成的昼夜血压波动曲线状如长勺，称为"勺型血压"。血压的这种昼夜节律适应机体活动变化，能有效保护心、脑、肾等重要脏器的结构和功能。一项中国MHD人群中进行的动态血压监测结果显示，超过90%的患者血压模式呈现非勺型或反勺型。非勺型血压患者心血管死亡率是勺型血压患者的9倍,其冠状动脉硬化、左心室收缩不同步的发生率也增加。

相较于普通高血压及非透析慢性肾脏病患者,MHD患者的特殊之处在于"透析期"与"透析间期"之间血流动力学的变化差异极大。受透析脱水量、微炎症状态、动脉僵硬等因素影响,MHD患者血压变异性较普通人群更为显著。BPV和死亡率增加相关,MHD患者心血管事件发生率及死亡率也明显增高。因此,需要通过调整降压药种类和服药时间,严格控制透析间期体质重增长,改良透析模式及透析液处方来改善血压节律,降低BPV,改善预后。

五、透析患者高血压的治疗

透析患者高血压的治疗包括以下几个方面:合理的生活方式、合理的透析方式和超滤方案、药物治疗、手术治疗等。

(一)合理的生活方式

透析患者应减少饮食中盐的摄入、控制水的摄入、控制透析间期体重增长、适当体力活动、保持正常体重,使体重指数维持在合理范围内等。限盐对降压治疗的效果通常在盐敏感的个体,如CKD患者更为明显,因此,透析患者饮食中钠的摄入量不应超过65 mmol(1.5 g钠或4 g氯化钠)。

(二)避免透析过程导致钠过多摄入

近年来的研究强调高透析液钠浓度可能会增加渴感和并导致透析间期体重增加,后者导致下一次透析需要增加超滤从而可能更容易触发透析时低血压的发作,因此,需要采用更高的透析液钠浓度处方,加剧恶性循环。一项针对每周接受3次透析中心夜间透析治疗患者的单盲、交叉研究发现,透析液钠浓度从140 mmol/L降低至136 mmol/L或134 mmol/L,12周后透析间体重增加减少了(0.6±0.6)kg,透析前SBP降低(8.3±14.9)mmHg,且不增加透析低血压的发生。因此,建议适当降低高血压患者透析液钠浓度,实现个体化治疗。

针对腹膜透析患者,使用低钠腹膜透析液增加钠清除被认为是一种有效改善血压的措施。一项非随机干预研究比较标准腹膜透析模式和每天以低钠腹膜透析液取代其中一次交换的模式,随访2个月后,发现低钠透析液每次增加30~50 mmol钠的清除,渴感减少,体内总水分降低,同时夜间SBP降低8 mmHg。因此,腹膜透析患者采用低钠透析液或艾考糊精透析液有利于钠和容量控制。

(三)确保干体重达标

正确评估干体重、达到干体重是控制高血压的重要措施,但目前缺乏公认的干体重定义,且其多依赖于患者主观症状而不是客观评估。Sinha和Agarwal将干体重定义为通过缓慢渐进达到的患者能耐受的最低透析后体重,此时患者既无低血容量,也无水分潴留,感觉舒适。

研究发现,MHD患者一次超滤达到干体重后,血压不一定达标,特别是慢性容量负荷者,往往需要保持干体重数周至数月后血压才能控制满意。所以,透析患者的降压治疗,首先要充分透析和超滤脱水,达到合理干体重,但经常被用作衡量透析患者容量状态的下肢水肿程度,与反映血管内容积的客观指标(例如下腔静脉直径、血容量监测或血浆量生物标志物)并无相关性。生物阻抗方法及相关血容量监测近年来被用于评估透析患者的体液状况。这些措施联合肺部超声检查提供更精确的重要脏器液体潴留情况,有助于客观评估干体重。

2016年《中国肾性高血压管理指南》提出：容量控制是血液透析患者高血压治疗最主要的环节。血液透析患者容量控制的措施包括：透析间期体重增长率<5% 干体重；钠盐（氯化钠）摄入量<5 g/d，适当限制水摄入；采用序贯透析模式增加体内钠的清除，或采用个体化的透析液钠浓度有助于血压控制；通过限制水盐摄入仍不能有效控制透析间期体重增长的患者应增加透析时间。

（四）调整透析治疗处方

在影响血液透析患者血压的诸多因素中，短时透析可能是阻碍透析患者血压达标的最重要因素之一。Tassin 透析中心将部分 MHD 患者的血液透析方案由透析每周 3 次，每次 5 h 转为透析每周 3 次，每次 8 h，结果发现，4 个月后，患者平均动脉压从 118 mmHg 降至 92 mmHg，且服用降压药的患者自 64 例降至 1 例。多项随机或非随机研究也显示患者接受长时透析（即每周 3 次，每次 8 h 以上）或高频透析（每周 6 次）方案血压可以得到更好的控制，并降低了对降压药的需求，其获益可能源于更好地纠正了容量负荷。但最近一项针对不同透析处方患者的长期随访发现，相较接受传统透析模式患者，初始随机分配到频繁透析（每周 6 次，每次 1.50～2.75 h）的血液透析患者死亡率更低，但同样每周 6 次，每次>6 h 的夜间透析患者死亡率明显增加，其主要区别在于后者残余尿丢失更快。因此，现有证据显示增加透析频率或时长可能有益，但两者同时增加则有害。欧洲最佳临床实践指南指出，透析时长的确定不仅是为了达到最佳的尿素清除指数，同时也是为了使患者始终处于最佳的容量负荷状态，推荐至少每周 3 次，每次 4 h 的透析时长。

此外，选择合适的透析方式和超滤模式至关重要。根据患者的情况设定个体化透析处方，如血液滤过、血液透析滤过、序贯透析等，或采用低温透析、低钙透析等。也可以选择不同的超滤模式（如钠曲线、超滤曲线的设定），在安全范围内最大限度地超滤，达到合理的干体重，从而有效控制患者高血压。

（五）药物治疗

研究显示，大部分终末期肾病的高血压患者需要使用两种或两种以上不同类别的降压药物联合来控制血压。荟萃分析表明，透析患者使用降压药物积极控制血压后显著降低新发心血管事件、全因死亡和心血管病死亡风险。透析患者常用的降压药包括：β受体阻滞剂、血管紧张素转化酶抑制剂（angiotensin converting enzyme inhibitors，ACEI）、血管紧张素Ⅱ受体阻滞剂（angiotensin Ⅱ receptor blocker，ARB）、钙离子拮抗药（calcium channel block，CCB）、盐皮质激素受体拮抗药（mineralocorticoid receptor antagonists，MRAs）、α1 受体阻滞剂、利尿药等。

1. β受体阻滞剂 血浆去甲肾上腺素水平反映的交感神经过度活跃状态预示着透析或者死亡和心血管事件风险增加。交感神经系统过度活跃导致透析患者更容易发生致命心律失常和猝死。因此，β受体阻滞剂成为透析患者心血管保护的最佳治疗选择。阿替洛尔或赖诺普利治疗血液透析患者高血压疗效比较（the Hypertension in Hemodialysis Patients Treated with Atenolol or Lisinopril，HDPAL）研究头对头比较合并高血压和左心室肥厚的透析患者使用β受体阻滞剂阿替洛尔和 ACEI 类药物赖诺普利治疗，结果显示阿替洛尔在降低包括心肌梗死、卒中、心力衰竭等心血管事件发生率和全因死亡率方面作用优于赖诺普利。同时，DOPPS 研究也证实了使用β受体阻滞剂降低猝死风险。值得注意的是，最近一项回顾性队列研究表明，透析可清除的β受体阻滞剂由于不具有减少透析中心律失常发生的作用，并不具有生存优势，因此，血液透析患者建议使用脂溶性、不易被透析清除的β受体阻滞剂。

2. 血管紧张素转化酶抑制剂及血管紧张素Ⅱ受体阻滞剂 尽管在一般人群中肾素-血管紧张素系统（RAS）阻断药具有心血管保护效应，对于合并高血压的透析患者随机对照研究并未发现其具有同样的保护效应。至今的研究尚未在透析患者中证实使用ACEI和ARB优于其他降压药，认为降压治疗本身而不是使用RAS阻断药似乎是降低心血管风险的因素。对于透析患者ACEI和ARB类抗高血压药物是不可相互替代的，因为两者肾清除率和透析清除率存在较大差异。除福辛普利外，大部分ACEI类药物可被透析过程清除，而大多数ARB不能被常规透析清除，因此，在透析后无须补充药物剂量。

3. 钙离子拮抗药 二氢吡啶类钙离子拮抗药作为有效降压药物，即使是在容量扩张状态下，也能够强效降压，而且不被透析清除，ESRD阶段药代动力学不变，常作为透析患者血压控制的联合治疗用药。小样本研究表明二氢吡啶类钙离子拮抗药在降低LVH和颈动脉内膜中层厚度方面与ACEI或ARB具有等同效果。一项针对死亡和心血管事件硬终点的随机对照研究比较血液透析合并高血压患者接受氨氯地平或安慰剂治疗的结局，随访30个月，结果发现与安慰剂相比，氨氯地平组生存率提高，包括全因死亡、非致命卒中、心肌梗死、冠状动脉血运重建和外周血管疾病成形术在内的复合终点事件减少了47%。

4. 盐皮质激素受体拮抗药 两项开放标签的随机对照研究发现，与安慰剂对照相比，透析患者初始或附加螺内酯治疗可降低心血管事件和死亡率，且风险下降超过50%。众所周知，相对于其他患病人群，ESRD人群对旨在减少死亡和心血管疾病的干预措施敏感程度更低，因此，这个结果在很大程度上是出乎意料的。值得注意的是，由于上述研究是开放标签设计，其结果需要商榷确认。最近的一项研究探讨透析人群使用盐皮质激素受体拮抗药的安全性，146名血液透析患者被随机分配至依普利酮（25～50 mg/d）或安慰剂组，治疗13周，与安慰剂比较，依普利酮明显增加高钾血症的发生率（定义为透析前血清钾＞6.5 mmol/L），但主要研究终点（因高钾血症或低血压导致永久停药）两组间差异无统计学意义。因此，尚需要更多正确设计、证据充分的研究探讨透析人群盐皮质激素受体拮抗药使用的有效性及安全性。

其他种类降压药，包括中枢交感神经阻滞剂、外周血管扩张药、α-肾上腺素受体阻滞剂，由于更多不良反应，通常作为三线用药。总之，没有针对透析患者的明确数据显示特定种类抗高血压药物优于其他类别。基于RAS阻断药和β受体阻滞剂在一般人群中分别针对心力衰竭和缺血性心脏病有保护作用的有力证据，并且两者耐受性好，建议首选这两种药物，尤其是肾素-血管紧张素-醛固酮系统（RAAS）阻断药用于低射血分数患者和β受体阻滞剂用于缺血性心脏病史的患者；其次选用其他降压药。我们期待小规模研究中观察到的醛固酮受体拮抗药的益处在更大规模临床研究中也能得到证实。

（六）难治性高血压的外科及器械治疗

2018年AHA关于难治性高血压的诊断标准：联合应用3种不同种类的降压药（通常包括长效钙离子拮抗药、血管紧张素转化酶抑制剂及血管紧张素Ⅱ受体阻滞剂、利尿药）达最大或最大可耐受剂量后血压仍未达标，或至少使用4种降压药后血压才达标。2013年《难治性高血压诊断治疗中国专家共识》定义：在改善生活方式的基础上应用了合理可耐受≥3种降压药（包括利尿剂）治疗时间＞1个月血压仍未达标，或服用≥4种降压药血压才能有效控制，称为难治性高血压。该定义基于药物种类、药物数量、治疗时间、生活习惯管理和血压达标等五个方面做出。研究发现，CKD患者难治性高血压的患病率是非CKD患者的2倍，并随着估算肾小球滤过率（eGFR）降低和蛋白尿的增加而增加。CRIC研究中，3612例慢性肾脏疾病的患者中42%患有难治性高血压。

透析患者合并难治性高血压当采取优化治疗（包括排查其他引起高血压的原因，生活方式干预，减少钠潴留，增加或替换降压药物）后仍不达标，可以考虑外科及器械干预：

1. 肾脏交感神经射频消融（RDN） Symplicity HTN-1和Symplicity HTN-2试验治疗难治性高血压取得了鼓舞人心的结果，RDN术后36个月时收缩压/舒张压平均降低33/14 mmHg，无明显不良反应及血压反弹。但2014年底报道的多中心、前瞻性随机对照加盲法Symplicity HTN-3研究结果显示，RDN组与非RDN组血压变化差异无统计学意义。国内外学者分析，多中心试验技术水平不一、采用射频参数不统一、受试者的筛选不够严格、术后疗效评价指标不一等可能影响Symplicity HTN-3的结果，同时也设计出较Symplicity HTN-3中技术更先进的导管。采用技术升级导管为基础的肾脏交感神经去除术，近年来完成的3项多中心试验均取得了阳性结果，但这些研究均未将透析患者选入研究对象。自2016年9月至2019年1月我中心采用肾脏交感神经射频消融术治疗27例难治性高血压患者，其中血液透析患者7例，腹膜透析患者1例，术后3个月家庭自测血压较术前明显下降，降压药物强度指数、日均降压费用较术前下降。其他以透析患者为研究对象的研究也发现肾脏交感神经射频消融术可降低交感神经活性、动态血压和改善左心室肥厚，但缺乏严格设计的随机对照研究。针对透析患者肾脏交感神经射频消融术对血压和预后影响的随机对照研究（NCT02346045，NCT02021019）尚未见结果公布。

2. 颈动脉窦电刺激 通过微创手术将装置植入颈动脉窦位置，程控装置发射的能量通过导线抵达脉冲发生器刺激颈动脉窦压力感受器，从而抑制肾素-血管紧张素-醛固酮系统及交感活性，上调迷走神经活性、舒张血管、改善尿钠排泄、下调血压。双盲、随机、对照试验显示该方法显著改善诊室血压，其他队列研究也发现其可改善左心室肥厚和动脉僵硬度。一项针对慢性肾脏病难治性高血压患者的小规模队列研究（$n=23$，CKD3～4期占61%）发现，随访6个月后颈动脉窦电刺激显著降低血压（$P<0.01$）并改善肾脏功能和尿白蛋白排泄，但也缺乏透析患者为对象的研究。

3. 肾动脉栓塞术 传统肾脏切除术是治疗尿毒症MHD后顽固性高血压的有效方法，肾动脉栓塞术作为一种补充或者代替的治疗方法，尤其适用于身体状况较差不宜外科手术及自身不愿意行大创伤外科手术的患者。

六、血液透析期间的高血压

随着透析脱水的进程和血管内容量的降低，大多数患者血压逐步降低。但是，由于相关因素对心肌收缩力和外周血管的影响，透析过程中可出现高血压，其原因包括：较高的透析液钙浓度导致心肌收缩力增强和外周血管阻力增加，透析失衡综合征，过快的透析脱水导致血容量降低和血管活性物质激活，透析过程中的生物不相容性导致血管活性物质激活，透析过程中非蛋白结合低分子量降压药物丢失等。此外，有学者发现血液透析过程中血钾下降引起的小动脉收缩效应可能导致透析结束及其后1 h"反弹性高血压"现象。对于部分透前血钾控制较好的透析患者，因为透析液钾浓度普遍较低，或者因为透析过程中纠正了酸中毒，均可能导致患者出现透后低钾血症及其相关的透后血压增高。

透析过程中出现的高血压不但增加透析过程中的不适和心脑血管急性合并症,还可导致死亡率增加。有研究按照透析过程中的血压变化情况随访 438 例 MHD 患者,结果发现,与透析过程中血压下降的患者相比,血压变化不大和血压上升组患者的死亡风险分别增加 1 倍和 1.6 倍。因此,可以通过调整透析处方、降低透析液钠离子和钙离子浓度、监测血液透析后血钾水平并及时补钾、增加透析前降压药物剂量(尤其 ACEI、α 或 β 肾上腺能受体阻滞剂)、使用不易透析清除的降压药物等措施来减少透析期间高血压。

七、血液透析患者个体化降压方案

2016 年《中国肾性高血压管理指南》提出,通过监测患者血液透析前、透析中、透析后以及透析间期的血压,明确血液透析合并高血压的临床类型,并依据血液透析对降压药物血液动力学的影响,个体化选择降压药物治疗方案。推荐的方案如下。①容量负荷增多型:主要是控制患者干体重,力争干体重达标。②容量负荷增多+透析效率过高+心功能不全/交感神经反应性不足型:控制干体重,降低透析效率(血流量<200 ml/min,透析液流量<350 ml/min),停用 α/β 受体阻滞剂或 β 受体阻滞剂(急性心功能不全患者),并给予多巴酚丁胺或洋地黄类强心药物。③容量负荷增多+RAAS/交感神经反应性增强型:在控制干体重基础上,给予不易被透析清除的 ACEI/ARB 和(或)α 受体阻滞剂、β 受体阻滞剂或 α/β 受体阻滞剂,疗效欠佳时联用 CCB。④ RAAS/交感神经反应性增强型:给予不易被透析清除的 ACEI/ARB 和(或)α 受体阻滞剂、β 受体阻滞剂或 α/β 受体阻滞剂,疗效欠佳时联用 CCB。⑤心功能不全+RAAS/交感神经反应性增强型:停用 α/β 受体阻滞剂或 β 受体阻滞剂(急性心功能不全患者),并给予多巴酚丁胺或洋地黄类强心药物基础上,给予不易被透析清除的 ACEI/ARB 类降压药物,疗效欠佳时联用 CCB。

同时指南提出,降压药物的选择需兼顾患者临床情况及药物不良反应,依据患者的临床特征,明确不宜使用的降压药物包括:合并高钾血症特别是透析频次每周<2 次的高钾血症患者,不宜选择 ACEI/ARB 类降压药物;合并急性心力衰竭或传导阻滞的患者,不宜选择 α/β 受体阻滞剂或 β 受体阻滞剂;合并血管神经性水肿的患者,或交感神经反应性过强的患者,不宜选择 CCB;合并精神抑郁的的患者,不宜选择中枢性降压药物。

八、小结与展望

综上所述,高血压作为透析患者最常见的并发症,与患者心血管事件及全因死亡密切相关,有效控制血压对改善其预后极为重要,但透析患者高血压的诊断、预后改善最适合的控制目标和治疗均存在巨大挑战。针对钠和容量超负荷为基础的非药物治疗是透析患者高血压治疗的基础,而使用降压药物积极控制血压能显著改善心血管预后。未来需要更多以家庭自测血压、动态血压为观察指标,正确设计的流行病学研究、随机对照试验以提供透析患者高血压患病率、与预后关联的可靠数据,确定诊断阈值和治疗的靶目标,寻找改善心血管预后的药物、非药物治疗措施。

(万建新　崔　炯)

参 考 文 献

[1] Agarwal R, Nissenson AR, Batlle D, et al. Prevalence, treatment, and control of hypertension in chronic hemodialysis patients in the United States. Am J Med, 2003, 115(4): 291-297.

[2] Ying Z, Guang YC, Xiang MC, et al. Prevalence, awareness, treatment, and control of hypertension in the non-dialysis chronic kidney disease patients. Chin Med J (Engl), 2013, 126(12): 2276-2280.

[3] Agarwal R. Blood pressure and mortality among hemodialysis patients. Hypertension, 2010, 55(3): 762-768.

[4] Agarwal R, Peixoto AJ, Santos SFF, et al. Pre- and postdialysis blood pressures are imprecise estimates of interdialytic ambulatory blood pressure. Clin J Am Soc Nephrol, 2006, 1(3): 389-398.

[5] Agarwal R, Metiku T, Tegegne GG, et al. Diagnosing hypertension by intradialytic blood pressure recordings. Clin J Am Soc Nephrol, 2008, 3(5): 1364-1372.

[6] Agarwal R, Andersen MJ, Bishu K, et al. Home blood pressure monitoring improves the diagnosis of hypertension in hemodialysis patients. Kidney Int, 2006, 69(5): 900-906.

[7] Agarwal R. Managing hypertension using home blood pressure monitoring among haemodialysis patients-a call to action. Nephrol Dial Transplant, 2010, 25(6): 1766-1771.

[8] Agarwal R. Pro: ambulatory blood pressure should beused in all patients on hemodialysis. Nephrol Dial Transplant, 2015, 30(9): 1432-1437.

[9] Alborzi P, Patel N, Agarwal R. Home blood pressures are of greater prognostic value than hemodialysis unit recordings. Clin J Am SocNephrol, 2007, 2(6): 1228-1234.

[10] Agarwal R, Brim NJ, Mahenthiran J, et al. Out-of hemodialysis-unit blood pressure is a superior determinant of left ventricular hypertrophy. Hypertension, 2006, 47(1): 62-68.

[11] Hong QF, Yan L, Thijs L, et al. Prognostic value of isolated nocturnal hypertension on ambulatory measurement in 871 1individuals from 10 populations. J Hypertens, 2010, 28(10): 2036-2045.

[12] de la Sierra A, Gorostidi M, Banegas JR, et al. Nocturnal hypertension or nondipping: which is better associated with the cardiovascular risk profile? Am J Hypertens, 2014, 27(5): 680-687.

[13] Bansal N, McCulloch CE, Rahman M, et al. Blood pressure and risk of all-cause mortality in advanced chronic kidney disease and hemodialysis: the chronic renal insufficiency cohort study. Hypertension, 2015, 65(1): 93-100.

[14] Agarwal R, Satyan S, Alborzi P, et al. Home blood pressure measurements for managing hypertension in hemodialysis patients. Am J Nephrol, 2009, 30(2): 126-134.

[15] Sarafidis PA, Persu A, Agarwal R, et al. Hypertension in dialysis patients: a consensus document by the European Renal and Cardiovascular Medicine (EURECA-m) working group of the European Renal Association-European Dialysis and Transplant Association (ERA-EDTA) and the Hypertension and the Kidney working group of the European Society of Hypertension (ESH). J Hypertens, 2017, 35(4): 657-676.

[16] 蔡广研，郑颖，陈香美．中国肾性高血压管理指南2016（简版）．中华医学杂志，2017，97（20）：1547-1554.

[17] Bolton K, Beddhu S, Campese VM, et al. K/DOQI clinical practice guidelines for cardiovascular disease in dialysis patients. Am J Kidney Dis, 2005, 45(4): 1-153.

[18] Robinson BM, Tong L, Zhang J, et al. Blood pressure levels and mortality risk among hemodialysis patients in the Dialysis Outcomes and Practice Patterns Study. Kidney Int, 2012, 82(5): 570-580.

[19] 中国医师协会肾脏内科医师分会血液透析充分性协作组．中国血液透析充分性临床实践指南．中华医学杂志，2015，95（34）：2748-2753.

[20] Dahlmann A, Dorfelt K, Eicher F, et al. Magnetic resonance-determined sodium removal from tissue stores in hemodialysis patients. Kidney Int, 2015, 87(2): 434-441.

[21] Wiig H, Schroder A, Neuhofer W, et al. Immune cells control skin lymphatic electrolyte homeostasis and blood pressure. J Clin Invest, 2013, 123(7): 2803-2815.

[22] Agarwal R, Light RP. Arterial stiffness and interdialytic weight gain influence ambulatory blood pressure patterns in hemodialysis patients. Am J Physiol Renal Physiol, 2008, 294(2): 303-308.

[23] Georgianos PI, Sarafidis PA, Lasaridis AN. Arterial stiffness: a novel cardiovascular risk factor in kidney disease patients. Curr Vasc Pharmacol, 2015, 13(2): 229-238.

[24] Hausberg M, Kosch M, Harmelink P, et al. Sympathetic

nerve activity in end-stage renal disease. Circulation, 2002, 106(15): 1974-1979.

［25］Ott C, Schmid A, Ditting T, et al. Renal denervation in a hypertensive patient with end-stage renal disease and small arteries: a direction for future research. J Clin Hypertens(Greenwich), 2012, 14(11): 799-801.

［26］Papademetriou V, Doumas M, Anyfanti P, et al. Renal nerve ablation for hypertensive patients with chronic kidney disease. Curr Vasc Pharmacol, 2014, 12(1): 47-54.

［27］Desir GV, Wang L, Peixoto AJ. Human renalase: a review of its biology, function, and implications for hypertension. J Am Soc Hypertens, 2012, 6(6): 417-426.

［28］Malyszko J, Koc-Zorawska E, Malyszko JS, et al. Renalase, stroke, and hypertension in hemodialyzed patients. Ren Fail, 2012, 34(6): 727-731.

［29］HenrichWL, Katz FH, Molinoff PB, et al. Competitive effects of hypokalemia and volume depletion on plasma renin activity, aldosterone and catecholamine concentrations in hemodialysis patients. Kidney Int, 1977, 12(4): 279-284.

［30］Wever R, Boer P, HijmeringM, et al. Nitric oxide production is reduced inpatients with chronic renal failure. Arterioscler Thromb Vasc Biol, 1999, 19(5): 1168-1172.

［31］Mallamaci F, Tripepi G, Maas R, et al. Analysis of the relationship between norepinephrine and asymmetric dimethyl arginine levels among patients with end-stage renal disease. J Am Soc Nephrol, 2004, 15(2): 435-441.

［32］Raptis V, Kapoulas S, Grekas D. Role of asymmetrical dimethyl arginine in the progression of renal disease. Nephrology (Carlton), 2013, 18(1): 11-21.

［33］Tada T, Kusano KF, Ogawa A, et al. The predictors of central and obstructive sleep apnoea in haemodialysis patients. Nephrol Dial Transplant, 2007, 22(4): 1190-1197.

［34］Ogna A, Forni OV, Mihalache A, et al. Obstructive sleep apnea severity and overnight body fluid shift before and after hemodialysis. Clin J Am Soc Nephrol, 2015, 10(6): 1002-1010.

［35］Koulouridis I, Alfayez M, Trikalinos TA, et al. Dose of erythropoiesis-stimulating agents and adverse outcomes in CKD: a meta regression analysis. Am J Kidney Dis, 2013, 61(1): 44-56.

［36］Phrommintikul A, Haas SJ, ElsikM, et al. Mortality and target haemoglobin concentrations in anaemic patients with chronic kidney disease treated with erythropoietin: a meta-analysis. Lancet, 2007, 369(9559): 381-388.

［37］Liu W, Ye H, Tang B, et al. Profile of interdialytic ambulatory blood pressure in a cohort of Chinese patients. J Hu Hyperten, 2014, 28(11): 677-683.

［38］Liu M, Takahashi H, Morita Y, et al. Non-dipping is a potent predictor of cardiovascular mortality and is associated with autonomic dysfunction in hemodialysis patients. Nephrol Dial Transplant, 2003, 18(3): 563-569.

［39］李子芊，周亦伦. 维持性血液透析患者血压变异与心血管疾病研究进展. 中国血液净化，2015，14（2）：116-119.

［40］Munoz MJ, Bayes LY, Sun S, et al. Effect of lowering dialysate sodium concentration on interdialytic weight gain and blood pressure in patients undergoing thrice-weekly in-center nocturnal hemodialysis: a quality improvement study. Am J Kidney Dis, 2011, 58(6): 956-963.

［41］Davies S, Carlsson O, Simonsen O, et al. The effects of low-sodium peritoneal dialysis fluids on blood pressure, thirst and volume status. Nephrol Dial Transplant, 2009, 24(5): 1609-1617.

［42］Sinha AD, Agarwal R. Can chronic volume overload be recognized and prevented in hemodialysis patients? The pitfalls of the clinical examination in assessing volume status. Semin Dial, 2009, 22(5): 480-482.

［43］Hur E, Usta M, Toz H, et al. Effect of fluid management guided by bioimpedance spectroscopy on cardiovascular parameters in hemodialysis patients: a randomized controlled trial. Am J Kidney Dis, 2013, 61(6): 957-965.

［44］Charra B, Chazot C, Jean G, et al. Long 3 X 8hr dialysis: a three-decade summary. J Nephrol, 2003, 16(17): 864-869.

［45］Chertow GM, Levin NW, Beck GJ, et al. In center hemodialysis six times per week versus three times per week. N Engl J Med, 2010, 363(24): 2287-2300.

［46］Georgianos PI, Sarafidis PA, Sinha AD, et al. Adverse effects of conventional Thrice-weekly hemodialysis: is it time to avoid 3 day interdialytic intervals?. AmJNephrol, 2015, 41(4-5): 400-408.

［47］Ercan Ok, Duman S, Asci G, et al. Comparison of 4- and 8 h dialysis sessions in thrice-weekly in centre haemodialysis: aprospective, case-controlled study. Nephrol Dial Transplant, 2011, 26(4): 1287-1296.

［48］Chertow GM, Levin NW, Beck GJ, et al. Long-term effects of frequent in center hemodialysis. J Am Soc Nephrol, 2016, 27(6): 1830-1836.

［49］Rocco MV, Daugirdas JT, Greene T, et al. Long-term

[49] effects of frequent nocturnal hemodialysis on mortality: The Frequent Hemodialysis Network (FHN) Nocturnal Trial. Am J Kidney Dis, 2015, 66(4): 459-468.

[50] Daugirdas JT, Greene T, Rocco MV, et al. Effect of frequent hemodialysison residual kidney function. Kidney Int, 2013, 83(3): 949-958.

[51] Tattersall J, Martin-Malo A, Pedrini L, et al. EBPG guideline on dialysis strategies. Nephrol Dial Transplant 2007, 22 (Suppl 2): 5-21.

[52] Heerspink HJ, Ninomiya T, Zoungas S, et al. Effect of lowering blood pressure on cardiovascular events and mortality in patients on dialysis: a systematic review and meta-analysis of randomised controlled trials. Lancet, 2009, 373(12): 1009-1015.

[53] Agarwal R, Sinha AD, Pappas MK, et al. Hypertension in hemodialysis patients treated with atenolol or lisinopril: a randomized controlled trial. Nephrol Dial Transplant, 2014, 29(4): 672-681.

[54] Jadoul M, Thumma J, Fuller DS, et al. Modifiable practices associated with sudden death among hemodialysis patients in the Dialysis Outcomes and Practice Patterns Study. Clin J Am Soc Nephrol, 2012, 7(1): 765-774.

[55] Weir MA, Dixon SN, Fleet JL, et al. beta-Blocker dialyzability and mortality in older patients receiving hemodialysis. J Am Soc Nephrol, 2015, 26(5): 987-996.

[56] Iseki K, Arima H, Kohagura K, et al. Effects of angiotensin receptor blockade (ARB) on mortality and cardiovascular outcomes in patients with long-term haemodialysis: a randomized controlled trial. Nephrol Dial Transplant, 2013, 28(4): 1579-1589.

[57] Zoccali C, Mallamaci F. Pleiotropic effects of angiotensin Ⅱ blockers in hemodialysis patients: myth or reality? Kidney Int, 2014, 86(4): 469-471.

[58] Levin NW, Kotanko P, Eckardt KU, et al. Blood pressure in chronic kidney disease stage 5D-report from a kidney disease: improving global outcomes controversies conference. Kidney Int, 2010, 77(10): 273-284.

[59] Aslam S, Santha T, Leone A, et al. Effects of amlodipine and valsartan on oxidative stress and plasma methylarginines in end-stage renal disease patients on hemodialysis. Kidney Int, 2006, 70(6): 2109-2115.

[60] Tepel M, Hopfenmueller W, Scholze A, et al. Effect of amlodipine on cardiovascular events in hypertensive haemodialysis patients. Nephrol Dial Transplant, 2008, 23(4): 3605-3612.

[61] Matsumoto Y, Mori Y, Kageyama S, et al. Spironolactone reduces cardiovascular and cerebrovascular morbidity and mortality in hemodialysis patients. J Am Coll Cardiol, 2014, 63(2): 528-536.

[62] Lin C, Zhang Q, Zhang H, et al. Long-term effects of low-dose spironolactone on chronic dialysis patients: a randomized placebo-controlled study. J Clin Hypertens, 2015, 18(7): 121-128.

[63] Walsh M, Manns B, Garg AX, et al. The safety of eplerenone in hemodialysis patients: a noninferiority randomized controlled trial. Clin J Am Soc Nephrol, 2015, 10(4): 1602-1608.

[64] Carey RM, Calhoun DA, Bakris GL, et al. Resistant Hypertension: Detection, Evaluation, and Management: A Scientific Statement From the American Heart Association. Hypertension, 2018, 72(5): 53-90.

[65] 孙宁玲，霍勇，王继光，等. 难治性高血压诊断治疗中国专家共识. 中国医学前沿杂志（电子版），2013，5（6）：5-12.

[66] Gijón-Conde T, Graciani A, Banegas JR. Resistant hypertension: demography and clinical characteristics in 6, 292 patients in a primary health care setting. Rev Esp Cardiol (Engl Ed). 2014, 67(4): 270-76.

[67] Weitzman D, Chodick G, Shalev V, et al. Prevalence and factors associated with resistant hypertension in a large health maintenance organization in Israel. Hypertension, 2014, 64(5): 501-507.

[68] Muntner P, Anderson A, Charleston J, et al. Hypertension awareness, treatment, and control in adults with CKD: results from the Chronic Renal Insufficiency Cohort (CRIC) Study. Am J Kidney Dis, 2010, 55(9): 441-451.

[69] Symplieity I-ITN-1 Investigators. Catheter-based renal sympathetic denervation for resistant hypertension: durability of blood pressure reduction out to 24 months. Hypertension, 2011, 57(5): 911-917.

[70] Esler MD, Krum H, Schlaieh M, et al. Renal sympathetic denervation for treat merit of drug-resistant hypertension: one-year results from the symplicity HTN-2 randomized, controlled trial.Circulation, 2012, 126(25): 2976-2982.

[71] Bhatt DL, Kandzari DE, O'Neill WW, et al. A controlled trial of renal denervation for resistant hypertension. N Engl J Med, 2014, 370(15): 1393-1401.

[72] 温轮明，李静婷，余福玲，等. 肾动脉去神经术治疗

难治性高血压的疗效观察及术式改良. 中华高血压杂志, 2019, 45（4）: 341-347.

[73] Scalise F, Sole A, Singh G, et al. Renal denervation in patients with end-stage renal disease and resistant hypertension on long-term haemodialysis. J Hypertens, 2020, 38(5): 936-942.

[74] Bisognano JD, Bakris G, Nadim MK, et al. Baroreflex activation therapy lowers blood pressure in patients with resistant hypertension: results from the double-blind, randomized, placebo-controlled rheos pivotal trial. J Am Coll Cardiol, 2011, 58(2): 765-773.

[75] Wallbach M, Lehnig LY, Schroer C, et al. Effects of baroreflex activation therapy on arterial stiff ness and central hemodynamics inpatients with resistant hypertension. J Hypertens, 2015, 33(6): 181-186.

[76] Wallbach M, Lehnig LY, Schroer C, et al. Impact of baroreflex activation therapy on renal function-a pilot study. Am J Nephrol, 2014, 40(2): 371-380.

[77] Dolson GM, Ellis KJ, Bernardo MV, et al. Acute decreasesin serum potassium augment blood pressure. Am J Kidney Dis, 1995, 26(6): 321-326.

[78] Inrig JK, Oddone EZ, Hasselblad V, et al. Association of intradialytic blood pressure clumses with hospitalization and mortality rates in prevalent ESRD patients. Kidney Int, 2007, 71(5): 454-461.

第十九节 血液净化技术在脓毒症治疗中应用研究进展

2016年发布的"脓毒症与脓毒症休克第三版国际共识"修订了脓毒症既往的概念，将其定义为"由宿主对感染反应失调导致的危及生命的器官功能障碍"，用序贯器官衰竭评分（sequential organ failure assessment，SOFA）至少增加2分来表示，强调了器官功能障碍在诊断脓毒症中的重要性，使临床对脓毒症的识别更加简单、规范，而且对脓毒症及脓毒症休克的死亡预后有较好的预测作用。这个定义的改进基于对脓毒症的病理生理学更深入的认识，突出了过度或失衡的宿主免疫反应关键作用。

一、脓毒症的流行病学及不良预后

2002年，世界危重症学界共同签署了"全球性拯救脓毒症运动"倡议，计划在5年内将脓毒症患者的病死率减少25%，并制定了《拯救脓毒症运动（Surviving Sepsis Campaign，SSC）：严重脓毒症和脓毒症休克管理指南》。在此后的15年中，专家们一直致力于完善脓毒症的定义及诊断，早期识别疾病，给予行之有效的治疗。然而时至今日，脓毒症休克的病死率仍极高，每年导致全球约530万例死亡。在中国，每年约有480万人罹患脓毒症，导致约100万例死亡。

脓毒症是危重患者感染的常见并发症和死因。尽管人们对脓毒症的病理生理学的认识有了重大进展，血流动力学监测工具也有了进展，复苏措施也有所改进，但脓毒症仍是危重患者发病和死亡的主要原因之一。重症监护室（intensive care unit，ICU）患者中脓毒症发生率达37%，并且是ICU最主要的死亡原因，脓毒症休克的发生率约为15%，脓毒症休克早期（28天）死亡率高达40%。脓毒症后合并急性肾损伤（acute kidney injury，AKI）的概率也很高，为11%~42%，在感染的外科患者中甚至可能高达67%。ICU内有41%~50%AKI患者的病因也是脓毒症。我国住院的脓毒症患者AKI发生率达到47.1%。一项纳入1255例ICU患者的多中心、前瞻性队列研究显示，AKI患病率为31.6%，其中脓毒症和脓毒症性休克患者为44.9%，90天病死率为41.9%。

二、脓毒症免疫反应的病理生理学

协调的细胞因子反应对于建立适当的宿主免疫反应和在炎症触发消退后及时减轻免疫反应至关重要。部分疾病状态与细胞因子反应失调有关，包括自身免疫性疾病和脓毒症。感染过程的第一步是免疫系统对病原体的识别。所有病原体都具有其特异性成分，称为病原体相关分子模式（pathogen-associated molecular patterns，PAMPs），如细菌内毒素和真菌的葡聚糖等。在感染过程中，PAMPs被表达在免疫细胞表面的模式识别受体识别，激活免疫细胞并诱导促炎和抗炎细胞因子的合成，包括肿瘤坏死因子（tumor necrosis factor，TNF）-α、白细胞介素（interleukin，IL）-1β、IL-6、IL-8和IL-10等，大量增加的细胞因子和趋化因子又会趋化更多的炎症细胞，如嗜中性粒细胞和单核细胞，导致组织内过度浸润，从而出现不断加重的炎症级联反应。细胞因子由小分子的可溶性蛋白（分子量<40 000）组成，它们对于中性粒细胞的激活、凝血酶的形成，以及白细胞外渗到感染组织所必需的血管通透性增强都必不可少。血清促炎细胞因子水平在细胞损伤后2 h内达到峰值，在6 h内恢复到几乎检测不到的水平。IL-6由组织巨噬细胞释放，是一种早期和强有力的炎症介质。IL-1β增强了这种早期炎症反应，并放大了其他促炎细胞因子的合成，如IL-6、IL-8、IL-12和TNF-α。抗炎细胞因子（如IL-1RA、IL-4和IL-10）在宿主对感染的反应中同样重要。它们的功能是减少促炎细胞因子的整体产生，并在感染被根除后恢复体内平衡。抗原提呈细胞除了启动宿主对感染的应答外，还通过表达IL-4和IL-10参与反馈抑制通路，从而减轻巨噬细胞进一步的炎症反应。与促炎细胞因子一样，失调和过度活跃的抗炎反应也会损害宿主。炎性细胞因子失控的大量释放即被称为"细胞因子风暴"，一般认为该"风暴"是造成主要器官功能障碍的重要原因。

这种相互作用的另一个来源是损伤的宿主细胞可以在其表面表达损伤相关分子模式（damage-associated molecular patterns，DAMPs），它们可以是细胞内的物质，或来源于死亡和受损的宿主细胞释放的分子，如高迁移率族蛋白-1（high-mobility group box 1，HMGB1）、ATP或线粒体DNA等。DAMPs可以被释放入血循环中，并被模式识别受体识别，从而增强白细胞的激活和细胞因子的合成，加剧不受控制的免疫炎症过程的恶性循环。最初的细胞因子风暴过后，会出现免疫麻痹状态，此时院内感染的病原体，包括细菌、真菌和病毒将导致大多数与脓毒症相关的死亡。

2019年12月以来，首先由武汉地区报道的新型冠状病毒病（coronavirus disease 2019，COVID-19）中，约5%为重型患者，表现为严重的肺部损伤和多器官功能障碍，可呈现四肢湿冷、脉搏微弱、血压降低等临床休克状态，其中大部分还合并严重代谢性酸中毒及微循环障碍，达到脓毒症或脓毒症休克的诊断标准（Sepsis-3）。在这些患者的血液、肺泡灌洗液中也可检测到前述的大量促炎细胞因子。部分研究发现，与轻型患者相比，COVID-19重症和出现急性呼吸窘迫综合征的患者血清粒细胞集落刺激因子、TNFα、单核细胞趋化蛋白1（monocyte chemoattractant protein 1，MCP-1）等水平都有明显升高，提示细胞因子风暴与疾病严重程度呈正相关。目前，虽然COVID-19如何诱发细胞因子风暴和风暴后病毒的进一步作用机制还都只是些假说，但抗病毒治疗及调节脓毒症患者的免疫反应、打断细胞因子的瀑布效应成为临床努力改善预后的主要治疗方向。

三、血液净化技术在脓毒症治疗中的应用进展

多年来，寻找脓毒症相关免疫失衡的解决方案一直是脓毒症休克等危重患者治疗上的挑战。现在对脓毒症发病机制的认识进一步深入，开发可以调节炎症过程新的免疫疗法成为可能。近来的研究证据再次表明，循环中促炎细胞因子水平的升高与脓毒症患者发病率的增加有关。特别是，血清 IL-6 和抵抗素水平的升高似乎与脓毒症的严重程度和终末器官损伤相关。然而，以细胞因子为靶向治疗的随机临床试验结果至今令人失望。免疫调节治疗的早期靶点是 Toll 样受体 4（Toll-like receptor-4，TLR-4），这是一种被认为控制炎症反应的初始放大级联的特定模式识别受体。然而，在重症脓毒症患者早期应用 TLR-4 受体拮抗剂的随机对照临床试验结果对早期死亡并没有降低。同样，抗 IL-1RA、抗 IL-1β、抗 TNF-α 和抗脂多糖在动物和人体试验中也都得到令人失望的结果，尽管它们能够显著降低血清细胞因子浓度。

去除非特异性的广谱炎症介质是治疗的另一种思路，工艺的进步和血液净化技术的发展催生出一些有希望的治疗手段。血液净化技术作为一种辅助治疗，旨在调节脓毒症炎症反应的程度，期望通过干预复杂免疫过程中的一个特定步骤或多个特定位点，把细胞因子浓度降至"毒性阈值"以下，以限制其局部的毒害作用。另有一些假设则认为，血中总体细胞因子的浓度降低可以促进白细胞只趋向那些细胞因子浓度仍然高的感染组织，血液净化可以阻止免疫瀑布效应的触发。该治疗目的是在清理病原体或内毒素等 PAMPs 激活白细胞之前就将其清除，或通过直接去除炎细胞来达到免疫调节的作用，可能有利于患者的恢复。

近年来，多种体外血液净化技术已被用于急性炎症状态中的免疫调节，清除过多的炎症介质或微生物毒素，以期改善严重脓毒症患者的预后。除了传统的连续肾脏替代治疗（continuous renal replacement therapy，CRRT），高容量血液滤过、高截流量膜、单独吸附、配对的血浆过滤吸附、细胞因子吸附等技术也常出现在文献中描述中。然而，在目前的脓毒症治疗中，由于缺乏证实其临床预后相关性的多中心随机对照试验研究，体外血液净化治疗技术仍然是一个有争议的话题。

（一）细胞因子清除

1. 高容量血液滤过（high-volume hemofiltration，HVHF） HVHF 是指高超滤率的 CRRT，超滤需 >50 ml（kg·h），达到对中分子物质的清除。在脓毒症动物模型中能够观察到很不错的效果，但人体研究中存在相互矛盾的结果。部分研究发现血液动力学参数得到了改善，死亡率也得到降低。然而，前不久一项针对合并 AKI 的脓毒症休克患者多中心随机对照试验——监护室高容量研究（high volume in intensive care，IVOIRE）却未发现高流量组 [70 ml（kg·h）] 与标准流量组 [35 ml（kg·h）] 间存在死亡率差异，甚至也没发现次要终点，诸如血液动力学参数、病重程度评分及住院时间等方面得到改善的证据。而后发表的 2 项荟萃分析得到的结论也提示，高流量组与标准流量在 28 天死亡率方面没有差异。

2. 高截流量膜 CRRT 在 CRRT 中使用更高筛选孔径的高截留量膜曾被证明可改善脓毒症患者的心血管参数，但需要付出较多白蛋白渗漏的代价。最近一项随机对照试验中，对比标准膜材料，使用高筛选孔径的滤器并未改善血液动力学，治疗合并 AKI 患者时，也没有能减少去甲肾上腺用量。然而，这些膜材料近期已经通过优化结构等方法，在保留清除中分子物质的能力的同时限制白蛋白的

丢失。一些使用高截留量膜治疗脓毒症患者的观察性研究发现，细胞因子可以获得有效清除，患者在 ICU 的住院时间和死亡率也有所下降。

3. 配对的血浆滤过吸附（coupled plasma filtration and adsorption，CPFA） CPFA 是一种体外血液净化治疗技术。它在结构上是由一个血浆分离器（面积 0.45 m²）后串联一个高通量的合成膜滤器［Kuf 41 ml/（h·mmHg），面积 1.4 m²］组成。血液先通过血浆分离器，分离后的血浆经过一个含有 70 g 苯乙烯聚合物树脂的灌流器，树脂颗粒是多微孔的珠子，直径为 50～100 μm，平均孔径为 30 nm，比表面积为 700 m²/g，总面积近 50 000 m²，它可以非选择性地去除血浆中的细胞因子、炎症介质和（或）毒素。吸附后的血浆回到血循环中，再经过高通量血滤器，实现容量和水溶性溶质的交换和清除。早期针对脓毒症休克患者的临床观察研究能够看到 CPFA 对血流动力学参数的改善。最近在欧洲进行的一项多中心随机对照试验——联合 CPFA 临床研究 1（combining plasma filtration and adsorption clinical trial 1，COMPACT 1），CPFA 每天进行，持续 5 天，每天至少 10 h，接受 CPFA 治疗的脓毒症休克患者在主要终点：住院死亡率，以及次要终点：90 天死亡率、新发器官衰竭和 30 天内非 ICU 住院天数上均没有明显获益。在亚组分析中发现，使用血浆容量＞0.20 L/（kg·d）CPFA 治疗的患者，其死亡率降低。为了进一步评估大剂量 CPFA 的治疗效果，在意大利进行了 COMPACT 2 研究，但因为发现大剂量 CPFA 治疗组脓毒症休克患者早期（前 3 天）死亡率较对照组明显上升（32.8% vs. 12.5%，P=0.020），研究被迫提前终止。同时期在西班牙进行的类似研究（ROMPAN，CT02357433）也因此原因而提前关闭。已经入组的 49 例脓毒症休克患者的 28 天及 90 天死亡率均没有明显改善。在发给全球所有 CPFA 使用者的一封信中提到，CPFA 不再考虑用于脓毒症休克的治疗。

4. 细胞因子吸附

（1）CytoSorb 吸附技术：近些年，细胞因子吸附技术得到快速发展，CytoSorb 技术（CytoSorbents，美国）于 2011 年在欧洲获得批准。CytoSorb 是一种充满生物相容性、高孔、聚乙烯基吡咯烷酮涂层的聚苯二乙烯基苯聚合物珠子的灌流罐，珠子大小为 300～800 μm，总面积超过 40 000 m²。血液中物质去除是基于微孔捕获和表面吸附作用，可使用系统肝素和局部枸橼酸抗凝。典型的治疗持续时间为每次 24 h，持续 2～7 天，血流量在 150～700 ml/min。CytoSorb 常用在细胞因子升高的临床条件下，它能有效清除分子量在 5000 以下的中分子量的尿毒症毒素和低分子量毒素，但它不能捕获内毒素和 IL-10。体外试验表明，细胞因子的去除率＞95%。它不仅能移除细胞因子，还有肌红蛋白、胆红素、胆汁酸、PAMPs 和 DAMPs 等成分。然而，迄今为止，临床研究证据力度仍然较低，通常只是些病例组报告提及血流动力学参数和血乳酸水平可以得到改善。最近的随机临床试验比较了标准治疗和 CytoSorb 灌流治疗（6 h/d，持续 7 天），尽管在治疗中 IL-6 确有明显移除，但没发现 IL-6 血浆水平的下降（表 2-1-4）。部分观点认为灌注的剂量和入组患者的初始免疫状态（初始 IL-6 血浆水平低）可能对结果存在影响。目前，普遍的共识是在脓毒症情况下使用体外血液净化技术的证据还不够充分。然而，吸附疗法具有潜在益处，尤其是其控制过度的免疫反应、维持血流动力学稳定性的作用不能被忽视，这种类型的治疗通常可以作为稳定危重患者的一个桥梁，直到使之坚持到更确切的治疗发挥作用。

表 2-1-4　脓毒症应用 CytoSorb 的主要临床研究

	Friesecker 等 2017 年	Schadler 等 2017 年	Kogelmann 等 2017 年
研究设计	前瞻性干预性	随机对照试验	—
人群（n）	25 例脓毒症休克患者	97 例有急性肺损伤或急性呼吸窘迫综合征的脓毒症患者	16 例脓毒症休克患者
IL-6 水平（pg/ml）	>1000	平均 565	—
剂量	开始休克治疗后进行 1 次 HP 治疗（滤器前模式）	HP vs. 未做 HP（6 h/d，7 天）根据临床需要进行 RRT	HP1～5 次（滤器前模式）
转归	对升压药的需求与基线相比显著减少	28 天死亡率 治疗组：36.2% 对照组：18.0% （P=0.073） 60 天死亡率 治疗组：44.7% 对照组：26.0% （P=0.039）	28 天、ICU 及院内死亡率分别为 61.5%、73.1% 和 80.8%，而 APACHE Ⅱ 评分预测死亡率为 89.9% 对升压药的需求与基线相比显著减少
IL-6 的变化	IL-6 显著降低	与未做 HP 组比，HP 组 IL-6 降低	-
不良事件	没有不良事件	治疗组出现 1 例血小板减少	没有不良事件

注：HP.CytoSorb 灌流治疗；RRT. 肾脏替代治疗；"—"表示无数据

（2）聚甲基丙烯酸甲酯（polymethylmethacrylate，PMMA）膜：PMMA 是具有对称的微孔结构的合成聚合物膜。该膜材料能够吸附中小分子物质，例如，细胞因子、β2 微球蛋白及免疫球蛋白的轻链。由于高效吸附性能，PMMA 膜被建议用于脓毒症的血液净化。据报道，在 CRRT 中使用 PMMA 膜可改善脓毒症休克患者的 28 天生存率。然而，PMMA 膜因为非选择性地将蛋白质吸附到膜的微孔中，跨膜压升高较快，呈现出较高的堵塞率。由于吸附蛋白导致的膜结构变化也会诱导血小板活化并黏附在膜表面上，从而出现较高的血栓发生率。为解决这些问题，最近，以 PMMA 膜为基础并可以限制被吸附蛋白，由此而改变其结构变化的膜也已制造出，在改善渗透性的同时保留了吸附属性，但目前还没有随机对照试验来确认这种膜的临床治疗有效性。

（二）内毒素清除

尽管最近在外科干预和危重症救治方面取得了一些进展，但内毒素血症和脓毒症休克患者的预后仍然很差。内毒素是革兰氏阴性菌细胞壁的主要成分之一，其可被 TLR-4 识别，激活巨噬细胞和其他白细胞产生各种炎症介质。内毒素在革兰氏阴性细菌感染的发病机制、引发脓毒症和脓毒症休克患者的中毒症状中起主要作用。有研究显示，内毒素水平和革兰氏阴性细菌感染所致脓毒症的死亡相关。因此，利用血液净化技术降低革兰氏阴性细菌感染脓毒症患者体内内毒素水平成为一种新的治疗思路。

目前，使用最广泛的去除内毒素的血液净化疗法是直接的多黏菌素 B 的纤维吸附柱（Toraymyxin，日本）血液灌流（polymyxin B immobilized fiber column hemoperfusion，PMX-HP）。Toraymyxin 是将多黏菌素 B 以共价键的方式固定在聚苯乙烯基聚丙烯纤维表面，可以防止受多黏菌素 B 脱落所导致的肾毒性和神经毒性作用，带正电荷的多黏菌素 B 二氨基丁酸残基以离子键的方式结合带阴电荷的脂多糖

（lipopolysaccharide，LPS）磷酸集团，可以直接吸附和清除循环内的内毒素及其代谢产物 LPS。1994，日本批准该技术应用于内毒素血症和脓毒症休克患者治疗，1998 年，Toraymyxin 获得欧洲 CE 认证（欧盟强制性认证标志），到 2017 年，在日本临床应用例数超过 10 万例。在日本进行的临床观察研究及随机对照试验研究均观察到脓毒症休克患者内毒素水平的降低和早期死亡率的下降，尤其是在病情较危重的患者中获益更明显。我国作者的荟萃分析也提示，疾病严重程度与 PMX-HP 疗效之间有一定的相关性，随着预测死亡率的增加，PMX-HP 的疗效会变得更加明显。

在意大利进行了欧洲第一个随机对照试验（EUPHAS 研究），结果表明，与常规治疗相比，PMX-HP 可显著降低腹膜炎相关危重脓毒症患者死亡率（53% vs. 32%）。在法国进行的另一项大型多中心随机对照试验（ABDO-MIX 研究）却得出相悖的结论，与常规治疗的腹膜炎诱导脓毒症休克相比，PMX-HP 未能显示生存优势（28 天死亡率为 19.5% vs. 27.7%）和器官衰竭的改善。2 项研究的基线死亡率相差甚远（53% vs. 19.5%），病情轻重程度的不一致影响了对治疗效果的判断。最近完成的在北美进行的一个大型多中心、双盲随机对照试验（EUPHRATES 研究），评估 PMX-HP 对脓毒症休克及内毒素水平升高患者 28 天死亡率的影响。结果显示，在脓毒症休克和高内毒素活性（MODS 积分＞9，内毒素活性＞0.6）的患者中，PMX-HP 与使用假的灌流器相比，并没有明显降低 28 天的死亡率（43.75% vs. 44.3%），结合最近的荟萃分析，作者认为，目前 PMX-HP 建议剂量和使用时间不能被推荐用于改善脓毒症休克的临床预后。在最近发表的 EUPHRATES 研究亚组分析中，那些内毒素活性在 0.60～0.89 之间的患者生存率明显改善，作者认为 PMX-HP 可能在特殊患者，如重症患者或内毒素活性水平较高的患者，或存在特殊基因型的患者中才更为有效。在没有随机对照试验一致的阳性结果情况下，目前尚不能推荐使用不同的膜和血液灌流器来消除 LPS/ 细胞因子来降低危重脓毒症患者死亡率。

LPS 吸附器（Alteco Medical AB，瑞典）是另外一种内毒素吸附器，内含针对内毒素开发的一种合成肽，用这种合成肽覆盖多孔的聚乙烯表面以便提供最佳的吸附性能。有一些在危重症成年患者中进行的病例组观察提及其能降低内毒素水平、改善血液动力学。然而，一项更有价值的用于评估 LPS 吸附器有效性的多中心随机对照试验——腹部脓毒症休克 - 内毒素吸附治疗（abdominal septic shock-endotoxin adsorption treatment，ASSET），因为患者招募问题被提前终止，没有试验结果。

（三）细胞因子和内毒素同时清除

随着工艺的改进，发明了肝素植入的 oXiris 膜，这种膜材料是基于 AN69 膜开发的，被设计为在 CRRT 中同时吸附细胞因子和内毒素。AN69 膜有带负电荷的磺酸根基团，所以能够吸附带有阳离子残基的细胞因子，其对称微孔结构整体吸附能力较强。然而，这种膜材料可能通过与血液接触诱导缓激肽的产生，尤其是在合并使用血管紧张素转化酶抑制剂的患者中可能出现严重低血压。为解决生物相容性的问题，对 AN69 膜表面进行了表面处理，涂覆聚乙烯亚胺（polyethylenimine，PEI）形成 AN69ST 膜。PEI 是一种带正电的分子，通过降低膜的动电位，从而降低缓激肽的产生、获得更好的生物相容性。PEI 涂层还提供了抗血栓形成的机会，带正电荷的 PEI 聚合物能够吸附带负电荷的肝素分子，使 AN69ST 膜表面形成肝素固定的界面，保持抗凝活性。前瞻性研究报道使用肝素涂层的 AN69 膜（AN69ST）可成功减少维持性血液透析患者的肝素应用剂量。

oXiris 膜滤器（Baxter，法国）对 AN69ST 进行了改造，进一步增强吸附能力。在生产过程中预先灌注肝素以获得一定的抗血栓特性，又在涂层中嫁接入大量带正电荷的游离氨基，使其又具备了吸附带有负电荷分子，如内毒素的能力。这种设计集肾脏替代治疗、去除细胞因子、去除内毒素及局部抗凝等特点于一身。尽管 oXiris 膜血滤器已可以在欧洲和亚洲用于脓毒症 AKI 患者，但相关的重症患者临床研究仍然很少。Shum 等报告了 6 例革兰氏阴性菌脓毒症诱发的 AKI 患者，经 oXiris 滤器行 CRRT，与 24 个使用高通量滤器进行 CRRT 的历史病例进行对照，oXiris 膜组治疗 48 h 后 SOFA 评分降低 37%，而对照组为 3%。推测与去除了炎症介质有关，但该研究没有评估细胞因子水平或内毒素变化，且病例数较少，难以解释临床改善是由于该装置的抗炎作用所致，需要随机对照试验来进一步确认这些结果。

最近正在进行一些相关研究。瑞典的一项前瞻性随机对照研究结果预计很快会公布，这项交叉设计的试验以革兰氏阴性患者为研究对象，用 oXiris 或标准 ST-150 滤器比较，终点为内毒素的变化水平、细胞因子变化水平和血液动力学参数的变化（NCT02600312）。另一项多中心试验目前处于招募阶段，称为在 oXiris 连续血液滤过中去除内毒素和细胞因子试验（endotoxins and cytokines removal during continuous hemofiltration with oXiris，ECRO），这项研究随机分组腹膜炎引起的脓毒症和 AKI 2 期以上患者（KDIGO 分期），分别接受 oXiris 滤器或 HF-1400 标准滤器的 CRRT 治疗（NCT03426943）。第 3 项研究是 ENDoX 研究（NCT01948778），使用 oXiris 膜和 Toramyxin 多黏菌素 B 纤维吸附柱，对比脓毒症休克患者治疗 72 h 后的内毒素活性变化。

（四）病原体清除

从血液中尽早和广泛地去掉病原体可以避免触发免疫系统的瀑布反应。将来，它还可能提供一种针对广泛耐药的病原体的治疗机会，为达到该目的，现已开发了多种装备。

Seraph100 Microbind 亲和性血滤器（ExThera Medical，美国）使用预先已共价固定肝素的聚乙烯珠色谱柱进行血浆分离。许多病原体使用糖胺聚糖类物质，例如，硫酸乙酰肝素在人类细胞表面作为受体，由于肝素结构与硫酸乙酰肝素相似，它也能够结合这些微生物。临床前研究证实 Seraph 能结合多种病原体，如病毒、革兰氏阴性菌和革兰氏阳性菌，甚至还可以结合细胞因子。最近，首个人类患者使用其进行 CRRT 的安全性研究在德国完成，其结果尚未公布（NCT02914132）。

FcMBL（Opsonix，美国）是使用一种遗传工程重组蛋白，从人类调理素甘露糖结合凝集素（mannose-binding lectin，MBL）派生而得，它能和人免疫球蛋白 Fc 结构域连接。调理素 MBL 能结合病原体糖类模式（pathogen-carbohydrates patterns，PCPs），这种模式在所有病原体（细菌、病毒、真菌、寄生虫、毒素）表面均有发现。体外血液吸附装置包含包被了 FcMBL 的中空纤维的滤器，能去除流经的血液中的病原体。动物试验已经显示出这种装置与抗生素较好的协同作用。临床应用的效果尚未见报道。

The Hemopurifier（Aethlon Medical，美国）是一种凝集素亲和的置换设备，首先通过血浆分离器分离血浆，然后，以固定亲和剂的滤器从血浆中捕获病毒。Hemopurifier 中使用的亲和剂来自常见的雪花莲，对普遍存在于病毒包膜上的糖蛋白具有高亲和力。这种疗法已经成功用于治疗重症埃博拉病毒患者。

（五）炎性细胞清除

因为激活的白细胞是脓毒症发病机制的关键，直接去除血液中活化的免疫细胞也成为一种方法。

Pino等开发了由合成仿生膜组成的细胞选择设备（selective cytopheretic device，SCD）吸附活化的白细胞（主要是中性粒细胞）。这个设备必须使用枸橼酸盐体外局部抗凝。一项前瞻性、单中心研究评估其对CRRT患者的安全性和有效性，其中SCD治疗组的死亡率为22%，对照组为78%（$P=0.027$）。另一个多中心随机对照试验，包含134例合并AKI的ICU患者，接受单独使用CRRT，或使用CRRT合并SCD。该试验确认了安全性，但未能发现死亡率的差异；SCD治疗组死亡率未改善主要出现在循环血中离子钙<0.4 mmol/L的亚组中，表明免疫调节作用可能也会受到低钙水平的影响，需要进一步研究来确认SCD与更严格的枸橼酸-钙浓度监管问题。

还有学者提出，CytoSorb类设备除吸附细胞因子以外，也可吸附白细胞（主要是活化的单核细胞和中性粒细胞）从而调节免疫反应。此外，Srisawat等建议多黏菌素B也可通过作用于脓毒症ICU患者白细胞表面来调节细胞免疫反应。这些观察提示血液净化技术在很多机制方面还未被完全了解。

COVID-19带来的细胞因子风暴也较为猛烈，会出现相当程度的肺外器官损伤，在肾脏方面，据国内的一些流行病学调查，武汉部分医院收容患者AKI的比例可达5.1%，在ICU里可达到29%；而全国范围的抽样调查AKI发生率仅在0.5%，接受CRRT的比例为0.8%；重症患者AKI发病率约为2.9%，接受CRRT的比例为5.2%。这是最常见的血液净化的应用，实际并未涉及上述的大部分技术。此外，据报道，我国的国家生物技术集团有限公司（China National Biotec Group Co.）在2020年1—2月即使用COVID-19痊愈者的血浆进行血浆置换，治疗了10多例重症患者，这些患者在24 h内得到了改善，炎症和病毒载量减少，血氧含量上升。Keith等根据这个思路也进行了一项单中心80例患者的对照研究，在这些使用2种血管活性药物并需要机械通气的患者中，血浆置换与否的死亡率分别为47.8%和81.3%。据报道李兰娟院士的医疗组使用人工肝技术大规模消除炎症因子，也取得了一定的疗效。oXiris于2020年4月获得FDA批准，用于COVID-19患者的紧急使用授权。有病例报告在COVID-19脓毒症患者中使用oXiris过滤器降低了炎症标志物的水平，包括IL-6和C反应蛋白，并改善了2/3患者的临床结果。2020年3月4日，我国发布了《新型冠状病毒肺炎诊疗方案(试行第七版)》，在重型、危重型病例的治疗推荐中包括血液净化治疗，血液净化系统包括血浆置换、吸附、灌流、血液/血浆滤过等，能清除炎症因子，阻断"细胞因子风暴"，从而减轻炎症反应对机体的损伤，可用于重型、危重型患者细胞因子风暴早中期的救治。

四、展望

目前，以清除内毒素和（或）细胞因子等为目的，以便恢复免疫反应平衡的血液净化疗法日新月异，但多数为病例组研究和一些小样本随机对照试验获得的有益发现，更强力度的证据还很匮乏，这也限制了临床医师接受这些新方法。因此，正如2016年《拯救脓毒症运动：严重脓毒症和脓毒症休克管理指南》所表述，体外血液净化治疗可能会成为对抗脓毒症治疗的一个热点，但仍需进一步阐明它们的作用机制、适应证和可能的临床获益。

（李冀军　陈凤锟）

参 考 文 献

[1] Singer M, Deutschman CS, Seymour CW, et al. The third international consensus definitions for sepsis and septic shock (Sepsis-3). JAMA, 2016, 315(8): 801-810.

[2] Shankar Hari M, Deutschman CS, Singer M. Do we need a new definition of sepsis?. Intensive Care Med, 2015, 41(5): 909-911.

[3] Rhodes A, Evans LE, Alhazzani W, et al. Surviving sepsis campaign: international guidelines for management of sepsis and septic shock: 2016. Intensive Care Med, 2017, 43(6): 304-377

[4] Chinese Society of Critical Care Medicine. Guideline for treatment of severe sepsis/septic shock in China(2014). Chin J Intern Med, 2015, 54(6): 557-581.

[5] Quenot JP, Binquet C, Kara F, et al. The epidemiology of septic shock in French intensive care units: the prospective multicenter cohort EPISS study. Crit Care, 2013, 17(4): 65-70.

[6] Hoste EA, Lameire NH, Vanholder RC, et al. Acute renal failure in patients with sepsis in a surgical ICU: predictive factors, incidence, comorbidity, and outcome. J Am SocNephrol, 2003, 14(4): 1022-1030.

[7] Bagshaw SM, George C, Bellomo R, et al. Early acute kidney injury and sepsis: amulticentre evaluation. Crit Care, 2008, 12(2): 47-56.

[8] White LE, Hassoun HT, Bihorac A, et al. Acute kidney injury is surprisingly common and a powerful predictor of mortality in surgical sepsis. J Trauma Acute Care Surg, 2013, 75(3): 432-438.

[9] Uchino S, Kellum JA, Bellomo R, et al. Acute renal failure in critically ill patients: a multinational, multicenter study. JAMA, 2005, 294(7): 813-818.

[10] Eric A J Hoste, Sean M Bagshaw, Rinaldo Bellomo, et al. Epidemiology of acute kidney injury in critically Ill patients: the multinational AKI-EPI study. Intensive Care Med, 2015, 41(8): 1411-1423.

[11] Xin Xu, Sheng Nie, Zhangsuo Liu, et al. Epidemiology and clinical correlates of AKI in Chinese hospitalized adults. Clin J Am Soc Nephrol, 2015, 10(2): 1510-1518.

[12] Wen Y, Jiang L, Xu Y, et al. Prevalence, risk factors, clinical course, and outcome of acute kidney injury in Chinese intensive care units: a prospective cohort study. Chin Med J (Engl), 2013, 126(23): 4409-4416.

[13] Bonavia A, Groff A, Karamchandani K, et al. Clinical utility of extracorporeal cytokine hemoadsorption therapy: a literature review. Blood Purif. 2018, 46(4): 337-349.

[14] Prince LR, Whyte MK, Sabroe I, et al. The role of TLRs in neutrophil activation. Curr Opin Pharmacol, 2011, 11(4): 397-403.

[15] Chaolin Huang, Yeming Wang, Xingwang Li, et al. Clinical features of patients infected with 2019 novel coronavirus in Wuhan, China. Lancet, 2020, 395(45): 497-506.

[16] Jing Liu, Sumeng Li, Jia Liu, et al. Longitudinal characteristics of lymphocyte responses and cytokine profiles in the peripheral blood of SARS-CoV-2 infected patients. EBioMedicine, 2020, 55(4): 102763-10276.

[17] Steltzer H, Grieb A, Mostafa K, et al. Use of CytoSorb in traumatic amputation of the forearm and severe septic shock. Case Rep Crit Care, 2017, 17(20): 8747616-8747625.

[18] Chousterman BG, Swirski FK, Weber GF. Cytokine storm and sepsis disease pathogenesis. Semin Immunopathol, 2017, 39(3): 517-528.

[19] Hosgood SA, Moore T, Kleverlaan T, et al. Haemoadsorption reduces the inflammatory response and improves blood flow during ex vivo renal perfusion in an experimental model. J Transl Med, 2017, 15(7): 216-224.

[20] Gerlach H. Agents to reduce cytokine storm. F1000Res, 2016, 5(4): 2909-2915.

[21] Ronco C, Tetta C, Mariano F, et al. Interpreting the mechanisms of continuous renal replacement therapy in sepsis: the peak concentration hypothesis. Artif Organs, 2003, 27(9): 792-801.

[22] Angus DC, van der Poll T. Severe sepsis and septic shock. N Engl J Med, 2013, 369(9): 840-851.

[23] Zarbock A, Gomez H, Kellum JA. Sepsis-induced acute kidney injury revisited: pathophysiology, prevention and future therapies. Curr Opin Crit Care, 2014, 20(6): 588-595.

[24] Hotchkiss RS, Monneret G, Payen D. Immunosuppression in sepsis: a novel understanding of the disorder and a new therapeutic approach. Lancet Infect Dis, 2013, 13(3): 260-268.

[25] Guan WJ, Ni ZY, Hu Y, et al. Clinical characteristics of coronavirus disease 2019 in China. N Engl J Med, 2020, 382(18): 1708-1720.

[26] Zhang C, Shi L, Wang FS. Liver injury in COVID-19: management and challenges. Lancet Gastroenterol Hepatol, 2020, 5(5): 428-430.

[27] Chen L, Liu HG, Liu W, et al. Analysis of clinical features of 29 patients with 2019 novel coronavirus pneumonia. Chin J Tuberc Respir Dis, 2020, 43(3): 203-208.

[28] Bonavia A, Miller L, Kellum JA, et al. Hemoadsorption corrects hyperresistinemia and restores anti-bacterial neutrophil function. Intensive Care Med Exp, 2017, 5(4): 36-44.

[29] Singbartl K, Miller L, Ruiz Velasco V, et al. Reversal of acute kidney injury-induced neutrophil dysfunction: a critical role for resistin. Crit Care Med, 2016, 44(3): 492-501.

[30] Opal SM, Laterre PF, Francois B, et al. Access study group: effect of eritoran, an antagonist of MD2-TLR4, on mortality in patients with severe sepsis: the access randomized trial. JAMA, 2013, 309(23): 1154-1162.

[31] Bonavia A, Groff A, Karamchandani K, et al. Clinical utility of extracorporeal cytokine hemoadsorption therapy: a literature review. Blood Purif, 2018, 46(4): 337-349.

[32] Rimmelé T, Kellum JA. Clinical review: blood purification for sepsis. Crit Care, 2011, 15(1): 205-212.

[33] Peng ZY, Wang HZ, Carter MJ, et al. Acute removal of common sepsis mediators does not explain the effects of extracorporeal blood purification in experimental sepsis. Kidney Int, 2012, 81(4): 363-369.

[34] Ronco C. Endotoxin removal: history of a mission. Blood Purif, 2014, 37(s1 Suppl 1): 5-8.

[35] Peng Z, Singbartl K, Simon P, et al. Blood purification in sepsis: a new paradigm. Contrib Nephrol, 2010, 165(23): 322-328.

[36] Rimmelé T, Kaynar AM, McLaughlin JN, et al. Leukocyte capture and modulation of cellmediated immunity during human sepsis: an ex vivo study. Crit Care, 2013, 17(2): 59-63.

[37] Ankawi G, Neri M, Zhang J, et al. Extracorporeal techniques for the treatment of critically ill patients with sepsis beyond conventional blood purification therapy: the promises and the pitfalls. Crit Care, 2018, 22(1): 262-272.

[38] Kellum JA, Johnson JP, Kramer D, et al. Diffusive vs. convective therapy: effects on mediators of inflammation in patient with severe systemic inflammatory response syndrome. Crit Care Med, 1998, 26(12): 1995-2000.

[39] Cole L, Bellomo R, Journois D, et al. High-volume haemofiltration in human septic shock. Intensive Care Med, 2001, 27(6): 978-986.

[40] Honore PM, Jamez J, Wauthier M, et al. Prospective evaluation of short-term, high-volume isovolemic hemofiltration on the hemodynamic course and outcome in patients with intractable circulatory failure resulting from septic shock. Crit Care Med, 2000, 28(11): 3581-3587.

[41] Tapia P, Chinchón E, Morales D, et al. Effectiveness of short-term 6-hour high-volume hemofiltration during refractory severe septic shock. J Trauma Acute Care Surg, 2012, 72(5): 1228-1238.

[42] Ratanarat R, Brendolan A, Piccinni P, et al. Pulse high-volume haemofiltration for treatment of severe sepsis: effects on hemodynamics and survival. Crit Care, 2005, 9(4): 294-302.

[43] Joannes Boyau O, Honoré PM, Perez P, et al. Highvolume versus standard-volume haemofiltration for septic shock patients with acute kidney injury (IVOIRE study): a multicenter randomized controlled trial. Intensive Care Med, 2013, 39(9): 1535-1546.

[44] Borthwick EM, Hill CJ, Rabindranath KS, et al. High-volume haemofiltration for sepsis in adults. Cochrane Database. Syst Rev, 2017, 1(3): 8075-8080.

[45] Clark E, Molnar AO, Joannes Boyau O, et al. High-volume hemofiltration for septic acute kidney injury: a systematic review and meta-analysis. Crit Care, 2014, 18(1): 7-14.

[46] Morgera S, Haase M, Kuss T, et al. Pilot study on the effects of high cutoff hemofiltration on the need for norepinephrine in septic patients with acute renal failure. Crit Care Med, 2006, 34(8): 2099-2104.

[47] Morgera S, Rockt schel J, Haase M, et al. Intermittent high permeability hemofiltration in septic patients with acute renal failure. Intensive Care Med, 2003, 29(11): 1989-1995.

[48] Atan R, Peck L, Prowle J, et al. A double-blind randomized controlled trial of high cutoff versus standard hemofiltration in critically Ill patients with acute kidney injury. Crit Care Med, 2018, 46(10): 988-994.

[49] Haase M, Bellomo R, Baldwin I, et al. Hemodialysis membrane with a high-molecular-weight cutoff and cytokine levels in sepsis complicated by acute renal failure: a phase 1 randomized trial. Am J Kidney Dis, 2007, 50(2): 296-304.

[50] Siebeck M, Kindgen Milles D. Super highflux CVVHD using regional citrate anticoagulation: long-term stability of middle molecule clearance. Crit Care, 2015, 19(Suppl 1): 301-309.

[51] Kade G, Lubas A, Rzeszotarska A, et al. Effectiveness of high cut-off hemofilters in the removal of selected cytokines in patients during septic shock accompanied by acute kidney injury-preliminary study. Med Sci Monit, 2016, 22(3): 4338-4344.

[52] Villa G, Chelazzi C, Morettini E, et al. Organ dysfunction during continuous veno-venous high cut-off hemodialysis in patients with septic acute kidney injury: A prospective observational study. PLoS One, 2017, 12(2): 172039-172044.

[53] Chelazzi C, Villa G, D'Alfonso MG, et al. Hemodialysis with high cut-off hemodialyzers in patients with multi-drug resistant gram-negative sepsis and acute kidney injury: a retrospective, case-control study. Blood Purif, 2016, 42(3): 186-193.

[54] Livigni S, Bertolini G, Rossi C, et al. Efficacy of coupled plasma filtration adsorption (CPFA) in patients with septic shock: a multicenter randomised controlled clinical trial. BMJ Open, 2014, 4(1): 3536-3541.

[55] Gruppo Italiano per la Valutazione degli Interventi in Terapia Intensiva. COMPACT-2: combining Plasmafiltration and adsorption clinical Trial-2. (2018-11-27) [2020-11-18]. http://www.giviti.marionegri.it/ COMPACT2.asp

[56] Giménez Esparza C, Portillo Requena C, Colomina Climent F, et al. The premature closure of ROMPA clinical trial: mortality reduction in septic shock by plasma adsorption. BMJ Open, 2019, 9(4): 30139-30145.

[57] Monard C, Rimmelé T, Ronco C. Extracorporeal blood purification therapies for sepsis. Blood Purif, 2019, 47(suppl 3): 2-15.

[58] Ghada Ankawi, Yun Xie, Bo Yang, et al. What have we learned about the use of cytosorb adsorption columns?. Blood Purif, 2019, 48(3): 196-202.

[59] Gruda MC, Ruggeberg KG, O'Sullivan P, et al. Broad adsorption of sepsis-related PAMP and DAMP molecules, mycotoxins, and cytokines from whole blood using CytoSorb® sorbent porous polymer beads. PLoS One, 2018, 13(1): 191676-191688.

[60] Malard B, Lambert C, Kellum JA. In vitro comparison of the adsorption of inflammatory mediators by blood purification devices. Intensive Care Med Exp, 2018, 6(1): 12-18.

[61] Poli EC, Rimmelé T, Schneider AG. Hemoadsorption with CytoSorb®. Intensive Care Med, 2019, 45(2): 236-239.

[62] Houschyar KS, Pyles MN, Rein S, et al. Continuous hemoadsorption with a cytokine adsorber during sepsis-a review of the literature. Int J Artif Organs, 2017, 40(5): 205-211.

[63] Kogelmann K, Jarczak D, Scheller M, et al. Hemoadsorption by CytoSorb in septic patients: a case series. Crit Care, 2017, 21(1): 74-77.

[64] Schädler D, Pausch C, Heise D, et al. The effect of a novel extracorporeal cytokine hemoadsorption device on IL-6 elimination in septic patients: A randomized controlled trial. PLoS One, 2017, 12(10): 187015-187020.

[65] Friesecke S, Stecher SS, Gross S, et al. Extracorporeal cytokine elimination as rescue therapy in refractory septic shock: a prospective single-center study. J Artif Organs, 2017, 20(3): 252-259.

[66] Schädler D, Porzelius C, Jörres A, et al. A multicenter randomized controlled study of an extracorporeal cytokine hemoadsorption device in septic patients. Crit Care, 2013, 17(Suppl 2): 62-66.

[67] Sakai Y. Polymethylmethacrylate membrane with a series of serendipity. Contrib Nephrol, 2011, 173(23): 137-147.

[68] Nakada TA, Oda S, Matsuda K, et al. Continuous hemodiafiltration with PMMA Hemofilter in the treatment of patients with septic shock. Mol Med, 2008, 14(5-6): 257-263.

[69] Yumoto M, Nishida O, Moriyama K, et al. In vitro evaluation of high mobility group box 1 protein removal with various membranes for continuous hemofiltration. Ther Apher Dial, 2011, 15(4): 385-393.

[70] Oshihara W, Fujieda H, Ueno Y. A new poly(Methyl Methacrylate) membrane dialyzer, Nf, with adsorptive and antithrombotic properties. Contrib Nephrol, 2017, 189(23): 230-236.

[71] Hurley JC, Guidet B, Offenstadt G, et al. Endotoxemia and mortality prediction in ICU and other settings: underlying risk and codetection of gram negative bacteremia are confounders. Crit Care, 2012, 16(6): 148-155.

[72] Claudio Ronco, David J Klein. Polymyxin B hemoperfusion: a mechanistic perspective. Crit Care, 2014, 18(3): 309-316.

[73] T Tani, T Shimizu, M Tani, et al. Anti-endotoxin Properties of Polymyxin B-immobilized Fibers. Adv Exp Med Biol, 2019, 1145(37): 321-341.

[74] Chang T, Tu YK, Lee CT, et al. Effects of polymyxin B hemoperfusion on mortality in patients with severe sepsis and septic shock: a systemic review, meta-analysis update, and disease severity subgroup meta-analysis. Crit Care Med, 2017, 45(8): 858-864.

[75] Cruz DN, Antonelli M, Fumagalli R, et al. Early use of polymyxin B hemoperfusion in abdominal septic shock: the EUPHAS randomized controlled trial. JAMA, 2009, 301(23): 2445-2452.

[76] Payen DM, Guilhot J, Launey Y, et al. Early use of polymyxin B hemoperfusion in patients with septic shock due to peritonitis: a multicenter randomized control trial. Intensive Care Med, 2015, 41(6): 975-84.

[77] Dellinger RP, Bagshaw SM, Antonelli M, et al. Effect of targeted polymyxin B hemoperfusion on 28-day mortality in patients with septic shock and elevated endotoxin level: the euphrates randomized clinical trial. JAMA, 2018, 320(14): 1455-1463.

[78] Fujii T, Ganeko R, Kataoka Y, et al. Polymyxin B-immobilized hemoperfusion and mortality in critically ill adult patients with sepsis/septic shock: a systematic review with meta-analysis and trial sequential analysis. Intensive Care Med, 2018, 44(2): 167-178.

[79] Klein DJ, Foster D, Walker PM, et al. Polymyxin B hemoperfusion in endotoxemic septic shock patients without extreme endotoxemia: a post hoc analysis of the EUPHRATES trial. Intensive Care Med, 2018, 44(12): 2205-2212.

[80] Payen D. Haemoperfusion with polymyxin B embrane: recent results for an old debate!. Anaesth Crit Care Pain Med, 2019, 38(1): 3-4.

[81] Ala-Kokko TI, Laurila J, Koskenkari J. A new endotoxin adsorber in septic shock: observational case series. Blood Purif, 2011, 32(4): 303-309.

[82] Yaroustovsky M, Abramyan M, Popok Z, et al. Preliminary report regarding the use of selective sorbents in complex cardiac surgery patients with extensive sepsis and prolonged intensive care stay. Blood Purif, 2009, 28(3): 227-233.

[83] Adamik B, Zielinski S, Smiechowicz J, et al. Endotoxin elimination in patients with septic shock: an observation study. Arch Immunol Ther Exp (Warsz), 2015, 63(6): 475-483.

[84] Lipcsey M, Tenhunen J, Sj lin J, et al. Abdominal septic shock-endotoxin adsorption treatment (ASSET)-endotoxin removal in abdominal and urogenital septic shock with the alteco® LPS adsorber: study protocol for a doubleblinded, randomized placebo-controlled trial. Trials, 2016, 17(1): 587-593.

[85] Renaux JL, Thomas M, Crost T, et al. Activation of the kallikrein-kinin system in hemodialysis: role of membrane electronegativity, blood dilution, and pH. Kidney Int, 1999, 55(3): 1097-1103.

[86] Verresen L, Fink E, Lemke HD, et al. Bradykinin is a mediator of anaphylactoid reactions during hemodialysis with AN69 membranes. Kidney Int, 1994, 45(5): 1497-1503.

[87] Chanard J, Lavaud S, Maheut H, et al. The clinical evaluation of lowdose heparin in haemodialysis: a prospective study using the heparin-coated AN69 ST membrane. Nephrol Dial Transplant, 2008, 23(6): 2003-2009.

[88] Shum HP, Chan KC, Kwan MC, et al. Application of endotoxin and cytokine adsorption haemofilter in septic acute kidney injury due to gram-negative bacterial infection. Hong Kong Med J, 2013, 19(6): 491-497.

[89] McCrea K, Ward R, LaRosa SP. Removal of Carbapenem-Resistant Enterobacteriaceae (CRE) from blood by heparin-functional hemoperfusion media. PLoS One, 2014, 9(12): 114242-114249.

[90] Didar TF, Cartwright MJ, Rottman M, et al. Improved treatment of systemic blood infections using antibiotics with extracorporeal opsonin hemoadsorption. Biomaterials, 2015, 67(5): 382-392.

[91] Mattsby Baltzer I, Bergstrom T, McCrea K, et al. Affinity apheresis for treatment of bacteremia caused by Staphylococcus aureus and/or methicillin-resistant S. aureus (MRSA). J Microbiol Biotechnol, 2011, 21(6): 659-664.

[92] Kang JH, Super M, Yung CW, et al. An extracorporeal blood-cleansing device for sepsis therapy. Nat Med, 2014, 20(10): 1211-1216.

[93] Büttner S, Koch B, Dolnik O, et al. Extracorporeal virus elimination for the treatment of severe Ebola virus disease-first experience with lectin affinity plasmapheresis. Blood Purif, 2014, 38(3-4): 286-291.

[94] Ma S, Xu Q, Deng B, et al. Granulocyte and monocyte adsorptive apheresis ameliorates sepsis in rats. Intensive Care Med Exp, 2017, 5(1): 18-23.

[95] Pino CJ, Yevzlin AS, Tumlin J, et al. Cell-based strategies for the treatment of kidney dysfunction: a review. Blood Purif, 2012, 34(2): 117-123.

[96] Pino CJ, Yevzlin AS, Lee K, et al. Cell-based approaches for the treatment of systemic inflammation. Nephrol Dial Transplant, 2013, 28(2): 296-302.

[97] Ding F, Yevzlin AS, Xu ZY, et al. The effects of a novel therapeutic device on acute kidney injury outcomes in the

[98] Tumlin JA, Galphin CM, Tolwani AJ, et al. A multi-center, randomized, controlled, pivotal study to assess the safety and efficacy of a selective cytopheretic device in patients with acute kidney injury. PLoS One, 2015, 10(8): 132482-132497.

[99] Srisawat N, Tungsanga S, Lumlertgul N, et al. The effect of polymyxin B hemoperfusion on modulation of human leukocyte antigen DR in severe sepsis patients. Crit Care, 2018, 22(1): 279-287.

[100] Yichun Cheng, Ran Luo, Kun Wang, et al. Kidney disease is associated with in-hospital death of patients with COVID-19. Kidney Int, 2020, 97(8): 829-838.

[101] Xiaobo Yang, Yuan Yu, Jiqian Xu, et al. Clinical course and outcomes of critically ill patients with SARS-CoV-2 pneumonia in Wuhan, China: a single-centered, retrospective, observational study. Lancet Respir Med, 2020, 8(5): 475-481.

[102] Wei Jie Guan, Zheng Yi Ni, Yu Hu, et al. Clinical characteristics of coronavirus disease 2019 in China. N Engl J Med, 2020, 382(18): 1708-1720.

[103] Blooberg. China finds promising coronavirus treatment in blood plasma[EB/OL]. (2020-02-14)[2020-05-07]. https://fortune.com/2020/02/14/china-coronavirus-treatment-blood-plasma-recovered-patients/.

[104] Philip Keith, Matthew Day, Linda Perkins, et al. A novel treatment approach to the novel coronavirus: an argument for the use of therapeutic plasma exchange for fulminant COVID-19. Crit Care, 2020, 24(1): 128-133.

[105] Kaijin Xu, Hongliu Cai, Yihong Shen, et al. Management of corona virus disease-19 (COVID-19): the Zhejiang experience. Journal of Zhejiang University(Medical Sciences), 2020, 49(1): 32-39.

[106] Padala SA, Vakiti A, White JJ, et al. First Reported Use of Highly Adsorptive Hemofilter in Critically Ill COVID-19 Patients in the USA. J Clin Med Res, 2020, 12(7): 454-457.

[107] Rhodes A, Evans LE, Alhazzani W, et al. Surviving sepsis campaign: international guidelines for management of sepsis and septic shock: 2016. Intensive Care Med, 2017, 43(3): 304-377.

第二章 腹膜透析技术应用进展

第一节 腹膜透析充分性评估

腹膜透析（peritoneal dialysis，PD）是肾替代治疗的一种有效方法。近年来，随着腹膜透析设备和技术的提高及新型透析液的应用，腹膜透析患者的生存率和技术生存率得到了很大提高，但是透析不充分仍然是患者退出腹膜透析的主要原因。对腹膜透析充分性进行合理评估并以此为依据调整透析方案，对改善腹膜透析患者的生活质量、提高其生存率有重要意义。本节就腹膜透析充分性的评估内容、影响因素及干预加以介绍。

一、腹膜透析充分性的定义

腹膜透析充分性是一个相对综合的概念。一般认为，腹膜透析充分性应包括以下主观和客观内容：腹膜透析患者食欲良好、体重增加、营养状况较好、体力恢复、慢性并发症减少或消失、尿毒症毒素清除较为充分、患者生活质量较高等。在此透析剂量时，患者的病死率和发病率不会增高，再增加透析剂量病死率和发病率也不会下降，但低于此剂量病死率和发病率均会增高。

二、透析充分性的常用临床评估指标

1. 小分子溶质清除评估 尿素和肌酐是体内小分子溶质的主要代表。以尿素和肌酐为代表的小分子溶质的清除，即尿素清除率，是最常用于判断透析充分性的指标。1996年，CANUSA研究对680例持续不卧床腹膜透析（continuous ambulatory peritoneal dialysis，CAPD）患者进行了平均2年的随访。结果显示，尿素清除指数（Kt/V）每增加0.1，患者的死亡风险下降5%；患者每周的内生肌酐清除率（creatinine clearance rate，Ccr）每增加 5 L/1.73 m^2，其死亡风险下降7%。基于该研究，1997年美国肾脏病基金会（NKF）肾脏病预后质量倡议（KDOQI）工作组修订了《糖尿病和慢性肾脏病的临床实践指南更新》（简称 NKF-KDOQI 指南），推荐 CAPD、持续循环式腹膜透析（continuous cycling peritoneal dialysis，CCPD）和夜间间歇性腹膜透析（nocturnal intermitted peritoneal dialysis，NIPD）患者每周的 Kt/V 应分别不低于 2.0、2.1 和 2.2，而每周的 Ccr 应分别不低于 60 L/1.73 m^2、63 L/1.73 m^2 及 66 L/1.73 m^2。因该推荐证据来自观察性研究，且临床实践中很多 Kt/V 在 2.0 以下的腹膜透析患者也一样可以健康生存，故该推荐受到很多学者的质疑。2002年，墨西哥的 ADEMEX 研究显示，当 Kt/V 提升到 2.0 以上时，患者的 1 年生存率和 2 年生存率并未优于 Kt/V 维持在 1.8 的患者。2003年，我国香港学者对 320 例腹膜透析患者进行研究。结果显示，较高的小分子溶质清除率不一定能带来更好的预

后，Kt/V 为 1.5～1.7、1.7～2.0 和＞2.0 的三组患者在营养状况、住院率及生存率方面均无显著差异，但 Kt/V＜1.7 时，腹膜透析患者出现更多的临床并发症。随后美国一项纳入 1432 例腹膜透析患者的研究也发现，Kt/V＜1.7 与患者病死风险增加显著相关。目前，国际腹膜透析协会（ISPD）发布的相关指南（2006）、欧洲最佳实践指南（2006）、中国《腹膜透析标准操作规程》（2010）、加拿大肾脏病协会（CSN）发布的《腹膜透析充分性的临床实践指南与建议》（2011）等以上述研究为重要依据，推荐腹膜透析患者的总 Kt/V（腹膜与残余肾之和）应至少达到 1.7。

NKF-KDOQI 指南（2006）建议，首次 Kt/V 评估应在透析 2～4 周后进行，透析后 6 个月内进行 3 次 Kt/V 评估，6 个月后每 4 个月常规评估 1 次。《腹膜透析充分性的临床实践指南与建议》（2011）推荐，首次评估的时机应在透析 4～6 周后，在患者有残余肾功能的情况下，应每 3～6 个月评估 1 次，并根据结果调整透析剂量；如果患者出现难以解释的超滤问题或实验室异常变化，应重复测量总 Kt/V。《腹膜透析标准操作规程》（2010）建议，在患者开始透析后，每 6 个月测定 1 次 Kt/V 和总 Ccr。

然而，近年来随着研究的深入，用 Kt/V 来评估腹膜透析充分性饱受争议：一方面是目前的研究并不能找到腹膜小分子溶质转运和预后之间的联系；另一方面，越来越多的研究发现，Kt/V 作为一个独立变量，受体重指数、性别、能量代谢率、种族等很多因素影响。波兰一项针对 2180 例接受腹膜透析治疗患者的研究发现，在同一腹膜透析剂量下，女性的 Kt/V 值大于男性。Wang L 等通过对 106 例腹膜透析患者进行研究发现，Kt/V 受膳食蛋白质摄入量和体重的影响。梁伟等根据基础代谢率将腹膜透析患者分为高代谢和低代谢 2 组，结果显示，低代谢组的透析充分性优于高代谢组，基础代谢率与 Kt/V 呈负相关，代谢率越高，透析充分性越低。Wang W 等的研究也得出类似的结论，对于腹膜透析患者，达到充分透析时，每周的 Kt/V 可能并不是一个固定值，它取决于患者的蛋白质摄入和蛋白质分解代谢率，而且不同的国家和地区，患者腹膜透析前的基础疾病、营养状况、合并症及经济水平等也会影响生存率。据此，有专家指出，真正的 Kt/V 目标值应因人而异、因时而变，最终目的是为了保持机体的氮平衡和营养状态。

根据体表面积标准化的 Ccr 是反映小分子溶质清除的另一个重要参数，也是用于量化透析充分性的常用指标。有研究发现，Ccr 尤其是腹膜 Ccr 对于患者的预后无提示意义。因此，目前相关指南均不再将 Ccr 作为评估透析充分性的指标。

需要注意的是，总 Kt/V 和总 Ccr 的测定必须在患者处于稳定的临床状态（稳定的体重、尿素氮和肌酐浓度）下进行，并且在腹膜炎治愈至少 4 周后进行。

2020 年，国际腹膜透析协会发布的相关指南（2020）认为，尿素可能不是终末期肾病重要的尿毒症毒素代表，而且目前尚无确切证据表明提高腹膜 Kt/V 可改善腹膜透析患者的预后。因此，强调在评估个体透析质量时，除了临床因素外，其他因素的生化评估也应被考虑在内。

2. 残余肾功能与透析充分性 国内外大量研究表明，残余肾功能的保留对达到腹膜透析充分性有重要作用。最早具有代表性的研究是 1999 年美国一项针对 1603 例腹膜透析患者的回顾性队列研究，通过对腹膜透析患者人口统计学和实验室数据进行分析后发现，残余肾肌酐清除率每增加 1 ml/min（相当于 10 L/周），腹膜透析患者的死亡风险下降 12%。Szeto 等为探索透析充分性对腹膜透析患者生存率的影响，进行了一项前瞻性观察研究，在对纳入研究的 150 例已经进行腹膜透析和 120 例新导入的腹膜透析患者进行 3 年的随访观察后发现，残余肾功能是影响透析充分性的主要因素，且残余肾功能下降是患者死亡的独立危险因素。Lu YH 等针对 255 例腹膜透析患者进行研究发现，与残余肾功能缓慢下降组相比，快速下降组患者的病死率增加。Hu SL 等对 581 例腹膜透析患者进行回顾性研究，也发现残余肾功能下降越快，其病死率越高。以上研究均证实，残余肾功能与腹膜透析患者的病死率相关。

残余肾功能状态是影响腹膜透析充分性及腹膜透析患者生存的核心因素。近年来，关于残余肾功能影响因素及保护因素的研究较多。日本一项针对 94 例无尿腹膜透析患者的回顾性研究发现，残余肾功能与基线高血压、贫血、高 Kt/V、高蛋白尿、时间平均尿蛋白及血压相关，建议腹膜透析患者严格控制血压，积极进行抗蛋白尿治疗。Wang J 等对 567 例腹膜透析患者进行研究发现，男性、高基线残余肾功能、高基线 Kt/V、低白蛋白及低尿酸水平与腹膜透析患者第 1 年余残肾功能下降相关；在进行多变量回归分析后发现，高 Kt/V、高白蛋白是残余肾功能的保护性因素，故建议残余肾功能下降较快的患者通过增加腹膜透析剂量来提高生存率。Lin YC 等在一项纳入 8032 例腹膜透析患者的长程观察研究中发现，相较于有残余肾功能组，无残余肾功能组患者胆固醇<3.12 mmol/L 与独立增加病死风险相关，无残余肾功能组的患者易合并营养不良。在保护残余肾功能的药物方面，普遍观点是避免使用肾毒性药物、造影剂，建议使用血管紧张素转化酶抑制剂（ACEI）和血管紧张素Ⅱ受体阻滞剂（ABR）。近年来，随着吗替麦考酚酯（MMF）抗纤维化研究的深入，一项关于吗替麦考酚酯保护残余肾功能的前瞻性研究也引起了重视。该研究将 60 例接受 CAPD 的新患者分为 MMF 治疗组和对照组，基线治疗时 2 组尿蛋白排泄率无明显变化，但在随访 3 个月后，与 MMF 治疗组相比，对照组的尿蛋白排泄率较基线显著增加，故认为在腹膜透析患者中使用 MMF 可更好地保护残余肾功能。目前，关于残余肾功能保护的高质量随机对照研究较少。《腹膜透析充分性的临床实践指南与建议》（2011）推荐：对于尿量>l00 ml/d 的患者，应每 2 个月测一次 24 h 尿量及残余肾 Kt/V，并且要控制血压，避免使用肾毒性药物、造影剂，及时控制感染，避免高血钙。

近年来，递增式腹膜透析也引起了学者的关注。递增式腹膜透析的实质是指随着残余肾功能的下降，逐渐增加透析剂量，以达到相对恒定的总溶质清除量（残余肾＋透析）的透析模式。其优势是在一定残余肾功能的基础上，通过更少的透析剂量、更少的交换次数，达到总的透析充分性目标。韩国的一项研究纳入 347 例腹膜透析患者，其中有 176 例接受增量式腹膜透析，而 171 例接受常规全剂量腹膜透析。其结果发现，2 组患者的生存期、技术生存期和无腹膜炎生存期均相似。因此认为，与常规全剂量腹膜透析相比，增量腹膜透析有利于保留残余肾功能。为进一步了解递增式透析和全剂量透析的全因死亡率和残余肾功能损失，以及递增式透析达到全剂量透析所需的时间，Garofalo C 等在 PubMed 和 Web of Science 数据库中筛选了目前评估增量透析的所有队列研究，最终纳入 22 项研究（75 292 例参与者），其中血液透析 15 项，腹膜透析 7 项。结果发现，与全剂量透析相比，递增式透析可以延长残余肾功能的保存时间；在血液透析和腹膜透析中将全剂量透析推迟约 1 年，不会增加患者的死亡风险，但该综述中纳入的递增式腹膜透析研究较少。递增式腹膜透析有助于更好地保护腹膜，减少全身慢性炎性反应和糖脂代谢紊乱。接受递增式腹膜透析的患者白天可自由支配的时间增多，对生活影响较小，但患者的残余肾功能的丢失是不可预测的，所以，医师需要定期监测以适时调整透析处方，且对患者自身及照护团队随访要求更高。目前，递增式腹膜透析的相关研究较少，还需要在临床实践中进一步探索和改进。

3. 容量平衡与透析充分性 有研究表明，容量超负荷会导致患者发生水钠潴留、高血压、左心室肥厚及充血性心力衰竭等并发症。这些心血管并发症是腹膜透析患者死亡的主要原因之一。良好的容量控制是腹膜透析充分性的重要指标之一。

以往普遍认为，腹膜透析患者保持体内容量的平衡优于血液透析患者，但是近年来越来越多的研究发现，腹膜透析患者较血液透析患者存在更严重的容量超负荷问题。究其原因主要包括3个方面：一是相较于血液透析患者，腹膜透析患者饮水相对自由，水钠摄入限制不够严格；二是随着透析时间延长，腹膜透析患者残余肾功能会逐年下降，对水和残余毒素的清除能力也会下降，这必然会导致患者容量负荷增加，容量超负荷不仅会加剧患者残余肾功能的丢失，也增加了患者因心血管疾病病死的风险；三是对腹膜透析患者缺乏简便、有效、客观的容量评估方法。

超滤（ultrafiltration，UF）对于容量控制至关重要。2003年，欧洲APD结局研究（EAPOS）指出，在没有残余肾功能的腹膜透析患者中，UF＞750 ml者的生存率优于UF＜750 ml者，UF可以预测APD无尿症患者的生存率。NECOSAD研究发现了类似的结果。由于这些都属于观察性研究，且混杂因素较多，故目前在腹膜透析超滤量的目标值上并未形成一致意见。有学者建议，水摄入量应在目标体重不增加的前提下，控制尿量约在500 ml，一般水的摄入为尿量+超滤量+500 ml（估计体内不显性失水800 ml-体内物质代谢内生水300 ml）。2006年，欧洲最佳实践指南推荐，无尿患者的超滤量应不少于1000 ml/d，但在国际腹膜透析协会发布的相关指南中，并没有界定水清除的目标值，只强调了容量平衡。

对于终末期肾病患者，液体超载的临床评估主要包括血压水平、体重变化、有无合并水肿和（或）心力衰竭，实验室检查包括生化参数、心房或脑钠肽（brain natriuretic peptide，BNP）水平、超声检查下腔静脉直径及血容量监测等，但对于无明显症状和体征的液体超载患者，则很容易漏诊。有研究表明，使用生物电阻抗技术比标准临床方法能更好地管理血液透析患者的容量状态，但其在腹膜透析患者中的相关研究较少。2011年，EuroBCM研究纳入了639例腹膜透析患者，以生物电阻抗技术分析并评估容量状态，结果发现53.4%的腹膜透析患者存在高容量状态。Ronco等评估了来自32个国家135个透析中心的1092例腹膜透析患者的容量状态，发现容量超载的患者达56.5%。有研究发现，我国腹膜透析患者中66.8%~72.1%存在液体容量超负荷。国内一项随机对照临床研究显示，根据人体成分测定（body composition measurement，BCM）制定目标体重并指导治疗6个月后，患者的平均体重及收缩压下降，中度以上水肿患者的比例明显下降，BNP及人体多余水分（OH）也有下降趋势，故提出以BCM指导腹膜透析患者的容量管理，用实测体重−OH+2（kg）作为目标体重，可以帮助腹膜透析患者更好地管理容量状态。而2017年一项荟萃分析纳入7项随机对照研究，发现生物电阻抗技术指导的容量管理与收缩压下降有关，但是并未改善全因病死率。英国学者回顾性分析了2010—2018年发表的关于生物电阻抗方面的8项试验和2项荟萃分析，发现在识别透析患者容量负荷和预后评估方面，生物电阻抗有一定优势，使用生物电阻抗也可以驱动液体状态的改变，但是如何找到合适的时机予以干预尚不清楚；使用生物电阻抗引导治疗对透析患者的病死率、心血管不良事件方面的影响目前还不能确定，纳入的研究中仅有一项试验是为了确定其对住院事件（主要是心血管并发症）的影响而设计的，但其结果发现，生物电阻抗干预组与对照组相比，入院率没有差异，其他关于不良事件的研究也未发现组间差别。目前，关于生物电阻抗的报道相对较少，还需要进一步研究验证。

透析液种类也与腹膜透析超滤密切相关，其中被研究较多的是艾考糊精。韩国一项纳入2163例腹膜透析患者的研究发现，相较于非艾考糊精组，艾考糊精组的病死率、超滤失败率及并发症发生率均较低。瑞士的一项研究发现，艾考糊精可持续16 h 净超滤，这对于无尿患者和腹膜高转运型患者尤为重要。此外，2项大型荟萃分析也证明了艾考糊精比葡萄糖在提高超滤性能方面具有优越性。2013年的一项荟萃分析结合11项研究和1222例腹膜透析患者的数据得出结论，艾考糊精改善了腹膜超滤，减少了液体超负荷的发生。2018年，Cochrane的一项系统综述证实，艾考糊精在减少液体超载和增加腹膜超滤方面优于传统的腹膜透析液。一项纳入18项随机对照研究的荟萃分析显示，生物相容性腹膜透析液与较长时间保护残余肾功能有关，特别是当使用时间>12个月时。

4. 营养状况与透析充分性　维持良好的营养状况是透析充分的重要内容。慢性肾脏病患者常易合并营养不良，这种营养不良较其他代谢性疾病引起的营养不良不同，且受多方面因素影响。为进一步评估和管理这类患者的营养状况，2007年国际肾脏营养与代谢学会（ISRNM）提出了蛋白质能量消耗（PEW）这一概念，PEW是一种体内蛋白质和能量物质储备下降的状态，临床表现为以饮食营养和热量摄入不足、低体重指数、低血清白蛋白血症、微炎症状态、进行性骨骼肌消耗为特征的综合征。2011年，ISRNM进一步提出了PEW的综合诊断标准，主要涉及以下4类：血清生化标志物（血清白蛋白、前白蛋白、总胆固醇水平）、体重（体重指数及体重变化）、肌肉量（上臂皮褶厚度和上臂围推算肌肉组织含量、肌酐表现率、生物电阻抗测量肌肉组织含量）及膳食摄入（蛋白质及能量摄入）。根据ISRNM指导，PEW的临床诊断要求满足4类中的3类存在阳性（每个类别至少做一个测试），同时还建议进行炎症状况的检测。

近年有研究发现，腹膜透析患者的PEW发病率为18%~56%。越来越多的证据表明，合并PEW的患者更易发生感染和心脑血管疾病等并发症，严重影响生存质量及预后。CANUSA研究显示，血浆白蛋白每增加1 g/L，患者的病死率下降6%；主观综合性营养评估（SGA）评分每提高1个等级，患者相对死亡风险下降25%。Yalavarthy等对177例CAPD患者进行了长达15年的追踪随访，旨在分析营养状态和病死率的关系。该研究以相角水平作为营养状态的判定指标（营养良好者为6°或更高）。结果显示，相角值6°或更高的CAPD患者较不足6°的患者生存寿命明显提高；前白蛋白水平高者（32 mg/dl）较水平低者有更高的生存率。Hao N等发现，在长期接受腹膜透析的患者中，较高的血清白蛋白达标率和较高的时间平均血清白蛋白水平与5年内较低的病死率相关。中山大学一项纳入283例腹膜透析患者的前瞻性研究发现，基线腹膜高转运状态与营养不良相关。西班牙一项针对腹膜透析患者残余肾功能与蛋白质摄入量的研究发现，标化的平均蛋白氮呈现率（前4个月）为（1.23±0.33）g/（kg·d），残余肾功能总体下降（-0.13±0.29）ml/（min·m），其中69例（25.1%）术后第1年末残余肾功能丢失>50%。进行多因素分析后发现，标化蛋白氮呈现率是残余肾功能下降的独立预测因子，特别是在治疗的第1年；但是在随访结束时，与基线相比，124例（37.1%）患者的残余肾功能与基线相似或有所改善。故证实，在腹膜透析患者治疗前期，蛋白质摄入量较高与残余肾功能下降较快有关，这个结果强调了在保持足够的蛋白质摄入量（防止营养不良和消瘦）和合理限制摄取率（在较高范围或高于推荐摄入量的稳定、充分营养）之间保持适当平衡的重要性。

5. 慢性炎症与腹膜透析　透析患者普遍存在微炎症状态。Borazan等进行的研究结果显示，与年龄和性别相匹配的健康人相比，腹膜透析患者的炎症生物标志物（如血清 CRP、TNF-α 和 IL-6）的水平明显升高。国内的研究也得出相同的结论。Shi Y 等在一项针对 320 例腹膜透析患者的临床研究中发现，血清 IL-6、IL-10 和血管内皮生长因子浓度与透析液浓度之间有显著性差异。同时，英国学者进一步分析 IL-6 与腹膜透析充分性的关系的研究发现，Kt/V≤1.7 腹膜透析患者的 IL-6 水平明显高于 Kt/V＞1.7 的患者（$P=0.015$），建议 IL-6 可能用于腹膜透析充分性监测。日本的 Masuyo 等对 IL-6 与血清白蛋白水平做了进一步研究，发现血清 IL-6 与透析液 IL-6 呈显著正相关，且透析液 IL-6 浓度高于血清 IL-6 浓度，提示许多患者的全身炎症可能是由腹膜内炎症发展而来。近年研究较多的还包括一氧化氮（NO）、NLRP3 炎症小体等。NO 是最重要的血管张力调节剂之一，会影响腹膜透析患者的腹膜通透性和超滤能力。过量的 NO 产生会介导腹膜损伤和慢性炎症。

多项研究证实，基线炎症水平高的腹膜透析患者的全因病死率更高。因此，炎症因素现已被认为是腹膜透析患者透析充分性评估的重要内容，推荐每 3 个月监测 1 次超敏 CRP，以及时纠正炎症状态。

综上所述，腹膜透析患者的透析充分性评估涵盖内容很多，包括患者接受腹膜透析以后的生活体验、毒素的清除、容量平衡、营养管理、心血管功能、炎症控制等。2020 年，国际腹膜透析协会发布的相关指南中强调，腹膜透析患者的健康状态并不仅限于毒素的清除，提出透析剂量应以目标为导向，患者和照护团队之间共同决策，建立现实的照护目标。临床实践中，医护人员需要综合考虑患者的临床情况及实验室评估内容，给患者提供个体化、高质量的透析照护，尽可能改善患者的症状并减少治疗负担，提高患者的幸福感和满意度。

（周晓玲）

参 考 文 献

[1] 陈香美. 腹膜透析标准操作规程. 北京：人民军医出版社，2010.

[2] Schaefer, Franz. Adequacy of dialysis and nutrition in continuous peritoneal dialysis: association with clinical outcomes. J Am Soc Nephrol, 1996, 7(1): 198-207.

[3] Paniagus R, Amato D, Vonesh E, et al. Effects of increased peritoneal clearances on mortality rates in peritoneaI dialysis: ADEMEX, a prospective, randomized, controlled tria. J Am Soc Nephrol, 2002, 13(1): 1307-1320.

[4] Lo WK, Ho YW, Li CS, et al. Effect of Kt/V on survival and clinical outcome in CAPD patients in a randomized prospective study. Kidney Int, 2003, 64(4): 649-656.

[5] Rocco M, Soucie JM, Pastan S, et al. Peritoneal dialysis adequacy and risk of death. Kidney Int, 2000, 58(1): 446-457.

[6] Ryta A, Chmielewski M, Debska Slizien A, et al. Impact of gender and dialysis adequacy on anaemia in peritoneal dialysis. Int Urol Nephrol, 2017, 49(5): 903-908.

[7] Wang L, Wang T. Adequacy of peritoneal dialysis: Kt/V revisited. Eur Rev Med Pharmacol Sci, 2015, 19(7): 1272-1275.

[8] 梁伟，陈再强，贺丽娟，等. 基础代谢率评估腹膜透析充分性的研究. 中国实验诊断学，2016，20（3）：416-419.

[9] Xu T, Xie J, Wang W, et al. Resting energy expenditure: a valuable predictor for KT/Vurea in peritoneal dialysis patients. Clin Nephrol, 2017, 88(9): 124-131.

[10] 董捷. 腹膜透析充分性指标及其目标值的研究. 中国血液净化，2010，09（10）：63-68.

[11] Glavinovic T, Hurst H, Hutchison A, et al. Prescribing high-quality peritoneal dialysis: Moving beyond urea clearance. Perit Dial Int, 2020, 40(3): 293-301.

[12] Brown EA, Blake PG, Boudville N, et al. International society for peritoneal dialysis practice recommendations: prescribing high-quality goal-directed peritoneal dialysis. Perit Dial Int, 2020, 40(3): 244-253.

[13] Szeto CC, Wong TY, Leung CB, et al. Importance of dialysis adequacy in mortality and morbidity of Chinese CAPD patients. Kidney Int, 2000, 58(1): 400-407.

[14] Lu YH, Hwang JC, Jiang MY, et al. Comparison of the impact of "fast decline" in residual renal function and "initial anuria" on long-term outcomes in CAPD patients. Perit Dial Int, 2015, 35(2): 172-179.

[15] Hu SL, Joshi P, Kaplan M, et al. Rapid change in residual renal function decline is associated with lower survival and worse residual renal function preservation in peritoneal dialysis patients. Perit Dial Int, 2017, 37(4): 477-481.

[16] Uchiyama K, Yanai A, Maeda K, et al. Baseline and time-averaged values predicting residual renal function decline rate in japanese peritoneal dialysis patients. Ther Apher Dial, 2017, 21(6): 599-605.

[17] Wang J, Xie X, Yan X, et al. A fast decline of residual renal function in the first year is a predictor for early withdrawal from peritoneal dialysis in non-diabetic patients. Kidney Blood Press Res, 2019, 44(1): 12-21.

[18] Lin YC, Lin YC, Peng CC, et al. Effects of cholesterol levels on mortality in patients with long-term peritoneal dialysis based on residual renal function. Nutrients, 2018, 10(3): 300-306.

[19] Wang X, Zhang X, Lu S, et al. Protective effect of mycophenolate mofetil on residual renal function in peritoneal dialysis patients: An open label feasibility study. Nephrology (Carlton), 2017, 22(12): 954-960.

[20] Blake PG, Bargman JM, Brimble KS, et al. Clinical practice guidelines and recommendations on peritoneal dialysis adequacy 2011. Perit Dial Int, 2011, 31(2): 218-239.

[21] Lee Y, Chung SW, Park S, et al. Incremental peritoneal dialysis may be beneficial for preserving residual renal function compared to full-dose peritoneal dialysis. Sci Rep, 2019, 9(1): 101-105.

[22] Garofalo C, Borrelli S, De Stefano T, et al. Incremental dialysis in ESRD: systematic review and meta-analysis. J Nephrol, 2019, 32(5): 823-836.

[23] 刘希会，董捷．递增式腹膜透析．中华肾脏病杂志，2020（3）：253-256.

[24] Brown EA, Davies SJ, Rutherford P, et al. Survival of functionally anuric patients on automated peritoneal dialysis: the European APD outcome study. J Am Soc Nephrol, 2003, 14(1): 2948-2957.

[25] Th Krediet. Netherlands cooperative study on the adequacy of dialysis (NECOSAD). Nephrol Dial Transplant, 2007, 12(3): 78-87.

[26] 俞雨生．重视容量负荷因素对腹膜透析的影响．肾脏病与透析肾移植杂志，2008，17（2）：143-144.

[27] Van Biesen W, Williams JD, Covic AC, et al. Fluid status in peritoneal dialysis patients: the European body composition monitoring (EuroBCM) study cohort. PLoS One, 2011, 6(2): 17148-17152.

[28] Ronco C, Verger C, Crepaldi C, et al. Baseline hydration status in incident peritoneal dialysis patients: the initiative of patient outcomes in dialysis (IPOD-PD study). Nephrol Dial Transplant, 2015, 30(5): 849-858.

[29] Guo Q, Yi C, Li J, et al. Prevalence and risk factors of fluid overload in Southern Chinese continuous ambu- latory peritoneal dialysis patients. PLoS One, 2013, 8(1): 53294-53300.

[30] Kwan CH, Szeto CC, Chow KM, et al. Bioimpedance spectroscopy for the detection of fluid overload in chinese peritoneal dialysis patients. Peritoneal Dial Int, 2014, 34(4): 409-416.

[31] 武蓓，王梅，赵慧萍，等．使用生物电阻抗技术辅助确定腹膜透析患者目标体重的随机对照研究．中国血液净化，2020，19（3）：165-169.

[32] Tabinor M, Davies SJ. The use of bioimpedance spectroscopy to guide fluid management in patients receiving dialysis. Current Opinion in Nephrology & Hypertension, 2018, 27(6): 406-411.

[33] Leypoldt JK, Hoff CM, Piscopo D, et al. Ultrafiltration characteristics of glucose polymers with low polydispersity. Perit Dial Int, 2013, 33(2): 124-131.

[34] Olszowska A, Olszowska A, Waniewski J, et al. Long peritoneal dialysis dwells with icodextrin: kinetics of transperitoneal fluid and polyglucose transport. Front Physiol, 2019, 10(1): 1326-1333.

[35] Cho Y, Johnson DW, Badve S, et al. Impact of icodextrin on clinical outcomes in peritoneal dialysis: a systematic review of randomized controlled trials. Nephrol Dial Transplant, 2013, 28(7): 1899-1907.

[36] Htay H, Johnson DW, Wiggins KJ, et al. Biocompatible dialysis fluids for peritoneal dialysis. Cochrane Database SystRev, 2018, 10(2): 7554-7562.

[37] 仰欣，严幸群，寿张飞，等．腹膜透析患者的营养评估方法及进展．临床肾脏病杂志，2018，18（4）：252-254.

[38] Yalavarthy R, Teitelbaum I. Peritoneal dialysis adequacy: not just small-solute clearance. Adv-Pent Dial, 2008, 24(6): 99-103.

[39] Hao N, Cheng BC, Yang HT, et al. Time-varying serum albumin levels and all-cause mortality in prevalent peritoneal dialysis patients: a 5-year observational study. BMC Nephrology, 2019, 20(1): 58-66.

[40] Liu Y, Huang R, Guo Q, et al. Baseline higher peritoneal transport had been associated with worse nutritional status of incident continuous ambulatory peritoneal dialysis patients in Southern China: a 1-year prospective study. Br J Nutr, 2015, 114(3): 398-405.

[41] Otero Alonso P, Pérez Fontán M, López Iglesias A, et al. High rates of protein intake are associated with an accelerated rate of decline of residual kidney function in incident peritoneal dialysis patients. Nephrol Dial Transplant, 2019, 34(8): 1394-1400.

[42] Borazan A, Ustün H, Ustundag Y, et al. The effects of peritoneal dialysis and hemodialysis on serum tumor necrosis factor-alpha, interleukin-6, interleukin-10 and C-reactive-protein levels. Mediators of *Inflammation*, 2004, 13(3): 201-204.

[43] Shi Y, Yan H, Yuan J, et al. Different patterns of inflammatory and angiogenic factors are associated with peritoneal small solute transport and peritoneal protein clearance in peritoneal dialysis patients. BMC Nephrol, 2018, 19(1): 119-122.

[44] Milan Manani S, Virzì GM, Clementi A, et al. Pro-inflammatory cytokines: a possible relationship with dialytic adequacy and serum albumin in peritoneal dialysis patients. Clin Kidney J, 2016, 9(1): 153-157.

[45] Shioya M, Yoshida T, Kasai K, et al. Inflammatory factors for hypoalbuminemia in Japanese peritoneal dialysis patients. Nephrology (Carlton), 2013, 18(8): 539-544.

[46] Mochizuki S, Takayama A, Sasaki T, et al. Direct measurement of nitric oxide concentration in CAPD dialysate. Peritoneal Dialysis *International*, 2009, 29(1): 111-114.

第二节 腹膜透析相关感染诊治进展

腹膜透析相关感染是临床常见的并发症，主要包括腹膜炎、隧道炎和出口炎，其中以腹膜炎最常见且严重影响患者预后及其生存质量。据报道，腹膜炎的发生率各地区差异较大，为11%~61%；隧道炎和出口炎的发生率均为9%~23%。引起腹膜透析相关感染的病因众多，病理生理过程较为复杂，特殊病原菌导致的腹膜炎或反复、持续发生的腹膜炎可导致腹膜透析失败，严重时甚至危及患者的生命。因此，腹膜透析相关腹膜炎的诊疗问题始终是肾脏病学者与临床医师备加关注和亟待解决的问题。自1983年国际腹膜透析协会（ISPD）发布了首部腹膜透析相关感染诊治的建议和指南后，结合新的临床研究证据，又相继于1989年、1993年、1996年、2000年、2005年、2010年、2016年及2017年共发布了8版腹膜透析相关感染（腹膜炎）诊治的建议和指南，为腹膜透析相关感染的规范化诊断、治疗及预防给予指导和建议。2010年，我国卫生部颁布了《腹膜透析标准操作规范》并在全国进行推广，2018年中国腹膜透析防治专家组发布了《腹膜透析相关感染的防治指南》，制定了符合我国腹膜透析患者特点的临床指南。本节以最新的国际和国内指南为基础，结合近年来相关的临床和基础研究进展，对腹膜透析相关感染的诊治进展进行综述。

一、腹膜透析相关腹膜炎的诊治进展

（一）腹膜透析相关腹膜炎的诊断

1. 诊断标准 2017年ISPD发布的《ISPD导管相关感染的建议：2017年更新》和2018年中国发布的《腹膜透析相关感染的防治指南》继续沿用了以往的诊断标准，即腹膜透析患者至少符合下列

3项中2项或以上者可诊断腹膜透析相关腹膜炎。①腹痛和（或）透出液浑浊，伴或不伴发热；②透出液白细胞计数超过$100×10^6$/L，其中多形核中性粒细胞达50%以上；③透出液微生物培养阳性。

大多数腹膜炎患者均会表现出腹痛和透出液混浊两大症状，但也有部分患者表现为不典型症状，如超滤量明显减少而腹部症状不明显，少数非结核分支杆菌可导致迅速进展的全身脓毒症，甚至休克，病死率达40%，技术失败率达80%。所以对于所有患者都应评估病情的严重程度及感染是否播散至全身。2018年中国发布的《腹膜透析相关感染的防治指南》建议，对于体温＞38.5℃的患者及时进行血培养和对于症状重或持续不缓解的患者进行腹部平片、腹部CT、胃肠镜检查是必要的，怀疑有外科情况时及时请外科协助诊疗。对于APD患者，即使白细胞绝对计数＜$100×10^6$/L，只要多形核白细胞百分比＞50%，结合患者症状就可以诊断腹膜炎。

2. 诊断技术 探索早期诊断腹膜炎的方法是近年来的热点，通常是利用血清和腹膜透析液的生物学标志物进行检测。有学者比较了不同的聚合酶链反应（polymerase chain reaction，PCR）提取法和16S rDNA引物在广谱PCR扩增技术检测透析液病原菌中的敏感性，认为PCR扩增技术可以作为细菌培养的可靠协诊方法。16S rDNA测序检测透析液中某类细菌基因片段的阳性率为88.9%，但因细菌基因片段的重复率过高而不能准确定位到某个特定细菌，所以只能作为细菌培养的辅助诊断方法。近年来，"免疫指纹"（finger prints）成为寻找病原菌的研究热点，可通过体液和细胞参数定位，包括IL-1β、IL-10、IL-22、TNF-α和CXCL10的局部水平，以及局部γδT细胞的频率、中性粒细胞和单核/巨噬细胞在整个腹膜细胞中的相对比例，同时可运用智能机器反复学习建立非线性数学模型，分析复杂的生物医学数据集，形成病原体特异性免疫指纹库。随着科技的发展，先进的方法层出不穷，但目前尚无可以替代细菌培养的方法作为腹膜炎诊断及指导治疗的金标准。

3. 致病菌 根据国内外的报道，革兰氏阳性球菌如表皮葡萄球菌、凝固酶阴性葡萄球菌及金黄色葡萄球菌是最常见的病原菌，但病原菌的构成存在地域差异。来自国内大的腹膜透析中心的回顾性分析提示，在培养阳性的腹膜炎中，革兰氏阳性球菌约占59%～62%，阴性杆菌占27%～38%。

4. 培养方法 推荐使用血培养瓶进行腹膜透析流出液的细菌培养（1C）。与标准血培养瓶接种相比，将腹膜透析流出液直接接种于快速血培养瓶，或离心腹膜透析液后对沉淀物进行培养，或使用可中和抗生素的培养瓶，会提高腹膜透析液培养的阳性率。标本应在6 h内送达实验室，如果不能马上送达实验室，接种的血培养瓶应置于37 ℃恒温箱进行孵育。同时，应留取标本进行直接涂片染色，可快速判断病原菌的分类。

临床上存在一定比例培养阴性的腹膜炎。《ISPD导管相关感染的建议：2017年更新》建议各透析中心的培养阳性率应低于15%，否则应自检标本的留取及培养方法，并加以改进（2C）。培养阴性和培养阳性的腹膜炎其临床进程和治疗反应并无明显差别，提示培养阴性的腹膜炎也是由病原菌导致的。病原菌培养的阳性率受患者因素、病原菌数量、标本留取运送方法、培养技术等多种因素影响，因而各透析中心的培养阳性率差别较大。强调使用抗生素之前留取标本、腹膜透析液留腹时间至少2 h以上、留取20～50 ml标本直接接种或离心后取沉淀物接种于血培养瓶等环节的改进可以提高细菌培养的阳性率。一些实验技术，如细菌DNA片段分离技术、多重PCR技术等也被报道可用于培养阴性腹膜炎病原菌的辅助判断。

5. 鉴别诊断 腹膜透析相关腹膜炎也是急腹症的一种，需要与其他原因导致的急腹症相鉴别。

鉴别的疾病包括4类：①急腹症合并腹膜炎，如急性胰腺炎、急性肠梗阻、急性胆囊炎、急性阑尾炎及腹腔脏器穿孔、破裂；②女性患者的妇科急腹症，如异位妊娠、急性盆腔炎、急性卵巢蒂扭转、黄体破裂等；③腹腔、盆腔肿瘤；④若临床以腹膜透析液浑浊为主要表现，需注意排除其他少见原因，如化学性腹膜炎、血性腹水、嗜酸性粒细胞增多、干腹取样及乳糜腹水等。

（二）腹膜透析相关腹膜炎的治疗

1. 初始治疗 腹膜炎确诊后应立即留取标本进行病原学检查，随即给予经验性抗生素治疗，抗生素的抗菌谱须覆盖革兰氏阳性菌和革兰氏阴性菌，并根据各透析中心的细菌学监测情况，结合患者既往的腹膜炎病史、导管出口和隧道感染史选用抗生素。中国的相关指南推荐使用第1代头孢菌素（如头孢拉定或头孢唑啉）联合第3代头孢菌素（如头孢他啶）作为腹膜炎的初始治疗方案。常见抗生素的用药剂量和给药方案参见《腹膜透析相关感染的防治指南（2018）》。各透析中心可根据经验决定是否需要同时使用肝素或尿激酶预防纤维蛋白凝块堵塞腹膜透析管。

给药途径通常为腹腔内给药。如果并发脓毒症、感染性休克或肺部等其他部位的感染，可以联合全身静脉用药。

腹腔用药治疗方案分为间断给药（每天或每间隔若干天仅在一次腹膜透析液交换时加药）和持续给药（每次交换给药）2种，间断给药留腹治疗须持续至少6h时。给药方案应结合不同抗生素的药代动力学特点，头孢类抗生素和氨基糖苷类抗生素采用间断或连续给药方案；喹诺酮类抗生素采用连续给药方案；万古霉素通常间隔5~7天给药1次，有条件的透析中心应监测万古霉素的血药浓度（谷浓度），维持谷浓度在15 mg/L以上。如低于15 mg/L，应追加1次剂量。

对于长期APD合并腹膜炎的患者，推荐由APD临时转为CAPD，按照CAPD相关腹膜炎进行治疗。也可考虑在APD期间持续给药或在治疗间期额外设定间断留腹治疗的方案。

2. 后续治疗 腹膜炎的后续治疗需要参考初始治疗的疗效情况和病原学检查结果。通常在初始治疗的48h内，大多数患者的临床症状将明显改善，根据培养结果是革兰氏阳性菌或革兰氏阴性菌给予相应的抗生素进行治疗，疗程通常为2周。对于金黄色葡萄球菌、铜绿假单胞菌、肠球菌和大肠埃希菌等引起的腹膜炎，建议疗程为3周。

若经过敏感抗生素治疗72h，患者仍有明显的腹痛、腹膜透析液混浊，或腹痛虽有所改善但腹膜透析液仍明显混浊，或虽然治愈但短期内再次复发，建议重新评估腹膜炎的病情及潜在致病原因［如隧道外口和（或）隧道感染、腹腔内脓肿、导管生物膜形成及急性肠梗阻、消化道穿孔和急性胰腺炎等情况］，及时复查腹水常规及病原学［包括真菌、特殊细菌（如结核杆菌等）］相关检查。

3. 特定病原菌的治疗 国内外的相关指南均对一些特殊病原菌的可能来源、临床特点及治疗建议进行了较详细的叙述，包括凝固酶阴性葡萄球菌、链球菌、肠球菌、金黄色葡萄球菌、大肠埃希菌、铜绿假单胞菌、其他革兰氏阴性菌、多种微生物引起的腹膜炎、培养阴性的腹膜炎、分枝杆菌腹膜炎及真菌性腹膜炎。由于篇幅所限，在此不一一赘述。

4. 特殊类型腹膜炎的治疗 相关指南对几种特殊类型或具有特殊临床特征的腹膜炎给予了相应的定义和处理原则。①难治性腹膜炎：定义为合适的抗生素连续治疗5天后，腹膜透析液仍未恢复正常。治疗原则为尽早拔除导管，不应为保留导管而导致严重的腹膜损伤，甚至危急生命。拔管的同时剪取导管尖端送培养有利于指导后续全身使用抗生素。②复发性腹膜炎：定义为一次腹膜炎疗程结束后 4 周内再次发生致病菌相同或培养阴性的腹膜炎。治疗原则为选用上次有效的治疗方案，延长抗感染疗程达 3 周。初始治疗无效，应注意是否存在细菌耐药，可根据药敏试验结果重新调整治疗方案。最关键的是寻找诱因，确认腹腔内是否存在内源性感染源（脓肿等）或导管生物膜形成。③再发性腹膜炎：定义为一次腹膜炎疗程结束后 4 周内再次发生致病菌不同的腹膜炎。治疗原则按腹膜炎常规处理，可以重新给予经验抗生素治疗。应仔细检查有无导管相关因素，确认是否存在操作不当、生活环境隐患、肠道憩室、慢性肠道感染、便秘等问题。④重现性腹膜炎：定义为一次腹膜炎疗程结束后 4 周后再次发生致病菌相同的腹膜炎。治疗原则按腹膜炎常规处理，可以重新给予经验抗生素治疗。

5. 拔管与重置 存在以下情况的患者，建议停止腹膜透析，拔除透析管，改为临时或长期血液透析治疗。主要包括：①难治性腹膜炎；②合并难治性隧道感染或严重导管出口感染；③结核菌或真菌感染；④病情重，合并脓毒血症、感染性休克或肠梗阻、消化道穿孔、胰腺炎等急腹症；⑤频繁复发的腹膜炎。拔管后应剪取腹膜透析导管末端进行培养和药敏试验以指导后续用药，并继续完成后续的抗感染疗程。

关于拔管后的重置时间，根据国内相关指南，推荐在患者腹膜炎治愈后 2～3 周再考虑重新置管。真菌性腹膜炎患者的重新置管间隔时间可以更长。

（三）腹膜透析相关腹膜炎的相关风险因素

1. 年龄 成人和儿童腹膜炎的临床特点不同，包括发病率、病原菌谱、转归等。为数不多的对儿童和成人腹膜炎进行比较的研究提示，儿童腹膜炎的发病率较高，且病原菌谱更多样。以 65 岁为界，老年患者较中青年患者表皮葡萄球菌感染的发生率明显更高，但预后无显著差别。

2. 腹膜透析导管类型 基于 1996—2005 年加拿大腹膜炎及外出口、隧道感染登记系统的数据，4247 例使用双 cuff 导管的腹膜透析患者共发生 2555 例次腹膜炎，其中以金黄色葡萄球菌为致病菌的腹膜炎明显低于单 cuff 导管的患者（$RR0.46, 95\%CI\ 0.33～0.64, P<0.001$）。中国香港学者对传统直管、鹅颈直管及鹅颈卷曲管进行了前瞻随机对比研究，发现 3 种导管的腹膜炎发生率无明显差异，在金黄色葡萄球菌携带者中，鹅颈直管的外出口感染率低于其他 2 种导管，因而在这类人群中推荐使用鹅颈直管。一项纳入 13 项随机对照研究的 meta 分析提示，直管和卷曲管相比，腹膜炎的发生率相似，但直管的技术生存率明显优于卷曲管。

3. 置管方式 目前的置管方式包括开腹直视下手术置管、腹腔镜置管及 Seldinger 穿刺置管。一项大型荟萃分析表明，各种为降低腹膜炎设计的置管方式或设计，只有"Y"形型双联系统是有效的。另一项荟萃分析的结论也提示上述 3 种置管方式在腹膜炎、导管出口或隧道感染发生率方面无明显差异。Wang 等发明了"王氏钳"辅助经皮穿刺置管固定，在随访 6 个月后无导管相关并发症发生。经皮穿刺法置管与开腹置管相比，导管出口、隧道感染的发生率并无差异。

4. 透析液的种类 理论上讲，生物相容性好的腹膜透析液对腹膜间皮细胞毒性小，有助于保护多核白细胞和巨噬细胞的免疫功能，可能降低腹膜炎的发生率。但二者的前瞻对照研究结果并未支持使用高生物相容性腹膜透析液的患者腹膜炎发生率较低的假设。

5. 鼻腔所携带的细菌 一项在单个透析中心开展的前瞻队列研究对透析患者及其照护者、家人的鼻腔所携带的耐甲氧西林金黄色葡萄球菌（MRSA）进行调查，共收集了 1687 份样本，其中腹膜透析患者的 MRSA 携带率为 2.41%，后续观察到 5 例患者罹患 MRSA 感染，且分子分型可以确认与鼻腔的细菌同源，故表明有必要监测和预防鼻腔所带细菌在患者、照护者及家庭成员中的播散。在腹膜透析患者中，金黄色葡萄球菌的携带与感染之间的相关性确实存在，但系统回顾表明鼻腔内使用莫匹罗星仅能预防导管出口、隧道感染而非腹膜炎。

不同研究所报道的腹膜炎发生风险（保护）不尽相同，甚至相反，在很大程度上和研究所采用的统计方法有关。一方面，腹膜炎是重复结局事件，统计模型需要兼顾不同患者腹膜炎发生的时间、次数及同一患者腹膜炎发生的先后顺序；另一方面，腹膜透析的数据往往是纵向的，很多化验的结果会随时间发生变化，需要选择可处理时间依存性协变量的统计方法，如COX回归模型、AG模型、PWP-CP模型。这提示学者在解读相似研究的结论时，须对分析方法加以考虑。

（四）腹膜透析相关腹膜炎的转归

经过规范化的治疗后，腹膜炎患者的转归分为以下4类：①治愈，合理进行抗生素治疗2~3周，腹膜炎症状完全缓解，腹膜透析液转清，透出液中的白细胞降至正常水平。②治疗失败，合理进行抗生素治疗5天，腹膜炎未能缓解，表现为难治性腹膜炎或出现严重合并症，需要临时或永久性转为血液透析治疗或需要拔除透析管。各地区、各透析中心报道的1年技术生存率为80%~93%、3年技术生存率为58%~91%。③腹膜炎引起的病死，患者因活动性腹膜炎死亡，或因腹膜炎住院而死亡，或腹膜炎发生2周内死亡。发生腹膜炎后，不到4%的患者会死亡，但在腹膜透析患者的死亡原因中腹膜炎约占16%，且其中以念珠菌和铜绿假单胞菌更易导致死亡。④复发，上一次腹膜炎治疗完成4周内再次发生，致病菌与上次相同，或是培养阴性的腹膜炎。有数据显示，复发/重现性腹膜炎的主要致病菌为凝固酶阴性葡萄球菌，占66.7%，远高于对照组的29.5%，其中又以表皮葡萄球菌居多；在患者近期及远期转归分析中发现，复发/重现组再次发生腹膜炎的风险较对照组明显增高，近期为20.8%对比1.7%，远期为37.5%对比15.3%。

二、腹膜透析导管相关感染

导管出口感染和隧道感染统称为腹膜透析导管相关感染，约有12%的出口炎和隧道炎将进展为腹膜炎。致病菌以金黄色葡萄球菌和铜绿假单胞菌最常见且最严重。腹膜透析导管相关感染常见的诱因包括：①导管出口方向不正确；②皮下隧道太短、涤纶套外露；③导管周围渗漏或血肿；④导管经常受到牵拉；⑤污染或未注意局部卫生；⑥全身性因素，如营养不良、糖尿病、长期使用糖皮质激素等。

（一）腹膜透析相关隧道炎的诊治

隧道感染通常与导管出口感染并存，也可单独出现。隧道感染的临床症状比较隐匿，可出现隧道走行部位的红、肿、硬结或触痛，病原微生物培养可呈阳性或阴性。诊断依靠临床表现，或无临床表现但超声检查发现沿隧道走行的积液。

治疗包括局部护理和抗生素治疗。若隧道内有脓性分泌物，医师应特别注意脓性分泌物的充分引流和深部清洗，可先用0.5%碘伏清洗后再用生理盐水清洗。经验性抗生素的选择应覆盖金黄色葡萄球菌，如果有铜绿假单胞菌导致的导管相关感染史，推荐首选口服喹诺酮类药物，待培养结果确认后再根据药敏结果选用敏感试验抗生素。耐甲氧西林金黄色葡萄球菌感染时应使用万古霉素。对于愈合缓慢或临床表现特别严重的金黄色葡萄球菌导致的导管出口感染，可加用利福平，但不要单独使用利福平。抗感染治疗的疗程通常至少需要2周，铜绿假单胞菌导致的出口感染则需要3周。金黄色葡萄球菌和铜绿假单胞菌导致的出口感染易复发，需密切随访。

（二）腹膜透析相关出口炎的诊治

出口炎的临床表现比较典型，为导管出口处水肿、疼痛，出现脓性分泌物，周围皮肤出现红斑、结痂、肉芽组织等。早期仅出现导管出口处皮肤红斑，应与新近置入导管后的皮肤反应相鉴别。一旦导管出口处出现脓性分泌物即可诊断。发生出口感染时应进行分泌物涂片革兰氏染色和分泌物微生物培养以指导用药，微生物培养方法应涵盖需氧菌和厌氧菌，病原微生物培养可呈阳性或阴性。出口处外观未见异常但培养阳性常是细菌定植的标志而非感染。

出口炎的治疗重在加强局部护理，每天进行局部清洁，可使用碘伏和生理盐水交替护理。若出口处无脓性分泌物，患者可局部使用抗生素软膏（如莫匹罗星软膏）；若有脓性分泌物，患者应口服抗菌素治疗，用药选择和疗程同隧道炎。

三、腹膜透析相关感染的预防

（一）加强腹膜炎质控制度建设

每个透析中心应定期计算腹膜炎的发生率，作为质量持续改进的重要内容。监测指标包括总腹膜炎发生率、特殊细菌腹膜炎发生率、无腹膜炎发生患者的比例及致病微生物的敏感性。推荐腹膜炎发生率用"次/患者年"规范报告。总腹膜炎发生率应<0.5次/患者年（1∶24患者月）。

（二）严把置管环节

相关指南指出，腹膜炎的预防应从置管时开始。标准化置管结合各透析中心的实践经验，一些细节被证实有利于后期导管相关感染和腹膜炎的预防，如隧道出口方向应向下、向外，外涤纶套应距出口2～3 cm，术前30 min有必要使用一次预防性抗生素。

（三）重视患者的个性化管理

对于每例腹膜炎患者，临床医师应该努力查找诱因，包括询问患者有无肠道感染史、回顾腹膜透析换液操作情况、检查出口和隧道有无感染，教育患者改善便秘、避免不洁饮食等，以预防下次腹膜炎的发生。如果存在操作问题，应择期进行再培训。反复强化的患者教育是重要的预防措施，国内中山大学附属第一医院的经验显示，强化健康教育再培训可以使透析中心腹膜炎的发病率从2006年的0.12次/患者年下降至2009年的0.19次/患者年。

（四）重视真菌性腹膜炎的预防

《ISPD导管相关感染的建议：2017年更新》推荐腹膜透析患者在接受抗生素治疗期间，应用预防性抗真菌治疗以防止真菌性腹膜炎（1B）。随机对照研究提示，抗感染治疗的同时口服伏立康唑可显著降低继发性真菌性腹膜炎的发生率（0.92% *vs.* 6.45%）。

（田 娜）

参 考 文 献

[1] Bender F H, Bernardini J, Piraino B. Prevention of infectious complications in peritoneal dialysis: best demonstrated practices. Kidney Int Suppl, 2006, 262(103): 44-54.

[2] Hsieh YP, Chang CC, Wang SC, et al. Predictors for and impact of high peritonitis rate in Taiwanese continuous ambulatory peritoneal dialysis patients. Int Urol Nephrol, 2015, 47(1): 183-189.

[3] Klaric D, Knotek M. Long-term effects of peritonitis on peritoneal dialysis outcomes. Int Urol Nephrol, 2013, 45(2): 519-525.

[4] Renaud CJ, Subramanian S, Tambyah PA, et al. The clinical course of rapidly growing nontuberculous mycobacterial peritoneal dialysis infections in Asians: a case series and literature review. Nephrology(Carlton), 2011, 16(2): 174-179.

[5] Kim SH, Jeong HS, Kim YH, et al. Evaluation of DNA extraction methods and their clinical application for direct detection of causative bacteria in continuous ambulatory peritoneal dialysis culture fluids from patients with peritonitis by using broad-range PCR. Ann Lab Med, 2012, 32(2): 119-125.

[6] Ahmadi SH, Neela V, Hamat RA, et al. Rapid detection and identification of pathogens in patients with continuous ambulatory peritoneal dialysis(CAPD)associated peritonitis by 16s rRNA gene sequencing. Trop Biomed, 2013, 30(4): 602-607.

[7] Lin C Y, Roberts G W, Kift-Morgan A, et al. Pathogen-specific local immune fingerprints diagnose bacterial infection in peritoneal dialysis patients. J Am Soc Nephrol, 2013, 24(12): 2002-2009.

[8] Zhang J, Friberg I M, Kift-Morgan A, et al. Machine-learning algorithms define pathogen-specific local immune fingerprints in peritoneal dialysis patients with bacterial infections. Kidney Int, 2017, 92(1): 179-191.

[9] 许戎, 胡宁, 阿荣其其格, 等. 腹膜透析相关性腹膜炎单中心8年变化趋势回顾分析. 中国血液净化, 2013, 12（1）: 37-41.

[10] 刘华晔, 姚瑶, 曹艳佩, 等. 腹膜透析相关腹膜炎的病原菌耐药性分析. 中华医院感染学杂志, 2017, 27（17）: 3905-3908.

[11] Szeto C C, Li P K, Johnson D W, et al. ISPD Catheter-Related Infection Recommendations: 2017 Update. Perit Dial Int, 2017, 37(2): 141-154.

[12] 张燕敏, 王增四, 万胜, 等. 改良法提高腹膜透析液致病菌培养阳性率的临床观察. 中国血液净化, 2015, 14（02）: 82-84.

[13] Prasad N, Singh K, Gupta A, et al. Isolation of bacterial DNA followed by sequencing and differing cytokine response in peritoneal dialysis effluent help in identifying bacteria in culture negative peritonitis. Nephrology(Carlton), 2018, 23(2): 148-154.

[14] Veerappan I, Balasubramaniam R, Sethuraman R, et al. Use of commercially available multiplex polymerase chain reaction in detection of organism in culture negative peritonitis in peritoneal dialysis. Indian J Nephrol, 2019, 29(3): 215-217.

[15] 中国腹膜透析相关感染防治专家组. 腹膜透析相关感染的防治指南. 中华肾脏病杂志, 2018, 34（2）: 139-148.

[16] 赵慧萍. 腹膜透析相关腹膜炎的诊治进展. 中国血液净化, 2018, 17（8）: 508-513.

[17] Yinnon AM, Gabay D, Raveh D, et al. Comparison of peritoneal fluid culture results from adults and children undergoing CAPD. Perit Dial Int, 1999, 19(1): 51-55.

[18] 汤立, 沈平, 胡钦凤, 等. 老年腹膜透析相关性腹膜炎的致病菌与预后特点分析. 中华肾病研究电子杂志, 2018, 7（5）: 211-216.

[19] Nessim SJ, Bargman JM, Jassal SV. Relationship between double-cuff versus single-cuff peritoneal dialysis catheters and risk of peritonitis. Nephrol Dial Transplant, 2010, 25(7): 2310-2314.

[20] Lo W K, Lui S L, Li F K, et al. A prospective randomized study on three different peritoneal dialysis catheters. Perit Dial Int, 2003, 23(Suppl 2): 127-131.

[21] Hagen SM, Lafranca JA, ijzermans JN, et al. A systematic review and meta-analysis of the influence of peritoneal dialysis catheter type on complication rate and catheter survival. Kidney Int, 2014, 85(4): 920-932.

[22] Strippoli GF, Tong A, Johnson D, et al. Catheter type, placement and insertion techniques for preventing peritonitis in peritoneal dialysis patients. Cochrane Database Syst Rev, 2004, 9(4): 4680-4686.

[23] Wang H, Wang Y, Zhu J, et al. Wang's forceps-assisted percutaneous insertion and fixation of peritoneal dialysis

[24] Htay H, Johnson DW. Catheter type, placement, and insertion techniques for preventing catheter-related infections in maintenance peritoneal dialysis patients: summary of a cochrane review. Am J Kidney Dis, 2019, 74(5): 703-705.

[25] Srivastava S, Hildebrand S, Fan SL. Long-term follow-up of patients randomized to biocompatible or conventional peritoneal dialysis solutions show no difference in peritonitis or technique survival. Kidney Int, 2011, 80(9): 986-991.

[26] Lu PL, Tsai JC, Chiu YW, et al. Methicillin-resistant Staphylococcus aureus carriage, infection and transmission in dialysis patients, healthcare workers and their family members. Nephrol Dial Transplant, 2008, 23(5): 1659-1665.

[27] Aktaş E, Pazarli O, Külah C, et al. Determination of staphylococcus aureus carriage in hemodialysis and peritoneal dialysis patients and evaluation of the clonal relationship between carriage and clinical isolates. Am J Infect Control, 2011, 39(5): 421-425.

[28] Campbell D, Mudge DW, Craig J C, et al. Antimicrobial agents for preventing peritonitis in peritoneal dialysis patients. Cochrane Database Syst Rev, 2017, 4(4): 4679-4772.

[29] 王宏，周建辉，曹雪莹，等．腹膜透析相关腹膜炎危险因素研究的统计模型筛选．中华肾病研究电子杂志，2019，8（5）：219-225.

[30] Singh N, Davidson I, Minhajuddin A, et al. Risk factors associated with peritoneal dialysis catheter survival: a 9-year single-center study in 315 patients. J Vasc Access, 2010, 11(4): 316-322.

[31] Lawal CO, Soyibo AK, Frankson A, et al. Characteristics, complications and outcome of patients treated with automated peritoneal dialysis at the Peritoneal Dialysis Unit, University Hospital of the West Indies. West Indian Med J, 2010, 59(3): 312-318.

[32] Fan X, Huang R, Wang J, et al. Risk factors for the first episode of peritonitis in southern chinese continuous ambulatory peritoneal dialysis patients. PLoS One, 2014, 9(9): 107-110.

[33] Li PK, Szeto CC, Piraino B, etal. Peritoneal dialysis-related infections recommendations: 2010 update. Perit Dial Int, 2010, 30(4): 393-423.

[34] 段丽萍，董捷．复发和重现性腹膜透析相关腹膜炎的临床特点及转归．中国血液净化，2015，14（2）：65-69.

[35] Keskar V, Biyani M, Blew B, et al. Characteristics and outcomes of exit sites of buried peritoneal dialysis catheters: a cohort study. Perit Dial Int, 2018, 38(5): 387-389.

[36] 陈崴，余学清．中国腹膜透析置管指南．中华肾脏病杂志，2016，32（11）：867-871.

[37] 陈崴，姜宗培，郑勋华，等．腹膜透析置管术预防性抗生素用药的前瞻性随机对照临床研究．中华肾脏病杂志，2006，62（10）：601-604.

[38] 刘希会．腹膜透析置管术预防性抗生素及麻醉方面的研究．山东：山东大学，2019.

[39] Yu X, Yang X, Huang N. Management of a rapidly growing peritoneal dialysis population at the First Affiliated Hospital of Sun Yat-sen University. Perit Dial Int, 2014, 34(Suppl 2): 31-34.

[40] Restrepo C, Chacon J, Manjarres G. Fungal peritonitis in peritoneal dialysis patients: successful prophylaxis with fluconazole, as demonstrated by prospective randomized control trial. Perit Dial Int, 2010, 30(6): 619-625.

第三节　腹膜透析患者腹膜功能保护进展

腹膜透析（PD）以患者自身腹膜作为半透膜，向腹腔中灌注透析液，利用血液和透析液间的溶质交换来实现代谢物质的清除。Popovich等在1976年首次描述了连续不卧床腹膜透析（CAPD）的原理。随着社会经济的发展和腹膜透析临床效果的不断改善，越来越多的国家和地区倾向选取腹膜透析作为初始肾替代治疗方式。2017年的数据统计显示，全球至少有27.2万例患者正在接受腹膜透析，占透析总患者数的11%。在中国，香港地区的腹膜透析利用率最高，约为73%；内陆地区选择腹膜透析的患者也在过去10年中激增。随着腹膜透析患者数量的增多，腹膜衰竭的问题日益凸显，这也是腹膜透析中止的一个关键原因，腹膜透析持续时间的增加使腹膜衰竭的风险也在增加。

一、腹膜损害的原因

（一）间皮细胞损伤

间皮细胞损伤是腹膜纤维化的第一步，进一步发展可导致腹膜硬化。此外，腹膜透析液的生物不相容性和尿毒症毒素在腹膜损害的病理生理学中发挥核心作用。这些毒素分子包括葡萄糖及其降解产物、外源性氧化剂等。体内和体外研究均表明，葡萄糖可以直接引起间皮细胞线粒体基因损伤，并呈时间和剂量依赖性，随后诱发凋亡。将间皮细胞暴露于高葡萄糖环境会导致活性氧（reactive oxygen species，ROS）和脂质过氧化物的过度形成和累积，进而严重破坏线粒体DNA和细胞膜，同时激活纤维化因子［如转化生长因子β1（TGF-β1）］。同样，腹膜透析液有限的"生物相容性"导致ROS的累积。一氧化氮（nitric oxide，NO）等重要的血管活性物质会影响腹膜透析患者的腹膜通透性和超滤能力，过量产生则介导腹膜损伤和慢性炎症。越来越多的证据表明，腹膜透析患者高氧化应激（oxidative stress，OS）状态会增加局部和全身炎症，并加速诱导腹膜细胞凋亡、腹膜纤维化和超滤失败。

（二）晚期糖基化终末产物形成

基于葡萄糖的传统腹膜透析液仍然是目前绝大多数腹膜透析患者的首选，当腹膜间皮细胞暴露于生物不相容性的高糖腹膜透析液时，会发生非酶促化学反应，并不可逆地生成晚期糖基化终末产物（advanced glycation end-products，AGEs），AGEs上调其特定的多配体跨膜受体表达，并积聚于腹膜（peritoneal membrane，PM）周围。细胞内形成的AGEs引起细胞内蛋白的形态学修饰、细胞内的基质结构修饰，改变腹膜细胞表面的受体表达，进而导致腹膜细胞的损伤。AGEs及其修饰蛋白与巨噬细胞、内皮细胞上的多配体跨膜受体紧密结合，触发ROS形成，从而激活促炎因子。AGEs和多配体跨膜受体相互作用产生的自由基进一步上调AGEs的产生，形成恶性循环。

（三）上皮-间充质转变

间皮细胞通过表型转变促进腹膜纤维化的发展，在上皮-间充质转变（epithelial-mesenchymal transition，EMT）的过程中，间皮细胞的紧密连接被破坏，获得迁移性和侵袭性，并产生细胞外基质。曾有研究证明，激活内质网应激、抗纤维化因子减少、增强的丝裂原活化蛋白激酶（mitogen-activated protein kinase，MAPK）活性和核苷酸结合寡聚化结构域样受体蛋白3（nucleotide-binding oligomerization domain like receptor protein 3，NLRP3）炎性小体的激活促进了EMT的发生。

（四）水通道蛋白-1作用减弱

在腹膜透析的过程中，水通道蛋白-1（aquaporin-1，AQP1）在腹膜间皮细胞通过不同机制调节超滤。AQP1是毛细血管内皮细胞、红细胞、肾小管上皮细胞等细胞膜上的特殊转运水通道。腹膜AQP1在高渗溶液下是长程腹膜透析的保护因子，其功能障碍可能是失超滤的另一个原因。

（五）其他

Liakopoulos等发现，腹膜透析液的低pH值会即刻诱发转铁蛋白中铁的释放，腹膜透析患者腹膜中铁的积聚可能会引起腹膜纤维化。Morinaga等发现，在稳定的腹膜透析患者中，血浆自由基水平与每天尿量及残余肾Kt/V之间呈显著负相关，即每天尿量每减少250 ml，对应血浆自由基浓度上升0.1 au。残余肾功能通过氧化应激直接或间接地对腹膜功能造成影响。

二、腹膜损害的结构和功能表现

腹膜透析的成功与否取决于腹膜在清除钠、水和多余代谢产物时结构和功能的完整性。对长期进行腹膜透析的患者来说，腹膜透析的主要限制之一是腹膜透析液对腹膜的结构和功能会产生有害影响，导致透析能力丧失。腹膜透析最终会导致 50%～80% 的患者腹膜逐渐退化，同时产生无法清除多余的水、钠和尿毒症毒素的情况。

（一）腹膜结构改变

腹膜是人体内最大的生物膜，覆盖在腹腔器官表面和腹腔壁。它是由单层间皮细胞和少量结缔组织所形成的一层膜状组织，结缔组织下面有血管、神经和淋巴管。在腹膜透析中，腹膜作为一种半透膜，可能因暴露于透析液、腹膜炎、尿毒症和慢性炎症中，随时间而出现进行性的结构改变，这些因素可引起间皮细胞损伤和表型改变。因此，腹膜透析后可能会出现腹膜硬化，其特点是基底膜间皮细胞脱落，发生 EMT，以及通过腹膜纤维化、血管病变和新生血管生成而增加了间皮下致密区的厚度。在长期进行腹膜透析的情况下，由于基质合成和降解之间的平衡受到破坏，基质蛋白在间皮下致密区内累积，形成一种病理性的创面愈合过程。大量腹膜透析患者的组织学研究发现，长期使用常规腹膜透析液会导致间皮下致密带逐渐增厚、血管进行性改变（包括血管数目增加）。腹膜损伤的一种严重情况称为包裹性腹膜硬化（encapsulating peritoneal sclerosis，EPS），患者会出现严重的持续性或反复的肠梗阻，伴有或不伴有腹膜增厚、硬化、钙化和肠道被增厚的腹膜包裹等表现。

（二）腹膜功能改变

腹膜功能改变包括对尿毒症毒素和葡萄糖的高通透性改变，这是影响透析充分性的因素之一。患者由于透析不足会发生营养不良、感染、心血管疾病及病死，而水的清除不足则可能导致液体滞留、高血压和心力衰竭。最后，这些变化导致病死或必须从腹膜透析转到血液透析（HD）。

腹膜功能的主要变化包括小溶质转运速率增加和超滤（UF）下降。溶质转运速率与 UF 量呈负相关。UF 降低则不仅由于血管数量增加，导致葡萄糖渗透梯度消失更迅速，而且由于进行性腹膜纤维化，腹膜对葡萄糖的渗透传导梯度降低。因此，UF 降低会导致液体超载。超滤失败是导致长期腹膜透析患者技术失败的重要原因。

有研究者认为，间皮细胞是涉及腹膜损伤发病机制的主要细胞。因此，保护腹膜功能的首要目标是保存完整的间皮细胞。

三、腹膜保护的具体策略

（一）避免过度暴露于葡萄糖

针对葡萄糖暴露对腹膜透析的不良作用，减少透析患者的葡萄糖暴露为保护腹膜功能提供了新思路。主要方法包括改良透析液、降低葡萄糖浓度并减少 AGEs 的生成、缩短含葡萄糖透析液与腹膜接触的时间；同时，积极进行药物干预，抑制 AGEs 诱导腹膜间皮细胞发生高氧化应激。

（二）防治腹膜炎

尽管现今腹膜炎的发生率已明显降低，但其仍是腹膜透析患者重要的并发症，并导致间皮细胞损伤和纤维化。操作不规范是腹膜炎发生的重要原因之一，平时需要加强对腹膜透析患者的宣教，一旦发生腹膜炎则要在留取标本后尽快开展治疗。革兰氏阴性菌是腹膜透析相关腹膜炎中最常见的细菌，脂多糖（lipopolysaccharide，LPS）是革兰氏阴性杆菌诱导炎症的主要致病因子。在腹膜炎中，不仅巨噬细胞和中性粒细胞会被活化，间皮细胞也被促炎因子激活，并释放出更多的促炎因子，放大炎症反应。脂多糖通过 Toll 样受体激活间皮细胞，导致 NF-κB 通路被激活，并分泌大量的炎性细胞因子，如 TNF-α、IL-1 抑制因子、IL-6、IL-8 及 MCP-1。这些促炎因子在炎症反应的不同阶段发挥不同的作用。百里香酚是百里香草的重要提取物，在传统医学中具有抗氧化、抗感染、抗菌特性。Wang 等在百里香酚存在或不存在的情况下，分别用 LPS 刺激人腹膜间皮细胞系（human peritoneal mesothelial cell line）HMrSV5 细胞，通过研究 LPS 诱导的炎症因子来观察百里香酚的作用。结果表明，百里香酚能显著抑制炎症因子（如 TNF-α、IL-6、MCP-1、α-SMA 等），同时可以通过抑制 TLR4 介导的 RhoA 依赖的 NF-κB 通路来抑制 LPS 引起的炎症。

（三）保护残余肾功能

保留残余肾功能（residual renal function，RRF）与腹膜透析和血液透析的存活密切相关。许多研究表明，RRF 在腹膜透析中的保存效果优于血液透析。但不同腹膜透析患者的 RRF 下降率不同，RRF 既是腹膜透析患者病死的的独立危险因素，也是炎症状态产生的独立危险因素，能提示腹膜功能的改变。由于腹膜透析比血液透析更依赖于通过 RRF 来实现小溶质的清除和液体控制，当 RRF 下降时，腹膜透析患者比血液透析患者更容易受到溶质清除不足和液体超载的影响。因此，在 RRF 下降后，大量的腹膜透析患者需要转到血液透析，无论其是否想继续进行腹膜透析治疗。

目前，已知快速或过多超滤、糖尿病、高血压、慢性心功能不全、高体重指数、蛋白尿、氨基糖苷类抗生素及利尿药的使用等均为加速患者残余肾功能丢失的危险因素，应积极处理。其中，尤其要预防心血管并发症（包括急性冠脉综合征和充血性心力衰竭）的发生。因为相较血液透析患者，腹膜透析患者更容易发生严重的心肌肥厚、心室扩大及收缩期或舒张期心功能减退，而心血管事件一旦发生，将对残余肾功能造成极大威胁。此外，少尿又可加重容量负荷过载，是导致心血管事件发生的重要因素。由此形成恶性循环，可引起患者残余肾功能迅速减退，直接导致患者退出腹膜透析甚至死亡。Uchiyama 等进行了 94 例腹膜透析患者平均 2.28 年的残余肾功能下降率分析，发现残余肾功能下降率与透析-血浆肌酐比值（D/P Cr）、尿蛋白和平均血压的透析比呈正相关，与血管紧张素转化酶抑制剂和血管紧张素 II 受体阻滞剂治疗呈负相关。但还有一些影响 RRF 的因素在不同研究中是相互矛盾的，如腹膜炎、第一年体重过度增加是否是腹膜透析患者 RRF 下降的危险因素在不同研究中结果不一。

（四）改良透析液

1. 生物相容性透析液 目前，已开发出中性酸碱度的腹膜透析液、氨基酸透析液和艾考糊精代替葡萄糖作为渗透剂的腹膜透析液，而传统中性的乳酸盐缓冲透析液（lactate-buffered peritoneal dialysis fluids，L-PDFs）含有非生理性的高浓度乳酸盐，高浓度的乳酸盐可能通过刺激凋亡而严重影响腹膜组织。目前，含有生理浓度的碳酸氢盐和低浓度乳酸盐的腹膜透析液（bicarbonate/lactate-buffered peritoneal dialysis fluids，B/L-PDFs）也被研发。Kuma 等的研究发现，含低乳酸的 B/L-PDFs 可减少细胞凋亡并维持细胞活力，碳酸氢盐可阻止细胞内酸化和蛋白酶活化。同时体外研究证明，B/L-PDFs 对 AGEs 及其受体表达的影响很小。因此，可认为 B/L-PDFs 比传统的 L-PDFs 具有更好的生物相容性。氨基酸透析液是一种不含葡萄糖的腹膜透析液，含有9种必需氨基酸和6种非必需氨基酸，其超滤能力相当于1.5%葡萄糖腹膜透析液，且留腹4~6 h有80%的氨基酸能被吸收。有研究显示，氨基酸透析液能有效减少腹膜纤维化的发生。

2. 富氢透析液 分子氢具有抗氧化和抗感染的生物活性。Teriyaki等在6例长程腹膜透析患者中初步观察到使用富氢透析液可以减轻腹膜甚至全身的氧化应激反应，且目前为止尚未发现任何有害作用。Nakyama等通过动物实验发现腹膜透析液中溶解氢能保护间皮细胞和腹膜的完整性。EPS是腹膜透析中最严重且威胁生命的并发症，有病例利用含氢透析液进行腹腔灌洗，发现可有效改善EPS。

（五）制定合理的透析方案

在制定透析方案时要注意做到个性化，按体表面积、RRF及腹膜转运特性制定方案。在腹膜透析的过程中，应遵循剂量递增原则，即开始透析时给予较小的剂量，并注意水钠的控制，随后再根据残余肾功能的丢失逐步增加透析剂量，这样既能保护残余肾功能，又能防止过度超滤。腹膜透析处方应以CAPD为主，如果患者的腹膜高转运且容量过负荷，或残余肾功能相对较好，可选择日间DAPD。容量监测应结合患者的主诉、体重、血压、水肿程度、白蛋白、脑钠肽（BNP）、X线胸片、心脏超声等多项参数全面评估，以做出容量不足（或过多）及其程度的准确判定。高浓度葡萄糖透析液应慎用（尤其对于糖尿病或糖耐量受损患者）。在腹膜透析的过程中，除了严格进行饮食管理外，还要十分关注患者的通便情况，理想情况是每天大便2~3次，性状为软便，可给予适量泻剂进行调整。对于一些长期无尿、超滤亦不足的尿毒症患者，通便甚至与腹膜透析本身同样重要。在整个腹膜透析过程中也要注意及时随访，定期做腹膜平衡试验（peritoneal equilibration test，PET），监测Kt/V和Ccr，以便及时调整透析处方及方案。按照PET结果及时调整，酌情增加每次交换注入量、交换次数、调整保留时间、增加超滤量等。

在日本，腹膜透析+血液透析联合治疗始于20世纪90年代，目前占腹膜透析病例总数的20%。随着腹膜透析的进行，越来越多的患者转向联合治疗。在治疗时间超过8年的腹膜透析患者中，超过50%接受了联合治疗。联合治疗通常是由于溶质清除不足和液体清除不足而开始的。一般来说，腹膜透析+血液透析包括5或6天的腹膜透析和每周1次的血液透析，这使得每周能够祛除超出其干体重的多余部分。补充使用每周1次的血液透析对尿毒症、高血压、贫血和左心室肥厚是有益的。联合治疗还可以改善贫血，并降低β2微球蛋白、超重、血压。此外，联合治疗还可以降低D/P Cr、预防心血管疾病。随着贫血等尿毒症症状减少和交换次数减少，患者也可能感觉到生活质量的改善。Kanda等报道，联合治疗后，血红蛋白水平升高，而左心室质量指数和人心房利钠肽显著降低。联合治疗6个月时，D/P Cr水平显著下降。Mototsugu T等的报道证明，每周超滤1次的高超滤量是一种方便且可反复评估的过量液体指标，可预测腹膜透析+血液透析联合治疗的技术生存期及随后转移到血液透析的情况。然而，在联合治疗中，对建议的适应证和停止治疗仍没有明确的定义。此外，还必须考虑EPS的风险。因为联合治疗使长期进行腹膜透析成为可能，其也在日本被广泛应用。

（六）药物干预

1. N-乙酰半胱氨酸（NAC） 其是一种强自由基清除剂，可激活半胱氨酸和谷胱甘肽，并有效降低ROS。在大鼠模型中，NAC可预防腹膜硬化并减少AGEs的形成；NAC给药抑制了半胱氨酸蛋白酶介导的氧化应激，并保护线粒体和间皮细胞免遭损伤和凋亡。

2. 维生素D及其类似物 有研究表明，1,25-(OH)$_2$D$_3$对多种疾病具有保护作用。曾有研究发现，1,25-(OH)$_2$D$_3$减少了高糖诱导的腹膜间皮细胞凋亡、氧化应激和体内炎症。Yang等的研究发现，高糖的腹膜透析液能激活腹膜间皮细胞的mTOR通路，诱导腹膜自噬抑制，而1,25-(OH)$_2$D$_3$对小鼠模型进行腹腔注射预处理可以在腹膜透析期间调节自噬并保护间皮细胞。有研究表明，维生素D类似物除了有维持钙磷平衡的传统作用外，还具有抗感染和抗纤维化的作用。帕立骨化醇可以通过阻断NLRP3炎性小体而减弱TGF-β1诱导的EMT。在腹膜透析动物模型中，帕立骨化醇抑制了EMT，并使腹膜增厚减少。

3. 姜黄素 姜黄素具有抗肿瘤、抗感染和抗氧化应激等多种药理作用，通过减少TGF-β1的产生，表现出广泛的纤维化抑制作用。Zhao等的研究发现，姜黄素对腹膜透析的积极作用包括保护间皮细胞、减少纤维化和改善腹膜功能。中高剂量的姜黄素腹腔注射可显著改善腹膜透析小鼠模型的腹膜病理变化，如间质纤维化和腹膜增厚。程锦绣等对腹膜透析大鼠模型进行腹腔注射大黄素，发现与对照组相比，实验组的超滤量增加、腹膜厚度较小、胶原沉积明显改善、葡萄糖转运量和血清Ⅲ型前胶原氨基端肽（PⅢNP）水平也明显下降，提示大黄素可以改善腹膜纤维化、保护腹膜功能。

4. 曲尼斯特 曲尼司特是临床应用于支气管哮喘、变应性鼻炎、肥厚性瘢痕及硬皮病的抗过敏药物。此外，许多研究表明，曲尼司特具有抗增生、抗癌、抗氧化、心血管保护及免疫调节作用。曲尼司特也被证明可以抑制TGF-β1诱导的肾小管上皮细胞和肿瘤细胞的EMT。Saito等报道了曲尼斯特可以抑制TGF-β1诱导的人腹膜间皮细胞纤维化。透析液中，AGEs可上调TGF-β1，诱导腹膜间皮细胞发生EMT。TGF-β1诱导形成Smad复合物，这个复合体转移到细胞核，促进EMT的发生。曲尼司特可抑制TGF-β1/Smad通路，降低腹膜间皮细胞EMT的发生；另外，曲尼司特还减弱了TGF-β1导的间皮细胞形态学改变。Kang SH等的研究发现，曲尼斯特虽降低了腹膜厚度和间充质标记的表达，但增加了上皮细胞标记的表达；曲尼司特可以抑制Smad和Akt/β-catenin等信号通路，从而抑制腹膜间皮细胞的EMT。

5. 罗格列酮 有研究提示，氧化物酶体增生物激活受体γ（PPAR-γ）表达降低可能激活超滤衰竭，PPAR-γ的配体可以抑制或反转超滤衰竭的发展。罗格列酮是一种合成的PPAR-γ不饱和配体，可影响腹膜炎症发生、纤维化和血管生成。Sandoval等发现，PPAR-γ受体激动药罗格列酮通过减少AGEs保护间皮细胞，可以减轻腹膜透析小鼠模型的腹膜损伤，同时减少纤维化和血管生成。此外，罗格列酮可以增加AQP-1的表达水平，减弱了高糖腹膜透析液诱导的损伤。

6. 伊曲康唑 SHH信号通路在组织再生和修复中发挥了重要作用，伊曲康唑作为一种抗真菌药物具有SHH信号阻断作用。Kim SJ等首次证明，SHH信号通路可能在腹膜纤维化中发挥作用，伊曲康唑通过调节SHH信号通路抑制腹膜纤维化。

7. 他莫昔芬 他莫西芬是一种选择性雌激素受体调节药，在腹膜上皮纤维化过程中可显著减弱EMT，缓解腹膜增厚和血管生成，并使腹膜透析小鼠模型的血管内皮生长因子（VEGF）减少，具体机制包括抑制GSK3β/β-catenin通路活化。

8. 二甲基氨基间苯二酚 自噬是溶酶体降解细胞器和大分子的过程，这个过程对于维持细胞稳态至关重要，雷帕霉素可以通过促进自噬而抑制肺纤维化；同样，自噬对腹膜功能具有保护作用。Li S等的研究证明，二甲氨基苯酚（dimethylaminomicheliolide，DMAMCL）可以诱导自噬，对腹膜透析小鼠模型腹腔给药可显著降低腹膜中细胞外基质的沉积，并延迟超滤失败的发生。

9. 牛蒡酚 Jin G 等的研究表明，牛蒡酚（arctigenin，Arc）可以通过调节 AMPK/NF-κB 通路、介导纤溶酶原激活物抑制物 1 型（plasminogen activator inhibitor type 1，PAI-1）表达来抑制 TGF-β1 诱导的人腹膜间皮细胞 EMT 过程。

10. 肝素及其衍生物 肝素具有抗血管生成、抗感染、抗增生、抗纤维化的作用。舒洛地特（sulodexide，SLX）是一种新的糖胺聚糖制剂，对动静脉均有较强的抗血栓形成作用。有基础研究及临床观察提示，其在腹膜透析中具有改善腹膜结构和保护腹膜功能的作用。Pletinck 等得研究证实，舒洛地特可以减少大鼠模型的新血管生成。韦永光等的研究发现，舒洛地特通过抑制腹膜的慢性非感染性炎症来抑制腹膜纤维化，维持腹膜的正常结构，从而增加腹膜超滤量、提高腹膜的转运效能。

11. 肾素 – 血管紧张素 – 醛固酮系统（RAAS）阻断 多项研究表明，RAAS 的阻断对腹膜有积极影响，可以保持腹膜的完整性，减少形态学改变，抑制 RAAS 可以提高腹膜透析的技术生存率。具体机制包括降低蛋白尿、减少肾脏细胞外基质的沉积、拮抗肾小球硬化和肾间质纤维化、调节吞噬细胞的功能等。Yu X 等发现，缬沙坦可以通过延缓残余肾功能下降而对腹膜功能起保护作用，但 Phatthanasobhon 等通过荟萃分析探索阻断 RAAS 对腹膜功能的影响，发现阻断全身 RAAS 对腹膜功能的影响较小，需要进一步研究明确降低局部腹膜 RAAS 活化的具体策略和影响。此外，RAAS 阻断的相关剂量和反应关系还需要进一步研究。

（七）其他

1. 间充质干细胞 间充质干细胞具有自更新和多系分化的潜能，它们大都具有抗感染或免疫调节作用，故被广泛认为是一种新型细胞疗法而用于组织修复、免疫抑制和抗感染。Zhou L 等收集腹膜透析大鼠模型引流液中的间充质干细胞，对大鼠进行腹腔注射。结果发现，与未进行间充质干细胞腹腔注射的对照组相比，实验组腹膜新生血管生成减少，腹膜功能损失较小；且与其他来源的间充质干细胞相比，引流液来源的自体间充质干细胞分泌生物活性因子，并抑制激活的巨噬细胞的炎症反应，包括下调一氧化氮合酶 2（nitric oxide synthase 2，NOS2）的表达，证明了腹膜透析引流液中的间充质干细胞可以防止生物不相容性腹膜透析液引起的腹膜功能损伤和超滤量下降，其具体分子机制仍有待于进一步研究。

2. 二甲亚砜（dimethyl sulfoxide，DMSO） 常用作溶剂或药物治疗的载体，同时具有抗感染特性和免疫调节作用。Lin GJ 等的研究发现，安全剂量的 DMSO 对腹膜透析小鼠模型进行腹腔注射可有效预防 EPS 形成。

3. COMP- 血管生成素 -1 Shi 等观察到非生物相容性的腹膜透析液显著降低了腹膜外膜的细胞覆盖率，并使内皮细胞连接蛋白表达减少，同时使腹膜血管通透性增加，增强促炎黏附分子和细胞因子的表达，进而促进了超滤衰竭的发生。然而，COMP- 血管生成素 -1 通过增强外膜细胞的覆盖和内皮连接蛋白的表达保护血管，显著减轻上述病理表现，并改善腹膜功能。

4. 降低尿酸（uric acid，UA）水平 尿酸是核酸嘌呤代谢的终产物，经肾脏排泄，90% 以上的高尿酸血症是由于肾脏排泄障碍所致。Duan C 等的研究发现，UA 可能促进 EMT 的发展并导致腹膜慢性损伤。此外，血液中的 UA 水平升高也与 EMT 发展相关，因此，降低尿酸水平有利于抑制腹膜纤维化的发生和发展。

5. 其他 Padwal M 等的研究发现,在腹膜损伤的情况下,基质金属蛋白酶 9(matrix metall-oproteinase 9,MMP9)参与 EMT 的诱导,同时促进腹膜血管生成,但不促进细胞侵袭。间皮细胞 MMP9 mRNA 可能是腹膜损伤的潜在生物标志物,并可成为腹膜保护的治疗靶点。血管内皮生长因子 A(vascular endothelial growth factor A,VEGFA)是炎症和纤维化的诱因,miR - 15a - 5p 可作为靶点调节 VEGFA mRNA,仅为抑制腹膜间皮细胞炎症和纤维化。Li L 等的研究表明,核心岩藻糖基化在腹膜纤维化中发挥重要作用,因为阻断它可以通过抑制 TGF-β1 和 PDGF 信号通路部分改善腹膜纤维化。

四、总结

随着腹膜透析患者透析龄的延长,腹膜功能也在逐渐减退。影响腹膜功能的因素主要包括透析相关腹膜炎的发生、生物不相容性腹膜透析液的损伤、不合理的透析处方、残余肾功能的影响等。因此,加强宣教,预防腹膜炎;及时评估患者腹膜功能,根据患者主诉和相关指标制定合理的透析处方;开发新型腹膜透析液;适当采取药物干预措施预防腹膜炎纤维化等措施显得尤为重要。目前已有相关研究表明,N-乙酰半胱氨酸等较多药物对腹膜纤维化具有一定的抑制作用,且越来越多的新型透析液陆续被开发,均有广阔的应用前景,尽管临床应用的可行性需要更多验证,但相信随着研究的不断深入,其临床价值终将得到认可。

（郭志勇　赖学莉）

参 考 文 献

[1] Li PK, Chow K M, Van De Luijtgaarden M W, et al. Changes in the worldwide epidemiology of peritoneal dialysis. Nature reviews Nephrology, 2017, 13(2): 90-103.

[2] Nakayama M, Watanabe K, Hayashi Y, et al. Translational research of peritoneal dialysis solution with dissolved molecular hydrogen. Contributions To Nephrology, 2018, 196(162-70): 69-77.

[3] Liakopoulos V, Roumeliotis S, Gorny X, et al. Oxidative stress in patients undergoing peritoneal dialysis: a current review of the literature. Oxidative Medicine And Cellular Longevity, 2017, 3(4): 94-97.

[4] Roumeliotis S, Dounousi E, Salmas M, et al. Unfavorable effects of peritoneal dialysis solutions on the peritoneal membrane: the role of oxidative stress. Biomolecules, 2020, 10(5): 67-90.

[5] Ko J, Kang HJ, Kim DA, et al. Paricalcitol attenuates TGF-β1-induced phenotype transition of human peritoneal mesothelial cells (HPMCs) via modulation of oxidative stress and NLRP3 inflammasome. FASEB, 2019, 33(2): 3035-3050.

[6] Wang J, Wang Y, Lou Y, et al. Effect of aquaporin 1 on mouse peritoneal mesothelial cells after a long-term peritoneal dialysis. Therapeutic Apheresis and Aialysis, 2020, 20(8): 787-796.

[7] Morinaga H, Sugiyama H, Inoue T, et al. Effluent free radicals are associated with residual renal function and predict technique failure in peritoneal dialysis patients. Perit Dial Int, 2012, 32(4): 453-461.

[8] Kaneko K, Hamada C, Tomino Y. Peritoneal fibrosis intervention. Perit Dial Int, 2007, 27(Suppl 2): 82-86.

[9] Schilte M N, Celie J W, Wee P M, et al. Factors contributing to peritoneal tissue remodeling in peritoneal dialysis. Perit Dial Int, 2009, 29(6): 605-617.

[10] Baroni G, Schuinski A, De Moraes T P, et al. Inflammation and the peritoneal membrane: causes and impact on structure and function during peritoneal dialysis. Mediators Inflamm, 2012, 2012(9): 125-135.

[11] Yung S, Chan T M. Peritoneal fibrosis-future prevention strategies. Hong Kong Journal of Nephrology, 2003, 5(1): 8-14.

[12] Ditsawanon P, Aramwit P. Preserving the peritoneal membrane in long-term peritoneal dialysis patients. Journal of clinical pharmacy and therapeutics, 2015, 40(5): 508-516.

[13] 金蔚, 倪兆慧. 保护腹膜功能新认识. 中国血液净化, 2019, 18 (3): 145-148.

[14] Wang Q, Cheng F, Xu Y, et al. Thymol alleviates lipopolysaccharide-stimulated inflammatory response via downregulation of RhoA-mediated NF-κB signalling pathway in human peritoneal mesothelial cells. European Journal of Pharmacology, 2018, 833(24): 210-220.

[15] Cheng L T, Chen W, Tang W, et al. Residual renal function and volume control in peritoneal dialysis patients. Nephron Clin Pract, 2006, 104(1): 47-54.

[16] Sikorska D, Pawlaczyk K, Olewicz Gawlik A, et al. The importance of residual renal function in peritoneal dialysis. Int Urol Nephrol, 2016, 48(12): 2101-2108.

[17] Wang J, Xie X, Yan X, et al. A fast decline of residual renal function in the first year is a predictor for early withdrawal from peritoneal dialysis in non-diabetic patients. Kidney & Blood Pressure Research, 2019, 44(1): 12-21.

[18] Uchiyama K, Yanai A, Maeda K, et al. Baseline and time-averaged values predicting residual renal function decline rate in Japanese peritoneal dialysis Patients. Therapeutic Apheresis and Dialysis, 2017, 21(6): 599-605.

[19] Liao C T, Shiao C C, Huang J W, et al. Predictors of faster decline of residual renal function in Taiwanese peritoneal dialysis patients. Peritoneal Dialysis International, 2008, 28(Suppl 3): 191-195.

[20] Badve S V, Hawley C M, Mcdonald S P, et al. Use of aminoglycosides for peritoneal dialysis-associated peritonitis does not affect residual renal function. Nephrology, Dialysis, Transplantation, 2012, 27(1): 381-7.

[21] Kim J K, Kim Y S, Song Y R, et al. Excessive weight gain during the first year of peritoneal dialysis is associated with inflammation, diabetes mellitus, and a rapid decrease in residual renal function. PLoS One, 2015, 10(9): 139033-139042.

[22] He L, Liu X, Li Z, et al. Rate of decline of residual kidney function before and after the start of peritoneal dialysis. Peritoneal Dialysis International, 2016, 36(3): 334-349.

[23] Kuma A, Tamura M, Ishimatsu N, et al. Monocarboxylate transporter-1 mediates the protective effects of neutral-pH bicarbonate/lactate-buffered peritoneal dialysis fluid on cell viability and apoptosis. Ther Apher Dial, 2017, 21(1): 62-70.

[24] 庞慧华, 倪兆慧, 钱家麒. 新型腹膜透析液的临床应用. 中国血液净化, 2010, 9 (8): 454-456.

[25] Terawaki H, Hayashi Y, Zhu W J, et al. Transperitoneal administration of dissolved hydrogen for peritoneal dialysis patients: a novel approach to suppress oxidative stress in the peritoneal cavity. Medical Gas Research, 2013, 3(1): 14-20.

[26] Nakayama M, Zhu W J, Watanabe K, et al. Dissolved molecular hydrogen (H2) in Peritoneal Dialysis (PD) solutions preserves mesothelial cells and peritoneal membrane integrity. BMC Nephrol, 2017, 18(1): 327-334.

[27] Terawaki H, Nakano H, Zhu W J, et al. Successful treatment of encapsulating peritoneal sclerosis by hemodialysis and peritoneal lavage using dialysate containing dissolved hydrogen. Perit Dial Int, 2015, 35(1): 107-112.

[28] Sajwani S H, Bargman J M. Novel ways to preserve the peritoneal membrane. Advances in peritoneal dialysis Conference on Peritoneal Dialysis, 2012, 28(6): 37-41.

[29] 吉俊, 丁小强, 方艺, 等. 小剂量日间非卧床腹膜透析对残肾功能较好的糖尿病终末期肾病患者的疗效. 中华肾脏病杂志, 2010, 26 (11): 824-828.

[30] Kawanishi H, Hashimoto Y, Nakamoto H, et al. Combination therapy with peritoneal dialysis and hemodialysis. Perit Dial Int, 2006, 26(2): 150-154.

[31] Kanda R, Io H, Nakata J, et al. Evaluation of long-term combination therapy with peritoneal dialysis and hemodialysis. Ther Apher Dial, 2017, 21(2): 180-184.

[32] Tanaka M, Ishibashi Y, Hamasaki Y, et al. Ultrafiltration volume by once-weekly hemodialysis is a predictor of technique survival of combination therapy with peritoneal dialysis and hemodialysis. Ther Apher Dial, 2020, 8(1): 136-132.

[33] Ito Y, Tawada M, Tine S, et al. Current status of peritoneal dialysis in Japan. Contributions to nephrology, 2018, 196(24): 123-128.

[34] Zhao J L, Zhang T, Shao X, et al. Curcumin ameliorates peritoneal fibrosis via inhibition of transforming growth factor-activated kinase 1 (TAK1) pathway in a rat model of peritoneal dialysis. BMC Complementary and Alternative Medicine, 2019, 19(1): 280-288.

[35] 程锦绣, 郝军荣, 刘翠兰, 等. 大黄素对腹膜透析大鼠腹膜纤维化的抑制作用及机制. 实用医学杂志,

[36] Saito H, Fushida S, Harada S, et al. Importance of human peritoneal mesothelial cells in the progression, fibrosis, and control of gastric cancer: inhibition of growth and fibrosis by tranilast. Gastric Cancer, 2018, 21(1): 55-67.

[37] Kang S H, Kim S W, Kim K J, et al. Effects of tranilast on the epithelial-to-mesenchymal transition in peritoneal mesothelial cells. Kidney Research and Clinical Practice, 2019, 38(4): 472-480.

[38] Zhang Y F, Wang Q, Su Y Y, et al. PPAR-γ agonist rosiglitazone protects rat peritoneal mesothelial cells against peritoneal dialysis solution-induced damage. Molecular Medicine Reports, 2017, 15(4): 1786-1792.

[39] Kim J S, Cho K S, Park S H, et al. Itraconazole attenuates peritoneal fibrosis through its effect on the Sonic Hedgehog Signaling Pathway in mice. Am J Nephrol, 2018, 48(6): 456-464.

[40] Yan P, Tang H, Chen X, et al. Tamoxifen attenuates dialysate-induced peritoneal fibrosis by inhibiting GSK-3β/β-catenin axis activation. Bioscience Reports, 2018, 38(6): 42-50.

[41] Li S, Peng F, Gong W, et al. Dimethylaminomicheliolide ameliorates peritoneal fibrosis through the activation of autophagy. Journal of Molecular Medicine (Berlin, Germany), 2019, 97(5): 659-674.

[42] Jin G, Su Y, Dong Q, et al. Arctigenin alleviates TGF-β1-induced epithelial-mesenchymal transition and PAI-1 expression via AMPK/NF-κB pathway in peritoneal mesothelial cells. Biochemical and Biophysical Research Communications, 2019, 520(2): 413-419.

[43] 韦永光, 林沁, 戢晴, 等. 舒洛地特对腹膜透析大鼠腹膜结构和功能的作用. 第二军医大学学报, 2011, 32(3): 276-281.

[44] 虞旭光, 缪初升, 薛增奇, 等. 缬沙坦对维持性腹膜透析患者腹膜功能保护的研究. 现代实用医学, 2013, 25(10): 1174-1175.

[45] Phatthanasobhon S, Nochaiwong S, Thavorn K, et al. Effectiveness of renin-angiotensin-aldosterone system blockade on residual kidney function and peritoneal membrane function in peritoneal dialysis patients: a network meta-analysis. Scientific Reports, 2019, 9(1): 19582-19588.

[46] Zhou L, Zong M, Guan Q, et al. Protection of the Peritoneal Membrane by Peritoneal Dialysis Effluent-Derived Mesenchymal Stromal Cells in a Rat Model of Chronic Peritoneal Dialysis. Stem Cells International, 2019, 19(8): 793-799.

[47] Lin G J, Wu C H, Yu C C, et al. Adoptive transfer of DMSO-induced regulatory T cells exhibits a similar preventive effect compared to an in vivo DMSO treatment for chemical-induced experimental encapsulating peritoneal sclerosis in mice. Toxicology and Applied Pharmacology, 2019, 378(11): 46-49.

[48] Shi Y, Xiong Y, Lei Y, et al. Protective effect of COMP-angiopoietin-1 on peritoneal vascular permeability and peritoneal transport function in uremic peritoneal dialysis rats. American Journal of Translational Research, 2019, 11(9): 5932-5943.

[49] Duan C Y, Han J, Zhang C Y, et al. UA promotes epithelial-mesenchymal transition in peritoneal mesothelial cells. Molecular Medicine Reports, 2019, 20(3): 2396-2402.

[50] Padwal M, Siddique I, Wu L, et al. Matrix metalloproteinase 9 is associated with peritoneal membrane solute transport and induces angiogenesis through β-catenin signaling. Nephrology, Dialysis, Transplantation, 2017, 32(1): 50-61.

[51] Shang J, He Q, Chen Y, et al. miR-15a-5p suppresses inflammation and fibrosis of peritoneal mesothelial cells induced by peritoneal dialysis via targeting VEGFA. Journal of Cellular Physiology, 2019, 234(6): 9746-9755.

[52] Li L, Shen N, Wang N, et al. Inhibiting core fucosylation attenuates glucose-induced peritoneal fibrosis in rats. Kidney international, 2018, 93(6): 1384-1396.

第四节 自动化腹膜透析技术应用现状

自动化腹膜透析（automated peritoneal dialysis，APD）是一种使用自动腹膜透析机进行腹膜透析换液的腹膜透析模式。近年来，APD发展迅速，在美国等国家已成为主要的腹膜透析治疗模式。在中国的大陆地区，腹膜透析仍以手工交换为主，APD的使用率仅为1.0%～1.4%。APD适用于各种原因导致的终末期肾病（ESRD）或急性肾损伤（AKI）需要进行肾替代治疗的患者，并在紧急起始透析、腹膜透析患者腹壁疝术后过渡期透析、难治性充血性心力衰竭、急性胰腺炎、中毒、肝衰竭、儿童腹膜透析等领域具有广阔的应用价值。

一、自动化腹膜透析的发展回顾

20世纪60年代初，Fred Boen 首次描述了 APD。1966年，Laker N 发明出能够检测进入腹腔的透析液容量的循环机，即 APD 全自动循环机的前身。随后 Tenckhoff 对 APD 进行了发展和改良。1970—1976年，APD 主要采用间歇性腹膜透析（intermittent peritoneal dialysis，IPD）模式，但患者往往透析不充分、营养状态差、预后差。1981年，Diaz-Buxo 等引入了持续循环式腹膜透析（continuous cycling peritoneal dialysis，CCPD）模式，使透析充分性提高。1994年，Fischbach 等首次描述了可调式 CCPD 的概念，即 APD 每次交换的留腹时间和留腹容量不同，个体化制定透析处方以增加超滤及钠、尿毒症毒素和磷的清除。最新一代 APD 机已实现这一功能。

二、自动化腹膜透析的应用现状

（一）国际现状

自1990年起，APD 在许多国家和地区迅速发展。发展中国家的 APD 使用率由1997年的0.1%上升至2008年的14.6%，增加了14.5%；发达国家的 APD 使用率由1997年的14.9%上升至2008年的47.2%，增加了30.3%。至2008年底，在美国、加拿大、澳大利亚和部分欧盟国家，APD 占总 PD 患者的比例已超过50%。在许多国家和地区，特别是发达国家，APD 已成为主要的 PD 治疗模式。

（二）国内现状

在中国，台湾地区的 APD 使用率由2001年的11.4%上升至2018年的37.2%，增加了25.8%；香港地区于1989年开始推行 APD。至2013年底，APD 在 PD 中的占比约为14%。

目前，中国从整体来看腹膜透析仍以手工交换为主，APD 尚处于起步阶段。2015年，全国血液净化病例信息登记系统（CNRDS）的数据显示，587家医院完成 PD 设备配置登记，APD 机的平均数为每家医院0.21台，APD 的使用率为1.4%。中国国家卫生健康委员会对1878家医院进行抽样调查，结果显示，三级综合医院共登记 APD 机394台，平均数为每家三级综合医院0.59台；二级综合医院共登记 APD 机136台，平均数为每家二级综合医院0.17台；总体 APD 的使用率为1.0%。该调查提示，中国（不含港、澳、台地区）腹膜透析的自动化程度较低。

有多种原因造成 APD 使用率低。首先，APD 技术引进较晚，国内特别是基层医院对 APD 技术普遍认识不足，限制了 APD 的推广；其次，APD 的收费计价由大部分药品和少部分耗材构成，在药品"零差率"的政策下，使收益更低、药占比和耗占比难以达标，医疗服务价格目录陈旧，使收益与付出不成正比；最后，APD 部分收费项目不纳入医保的报销范围，自费比例过高、同样限制了 APD 的应用。因此，普及 APD 需要提高医务人员的认识、改革和完善 APD 医疗服务价格体系、调动基层积极性，这些措施是促进我国腹膜透析事业的可持续发展的重要内容。

三、自动化腹膜透析的优势

APD 具有血流动力学稳定、无须抗凝、对腹腔压力和切口恢复影响小、连接交换操作较少、通常不影响患者白天的正常生活、所有设备的连接和准备均在家中进行、对患者的心理状态影响较小及有助于患者重返社会等独特优势。此外，APD能够减少患者的来院次数和聚集，特别是具有远程功能的新一代APD机器的出现，使患者的远程管理成为可能，有利于新型冠状病毒肺炎疫情的防控，尤其适用于后疫情时代下ESRD患者的肾脏替代治疗。

根据腹膜透析操作执行方法的不同，APD的常用模式包括IPD、CCPD、夜间间歇性腹膜透析（NIPD）、潮式腹膜透析（tidal peritoneal dialysis，TPD）、持续流动性腹膜透析（continuous flow peritoneal dialysis，CFPD）、可调式自动化腹膜透析（adapted automated peritoneal dialysis，aAPD）等，不同模式的APD具有独特优势，使其在紧急起始透析、急性肾损伤、腹膜透析患者腹壁疝术后过渡期透析、难治性充血性心力衰竭、急性胰腺炎、中毒、肝衰竭、儿童腹膜透析等特殊领域具有广阔的应用前景。

（一）自动化腹膜透析在终末期肾病患者紧急透析中的应用

传统观点认为，应于PD管置入术2周后开始PD，以减少PD相关并发症的发生率、提高技术生存率和患者生存率，故限制了PD在紧急透析情况下的应用。目前，紧急透析多采用临时中心静脉置管进行血液透析（HD），然而临时中心静脉置管可显著增加患者发生感染和血栓的风险。

APD对腹腔压力和伤口恢复的影响较小，在很大程度上降低了PD的不良反应，作为紧急起始的透析方式具有优势。之前有研究显示，使用APD进行紧急起始PD导致机械并发症增加。但现在越来越多的研究显示，仰卧位、低交换量APD与手工交换PD的机械并发症发生率无明显差异，这可能是因为腹腔内压力与腹腔液体量呈线性关系，且仰卧位时腹腔内压力要明显低于坐位及立位（立位的腹腔内压力比卧位增加130%）。仰卧位、低交换量APD可减少腹腔内压力，从而减少机械并发症的发生。

Povlsen等对277例ESRD患者进行研究，发现PD管置入术后即时开始APD与术后2周开始CAPD相比，不增加患者的病死率。Ghaffri等比较了177例ESRD患者行紧急HD、紧急PD、计划HD、计划PD的住院率和住院时间，发现各组均无统计学差异，但紧急PD能够有效避免中心静脉置管行临时HD发生菌血症和形成血栓的风险。Sunita等进行的一项单中心研究对紧急PD进行探讨，发现在紧急开始行APD的患者中，90天后仍有72%的患者进行PD，表明采用APD进行紧急透析仍有较高的技术生存率。上述研究表明，术后即时开始APD作为ESRD患者的紧急透析方式具有可行性。

国内一项纳入657例PD患者的回顾性研究比较了PD置管术后7天、7～14天、14天以上开始透析患者的90天内并发症。该研究纳入APD患者121例，其中101例在PD管置入术后7天内开始PD。结果显示，尽管PD置管术后7天内开始透析的患者发生机械性并发症的概率高于其他2组，但3组患者需外科手术干预的机械性并发症发生率无差异。多因素COX分析表明，PD置管术后早期开始进行透析不是导致PD患者技术失败的独立危险因素。国内另一项对178例行紧急起始透析的ESRD患者进行回顾性研究，发现PD组与HD组相比，置管30天内透析相关并发症、需重新置管的透析相关并发症、菌血症发生较少。Logistic回归模型的分析显示，紧急起始HD与紧急起始PD相比，前者是发生透析相关并发症的独立危险因素。

目前尚无针对APD用于ESRD患者紧急起始透析的大型、多中心、前瞻性、随机对照研究发表。

由上海交通大学医学院附属仁济医院牵头、全国13家透析中心参与的紧急起始APD前瞻性随机对照研究正在进行中，可能为APD用于紧急起始透析提供更高质量的证据支持。

（二）自动化腹膜透析在急性肾损伤治疗中的应用

AKI患者通常一般情况较差、常合并营养不良、血流动力学不稳定、对HD或其他治疗和操作耐受能力差。应用APD治疗AKI，具有操作简单、安全易行、容量控制和溶质清除能力强、无须抗凝、血流动力学稳定等优势，且可通过床旁穿刺置入无袖套临时PD管进行临时透析，尤其适用于AKI合并血流动力学不稳定、营养不良等情况的危重症患者。传统观点认为，PD与HD相比溶质清除能力较弱。但有数据表明，AKI患者进行PD时的每周Kt/V应达到2.1以上，且目前多项研究显示使用APD进行大剂量PD治疗AKI时基本均能达到这一标准。Gabriel等在一项前瞻性研究中发现，应用大剂量持续性PD可以有效清除毒素、控制容量、纠正水电解质和酸碱平衡紊乱，是治疗AKI的有效方式。Ponce等的研究对143例行延长每天HD或大剂量PD的AKI患者进行比较，发现尽管前者较后者血清肌酐、尿素氮、碳酸氢根浓度更快恢复正常、Kt/V值更高、超滤量更大，但两者的ICU住院天数、肾功能恢复率、长期透析率、住院期间病死率均无差异。Chionh等对24项研究共1556例AKI患者进行系统性回顾（其中4项研究使用APD），也发现使用PD和HD的AKI患者的病死率无统计学差异。

APD用于治疗AKI可实现频繁交换。在最初的研究中，一次给予2L交换液、一天内进行18~22次交换。有报道称，交换频率可更高。高容量APD对小分子溶质的清除率在所有PD技术中最高，超滤率可能也最高，但液体需求量大且成本高。此外，与交换率较低时相比，快速交换时腹膜表面与透析液的接触时间减少，且中等分子量和较高分子量溶质的清除率降低。

（三）自动化腹膜透析在腹壁疝修补术后过渡期透析中的应用

腹壁疝是PD患者常见的并发症，其治疗一般需要外科手术修补。既往为降低腹腔内压力、促进切口愈合，腹壁疝修补术后过渡期常采用HD。而采用APD作为腹壁疝修补术后过渡期的透析方式，可精确控制透析液的流量，在保证透析充分性的同时，最大限度地减少腹腔内存留的透析液，且由于患者采取仰卧位，可将腹腔内压力降至安全范围，在不影响切口愈合的前提下，能够避免临时中心静脉置管行HD发生菌血症和深静脉血栓的风险。Shah等对PD合并腹壁疝行腹壁疝修补术的患者进行系统性回顾，发现术后24h后即可行APD，并可于术后3~4周改回CAPD，且不增加腹壁疝复发或腹膜透析液渗漏的发生率，无须需临时行HD过渡，表明APD用于腹壁疝修补术后过渡期的透析治疗具有可行性。上海交通大学医学院附属仁济医院的一项研究对45例行PD的ESRD合并腹壁疝患者进行研究，所有患者均实施腹壁疝无张力修补术，术后24h后即行APD，平均随访（29±21）天，随访中84.4%的患者术后继续行PD治疗，无患者出现腹壁疝复发或PD液渗漏，表明术后过渡期内使用APD具有良好的安全性，且能够有效避免使用临时替代性HD时并发症的发生。但目前仍缺乏关于APD用于腹壁疝修补术后过渡期透析后腹壁疝的远期复发率的大型临床研究。

（四）自动化腹膜透析在难治性充血性心力衰竭中的应用

充血性心力衰竭的发生率高、预后差、对患者的生活质量影响大，目前的治疗方法主要包括限制水钠摄入、应用利尿药和肾素-血管紧张素-醛固酮系统（RAAS）系统阻滞药等，但上述方法控制容量的作用有限，常导致有效循环容量下降、肾脏灌注不足、损害肾功能，进而加重循环系统损害。应用APD治疗难治性充血性心力衰竭，能够平稳而有效地改善液体潴留、减小低血压的发生风险、纠正电解质紊乱和肾功能不全，有利于难治性充血性心力衰竭患者的远期预后。

1. 容量控制 有研究表明，APD在充血性心力衰竭的治疗中能够有效控制容量、减轻水肿程度、改善心力衰竭症状。Rosado等认为，给予难治性充血性心力衰竭患者PD和1型或2型心肾综合征患者IPD，有助于控制容量、减轻水肿程度、改善心肾功能、减少用药数量、降低住院时间及改善患者的生活质量。Mehrotra等对7项研究进行meta分析，发现充血性心力衰竭患者经PD治疗后心力衰竭症状明显缓解，65%的患者心功能由NYHA Ⅲ～Ⅳ级改善至Ⅰ～Ⅱ级，90%的患者活动能力得到改善。Courivaud等对126例合并利尿药抵抗的充血性心力衰竭患者进行回顾性研究，结果也支持这一观点，即PD能够有效控制容量、改善心功能改善、缩短住院天数等。Davies等对10项研究近300例难治性充血性心力衰竭患者进行回顾，发现应用PD可以改善利尿药抵抗、缩短住院时间，具有较高的成本效益比。但上述研究均为回顾性研究且样本量有限，具有局限性，结论尚需大型前瞻性多中心临床研究证实。

2. 电解质紊乱 应用APD治疗充血性心力衰竭可同时纠正高钾血症、低钠血症等电解质紊乱。由于PD中约50%的水分清除是通过毛细血管内皮细胞的水通道蛋白介导的，此时不伴有钠离子清除，故PD最初的60～90 min主要以水分清除为主。进行APD时，透析液交换次数多、留腹时间短，对钠离子的清除较少，在有效清除容量的同时不增加难治性充血性心力衰竭患者低钠血症的发生风险。

3. 难治性充血性心力衰竭合并肾功能不全 高容量负荷时应用PD不会造成肾灌注不足，故不会引起残余肾功能损害。并且，高容量负荷时应用PD还可以缓解静脉压升高引起的肾灌注不足，改善肾脏的血流动力学，在一定程度上改善肾功能。但这一结论尚有待大型临床研究证实。

4. APD与HD治疗难治性充血性心力衰竭的比较 有研究表明，PD和HD均能够有效减轻充血性心力衰竭患者的容量负荷，改善水钠潴留症状和心功能。Koch等对66例PD患者和57例HD患者进行比较，发现2组6个月内的病死率无明显差异，但中心静脉置管行HD的患者发生菌血症的风险较高。通过自体动静脉内瘘（AVF）进行HD对患者的血流动力学影响大，易加重心脏舒张功能障碍和左心室肥大。而应用APD治疗难治性充血性心力衰竭，血流动力学相对稳定，不加重心脏负荷。目前尚无比较PD和HD治疗难治性心力衰竭的远期生存率和生存质量的大型前瞻性临床研究。因此，在治疗难治性充血性心力衰竭时，应根据患者的血流动力学情况、血管条件、是否合并消化系统慢性炎症、有无腹部手术史、当地医疗条件等情况选择个体化透析方式。

（五）自动化腹膜透析在终末期肾病患儿中的应用

APD是ESRD患儿理想的肾脏替代治疗方式。儿童的腹膜表面积约为成人的2倍，故ESRD患儿应用APD的溶质清除率高。同时，APD血流动力学相对稳定、对儿童的生长发育影响较小，有利于ESRD患儿的长期预后。此外，APD技术简单、安全、易操作，可利用夜晚休息时间自动进行透析，患儿可以有规律地上学及参加正常的社会活动，促进患儿健康的身心发展。因此，APD在ESRD患儿的透析治疗中具有明显优势。

(六)自动化腹膜透析在其他领域中的应用

APD用于中毒的患者,可有效移除分子量>10 000的毒素。APD作为一种腹腔给药技术,可用于全胃肠外营养治疗时液体和药物的输入。此外,APD还可以用于急性胰腺炎、高热或低体温、肝衰竭等情况。

尽管近年来APD技术发展迅速,但目前很多临床医师对APD的认识仍不完善。例如,APD的药代动力学与传统的CAPD明显不同,但目前尚缺乏指导APD患者用药的大型临床研究。此外,尚无大型临床研究比较IPT、TPD、CCPD等不同APD模式的疗效及明确不同模式APD的适应证。因此,尽管APD在AKI、ESRD患者的紧急透析、PD患者腹壁疝术后过渡期、难治性充血性心力衰竭、中毒、急性胰腺炎、高热或低体温、肝衰竭、液体及药物输入等特殊医疗问题及ESRD患儿透析等新领域具有良好的应用前景,但其临床应用仍有待更多大型多中心前瞻性临床研究加以完善。

(七)自动化腹膜透析与持续非卧床腹膜透析的比较

有研究表明,APD与CAPD的病死率无差异。目前,有关CAPD和APD对残余肾功能、腹膜炎、容量控制及技术生存率的相对作用尚存争议,且尚未证实这2种透析方式对残余肾功能的差异具有临床意义。例如,一项大型观察性研究纳入了505例进行CAPD的患者和78例进行APD的患者。结果显示,与CAPD相比,APD组患者在第1年完全丢失肾功能的风险更高(校正HR 2.66, 95%CI 1.60~4.44)。但其他研究则未发现不同,需要进行更大型的随机试验进一步验证。一项回顾性研究纳入659例PD患者,发现CAPD与白天空腹的APD相比,超滤和钠的清除较多、毒素清除较少,但CAPD与APD白天交换1次相比,超滤和钠的清除无明显差异。此外,2种透析方式的其他结局(腹膜炎、容量处理、技术有效期)似乎没有差异。香港的一项前瞻性观察性研究纳入270例PD患者,其中APD患者90例、CAPD 180例,APD患者中,62.2%有全职工作,CAPD患者中这一比例仅为15.5%(P<0.001),提示APD与CAPD相比更有助于ESRD患者回归社会。

(倪兆慧)

参 考 文 献

[1] M Fischbach, P Desprez, F Donnars, et al. Optimization of CCPD Prescription in Children Using Peritoneal Equilibration Test. Adv Perit Dial, 1994, 10 (2): 307-309.

[2] Arsh K Jain, Peter Blake, Peter Cordy, et al. Global trends in rates of peritoneal dialysis. J Am Soc Nephrol, 2012, 23 (3): 533-544.

[3] Chi Bon Leung, Wai Lun Cheung, Philip Kam Tao Li. Renal registry in Hong Kong-the first 20 years. Kidney Int Suppl, 2015, 5 (1): 33-38.

[4] Lok, C E, Foley, R. Vascular Access Morbidity and Mortality: Trends of the Last Decade. Clin J Am Soc Nephrol, 2013, 8 (7): 1213-1218.

[5] Povlsen Johan V, Ivarsen Per. How to start the late referred ESRD patient urgently on chronic APD. Nephrol Dial Transplant, 2006, 21 (Suppl 2): 56-59.

[6] Naljayan Mihran V, Yazdi Farshid, Reisin Efrain. Using manual exchanges for an urgent-start peritoneal dialysis program. Clin Kidney J, 2018, 11 (6): 720-723.

[7] Johan V Povlsen 1, Per Ivarsen. Assisted peritoneal dialysis: also for the late referred elderly patient. Perit Dial Int, 2008, 28 (5): 461-467.

[8] Ghaffari A, Adeseun G, Patel UV. Urgent-start PD versus other modalities of dialysis: a prospective cohort study. J Am Soc Nephrol, 2013, 24 (3): 100-106.

[9] Nair SK, Singh RS. Urgent-start pertoneal dialysis: a

[10] Liu Y, Zhang L, Lin A, et al. Impact of break-in period on the short-term outcomes of patients started on peritoneal dialysis. Perit Dial Int, 2014, 34 (1): 49-56.

[11] Jin H, Fang W, Zhu M, et al. Urgent-start peritoneal dialysis and hemodialysis in ESRD patients: complications and outcomes. PLoS One, 2016, 11 (11): 166181-166188.

[12] Brett Cullis, Mohamed Abdelraheem, Georgi Abrahams, et al. ISPD guideline/ recommendations: peritoneal dialysis for acute kidney injury. Peritoneal Dialysis International, 2014, 34 (5): 494-517.

[13] Chionh CY, Ronco C, Finkelstein FO, et al. Acute peritoneal dialysis: what is the adequate dose for acute kidney injury? Npehrol Dial Transplant, 2010, 25 (10): 3155-3160.

[14] Gabriel DP, Nascimento GV, Caramori JT, et al. High volume peritoneal dialysis is for acute renal failure. Perit Dial Int, 2017, 27 (3): 277-282.

[15] Ponce D, Berbel MN, Abro JM, et al. A randomized clinical trial of high volume peritoneal dialysis versus extended daily hemodialysis for acute kidney injury patients. Int Urol Nephrol, 2013, 45 (3): 869-878.

[16] Chionh CY, Soni SS, Finkelstein FO, et al. Use of peritoneal dialysis in AKI: a systemativ review. Clin J Am Soc Nephrot, 2013, 8 (10): 1649-1660.

[17] Chionh CY, Soni S, Cruz DN, et al. Peritoneal dialysis for acute kidney injury: techniques and dose. Contrib Nephrol, 2009, 163 (23): 278-284.

[18] Shah H, Chu M, Bargman JM. Perioperative management of peritoneal dialysis patients undergoing heriasurgery without the use of intermhemodialysis. Perit Dial Int, 2006, 26 (6): 684-687.

[19] 卞正乾，钟鸣，林爱武，等. 腹膜透析病人合并腹壁疝的临床诊治体会. 外科理论与实践，2009，14（4）：415-418.

[20] Rosado C, Manzanedo R, Felipe C, et al. Role of different kinds of dialysis in the treatment of refractory heart failure. J Biomed Sci Engineer, 2014, 7 (91): 4-27.

[21] Mehrotra R, Kathuria P. Place of pertoneal dialysis in the management of treatment resistant congestive heart failure. Kidney Int Suppl, 2006, (103): 67-71.

[22] Courivaud C, Kazory A, Crepin T, et al. Peritoneal dailysis reduces the number of hospitalization days in heart failure patients refractory to diuretics. Perit Dial Int, 2014, 34 (1): 100-108.

[23] Davies S, Lally F, Satchithanand D, et al. Extending the role of peritoneal dilaysis: can we win hearts and and minds? Nephrol Dial Transplant, 2014, 29 (9): 1648-1654.

[24] Nessim SJ, Bargman JM. The peritoneal-renal syndrome. Nat Rev Nephrol, 2013, 9 (5): 302-306.

[25] Koch M, Kohnle M, Trapp R, et al. Comparable out come of acute unplanened peritoneal dialysis and haemodialysis. Nephro Dial Transplant, 2012, 27 (1): 375-380.

[26] Bieber SD, Burkart J, Golper TA, et al. Comparative outcomes between continuous ambulatory and automated peritoneal dialysis: a narrative review. Am J Kidney Dis, 2014, 63 (6): 1027-1032.

[27] Michels WM, Verduijn M, Grootendorst DC, et al. Decline in residual renal function in automated compared with continuous ambulatory peritoneal dialysis. Clin J Am Soc Nephrol, 2011, 6 (3): 537-541.

[28] Maharjan SRS, Davenport A. Comparison of sodium removal in peritoneal dialysis patients treated by continuous ambulatory and automated peritoneal dialysis. J Nephrol, 2019, 32 (6): 1011-1019.

[29] Bonnie Ching Ha Kwan, Kai Ming Chow, Terry King Wing Ma, et al. Automated peritoneal dialysis in Hong Kong: there are two distinct groups of patients. Nephrology (Carlton), 2013, 18 (5): 356-364.

第五节　影响腹膜透析患者远期疗效的因素分析

腹膜透析（peritoneal dialysis，PD）是利用人体腹膜作为半透膜，以腹腔作为交换空间，通过弥散和对流作用，清除体内过多水分、代谢产物及毒素，从而达到替代肾脏功能的一种治疗方法。人类腹膜透析治疗具有近百年历史，该技术从诞生至今面临着各种挑战，目前全球采用长期腹膜透析的终末期肾病患者人数仅占血液透析总人数的12%。近年来，随着腹膜透析技术的不断改进，腹膜透析的远期疗效得到了很大的改善。世界范围内报道的腹膜透析患者5年生存率为42%~74%，在中国南方，2006—2010年进行的腹膜透析队列研究中患者5年生存率为64%，2011—2015年该数据为74%。在过去10年中，中国（不含港、澳、台地区）的腹膜透析患者数量明显上升，从2012年的37 942人增至2014年的55 373人，现已增至86 344人，占所有肾脏替代治疗患者的14.1%，PD在尿毒症患者的救治中发挥了积极作用。

PD能否广泛应用于临床，核心问题是其远期疗效，PD的远期疗效并没有明确的定义，一般指患者能够持续进行2~5年PD有效治疗。如何评估腹膜透析患者的长期疗效，以及如何采取措施改善腹膜透析患者的远期生存率是每一个临床医师都非常关心的问题。既往研究一般以腹膜透析患者生存率及技术存活率作为衡量患者远期疗效的指标，患者生存率终点事件为死亡，技术存活率终点事件为PD治疗方式的保留和持续。腹膜透析患者的远期疗效也受到许多因素的影响，如年龄、糖尿病、透析前残余肾功能、营养状态、炎症反应、血白蛋白水平、血尿酸水平、心律失常等。总之，影响腹膜透析患者远期疗效包括与腹膜透析直接相关的因素、患者自身条件对腹膜透析远期疗效的影响和腹膜透析中心管理共3个因素。

一、与腹膜透析直接相关的因素

1. 腹膜透析的充分性　腹膜透析充分性是指：①透析剂量足够或透析效果满意。②采用一定透析剂量时，患者的病死率不会升高；如低于此透析剂量，则死亡率增高。③透析后身心安康，食欲良好，体重增加，体力恢复，慢性并发症减少或消失，以及尿毒症毒素清除充分。

小溶质清除率的2个指标即尿素清除指数（Kt/V）和肌酐清除率，被广泛用作腹膜透析充分性的标志。Maiorca等的小样本研究结果表明，周Kt/V＞1.96的患者2年生存率优于周Kt/V＜1.7的患者。另一项更大样本量的研究表明，当周Kt/V＞2.1时，患者生存率有所提高。而对CANUSA研究的深入分析发现，较高周Kt/V患者预后的改善可能得益于患者的残余肾功能，且并未发现腹膜清除率与腹膜透析患者的死亡率存在相关性。也有研究显示，当患者的周Kt/V达到1.5，再继续增加小溶质清除率并不会改善长期腹膜透析患者的临床结局，只有当周尿素清除率＜1.5时，无尿腹膜透析患者的死亡风险才会增加。因此，Kt/V并非是腹膜透析的充分性唯一指标。

2. 残余肾功能　大多数国家和地区PD登记资料显示，腹膜透析治疗2~3年后，退出率明显高于血液透析，其主要原因是随着透析年限的延长，患者的残余肾功能（residual renal function，RRF）逐渐下降，导致患者清除水及毒素的能力下降。残余肾功能与腹膜透析患者生存率密切相关。患者残余肾肾小球滤过率（rGFR）为1 ml/min时，相当于残余肾每周可清除容量10 L左右，而rGFR每下降1 ml/min，每周尿素等氮质毒素物质的清除量减少10 L左右，这说明RRF状态是腹膜透析成功的关键。与血液透析相比，腹膜透析能更好地保存残余肾功能，可能是由于后者在透析过程中对血流动力学影响极小，体内始终保持着相对稳定的容量负荷，避免了在血液透析过程中因超滤而诱发或加重的肾脏缺血性损伤。腹膜透析在尽可能地保留残余肾功能前提下，对减少患者代谢酸中毒、贫血等并发症发生同样起到了积极的作用。

3. 心血管并发症　大量文献及研究表明，心脑血管事件既是PD患者中断治疗的主要原因，也是导致PD患者死亡的首要病因。相关研究表明，慢性肾脏病（chronic kidney disease，CKD）患者对不良心血管事件的易感性更高。卒中、充血性心力衰竭、致死性及非致死性心肌梗死等严重的心血管事件在 PD 患者中更为常见。这些并发症严重地影响了 PD 患者的远期生存率和治疗效果。

4. 感染　感染包括腹膜炎和肺部感染。感染是导致 PD 患者死亡的第二位病因，高龄透析患者随着机体免疫功能的下降，更易并发感染。有资料表明，一部分 PD 转为血液透析的最主要原因也与腹膜透析相关性腹膜炎（peritoneal dialysis-associated peritonitis，PDAP）相关。腹膜透析相关性腹膜炎是 PD 最常见并发症，也是影响 PD 患者远期疗效的独立危险因素。Hongjian Ye 等的研究表明，腹膜炎使全因死亡风险增加 95%，使心血管死亡风险增加 90%，感染相关死亡风险增加近 4 倍。腹膜透析相关性腹膜炎常由导管感染、隧道感染，或者继发于临床侵入性操作和肠道来源感染，患者营养状况较差、免疫保护功能低下等因素引起。其主要致病菌为革兰氏阳性菌，其次为革兰氏阴性菌和真菌。一旦发生腹膜透析相关性腹膜炎应及时采取相应的治疗措施阻止病情进一步发展。

5. 腹膜透析方式和腹膜透析液的种类　腹膜透析的治疗方式对 PD 患者的远期疗效也具有一定的影响，有研究者认为自动化腹膜透析（automatic peritoneal dialysis，APD）的疗效优于间歇性腹膜透析（intermittent peritoneal dialysis，IPD）。其理由是 APD 相比于 IPD，其小溶质清除率（血清磷酸盐和钾）更高，发生 PD 相关并发症（如感染）的风险更小，因此这些学者认为 APD 是 IPD 的一种温和、安全、可行的替代方案。目前中国的 APD 仍处于起步阶段，仅有不足 5% 的 PD 患者采用 APD，APD 的治疗优势还需进一步的临床验证。

另外，有文献表明，不同种类的腹膜透析液（如成分、pH 值等）也影响着 PD 患者的远期疗效。与传统透析液相比，使用中性、低葡萄糖降解产物腹膜透析液能更好地保护 PD 患者的残余肾功能并增加 PD 患者尿量，帮助患者尽快排出体内多余代谢产物。腹膜透析液中的蛋白质成分变化也可影响机体的免疫状态、炎症水平及营养状态等，针对 PD 患者的营养状况及腹膜功能选用含有不同营养成分的腹膜透析液对改善 PD 患者的疗效有益。

6. 营养不良 – 炎症 – 动脉粥样硬化综合征　营养不良 – 炎症 – 动脉粥样硬化综合征（malnutrition-inflammation-atherosclerosis syndrome，MIA 综合征）也参与了 PD 患者心血管事件的发生，进而降低 PD 患者生存率。引起 MIA 综合征的中心环节是炎症，一方面，炎症可以直接刺激或通过释放相关炎症因子导致血管内皮损伤和血管钙化、加速动脉粥样硬化的形成，进而引起心血管功能异常。另一方面，炎症还可通过释放 TNF-α、IL-6 等炎症因子导致患者食欲下降、厌食、体内分解代谢加快，加重 PD 患者的营养障碍，而营养不良和大量蛋白质的丢失又将进一步引起 PD 患者免疫功能下降，增加感染的风险。总之，炎症通过多种途径导致 PD 患者营养不良和动脉粥样硬化，三者互为因果，相互影响，最终发展为 MIA 综合征。MIA 综合征除了与 PD 患者心血管事件发生密切相关外，还与 PD 患者认知功能障碍相关。研究表明 MIA 综合征合并认知功能障碍的 PD 患者发生 PD 相关性腹膜炎的高风险更高，患者生存率更低。

7. 其他合并症　随着病程进展，PD 患者合并的代谢性相关疾病（如钙磷代谢紊乱、糖代谢紊乱等）也影响着 PD 患者的远期疗效。慢性肾脏病 – 矿物质和骨异常（chronic kidney disease-mineral and bone disorders，CKD-MBD）是 PD 患者常见的并发症。血清磷在其中起着十分重要的作用，不同时期 CKD 血清磷水平控制是改善 CKD-MBD 临床预后的重要因素。大量临床资料和实验研究分析发现，高磷血症可导致内皮功能障碍、外周动脉硬化、血管钙化、心血管疾病和继发感染等，这些并发症是增加CKD患者心血管事件和高死亡率发生风险的重要影响因素。关于血磷水平在CKD病程中的作用，有研究提示，尽管低磷血症对于肾功能正常的患者来说可以降低心血管事件发生风险，但在CKD 3~5期患者中，没有切确证据表明低磷血症一定可以降低心血管事件发生风险。故CKD的不同阶段，血清磷应该控制在哪个水平范围内以改善CKD患者预后，尚待进一步的研究探索。

有meta分析表明，葡萄糖代谢紊乱如糖尿病（DM）、空腹血糖受损（IFG）和糖耐量受损（IGT）是PD患者的常见并发症，资料表明，国内透析患者并发糖尿病的发生率为7%，葡萄糖代谢紊乱增加了PD患者发生不良心血管事件和死亡的风险，PD患者一旦合并糖尿病，远期预后比无糖尿病患者明显变差。

二、患者自身条件对腹膜透析远期疗效的影响

腹膜透析的远期疗效同样受患者自身条件的影响，例如患者的年龄、性别、情绪状态、自我管理能力、受教育程度、经济收入、生活居住条件、医疗保障类型、基础疾病等。

1. 患者的焦虑与抑郁状态 一项纳入191例患者的有关腹膜透析患者焦虑、抑郁状态分析的研究表明，39.6%的患者抑郁评分较高［医院焦虑抑郁量表（HADS）抑郁评分>8分］，23.6%的患者焦虑评分较高（HADS焦虑评分>8分），在与评分相关的多因素分析中，与非糖尿病患者相比，糖尿病患者HADS抑郁评分和焦虑评分均较高；与年龄较大的患者相比，年轻患者的HADS焦虑评分较高。另一项为期24个月观察研究中，与无抑郁症状的腹膜透析患者相比，抑郁组患者的生存率明显降低，两组的生存率分别为71.4%和62.5%，两组间差异具有统计学意义。此外，PD抑郁患者的一般认知功能障碍、执行功能障碍发生率都较高。焦虑、抑郁症状对腹膜透析患者的最后临床结局的影响有待多中心大样本临床研究证实。

2. 患者的一般状况 患者的一般状况包括年龄、透析治疗环境、生活居住条件、受教育程度等。研究显示，年龄小、生活及透析环境差、受教育程度低的患者，透析相关性腹膜炎的发生率较高，而年龄较大、受教育程度高者、生活及透析环境好的患者，透析相关性腹膜炎的发生率较低。不同年龄患者间比较发现，65~75岁的患者对PD治疗依从性最好。另外，受教育程度越高，对腹膜透析的认知越好，对PD注意事项的重视度也越高。一项对腹膜透析患者洗手依从性的研究提示，经济条件好的、文化程度高的患者洗手依从性更高，卫生习惯更好，生活质量更高。

腹膜透析患者的腹膜透析龄、经济条件、家庭及社会支持也影响着患者对PD知识与中心管理的依从性，而患者的临床依从性可明显影响患者的预后和生存质量。有研究显示，透析龄在12个月以上的患者，定期复诊、遵医嘱用药、日常生活自我管理等方面依从性要优于透析龄≤12个月的患者。低收入的患者治疗依从性较高收入患者差。另外，家庭与社会支持也影响着患者对疾病治疗的依从性，家庭和社会支持越大，患者的依从性越好。

3. 患者的基础疾病 腹膜透析患者常见的原发性疾病有糖尿病肾病、高血压肾病、慢性肾小球肾炎等。其他的原发疾病包括多囊肾、系统性血管炎、多发性骨髓瘤、肾淀粉样变性等。有研究显示，糖尿病肾病、高血压肾损害和慢性肾小球肾炎腹膜透析患者的死亡率明显高于其他原发性疾病患者。在一项探究腹膜透析合并不同肾脏疾病患者死亡原因的回顾性临床分析中发现，与合并慢性肾小球肾炎的PD患者相比，糖尿病肾病PD患者的死亡危险系数为2.166，而高血压肾病PD患者的死亡危险

系数为0.216。由于糖尿病患者的抵抗力低下，糖尿病肾病患者主要死亡原因为感染（42.6%），而慢性肾小球疾病主要死亡原因为心脑血管意外（34.1%）。这一系列结果均提示，基础疾病为糖尿病肾病的PD患者预后比慢性肾小球肾炎和高血压肾病患者更差。

4. 医疗保险 医疗保险制度与模式是影响腹膜透析患者生存的独立危险因素，医疗保险覆盖率低的PD患者其存活率较低。新型农村合作医疗制度（NCMS）和城镇职工医疗保险制度（UEMI）是中国两大医疗保障制度。有研究发现，与UEMI患者相比，NCMS患者因经济原因退出治疗的比率更高（15.4% vs. 1.1%，$P=0.001$），NCMS患者5年生存率为58.4%，UEMI患者5年生存率为68.9%。Kaplan-Meier分析显示，UEMI患者生存率较高（$P<0.05$）。此外，与UEMI患者相比，NCMS患者的经济条件较差，支付贫血、低蛋白血症、高磷血症等常见并发症的医疗费用有一定困难。

总之，腹膜透析患者自身的多个方面影响着腹膜透析的远期疗效，但我们也可以尝试对患者的一些自身条件进行干预。例如，细胞外容量超负荷是腹膜透析患者的常见问题，增加腹膜透析患者的死亡率，但通过提高患者对疾病认识、增强患者对饮食控制的依从性、改良患者的日常生活习惯，12周后细胞外容量超负荷总体可减少（1.06±1.70）L（$P<0.001$）。通过干预获得良好效果的案例还有很多。因此，通过改变腹膜透析患者的一些自身条件，可以有效改善腹膜透析的远期疗效。

三、腹膜透析中心的管理

据统计，目前在中国约有1024家医院采用腹膜透析治疗终末期肾病患者。自2011年以来，中华医学会肾脏病学分会在中国（不含港、澳、台地区）各地组织了数十次有关腹膜透析标准操作程序的培训会议，以提升各级医护人员对腹膜透析技术重要性的认识及提高管理技能。迄今为止，已经培训约4000名肾脏病专家，为提高中国PD患者生存质量做出积极的努力。当然，对于中国这样一个人口基数极大的国家而言，需要腹膜透析治疗的患者数量庞大，故政府卫生主管部门的政策导向及PD中心的有效管理为重中之重。

（一）各级卫生主管部门的政策导向

在各级卫生管理部门的支持下，不少地方出台了PD支持性政策，专业技术人员队伍逐年壮大，PD在中国终末期肾病患者中的临床应用已大大增加。2013—2018年，"终末期肾病患者腹膜透析治疗可及性及其基层管理模式探索项目"，在辽宁、江苏、浙江、河南、湖北及湖南等省展开试点，项目覆盖省、市和县级75所医疗机构。历时五年，项目探索出了一套优质、可持续的腹膜透析治疗长效机制与基层管理模式，从而更能满足广大基层终末期肾病患者的透析需求。以湖南省的数据为例，截至2020年6月，湖南省拥有腹膜透析中心88家，专职腹透医师220名，腹膜透析专职护士221名，经过专项培训的医护人员510名，总计PD置管15 162根（其中2019年置管1894根），现存管理患者9976名，该项目的落实让终末期肾病患者真正获益。

（二）腹膜透析中心对患者的教育和管理

1. 腹透模拟室的设立 采用腹膜透析模拟室对腹膜透析患者进行健康教育，兼顾宣教时间及宣教内容的灵活性，有效提升了护士健康宣教的效果，同时，有利于患者牢固掌握腹膜透析相关知识，熟悉腹膜透析正规操作流程，让患者更快适应居家透析环境，提升居家腹透质量，减少并发症的发生。

2. 腹膜透析中心对患者居家透析环境的评价与改进 研究显示，通过改进PD居家操作环境，能有效降低腹膜炎的发生率及改善预后，对临床腹膜炎的预防有一定的指导意义。资料表明，改进PD居家操作环境后，1年内腹膜炎发生情况明显改善，腹膜炎发生率、拔管退出率及死亡率均显著下降。

3. 护理团队在维持腹膜透析中的作用 PD护士与接受PD治疗的患者相互之间的信托关系对PD患者获得良好的远期疗效至关重要。每个PD患者与专职医护人员的信托关系都是独特的，并且会随着时间的推进而凸显相互依存的重要性。成功的信托关系要求护士根据患者的情况制定教育内容和教学方式，最大可能地满足PD患者居家治疗需求，做到居家治疗而非孤独治疗。

4. 家访与患者远程管理 家访是PD中心护士重要的工作内容之一，定期家访的目标是检查和督促规范化PD操作，指导和宣教PD相关知识，降低并发症的发病率。同时，给予患者关爱与支持，让PD患者居家治疗过程得到专业医护人员的帮助与指导，在真正意义上做到提高PD患者远期疗效。远程管理是发达国家和发展中国家未来对慢性病患者全程管理的一种新的医疗管理模式，远程管理对于居家PD治疗尤具有优势，它可以帮助临床医师更好地了解PD患者治疗相关的问题和依从性问题，可以改善患者的自我管理、增强PD患者的护理和近、远期治疗效果。

5. 针对患者的多元化健康教育 随着透析时间延长，部分患者的无菌概念逐渐淡薄，PD操作不规范，主要表现为不戴口罩、洗手不规范、环境不达标、碘伏帽重复使用和过期使用，发生以上情况的患者文化程度一般相对较低。Hsu C-K等对PD患者推行多学科透析前教育（multidisciplinary pre-dialysis education，MPE），标准化MPE程序可以延缓腹膜炎首次发作的时间，降低腹膜炎发生率，并使腹膜炎相关的死亡率明显减少，且不受年龄、性别、合并症（如糖尿病、高血压）、教育程度和PD方式的影响。

概言之，PD是终末期肾病患者有效的肾脏替代治疗方法之一，良好的个人整体素质、坚固的医疗保障、科学规范的操作流程、严格而个体化的中心管理将是不断提高PD远期疗效的重要保障。

（周巧玲　彭张哲）

参 考 文 献

[1] 陈香美，倪兆慧，袁伟杰，等. 腹膜透析标准操作规程（2010版）. 北京：人民军医出版社，2010.

[2] Li PK, Chow KM, Van de Luijtgaarden MW, et al. Changes in the worldwide epidemiology of peritoneal dialysis. Nature reviews. Nephrology, 2017, 13(2): 90-103.

[3] Sydney CW Tang, XQ Yu, HC Chen, et al. Dialysis care and dialysis funding in Asia. American Journal of Kidney Diseases, 2020, 75(5): 772-781.

[4] HY Jiang, DJ Huang, YH Ba, et al. Prognostic factors in patients undergoing early-start peritoneal dialysis within 24 h after catheter insertion. Brazilian Journal of Medical and Biological Research, 2019, 52(3): 8055-8060.

[5] 林爱武，钱家麒，方炜，等. 长期腹膜透析患者的特征. 中华肾脏病杂志，2008，24（12）：868-871.

[6] Rajnish Mehrotra, Olivier Devuyst, Simon J Davies, et al. The current state of peritoneal dialysis. JASN, 2016, 27(11): 3238-3252.

[7] Jwa Kyung Kim, Hyeong Cheon Park, Young Rim Song, et al. Effects of excessive body fat accumulation on long-term outcomes during peritoneal dialysis. Peritoneal Dialysis International, 2019, 39(3): 268-275.

[8] A Parikova 1, P Hruba, RT Krediet, et al. Long-term peritoneal dialysis treatment provokes activation of genes

related to adaptive immunity. Physiological Research, 2019, 68(5): 775-783.

［9］ Norbert Lameire, Wim Van Biesen. What can we learn from registry data on peritoneal dialysis outcomes?. Contributions To Nephrology, 2009, 163(10): 227-236.

［10］姜俊，兰雷，周晓婉，等．终末期肾脏病腹膜透析患者长期预后及其透析前危险因素的研究．中国血液净化，2017，16（10）：676-680.

［11］ Zhi YZ, Chun HZ, Ming XL, et al. Long-term efficacy of intermittent peritoneal dialysis using various doses. Experimental and Therapeutic Medicine, 2012, 3(3): 519-524.

［12］ Maiorca R, Brunori G, Zubani R. Predictive value of dialysis adequacy and nutritional indices for mortality and morbidity in CAPD and HD patients. A longitudinal study. Nephrology, Dialysis, Transplantation, 1995, 10(12): 2295-2305.

［13］ No authors listed. Adequacy of dialysis and nutrition in continuous peritoneal dialysis: association with clinical outcomes. JASN, 1996, 7(2): 198-207.

［14］ JM. B, T. KE, C. DN, et al. Relative contribution of residual renal function and peritoneal clearance to adequacy of dialysis: a reanalysis of the CANUSA study. JASN, 2001, 12(10): 2158-2162.

［15］ N. B, d.M. TP. 2005 Guidelines on targets for solute and fluid removal in adults being treated with chronic peritoneal dialysis: 2019 Update of the literature and revision of recommendations. Peritoneal Dialysis International, 2020, 40(3): 254-260.

［16］ R. Y, T. I. Peritoneal dialysis adequacy: not just small-solute clearance. Advances in peritoneal dialysis. Conference on Peritoneal Dialysis, 2008, 24(2): 99-103.

［17］汪涛．腹膜透析患者与残余肾功能．肾脏病与透析肾移植杂志，2011，20（3）：256-257.

［18］俞雨生．残余肾功能状态是选择腹膜透析的关键．肾脏病与透析肾移植杂志，2011，20（3）：255-256.

［19］ Tian Li, Christopher S Wilcox, Michael S Lipkowitz, et al. Rationale and strategies for preserving residual kidney function in dialysis patients. American Journal of Nephrology, 2019, 50(6): 411-421.

［20］ Roy O Mathew, Sripal Bangalore, Michael P Lavelle. Diagnosis and management of atherosclerotic cardiovascular disease in chronic kidney disease: a review. Kidney International, 2017, 91(4): 797-807.

［21］ Manera KE, Johnson DW, Craig JC, et al. Clinical outcomes and mortality in elderly peritoneal dialysis patients. Clinics (Sao Paulo, Brazil), 2015, 70(5): 363-368.

［22］陈伊文，王月芳，邓新，等．腹膜透析患者的远期预后及影响因素．肾脏病与透析肾移植杂志，2019，6（5）：412-417.

［23］ Hongjian Ye, Qian Zhou, Li Fan, et al. The impact of peritoneal dialysis-related peritonitis on mortality in peritoneal dialysis patients. BMC nephrology, 2017. 18(1): 186-192.

［24］王萍．2016 ISPD 关于腹膜透析相关腹膜炎防治指南的解读．肾脏病与透析肾移植杂志，2017，26（3）：282-286.

［25］ S. B, M. R. Peritoneal dialysis access associated infections. Advances in Chronic Kidney Disease, 2019, 26(1): 23-29.

［26］ C Wang, X Fu, Y Yang, et al. A comparison between intermittent peritoneal dialysis and automatic peritoneal dialysis on urgent peritoneal dialysis. American Journal of Nephrology, 2017, 45(6): 540-548.

［27］ Seychelle Yohanna, Ali M A Alkatheeri, Scott K Brimble, et al. Effect of neutral-ph, low-glucose degradation product peritoneal dialysis solutions on residual renal function, urine volume, and ultrafiltration: a systematic review and meta-analysis. CJASN, 2015, 10(8): 1380-1388.

［28］ Rebecca Herzog, Michael Boehm, Markus Unterwurzacher, et al. Effects of alanyl-glutamine treatment on the peritoneal dialysis effluent proteome reveal pathomechanism-associated molecular signatures. MCP, 2018, 17(3): 516-532.

［29］段丽萍，郑朝霞，张宇慧，等．腹膜透析患者营养不良－炎症－心血管疾病与认知功能恶化的关系．北京大学学报（医学版），2019，51（3）：510-518.

［30］ PK. L, N. JK, M. CW. Inflammation and peritoneal dialysis. Seminars in Nephrology, 2017, 37(1): 54-65.

［31］ Paulina Fatyga, Agnieszka Pac, Malgorzata Fedyk-Lukasik, et al. The relationship between malnutrition risk and inflammatory biomarkers in outpatient geriatric population. European Geriatric Medicine, 2020, 11(3): 383-391.

［32］ Yat-Fung Shea, Mi Suen Connie Lee, Ming Yee Maggie Mok, et al. Self-care peritoneal dialysis patients with cognitive impairment have a higher risk of peritonitis in the second year. Peritoneal Dialysis International, 2019, 39(1): 51-58.

［33］ JB CA, M KJ. The challenge of controlling phosphorus in chronic kidney disease. Nephrology, Dialysis, Transplantation, 2016, 31(4): 541-547.

［34］ Andrew Peter McGovern, Simon de Lusignan, Jeremy

van Vlymen, et al. Serum phosphate as a risk factor for cardiovascular events in people with and without chronic kidney disease: a large community based cohort study. PloS One, 2013, 8(9): 74996-75008.

[35] Yanan Shi, Jiajie Cai, Chunxia Shi, et al. Incidence and mortality of new-onset glucose disorders in peritoneal dialysis patients in China: a meta-analysis. BMC Nephrology, 2020, 21(1): 152-160.

[36] Maggie M Y Mok, Carmen K M Liu, Man Fai Lam, et al. A longitudinal study on the prevalence and risk factors for depression and anxiety, quality of life, and clinical outcomes in incident peritoneal dialysis patients. Peritoneal Dialysis International, 2019, 39(1): 74-82.

[37] Cheuk Chun Szeto, Gordon Chun Kau Chan, Jack Kit Chung Ng, et al. Depression and physical frailty have additive effect on the nutritional status and clinical outcome of chinese peritoneal dialysis. Kidney & Blood Pressure Research, 2018, 43(3): 914-923.

[38] Jie Dong, Hai Chen Pi, Zu Ying Xiong, et al. Depression and cognitive impairment in peritoneal dialysis: a multicenter cross-sectional study. American Journal of Kidney Diseases, 2016, 67(1): 111-8.

[39] 张颖, 秦红, 王旭, 等. 腹膜透析管材料特征及相关性感染. 中国组织工程研究与临床康复, 2009, 13（12）: 2341-2344.

[40] 喻国安, 余效辉, 吕莺姿, 等. 腹膜透析相关性腹膜炎的诊疗分析. 当代医学, 2017, 23（30）: 70-72.

[41] Yuanjun Ye, Xiaohui Zhang, Yansu Liu, et al. Research on handwashing techniques of peritoneal dialysis patients from yiwu, southeast China. the Japanese Society for Dialysis Therapy, 2017, 21(2): 200-205.

[42] 李连珍, 赵建荣. 影响腹膜透析患者依从性因素的调查与分析. 中国血液净化, 2016, 11（7）: 377-380.

[43] Qianying Zhang, Hong Ren, Jingyuan Xie, et al. Causes of death in peritoneal dialysis patients with different kidney diseases and comorbidities: a retrospective clinical analysis in a Chinese center. International urology and nephrology, 2014, 46(6): 1201-1207.

[44] Zengsi Wang, Yanmin Zhang, Fei Xiong, et al. Association between medical insurance type and survival in patients undergoing peritoneal dialysis. Bmc Nephrology, 2015, 16(1): 1-7.

[45] Man Ching Law, Bonnie Ching-Ha Kwan, Janny Suk-Fun Fung, et al. The efficacy of managing fluid overload in chronic peritoneal dialysis patients by a structured nurse-led intervention protocol. BMC Nephrology, 2019, 20(1): 454-459.

[46] W. C, L. XH, W. T. Menu suggestion: an effective way to improve dietary compliance in peritoneal dialysis patients. Journal of Renal Nutrition, 2006, 16(2): 132-136.

[47] Sabrina Milan Manani, Carlo Crepaldii, Anna Giuliani, et al., Remote monitoring of automated peritoneal dialysis improves personalization of dialytic prescription and patient's independence. Blood Purification, 2018, 46(2): 111-117.

[48] James L Pirkle Jr, Carly J Paoli, Greg RussellL, P, et al. Hemoglobin stability and patient compliance with darbepoetin alfa in peritoneal dialysis patients after the implementation of the prospective payment system. Clinical Therapeutics, 2014, 36(11): 1665-1674.

[49] Shin Man, C A, K T Li. Sustainability of the peritoneal dialysis-first policy in Hong Kong. Blood Purification, 2015, 40(4): 320-325.

[50] 邰宏琴, 丁小萍, 邢小红, 等. 居家腹透模拟室在腹膜透析患者健康教育中的应用. 上海护理, 2019, 19（7）: 76-82.

[51] 任露燕, 齐月利, 丁雅洁. 持续性腹膜透析患者的延续护理. 世界最新医学信息文摘, 2019, 19（10）: 304+306.

[52] NMT R, H K. Teaching-learning partnership between nurses and long-term patients undergoing peritoneal dialysis: A qualitative study. Journal of renal care, 2019. 45(3): 159-170.

[53] 汪涛, 王兰. 加强护士在腹膜透析治疗中的作用. 中华护理杂志, 2002, 37（12）: 933-935.

[54] Rachael C Walker, Allison Tong, Kirsten Howard, et al. Clinicians' experiences with remote patient monitoring in peritoneal dialysis: A semi-structured interview study. Peritoneal dialysis international, 2020. 40(2): p. 202-208.

[55] 殷晓红, 张晓辉, 何佩佩, 等. 腹膜透析相关性腹膜炎的临床分析及护理对策. 护理与康复, 2007, 6（9）: 612-613.

[56] Cheng Kai Hsu, Chin Chan Lee, Yih Ting Chen, et al. Multidisciplinary predialysis education reduces incidence of peritonitis and subsequent death in peritoneal dialysis patients: 5-year cohort study. PloS One, 2018, 13(8): 202781-20283.

第六节 腹膜透析患者心血管功能保护策略

近年来，在全球范围内，慢性肾脏病已经成为严重的公共健康问题，慢性肾脏病患者数量逐年增多，进行肾替代治疗的患者数也逐年增加。在肾替代治疗中，腹膜透析（PD）已经成为一种比较常见的替代治疗方式，其与血液透析相比，具有操作简便、不依赖透析机、有助于残余肾功能保护、避免反复穿刺导致的痛苦、可以居家治疗等优点，但和血液透析一样，与非透析患者相比，PD患者具有较高的病死率，主要病死因为心血管事件。PD患者心血管事件的病死率比非尿毒症患者高15倍。PD患者因心血管事件死亡的危险因素包括一般人群特征、终末期肾病（ESRD）、PD特异性相关危险因素。临床普遍认为主要有以下3个方面：①传统危险因素，如低蛋白血症、脂代谢紊乱、高血糖、高血压、肥胖等；② PD相关因素，容量超负荷、晚期糖基化终产物、腹膜透析液生物不相容性、低钾血症等；③尿毒症相关危险因素，如炎症、氧化应激、营养不良、血管钙化、胰岛素抵抗等。各种危险因素综合导致PD患者心血管事件的发生率异常增高，预防PD患者发生心血管事件、改善患者心血管事件预后十分重要。

PD患者常见的心血管并发症主要包括顽固性高血压、慢性心功能不全、冠状动脉粥样硬化性心脏病、急性冠脉综合征（不稳定性心绞痛、急性心肌梗死）、脑血管病变（脑卒中、脑动脉供血不足）、外周血管病变（腹主动脉粥样硬化、胸腹主动脉夹层动脉瘤、间歇性跛行）等。其中，导致PD患者死亡的致死性心血管疾病通常包括急性左心功能不全、急性冠脉综合征、脑出血等。但PD患者出现心血管并发症时，症状、体征多不明显。急性冠脉综合征患者往往无自主症状，表现为无痛性心肌缺血，特别是老年PD患者、合并糖尿病的PD患者，一旦发生症状则出现严重的并发症。

一、腹膜透析的心血管危险因素

1. 营养不良和血管钙化 PD患者营养不良的发生率相当高，可高达80%。导致PD患者营养不良的原因主要和其透析过程中蛋白质降解增加而合成减少、白蛋白等营养物质丢失及摄入不足、吸收障碍有关。长期透析导致的低白蛋白血症和血脂异常均是PD患者发生心血管事件的独立危险因素。此外，透析患者普遍存在血管钙化，PD患者血管钙化发生的比例高达70%，其中伴有心脏瓣膜钙化的患者占血管钙化总患者数的1/3以上。同时，透析患者普遍存在营养不良-炎症-动脉粥样硬化综合征（malnutrition-inflammation-atherosclerosis syndrome，MIAS），MIAS的发生加重透析患者的血管粥样硬化，导致其心血管事件病死风险增加。在PD患者及正常人群中，腹主动脉钙化是全因心血管事件病死的一个重要预测因素。有研究表明，在PD患者心血管事件的预测中，通过螺旋CT对患者的腹主动脉钙化进行评分是一个预测患者病死的独立危险因素。

2. 血管内皮功能障碍 血管内皮功能障碍一方面会导致动脉硬化、冠状动脉疾病等心血管疾病发生；另一方面对于原本存在的动脉粥样硬化、冠心病，还会加剧疾病进展。慢性肾脏病患者的心血管并发症可能会在血管内皮功能障碍的作用下进一步发生、发展。血清中尿酸、不对称性二甲基精氨酸（asymmetric two methyl arginine，ADMA）是目前评估PD患者血管内皮细胞功能障碍的重要参考指标。在流行病学研究中，血清尿酸水平升高与PD患者的病死率呈正相关；COX回归模型证实，尿酸在PD患者全因病死率的预测中是一个独立危险因素。ADMA作为一种新型心血管疾病危险因子及血管内皮细胞损伤标志物，是一氧化氮合成酶的内源性抑制剂。临床普遍认为，ADMA是冠状动脉疾病的危险因素，可能引发血管痉挛及血管内皮功能障碍。

3. 全身炎症状态 尿毒症属于微炎症状态，由于透析患者血清中TNF-α、IL-1、IL-6等炎症因子水平升高，在炎症及氧化应激的作用下其发生心血管事件的概率明显增加。炎症因子水平高可能造成左心室舒张功能障碍发展。中性粒细胞/淋巴细胞是一个重要的炎性标志物，与PD患者的心血管病死率密切相关。一项纳入1753例患者的多中心研究证实，升高的中性粒细胞/淋巴细胞比值与患者心血管事件病死的发生密切相关。

4. 容量负荷过重 容量负荷过重是导致PD患者心血管并发症及高血压的主要病理因素，可诱发心脏肥大、充血性心力衰竭、脑血管意外，甚至导致患者退出PD。导致PD患者容量负荷过重的原因包括患者水钠控制不严、残余肾功能下降、PD导管异位或堵塞、腹膜超滤功能下降等。PD患者容量超负荷是导致心功能不全的重要原因，容量负荷过重可进一步诱发多种不良结局的发生。多项临床研究证实，相比血液透析的患者，PD患者更易发生高血压及容量超负荷。在心血管事件病死的预测中，左心室肥厚是一个重要预测因子，PD患者的心血管事件病死风险可能会在水负荷的作用下增加。相关研究表明，PD患者极易发生容量超负荷，其对患者高血压、动脉硬化的影响直接且严重，从而可能使患者并发心血管疾病的风险加剧。容量负荷一般会在炎症反应、营养不良的情况下进一步加重。因此，对容量超负荷进行有效控制可以改善左心室肥厚，降低PD患者心血管事件病死率。

5. 残余肾功能下降 PD患者左心室重量及其指数、室间隔厚度、血压水平均会受到残余肾功能的影响；同时，其还会进一步影响心血管疾病的发生，途径为影响钙磷代谢、炎症因子等。有研究证实，和无尿PD患者相比，残余肾小球滤过率在$1\ ml/(min·1.73\ m^2)$及以上的PD患者的营养不良、炎症状态明显轻于其他患者，心血管不良事件发生率和总体病死率明显低于其他患者。在PD患者心血管疾病的危险因素中，无尿是其中最相关的因素。因此，对于PD患者来说，对残余肾功能进行保护具有极为重要的临床意义。

6. 血脂异常 从腹膜透析液摄入葡萄糖，可导致众多PD患者发生高脂血症。PD患者的血浆胆固醇、心血管疾病风险及CRP基因遗传多态性有明显的交互作用。PD患者还存在脂肪异常分布，发生这一现象的原因主要是透析液渗透剂为葡萄糖，糖负荷过重可导致患者代谢紊乱。血脂代谢异常导致患者动脉粥样硬化，诱发冠心病、脑卒中等心脑血管事件发生。

7. 腹膜透析液成分的影响 葡萄糖作为腹膜透析液的渗透剂具有安全、价格低的优势，但是腹膜透析液中的葡萄糖可导致患者葡萄糖负荷指数增高，并促进左心室重量指数增加。若透析患者出现超滤功能障碍，使用2.50%或4.25%的高浓度葡萄糖腹膜透析液可进一步加重糖脂代谢紊乱。此外，葡萄糖作为渗透剂可导致晚期糖基化终产物形成，糖基化终产物可加速动脉粥样硬化。在PD患者动脉粥样硬化及全身性炎症反应中，血浆晚期糖基化终产物可溶性受体水平降低、结合蛋白水平升高发挥了极重要的作用。

二、腹膜透析的心血管保护策略

1. 积极控制血压 血压水平是心血管事件发生的独立危险因素。PD患者的血压应维持在什么水平目前各研究的结果不一。血压的控制应该根据患者年龄、心血管病变、脑血管病变及全身状况进行调整。目前普遍认为，PD 患者日间血压应<135/85 mmHg，夜间血压<120/80 mmHg。

2. 纠正贫血　合理应用口服或静脉铁剂、叶酸、B 族维生素及促红细胞生成素以纠正贫血，从而改善各器官的缺血、缺氧状况，缓解心室壁肥厚，减少心绞痛发作，降低心血管事件发生。血红蛋白水平应维持在 110～120 g/L。近期，肾性贫血的治疗获得了突破性进展，缺氧诱导因子脯氨酰羟化酶抑制剂（HIF-PHI）已经获批应用于肾性贫血的临床治疗。HIF-PHI 不仅使促红细胞生成素表达增加，还能使促红细胞生成素受体及促进铁吸收和转运的蛋白表达增加。首个 HIF-PHI 为罗沙司他胶囊，为肾性贫血的治疗提供了一个新的效果更佳的方法。

3. 改善高同型半胱氨酸血症　透析患者排泄同型半胱氨酸的能力较正常人群明显下降。此外，机体半胱氨酸代谢的生物不相容性、透析用水和透析液不纯净或所需的维生素摄入量减少，可导致血清同型半胱氨酸水平升高。血清中的高同型半胱氨酸可导致血管内皮细胞功能障碍，促进动脉粥样硬化发生及血栓形成，但是上述观点还有争议。有研究证实，较低或正常水平血清同型半胱氨酸浓度的透析患者亦有较高的病死率，故改善同型半胱氨酸水平的价值仍需进一步研究。

4. 调整脂质代谢异常　PD 患者脂质代谢紊乱的特点是高密度脂蛋白胆固醇偏低、三酰甘油水平升高。调控 PD 患者的血脂应该通过改善其生活方式、应用贝特类和（或）烟酸类药物、应用等多种他汀类药物方案进行脂质代谢管理。脂质代谢管理通过抗感染、免疫调节、抗增生、抑制细胞外基质沉积达到保护肾脏、心脏的作用。他汀类药物不仅可以保护血管、促使粥样斑块稳定，还有上调一氧化氮合成酶活性、改善血管内皮功能、调节炎症的作用。

5. 抗感染治疗　尿毒症的各种毒素和透析液的生物不相容性可加重氧化应激，导致补体活化和细胞因子产生，进而促进炎症因子活化并加重动脉粥样硬化。有研究发现，IL-6 水平增高可导致 PD 患者的病死率增加。因此，积极进行抗感染治疗可降低机体的炎症因子水平，有助于达到保护血管内皮细胞功能、改善氧化应激、减少心血管事件发生及降低病死率的目的。但也有研究证实，目前关于抗感染治疗对心血管事件的影响仍存在一定争议，虽然抗感染治疗可以降低炎症标志物（包括 CRP、TNF-α、IL-5、IL-6 等）的水平，但对于患者的临床终点事件并没有明显改善。

6. 纠正钙磷代谢紊乱　合理应用活性维生素 D、拟钙剂、含钙磷结合剂、非含钙磷结合剂及低钙透析液，进行低磷饮食，有助于预防血管钙化和软组织转移性钙化，如在内脏器官、关节周围、眼睛、皮肤、动脉及心肌发生的钙化。若钙盐沉积于血管内层、中层及粥样斑块中，可进一步加重冠状动脉病变和血管硬化。

7. 抗氧化治疗　尿毒症毒素、透析液不相容性导致机体内过量的自由基产物及细胞因子产生增多，造成氧化应激。维生素 C、E、他汀类药物、ω-3 脂肪酸及乙酰半胱氨酸单独或联合应用可减轻氧化应激。尿毒症透析患者补充维生素 E 或应用含有维生素 E 的膜材质的透析器则有一定的益处。单独过量补充大剂量的维生素 E（>400 IU/d）有可能会增加多种疾患风险。

8. 生物相容性透析液的使用　传统的腹膜透析液以葡萄糖为渗透剂，乳酸盐为缓冲剂。葡萄糖作为渗透剂具有容易取得、价格便宜等优点，所以，葡萄糖仍是目前临床最常用的渗透剂，但葡萄糖腹膜透析液具有高糖、高渗、高葡萄糖降解产物、高糖基化终末产物及低 pH 值等生物不相容性特点，长时间使用后可导致腹膜纤维化及超滤减少，是患者退出 PD 的主要原因。理想的腹膜透析液除满足基本要求外，还应满足以下要求：pH 值在生理范围附近，等渗透压，渗透剂不易吸收，以碳酸氢盐为缓冲剂，可提供部分营养物质，葡萄糖降解产物少。目前，临床上使用的新型腹膜透析液包括碳酸氢盐腹膜透析液、艾考糊精腹膜透析液、氨基酸腹膜透析液等，这些腹膜透析液的使用在一定程度上可以改善机体的炎症状态，纠正营养不良，同时有助于保护患者的残余肾功能，从而有助于降低心血管事件的发生。

（李 赟）

参 考 文 献

[1] Kundhal K, Lok CE. Clinical epidemiology of cardiovascular disease in chronic kidney disease. Nephron Clinical Practice, 2005, 101(2): 47-52.

[2] Kochi M, Kohagura K, Shiohira Y, et al. Chronic kidney disease, inflammation, and cardiovascular disease risk in rheumatoid arthritis. J Cardiol, 2018, 71(3): 277-283.

[3] Yong K, Dogra G, Boudville N, et al. Increased inflammatory response in association with the initiation of hemodialysis compared with peritoneal dialysis in a prospective study of end-stage kidney disease patients. Perit Dial Int, 2018, 38(1): 18-23.

[4] Filiopoulos V, Hadjiyannakos D, Takouli L, et al. Inflammation and oxidative stress in end-stage renal disease patients treated with hemodialysis or peritoneal dialysis. Int J Artif Organs, 2009, 32(12): 872-882.

[5] Lok CE. Urgent peritoneal dialysis or hemodialysis catheter dialysis. J Vasc Access, 2016, 17(Suppl 1): 56-59.

[6] Major RW, Cheng MRI, Grant RA, et al. Cardiovascular disease risk factors in chronic kidney disease: a systematic review and meta-analysis. PLoS One, 2018, 13(3): 192895-192902.

[7] García López E, Carrero JJ, Suliman ME, et al. Risk factors for cardiovascular disease in patients undergoing peritoneal dialysis. Perit Dial Int, 2007, 27(suppl 2): 205-209.

[8] Liao JL, Xiong ZY, Yang ZK, et al. An association of cognitive impairment with diabetes and retinopathy in end stage renal disease patients under peritoneal dialysis. PLoS One, 2017, 12(8): 183965-183970.

[9] Querido S, Quadros Branco P, Silva Sousa H, et al. Hypervolemia, hypoalbuminemia and mitral calcification as markers of cardiovascular risk in peritoneal dialysis patients. Rev Port Cardiol, 2017, 36(9): 599-604.

[10] Alves R. What is the meaning and importance of cardiovascular risk in peritoneal dialysis? many issues remain to be clarified. Rev Port Cardiol, 2017, 36(9): 605-607.

[11] Jegatheesan D, Cho Y, Johnson DW. Clinical studies of interventions to mitigate cardiovascular risk in peritoneal dialysis patients. Seminars in Nephrology, 2018, 38(3): 277-290.

[12] Hoppe K, Schwermer K, Olewicz-Gawlik A, et al. Dialysis vintage and cardiovascular injury as factors influencing long-term survival in peritoneal dialysis and hemodialysis. Adv Clin Exp Med, 2017, 26(2): 251-258.

[13] Yuka K, Eiichiro K, Keisuke O, et al. Low tongue pressure in peritoneal dialysis patients as a risk factor for malnutrition and sarcopenia: a cross-sectional study. Renal Replacement Therapy, 2018, 4(1): 23-29.

[14] Gu W, Yi C, Yu X, et al. Metabolic syndrome and mortality in continuous ambulatory peritoneal dialysis patients: a 5-year prospective cohort study. Kidney Blood Press Res, 2019, 44(5): 1026-1035.

[15] Niu Q, Zhao H, Wu B, et al. Abdominal aortic calcification is superior to other arteries calcification in predicting the mortality in peritoneal dialysis patients - a 8 years cohort study. BMC Nephrol, 2019, 20(1): 439-444.

[16] Vera M, Torramade Moix S, Martin Rodriguez S, et al. Antioxidant and anti-inflammatory strategies based on the potentiation of glutathione peroxidase activity prevent endothelial dysfunction in chronic kidney disease. Cellular Physiology and Biochemistry, 2018, 51(3): 1287-1300.

[17] Srivastava A, Kaze AD, McMullan CJ, et al. Uric acid and the risks of kidney failure and death in individuals with CKD. Am J Kidney Dis, 2018, 71(3): 362-370.

[18] Wang F, Xiong R, Feng S, et al. Association of circulating levels of ADMA with carotid intima-media thickness in patients with CKD: a systematic review and meta-analysis. Kidney Blood Press Res, 2018, 43(5): 25-33.

[19] Wu J, Guo N, Chen X, et al. Coexistence of micro-inflammatory and macrophage phenotype abnormalities in chronic kidney disease. Int J Clin Exp Pathol, 2020, 13(2): 317-323.

[20] Wen Y, Zhan X, Wang N, et al. Monocyte/lymphocyte ratio and cardiovascular disease mortality in peritoneal dialysis patients. Mediators Inflamm, 2020, 7(8): 985-997.

[21] Flythe JE, Chang TI, Gallagher MP, et al. Blood pressure and volume management in dialysis: conclusions from a kidney disease: improving global outcomes (KDIGO) controversies conference. Kidney Int, 2020, 97(5): 861-876.

[22] Rao VS, Turner JM, Griffin M, et al. First-in-human experience with peritoneal direct sodium removal using a zero-sodium solution: a new candidate therapy for volume overload. Circulation, 2020, 141(13): 1043-1053.

[23] Rutkowski B, Tam P, Sande FMVD, et al. Residual renal function and effect of low-sodium solution on blood pressure in peritoneal dialysis patients. Perit Dial Int, 2019, 39(4): 335-343.

[24] Roumeliotis S, Eleftheriadis T, Liakopoulos V. Is oxidative stress an issue in peritoneal dialysis?. Semin Dial, 2019, 32(5): 463-466.

[25] Lin T, Xia X, Yu J, et al. The predictive study of the relation between elevated low-density lipoprotein cholesterol to high-density lipoprotein cholesterol ratio and mortality in peritoneal dialysis. Lipids Health Dis, 2020, 21(1): 51-56.

[26] Wen Y, Guo Q, Yang X, et al. High glucose concentrations in peritoneal dialysate are associated with all-cause and cardiovascular disease mortality in continuous ambulatory peritoneal dialysis patients. Perit Dial Int, 2015, 35(1): 70-77.

[27] Ryuzaki M. Blood Pressure Control in Peritoneal Dialysis Patients. Japan: Recent Advances in Dialysis Therapy, 2018.

[28] Fishbane S, Coyne DW. How we treat renal anemia. Blood, 2020, 136(7): 783-789.

[29] Chen N, Hao C, Liu BC, et al. Roxadustat treatment for anemia in patients undergoing long-term dialysis. N Engl J Med, 2019, 381(11): 1011-1022.

[30] Liang S, Liu S, Liu H, et al. Homocysteine aggravates intestinal epithelial barrier dysfunction in rats with experimental uremia. Kidney Blood Press Res, 2018, 43(5): 1516-1528.

[31] Palmer SC, Navaneethan SD, et al. HMG CoA reductase inhibitors (Statins) for dialysis patients. Cochrane Database Syst Rev, 2013, 11(9): 4289-4294. .

[32] Scarpioni R, Ricardi M, Melfa L, et al. Dyslipidemia in chronic kidney disease: are statins still indicated in reduction cardiovascular risk in patients on dialysis treatment?. Cardiovasc Ther, 2010, 28(6): 361-368.

[33] Roumeliotis S, Roumeliotis A, Gorny X, et al. Could antioxidant supplementation delay progression of cardiovascular disease in end-stage renal disease patients?. Curr Vasc Pharmacol, 2020, 17(6): 72-77.

[34] Cueto Manzano AM, Angel Zúñiga JR, Ornelas Carrillo G, et al. Anti-inflammatory interventions in end-stage kidney disease: a randomized, double-blinded, controlled and crossover clinical trial on the use of pravastatin in continuous ambulatory peritoneal dialysis. Arch Med Res, 2013, 44(8): 633-637.

[35] Liu ZH, Yu XQ, Yang JW, et al. Prevalence and risk factors for vascular calcification in chinese patients receiving dialysis: baseline results from a prospective cohort study. Curr Med Res Opin, 2018, 34(8): 1491-1500.

[36] Cruz DN, De CM, Garzotto F, et al. Effect of vitamin e-coated dialysis membranes on anemia in patients with chronic kidney disease: an italian multicenter study. Int J Artif Organs, 2008, 31(6): 545-552.

[37] Wilkie M, Davies S. Does alanyl-glutamine supplementation offer potential to improve peritoneal dialysate Bio-compatibility?. Kidney Int, 2018, 94(6): 1050-1052.

第三章 肾移植技术应用进展

第一节 肾移植受者术前评估

肾移植是终末期肾病最佳的治疗方式，与血液透析和腹膜透析相比，移植肾能够完全替代生理功能，绝大部分患者移植术后肾脏生理功能可完全恢复，具有良好的生活质量和远期生存率，同时终末期肾病相关并发症如甲状旁腺功能亢进、贫血、高血压、酸碱失衡、电解质紊乱等也可得到纠正。随着外科技术的成熟，新型免疫抑制剂及各种优化免疫抑制方案的应用，肾移植受者的范围也在不断扩大，除常规的成人肾移植外，一些特殊类型的肾移植也越来越多，如儿童肾移植、ABO 血型不相容的肾移植、再次肾移植等。在降低围手术期的风险、提高肾移植受者的长期生存率的目标下，严格的术前评估变得愈发重要。术前评估不仅包括病史采集、体格检查、实验室检查、影像学检查等，还须对移植受者的肾脏原发疾病、身体状况、免疫学等相关内容进行评估。

一、成人肾移植受者的评估

（一）肾脏原发疾病评估

原则上任何慢性肾病导致的不可逆性终末期肾病（end-stage renal disease，ESRD）均是肾移植的适应证，其中肾小球肾炎是最常见，但移植后，肾小球肾炎在移植肾上有复发的可能，而多囊肾和慢性肾盂肾炎等则基本不复发。对于有复发可能的原发性肾病，目前多主张在病情稳定后再行肾移植术，包括：①局灶性节段性肾小球硬化症（focal segmental glomerulosclerosis，FSGS）；②膜性肾病；③膜增生性肾小球肾炎（Ⅰ型、Ⅱ型）；④IgA 肾病；⑤抗肾小球基底膜肾炎；⑥过敏性紫癜肾炎。

其他的肾移植适应证包括：①慢性肾盂肾炎、慢性间质性肾炎；②遗传性疾病，如 Alport 综合征、多囊肾等；③代谢性疾病，如糖尿病性肾病、原发性高草酸尿症、胱氨酸肾病、Fabry 病、肾淀粉样变、痛风性肾病等；④尿路梗阻性疾病；⑤血管性肾病，如高血压肾病、肾血管性高血压、小动脉性肾硬化症等；⑥中毒性肾损害，如镇痛药性肾炎、阿片相关性肾炎、重金属中毒等；⑦系统性疾病，如狼疮肾炎、血管炎性肾炎、进行性系统性硬化性肾炎、溶血尿毒综合征等；⑧肿瘤，如肾胚胎瘤、肾细胞瘤、骨髓瘤等；⑨先天性畸形，如先天性肾发育不全、马蹄肾等；⑩急性不可逆性肾衰竭，如急性双侧肾皮质坏死、急性不可逆肾小管坏死等；⑪其他，如肾严重外伤、神经源性膀胱、Denys-Drash 综合征等。

（二）身体状况评估

理论上终末期肾病的患者均可接受肾移植术，但若患者的一般情况较差，不能耐受手术，或者有活动性感染、未经治疗的恶性肿瘤等情况，则不宜立即接受肾移植，应先给予必要的治疗后再行考虑。

1. 水钠潴留、高钾血症 水钠潴留在尿毒症患者中水钠潴留较为常见，主要表现为皮下水肿和体腔积液，易引起血压升高、心功能不全，严重时可导致心力衰竭、肺水肿和脑水肿等。而高钾血症是尿毒症患者最严重的电解质紊乱，可造成神经肌肉系统和心肌的毒性作用，容易引发严重的心律失常。ESRD患者若无明显水钠潴留和高钾血症等并发症可直接接受肾移植。否则，应先充分透析治疗，改善机体内环境，排除心、肺、肝等重要器官合并症，以保证患者能耐受肾移植手术。

2. 心血管病变 心血管事件是尿毒症患者最常见的严重伴发疾病，同时也是肾移植后受者死亡的首要原因，因此对心血管系统的评估尤为重要。术前应详细询问有无充血性心力衰竭、心绞痛、心肌梗死和脑卒中病史。尤其是近期有心血管事件发生者，如6个月内有心肌梗死病史、合并充血性心力衰竭、不稳定型心绞痛、室性心律失常及超声心动图有异常改变等，使手术并发症发生率或病死率明显升高。有明显症状的冠心病患者应先行冠状动脉造影对心脏进行评估，必要时行经皮冠状动脉成形术或冠状动脉搭桥手术后再接受肾移植。

3. 消化系统病变 尿毒症患者大多合并有不同程度的消化系统病变，如厌食、恶心、呕吐等，同时，胃黏膜糜烂或消化道溃疡导致的消化道出血发生率比正常人明显增高，而肾移植术后免疫抑制剂尤其是早期大剂量糖皮质激素的应用可导致消化道疾病加重，甚至出现消化道大出血，危及生命。对有明确消化道症状或病史的患者，术前应完善消化内镜的评估，针对消化道溃疡患者，需痊愈后3~6个月才可考虑肾移植。

4. 贫血 由于促红细胞生成素缺乏及消化系统病变导致的造血原料缺乏，尿毒症患者都合并有不同程度的贫血，若有血小板功能异常，造成出血，可加重贫血程度。移植前输血会导致患者过敏概率升高，群体反应性抗体（panel reactive antibody，PRA）阳性率升高可达50%以上，同时会增加巨细胞病毒（cytomegalovirus，CMV）、人类免疫缺陷病毒（human immunodeficiency virus，HIV）、病毒性肝炎和疟疾等感染的机会。因此，术前应尽量避免输血，可通过使用促红细胞生成素、缺氧诱导因子脯氨酸羟化酶抑制剂（hypoxia-inducible factor proline hydroxylase inhibitor，HIF-PHI），补充铁剂、叶酸及维生素B_{12}等，可较好地纠正贫血。严重贫血者（血红蛋白<60 g/L），可考虑输去白细胞的红细胞悬液。

5. 肿瘤 临床上，由于肾肿瘤切除后引起的尿毒症，进行肾移植的患者并不少见。由于肾移植受者长期应用免疫抑制剂，免疫功能下降，这可导致体内潜在的恶性肿瘤生长，或者恶性肿瘤再次复发。因此，术前必须接受肿瘤相关的检查，排除体内可能存在的恶性肿瘤，并对既往肿瘤的部位、恶性程度、治疗和随访情况进行评估。术前筛查体内是否存在恶性肿瘤，如恶性肿瘤已发生转移或发病2年以内的患者禁行肾移植术，对于患低度恶性肿瘤并已治疗的尿毒症患者，随访2年无复发，可考虑肾移植；罹患恶性程度较高的肿瘤，如乳腺癌、结肠癌或黑色素瘤患者，则需随访5年以上无复发。

6. 感染类疾病

（1）肝炎病毒相关评估：所有等待肾移植的尿毒症患者，均应定期检查病毒血清学状况和肝功能情况。对于乙型肝炎病毒（hepatitis B virus，HBV）表面抗体（HBsAb）阴性的患者，应在术前接种乙肝疫苗。对于乙型肝炎病毒表面抗原（HBsAg）或丙型肝炎病毒（hepatitis C virus，HCV）抗体阳性的患者来说，在等待移植期间，应定期检查病毒复制情况和肝功能。对于肝炎病毒复制活跃、传染性较强的患者，近期应禁止实施移植手术，需进行抗病毒、护肝等治疗，待病毒复制减低且肝功能稳定后再择期肾移植。对伴有肝硬化不能耐受移植手术的患者，可考虑采取肝肾联合移植方法。

（2）人类免疫缺陷病毒感染：人类免疫缺陷病毒（HIV）感染人类免疫系统细胞，导致免疫系统失去抵抗力，引发各种疾病及癌症，导致获得性免疫缺陷综合征（简称艾滋病）。HIV感染曾经是肾移植手术的禁忌证，但随着高效抗逆转录病毒治疗药物的应用，HIV阳性的尿毒症患者也可以获得较好的生存率。但在我国尚无有效抗病毒药物，因此，对于HIV阳性的尿毒症患者移植应持慎重态度。

（3）活动期结核：由于移植后患者需长期使用免疫抑制剂，抗结核药物的肝、肾毒性及其与免疫抑制剂相互的代谢干扰，导致移植受者临床抗结核治疗复杂性明显增加，移植物丢失率和受者致死率明显增高。因此，对所有等待移植的受者均应详细询问结核相关病史，包括既往结核相关检查结果、疫区或家人结核病接触史、卡介苗接种史，移植前应对受者进行常规结核筛查。对有肺结核病史但已接受过足量、正规治疗的受者，可以行肾移植。

（4）其他感染：①细菌感染，如牙周脓肿、透析管路的细菌感染、泌尿系统感染；②病毒感染，如人乳头瘤病毒（human papilloma virus，HPV）感染、巨细胞病毒（CMV）感染、EB病毒（EBV）感染、人类T淋巴细胞白血病病毒1型（human T cell lymphocyte leukemia virus type 1，HTLV-1）感染、风疹病毒感染和带状疱疹病毒感染。术前应进行包括皮肤、口腔、耳鼻咽喉、肝胆、胃肠及泌尿生殖道等部位的检查。发现感染病灶必须加以控制或清除，咽拭子和中段尿培养应为阴性，以减少移植术后感染的发生。

7. **血管条件** 慢性肾病患者易发生周围血管病变，尤其是伴有糖尿病的患者，应仔细筛查是否存在髂动脉病变和腹主动脉瘤，移植术前详细询问有无股静脉穿刺置管史，并行多普勒超声检查，一般多普勒超声检查可以发现有无动脉粥样硬化斑块或血管狭窄、闭锁，必要时行血管造影检查。

8. **泌尿系统疾病** 目前在移植术前不常规行原病肾的切除，但在某些情况下需将病肾切除：①巨大的多囊肾影响移植肾安放，为给移植肾提供空间，有必要事先切除准备要进行移植侧的多囊肾，伴有明显的腹痛、反复感染、出血或严重的高血压者也应行手术切除；②难以控制的肾脏感染，如严重的肾结核，反复发作性肾盂肾炎等；③药物难以控制的肾性高血压；④肾脏结构异常，如有严重的尿路梗阻、膀胱输尿管反流、多发性或肾铸形结石合并感染等；⑤怀疑有恶性病变；⑥其他，如大量血尿、严重的蛋白尿等。

9. **影响肾移植的其他情况**

（1）尿路梗阻：移植前必须先解除尿路梗阻，如后尿道瓣膜切除、尿道狭窄内切开或成形术等。

（2）神经源性膀胱：在移植前或同期进行尿流改道、膀胱造瘘等，以预防术后高压膀胱对移植肾功能的损害。

10. **其他评估** 包括心理评估和依从性评估等方面。

（1）心理评估：要确保等待肾移植的尿毒症患者能够了解肾移植的基本过程，知晓可能面临的风险。

（2）依从性：不能坚持遵医嘱服用免疫抑制剂和随访，是发生排斥反应和移植肾功能不全的常见原因。需找到导致患者依从性差的各种因素并加以宣教和指导。

（3）生活方式评估：对等待移植的受者，鼓励其戒烟、戒酒；过度肥胖者应进行减肥；并发焦虑、抑郁和心理不稳定的患者应进行必要的心理咨询和心理治疗。

（三）免疫学评估

1. ABO 血型检查 选择供受者时，应首先考虑 ABO 血型，血型一定要相同或相容，不符合输血原则的同种移植，特别是肾移植，若受者不经过特殊处理绝大多数会发生超急排斥反应。

2. 供、受者交叉配型试验 供、受者间补体依赖性细胞毒性（complement-dependent cytotoxicity，CDC）试验，基本可以判定受者循环体内是否存在介导超急性排斥反应的预存供体特异性抗体（donor specific antibody，DSA），CDC＜10% 为阴性。

3. HLA 测定 人类主要组织相容性复合体（major histocompatibility complex，MHC）又称为人类白细胞抗原（human leukocyte antigen，*HLA*）基因复合体，是一组决定移植组织是否相容、紧密连锁的基因群。HLA 具有显著的多态性，与同种异体移植受者的排斥反应密切相关，HLA 抗原分型方法包括血清学、细胞学和 DNA 分型，推荐应用 DNA 分型技术。至少需对受者的 HLA-A，HLA-B，HLA-DR 和 HLA-DQ（DQB1）位点进行分型。

4. 群体反应性抗体检测 PRA 是肾移植术前筛选致敏受者的重要指标。采用 Luminex 或流式方法进行 PRA 初筛，阳性者必须通过单抗原微珠法确定各个抗体的特异性和相对水平。

总的来说，移植受者的评估主要就包括以上所述内容，但对于特殊的肾移植受者，如儿童、ABO 血型不相容、再次肾移植等，由于其具有各自的特点，评估方面也有一定的差异。

二、儿童肾移植受者的术前评估

儿童肾移植受者的一般性评估与成人类似，但儿童终末期肾病（ESRD）的复杂性远高于成人，其术前评估有许多自身的特点。术前的全面评估对手术方式的选择、围术期及术后治疗方案的制定具有重要意义。

（一）年龄

目前并没有绝对的受者年龄下限，大多数移植中心从减少手术风险和提高移植成功率等方面考虑，将适宜移植手术的患儿定义为年龄＞2 岁和体重＞15 kg，但只要合理选择供肾和术式，无须严格限定肾移植的最小年龄，目前报道的最小受者年龄仅 6 周。在条件允许的情况下，应尽可能缩短透析治疗的时间，以减少其对患儿身心健康的不良影响，甚至不进行透析治疗"抢先"肾移植。

（二）生长发育障碍

与成人相比，ESRD 患儿存在明显的生长发育障碍，如进行性生长障碍、精神运动型发育迟缓、进行性肾性骨营养不良等。术前应积极纠正患儿的营养状况，提高手术的耐受性。

（三）泌尿系统畸形

据调查显示，我国先天性泌尿系统畸形导致的儿童 ESRD 约占 17%，如梗阻性肾病、反流性肾病、神经源性膀胱等，术前需详细询问病史，通过影像学检查以明确诊断，并在术前及早的处理和纠正，避免对移植肾功能的影响。

（四）原发性高尿酸尿症

术前发现双肾结石梗阻性肾病的患儿需考虑原发性高草酸尿症的可能，由于肾移植术后受者仍然存在草酸代谢障碍，复发率极高，不宜接受单纯的肾移植治疗，需肝肾联合移植方可取得良好疗效。

（五）免疫接种

移植前尽量全面接种疫苗。由于终末期肾病患儿对免疫接种的反应性较差，可通过加大接种剂量、增加接种次数和检测抗体滴度等方式来保证接种效果。减毒活疫苗一般需在肾移植前至少2个月接种；肾移植后6个月内仍处于强免疫抑制阶段，应尽量避免在此期间接种疫苗。

（六）凝血功能

据北美儿童肾移植合作研究（The North American Pediatric Renal Transplant Cooperative Study，NAPRTCS）统计数据显示，血管栓塞是早期移植肾丢失的最主要原因，及早发现患儿的高凝状态有利于制定最优治疗方案。

（七）病原体筛查

如CMV病毒、EB病毒等，成人由于既往感染，体内常常存在病原抗体，而部分儿童由于缺乏类似抗体可造成移植后感染的风险增加，因此需根据评估结果及早制定相应的感染预防方案。

（八）神经、精神状况

部分患儿有认知功能发育障碍、智力低下、癫痫等表现，长期的透析治疗还会引起患儿不同程度的心理障碍，如抑郁、烦躁易怒、情绪不稳等，术前应详细评估，及早给予相应的干预与治疗。

（九）依从性

与成人相比，儿童对治疗的依从性较差，而依从性是决定移植预后的重要因素。此外部分患儿对侵入性治疗和检查有非常强烈的抗拒心理，常影响术后诊疗的正常进行。良好的家庭支持可以弥补患儿在依从性方面的不足，因此，应重视术前对患儿家庭的评估和家属的宣教工作。

三、ABO血型不相容的受者的评估

器官资源的短缺已成为目前影响器官移植发展的主要因素，跨越ABO血型障碍的肾移植可部分缓解器官短缺的问题，为移植等待者带来新希望。ABO血型不相容肾移植适用于终末期肾病患者，其适应证和禁忌证与ABO血型相容肾移植基本相同，尤其适用于短期内难以找到ABO血型相容的肾源、透析治疗效果差或并发症多、危及生命且不能接受其他肾脏替代疗法的尿毒症患者。ABO血型不相容肾移植受者术前需尽可能清除体内的抗A、抗B抗体，避免超急性排斥反应，包括：降低体内已有的抗体滴度，如血浆置换、免疫吸附等；减少新的抗体的产生，如使用免疫抑制剂，静脉注射人免疫球蛋白（intravenous immunoglobulin，IVIG）、CD20单抗等。

（一）血浆置换

血浆置换（plasmapheresis，PP）包括单重血浆置换和双重滤过血浆置换，单重血浆置换是通过膜式血浆分离方法将患者的血浆从全血中分离出来弃去，补充等量的新鲜冰冻血浆或人血白蛋白；双重滤过血浆置换是一种选择性血浆分离疗法，通过对一级分离后的血浆进行二级分离，然后将去除富含抗A、抗B血型抗体后的血浆与血液有形成分一同回输至体内，从而清除或降低抗体滴度。

（二）免疫吸附

免疫吸附（immunoadsorption，IA）可选择性特异性清除血细胞抗体，而血浆中有用成分的丢失范围和数量更小，不需要大量白蛋白或新鲜血浆置换，因此可有效防止肝炎等血行传播的传染病，不影响或很少影响其他血液成分和药物代谢。

（三）口服免疫抑制剂

在手术前至少 1 周开始使用经典免疫抑制三联治疗，他克莫司、吗替麦考酚酯、糖皮质激素免疫抑制剂可抑制 T 细胞、B 细胞的活化和增殖，在一定程度上抑制血型抗体的产生。

（四）抗 CD20 单克隆抗体（利妥昔单抗）

CD20 分子是人 B 细胞特有的表面标志，存在于前 B 细胞、未成熟 B 细胞和成熟 B 细胞表面，其主要功能是调节 B 细胞活化。利妥昔单抗是一种嵌合型鼠抗人 CD20 单抗，它可以特异性地与 B 淋巴细胞表面的 CD20 抗原结合而清除 B 细胞，从而减少抗体的产生。

（五）大剂量静脉免疫球蛋白

研究表明，大剂量静脉免疫球蛋白（IVIG）能抑制高致敏受者的 HLA 抗体，显著降低其 PRA 水平，阻止由抗 HLA 抗体诱导的细胞毒性作用，使不匹配的器官产生良好的耐受。初始血型抗体滴度高的受者要接受多种预处理方案；滴度中等的受者可酌情减少处理方法和频次；而对滴度低的受者除常规口服免疫抑制剂外，可不加任何特殊处理。根据受者的初始血型抗体滴度进行个性化处理，不仅安全有效，还可以减少并发症的发生，节约费用和医疗资源。对于抗 A-IgG、IgM 和抗 B-IgG、IgM 抗体滴度，移植当日一般应控制在以下范围内：①成年受者，抗 A-IgM≤1∶16，IgG≤1∶16；抗 B-IgM≤1∶16，IgG≤1∶16。②儿童受者，抗 A-IgM≤1∶64，IgG≤1∶64；抗 B-IgM≤1∶64，IgG≤1∶64。

由于 ABO 不相容的肾移植受者术前多次应用 PE 和（或）DFPP 去除血型抗体，以降低受者血型抗体滴度水平，导致凝血因子丢失，且尿毒症患者长期透析及受疾病本身的影响，受者通常都存在凝血功能异常，因此需注意监测受者的凝血功能，包括凝血酶原时间（PT）、活化部分凝血活酶时间（APTT）、纤维蛋白原（FIB）、凝血酶时间（TT）、D-二聚体和血小板数量与功能等。手术当日对凝血功能要求包括：APTT 为 24~46 s，凝血酶时间 11~21 s，FIB 1.2~4.0 g/L，D-二聚体＜0.3 mg/L，血小板计数≥$50×10^9$/L。

四、再次肾移植受者的评估

超急性排斥反应、加速性排斥反应或血管并发症等导致部分受者早期出现移植肾失功；由于免疫方面的问题尚未完全解决，慢性排斥反应的发生，将导致晚期移植肾失功。这些患者都将面临着第二次移植的问题，部分患者甚至面临的是第三次或更多次的肾移植。与首次肾移植相比，再次移植无论在手术难度上还是在围术期处理上都存在更多的困难，移植次数越多，受者体内的 HLA 抗体水平就越高，而肾移植的成功率就越低。

（一）适应证

再次肾移植同样适用于因各种因素所致的原发或继发的慢性肾衰竭的患者。对全身条件许可，能耐受手术，无明显的手术禁忌证（如严重感染、消化道出血、未经处理的恶性肿瘤等）的患者均可施行。

（二）首次移植肾的处理

若出现以下情况，需考虑切除首次移植肾：

1. 严重排斥反应 超急性排斥反应，经积极治疗无效的加速性排斥反应。

2. 严重的并发症 如移植肾破裂无法修补、移植肾动脉或深静脉血栓形成或血管扭转造成肾脏坏死、供者来源性感染（donor-derived infection，DDI）所导致的感染性动脉破裂。

3. 移植肾和输尿管恶性肿瘤 由于免疫抑制剂的使用，器官移植后肿瘤的发生率明显增高。据调查显示，与普通人群对比，移植后肿瘤发生率升高 2.00～3.12 倍，而肾脏肿瘤发生率升高约 15 倍。

4. 原发病复发 原肾病复发并导致严重的并发症，如局灶性节段性肾小球硬化（FSGS）导致大量蛋白尿而无法控制。

5. 移植肾失功同时伴有全身或者局部症状 如难以控制的感染；反复发作的严重出血；移植肾明显肿胀，持续疼痛等。

6. 多瘤病毒相关性肾病 多瘤病毒相关性肾病导致的移植肾失功，切除移植肾可降低病毒载量。

（三）再次肾移植手术时机的选择

1. 再次肾移植手术时机的选择主要取决于首次肾移植失败的原因，以及受者的一般状况。由非免疫因素导致的前次移植失败者，如肾破裂、血管栓塞无法再通者，在一般状况允许下可早期接受再次肾移植，甚至可以与切除初次移植肾同时进行。

2. 因感染性动脉破裂导致的移植肾切除，一定要在感染完全控制后再考虑再次移植。致病菌主要是侵袭性较强的细菌、真菌感染，常见的细菌包括泛耐药肺炎克雷伯菌、鲍曼不动杆菌、屎肠球菌、耐甲氧西林金黄色葡萄球菌等，真菌包括常见的白念珠菌、曲霉菌等，还有少见的毛霉菌。由于这些感染的治疗周期均较长，故一定要待症状完全消失、多次血培养或组织培养阴性后方可施行再次移植。

3. 由排斥反应导致移植肾失功，应密切关注体内抗 HLA 抗体的变化。

（四）再次肾移植的供受体免疫学选择

再次肾移植所要面临的重大问题是高致敏患者显著增加，第二次肾移植的致敏率达 40%，第三次及以上者甚至达到 60%。输血、妊娠以及器官移植均可引起受者体内产生抗 HLA 抗体。体内出现抗 HLA 抗体的受者称为高致敏受者。抗 HLA 抗体的出现易引起肾移植术中超急性排斥反应，并且会增加术后急性排斥反应和慢性排斥反应的发生风险。所以，移植前应明确受者的抗体类型及供者的 HLA 类型，以确定产生的 HLA 抗体是否是供体特异性抗体。

对于未产生抗 HLA 抗体的非致敏受者，可以按首次移植来处理。如果术后患者产生了抗 HLA 抗体，则可视抗体滴度决定是否需要作脱敏预处理。致敏患者要尽量选择避开了 DSA 阳性的供者。如果供、受者 HLA 位点相匹配，CDC 阴性且不含 DSA，亦可不需要特殊的术前处理。

由于在临床工作中很难找到与受者 HLA 完全匹配的供者，所以也可以选择"部分匹配"，即如果 II 类 DSA 阳性，可以寻找 HLA II 类位点相容（DR、DQ）的供者而不必强求 HLA I 类位点一定匹配。同样，对于产生了抗 HLA I 类抗体的患者，可以寻找 HLA I 类位点相容的供者，而不必强求 HLA II 类位点一定匹配。新生 DSA 主要是抗 HLA II 类抗体，所介导的急性体液性排斥反应（acute humoral rejection，AHR）发生率要高于 I 类抗体。如果 HLA I 类和 II 类抗体滴度均较高，通常须进行脱敏预处理。目前脱敏治疗的选择主要包括：血浆置换（PE）或免疫吸附（IA），静脉注射用免疫球蛋白（IVIG）、CD20 单抗等。同时，致敏患者要尽量选择避开了 DSA 阳性的供者。

（张克勤）

参 考 文 献

[1] Magee JC, Barr ML, Basadonna GP, et al. Repeat organ transplantation in the United States, 1996-2005. Am J Transplant, 2007, 7(5 Pt 2): 1424-1433.
[2] 朱有华，曾力．肾移植．北京：人民卫生出版社，2017.
[3] 中华医学会器官移植学分会．肾移植操作技术规范（2019 版）．器官移植，2019，10（5）：469-472.
[4] 陈实，石炳毅．临床技术操作规范：器官移植分册．北京：人民军医出版社，2010.
[5] De Fijter JW. Recurrence of glomerulonephritis: An underestimated and unmet medical need. Kidney Int, 2017, 92(2): 294-296.
[6] Nester CM, J Falk R. Introduction: glomerular disease update for the clinician. Clin J Am Soc Nephrol, 2016, 11(9): 1662-1663.
[7] Jabbari B, Vaziri ND. The nature, consequences, and management of neurological disorders in chronic kidney disease. Hemodial Int, 2018, 22(2): 150-160.
[8] Nevins TE, Nickerson PW, Dew MA. Understanding medication nonadherence after kidney transplant.J Am Soc Nephrol, 2017, 28(8): 2290-2301.
[9] Nerini E, Bruno F, Citterio F, et al. Nonadherence to immunosuppressive therapy in kidney transplant recipients: can technology help?. J Nephrol, 2016, 29(5): 627-636.
[10] Scheel J, Reber S, Stoessel L, et al. Patientreported non-adherence and immunosuppressant trough levels are associated with rejection after renal transplantation. BMC Nephrol, 2017, 18(1): 107-112.
[11] Profaizer T, Kumánovics A. Human leukocyte antigen typing by next-generation sequencing. Clin Lab Med, 2018, 38(4): 565-578.
[12] Kransdorf EP, Pando MJ. Calculated panel reactive antibody with decimals: a refined metric of access to transplantation for highly sensitized candidates. Hum Immunol, 2017, 78(3): 252-256.
[13] Akgul SU, Ciftci HS, Temurhan S, et al. Association between HLA antibodies and different sensitization events in renal transplant candidates. Transplant Proc, 2017, 49(3): 425-429.
[14] Fine RN, Kelly DA, Webber SA, et al. Pediatric solid organ transplantation. Hoboken: WileyBlackwell, 2007.
[15] Morris P, Knechtle SJ. Kidney transplantation. Bergen: Saunders Press, 2014.
[16] 石炳毅，郑树森，刘永锋．中国器官移植临床诊疗指南（2017 版）．北京：人民卫生出版社，2018.
[17] 中华医学会器官移植学分会．儿童肾移植技术操作规范（2019 版）．器官移植，2019，10（5）：442-499.
[18] Fox TG, Nailescu C. Vaccinations in pediatric kidney transplant recipients. Pediatr Nephrol, 2019, 34(4): 579-591.
[19] 中华人民共和国国家卫生和计划生育委员会．国家免疫规划疫苗儿童免疫程序及说明（2016 年版）．中国病毒病杂志，2017，7（2）：81-86.
[20] Mital D, Hammes E. Indications for renal transplantation. Springer, 2014, 16(2): 239-242.
[21] Muramatsu M, Gonzalez HD, Cacciola R, et al. ABO incompatible renal transplants: good or bad?. World J Transplant, 2014, 4(1): 18-29.
[22] VAN Agteren M, Weimar W, DE Weerd AE, et al. The first fifty ABO blood group incompatible kidney transplantations: the Rotterdam experience. J Transplant, 2014, 6(1): 913902-913911.
[23] 中华医学会器官移植学分会．ABO 血型不相容亲属活体肾移植技术操作规范（2019 版）．器官移植，2019，10（5）：533-539.
[24] Zhu L, Fu C, Lin K, et al. Patterns of early rejection in renal retransplantation: a single-center experience. J Immunol Res, 2016, 12(2): 269-278.
[25] Lin J, Wang R, Xu Y, et al. Impact of renal allograft nephrectomy on graft and patient survival following retransplantation: a systematic review and Metaanalysis. Nephrol Dial Transplant, 2018, 33(4): 700-708.
[26] 中华医学会器官移植学分会．再次肾移植技术操作规范（2019 版）．器官移植，2019，10（5）：547-551.

第二节　活体供肾供者术前评估与术后管理

肾移植是终末期肾病的最佳治疗方法。目前供肾短缺是限制肾移植发展最重要的瓶颈。供肾来源包括公民死亡后捐献（donor after citizen's death，DCD）供肾和活体供肾。近年来脑/心脏死亡供肾明显增加，但仍不能满足器官移植的需求，而活体供肾是供肾来源最重要的补充途径。与DCD供肾相比，活体供肾有扩大供肾来源、缩短受者透析和等待时间、组织相容性较好、缩短供肾缺血时间以及更高的长期存活率等优势。来自中国肾移植科学登记系统（Chinese Scientific Registry of Kidney Transplantation，CSRKT）的数据显示，我国每年活体肾移植数量在1700例次左右，与美国每年5600例次对比仍有差距。

活体供肾是从健康人身上获取器官移植给他人，其目的并不是为了本人而是为了他人的健康，违反了伦理学上对供者的"无害原则"。为了对供者负责，保障供者的预后及长期安全，我们应当在术前对供者做好严格的筛选和评估，术后做好完善的随访管理以减少各种并发症。

一、活体供肾供者术前评估

为保证活体供者术后安全，术前我们需对供者进行仔细全面的筛选评估，包括法律、心理及生理等一系列的问题。

1. 法定活体供肾供者范围　2007年3月21日《人体器官移植条例》经国务院第171次常务会议通过，自2007年5月1日起施行。2009年卫生部的《卫生部关于规范活体器官移植的若干规定》（卫医管发〔2009〕126号）规定活体供受者仅限于以下关系：①直系血亲或者三代以内旁系血亲；②配偶，仅限于结婚3年以上或者婚后已育有子女者；③因帮扶等形成亲情关系，仅限于养父母与养子女之间的关系、继父母与继子女之间的关系。提倡兄弟姐妹、父母子女及夫妻等亲属之间进行器官移植。目前亲属活体供者是我国活体供者的唯一合法来源，不考虑陌生人之间的活体器官移植。任何组织或者个人不得摘取未满18周岁公民的活体器官用于移植。所有的器官捐献者应当具有完全民事行为能力，且不受任何压力、强迫或利诱，在自愿、无偿的前提下进行。

2. 活体供肾供者的告知及知情同意　告知程序是供者评估中一个非常重要的部分，移植团队有义务让供者了解器官捐献可能导致的手术风险、短期及长期的并发症，器官捐献有可能引起供者的健康状况及器官功能的变化，甚至可能影响供者的就业、保险及家庭和社会生活。同时需让供者了解捐献对受者带来的益处，并且应当同时告知，除亲属捐献活体肾移植外，受者尚有其他的肾脏替代治疗方案（如选择等待DCD供肾及透析治疗），并得到供者的理解和主动参与。对供者来讲，上述过程都是自愿的，供者有权随时终止。

3. 活体供肾供者的社会心理学评估　供肾评估过程中应当有专业的心理医师参与，他们与供者进行面对面的交流，确认供者没有未控制的精神疾病，捐献完全出于自愿，没有任何胁迫。在社会心理学角度评估供者是否适合器官捐献，了解供者作为活体器官捐献者的社会心理学风险和收益。同时，心理医师帮助供者在评估、捐献及捐献后的整个过程中保持积极的社会心理，避免供者在捐肾后出现社会心理方面的问题。若供者在评估过程中出现绝对禁忌证，评估应立即终止，以避免对不合格人员进行不必要的检查。

4. 活体供肾供者的免疫学评估 活体供肾肾移植供受者需进行的免疫学评估包括：ABO 血型、人类白细胞抗原（human leukocyte antigen，HLA）、群体反应性抗体及供受者交叉配型等。

ABO 血型的相容性是首要鉴别条件。由于器官短缺，国内部分移植中心已成功开展了 ABO 血型不相容肾移植，但 ABO 血型不相容肾移植在术前需对受体进行血浆置换、使用生物制剂等强化免疫抑制预处理，总体而言，其围术期急性排斥反应和感染的风险均比血型相容肾移植高，且治疗费用明显高于血型相容肾移植，宜谨慎评估后进行。因此，只有当受者病情不允许等待 DCD 供肾，且无血型相容亲属供者时，可考虑行 ABO 血型不相容肾移植。

此外，供受者应查 HLA Ⅰ 类抗原（*A*、*B*、*Cw*）、Ⅱ 类抗原（*DP*、*DQ*、*DR*）等基因。受者还要检查是否存在供者特异性抗体（donor specific antibody，DSA），若存在 DSA，活体移植前需对受者进行脱敏预处理，并根据供受者交叉配型结果再决定是否能进行活体肾移植。多数研究表明，经过适当的脱敏治疗，具有 DSA 的受者在移植后能获得较好的短期预后，但长期预后较 DSA 阴性受者差。为了提高患者长期存活率，此类移植应谨慎进行。在实际临床中，应尽量避免 DSA 阳性的活体肾移植。当高致敏受者因存在 DSA 不能匹配到合适的活体供肾或 DCD 供肾时，在预处理结果满意的情况下也可进行活体肾移植，但应充分告知患者风险。在移植前 14 天内收集血清样本进行敏感的交叉配型检测，若交叉配型阳性，移植不应进行。

5. 活体供肾供者的肾功能评估 供者的肾功能评估通常采用以下的一种或几种方式来确认：使用外源性过滤标志物测量肾小球滤过率（菊粉、碘酸盐、^{51}Cr-EDTA、碘海醇和 ^{99m}Tc-DTPA 在尿液或血浆中的清除率）、检测肌酐清除率、结合血清肌酐和半胱氨酸蛋白酶抑制剂 C 估算肾小球滤过率（eGFR）、利用血清肌酐反复估算 GFR。有时通过一种方法估算的误差较大，则需多种方法进行综合评估。Carla Burballa 等评估活体供者中 ^{99m}Tc-DTPA（二乙烯-三胺-五乙酸酯）测定的基线 GFR 值与肾脏疾病饮食四变量修正（MDRD4）和慢性肾脏疾病流行病学（CKD-EPI）方程估算的 GFR 值之间的关系，CKD-EPI 在评估供者肾功能时与 mGFR-^{99m}Tc-DTPA 相比，有更好的稳定性和相关性。2017 年《KDIGO 临床实践指南：活体肾脏移植供者的评估和管理概要》中评估 GFR 的方法以 KDIGO 2012 年发布的《CKD 评估与管理临床实践指南》为依据。GFR≥90 ml/（min·1.73 m^2）的意向供者可以捐献肾脏，GFR<60 ml/（min·1.73 m^2）的则不能捐献，GFR 在 60～89 ml/（min·1.73 m^2）的，需根据供者年龄、人口学特点和健康状况等进行个体化的评估来决定能否捐献，与既往指南推荐的供者 GFR>80 ml/（min·1.73 m^2）才能捐献有差异。尽管捐肾后发生需要透析的肾功能衰竭的风险会轻度升高，但在捐肾后的最初几十年，平均绝对风险仍较低。捐肾可能导致肾功能减退，从而可能导致血尿酸升高，并且由此可能增加发生痛风的风险。对有痛风病史的已捐肾的供者和等待捐肾的供者，都应进行饮食指导，必要时予以药物治疗来降低痛风发作风险。

6. 活体供肾供者的蛋白尿、血尿评估 供者的蛋白尿情况初筛可选用随机尿，根据尿肌酐比值法检测蛋白尿，确定时检测白蛋白排泄率（albumin excretion rate，AER），如不能检测 AER，也可重复查尿蛋白肌酐比。可捐献肾脏的尿 AER 标准为<30 mg/d。供者的 AER>100 mg/d 则不能捐献。AER 在 30～100 mg/d 的供肾者，需根据人口学特点和健康状况等进行个体化的评估。

对于供者血尿评估首先要明确血尿原因，可通过多次尿液红细胞形态监测鉴别血尿。持续的镜下血尿一般与运动、创伤、性行为和月经无关。当2～3次不同时期的尿常规检测发现每高倍视野红细胞多于2～5个，需采用尿沉渣显微镜检查。查出血尿的供者，应当进一步评估，以辨别镜下血尿是可逆因素引起的（如尿路感染、泌尿系统结石），还是由肿瘤、传染病，或者慢性肾小球疾病等原因引起。尿液分析和微生物培养可协助明确泌尿系统感染；膀胱镜和（或）泌尿系统影像学检查可用于筛查泌尿系统肿瘤、泌尿系统结石等。存在血尿的供者，必要时可通过肾活检明确是否存在慢性肾小球疾病及其类型。对明确存在慢性肾小球肾炎（如IgA肾病）的意向供者则不适宜进行肾脏捐献。一般有持续性镜下血尿的意向供者不能捐献肾脏，由可逆因素导致镜下血尿的供者，在积极治疗好转后（如抗感染治疗）可考虑捐献肾脏。

7. 活体供肾供者的肾结石评估 应询问供者或查阅以往的相关病历，明确既往有无肾结石病史，通过泌尿系彩超或CT来排查泌尿系统结石。既往有肾结石或目前有肾结石的，应注意查找潜在的原因。双肾结石者不适宜捐献，单肾结石不是捐献的禁忌证，但需评估供者结石复发的风险和捐献后的可能后果。捐献时一般优先切取有结石的供肾，供肾切下来以后在植入受者前应尽可能去除结石，并进行结石成分分析，根据结石分析情况，对供受者进行有循证依据的治疗以预防结石的复发，同时对供者进行饮食、生活习惯指导，必要时予以服用药物来避免再次产生肾脏结石。

8. 活体供肾供者的血压及心血管疾病评估 高血压是心脑血管意外和肾脏功能损害的危险因素，明确供者是否存在高血压对于器官捐献相当重要。在捐献肾脏前至少在2个不同场合测量血压来客观地了解血压情况，如果仍不能明确是否存在高血压，需进行24 h动态血压监测（arterial blood pressure monitoring，ABPM），ABPM有助于确诊高血压，同时能更好地评估供者肾脏的应用及供肾切除对以后肾功能的潜在影响。如有高血压，仅使用1～2种降压药物即可将血压控制在<140/90 mmHg，且没有靶器官损害的供者，可以捐献。同时应该在高血压和心血管疾病的可逆危险因素方面对供肾者进行生活方式干预如健康饮食、戒烟、保持合适体重、规律锻炼等。这些干预措施应当在捐献前开始实行，并维持终身。捐肾后高血压的发生风险因供者的基础健康状况不同而各异。有心脏疾病、心功能不全且不能耐受手术的患者不适宜捐献。

9. 活体供肾供者的代谢性疾病及生活方式方面评估 应该对供者在血糖、血脂方面进行全面评估，检测包括糖耐量试验、糖化血红蛋白及血脂，其中血脂检查包括：血清总胆固醇、低密度脂蛋白、高密度脂蛋白、三酰甘油。有空腹血糖升高、妊娠期糖尿病病史、直系亲属糖尿病家族史的供肾，应查糖耐量试验（OGTT）或糖化血红蛋白（HbAlc），检查结果应按照普通人群标准，明确前驱糖尿病或2型糖尿病。根据2004年阿姆斯特丹论坛制订的"关于活体肾移植"供者评估标准，若捐献者存在糖尿病史，曾出现过至少2次空腹血糖水平>7.0 mmol/L，或者OGTT 2 h血糖浓度>11.1 mmol/L，均属于捐献禁忌证。《2017KDIGO临床实践指南：活体供肾者的评估和护理》指出，1型糖尿病患者出现白蛋白尿或终末期肾病的风险较高，不适宜器官捐献。对于前驱糖尿病或确诊2型糖尿病患者群，应根据供者的整体健康状况及受者所能接受的阈值综合评估，个体化分析是否能作为捐献者，同时应告知潜在供者可能存在病变进展甚至患终末期肾病等风险，以取得供者的知情同意。脂质代谢异常的供者评估后风险在可接受范围，也可以捐献。这些供者在以后的随访中，需做好饮食和生活方式的宣教，必要时通过药物控制好血糖和血脂。

肥胖和体重指数（body mass index，BMI）>35 kg/m² 的供者，建议其通过控制饮食和改变生活习惯减轻体重。吸烟的供者应被告知发生围术期并发症、癌症、肺源性心脏病和肾脏疾病的风险,并应建议他们戒烟,并可提供戒烟方面的医学支持。对目前正在吸烟的潜在供者,建议他们在供肾手术前至少戒烟4周,从而降低围术期并发症风险。Yoon YE等研究评价吸烟状况(包括吸烟年数)与术后肾功能进展的关系,发现吸烟史与术后慢性肾脏病(CKD)进展相关,有吸烟史的供者肾脏捐献后慢性肾脏病进展的风险增加。因此,为了降低供肾术后远期并发症的风险,建议他们终身戒烟。

10. 活体供肾供者肿瘤方面的评估 供者应该筛查恶性肿瘤,有助于保护供者健康,同时降低由供者向受者传播肿瘤的风险。如果供者患有需使用肾毒性药物和有心血管不良反应药物治疗的肿瘤,肾功能下降会影响其远期预后。供者筛查肿瘤的时间要靠近肾脏捐献的时间。总而言之,患有未控制的恶性肿瘤的供者不能捐献,有下列恶性肿瘤病史者通常被排除在活体肾捐赠者以外:黑色素瘤、睾丸癌、肾细胞癌、绒毛膜癌、血液系统恶性肿瘤、支气管肺癌、乳腺癌和单克隆免疫球蛋白增多性疾病等。有恶性肿瘤但转移风险不高、治疗计划明确并对供者健康影响很小,且有理由明确该肿瘤无转移可能性的情况下,可以考虑捐献,临床包括声带原位细胞癌、宫颈原位细胞癌、基底细胞癌、皮肤未转移的棘细胞癌等。供肾者有高Bosniak分级(Ⅲ级或更高)的肾脏囊性病变,或有小的原位癌、手术可以治愈的肾癌,在进行个体化的评估之后,也可以考虑捐献。

11. 活体供肾供者传染性疾病的评估 供者应该筛选以下传染性疾病和因素:①人类免疫缺陷病毒(HIV);②乙型肝炎病毒(HBV);③丙肝病毒(HCV);④巨细胞病毒(CMV);⑤EB病毒(EBV);⑥梅毒;⑦地理或环境暴露造成的其他可能的潜在感染情况。筛查可能需要处理的疾病,并防止传染性疾病传播给受者。评估过程包括询问既往传染病史和感染性疾病,应当筛查有关可疑传染性疾病的危险因素。当本地流行病学、个人临床表现或社会接触史提示以下疾病风险时,需进行微生物学检查:结核杆菌感染、类圆线虫属感染、克氏锥虫病、西尼罗河病毒感染、组织胞浆菌病等。如果供者发现有潜在的传染性疾病,那么供者、意向受者和移植团队应仔细衡量继续捐献的风险和收益,如果继续捐献,应当制定相应的应对方案以预防传染性病的发生。

对于乙肝表面抗原阳性或丙型肝炎病毒(HCV)阳性供肾的利用目前仍有争议,非常多的文献报道来自DCD肾移植的经验。对于乙肝表面抗原阳性的供者,一般认为在采取了预防措施(如注射乙肝免疫球蛋白、口服抗乙肝病毒药物等)的前提下,接受乙肝阳性供肾,术后随访期间未发现患乙肝的病例。HCV阳性供体是否可以作为HCV阴性尿毒症受者的供体来源,仍需要更全面更系统的评价。THINKER研究认为,HCV阴性的受者在接受HCV感染者供肾移植后,HCV感染的治愈率高,HCV阳性的供者供肾可作为HCV阴性的肾移植等待者供肾来源途径,但也有少部分报道认为,肾移植受者接受直接抗病毒药物治疗后并不能获得HCV感染的治愈。

12. 活体供肾供者遗传性疾病方面的评估 由于绝大多数活体供者与受者有亲属关系,肾脏遗传性疾病是供者评估的重要内容,例如常染色体显性遗传性多囊肾病(ADPKD)、载脂蛋白L1(APOL1)相关性肾病、非典型溶血尿毒综合征、Alport综合征、Fabry病、家族性局灶性节段性肾小球硬化症、遗传性间质性肾病等均需要重点关注。

当供受者有遗传学的亲缘关系时,受者肾衰竭的病因应尽量明确。供者如发现有可能导致肾功能衰竭的遗传性肾病,则不能捐献肾脏。如果在经过评估之后,仍不能明确供者是否有肾脏疾病的遗传倾向,也不能明确这种疾病是否会导致肾衰竭,在这种情况下,应当将捐献后出现疾病的风险充分告知捐献者。因此，对可疑供者必须进行遗传学检查，如果影像学及常规化验检查仍不能排除遗传可能性，则需要进行基因检查来排除。确诊多囊肾的供者不能捐献。有一级亲属患多囊肾的供者，通过影像学或基因检查足够确信排除了ADPKD之后方可捐献。常染色体隐性遗传的肾脏病（如胱氨酸贮积症或某些类型的家族性局灶性节段性肾小球硬化症）家族史通常不是活体肾脏捐献的禁忌。

13. 女性活体供肾供者妊娠的评估 育龄期妇女必须进行妊娠方面的评估，捐肾手术前进行人绒毛膜促性腺激素（hCG）定量检查排除妊娠。评估时还需询问未来的妊娠计划。如果捐肾后远期风险在可接受的范围内，可以捐肾。应当告知育龄期妇女，同意捐肾到捐献后的恢复期期间需要避孕。建议告知可能有生育计划的妇女，捐献肾脏对她们将来的妊娠可能造成的影响，包括增加发生妊娠高血压疾病或先兆子痫等的风险，但不能因为将来有生育需求，而拒绝女性供者捐肾。

14. 活体供肾供者手术方式的评估 为了在供肾切取之前明确肾脏的解剖学特点，所有供肾者都需要进行血管影像学检查，最佳方式是肾血管三维成像（双肾CTA），CT尿路造影（CTU）比静脉肾盂造影（IVP）更能评估活体供者泌尿系统解剖的准确性。供者如碘过敏不能做增强CT，也可用肾血管MRI来代替，其效果不弱于双肾CTA。在技术上左肾更容易切取，因为左肾静脉更长。由于血管、尿路的变异，也可选择切取右肾。为了减少供者创伤，可以选择微创手术，包括腹腔镜手术及达芬奇机器人取肾，具体选择哪种手术方式，手术医师可根据经验决定，尽量采用自己最擅长的手术方式进行，以保证供者的安全。如供者因既往手术史怀疑存在后腹膜或腹腔广泛粘连，或者供者经济紧张，以及不常规开展腔镜手术的中心，也可以考虑开放性手术。

二、活体供肾供者术后管理

为了加快供者术后康复，缩短住院时间，手术后加速康复外科（enhanced recovery after surgery, ERAS）方案可使供者在供肾术后获得益处。ERAS方案包括术前糖负荷、减少禁食时间、术中限制液体至3 ml/（kg·h）、目标尿量为0.5 ml/（kg·h）、筋膜下注射丁哌卡因、脂质体混悬液、术后给予对乙酰氨基酚、酮咯酸或曲马多等无疼痛方案。目前ERAS方案明显加速了患者的康复，缩短术后住院时间，改善了疼痛评分和缩短肠梗阻时间。需要注意的是，ERAS是一个系统工程，工作量大，需要包括移植科、麻醉科、康复科、营养科、肾内科、护理部等多学科的参与。

供肾切除后供者近期并发症包括出血、肺梗死、感染、心肌梗死等，总发生率为1.8%，在术后早期应监测相关指标，更好地做好预防工作。远期并发症较常见的有高血压。对供者10年以上随访显示，约25%供者发生高血压，男性供者发生率高于女性，但供者远期高血压的发生率与普通人群相比差异无统计学意义。捐肾以后不会出现肾功能进行性恶化，发生肾衰竭的风险跟正常人群相比无明显增加。目前为了扩大供肾来源，许多中心对供者BMI的要求日渐放宽，但肥胖是肾脏疾病发生的危险因素，建议量化和评估供肾切除后患者的BMI变化趋势，并进行营养咨询以促进可持续的体重减轻，从而降低代谢综合征导致肾功能减退的风险。

为了更好地保障供者的安全，希望捐献者定期检测以下项目：①血压；②血常规、肾功能、尿常规、尿蛋白和肌酐清除率；③BMI；④健康生活方式的评估和建议，包括锻炼、膳食、戒烟；⑤心理健康和身体健康的评估和指导。供者捐献肾脏前应制定个体化的捐献后监测方案，根据医疗资源和供者的便利，清晰地描述随访管理计划、随访部门、随访频率等，定期到医院随诊。同时供者应当接受相应年龄人群的健康管理，进行临床疾病和健康危险因素的管理和干预。

在互联网及大数据时代，随访方式可以多种多样，移植单位应当成立专门的随访门诊及固定的随访人员。建议门诊和网络相结合、线上线下相配合、微信短信相配合的随访方式，获取供者的有效数据输入数据库，并对供者进行有效的随访和远程指导，从而有效地保证供者捐献后的长期存活。

三、小结

随着供肾来源短缺问题日益突出，活体供肾已成为器官来源最重要的补充途径，但是在应用活体供肾时，不但需要考虑医学适应证，还需要进行细致严谨的社会伦理和心理学评估。我们尤其不能忽视供者捐肾后的心理变化，应保障这一类特殊的健康人群能够以更健康的心态融入社会。

（韩　飞）

参 考 文 献

[1] 中华医学会器官移植学分会，中国医师协会器官移植医师分会. 中国活体供肾移植临床指南（2016版）. 器官移植，2016，7（6），417-425.

[2] Thiessen C, Kim YA, Formica R, et al. Written informed consent for living kidney donors: practices and compliance with CMS and OPTN requirements. Am J Transplant, 2013, 13(2): 2713-2721.

[3] Lentine KL, Schnitzler MA, Xiao H, et al. Depression diagnoses after living kidney donation: linking US Registry data and administrative claims. Transplantation, 2012, 94(2): 77-83.

[4] Orandi BJ, Luo X, Massie AB, et al. Survival benefit with kidney transplants from HLA-incompatible live donors. N Engl J Med, 2016, 374(45): 940-950.

[5] Lentine KL, Kasiske BL, Levey AS, et al. Summary of kidney disease: improving global outcomes(KDIGO)clinical practice guideline on the evaluation and care of living kidney donors. Transplantation, 2017, 101(8): 1783-1788.

[6] Carla, Burballa, Marta Crespo, et al. MDRD or CKD-EPI for glomerular filtration rate estimation in living kidney donors. Nefrologia, 2018, 38(2): 207-212.

[7] Improving Global Outcomes (KDIGO) CKD Work Group. KDIGO 2012 clinical practice guideline for the evaluation and management of chronic kidney disease. Kidney Int, 2013, 12(2): 1-150.

[8] Mjoen G, Hallan S, Hartmann A, et al. Long-term risks for kidney donors. Kidney Int, 2014, 86(6): 162-167.

[9] Ibrahim HN, Foley R, Tan L, et al. Long-term consequences of kidney donation. N Engl J Med, 2009, 360(6): 459-469.

[10] Muzaale AD, Massie AB, Wang MC, et al. Risk of end-stage renal disease following live kidney donation. JAMA, 2014, 311(26): 579-586.

[11] Davis R, Jones JS, Barocas DA, et al. Diagnosis, evaluation and follow-up of asymptomatic microhematuria (AMH) in adults: AUA guideline. J Urol, 2012, 188(34): 2473-2481.

[12] Yadav RK, Bhowmik D, Subbiah A, et al. To study the impact of donor nephrectomy on blood pressure as measured by ambulatory blood pressure monitoring and renal function. Indian J Nephrol, 2019, 29(4): 272-277.

[13] Lentine KL, Schnitzler MA, Xiao H, et al. Racial variation in medical outcomes among living kidney donors. N Engl J Med, 2010, 363(23): 724-732.

[14] Delmonico F. Council of the Transplantation Society. A report of the Amsterdam forum on the care of the live kidney donor: data and medical guidelines. Transplantation, 2005, 79(S 6): 53-66.

[15] Yoon YE, Lee HH, Na JC, et al. Impact of cigarette smoking on living kidney donors.Transplant Proc, 2018, 50(4): 1029-1033.

[16] Kirchner VA, Liu PT, Pruett TL. Infection and cancer screening in potential living donors: best practices to protect the donor and recipient. Curr Transpl Rep, 2015, 2(1): 35-43.

[17] Jiang H, Wu J, Zhang X, et al. Kidney transplantation from hepatitis B surface antigen positive donors into hepatitis B surface antibody positive recipients: a prospective

[18] Wang XD, Liu JP, Song TR, et al. Kidney transplantation from HBsAg+ living donors to HBsAg- Recipients: clinical outcomes at a high-volume centre in China. Clin Infect Dis, 2020, 11(178): 178-188.

[19] Hussaini T, Yoshida EM. Transplanting kidney allografts from hepatitis C infected donor into hepatitis C uninfeted recipients: rethinking the thinker trial. Ann Hepatol, 2017, 16(5): 702-703.

[20] Goldberg DS, Abt PL, Blumberg EA, et al. Trial of transplantation of HCV-infected kidney into uninfected recipients. N Engl J Med, 2017, 376(24): 2394-2395.

[21] Thomas CP, Mansilla MA, Sompallae R, et al. Screening of living kidney donors for genetic diseases using a comprehensive genetic testing strategy. Am J Transplant, 2017, 17(2): 401-410.

[22] Sontrop JM, Garg AX. Considerations for living kidney donation among women of childbearing age: evidence from recent studies. Curr Transpl Rep, 2016, 3(1): 10-14.

[23] Garg AX, McArthur E, Lentine KL. Gestational hypertension and preeclampsia in living kidney donors. N Engl J Med, 2015, 372(24): 1469-1470.

[24] Anne Dorte, Blankholm, Bodil G Pedersen, et al. Noncontrast-enhanced magnetic resonance versus computed tomography angiography in preoperative evaluation of potential living renal donors. Acad Radiol, 2015, 22(11): 1368-1375.

[17] nonrandomized controlled study from a single center. Am J Transplant, 2009, 9(8): 1853-1858.

[25] Mehmet Ali Ikidag, Erdal Uysal. Evaluation of vascular structures of living donor kidneys by multislice computed tomography angiography before transplant surgery: is arterial phase sufficient for determination of both arteries and veins?. J Belg Soc Radiol, 2019, 103(1): 23-29.

[26] Mohammad Kazem Tarzamni, Nariman Nezami, Afshar Zomorrodi, et al. Renal collecting system anatomy in living kidney donors by computed tomographic urography: protocol accuracy compared to intravenous pyelographic and surgical findings. J Clin Imaging Sci, 2016, (2)28: 6-11.

[27] Gulati M, Dermendjian H, Gómez AM, et al. 3.0 tesla magnetic resonance angiography (mra) for comprehensive renal evaluation of living renal donors: pilot study with computerized tomography angiography (CTA) comparison. Clin Imaging, 2016, 40(3): 370-377.

[28] Patil AB, Javali TD, Nagaraj HK, et al. Laparoscopic donor nephrectomy in unusual venous anatomy-donor and recepient implications. Int Braz J Urol, 2017, 43(4): 671-678.

[29] Aparna Rege, Harold Leraas, Deepak Vikraman, et al. Could the use of an enhanced recovery protocol in laparoscopic donor nephrectomy be an incentive for live kidney donation?. Cureus, 2016, 8(11): 22-27.

[30] Christopher J Dru, Gerhard J Fuchs. Long-term body mass index trends after living-donor nephrectomy. Exp Clin Transplant, 2017, 15(5): 521-526.

[31] HJ Kwon, J Jeon, DH Kim, et al. Clinical impact of a protocolized kidney donor follow-up system.Transplant Proc, 2019, 51(3): 692-700.

第三节 肾移植免疫抑制治疗进展

肾移植作为终末期肾病患者的首选治疗方法，目前已让全球百余万尿毒症患者获得第二次生命。从20世纪中叶至今短短几十年时间，人类在免疫抑制剂的研究方面取得了令人瞩目的成绩，肾移植作为最理想的肾脏替代疗法在临床上越来越被终末期肾病患者所接受。从最初的化学制剂到现在的生物类免疫抑制剂，从原来的单一免疫抑制剂应用到现在的各种免疫抑制剂的联合、个体化运用，器官移植学也随之呈现日新月异的进步。

一、肾移植免疫抑制的发展历程

1954年美国外科医师Murry成功完成了世界上第一例肾移植手术，1960年我国吴阶平院士率先实施了中国第一例人体肾移植。历经60年的发展，国内外肾移植取得了许多突破性进展。20世纪

60年代至70年代早期，硫唑嘌呤和泼尼松龙是肾移植的主要免疫抑制剂，使术后急性排斥反应降低了50%。1982年剑桥大学的罗伊·卡尔纳引入钙调磷酸酶抑制药（CNI），使急性排斥发生率降低到25%，显著提高了同种异体移植物的存活率，肾移植发生了革命性的变化。我国学者在20世纪70年代将中医中药应用于肾移植领域，经过多年的研究发展，证实中医中药可提高移植肾的存活率及肾移植患者的生存质量。20世纪90年代吗替麦考酚酯的应用，让肾移植患者获得了显著的临床疗效。如今不断出现的新型靶向治疗药物与持续更新的免疫抑制剂用药方案，使肾移植术后免疫抑制治疗方案日臻完善。

二、常用免疫抑制剂作用种类

1. 以T淋巴细胞为靶点的免疫抑制剂 包括抑制第一信号的抗CD3单克隆抗体（OKT3）和钙调磷酸酶抑制药（CNI），常用的有环孢素（ciclosporin，CsA）和他克莫司（tacrolimus，FK506），新型CNI类药物伏环孢素（voclosporin，VCS）；抑制第二信号的靶向CD80/86：CD28共刺激阻断剂如贝拉西普（belatacept），以及靶向CD154（CD40L）：CD40共刺激阻断剂如人抗CD40单克隆抗体［布来鲁单抗（bleselumab，ASKP1240）］等。

2. 以B淋巴细胞为靶点的免疫抑制剂 包括以成熟B淋巴细胞为靶点的免疫抑制剂利妥昔单抗（抗CD20的单克隆抗体）和以浆细胞为靶点的免疫抑制剂硼替佐米（26S蛋白酶体抑制剂）等。

3. 以补体及细胞因子为靶点的免疫抑制剂 以补体为靶点的免疫抑制剂如艾库珠单抗（抗C5单克隆抗体）等；以细胞因子为靶点的免疫抑制剂包括：①非特异性细胞因子抑制剂，如肾上腺皮质激素、JAK激酶抑制剂；②特异性细胞因子抑制剂，如巴利昔单抗（IL-2RA，抗CD25单克隆抗体）等。

4. 以混合多克隆抗体为靶点的免疫抑制剂 静脉注射免疫球蛋白（intravenous immunoglobulin，IVIg）和抗胸腺细胞球蛋白（ATG）。

5. 以多种细胞为靶点的免疫抑制剂 如抗CD52单克隆抗体（阿仑单抗）；抗增殖剂，如mTOR抑制剂（包括西罗莫司、依维莫司和替西罗莫司）；抗代谢药物，如硫唑嘌呤（azathioprine，AZA）、吗替麦考酚酯（MMF）、来氟米特（leflunomide，LEF）、环磷酰胺等。

三、免疫抑制的诱导治疗

诱导剂是在围移植手术期使用的免疫抑制剂，此时发生排斥反应的风险最大。诱导治疗通常是短暂的，先于并与长期维持的免疫抑制治疗重叠应用，通过减少急性排斥反应，或者通过减少其他药物的用量（如钙调神经磷酸酶抑制剂或皮质类固醇），使维持治疗产生更大的免疫抑制作用。

肾移植诱导治疗的常用药物包括rATG、IL-2RA（巴利昔单抗和达利珠单抗）、阿仑单抗，以及目前已逐步退出市场的OKT3等。肾移植患者发生急性排斥反应的风险程度取决是否接受诱导治疗及其所需的单抗种类。2009年改善全球肾脏病预后组织（KDIGO）指南将高风险患者定义为以下情况：HLA错配位点多，受者年龄较小，供者年龄较大，群体反应性抗体（panel reactive antibody，PRA）＞0，存在供体特异性抗体，血型不匹配，移植物功能延迟恢复和冷缺血时间＞24 h。一项单中心研究结果表明，群体反应性抗体阳性和甲状旁腺激素水平会增加急性排斥反应的风险。

1. 标准风险移植患者的诱导治疗方案　　2009年KDIGO推荐在初始免疫抑制方案中使用诱导治疗（1B级），并将IL-2RA作为一线治疗（1B级）。全球接受IL-2RA治疗的肾移植受者比例不同。大多数美国患者使用他克莫司和MMF为基础的维持方案，使T细胞耗竭剂的运用持续增加。T细胞耗竭剂（如OKT3、rATG等）是美国肾移植患者最常用的诱导剂，2018年使用率达到63.6%，而IL-2RA治疗为35.1%。相比之下，在欧洲，IL-2RA比rATG或其他T细胞耗竭剂使用更广泛。但2009年KDIGO指南所参考的研究大多在20世纪90年代至21世纪初进行的研究，比较了IL-2RA和无诱导治疗的疗效，在所采用的维持治疗中，87%的患者接受环孢素而非他克莫司治疗，仅50%的患者接受麦考酚酸（MPA）治疗，28%的患者接受硫唑嘌呤治疗，22%的患者接受了双联而非三联维持治疗。现今大多数移植中心开展他克莫司、MPA和类固醇三联维持治疗。在维持疗法变更的背景下，诱导剂对于标准风险患者来说，可能仅使急性排斥反应的风险降低1%~4%，而不能改善移植物或患者的生存率。对高危患者而言，rATG诱导可降低近50%的急性排斥反应风险。所以有必要对2009年KIDGO指南诱导治疗方案进行更新。Hatem Ali等在2019年进行了IL-2RA诱导与安慰剂或无诱导疗法的疗效的对照研究，接受以他克莫司为基础的维持疗法的标准风险肾移植受者，结果显示IL-2RA诱导疗法对急性排斥率、患者存活率或移植物存活率无显著影响。这项荟萃分析认为目前优化的维持治疗方案降低了急性排斥反应的发生率。

　　为了探究新维持治疗方案下，IL-2RA与rATG对肾移植患者疗效的差异，许多中心开展了基于他克莫司、MMF和泼尼松维持治疗的研究，大部分研究表明，与无诱导治疗相比，IL-2RA或rATG诱导治疗导致的急性排斥反应发生率更低，且rATG比IL-2RA更有效地降低急性排斥反应的发生率，但会增加感染风险。一项回顾性研究发现，3.5 mg/kg的rATG诱导对低免疫风险、移植物功能延迟恢复（DGF）高风险患者有益，且不增加感染的风险。

　　rATG能有效降低急性排斥反应发生率，因此可作为大部分标准风险患者的诱导治疗药物。如不能耐受rATG的不良反应，则选择IL-2RA作为标准风险患者的诱导方法。尽管如此，目前临床上仍需要更大的研究人群和更长的随访时间来评定两者的疗效差异，找到最佳的诱导治疗方案。

2. 高危患者的诱导治疗方案　　一项前瞻性研究纳入具有高危急性排斥或移植物功能延迟恢复风险的肾移植患者，比较5天短期疗程的rATG和巴利昔单抗的疗效。与巴利昔单抗组相比，rATG组的急性排斥反应发生率和需要抗体治疗的急性排斥反应发生率较低。两组的移植物丢失率、移植物功能延迟恢复比例、死亡率均相似。但接受rATG治疗的患者感染率较高。有两项研究分析了高风险肾移植患者接受rATG或达利珠单抗诱导治疗的急性排斥反应发生率的差异。结果表明，与达利珠单抗相比，rATG能降低高风险肾移植受者一年内急性排斥反应的频率和程度，在第五年时，急性排斥反应发生率仍较低。但对一年内的移植物或患者存活率没有显著的改善。

　　由于rATG能降低高风险患者的急性排斥反应的发生，推荐使用rATG作为高风险患者的诱导治疗药物。此方案与2009年KDIGO指南所建议的一致。在给药时，仍需注意rATG可引起更高的感染率，须根据患者对药物的反应而进行个体化的用药调整。

四、维持性免疫抑制剂治疗方案

　　几乎所有的肾移植受者都采用维持性免疫抑制治疗，以预防急性排斥反应和移植肾的丢失。主要的免疫抑制剂有糖皮质激素、硫唑嘌呤、MMF、肠溶霉酚酸钠（EC-MPS）、环孢素、他克莫司、依维莫司、雷帕霉素和贝拉西普等。环孢素的应用是免疫抑制治疗的一个重要进展，其使肾移植的1年存活率提高了10%。大多数移植中心用药符合2009年KDIGO指南建议的三联免疫抑制疗法，即：钙调磷酸酶抑制药（环孢素或他克莫司）、一种抗代谢物（硫唑嘌呤、MMF或肠溶霉酚酸钠）、糖皮质激素。联合用药的目标是最小化任何单一药物的不良反应，维持充分的免疫抑制效应。据统计，2018年美国最常用的维持免疫抑制方案是他克莫司、MMF和类固醇（占57.8%），其次是他克莫司和MMF（占37.5%）。

1. 维持性免疫抑制剂治疗时机 2009年KDIGO指南建议钙调磷酸酶抑制药的应用不应推迟到移植物功能开始时。Lebranchu Y和Kamar N等研究了早期环孢素A或延迟环孢素联合IL-2RA在成人肾移植患者中的疗效和耐受性。所有患者从手术当天开始接受标准剂量的类固醇和MMF。结果表明，早期或延迟应用环孢素，在肾移植术后1年时，移植物和患者存活率相似。两组均允许停用类固醇，且无急性排斥反应的发生，在随访1年时患者均具有稳定的肾功能。Karen Hardinger等建议接受rATG诱导治疗的肾移植患者，在入院时给予EC-MPS 360 mg每日两次口服，在术前开始使用EC-MPS和糖皮质激素维持免疫治疗，术后口服720 mg EC-MPS，每日2次，直至达到他克莫司的治疗性水平，然后将EC-MPS降至360 mg。从术后第一天开始，给予缓释型他克莫司0.08 mg/kg，每日1次，调整剂量后，第一个月达到12 h内维持在7~10 ng/ml，之后维持在3~7 ng/ml。

2. 钙调磷酸酶抑制药的选择 目前，以他克莫司为基础的免疫抑制方案仍是肾移植的首选。中国肾移植患者也更倾向于接受他克莫司治疗而非环孢素。一项荟萃分析表明，在肾移植术后第6个月时，接受他克莫司治疗的患者移植物丢失显著减少，一年后的急性排斥反应和类固醇耐药性排斥反应亦较少。但随着他克莫司浓度的增加，由其引起的毒性和糖尿病发生率升高，益处随之减少。考虑到他克莫司导致的肾毒性、移植后新发糖尿病（NODAT）、神经毒性、电解质紊乱等，Ekberg H等比较了接受标准剂量的环孢素、MMF和皮质类固醇，或在达克珠单抗诱导下，低剂量的环孢素、低剂量的他克莫司或低剂量的西罗莫司与MMF和皮质类固醇对肾移植患者的疗效和安全性。达克珠单抗、MMF和皮质类固醇联合低剂量他克莫司的方案有利于改善肾功能，提高移植物存活率和降低急性排斥率。然而，接受低剂量他克莫司治疗的患者发生NODAT的风险明显升高。另一项回顾性分析表示，减量使用钙调磷酸酶抑制剂（如环孢素）可提高肾小球滤过率，有益于移植肾的存活，因此，尽量减少他克莫司的剂量，使用合适的伴随药物，可以获得最好的长期肾脏生存率。中国肾移植受者免疫抑制治疗指南（2016版）推荐，如果使用IL-2RA或淋巴细胞清除性抗体作为诱导治疗用药，可适当减低钙调磷酸酶抑制药类药物目标药物浓度。他克莫司有多种制剂，可以即时释放（普乐可复）、缓释（平伏拉夫）或延缓释放（恩伐苏）。所有这些在预防急性排斥反应方面都显示出较好的临床治疗效果。一项随访4年的研究表明，接受他克莫司缓释片和普通剂型治疗的患者存活率、移植物存活率和肾功能相似并优于CsA，但NODAT的发生率更高。他克莫司的剂量浓度比值可以指导他克莫司用药的改进，同时CYP3A5 6986（A＞G）位点的多态性影响着他克莫司的血药浓度。患者通常需要在移植术前采血检测他克莫司浓度，*CYP3A5*的基因型来确定个体化的初始给药剂量。在将普通剂型转换至缓释剂型的时候，应该注意上调他克莫司给药剂量，同时结合*CYP3A5*的基因型检测，确保血药浓度在治疗窗范围内。新的用药方案可能会改善他克莫司的安全性，可以采取个性化用药，这将成为移植免疫抑制优化的下一个热点。

3. 抗代谢药物的选择 2009年KDIGO临床实践指南建议MMF作为一线抗代谢药物。Giselle Guerra等比较他克莫司（TAC）+西罗莫司（SRL）、他克莫司+MMF和环孢素+西罗莫司的疗效。所有患者均接受达利珠单抗诱导和类固醇皮质激素维持治疗。他克莫司+MMF组的急性排斥反应发生率明显降低，GFR估计值增高。接受西罗莫司治疗的患者出现了更多的病毒感染、依从性差、需要抗脂质治疗的情况。一项比较不同维持治疗方案疗效的研究表明，贝拉西普（BEL）+MMF比TAC+MMF和SRL+MMF更能降低死亡率。MMF+CsA、TAC+MMF、SRL+TAC、TAC+硫唑嘌呤（AZA）、依维莫司（EVL）+CsA能有效降低急性排斥反应。SRL+AZA、TAC+AZA、TAC+MMF和BEL+MMF均能提高GFR。Wagner M等探讨在肾移植后麦考酚酸（MPA）与AZA在维持免疫抑制方案中的疗效，综合分析表明，与AZA相比，MMF降低了移植物丢失和急性排斥反应，但MMF治疗的组织浸润性CMV疾病的发病风险更高。mTOR抑制剂在移植后早期受到其并发症的限制，包括移植物功能延迟恢复，伤口愈合不良，以及淋巴囊肿发生率增加。Hardinger K等推荐使用包括钙调磷酸酶抑制药和抗代谢物（通常是MMF）的三联疗法。MMF已应用于移植领域近20年，目前仍然是移植患者的一线免疫抑制药物。在中国，超过80%的肾移植受者采用基于MMF的维持治疗方案。但中国肾移植受者应用的免疫抑制方案通常是基于西方的经验，故随后的一项基于中国肾脏移植患者国家数据库的研究揭示了，在中国采用以MMF为基础的维持治疗能更好改善患者和移植物存活率。陈江华等的研究表明低剂量免疫治疗不会增加急性排斥反应率和移植物丢失率，大剂量MMF及CNI的应用反而有增加感染的风险，建议中国肾移植患者应适当减少MMF的应用剂量。

4. 无类固醇免疫抑制方案 肾移植患者早期撤除类固醇或避免使用类固醇是否安全有效存在争议。2009年KDIGO指南建议，在低免疫风险和接受诱导治疗的患者中，泼尼松应在移植后第一周内停用。早期Meulen CG等证明通过使用抗IL-2RA诱导和他克莫司和MMF维持疗法，在肾移植后3天撤出类固醇是可行的。Pascual J等证明在术后2周内不使用类固醇或早期停用类固醇对于肾移植患者是安全的。Oliver Thomusch等表明，在诱导治疗后，低风险患者可以实现类固醇的快速撤药而不会丧失疗效，且可以降低移植后糖尿病的发病率。Phanish MK等的回顾性队列研究中得出，在不使用T细胞耗竭剂诱导的情况下，IL-2RA诱导的低风险患者可安全地停用类固醇药物。高风险患者接受IL-2RA诱导为基础的三联疗法是安全的，并且有良好的移植功能。然而，Hardinger K等不认同KDIGO指南的这一建议，并建议继续对患者进行小剂量糖皮质激素治疗，无论患者是否存在急性排斥风险。

在美国，近10年来约30%的肾移植患者使用无类固醇疗法。诱导治疗支持无类固醇免疫抑制方案，目前认为只有选择T细胞消耗抗体作为诱导剂时（如抗胸腺细胞球蛋白或阿仑单抗），才可考虑采用不含皮质类固醇的维持免疫治疗。减少皮质类固醇的用药对患者有很多益处，由于考虑到撤药可能会导致急性排斥反应率升高，而床医师一般不会在移植后的早期阶段停止使用皮质类固醇。目前的免疫抑制治疗方案在肾移植后早期排斥率较低，移植物存活率较高，可以支持无类固醇疗法或类固醇的早期撤除。大量研究证明，低风险患者早期撤除类固醇或不使用类固醇是可行的治疗方案。但还需要大量的临床研究来证实无类固醇治疗对高风险患者的利弊。

五、肾移植术后免疫抑制剂浓度检测

长期使用免疫维持治疗需要定期进行免疫抑制剂血药浓度的监测，个体化调整给药剂量，在最初的3~6个月内逐渐减药，达到有效预防排斥反应同时，尽可能降低药物不良反应。一项国外研究提出肾移植患者在移植后的第一年的复查方案。在移植后的2~4周，每周去移植诊所复诊2次，并根据KDIGO指南所提出的监测方案对患者进行实验室相关项目检查。移植后1年，受者的年龄、尿路感染和移植后急性排斥反应与肾脏功能恶化有关。移植物功能延迟恢复（DGF）和肾小球硬化程度高可导致移植物1年存活率较低。一项针对进展为肾衰竭的肾移植患者活检后临床指征的前瞻性研究，发现抗体介导的排斥反应或肾小球肾炎是进展为肾衰竭最常见的原因之一。所以要根据患者自身危险因素和复查结果合理地调整免疫抑制方案来提高移植肾的功能和患者生存质量。

六、新兴单克隆抗体

目前研究一些基于单克隆抗体的新型免疫抑制药物，包括贝利木单抗（Belimumab，抗BLyS）、托珠单抗（Tocilizumab，抗IL-6R）、TOL101（抗TCR）和布来鲁单抗（Bleselumab，抗CD40）。

贝利木单抗（Belimumab）是一个靶向B淋巴细胞刺激因子（BLyS）的完全人源单克隆抗体（IgG1λ），被美国食品药品监督管理局（FDA）批准用于红斑狼疮，目前还没有运用于临床肾移植免疫抑制治疗。为了研究接受标准免疫抑制的成年肾移植患者，贝利木单抗的安全性和活性，以及对IgG产生和调节B细胞的作用。Banham GD等在英国2个中心进行了贝利木单抗的双盲、随机、安慰剂对照的2期临床试验，同时给予患者标准治疗免疫抑制（巴利昔单抗、MMF、他克莫司和泼尼松龙）。结果表明，在肾移植中，贝利木单抗与标准免疫抑制治疗合用时，不会增加感染的风险，也不会对体液性同种异体免疫产生潜在有益的影响。然而，Sakir Ahmed指出该研究中，患者使用的免疫抑制剂会造成幼稚B细胞数量的减少，因此结果可能无法达到统计学上的差异，进而提出B细胞亚群数量是否能体现贝利木单抗疗效的质疑。

托珠单抗（TCZ）是一种针对IL-6R可溶性和膜型的人源化单克隆抗体，被FDA批准用于治疗中度到重度类风湿性关节炎和特发性幼年关节炎。IL-6是一种多效细胞因子，促进B细胞和T细胞（包括T滤泡辅助细胞）的分化、产生抗体，可与TGF-β诱导幼稚CD4$^+$，辅助T细胞分化为Th17细胞。一项观察性研究纳入7例接受至少1剂量的托珠单抗的肾移植患者，在整个治疗过程中，所有患者的肾功能均得到改善或稳定。6名患者中的4名患者DSA降低了50%或以上。说明托珠单抗可以成为传统治疗急性抗体介导的排斥反应（AMR）方案的补充疗法。Chandran S等将30名接受他克莫司/MMF/泼尼松的肾移植患者分成接受TCZ治疗组和无TCZ组，结果表明，托珠单抗治疗6个月的耐受性良好，并使肾移植受者的循环Treg细胞显著增加，效应细胞功能降低和移植物浸入减少。IL-6的阻断将是调节同种异体免疫反应的新型治疗选择，目前仍需大量研究来验证托珠单抗的疗效。

TOL101（T10B9，Tolera Therapeutics）是一种靶向T淋巴细胞受体（TCR）的αβ亚基的鼠IgMκ链单克隆抗体，能每天服用而不会产生免疫原性。与以往的抗TCR药物（OKT3和针对TCR的CD3亚单位的人源化单克隆抗CD3IgG药物）不同，由于αβTCR没有已知的胞内信号结构域，TOL101通过非有丝分裂途径来调节T细胞。Flechner SM等报道了36例肾移植患者使用TOL101的安全性和有效性的第二阶段临床试验。与常规治疗相比，使用TOL101诱导和他克莫司、MMF及低剂量类固醇表现出较好的患者和移植物存活率。然而，目前仅报道了6个月的随访结果，需要研究其长期疗效和安全性有待进一步研究。

Bleselumab（ASKP1240）是一种完全的人抗CD40单克隆抗体，具有低免疫原性。通过阻断T细胞、B细胞和抗原提呈细胞之间的细胞表面受体CD40及其配体CD40L（CD154）的相互作用，通过阻断T细胞激活所需的共刺激信号来抑制体液和细胞免疫应答。其是一种IgG4同型抗体，由于IgG4与FcγR结合的亲和力低，既不显示抗体依赖性细胞介导的细胞毒性（ADCC），也不显示补体依赖性细胞毒性（CDC），有望发挥其免疫调节作用，而不会出现抗药物抗体的不良作用或CD40阳性细胞的耗尽。在2000年早期使用人源化或嵌合抗CD154单克隆抗体阻断CD40/CD154相互作用，对啮齿动物和非人类灵长类动物的移植有效。然而，抗CD154 mAb可导致高血栓栓塞事件的发生，相关的临床试验被终止。抑制CD40被认为是抗CD154 mAb的替代方法。一项首次评估ASKP1240在健康人群中安全性、药效学特征的研究表明，ASKP1240对CD40受体的占位呈剂量依赖性，在用量达到0.01 mg/kg以上时达到最大值，并无细胞因子释放综合征或血栓栓塞事件。ASKP1240本身不激活血小板和内皮细胞，不会影响血小板血栓形成，也不会在高流量条件下破坏血小板血栓的稳定性。一项研究评估肾移植患者随机接受50 mg、100 mg、200 mg或500 mg的ASKP1240治疗的安全性与药效，所有剂量均能阻断B细胞的CD40，并呈现剂量依赖性延长。一项评估布来鲁单抗有效性和安全性的2期开放随机对照研究，将肾移植患者随机分配为三组，分别接受标准治疗［SoC，快速释放他克莫司（IR-TAC）+MMF］，布来鲁单抗+MMF和布来鲁单抗+IR-TAC治疗。结果表明，所有组的活检证实的急性排斥反应（BPAR）发病率在36个月内均略有上升。布来鲁单抗+IR-TAC在预防肾移植患者6个月和36个月的BPAR方面非劣效于SoC治疗。布来鲁单抗+MMF治疗在第6个月或第36个月的BPAR方面劣于SoC和布来鲁单抗+IR-TAC。与SoC相比，布来鲁单抗治疗存在一些感染并发症，如巨细胞病毒（CMV）和BK病毒感染。ASKP1240是否可能成为一种有发展前景的新型免疫抑制药物，仍需大量临床试验来证实。

七、展望

2017年中国大型移植中心（定义为每年>100例肾移植）的肾移植手术量超过了全国总移植数量的80%。据2018年国家器官获取和移植网络/移植受者科学登记处（OPTN/SRTR）年度报告，在未来1~2年，肾移植患者总数将有望突破25万。肾移植患者数量的不断增多，推动新型免疫抑制的不断问世和应用。免疫抑制剂是一把"双刃剑"，在受者和移植物存活率明显提高的同时，也不可避免地会引起感染、肿瘤、骨髓抑制、肾毒性和肝毒性、高血压、高脂血症及糖尿病等并发症。如何优化免疫抑制治疗方案及减少免疫抑制剂的不良反应，始终是肾移植免疫治疗的研究方向，同时也是提高移植受者的长期存活率的关键。因此，关于肾脏移植受者免疫抑制剂应用，我们应该遵循个体化原则，对不同个体"量体裁衣"，选择最适免疫抑制剂组合和剂量，达到最好的疗效。近年来，药物的靶向递送和纳米材料等技术创新加速了新型免疫抑制药物的研发。随着新的小分子药物和生物制剂的发展，有望进一步改善肾移植患者的长期预后。

（陈江华　陈大进）

参 考 文 献

[1] Zhang LX, Wang F, Wang L, et al. Prevalence of chronic kidney disease in China: a cross-sectional survey. The Lancet, 2012, 380 (9842): 650-650.

[2] Denton M D, Magee C C, Sayegh M H. Immunosuppressive strategies in transplantation. The Lancet, 1999, 353 (9158): 1083-1091.

[3] 石炳毅，袁清. 国内外肾移植领域近期研究热点. 中华医学杂志，2017，97（2）：81-84.

[4] 金钟大，陈江华. 中医药在肾移植临床中的应用及实验研究概况. 2003，23（7）：558-560.

[5] 马锡慧，肖漓. 肾移植免疫抑制剂研究进展. 器官移植，2019，10（4）：459-464.

[6] Ozen M, Ergun I, Beyler O. Early graft survival after renal transplantation, Single Center Experience, 2020, 24 (2): 44-50.

[7] Hart A, Smith J M, Skeans M A, et al. OPTN/SRTR 2018 Annual Data Report: Kidney. American Journal of Transplantation, 2020, 20 (2): 20-130.

[8] Hellemans R, Bosmans J L, Abramowicz D. Induction Therapy for kidney transplant recipients: do we still need anti-IL2 receptor monoclonal antibodies?. American Journal of Transplantation, 2016, 34 (3): 40-44.

[9] Hatem Ali, Atif Mohiuddin, Ajay Sharma, et al. Implication of interleukin-2 receptor antibody induction therapy in standard risk renal transplant in the tacrolimus era: a meta-analysis. Clinical Kidney Journal, 2019, 78 (6): 592-599.

[10] Gralla J, Wiseman AC. The impact of IL2ra induction therapy in kidney transplantation using tacrolimus and mycophenolate-based immunosuppression. Transplantation, 2010, 90 (6): 639-644.

[11] Willoughby LM, Schnitzler MA, Brennan DC, et al. Early outcomes of thymoglobulin and basiliximab induction in kidney transplantation: application of statistical approaches to reduce bias in observational comparisons. Transplantation, 2009, 87 (10): 1520-1529.

[12] Huang HF, Zhou J Y, Xie WQ, et al. Basiliximab versus rabbit antithymocyte globulin as induction therapy for living-related renal transplantation: a single-center experience. International Urology and Nephrology, 2016, 48 (8): 1363-1370.

[13] Webster A C, Ruster L P, Mcgee R G, et al. Interleukin 2 receptor antagonists for kidney transplant recipients. Cochrane Database of Systematic Reviews (Online), 2010, 20 (1): 3897-3902.

[14] Ivana Dedinská a, Karol Graňák a, Matej Vnuák a, et al. Induction therapy with atg compared with anti-il2 basiliximab in low-immunologic risk kidney transplant recipients. Transplantation Proceedings, 2019, 51 (10): 3259-3264.

[15] Vella J, Brennan DC. Induction immunosuppressive therapy in kidney transplantation in adults. Transplant Proc, 2018, 50 (4): 987-992.

[16] Brennan DC, Daller JA, Lake KD, et al. Rabbit antithymocyte globulin versus basiliximab in renal transplantation. New England Journal of Medicine, 2006, 355 (19): 1967-1977.

[17] Noel C, Abramowicz D, Durand D, et al. Daclizumab versus antithymocyte globulin in high-immunological-risk renal transplant recipients. Journal of the American Society of Nephrology, 2009, 20 (6): 1385-1392.

[18] Hellemans R, Hazzan M, Durand D, et al. Daclizumab versus rabbit antithymocyte globulin in high-risk renal transplants: five-year follow-up of a randomized study. American Journal of Transplantation, 2015, 15 (7): 1923-1932.

[19] Hata Y, Ozawa M, Takemoto S K, et al. HLA matching. Clinical Transplants, 1996, 21 (3): 381-396.

[20] Lebranchu Y, Bridoux F, Büchler M, et al. Immunoprophylaxis with basiliximab compared with antithymocyte globulin in renal transplant patients receiving MMF-containing triple therapy. American journal of Transplantation, 2002, 2 (1): 48-55.

[21] Kamar N, Garrigue V, Karras A, et al. Impact of early or delayed cyclosporine on delayed graft function in renal transplant recipients: a randomized, multicenter study. American Journal of Transplantation, 2006, 6 (5p1): 1042-1048.

[22] Hardinger K, Brennan DC. Maintenance immunosuppressive therapy in kidney transplantation in adults. World J Transplant, 2013, 3 (4): 68-77.

[23] Chen L, Bai H, Jin H, et al. Outcomes in kidney transplantation with mycophenolate mofetil-based maintenance immunosuppression in China: a large-sample retrospective analysis of a national database. Transplant International, 2020, 33 (7): 718-728.

[24] Webster AC, Taylor RRS, Chapman JR, et al. Tacrolimus versus cyclosporin as primary immunosuppression for kidney

[25] Shrestha BM. Two decades of tacrolimus in renal transplant: basic science and clinical evidences. Exp Clin Transplant, 2017, 15 (1): 1-9.

[26] Ekberg H, Tedesco-Silva H, Demirbas A, et al. Reduced exposure to calcineurin inhibitors in renal transplantation. New England Journal of Medicine, 2007, 357 (25): 2562-2575.

[27] Chen J, Qu L, Wu J, et al. Twenty-nine years experience of kidney transplantation from Zhejiang University. Clinical transplants, 2005, 6 (1): 209-215.

[28] Wang R, Xu Y, Wu J, et al. Reduced-dose cyclosporine with mycophenolate mofetil and prednisone significantly improves the long-term glomerular filtration rate and graft survival. Internal Medicine, 2013, 52 (9): 947-953.

[29] 石炳毅, 袁铭. 中国肾移植受者免疫抑制治疗指南(2016版). 器官移植, 2016, 2(5): 2-6.

[30] Jouve T, Noble J, Rostaing L, et al. An update on the safety of tacrolimus in kidney transplant recipients, with a focus on tacrolimus minimization. Expert Opinion on Drug Safety, 2019, 18 (4): 285-294.

[31] Silva Jr HT, Yang HC, Abouljoud M, et al. One-year results with extended-release tacrolimus/MMF, tacrolimus/MMF and cyclosporine/MMF in de novo kidney transplant recipients. American Journal of Transplantation, 2007, 7 (3): 595-608.

[32] 陈攀, 傅茜, 李晶洁, 等. CYP3A5基因型对中国肾移植术后患者体内他克莫司缓释剂型药动学参数的影响. 中国药理学通报, 2016(32): 1592-1595.

[33] Guerra G, Ciancio G, Gaynor J J, et al. Randomized trial of immunosuppressive regimens in renal transplantation. Journal of the American Society of Nephrology, 2011, 22 (9): 1758-1768.

[34] Jones-Hughes T, Snowsill T, Haasova M, et al. Immunosuppressive therapy for kidney transplantation in adults: a systematic review and economic model. Health Technology Assessment, 2016, 20 (62): 62-70.

[35] Martin, Wagner, Amy, et al. Mycophenolic acid versus azathioprine as primary immunosuppression for kidney transplant recipients. Cochrane Database of Systematic Reviews, 2015, 126 (12): 7746-7752.

[36] National Health Commission. National Medical Service and Quality Safety Report 2018 [R]. Beijing: Scientific and Technological Documentation Press, 2019.

[37] Wu J, Chen J, Wang Y, et al. Improved clinical outcomes in Chinese renal allograft recipients receiving lower dose immunosuppressants. Transplantation, 2004, 78 (5): 713-718.

[38] Meulen CG T, Riemsdijk IV, Ronald J. Hené, et al. Steroid-withdrawal at 3 days after renal transplantation with anti-il-2 receptor α therapy: a prospective, randomized. Multicenter Study, 2004, 4 (5): 803-810.

[39] Pascual J, Royuela A, Galeano C, et al. Very early steroid withdrawal or complete avoidance for kidney transplant recipients: A systematic review. Nephrology Dialysis Transplantation, 2011, 27 (2): 825-832.

[40] Thomusch, O, Wiesener, et al. Rabbit-ATG or basiliximab induction for rapid steroid withdrawal after renal transplantation (Harmony): an open-label, multicentre. Randomised Controlled Trial, 2016, 388 (10063): 3006-3016.

[41] Phanish MK, Hull RP, Andrews PA, et al. Immunological risk stratification and tailored minimisation of immunosuppression in renal transplant recipients. BMC Nephrology, 2020, 21 (1): 1-11.

[42] Chandraker A, Yeung MY. Overview of care of the adult kidney transplant recipient. Waltham, 2014, 22 (2): 109-114.

[43] Auglienė R, Dalinkevičienė E, Kuzminskis V, et al. Factors influencing renal graft survival: 7-Year experience of a single center. Medicina, 2017, 53 (4): 224-232.

[44] Sellares J, De Freitas DG, Mengel M, et al. Understanding the causes of kidney transplant failure: the dominant role of antibody-mediated rejection and nonadherence. American Journal of Transplantation, 2012, 12 (2): 388-399.

[45] Dubey AK, Handu SS, Dubey S, et al. Belimumab: First targeted biological treatment for systemic lupus erythematosus. Journal of Pharmacology & Pharmacotherapeutics, 2011, 2 (4): 317-322.

[46] Banham GD, Flint SM, Torpey N, et al. Belimumab in kidney transplantation: an experimental medicine, randomised, placebo-controlled phase 2 trial. The Lancet, 2018, 391 (10140): 2619-2630.

[47] Tampaki EC, Tampakis A, Gürke L, et al. Belimumab in kidney transplantation. The Lancet, 2019, 393 (10174): 874-875.

[48] Turnier JL, Brunner HI. Tocilizumab for treating juvenile idiopathic arthritis. Expert Opinion on Biological Therapy, 2016, 16 (4): 559-566.

[49] Kang S, Tanaka T, Kishimoto T. Therapeutic uses of anti-

[50] Pottebaum AA, Venkatachalam K, Liu C, et al. Efficacy and safety of tocilizumab in the treatment of acute active antibody-mediated rejection in kidney transplant recipients. Transplantation Direct, 2020, 6 (4): 26-38.

[51] Chandran S, Leung J, Laszik Z, et al. IL-6R Blockade with Tocilizumab Increases Tregs and Decreases Early Graft Inflammation in Kidney Transplant Recipients: Results of a Randomized Controlled Trial [C]. NJ USA: Wiley, 2019, 19 (1): 501-502.

[52] Getts DR, Kramer WG, Wiseman AC, et al. The Pharmacokinetics and Pharmacodynamics of TOL101, a Murine IgM Anti-Human αβ T Cell Receptor Antibody, in Renal Transplant Patients. Clinical Pharmacokinetics, 2014, 53 (7): 649-657.

[53] Flechner SM, Mulgoankar S, Melton L B, et al. First-in-human study of the safety and efficacy of tol101 induction to prevent kidney transplant rejection. American Journal of Transplantation, 2014, 14 (6): 1346-1355.

[54] Zhang T, Pierson III RN, Azimzadeh AM. Update on CD40 and CD154 blockade in transplant models. Immunotherapy, 2015, 7 (8): 899-911.

[55] Elgueta R, Benson MJ, De Vries VC, et al. Molecular mechanism and function of CD40/CD40L engagement in the immune system. Immunological Reviews, 2009, 229 (1): 152-172.

[56] Xu Y, Szalai AJ, Zhou T, et al. FcγRs modulate cytotoxicity of anti-Fas antibodies: implications for agonistic antibody-based therapeutics. The Journal of Immunology, 2003, 171 (2): 562-568.

[57] van der Pol W L, van de Winkel JG J. IgG receptor polymorphisms: risk factors for disease. Immunogenetics, 1998, 48 (3): 222-232.

[58] Okimura K, Maeta K, Kobayashi N, et al. Characterization of ASKP1240, a fully human antibody targeting human CD40 with potent immunosuppressive effects. American Journal of Transplantation, 2014, 14 (6): 1290-1299.

[59] Kawai T, Andrews D, Colvin R B, et al. Thromboembolic complications after treatment with monoclonal antibody against CD40 ligand. Nature Medicine, 2000, 6 (2): 114-114.

[60] Kirk AD, Burkly LC, Batty DS, et al. Treatment with humanized monoclonal antibody against CD154 prevents acute renal allograft rejection in nonhuman primates. Nature Medicine, 1999, 5 (6): 686-693.

[61] Imai A, Suzuki T, Sugitani A, et al. A novel fully human anti-CD40 monoclonal antibody, 4D11, for kidney transplantation in cynomolgus monkeys. Transplantation, 2007, 84 (8): 1020-1028.

[62] Goldwater R, Keirns J, Blahunka P, et al. A phase 1, randomized ascending single-dose study of antagonist anti-human CD40 ASKP1240 in healthy subjects. American Journal of Transplantation, 2013, 13 (4): 1040-1046.

[63] Vincenti F, Klintmalm G, Yang H, et al. A randomized, phase 1b study of the pharmacokinetics, pharmacodynamics, safety, and tolerability of bleselumab, a fully human, anti-CD 40 monoclonal antibody, in kidney transplantation. American Journal of Transplantation, 2020, 20 (1): 172-180.

[64] Harland RC, Klintmalm G, Jensik S, et al. Efficacy and safety of bleselumab in kidney transplant recipients: A phase 2, randomized, open-label, noninferiority study. American Journal of Transplantation, 2020, 20 (1): 159-171.

第四节 肾移植术后急性排斥研究进展

由于存在异体抗原，同种异体肾移植容易发生排斥反应。排斥反应的本质是移植受者的免疫系统识别非自身的移植物抗原而引发的一种典型的免疫反应。随着移植外科技术的日臻成熟、组织配型技术的普遍开展及新型强效免疫抑制剂的广泛应用，急性排斥反应（acute rejection，AR）的发生率逐年下降，但其仍是影响移植肾长期存活的主要威胁和首要独立危险因素。及时准确的诊断和合理有效的治疗是解决排斥反应的关键，也是器官移植界一直努力的方向。本节就近年来肾移植术后急性排斥反应的发生机制、诊断及治疗的研究进展进行阐述。

一、肾移植术后急性排斥反应的机制

急性排斥反应在肾移植术后的任何时候都可能发生,依据其发病机制可分为T细胞介导的(细胞性)排斥反应(T-cell mediated rejection,TCMR)及抗体介导的(体液性)排斥反应(antibody-mediated rejection,ABMR)2种类型,以及兼有2种特征的混合性排斥反应(mixed cellular and antibody-mediated rejection,MR)。肾移植术后早期最常见的排斥反应是TCMR,而影响移植肾近期和远期存活的主要是ABMR。

人类主要组织相容性复合体(major histocompatibility complex,MHC)由位于6号染色体短臂的360万碱基对基因组区组成,是一个编码人白细胞抗原(human leukocyte antigen,HLA)的基因家族。HLA在细胞表面表达,在抵御外来病原体和肿瘤免疫监控中发挥重要作用,同时也是人同种异体器官移植后引起排斥反应的主要抗原。*HHLALA* 基因复合体的区域基因组呈现高度多态性,目前已发现多个复等位基因,包括 *HLA-A*、*HLA-B*、*HLA-C*、*HLA-E*、*HLA-F*、*HLA-G*、*HLA-DR*、*HLA-DQ*、*HLA-DP* 等。另外,移植抗原还包括次要组织相容性抗原、血型抗原和组织特异性抗原等其他参与排斥反应的抗原。移植抗原进入机体会活化固有免疫系统和适应性免疫系统,诱导特异性的适应性免疫应答(细胞性免疫应答和体液性免疫应答)。

(一)T细胞介导的(细胞性)排斥反应

TCMR通常需要3个信号:异体抗原的识别、T细胞的活化和T细胞的增生信号。

1. 异体抗原的识别 目前认为,T细胞能够通过直接识别、间接识别和半直接识别等3种方式识别同种异型抗原。在直接识别途径中,T细胞直接识别供体细胞上表达的完整的异基因MHC分子,即供体来源的抗原提呈细胞(antigen-presenting cells,APCs),其主要是供体未成熟的树突状细胞(dendritic cells,DCs)。在间接识别途径中,受体APCs通过捕获并处理供体细胞因凋亡或坏死脱落的异体HLA分子进而呈递给T细胞。在半直接识别途径中,通过细胞接触或供体外泌体方式,异体抗原从供体APCs转移到受体APCs。直接识别途径大多发生在早期排斥反应。然而,供体DCs的数量会随着时间的推移而减少,故晚期排斥反应经常是通过间接或半直接识别途径。

2. T细胞的活化 T细胞激活的第一信号来自于APC呈递的异体抗原与T细胞表面的特异性受体的接触,但传递的是无能或凋亡信号。第二信号(或称为协同刺激信号)为APC的协同刺激分子(B7家族的CD40、CD80和CD86)与T淋巴细胞表面的配体(CD40配体、CD28和CTLA-4)接触。两者激活核因子κB(nuclear factor kappa-light-chain-enhancer of activated B cell,NF-κB)、丝裂原活化蛋白激酶(mitogen-activated protein kinase,MAPK)、钙-钙调磷酸酶等信号转导途径,即第三信号。

3. T细胞的增生 白介素(interleukin,IL)-2与受体CD25结合,以及IL-15等其他因子将同时激活T淋巴细胞,使其增生和分化。活化的T细胞可分化记忆性T细胞、辅助性T细胞(help T cell,Th)、调节性T细胞(regulatory T cells,Treg)和杀伤性T细胞等多个T细胞亚群,并参与针对移植物的细胞免疫效应机制。

(二)抗体介导的(体液性)排斥反应

B细胞的活化为双信号机制,需要抗原接触与配体结合2个过程。目前认为,急性ABMR由供体特异性抗体(donor specific antibody,DSA)所介导,表现为移植肾组织学损伤及移植肾功能的恶化。

DSA是一类高亲和力的免疫球蛋白G（immunoglobulin G，IgG）型球蛋白，包括预存DSA和新生DSA，绝大多数是抗HLA抗体，少数是其他非HLA抗体，如血型抗体、抗内皮细胞抗体、血管紧张素Ⅰ型受体AT-1抗体等。抗体的产生是基于T细胞依赖的B细胞对供体抗原反应的结果。滤泡辅助性T细胞（T follicular helper cells，Tfh）能够辅助B细胞成熟分化为浆细胞，并促进DSA的产生和分泌。DSA能够通过补体依赖途径（如通过活化补体经典途径，形成膜攻击复合体；通过可溶性补体片段引起炎症细胞介导炎症反应；通过补体裂解片段与移植物内皮细胞表面受体作用活化吞噬细胞的吞噬作用）和非补体依赖途径［如抗体依赖性细胞介导的细胞毒作用（antibody dependent cell-mediated cytotoxicity，ADCC）］致血管内皮细胞损伤，并介导凝血、血小板聚集、移植物细胞溶解和促炎介质释放等。

ABMR的发生主要通过激活补体的经典途径，即DSA与移植肾血管内皮抗原接触后结合C1q，启动补体级联反应，产生膜攻击复合物（C5b-9），从而导致移植物内皮损伤。有研究显示，血清DSA与C1q结合的能力将决定抗体的细胞毒性潜能，可用于风险分层和诊断ABMR。在移植后1年内C1q结合DSA的产生，是移植物失功的独立危险因素。另外，急性ABMR主要由IgG3亚型的DSA参与，亚临床ABMR主要由IgG4亚型DSA的参与。补体活化的DSA与供体内皮结合，激活多种免疫效应机制，主要由NK细胞和单核细胞主导。NK细胞上的Fc-γ受体（Fc gamma receptor，FcγR）对补体激活的IgG具有高度选择性，特别是IgG3。NK细胞通过FCGR激活产生并释放效应细胞因子干扰素（interferon，IFN）-γ、肿瘤坏死因子（tumor necrosis factor，TNF）和粒细胞-巨噬细胞集落刺激因子（colony stimulating factor，CSF）2，作用于附近的单核细胞，增强其细胞毒性。单核细胞毒性的增强促使TNF、IL-1和IL-6等细胞因子释放的增加，可激活内皮细胞靶点，上调黏附分子表达，从而促进更多的白细胞黏附。由FCGR激活的NK细胞选择性产生和释放的趋化因子CCL4和CCL3募集单核细胞，而IFN-γ、TNF和CSF2诱导单核细胞CXCL9和CXCL10表达，促进募集额外的NK细胞。在FCGR作用下，NK细胞释放穿孔素、颗粒酶等细胞毒性分子，通过ADCC进一步增加内皮损伤。

二、肾移植术后急性排斥反应的诊断进展

肾移植术后急性排斥的诊断金标准是病理活检，目前对急性排斥的病理诊断基于不断更新的Banff标准。同时，急性排斥反应的诊断进展主要集中于无创诊断的进展，本部分集中对无创的诊断进展和病理上的新观点进行阐述。

（一）新型分子标志物应用于无创排斥诊断

许多研究关注的排斥反应标志性蛋白通常表达低且半衰期短，其对应的mRNA反而是更好的标志物。mRNA标志物可以是排斥反应通用的，也可以是细胞性排斥反应或体液性排斥反应特有的。通用型mRNA以在实质细胞、内皮细胞和（或）巨噬细胞中可被IFN-γ诱导的分子为主（如CXCL9、WARS、IDO和HLA-E），此外包括活化的效应T细胞和NK细胞相关的分子（如KLRD1、CCL4和PRF1）。筛选细胞性排斥反应选择性mRNA时，主要关注T细胞受体信号转导和CTLA4共刺激通路的分子。例如，在急性排斥反应的患者中，外周血和尿液颗粒酶B、穿孔素mRNA升高。尿中TNF受体超家族成员4（TNFRSF4）、TNF配体超家族成员4（TNFSF4）和程序性细胞死亡蛋白1（PDCD1）

的基因特征水平升高。体液性排斥反应选择性 mRNA 在 NK 细胞（如 SH2D1B、GNLY、FGFBP2、CD160）、内皮细胞（如 DARC、ROBO4、CDH5、CDH13）中表达或被 IFN-γ 诱导（如 PLA1A 和 CXCL11）。另一研究领域为 miRNA，Lorenzen 等的研究显示了尿 miRNA210（miR-210）的特殊作用，其在急性排斥期间下降，但在成功治疗后正常化。外周血细胞（peripheral blood cells，PBCs）中 miRNA 的研究也在兴起。例如，Betts 等在一项小型研究中发现，急性排斥期间 miR-223 和 miR-10a 显著降低。在另一项研究中，Grigoryev 等发现抑制 miR-155 和 miR-221 与 T 细胞增生有关，而 miR-142-3p 与肾移植受者耐受性有关。因此，与内皮损伤相关的分子标志物于 Banff 2017 标准中首先被引入，特别是 ABMR 相关的转录标至物具有更大的特异性。

移植肾在受到损伤后，其移植组织细胞将被释放到受体的血液和尿中，即供体来源的游离 DNA。在术后因缺血再灌注损伤达峰，然后迅速降至基线水平。当急性排斥反应特别是 ABMR 发生时，供体游离 DNA 再次升高。在一项纳入 102 例肾移植受体的研究中，供体游离 DNA 对体液性排斥反应具有良好阴性预测值（96%），但具有较小阳性预测值（44%）。有研究表明，血浆供体游离 DNA 水平在移植后迅速呈"L"形曲线下降，其反弹可能表明发生了急性排斥反应。笔者尚未发表的数据提示，无论是体液性排斥还是细胞性排斥导致的供体来源的游离 DNA 升高的受者中，其在接受激素抗排斥治疗后，供体来源的游离 DNA 迅速下降；同时发现在，发生肾小管损伤严重的受者中同样存在血液中供体来源游离 DNA 的升高。其他研究同样提示升高的供体来源的游离 DNA 并非急性排斥反应特异性，多瘤病毒肾病、尿路感染、急性肾小管坏死和钙调磷酸酶抑制剂毒性等都可观察到游离 DNA 的升高。供体来源的游离 DNA 将在排斥诊断和预后部分进一步阐述。

（二）抗体在移植肾体液性排斥诊断中的意义

自 20 世纪 60 年代开始，移植医师和研究人员就已注意到 DSA 对肾移植结局的影响：预存抗体会导致超急性排斥反应。术后新产生的 DSA 是移植肾存活率的独立风险因素。术前不存在 DSA 的肾移植受体，随访 10 年后，15% 会检测出 DSA，这部分受体的移植肾存活率约为 59%，其余 85% 移植肾存活率为 96%。在目前所有急性排斥反应相关的生物标志物中，DSA 最具临床实用价值。DSA 激活补体的能力有差异，DSA 亚型的检测对于抗体介导排斥的反应诊断及预后判断具有重要意义。最近基于 Luminex 的补体结合 DSA 检测的进展显著提高了预测抗体介导的排斥表型和移植物衰竭的能力。多项研究表明，与 C1q 非结合 DSAs 相比，C1q 结合 DSAs 与抗体介导的排斥反应、严重组织损伤和移植物丢失有关。在 Loupy 等进行的大型队列研究中，肾移植后 1 年或抗体介导的排斥反应中检测到的 C1q 结合 DSA 是移植物丢失的独立危险因素，它使移植物丢失的风险增加了 4.78 倍。经平均荧光强度调整后，与 C1q 结合的 DSA 与移植肾丢失的风险保持独立相关。与 C1q 非结合 DSAs 相比，C1q 结合 DSAs 的患者其抗体介导的排斥反应发生率更高，移植物损伤更严重，包括更广泛的炎症、微血管炎、动脉内炎、移植性肾小球病和 C4d 沉积。Guidicelli 等比较 C1q 结合与 C1q 非结合 DSA 对移植物存活的长期影响，发现两者都与移植物丢失有关。这些研究表明，C1q 结合 DSA 比 C1q 非结合 DSA 更有害。C1q 结合 DSA 阳性是一种独立的风险，其预测抗体介导的排斥和移植物丢失的能力超过传统的 DSA 平均荧光强度。

IgG 有 4 个亚型，它们具有通过 Fc 受体激活补体和招募效应细胞的各种能力。在免疫应答和抗体产生过程中，IgG 亚类切换有一定顺序，通常为 IgG3 → IgG1 → IgG2 → IgG4。通常 IgG1 和 IgG3

是补体结合亚类，其中 IgG1 是最丰富的亚类，反映了总 IgG 水平，但 IgG3 与 C1q 的结合效率较高，激活了补体级联反应。虽然 IgG2 激活补体能力较弱，IgG4 不激活补体，但两者都能通过 Fc 受体招募效应细胞。IgG4 也被认为是成熟异向反应的生物标志物，与晚期排斥反应有关。最近，Lefaucheur 等对 125 例肾移植后第 1 年检测到 DSA 的患者进行了研究，发现抗体介导的排斥反应患者可检测到不同 IgG 亚类的 DSA 和 C1q 结合的免疫优势 DSA，而无排斥反应患者体内未检测到上述 DSA。有趣的是，他们发现急性抗体介导的排斥反应主要由 IgG3 DSA 驱动，而亚临床抗体介导的排斥反应由 IgG4 DSA 驱动。IgG3 DSA 与较短的排斥时间、微循环损伤增加和 C4d 阳性沉积有关，表明补体依赖性细胞毒性。在 DSA 强度的常规方法中加入 IgG3 亚类或 C1q 结合能力，提高了评估同种异体移植丢失个体风险的性能。

除上述供体 HLA 特异性抗体外，近年来越来越多的研究表明，非 HLA 抗体在急性排斥反应的发生、发展中具有重要作用。早在 20 世纪 60 年代，研究人员就在兔的肾移植模型中观察到兔原位肾发生自免损伤，其原因在于肾移植过程中肾脏特异性自身抗原暴露，诱导自身抗体产生。在人体内，血管基底膜聚集蛋白抗体和细胞骨架波形蛋白抗体的存在与移植肾预后相关。在 DSA 阴性的肾移植受体体内检测到血管紧张素 II 1 型受体抗体，是急性血管性排斥反应的高危因素。其他因肾移植缺血再灌注等损伤导致自身抗原暴露而产生的自身抗体，如基底膜聚糖片段 LG3 抗体、纤连蛋白抗体和 4 型胶原蛋白抗体，均与肾移植预后相关。

（三）病理诊断

肾移植术后急性排斥反应的诊断金标准仍为肾活检，目前，移植肾的病理诊断采用 Banff 标准对急性排斥反应的诊断起重要的作用。TCMR 以淋巴细胞浸润肾小管、间质，有时甚至浸润动脉内膜为特征表现，而 ABMR 通常有循环中 DSA 和抗体介导的移植肾损伤的免疫学证据，如肾小球炎（glomerulitis）或管周毛细血管炎（peritubular capillaritis，PTC）等表现。肾移植内膜动脉炎表现为浸润内皮下的免疫细胞，这个过程被认为是 T 细胞介导的过程。内膜动脉炎根据严重程度分级（v1~v3）。对于 Banff 诊断的血管内膜炎存在争议。有研究发现，血管内膜炎性排斥预后要优于非血管内膜性急性细胞性排斥。单纯动脉内膜炎具有更好的治疗反应相关性。3 个大样本研究使用 DNA 微阵列技术发现单纯血管内膜炎患者肾组织中的 T 淋巴细胞、细胞因子和趋化因子的转录活性相当低，这种表现与 T 细胞介导的急性排斥反应不全符合，这些病变可能明显不同于"典型"T 细胞介导的排斥反应。对于单纯动脉内膜炎，尤其是在第 1 年内发生的，75%（9/12）被重新诊断为非急性排斥反应。特别是一些单纯的动脉内膜 v1 损伤发生在移植后早期，被认为是缺血性改变造成的血管内皮损伤而非排斥。

尽管 C4d 是评估抗体介导排斥反应的重要工具，但其检测存在局限性，包括染色技术和结果解读、染色结果对肾小管周围毛细血管网密度的依赖性、C4d 染色随时间而蜡化和衰减等。很多肾移植受体 DSA 阳性且移植肾病理符合急性抗体介导排斥反应的组织学病变，但 C4d 染色阴性。Sis 等将研究焦点从补体检测转移到与 DSA 和微循环炎症有关的内皮激活、修复和血管生成相关的基因表达改变，为 C4d 阴性 ABMR 提供了进一步的证据。另有研究分析了 80 例预致敏的肾移植受体在术后 3 个月和 1 年程序性活检的样本。在术后 3 个月时，C4d 阳性患者中，93% 同时出现微血管损伤，但在 C4d 阴性的 67 例患者中，同样有 37 例（54%）也表现出微血管损伤。此外，C4d 阴性患者中，有40%在术后1年出现慢性抗体介导排斥反应的组织学证据。因此C4d无法预测所有具有活跃抗体-内皮相互作用患者发生不良预后的风险。最近，Orandi等比较C4d阳性与阴性的抗体介导排斥反应的患者预后发现，与无排斥反应的患者相比，这2种表型都与移植物存活率显著降低有关，C4d阳性的抗体介导排斥反应的移植物存活率最差。C4d阳性的抗体介导排斥反应与C4d阴性的抗体介导排斥反应相比，前者更有可能出现临床表现（85.3% vs. 54.9%），且发生得更早（中位时间14天 vs. 46天）。这支持了C4d阳性的抗体介导排斥反应是由补体依赖性细胞毒性直接引起的，并与更急性和严重的临床表现有关，而C4d阴性的抗体介导排斥反应可能是由补体无关的机制所介导，这些机制在性质上是亚临床或慢性的，并导致晚期移植物功能障碍和移植物丢失。因此，修订的Banff 2013病理诊断分类加入了C4d阴性ABMR的诊断描述，C4d沉积仅作为抗体与内皮相互作用的证据之一而非必需。

需要特别指出，在ABO不相容的肾移植中，C4d染色不能作为抗体介导排斥反应诊断依据。在24例ABO不相容的移植肾的75个活检样本中均显示C4d阳性，肾小管周围毛细血管普遍存在C4d染色，这种染色与炎症无关。

三、肾移植术后急性排斥的预防和治疗

首先需鉴别排斥反应类型，其治疗方案各异。移植肾病理活检证实排斥反应的诊断，对其组织学类型和严重程度进行分类是治疗的关键。对急性排斥进行合理有效的个体化预防、准确的诊断和及时的治疗是延长人/肾长期存活的关键。

（一）T细胞介导的（细胞性）排斥反应的治疗

目前，糖皮质激素冲击疗法仍是急性TCMR治疗的一线方案。改善全球肾脏病预后（Kidney Disease: Improving Global Outcomes，KDIGO）指南推荐使用糖皮质激素作为急性细胞性排斥的初始用药，通常静脉途径给予甲泼尼龙250～500 mg/d，持续治疗3天，可根据排斥反应的程度适当增减剂量与疗程。对于轻、中度急性TCMR（Banff分级≤ⅠB级），如激素冲击疗法有效，静脉滴注后，可口服激素维持；对于重度急性TCMR（Banff分级≥ⅡA级）常需要兔抗人胸腺细胞免疫球蛋白（rabbit anti-human thymocyte immunoglobulin，ATG）或抗人T淋巴细胞免疫球蛋白（anti-human T lymphocyte immunoglobulin，ALG）治疗，并根据免疫抑制剂的血药浓度调整口服药物剂量和治疗方案。对激素难治性TCMR，应尽早给予ATG或ALG治疗。成功治疗的急性TCMR一般不会导致移植肾组织病理学后果，也不会导致移植肾失功。但是，反复发生或程度严重的急性TCMR可导致移植肾功能不全，难以完全恢复。TCMR可同时诱发ABMR的发生，即MR，在药物治疗选择时要同时兼顾抗T细胞和抗B细胞的药物。

（二）抗体介导的（体液性）排斥反应的预防和治疗

ABMR已成为排斥反应预防和诊治的难点，是导致移植肾急性或慢性失功的重要原因。发生ABMR后若不及时治疗，将会有20%～30%移植肾在1年内失功。

早期急性ABMR一旦发生，往往治疗困难，常可导致早期移植肾失功。因此，预防是关键。已知ABMR主要由DSA所介导，故避开预存DSA及有效预防和抑制移植术后新生DSA的产生是减少早期ABMR发生的关键。相关指南推荐预防策略包括：①术前重视供受者HLA配型。②术前尽量避

免或减少输血。③对高致敏患者进行脱敏治疗，如脉滴注人源性 CD20 单克隆抗体，抑制体内 B 淋巴细胞的活性；静脉注射免疫球蛋白或进行免疫吸附与血浆置换治疗，清除体内产生的供者特异性抗体，减轻抗体排斥反应对移植物的损害。

与单纯的 TCMR 治疗相比，ABMR 的治疗效果相对较差。目前，ABMR 治疗的疗效评价大部分基于小样本、非随机对照研究，缺乏标准化的有效治疗方案。目前，ABMR 的治疗主要集中在 4 个方面：①抑制 T 淋巴细胞依赖抗体反应，如抗淋巴细胞抗体、吗替麦考酚酯、钙调磷酸酶抑制剂。②清除受者体内已有的抗体，如血浆置换或免疫吸附等。③阻断或延迟抗体介导的初级和次级组织损伤作用，如静脉输注免疫球蛋白（intravenous immunoglobulin，IVIG）。④清除 B 淋巴细胞、记忆 B 淋巴细胞，阻断补体激活途径。

1. 兔抗人胸腺细胞免疫球蛋白 ATG 是一种由人胸腺组织免疫的家兔产生的多克隆抗体制剂。虽然 ATG 以抗 T 淋巴细胞为主，但 ATG 也能抑制 Th 细胞与 B 细胞的相互作用，从而降低 B 细胞的活化。ATG 还具有针对 B 细胞的直接细胞毒性，诱导 B 细胞凋亡，影响 B 细胞的抗体产生。因此，ATG 可用于 ABMR 的治疗，特别是活检病理提示细胞和抗体介导的混合性排斥反应时。ATG 属于异种血清制品，不良反应主要包括细胞因子释放综合征、过敏性休克、血清病、感染等。

2. 血浆置换和免疫吸附 目前，多数 ABMR 治疗方案以血浆置换或免疫吸附为基础，进行抗体清除，联合 IVIG 或抗 CD20 的单克隆抗体等。血浆置换的目的是清除循环中的 DSA，可用于脱敏方案和移植后 ABMR 的治疗，是减少 DSA 最快的方式。每次血浆置换通常置换 1.0~1.5 个血浆当量，过程中可使用白蛋白替代血浆。免疫吸附是一种通过吸附柱特异地清除血液中抗体的方式。尽管血浆置换联合 IVIG 已广泛应用于 AMR 的治疗中，但目前仍缺乏随机对照研究提供的高级别证据支持。

3. 静脉输注免疫球蛋白 IVIG 可补充血浆置换造成的免疫球蛋白丢失，减少患者感染风险，大剂量 IVIG 对 T 淋巴细胞和 B 淋巴细胞具有免疫调节作用，可诱导 B 细胞凋亡和调节 B 细胞信号，也可抑制抗体与移植物的结合及补体系统的激活，但其作用机制至今未完全明确。IVIG 的使用剂量可以选择大剂量（2 g/kg）也可以选择小剂量（100~500 mg/kg）。一般来说，大剂量的 IVIG 相对安全。主要不良反应包括可能与高渗透负荷有关的急性肾损伤、与快速输注有关的血栓事件和无菌性脑膜炎。减慢输注速度和使用等渗液预防可降低不良反应的发生风险。

4. 以 CD20 为靶点的药物 利妥昔单抗（rituximab）是一种针对 B 淋巴细胞表面标志 CD20 的抗体，能够通过补体依赖的细胞毒作用清除 B 淋巴细胞，可明显减少受者外周血、脾、淋巴组织和移植肾组织中的 B 淋巴细胞。利妥昔单抗目前已用于致敏患者的诱导治疗和 ABO 不相容肾移植的预处理及 ABMR 的治疗。有研究表明，在致敏的肾移植受者移植前 7 天内，使用低剂量利妥昔单抗可以控制移植受者体内 DSA 水平达 1 年以上。由于利妥昔单抗的人鼠嵌合性质可引起细胞因子释放的输注反应，人源化强效的抗 CD20 抗体奥法木单抗（ofatumumab）和奥瑞珠单抗（ocrelizumab）已被研发用于替代利妥昔单抗。

5. 蛋白酶体抑制剂 由于利妥昔单抗对成熟浆细胞缺乏抑制作用，硼替佐米（bortezomib）通过抑制产生 DSA 的浆细胞被用于肾移植术后 ABMR 治疗。硼替佐米不仅可以逆转 ABMR 的组织学改变，还可通过清除产生 DSA 的浆细胞使 DSA 水平下降，其不良反应主要是周围神经病变、血细胞减少和剂量依赖性胃肠道反应。有研究认为，术后早期（6 个月内）发生的 ABMR 应用硼替佐米可以达到最佳效果，对于晚期的 ABMR 治疗应用硼替佐米则效果不佳，可能因为后者的骨髓中已有长期存活的浆细胞。

6. 以补体为靶点的药物 补体激活在肾移植术后 ABMR 的发展中起着至关重要的作用。因此，补体级联反应是治疗的潜在靶点。依库珠单抗（eculizumab）是一种作用于补体蛋白 C5 的人源化单克隆抗体，能够阻止补体膜攻击复合物 C5b-9 的形成，抑制 ADCC 反应。依库珠单抗被美国食品药品监督管理局（FDA）批准用于治疗阵发性睡眠性血红蛋白尿症，目前有关使用依库珠单抗治疗 ABMR 的数据仅限于病例报道，而用于移植前脱敏治疗被证明是有益的。C1 酯酶抑制剂是一种新型补体 C1 的单克隆抗体，可抑制 DSA 诱导的补体活化，阻止补体经典途径的激活，阻断补体在内皮细胞的沉积及补体裂解产物的形成。两项初步研究发现，C1 酯酶抑制剂 berinert 和 cinryze 在肾移植受者 ABMR 治疗中可以改善移植物功能。

7. 其他新型药物制剂 以 B 细胞活化因子（B cell activating factor，BAFF）为靶向的药物制剂如阿塞西普（atacicept）和贝利单抗（belimumab），能够阻断 B 淋巴细胞激活，减少抗体形成。另外，在小样本研究中发现，化脓性链球菌 IgG 降解酶（immunoglobulin G degrading enzyme of *S. pyogenes*，IdeS）可以减少或消除致敏患者肾移植术前的 DSA。然而，IdeS 尚未在 ABMR 患者中进行评估。托珠单抗（tocilizumab）作为抗 IL-6 受体单克隆抗体可以抑制促炎细胞因子 IL-6，在肾移植患者慢性抗体介导的排斥反应中有较好的应用潜力。

（王仁定　姜　虹）

参 考 文 献

[1] Patel R, Terasaki PI. Significance of the positive crossmatch test in kidney transplantation. The New England Journal of Medicine. 1969, 280(14): 735-739.

[2] Terasaki PI, Ozawa M, Castro R. Four-year follow-up of a prospective trial of HLA and MICA antibodies on kidney graft survival. American Journal of Transplantation, 2007, 7(2): 408-415.

[3] Wiebe C, Gibson IW, Blydt Hansen TD, et al. Evolution and clinical pathologic correlations of de novo donor-specific HLA antibody post kidney transplant. American Journal of Transplantation, 2012, 12(5): 1157-1167.

[4] Klassen J, Milgrom FM, McCluskey RT. Studies of the antigens involved in an immunologic renal tubular lesion in rabbits. The American Journal of Pathology, 1977, 88(1): 135-144.

[5] Joosten SA, Sijpkens YW, van Ham V, et al. Antibody response against the glomerular basement membrane protein agrin in patients with transplant glomerulopathy. American Journal of Transplantation, 2005, 5(2): 383-393.

[6] Carter V, Shenton BK, Jaques B, et al. Vimentin antibodies: a non-HLA antibody as a potential risk factor in renal transplantation. Transplantation Proceedings, 2005, 37(2): 654-657.

[7] Dragun D, Müller DN, Bräsen JH, et al. Angiotensin II type 1-receptor activating antibodies in renal-allograft rejection. The New England Journal of Medicine, 2005, 352(6): 558-569.

[8] Cardinal H, Dieudé M, Brassard N, et al. Antiperlecan antibodies are novel accelerators of immune-mediated vascular injury. American Journal of Transplantation, 2013, 13(4): 861-874.

[9] Angaswamy N, Klein C, Tiriveedhi V, et al. Immune responses to collagen-IV and fibronectin in renal transplant recipients with transplant glomerulopathy. American Journal of Transplantation, 2014, 14(3): 685-693.

[10] Mengel M, Sis B, Haas M, et al. Banff 2011 Meeting report:

new concepts in antibody-mediated rejection. American Journal of Transplantation, 2012, 12(3): 563-570.

[11] Sis B, Halloran PF. Endothelial transcripts uncover a previously unknown phenotype: C4d-negative antibody-mediated rejection. Current Opinion in Organ Transplantation, 2010, 15(1): 42-48.

[12] Loupy A, Hill GS, Suberbielle C, et al. Significance of C4d Banff scores in early protocol biopsies of kidney transplant recipients with preformed donor-specific antibodies (DSA). American Journal of Transplantation, 2011, 11(1): 56-65.

[13] Haas M, Sis B, Racusen LC, et al. Banff 2013 meeting report: inclusion of c4d-negative antibody-mediated rejection and antibody-associated arterial lesions. American Journal of Transplantation, 2014, 14(2): 272-283.

[14] Haas M, Rahman MH, Racusen LC, et al. C4d and C3d staining in biopsies of ABO- and HLA-incompatible renal allografts: correlation with histologic findings. American Journal of Transplantation, 2006, 6(8): 1829-1840.

[15] Bloom RD, Bromberg JS, Poggio ED, et al. Cell-Free DNA and Active Rejection in Kidney Allografts. JASN, 2017, 28(7): 2221-2232.

[16] O'Callaghan JM, Knight SR. Noninvasive biomarkers in monitoring kidney allograft health. Current Opinion in Organ Transplantation, 2019, 24(4): 411-415.

[17] Parkes MD, Halloran PF, Hidalgo LG. Evidence for CD16a-Mediated NK Cell Stimulation in Antibody-Mediated Kidney Transplant Rejection. Transplantation, 2017, 101(4): 102-111.

[18] Li B, Hartono C, Ding R, et al. Noninvasive diagnosis of renal-allograft rejection by measurement of messenger RNA for perforin and granzyme B in urine. The New England Journal of Medicine, 2001, 344(13): 947-954.

[19] Vasconcellos LM, Schachter AD, Zheng XX, et al. Cytotoxic lymphocyte gene expression in peripheral blood leukocytes correlates with rejecting renal allografts. Transplantation, 1998, 66(5): 562-566.

[20] Afaneh C, Muthukumar T, Lubetzky M, et al. Urinary cell levels of mRNA for OX40, OX40L, PD-1, PD-L1, or PD-L2 and acute rejection of human renal allografts. Transplantation, 2010, 90(12): 1381-1387.

[21] Halloran PF, Venner JM, Madill Thomsen KS, et al. Review: The transcripts associated with organ allograft rejection. American Journal of Transplantation, 2018, 18(4): 785-795.

[22] Lorenzen JM, Volkmann I, Fiedler J, et al. Urinary miR-210 as a mediator of acute T-cell mediated rejection in renal allograft recipients. American Journal of Transplantation, 2011, 11(10): 2221-2227.

[23] Patel V, Falvello V, Hughes M, et al. Aggressive fibromatosis of the parotid gland. Ear, Nose, & Throat Journal, 2018, 97(12): 28-30.

[24] Grigoryev YA, Kurian SM, Hart T, et al. MicroRNA regulation of molecular networks mapped by global microRNA, mRNA, and protein expression in activated T lymphocytes. Journal of Immunology (Baltimore, Md: 1950), 2011, 187(5): 2233-2243.

[25] Haas M, Loupy A, Lefaucheur C, et al. The Banff 2017 Kidney Meeting Report: Revised diagnostic criteria for chronic active T cell-mediated rejection, antibody-mediated rejection, and prospects for integrative endpoints for next-generation clinical trials. American Journal of Transplantation, 2018, 18(2): 293-307.

[26] Shen J, Zhou Y, Chen Y, et al. Dynamics of early post-operative plasma ddcfDNA levels in kidney transplantation: a single-center pilot study. Transplant International, 2019, 32(2): 184-192.

[27] Lo DJ, Kaplan B, Kirk AD. Biomarkers for kidney transplant rejection. Nature Reviews Nephrology, 2014, 10(4): 215-225.

[28] Ramon DS, Huang Y, Zhao L, et al. Use of complement binding assays to assess the efficacy of antibody mediated rejection therapy and prediction of graft survival in kidney transplantation. Human Immunology, 2017, 78(2): 57-63.

[29] Süsal C, Wettstein D, Döhler B, et al. Association of kidney graft loss with De Novo produced donor-specific and non-donor-specific HLA antibodies detected by single antigen testing. Transplantation, 2015, 99(9): 1976-1980.

[30] Guidicelli G, Guerville F, Lepreux S, et al. Non-complement-binding De Novo donor-specific Anti-HLA antibodies and kidney allograft survival. JASN, 2016, 27(2): 615-625.

[31] Loupy A, Lefaucheur C, Vernerey D, et al. Complement-binding anti-HLA antibodies and kidney-allograft survival. The New England Journal of Medicine, 2013, 369(13): 1215-1226.

[32] Sicard A, Ducreux S, Rabeyrin M, et al. Detection of C3d-binding donor-specific anti-HLA antibodies at diagnosis of humoral rejection predicts renal graft loss. JASN, 2015, 26(2): 457-467.

[33] Calp-Inal S, Ajaimy M, Melamed ML, et al. The prevalence and clinical significance of C1q-binding donor-specific anti-HLA antibodies early and late after kidney transplantation.

Kidney International, 2016, 89(1): 209-216.

[34] Lefaucheur C, Viglietti D, Mangiola M, et al. From humoral theory to performant risk stratification in kidney transplantation. Journal of Immunology Research, 2017, 17(21): 5201098-5201102.

[35] Khovanova N, Daga S, Shaikhina T, et al. Subclass analysis of donor HLA-specific IgG in antibody-incompatible renal transplantation reveals a significant association of IgG4 with rejection and graft failure. Transplant International, 2015, 28(12): 1405-1415.

[36] Lefaucheur C, Viglietti D, Bentlejewski C, et al. IgG donor-specific Anti-human HLA antibody subclasses and kidney allograft antibody-mediated injury. JASN, 2016, 27(1): 293-304.

[37] Loupy A, Haas M, Roufosse C, et al. The banff 2019 kidney meeting report (I): updates on and clarification of criteria for T cell- and antibody-mediated rejection. Am J TransplanT, 2020, 20(9): 2318-2331.

[38] Solez K, Colvin RB, Racusen LC, et al. Banff 07 classification of renal allograft pathology: updates and future directions. American Journal of Transplantation, 2008, 8(4): 753-760.

[39] Haas M, Kraus ES, Samaniego Picota M, et al. Acute renal allograft rejection with intimal arteritis: histologic predictors of response to therapy and graft survival. Kidney International, 2002, 61(4): 1516-1526.

[40] Mueller TF, Einecke G, Reeve J, et al. Microarray analysis of rejection in human kidney transplants using pathogenesis-based transcript sets. American Journal of Transplantation, 2007, 7(12): 2712-2722.

[41] Reeve J, Sellarés J, Mengel M, et al. Molecular diagnosis of T cell-mediated rejection in human kidney transplant biopsies. American Journal of Transplantation, 2013, 13(3): 645-655.

[42] Halloran PF, Pereira AB, Chang J, et al. Potential impact of microarray diagnosis of T cell-mediated rejection in kidney transplants: the intercom study. American Journal of Transplantation, 2013, 13(9): 2352-2363.

[43] Salazar ID, Merino López M, Chang J, et al. Reassessing the significance of intimal arteritis in kidney transplant biopsy specimens. JASN, 2015, 26(12): 3190-3198.

[44] Shimizu T, Tanabe T, Shirakawa H, et al. Acute vascular rejection after renal transplantation and isolated v-lesion. Clinical Transplantation, 2012, 26(Suppl 24): 2-8.

[45] Orandi BJ, Alachkar N, Kraus ES, et al. Presentation and outcomes of C4d-Negative antibody-mediated rejection after kidney transplantation. American Journal of Transplantation, 2016, 16(1): 213-220.

[46] KDIGO. KDIGO clinical practice guideline for the care of kidney transplant recipients. American Journal of Transplantation, 2009, 9(Suppl 3): 1-155.

[47] 石炳毅，李宁. 中华医学会器官移植学分会. 肾移植排斥反应临床诊疗技术规范（2019版）. 器官移植, 2019, 10（5）: 505-512.

[48] Lucas JG, Co JP, Nwaogwugwu UT, et al. Antibody-mediated rejection in kidney transplantation: an update. Expert Opinion on Pharmacotherapy, 2011, 12(4): 579-592.

[49] Roberts DM, Jiang SH, Chadban SJ. The treatment of acute antibody-mediated rejection in kidney transplant recipients-a systematic review. Transplantation, 2012, 94(8): 775-783.

[50] 石炳毅. 肾移植抗体介导排斥反应的研究进展. 实用器官移植电子杂志, 2017, 5（5）: 106-111.

[51] Levine MH, Abt PL. Treatment options and strategies for antibody mediated rejection after renal transplantation. Seminars in Immunology, 2012, 24(2): 136-142.

[52] Jordan S, Cunningham Rundles C, McEwan R. Utility of intravenous immune globulin in kidney transplantation: efficacy, safety, and cost implications. American Journal of Transplantation, 2003, 3(6): 653-664.

[53] Querido S, Weigert A, Adragão T, et al. Intravenous immunoglobulin and rituximab in HLA highly sensitized kidney transplant recipients. Transplantation Proceedings, 2018, 50(3): 723-727.

[54] Clatworthy MR. Targeting B cells and antibody in transplantation. American Journal of Transplantation, 2011, 11(7): 1359-1367.

[55] Woodle ES, Alloway RR, Girnita A. Proteasome inhibitor treatment of antibody-mediated allograft rejection. Current Opinion in Organ Transplantation, 2011, 16(4): 434-438.

[56] Stegall MD, Diwan T, Raghavaiah S, et al. Terminal complement inhibition decreases antibody-mediated rejection in sensitized renal transplant recipients. American Journal of Transplantation, 2011, 11(11): 2405-2413.

[57] Viglietti D, Gosset C, Loupy A, et al. C1 Inhibitor in acute antibody-mediated rejection nonresponsive to conventional therapy in kidney transplant recipients: a pilot study. American Journal of Transplantation, 2016, 16(5): 1596-1603.

[58] Montgomery RA, Orandi BJ, Racusen L, et al. Plasma-

derived C1 esterase inhibitor for acute antibody-mediated rejection following kidney transplantation: results of a randomized double-blind placebo-controlled pilot study. American Journal of Transplantation, 2016, 16(12): 3468-3478.

[59] Jordan SC, Lorant T, Choi J, et al. IgG endopeptidase in highly sensitized patients undergoing transplantation. The New England Journal of Medicine, 2017, 377(5): 442-453.

[60] Choi J, Aubert O, Vo A, et al. Assessment of tocilizumab (Anti-interleukin-6 receptor monoclonal) as a potential treatment for chronic antibody-mediated rejection and transplant glomerulopathy in HLA-sensitized renal allograft recipients. American Journal of Transplantation, 2017, 17(9): 2381-2389.

第三篇 基础研究篇

第一章 肾脏病慢性进展机制研究进展

肾脏病主要包括急性肾损伤（acute kidney injury，AKI）和慢性肾脏病（chronic kidney disease，CKD）。近年来，随着对 AKI 认识和诊断水平的提高，AKI 的发病率明显增高。既往认为，AKI 之后，随着肾小管上皮细胞结构和功能的恢复，大多数患者的肾功能也随之完全恢复，发展为 CKD 和终末期肾病（end-stage renal disease，ESRD）的可能性很小。然而，近来大量研究显示，AKI 与 CKD 的发生和发展有密切联系，约 20% 的 AKI 患者在 3 年后会发展为 CKD，有些患者甚至进展为 ESRD。此外，CKD 的发病率高，全球人口每年的发病率为 8%～16%，我国 CKD 的发病率为 10.8%。许多常见 CKD 都可能进展为 ESRD，包括慢性肾小球肾炎、糖尿病肾病和多囊肾病等。无论是 AKI 还是 CKD，发展为终末期尿毒症的患者需要通过血液透析治疗延长生存期，给家庭和社会带来了沉重的经济负担。因此，预防急性肾损伤向 CKD 进展或减缓 CKD 进展为 ESRD 的策略非常重要。本章就急性肾损伤向 CKD 进展及 CKD 进展的相关机制展开综述。

一、急性肾损伤向慢性肾脏病进展的机制研究

1. 肾小管上皮细胞修复障碍和细胞周期停滞 AKI 发生后，肾组织开始修复，肾小管上皮细胞在 AKI 的修复过程中起关键作用。如果肾小管上皮细胞修复障碍，会导致肾小管萎缩、细胞外基质（extracellular matrix，ECM）积聚、血管床减少、残余肾单位减少，临床表现为肾功能持续性下降，发展为 CKD。研究表明，这个过程可能与肾小管上皮细胞在特定条件下转为成纤维细胞及发生上皮细胞-间充质转化（epithelial mesenchymal transition，EMT）有关。此外，有研究显示，肾小管上皮细胞在 AKI 后可能出现细胞周期异常，肾小管上皮细胞的细胞周期停滞于 G2/M 期，这种细胞周期停滞导致 c-jun NH2 末端激酶活化，进而导致促纤维化因子［如转化生长因子-β1（transforming growth factor-β1，TGF-β1）］的产生增加。激活的 TGF-β1 进一步促进细胞周期停滞于 G2/M 期，形成恶性循环，最终导致肾间质纤维化和肾功能障碍。

2. 内皮细胞的损伤 在肾脏固有细胞中，内皮细胞被认为是 AKI 的重要靶点。内皮细胞功能在缺血再灌注损伤后受到损伤，导致一氧化氮（nitric oxide，NO）合成减少、血流自我调节受损、血管通透性破坏、间质水肿、微血管稀疏和缺氧。缺血、缺氧对肾小管上皮细胞、成纤维细胞和炎症细胞产生重要影响，最终导致肾小管间质纤维化。另外，缺血、缺氧会激活肾组织中的炎症反应，损伤肾小管上皮细胞，造成血管内皮生长因子（vascular endothelial growth factor，VEGF）分泌减少，这将进一步导致血管稀疏并加重缺氧，形成恶性循环。动物研究也表明，内皮细胞向间质转分化在 AKI 后适应不良修复中有重要作用。损伤后早期，内皮细胞失去其特异性标志物（如 CD31），表达成纤维细胞标志物（如 α-SMA），进而迁移到间质组织中分化成肌成纤维细胞，并参与肾纤维化损害的发展。

3. 慢性炎症反应 炎症反应是AKI病理生理学的一个重要特征。AKI后，由于血管内皮细胞和肾小管上皮细胞受损，细胞因子和趋化因子分泌增加，大量炎性细胞浸润（包括中性粒细胞、巨噬细胞、淋巴细胞浸润等），分泌多种促炎性细胞因子［如白介素-2（interleukin 2，IL-2）、IL-6、转化生长因子α（transforming growth factor α，TGF-α）和肿瘤坏死因子（tumor necrosis factor，TNF）等］。其中，浸润的巨噬细胞是细胞损伤的关键因素。在AKI的早期，巨噬细胞以促进炎症表型的M1为主，在修复阶段则以非炎症表型M2为主。在这种情况下，激活巨噬细胞的Wnt信号通路，肾小管上皮细胞修复受损，加重肾脏间质纤维化，加速CKD进展。此外，对大鼠缺血性AKI模型进行研究发现，多个淋巴组织增生导致肾脏的免疫细胞和促炎细胞因子的数量明显增加，促进CKD的纤维化改变。以上研究显示，炎症在AKI和CKD的发生和发展中起重要作用，其可能介导AKI后发生CKD。

4. 线粒体功能障碍 患者发生AKI后，线粒体功能障碍导致ATP生成减少、细胞功能和结构发生改变，进而导致肾功能永久丧失，转变为CKD。过氧化物酶体增生物激活受体γ辅助激活物1α（peroxisome proliferator-activated receptor γ coactivator-1α，PGC-1α）是调节线粒体生物合成的关键信号分子，在AKI发生时，肾脏固有细胞中PGC-1α的表达显著下调，使线粒体合成减少，进而加重肾脏缺氧，导致肾小管上皮持续损伤，最终导致肾间质纤维化。激活PGC-1α可改善动物模型的线粒体功能和完整性。促进线粒体生成有望成为改善线粒体功能，抑制AKI转变为CKD的有效手段。

5. 肾素-血管紧张素系统活化 肾素-血管紧张素系统（renin-angiotensin system，RAS）激活是CKD进展的主要机制之一。不仅如此，越来越多的证据表明，在急性肾小管坏死导致AKI时，患者肾内RAS表达上调，并且与急性肾小管坏死的严重程度有关。Rodriguez等研究了血管紧张素-Ⅱ 1型受体的激活对AKI向CKD转变的影响，在肾脏血流灌注恢复之前给予RAS阻断剂氯沙坦钾片。其结果表明，氯沙坦钾可以使肾脏血流量早期恢复、炎症反应减轻，从而有效减轻AKI的严重程度，阻止其向CKD转变。Chou等对587例接受心脏手术的患者进行分析，发现在肾功能完全恢复后开始使用和继续使用RAS抑制剂，新发CKD的概率较未使用RAS抑制剂的患者低（26.6% *vs.* 42.2%，$P=0.005$）。以上证据说明，RAS系统的活化在AKI向CKD转化过程中发挥重要作用。

二、慢性肾脏病进展机制研究进展

1. 白蛋白尿 单纯白蛋白尿（<300 mg/d）即可促进肾脏疾病的进展。蛋白尿参与CKD进展已经提出的机制包括：系膜毒性、肾小管负荷过重和增生、某些滤过复合物（如转铁蛋白/铁与白蛋白结合的脂肪酸）的毒性，以及诱导促炎症分子如单核细胞趋化蛋白1（monocyte chemoattractant protein-1，MCP-1）和炎症细胞因子。目前，可以减少白蛋白尿且减缓疾病进展的药物有以下几种，如血管紧张素转化酶抑制剂（angiotensin-converting enzyme inhibitors，ACEI）和血管紧张素Ⅱ受体阻滞剂（angiotensin Ⅱ receptor blocker，ARB）、钠-葡萄糖协同转运蛋白2（sodium-glucose cotransporter 2，SGLT2）抑制剂，可能还包括胰高血糖素样肽1（glucagon-like peptide 1，GLP-1）受体激动剂。

2. 足细胞损伤或丢失 肾小球滤过膜由3层结构组成：内皮细胞、基底膜和足细胞。足细胞覆盖在肾小球毛细血管外侧，位于滤过膜最外层，是维持肾小球滤过屏障完整性的主要组成部分。足细胞几乎没有增生能力，在足细胞受损丢失时，若残余的足细胞不能通过细胞肥大、足突融合以增加覆盖面积，则裸露的基底膜将促进壁层上皮细胞活化增生，这是一个不可逆的过程，将最终导致肾小球硬化的发生。因此，足细胞损伤是肾小球疾病发生、发展的关键步骤之一。足细胞可能是获得性蛋白尿性疾病的直接靶点，损伤可能呈免疫性或非免疫性。

足细胞发生免疫性损伤，包括原发性膜性肾病中抗磷脂酶 A2 受体（anti-phospholipase A2 receptor，PLA2R）抗体的作用。该作用由补体活化导致膜攻击复合物形成所介导。足细胞损伤的非免疫性原因包括病毒感染［尤其是人类免疫缺陷病毒（human immunodeficiency virus，HIV）］、药物毒性（如帕米膦酸盐）、RAS 的局部激活、活性氧和脂联素等。HIV 肾病特征为塌陷型局灶性节段性肾小球硬化症（focal segmental glomerulosclerosis，FSGS）。临床研究和动物模型表明，HIV 可直接感染足细胞，也可在足细胞中进行复制。外源性 HIV 基因（*Nef* 和 *Vpr* 基因）表达，可导致足细胞的去分化、增生，以及丧失接触抑制乃至凋亡。也有学者认为，parvo B19 病毒可能具有与 HIV 相似的足细胞毒性作用。局部血管紧张素生成可能有直接足细胞毒性作用。足细胞过度表达血管紧张素受体 I 的转基因大鼠表现为蛋白尿和足细胞结构变化，包括足突消失和脱离基底膜。在疾病状态下产生活性氧，包括嘌呤霉素氨基核苷肾病、补体激活及代谢性疾病（如超重）。在超重患者继发的 FSGS，白蛋白尿与血浆脂联蛋白呈负相关，而脂联蛋白基因敲除小鼠表现为白蛋白尿和足细胞足突消失。脂联蛋白的保护作用似乎是通过激活表达于足细胞膜的脂联蛋白受体和降低氧化应激实现的。

研究显示，许多信号途径均可能导致足细胞损伤和蛋白尿。在糖尿病肾病和 FSGS 患者中发现，足细胞中 Wnt1 和活性 β- 连环蛋白的表达上调，而特异性敲除足细胞的 β- 连环蛋白编码基因可阻止白蛋白尿发生。足细胞具有完整的谷氨酸信号传导机制，其信号传导紊乱可能导致蛋白尿性肾病。Notch 信号通路也参与了蛋白尿的发生，在受损足细胞中检测到了 Notch 胞内结构域，而 *Notch* 基因失活或药理学抑制可改善蛋白尿和足细胞损伤。丝氨酸 / 苏氨酸激酶 AKT 家族参与了许多细胞应激诱导过程的适应性调节，AKT2 是该家族的成员，其在肾单位减少后足细胞保护中起关键作用。该蛋白触发了小鼠双微体 2 同源物（mouse double minute 2 homolog，Mdm2）、糖原合成酶激酶 -3（glycogen synthase kinase-3，GSk3）和 Rac1 蛋白的代偿机制。CKD 患者中，足细胞的存活还需要哺乳动物雷帕霉素靶蛋白复合物 2（mammalian target of rapamycin complex 2，mTORC2）激活 AKT2。以上资料解释了雷帕霉素的肾脏不良反应，也为合理使用该药物提供了标准。

近年来，发现足细胞损伤与线粒体密切相关。正常线粒体在维持足细胞功能及避免细胞凋亡中起重要作用。线粒体是一种动态细胞器，有周期性分裂和融合期，其分裂与糖尿病肾病的主要特征密切相关。动力相关蛋白 1（dynamin-related protein1，Drp1）是线粒体分裂的必需蛋白质，足细胞 Drp1 缺陷能改善线粒体的适应性并延缓糖尿病肾病进展。有文献报道，足细胞线粒体疾病的靶向治疗方法。例如，线粒体膜蛋白抗增殖蛋白 -2（prohibitin2，PHB2）缺乏的小鼠会发生线粒体紊乱和嵴结构消失、足突消失、肾小球硬化、白蛋白尿及肾功能受损，给予雷帕霉素治疗后，可延长这种小鼠的寿命。此外，还发现自噬与足细胞损伤有关。自噬过程是一种将受损的蛋白质和细胞器传递给溶酶体以维持细胞稳态的主要方式。研究发现，在诱导性蛋白尿小鼠和获得性蛋白尿患者的肾小球中，自噬显著增加。敲除足细胞特异性细胞自噬相关蛋白 5（autophagy-related protein 5，Atg5）编码基因可导致高龄小鼠发生肾小球疾病，还可显著增加对肾小球疾病的易感性。如果 *Atg5* 或 *Atg7* 基因在小鼠肾脏发育阶段突变，小鼠会出现与 FSGS 相似的疾病。而且，在人类特发性 FSGS 肾活检标本中观察到了相似的变化。与 FSGS 患者相比，微小病变肾病（minimal change disease，MCD）患者足细胞中 Beclin-1 介导的自噬活性水平更高。此外，重复肾活检证实，足细胞维持高度自噬活性的患者可保持 MCD 状态，而活性降低者进展为 FSGS。自噬过程受损会导致线粒体功能障碍和内质网应激，而这在足细胞病变进展中起到重要作用。

3. 肾小管间质纤维化　肾间质纤维化是所有 CKD 患者进展到 ESRD 的共同途径，其特点是细胞外基质在肾间质内过度积聚。几乎所有慢性进展性肾小球疾病，包括免疫球蛋白 A（immunoglobulin A，IgA）肾病、膜性肾病、膜增生性肾小球肾炎和狼疮肾炎，与肾小球损伤的严重程度相比，肾小管间质病变程度对患者的远期预后有更好的预测价值。在这些情况下，肾小管间质病变可能会导致肾小管萎缩和（或）梗阻，最终导致肾单位丢失。

肾小管间质纤维化的发生机制尚未完全明确，可能涉及缺氧或其他抗血管生成刺激引起的肾小管周围血管稀疏，还有肾小管上皮细胞合成的促炎症细胞因子。这些细胞因子会促进肾脏炎症细胞和成纤维细胞聚集。巨噬细胞和 T 淋巴细胞（可能还有骨髓来源成纤维样细胞）浸润肾脏和近端肾小管上皮细胞 G2/M 阻滞会上调 TGF-β1 和其他促纤维化细胞因子，导致肾小管间质纤维化。

血管紧张素 II 的非血流动力学作用似乎同样促进了肾小管间质纤维化的发生，该作用通过肾小球内分布的某种血管紧张素 II 1 型受体介导。研究结果提示，足细胞内血管紧张素 II 1 型受体的表达与 FSGS 有关。还有研究发现，肾素可能导致受体介导的 TGF-β1 合成增加，而该作用与血管紧张素 II 无关。血管紧张素 II 也可能经 EGF 受体介导而发挥作用，该受体分布于整个肾单位，受到刺激时可通过 TGF-α、EGF 和其他生长因子而促进细胞增生和胶原合成。实验动物模型研究表明，输注血管紧张素 II 可以引起肾小球硬化和肾小管萎缩。然而，在缺乏 EGF 受体或 TGF-α 的小鼠中未观察到该作用，使用药物抑制血管紧张素 II 则可避免这些肾损伤。血管紧张素 II 还参与细胞因子和趋化因子介导的炎症细胞募集至肾脏。

许多研究发现，TGF-β1 及其下游信号分子是公认的肾脏纤维化的关键调控因素，TGF-β1 可通过激活下游 Smad 依赖或非依赖途径诱导胶原等细胞外基质的合成，抑制胶原的降解。疾病状态下，分泌的 TGF-β1 可促进肾脏固有细胞，如肾小管上皮细胞、内皮细胞、足细胞等细胞的凋亡、增生及纤维化反应，并诱导肌成纤维细胞的生成、激活与增生。研究发现，有许多参与肾间质纤维化的信号通路，如骨形态发生蛋白-7（bone morphogenetic protein-7，BMP-7）、Wnt/β-catenin、MAPK 等经典通路，TGF-β1 通过与其他经典通路的相互调控，共同介导了肾脏纤维化的发生和发展。Smad3 被认为是 TGF-β1 通路下游最关键的致纤维化分子，目前的研究热点主要是与其相关的表观遗传学修饰，如非编码 RNA、DNA 和组蛋白的表观修饰等。其中，miRNA 在肾脏纤维化中的治疗价值近来得到了充分的关注。在 Smad 依赖性的 miRNA 中，过表达 miR-29、miR-200 或抑制 miR-21、miR-192、miR-433 均可有效减缓肾纤维化的进程。

针对抑制间质纤维化发生的靶向措施对于治疗进展性肾小管间质疾病可能有效。例如，ACEI 和血管紧张素 II 受体阻滞剂除了具有公认的降压作用和抗蛋白尿作用，还可能具有抗纤维化作用。除此以外，还有一些已经在 CKD 实验动物模型中评价过的药物。对于这些药物的抗纤维化活性提出了各种作用机制，包括抑制 TGF-β1 和其他促炎症细胞因子，包括吡非尼酮、C-C 趋化因子 1 型受体（C-C chemokine receptor type 1，CCR-1）拮抗剂 BX471、肝细胞生长因子、过氧化物酶体增殖物激活受体-γ（peroxisome proliferator-activated receptor-γ，PPAR-γ）激动剂吡格列酮、雷帕霉素等。但是，尚未发现这些药物改善CKD患者的临床结局。

4. 遗传因素 遗传因素（如单核苷酸多态性和修饰基因）可影响免疫应答、炎症、纤维化和动脉粥样硬化，从而可能促成CKD的加速进展。各种原因导致的ESRD的家族性聚集中可发现支持这些因素的间接证据，其中约1/4的透析患者有亲人患ESRD。这符合一种假说，即常见肾病和进展为ESRD受特定基因遗传的影响。

至于特定基因，载脂蛋白E（apolipoprotein E，ApoE）多态性可能会改变动脉粥样硬化性疾病的风险，继而改变CKD的进展。*ApoEε2*等位基因与脂蛋白和三酰甘油水平升高有关，而*ApoEε4*等位基因与HDL水平升高和三酰甘油水平降低有关。动脉粥样硬化风险的社区研究纳入了14 520例患者，中位随访时间为14年，针对该研究的二次分析表明，与存在*ApoE ε3*等位基因的个体（90%存在）相比，存在*ApoE ε4*等位基因的个体（30%存在）发生CKD进展的风险下降了15%。*ApoE ε2*等位基因与*ApoE ε3*等位基因的风险差异并无统计学意义。肾脏内基因表达谱分析可能有助于识别CKD的分子学预后因素。有研究对9例肾积水人体肾和3例对照人体肾进行了基因表达谱分析，光学显微镜检查显示明显炎症（4例）、纤维化（5例）或正常肾组织（3例来自肾肿瘤切除的未受累部分）。观察到炎症或纤维化肾中的9个基因中有7个基因的调节不相同；通过这些基因表达的差异还可鉴别进展性和稳定性肾病。ApoL1可明确预测非洲裔美国人的早发CKD。肾活检标本和（或）尿的基因检测和分子学分析在今后可能会提供有用的预后信息。

综上所述，虽然人们对AKI向CKD转变及CKD慢性进展的病理生理过程的认识逐渐增加，但是肾脏病慢性进展机制极其复杂，其中有许多具体机制仍不完全明确，目前还没有有效的预防及治疗策略。今后应该深入研究肾脏病慢性进展的机制，找到其进展的关键机制，研发出相应的治疗手段，延缓甚至阻断CKD进展，降低ESRD的发生率。

（王 蔚）

参 考 文 献

[1] Singbartl K, Kellum JA. AKI in the ICU: definition, epidemiology, risk stratification, and outcomes. Kidney Int, 2012, 81 (4): 819-825.

[2] Rodríguez Romo R, Berman N, Gómez A, et al. Epigenetic regulation in the acute kidney injury to chronic kidney disease transition. Nephrology, 2015, 20 (4): 736-743.

[3] Luxia Zhang, Fang Wang, Li Wang, et al. Prevalence of chronic kidney disease in China: a cross-sectional survey. Lancet, 2012, 379 (9818): 815-822.

[4] Venkatachalam MA, Weinberg JM, Kriz W, et al. Failed tubule recovery, AKI-CKD transition, and kidney disease progression. J Am Soc Nephrol, 2015, 26 (3): 1765-1776.

[5] Basile DP, Bonventre JV, Mehta R, et al. Progression after AKI: understanding maladaptive repair processes to predict and identify therapeutic treatments. J Am Soc Nephrol, 2015, 27 (3): 687-697.

[6] Yang L, Besschetnova TY, Brooks CR, et al. Epithelial cell cycle arrest in G2/M mediates kidney fibrosis after injury. Nat Med, 2010, 16 (2): 535-543.

[7] Tanaka S, Tanaka T, Nangaku M. Hypoxia as a key player in the AKI-to-CKD transition. Am J Physiol Renal Physiol, 2014, 307 (45): 1187-1195.

[8] Venkatachalam MA, Weinberg JM, Kriz W, et al. Failed tubule recovery, AKI-CKD transition, and kidney disease progression. J Am Soc Nephrol, 2015, 26 (2): 1765-1776.

[9] Lee S, Huen S, Nishio H, et al. Distinct macrophage phenotypes contribute to kidney injury and repair. J Am Soc

Nephrol, 2011, 22 (4): 317-326.
[10] Zhou D, Tan RJ, Fu H, et al. Wnt/β-catenin signaling in kidney injury and repair: a double-edged sword. Lab Invest, 2016, 96 (6): 156-167.
[11] Gómez H, Kellum JA, Ronco C. Metabolic reprogramming and tolerance during sepsis-induced AKI. Nat Rev Nephrol, 2017, 13 (5): 143-151.
[12] Liu Q, Krishnasamy Y, Rehman H, et al. Disrupted renal mitochondrial homeostasis after liver transplantation in rats. PLoS One, 2015, 10 (1): 140906-140916.
[13] Wei C, Jin L, Zhou Z, et al. Overexpression of intrarenal renin-angiotensin system in human acute tubular necrosis. Kidney Blood Press Res, 2016, 41 (5): 746-756.
[14] Rodriguez Romo R, Benitez K, Barrera Chimal J, et al. AT1 receptor antagonism before ischemia prevents thetransition of acute kidney injury to chronic kidney disease. Kidney Int, 2016, 89 (7): 363-373.
[15] Chou YH, Huang TM, Chu TS. Novel insights into acute kidney injury-chronic kidney disease continuum and the role of renin-angiotensin system. J Formos Med Assoc, 2017, 116 (11): 652-659.
[16] Shankland SJ. The podocyte's response to injury: role in proteinuria and glomerulosclerosis. Kidney Int, 2006, 69 (5): 2131-237.
[17] Lemley KV, Lafayette RA, Safai M, et al. Podocytopenia and disease severity in IgA nephropathy. Kidney Int, 2002, 61 (6): 1475-1488.
[18] Ronco P, Debiec H. Pathophysiological advances in membranous nephropathy: time for a shift in patient's care. Lancet, 2015, 385 (16): 1983-2000.
[19] Winston JA, Bruggeman LA, Ross MD, et al. Nephropathy and establishment of a renal reservoir of HIV type 1 during primary infection. N Engl J Med, 2001, 344 (36): 1979-1992.
[20] Zuo Y, Matsusaka T, Zhong J, et al. HIV-1 genes vpr and nef synergistically damage podocytes, leading to glomerulosclerosis. J Am Soc Nephrol, 2006, 17: 2832.
[21] Shankland SJ. The podocyte's response to injury: role in proteinuria and glomerulosclerosis. Kidney Int, 2006, 69 (5): 2131-2139.
[22] Dai C, Stolz DB, Kiss LP, et al. Wnt/beta-catenin signaling promotes podocyte dysfunction and albuminuria. J Am Soc Nephrol, 2009, 20 (1): 1997-2009.
[23] El Machhour F, Keuylian Z, Kavvadas P, et al. Activation of Notch3 in glomeruli promotes the development of rapidly progressive renal disease. J Am Soc Nephrol, 2015, 26 (3): 1561-1566.
[24] Canaud G, Bienaimé F, Viau A, et al. AKT2 is essential to maintain podocyte viability and function during chronic kidney disease. Nat Med, 2013, 19 (5): 1288-1292.
[25] Mallipattu SK, Horne SJ, D'Agati V, et al. Krüppel-like factor 6 regulates mitochondrial function in the kidney. J Clin Invest, 2015, 125 (56): 1347-1367.
[26] Ayanga BA, Badal SS, Wang Y, et al. Dynamin-related protein 1 deficiency improves mitochondrial fitness and protects against progression of diabetic nephropathy. J Am Soc Nephrol, 2016, 27 (3): 2733-2742.
[27] Hartleben B, Gödel M, Meyer Schwesinger C, et al. Autophagy influences glomerular disease susceptibility and maintains podocyte homeostasis in aging mice. J Clin Invest, 2010, 120 (34): 1084-1097.
[28] Kawakami T, Gomez IG, Ren S, et al. Deficient autophagy results in mitochondrial dysfunction and FSGS. J Am Soc Nephrol, 2015, 26 (3): 1040-1044.
[29] Zeng C, Fan Y, Wu J, et al. Podocyte autophagic activity plays a protective role in renal injury and delays the progression of podocytopathies. J Pathol, 2014, 234 (28): 203-213.
[30] Wada T, Sakai N, Matsushima K, et al. Fibrocytes: a new insight into kidney fibrosis. Kidney Int, 2007, 72 (4): 269-277.
[31] Ruiz-Ortega M, Rupérez M, Esteban V, et al. Angiotensin II: a key factor in the inflammatory and fibrotic response in kidney diseases. Nephrol Dial Transplant, 2006, 21 (2): 16-20.
[32] Hoffmann S, Podlich D, Hähnel B, et al. Angiotensin II type 1 receptor overexpression in podocytes induces glomerulosclerosis in transgenic rats. J Am Soc Nephrol, 2004, 15 (5): 1475-1580.
[33] Huang Y, Wongamorntham S, Kasting J, et al. Renin increases mesangial cell transforming growth factor-beta1 and matrix proteins through receptor-mediated, angiotensin II-independent mechanisms. Kidney Int, 2006, 69 (6): 105-111.
[34] Wang S, Meng XM, Ng YY, et al. TGF-beta/Smad3 signalling regulates the transition of bone mar-row-derived macrophages into myofibroblasts during tissue fibrosis. Oncotarget, 2016, 7 (8): 8809-8822.
[35] Wang YY, Jiang H, Pan J, et al. Macro-phage-to-myofibroblast transition contributes to interstitial fibrosis in

chronic renal allograft injury. J Am Soc Nephrol, 2017, 28 (7): 2053-2067.

[36] Wang J, Gao Y, Ma M, et al. Effect of miR-21 on renal fibrosis by regulating MMP-9 and TIMP1 in kk-ay diabetic nephropathy mice. Cell Biochem Biophys, 2013, 67 (2): 537-546.

[37] Kolling M, Kaucsar T, Schauerte C, et al. Therapeutic miR-21 silencing ameliorates diabetic kidney disease in mice. Mol Ther, 2017, 25 (1): 165-180.

[38] Nordfors L, Lindholm B, Stenvinkel P. End-stage renal disease--not an equal opportunity disease: the role of genetic polymorphisms. J Intern Med, 2005, 258 (23): 1-17.

[39] Freedman BI, Volkova NV, Satko SG, et al. Population-based screening for family history of end-stage renal disease among incident dialysis patients. Am J Nephrol, 2005, 25 (2): 529-533.

[40] Parsa A, Kao WH, Xie D, et al. APOL1 risk variants, race, and progression of chronic kidney disease. N Engl J Med, 2013, 369 (34): 2183-2188.

第二章 急性肾损伤发生机制研究进展

急性肾损伤（acute kidney injury，AKI）是一组以短期内（数小时、数天或数周）肾功能减退为表现的临床综合征，表现为肾小球滤过率（GFR）快速下降（肌酐/尿素氮升高）和（或）尿量减少。在不同地区、不同人群中AKI的发生率有所不同（0.7%～77.0%），重症患者中AKI发生率可高达50%～77%。近期侯凡凡院士牵头完成的"中国住院患者急性肾损伤多中心流行病学系列研究"（EACH研究）表明，我国急性肾损伤在成人、儿童、孕妇和老年人发生率分别为11.6%、19.6%、7.3%和15.4%，其中社区获得和住院获得AKI发生率分别为2.5%和9.1%。

在过去很长的一段时间，临床常以肾前性、肾性及肾后性来分类AKI，也提出了诸如心肾综合征（常指Ⅰ型）、肝肾综合征、脓毒血症相关性AKI及肾毒性药物相关性AKI等特殊类型。然而，对于每一种AKI，其病理生理机制都是非常复杂的，往往可以同时存在多种机制。本文将从AKI病理生理及细胞分子靶点，探讨AKI发生机制及研究进展。

一、急性肾损伤分期、急性肾脏病及pROCK标准

多年来，临床采用急性肾衰竭（acute renal failure，ARF）或急性肾小管坏死（acute tubular necrosis，ATN）诊断急性肾损伤，遗漏不少轻症患者。由于轻微的肾损伤也显著加重临床预后，"2002年急性透析质量倡议"提出了AKI的概念并沿用至今，分期也主要采用RIFLE分期、AKI纽约（AKIN）分期（表3-2-1），以及KDIGO分期（表3-2-2）。另外，KDIGO于2019年提出了急性肾脏病（AKD）概念（表3-2-3）。近期，侯凡凡院士联合全国25家儿童医疗中心完成了大型多中心队列研究，提出了pROCK标准，把儿童血清肌酐7天内升高20 μmol/L并超过基线血清肌酐值的30%作为诊断儿童急性肾损伤的新标准。pROCK标准用于儿童AKI的诊断敏感性、准确性和对死亡等不良后果的预测能力均明显优于KDIGO和pRIFLE标准。

表3-2-1 RIFLE与AKIN分期

	RIFLE分期			AKIN分期	
分期	肌酐/GFR	尿量	分期	GFR	尿量
Risk	肌酐升高1.5倍，或GFR下降25%	6 h尿量<0.5 ml/h	Ⅰ期	肌酐升高0.3 mg/dl（1 mgdl=88.4μmol/L）或1.5～2.0倍	6 h尿量<0.5 ml/h
Injury	肌酐升高2倍，或GFR下降50%	12 h尿量<0.5 ml/h	Ⅱ期	肌酐升高2.0～3.0倍	12 h尿量<0.5 ml/h
Failure	肌酐升高3倍或GFR下降75%，或者肌酐达到4.0 mg/dl且上升>0.5 mg/dl	24 h尿量<0.3 ml/h或12 h无尿	Ⅲ期	肌酐升高3倍或达到4.0 mg/dl且上升>0.5 mg/dl	24 h尿量<0.3 ml/h或12 h无尿
Loss	肾功能丧失>4周				
ESRD	慢性肾脏病>3个月				

表 3-2-2 KDIGO 分期

分期	血清肌酐	尿量
1 期	较基线升高 1.5～1.9 倍 或上升 0.3 mg/dl	<0.5ml/h，6～12 h
2 期	较基线升高 2.0～2.9 倍	<0.5 ml/h，12 h 以上
3 期	较基线升高 3 倍或达到 4.0 mg/dl 且上升超过 0.5 mg/dl	<0.3 ml/h，24 h 以上 或无尿>12 h

AKI 定义：血清肌酐 48 h 内上升>0.3 mg/dl，或 7 天内较基线上升>1.5 倍，或尿量<0.5 ml/ml 超过 6 h

表 3-2-3 AKI、AKD 与 CKD

项目	AKI	AKD	CKD
持续时间	<7 天	7～90 天	>90 天
功能变化	符合 AKI 定义	AKI 持续或 GFR<60 ml/(min·1.73 m^2)，或 GFR 较基线下降 35%，或血清肌酐较基线上升 50%	GFR<60 ml/(min·1.73m^2)
结构变化	—	明显肾损伤（蛋白尿、血尿）	显著肾损伤

二、急性肾损伤病因

多年来人们一直以肾前性、肾性及肾后性来区分 AKI。肾前性 AKI 常见于机体低血容量、肾脏低灌注、低血压等。肾小球及肾小管损伤、间质性肾炎、血管和血栓性疾病则是常见的肾性 AKI。肾后性 AKI 常见于各种梗阻性肾病，包括泌尿系统梗阻和泌尿系统外梗阻。临床上可导致 AKI 的因素非常多，根据其特点可以分为暴露因素与敏感因素。一般而言，重症疾患（脓毒血症、循环障碍、创伤与烧伤）、大型手术特别是心脏手术（涉及低温体外循环）、肾毒性药物（造影剂、抗生素、镇痛药等）是常见的暴露因素，而年龄、性别、种族、基础病（慢性肾脏病、糖尿病、肿瘤等）是敏感因素。EACH 研究表明，我国（不含港澳台地区）住院患者中，40% 的 AKI 发生可能与肾毒性药物暴露有关（社区获得 AKI 为 39.2%，院内获得 AKI 为 42.9%）。除氨基糖苷类等抗生素、顺铂等抗肿瘤药、非甾体类解热镇痛药和造影剂之外，与中草药相关的急性肾损伤占 15.3%。败血症是我国院内获得和社区获得 AKI 的主要原因之一，肺炎和尿路梗阻则是社区获得 AKI 的其他 2 个主要原因。

三、正常肾脏血流灌注

肾脏是个血流非常丰富的脏器，占全部心排血量的 20%。肾脏血流分布不均，皮质血流量 5～6 ml/(g·min)，是髓质 [0.5～1.0 ml/(g·min)] 的 10 倍，因此髓质更容易缺血缺氧。由于负责糖、盐、氨基酸等溶质的主动转运，肾小管耗氧占据髓质氧供的 80%。如果肾脏灌注压为 60～100 mmHg，肾脏可以通过一系列神经激素（如交感神经激素）、血管舒张因子（一氧化氮、前列腺素 E$_2$）及血管收缩因子（内皮素、血管紧张素）等调节血流量，维持肾脏正常生理所需。当肾脏灌注压<60 mmHg 或>100 mmHg 时，肾脏将依据肾灌注血流量与 GFR 水平发生不同程度的缺血缺氧。

四、急性肾损伤常见病理生理过程

临床上发生AKI都伴随着极其复杂的病理生理过程，一种AKI的发生往往同时涵盖肾前性、肾性乃至肾后性因素，具体分类也较为复杂。将AKI常见类型及其原因与机制归纳如下（表3-2-4）。

表3-2-4 AKI常见类型的原因与机制

常见类型	原因与机制
肾脏低灌注	低血压、低血容，加上自我调节失代偿，交感及RAAS系统激活，导致肾脏低灌注。持续存在低灌注导致肾小管上皮细胞凋亡/坏死，内皮细胞损害，以及炎症过程激活
心肾综合征（Ⅰ型）	心功能不全导致有效循环减少，中心静脉压升高，致使肾脏低灌注。交感兴奋、RAAS系统激活、氧自由基产生都可能参与其中
脓毒血症	重症感染通过全身血流动力学不稳定，肾脏微循环功能障碍影响肾脏血流灌注与再分布，导致肾小管与内皮缺血、缺氧；或者通过增加循环炎症因子与白细胞活性，形成微血栓，作用于内皮细胞；或者通过炎症细胞入侵，作用于肾小管细胞，加重肾脏损伤
肾毒性暴露	包括药物（抗生素、造影剂等）和内源性毒素（肌红蛋白、血红蛋白等），在肾小管浓缩聚集，可以直接导致肾小管上皮细胞、内皮细胞毒性损伤，肾脏内部血流在分布，或者结晶直接损伤
大手术	术中体液/血液大量丢失，全身性麻醉药物使用是大手术相关AKI常见原因。循环细胞因子、氧自由基、肾脏缺血-再灌注损伤都参与其中。较为典型的代表为低温体外循环手术
肾小球疾病	常见于急进性肾炎综合征，肾小球自身免疫炎症反应和损伤是主要机制
急性/亚急性间质性肾炎	药物、感染都可诱发。间质炎性细胞浸润刺激细胞因子的表达，促进细胞外基质的产生和增殖
腹内压增高	腹腔内压超过一定值时，肾脏动脉流入和静脉流出的减少，以及鲍曼空间静水压的增加，导致肾脏灌注减少
肾后梗阻	肾外（前列腺肥大、腹膜后纤维化等）或肾内（肾结石、血凝块等）梗阻导致肾小管内压升高、肾血流量受损和炎症过程。基础肾功能、梗阻严重程度和持续时间是主要影响因素

（一）血流动力学不稳定与微循环功能障碍

肾脏正常生理过程需要一个合适的灌注压（60~100 mmHg），当全身血流动力学不稳定时，肾脏灌注压受到影响，特别是低灌注状态，可能诱发AKI。平均动脉压降低（心肾综合征、休克等）、长时间低血压或者高血压人群血压显著下降但未达到低血压标准都可以导致肾脏总体血流灌注下降，进而导致AKI。心肾综合征、脓毒血症、大量失血失液等都是常见原因。围术期低血压（平均动脉压<55 mmHg），即使仅持续1~5 min，都可能引起术后AKI。主动脉瘤术中钳夹腹主动脉或钳夹肾静脉，也易引起AKI。需要注意的是，低血压致的AKI还与患者疾病严重程度及本身易感性相关。

全身血流动力学不稳直接导致肾脏总体血流灌注下降、肾脏缺血，进而诱发AKI。然而，在肾脏血流灌注正常甚至有所增加的情况下，仍有可能发生AKI，这与肾脏微循环障碍有关。肾脏有两套微循环：肾小球微循环和管周微循环。由于管周微循环位于髓质，血流来源于出球小动脉，肾脏血流的变化（低灌注或血流分布不均）更容易导致管周微循环障碍，进而出现灶状低灌注与缺血。这些灶状区域还通过活性氧（ROS）等与周围区域相互作用，加重肾损害。此外，内皮细胞功能障碍可导致毛细血管通透性增加，继而出现肾间质水肿，在影响毛细血管血流的同时增加氧输送距离。某些败血症合并AKI，肾脏血流在无明显变化甚至略有增加情况下，皮质氧供有所增加，而髓质氧供显著下降>50%），肾脏髓质-皮质血流二次分布，进一步加重髓质损伤。

（二）内皮功能障碍与微血栓形成

内皮细胞是血管的屏障，通过产生前列环素、一氧化氮（NO）等血管活性物质，影响血管的张力，抑制血小板聚集，调控微循环，维持血管的完整性。同时，内皮细胞还与蛋白C和血栓调节素相互作用，发挥抗血栓、促纤溶作用，并参与多种抗炎和细胞保护途径，维持体内促凝-抗凝平衡。排列在内皮细胞外表面的糖蛋白网络，也称为糖萼，是保持细胞屏障完整的一个关键组分。糖萼损伤可导致微血管功能障碍、毛细血管渗漏和肾小球滤过功能受损。

当内皮细胞暴露于多种炎症介质中，其结构会发生变化，表现为细胞紧密连接丧失、糖萼层破裂、血管通透性增加。与此同时，内皮细胞上调黏附分子表达，导致白细胞与内皮细胞相互作用增强而滞留，进而向肾小管间质迁移，可直接诱发肾小管上皮细胞损伤。内皮细胞和肾小管细胞可继续释放促炎因子，引发炎症过程恶性循环。

在炎症过程中，包括蛋白C在内的许多抗凝因子被降解或产生减少，受损的内皮细胞发生凋亡，促凝-抗凝失衡，进而导致微血栓形成和毛细血管阻塞。微血栓形成在溶血尿毒综合征、血栓性血小板减少性紫癜、子痫前期等因素导致的AKI比较常见，ICU重症患者发生AKI也比较常见。

（三）炎症反应与过敏反应

炎症和白细胞募集是肾脏内皮细胞和肾小管上皮细胞（TEC）损伤所有阶段的关键因素。内皮细胞或TEC损伤后，立即触发免疫应答，激活固有炎性细胞，募集循环白细胞，并导致炎症细胞的入侵。多数炎症细胞（中性粒细胞、单核细胞和树突状细胞）是有害的，少数可能具有保护作用（T调节细胞）。另外，有些炎症细胞在不同阶段发挥不同的作用，如M1巨噬细胞早期加重炎症反应，而M2巨噬细胞却发挥抗炎作用，促进肾脏修复。肾内炎症过程还通过细胞因子和活化的免疫细胞，引起远端脏器（心、肺和肝）的炎症变化。

由于肾脏血流灌注高，TEC暴露于有害物质的风险也显著增加，包括过敏药物。在接触过敏药物后，管周间质细胞与受损的TEC都可以成为抗原提呈物。当暴露于抗原或损伤信号时，静止的树突状细胞被激活，通过内吞、修饰作用，将有害抗原作为肽段表达在表面。树突状细胞一旦被激活，就会通过肾淋巴系统迁移到淋巴结，将抗原提呈并激活原始T细胞，促使它们迁移到作用部位或发出危险信号。除了树突状细胞外，巨噬细胞和成纤维细胞也可能被激活，并引起间质炎症反应。急性肾小管间质性肾炎通常由药物反应引起，但也可能发生在其他炎性疾病，如结节病、干燥综合征或肿瘤性疾病。

（四）肾小管损伤

管周微循环的特点及解剖位置决定了TEC最早接触滤液中的外源性物质和内源性分子，因而最容易受到损伤。TEC损伤通常表现为结构改变，包括顶膜破裂、紧密连接开放、极性丧失、细胞肿胀及从基底膜脱落。需要注意的是，TEC在AKI中既是受害者，又是促进者，它们还试图通过旁分泌示警，保护邻近的细胞。另外，TEC可以通过管球反馈导致肾小球损伤。TEC损伤通过多种机制导致细胞死亡，包括细胞自噬、坏死和凋亡等，具体将在下文细胞靶点和分子机制部分详细描述。

（五）其他病理生理过程

AKI还可见一些不常发生的病理生理过程，如肾静脉淤血、腹内压升高及梗阻因素等。肾静脉发生淤血或充血会导致血管压力升高，肾小管受压，肾小球压力梯度下降，进而降低GFR。在充血性心力衰竭、心血管疾病和危重症患者中，静脉充血与AKI发生密切相关。

正常腹内压为10~15 mmHg，若超过这个范围，腹腔器官的静脉回流减少，进而导致静脉淤血及充血，直接诱发AKI。如果腹内压持续>20 mmHg（腹腔室间隔综合征），心排血量减少，儿茶酚胺和促炎性细胞因子水平升高，将导致AKI甚至多器官衰竭。

最后，从肾小管到尿道的任何部位梗阻都可能导致AKI。不溶于尿的药物（如阿昔洛韦、磺胺嘧啶或甲氨蝶呤）堵塞肾小管，肾结石、前列腺增生、泌尿系统肿瘤或盆腔肿瘤，以及腹膜后纤维化（IgG4相关性肾病）引起的输尿管或尿道梗阻，都是典型的梗阻性肾病。尿中肌红蛋白（横纹肌溶解、大手术）、血红蛋白（溶血）、白蛋白（肾病综合征）、肿瘤溶解物（肿瘤化疗，特别是血液系统肿瘤）、骨髓瘤蛋白（多发性骨髓瘤）等也是造成肾小管梗阻的常见原因。

（六）常见急性肾损伤类型

脓毒血症相关AKI临床较为常见，且发病机制仍不完全清楚。出球小动脉扩张与肾内分流可能是脓毒血症AKI肾小球滤过率下降的主要原因。这种肾内分流导致肾脏皮质血流增加，而髓质血流减少，进一步加重髓质缺血缺氧损伤。另外肾素-血管紧张素-醛固酮系统、交感系统，以及肾脏管-球反馈系统激活都与AKI相关（还未证实其因果关系）。内皮细胞损伤、炎症反应、肾小管上皮细胞损伤都参与其中。

心肾综合征（Ⅰ型）由于心功能不全引起心排血量减少、深静脉淤血，导致肾脏血流灌注减少，进而诱发AKI。炎症、神经激素激活、存在基础肾脏病都是心肾综合征的易感因素。一项研究表明，血管紧张素原（AGT）与心肾综合征的发生发展可能密切相关，尿AGT可先于血清肌酐预测心肾综合征的发生，并能独立预测患者1年死亡率（*OR* 4.5）、再住院率（*OR* 3.6）和肾功能恢复率。

造影剂相关AKI占住院患者AKI的11%，也是AKI常见原因之一。造影剂直接毒性（包括内皮细胞和肾小管上皮细胞）及随后的微循环功能障碍可能是其主要的发病机制。造影剂用量、给药途径可能与毒性直接相关。水化可能是预防造影剂肾病的有效方法。

五、急性肾损伤细胞靶点与分子机制

从上述病理生理过程可以看出，AKI的发生发展非常复杂，内皮细胞、炎症细胞与TEC是主要的损伤靶标，同时三者之间也存在相互作用。本文以最常累及的TEC为例，阐述AKI的细胞与分子靶点及其发病机制。内皮细胞损伤与炎症细胞具体机制可参照相关文献。

（一）细胞膜

细胞膜是最早的AKI损伤部位。细胞凋亡时，磷脂由内膜小叶向外膜小叶转移，形成膜泡。细胞坏死时，细胞膜完整性受损导致细胞内容物挤出。4种机制可能参与AKI。

1. 细胞膜结构改变 完整的富含胆固醇细胞膜微结构域对于维持细胞活力至关重要。干扰微结构域后，细胞ATP/ADP比例下降，乳酸脱氢酶（LDH）产生明显增加，损害明显加重。

2. 膜相关蛋白改变 研究表明，膜相关蛋白（配体与受体）参与AKI损伤的发生与随后的修复过程：AKI后Fas配体表达增加，激活Fas受体促进细胞凋亡；caveolin-1蛋白在TEC表达显著增加，与细胞再生与修复有关；Na^+-K^+-ATP酶转运蛋白明显减少，钠重吸收减少，排泄增加；TGF-β受体、

EGF受体、肝细胞生长因子（hepatocyte growth factor，HGF）受体，以及 netrin-1 受体也参与损伤发生与随后的修复过程。

3. 膜相关酶活性改变 在发生脓毒血症时，应用碱性磷酸酶可以减轻肾小管损伤，改善 AKI；在缺血再灌注及顺铂诱导的 AKI，金属蛋白酶 Meprin A 表达与分布发生改变，可能加重肾小管损伤。

4. 膜相关组分的信号通路 缺氧、蛋白尿或其他物理伤害，会触发肾小管上皮细胞释放胞外小体（EV），包括凋亡小体（200 nm～5 μm）、微泡（100～800 nm）与外泌体（30～150 nm）。缺血再灌注损伤，管周毛细血管细胞和小管细胞微泡聚集，促进细胞增殖，减少细胞凋亡和白细胞浸润，启动常驻细胞再生，对 AKI 具有保护作用。

近些年研究表明，细胞坏死同样可以表现为程序性死亡，包括程序性坏死（programmed necrosis）、焦亡（pyroptosis）和铁死亡（ferroptosis）。坏死抑素、受体相互作用蛋白激酶、混合连接激酶结构域样蛋白可通过调节分子开关诱导细胞膜破裂，进而导致细胞程序性坏死，可能是 AKI 损伤的潜在靶点。焦亡通过胱天蛋白酶 1（caspase 1）、caspase11 及损伤相关的分子与促炎性细胞因子介导急性肾脏细胞损伤。铁死亡是一种铁依赖性的非凋亡性细胞死亡，阻断铁死亡显著改善 AKI，可能成为 AKI 治疗干预的靶点。

（二）溶酶体与细胞自噬

溶酶体破坏导致包括组织蛋白酶在内的各种溶酶释放，可导致一种特殊的细胞死亡，称为溶酶体死亡。虽然还没有直接证据表明溶酶体细胞死亡与 AKI 相关，但溶酶体对细胞自噬非常重要。细胞自噬是一种细胞内的过程，它将细胞质成分传递到溶酶体进行降解和再循环。Chien 及 Suzuki 先后在小鼠肾脏发现自噬的存在，在顺铂诱导的 AKI 肾脏及缺血性和内毒素性 AKI 模型中，自噬显著增强。应用抑制剂或敲除 *Atg5* 或 *Atg7* 抑制自噬，细胞凋亡和坏死明显加重；促进自噬则损伤减轻。以上结果提示，自噬可能具有改善 AKI 的作用，其中胞质肿瘤抑制因子 p53 具有抑制自噬的作用。

（三）线粒体与线粒体自噬

线粒体是维持真核细胞内环境稳定、功能及生存所必需的细胞器。由于需要转运大量的滤过液物质，线粒体在 TEC 含量非常丰富，其病理改变通常先于血清肌酐改变，甚至先于肾小管上皮细胞凋亡的启动。线粒体损伤包括嵴肿胀、嵴稀疏和线粒体断裂。

线粒体本身处于再生与破坏/再循环动态过程。线粒体再生由转录共激活因子家族调节，其典型成员是过氧化物酶体增殖物激活受体γ共激活因子 1α（PGC1α）。脓毒血症时，PGC1α 的下降程度与肾功能损伤程度相关，PGC1α 的恢复水平则与肾功能修复相关，敲除 *PGC1a* 明显加重肾损伤，提示线粒体再生功能保护肾脏损伤。

线粒体通过裂变/融合动态平衡与自噬相结合，维持其质量。如果线粒体裂变/融合平衡被破坏，细胞通过自噬清除受损的线粒体。动态相关蛋白 1（DRP1）启动线粒体分裂过程，有丝分裂融合蛋白 1（Mfn1）、有丝分裂融合蛋白 2（Mfn2）、视神经萎缩蛋白 1（optic atrophy 1）则调节线粒体融合，抑制 DRP1 活性可以改善线粒体形态，进而改善 AKI。线粒体自噬是一种选择性清除多余或受损线粒体的细胞器自噬。线粒体自噬分为泛素依赖途径与泛素非依赖途径 2 种方式。泛素依赖途径由 PTEN 诱导激酶（PINK1）-PRBRE3 泛素胚体（PARK2）调节，泛素非依赖突进则是由位于线粒体外膜的受体蛋白调节，如 BCL2 作用蛋白 3（BINP3）、BINP3 类似蛋白及 FUN 结构域 1 等。在缺血、顺铂诱导、脓毒血症及造影剂相关 AKI 中，两种途径都具有肾脏保护的作用。

新近研究发现，Numb 蛋白可能通过调节线粒体自噬改善 AKI。*Numb* 基因是一种高度进化保守的基因，在调节细胞黏附、迁移、分化、死亡、自我更新等方面均具有重要的作用。顺铂及缺血再灌注诱导的小鼠 AKI 显著增加近端肾小管内 Numb 的表达量。Numb 缺失可上调 Drp1 Ser637 磷酸化，促进线粒体募集 Drp1，加重进线粒体分裂、片段化及细胞色素 C 释放，使得细胞易损，提示 Numb 在 AKI 中可能具有保护作用，可能是 AKI 治疗的靶点。

线粒体融合在 AKI 中的作用还不太明确体。体外研究表明，敲低肾上皮细胞 Mfn2 导致线粒体断裂和凋亡，但体内试验发现特异敲除肾近端小管 Mfn2 显著改善 AKI 存活率和肾功能。总的来说，抑制线粒体分裂、促进线粒体融合或增强线粒体自噬可能在 AKI 中是有益的。

（四）其他细胞组分

细胞核 DNA、染色质、转录因子、表观遗传调控因子、细胞周期调节蛋白在 AKI 的发病机制中也非常重要。研究表明，Nrf2、AP-1 家族、NF-κB、缺氧诱导因子、SP1 等转录因子通过调控基因，参与了 AKI 的发病过程。表观遗传修饰（包括小 RNA、非编码长 RNA）在 AKI 和 AKI-CKD 转化中也扮演着重要的角色。影响 DNA 损伤的核酸内切酶，如脱氧核糖核酸酶 I 和核酸内切酶 G，也是 AKI 的潜在靶点。

细胞周期在 AKI 中同样发挥重要作用。正常情况下，肾脏细胞多数处于静止的 G0 期。AKI 时受损的 TEC 增殖显著活跃，可能与接触抑制有关。当损伤的 TEC 死亡或脱落后，邻近细胞可能激活细胞周期，开始增殖，伸展覆盖脱落区域。这一过程由多种细胞周期蛋白和细胞周期蛋白依赖性激酶（CDKs）驱动。新生细胞可以分化为有极性的肾小管细胞，完成肾脏修复。细胞因子 p21 与 p53 均参与了细胞周期调节。

内质网（ER）主要通过内质网应激（由未折叠蛋白聚集引起的一种反应，UPR）在 AKI 发挥作用。UPR 是细胞受损时的一种适应性反应，严重时导致细胞凋亡。UPR 通过 3 种主要的信号途径发挥作用：激酶样内质网激酶、激活转录因子和肌醇需求酶 1，都是 AKI 潜在的治疗靶点。细胞骨架通过的改变细胞极性、调节细胞–细胞相互作用和细胞–基质相互作用，影响肾小球和肾小管功能。生长因子、间充质干细胞和其他组织再生关键介质在其中都起着关键作用。

六、急性肾损伤向慢性肾脏病转化

尽管肾脏具有良好的自我修复能力，在理想条件下可以完全恢复。当损伤过重或时间过长时，AKI 的修复可能不完全，促使肾小管纤维化，进而导致肾功能下降乃至发展为 CKD，称为急性肾损伤向慢性肾脏病转化（AKI-CKD 转化）。肾脏恢复情况取决于所涉及的病理生理过程逆转情况。年龄、基线肾功能、AKI 持续时间和严重程度都是 AKI-CKD 转化的危险因素。线粒体功能障碍、细胞程序性死亡、炎症、细胞周期都参与了 AKI-CKD 转化。

AKI 是一种常见的临床综合征，尤其是在重症患者。由于治疗手段相对有限，了解 AKI 的内在病理生理机制，对于临床认知和疾病诊疗具有非常重要的意义。本文简述了 AKI 分期进展，特别是 AKD 及 AKI-CKD 转化的意义，重点围绕 AKI 常见病理生理过程展开讨论，并以最常累及的肾小管上皮细胞为例，阐述了 AKI 的细胞分子靶点与发病机制，着重描述了近年来关于细胞外泌体、细胞自噬及线粒体自噬在AKI中的作用及其机制。随着研究的深入，AKI的发生、发展机制必将有更多新的认知突破，为临床诊疗带来新的契机。

（艾　军　杨小兵　聂　晟　曹　维）

参考文献

[1] Al Jaghbeer M, Dealmeida D, Bilderback A, et al. Clinical decision support for in-hospital AKI. J Am Soc Nephrol, 2018, 29(2): 654-660.

[2] Hoste EA, Bagshaw SM, Bellomo R, et al. Epidemiology of acute kidney injury in critically ill patients: the multinational AKI-EPI study. Intensive Care Med, 2015, 41(8): 1411-1423.

[3] Xu X, Nie S, Liu Z, et al. Epidemiology and clinical correlates of aki in chinese hospitalized adults. Clin J Am Soc Nephrol, 2015, 10(9): 1510-1518.

[4] Vandenberghe W, Gevaert S, Kellum JA, et al. Acute kidney injury in cardiorenal syndrome type 1 patients: a systematic review and meta-analysis. Cardiorenal Med, 2016, 6(2): 116-128.

[5] Al-Khafaji A, Nadim MK, Kellum JA. Hepatorenal disorders. Chest, 2015, 148(2): 550-558.

[6] Gomez H, Ince C, De Backer D, et al. A unified theory of sepsis-induced acute kidney injury: inflammation, microcirculatory dysfunction, bioenergetics, and the tubular cell adaptation to injury. Shock, 2014, 41(1): 3-11.

[7] Kane-Gill SL, Goldstein SL. Drug-induced acute kidney injury: a focus on risk assessment for prevention. Crit Care Clin, 2015, 31(4): 675-684.

[8] Bellomo R, Ronco C, Kellum JA, et al. Acute renal failure-definition, outcome measures, animal models, fluid therapy and information technology needs: the second international consensus conference of the acute dialysis quality initiative (ADQI) group. Crit Care, 2004, 8(4): 204-212.

[9] Ronco C, Levin A, Warnock DG, et al. Improving outcomes from acute kidney injury (AKI): Report on an initiative. Int J Artif Organs, 2007, 30(5): 373-376.

[10] Kdigo AKI. KDIGO AKI Work Group: clinical practice guideline for acute kidney injury. Kidney Int Suppl, 2012, 1(2): 1-138.

[11] Gonsalez SR, Cortês AL, Silva RCD, et al. Acute kidney injury overview: from basic findings to new prevention and therapy strategies. Pharmacol Ther, 2019, 200(4): 1-12.

[12] Xu X, Nie S, Zhang A, et al. A new criterion for pediatric aki based on the reference change value of serum creatinine. J Am Soc Nephrol, 2018, 29(9): 2432-2442.

[13] Ronco C, Bellomo R, Kellum JA. Acute kidney injury. Lancet, 2012, 380(9843): 756-766.

[14] Marlies Ostermann, Kathleen Liu. Pathophysiology of AKI. Best Pract Res Clin Anaesthesiol. 2017, 31(3): 305-314.

[15] Ergin B, Kapucu A, Demirci-Tansel C, et al. The renal microcirculation in sepsis. Nephrol Dial Transplant, 2015, 30(2): 169-177.

[16] Post EH, Kellum JA, Bellomo R, et al. Renal perfusion in sepsis: from macro to micro-circulation. Kidney Int, 2017, 91(1): 45-60.

[17] Grand J, Bro Jeppesen J, Hassager C, et al. Cardiac output during targeted temperature management and renal function after out-of-hospital cardiac arrest. J Crit Care, 2019, 12(54): 65-73.

[18] Poukkanen M, Wilkman E, Vaara ST, et al. Hemodynamic variables and progression of acute kidney injury in critically ill patients with severe sepsis: data from the prospective observational FINNAKI study. Crit Care, 2013, 17(6): R295.

[19] Asfar R, Meziani F, Hamel JF, et al. High versus low blood-pressure target in patients with septic shock. N Engl J Med, 2014, 370(17): 1583-1593.

[20] Walsh M, Deveraux PJ, Garg AX, et al. Relationship between intraoperative mean arterial pressure and clinical outcomes after noncardiac surgery: toward an empirical definition of hypotension. Anesthesiology, 2013, 119(3): 507-515.

[21] Salmasi V, Maheshwari K, Yang D, et al. Relationship between intraoperative hypotension, defined by either reduction from baseline or absolute thresholds, and acute kidney and myocardial injury after noncardiac surgery: a retrospective cohort analysis. Anesthesiology, 2017, 126(1): 47-65.

[22] Prowle J, Bagshaw SM, Bellomo R. Renal blood flow, fractional excretion of sodium and acute kidney injury: time

for a new paradigm. Curr Opin Crit Care, 2012, 18(6): 585-592.
[23] Matejovic M, Ince C, Chawla LS, et al. Renal hemodynamics in AKI: in search of new treatment targets. J Am Soc Nephrol, 2016, 27(1): 49-58.
[24] Wang Z, Holthoff JH, Seely KA, et al. Development of oxidative stress in the peritubular capillary microenvironment mediates sepsis-induced renal microcirculatory failure and acute kidney injury. Am J Pathol, 2012, 180(2): 505-516.
[25] Calcavacca P, Evans RG, Bailey M, et al. Cortical and medullary tissue perfusion and oxygenation in experimental septic acute kidney injury. Crit Care Med, 2015, 43(10): 431-439.
[26] Zafrani L, Payen D, Azoulay E, et al. The microcirc-ulation of the septic kidney. Semin Nephrol, 2015, 35(1): 75-84.
[27] Salmon AH, Satchell SC. Endothelial glycocalyx dysfunction in disease: albuminuria and increased microvascular permeability. J Pathol, 2012, 226(4): 562-574.
[28] Jedlicka J, Becker BF, Chappell D. Endothelial Glycocalyx. Crit Care Clin, 2020, 36(2): 217-232.
[29] Bonventre JV, Yang L. Cellular pathophysiology of ischemic acute kidney injury. J Clin Invest, 2011, 121(11): 4210-4221.
[30] Molitoris B. Therapeutic translation in acute kidney injury: the epithelial/endothelial axis. J Clin Invest, 2014, 124(6): 2355-2363.
[31] Fani F, Regolisti G, Delsante M, et al. Recent advances in the pathogenetic mechanisms of sepsis-associated acute kidney injury. J Nephrol, 2018, 31(3): 351-359.
[32] Rabb H, Griffin M, McKay DB, et al. Inflammation in AKI: current understanding, key questions, and knowledge gaps. J Am Soc Nephrol, 2016, 27(2): 371-379.
[33] Jang HR, Rabb H. Immune cells in experimental acute kidney injury. Nat Rev Nephrol, 2015, 11(2): 88-101.
[34] Doi K, Rabb H. Impact of acute kidney injury on distant organ function: recent findings and potential therapeutic targets. Kidney Int, 2016, 89(3): 555-564.
[35] Raghavan R, Eknoyan G. Acute interstitial nephritis e a reappraisal and update. Clin Nephrol, 2014, 82(3): 149-162.
[36] Linkerman A, Chen G, Dong G, et al. Regulated cell death in AKI. J Am Soc Nephrol, 2014, 25(12): 2689-2701.
[37] Agarwal A, Dong Z, Harris R, et al. Cellular and molecular mechanisms of AKI. J Am Soc Nephrol, 2016, 27(5): 1288-1299.
[38] Mullens W, Abrahams Z, Francis GS, et al. Importance of venous congestion for worsening of renal function in advanced decompensated heart failure. J Am Coll Cardiol, 2009, 53(7): 589-596.
[39] Damman K, van Deursen V, Navis G, et al. Increased central venous pressure is associated with impaired renal function and mortality in a broad spectrum of patients with cardiovascular disease. J Am Coll Cardiol, 2009, 53(7): 582-588.
[40] Mohmand H, Goldfarb S. Renal dysfunction associated with intra-abdominal hypertension and the abdominal compartment syndrome. J Am Soc Nephrol, 2011, 22(4): 615-621.
[41] Nakazawa D, Marschner JA, Platen L, et al. Extrace-llular traps in kidney disease. Kidney Int, 2018, 94(6): 1087-1098.
[42] Leowattana W. Antiviral drugs and acute kidney injury (AKI). Infect Disord Drug Targets, 2019, 19(4): 375-382.
[43] Cabral BMI, Edding SN, Portocarrero JP, et al. Rhabdomyolysis. Dis Mon, 2020, 66(8): 101015-101015.
[44] Yang X, Chen C, Tian J, et al. Urinary angiotensinogen level predicts aki in acute decompensated heart failure: a prospective, two-stage study. J Am Soc Nephrol, 2015, 26(8): 2032-2041.
[45] Faucon AL, Bobrie G, Clément O. Nephrotoxicity of iodinated contrast media: from pathophysiology to prevention strategies. Eur J Radiol, 2019, 116(7): 231-241.
[46] Zager RA. Plasma membrane cholesterol: a critical determinant of cellular energetics and tubular resistance to attack. Kidney Int, 2000, 58(1): 193-205.
[47] Lorz C, Ortiz A, Justo P, et al. Proapoptotic Fas ligand is expressed by normal kidney tubular epithelium and injured glomeruli. J Am Soc Nephrol, 2000, 11(7): 1266-1277.
[48] Fujigaki Y, Sakakima M, Sun Y, et al. Immunohist-ochemical study on caveolin-1alpha in regenerating process of tubular cells in gentamicin-induced acute tubular injury in rats. Virchows Arch, 2007, 450(6): 671-681.
[49] Kwon TH, Frøkiaer J, Han JS et al. Decreased abundance of major Na(+) transporters in kidneys of rats with ischemia-induced acute renal failure. Am J Physiol Renal Physiol, 2000, 278(6): 925-939.
[50] Gentle ME, Shi S, Daehn I, et al. Epithelial cell TGFb signaling induces acute tubular injury and interstitial inflammation. J Am Soc Nephrol, 2013, 24(5): 787-799.
[51] Chen J, Chen JK, Harris RC. Deletion of the epidermal growth factor receptor in renalproximal tubule epithelial cells

delays recovery from acute kidney injury. Kidney Int, 2012, 82(1): 45-52.

[52] Zhou D, Tan RJ, Lin L, et al. Activation of hepatocyte growth factor receptor, c-met, in renal tubules is required for renoprotection after acute kidney injury. Kidney Int, 2013, 84(3): 509-520.

[53] Kaushal GP, Haun RS, Herzog C, et al. Meprin A metalloproteinase and its role in acute kidney injury. Am J Physiol Renal Physiol, 2013, 304(9): 1150-1158.

[54] Cantaluppi V, Gatti S, Medica D, et al. Microvesicles derived from endothelial progenitor cells protect the kidney from ischemia-reperfusion injury by microRNA-dependent reprogramming of resident renal cells. Kidney Int, 2012, 82(4): 412-427.

[55] Wei Q, Dong G, Chen JK, et al. Bax and Bak have critical roles in ischemic acute kidney injury in global and proximal tubule-specific knockout mouse models. Kidney Int, 2013, 84(1): 138-148.

[56] Pefanis A, Ierino FL, Murphy JM, et al. Regulated necrosis in kidney ischemia-reperfusion injury. Kidney Int, 2019, 96(2): 291-301.

[57] Linkermann A, Chen G, Dong G, et al. Regulated cell death in AKI. J Am Soc Nephrol, 2014, 25(12): 2689-2701.

[58] Jiang M, Liu K, Luo J, et al. Autophagy is a renopro-tective mechanism during in vitro hypoxia and in vivo ischemia-reperfusion injury. Am J Pathol, 2010, 176(3): 1181-1192.

[59] Boyle KB, Randow F. The role of "eat-me" signals and autophagy cargo receptors in innate immunity. Curr Opin Microbiol, 2013, 16(3): 339-348.

[60] Feng Y, He D, Yao Z, et al. The machinery of macroautophagy. Cell Res, 2014, 24(1): 24-41.

[61] Puri C, Renna M, Bento CF, et al. Diverse Autophagos-ome Membrane Sources Coalesce in Recycling Endosomes. Cell, 2013, 154(6): 1285-1299.

[62] Chien CT, Shyue SK, Lai MK. Bcl-xL augmentation potentially reduces ischemia/reperfusion induced proximal and distal tubular apoptosis and autophagy. Transplantation, 2007, 84(9): 1183-1190.

[63] Suzuki C1, Isaka Y, Takabatake Y, et al. Participation of autophagy in renal ischemia/reperfusion injury. Biochem Biophys Res Commun, 2008, 368(1): 100-166.

[64] Cheng Y, Qiu F, Tashiro S, et al. ERK and JNK mediate TNF-alpha-induced p53 activation in apoptotic and autophagic L929 cell death. Biochem Biophys Res Commun, 2008, 376(2): 483-488.

[65] Berkenstam A, Ahlberg J, Glaumann H. Isolation and characterization of autophagic vacuoles from rat kidney cortex. Virchows Arch B Cell Pathol Incl Mol Pathol, 1983, 44(3): 275-286.

[66] Jiang M, Dong Z. Regulation and pathological role of p53 in cisplatin nephrotoxicity. J Pharmacol Exp Ther, 2008, 327(2): 300-307.

[67] Takasu O, Gaut JP, Watanabe E, et al. Mechanisms of cardiac and renal dysfunction in patients dying of sepsis. Am J Respir Crit Care Med, 2013, 187(5): 509-517.

[68] Parekh DJ, Weinberg JM, Ercole B, et al. Tolerance of the human kidney to isolated controlled ischemia. J Am Soc Nephrol, 2013, 24(3): 506-517.

[69] Tran M, Tam D, Bardia A, et al. PGC-1a promotes recovery after acute kidney injury during systemic inflammation in mice. J Clin Invest, 2011, 121(10): 4003-4014.

[70] Zsengellér ZK, Ellezian L, Brown D, et al. Cisplatin nephrotoxicity involves mitochondrial injury with impaired tubular mitochondrial enzyme activity. J Histochem Cytochem, 2012, 60(7): 521-529.

[71] Brooks C, Wei Q, Cho SG, et al. Regulation of mitochondrial dynamics in acute kidney injury in cell culture and rodent models. J Clin Invest, 2009, 119(5): 1275-1285.

[72] Dare AJ, Bolton EA, Pettigrew GJ, et al. Protection against renal ischemia-reperfusion injury in vivo by the mitochondria targeted antioxidant MitoQ. Redox Biol, 2015, 5(C): 163-168.

[73] Liu Z, Li H, Su J, et al. Numb depletion promotes drp1-mediated mitochondrial fission and exacerbates mitochondrial fragmentation and dysfunction in acute kidney injury. Antioxid Redox Signal, 2019, 30(15): 1797-1816.

[74] Gall JM, Wang Z, Bonegio RG, et al. Conditional knockout of proximal tubule mitofusin 2 accelerates recovery and improves survival after renal ischemia. J Am Soc Nephrol, 2015, 26(5): 1092-1102.

[75] Taniguchi M, Yoshida H. Endoplasmic reticulum stress in kidney function and disease. Curr Opin Nephrol Hypertens, 2015, 24(4): 345-350.

[76] Humphreys BD, Cantaluppi V, Portilla D, et al. Targeting endogenous repair pathways after AKI. J Am Soc Nephrol, 2016, 27(4): 990-998.

[77] Bhatt K, Wei Q, Pabla N, et al. MicroRNA-687 Induced by hypoxia-inducible factor-1 targets phosphatase and tensin

[78] Wei Q, Bhatt K, He HZ, et al. Targeted deletion of Dicer from proximal tubules protects against renal ischemia-reperfusion injury. J Am Soc Nephrol, 2010, 21(5): 756-761.

[79] Zhdanov DD, Fahmi T, Wang X, et al. Regulation of apoptotic endonucleases by EndoG. DNA Cell Biol, 2015, 34(5): 316-326.

[80] Yang L, Besschetnova TY, Brooks CR, et al. Epithelial cell cycle arrest in G2/M mediates kidney fibrosis after injury. Nat Med, 2010, 16(5): 535-543.

[81] Zhang D, Liu Y, Wei Q, et al. Tubular p53 regulates multiple genes tomediate acute kidney injury. J Am Soc Nephrol, 2014, 25(10): 2278-2289.

[82] Yu SM, Bonventre JV. Acute Kidney Injury and Maladaptive Tubular Repair Leading to Renal Fibrosis. Curr Opin Nephrol Hypertens, 2020, 29(3): 310-318.

[83] Sato Y, Takahashi M, Yanagita M. Pathophysiology of AKI to CKD Progression. Semin Nephrol, 2020, 40(2): 206-215.

第三章 急性肾损伤向慢性肾脏病转变的机制研究进展

急性肾损伤（acute kidney injury，AKI）是危害人类健康和生命的危重疾病。2013 年，中国 AKI 的住院患者人数高达 290 万人。传统观点认为，AKI 后患者肾功能恢复的远期预后较好，但是近年研究发现，AKI 可促进慢性肾脏病（chronic kidney disease，CKD）的发生和发展。荟萃分析显示，相较于非 AKI 患者，AKI 患者的 CKD、终末期肾病风险显著增加，病死率较高。因此，AKI 向 CKD 转变的机制是目前的研究热点，其病理生理特点包括肾小管上皮细胞修复障碍、管周毛细血管稀疏、间质纤维化、持续炎症反应等；分子机制则包括线粒体损伤与自噬，表观遗传改变，缺氧诱导因子作用，Wnt/β-Catenin 信号通路或 p53 信号通路激活等。本章主要就 AKI 向 CKD 转变的机制研究进展进行综述。

一、AKI-CKD 转变的病理生理特点

（一）肾小管上皮细胞修复障碍

肾小管上皮细胞在 AKI 的发生发展中起着关键作用，被认为是肾损伤的主要靶点。肾小管上皮细胞不适当修复导致肾小管萎缩、炎症反应过度或持续、细胞基质积聚、残存肾单位减少，发展成为 CKD。既往认为，肾小管上皮细胞转为成纤维细胞，发生上皮细胞-间充质转化（epithelial mesenchymal transition，EMT）在这个过程中发挥重要作用。近期研究发现，损伤诱导的锌指转录因子 1 活化或 Twist1 可促进该转化。另一方面，在严重或反复损伤的情况下，肾小管细胞细胞周期停滞于 G2/M 期，这种细胞周期停滞导致 c-jun NH2 末端激酶活化，促纤维化因子，如转化生长因子-β1、结缔组织生长因子等的产生增加。肾小管上皮发生细胞周期停滞可能与细胞周期素 G1 上调雷帕霉素靶自噬耦合空间体有关。肾小管发生细胞衰老也可能是 AKI 后肾小管修复障碍的重要机制。细胞衰老特征包括永久性的生长停滞伴特征性形态学重塑及代谢变化，以及衰老相关分泌表型（senescence-associated secretory phenotype，SASP），即表达一系列促炎症及纤维化细胞因子。因此也有观点认为，肾小管上皮细胞发生细胞周期停滞并分泌促炎症、促纤维化因子的表型即为细胞衰老。衰老过程中细胞周期蛋白依赖性激酶抑制因子 p21Waf1/Cip1、p16INK4 表达增加，使得细胞周期停滞在 G1/S 期，是较为可信的细胞衰老标志物。动物实验研究证明，AKI 后细胞衰老主要发生在肾小管上皮细胞。通过 RNA 测序和机器学习对小鼠缺血再灌注（ischemic reperfusion injury，IRI）及人类移植肾脏进行生物学信息分析发现，在 AKI-CKD 转变过程中，肾脏 Cdkn1a（p21Waf1/*Cip1*）的转录显著上调。与野生型小鼠相比，p16*INK4a* 基因敲除小鼠在 IRI 后恢复更快，肾小管周微血管密度和肾小管细胞增殖改善明显。因此，AKI 后肾小管细胞发生细胞衰老，可能通过分泌 SASP，参与 AKI 后肾

脏组织异常修复，导致 AKI 延迟恢复或转变为 CKD。

（二）管周毛细血管稀疏

肾小管周毛细血管网稀疏是 AKI 的显著特征，血管床的减少会进一步导致肾组织缺血缺氧，加重肾损伤。内皮细胞向间质转分化可能导致毛细血管内皮细胞的丢失。在损伤后早期，内皮细胞即开始表达成纤维细胞标志物如 α-平滑肌肌动蛋白等，进而迁移到间质组织中分化成肌成纤维细胞，并参与肾纤维化损害的发展。有研究认为 30%～50% 肌成纤维细胞来源于内皮细胞的分化。此外，近期研究发现，肾小管上皮细胞受损后分泌血管内皮生长因子减少，可进一步导致管周毛细血管稀疏。

（三）周细胞与间质纤维化

周细胞是存在于血管内皮与基底膜间的一类细胞，除为脉管系统提供结构支持外，还具有调控血流、血管生成、伤口愈合及支持造血、免疫调节、损伤后营养支持等功能。周细胞标志物包括血小板衍生的生长因子受体-β、CD146、α-平滑肌肌动蛋白和硫酸软骨素蛋白聚糖等。目前研究证实，肾脏组织中存在功能不同的周细胞亚群，包括表达神经胶质瘤致癌基因的具有促纤维化作用的周细胞，以及球旁小动脉旁分泌肾素的周细胞。近年研究发现，周细胞可能与 AKI 后纤维化相关。急性肾损伤时，周细胞与内皮细胞分离，向皮层扩张并分化为肌成纤维细胞，分泌细胞外基质蛋白促进肾纤维化，导致小管损伤加重和管周毛细血管缺失。研究发现，周细胞还可通过分泌 C1q 激活补体经典途径促进肾脏纤维化。

（四）持续的免疫炎症反应

AKI 影响的肾功能恢复后，肾脏炎症仍可持续存在。在 AKI 早期，间质浸润的巨噬细胞以促炎症的 M1 型巨噬细胞[表达白介素（interleukin，IL）-1，IL-6 和肿瘤坏死因子-α]为主，并清除受损组织。在 AKI 修复阶段则以表达精氨酸酶-1，CD206 和 Msr1 的 M2 型巨噬细胞为主。M2 型巨噬细胞可分泌 IL-22 或激活 Wnt 信号通路促进肾小管细胞修复。然而，巨噬细胞引起的 Wnt 信号通路持续激活会加重肾间质纤维化。AKI 后视黄酸通路激活，并通过下调 M1/M2 比例促进肾脏修复，提示 M1/M2 失调可能参与肾脏的异常修复。AKI 晚期的炎症反应提示淋巴细胞发挥重要作用，CD4$^+$Foxp3$^+$ 调节性 T 细胞的耗竭会加重肾脏损伤，诱导该调节性 T 细胞的产生可发挥肾脏保护功能。此外，CD4-CD8-αβ T 细胞也可释放抗炎细胞因子促进肾脏恢复。上述发现提示免疫调控机制在 AKI 的慢性化转归中发挥重要作用。

（五）肾脏前体/干细胞

肾脏损伤后的肾小管细胞修复过程中，再生的肾小管细胞发生"去分化"，表现为细胞失去上皮细胞顶，出现扁平的长方体形态，表达中间丝状体波形蛋白，获得后肾间质来源的胚肾祖细胞表型（CD24$^+$/CD133$^+$）。这类小管细胞又被称为散在的肾小管样细胞（scattered tubular-like cells），被认为是肾脏前体/干细胞，具有自我更新和多谱系潜能，可诱导产生成熟、功能性肾小管细胞，参与肾损伤的修复。外源性输注 CD24$^+$/CD133$^+$ 双阳性的肾脏前体/干细胞可使肾单位不同部位的肾小管结构再生，可改善急、慢性损伤引起的肾功能不全。在 AKI 小鼠模型中，输注的肾脏前体/干细胞可再生为新的肾小管，肾脏前体/干细胞也可旁分泌细胞外囊泡改善缺血肾脏的灌注和氧合，从而减轻肾脏损伤并促进肾功能恢复。此外，肾脏前体/干细胞的增殖能力与急性肾小管坏死患者的预后有关。AKI-CKD 转变中是否存在肾脏前体/干细胞数目或功能的异常值得进一步探讨。

二、AKI-CKD 转变的分子机制

(一)线粒体损伤与自噬

线粒体在 AKI 的发生、发展和肾脏修复中发挥关键作用。线粒体结构和功能的稳定有助于肾脏修复。线粒体动力相关蛋白 1 介导线粒体断裂，近端肾小管特异性敲除线粒体动力相关蛋白 1 可加速 IRI 后肾功能的恢复，并减轻肾脏纤维化。线粒体是细胞内活性氧（reactive oxygen species，ROS）的主要来源，线粒体损伤引起线粒体来源 ROS 的产生增加，并导致肾脏损伤和纤维化加重。IRI 后应用线粒体保护剂 SS-31 可减轻肾脏纤维化。

在肾脏损伤和修复过程中，肾小管细胞中受损线粒体的及时清除是保持细胞稳态的重要机制。AKI 导致肾小管细胞中糖酵解增加，线粒体数量减少。线粒体自噬可选择性地清除多余或受损的线粒体。在正常修复的肾小管中线粒体数量减少可被逆转，在未能去分化的肾小管细胞中则持续存在并加重，提示线粒体自噬可能参与 AKI 后的肾脏修复。唐程远等发现，Bcl-2 相互作用蛋白 3 和 PINK1-PRKN/PARK2 通路参与调控 AKI 后肾小管细胞的线粒体自噬。研究显示，线粒体自噬参与单侧输尿管梗阻（unilateral ureter obstruction，UUO）引起的肾纤维化。在缺氧条件下，NLRP3 通过炎症负调控肾小管细胞的线粒体自噬，*NLRP3* 敲除可刺激线粒体自噬，从而延缓 CKD 进展。Bhatia 等发现，巨噬细胞内线粒体自噬 PINK1-MFN2-PARK2 通路的破坏可导致线粒体的异常积聚，引起雷帕霉素靶蛋白复合体的表达增加，促进巨噬细胞向 M2 表型分化，导致 UUO 小鼠肾脏中细胞外基质产生增加和肾间质纤维化加重。

(二)表观遗传改变

表观遗传修饰是不涉及基因结构及 DNA 序列变化、与环境密切相关的基因表达调控的可遗传修饰作用。表观遗传学改变包括甲基化、组蛋白修饰、染色体重塑、非编码 RNA 及 mRNA 甲基化等。缺氧、氧化应激和线粒体损伤引起的细胞适应性反应均可触发表观遗传学改变。研究发现，DNA、组蛋白和染色质结构改变可能参与 AKI 向 CKD 的转变。

1. 组蛋白修饰 组蛋白修饰如乙酰化和甲基化均参与肾脏疾病的发生、发展。组蛋白乙酰化主要受 2 种酶影响，即诱导乙酰化的组蛋白乙酰转移酶（histone acetyltransferase，HAT）和抑制乙酰化的组蛋白脱乙酰酶（histone deacetylase，HDAC）。HDAC 抑制剂如曲古霉素 A（trichostatin，TSA）可抑制血小板衍生生长因子诱导的肾脏成纤维细胞增殖。苯基硫代丁酸（phenylthiobutanoic acids，PTBA）通过诱导肾小管上皮细胞增殖减少纤维化。PTBA 类似物 UPHD 25 和 186 通过刺激肾祖细胞基因表达，促进肾小管上皮细胞去分化，从而抑制肾损伤分子 1 表达并减少巨噬细胞浸润。HDAC 抑制剂可促进 AKI 后的肾功能恢复，阻止肾脏纤维化进展。组蛋白乙酰化有助于 AKI 后上皮细胞增殖，从而加速肾脏修复过程。因此，应用 HDAC 抑制剂促进组蛋白乙酰化是防治 CKD 进展的可能途径。

与组蛋白乙酰化的肾脏保护作用相反，组蛋白甲基化的研究表明其直接加剧肾脏纤维化。蔡娟等发现，组蛋白 3 赖氨酸 27 三甲基化（H3K27me3）、组蛋白 3 赖氨酸 4 三甲基化（H3K4me3）在肾脏纤维化时明显上调，并促进纤维化进展，抑制组蛋白甲基转移酶可减轻肾纤维化。

2. DNA 甲基化 / 去甲基化 除了组蛋白修饰外，DNA 的表观遗传改变，特别是 DNA 甲基化也与肾脏疾病密切相关。DNA 甲基化主要发生在 CpG 岛的胞嘧啶上，CpG 岛胞嘧啶的第 5 位碳原子在

DNA 甲基转移酶（DNA methyltransferase，DNMT）的作用下形成 5-甲基胞嘧啶。DNMT 抑制剂通过抑制 *Klotho*、促红细胞生成素（erythropoietin，*EPO*）、RasGTP 酶活化蛋白 1（Ras GTPase activating like protein 1，*RASAL1*）等基因的高甲基化上调其表达，从而阻止 AKI 向 CKD 转变。在化学性肾损伤模型（顺铂、腺嘌呤和叶酸）中，DNMT 抑制剂 5-氮胞苷通过阻止 TGF-β1 介导的 EPO 和 RASAL1 甲基化，改善贫血，并减轻肾脏纤维化。

3，非编码 RNA 的作用 非编码 RNA（Non-coding RNA，ncRNA）包括微 RNA（microRNA，miR）、长链非编码 RNA（long non-coding RNA，lncRNA）等，在肾脏修复和纤维化中发挥重要作用。微 RNA 和 lncRNA 在 AKI-CKD 转变中的作用见表 3-3-1。ncRNAs 是预防和治疗 AKI 及 AKI-CKD 转变的潜在治疗靶点。目前已开展抗 miR-21 治疗 Alport 综合征的 II 期临床试验。尽管基础数据充实，ncRNAs 的临床应用仍面临巨大挑战。首先，特定 ncRNA 可具有多个靶基因，针对特定 ncRNA 的操作可激活不可预测或有害的信号通路。在缺血性 AKI 中，129 个基因被认为是 miR-489 的下游潜在靶点，但仅少数基因得到证实。生物信息学预测大量靶点，但在疾病或实验条件下，特定 ncRNAs 的真正靶点可能非常有限。其次，特定 ncRNA 在不同细胞类型中发挥的作用可能不同，甚至相反的作用，因此，在将特定 ncRNA 应用为治疗靶点前，充分了解其作用机制和细胞特异性非常重要。在顺铂诱导的 AKI 模型中，肾组织中 miR-34a 表达升高，并发挥肾脏保护的作用。在心肌梗死小鼠模型中，miR-34a 表达升高可加重心肌损伤，延迟梗死后的心功能恢复。考虑到 ncRNA 在不同类型细胞中具有不同甚至相反的作用，将 ncRNA 传递到特定类型细胞的方案是优化治疗策略的关键。

表 3-3-1 ncRNA 在 AKI-CKD 转变过程中的作用

非编码 RNA	模型	靶基因	作用	表达变化
NEAT1	脓毒 AKI	*miR-204/NF-κB*	促炎症反应	上调
MALAT1	脓毒 AKI	*miR-146a/NF-κB*	促炎症反应	上调
	I/R AKI	—	减轻炎症反应、纤维化	上调
PVT1	脓毒 AKI	*TNF-α 和 JNK/NF-κB*	促炎症反应	上调
PRINS	I/R AKI	*RANTEs*	减少细胞坏死，减轻炎症反应	上调
lncRNA 00520	I/R AKI	*miR-27a-3p*	促损伤	上调
Miat	I/R AKI	—	减轻纤维化	下调
Rian	I/R AKI	—	促纤维化	上调
DARS-AS1	I/R AKI	—	减少细胞凋亡	上调
miR-687	I/R AKI	*PTEN*	促细胞周期进展和细胞凋亡	上调
miR-24	I/R AKI	*HO-1, H2A.X*	促细胞凋亡	上调
miR-494	I/R AKI	*ATF3*	促炎症反应	上调
miR-150	I/R AKI	*IGF-1R*	促炎症反应及细胞凋亡	下调
miR-489	I/R AKI	*PARP1*	减少细胞凋亡	上调
miR-17-5p	I/R AKI	*DR6*	减少细胞凋亡	上调
miR-146a	I/R AKI	*NF-κB*	减轻炎症反应	上调
miR-21	I/R AKI	*PDCD4*	减少细胞凋亡	上调

（待 续）

(续 表)

非编码 RNA	模型	靶基因	作用	表达变化
miR-668	I/R AKI	*MTP18*	抑制线粒体碎片化	上调
miR-126	I/R AKI	*PI3KR2*	保护管周毛细血管	未知
miR-375	顺铂 AKI	*HNF1β*	促细胞死亡和凋亡	上调
miR-34a	顺铂 AKI	未知	减少细胞死亡	上调
miR-34a	顺铂 AKI	*Sirt1*	促细胞凋亡	未知
miR-155	顺铂 AKI	*c-Fos*	抑制细胞凋亡和氧化应激	上调
miR-449	顺铂 AKI	*Sirt1*	促细胞凋亡	上调
miR-709	顺铂 AKI	*mtTFA*	促线粒体功能障碍及细胞凋亡	上调
miR-107	脓毒 AKI	*DUSP7*	促肾小管损伤	上调

注：I/R. 缺血再灌注损伤；NEAT1. 核内富集转录物 1；PRINS. 银屑病易感性相关 RNA 基因；RANTEs. 调节激活正常 T 细胞表达和分泌的细胞因子；DARS·AS1. 天冬氨酰·tRNA 合成酶反义 1；PTEN. 磷酸酶及张力蛋白同源；ATF3. 转录活化因子；DR6. 死亡受体 6；HIF-1. 缺氧诱导因子 1；HNF1β. 肝细胞核因子 1β；HO-1. 血红素加氧酶 1；H2A.X. H2A 组蛋白家族，成员 X；ATF3. 胆固醇与转录激活因子 3；MTP18. 线粒体蛋白 18（mitochondrial protein 18）；IGF-1R. 胰岛素样生长因子 1 受体（insulin-like growth factor 1 receptor）；SIRT1. 组蛋白去乙酰化酶 1；PARP1. 多聚腺苷二磷酸核糖聚合酶 -1；PDCD4. 程序性细胞死亡蛋白 4；PI3KR2. 磷酸肌醇 3 激酶调节亚单位 2；Nrf2. 核因子 E2 相关因子 2；mtTFA. 线粒体转录因子 A；DUSP7. 双特异性磷酸酶 7

（三）低氧诱导因子作用

急性和慢性肾脏病都存在细胞和组织供氧不足，而缺氧诱导因子（HIF）是负责缺氧条件下基因表达的"主"转录因子。研究表明，HIF 通过调节靶基因在肾脏修复和 CKD 进展中发挥重要作用。HIF 活化可减轻肾脏损伤，HIF 通过调节 Bcl-2 家族基因，与 p53 相互作用和（或）靶向线粒体酶抑制肾小管细胞死亡；通过诱导 EPO 和基质细胞衍生因子 1（stromal cell-derived factor-1，SDF-1）等修复基因的表达，促进肾小管和肾小球细胞增殖；通过刺激 p27 表达抑制间充质干细胞增殖；通过调节纤维化基因与其他促纤维化信号通路、EMT 和表观遗传调控的相互作用促进或抑制肾纤维化；通过抑制 NF-κB 和促炎症因子表达减轻肾脏炎症。HIF 的持续激活反而加重肾脏炎症和纤维化。在肾大部切除模型中，*Vhl* 基因敲除可稳定近端肾小管中 HIF 的表达，加重肾小管间质纤维化。考虑到干预方法、疾病模型、HIF 亚型和细胞类型的差异，HIF 在 CKD 中的作用存在争议。药物性激活 HIF 可减轻肾大部切除，Thy-1 肾炎，链脲佐菌素诱发的糖尿病肾病和腺嘌呤诱发肾病的肾小管间质损伤。在 UUO 模型中，*Vhl* 敲除可激活 HIF，从而改善肾脏纤维化和巨噬细胞浸润。相反，磷酸烯醇丙酮酸羧激酶驱动的 Cre 重组酶可特异性敲除近端肾小管的 HIF-1α，从而减轻 UUO 肾脏的纤维化。这些相互矛盾的结果可能来自 HIF 功能的细胞类型特异性，全身性应用脯氨酸羟化酶（PHD）抑制剂可激活肾小管上皮细胞外的 HIF 表达。此外，疾病模型、HIF 激活或抑制的时间也会影响实验结果。在大鼠 5/6 肾切除术后的 2 或 4 周应用 PHD 抑制剂 L-mimosine，早期治疗的大鼠肾小球和肾小管间质损伤更严重，而从第 4 周开始治疗组大鼠的肾损伤显著轻于对照组。两组之间 HIF-1α 和 HIF-2α 的核表达水平不同，提示存在 HIF 同工型的时间特异性。总之，全身性应用 PHD 抑制剂在 CKD 中发挥肾脏保护作用，且 HIF 靶向治疗具有阻止 AKI 向 CKD 转变的潜力。

（四）Wnt/β-Catenin 信号通路

急性肾损伤引起肾小管上皮细胞死亡和损伤，同时促使受损细胞分泌 Wnts 和促炎细胞因子，刺激巨噬细胞募集，并激活Wnt通路。肾小管上皮中Wnt/β-Catenin信号通路激活主要通过促进增殖和防止凋亡发挥效应，通过Akt的β-Catenin依赖性磷酸化，抑制p53介导的促凋亡bcl-2相关蛋白，从而阻止细胞凋亡。Wnt/β-Catenin信号可增加存活蛋白（survivin）表达促进细胞存活。Wnt/β-Catenin还可激活细胞周期蛋白D和cMyc表达，促进细胞增殖及肾组织修复过程。在AKI向CKD转变中，Wnt/β-Catenin信号持续激活可促进纤维化。肾小管源性Wnt1过度表达刺激肌成纤维细胞激活和增殖。IRI后Wnt9过表达促进小管细胞衰老和纤维化。系统地抑制Wnt/β-Catenin可减少肌成纤维细胞数目及肾脏纤维化程度。M2巨噬细胞通过分泌转化生长因子-β1、血小板衍生生长因子和galectin-3加重CKD纤维化，而巨噬细胞内Wnt/β-Catenin活化促进其向M2型分化，肾活检发现大量巨噬细胞浸润提示预后较差。总之，Wnt/β-Catenin通路活化在AKI中发挥保护作用，但持续活化可激活成纤维细胞并促进CKD进展。

（五）p53信号通路激活

肾脏缺氧、DNA损伤和ROS生成均可激活p53通路。DNA损伤通过共济失调毛细血管扩张变异（ataxia telangiectasia mutated，ATM）和ATM及Rad3相关蛋白（ATM and Rad3-related protein，ATR）依赖途径激活p53。ROS通过诱导DNA损伤等途径或S-谷胱甘肽化的直接氧化修饰来调节p53活性。低氧则通过HIF-1a和ATR调节p53活化。肾近端小管细胞的p53可诱导短暂的G1/S细胞周期阻滞和自噬，保护肾脏免受轻度或早期损伤。p53通过上调miR-17-5p直接抑制缺氧时死亡受体6的表达，从而抑制AKI引起的细胞凋亡。然而，在长时间或严重的AKI中，p53可诱导肾小管细胞凋亡。张东山等发现，程序性坏死的关键调节因子混合谱系激酶结构域样假激酶（mixed lineage kinase domain like pseudokinase，MLKL）和受体相互作用蛋白激酶3在IRI中的作用依赖于p53，提示p53参与肾小管细胞坏死。在肾脏修复中，p53可诱导肾小管细胞发生G2/M细胞周期阻滞，导致肾脏不适当修复。此外，近端肾小管上皮细胞内p53激活导致自噬持续，引起肾小管萎缩和肾脏纤维化。相反，炎症细胞中p53激活可导致炎症细胞死亡，从而减轻肾脏炎症，促进肾脏修复。

（六）内质网应激

内质网应激是细胞对内质网内腔中未折叠或错误折叠蛋白质积累的应激反应，也被称为未折叠蛋白反应（unfolded protein response，UPR）。基于内质网应激的严重程度和持续时间，UPR可适应或触发细胞死亡。长时间或严重的内质网应激中，UPR无法恢复正常的内质网功能，进而启动凋亡途径清除受损细胞。内质网应激参与AKI和CKD的发生、发展。在单侧肾缺血再灌注损伤诱导的AKI-CKD转变中，小鼠的肾小管上皮细胞中内质网应激持续激活。AKI后应用抑制内质网应激的药物可显著减轻肾小管萎缩和肾间质纤维化，并促进肾损伤的修复。因此，抑制内质网应激是防治急性肾损伤后AKI-CKD转变的有效策略。

三、展望

过去十年中，人们对AKI向CKD转变的病理生理过程的认识日益增加，但仍缺乏成熟、有效的药物或措施阻止AKI向CKD的转变。深入研究AKI向CKD转变的机制有助于找到防治AKI向CKD转变的新靶点和新手段。针对不同细胞类型的ncRNA，针对HIF的脯氨酸羟化酶抑制剂，针对表观遗传调控机制的各种干预制剂等，有望成为靶向抑制AKI向CKD转变的新方法。

（陈国纯　陈晓君）

参 考 文 献

[1] Yang L, Xing G, Wang L, et al. Acute kidney injury in China: a cross-sectional survey. Lancet, 2015, 386(10002): 1465-1471.

[2] He L, Wei Q, Liu J, et al. AKI on CKD: heightened injury, suppressed repair, and the underlying mechanisms. Kidney Int, 2017, 92(5): 1071-1083.

[3] Ferenbach DA, Bonventre JV. Mechanisms of maladaptive repair after AKI leading to accelerated kidney ageing and CKD. Nat Rev Nephrol, 2015, 11(5): 264-276.

[4] Coca SG, Singanamala S, Parikh CR. Chronic kidney disease after acute kidney injury: a systematic review and meta-analysis. Kidney Int, 2012, 81(5): 442-448.

[5] Liu BC, Tang TT, Lv LL, et al. Renal tubule injury: a driving force toward chronic kidney disease. Kidney Int, 2018, 93(3): 568-579.

[6] Venkatachalam MA, Weinberg JM, Kriz W, et al. Failed tubule recovery, AKI-CKD transition, and kidney disease progression. J Am Soc Nephrol, 2015, 26(8): 1765-1776.

[7] Grande MT, Sanchez-Laorden B, Lopez-Blau C, et al. Snail1-induced partial epithelial-to-mesenchymal transition drives renal fibrosis in mice and can be targeted to reverse established disease. Nat Med, 2016, 22(2): 217-226.

[8] Lovisa S, LeBleu VS, Tampe B, et al. Epithelial-to-mesenchymal transition induces cell cycle arrest and parenchymal damage in renal fibrosis. Nat Med, 2015, 21(9): 998-1009.

[9] Yang L, Besschetnova TY, Brooks CR, et al. Epithelial cell cycle arrest in G2/M mediates kidney fibrosis after injury. Nat Med, 2010, 16(5): 535-543.

[10] Canaud G, Brooks CR, Kishi S, et al. Cyclin G1 and TASCC regulate kidney epithelial cell G2-M arrest and fibrotic maladaptive repair. Sci Transl Med, 2019, 11(476): 90-96.

[11] Valentijn FA, Falke LL, Nguyen TQ, et al. Cellular senescence in the aging and diseased kidney. J Cell Commun Signal, 2018, 12(1): 69-82.

[12] Docherty MH, O'Sullivan ED, Bonventre JV, et al. Cellular senescence in the kidney. J Am Soc Nephrol, 2019, 30(5): 726-736.

[13] Kirkland JL, Tchkonia T. Cellular senescence: a translational perspective. EBioMedicine, 2017, 21(2): 21-28.

[14] Cippa PE, Sun B, Liu J, et al. Transcriptional traject-ories of human kidney injury progression. JCI Insight, 2018, 3(22): 120-126.

[15] Lee DH, Wolstein JM, Pudasaini B, et al. INK4a deletion results in improved kidney regeneration and decreased capillary rarefaction after ischemia-reperfusion injury. American Journal of Physiology, 2012, 302(1): 183-191.

[16] Wolstein JM, Lee DH, Michaud J, et al. INK4a knockout mice exhibit increased fibrosis under normal conditions and in response to unilateral ureteral obstruction. American Journal of Physiology, 2010, 299(6): 1486-1495.

[17] Kumar S. Cellular and molecular pathways of renal repair after acute kidney injury. Kidney Int, 2018, 93(1): 27-40.

[18] Zeisberg EM, Potenta SE, Sugimoto H, et al. Fibr-oblasts in kidney fibrosis emerge via endothelial-to-mesenchymal transition. J Am Soc Nephrol, 2008, 19(12): 2282-2287.

[19] Dimke H, Sparks MA, Thomson BR, et al. Tubulo-vascular cross-talk by vascular endothelial growth factor a maintains peritubular microvasculature in kidney. J Am Soc Nephrol, 2015, 26(5): 1027-1038.

[20] Shaw I, Rider S, Mullins J, et al. Pericytes in the renal vasculature: roles in health and disease. Nat Rev Nephrol, 2018, 14(8): 521-534.

[21] Kramann R, Schneider RK, DiRocco DP, et al. Perivascular Gli1+ progenitors are key contributors to injury-induced organ fibrosis. Cell Stem Cell, 2015, 16(1): 51-66.

[22] Stefanska A, Kenyon C, Christian HC, et al. Human kidney pericytes produce renin. Kidney Int, 2016, 90(6): 1251-1261.

[23] Kramann R, Humphreys BD. Kidney pericytes: roles in regeneration and fibrosis. Semin Nephrol, 2014, 34(4): 374-383.

[24] Kramann R, Wongboonsin J, Chang Panesso M, et al. Gli1(+) Pericyte Loss Induces Capillary Rarefaction and Proximal Tubular Injury. J Am Soc Nephrol, 2017, 28(3): 776-784.

[25] Xavier S, Sahu RK, Landes SG, et al. Pericytes and immune

cells contribute to complement activation in tubulointerstitial fibrosis. American Journal of Physiology, 2017, 312(3): 516-532.

[26] Kulkarni OP, Hartter I, Mulay SR, et al. Toll-like receptor 4-induced IL-22 accelerates kidney regeneration. J Am Soc Nephrol, 2014, 25(5): 978-989.

[27] Lin SL, Li B, Rao S, et al. Macrophage Wnt7b is critical for kidney repair and regeneration. Proceedings of the National Academy of Sciences of the United States of America, 2010, 107(9): 4194-4199.

[28] Zhou D, Tan RJ, Fu H, et al. Wnt/beta-catenin signaling in kidney injury and repair: a double-edged sword. Lab Invest, 2016, 96(2): 156-167.

[29] Chiba T, Skrypnyk NI, Skvarca LB, et al. Retinoic acid signaling coordinates macrophage-dependent injury and repair after AKI. J Am Soc Nephrol, 2016, 27(2): 495-508.

[30] Kim MG, Koo TY, Yan JJ, et al. IL-2/anti-IL-2 complex attenuates renal ischemia-reperfusion injury through expansion of regulatory T cells. J Am Soc Nephrol, 2013, 24(10): 1529-1536.

[31] Martina MN, Noel S, Saxena A, et al. Double-negative alphabeta T cells are early responders to AKI and are found in human kidney. J Am Soc Nephrol, 2016, 27(4): 1113-1123.

[32] Sagrinati C, Netti GS, Mazzinghi B, et al. Isolation and characterization of multipotent progenitor cells from the Bowman's capsule of adult human kidneys. J Am Soc Nephrol, 2006, 17(9): 2443-2456.

[33] Grange C, Moggio A, Tapparo M, et al. Protective effect and localization by optical imaging of human renal CD133+ progenitor cells in an acute kidney injury model. Physiol Rep, 2014, 2(5): 12009-12021.

[34] Angelotti ML, Ronconi E, Ballerini L, et al. Charac-terization of renal progenitors committed toward tubular lineage and their regenerative potential in renal tubular injury. Stem Cells, 2012, 30(8): 1714-1725.

[35] Zou X, Kwon SH, Jiang K, et al. Renal scattered tubular-like cells confer protective effects in the stenotic murine kidney mediated by release of extracellular vesicles. Sci Rep, 2018, 8(1): 1263-1266.

[36] Ye Y, Wang B, Jiang X, et al. Proliferative capacity of stem/progenitor-like cells in the kidney may associate with the outcome of patients with acute tubular necrosis. Hum Pathol, 2011, 42(8): 1132-1141.

[37] Perry HM, Huang L, Wilson RJ, et al. Dynamin-related protein 1 deficiency promotes recovery from AKI. J Am Soc Nephrol, 2018, 29(1): 194-206.

[38] Szeto HH, Liu S, Soong Y, et al. Mitochondria protection after acute ischemia prevents prolonged upregulation of IL-1beta and IL-18 and arrests CKD. J Am Soc Nephrol, 2017, 28(5): 1437-1449.

[39] Lin Q, Li S, Jiang N, et al. PINK1-parkin pathway of mitophagy protects against contrast-induced acute kidney injury via decreasing mitochondrial ROS and NLRP3 inflammasome activation. Redox Biol, 2019, 26(2): 101254-101269.

[40] Wang Y, Cai J, Tang C, et al. Mitophagy in acute kidney injury and kidney repair. Cells, 2020, 9(2): 59-66.

[41] Livingston MJ, Wang J, Zhou J, et al. Clearance of damaged mitochondria via mitophagy is important to the protective effect of ischemic preconditioning in kidneys. Autophagy, 2019, 15(12): 2142-2162.

[42] Lan R, Geng H, Singha PK, Saikumar P, et al. Mitochondrial pathology and glycolytic shift during proximal tubule atrophy after ischemic AKI. J Am Soc Nephrol, 2016, 27(11): 3356-3367.

[43] Tang C, Han H, Liu Z, et al. Activation of BNIP3-mediated mitophagy protects against renal ischemia-reperfusion injury. Cell Death Dis, 2019, 10(9): 677-682.

[44] Tang C, Han H, Yan M, et al. PINK1-PRKN/PARK2 pathway of mitophagy is activated to protect against renal ischemia-reperfusion injury. Autophagy, 2018, 14(5): 880-897.

[45] Kim SM, Kim YG, Kim DJ, et al. Inflammasome-independent role of NLRP3 mediates mitochondrial regulation in renal injury. Front Immunol 2018, 9(1): 2563-2571.

[46] Tang C, Livingston MJ, Liu Z, et al. Autophagy in kidney homeostasis and disease. Nat Rev Nephrol, 2020, 16(9): 489-508.

[47] Bhatia D, Chung KP, Nakahira K, et al. Mitophagy-dependent macrophage reprogramming protects against kidney fibrosis. JCI Insight, 2019, 4(23): 213-226.

[48] Nangaku M, Hirakawa Y, Mimura I, et al. Epigenetic changes in the acute kidney injury-to-chronic kidney disease transition. Nephron, 2017, 137(4): 256-259.

[49] Tanaka T. Epigenetic changes mediating transition to chronic kidney disease: Hypoxic memory. Acta Physiol (Oxf), 2018, 222(4): 13023-13036.

[50] Xiang X, Guo C, Tang C, et al. Epigenetic Regulation in Kidney Toxicity: Insights From Cisplatin Nephrotoxicity. Semin Nephro,l 2019, 39(2): 152-158.

[51] Levine MH, Wang Z, Bhatti TR, et al. Class-specific histone/protein deacetylase inhibition protects against renal ischemia reperfusion injury and fibrosis formation. Am J Transplant, 2015, 15(4): 965-973.

[52] Novitskaya T, McDermott L, Zhang KX, et al. A PTBA small molecule enhances recovery and reduces postinjury fibrosis after aristolochic acid-induced kidney injury. American Journal of Physiology, 2014, 306(5): 496-504.

[53] Skrypnyk NI, Sanker S, Skvarca LB, et al. Delayed treatment with PTBA analogs reduces postinjury renal fibrosis after kidney injury. American Journal of Physiology, 2016, 310(8): 705-716.

[54] Havasi A, Haegele JA, Gall JM, et al. Histone acetyl transferase (HAT) HBO1 and JADE1 in epithelial cell regeneration. Am J Pathol, 2013, 182(1): 152-162.

[55] Irifuku T, Doi S, Sasaki K, et al. Inhibition of H3K9 histone methyltransferase G9a attenuates renal fibrosis and retains klotho expression. Kidney Int, 2016, 89(1): 147-157.

[56] Liang H, Huang Q, Liao MJ, et al. EZH2 plays a crucial role in ischemia/reperfusion-induced acute kidney injury by regulating p38 signaling. Inflamm Res, 2019, 68(4): 325-336.

[57] Sasaki K, Doi S, Nakashima A, et al. Inhibition of SET domain-containing lysine methyltransferase 7/9 ameliorates renal fibrosis. J Am Soc Nephrol, 2016, 27(1): 203-215.

[58] Cai J, Liu Z, Huang X, et al. The deacetylase sirtuin 6 protects against kidney fibrosis by epigenetically blocking beta-catenin target gene expression. Kidney Int, 2020, 97(1): 106-118.

[59] Fontecha-Barriuso M, Martin-Sanchez D, Ruiz-Andres O, et al. Targeting epigenetic DNA and histone modifications to treat kidney disease. Nephrol Dial Transplant, 2018, 33(11): 1875-1886.

[60] Chang YT, Yang CC, Pan SY, et al. DNA methyltr-ansferase inhibition restores erythropoietin production in fibrotic murine kidneys. J Clin Invest, 2016, 126(2): 721-731.

[61] Yin S, Zhang Q, Yang J, et al. TGFbeta-incurred epigenetic aberrations of miRNA and DNA methyltr-ansferase suppress Klotho and potentiate renal fibrosis. Biochim Biophys Acta Mol Cell Res, 2017, 1864(7): 1207-1216.

[62] Liu Z, Wang Y, Shu S, et al. Non-coding RNAs in kidney injury and repair. Am J Physiol Cell Physiol, 2019, 317(2): 177-188.

[63] Brandenburger T, Salgado Somoza A, Devaux Y, et al. Noncoding RNAs in acute kidney injury. Kidney Int, 2018, 94(5): 870-881.

[64] Ren GL, Zhu J, Li J, Meng XM. Noncoding RNAs in acute kidney injury. J Cell Physiol, 2019, 234(3): 2266-2276.

[65] Ignarski M, Islam R, Muller RU. Long non-coding RNAs in kidney disease. International journal of molecular sciences, 2019, 20(13): 110-122.

[66] Mellis D, Caporali A. MicroRNA-based therapeutics in cardiovascular disease: screening and delivery to the target. Biochem Soc Trans, 2018, 46(1): 11-21.

[67] Wei Q, Liu Y, Liu P, Hao J, et al. MicroRNA-489 Induction by Hypoxia-Inducible Factor-1 Protects against Ischemic Kidney Injury. J Am Soc Nephrol, 2016, 27(9): 2784-2796.

[68] Bhatt K, Zhou L, Mi QS, et al. MicroRNA-34a is induced via p53 during cisplatin nephrotoxicity and contributes to cell survival. Mol Med, 2010, 16(9-10): 409-416.

[69] Boon RA, Iekushi K, Lechner S, et al. MicroRNA-34a regulates cardiac ageing and function. Nature, 2013, 495(7439): 107-110.

[70] Shu S, Wang Y, Zheng M, et al. Hypoxia and hypoxia-inducible factors in kidney injury and repair. Cells, 2019, 8(3): 124-133.

[71] Liu J, Wei Q, Guo C, et al. Hypoxia, hif, and associated signaling networks in chronic kidney disease. International Journal of Molecular Sciences, 2017, 18(5): 69-78.

[72] Haase VH. Pathophysiological consequences of HIF activation: HIF as a modulator of fibrosis. Ann N Y Acad Sci, 2009, 1177: 57-65.

[73] Kimura K, Iwano M, Higgins DF, et al. Stable expression of HIF-1alpha in tubular epithelial cells promotes interstitial fibrosis. American Journal of Physiology, 2008, 295(4): 023-1029.

[74] Tanaka T, Kojima I, Ohse T, et al. Cobalt promotes angiogenesis via hypoxia-inducible factor and protects tubulointerstitium in the remnant kidney model. Lab Invest, 2005, 85(10): 1292-1307.

[75] Tanaka T, Matsumoto M, Inagi R, et al. Induction of protective genes by cobalt ameliorates tubulointerstitial injury in the progressive Thy1 nephritis. Kidney Int, 2005, 68(6): 2714-2725.

[76] Nordquist L, Friederich-Persson M, Fasching A, et al. Activation of hypoxia-inducible factors prevents diabetic

nephropathy. J Am Soc Nephrol, 2015, 26(2): 328-338.

[77] Schley G, Klanke B, Kalucka J, et al. Mononuclear phagocytes orchestrate prolyl hydroxylase inhibition-mediated renoprotection in chronic tubulointerstitial nephritis. Kidney Int, 2019, 96(2): 378-396.

[78] Kobayashi H, Gilbert V, Liu Q, et al. Myeloid cell-derived hypoxia-inducible factor attenuates inflammation in unilateral ureteral obstruction-induced kidney injury. J Immunol, 2012, 188(10): 5106-5115.

[79] Higgins DF, Kimura K, Bernhardt WM, et al. Hypoxia promotes fibrogenesis in vivo via HIF-1 stimulation of epithelial-to-mesenchymal transition. J Clin Invest, 2007, 117(12): 3810-3820.

[80] Yu X, Fang Y, Liu H, et al. The balance of beneficial and deleterious effects of hypoxia-inducible factor activation by prolyl hydroxylase inhibitor in rat remnant kidney depends on the timing of administration. Nephrol Dial Transplant, 2012, 27(8): 3110-3119.

[81] Huffstater T, Merryman WD, Gewin LS. Wnt/beta-catenin in acute kidney injury and progression to chronic kidney disease. Semin Nephrol, 2020, 40(2): 126-137.

[82] Zhou D, Li Y, Lin L, et al. Tubule-specific ablation of endogenous beta-catenin aggravates acute kidney injury in mice. Kidney Int, 2012, 82(5): 537-547.

[83] Maarouf OH, Aravamudhan A, Rangarajan D, et al. Paracrine wnt1 drives interstitial fibrosis without inflammation by tubulointerstitial cross-talk. J Am Soc Nephrol, 2016, 27(3): 781-790.

[84] Luo C, Zhou S, Zhou Z, et al. Wnt9a Promotes Renal Fibrosis by Accelerating Cellular Senescence in Tubular Epithelial Cells. J Am Soc Nephrol, 2018, 29(4): 1238-1256.

[85] Madan B, Patel MB, Zhang J, et al. Experimental inhibition of porcupine-mediated Wnt O-acylation attenuates kidney fibrosis. Kidney Int, 2016, 89(5): 1062-1074.

[86] Feng Y, Ren J, Gui Y, et al. Wnt/beta-catenin-promoted macrophage alternative activation contributes to kidney fibrosis. J Am Soc Nephrol, 2018, 29(1): 182-193.

[87] Zhou D, Fu H, Zhang L, et al. Tubule-derived wnts are required for fibroblast activation and kidney fibrosis. J Am Soc Nephrol, 2017, 28(8): 2322-2336.

[88] Tang C, Ma Z, Zhu J, et al. P53 in kidney injury and repair: Mechanism and therapeutic potentials. Pharmacol Ther, 2019, 195(11): 5-12.

[89] Jiang M, Wei Q, Dong G, et al. Autophagy in proximal tubules protects against acute kidney injury. Kidney Int, 2012, 82(12): 1271-1283.

[90] Hao J, Wei Q, Mei S, et al. Induction of microRNA-17-5p by p53 protects against renal ischemia-reperfusion injury by targeting death receptor 6. Kidney Int, 2017, 91(1): 106-118.

[91] Yang H, Li R, Zhang L, et al. p53-cyclophilin D mediates renal tubular cell apoptosis in ischemia-reperfusion-induced acute kidney injury. American Journal of Physiology, 2019, 317(5): 1311-1317.

[92] Zhang D, Liu Y, Wei Q, et al. Tubular p53 regulates multiple genes to mediate AKI. J Am Soc Nephrol, 2014, 25(10): 2278-2289.

[93] Yan Q, Song Y, Zhang L, et al. Autophagy activation contributes to lipid accumulation in tubular epithelial cells during kidney fibrosis. Cell Death Discov, 2018, 4(1): 2-7.

[94] Havasi A, Dong Z. Autophagy and Tubular Cell Death in the Kidney. Semin Nephrol, 2016, 36(3): 174-188.

[95] Sutton TA, Hato T, Mai E, et al. p53 is renoprotective after ischemic kidney injury by reducing inflammation. J Am Soc Nephrol, 2013, 24(1): 113-124.

[96] Yan M, Shu S, Guo C, et al. Endoplasmic reticulum stress in ischemic and nephrotoxic acute kidney injury. Ann Med, 2018, 50(5): 381-390.

[97] Cybulsky AV. Endoplasmic reticulum stress, the unfolded protein response and autophagy in kidney diseases. Nat Rev Nephrol, 2017, 13(11): 681-696.

[98] Shu S, Zhu J, Liu Z, et al. Endoplasmic reticulum stress is activated in post-ischemic kidneys to promote chronic kidney disease. EBioMedicine, 2018, 37(4): 269-280.

第四章　糖尿病肾病发生机制研究进展

糖尿病肾病（diabetic kidney disease，DKD）是糖尿病的重要微血管并发症，随着糖尿病患病人数的增加，其患病率也逐年上升，现已成全球慢性肾脏病的首要病因。DKD 以持续性白蛋白尿和（或）肾小球滤过率下降为主要特征。病理改变表现为早期肾小球肥大、基底膜增厚、系膜细胞增生、系膜基质增宽、K-W 结节形成、肾小管和间质纤维化，最终发展为结节性或弥漫性肾小球硬化。DKD 的发生机制较为复杂，与代谢、血流动力学和遗传等多因素有关，例如，高血糖及其代谢产物 AGEs 等可激活己糖激酶、蛋白激酶 C 等途径，引起肾局部氧化应激增加，导致肾小球足细胞、系膜细胞和小管细胞损伤，从而促进肾小球硬化、肾小管萎缩和间质纤维化。

近年来，除高血糖相关代谢途径外，大量研究从基因多态性、长链非编码 RNA（long non-coding RNA，LncRNA）、细胞内分子间交互作用、细胞通信、免疫炎症、肾异位脂肪沉积及亚细胞器损伤等，多层面、多角度对 DKD 的发病机制进行了深入研究。单核苷酸多态性（single nucleotide polymorphisms，SNPs）可能通过影响 DKD 关键基因的转录水平与蛋白结构发挥致病作用。LncRNA 与 DNA、RNA 和蛋白质等多种分子交互作用，在表观遗传、转录和转录后水平参与 DKD 相关基因的表达调控。除细胞内交互作用外，以"外泌体"为代表的细胞外囊泡通过细胞间交互作用，将特定蛋白质、脂质、核酸与糖复合物等转运至不同细胞中，介导细胞通信，在 DKD 发生过程中发挥重要作用。此外，免疫炎症、肾异位脂肪沉积等也被证实与 DKD 的发生、发展密切相关；而多种亚细胞器损伤，如内质网应激、线粒体质量控制异常等也伴发在 DKD 发展过程中，且通过多途径减轻亚细胞器损伤可缓解 DKD 发生、发展进程。多种机制之间相互补充，互相影响，形成复杂的调控网络。同时，随着组学研究的大量开展，越来越多的关键分子被发现，使 DKD 调控机制得到了进一步阐明。然而，DKD 发病机制迄今仍不十分明确。本文将从遗传易感因素、LncRNA、细胞外囊泡、免疫炎症、肾异位脂肪沉积、亚细胞器损伤及组学研究等方面，介绍近年来国内外 DKD 发生机制的研究进展。

一、SNPs 在 DKD 易感性方面的重要作用

DKD 明显的家族聚集性及不同种族间易感性的差异均提示遗传因素在 DKD 发生、发展中的重要作用。此前，笔者课题组总结了位于脂质代谢相关基因 *ACACB*、*ADIPOQ*，糖代谢相关基因 *GCKR*、*TCF7L2*，血管生成相关基因 *EPO*、*VEGFA*，肾结构及功能相关基因 *SHROOM3*，炎症及氧化应激相关基因 *ELMO1*、*TGF-β1*，肾素血管紧张素系统相关基因 *ACE*、*AGTR1*，以及水盐平衡相关基因 *SLC12A3* 与 DKD 发生、发展密切相关的 SNPs。这些 SNPs 在 DKD 人群与非 DKD 人群中分布有差异，或与 DKD 的发生、发展及肾临床指标的恶化等有关。此外，笔者团队筛选了 24 个 DKD 潜在相关位点，在中国 2 型糖尿病（type 2 diabetes mellitus，T2DM）人群中对这些 SNPs 与 DKD 的关系进

行验证，结果发现位于 *SLC12A3* 基因上的 SNP rs11643718 可能是中国人群 T2DM-DKD 的潜在易感位点。然而，由于 SNPs 可能影响其周围 2 Mb 区域内的基因，这些 SNPs 到底通过影响哪个基因的功能而发挥作用尚不十分明确，故对 SNPs 的功能研究显得至关重要。

Maeda 等对位于 ACACB 上的 SNP rs2268388C＞T 进行功能研究。该研究显示，包括该 SNP 在内的 29 bp 的 DNA 片段在人近端肾小管上皮细胞中具有显著的增强子活性，特别是疾病易感性等位基因 T 所对应的片段。ACACB 基因编码乙酰辅酶 A 羧化酶 β，与脂肪酸氧化、促炎性细胞因子水平、β 氧化速度、脂肪沉积及自噬等关系密切，在 DKD 发生、发展中发挥重要作用（将在后文详述）。因此，Maeda 等猜测，SNP rs2268388T 等位基因可增加乙酰辅酶 A 羧化酶 β 的表达和（或）活性，从而促进 DKD 的发生和发展。*SHROOM3* 基因内含子区 SNP rs17319721 与 CKD 的关系最先由 GWAS 研究所确定。部分研究进一步证实了 rs17319721 与 T2DM 蛋白尿患者的肾小球滤过率（estimated glomerular filtration rate，eGFR）水平有关。最近一项研究发现，SHROOM3 突变破坏了肌动蛋白结合区，这可能导致足细胞丢失和肾小球滤过屏障损伤。

如前所述，目前，研究者已发现大量与 DKD 相关的 SNPs，然而，对这些 SNPs 在 DKD 发生、发展中的作用仍存在诸多悬而未决的问题。首先，部分 SNPs 在 DKD 中的作用尚存在争议性，即便是在同一人种中，不同研究对同一 SNP 位点进行分析的结果也存在不一致，有研究认为某一 SNP 属于易感位点，而有研究认为该 SNP 与 DKD 间无明显关联，或关联方向完全相反。此外，目前仅有少量研究对一小部分 SNPs 的功能进行了探究，仍存在大量功能未探索的 SNPs，其发挥作用的具体机制研究仍有待技术的发展和观念的突破。

二、长链非编码 RNA

LncRNA 是一类不具有编码蛋白质功能、长度超过 200 个核苷酸的 RNA 分子。最新证据表明，曾经被视为"进化垃圾"的 LncRNA，通过与 DNA、RNA 及蛋白质相互作用，在表观遗传、转录水平和转录后水平调控基因的表达，参与染色体重塑、DNA 甲基化、组蛋白修饰和 miRNA 竞争性抑制等多种生物学过程。研究发现，糖尿病非 DKD 小鼠肾组织中的 LncRNA 表达水平与 DKD 小鼠肾组织中的 LncRNA 表达水平间存在显著差异。同时，越来越多的证据表明，LncRNA 在足细胞损伤、肾小球内皮细胞损伤、肾小管上皮细胞损伤等多个 DKD 的致病过程中发挥关键作用。

有学者发现，db/db 小鼠足细胞中 LncRNA 牛磺酸上调基因 1（taurine-upregulated gene 1，Tug1）水平显著下调，过表达 Tug1 则显著改善 DKD 小鼠的生化指标和病理损伤。进一步研究显示，Tug1 通过直接作用于过氧化物酶体增殖物激活受体 γ 共激活剂 α（peroxisome proliferator-activated receptor γ coactivator 1α，PGC-1α），促进 PGC-1α 与其自身启动子相结合，增加了 PGC-1 的表达，从而增强线粒体功能。然而，也有研究表明，Tug1 通过介导内质网应激（endoplasmic reticulum stress，ERS）-C/EBP 同源蛋白（CCAAT/enhancer binding protein homologous protein，CHOP）-PGC-1α 信号通路，引起足细胞凋亡。此外，LncRNA 肺腺癌转移相关转录本 1（metastasis associated lung adenocarcinoma transcript 1，MALAT1）也被证实参与 DKD 足细胞损伤。Hu 等发现，在高糖条件下，MALAT1 促进 β-连环蛋白（β-catenin）核转位，从而诱导足细胞损伤，MALAT1 小干扰 RNA 则可减少 β-catenin 的核蓄积及 MALAT1 RNA 结合蛋白-丝氨酸/精氨酸剪接因子 1（serine/arginine splicing factor 1，SRSF1）

的表达，从而部分逆转高糖引起的足细胞损伤。

内皮细胞损伤是糖尿病的典型组织学特征之一。肾小球内皮细胞最先暴露于高血糖环境，最易受高血糖影响，在DKD发生、发展中发挥重要作用。研究已证实，抗衰老蛋白Klotho高表达可减轻高糖作用下血管内皮细胞的损伤。在此基础上，Li等发现，在高糖处理的人肾小球内皮细胞中，LncRNA MALAT1的表达水平增高，而Klotho表达水平降低。过表达MALAT1及抑制Klotho的表达均能够刺激肾小球内皮细胞的炎症反应。此外，该团队发现通过Klotho的过表达可逆转MALAT1过表达所介导的肾小球内皮细胞损伤。这些结果表明，MALAT1可能通过抑制Klotho基因的转录，从而促进肾小球内皮细胞的炎症，加速DKD进程。Puthanveetil等的研究结果也证实，MALAT1通过激活血清淀粉样抗原3介导葡萄糖诱导的炎症介质——白介素-6（interleukin-6，IL-6）和肿瘤坏死因子-α（tumor necrosis factor-α，TNF-α）的上调，参与高糖诱导的血管内皮细胞损伤。

近年来，越来越多的证据表明，肾小管损伤是DKD发病过程中的重要环节。研究发现，肾小管上皮细胞的损伤是DKD早期病理改变的重要组成部分，也被认为是DKD发生、发展的初始病理改变，而非继发性所致。并且，肾小管损伤还是导致糖尿病蛋白尿的关键因素。在DKD肾小管上皮细胞的损伤过程中，LncRNA通过调控其他关键致病分子的表达而发挥作用。研究发现，敲低LncRNA生长停滞特异性转录本5（growth arrest-specific 5，GAS5）可通过下调miR-27a和Bcl-219 kDa相互作用蛋白3（Bcl-2 nineteen kilodaltonInteracting protein 3，BNIP3）的水平，从而减轻高糖诱导的人近端肾小管上皮细胞（human kidney-2，HK-2）的凋亡。另外，GAS5还被证实可将ZESTE增强子同源物2（enhancer of zeste homolog 2，EZH2）募集到基质金属蛋白酶9（matrix metalloproteinase-9，MMP-9）启动子区域来抑制MMP-9表达，从而减轻链脲佐菌素（streptozocin，STZ）诱导的DKD大鼠的肾纤维化和炎症反应。

此外，LncRNA还参与包括肾小球系膜细胞损伤、细胞外基质沉积、上皮-间充质转化（epithelial-mesenchymal transition，EMT）、自噬、氧化应激、内质网应激和线粒体功能障碍等多种发病机制。对LncRNA的研究将为全面阐明DKD发生、发展的具体机制提供宝贵的证据。此外，由于LncRNA独特的组织学特异性，这些差异表达的LncRNA有望成为DKD早期诊断和预后判断的重要生物标志物，而基于LncRNA的靶向治疗也将有利于实现传统治疗向精准治疗的过渡。

三、细胞外囊泡

细胞外囊泡（extracellular vesicles，EVs）是从细胞膜上脱落或由细胞主动分泌的膜囊泡状小体，直径为40～1000 nm，由微囊泡（micro vesicles，MVs）和外泌体（exosomes）组成。细胞外囊泡广泛存在于细胞培养上清液及各种体液中，携带多种细胞来源的蛋白质、脂质、DNA、mRNA、miRNA等，参与细胞通信等过程。许多证据表明细胞外囊泡参与了DKD的致病过程。

研究显示，高糖条件诱导的肾小球内皮细胞分泌富含转化生长因子-β（transforming growth factor-β，TGF-β）mRNA的外泌体，通过TGF-β1/Smad3信号通路促进肾小球系膜细胞α-平滑肌肌动蛋白（alpha-smooth muscle actin，α-SMA）的表达、增殖和细胞外基质蛋白的过度生成，从而促进肾纤维化。该研究团队随后发现，肾小球内皮细胞与足细胞之间也存在外泌体介导的细胞通信作用，内皮细胞分泌的外泌体通过Wnt/β-catenin信号通路参与并促进足细胞的EMT，并造成足细胞功能障碍。

另一项研究显示，高糖条件促进巨噬细胞源性外泌体的分泌增加，外泌体中富含的 TGF-β1 mRNA 通过激活 TGF-β1/Smad3 通路激活肾小球系膜细胞，从而在 DKD 的发生、发展中发挥作用。此外，AGEs 也被证实可能通过激活足细胞 TGF-β/Smad3 信号通路分泌含有 Elf3 的外泌体，从而参与 DKD 的发病过程。

蛋白尿作为加重 DKD 进展的重要因素，其与外泌体的关系也备受关注。研究发现，经牛血清白蛋白处理的肾小管上皮细胞，其分泌的外泌体中 CCL2 mRNA 含量显著增加，并且，牛血清白蛋白处理可促进巨噬细胞对外泌体的内化作用，促进炎症反应及巨噬细胞迁移。将牛血清白蛋白处理的肾小管上皮细胞所分泌的外泌体注射入小鼠体内能够促进小鼠肾小管损伤及炎性细胞的浸润；当注射缺乏 CCL2 的肾小管上皮细胞源性外泌体时，肾脏炎症则减轻。该研究表明，肾小球上皮细胞来源的富含 CCL2 mRNA 的外泌体在肾脏炎症中发挥重要作用。此外，该团队最近的一项研究证明，肾小管上皮细胞来源的外泌体 miRNA-19b-3p 能够促进 M1 巨噬细胞的活化，参与肾损伤的发生。

细胞氧化应激、血管内皮生长因子（vascular endothelial growth factor，VEGF）及胰岛素抵抗等也被认为与 DKD 的发生密切相关。研究表明，细胞外囊泡通过促进细胞间交流而在这些过程中发挥作用。Safiedeen 等对氧化应激调控中内质网和线粒体通信作用进行了详细分析，结果发现凋亡 T 细胞来源的微囊泡可通过中性鞘磷脂酶（sphingomyelinase，SMase）途径，作用于 Fas 和低密度脂蛋白受体，诱导细胞产生活性氧（reactive oxygen species，ROS）。增加的细胞内 ROS 通过内质网和线粒体之间的相互作用激活内质网应激。此外，中性 SMase 活化可直接诱导内质网应激，内质网应激进而又可增加细胞和线粒体 ROS，降低一氧化氮的生物利用度，从而促进内皮依赖性血管舒张功能受损。近年来，微囊泡与 VEGF 的关系被越来越多地提及。此外，胰岛素抵抗也与脂肪组织来源的细胞外囊泡及 M1 巨噬细胞来源的微囊泡有关。然而，在 DKD 的发生和发展中，微囊泡及外泌体与胰岛素抵抗之间的关系尚未见报道，仍有待进一步研究。

四、免疫炎症

糖尿病状态下，高血糖引发的肾小球内高压、高滤过、代谢紊乱和氧化应激，可激活 NF-κB、PKC、P38-MAPK、c-Jun 氨基末端激酶（Jun N-terminal kinase，JNK）等多种促炎信号通路，诱导促炎性细胞因子、趋化因子、黏附分子的表达，促进巨噬细胞在肾的招募和浸润，进而导致免疫炎症相关的肾损害，引起蛋白尿和肾小球滤过率下降，导致 DKD 发生。既往研究已表明，免疫炎症是参与 DKD 进展的重要发病机制。研究发现，糖尿病患者血清中 TNF-α 和 IL-6 等促炎性细胞因子水平升高，且这些细胞因子的浓度与肾损伤密切相关。炎症细胞和促炎性细胞因子可促进 DKD 进展，而抑制炎症可以减轻 DKD 肾损伤，因此，靶向炎症治疗被认为是一种潜在有效的 DKD 治疗策略。

研究发现，肾巨噬细胞浸润程度与蛋白尿、肌酐清除率下降，以及肾小球和肾小管间质损伤密切相关。一系列动物和临床研究表明，巨噬细胞在 DKD 中发挥关键作用。巨噬细胞主要有 2 种类型：促炎 M1 巨噬细胞和抗炎 M2 巨噬细胞。在 DKD 条件下，M1 巨噬细胞合成并分泌各种促炎性细胞因子，从而引起肾损伤；M2 巨噬细胞则通过分泌 IL-10 等抑制炎症反应，发挥保护作用。糖尿病状态下，高血糖、AGEs、Ang Ⅱ、ROS 等刺激肾细胞表达单核细胞趋化蛋白（monocyte chemoattractant protein，MCP）、细胞间黏附分子-1（intercellular cell adhesion molecule-1，ICAM-1）、集落刺激因子、血管细胞黏附分子-1（vascular cell adhesion molecule 1，VCAM-1）而招募巨噬细胞。被招募的巨噬细胞表达AGE受体，与AGE结合而促进巨噬细胞成熟和TNF-α、IL-1、IL-6等促炎性细胞因子释放。这些促炎性细胞因子会激活转录因子NF-κB调节免疫炎症而导致DKD发生。PKC、P38-MAPK、JNK等参与的其他炎性信号通路也可通过激活促炎性细胞因子基因的表达而导致DKD炎症和肾损伤的发展。临床研究表明，抑制炎症反应的过程可阻止DKD进展，如体内和体外试验发现，抑制肾巨噬细胞聚集可改善DKD进展。阻断TNF-α/TNF-α受体可减少尿白蛋白排泄和改善肾功能。此外，已有报道证实IL-1受体拮抗药可降低T2DM患者的血糖和炎症标志物。在DKD模型中，抑制转录因子NF-κB也可改善早期肾损伤。这些结果提示，炎症通过招募、激活巨噬细胞及释放促炎性细胞因子，在DKD发生、发展中发挥关键作用。因此，抑制炎症反应在DKD的治疗过程中不可或缺。

五、肾异位脂肪沉积

异位脂肪沉积，又称异位脂质沉积，是指机体脂质物质（主要是三酰甘油）在非脂肪组织内（肝、胰腺、肌肉、肾等）过多蓄积，是脂质代谢失衡的重要表现。现有研究表明，异位脂肪沉积可引起一系列病理生理改变，参与动脉粥样硬化、T2DM等的发生。在糖尿病动物肾中，肾小管和肾小球都可见脂肪沉积，并伴随肾小球肥大、系膜细胞扩张、基质积累和肾小管间质纤维化等病理改变。脂肪沉积于肾可通过多种途径导致肾损伤，其损伤机制可能与胰岛素抵抗、肾周及肾窦脂肪沉积、固醇调节元件结合蛋白-1（sterol regulatory element binding protein-1，SREBP-1）表达上调、过氧化物酶体增殖物激活受体-α（peroxisome proliferators-activated receptors-α，PPAR-α）表达下调及脂连蛋白、脂肪酸结合蛋白、胆固醇转运蛋白等水平异常有关。

多个研究已证实DKD发病过程中存在严重的脂质代谢紊乱，并与疾病进展密切相关。SREBP-1、低密度脂蛋白受体、CD36等脂蛋白受体可通过增加胆固醇摄取和合成参与肾脂滴沉积，在肾中积累的三酰甘油和胆固醇通过增加甾醇调控元件结合蛋白的表达导致肾功能不全。另外，葡萄糖代谢异常也可通过调节脂质代谢相关基因的表达影响脂质稳态。事实上，在DKD中，脂肪酸合成增强和脂肪酸氧化抑制都是引起糖尿病脂质肾损伤的主要原因。脂肪生成增加和脂肪分解减少都会引起肾细胞的脂质积累，导致毒性代谢物产生，诱导炎症细胞浸润及促炎性细胞因子分泌，引起细胞脂毒性、凋亡与间质纤维化，最终导致肾损伤。因此，众多国内外学者提出肾组织异位脂肪沉积是DKD脂质肾损伤的关键因素。笔者的课题组发现在DKD发病过程中，脂肪分化相关蛋白（adipose differentiation related protein，ADRP）、SREBP-1等多种蛋白参与了肾异位脂肪沉积和脂质肾损伤，并在DKD发病过程中发挥了重要作用。此外，笔者通过转录组学还发现STZ+高脂肪饮食（high fat diet，HFD）诱导的糖尿病小鼠肾组织中二硫键A氧化还原酶样蛋白（disulfide-bond A oxidoreductase-like protein，DsbA-L）表达降低及ADRP表达增加，且糖尿病DsbA-L敲除小鼠的肾会出现严重的脂滴沉积和纤维化，通过体外细胞实验发现过表达DsbA-L可以改善高糖诱导的人肾近曲小管细胞脂肪沉积，证实了DsbA-L对DKD中的脂肪异位沉积和脂质相关肾损害的保护作用。

六、亚细胞器损伤

（一）内质网应激

内质网（endoplasmic reticulum，ER）是维持正常的蛋白质修饰、折叠、运输，以及细胞内钙的存储、化合物的解毒及脂质合成的重要细胞器。然而在病理条件下，ER功能的下降会导致错误折叠和（或）未折叠蛋白质在ER内腔中积聚而导致内质网应激（ER stress，ERS）。ERS通过触发未折叠蛋白反应（unfolded protein response，UPR）激活需肌醇酶1α（inositol-requiring enzyme 1α，IRE-1α）、激活转录因子6（activating transcription factor 6，ATF6）和蛋白激酶RNA样ER激酶（protein kinase RNA-like ER kinase，PERK），诱导适应性程序来改善蛋白折叠和异常蛋白降解，促进细胞生存；当损伤不可逆时，可激活细胞凋亡而产生细胞毒性。

研究表明，ERS在DKD的发生、发展中发挥重要作用。Madhusudhan等观察到STZ诱导的DKD小鼠或db/db糖尿病小鼠的肾皮质中，ERS凋亡通路的关键因子CHOP水平增高、活化的ATF6水平增高，同时剪接型X盒结合蛋白1（spliced Xbox binding protein 1，sXBP1）易位到细胞核中的功能受损。通过降低血糖或使用促进ER折叠能力的ER分子伴侣TUDCA治疗，可使sXBP1、ATF6和CHOP恢复至对照小鼠的水平，并减轻与糖尿病相关的蛋白尿和肾损害。此外，在足细胞特异性X盒结合蛋白1（X-box binding protein 1，XBP1）基因敲除小鼠和足细胞中过表达ATF6的转基因小鼠中，均观察到CHOP和ATF6水平升高，同时DKD的严重程度加剧。研究表明，胰岛素通过加强PI3Kp85α或p85β与sXBP1的结合促进sXBP1的核易位。在胰岛素缺乏或胰岛素信号被阻断的情况下，该过程被阻断，继而导致sXBP1的核易位受损，通过ATF6和CHOP的核易位和活化，最终引起非适应性UPR激活及凋亡。高血糖、游离脂肪酸（free fatty acid，FFA）和AGEs也被证明可升高ER伴侣蛋白、sXBP1和CHOP水平，诱发肾小球内皮细胞及肾小管细胞凋亡。ERS还通过增加这2种细胞的氧化应激并降低抗氧化酶的水平参与DKD的发病过程。此外，糖尿病状态下，ERS还与自噬相互影响。STZ诱导的糖尿病小鼠足细胞自噬的基础水平降低，表现为自噬相关蛋白Beclin 1、自噬相关基因12（autophagy associated gene 12，ATG12）、ATG5和LC3-Ⅱ水平降低。同样，高糖培养的肾小球内皮细胞的自噬水平也降低。UPR调节剂salubrinal和TUDCA的应用则可恢复自噬水平，从而反映了糖尿病状态下UPR、ERS和自噬之间的联系。另外，新近研究发现，内质网自噬（ER-phagy）在减轻ERS过程中起关键作用，ER-phagy参与重金属诱导的肾损伤，然而，内质网自噬是否参与DKD内质网应激和细胞损伤，有待进一步研究。

此外，靶向ERS的药物对于DKD的治疗具有重要潜力，也从侧面印证了ERS在DKD发生过程中扮演着重要角色。笔者课题组研究发现，脂联素受体激动剂——adipoRon通过增加db/db小鼠肾组织AdipoR1的表达，并激活5'-AMP依赖的蛋白激酶（5'-AMP activated protein kinase，AMPK）信号通路，明显改善糖尿病引起的肾组织ERS，并显著减轻糖尿病引起的肾小管细胞凋亡、抑制肾组织内ROS的生成及肾组织炎症因子的表达，改善db/db小鼠肾组织纤维化（尚未发表）。此外，化学伴侣蛋白TUDCA及4-PBA等也被证明可通过改善ERS而发挥DKD保护作用。表皮生长因子受体抑制剂——erlotinib也被发现可能通过减少肾小球和肾小管中ERS标志物的表达，并增加自噬相关蛋白的表达而减缓STZ诱导的DKD进程，减轻蛋白尿和组织损伤。

（二）线粒体质量控制

线粒体不仅是细胞能量的来源，也是ROS产生的主要场所，其膜通透性的改变是决定细胞死亡的关键因素。近年来，大量研究表明，线粒体功能障碍是DKD发病的核心因素。生理条件下，在尿产生过程中，葡萄糖经肾小球进入原尿，随后原尿中的葡萄糖在近端肾小管上皮细胞钠-葡萄糖协同转运蛋白2（SGLT-2）和Na^+/K^+-ATP酶等的作用下被重吸收，此过程的维持需要线粒体提供大量ATP来供能。在糖尿病状态下，原尿中过多的葡萄糖需要更多的线粒体提供能量以维持其重吸收；长期高糖环境使得肾小管上皮细胞中线粒体失代偿，从而诱发细胞死亡。在维持线粒体的功能方面，线粒体质量控制至关重要。线粒体质量控制主要包括线粒体动力学、线粒体自噬、线粒体生物合成等，这些过程在细胞中形成了一个完整的线粒体质量控制环，有利于细胞活动有条不紊地进行。然而，在病理条件下，当线粒体质量控制失衡时，会导致线粒体ROS过度产生、ATP生成减少、线粒体依赖的凋亡通路激活、线粒体膜电位及膜通透性改变、氧化磷酸化异常等，引起线粒体功能紊乱，导致细胞凋亡、免疫炎症、脂质代谢异常等。肾小管上皮细胞作为线粒体含量极为丰富的部位，其线粒体质量控制与DKD的发生、发展密切相关。

1. 线粒体动力学 线粒体动力学是指线粒体通过持续的融合和分裂改变自身形态以适应各种应激条件，从而满足细胞的能量代谢及其他需求的生物学过程。多种蛋白参与了线粒体动力学的调控，其中动力蛋白相关蛋白1（dynamin-related protein 1，Drp1）和线粒体分裂蛋白1（mitochondrial fission protein 1，Fis1）是介导线粒体分裂的关键蛋白，而线粒体融合蛋白2（mitofusin 2，Mfn2）是介导线粒体融合的蛋白。研究发现，在DKD患者及动物模型肾组织中，肾小管细胞凋亡及萎缩程度增加、ROS生成增加，同时伴有线粒体片段化，且线粒体片段化程度与肾小管间质损伤评分呈正相关。多种机制通过调控线粒体动力学相关蛋白参与线粒体片段化的发生，从而在DKD的发生、发展过程中发挥作用。在STZ诱导的DKD大鼠肾中，有学者观察到Mfn2表达明显降低，而Mfn2过表达抑制了P38的激活和ROS的积累，改善了DKD肾的病理损伤。有研究发现，在STZ诱导的DKD小鼠中，线粒体分裂明显增加，并伴随着Mfn2表达减少和肾小管细胞凋亡增加，而DsbA-L在其中扮演着重要角色。DsbA-L是一种抗氧化酶，在维持线粒体动力学方面发挥重要作用。研究发现，DsbA-L的mRNA水平与eGFR呈正相关，与血清肌酐和24 h尿蛋白呈负相关。另外，与DsbA-L共表达的基因主要富集于线粒体中，参与氧化磷酸化过程；在体内，敲除DsbA-L可加重糖尿病小鼠肾小管细胞线粒体片段化、氧化应激和肾损伤，而过表达DsbA-L可促进Mfn2的表达而减轻线粒体片段化，缓解肾小管细胞损伤。这些证据表明，DsbA-L通过维持线粒体动力学稳态而缓解肾小管损伤，进而发挥肾脏保护作用。另外，笔者发现肾小管上皮细胞线粒体ROS过度生成，可通过Drp1和JNK/线粒体分裂因子（mitochondrial fission factor，MFF）通路引起线粒体片段化，从而形成一个恶性循环，加重肾小管上皮细胞损伤。此外，除线粒体自身与DKD小管损伤的发生、发展密切相关外，最新研究表明，线粒体相关内质网膜（mitochondria-associated ER membrane，MAM）的改变也参与了DKD肾小管损伤过程。MAM是指由部分线粒体外膜、内质网子域和其中的蛋白所组成的动态结构，其在细胞内钙离子传递、脂质代谢、内质网应激、线粒体自噬等方面发挥着重要作用。研究证实糖尿病小鼠肾和DKD患者肾活检组织中的MAM被破坏，且DsbA-L的表达降低；进一步研究发现，DsbA-L通过维持MAM完整性从而改善DKD肾小管细胞凋亡。采用靶向线粒体的抗氧化剂（如Mito Q和

Probucol）治疗 DKD 可明显减轻肾小管上皮细胞线粒体损伤，保护肾小管细胞及肾脏。

2. 线粒体自噬 自噬是一个吞噬自身细胞质蛋白或细胞器并使其包被进入囊泡，与溶酶体融合形成自噬溶酶体，降解其所包裹的内容物，从而实现细胞代谢需求和细胞器更新的过程。通过细胞自噬降解线粒体的途径称为线粒体自噬。线粒体自噬通过选择性地识别和清除受损线粒体，在线粒体质量控制中发挥着不可替代的作用。线粒体氧化应激和动力学异常是 DKD 肾小管细胞损伤的核心机制，而线粒体自噬是调节线粒体 ROS 和动力学的关键因素。哺乳动物体内线粒体自噬的调控途径主要有 3 种：PTEN 诱导假定激酶 1（PTEN induced putative kinase 1, PINK1）/Parkin 途径、BNIP3/NIX 途径、FUNDC1 途径。线粒体膜电位的丢失使 PINK1 在线粒体外膜蓄积并保持其稳定，稳定的 PINK1 招募细胞质中的 Parkin 至膜电位较低的线粒体中，启动线粒体自噬。

前期研究表明，db/db 小鼠肾小管细胞存在线粒体 ROS 增加、线粒体片段化增加及线粒体自噬的下降；使用抗氧化剂 Mito Q 治疗后，ROS 的异常和线粒体自噬得到明显改善。此外，研究人员在 STZ 诱导的 DKD 小鼠肾和高糖干预的 HK-2 细胞中观察到 PINK1/Parkin、ATG5 和 LC3 的表达降低，并伴有自噬空泡的减少、氧化应激和凋亡的增加。进一步研究发现，通过使用化学药物或 siRNA 干扰小管肌醇加氧酶（myo-inositol oxygenase, MIOX）的表达，可缓解高糖干预引起的线粒体功能障碍、线粒体自噬减少和凋亡增加。这些研究提示在 DKD 肾小管细胞中，线粒体自噬消除受损线粒体的能力相对不足或下降，导致受损线粒体不能被及时清除而堆积在细胞中，进一步引起炎症、凋亡、纤维化等肾损伤。然而，关于线粒体自噬在 DKD 中的作用也存在不同的观点，有研究表明 db/db 小鼠肾中线粒体分裂调节因子如 Drp1、Fis1 增加，而由 PINK1/Parkin 介导的线粒体自噬也被异常激活；经黄芪甲苷（astragaloside IV, AS-IV）处理后，Drp-1、Fis1 的表达降低，PINK1/Parkin 介导的线粒体自噬也降低。这些不同的研究结果很可能是由于其所研究的 DKD 阶段不同所致。在 DKD 早期，受损线粒体增加，为了清除异常的线粒体，线粒体自噬代偿性增加；当 DKD 发展到一定阶段，代偿的线粒体自噬不能清除过多的受损线粒体，出现失代偿状态，因此，线粒体自噬水平降低。

七、组学研究

随着 2003 年国际人类基因组联盟宣布人类基因组测序工作的完成，组学观念近年来深得重视。通过对生物分子的相关信息进行系统全面的收集及解析，研究者们从基因组学、蛋白组学、代谢组学、转录组学、脂质组学、免疫组学等多个层面对 DKD 的发生机制进行了探索。

目前，GWAS 研究已广泛应用于确定与 DKD 易感因素密切相关的序列变异。然而，由于样本量的限制及不同研究间对 T2DM-DKD 表型定义的差异，传统的 GWAS 研究策略获得的 T2DM-DKD 易感基因位点难以在不同人群中得到可靠复制。最近，Zuydam 等通过改善表型定义来提高研究结果的可重复性。该研究根据白蛋白尿和肾小球滤过率的不同水平，组合产生 8 种不同二分类表型及定量表型，并对此进行分析，成功发现了 T2DM 患者中 CKD 表型相关的位点、微量白蛋白尿相关位点，以及与 eGFR 水平相关的位点。这种细化表型定义的策略为后续的 GWAS 研究提供了新思路。

转录组学则从整体水平来研究细胞中基因转录的情况及转录调控规律。将转录组学与基因编辑技术相结合，科学家们发现了诸多与 DKD 发生、发展密切相关的分子机制。Lay 等通过对胰岛素抵抗小鼠、胰岛素敏感小鼠及 DKD 患者的足细胞进行转录组分析，发现神经肽 Y（neuropeptide Y,

NPY）的转录水平在糖尿病状态下显著下调。随后对 NPY 基因敲除小鼠的研究发现，体内 NPY 缺乏具有肾保护作用，NPY 通过与 NPY2 受体（NPY2 receptor，NPY2R）结合，促进磷脂酰肌醇 -3 激酶（phosphatidylinositol 3-kinase，PI3K）、丝裂原活化蛋白激酶（mitogen-activated protein kinase，MAPK）和活化 T 细胞核因子（nuclear factor of activated T cells，NFAT）的活化，进而诱导肾损伤的发生。

对人类的生命及健康活动的解读离不开对蛋白质结构和功能的解析。近年来，通过将蛋白质组学和多肽组学引入 DKD 的机制研究，发现了诸多 DKD 相关的新机制。Van 等通过从 31 项 DKD 尿蛋白组学 / 多肽组学研究中获取组间差异候选标志物，并对 DKD 不同发病阶段的标志物进行定位分析及功能分析，发现 DKD 发生、发展不同阶段的蛋白质网络具有明显差异：在糖尿病尚未发展出微量白蛋白尿的阶段，肾即出现了纤维化的早期激活；在早期肾病阶段，尿中出现的蛋白质、肽与肾小球通透性和肾小管重吸收的变化有关；而在显性肾病阶段，组学分析显示尿蛋白与伤口愈合、持续纤维化和炎症激活有关。这些发现揭示了在 DKD 发生、发展的不同阶段发挥主要作用的病理生理机制及生物学过程。

此外，代谢组学对生物体在基因或环境变化前后，机体代谢产物的种类、数量及其变换规律进行研究。随着代谢组学研究在 DKD 研究中的广泛应用，越来越多的 DKD 致病机制被阐明。Kikuchi 等通过对过表达人类尿毒症毒素转运体溶质载体有机阴离子转运蛋白家族成员 4C1（solute carrier organic anion transporter family member 4C1，SLCO4C1）的大鼠进行代谢组学分析发现，苯硫酸盐的水平随着糖尿病的进展而显著增加，无论是在动物模型还是微量白蛋白尿患者中，肠道微生物群衍生的代谢产物——苯硫酸盐的水平均与蛋白尿的程度有关。该研究提示苯硫酸盐与 DKD 蛋白尿的发生有关。

组学研究为 DKD 发病机制的揭示提供了更为广阔的视角。通过分析不同疾病状态下的差异基因、蛋白质及代谢产物等，为后续进一步阐明疾病发病机制提供了"敲门砖"。随着高通量技术和生物信息学的飞速发展，相信通过整合基因组学、转录组学、蛋白质组学和代谢组学来建立 DKD 的多组学图谱，将为阐明 DKD 的发病机制，以及探寻 DKD 的生物学标志物和治疗靶点提供新的思路及方案。

八、总结

DKD 发病率高，发生机制复杂，临床上缺乏有效用于 DKD 早期诊断和预后判断的可靠生物标志物，针对 DKD 的特效药物也有待进一步开发。近年来，SNPs 位点多态性与 DKD 易感、LncRNA 的表达与调控、免疫炎症和肾异位脂肪沉积极大拓展了 DKD 传统以糖代谢和相关信号的发病机制研究思路；外泌体研究阐明了 DKD 细胞通信网络调控机制；线粒体质量控制和内质网应激等揭示了 DKD 亚细胞器水平的调控机制；生物信息学和组学的不断开展为系统研究 DKD 的发病机制提供了可能途径。相信在不远的将来，随着研究方法和技术的不断发展，DKD 的发生机制将会得到进一步阐明，也将为 DKD 的精准诊疗及靶向治疗提供强有力的支持。

（孙　林　肖　力）

参 考 文 献

[1] Zhang L, Long J, Jiang W, et al. Trends in chronic kidney disease in China. The New England Journal of Medicine, 2016, 375(9): 905-906.

[2] 中华医学会糖尿病学分会微血管并发症学组. 中国糖尿病肾脏疾病防治临床指南. 中华糖尿病杂志, 2019, 12（1）: 15-28.

[3] VR ALBVR, Tan SH, Candasamy M, et al. Diabetic nephropathy: an update on pathogenesis and drug development. Diabetes & Metabolic Syndrome, 2019, 13(1): 754-762.

[4] 吕飞, 唐丽琴. 炎症因子在糖尿病肾病相关信号通路中的作用. 中国药房, 2010, 6（18）: 1706-1710.

[5] Hu C, Sun L, Xiao L, et al. Insights into the mechanisms involved in the expression and regulation of extracellular matrix proteins in diabetic nephropathy. Current Medicinal Chemistry, 2015, 22(24): 2858-2870.

[6] Xiao L, Xu X, Zhang F, et al. The mitochondria-targeted antioxidant MitoQ ameliorated tubular injury mediated by mitophagy in diabetic kidney disease via Nrf2/PINK1. Redox Biology, 2017, 11(3): 297-311.

[7] Li X, Xu L, Hou X, et al. Advanced oxidation protein products aggravate tubulointerstitial fibrosis through protein kinase C-dependent mitochondrial injury in early diabetic nephropathy. Antioxidants & Redox Signaling, 2019, 30(9): 1162-1185.

[8] Ni Z, Guo L, Liu F, et al. Allium tuberosum alleviates diabetic nephropathy by supressing hyperglycemia-induced oxidative stress and inflammation in high fat diet/streptozotocin treated rats. Biomedicine & Pharmacotherapy, 2019, 112(6): 108678-108688.

[9] Skrunes R, Svarstad E, Reisæter AV, et al. Familial clustering of ESRD in the Norwegian population. Clinical CJASN, 2014, 9(10): 1692-1700.

[10] Wei L, Xiao Y, Li L, et al. The susceptibility genes in diabetic nephropathy. Kidney Diseases, 2018, 4(4): 226-237.

[11] Yang JF, Xiong XF, Xiao Y, et al. The single nucleotide polymorphism rs11643718 in SLC12A3 is associated with the development of diabetic kidney disease in Chinese people with type 2 diabetes. Diabetic Medicine, 2020, 37(11): 1879-1889.

[12] Maeda S, Kobayashi MA, Araki S, et al. A single nucleotide polymorphism within the acetyl-coenzyme A carboxylase beta gene is associated with proteinuria in patients with type 2 diabetes. PLoS Genetics, 2010, 6(2): e1000842.

[13] Kobayashi MA, Watada H, Kawamori R, et al. Overexpression of acetyl-coenzyme a carboxylase beta increases proinflammatory cytokines in cultured human renal proximal tubular epithelial cells. Clinical and Experimental Nephrology, 2010, 14(4): 315-324.

[14] Xu Y, Huang J, Xin W, et al. Lipid accumulation is ahead of epithelial-to-mesenchymal transition and therapeutic intervention by acetyl-CoA carboxylase 2 silence in diabetic nephropathy. Metabolism: Clinical and Experimental, 2014, 63(5): 716-726.

[15] Xin W, Zhao X, Liu L, et al. Acetyl-CoA carboxylase 2 suppression rescues human proximal tubular cells from palmitic acid induced lipotoxicity via autophagy. Biochemical and Biophysical Research Communications, 2015, 463(3): 364-369.

[16] Köttgen A, Glazer NL, Dehghan A, et al. Multiple loci associated with indices of renal function and chronic kidney disease. Nature Genetics, 2009, 41(6): 712-717.

[17] Deshmukh HA, Palmer CN, Morris AD, et al. Investigation of known estimated glomerular filtration rate loci in patients with type 2 diabetes. Diabetic Medicine, 2013, 30(10): 1230-1235.

[18] Wei C, Banu K, Garzon F, et al. SHROOM3-FYN interaction regulates nephrin phosphorylation and affects albuminuria in allografts. JASN, 2018, 29(11): 2641-2657.

[19] Bonasio R, Shiekhattar R. Regulation of transcription by long noncoding RNAs. Annual Review of Genetics, 2014, 48(2): 433-455.

[20] Marchese FP, Raimondi I, Huarte M. The multidimensional mechanisms of long noncoding RNA function. Genome Biology, 2017, 18(1): 206-206.

[21] 梁田田, 王惠珍, 柒春芳, 等. 糖尿病和糖尿病肾病小鼠肾组织中长链非编码 RNA 的差异表达. 中华肾脏病杂志, 2019, 32（2）: 127-135.

[22] Long J, Badal SS, Ye Z, et al. Long noncoding RNA Tug1 regulates mitochondrial bioenergetics in diabetic nephropathy. The Journal of Clinical Investigation, 2016, 126(11): 4205-4218.

[23] Shen H, Ming Y, Xu C, et al. Deregulation of long noncoding

RNA (TUG1) contributes to excessive podocytes apoptosis by activating endoplasmic reticulum stress in the development of diabetic nephropathy. Journal of Cellular Physiology, 2019, 22(1): 452-455.

[24] Hu M, Wang R, Li X, et al. LncRNA MALAT1 is dysregulated in diabetic nephropathy and involved in high glucose-induced podocyte injury via its interplay with β-catenin. Journal of Cellular and Molecular Medicine, 2017, 21(11): 2732-2747.

[25] 张军, 代文静, 周敬群, 等. 抗衰老 Klotho 蛋白对高糖作用下血管内皮细胞的保护作用. 中国病理生理杂志, 2017, 33 (1): 67-72.

[26] Li Y, Ren D, Xu G. Long noncoding RNA MALAT1 mediates high glucose-induced glomerular endothelial cell injury by epigenetically inhibiting klotho via methyltransferase G9a. IUBMB Life, 2019, 71(7): 873-881.

[27] Puthanveetil P, Chen S, Feng B, et al. Long non-coding RNA MALAT1 regulates hyperglycaemia induced inflammatory process in the endothelial cells. Journal of Cellular and Molecular Medicine, 2015, 19(6): 1418-1425.

[28] Habib SL. Diabetes and renal tubular cell apoptosis. World Journal of Diabetes, 2013, 4(2): 27-30.

[29] Jiang H, Shao X, Jia S, et al. The mitochondria-targeted metabolic tubular injury in diabetic kidney disease. Cellular Physiology and Biochemistry, 2019, 52(2): 156-171.

[30] Chen X, Han Y, Gao P, et al. Disulfide-bond A oxidoreductase-like protein protects against ectopic fat deposition and lipid-related kidney damage in diabetic nephropathy. Kidney International, 2019, 95(4): 880-895.

[31] Abrass CK. Diabetic proteinuria. glomerular or tubular in origin?. American Journal of Nephrology, 1984, 4(6): 337-346.

[32] Lv L, Li D, Tian F, et al. Silence of lncRNA GAS5 alleviates high glucose toxicity to human renal tubular epithelial HK-2 cells through regulation of miR-27a. Artificial cells, Nanomedicine, and Biotechnology, 2019, 47(1): 2205-2212.

[33] Zhang L, Zhao S, Zhu Y. Long noncoding RNA growth arrest-specific transcript 5 alleviates renal fibrosis in diabetic nephropathy by downregulating matrix metalloproteinase 9 through recruitment of enhancer of zeste homolog 2. FASEB, 2020, 34(2): 2703-2714.

[34] Li A, Peng R, Sun Y, et al. LincRNA 1700020I14Rik alleviates cell proliferation and fibrosis in diabetic nephropathy via miR-34a-5p/Sirt1/HIF-1α signaling. Cell Death & Disease, 2018, 9(5): 461-461.

[35] Das S, Reddy MA, Senapati P, et al. Diabetes mellitus-induced long noncoding RNA Dnm3os regulates macrophage functions and inflammation via nuclear mechanisms. Arteriosclerosis, Thrombosis, and Vascular Biology, 2018, 38(8): 1806-1820.

[36] Yang YL, Xue M, Jia YJ, et al. Long noncoding RNA NEAT1 is involved in the protective effect of Klotho on renal tubular epithelial cells in diabetic kidney disease through the ERK1/2 signaling pathway. Experimental & Molecular Medicine, 2020, 52(2): 266-280.

[37] Huang S, Xu Y, Ge X, et al. Long noncoding RNA NEAT1 accelerates the proliferation and fibrosis in diabetic nephropathy through activating Akt/mTOR signaling pathway. Journal of Cellular Physiology, 2019, 234(7): 11200-11207.

[38] Kato M, Wang M, Chen Z, et al. An endoplasmic reticulum stress-regulated lncRNA hosting a microRNA megacluster induces early features of diabetic nephropathy. Nature Communications, 2016, 7(1): 12864-12869.

[39] Wu X, Gao Y, Xu L, et al. Exosomes from high glucose-treated glomerular endothelial cells trigger the epithelial-mesenchymal transition and dysfunction of podocytes. Scientific Reports, 2017, 7(1): 9371-9378.

[40] Zhu QJ, Zhu M, Xu XX, et al. Exosomes from high glucose-treated macrophages activate glomerular mesangial cells via TGF-β1/Smad3 pathway in vivo and in vitro. FASEB, 2019, 33(8): 9279-9290.

[41] Sakurai A, Ono H, Ochi A, et al. Involvement of Elf3 on Smad3 activation-dependent injuries in podocytes and excretion of urinary exosome in diabetic nephropathy. PloS One, 2019, 14(5): 216788-216792.

[42] Wu XM, Gao YB, Cui FQ, et al. Exosomes from high glucose-treated glomerular endothelial cells activate mesangial cells to promote renal fibrosis. Biology Open, 2016, 5(4): 484-491.

[43] Lv LL, Feng Y, Wen Y, et al. Exosomal CCL2 from tubular epithelial cells is critical for albumin-induced tubulointerstitial inflammation. JASN, 2018, 29(3): 919-935.

[44] Lv LL, Feng Y, Wu M, et al. Exosomal miRNA-19b-3p of tubular epithelial cells promotes M1 macrophage activation in kidney injury. Cell Death and Differentiation, 2020, 27(1): 210-226.

[45] Qi H, Casalena G, Shi S, et al. Glomerular endothelial

[45] mitochondrial dysfunction is essential and characteristic of diabetic kidney disease susceptibility. Diabetes, 2017, 66(3): 763-778.

[46] Lindenmeyer MT, Rastaldi MP, Ikehata M, et al. Proteinuria and hyperglycemia induce endoplasmic reticulum stress. JASN, 2008, 19(11): 2225-2236.

[47] Karalliedde J, Gnudi L. Diabetes mellitus, a complex and heterogeneous disease, and the role of insulin resistance as a determinant of diabetic kidney disease. Nephrology, Dialysis, Transplantation, 2016, 31(2): 206-213.

[48] Artunc F, Schleicher E, Weigert C, et al. The impact of insulin resistance on the kidney and vasculature. Nature reviews. Nephrology, 2016, 12(12): 721-737.

[49] Safiedeen Z, Rodríguez-Gómez I, Vergori L, et al. Temporal cross talk between endoplasmic reticulum and mitochondria regulates oxidative stress and mediates microparticle-induced endothelial dysfunction. Antioxidants & Redox Signaling, 2017, 26(1): 15-27.

[50] Yang C, Gagnon C, Hou X, et al. Low density lipoprotein receptor mediates anti-VEGF effect of lymphocyte T-derived microparticles in Lewis lung carcinoma cells. Cancer Biology & Therapy, 2010, 10(5): 448-456.

[51] Munster M, Fremder E, Miller V, et al. Anti-VEGF-A affects the angiogenic properties of tumor-derived microparticles. PloS One, 2014, 9(4): 95983-95992.

[52] Kranendonk ME, Visseren FL, van Balkom BW, et al. Human adipocyte extracellular vesicles in reciprocal signaling between adipocytes and macrophages. Obesity, 2014, 22(5): 1296-1308.

[53] Zhang Y, Shi L, Mei H, et al. Inflamed macrophage microvesicles induce insulin resistance in human adipocytes. Nutrition & Metabolism, 2015, 12(6): 21-27.

[54] Zhang Q, Yang M, Xiao Y, et al. Towards better drug repositioning: targeted immunoinflammatory therapy for diabetic nephropathy. Current Medicinal Chemistry, 2019, 8(9): 253-258.

[55] Lim AK, Tesch GH. Inflammation in diabetic nephropathy. Mediators of Inflammation, 2012, 12(8): 146154-146159.

[56] Pickup JC, Chusney GD, Thomas SM, et al. Plasma interleukin-6, tumour necrosis factor alpha and blood cytokine production in type 2 diabetes. Life Sciences, 2000, 67(3): 291-300.

[57] Dalla Vestra M, Mussap M, Gallina P, et al. Acute-phase markers of inflammation and glomerular structure in patients with type 2 diabetes. JASN, 2005, 16(Suppl 1): 78-82.

[58] Moriwaki Y, Yamamoto T, Shibutani Y, et al. Elevated levels of interleukin-18 and tumor necrosis factor-alpha in serum of patients with type 2 diabetes mellitus: relationship with diabetic nephropathy. Metabolism, 2003, 52(5): 605-608.

[59] Chow F, Ozols E, Nikolic-Paterson DJ, et al. Macrophages in mouse type 2 diabetic nephropathy: correlation with diabetic state and progressive renal injury. Kidney International, 2004, 65(1): 116-128.

[60] Nguyen D, Ping F, Mu W, et al. Macrophage accumulation in human progressive diabetic nephropathy. Nephrology, 2006, 11(3): 226-231.

[61] Zeng LF, Xiao Y, Sun L. A glimpse of the mechanisms related to renal fibrosis in diabetic nephropathy. Advances in Experimental Medicine and Biology, 2019, 1165(2): 49-79.

[62] Klessens CQF, Zandbergen M, Wolterbeek R, et al. Macrophages in diabetic nephropathy in patients with type 2 diabetes. Nephrology, Dialysis, Transplantation, 2017, 32(8): 1322-1329.

[63] Zheng Z, Zheng F. Immunecells and inflammation in diabetic nephropathy. Journal of Diabetes Research, 2016, 28(12): 1841690-1841692.

[64] Tesch GH. Macrophages and diabetic nephropathy. Seminars in Nephrology, 2010, 30(3): 290-301.

[65] Chow FY, Nikolic-Paterson DJ, Ozols E, et al. Intercellular adhesion molecule-1 deficiency is protective against nephropathy in type 2 diabetic db/db mice. JASN, 2005, 16(6): 1711-1722.

[66] Chow FY, Nikolic-Paterson DJ, Ma FY, et al. Monocyte chemoattractant protein-1-induced tissue inflammation is critical for the development of renal injury but not type 2 diabetes in obese db/db mice. Diabetologia, 2007, 50(2): 471-480.

[67] Hickey FB, Martin F. Diabetic kidney disease and immune modulation. Current Opinion in Pharmacology, 2013, 13(4): 602-612.

[68] Cipollone F, Iezzi A, Fazia M, et al. The receptor RAGE as a progression factor amplifying arachidonate-dependent inflammatory and proteolytic response in human atherosclerotic plaques: role of glycemic control. Circulation, 2003, 108(9): 1070-1077.

[69] Sun L, Kanwar YS. Relevance of TNF-α in the context of other inflammatory cytokines in the progression of diabetic nephropathy. Kidney International, 2015, 88(4): 662-665.

[70] Tesch GH. Diabetic nephropathy - is this an immune disorder. Clinical Science, 2017, 131(16): 2183-2199.

[71] Awad AS, Kinsey GR, Khutsishvili K, et al. Monocyte/macrophage chemokine receptor CCR2 mediates diabetic renal injury. American Journal of Physiology Renal Physiology, 2011, 301(6): 1358-1366.

[72] Bernstein LE, Berry J, Kim S, et al. Effects of etanercept in patients with the metabolic syndrome. Archives of Internal Medicine, 2006, 166(8): 902-908.

[73] Akash MS, Shen Q, Rehman K, et al. Interleukin-1 receptor antagonist: a new therapy for type 2 diabetes mellitus. Journal of Pharmaceutical Sciences, 2012, 101(5): 1647-1658.

[74] Han Q, Zhu H, Chen X, et al. Non-genetic mechanisms of diabetic nephropathy. Frontiers of Medicine, 2017, 11(3): 319-332.

[75] Makino H, Miyamoto Y, Sawai K, et al. Altered gene expression related to glomerulogenesis and podocyte structure in early diabetic nephropathy of db/db mice and its restoration by pioglitazone. Diabetes, 2006, 55(10): 2747-2756.

[76] Kamal F, Yanakieva Georgieva N, Piao H, et al. Local delivery of angiotensin II receptor blockers into the kidney passively attenuates inflammatory reactions during the early phases of streptozotocin-induced diabetic nephropathy through inhibition of calpain activity. Nephron. Experimental Nephrology, 2010, 115(3): 69-79.

[77] Wu J, Guan TJ, Zheng S, et al. Inhibition of inflammation by pentosan polysulfate impedes the development and progression of severe diabetic nephropathy in aging C57B6 mice. Laboratory Investigation, 2011, 91(10): 1459-1471.

[78] Donate Correa J, Martín Núñez E, Muros de Fuentes M, et al. Inflammatory cytokines in diabetic nephropathy. Journal of Diabetes Research, 2015, 10(2): 948417-948426.

[79] Herman Edelstein M, Scherzer P, Tobar A, et al. Altered renal lipid metabolism and renal lipid accumulation in human diabetic nephropathy. Journal of Lipid Research, 2014, 55(3): 561-572.

[80] Yin QH, Zhang R, Li L, et al. Exendin-4 ameliorates lipotoxicity-induced glomerular endothelial cell injury by improving ABC transporter A1-mediated cholesterol efflux in diabetic apoE knockout mice. The Journal of Biological Chemistry, 2016, 291(51): 26487-26501.

[81] Kim MY, Lim JH, Youn HH, et al. Resveratrol prevents renal lipotoxicity and inhibits mesangial cell glucotoxicity in a manner dependent on the AMPK-SIRT1-PGC1α axis in db/db mice. Diabetologia, 2013, 56(1): 204-217.

[82] Falkevall A, Mehlem A, Palombo I, et al. Reducing VEGF-B signaling ameliorates renal lipotoxicity and protects against diabetic kidney disease. Cell Metabolism, 2017, 25(3): 713-726.

[83] 罗盈, 刘煜, 肖力, 等. 异位脂肪沉积与糖尿病肾病肾损伤的研究进展. 中华肾脏病杂志, 2016, 32（01）: 71-76.

[84] Zheng Y, Tang L, Huang W, et al. Anti-inflammatory effects of ang-(1-7) in ameliorating HFD-induced renal injury through LDLr-SREBP2-SCAP pathway. PloS One, 2015, 10(8): eo136187.

[85] Feng L, Gu C, Li Y, et al. High glucose promotes CD36 expression by upregulating peroxisome proliferator-activated receptor γ levels to exacerbate lipid deposition in renal tubular cells. BioMed Research International, 2017, 12(8): 1414070.

[86] Guebre Egziabher F, Alix PM, Koppe L, et al. Ectopic lipid accumulation: a potential cause for metabolic disturbances and a contributor to the alteration of kidney function. Biochimie, 2013, 95(11): 1971-1979.

[87] Wang GX, Zhao XY, Meng ZX, et al. The brown fat-enriched secreted factor Nrg4 preserves metabolic homeostasis through attenuation of hepatic lipogenesis. Nature Medicine, 2014, 20(12): 1436-1443.

[88] Thongnak L, Pongchaidecha A, Lungkaphin A. Renal lipid metabolism and lipotoxicity in diabetes. The American Journal of the Medical Sciences, 2020, 359(2): 84-99.

[89] Yang W, Luo Y, Yang S, et al. Ectopic lipid accumulation: potential role in tubular injury and inflammation in diabetic kidney disease. Clinical Science, 2018, 132(22): 2407-2422.

[90] Walter P, Ron D. The unfolded protein response: from stress pathway to homeostatic regulation. Science, 2011, 334(6059): 1081-1086.

[91] Ron D, Walter P. Signal integration in the endoplasmic reticulum unfolded protein response. Nature reviews. Molecular Cell Biology, 2007, 8(7): 519-529.

[92] Inagi R, Ishimoto Y, Nangaku M. Proteostasis in endoplasmic reticulum--new mechanisms in kidney disease. Nature reviews. Nephrology, 2014, 10(7): 369-378.

[93] Gardner BM, Pincus D, Gotthardt K, et al. Endoplasmic reticulum stress sensing in the unfolded protein response. Cold Spring Harbor perspectives in biology, 2013, 5(3): 13169.

[94] Yan M, Shu S, Guo C, et al. Endoplasmic reticulum stress in ischemic and nephrotoxic acute kidney injury. Annals of Medicine, 2018, 50(5): 381-390.

[95] Smith MH, Ploegh HL, Weissman JS. Road to ruin: targeting proteins for degradation in the endoplasmic reticulum. Science, 2011, 334(6059): 1086-1090.

[96] Digaleh H, Kiaei M, Khodagholi F. Nrf2 and Nrf1 signaling and ER stress crosstalk: implication for proteasomal degradation and autophagy. CMLS, 2013, 70(24): 4681-4694.

[97] Fan Y, Lee K, Wang N, et al. The role of endoplasmic reticulum stress in diabetic nephropathy. Current Diabetes Reports, 2017, 17(3): 17.

[98] Liu G, Sun Y, Li Z, et al. Apoptosis induced by endoplasmic reticulum stress involved in diabetic kidney disease. Biochemical and Biophysical Research Communications, 2008, 370(4): 651-656.

[99] Chen J, Guo Y, Zeng W, et al. ER stress triggers MCP-1 expression through SET7/9-induced histone methylation in the kidneys of db/db mice. American journal of physiology. Renal physiology, 2014, 306(8): 916-925.

[100] Cybulsky AV. Endoplasmic reticulum stress, the unfolded protein response and autophagy in kidney diseases. Nature reviews. Nephrology, 2017, 13(11): 681-696.

[101] Madhusudhan T, Wang H, Dong W, et al. Defective podocyte insulin signalling through p85-XBP1 promotes ATF6-dependent maladaptive ER-stress response in diabetic nephropathy. Nature Communications, 2015, 6(10): 6496.

[102] Zhuang A, Forbes JM. Stress in the kidney is the road to pERdition: is endoplasmic reticulum stress a pathogenic mediator of diabetic nephropathy?. The Journal of Endocrinology, 2014, 222(3): 97-111.

[103] Cunard R. Endoplasmic reticulum stress in the diabetic kidney, the good, the bad and the ugly. Journal of Clinical Medicine, 2015, 4(4): 715-740.

[104] Fang L, Zhou Y, Cao H, et al. Autophagy attenuates diabetic glomerular damage through protection of hyperglycemia-induced podocyte injury. PloS One, 2013, 8(4): 60546-60550.

[105] Jiang S, Lin Y, Yao H, et al. The role of unfolded protein response and ER-phagy in quantum dots-induced nephrotoxicity: an in vitro and in vivo study. Archives of Toxicology, 2018, 92(4): 1421-1434.

[106] Cao AL, Wang L, Chen X, et al. Ursodeoxycholic acid and 4-phenylbutyrate prevent endoplasmic reticulum stress-induced podocyte apoptosis in diabetic nephropathy. Laboratory Investigation, 2016, 96(6): 610-622.

[107] Zhang J, Fan Y, Zeng C, et al. Tauroursodeoxycholic acid attenuates renal tubular injury in a mouse model of type 2 diabetes. Nutrients, 2016, 8(10): 589.

[108] Zhang MZ, Wang Y, Paueksakon P, et al. Epidermal growth factor receptor inhibition slows progression of diabetic nephropathy in association with a decrease in endoplasmic reticulum stress and an increase in autophagy. Diabetes, 2014, 63(6): 2063-2072.

[109] Kakkar P, Singh BK. Mitochondria: a hub of redox activities and cellular distress control. Molecular and Cellular Biochemistry, 2007, 305(1-2): 235-253.

[110] Yang S, Han Y, Liu J, et al. Mitochondria: a novel therapeutic target in diabetic nephropathy. Current Medicinal Chemistry, 2017, 24(29): 3185-3202.

[111] Cadenas S. Mitochondrial uncoupling, ROS generation and cardioprotection. Biochimica et biophysica acta. Bioenergetics, 2018, 1859(9): 940-950.

[112] Habich M, Salscheider SL, Riemer J. Cysteine residues in mitochondrial intermembrane space proteins: more than just import. British Journal of Pharmacology, 2019, 176(4): 514-531.

[113] Suliman HB, Piantadosi CA. Mitochondrial quality control as a therapeutic target. Pharmacological Reviews, 2016, 68(1): 20-48.

[114] Westermann B. Mitochondrial fusion and fission in cell life and death. Nature reviews. Molecular Cell Biology, 2010, 11(12): 872-884.

[115] Quirós PM, Ramsay AJ, Sala D, et al. Loss of mitochondrial protease OMA1 alters processing of the GTPase OPA1 and causes obesity and defective thermogenesis in mice. The EMBO Journal, 2012, 31(9): 2117-2133.

[116] Baltrusch S. Mitochondrial network regulation and its potential interference with inflammatory signals in pancreatic beta cells. Diabetologia, 2016, 59(4): 683-687.

[117] Galvan DL, Long J, Green N, et al. Drp1S600 phosphorylation regulates mitochondrial fission and progression of nephropathy in diabetic mice. The Journal of Clinical Investigation, 2019, 129(7): 2807-2823.

[118] Haileselassie B, Mukherjee R, Joshi AU, et al. Drp1/Fis1 interaction mediates mitochondrial dysfunction in septic cardiomyopathy. Journal of Molecular and Cellular

[119] Harland M, Torres S, Liu J, et al. Neuronal mitochondria modulation of LPS-induced neuroinflammation. The Journal of Neuroscience, 2020, 40(8): 1756-1765.

[120] Zhan M, Usman I, Yu J, et al. Perturbations in mitochondrial dynamics by p66Shc lead to renal tubular oxidative injury in human diabetic nephropathy. Clinical Science, 2018, 132(12): 1297-1314.

[121] Najafian B, Kim Y, Crosson JT, et al. Atubular glomeruli and glomerulotubular junction abnormalities in diabetic nephropathy. JASN, 2003, 14(4): 908-917.

[122] Sun L, Xie P, Wada J, et al. Rap1b GTPase ameliorates glucose-induced mitochondrial dysfunction. JASN, 2008, 19(12): 2293-2301.

[123] Sun L, Xiao L, Nie J, et al. p66Shc mediates high-glucose and angiotensin II-induced oxidative stress renal tubular injury via mitochondrial-dependent apoptotic pathway. American journal of physiology. Renal Physiology, 2010, 299(5): 1014-1025.

[124] Tang WX, Wu WH, Zeng XX, et al. Early protective effect of mitofusion 2 overexpression in STZ-induced diabetic rat kidney. Endocrine, 2012, 41(2): 236-247.

[125] Yang M, Zhao L, Gao P, et al. DsbA-L ameliorates high glucose induced tubular damage through maintaining MAM integrity. EBioMedicine, 2019, 43(5): 607-619.

[126] Xiao L, Zhu X, Yang S, et al. Rap1 ameliorates renal tubular injury in diabetic nephropathy. Diabetes, 2014, 63(4): 1366-1380.

[127] Gao P, Yang M, Chen X, et al. DsbA-L deficiency exacerbates mitochondrial dysfunction of tubular cells in diabetic kidney disease. Clinical Science, 2020, 134(7): 677-694.

[128] Yang M, Li C, Sun L. Mitochondria-associated membranes (MAMs): a novel therapeutic target for treating metabolic syndrome. Current Medicinal Chemistry, 2020, 10(11): 462-467.

[129] Yang S, Zhao L, Han Y, et al. Probucol ameliorates renal injury in diabetic nephropathy by inhibiting the expression of the redox enzyme p66Shc. Redox Biology, 2017, 13(7): 482-497.

[130] Xu Y, Shen J, Ran Z. Emerging views of mitophagy in immunity and autoimmune diseases. Autophagy, 2020, 16(1): 3-17.

[131] Wang Y, Cai J, Tang C, et al. Mitophagy in acute kidney injury and kidney repair. Cells, 2020, 9(2): 338-338.

[132] Matsuda N, Sato S, Shiba K, et al. PINK1 stabilized by mitochondrial depolarization recruits Parkin to damaged mitochondria and activates latent Parkin for mitophagy. The Journal Of Cell Biology, 2010, 189(2): 211-221.

[133] Zhan M, Usman IM, Sun L, et al. Disruption of renal tubular mitochondrial quality control by myo-inositol oxygenase in diabetic kidney disease. JASN, 2015, 26(6): 1304-1321.

[134] Liu X, Wang W, Song G, et al. Astragaloside IV ameliorates diabetic nephropathy by modulating the mitochondrial quality control network. PloS One, 2017, 12(8): 182558-182567.

[135] Teumer A, Tin A, Sorice R, et al. Genome-wide association studies identify genetic loci associated with albuminuria in diabetes. Diabetes, 2016, 65(3): 803-817.

[136] Tong Z, Yang Z, Patel S, et al. Promoter polymorphism of the erythropoietin gene in severe diabetic eye and kidney complications. Proceedings of the National Academy of Sciences of the United States of America, 2008, 105(19): 6998-7003.

[137] van Zuydam NR, Ahlqvist E, Sandholm N, et al. A genome-wide association study of diabetic kidney disease in subjects with type 2 diabetes. Diabetes, 2018, 67(7): 1414-1427.

[138] Lay AC, Barrington AF, Hurcombe JA, et al. A role for NPY-NPY2R signaling in albuminuric kidney disease. Proceedings of the National Academy of Sciences of the United States of America, 2020, 117(27): 15862-15873.

[139] Van JA, Scholey JW, Konvalinka A. Insights into diabetic kidney disease using urinary proteomics and bioinformatics. JASN, 2017, 28(4): 1050-1061.

[140] Kikuchi K, Saigusa D, Kanemitsu Y, et al. Gut microbiome-derived phenyl sulfate contributes to albuminuria in diabetic kidney disease. Nature Communications, 2019, 10(1): 1835.

第五章　膜性肾病发生机制研究进展

膜性肾病（membranous nephropathy，MN）是成年人肾病综合征最常见的病因，发病率为（8～10）/100万，好发于中老年，男性多于女性（约2∶1），近年来发生率呈逐年增高趋势。MN的诊断主要依靠肾活检病理。光学显微镜下MN病理特征性改变是肾小球基底膜（glomerular basement membrane，GBM）弥漫性增厚，免疫荧光可见免疫球蛋白和补体呈颗粒样沿毛细血管壁沉积，其中以免疫球蛋白（immunoglobulin，Ig）G沉积为主，也可有IgA和IgM沉积。电子显微镜下可见基底膜上皮下有分散或规则分布的电子致密物沉积，脏层上皮细胞足突广泛融合。依据病因、临床特点及肾脏组织病理学特点，可以将MN分为特发性膜性肾病（idiopathic membranous nephropathy，IMN）和继发性膜性肾病（secondary membranous nephropathy，SMN）。IMN病因不明确，SMN常见的原因有系统性红斑狼疮、乙肝病毒感染、恶性肿瘤、药物等。有研究发现，来自循环中的抗原、基底膜或足细胞某些成分也可作为靶抗原形成抗原抗体复合物，并沉积于肾小球基底膜上皮细胞下，进而激活补体，最终导致肾小球损伤，出现蛋白尿甚至肾衰竭等。除此之外，易感基因及环境污染等因素也可能参与其中。近年来关于MN发病机制的研究较多，本章就此综述如下。

一、膜性肾病研究模型

1. Heymann肾炎模型　1959年，Heymann肾炎模型首次阐述了膜性肾病动物模型，该实验中使用了不含肾小球提取物的抗原制剂，形成循环免疫复合物沉积，该循环复合物含有来自近端肾小管刷状缘的免疫抗原和相应的抗体，最初认为，循环的自身抗体和肾小球内在抗原形成免疫复合物，从而引起膜性肾病。随后有研究证实，在Heymann肾炎模型中的抗原主要是足细胞膜及近端肾小管刷状缘上的胞吞受体megalin。然而，在人体内足细胞上并未发现megalin。此后，研究者们在人体中发现了与megalin作用相似的致病抗原，如磷脂酶A2受体（phospholipase A2 receptor，PLA2R）、1型血小板反应蛋白7A域（thrombospondin type-1 domain-containing 7A，THSD7A）、神经表皮生长因子样蛋白1（neural epidermal growth factor-like 1 protein，NELL-1）和中性内肽酶（neutral endopeptidase，NEP）等。探索膜性肾病发病机制的另一研究要点，即免疫复合物形成后如何对肾脏造成损害。免疫复合物的原位沉积、补体激活，最终形成C5b-9补体攻击复合物。另外，足细胞抗体还可以直接改变靶抗原的功能。最终，在没有炎症发生的情况下，这些过程导致了细胞损伤。

2. 阳离子牛血清白蛋白（bovine serum albumin，BSA）作为抗原MN模型　Border及其同事在20世纪80年代提出假设，考虑到肾小球毛细血管壁的负电荷，抗原电荷可能是形成上皮下免疫复合物的关键因素。研究发现，多次接种阳离子BSA的家兔出现IgG和C3的上皮下沉积，而接受阴离子或天然（中性）BSA的家兔主要出现系膜沉积。同样的模型后来在狗、小鼠和大鼠等动物上得到重复。移植抗原的假设在肾脏灌注模型中得到证实，阳离子BSA首先结合基底膜的阴离子肝素硫酸蛋白多糖，然后结合抗体形成免疫复合物。

二、靶抗原

1. 磷脂酶A2受体（PLA2R） 2009年，Beck等应用蛋白质印迹法发现，70%的IMN患者足细胞存在一种分子量为18 000的糖蛋白，是足细胞中高度表达的跨膜受体，质谱分析法证实为PLA2R，且血清中可检测到特异性IgG4亚型抗体，证实PLA2R为IMN的自身靶抗原。近年来的研究表明，PLA2R蛋白的某个特定区域是抗PLA2R自身抗体的靶点，即PLA2R N末端的结构域：半胱氨酸富集区域（cysteine，CysR）、纤连蛋白样Ⅱ型（fibronectin Ⅱ，Fn Ⅱ）和C型凝集素样结构域1（C-type lectin-like domain 1，CTLD1），均为抗PLA2R抗体识别的免疫显性表位。CysR-Fn Ⅱ-CTLD1复合域的活性与抗PLA2R抗体全长的活性相当。缺乏CysR结构域会阻碍其余结构域的自身抗体识别。东部战区总医院的研究表明，IMN患者中约有67%（40/60）可检测到血清PLA2R抗体。解放军总医院的研究发现，PLA2R抗体阳性预示IMN病情活动，抗体滴度水平与临床症状呈正相关，滴度越高，蛋白尿越严重，预后越差。随着IMN病情的好转，PLA2R抗体滴度降低甚至消失，且PLA2R抗体滴度下降早于临床症状的改善。因此，IMN患者检测血液循环中IgG4型抗PLA2R抗体水平有重要的临床指导意义，可以指导IMN的临床诊断，判断IMN的疾病进展程度、评估治疗效果及判断预后转归，特别是对于不能耐受肾穿刺活检及有明确肾穿刺活检禁忌证的患者具有重要意义。然而，这些临床研究尚未回答一个关键问题，即抗PLA2R是否具有致病性，是否通过与被动的Heymann肾炎相同的机制导致肾小球损伤，还是通过其他机制，或者仅仅是一个良好的生物学标志物。抗PLA2R抗体通常以IgG4为主，这是一种非补体激活的免疫球蛋白，通常与组织损伤无关，大多数研究发现，抗PLA2R抗体阳性和阴性患者之间很少或没有临床表现上的差别。与被动的Heymann肾炎相似，IgG4很少激活补体，但补体沉积在被动的Heymann肾炎和原发性膜性肾病中都很突出。PLA2R仅在人体细胞中表达，啮齿类动物并不表达。既往无动物模型可以用于研究PLA2R在IMN的致病机制的关系。最近Meyer-Schwesinger等利用*Rosa26*基因敲入技术在小鼠足细胞中表达*PLA2R*基因，通过注射高免疫兔抗小鼠PLA2R IgG，形成被动Heymann肾炎，为将来揭示PLA2R如何通过形成免疫复合物激活补体引起肾损害提供了一个很好的动物模型。

2. 1型血小板反应蛋白7A域（THSD7A） 除PLA2R之外，THSD7A也是在肾小球足细胞中表达的跨膜受体。2014年，Tomas和Beck等在某些血清PLA2R抗体阴性的IMN患者中发现了另一种足细胞抗原，即THSD7A。与之相关的IMN约占3%。抗THSD7A的主要亚类为IgG4。PLA2R和THSD7A的部分结构和生化特性相似，但THSD7A可表达于人类足细胞及啮齿类动物，因此可通过动物模型研究THSD7A导致IMN的发病机制。在Tomas的研究中，在154例抗PLA2R抗体阴性的IMN患者中，共15例血清中检测发现THSD7A抗体。并且，其中有1例肾脏活检标本中洗脱得到针对于THSD7A的IgG。此外，在部分病例中，同时存在PLA2R和THSD7A，即足细胞可同时表达2种抗原。另有研究发现，THSD7A抗体可能与肿瘤有关。研究表明，与PLA2R相关MN患者相比，THSD7A相关MN患者的恶性肿瘤发生率更高，其中以女性居多。在40例THSD7A相关MN患者中，有8例在诊断MN后3个月（中位时间）内发生了恶性肿瘤。在该项小样本研究中，THSD7A抗体滴度的高低与疾病活动或缓解并无显著相关性，但两者关系仍需进一步研究。

3. 神经表皮生长因子样蛋白1（NELL-1） NELL-1是通过激光显微解剖、质谱法检测PLA2R阴性MN患者的肾小球发现的抗原。在35例PLA2R阴性的MN患者中，通过质谱检测发现6例存在NELL-1。另外2组（PLA2R相关MN、非MN的肾小球肾炎）均未检测到NELL-1。通过免疫组化法发现6例存在NELL-1的患者的肾小球基底膜NELL-1染色均为阳性。在另外91例PLA2R阴性的MN患者中，有23例NELL-1阳性。PLA2R相关的MN和对照组NELL-1染色阴性。在共聚焦显微镜下，可发现IgG和NELL-1共定位于GBM，其中IgG的主要亚型为IgG1。总的来说，在216例PLA2R阴性MN患者中发现34例（16%）NELL-1阳性病例。研究结果表明，NELL-1可能是IMN中第二常见的抗原（仅次于PLA2R）。因此，NELL-1定义了一个独特的IMN的类型，但还需要更多研究来探索NELL-1的致病机制及患病率等。

4. 中性内肽酶（NEP） 产前膜性肾病与NEP有关。存在NEP基因缺陷孕妇产生的抗中性内肽酶抗体经胎盘转移到胎儿，导致新生儿或胎儿产生MN。抗NEP诱导的产前MN以严重肾衰竭和出生时肾病综合征为特征，婴儿血液中肾原性母体抗体消失后，肾病综合征可改善。通过对2位NEP缺乏的产妇的研究发现，其中一位产妇产生的抗NEP主要为IgG4，伴有少量IgG1；另一位产妇产生的抗NEP主要为IgG1。致病机制可能为免疫复合物在足细胞上的沉积或者抗体阻断NEP酶的活性。NEP IgG1抑制NEP酶活性，而NEP IgG4的抑制能力相对较弱。此外，研究表明新生儿的预后与抗体的滴度及抗体亚类有关，其中IgG1对胎儿毒性更大，而IgG4不通过剂量依赖性方式抑制NEP特异性活性。

5. 阳离子牛血清白蛋白（BSA） Border等通过动物试验发现，反复用阳离子抗原可诱导兔子产生上皮下IgG和C3沉积，而接受阴离子或中性离子的兔子可能会产生系膜沉积。部分儿童MN患者同时检测到循环BSA和抗BSA抗体。BSA存在于免疫沉积物中，通过与带阴离子肾小球毛细血管壁结合，形成免疫复合物，从而具有致病性。阳离子抗原的确切来源尚不清楚。目前认为牛奶和牛肉是儿童BSA的主要来源。BSA在肠道中尚未完全分解时，可透过黏膜进入血液，吸附于肾小球基膜，形成抗原，从而导致发病。

6. 其他抗原 Ghiggeri等使用蛋白质组学方法鉴定了IMN患者的血清和肾小球洗脱的抗原，从而发现了针对细胞质抗原的抗体，例如，超氧化物歧化酶2、醛糖还原酶和α-烯醇酶。在70%的IMN（主要抗体亚型是IgG1和IgG4）和SMN（主要抗体亚型是IgG1和IgG3）中都存在抗α-烯醇酶抗体，但上皮下免疫沉积物中是否存在α-烯醇酶及其在这些沉积物形成中的作用仍然存在争议。虽然这些抗原可能并非MN的主要原因，但有必要进一步探索其在致病机制中扮演的角色。

目前仍有10%~20%的IMN患者病因不明，进一步探索这些患者的靶抗原可作为未来研究的一个重要方向。

三、补体系统的作用机制

探索MN发病机制的另一研究重点是免疫复合物形成后如何对肾脏造成损害。免疫复合物在上皮下的沉积，通过3种不同的途径激活补体，最终都趋向于C5b-9补体攻膜复合物的形成，导致肾小球滤过屏障的通透性发生改变，最终形成蛋白尿。3种途径分别为补体的经典途径、旁路途径及甘露糖结合凝集素（mannose-binding lectin，MBL）途径。在新生儿同种免疫MN中，新生儿肾脏活检样本中可检测到母体 IgG1、C1q、C3 和 C5b-9，由此可见，母体 IgG1 与经典途径相关。在成年 MN 患者中，肾脏活检也可发现与经典途径组分（C1q、C$_3$、C5b-9）相关的 IgG3-κ 沉积。此外，在部分 MN 患者中，活检发现蛋白 exostosin1（EXT1）和蛋白 exostosin2（EXT2）上皮下沉积，同时可检测到 C1q，也认为是经典途径。然而，在大多数成人 IMN 的病例中，沉积物中几乎没有发现 C1q，说明除了经典途径以外，还有其他激活补体的方式。一般认为，大多数病例均存在旁路途径及 MBL。IgG4 的异常糖基化可能激活 MBL 途径。既往研究表明，在部分自身免疫相关疾病患者中，MBL 可以结合异常糖基化的 IgG 并激活凝集素途径。当 MBL 存在遗传或者功能缺陷时，由补体调节蛋白参与调控的旁路途径发挥作用，此外，B 因子也参与旁路途径，其补体级联放大效应可能与病情的进展具有相关性。3 种途径激活补体后形成 C5b-9，其对足细胞的产生的效应可能为：① C5b-9 触发足细胞产生各种炎性因子，导致溶酶体膜通透性改变，抑制自噬途径，诱导足细胞损伤。② C5b-9 激活多种下游信号通路，包括蛋白激酶、生长因子、内质网应激和泛素蛋白系统等，使部分细胞骨架蛋白溶解，并且破坏裂隙膜蛋白的完整性，进而导致足细胞损伤，最后导致蛋白尿的产生。

四、抗体对肾脏的直接损害作用

MN 的发生和发展依赖于上皮下免疫复合物形成和补体激活后形成的膜攻击复合物，后者损害肾小球滤过屏障引起蛋白尿。研究发现，抗体可以直接损害肾小球滤过屏障引起蛋白尿。THSD7A 局限分布在足突的基部，其表达开始于血管化过程中，在肾小球发育滤过膜形成过程中，介导细胞迁移和管型的形成，有研究发现可能通过血栓蛋白 1 型结构域影响足细胞的黏附作用。在原代培养的小鼠肾小球上皮细胞中，抗 THSD7A 可诱导细胞骨架的重排。在培养的人足细胞中，THSD7A 增加细胞大小，增强黏附，减少与 Ⅳ 型胶原的分离，并降低迁移能力。THSD7A 自身抗体在体内定位于滤过膜，可能在结构和功能上改变滤过膜对蛋白的通透性。这一发现与注射人抗 THSD7A 抗体引起的小鼠早期蛋白尿，但病理上缺乏 C3 和 C5b-9 沉积结果的解释相一致。NEP 参与许多具有血管活性调节肽的分解代谢，在关闭细胞表面的肽信号发挥重要作用。有研究发现，在同种免疫 MN 的儿童中，抗 NEP IgG1 以剂量依赖的方式抑制 NEP 特异性活性，而 IgG4 没有作用。因此，抗 NEP 抗体的一些有害作用可能是通过抑制酶活性而介导，从而导致肾小球血流动力学、内皮通透性和肾小管功能的改变。这些改变可能是一些儿童活检中观察到的不寻常的严重缺血病变的原因。脂蛋白在免疫沉积物中的聚集和活性氧的产生导致了脂质过氧化产物的形成，抗 LRP2 抗体抑制了脂蛋白的摄取，从而减少毒性脂质过氧化产物的形成。理论上，PLA2R 可以作为 sPLA2 的清除受体或作为 sPLA2 的正调节因子，通过诱导多种生物反应，如启动丝裂原活化蛋白激酶的激活，产生脂质介质、活性氧，激活 DNA 损伤通路导致衰老，但是抗 PLA2R 抗体如何通过 PLA2R 对肾小球膜造成损害目前并不清楚。总之，自身抗体一方面通过免疫复合物途径，另一方面通过抑制酶活性、受体功能、蛋白质交互、足突细胞黏附、信号转导损害足细胞损害，引起蛋白尿。

五、IMN 的遗传学研究进展

基因易感性是近年来 IMN 发病机制研究的一个热门领域。近年来，发现了多种与 IMN 相关的基因及位点。2011年，Stanescu等开展了一项关于白种人的单核苷酸多态性（single-nucleotide polymorphism，SNP）全基因组关联分析，发现了2个与IMN相关的基因位点，分别位于染色体2q24上的等位基因 PLA2R1 和染色体6p21上的等位基因 HLA-DQA1。在该项研究中的3个群体中，HLA-DQA1与IMN都有显著相关性。其中，第6p21号染色体上的 HLA-DQA1 等位基因与白种人IMN关系最为密切，可能是因为 HLA-DQA1 能促进对PLA2R1等靶点的自身免疫反应。这2种危险等位基因均为纯合性时，患病风险增加（$OR=78.5\%$）。针对我国人群进行的研究发现了3个位于 PLA2R1 的SNP：rs35771982、rs3749117和rs4664308，以及1个位于 HLA-DQA1 的SNP：rs2187668。这些SNP均与IMN高度相关。位于 PLA2R1 的高风险基因共表达时，可使抗PLA2R抗体的生成显著增加。在另外几项关于亚洲人群的IMN遗传易感性的研究中，发现了一种亚洲人群特有的单倍型 DRB1*1501-DQA1*0102-DQB1*0602。与那些不携带风险等位基因的受试者相比，存在风险等位基因 DRB1*1501 或 DRB3*0202 的受试者发生PLA2R相关MN的风险增加了99倍。目前，仍有许多尚未明确的基因位点亟待发现，需要更多的研究进一步探索。

六、SMN发病机制的研究进展

1. 自身免疫性疾病　约有73.3%的SMN与自身免疫疾病相关，包括系统性红斑狼疮、类风湿关节炎、干燥综合征及抗中性粒细胞胞质抗体（anti-antineutrophilic cytoplasmic antibody，ANCA）相关性血管炎等。系统性红斑狼疮是自身免疫介导的结缔组织病，表现为多器官及系统损害，其中50%~70%的患者可累及肾脏，导致狼疮肾炎。根据病理分型，狼疮肾炎的Ⅴ型病理表现为MN。此类狼疮肾炎患者的肾活检样本中存在膜性病变，并且通常与增生性狼疮肾炎并存，而单纯膜性狼疮肾炎相对罕见。蛋白尿是Ⅴ型狼疮肾炎的主要表现，但疾病严重程度因人而异，与蛋白尿水平无显著相关。对于Ⅴ型狼疮肾炎的诊断，病理活检是金标准。此外，EXT1和EXT2也有助于鉴别Ⅴ型狼疮肾炎。一项研究纳入了224例经活检证实的PLA2R阴性MN患者和102例对照（包括47例PLA2R相关MN），通过质谱鉴定及免疫组化等方法，在PLA2R阴性MN组，21例检测到EXT1和EXT2，对照组未检出。临床和活检结果显示，在EXT1/EXT2相关MN病例中，80.7%的患者存在自身免疫性疾病，包括系统性狼疮。所以，可以认为EXT1/EXT2与自身免疫相关MN有一定关系，具体机制仍需进一步研究。

MN是类风湿关节炎相关的肾小球肾炎最常见的病理类型之一，其中免疫沉积以C3和IgM最为常见，其发病机制尚未明确。目前认为类风湿关节炎患者循环中的自身抗体可能以某些足细胞上的蛋白为靶点，与之结合，最终导致MN。另一项研究表明，与IMN患者相比，对于ANCA相关性肾小球疾病合并MN的患者来说，免疫复合物沉积主要以IgG2和IgG3为主。对于此类患者，ANCA相关性肾小球疾病与MN的关系为合并或继发，仍存在争议。

2. 感染　我国是乙型肝炎病毒（hepatitis B virus，HBV）感染高发区，感染相关性MN主要以HBV为主。一项研究中纳入了60例IMN，其中20例狼疮相关MN，16例HBV相关MN，10例肿瘤相关MN，分别测定血清中的抗PLA2R抗体。在IMN患者中，49例（82%）检测出抗PLA2R抗体，仅在1例狼疮相关MN患者、1例HBV相关MN患者和3例癌症相关MN患者中检测出抗PLA2R抗体。研究表明，HBV相关MN患者中抗PLA2R抗体阳性率较低。此外，该研究发现在

HBV相关MN患者中，PLA2R抗体阴性者接受抗病毒治疗，病情可完全缓解，然而，PLA2R抗体阳性者接受抗病毒治疗后病情未见改善。HBV感染与PLA2R抗体阳性在MN中的关系仍尚未明确。近年来，陆续发现一些梅毒相关性MN，致病机制可能与抗螺旋抗体在肾小球上皮下沉积有关，目前相关报道仍然较少。在大多数病例中早期抗梅毒治疗，可有效改善肾病。此外，幽门螺杆菌感染、丙型肝炎病毒感染、艾滋病等均可导致MN，但相关报道较少。

3. 药物 药物也可引起肾损伤，常见的有抗生素、免疫抑制剂、非甾体抗炎药（nonsteroidal anti-inflammatory drug，NSAID）等。治疗风湿性关节炎的药物，如青霉胺等也可导致肾小球肾炎，有系膜增生性肾小球肾炎和MN两种主要类型。这种药物相关的MN与SMN在光学显微镜、电子显微镜和免疫荧光检查中显示出相似的病理特征。一项纳入了33例风湿性关节炎病例的研究阐明了青霉胺与MN的相关性。所有病例在12个月内都出现了蛋白尿，停药后，蛋白尿在18个月内缓慢缓解至消失，其中1例合并肾盂癌，其缓解时间为21个月。肾活检标本显示共29例表现为膜性肾小球肾炎。另一类常见的与MN相关的药物为NSAID。MN是NSAID相关肾小球疾病的典型类型之一，其典型病理表现为肾小球上皮的电子致密物的沉积及足突消失。考虑到MN主要病理特征为IgG和C_3的沉积，目前认为NSAID相关性MN可能是免疫介导相关，但NSAID本身作为抗原进行免疫反应还是促进另一种抗原的免疫反应，目前尚未可知。

4. 肿瘤 目前，人们对于肿瘤相关肾脏疾病的认识越来越多。其中，MN是与实体瘤相关的肾小球病变中的最常见病理类型，免疫沉积物以IgG1和IgG2亚型为主。与MN相关的最常见的实体瘤恶性肿瘤分别是肺癌和胃癌，其次是肾癌、前列腺癌和胸腺瘤。MN人群中癌症的发病率在5%~22%之间。对于MN患者，合并恶性肿瘤患者的死亡率高于未合并恶性肿瘤患者。关于发病机制，一种说法认为，肿瘤抗原在肾小球内形成免疫复合物，激活补体，从而导致上皮细胞损伤。另一种看法认为，针对肿瘤抗原产生的抗体同时也可与足细胞上某些靶抗原结合，形成免疫复合物。

此外，IgG4相关性疾病、肾移植、其他肾小球疾病、存在轻链沉积物等均被报道与MN相关。这些疾病与MN的关系是共病还是存在因果关系，尚未明确。

总之，在过去的几十年里，人们对MN的病因、发病机制有了新的认识，为MN的诊断、治疗方案的制订、疗效的判断等提供了精准手段，也为开发特异性的治疗方法提供了新的思路。IMN发病机制的研究也被视为近年来肾小球疾病转化医学和精准医疗的成功范例。

（洪富源　薛小梅）

参 考 文 献

[1] Pierre R, Hanna D. Molecular pathogenesis of membranous nephropathy. Annu Rev Pathol, 2020, 15(3): 23-29.

[2] Xu X, Wang G, Chen N, et al. Long-term exposure to air pollution and increased risk of membranous nephropathy in China. J Am Soc Nephrol, 2016, 27(12): 3739-3746.

[3] Floege J, Barbour SJ, Cattran DC, et al. Management and treatment of glomerular diseases (part 1): conclusions from a kidney disease: improving global outcomes (KDIGO) controversies conference. Kidney Int, 2019, 95(2): 268-280.

[4] Heymann W, Hackel DB, Harwood S, et al. Production of nephrotic syndrome in rats by Freund's adjuvants and rat kidney suspensions 1951. J Am Soc Nephrol, 2000, 11(1): 183-188.

[5] Kerjaschki D. Pathomechanisms and molecular basis of membranous glomerulopathy. Lancet, 2004, 364(9441): 1194-1196.

[6] Beck LH Jr, Bonegio RG, Lambeau G, et al. M-type phospholipase A2 receptor as target antigen in idiopathic membranous nephropathy. N Engl J Med, 2009, 361(1): 11-21.

[7] Tomas NM, Beck LH Jr, Meyer Schwesinger C, et al. Thrombospondin type-1 domain-containing 7A in idiopathic membranous nephropathy. N Engl J Med, 2014, 371(24): 2277-2287.

[8] Sethi S, Debiec H, Madden B, et al. Neural epidermal growth factor-like 1 protein (NELL-1) associated membranous nephropathy. Kidney Int, 2020, 97(1): 163-174.

[9] Beck LH. Lessons from a rare disease: IgG subclass and disease severity in alloimmune antenatal membranous nephropathy. Kidney Int, 2015, 87(3): 494-497.

[10] Border WA, Ward HJ, Kamil ES, et al. Induction of membranous nephropathy in rabbits by administration of an exogenous cationic antigen. J Clin Invest, 1982, 69(2): 451-461.

[11] Fresquet M, Jowitt TA, Gummadova J, et al. Identification of a major epitope recognized by PLA2R autoantibodies in primary membranous nephropathy. J Am Soc Nephrol, 2015, 26(2): 302-313.

[12] Kao L, Lam V, Waldman M, et al. Identification of the immunodominant epitope region in phospholipase A2 receptor-mediating autoantibody binding in idiopathic membranous nephropathy. J Am Soc Nephrol, 2015, 26(2): 291-301.

[13] Liu Y, Li X, Ma C, et al. Serum anti-PLA2R antibody as a diagnostic biomarker of idiopathic membranous nephropathy: The optimal cut-off value for Chinese patients. Clin Chim Acta, 2018, 476(36): 9-14.

[14] Zhu H, Han Q, Zhang D, et al. The clinicopathological features of patients with membranous nephropathy. Int J Nephrol Renovasc Dis, 2018, 11(1): 33-40.

[15] Zhang Q, Huang B, Liu X, et al. Ultrasensitive quantitation of anti-phospholipase A2 receptor antibody as a diagnostic and prognostic indicator of idiopathic membranous nephropathy. Sci Rep, 2017, 7(1): 12049-12053.

[16] Beck LH Jr, Salant DJ. Refining our understanding of the PLA2R-antibody response in primary membranous nephropathy: looking forward, looking back. J Am Soc Nephrol, 2020, 31(1): 8-11.

[17] Bech AP, Hofstra JM, Brenchley PE, et al. Association of anti-PLAR antibodies with outcomes after immunosuppressive therapy in idiopathic membranous nephropathy. Clin J Am Soc Nephrol, 2014, 9(8): 1386-1392.

[18] Hoxha E, Thiele I, Zahner G, et al. Phospholipase A2 receptor autoantibodies and clinical outcome in patients with primary membranous nephropathy. J Am Soc Nephrol, 2014, 25(6): 1357-1366.

[19] Ramachandran R, Yadav AK, Kumar V, et al. Temporal association between PLA2R antibodies and clinical outcomes in primary membranous nephropathy. Kidney Int Rep, 2018, 3(1): 142-147.

[20] Couser WG. Primary membranous nephropathy. Clin J Am Soc Nephrol, 2017, 12(6): 983-997.

[21] Tomas NM, Hoxha E, Reinicke AT, et al. Autoantibodies against thrombospondin type 1 domain-containing 7A induce membranous nephropathy. J Clin Invest, 2016, 126(7): 2519-2532.

[22] Meyer-Schwesinger C, Tomas NM, Dehde S, et al. A novel mouse model of phospholipase A2 receptor 1-associated membranous nephropathy mimics podocyte injury in patients. Kidney Int, 2020, 97(5): 913-919.

[23] Wang J, Cui Z, Lu J, et al. Circulating antibodies against thrombospondin type-I domain-containing 7A in Chinese patients with idiopathic membranous nephropathy. Clin J Am Soc Nephrol, 2017, 12(10): 1642-1651.

[24] Hoxha E, Beck LH Jr, Wiech T, et al. An indirect immunofluorescence method facilitates detection of thrombospondin type 1 domain-containing 7A-specific antibodies in membranous nephropathy. J Am Soc Nephrol, 2017, 28(2): 520-531.

[25] Vivarelli M, Emma F, Pellé T, et al. Genetic homogeneity but IgG subclass-dependent clinical variability of alloimmune membranous nephropathy with anti-neutral endopeptidase antibodies. Kidney Int, 2015, 87(3): 602-609.

[26] Debiec H, Lefeu F, Kemper MJ, et al. Early-childhood membranous nephropathy due to cationic bovine serum albumin. N Engl J Med, 2011, 364(22): 2101-2110.

[27] Prunotto M, Carnevali ML, Candiano G, et al. Autoimmunity in membranous nephropathy targets aldose reductase and SOD2. J Am Soc Nephrol, 2010, 21(3): 507-519.

[28] Murtas C, Bruschi M, Candiano G, et al. Coexistence of different circulating anti-podocyte antibodies in membranous nephropathy. Clin J Am Soc Nephrol, 2012, 7(9): 1394-1400.

[29] Debiec H, Hanoy M, Francois A, et al. Recurrent

[29] membranous nephropathy in an allograft caused by IgG3κ targeting the PLA2 receptor. J Am Soc Nephrol, 2012, 23(12): 1949-1954.

[30] Sethi S, Madden BJ, Debiec H, et al. Exostosin 1/Exostosin 2-Associated Membranous Nephropathy. J Am Soc Nephrol, 2019, 30(6): 1123-1136.

[31] Bally S, Debiec H, Ponard D, et al. Phospholipase A2 Receptor-Related Membranous Nephropathy and Mannan-Binding Lectin Deficiency. J Am Soc Nephrol, 2016, 27(12): 3539-3544.

[32] Liu WJ, Li ZH, Chen XC, et al. Blockage of the lysosome-dependent autophagic pathway contributes to complement membrane attack complex-induced podocyte injury in idiopathic membranous nephropathy. Sci Rep, 2017, 7(1): 8643-8651.

[33] Lv Q, Yang F, Chen K, et al. Autophagy protects podocytes from sublytic complement induced injury. Exp Cell Res, 2016, 341(2): 132-138.

[34] Herwig J, Skuza S, Sachs W, et al. Thrombospondin type 1 Domain-containing 7A localizes to the slit diaphragm and stabilizes membrane dynamics of fully differentiated podocytes. J Am Soc Nephrol, 2019, 30(5): 824-839.

[35] Turner AJ, Isaac RE, Coates D. The neprilysin (NEP) family of zinc metalloendopeptidases: genomics and function. Bioessays, 2001, 23(3): 261-269.

[36] Kerjaschki D, Exner M, Ullrich R, et al. Pathogenic antibodies inhibit the binding of apolipoproteins to megalin/gp330 in passive heymann nephritis. J Clin Invest, 1997, 100(9): 2303-2309.

[37] Lin Y, Bogdanov M, Lu S, et al. The phospholipid-repair system LplT/Aas in Gram-negative bacteria protects the bacterial membrane envelope from host phospholipase A2 attack. J Biol Chem, 2018, 293(9): 3386-3398.

[38] Augert A, Payré C, de Launoit Y, et al. The M-type receptor PLA2R regulates senescence through the p53 pathway. EMBO Rep, 2009, 10(3): 271-277.

[39] Stanescu HC, Arcos Burgos M, Medlar A, et al. Risk HLA-DQA1 and PLA(2)R1 alleles in idiopathic membranous nephropathy. N Engl J Med, 2011, 364(7): 616-626.

[40] Lv J, Hou W, Zhou X, et al. Interaction between PLA2R1 and HLA-DQA1 variants associates with anti-PLA2R antibodies and membranous nephropathy. J Am Soc Nephrol, 2013, 24(8): 1323-1329.

[41] Cui Z, Xie LJ, Chen FJ, et al. MHC class II risk alleles and amino acid residues in idiopathic membranous nephropathy. J Am Soc Nephrol, 2017, 28(5): 1651-1664.

[42] Le WB, Shi JS, Zhang T, et al. HLA-DRB1*15: 01 and HLA-DRB3*02: 02 in PLA2R-related membranous nephropathy. J Am Soc Nephrol, 2017, 28(5): 1642-1650.

[43] Thiri M, Honda K, Kashiwase K, et al. High-density association mapping and interaction analysis of PLA2R1 and HLA regions with idiopathic membranous nephropathy in Japanese. Sci Rep, 2016, 6(3): 38189.

[44] Ponticelli C, Passerini P. Can prognostic factors assist therapeutic decisions in idiopathic membranous nephropathy. J Nephrol, 2010, 23(2): 156-163.

[45] Chan TM. Treatment of severe lupus nephritis: the new horizon. Nat Rev Nephrol, 2015, 11(1): 46-61.

[46] Katsuyama E, Miyawaki Y, Sada KE, et al. Association of explanatory histological findings and urinary protein and serum creatinine levels at renal biopsy in lupus nephritis: a cross-sectional study. BMC Nephrol, 2020, 21(1): 208-216.

[47] Muthukumar P, Dhanapriya J, Gopalakrishnan N, et al. Evaluation of renal lesions and clinicopathologic correlation in rheumatoid arthritis. Saudi J Kidney Dis Transpl, 2017, 28(1): 44-50.

[48] Ponticelli C, Doria A, Moroni G. Renal disorders in rheumatologic diseases: the spectrum is changing (part 2. Arthridides). J Nephrol, 2020, 23(2): 25-29.

[49] Chen P, Yu C, Ruan B, et al. Prevalence of hepatitis B in insular regions of southeast China: a community-based study. PLoS One, 2013, 8(2): 56444-56449.

[50] Qin W, Beck LH Jr, Zeng C, et al. Anti-phospholipase A2 receptor antibody in membranous nephropathy. J Am Soc Nephrol, 2011, 22(6): 1137-1143.

[51] Fernandes AR, Gouveia F, Viegas M, et al. Self-limited membranous glomerulonephritis due to syphilis. J Eur Acad Dermatol Venereol, 2017, 31(11): 501-502.

[52] Janeiro S, Fernandes AM, Lopes P, et al. Secondary syphilis: a rare cause of nephrotic syndrome. BMJ Case Rep, 2014, 20(14): 126-131.

[53] Hall CL, Jawad S, Harrison PR, et al. Natural course of penicillamine nephropathy: a long term study of 33 patients. Br Med J (Clin Res Ed), 1988, 296(6629): 1083-1086.

[54] Mérida E, Praga M. NSAIDs and Nephrotic Syndrome. Clin J Am Soc Nephrol, 2019, 14(9): 1280-1282.

[55] Hoxha E, Wiech T, Stahl PR, et al. A mechanism for cancer-associated membranous nephropathy. N Engl J Med, 2016, 374(20): 1995-1996.

第六章　局灶性节段性肾小球硬化发生机制研究进展

局灶性节段性肾小球硬化症（focal segmental glomerulosclerosis，FSGS）是肾病综合征的主要病理类型之一。据估计，在国外成人原发性肾病综合征中，原发性 FSGS 占 40%；在儿童原发性肾病综合征中，原发性 FSGS 占 20%；但在国内，FSGS 占成人原发性肾病综合征 3%~6%。FSGS 是病理形态学诊断名词，FSGS 表现为部分（局灶）肾小球和（或）肾小球部分毛细血管袢（节段）发生病变。2004 年 D'Agati 等提出"FSGS 哥伦比亚病理分型标准"，将 FSGS 分为：塌陷型、顶端型、门部型、细胞型和非特异型 5 种类型，其中塌陷型的 FSGS 预后最差，顶端型的预后最佳。虽然 FSGS 早期肾小球硬化较局限，但存在广泛足突融合，提示足细胞是损伤的主要靶细胞。足细胞参与构成肾小球滤过屏障，其胞体分出许多足突，相邻足突间的裂孔及其表面覆盖的裂孔隔膜共同参与肾小球滤过屏障的构成。作为终末分化细胞，足细胞损伤脱落后无法再次增殖。当足细胞受损出现足突弥漫融合或脱落形成节段硬化，就导致 FSGS 的形成，因此原发性 FSGS 经常被称作"足细胞病"，足细胞损伤不仅在原发性 FSGS 的形成中发挥关键作用，在继发性 FSGS 中同样起到关键的作用。当足细胞脱落＜20% 时，残存足细胞尚可以代偿肥大；当足细胞脱落 20%~40% 时，基底膜裸露，同时因缺乏足细胞对于毛细血管袢的张力影响，裸露的基底膜在囊内高压的情况下更容易黏连到肾小囊壁形成球囊黏连；当足细胞脱落比例＞40% 时，超出残存足细胞的代偿能力，基底膜与肾小囊黏连，同时渗出血浆蛋白及基质蛋白，最终肾脏逐渐出现肾小球硬化。足细胞受损后可发生细胞凋亡、坏死、分化增殖障碍或脱落，这些改变即使初始损伤因素消除仍不易逆转。

原发性 FSGS 可能由关键足细胞基因突变所致。不管最初的肾单位损伤如何，残余肾单位工作超负荷、表观遗传机制和各种促纤维化途径均可导致进行性硬化。FSGS 病变的进展还涉及足细胞与其他肾脏细胞［如壁层上皮细胞（parietal epithelial cells，PEC）、肾小球系膜细胞、内皮细胞甚至肾小管上皮细胞］之间的相互影响，对这些机制的研究将为 FSGS 诊治新策略提供理论依据。

一、足细胞损伤是局灶性节段性肾小球硬化症的首要靶点

1. 遗传因素对 FSGS 足细胞的影响　遗传因素在 FSGS 发病中的地位已经得到肯定。从遗传的角度，通常把 FSGS 分为家族性 FSGS 和散发性 FSGS 两类。FSGS 发病除了存在家族聚居性，还存在明显的种族差异，其中非洲裔美国人的发病率明显高于高加索人。家族性 FSGS 与许多不同的基因突变有关，其中大多数基因都编码与足细胞骨架、缝隙隔膜完整性和细胞信号传导相关的蛋白质。*NPHS1* 和 *NPHS2* 分别编码 Nephrin 和 Podocin，Nephrin 和 Podocin 是足细胞跨膜蛋白，它们相互作用形成缝隙隔膜的关键结构成分。激素抵抗性肾病综合征的患儿经常被检测出 *NPHS1* 和 *NPHS2* 的突

变。系列病例报道称多达 25% 的儿童 FSGS 患者有 *NPHS2* 突变。1992 年，Mathis 等报道 FSGS 可以表现为常染色体显性遗传模式。在此基础上克隆出 FSGS 的第一个致病基因 *ACTN4*，其编码的蛋白质为 α 辅肌动蛋白 4。该蛋白与足细胞肌动蛋白骨架中的 F- 肌动蛋白相互作用，还包括与磷脂酰肌醇 4，5- 二磷酸信号通路、细胞黏附蛋白和多种转录激活途径有关。FSGS 患者 ACTN4 连锁突变可以消除其对视黄酸和雌激素的核受体的活性，并阻碍细胞骨架适应周期性拉伸力的能力，从而促进足细胞脱离。WT1 编码 Wilms 肿瘤蛋白是一种重要的足细胞标志物和主调节蛋白，负责从早期壁层上皮细胞祖细胞分化成足细胞。WT1 的某些突变可导致 Frasier 综合征，其特征为幼儿期 FSGS。

动物模型显示，足细胞损伤是 FSGS 的初始事件，经典的 FSGS 动物模型通过使用肾消融模型、足细胞毒性药物诱导 FSGS 模型（嘌呤霉素氨基核苷和阿霉素模型）或靶向基因突变模型（NEP25 小鼠模型和白喉毒素受体模型或 Thy-1.1 转基因模型）直接或间接诱导足细胞损伤。NEP25 小鼠模型是专门针对足细胞的模型。在足细胞中选择性表达人 CD25 的转基因小鼠株（NEP25）已经产生。抗 Tac（PV）-PE38 免疫毒素（lmb2）是与人 CD25 结合的免疫毒素，其在 NEP25 小鼠中诱导进行性非选择性蛋白尿、腹水和水肿。病理上可见足细胞足突消失、空泡变性、脱落，突触素、WT-1、Nefin 和 Podoalxin 下调，肾小球系膜细胞增生，系膜基质扩张，壁层上皮细胞表现出空泡变性和增殖，内皮细胞肿胀。最近，人们通过操纵与足细胞代谢和滤过屏障维持有关的基因，如 α- 肌动蛋白 4 模型和瞬时受体电位通道 6（TRPC6），探讨 FSGS 初始足细胞损伤的机制。TRPC6 是新近发现的肾小球足细胞分子，定位于足细胞裂孔隔膜，与 Nephrin、Podocin 和 CD2AP 存在共定位分布，共同参与信号转导，并维持是细胞正常的结构和功能。*TRpc6* 基因突变可以导致常染色体显性家族性局灶性节段性肾小球硬化，患者表现为大量蛋白尿和足细胞损伤。体外试验也表明，其高表达可通过增加钙离子内流损伤足细胞。近年来动物模型的发展主要集中在调控足细胞代谢和维持滤过屏障特定功能的基因上，目的是研究可能参与 FSGS 早期足细胞损伤的新基因（图 3-6-1）。家族遗传学研究已确认在这些模型中被操纵的基因（如 *ACTN4*、*NPHS2*、*WT1*、*CD2AP*）可能在 FSGS 病理生理学中发挥作用。

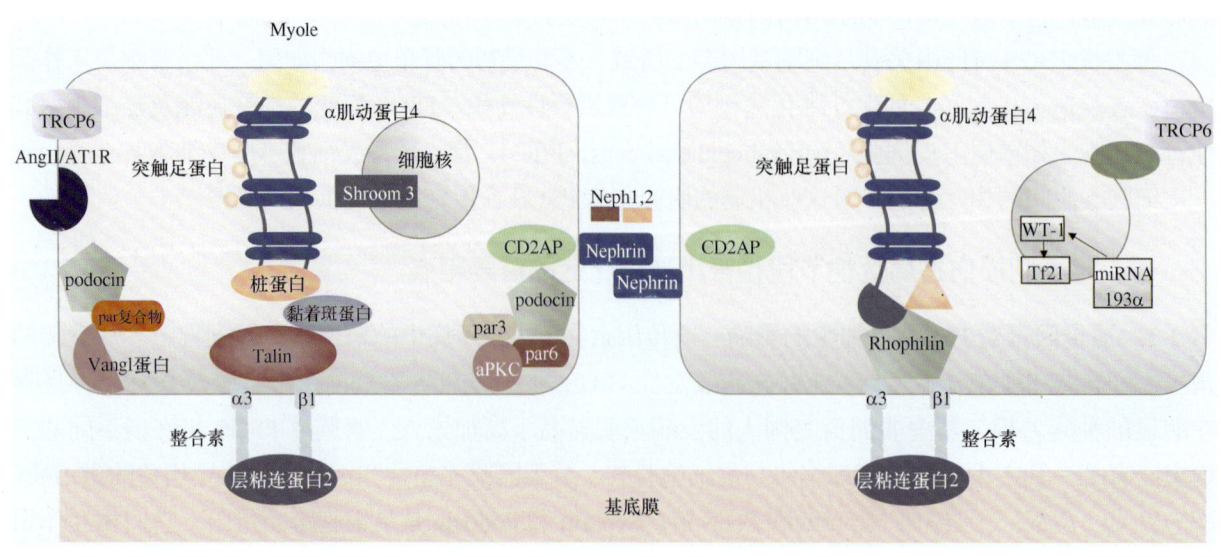

图 3-6-1　局灶性节段性肾小球硬化症遗传影响位置模式图

2. 表观遗传效应对 FSGS 足细胞的影响　　miRNA 是近来发现的在转录后水平调控基因表达的一组内源性的非编码小 RNA，在细胞生长和发育过程中起多种作用。足细胞特异性 Dicer 酶敲除小鼠（该类小鼠足细胞成熟 miRNA 缺失）可出现显著的蛋白尿、足突消失、系膜细胞增殖和肾小球硬化，揭示了 miRNA 在肾小球疾病进展中的重要调控作用。张昌明等发现，糖皮质激素治疗后完全缓解的 FSGS 患者血浆 miRNA-193A 明显低于大量蛋白尿的 FSGS 患者。Gebeshuber 等发现，miRNA-193A 过表达小鼠出现局灶性节段性肾小球硬化。miRNA-193A 仅在特发性 FSGS 患者的肾小球升高，而在 HIV 相关性肾病、嘌呤霉素氨基核苷肾病、阿霉素肾病、suPAR、硫酸鱼精蛋白灌注、Alport 综合征、WT1 敲除，以及 nephrin 过表达等模型中表达不升高。说明该 miRNA 具有一定的疾病特异性。过表达 *miRNA-193A* 转基因小鼠在 8 周龄时死于肾脏局灶性节段性硬化病变，对不同周龄的 miRNA-193A 过表达小鼠的肾小球进行转录组学分析发现，miRNA-193A 损伤足细胞依赖于下调 WT1。WT1 下调引起其靶基因 *Podocalyxin* 和 *Nephrin* 等对维持足细胞稳定的关键基因表达下降，由此引起整个足细胞稳定系统的毁损。在临床研究中发现，与微小病变病（MCD）相比，FSGS 患者足细胞中 miRNA-193A 上调。miRNA-193A 抑制 mRNA 转录的翻译，从而降低足细胞中 WT1 的活性，导致足突广泛消失和 FSGS 发生。

Wu 等研究发现，miR-30 家族可以调节足细胞内钙/钙调磷酸酶信号通路的成分，如 TRPC6、蛋白磷酸化酶催化亚基 α、蛋白磷酸化酶催化亚基 β、蛋白磷酸化酶调节亚基 B-α 和活化 T 淋巴细胞核因子等，进而影响钙内流和钙调磷酸酶活性。当该信号通路被激活时，足细胞的正常形态和功能被破坏，这种改变在可以被外源性导入的 miR-30a 逆转，其效果与常见的钙调磷酸酶抑制药类药物他克莫司和环孢素类似。同样，miR-135a 和 miR-135b 激活 Wnt/β 连环蛋白信号和诱导 β 连环蛋白核易位，miR-135a 和 miR-135b 的异位表达导致足细胞严重损伤和足细胞骨架紊乱。其他值得关注的 miRNA 包括 miR-125b 和 miR-186，这两种 miRNA 在完全缓解的 FSGS 患者中均显著下降，而在活动性 FSGS 患者中显著升高，其中 miR-186 的升高与 FSGS 疾病的活动性关系更为密切。

伴随分子探索技术的不断发展，近年的研究发现，表达或功能异常的长链非编码 RNA（long non-coding RNA，lncRNA）与肾脏疾病的发生发展密切相关。通过基因表达谱、PCR 和原位杂交分析，Hu 等发现 FSGS 患者肾足细胞中长非编码 RNA LOC105374325 水平升高。随后的 miRNA-PCR 阵列和凋亡抗体阵列分析显示，LOC105374325 通过竞争性地结合到 FSGS 足细胞中的 miR-34c 和 miR-196a/b 而增加 Bax 和 Bak 水平并引起足细胞凋亡。足细胞是一种高度分化的细胞，分裂增殖能力有限，一旦损伤破坏，就很难再生。因此足细胞丢失与局灶性节段性肾小球硬化症的进展密切相关。

3. 循环因子对 FSGS 足细胞的影响　　近年有学者将 FSGS 患者血清注入大鼠体内可诱发蛋白尿，推测原发性 FSGS 患者的血清中某种循环因子可增加肾小球滤过膜的通透性。接受肾移植的原发性 FSGS 患者，术后复发率为 20%～50%，提示原发性 FSGS 患者体内有某种循环因子改变了肾小球毛细血管通透性，这种因子被定义为循环因子，用血浆置换方法清除这种循环因子可减轻蛋白尿。Gallon 报道 1 例 27 岁因原发性 FSGS 导致终末期肾病的患者接受肾移植手术，肾脏来自他 24 岁身体健康的妹妹。在围术期多次进行血浆置换，术后第 2 天出现大量蛋白尿，肾功能逐渐下降。在移植后第 14 天，移植肾被切除，再移植到另一个因 2 型糖尿病导致 ESRD 的患者。手术后，该 27 岁患者蛋白尿从 25 g/24 h 降至 0.27 g/24 h，提示循环因子参与 FSGS 的发病机制，并且意味着在瘢痕形成前，足细胞损伤是可逆的。在循环通透性因子中，可溶性尿激酶受体（suPAR）的研究最为深入。Wei 等在小鼠模型中发现足细胞的尿激酶受体参与足细胞丢失和蛋白尿，认为 suPAR 可能是导致 FSGS 的原因。约 2/3 的原发性 FSGS 患者血清 suPAR 水平升高，并且与移植后 FSGS 复发有关。研究还发现在两组经活检证实的 FSGS 患者中血清 suPAR 水平升高。suPAR 在 FSGS 患者中存在特异性，以 3000 pg/ml 作为 suPAR 阈值，suPAR 在 FSGS 中特异性增加（约 71.4% 的 FSGS 患者血清 suPAR 水平升高），而在其他同样具有足细胞受累的微小病变性肾病（suPAR＜3000 pg/ml）和膜性肾病（约 36.4% 患者 suPAR 水平升高），以及先兆子痫（约 14.3% 患者 suPAR 水平升高）中未见明显升高。suPAR 介导的 β3 整合素激活足细胞表面的 β 整合素，导致足细胞损伤而产生蛋白尿，足细胞表面的 β 整合素激活的量取决于血清 suPAR 水平。这表明 suPAR 可能不仅是一种生物标志物，还是 FSGS 的致病因素。然而，血浆 suPAR 水平对区分原发性和继发性 FSGS 没有帮助。已发表的关于 suPAR 的报道存在矛盾之处。suPAR 是一种急性期反应物，eGFR 影响非 FSGS 肾小球病变患者血浆 suPAR 水平，由于 eGFR 的作用，即使在 FSGS 患者中也无法确定 suPAR 的临界值。狼疮肾炎患者血浆 suPAR 水平也高于无肾损害的红斑狼疮患者。因此，suPAR 是否在 FSGS 病变的发展中起作用及其对原发性 FSGS 的特异性仍有待进一步研究。

CD40 是一种由抗原提呈细胞表达的共刺激蛋白，与配体一起在适应性免疫反应中起着至关重要的作用。Delville 等收集 64 例肾移植后复发或未复发的原发性 FSGS 病例，并匹配 34 例非 FSGS 病例作为对照。他们在移植前血清中筛选出抗 CD40 抗体，预测移植后 FSGS 复发准确度达 92%。抗 CD40 抗体在移植前升高与 FSGS 移植后复发率相关（准确度为 78%）。肾移植术后患者血清中抗 CD40 抗体的存在是 FSGS 复发的重要预测因素，但从 FSGS 复发患者体内提取的抗 CD40 抗体注射到野生型小鼠体内未引起蛋白尿。与重组的 suPAR 共同注射到野生型小鼠体内可产生蛋白尿。存在 CD40 表达的情况下，suPAR 可能对足细胞致病，这可能是因为抗 CD40 抗体引发 suPAR 相关蛋白尿。其致病性可以通过阻断抗 CD40 抗体与足细胞的结合或通过中和 suPAR 来消除。因此，虽然阻断 CD40 可缓解蛋白尿，但同时阻断 CD40 和 suPAR 可能是 FSGS 的最佳治疗选择。

心肌营养素样细胞因子 1（CLCF1）是一种在 B 细胞刺激中起作用的细胞因子。FSGS 患者血浆中发现 CLCF1 的存在，且 CLCF1 能降低足细胞 Nephrin 的表达。复发性 FSGS 患者血浆中 CLCF1 浓度高达正常人的 100 倍。Savin 等在肾脏移植后复发的 FSGS 患者血浆中发现 CLC-1。2 例有蛋白尿和肾功能损害的 FSGS 患者血浆中发现 CLC-1 特有的单一肽，而在正常供体的血浆中没有检测到。这些发现可以作为 CLC-1 诱导蛋白尿的理论依据。McCarthy 等在半乳糖亲和色谱法中发现 CLC-1 活性组分。CLC-1 减少体外培养足细胞的 Nephrin 的表达，改变细胞骨架，影响 FSGS 血浆白蛋白的渗透率。同时发现单克隆抗体阻断了 CLC-1 对 FSGS 血清白蛋白通透性的影响。然而，以上涉及因素均未被证明是人类原发性 FSGS 的病因。

4. 易感基因对 FSGS 足细胞损伤进展的影响　前期多个研究均表明，*APOL1* 基因的多态性与非洲裔个体 FSGS 发生风险强烈关联。携带 *APOL1* 的突变等位基因的人群患原发性 FSGS 的风险是未携带突变基因人群的 20 倍左右。另一研究表明，*APOL1* 基因在足细胞表达，因此 *APOL1* 突变可能诱导足细胞受损，从而导致 FSGS 向 CKD 及 ESRD 发展。Kopp 等研究发现，12%~13% 的非洲裔美国人群携带 2 个 *APOL1* 风险等位基因，且 FSGS 发病率明显高于高加索人群，约 4% 伴有发展为 FSGS

的风险，发病年龄早，进入 ESRD 迅速，且肾存活率显著降低。该研究还发现，只携带 G1 突变的 FSGS 患者不比携带 G2 突变的患者更容易发生 ESRD（OR 1.9，95%CI 1.01～3.50）。这些研究表明 G1 突变可能在 FSGS 的发生和发展中起重要的作用。对人源化小鼠足细胞表达变体 APOL1 的研究表明，$APOL1$ 突变导致足细胞损伤和 FSGS，但进一步的研究表明，APOL1 可能没有直接毒性，所有变体只有轻微的影响。最近的研究表明，$APOL1$ 等位基因 RNA（而非蛋白质）在诱导小鼠损伤中起作用。因此，虽然载脂蛋白 1 等位基因变异体 G1 和 G2 与 FSGS 发生的风险增加有关，但目前还没有明确的证据阐明 APOL1 在 FSGS 足细胞损伤中的作用机制。最近有一项关于 1 例 51 岁合并高脂血症和 FSGS 的日本男性的病例研究，该患者表现出罕见的载脂蛋白 E（ApoE）变异 ApoE5，提示 ApoE 调节脂代谢参与 FSGS 的发病，但还需要更多的研究证实。

二、壁层上皮细胞、内皮细胞、系膜细胞和肾小管上皮细胞参与局灶性节段性肾小球硬化症的进展

目前，FSGS 根据病理形态可分为 5 种类型。临床研究表明，与顶端型 FSGS 相比，塌陷型 FSGS 肾脏存活时间明显缩短。在每一个 FSGS 患者肾脏活检中，肾小球显示出不同程度的病变，即使在电子显微镜下有广泛的足突融合，但光学显微镜下可能显示为正常。在原发性 FSGS 中，这种足突广泛融合存在于所有肾小球，甚至在没有节段性病变的肾小球中也是如此。Yang 等研究显示，与正常肾脏或 MCD 的肾小球相比，光学显微镜下显示的正常肾小球内皮细胞中 claudin-1 和 CD44 表达增多，WT-1 表达较少，而在壁层上皮细胞中 CD44 表达较多。光学显微镜下显示塌陷型 FSGS，无病变的肾小球 PECs 中 claudin-1 和 CD44 表达增多，而顶端病变的未受累肾小球中 WT1 阳性细胞较多。此外，与正常小球或 MCD 相比，伴有节段性硬化病变的肾小球中无硬化的节段有更多的 claudin-1 和 CD44，而簇状区的 WT-1 较少。来自塌陷肾小球的非病变区 PEC 中有更多的 CD44 和 WT-1 阳性，而来自顶端肾小球的非病变区在血管内皮细胞中有更多的 WT-1 阳性细胞。这些数据表明，在光学显微镜下，无明显硬化的肾小球或节段性病变的非硬化区，肾小球上皮细胞表型的异质性先于 FSGS 病变发生，提示肾小球的病变可能受到邻近微环境的影响。

在动物模型中，硬化可以从节段性病变区扩散到邻近区域或从病变的肾小球扩散到邻近的肾小球。Matsusaka 等研究了 NEP25 嵌合小鼠，只有部分足细胞表达毒素受体（人 CD25）。然而，随着时间的推移，足细胞损伤从受体阳性的足细胞扩散到受体阴性的足细胞。Matsusaka 等认为有 4 种类型的细胞可能参与足细胞损伤和 FSGS 的进展，即壁层上皮细胞、内皮细胞、系膜细胞和肾小管上皮细胞。

1. 壁层上皮细胞表型变化及其在 FSGS 形成中的作用 壁层上皮细胞排列于肾小囊。这些细胞可以在各种刺激下增殖，包括足细胞丢失，并有能力替换受损的足细胞。位于尿极的 PEC 亚群已被鉴定为共表达 CD24 和 CD133 的祖细胞，CD24 和 CD133 是成年组织干细胞的标志物。位于血管极的 PEC 表达足细胞标志物（巢蛋白和足细胞标记蛋白），而不表达 CD24/CD133。其他 PEC 同时表达祖细胞和足细胞标志物。在肾小球发生过程中，PEC 和足细胞来源于共同的间充质祖细胞。谱系追踪研究表明，足细胞可以从 PEC 中招募，这些细胞在发育过程中沿着肾小囊迁移到血管柄和簇毛上。一些研究表明，肾小球损伤后，CD44 阳性的 PEC 出现在硬化簇区。这些 CD44 阳性细

胞发生肥大和增生，然后从肾小囊向肾小球簇迁移，这一过程可由多种信号通路调节，如 Wnt-β-catenin、CXCR4/SFD1、血管紧张素Ⅱ/AT2 受体和 Notch 1。这种类型的 PEC 激活和迁移可能出现在 FSGS 的初期阶段。PEC 中 CD44 表达的显著增加可能有助于区分 FSGS 和 MCD。最近一项利用 *CD44* 基因敲除小鼠和体外 PEC 过表达 CD44 的研究表明，CD44 参与细胞黏附、细胞－基质相互作用和细胞迁移。在这种激活状态下，PEC 生成特异性细胞外基质（LKIV69）增多，并沿着肾小囊基底膜和肾小球簇积聚，这种 PEC 募集也可在人体肾活检组织中发现。然而，PEC 也可能在肾小球损伤后表达足细胞标志物，并且可能有助足细胞的再生。在一项基因工程小鼠研究中，标记的 PEC 在足细胞耗尽后进入肾小球簇。几周后，这些 PEC 失去了 CD44 的表达，获得了足细胞标志物，并显示出激活的细胞外信号调节激酶。研究表明，激活 PEC 可能有 2 个结果：①持续的 CD44 表达，有助于基质和肾小球硬化；②在修复期，CD44 表达丢失和分化为足细胞。有动物实验证实，这种分化现象只存在于白喉毒素注射的小鼠或处于生长期的小鼠，而在高龄小鼠或存在肾单位减少等血流动力学因素时，足细胞不会出现壁层上皮细胞再分化为足细胞的现象，只观察到单纯的足细胞肥大。同时，有学者认为，继发性因素对足细胞损伤的时间、程度及速率或许决定壁层上皮细胞能否在足细胞脱落后分化成为足细胞。最近的一项研究根据形态将 PEC 分为 3 种类型，即扁平型、立方型和中间型。立方型和中间型 PEC 更容易被激活，因此有助于硬化病变的形成。此外，在 FSGS 患者的肾脏活检中，发现有顶端病变的上皮细胞表达中间产物标志物。这些观察结果表明，PEC 对损伤的反应具有不同的可塑性。

2. 内皮细胞损伤与 FSGS 的关系　作为肾小球滤过屏障的一部分，内皮细胞具有特殊的窗孔和多糖蛋白复合物层。内皮细胞损伤及内皮细胞表层的多糖－蛋白复合物异常会导致内皮细胞信号传导异常，进而影响足细胞功能。Perico 等应用 BRAF 抑制剂达拉菲尼及曲美替尼治疗黑色素瘤后出现肾病综合征，肾活检发现内皮下内疏松层增宽及细胞碎片沉积，同时有足细胞肥大，当停用这 2 种药物后重复肾活检提示内皮细胞基本恢复正常，足细胞结构正常。Hakroush 等发现在阿霉素诱导的 FSGS 小鼠模型中，当足细胞出现快速脱落后，壁层上皮细胞"脏层化"后并不能像正常足细胞那样表达 VEGF，反而高表达缺氧诱导因子-1，从而缺乏维持血管袢内皮细胞代谢所需要的 VEGF，而诱导的低氧应激环境导致节段硬化的发生。在阿霉素诱导的内皮型一氧化氮合酶缺陷小鼠肾病中，内皮细胞功能障碍先于足细胞损伤。足细胞和内皮细胞之间的对话有几种机制可以解释。一种是内皮素-1（EDN1）/EDN1 受体 A 型（EDNRA）系统，足细胞在损伤后释放 EDN1，介导线粒体氧化应激和功能障碍。阿霉素诱导足细胞损伤后内皮细胞表达 EDNRA，线粒体损伤加重。在这个 FSGS 模型中，抑制 EDNRA 或清除线粒体靶向活性氧可防止足细胞丢失、蛋白尿和肾小球硬化。这种对话的另一个潜在机制是血管内皮生长因子 A（VEGFA）/Flk-1 系统。正常足细胞是肾小球 VEGFA 的来源，内皮细胞表达其受体 Flk-1。足细胞 *VEGFA* 基因的条件性敲除导致内皮细胞死亡和血栓性微血管病，而足细胞 VEGFA 的过度表达导致肾小球的塌陷性病变。

3. 系膜细胞损伤与 FSGS 的关系　从肾小球发育的进程来看，系膜细胞从肾小球内皮和上皮细胞发送和接收信号，从而影响彼此的生长和分化。例如，足细胞分泌的血管内皮生长因子 A 保证内皮细胞的完整性，内皮细胞分泌的血小板衍生生长因子 B 可构建、维护和修复肾小球系膜。因此，足细胞的丢失将影响和损害肾小球的其他类型细胞。在遗传性肾病中，由于基因的显著异常导致足细胞损伤，是系膜细胞活化的重要原因。活化的系膜细胞通过分泌细胞因子有助于凋亡和抗凋亡的平衡。系膜细胞分泌促有丝分裂的细胞因子IL-6和促凋亡的肿瘤坏死因子（TNF）。TNF导致足细胞凋亡和肾小球硬化。Kriz等通过动物实验证明，系膜细胞损伤可以导致节段性硬化的出现，失去系膜细胞的支持，足细胞在一定时间内可代偿性维持肾小球基底膜结构及功能正常，但是随着时间延长，肾小球会"疝入"近曲小管，导致足细胞损伤及顶端型FSGS的改变。Menon等发现系膜细胞还可以通过分泌血小板活化因子介导足细胞Nephrin蛋白的丢失。

4. 肾小球和肾小管细胞对话在FSGS发生中的作用　局灶性肾小管间质纤维化在很大程度上被认为是FSGS导致下游缺氧形成的结果。一般来说，肾小球瘢痕形成的恶性循环导致残余肾单位压力增加，进而导致更多的肾小球硬化，这已经成为CKD干预的重点。Lim等发现，既使是轻微的、功能恢复的肾小管间质损伤都会使肾小球对随后的足细胞特异性损伤非常敏感。相比残肾高滤过加剧硬化对肾脏疾病进展的影响，这些发现更有意义。

近端肾小管由于其高负荷，特别容易受到损伤。肾小管的暂时去分化，线粒体功能障碍等可导致小管上皮的再生、生长停滞和修复障碍。肾小管细胞可产生基质并导致间质纤维化。间质基质的增加可以增强对肾小管基底膜的压力。成纤维细胞可因最初的肾小管损伤而被激活，进而分泌促生长因子，使肾小管损伤永久化。间质纤维化还可以降低肾小管周围毛细血管密度，从而加剧缺氧。近端肾小管上皮细胞特别是S1处对缺氧敏感。所有这些都可能引起近端小管萎缩，导致肾小球小管连接处狭窄，同时伴随肾小囊的重塑，也可导致肾小管、肾小球失用性毁损。

急性肾损伤时肾小管损伤，特别是近端肾小管重吸收受损，激活管球反馈并降低GFR。Lim等研究显示，白喉毒素引起的肾小管损伤导致主要表达于致密斑的神经元型一氧化氮合酶蛋白显著增加，表明肾小管损伤可通过致密斑激活管球反馈。肾素源细胞具有显著的可塑性，可受肾小管间质损伤的调节，并可能参与致密斑细胞与球旁器细胞之间的对话。最近的研究表明，产生肾素的细胞募集依赖于一氧化氮（NO）的活性和NO-鸟苷酸环化酶信号通路。肾素源细胞位于球旁器，沿着传入小动脉和间质周细胞分布，代表了额外的潜在足祖细胞。肾素源细胞可迁移至肾小囊或肾小球簇，在足细胞损伤后取代PEC、足细胞和系膜细胞。与PEC类似，肾素阳性祖细胞既可分化为足细胞有助于修复，也可分化为活化的系膜细胞，促进基质分泌。肾素源细胞可直接迁移至系膜或足细胞或PEC部位，分化为PEC然后迁移至肾小球簇。一旦出现在肾小球簇，这些PEC可能有助于足细胞的修复或成为促纤维化型壁层上皮细胞，导致硬化。触发肾素源细胞迁移和转分化为足细胞或系膜细胞的信号通路尚未明确。

三、局灶性节段性肾小球硬化症发病机制研究进展对临床的启示

由于FSGS的患病率较低，许多临床试验并未招募到大量病例。除了形态学，遗传或表观遗传因素都可能影响治疗的异质性反应。3个使用钙调磷酸酶抑制剂的FSGS的随机临床试验显示了截然不同的缓解率，在印度的研究中，FSGS缓解率为82%，在多伦多的研究中缓解率为72%，在北美的研究中缓解率为46%，其差异性可能受多种因素影响，值得进一步分析。

作为一线治疗方案，泼尼松龙具有良好的缓解率。在肾病综合征的激素依赖或激素抵抗患者

中，可以考虑钙调磷酸酶抑制剂，后者除抑制钙调磷酸酶，阻断IL-2的表达和T细胞介导的免疫反应，还直接稳定足细胞骨架。血管紧张素转化酶抑制剂和血管紧张素Ⅱ受体阻滞剂的抗蛋白尿作用超过了血流动力学的影响，并且与更好的肾脏存活率和延缓FSGS进展有关。利妥昔单抗除作用于B细胞及调控T细胞以外，还能直接作用于足细胞上鞘磷脂磷酸二酯酶酸性样蛋白3b（sphingomyelin phosphodiesterase acid-like 3b，SMPDL-3b），调节酸性鞘磷脂酶（acid sphingomyelinase，ASMase）的活性，从而稳定足细胞的细胞骨架，防止足细胞凋亡。目前关于利妥昔单抗治疗FSGS患者的研究多为病例报告、小样本观察性研究及回顾性研究。Kronbichler等在一项纳入86例患者的系统评价发现，在激素依赖或复发性FSGS及MCD患者中，利妥昔单抗治疗后患者年复发中位数由1.3（0～9）个降至0（0～2）个，尿蛋白由2.43（0～15）g/d降至0（0～4.89）g/d。Fornoni等进行了一项回顾性研究，入组41例复发性FSGS高危患者（均为肾脏移植患者），其中有27例在移植后24 h内接受单次剂量（375 mg/m^2）利妥昔单抗（RTX）治疗。随后对患者进行随访，3个月时对照组与治疗组患者的eGFR变化值分别为（−18.0±16.9）ml/（min·1.73m^2）和（−1.3±14.6）ml/（min·1.73m^2）（P=0.00 12），6个月时eGFR变化值分别为（−19.0±19.8）ml/（min·1.73m^2）和（−5.3±18.4）ml/（min·1.73m^2）（P=0.007 5）；即与基线相比，在上述2个时间点中，对照组的eGFR下降程度均明显大于利妥昔单抗治疗组。TNF-α水平在FSGS患者及动物模型中均上升，是FSGS致病性循环因子之一。TNF-α能诱导炎性细胞释放细胞因子、生长因子，参与氧自由基形成及细胞凋亡的发生。采用TNF-α特异性单克隆抗体阿达木单抗（adalimumab）治疗激素抵抗型FSGS患者，10例患者经过16周治疗，其中4例蛋白尿较基线水平下降≥50%。Trachtman等利用TGF-β1单克隆抗体[夫苏木单抗（fresolimumab，GC1008）]对16例难治性原发性FSGS患者进行了临床试验，发现夫苏木单抗能有效降低尿总蛋白/肌酐比值和尿白蛋白/肌酐比值，且具有较好的安全性。FSGS的其他治疗方法，如血浆分离或半乳糖去除或中和假定的循环损伤因子，促肾上腺皮质素（acthar）修饰黑素皮质激素受体，正在进行临床试验。到目前为止，研究尚未获得成功结论。临床治疗面临的最大挑战是正确确定患者群体的详细表型，在治疗最佳时机识别患者，将治疗与患者特异的病变类型相匹配。FSGS在最初的足细胞损伤后，疾病进展涉及局部细胞事件，包括PEC、内皮细胞、系膜细胞、TEC和这些细胞之间的不良对话（图3-6-2），对其机制的进一步研究将为阻止FSGS进展提供新的思路。

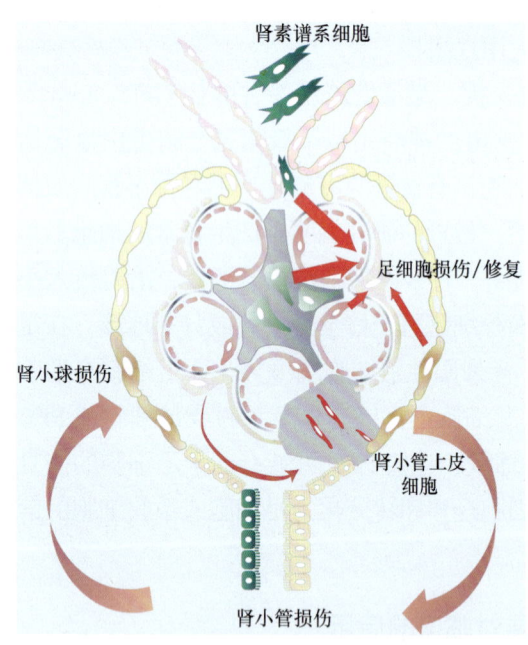

图3-6-2 足细胞和其他固有细胞在局灶性节段性肾小球硬化症发病中的相互作用

（吴永贵 齐向明）

参 考 文 献

[1] D'Agati VD, Kaskel FJ, Falk RJ. Focal segmental glomerulosclerosis. N Engl J Med, 2011, 365(25): 2398-2411.

[2] Kriz W, Lemley KV. Mechanical challenges to the glomerular filtration barrier: adaptations and pathway to sclerosis. Pediatr Nephrol, 2017, 32 (3): 405-417.

[3] Liu J, Wang W. Genetic basis of adult-onset nephrotic syndrome and focal segmental glomerulosclerosis. Front Med, 2017, 11(3): 333-339.

[4] Feng D, DuMontier C, Pollak MR. The role of alphaactinin-4 in human kidney disease. Cell Biosci, 2015, 5(1): 44-49.

[5] Yang JW, Dettmar AK, Kronbichler A, et al. Recent advances of animal model of focal segmental glomerulosclerosis. Clin Exp Nephrol, 2018, 22(4): 752-763.

[6] Fogo AB. Causes and pathogenesis of focal segmental glomerulosclerosis. Nat Rev Nephrol, 2015, 11(2): 76-87.

[7] Polat OK, Uno M, Maruyama T, et al. Contribution of coiled-coil assembly to Ca^{2+}/calmodulin-dependent inactivation of TRPC6 channel and its impacts on FSGS-associated phenotypes. J Am Soc Nephrol, 2019, 30(9): 1587-1603.

[8] Gebeshuber CA, Kornauth C, Dong L, et al. Focal segmental glomerulosclerosis is induced by microRNA-193a and its downregulation of WT1. Nat Med, 2013, 19(4): 481-487.

[9] Wu J, Zheng C, Fan Y, et al. Downregulation of microRNA-30 facilitates podocyte injury and is prevented by glucocorticoids. J Am Soc Nephrol, 2014, 25(1): 92-104.

[10] Yang X, Wang X, Nie F, et al. miR-135 family members mediate podocyte injury through the activation of Wnt/betacatenin signaling. Int J Mol Med, 2015, 36(3): 669-677.

[11] Zhang C, Zhang W, Chen HM, et al. Plasma microRNA-186 and proteinuria in focal segmental glomerulosclerosis. Am J Kidney Dis, 2015, 65(2): 223-232.

[12] Hu S, Han R, Shi J, et al. The long noncoding RNA LOC105374325 causes podocyte injury in individuals with focal segmental glomerulosclerosis. J Biol Chem, 2018, 293(52): 20227-20239.

[13] Gallon L, Leventhal J, Skaro A, et al. Resolution of recurrent focal segmental glomerulosclerosis after retransplantation. N Engl J Med, 2012, 366(17): 1648-1649.

[14] Changli Wei, Shafic El Hindi, Jing Li, et al. Circulating urokinase receptor as a cause of focal segmental glomerulosclerosis. Nat Med, 2011, 17(8): 952-960.

[15] Delville M, Sigdel TK, Wei C, et al. A circulating antibody panel for pretransplant prediction of FSGS recurrence after kidney transplantation. Sci Transl Med, 2014, 6(256): 256ra136.

[16] Savin VJ, Sharma M, Zhou J, et al. Renal and hematological effects of CLCF-1, a B-cell-stimulating cytokine of the IL-6 family. J Immunol Res, 2015, 20(2): 71-76.

[17] McCarthy ET, Sharma M, Savin VJ. Circulating permeability factors in idiopathic nephrotic syndrome and focal segmental glomerulosclerosis. Clin J Am Soc Nephrol, 2010, 5(11): 2115-2121.

[18] Kopp JB, Winkler CA, Zhao X, et al. Clinical features and histology of apolipoprotein L1-associated nephropathy in the FSGS clinical trial. J Am Soc Nephrol, 2015, 26(6): 1443-1448.

[19] Sasaki M, Yasuno T, Ito K, et al. Focal segmental glomerulosclerosis with heterozygous apolipoprotein E5 (Glu3Lys). CEN Case Rep, 2018, 7(1): 225-228.

[20] Yang H, Giannico G, Chen SC, et al. The spectrum of podocyte and parietal epithelial cells (PEC) activation in nonsclerosed glomeruli in focal segmental sclerosis (FSGS). Lab Invest, 2017, 97(3): 404-412.

[21] Matsusaka T, Sandgren E, Shintani A, et al. Podocyte injury damages other podocytes. J Am Soc Nephrol, 2011, 22(7): 1275-1285.

[22] Peired A, Angelotti ML, Ronconi E, et al. Proteinuria impairs podocyte regeneration by sequestering retinoic acid. J Am Soc Nephrol, 2013, 24(11): 1756-1768.

[23] Kim S, Kim YH, Choi KH, et al. Glomerular epithelial CD44 expression and segmental sclerosis in IgA nephropathy. Clin Exp Nephrol, 2016, 20(6): 871-877.

[24] Berger K, Schulte K, Boor P, et al. The regenerative potential of parietal epithelial cells in adult mice. J Am Soc Nephrol, 2014, 25(4): 693-705.

[25] Wanner N, Hartleben B, Herbach N, et al. Unraveling the role of podocyte turnover in glomerular aging and injury. J Am Soc Nephrol, 2014, 25(4): 707-716.

[26] Kuppe C, Leuchtle K, Wagner A, et al. Novel parietal epithelial cell subpopulations contribute to focal segmental glomerulosclerosis and glomerular tip lesions. Kidney Int, 2019, 96(1): 80-93.

[27] Perico L, Mandalà M, Schieppati A, et al. BRAF signaling

pathway inhibition, podocyte injury, and nephrotic syndrome. Am J Kidney Dis, 2017, 70(1): 145-150.
[28] Hakroush S, Cebulla A, Schaldecker T, et al. Extensive podocyte loss triggers a rapid parietal epithelial cell response. J Am Soc Nephrol, 2014, 25(5): 927-938.
[29] Sun YB, Qu X, Zhang X, et al. Glomerular endothelial cell injury and damage precedes that of podocytes in adriamycin-induced nephropathy. PLoS One, 2013, 8(1): 55027-55033.
[30] Daehn I, Casalena G, Zhang T, et al. Endothelial mitochondrial oxidative stress determines podocyte depletion in segmental glomerulosclerosis. J Clin Invest, 2014, 124(4): 1608-1621.
[31] Ryu M, Mulay SR, Miosge N, et al. Tumour necrosis factor-α drives Alport glomerulosclerosis in mice by promoting podocyte apoptosis. J Pathol, 2012, 226(1): 120-131.
[32] Kriz W, Lemley KV. Mechanical challenges to the glomerular filtration barrier: adaptations and pathway to sclerosis. Pediatr Nephrol, 2017, 32(3): 405-417.
[33] Menon MC, Chuang PY, He JC. Role of podocyte injury in IgA nephropathy. Contrib Nephrol, 2013, 181(13): 41-51.
[34] Lim BJ, Yang JW, Zou J, et al. Tubulointerstitial fibrosis can sensitize the kidney to subsequent glomerular injury. Kidney Int, 2017, 92(6): 1395-1403.
[35] Ow CPC, Ngo JP, Ullah MM, et al. Renal hypoxia in kidney disease: cause or consequence? Acta Physiol, 2018, 222(19): e12999.
[36] Liu BC, Tang TT, Lv LL, et al. Renal tubule injury: a driving force toward chronic kidney disease. Kidney Int, 2018, 93(3): 568-579.
[37] Galarreta CI, Grantham JJ, Forbes MS, et al. Tubular obstruction leads to progressive proximal tubular injury and atubular glomeruli in polycystic kidney disease. Am J Pathol, 2014, 184(7): 1957-1966.
[38] Forbes MS, Thornhill BA, Chevalier RL. Proximal tubular injury and rapid formation of atubular glomeruli in mice with unilateral ureteral obstruction: a new look at an old model. Am J Physiol Renal Physiol, 2011, 301(1): 110-117.
[39] Schnaper HW. The tubulointerstitial pathophysiology of progressive kidney disease. Adv Chronic Kidney Dis, 2017, 24(2): 107-116.
[40] Neubauer B, Machura K, Kettl R, et al. Endothelium-derived nitric oxide supports renin cell recruitment through the nitric oxide-sensitive guanylate cyclase pathway. Hypertension, 2013, 61(2): 400-407.
[41] Kaverina NV, Kadoya H, Eng DG, et al. Tracking the stochastic fate of cells of the renin lineage after podocyte depletion using multicolor reporters and intravital imaging. PLoS One, 2017, 12(3): 173891-17397.
[42] Sequeira Lopez ML, Pentz ES, Nomasa T, et al. Renin cells are precursors for multiple cell types that switch to the renin phenotype when homeostasis is threatened. Dev Cell, 2004, 6(5): 719-728.
[43] Gipson D. Clinical trials in FSGS: past challenges and new trial designs. Semin Nephrol, 2016, 36(6): 453-459.
[44] Kronbichler A, Kerschbaum J, Fernandez Fresnedo G, et al. Rituximab treatment for relapsing minimal change disease and focal segmental glomerulosclerosis: a systematic review. Am J Nephrol, 2014, 39(4): 322-330.
[45] Fornoni A, Sageshima J, Wei C, et al. Rituximab targets podocytes in recurrent focal segmental glomerulosclerosis. Sci Transl Med, 2011, 3(85): 85-96.
[46] Trachtman H, Vento S, Herreshoff E, et al. Efficacy of galactose and adalimumab in patients with resistant focal segmental glomerulosclerosis: report of the font clinical trial group. BMC Nephrol, 2015, 16(3): 111-114.
[47] Trachtman H, Fervenza FC, Gipson DS, et al. A phase 1, single-dose study of fresolimumab, an anti-TGF-β antibody, in treatment-resistant primary focal segmental glomerulosclerosis. Kidney Int, 2011, 79(11): 1236-1243.

第七章 狼疮肾炎发病机制研究进展

系统性红斑狼疮（systemic lupus erythematosus，SLE）是由于患者对自身细胞核原料免疫不耐受导致的自身免疫性疾病，致病原因尚不明确。狼疮肾炎（lupus nephritis，LN）是系统性红斑狼疮最常累及的脏器表现之一。近年来，LN 的发病机制得到更多认识，系统性因素和肾内因素都在 LN 的发病中起重要作用，本文阐述如下。

在系统性水平上，免疫系统的适应性免疫和固有免疫都参与了 SLE 的发展。适应性免疫中涉及的 2 种主要细胞类型——B 淋巴细胞（B 细胞）和 T 淋巴细胞（T 细胞）对狼疮肾炎的发展都是必不可少的。B 细胞由于能产生自身抗体如双链 DNA（dsDNA）、抗核抗体（ANA）和细胞因子而在 SLE 中具有致病性。T 细胞可以驱动 B 细胞在全身和肾脏内水平的激活。T 细胞亚型中的 TH1 细胞、TH17 细胞和 $CD3^+CD4^-CD8^-$ 双阴性 T 细胞被证实与狼疮肾炎的发病机制有关。固有免疫从多方面参与 SLE 的发病。在疾病的早期阶段，树突状细胞和其他髓样细胞激活 T 细胞并产生关键介质如 B 细胞激活因子，从而激活适应性免疫。全身免疫系统的激活导致效应 T 细胞和自身抗体的产生，这些 T 细胞和自身抗体可以随后靶向于器官，如肾脏。这些效应与许多可溶性介质一起，在肾小球和肾小管间质部位引起慢性炎症。相比之下，LN 发病机制中肾内细胞的作用知之甚少。

本文根据表达的细胞类型和分子途径对涉及 SLE 发病的基因进行了分类，以深入了解导致 LN 的关键因素。首先，介绍鉴定新的遗传基因座的方法及对候选基因进行功能研究的方法；其次，讨论与适应性和固有免疫系统激活相关的基因，以及促进组织损伤的肾内过程相关基因；最后，通过讨论可能影响细胞凋亡过程中染色质数量的可能分子途径来进行总结。

一、基因发现

1. 全基因组关联研究 近十年来开始了旨在鉴定与 SLE 发病相关的遗传基因座的全基因组关联研究（GWAS）。到目前为止，已经在多个种族的 SLE 患者中进行了至少 10 项 GWAS，并鉴定出超过 50 个与 SLE 发病相关的基因。尽管这些 GWAS 的重点不是 LN，但这些研究纳入了 LN 患者，为深入了解 SLE 和 LN 的可能致病途径提供了重要依据。从 GWAS 鉴定的数个基因和其他候选基因已在独立的患者队列中被验证为与 SLE 或 LN 相关。

2. 与 SLE 相关的遗传畸变 尽管许多基因可能与 SLE/LN 发病有关，但这些基因在疾病病理中的功能仍需要查验。首先，候选基因可导致疾病表型的特定原因突变和随后的分子变化尚需确认。编码区单核苷酸多态性（SNP），导致差异性选择性剪接的多态性，影响基因表达的 3′ 非翻译区（UTR）的多态性和拷贝数变异（CNV）均需要探讨。随着越来越多的信息从正在进行的深度测序研究中获得，每个候选基因的分子变异的目录可能会扩大。其次，这些候选基因与 SLE 或 LN 之间的关联仅是通过小鼠模型研究推断出来的，这些小鼠模型被设计成缺乏或过表达该基因（分别使用敲除或转基因模型）。需要建立其他小鼠模型，能更好地模拟人类 SLE 和 LN 患者中观察到的基因突变类型；这些特定的突变（SNP、CNV 和剪接同工型）应在基因工程小鼠模型中验证其在 SLE 的致病能力。

3. 与 SLE 相关的基因分类 与 SLE 发病相关的已鉴定基因从功能上可以归为以下 4 个类别：①影响淋巴细胞活化的基因，特别是 B 细胞活化；②影响固有免疫信号的基因，尤其是影响 NF-κB 激活和 I 型干扰素（IFN-I）信号传导途径；③可能在肾脏内起作用的基因，能促进肾脏组织损伤；④影响处理凋亡碎片、染色质和带有这些抗原的免疫复合物的基因。这些类别的确定是基于所表达基因的细胞类型及其已知分子功能的已有信息，但不能排除还存在其他类别。

二、固有免疫系统的激活

1. B 细胞受体信号传导的调节 T 细胞、B 细胞和自身抗体在 LN 发病中必不可少，大部分证据来自于在小鼠模型中进行的机制研究。SLE 相关基因的聚集体通过 B 细胞受体（BCR）进行信号传递来共同调节 B 细胞。锚蛋白重复序列的 B 细胞支架蛋白 1（B cell scaffold protein with ankyrin repeats 1，BANK1）是一种主要在 B 细胞中表达的支架衔接蛋白，通过将 Src 家族激酶（如 LYN 蛋白）的激活与肌醇三磷酸（inositol triphosphate，IP3）受体的激活联系起来，来放大 B 细胞信号传导，从而导致钙离子大量涌入。刺激 BCR 可以促进 BANK1 与磷脂酶 Cγ2（phospholipase C gamma 2，PLCγ2）的缔合，从而导致 PLCγ2 激活、IP3 和二酰甘油（diacylglycerol，DAG）的表达，以及随后蛋白激酶 C-β（protein kinase C beta，PRKC-β）（另一个与 SLE 发病相关的基因）的激活。

Ras 鸟苷酸释放蛋白 3（Ras guanylnucleotide releasing protein 3，RasGRP3）是被 BCR 途径激活的下游分子之一，也与 SLE 发病有关。RasGRP3 能够放大 B 细胞下游 Ras 介导的细胞外调节蛋白激酶（extracellular regulated protein kinase，ERK）和丝裂原活化蛋白激酶（mitogen-activated protein kinase，MAPK）信号传导，并能促进 B 细胞增殖和抗体产生。PRKCB 和 RasGRP3 在 B 细胞、T 细胞、髓样细胞和内皮细胞中表达，因此可能通过几种不同的途径促进 SLE 的进展。尽管关于 Bank1 和 RasGRP3 的基因操控研究尚未发表，但从目前数据看来，PRKCB 可能与小鼠 SLE/LN 的进展相关。

2. Src 家族酪氨酸激酶 3 个与 SLE 相关的影响 B 细胞的基因——*LYN*、*BLK* 和 *CSK* 是 Src 家族的酪氨酸激酶，可能对 BCR 信号具有直接或间接的抑制作用。已有文献证明，Lyn 缺陷小鼠可导致 B 细胞过度活跃的自身免疫反应。LYN 对 B 细胞信号传导的抑制作用部分由磷酸化激活抑制性 B 细胞表面受体 CD22 和 IgG-Fc 片段低亲和力受体 IIb（Fc fragment of IgG receptor IIb，FcGR2b）所介导。CD22 和 FcGR2b 通过含 SH2 结构域的 5′ 肌醇磷酸酶（SH2 domain-containing inositol 5′-phosphatase，SHIP）和 SHP-1 磷酸酶发挥功能，从而抑制 B 细胞活化。

BLK 的功能之一是促进 BANK1 与 PLCγ2 之间的相互作用。BLK 的表达减少与前 B 细胞和边缘区 B 细胞的数量减少有关。BLK 表达降低还可以促进 SLE 易感的 B6 小鼠的肾脏损伤。

第 3 个 Src 家族激酶 CSK 可以磷酸化和调节 LYN。携带 CSK 风险等位基因的 SLE 患者中观察到 CSK 的过度表达，并导致 LYN 的磷酸化增加。这种作用与过度产生抗体和过渡性 B 细胞相关。

3. PTPN22 蛋白酪氨酸磷酸酶非受体型 22（protein tyrosine phosphatase non-receptor type 22，

PTPN22）与包括 SLE 在内的多种自身免疫性疾病有关，小鼠模型已经验证了疾病相关的 PTPN22 变体对全身性自身免疫的影响。PTPN22 可以调节 CSK，调节 BCR 和 T 细胞受体信号转导阈值及 B 细胞和 T 细胞中 AKT 的下游激活。除了激活 B 细胞外，PTPN22 还调节调节性 T 细胞（TREG）池，并影响髓样细胞信号传导。具体而言，胸腺细胞和 TREG 的数量与 PTPN22 的水平成反比，而 PTPN22 的缺乏会减轻 IFN-Ⅰ的产生并增加炎症反应。

目前，尚未完全了解 LYN、BLK、CSK 和 PTPN22 如何通过相互作用微调 BCR 信号传导，或该轴内各种基因中的 SNP 如何影响信号传导级联的整体强度。鉴于上述所有基因的 SNP 均可调节 BCR 信号传导，因此推测同时具备更多的上述基因突变可能会增加 SLE/LN 的患病风险，这一推论需要进一步实验数据支持。

4. BCR 与 Toll 样受体的相互作用　BCR 和 Toll 样受体（TLR）触发的信号传导途径之间的相互作用可以起到放大 B 细胞信号传导的作用。SLE 自身抗原（例如 DNA 和 RNA）也可以与 TLR（如 TLR9 和 TLR7）结合。这种相互作用反过来激活了与固有免疫细胞共有的信号通路，涉及髓样分化因子 88（myeloid differentiation factor 88，MyD88）、白细胞介素 1 受体相关激酶 4（interleukin 1 receptor associated kinase 4，IRAK4）和 IRAK1，最终导致 NF-κB、干扰素调节因子 5（interferon regulatory factor 5，IRF5）和 IRF7 的活化。这些转录因子负责增加 B 细胞的存活率，自身抗体的产生及几种细胞因子（包括 IFN-Ⅰ）的产生。该途径中的几种分子构成了与 SLE 发病相关的基因，包括 TLR7、IRAK1、IRF5 和 IRF7，以及调节 NF-κB 活化的分子，如泛素蛋白结合酶 E2L3（ubiquitin conjugating enzyme E2 L3，UBE2L3）、肿瘤坏死因子 α 诱导蛋白 3（TNF alpha induced protein 3，TNFAIP3）和 TNFAIP3 相互作用蛋白质 3（TNFAIP3 interacting protein 3，TNIP3）。这些基因将在固有免疫系统的分析中讨论。

5. T 细胞与 B 细胞之间的交互作用　SLE 相关基因可能介导淋巴细胞之间的交互作用。B 细胞能够内吞并处理与其结合的自身抗原，随后通过其 MHC-Ⅱ分子将自身抗原衍生的肽呈递给 TH 细胞，可由核小体来源的组蛋白表位所证实。MHC-Ⅱ分子，尤其是 *HLA-DR2* 和 *HLA-DR3* 代表了与 SLE 相关性最强的 2 个特征最明确的基因，然而关于它们在 SLE 中作用的可用信息很难阐释。SLE 与多个 *HLA-DR2* 和 *HLA-DR3* 等位基因及多个其他 HLA 等位基因相关，与 SLE 相关的特定等位基因的关联强度取决于不同研究的种族类型和临床表现。不同的 SLE 相关 HLA MHC-Ⅱ等位基因已证明与其他自身免疫性疾病如糖尿病和干燥综合征有关。

共刺激分子对，如 CD28–CD80、CD40–CD40L 和 OX40–OX40L（也称为 TNFSF4），在淋巴细胞串扰的双边扩增中也起着重要作用。刺激性分子 OX40L 和 CD80 与 SLE 的易感性有关。OX40 与 CD123 或 TNFSF4 在活化 T 细胞上的相互作用可能导致产生 IL-10 的 TREG 细胞生成。这些共刺激分子对还可能调节专门的抗原提呈细胞（如树突状细胞）与 T 细胞之间的相互作用。

6. 免疫效应细胞的产生　B 细胞和 T 细胞的活化导致效应细胞的产生，随后可引起组织损伤。这样的效应细胞包括浆细胞和 TH17 细胞，这两者都与 LN 的发病有关。ETS1 和 PRDM1（也称为 BLIMP1）这 2 个分子可以调节浆细胞和 TH17 细胞的生成。有证据表明，SLE 患者外周血单个核细胞中负调控因子 ETS1 的 mRNA 转录表达降低，Ets1 敲除导致小鼠 SLE 的发生。相反，PRDM1 的阻断或缺乏会降低 SLE 严重程度。来自人类 GWAS 的遗传证据和小鼠的机制研究都强调了 TH17 细胞和浆细胞的生成在 SLE 发病中的重要性。

SLE小鼠模型和SLE患者中均观察到与疾病活动相关的IL-17水平升高和循环TH17细胞数量增加。此外，有研究表明IL-17缺乏症可保护小鼠免受SLE相关性肾小球肾炎的发展，但上述结论存在争议。在SLE患者中检测到的蛋白磷酸酶2A（protein phosphatase 2A，PP2A）多态性与T细胞中PP2A催化亚基（PP2Ac）的表达升高和IL-2水平降低有关，这可由miRNA-155调节。过度表达PP2Ac的转基因小鼠的T细胞生成IL-17增加，并且对抗体介导的肾炎高度易感。在这种转基因小鼠模型中，小鼠腹膜内用抗体阻断IL-17则明显降低了蛋白尿和组织学损伤。PP2Ac通过增强组蛋白3乙酰化来解除对*IL-17*基因座的调控。在PP2Ac转基因小鼠的T细胞和SLE患者中都发现了这种作用。

三、固有免疫信号的激活

1. IFN-Ⅰ信号传导的调节　越来越多的研究认为，小儿和成年SLE患者具有以IFN-Ⅰ信号传导途径过度激活为特征的分子标记。IFN-I信号在包括单核细胞和树突状细胞在内的髓样细胞中很重要，并且先前的研究表明，在SLE中观察到的IFN-Ⅰ表达增加可能是遗传基础。该途径中几个基因的SNP与SLE有关。Janus激酶1（kinase 1，JAK1）、酪氨酸激酶2（tyrosine kinase 2，TyK2）和各种STAT蛋白（包括STAT4）调节通过IFN-Ⅰ受体发出的信号。重要的是，TyK2和STAT4中的SNP与SLE相关。另一个与SLE相关的基因Ikaros家族锌指蛋白1（Ikaros family zinc finger protein 1，*IKZF1*）调节STAT4的转录，并且*IKZF1*的多态性也与LN有关。

2. JAK–STAT信号途径　STAT4的激活不仅发生在淋巴细胞中，而且还发生在活化的单核细胞和树突状细胞中。患有自身免疫性疾病患者的肾脏单核细胞也表达高水平的STAT4。尽管已证明JAK–STAT途径可介导肾纤维化的进展，但TyK2、STAT4和IKZF1在肾内固有细胞中的作用目前未知。有趣的是，与不携带这些SNP的患者相比，SLE患者携带STAT4的SNP者更容易早期发病，具有高水平的抗dsDNA抗体，并容易发展为严重的LN。在小鼠模型中，与STAT4充足的小鼠相比，小鼠的STAT4缺乏加重了LN。鉴于多种细胞类型都表达STAT4，因此阐明该基因中的哪个SNP引起的细胞和分子变化促进了狼疮肾炎的发展是一个巨大挑战。

3. 白介素激活IFN受体　IL-12和IL-23可以激活IFNα/β受体（IFNα/βR），从而导致IFN-Ⅰ的产生增加。因此，许多受IFN-Ⅰ调节的基因被激活，构成与SLE相关的最显著的RNA信号。一些受IFN-Ⅰ调控的基因（如*IRF5*、*IRF7*、*ILT3*和*IFIH1*）是与SLE相关的基因，而某些反过来又可以调节IFN-Ⅰ和其他基因的表达。值得注意的是，与SLE相关的*IRF5*等位基因与高血清IFN-Ⅰ活性和抗dsDNA抗体的产生有关。同样，与ILT3疾病相关的等位基因与IFN-Ⅰ和TNF升高相关。这些疾病等位基因驱动的IFN-Ⅰ产量增加会启动一个正反馈回路，从而迅速增加IFN-Ⅰ产量。有研究观察到该轴上的关键分子如IRF5的遗传消融或药理阻断可抑制小鼠的SLE，从而进一步强调了该轴的致病性。此外，IRF5中的SNP与患者的LN有关。新出现的证据表明，IFN-Ⅰ途径内多个基因的遗传畸变可能会增加疾病的易感性，IRF5、IKZF1和STAT4之间的遗传相互作用就是例证。

4. 免疫球蛋白的Fc受体　IgG的Fc受体（FcR）代表了另一类受体，它们对髓样细胞的活性具有重要作用。影响该家族多个成员的SNP和CNV，包括FCGR2A，FCGR3A和FCGR3B，已经被证明与SLE和LN相关。有趣的是，与LN相关的FcR中的某些SNP和CNV的特征是髓样细胞表面上

FcR 表达降低。这一观察结果提出了这样的假说：FcR 介导的免疫复合物清除过程减少可能导致 LN。即使存在抗 DNA 抗体，完全敲除 FcR 仍可以阻止 LN 的发展。这些数据表明髓样细胞是通过 FcR 表达来影响 LN 发病的主要细胞类型。

FcR 不仅激活髓样细胞，而且使这些细胞能够吞噬免疫复合物。SLE 中存在的免疫复合物可能带有核抗原，如 RNA 和 DNA，从而使被吞噬的免疫复合物激活核内体 TLRs（包括 TLR7，TLR8 和 TLR9）。这些 TLRs 的激活募集 MyD88 和一系列其他分子，包括 IRAK4、IRAK1 和 TRAF6，它们共同启动各种转录程序，包括由 NF-κB、IRF5 和 IRF7 驱动的程序。这些转录过程在增加促炎细胞因子（包括 IFN-Ⅰ）产生中起到重要作用。这些分子中的几种，包括 *TLR7*、*TLR9*、*IRAK1*、*IRF5* 和 *IRF7* 被认为是可导致 SLE 的基因，其中 *TLR9* 和 *IRF5* 与患者的 LN 发病直接相关。此外，基因敲除或药理学阻断的小鼠模型已经确定了 *TLR7*、*IRAK1* 和 *IRF5* 在 SLE 中的致病作用。而通过基因复制增强 TLR7 的表达增加了小鼠 SLE 和 LN 的易感性。因此，多种证据支持了该分子轴在 SLE 和 LN 发病机制中的重要性。

5. NF-κB 激活的调节　SLE 和 LN 均涉及 NF-κB 的激活。TNFAIP3（也称为 A20）和 TNIP3（也称为 ABIN3）可以独立或协同对 NF-κB 进行负调节。TNIP3 可以与 TNFAIP3 结合以促进对 NF-κB 的抑制。UBE2L3 是 E2 泛素调节 NF-κB 活化水平和细胞增殖的结合酶，在人类患者中，TNFAIP3、TNIP3 和 UBE3L3 中的 SNPs 与 SLE 相关。对这种途径的多重干扰是否会增加对 NF-κB 激活的影响尚待探索。小鼠研究提供了进一步的证据来支持该途径在 SLE 进展中的重要性。B 细胞中 TNFAIP3 的表达减少会增加自身抗体和生发中心 B 型细胞的产生及促进肾脏疾病的发展。TNFAIP3 和 TNIP3 提示与人类患者的狼疮肾炎有关。

整合素 αM 型（integrin subunit alpha M，ITGαM，也称为 CD11B 或 MAC-1）是具有多种配体的髓样特异性黏附分子，包括 ICAM1、ICAM2、C3bi 和 FGA。116-118 ITGαM 在正常生理条件下表现出多种功能，包括介导髓样细胞活化（导致产生 NF-κB，IL-6 和 TNF）、吞噬作用、吸收免疫复合物并促进髓样细胞、淋巴细胞、血小板和内皮细胞之间的相互作用。*ITGαM Arg77His* 等位基因降低了对 ICAM1 的结合效率，因此对细胞黏附有潜在的影响。*Arg77His* 等位基因与 SLE 的严重疾病表现（包括狼疮肾炎）及血液学和神经学表型相关。

四、肾内组织损伤

1. 肾脏中 T 细胞和 B 细胞的活化　与 SLE 相关的基因可直接或间接导致 LN 的发病。已知参与适应性免疫系统的细胞（B 细胞和 T 细胞）会浸润肾脏。适应性免疫系统中上述所有基因都可通过全身或肾脏激活 T 细胞和 B 细胞来影响 LN。

2. 肾内髓样细胞的激活　LN 患者肾脏内大量存在固有免疫系统的细胞，如巨噬细胞和中性粒细胞。在描述固有免疫系统的部分概述了所有已知的会影响固有免疫信号的基因，它们可能通过激活肾内髓样细胞来影响 LN 的进展。此外，其中某些基因，尤其是 *ITGαM* 和 FcR 可能通过沉积在肾小球中的免疫复合物上的同源结合位点影响髓样细胞向肾小球基质的募集程度。ITGαM 和（或）FcR 的多态性变体，导致与补体成分的结合增加（如 C3b）或 IgG 的 Fc 片段可能会增强骨髓细胞的募集和激活，然而目前缺乏支持该假说的生化证据。但有证据支持 SLE 患者中 FcR 水平降低和 FcR 与

IgG 的结合能力降低。

3. 肾小球清除免疫复合物 有证据表明,与 SLE 相关的遗传多态性可能调节免疫复合物从肾小球组织中的清除。FCGR2A（Arg131）和 FCGR3A（Phe158）中与 SLE 相关的 SNP 可能会削弱对 IgG 结合的亲和力。同样,FCGR3B 中的 CNV 可能会降低该受体在细胞表面的表达水平。这 2 种作用均可通过浸润的髓样细胞和常驻系膜细胞来降低肾小球基质对免疫复合物的摄取和清除,而已知浸润的髓样细胞和常驻系膜细胞在干扰素 -γ 刺激后会上调相同的 FcR。在狼疮肾炎的发病机制中,FcR 表达对浸润的髓样细胞的影响比对常驻系膜细胞影响似乎更为重要。

4. 核原料的肾小球沉积 强有力的实验证据支持以下观点：肾小球基质中表达的核抗原可以与抗核抗体相互作用。因此,调节 DNA 转换（如 DNASE1 和 TREX1）、自噬和补体水平的基因可能调节沉积在肾小球基质上的核物质的数量,以及随后的免疫复合物沉积和白细胞募集过程。

5. 常驻肾细胞的遗传调控 与 SLE 相关的遗传多态性可能会调节常驻肾细胞（包括肾小球系膜细胞、足细胞、肾小球内皮细胞和肾小管上皮细胞）内的特定疾病相关途径。此类别中的潜在 SLE 基因包括 *ACE*,细胞外基质分子（*COL25A1* 和 *LAMC2*）,可激活 IFN-Ⅰ、TLR 和 NF-κB 信号通路的基因。遭受肾炎损害的肾脏表达多种 TLRs；培养基中生长的肾细胞,如肾小球膜细胞、足细胞、肾小球内皮细胞和肾小管上皮细胞可表达多种 TLRs,并对同种 TLR 配体有反应。

影响免疫信号的 *SLE* 基因可能以 2 种方式引起疾病：①影响白细胞的浸润；②影响肾细胞的内在特性。另有一种可能性是,某些 SLE 基因可能会在全身和肾脏内部产生不同的作用,如 *CD80*。CD80 通常在免疫系统中介导白细胞串扰,但在足细胞内具有截然不同的功能。特别是刺激 TLR3 和 TLR4 以 NF-κB 依赖的方式来导致足细胞中 CD80 的表达上调,从而破坏肾小球滤过屏障而致产生蛋白尿。可以通过选择性生物疗法来治疗以这种以分子特征为特点的肾病,尽管其潜在机制尚待进一步探索。

6. 狼疮肾炎新的候选基因 除了上面讨论的基因外,其他分子可能尚未在 GWAS 中发现,但在 LN 发病中起重要作用,如 CAMK4。在患有 SLE 的小鼠中,CAMK4 的抑制与 T 细胞中 IL-2 的产生减少、细胞增殖减少及 PDGF 刺激的系膜细胞中 IL-6 的产生减少相关。在 SLE 易感型小鼠（MRL/lpr 品系）进行 *CAMK4* 敲除,可导致肾小球肾炎减少,同时 T 细胞和巨噬细胞产生的细胞因子减少。其他鼠类研究在这方面也提供了有益的信息。

五、凋亡碎片的可及性

导致 SLE 致病的最后一类基因,可影响主要由凋亡细胞和免疫复合物产生的循环或局部染色质的水平,这些基因包括 *DNASE1*、*TREX1*、*FcR*、*ITGαM*、*C1Q*（和相关的补体成分）和 *ATG5*。尽管其中许多基因的缺陷与 SLE 有关,但尚不清楚导致疾病病理的潜在机制。如 ATG5 可能在足细胞生物学中起关键作用,因为 *ATG5* 基因功能受损可诱发多种肾病。小鼠模型中足细胞上 ATG5 的特异性缺失导致了泛素化和氧化性蛋白的累积、内质网应激和蛋白尿,表明自噬是维持足细胞功能和预防肾小球损伤的重要平衡机制。

1. 核自身抗原暴露 既往的研究已经表明核抗原是 SLE 的靶目标,其特征为对 DNA、组蛋白和核糖核蛋白具有强烈的血清学反应。这些核抗原通常不被暴露于免疫系统,因为它们被隔离在细胞和核膜中。因此，许多研究旨在揭示核自身抗原被暴露并驱动 SLE 相关自身免疫反应的过程。尽管几种已知途径可导致细胞死亡（有更多发现被发现），但凋亡仍然是细胞死亡的主要机制。凋亡细胞的快速清除阻止了免疫原性或引发炎症反应的能力。实验证据表明，这种清除机制失败可能会导致凋亡碎片的积累，这是 SLE 中自身免疫反应的重要因素。

2. 清除凋亡细胞 多种配体、受体、调理素和其他分子类别与凋亡细胞和其他与细胞死亡过程相关的碎片清除有关。小鼠的基因敲除和药理研究揭示了影响自身抗原清除的基因如何促进自身抗体的产生并触发 SLE 的过程。然而，迄今为止，这些基因中很少与人类患者有关。鼠类模型中的一些示例包括 Tyro-3、Axl 和 Mertk（也称为 Tam）的缺失（这些受体对于与凋亡细胞结合及随后的吞噬很重要），导致产生自身抗体、关节炎、皮疹和肾小球免疫复合物沉积。T 细胞 IgG4（TIM-4）可以与凋亡细胞表面暴露的磷脂酰丝氨酸残基结合，缺乏 TIM-4 的小鼠表现出抗 dsDNA 抗体滴度增高和 B 细胞和 T 细胞活化增强。其他调节凋亡细胞清除的蛋白质包括 MFGE8，MBL2，APCS 和 CRP。

3. NETosis NETosis 是细胞死亡的一种特殊形式，主要发生在中性粒细胞释放中性粒细胞胞外陷阱（NETs）期间。NETs 是由包含 DNA 和组蛋白及细胞质颗粒和其他关键介质如 HMGB1 等物质组成的筛孔。NETs 越来越被公认是核抗原和其他炎性刺激物的主要来源，有助于驱动 SLE 的自身免疫。与健康对照组相比，SLE 患者中的 NETs 形成更容易，但 NETs 清除受到影响，这可能是由于存在抗 DNASE1 或抗 NET 抗体引起的。NETs 可以刺激树突状细胞分泌 IFN-I，也可对组织造成直接损害。DNASE1 对于 NETs 的降解至关重要。缺乏 DNASE1 的小鼠发展为 SLE 样综合征，许多 SLE 患者的 DNASE1 活性降低。此外，DNASE1 的基因突变与人群 SLE 发病相关。目前尚未明确与 SLE 和（或）LN 易感性相关的基因是否对 NETosis 有影响。

4. 调理作用 血清蛋白对凋亡细胞的调理作用在细胞清除中起关键作用。调理素 C1Q 还参与 NETs 的清除，并且与 SLE 密切相关。C1q 缺陷型小鼠会产生抗核抗体，几乎所有 C1Q 缺陷型患者都发展为 SLE。此外，SLE 患者中经常发现抗 C1Q 抗体，它可以诱导出 C1Q 缺乏的功能状态并阻碍凋亡细胞的清除。尽管 C1Q 与 SLE 之间的联系已归因于垂死细胞的清除，一些研究发现补体蛋白参与了 SLE 发病的其他机制，包括影响淋巴细胞的调节和 IFN-I 的表达。

六、结论

SLE 和 LN 的遗传研究已经强调 50 多种参与了疾病发病机制的潜在候选基因，其中许多可以归入 4 个关键分子途径之一。尽管在未来几年中可能会发现更多的基因，这些疾病基因所牵涉的分子途径可能对人们理解狼疮肾炎的发病机制起到重要作用。本文讨论的不同分子途径的激活会导致 SLE 和狼疮肾炎的不同临床表现。了解每位患者的疾病分子基础将有助于医师相应地调整治疗方案，针对靶向疾病信号基因编码的特定信号分子或共刺激途径的治疗药物可能会使具有导致 B 细胞或 T 细胞活化的基因多态性的患者受益。

目前，该领域尚未达到可以根据患者的基因型来定制治疗方法的水平。首先，与 SLE 和（或）LN 发病相关的基因范围仍在不断发展，而每个相关基因中负责疾病的特定遗传畸变近期才被阐明；其次，欲根据患者可能携带的分子疾病途径对其进行快速分类，需要更好的生物标志物；再次，需要针对各自致病途径的更好的治疗药物；最后，需要进行临床试验以评估针对性疗法是否确实降低了 SLE 和（或）LN 患者的长期发病率和病死率。未来 10 年将见证这些可能性的发生。

（徐 钢 董 蕾）

参 考 文 献

[1] Schwartz N, Goilav B, Putterman C. The pathogenesis, diagnosis and treatment of lupus nephritis. Current Opinion in Rheumatology, 2014, 26(5): 502-509.

[2] Reddy V, Jayne D, Close D, et al. B-cell depletion in SLE: clinical and trial experience with rituximab and ocrelizumab and implications for study design. Arthritis Research & Therapy, 2013, 15(Suppl 1): 2-7.

[3] Okamoto A, Fujio K, Tsuno NH, et al. Kidney-infiltrating CD4+ T-cell clones promote nephritis in lupus-prone mice. Kidney International, 2012, 82(9): 969-979.

[4] Zhang Z, Kyttaris VC, Tsokos GC. The role of IL-23/IL-17 axis in lupus nephritis. Journal of Immunology, 2009, 183(5): 3160-3169.

[5] Aringer M, Gunther C, Lee-Kirsch MA. Innate immune processes in lupus erythematosus. Clinical Immunology, 2013, 147(3): 216-222.

[6] Lech M, Anders HJ. The pathogenesis of lupus nephritis. JASN, 2013, 24(9): 1357-1366.

[7] Guerra SG, Vyse TJ, Cunninghame Graham DS. The genetics of lupus: a functional perspective. Arthritis Research & Therapy, 2012, 14(3): 211-217.

[8] Crispin JC, Hedrich CM, Tsokos GC. Gene-function studies in systemic lupus erythematosus. Nature reviews Rheumatology, 2013, 9(8): 476-484.

[9] Deng Y, Tsao BP. Genetic susceptibility to systemic lupus erythematosus in the genomic era. Nature reviews Rheumatology, 2010, 6(12): 683-692.

[10] Guo Y, Orme J, Mohan C. A genopedia of lupus genes - lessons from gene knockouts. Current Rheumatology Reviews, 2013, 9(2): 90-99.

[11] Mohan C, Putterman C. Genetics and pathogenesis of systemic lupus erythematosus and lupus nephritis. Nature reviews Nephrology, 2015, 11(6): 329-441.

[12] Avalos AM, Meyer Wentrup F, Ploegh HL. B-cell receptor signaling in lymphoid malignancies and autoimmunity. Advances in Immunology, 2014, 123(34): 1-49.

[13] Castillejo Lopez C, Delgado Vega AM, Wojcik J, et al. Genetic and physical interaction of the B-cell systemic lupus erythematosus-associated genes BANK1 and BLK. Annals of The Rheumatic Diseases, 2012, 71(1): 136-142.

[14] Coughlin JJ, Stang SL, Dower NA, et al. RasGRP1 and RasGRP3 regulate B cell proliferation by facilitating B cell receptor-Ras signaling. Journal of Immunology, 2005, 175(11): 7179-7184.

[15] Roberts DM, Anderson AL, Hidaka M, et al. A vascular gene trap screen defines RasGRP3 as an angiogenesis-regulated gene required for the endothelial response to phorbol esters. Molecular and Cellular Biology, 2004, 24(24): 10515-10528.

[16] Oleksyn D, Pulvino M, Zhao J, et al. Protein kinase Cbeta is required for lupus development in Sle mice. Arthritis and Rheumatism, 2013, 65(4): 1022-1031.

[17] Hua Z, Gross AJ, Lamagna C, et al. Requirement for MyD88 signaling in B cells and dendritic cells for germinal center anti-nuclear antibody production in Lyn-deficient mice. Journal of Immunology, 2014, 192(3): 875-885.

[18] Yu CC, Yen TS, Lowell CA, et al. Lupus-like kidney disease in mice deficient in the Src family tyrosine kinases Lyn and Fyn. Current Biology: CB, 2001, 11(1): 34-38.

[19] Yu CC, Mamchak AA, DeFranco AL. Signaling mutations and autoimmunity. Current Directions in Autoimmunity, 2003, 6(4): 61-88.

[20] Samuelson EM, Laird RM, Maue AC, et al. Blk haploinsufficiency impairs the development, but enhances the functional responses, of MZ B cells. Immunology and Cell Biology, 2012, 90(6): 620-629.

[21] Samuelson EM, Laird RM, Papillion AM, et al. Reduced B lymphoid kinase (Blk) expression enhances proinflammatory cytokine production and induces nephrosis in C57BL/6-lpr/lpr mice. PloS One, 2014, 9(3): 92054-92059.

[22] Hata A, Sabe H, Kurosaki T, et al. Functional analysis of Csk in signal transduction through the B-cell antigen receptor.

Molecular and Cellular Biology, 1994, 14(11): 7306-7313.
[23] Manjarrez Orduno N, Marasco E, Chung SA, et al. CSK regulatory polymorphism is associated with systemic lupus erythematosus and influences B-cell signaling and activation. Nature Genetics, 2012, 44(11): 1227-1230.
[24] Dai X, James RG, Habib T, et al. A disease-associated PTPN22 variant promotes systemic autoimmunity in murine models. The Journal of Clinical Investigation, 2013, 123(5): 2024-2436.
[25] Morel L, Mohan C, Yu Y, et al. Functional dissection of systemic lupus erythematosus using congenic mouse strains. Journal of Immunology, 1997, 158(12): 6019-6028.
[26] Vaughn SE, Kottyan LC, Munroe ME, et al. Genetic susceptibility to lupus: the biological basis of genetic risk found in B cell signaling pathways. Journal of Leukocyte Biology, 2012, 92(3): 577-591.
[27] Zhang J, Zahir N, Jiang Q, et al. The autoimmune disease-associated PTPN22 variant promotes calpain-mediated Lyp/Pep degradation associated with lymphocyte and dendritic cell hyperresponsiveness. Nature Genetics, 2011, 43(9): 902-907.
[28] Ivashkiv LB. PTPN22 in autoimmunity: different cell and different way. Immunity, 2013, 39(1): 91-93.
[29] Leadbetter EA, Rifkin IR, Hohlbaum AM, et al. Chromatin-IgG complexes activate B cells by dual engagement of IgM and Toll-like receptors. Nature, 2002, 416(6881): 603-607.
[30] Mohan C, Adams S, Stanik V, et al. Nucleosome: a major immunogen for pathogenic autoantibody-inducing T cells of lupus. The Journal of Experimental Medicine, 1993, 177(5): 1367-1381.
[31] Barcellos LF, May SL, Ramsay PP, et al. High-density SNP screening of the major histocompatibility complex in systemic lupus erythematosus demonstrates strong evidence for independent susceptibility regions. PLoS Genetics, 2009, 5(10): 1000696-1000707.
[32] Graham RR, Ortmann W, Rodine P, et al. Specific combinations of HLA-DR2 and DR3 class II haplotypes contribute graded risk for disease susceptibility and autoantibodies in human SLE. EJHG, 2007, 15(8): 823-830.
[33] Fernando MM, Stevens CR, Walsh EC, et al. Defining the role of the MHC in autoimmunity: a review and pooled analysis. PLoS Genetics, 2008, 4(4): 1000024-1000033.
[34] Sharpe AH. Mechanisms of costimulation. Immunological Reviews, 2009, 229(1): 5-11.
[35] Farres MN, Al Zifzaf DS, Aly AA, et al. OX40/OX40L in systemic lupus erythematosus: association with disease activity and lupus nephritis. Annals of Saudi Medicine, 2011, 31(1): 29-34.
[36] Shah K, Lee WW, Lee SH, et al. Dysregulated balance of Th17 and Th1 cells in systemic lupus erythematosus. Arthritis Research & Therapy, 2010, 12(2): 53-59.
[37] Yang W, Shen N, Ye DQ, et al. Genome-wide association study in Asian populations identifies variants in ETS1 and WDFY4 associated with systemic lupus erythematosus. PLoS Genetics, 2010, 6(2): 1000841-1000854.
[38] Wang D, John SA, Clements JL, et al. Ets-1 deficiency leads to altered B cell differentiation, hyperresponsiveness to TLR9 and autoimmune disease. International Immunology, 2005, 17(9): 1179-1191.
[39] Zhou Z, Li A, Wang Z, et al. Blimp-1 siRNA inhibits B cell differentiation and prevents the development of lupus in mice. Human Immunology, 2013, 74(3): 297-301.
[40] Amarilyo G, Lourenco EV, Shi FD, et al. IL-17 promotes murine lupus. Journal of Immunology, 2014, 193(2): 540-543.
[41] Schmidt T, Paust HJ, Krebs CF, et al. Function of the Th17/interleukin-17A immune response in murine lupus nephritis. Arthritis & Rheumatology, 2015, 67(2): 475-487.
[42] Tan W, Sunahori K, Zhao J, et al. Association of PPP2CA polymorphisms with systemic lupus erythematosus susceptibility in multiple ethnic groups. Arthritis and Rheumatism, 2011, 63(9): 2755-2763.
[43] Crispin JC, Apostolidis SA, Rosetti F, et al. Cutting edge: protein phosphatase 2A confers susceptibility to autoimmune disease through an IL-17-dependent mechanism. Journal of Immunology, 2012, 188(8): 3567-3571.
[44] Apostolidis SA, Rauen T, Hedrich CM, et al. Protein phosphatase 2A enables expression of interleukin 17 (IL-17) through chromatin remodeling. The Journal of Biological Chemistry, 2013, 288(37): 26775-26784.
[45] Obermoser G, Pascual V. The interferon-alpha signature of systemic lupus erythematosus. Lupus, 2010, 19(9): 1012-1019.
[46] Fairhurst AM, Xie C, Fu Y, et al. Type I interferons produced by resident renal cells may promote end-organ disease in autoantibody-mediated glomerulonephritis. Journal of Immunology, 2009, 183(10): 6831-6838.
[47] He CF, Liu YS, Cheng YL, et al. TNIP1, SLC15A4, ETS1,

RasGRP3 and IKZF1 are associated with clinical features of systemic lupus erythematosus in a Chinese Han population. Lupus, 2010, 19(10): 1181-1186.

[48] Frucht DM, Aringer M, Galon J, et al. Stat4 is expressed in activated peripheral blood monocytes, dendritic cells, and macrophages at sites of Th1-mediated inflammation. Journal of Immunology, 2000, 164(9): 4659-4664.

[49] Taylor KE, Remmers EF, Lee AT, et al. Specificity of the STAT4 genetic association for severe disease manifestations of systemic lupus erythematosus. PLoS Genetics, 2008, 4(5): 1000084-1000093.

[50] Jacob CO, Zang S, Li L, et al. Pivotal role of Stat4 and Stat6 in the pathogenesis of the lupus-like disease in the New Zealand mixed 2328 mice. Journal of Immunology, 2003, 171(3): 1564-1571.

[51] Iwakura Y, Ishigame H. The IL-23/IL-17 axis in inflammation. The Journal of Clinical Investigation, 2006, 116(5): 1218-1222.

[52] Elkon KB, Stone VV. Type I interferon and systemic lupus erythematosus. Journal of interferon & Cytokine Research, 2011, 31(11): 803-812.

[53] Niewold TB, Kelly JA, Kariuki SN, et al. IRF5 haplotypes demonstrate diverse serological associations which predict serum interferon alpha activity and explain the majority of the genetic association with systemic lupus erythematosus. Annals of the Rheumatic Diseases, 2012, 71(3): 463-468.

[54] Richez C, Yasuda K, Bonegio RG, et al. IFN regulatory factor 5 is required for disease development in the FcgammaRIIB-/-Yaa and FcgammaRIIB-/- mouse models of systemic lupus erythematosus. Journal of Immunology, 2010, 184(2): 796-806.

[55] Qin L, Lv J, Zhou X, et al. Association of IRF5 gene polymorphisms and lupus nephritis in a Chinese population. Nephrology, 2010, 15(7): 710-713.

[56] Dang J, Shan S, Li J, et al. Gene-gene interactions of IRF5, STAT4, IKZF1 and ETS1 in systemic lupus erythematosus. Tissue Aantigens, 2014, 83(6): 401-408.

[57] Karassa FB, Trikalinos TA, Ioannidis JP, et al. The Fc gamma RIIIA-F158 allele is a risk factor for the development of lupus nephritis: a meta-analysis. Kidney International, 2003, 63(4): 1475-1782.

[58] Brown EE, Edberg JC, Kimberly RP. Fc receptor genes and the systemic lupus erythematosus diathesis. Autoimmunity, 2007, 40(8): 567-581.

[59] Breunis WB, van Mirre E, Geissler J, et al. Copy number variation at the FCGR locus includes FCGR3A, FCGR2C and FCGR3B but not FCGR2A and FCGR2B. Human Mutation, 2009, 30(5): 640-650.

[60] Clynes R, Dumitru C, Ravetch JV. Uncoupling of immune complex formation and kidney damage in autoimmune glomerulonephritis. Science, 1998, 279(5353): 1052-1054.

[61] Celhar T, Magalhaes R, Fairhurst AM. TLR7 and TLR9 in SLE: when sensing self goes wrong. Immunologic Research, 2012, 53(1-3): 58-77.

[62] Shrivastav M, Niewold TB. Nucleic Acid sensors and type I interferon production in systemic lupus erythematosus. Frontiers in Immunology, 2013, 4(1): 319-322.

[63] Zhou XJ, Lv JC, Cheng WR, et al. Association of TLR9 gene polymorphisms with lupus nephritis in a Chinese Han population. Clinical and Experimental Rheumatology, 2010, 28(3): 397-400.

[64] Jacob CO, Zhu J, Armstrong DL, et al. Identification of IRAK1 as a risk gene with critical role in the pathogenesis of systemic lupus erythematosus. Proceedings of the National Academy of Sciences of the United States of America, 2009, 106(15): 6256-6261.

[65] Barrat FJ, Meeker T, Chan JH, et al. Treatment of lupus-prone mice with a dual inhibitor of TLR7 and TLR9 leads to reduction of autoantibody production and amelioration of disease symptoms. European Journal of Immunology, 2007, 37(12): 3582-3586.

[66] Verstrepen L, Carpentier I, Verhelst K, et al. ABINs: A20 binding inhibitors of NF-kappa B and apoptosis signaling. Biochemical Pharmacology, 2009, 78(2): 105-114.

[67] Zuo XB, Sheng YJ, Hu SJ, et al. Variants in TNFSF4, TNFAIP3, TNIP1, BLK, SLC15A4 and UBE2L3 interact to confer risk of systemic lupus erythematosus in Chinese population. Rheumatology International, 2014, 34(4): 459-464.

[68] Caster DJ, Korte EA, Nanda SK, et al. ABIN1 dysfunction as a genetic basis for lupus nephritis. JASN, 2013, 24(11): 1743-1754.

[69] Zhou Y, Wu J, Kucik DF, et al. Multiple lupus-associated ITGAM variants alter Mac-1 functions on neutrophils. Arthritis and Rheumatism, 2013, 65(11): 2907-2916.

[70] Fagerholm SC, MacPherson M, James MJ, et al. The CD11b-integrin (ITGAM) and systemic lupus erythematosus. Lupus, 2013, 22(7): 657-663.

[71] Kim Howard X, Maiti AK, Anaya JM, et al. ITGAM coding variant (rs1143679) influences the risk of renal disease, discoid rash and immunological manifestations in patients with systemic lupus erythematosus with European ancestry. Annals of The Rheumatic Diseases, 2010, 69(7): 1329-1332.

[72] Rekvig OP, Van der Vlag J. The pathogenesis and diagnosis of systemic lupus erythematosus: still not resolved. Seminars in immunopathology, 2014, 36(3): 301-311.

[73] Fanciulli M, Norsworthy PJ, Petretto E, et al. FCGR3B copy number variation is associated with susceptibility to systemic, but not organ-specific, autoimmunity. Nature Genetics, 2007, 39(6): 721-723.

[74] Bergtold A, Gavhane A, D'Agati V, et al. FcR-bearing myeloid cells are responsible for triggering murine lupus nephritis. Journal of Immunology, 2006, 177(10): 7287-7295.

[75] Seredkina N, Van Der Vlag J, Berden J, et al. Lupus nephritis: enigmas, conflicting models and an emerging concept. Molecular Medicine, 2013, 19(4): 161-169.

[76] Papadimitraki ED, Tzardi M, Bertsias G, et al. Glomerular expression of toll-like receptor-9 in lupus nephritis but not in normal kidneys: implications for the amplification of the inflammatory response. Lupus, 2009, 18(9): 831-835.

[77] Shimada M, Ishimoto T, Lee PY, et al. Toll-like receptor 3 ligands induce CD80 expression in human podocytes via an NF-kappaB-dependent pathway. Nephrology, Dialysis, Transplantation, 2012, 27(1): 81-89.

[78] Reiser J, von Gersdorff G, Loos M, et al. Induction of B7-1 in podocytes is associated with nephrotic syndrome. The Journal of Clinical Investigation, 2004, 113(10): 1390-1397.

[79] Greka A, Weins A, Mundel P. Abatacept in B7-1-positive proteinuric kidney disease. The New England Journal of Medicine, 2014, 370(13): 1263-1266.

[80] Ichinose K, Rauen T, Juang YT, et al. Cutting edge: Calcium/Calmodulin-dependent protein kinase type IV is essential for mesangial cell proliferation and lupus nephritis. Journal of Immunology, 2011, 187(11): 5500-5504.

[81] Hartleben B, Godel M, Meyer Schwesinger C, et al. Autophagy influences glomerular disease susceptibility and maintains podocyte homeostasis in aging mice. The Journal of Clinical Investigation, 2010, 120(4): 1084-1096.

[82] Yaniv G, Twig G, Shor DB, et al. A volcanic explosion of autoantibodies in systemic lupus erythematosus: a diversity of 180 different antibodies found in SLE patients. Autoimmunity Reviews, 2015, 14(1): 75-79.

[83] Shao WH, Cohen PL. Disturbances of apoptotic cell clearance in systemic lupus erythematosus. Arthritis Research & Therapy, 2011, 13(1): 202-210.

[84] Cohen PL, Caricchio R, Abraham V, et al. Delayed apoptotic cell clearance and lupus-like autoimmunity in mice lacking the c-mer membrane tyrosine kinase. The Journal of Experimental Medicine, 2002, 196(1): 135-140.

[85] Rodriguez Manzanet R, Sanjuan MA, Wu HY, et al. T and B cell hyperactivity and autoimmunity associated with niche-specific defects in apoptotic body clearance in TIM-4-deficient mice. Proceedings of the National Academy of Sciences of the United States of America, 2010, 107(19): 8706-8711.

[86] Knight JS, Kaplan MJ. Lupus neutrophils: 'NET' gain in understanding lupus pathogenesis. Current Opinion in Rheumatology, 2012, 24(5): 441-450.

[87] Cunninghame Graham DS, Akil M, Vyse TJ. Association of polymorphisms across the tyrosine kinase gene, TYK2 in UK SLE families. Rheumatology, 2007, 46(6): 927-930.

[88] Leffler J, Bengtsson AA, Blom AM. The complement system in systemic lupus erythematosus: an update. Annals of The Rheumatic Diseases, 2014, 73(9): 1601-1606.

第八章 补体在肾脏疾病中的作用研究进展

补体系统是由血清和其他体液中补体的固有成分、可溶性和膜性补体调节蛋白，以及补体受体等 50 余种糖蛋白组成的多级级联反应系统。补体系统是人类天然免疫系统的重要组成成分，主要通过 3 条途径（经典途径、凝集素途径和旁路途径）活化从而介导炎症反应，并在防御微生物、清除免疫复合物、清除凋亡及坏死细胞等方面起重要作用。同时，为了防止补体系统的过度活化，补体系统中还包括众多的调节蛋白如补体 H 因子等，能够对其活化进行精细的调控。补体过度活化将导致机体自身损伤，继而引发相关疾病。因此，补体在免疫相关疾病的发病中扮演的是一把"双刃剑"角色（图 3-8-1）。

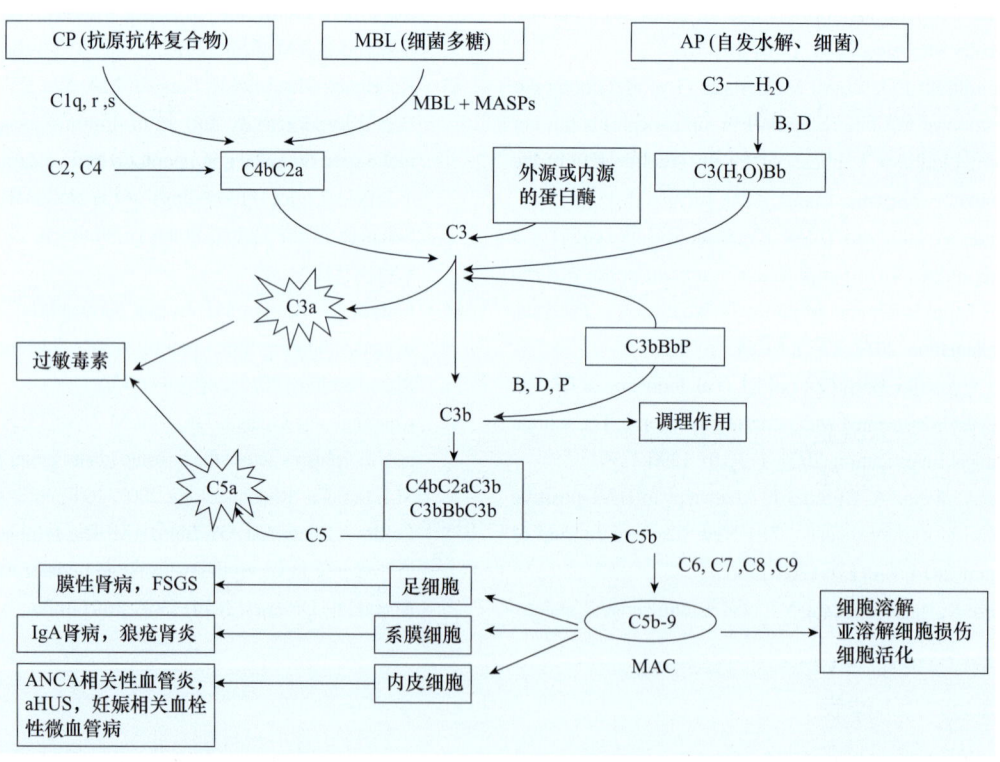

图 3-8-1 补体激活途径及其在肾脏病中可能的作用 CP. 经典途径；MBL. 甘露糖结合凝集素；AP. 旁路途径；MASPs 甘露糖结合凝集素相关丝氨酸蛋白酶；MAC. 膜攻击复合物；FSGS. 局灶节段性肾小球硬化症；aHUS. 非典型溶血尿毒综合征

肾脏是容易受到补体攻击的脏器，具体机制尚不清楚，可能因其具有特殊的解剖结构和功能。肾小球基底膜没有膜结合补体调节蛋白的表达，肾小球内皮细胞的膜结合补体调节蛋白 CD55 和 CD59 表达较少，肾小球内皮细胞及基底膜表面覆盖的糖萼损伤也可增加补体激活造成肾脏损伤的易感性。肾脏具有滤过功能，可导致局部补体浓度较高，而局部 pH 值变化也可影响补体活化。

补体相关肾脏病主要包括非典型溶血尿毒综合征（atypical haemolytic uraemic syndrome，aHUS）和 C3 肾小球病（C3 glomerulopathy，C3G）。近年来的研究也发现许多常见的肾脏疾病如 ANCA 相关性血管炎、IgA 肾病、狼疮肾炎、妊娠相关血栓性微血管病、膜性肾病、局灶性节段性肾小球硬化症（FSGS）等也与补体系统活化密切相关，为广义的补体相关肾脏病范畴。尽管补体系统在补体相关肾脏病中的具体机制尚不十分明确，但多种阻断补体激活的靶向治疗已取得了一定的有效性及安全性数据。

本文将从补体系统在经典补体相关肾脏病及其他肾脏疾病发病机制中的作用、补体系统相关生物标志物和阻断补体异常激活的靶向治疗三方面来阐述目前对补体在肾脏疾病中的作用研究进展的认识。

一、补体在经典补体相关肾脏病及其他肾脏疾病发病机制中的作用

（一）非典型溶血尿毒综合征

aHUS 是一种罕见病，也是临床危重症之一，发病率为（0.23～0.42）/1 000 000 主要临床表现为微血管病性溶血、血小板减少和急性肾损伤，起病 2 年之内大部分患者会发展为终末期肾病（ESRD）。目前认为其主要发病机制是由于补体旁路途径过度激活造成的内皮细胞损伤。造成旁路途径过度激活的主要原因为补体调节蛋白和补体固有成分的遗传性或获得性异常，包括补体 H 因子、I 因子和膜辅因子蛋白（membrane cofactor protein，MCP，即 CD46）、C3、B 因子突变或存在自身抗体等。

1998 年，aHUS 中的补体 H 因子基因突变被首次报道，它是 aHUS 中最常见的基因突变类型，占所有突变类型的 20%～30%。到目前为止，已报道了超过 100 种以上的 H 因子的基因突变位点，其中 75% 为杂合性突变。在合并 H 因子基因突变的 aHUS 患者中，仅有约 30% 的患者出现 H 因子血浆浓度的下降，但 30%～50% 的患者会出现血浆 C3 浓度的降低。补体 H 因子基因突变主要出现于编码 C 端短小重复序列（short consensus repeat，SCR）19-20 功能区，其突变可影响补体 H 因子与细胞表面结合的能力，导致补体旁路途径在内皮细胞表面的过度活化。

除 H 因子基因缺陷外，既往研究发现，4%～25% aHUS 患者中体内存在抗补体 H 因子的自身抗体。抗补体 H 因子抗体相关 HUS 患者多存在补体 H 因子相关蛋白 1/3 基因的纯合缺失。北京大学第一医院的研究发现，中国汉族抗补体 H 因子抗体相关 HUS 患者中，64% 的患者存在补体 H 因子相关蛋白 1/3 基因缺失。经过血浆治疗和（或）免疫抑制疗法，多数患者可达到临床缓解。抗补体 H 因子抗体主要识别补体 H 因子的 SCRs19-20，可以抑制补体 H 因子结合内皮细胞及对红细胞的保护能力，但对补体 H 因子作为 CFI 的辅因子功能无明显影响。

（二）C3 肾小球病

C3G 是一种罕见的肾脏疾病，发病率约为 1/1 000 000。其最新的诊断标准为在肾活检病理标本上，免疫荧光检查以补体 C3 沉积为主（C3c 免疫荧光强度较其他免疫球蛋白荧光强度至少高 ++），同时结合光学显微镜、电子显微镜和临床表现排除急性链球菌感染后肾小球肾炎及其他病因明确的肾小球病。根据其电子显微镜下电子致密物沉积的特点，C3G 主要分为致密物沉积病（dense deposit disease，DDD）和 C3 肾小球肾炎（C3 glomerulonephritis，C3GN）两个亚型。C3G 预后差，约 60% 的患儿及 30%～50% 的成年患者 10 年内进入终末期肾病。

目前认为 C3G 的发病机制与补体旁路途径的异常激活相关。其病因主要包括遗传性补体基因

缺陷及存在获得性自身抗体，如编码补体调节蛋白补体H因子、补体I因子、补体H因子相关蛋白5补体固有成分C3和B因子的突变及存在C3肾炎因子（C3 nephritic factor，C3Nef）、C4肾炎因子（C4Nef）、C5肾炎因子（C5Nef）、抗B因子抗体、抗C3b抗体和抗补体H因子抗体等。C3Nef是C3G患者体内最常见的一组异质性的IgG或IgM型自身抗体，见于70%~80%的DDD患者和40%~50%的C3GN患者体内。C3Nef可以结合循环中及细胞膜表面的补体旁路途径C3转化酶，稳定或增强该转化酶活性，延长其半衰期。此外，其还可以拮抗补体H因子、补体受体1（complement receptor 1，CR1）或衰变加速因子（decay accelerating factor，DAF，又称CD55）的补体调节作用，导致补体旁路的活化失控及血清补体C3的下降。值得注意的是，单克隆丙种球蛋白也可能作为自身抗体在C3G发病机制中发挥一定的作用。有研究发现，C3G患者血清中存在单克隆抗H因子抗体，可通过抑制补体H因子和C3b结合，间接加强了C3转化酶的活性而致病。

除补体系统外，近年来有学者发现部分C3G患者携带凝血途径基因vWF剪切酶（*ADAMTS13*）、血栓调节蛋白（thrombomodulin，*THBD*）和纤溶酶原（plasminogen，*PLG*）及内皮系统相关基因*DGKε*等的罕见突变，提示可能还有其他遗传因素参与了此病的发生。北京大学第一医院的研究发现，约50%的患者存在补体基因突变和（或）自身抗体。

（三）ANCA相关性血管炎

ANCA相关性血管炎是一组以小血管壁的炎症和纤维素样坏死为病理特征的系统性疾病，其进展迅速，预后凶险，肾脏是最常受累的器官之一。ANCA相关性血管炎患者肾脏病理特征为"寡免疫沉积"，但近年来越来越多的研究证据支持ANCA相关性血管炎患者中存在补体系统的活化。

Xing等研究发现，33%的ANCA阳性寡免疫沉积型新月体肾炎患者肾脏病理上可检测到补体C3c的沉积，且伴有C3c沉积的ANCA相关性血管炎患者肾脏损害更为严重。ANCA相关性血管炎患者循环和尿中补体活化产物，如C3a、C5a、Bb在急性期显著高于缓解期，并且Bb水平与疾病活动程度相关，以上证据提示补体旁路途径的活化参与了的ANCA相关性血管炎发病。

动物实验提示，补体旁路途径的活化是ANCA相关性血管炎发病的不可或缺的重要因素，其中C5a及其受体CD88尤为关键。在MPO-ANCA诱导的小血管炎的小鼠模型中，耗竭补体C3可以阻断MPO-ANCA诱发的坏死性新月体肾炎，基因敲除补体C5或B因子的小鼠不发生ANCA相关性血管炎，提示补体旁路途径的活化参与血管炎的发病。敲除C5a受体CD88能抑制MPO-ANCA诱导的新月体肾炎的发生。欧洲血管炎研究组开展的一项应用CD88的小分子抑制剂CCX168治疗ANCA相关性血管炎的Ⅲ期临床试验结果指出，CCX168可替代糖皮质激素，诱导ANCA相关性血管炎有效地缓解，提高患者的生活质量，并可避免糖皮质激素的不良反应。

体外研究也表明，C5a是补体参与ANCA相关性血管炎发病机制的关键因子之一。研究发现，C5a可以趋化并且预激活中性粒细胞，使其进一步被ANCA活化，发生呼吸爆发及脱颗粒。在阻断C5a受体后，这种激活作用大大减弱，从而提示C5a与表达于中性粒细胞表面的C5a受体的相互作用在ANCA诱导中性粒细胞活化过程中起了重要作用。ANCA介导的中性粒细胞释放的NETs可以活化补体旁路途径；C5a预激活的ANCA刺激的中性粒细胞可以释放含有组织因子的NETs，从而进一步激活凝血系统。此外，研究发现1-磷酸鞘氨醇（sphingosine-1-phosphate，S1P）在C5a介导的中性粒细胞活化过程中起重要作用，阻断S1P可以减弱C5a诱导的ANCA介导的中性粒细胞活化。为

ANCA 相关性血管炎的治疗提供了新的干预靶点。

（四）IgA 肾病

IgA 肾病是最常见的原发性肾小球肾炎，占我国原发性肾小球疾病的 40%～60%。在 IgA 肾病患者的肾组织中，除 IgA 分子外，补体 C3 是 IgA 肾病患者肾小球系膜区最常见的伴随沉积分子，累及约 90% 的 IgA 肾病患者。另外，多个研究通过对 IgA 肾病患者循环中的含 IgA 复合物进行组成成分鉴定分析，发现补体 C3 及其裂解产物的存在。这些研究证据表明，IgA 肾病中补体系统的激活不仅发生在肾脏局部，循环中的致病性 IgA 复合物也可以激活补体系统。

多个研究证实，IgA 肾病患者肾组织中存在补体 B 因子和 P 因子，循环中 B 因子和 P 因子显著升高，证明 IgA 肾病中存在广泛的补体旁路途径活化。近期研究发现，20%～30%IgA 肾病患者肾组织中存在 MBL 沉积，证实了凝集素途径补体活化也参与了 IgA 肾病的发病。Guo 等研究发现，MBL 缺乏和 MBL 高水平的 IgA 肾病患者预后均较 MBL 中等水平的患者差，提示检测循环 MBL 可作为 IgA 肾病预测预后的生物标志物。

研究证实糖基化缺陷的致病性 IgA 分子通过其暴露的糖基，结合凝集素途径起始蛋白，进而激活补体。此外，体外研究还证实，固相的多聚 IgA 分子可直接导致补体旁路途径活化。

IgA 肾病的全基因组关联分析研究揭示了，包含补体 H 因子编码基因的 1q32 区段在多个种族人群中与 IgA 肾病的发病易感性相关。在此区域内，除编码补体 H 因子的基因（*CFH*）外，还具有 5 个 H 因子相关蛋白基因（*CFHR3*、*CFHR1*、*CFHR4*、*CFHR2* 和 *CFHR5*），可通过与 H 因子竞争，继而调控 H 因子而间接促进补体活化。对 1q32 区域的精细定位研究进一步发现，*CFHR3* 和 *CFHR1* 基因的遗传缺失（CFHR3-1Δ）是此区域的功能性遗传变异，可增强 H 因子功能，负性调控糖基化异常 IgA1 分子引起的补体激活，降低 IgA 肾病发病易感性。除 CFHR3-1Δ外，Zhai 等研究还发现 *CFHR5* 基因区域的罕见遗传变异与 IgA 肾病发病易感性相关。同时，循环 CFHR5 水平也是影响 IgA 肾病长期肾脏预后的独立危险因素。目前的研究已证实 IgA 肾病补体旁路途径活化过程中存在 H 因子及其多个相关蛋白（CFHR1、CFHR3、CFHR5）参与的复杂综合调控机制。

（五）狼疮肾炎

狼疮肾炎是我国最常见的继发性肾小球肾炎。补体系统在狼疮肾炎的发病机制中具有"双刃剑"的作用。一方面，补体经典途径早期成分的基因缺失是 SLE 的易感因素；另一方面，免疫复合物激活补体系统促进组织损伤也是 SLE 的一个基本特征。尽管目前补体系统在狼疮肾炎发病机制中的作用尚未完全阐明，但已明确在狼疮肾炎中，补体的 3 条途径是被全面激活的。SLE/狼疮肾炎患者血浆中存在大量的免疫复合物可以激活补体的经典途径，导致早期成分 C1q、C4 及 C2 等消耗性的降低。同时，患者体内存在的凋亡及坏死物质，可以被 MBL 或者 ficolins 识别，从而激活补体凝集素途径。近年有研究提示，补体旁路途径的活化也参与了狼疮肾炎的发病，且更准确地反映疾病活动度。

抗 C1q 抗体是狼疮肾炎中的致病性抗体之一。C1q 是补体经典途径的起始分子，可特异性地结合并清除凋亡细胞，在维持免疫耐受中发挥着极其重要的作用。多项研究表明，抗 C1q 抗体在狼疮肾炎患者中的阳性率可高达 50.0%～97.2%，可作为诊断狼疮肾炎及评估肾脏疾病活动度的指标。

既往研究报道 SLE 患者中抗 C1q 抗体主要的识别位点存在于 C1q 胶原区，Vanhecke 等发现部分 SLE 患者可以识别 C1q A 链胶原区上一个新的线性表位，即 A08 肽段。一项大样本的狼疮肾炎队列研究发现，抗C1qA08抗体诊断活动性狼疮肾炎的敏感性和特异性均高于抗C1q抗体及抗C1q胶原区抗体，可分别达73.5%和90.8%，且在疾病缓解后转阴，与疾病活动度、疾病复发和肾脏不良预后的相关性更高。在体外实验方面，研究发现抗C1q抗体可以抑制巨噬细胞对C1q调理的早期凋亡细胞的吞噬、C3c在免疫复合物-C1q复合体上的沉积，以及红细胞与C1q调理的免疫复合物的结合等，支持了其具有致病性的观点。

既往多项研究证实，H因子缺失可能导致人群罹患SLE的风险增高，一些H因子基因多态性与狼疮肾炎的病理表型和部分临床指标相关。作者发现，狼疮肾炎患者血浆中H因子水平显著下降，且与患者临床活动指标和肾脏病理指标存在相关性。狼疮肾炎患者的H因子存在生物学功能缺陷，包括与C3b、mCRP的结合能力及保护绵羊红细胞溶血的能力，提示H因子血浆水平下降、生物功能学异常可能参与了狼疮肾炎的发病。

狼疮肾炎患者中约有10%的患者存在抗补体H因子抗体，且该抗体阳性的患者临床表现更轻。体外功能学试验证明，抗H因子抗体可以增强H因子的部分生物学功能。在狼疮鼠模型中，抗H因子抗体的产生可以显著缓解小鼠肾脏疾病的进展，提示狼疮肾炎中的抗H因子抗体可能是一种保护性抗体。

（六）妊娠相关血栓性微血管病

妊娠相关血栓性微血管病是一组疾病，涉及多种疾病状态，如妊娠期血栓性血小板减少性紫癜/HUS、子痫前期、子痫、HELLP综合征及产后溶血尿毒综合征等，但其肾脏损害却有着共同的病理生理特点，即肾脏病理可表现为毛细血管内皮细胞肿胀、管腔狭窄，血栓在部分微血管管腔内形成等，而各种原因所导致的血管内皮细胞的损伤则是该病发病的核心环节。

近年来，越来越多证据表明补体系统异常活化在妊娠相关血栓性微血管病的发病机制中可能具有重要作用。Hoffma等通过检测子痫前期患者外周血、脐带血及胎盘血液中补体成分的含量，发现子痫前期患者这三部分中Bb水平均较对照组显著升高，从而证明子痫前期患者母体与胎儿体内均存在补体旁路途经的活化。我们发现子痫前期发病之后，母体循环中补体系统旁路途径活化产物Bb及终末途径C5a、sC5b-9的表达水平均著显增高。对妊娠期间母体外周循环中补体系统相关因子的表达水平进行了序贯研究，结果显示，与正常妊娠相比，妊娠晚期并发子痫前期的患者在妊娠早、中期即存在补体系统的活化。正常妊娠状态下，旁路途径抑制因子补体H因子水平明显增高，而子痫前期患者补体H因子水平增高缓慢，提示补体系统调节因子的表达及功能异常在妊娠早期就参与了子痫前期的发病过程。

既往研究发现，HELLP综合征患者体内存在与aHUS患者类似的补体基因缺陷，包括H因子、I因子及MCP的基因突变。近期研究发现，86%的妊娠相关血栓性微血管病患者存在补体旁路调节蛋白的基因异常，但补体H因子基因突变的具体位点与aHUS患者的分布并不完全一致，特别是其中*R1210C*突变位于编码H因子*SCR20*基因的外显子区，且已被证实可影响H因子与C3b等配体的结合。

产后HUS患者及正常妊娠女性血浆C4d、C3a及C5a的水平均升高，但仅在产后HUS患者血浆中Bb及sC5b-9的水平升高，提示产后HUS患者及正常妊娠女性均存在循环补体经典或凝集素途径的活化，但产后HUS患者存在更明显的旁路途径的活化。部分患者存在位于编码补体H因子SCR1、SCR7及SCR19外显子区的基因突变，而这些突变位点位于H因子与C3b、肝素及C反应蛋白结合的区域，其突变可能会通过影响 H 因子与其配体的结合而使其不能发挥生理功能。补体活化抑制剂依库珠单抗（eculizumab）能有效治疗部分难治性妊娠相关血栓性微血管病患者，进一步支持了补体在该类疾病发病中的重要地位。

除此以外，近期研究表明，补体系统在原发性 FSGS 及特发性膜性肾病的发病机制中也可能起到了一定作用。在 FSGS 中可能存在经典途径和旁路途径的活化。临床研究提示，肾组织有 IgM 和 C3 沉积的 FSGS 患者治疗反应差，肾脏预后不良。肾小球 C4d 沉积可加速 FSGS 的进展。原发性膜性肾病中补体系统的作用存在一定争议。目前认为三条补体途径可以由原发性膜性肾病不同的自身抗原、自身抗体亚型及抗补体调节蛋白抗体激活，如新生儿的 IgG1 型抗中性内肽酶抗体、成人的 IgG3κ 型抗 PLA2R 抗体可激活经典途径、糖基化缺陷的 IgG4 型抗 PLA2R 抗体可激活 MBL 途径和抗补体 H 因子抗体可能会抑制足细胞表面 H 因子的活性造成补体旁路途径的激活等。

二、补体实验室检测

1. 循环补体成分的检测　　常用的循环补体检测包括血浆 C1q、C3、C4、C3c 和 C3dg/C3d、H 因子、I 因子、B 因子、Ba 和（或）Bb、C5、sC5b-9 的水平及通过流式细胞仪检测 CD46。循环补体检测可以间接反映补体相关肾脏病患者发病的可能原因，为下一步的基因检查提供可行性基础。

2. 补体功能检测　　补体功能检测常用溶血试验、酶联免疫吸附试验（ELISA）及脂质体均相免疫溶破试验。溶血试验主要包括 CH50、AH50，用于检测总补体激活情况及旁路途径活化情况。酶联免疫吸附试验可用于检测经典途径、旁路途径及凝集素途径活化情况。脂质体均相免疫溶破试验主要用于检测总补体激活情况 C3 转化酶活性等功能学试验。补体功能检测可反映患者循环中是否存在补体缺陷，提示活化途径，临床意义较大。但遗憾的是，该试验体系受到的干扰因素较多，如绵羊红细胞的批次、酶学反应的最佳酸碱度及检测范围等，尚缺乏国际标准化的质量控制规程，实验室间的差异较大。

3. 补体抑制物检测　　补体抑制物主要指各类抗补体成分的自身抗体，如抗 C1q 抗体、C3 肾炎因子、C4 肾炎因子、抗 H 因子抗体、抗 C3b 抗体、抗 Bb 抗体等。该部分检验旨在明确患者是否存在后天获得性因素参与致病，也为临床使用免疫抑制治疗提供理论依据。

4. 补体基因检测　　补体相关肾脏病患者可能存在遗传缺陷，其中补体介导的 aHUS 中有近 50% 的患者存在基因突变，目前，国际上推荐对此类患者应进行筛查的基因至少应包括：*CFH*、*CD46*、*CFI*、*C3*、*CFB*、*THBD*、*CFHR1-5* 及 *DGKε* 等，此项检查不仅提高了该类疾病的诊断率，而且为患者预测下一代遗传易感性及选择肾移植的时机提供重要参考。

三、补体靶向治疗在肾脏病中的应用及前景

明确补体相关肾脏病的发病机制的关联性，其目的不仅是协助临床诊断，更为重要的是提供有效的治疗手段。近年来，以补体系统为靶向的生物制剂已成功应用于多种补体相关肾脏病的治疗（图 3-8-2）。

1. 单克隆抗体　　依库珠单抗（重组人源型 C5 单克隆抗体）是针对补体 C5 的单克隆抗体，可阻断补体 C5 的裂解，从而阻断补体膜攻击复合物的形成。依库珠单抗已被美国和欧盟批准用于 aHUS 的治疗，特别适用于血浆置换无效或依赖、肾移植后预防或治疗复发，以及预后较差的 aHUS 患者。

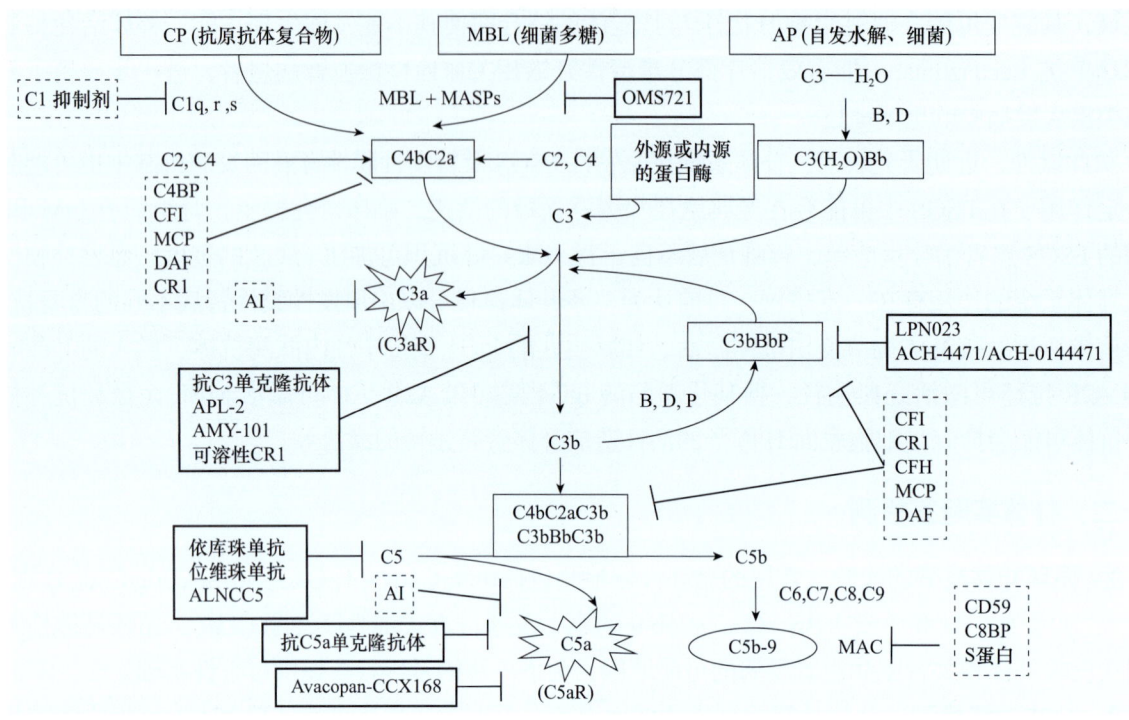

图 3-8-2 补体相关肾脏病的靶向治疗 粗边框代表靶向治疗，虚线框代表补体调节蛋白；AI. 过敏毒素灭活剂；DAF. 衰变加速因子；MCP. 膜辅蛋白；CR1. 补体受体 1；CFH. 补体 H 因子；CFI. 补体 I 因子；C8BP. C8 结合蛋白；C4BP. C4 结合蛋白；MBL. 甘露糖结合凝集素；MASPs. MBL 相关丝氨酸蛋白酶；MAC. 膜攻击复合物

抗 C5 单抗的长效制剂拉维珠单抗（ravulizumab）也已进入 aHUS 治疗的Ⅲ期临床研究。

依库珠单抗还可治疗部分 C3 肾小球病的患者，尤其是起病时间短、肾活检提示有活动性病变、肾小球和肾间质慢性病变轻、近期有血肌酐和（或）尿蛋白上升、循环补体膜攻击复合物水平升高者。近期有使用依库珠单抗治疗重症 IgA 肾病的个案报道，获得降低尿蛋白和稳定肾功能的显著疗效。

OMS721 是一种静脉或皮下给药的人源型单抗，可以阻断凝集素途径中的丝氨酸蛋白酶 MASP2，目前已进入 IgA 肾病和 aHUS 治疗的Ⅲ期临床试验，前期发现具有显著降低 IgA 肾病蛋白尿的作用，针对 C3G 也进入了Ⅱ期临床研究。

除此以外，其他抗补体蛋白的单克隆抗体也已正在开发或试验中，包括抗 B 因子、D 因子、C1S、备解素、C5aR1、C3 和 C3b 的抗体。

2. 纯化或重组蛋白 纯化自血浆的补体蛋白及补体重组蛋白也可用于补体相关疾病的治疗。重组补体受体 1（CR1）蛋白是一种针对补体 3 条激活通路的强抑制剂，已尝试用于 C3 肾小球患者的治疗，可以减少补体的消耗，表现为血浆总 C3 水平的上升及 C5b-9 水平的下降。

3. 小分子活性肽及小干扰 RNA 小分子活性肽 SC5b-9（分子量<1000）是影响其结合分子生物活性的另一类分子。目前已开发出一些以补体系统为靶向的小分子活性肽。C5a 受体小分子抑制剂 Avacopan（CCX168）可有效治疗 ANCA 相关性血管炎的患者，针对 IgA 肾病、C3G 和已进入终末期肾病的 aHUS 患者的临床Ⅱ期试验正在进行中。可以口服的小分子化合物类新药 B 因子抑制剂 LPN023 治疗 C3G 及 IgA 肾病的临床研究已进入Ⅱ期。可口服的 D 因子抑制剂 ACH-4471/ACH-

0144471也是一种小分子化合物，可以抑制补体旁路C3转化酶，用于C3G的治疗的临床研究也已进入Ⅱ期。APL-2和AMY-101是两种多肽类C3抑制剂，前者对于C3G和IgA肾病的治疗已进入Ⅱ期临床研究。Cemdisiran（ALNCC5）是一种可以抑制C5产生的小干扰RNA（siRNA）药物。在一项针对健康人群的Ⅰ期临床试验中，皮下注射该药物可以降低90%以上补体溶血能力，并维持2个月以上。针对IgA肾病治疗的临床研究已经进入Ⅱ期。

综上所述，作为"经典"的天然免疫系统的重要组成部分，补体系统早在20世纪就被人们所认识，近10年来，随着研究的深入，补体相关肾脏病发病及进展过程中补体异常激活及调控的机制正在逐步被揭示，对补体相关生物标志物的探索和针对补体系统干预的临床试验也逐渐增多，期望这些研究的积累能给补体相关肾脏病发病机制和临床诊治研究带来突破。

（赵明辉　谭　颖　于　峰）

参 考 文 献

[1] Ricklin D, Reis ES, Lambris JD. Complement in disease: a defence system turning offensive. Nature reviews Nephrology, 2016, 12(7): 383-401.

[2] 于峰，赵明辉. 补体与肾脏病，需要重新认识. 中华内科杂志，2015, 54（3）: 173-175.

[3] 谭颖，于峰. 补体与疾病：老话题，新契机. 中华检验医学杂志，2019, 40（9）: 643-646.

[4] Fremeaux-Bacchi V, Fakhouri F, Garnier A, et al. Genetics and outcome of atypical hemolytic uremic syndrome: a nationwide French series comparing children and adults. CJASN, 2013, 8(4): 554-562.

[5] Bresin E, Rurali E, Caprioli J, et al. Combined complement gene mutations in atypical hemolytic uremic syndrome influence clinical phenotype. JASN, 2013, 24(3): 475-486.

[6] Ferreira VP, Herbert AP, Cortes C, et al. The binding of factor H to a complex of physiological polyanions and C3b on cells is impaired in atypical hemolytic uremic syndrome. Journal of immunology, 2009, 182(11): 7009-7018.

[7] Dragon Durey MA, Loirat C, Cloarec S, et al. Anti-Factor H autoantibodies associated with atypical hemolytic uremic syndrome. JASN, 2005, 16(2): 555-563.

[8] Song D, Liu XR, Chen Z, et al. The clinical and laboratory features of Chinese Han anti-factor H autoantibody-associated hemolytic uremic syndrome. Pediatric nephrology, 2017, 32(5): 811-822.

[9] Guo WY, Song D, Liu XR, et al. Immunological features and functional analysis of anti-CFH autoantibodies in patients with atypical hemolytic uremic syndrome. Pediatric nephrology, 2019, 34(2): 269-281.

[10] Pickering MC, D'Agati VD, Nester CM, et al. C3 glomerulopathy: consensus report. Kidney international, 2013, 84(6): 1079-1089.

[11] Rabasco C, Cavero T, Roman E, et al. Effectiveness of mycophenolate mofetil in C3 glomerulonephritis. Kidney international, 2015, 88(5): 1153-1160.

[12] Smith RJH, Appel GB, Blom AM, et al. C3 glomerulopathy-understanding a rare complement-driven renal disease. Nature reviews Nephrology, 2019, 15(3): 129-143.

[13] Servais A, Noel LH, Roumenina LT, et al. Acquired and genetic complement abnormalities play a critical role in dense deposit disease and other C3 glomerulopathies. Kidney international, 2012, 82(4): 454-464.

[14] Li LL, Li ZY, Wang SX, et al. Monoclonal immunoglobulin mediates complement activation in monoclonal gammopathy associated-C3 glomerulonephritis. BMC nephrology, 2019, 20(1): 459.

[15] Bu F, Borsa NG, Jones MB, et al. High-Throughput Genetic Testing for Thrombotic Microangiopathies and C3 Glomerulopathies. JASN, 2016, 27(4): 1245-1253.

[16] 韩莎莎，喻小娟，王素霞，等. C3肾小球病的临床病理特征及病因分析. 中国血液净化，2019, 18（5）: 312-315.

[17] Xing GQ, Chen M, Liu G, et al. Complement activation is involved in renal damage in human antineutrophil cytoplasmic autoantibody associated pauci-immune

[18] Gou SJ, Yuan J, Wang C, et al. Alternative complement pathway activation products in urine and kidneys of patients with ANCA-associated GN. CJASN, 2013, 8(11): 1884-1891.

[19] Gou SJ, Yuan J, Chen M, et al. Circulating complement activation in patients with anti-neutrophil cytoplasmic antibody-associated vasculitis. Kidney international, 2013, 83(1): 129-137.

[20] Xiao H, Schreiber A, Heeringa P, et al. Alternative complement pathway in the pathogenesis of disease mediated by anti-neutrophil cytoplasmic autoantibodies. The American journal of pathology, 2007, 170(1): 52-64.

[21] Schreiber A, Xiao H, Jennette JC, et al. C5a receptor mediates neutrophil activation and ANCA-induced glomerulonephritis. JASN, 2009, 20(2): 289-298.

[22] Jayne DRW, Bruchfeld AN, Harper L, et al. Randomized Trial of C5a Receptor Inhibitor Avacopan in ANCA-Associated Vasculitis. JASN, 2017, 28(9): 2756-2767.

[23] Hao J, Meng LQ, Xu PC, et al. p38MAPK, ERK and PI3K signaling pathways are involved in C5a-primed neutrophils for ANCA-mediated activation. PloS One, 2012, 7(5): 38317-38326.

[24] Wang H, Wang C, Zhao MH, et al. Neutrophil extracellular traps can activate alternative complement pathways. Clinical and experimental immunology, 2015, 181(3): 518-527.

[25] Sun XJ, Chen M, Zhao MH. Sphingosine-1-phosphate (S1P) enhances glomerular endothelial cells activation mediated by anti-myeloperoxidase antibody-positive IgG. Journal of cellular and molecular medicine, 2017, 22(3): 1769-1777.

[26] Roos A, Rastaldi MP, Calvaresi N, et al. Glomerular activation of the lectin pathway of complement in IgA nephropathy is associated with more severe renal disease. JASN, 2006, 17(6): 1724-1734.

[27] Guo WY, Zhu L, Meng SJ, et al. Mannose-Binding Lectin Levels Could Predict Prognosis in IgA Nephropathy. JASN, 2017, 28(11): 3175-3181.

[28] Gharavi AG, Kiryluk K, Choi M, et al. Genome-wide association study identifies susceptibility loci for IgA nephropathy. Nat Genet, 2011, 43(4): 321-327.

[29] Goicoechea de Jorge E, Caesar JJ, Malik TH, et al. Dimerization of complement factor H-related proteins modulates complement activation in vivo. Proc Natl Acad Sci USA, 2013, 110(12): 4685-4690.

[30] Xie J, Kiryluk K, Li Y, et al. Fine mapping implicates a deletion of CFHR1 and CFHR3 in protection from IgA Nephropathy in Han Chinese. JASN, 2016, 27(10): 3187-3194.

[31] Zhu L, Zhai YL, Wang FM, et al. Variants in complement factor H and complement factor H-Related protein genes, CFHR3 and CFHR1, affect complement activation in IgA nephropathy. JASN, 2015, 26(5): 1195-1204.

[32] Zhai YL, Meng SJ, Zhu L, et al. Rare variants in the complement factor H-Related protein 5 gene contribute to genetic susceptibility to IgA nephropathy. JASN, 2016, 27(9): 2894-2905.

[33] Rosenblad T, Rebetz J, Johansson M, et al. Eculizumab treatment for rescue of renal function in IgA nephropathy. Pediatric Nephrology, 2014, 29(11): 2225-2228.

[34] Lintner KE, Wu YL, Yang Y, et al. Early components of the complement classical activation pathway in human systemic autoimmune diseases. Front Immunol, 2016, 7:36.

[35] Song D, Guo WY, Wang FM, et al. Complement alternative pathways activation in patients with lupus nephritis. The American Journal of The Medical Sciences, 2017, 353(3): 247-257.

[36] Fang QY, Yu F, Tan Y, et al. Anti-C1q antibodies and IgG subclass distribution in sera from Chinese patients with lupus nephritis. Nephrol Dial Transplant, 2009, 24(1): 172-178.

[37] Y Yin XX, G Shan, X Zhang. Diagnostic value of serum anti-C1q antibodies in patients with lupus nephritis-a meta analysis. Lupus, 2012, 21(10): 1088-1097.

[38] Vanhecke D, Roumenina LT, Wan H, et al. Identification of a major linear C1q epitope allows detection of systemic lupus erythematosus anti-C1q antibodies by a specific peptide-based enzyme-linked immunosorbent assay. Arthritis Rheum, 2012, 64(11): 3706-3714.

[39] Pang Y, Tan Y, Li Y, et al. Serum A08 C1q antibodies are associated with disease activity and prognosis in Chinese patients with lupus nephritis. Kidney International, 2016, 90(6): 1357-1367.

[40] Pang Y, Yang XW, Song Y, et al. Anti-C1q autoantibodies from active lupus nephritis patients could inhibit the clearance of apoptotic cells and complement classical pathway activation mediated by C1q in vitro. Immunobiology, 2014, 219(12): 980-989.

[41] Tan M HJ, Chu H, Wang FM, et al. Genetic variants in FH

are associated with renal histopathologic subtypes of lupus nephritis a large cohort study from China. Lupus, 2017 26(12): 1309-1317.

[42] Wang FM, Yu F, Tan Y, et al. Serum complement factor H is associated with clinical and pathological activities of patients with lupus nephritis. Rheumatology, 2012, 51(12): 2269-2277.

[43] Wang FM SD, Pang Y, Song Y, et al. The dysfunctions of complement factor H in lupus nephritis. Lupus, 2016, 25(12): 1328-1340.

[44] Li LL, Tan Y, Song D, et al. Anti-complement factor H autoantibodies may be protective in lupus nephritis. Clin Chim Acta, 2020, 508(9): 1-8.

[45] George JN, Nester CM, McIntosh JJ. Syndromes of thrombotic microangiopathy associated with pregnancy. Hematology American Society of Hematology Education Program, 2015, 12(1): 644-648.

[46] Hoffman MC, Rumer KK, Kramer A, et al. Maternal and fetal alternative complement pathway activation in early severe preeclampsia. American Journal of Reproductive Immunology, 2014, 71(1): 55-60.

[47] He Y, Xu B, Song D, et al. Expression of the complement system's activation factors in plasma of patients with early/late-onset severe pre-eclampsia. American Journal of Reproductive Immunology, 2016, 76(3): 205-211.

[48] He YD, Xu BN, Wang ML, et al. Dysregulation of complement system during pregnancy in patients with preeclampsia: A prospective study. Molecular Immunology, 2020, 122(6): 69-79.

[49] Fakhouri F, Jablonski M, Lepercq J, et al. Factor H, membrane cofactor protein, and factor I mutations in patients with hemolysis, elevated liver enzymes, and low platelet count syndrome. Blood, 2008, 112(12): 4542-4545.

[50] Fakhouri F, Roumenina L, Provot F, et al. Pregnancy-associated hemolytic uremic syndrome revisited in the era of complement gene mutations. JASN, 2010, 21(5): 859-867.

[51] Martinez-Barricarte R, Pianetti G, Gautard R, et al. The complement factor H R1210C mutation is associated with atypical hemolytic uremic syndrome. JASN, 2008, 19(3): 639-646.

[52] Ardissino G, Wally Ossola M, Baffero GM, et al. Eculizumab for atypical hemolytic uremic syndrome in pregnancy. Obstet Gynecol, 2013, 122(2): 487-489.

[53] Zhang YM, Gu QH, Huang J, et al. Clinical significance of IgM and C3 glomerular deposition in primary focal segmental glomerulosclerosis. CJASN, 2016, 11(9): 1582-1589.

[54] van de Lest NA, Zandbergen M, Wolterbeek R, et al. Glomerular C4d deposition can precede the development of focal segmental glomerulosclerosis. Kidney International, 2019, 96(3): 738-749.

[55] Vivarelli M, Emma F, Pelle T, et al. Genetic homogeneity but IgG subclass-dependent clinical variability of alloimmune membranous nephropathy with anti-neutral endopeptidase antibodies. Kidney International, 2015, 87(3): 602-609.

[56] Debiec H, Hanoy M, Francois A, et al. Recurrent membranous nephropathy in an allograft caused by IgG3kappa targeting the PLA2 receptor. JASN, 2012, 23(12): 1949-1954.

[57] Seikrit C, Ronco P, Debiec H. Factor H autoantibodies and membranous nephropathy. The New England Journal of Medicine, 2018, 379(25): 2479-2481.

[58] Prohaszka Z, Nilsson B, Frazer-Abel A, et al. Complement analysis 2016: Clinical indications, laboratory diagnostics and quality control. Immunobiology, 2016, 221(11): 1247-1258.

[59] Goodship TH, Cook HT, Fakhouri F, et al. Atypical hemolytic uremic syndrome and C3 glomerulopathy: conclusions from a "Kidney Disease: Improving Global Outcomes" (KDIGO) controversies conference. Kidney International, 2017, 91(3): 539-551.

[60] Fakhouri F, Hourmant M, Campistol JM, et al. Terminal complement inhibitor eculizumab in adult patients with atypical hemolytic uremic syndrome: a single-arm, open-label trial. American Journal of Kidney Disease, 2016, 68(1): 84-93.

第九章 慢性肾脏病患者血管钙化发生机制研究进展

慢性肾脏病（chronic kidney disease，CKD）是全世界范围内的严重健康问题，而血管钙化（vascular calcification，VC）对 CKD 患者的高心血管发病率和死亡率起着重要促进作用。基于其所带来的巨大的卫生、经济负担，探索其发生机制及防治手段具有十分重要的意义。本章就目前 CKD 患者 VC 发生机制的相关研究进展进行简要综述。

一、流行病学

目前，CKD 是全球公共卫生领域所面临的一个严峻挑战，根据"2017 年全球疾病负担研究"结果显示：2017 年全球 CKD 病例为 6.975 亿人，患病人数约占世界人口的 9.1%。CKD 在 2017 年导致全球 120 万人死亡，1990—2017 年，全球所有年龄段 CKD 死亡率增加了 41.5%，在全球死亡原因排名由 1990 年的第 17 名提升为第 12 名，仅我国 CKD 患病人数就约占全球患病人数的 1/5。2017 年，中国 CKD 病例为 1.323 亿人，这一庞大的人群为我国带来了巨大的医疗及经济负担。值得注意的是，心血管疾病（cardiovascular disease，CVD）是 CKD 患者尤其终末期肾病（end-stage renal disease，ESRD）患者的主要死亡原因。2017 年，CVD 死亡人数约 140 万人，均归因于肾功能受损。实际上，透析患者中超过 50% 存在 CVD，透析患者因 CVD 事件而导致的相对死亡风险比普通人群高 20 倍。高 CVD 风险很大程度上归因于 CKD 人群中的高 VC 发生，VC 是 CKD 患者发病率和死亡率的独立预测因子。有研究报道，在 CKD 患者中观察到 VC 是年龄相匹配的非 CKD 患者的 2~5 倍。CKD 患者常伴有经典的 VC 危险因素，如高龄、糖尿病、血脂异常、高血压、吸烟等，但是针对 VC 经典危险因素的一些防治措施却在 CKD 人群中收效甚微。同时，在无经典 VC 危险因素的年轻透析患者中，也观察到较高的 VC 发生率，说明 CKD 人群中 VC 发生的风险更高且机制更加复杂。遗憾的是，尽管人们在过去的几十年中对 VC 的认识取得了一定进展，但对于 VC 的发病机制，尤其是 CKD 患者中 VC 的发病机制仍不十分清楚，目前临床上也缺乏行之有效的防治措施。

二、慢性肾脏病中血管钙化

VC 最终表现为钙磷矿物质（主要是羟基磷灰石）病理性沉积于血管壁，主要表现为内膜钙化和中膜钙化。在 CKD 患者中，两者均十分突出，但后者对于 CKD 似乎更具特异性。内膜钙化及中膜钙化的触发及发病机制有所不同，普遍认为内膜钙化起源于动脉粥样硬化，而中膜钙化主要发生在中膜层。然而，不管是哪种 VC，这均是一个类似于骨骼形成，需要严格调控和多种细胞主动介导的过程。

三、慢性肾脏病中参与血管钙化的主要细胞

VC 形成是一个多细胞主动参与、交互影响，具有复杂信号网络的过程。血管平滑肌细胞作为主角被广泛研究，但其他细胞如内皮细胞、巨噬细胞、周细胞等在 VC 中的重要作用也逐渐被揭示。

1. 血管平滑肌细胞 作为脉管系统中最丰富的细胞，血管平滑肌细胞（smooth muscle cells, SMCs）在 VC 中起着关键作用，不仅是中膜钙化，在内膜钙化中亦然。大量的研究对其在 VC 中的作用进行了探讨，主要集中在 SMC 成骨细胞转分化上。实际上，暴露于 CKD 中的各种促钙化因子如磷酸盐（inorganic phosphate, Pi）、硫酸吲哚酚（indoxyl sulfate, IS）、晚期糖基化终末产物和促炎细胞因子下，SMCs 可通过细胞凋亡、表型转化（尤其是成骨细胞转分化）、细胞外囊泡释放、迁移增殖、衰老等多种过程来促进 VC。此外 CKD 的其他标志性事件如高血糖、甲状腺功能亢进、机械应激、氧化应激等皆是血管平滑肌细胞（vascular smooth muscle cell, VSMC）功能障碍的诱因。

SMCs 具有可塑性，可以通过下调 SMC 标志物（如 SM22α 和 SMα-actin）的表达并上调骨软骨标志物（Runx2）、骨钙素（osteocalcin, OCN）、碱性磷酸酶（alkaline phosphatase, ALP）、骨形态发生蛋白（bone morphogenetic protein, BMP）和骨桥蛋白（osteopontin, OPN）的表达，从正常的"收缩性"表型转变为成骨软骨表型。这种现象与基质金属蛋白酶（matrix metalloproteinase, MMPs）的分泌有关，后者可以诱导弹性蛋白降解以重建矿化基质。体外和在体试验已经证实，尿毒症毒素可以诱导 SMC 成骨细胞转分化。随后释放包含羟基磷灰石纳米晶体的细胞外囊泡，可能作为钙化成核位点。此外，VSMCs 迁移和巨噬细胞浸润被认为在动脉粥样硬化病变的发生和发展中发挥关键作用，在 CKD 小鼠离体细胞迁移试验中也发现，主动脉 VSMCs 的迁移明显高于正常对照组。SMCs 还具有分化为巨噬细胞样表型的潜能，从而进一步参与内膜钙化。研究表明，在 CKD 环境中，各种尿毒症毒素，高钙和高磷，以及其他一系列病理状态均会导致 SMCs 损伤死亡，而 SMCs 的凋亡小体和细胞的坏死碎片可作为钙化晶体的成核位点。早衰是 CKD 的特征状态，在 ESRD 患者桡动脉远端中发现白介素（interleukin, IL）-1β 的表达与 p21（衰老相关蛋白）、BMP2 及 VC 的表达相吻合。体外试验已经证实，IL-1β 诱导的 VSMCs 衰老可能通过随后的成骨细胞转分化促进 VC。阻止 SMCs 衰老过程，可以减轻细胞成骨细胞转分化。总之，SMCs 在 VC 发生、发展中起着主导作用，通过一系列过程参与 CKD 相关 VC。

2. 内皮细胞 随着研究的进展，人们逐渐认识到内皮细胞（endothelial cells, ECs）作为主要的血管壁细胞之一，在 VC 发生、发展中同样发挥着重要作用。当 ECs 过表达组织非特异性碱性磷酸酶（tissue non-specific alkaline phosphatase, TNAP）时，转基因 Tie2-Cre 小鼠（编码人 *TNAP* 基因）会产生大量 VC，这与 TNAP 在 SMCs 中过表达结果相似。一系列后续研究表明，内皮细胞也可以经历表型转换，并作为骨祖细胞的来源来促进钙化，而这一过程似乎是由内皮细胞-间充质细胞转分化（endothelial-to-mesenchymal transition, EndMT）所介导，EndMT 被认为是内皮细胞失去细胞极性，获得迁移和侵袭性特征并分化为间充质干细胞的过程，它使 ECs 具有可塑性，在合适的病理状况下具有成骨分化的潜力。与通过跟踪各种促钙化因子刺激下 ECs 的改变所发现的证据相比，更有力的证据是发现在进行性骨化性纤维结构不良（fibrodysplasia ossificans progressiva, FOP）的钙化病变中软骨细胞和成骨细胞的内皮起源，即软骨细胞和成骨细胞表达内皮标志物。这些研究提示了 ECs 在

VC 中的关键作用。

ECs 位于管腔的最内层，相较于 SMCs 更易暴露于各种损伤因素。CKD 患者伴随的多种病理状态如炎症、氧化应激、高钙血症和高磷血症、高血糖、高甲状旁腺激素（parathyroid hormone，PTH）血症、高血压，以及透析所带来的血流紊乱机械刺激等为 ECs 提供了较多的损伤因素。与动脉粥样硬化相关的炎症和氧化应激刺激可以影响内皮，并使 ECs 通过 EndMT 分化为成骨样细胞，从而促进钙化。Sánchez-Duffhues G 等证实炎症因子 IL-1β 和 TNF-α 下调 ECs 中的 BMP Ⅱ 型受体（BMPR2）表达，而 BMPR2 的缺失可以增强 BMP-9 诱导的 ECs 成骨分化。同时，氧化低密度脂蛋白（oxidized-low density lipoprotein，ox-LDL）可以激活活性氧（reactive oxygen species，ROS）诱导 ECs 中成骨软骨转录因子（Runx2、OPN 和 Msx2）的表达，促进 ECs 成骨细胞转分化。钙磷失调在 CKD 患者中十分突出，体外试验证实 Pi 可引起 ECs 发生表型转分化和凋亡，从而参与 VC。在 Pi 的刺激下，ECs 不仅可以改变其形态，还可以改变细胞标志物的表达，这是 EndMT 的必要过程，表现为内皮标志物（VE-cadherin）表达的减少，间质标志物（S100A4）、EndMT 的主要转录因子（SNAIL、SLUG 和 TWIST）的增加。高 Pi 还可通过 ERK1/2/ 微 RNA（microRNA，miRNA）-21 等途径诱导 ECs 凋亡，凋亡 ECs 产生的凋亡小体或许也是 VC 的成核位点。高糖及高 PTH 同样能促进 ECs 发生 EndMT，进而分化为成骨软骨样细胞。总之，ECs 在暴露于 CKD 的各种病理刺激下，可通过成骨细胞转分化、凋亡等促进 VC。此外，ECs 受到损伤后，其屏障作用受损，各种循环病理因子更易于作用于 SMCs 等管壁细胞，从而进一步加剧 VC 的发生、发展。ECs 作为"内分泌器官"，在接触各种促钙化因素后也可能通过传递信息，与其他管壁细胞进行对话，促进 VC（具体参阅下文"细胞通信"）。

3. 巨噬细胞 巨噬细胞在 VC 中起着不可或缺的作用，特别是对于内膜钙化。研究发现，巨噬细胞可通过炎症、与其他管壁细胞交流、破骨细胞转分化等多种过程参与 VC 的发生和发展。人们逐渐认识到持续性的低度炎症——微炎症是 CKD 的一个显著特征，由于氧化应激及肾清除下降等多种因素致使单核巨噬细胞系统激活所分泌的一系列炎症因子如 C 反应蛋白（C-reactive protein，CRP）、IL-6、TNF-α 等升高。CKD 中持续性的免疫炎症反应可激活病理过程，引起一系列并发症（如 VC）。研究发现，在 CKD 早期炎症和 VC 便已出现，而巨噬细胞作为主角，早期浸润于病损部位，可通过分泌炎症因子等作用于管壁细胞，如前述多种炎症因子可导致 ECs、SMCs 等发生成骨细胞转分化等。巨噬细胞还可通过其他多种途径与管壁细胞进行对话，促进 VC（具体参阅下文"细胞间对话"）。在骨代谢中，成骨细胞和破骨细胞的平衡至关重要。VC 的发生、发展类似于骨形成过程。巨噬细胞可直接转分化为破骨样细胞，发挥骨吸收功能参与 VC。此外，巨噬细胞可通过释放富含 S100A9 和膜联蛋白（annexin）V 的钙化基质囊泡，加速 CKD 中的血管微钙化。巨噬细胞还可通过分泌 BMP2、MMP-9 参与 VC。这些研究提示，巨噬细胞在 VC 中扮演着重要角色。

4. 细胞通信促进血管钙化 VC 是一种活跃的细胞介导过程，周细胞、循环祖细胞、血管外膜成纤维细胞等也可通过分化为成骨样细胞参与其中，而各种细胞之间的活动必然不是孤立的，而是通过复杂的对话，包括多种信号通路机制及病理过程促进 VC。

CKD 中尿毒症毒素如 Pi 和 IS 可引起 VSMCs 的成骨分化。同样，这些毒素也能改变 ECs 功能。研究发现，Pi+IS 诱导内皮细胞分泌 IL-8，加剧了 SMCs 的钙化。作者证实此并非是诱导 SMCs 成骨分化，而是阻止了钙化抑制剂——OPN 的产生。除了炎症因子介导，损伤 ECs 还可通过释放促成骨因子 BMP-2 调节平滑肌细胞中成骨因子基因表达。另外，内皮细胞也可通过分泌胞外囊泡促进 VSMCs 成骨样分化和钙化。损伤的内皮细胞可分泌 BMP-2 和具有高含量钙和 BMP-2 的内皮细胞微粒（endothelial microparticle，EMP），诱导 VSMCs 成骨样分化和钙化。研究者用细胞示踪技术标记 EMP 显示，EMP 无论是否被处理皆可被 VSMCs 吞噬，证明 ECs 与 SMCs 之间的交互作用。此外，最近对外泌体（exosome）和自噬的研究也表明，这些细胞在 VC 形成过程中存在交互对话。巨噬细胞同样可通过旁分泌释放炎症因子 IL-6 和 TNF-α 介导高磷诱导的 SMCs 钙化。反之，VSMCs 同样可作用于巨噬细胞，表达核因子 κB 配体（receptor activator of nuclear factor-κB ligand，RANKL）的 VSMCs 可诱导巨噬细胞迁移和分化为破骨细胞样细胞。细胞间对话在 VC 的发生、发展中扮演重要角色，人们对这一复杂网络知之甚少，仍需要进一步探索和研究。

四、矿化相关矿物质及激素失调

1. 钙磷失调 CKD 患者中高水平的钙磷与 VC 和较差的临床结局密切相关。一方面，钙磷是血管沉积矿物质——羟基磷灰石等的主要构成成分；另一方面，两者通过多种途径促进 VC。

2017 全球肾脏病指南强调了 CKD 骨代谢异常中钙与磷、PTH 三者同样重要。在 VC 中，高钙促进 VSMCs 凋亡，调节平滑肌细胞矿化基质囊泡的产生，细胞外高浓度钙水平耗尽 VSMCs 钙化抑制剂，促进成核复合物的形成。钙敏感受体（calcium-sensing receptor，CaSR）的减少与 VC 的发生密切相关，而高钙可下调 VSMCs 上的 CaSR。高磷血症被认为在 VC 发生、发展中起到更为关键的作用，被大量研究并进行了广泛的综述，其促进 VC 机制包括：①诱导 VSMCs、ECs 等发生成骨细胞转分化；②促使 VSMCs 发生凋亡、自噬；③促进矿化基质的形成；④抑制单核细胞/巨噬细胞分化为破骨细胞样细胞；⑤抑制钙化抑制剂的产生；⑥升高成纤维细胞生长因子 23（fibroblast growth factor 23，FGF23）水平，降低 Klotho 表达。

2. 维生素 D 失调 维生素 D 缺乏症在 CKD 中十分常见。维生素 D 总量降低与 CKD 人群的心血管死亡和全因死亡率相关。在成年透析患者中，低水平 1,25(OH)$_2$D$_3$ 与较高的 VC 评分独立相关。在儿科透析队列中，活性维生素 D 水平与 VC 之间呈 "U" 形关系，表明过低和过高循环活性维生素 D 水平均可能有害。

实际上，活性维生素 D 在 VC 中的作用很复杂，确切的机制尚不十分清楚。维生素 D 的过量和缺乏都与 VC 相关。可以确定的是维生素 D 对于钙和磷的动态平衡很重要，通常通过增加肠道吸收及肾小管重吸收，抑制甲状旁腺激素释放来增加钙和磷的循环浓度，而钙磷如前述在 VC 中扮演重要角色。然而，这也正是问题所在，维生素 D 的变化常伴随钙磷、PTH 的变化，在研究中难以辨明该影响是否直接由维生素 D 引起。研究显示，过量的维生素 D 可促进钙化，骨化三醇在体外可以剂量依赖性方式直接通过维生素 D 受体诱导 VSMCs 矿化。同时，维生素 D 诱导可刺激 MMPs 的表达，而维生素 D 缺乏似乎同样可促进 VC。与野生型小鼠相比，维生素 D 受体基因敲除小鼠表现出成骨细胞分化因子 Msx2、BMP2 和 Runx2 的表达增加，主动脉钙化程度更高。维生素 D 摄入不足分别增强了野生型和低密度脂蛋白受体敲除（LDLR$^{-/-}$）小鼠的主动脉钙化。然而，维生素 D 缺乏促进 VC 的机制并不清楚。有学者认为维生素 D 缺乏通过促进炎症活动进而推动钙化，例如，促进 VSMCs 钙化及成骨细胞转分化。因此，关于维生素 D 对 VC 的作用，未来需要更多的研究。

3. FGF23/Klotho 成纤维细胞生长因子23（FGF23）主要由骨细胞合成和分泌，被认为是磷稳态的主要调节剂，Klotho为FGF23的共受体。研究发现，FGF23升高与CKD患者心血管疾病事件和全因死亡相关。然而，FGF23与VC的关系无论从临床数据还是基础研究似乎都存在一定争议。较为有力的证据是经组织学确定，FGF23及其核心受体α-Klotho在动脉粥样硬化钙化及冠状动脉钙化中均有表达。可以肯定的是，FGF23在CKD患者VC的发生、发展中扮演着重要的角色，但确切的机制仍有待探索。考虑到FGF23的主要功能是通过促进尿磷酸盐的排泄并降低骨化三醇浓度以协调磷酸盐和钙的体内稳态，因此，其有可能通过增加钙和磷酸盐代谢紊乱来增加CKD患者的VC。各种研究数据均支持Klotho在血管钙化中的保护作用，而Klotho缺乏会导致较高的VC。Klotho可直接抑制VSMCs中钠依赖性磷酸盐通道（Pit-1和Pit-2受体）活性，并阻止磷酸盐诱导的成骨细胞转分化。*klotho*基因敲除模型证明Pit-1和Pit-2受体表达增加。除了对VSMCs的影响外，Klotho还可能影响血管内皮细胞的功能，通过增加内皮一氧化氮的产生，对抗磷酸盐及FGF23引起的有害作用。总之，FGF23和Klotho参与CKD患者VC的发生、发展，具体机制有待进一步探索。

4. 甲状旁腺激素 在CKD患者中，以PTH水平升高为特征的继发性甲状旁腺功能亢进症非常明显。PTH作为重要的桥梁，参与骨骼代谢和心血管疾病。一系列临床研究表明PTH与CKD患者VC有高度相关性。PTH通过结合PTH1受体发挥作用，而PTH1受体存在于骨骼、肾脏和脉管系统中。一方面，PTH通过对钙磷等调节参与VC，PTH保持钙稳态的主要机制包括：①促进骨吸收，将钙磷释放到循环中；②通过上调远端肾小管中钙转运蛋白增加肾脏对钙的重吸收；③增加1-α-羟化酶活性，从而将营养性维生素D转化为活性维生素D，间接增加了肠道对钙的重吸收。国内学者指出尽管要优先考虑钙磷水平，但对于极高的PTH水平，积极降低PTH也有助于钙磷达标。另一方面，PTH可能直接导致内皮功能障碍并导致VC。PTH刺激可直接上调内皮成骨标志物（如BMP2、BMP4、Runx2和ALP）的表达。有研究报道，PTH诱导内皮细胞分化为成骨软骨样细胞，且该过程由EndMT介导。西那卡塞（cinacalcet）是一种拟钙剂，在不增加循环血钙和磷水平的情况下降低PTH的水平，可通过阻断EndMT介导的ECs成骨细胞转分化来减少尿毒症大鼠的主动脉钙化。此外，有研究显示PTH可促进VSMCs的成骨分化和钙化。因此，继发性甲状旁腺功能亢进伴随PTH显著升高，促进CKD患者VC发展。

5. 镁 研究发现，镁等其他矿物质代谢紊乱与CKD人群VC的发生密切相关。血清镁降低与CKD患者中VC、动脉粥样硬化、高发的心血管死亡率密切相关，补充镁则可抑制VC。

体外研究证实了镁可通过上调瞬时受体电位通道7（transient receptor potential melastatin-7，TRPM-7）和钙化抑制剂（包括MGP、OPN、BMP7），抑制Wnt/bcatenin信号通路并下调Pit-1表达，以阻止高磷诱导的VSMCs的成骨分化。镁不仅抑制VSMCs相关成骨蛋白形成，还可抑制其自噬的发生，同时可修复高磷引起的VSMCs中钙化相关miRNA下调及Smad1和Osterix高表达，从而逆转VC。有研究显示镁还可防止羟基磷灰石的形成。同时新近研究发现，镁可通过减少动脉内炎症和细胞外基质重塑，阻止*Klotho*基因敲除小鼠的钙化，但该研究同时提出了镁可能带来骨软化的风险，未来在临床应用上或许值得斟酌。

五、钙化抑制剂缺失

钙化促进剂和钙化抑制剂的生理性平衡在正常骨代谢及防止钙化发生中至关重要，除了上述多种钙化促进剂的积极作用，CKD 患者中钙化抑制剂的降低是 VC 发生、发展的重要参与机制。以下简要介绍几种重要的钙化抑制剂。

1. 胎球蛋白 A（fetuin-A） 是肝合成的糖蛋白，CKD 患者 fetuin-A 的水平与 VC 呈负相关。fetuin-A 具有早期结合磷酸钙晶体、抑制晶体生长和矿物沉积的能力。此外，含有 fetuin-A 的钙蛋白可清除晶体，并减轻炎症反应。

2. 基质 Gla 蛋白（matrix Gla protein，MGP） 是维生素 K 依赖性的钙化抑制剂，在磷酸钙沉积的 SMC 中高表达。MGP 抑制钙化主要包括以下机制：MGP 可以结合钙离子和钙晶体，从而抑制晶体生长；MGP 还可以干扰骨形态发生蛋白信号传导等阻止细胞矿化。维生素 K 缺乏可下调 MGP，这是在 CKD 中观察到的 2 个常见异常现象，与 CKD 中 VC 密切相关。MGP 需要依赖于维生素 K 的羧化来发挥其抑制作用，维生素 K 基于此参与 CKD 中 VC 的发生、发展，其作为 VC 的治疗手段逐渐引起研究界关注。

3. 其他已知的 VC 抑制剂 包括 OPN、焦磷酸盐、BMP7 等。①OPN 是一种带负电荷的磷酸丝氨酸的细胞外磷蛋白。与羟基磷灰石具有强大的亲和力。OPN 存在于矿化组织如骨骼中，其通过防止钙晶体生长、加速破骨细胞作用和介导血管生成，以及对炎症和机械刺激的反应调节矿化。②焦磷酸盐被认为是钙和磷酸盐成核的抑制剂，并且通过结合羟基磷灰石表面来抑制羟基磷灰石晶体的生长。③与 BMP2 等不同，研究显示，BMP7 在 VC 中起抑制作用。BMP7 在 CKD 的 VC 形成中起着保护作用，BMP7 可减少 VSMCs 成骨表型转化，同时 BMP7 降低血磷。CKD 患者中 VC 抑制剂的缺失使得 VC 调节平衡打破，机体更易发生病理性 VC。

六、细胞外囊泡

细胞外囊泡（extracellular vesicles，EVs）是由脂质双层膜包裹的颗粒，脂质双层膜中散布着生物活性配体，其能够选择性装载各种非编码 RNA、脂质、细胞因子和蛋白质等。根据其产生机制，EVs 可分为外泌体（exosomes）、微囊泡（microvesicles）和凋亡小体。在钙化的动脉瓣、动脉中膜和动脉粥样硬化内膜斑块中皆发现 EVs。EVs 在 CKD 相关 VC 中也起到重要作用。

一方面，EVs 可通过转运多种装载物从而影响细胞行为，介导细胞通信。在病理环境特别是 CKD 患者中，VSMCs 释放 EVs，其中包含更多的钙化相关标志物和较少的钙化抑制剂。在 CKD 患者中，VSMCs 可以积极主动内吞循环 EVs，其中含有低水平的 VC 抑制剂 fetuin-A 和 Gla-Rich 蛋白（GRP），从而诱导 VSMCs 骨软骨发生转分化和炎症过程，进而促进 VC。Cavallari 等发现透析患者循环 EVs 中升高的 miR-223 可促进 VSMCs 钙化并引起内皮功能障碍，另一个体外试验也证实，在尿毒症毒素 IS 的诱导下，受损的 ECs 可能产生过多的微泡，介导 SMCs 的钙沉积、炎症和成骨细胞转分化。此外，CKD 与炎症、高血糖等密切相关。在炎症因子及高糖的刺激下，内皮细胞分泌富含 BMP-2、钙和 Notch3 的 EVs，从而诱导 VSMCs 的成骨分化、钙化和衰老。EVs 介导了细胞间交流。另一方面，EVs，特别是凋亡小体可作为钙化成核位点聚集并形成微钙化。大量的钙化则是由微钙化的积累和矿物质的成熟形成。

总体而言，EVs通过传递miRNA、促钙化蛋白、增加钙和磷代谢物的含量等来参与细胞通信，并调节细胞表型转化或充当钙化的成核位点。EVs也可能有助于形成钙化结节并直接钙化细胞外基质。作为新兴的热点研究领域，EVs在CKD相关VC中的作用需要进一步探索，未来有望成为诊断或治疗靶点。

七、微RNA

随着研究的进展，非编码RNA在VC发生、发展中的调控作用被逐渐认识，尤其是miRNA被广泛地研究。研究者一般通过直接处理动物本身或细胞进行诱导钙化，在诱导钙化后通过分析差异表达的miRNA来筛选miRNA，进而研究其具体作用。在CKD相关血管钙化模型或钙化相关疾病患者中，已经鉴定出多种miRNA失调，部分有促进VC的效能，而部分负调控VC，且部分已明确直接靶基因。

研究发现，尿毒症患者中血浆EVs搭载的miR-223的高表达可能与炎症相关的内皮功能障碍和VC相关。在尿毒症大鼠中，miR-29b水平升高，通过下调VSMCs中*HDAC*4、*CTNNBIP*1和*ACVR2A*靶基因促进VC。*Klotho*基因敲除在小鼠体内、体外实验均证实，miR-762和miR-135a、miR-712、miR-714分别下调VSMCs中钙转运蛋白NCX1、NCKX4、PMCA1从而促进VC。负性调控的miRNA包括miR-133b、miR-211，通过下调尿毒症大鼠VSMCs中VC关键调节因子Runx2，下调VC。miR-125b同样可下调Runx2及骨钙素，miR-204可下调Runx2及DNMT3a拮抗VC。miR-26a通过下调VSMCs直接靶基因*ADAMTS*-7负调控VC，miR-34b下调Notch1，miR-30b则通过下调SOX9（直接靶标）、上调MMP、自噬和mTOR负调控尿毒症相关VC。

此外，miRNA和DNA甲基化、组蛋白修饰、染色质变化等表观遗传学机制之间相互对话似乎在VC中也同样发挥一定的作用。未来，非编码RNA在调控CKD相关VC中的作用具有广阔研究前景。

八、骨-血管轴

研究发现骨骼脱矿质和VC常常并存，特别是在CKD患者中，这一矛盾被称为"钙化悖论"或者骨-血管轴。人体作为一个整体，生理或病理改变往往是多系统协调对话的结果，对这一领域的深入探究有利于理解及进一步明确CKD下VC的发生、发展机制，特别是考虑到骨矿化调节及VC皆是主动积极调控的过程，具有很多相似性。多项临床研究证实CKD人群中骨与VC的相关性，骨体积和骨转换的紊乱可能影响VC，最终导致心血管死亡的高风险。事实上，肾性骨营养不良患者的低骨容量和低骨转换与VC负荷增加有关。

CKD中骨细胞和血管细胞调控的具体分子机制尚不清楚，骨代谢对VC的贡献尚未阐明，骨-血管轴的病理生理学复杂。除了多种共同病生机制如炎症状态，维生素K、维生素D、Klotho缺乏，以及钙磷、PTH、OPN等可能作为共同桥梁，研究数据主要提示2个系统：RANK/RANKL/OPG通路分子和Wnt信号抑制剂分子如骨硬化蛋白（sclerostin）在骨-血管轴中的连接作用。

OPG/RANK/RANKL系统在骨系统中扮演重要角色。NF-κB受体激活蛋白配体（receptor activator of NF-κB ligand，RANKL）是一种高度可诱导的细胞因子，通过结合破骨细胞上的特异性受体 RANK 刺激骨吸收。OPG 充当诱饵受体，阻止 RANK 和 RANKL 之间的相互作用，从而抑制破骨细胞的活化成熟。临床研究发现，在透析患者中 CAC 评分与血清 RANKL、OPG 水平显著相关，RANK/RANKL/OPG 轴与 VC 的进展相关。实际上早在 20 年前就有研究发现 OPG 缺陷型小鼠不仅表现出骨质疏松，还表现出主动脉和肾动脉的内侧钙化，提示 OPG 信号转导途径或其配体可在骨质疏松症与 VC 之间发挥作用。后续一系列体内体外研究证明，OPG/RANK/RANKL 轴可以通过对 VSMCs 的直接影响或间接影响来促进 VC。VSMCs 中 Runx2 的上调会诱导 RANKL 的表达，而 RANKL 的表达可增强 VSMCs 钙化并通过破骨细胞促成骨质流失。此外，VSMCs 表达的 RANKL 促进了巨噬细胞的浸润、细胞因子的产生和破骨细胞的形成，而这可能进一步加速血管钙化。

Wnt/β-catenin 通路在骨代谢中起着重要作用。Wnt 信号转导受可溶性抑制剂的调节，其中对骨细胞表型标志物——sclerostin 的研究最多。骨硬化蛋白的主要来源是骨细胞和软骨细胞，其主要功能是阻断成骨细胞的分化和功能。临床证据显示，CKD 患者的 sclerostin 与 VC 之间存在关系。sclerostin 在鼠 CKD 模型中抑制 BMP2 的产生，从而减轻了 VSMCs 的成骨细胞转分化，这种作用可能是由维生素 D 受体激活引起。Zhu 等也在 VSMCs 的钙化中证明了 sclerostin 的表达。作者使用体外 VSMCs 研究证明，VC 与骨细胞表型标志物即 sclerostin 的表达有关。

九、总结

VC 在 CKD 患者中高发且带来了严重的临床后果，然而，人们对其发生、发展的机制的了解仍远远不够。目前研究结果提示 VC 是多细胞参与、被程序性调控的过程，其中细胞成骨样转分化、凋亡自噬、炎症、氧化应激、EVs 释放和细胞通信等在其中扮演重要角色。CKD 特征性的矿化相关矿物质和激素代谢紊乱及钙化抑制剂的缺乏、EVs、miRNA、骨代谢等都调控了 VC 过程，促使 CKD 患者表现出更严重的异位钙化。目前，临床仍没有较为有效的手段针对性防治 CKD 患者血管钙化的发生及进展，然而，基于其机制，关于镁、维生素 K、维生素 D、双膦酸盐及新近引起关注的六磷酸肌醇等一系列针对 VC 防治的临床试验正逐渐展开，并取得了较为积极的结果。随着研究的进展，以及 VC 发生、发展机制的进一步揭示，相信未来 CKD 患者 VC 的防治前景广阔。

（汤日宁）

参 考 文 献

[1] GCKD Collaboration. Global, regional, and national burden of chronic kidney disease, 1990-2017: A systematic analysis for the global burden of disease study 2017. Lancet, 2020, 395(35): 709-733.

[2] Cozzolino M, Mangano M, Stucchi A, et al. Cardiovascular disease in dialysis patients. Nephrol Dial Transplant, 2018, 33(4): 28-34.

[3] Nelson AJ, Raggi P, Wolf M, et al. Targeting vascular calcification in chronic kidney disease. JACC Basic Transl Sci, 2020, 5(1): 398-412.

[4] Mathew RO, Bangalore S, Lavelle MP, et al. Diagnosis and management of atherosclerotic cardiovascular disease in chronic kidney disease: A review. Kidney Int, 2017, 91(8): 797-807.

[5] Shroff RC, McNair R, Figg N, et al. Dialysis accelerates medial vascular calcification in part by triggering smooth muscle cell apoptosis. Circulation, 2008, 118(12): 1748-1757.

[6] Kokubo T, Ishikawa N, Uchida H, et al. Ckd accelerates development of neointimal hyperplasia in arteriovenous fistulas. J Am Soc Nephrol, 2009, 20(4): 1236-1245.

[7] Han L, Zhang Y, Zhang M, et al. Interleukin-1beta-induced senescence promotes osteoblastic transition of vascular smooth muscle cells. Kidney Blood Press Res, 2020, 45(4): 314-330.

[8] Savinov AY, Salehi M, Yadav MC, et al. Transgenic overexpression of tissue-nonspecific alkaline phosphatase (tnap) in vascular endothelium results in generalized arterial calcification. J Am Heart Assoc, 2015, 4(1): 56-62.

[9] Medici D, Shore EM, Louney VY, et al. Conversion of vascular endothelial cells into multipotent stem-like cells. Nat Med, 2010, 16(2): 1400-1406.

[10] Sanchez Duffhues G, Garcia de Vinuesa A, van de Pol V, et al. Inflammation induces endothelial-to-mesenchymal transition and promotes vascular calcification through downregulation of bmpr2. J Pathol, 2019, 247(32): 333-346.

[11] Yung LM, Sanchez-Duffhues G, Ten Dijke P, et al. Bone morphogenetic protein 6 and oxidized low-density lipoprotein synergistically recruit osteogenic differentiation in endothelial cells. Cardiovasc Res, 2015, 108(7): 278-287.

[12] Li Z, Wiernek S, Patterson C, Wang H, et al. Microrna-21 mediates high phosphate-induced endothelial cell apoptosis. Am J Physiol Cell Physiol, 2018, 315(21): 830-838.

[13] Yao Y, Jumabay M, Ly A, et al. A role for the endothelium in vascular calcification. Circ Res, 2013, 113(10): 495-504.

[14] Wu M, Zhang JD, Tang RN, et al. Elevated pth induces endothelial-to-chondrogenic transition in aortic endothelial cells. Am J Physiol Renal Physiol, 2017, 312(24): 436-444.

[15] Wu M, Tang RN, Liu H, et al. Cinacalcet ameliorates aortic calcification in uremic rats via suppression of endothelial-to-mesenchymal transition. Acta Pharmacol Sin, 2016, 37(5): 1423-1431.

[16] Benz K, Varga I, Neureiter D, et al. Vascular inflammation and media calcification are already present in early stages of chronic kidney disease. Cardiovasc Pathol, 2017, 27(4): 57-67.

[17] Deuell KA, Callegari A, Giachelli CM, et al. Rankl enhances macrophage paracrine pro-calcific activity in high phosphate-treated smooth muscle cells: Dependence on il-6 and tnf-alpha. J Vasc Res, 2012, 49(5): 510-521.

[18] Byon CH, Sun Y, Chen J, et al. Runx2-upregulated receptor activator of nuclear factor kappab ligand in calcifying smooth muscle cells promotes migration and osteoclastic differentiation of macrophages. Arterioscler Thromb Vasc Biol, 2011, 31(3): 1387-1396.

[19] New SE, Goettsch C, Aikawa M, et al. Macrophage-derived matrix vesicles: An alternative novel mechanism for microcalcification in atherosclerotic plaques. Circ Res, 2013, 113(9): 72-77.

[20] Dube PR, Birnbaumer L, Vazquez G. Evidence for constitutive bone morphogenetic protein-2 secretion by m1 macrophages: Constitutive auto/paracrine osteogenic signaling by bmp-2 in m1 macrophages. Biochem Biophys Res Commun, 2017, 491(24): 154-158.

[21] Chen Y, Waqar AB, Nishijima K, et al. Macrophage-derived mmp-9 enhances the progression of atherosclerotic lesions and vascular calcification in transgenic rabbits. J Cell Mol Med, 2020, 24(2): 4261-4274.

[22] Bardeesi ASA, Gao J, Zhang K, et al. A novel role of cellular interactions in vascular calcification. J Transl Med, 2017, 15(2): 95-100.

[23] Bouabdallah J, Zibara K, Issa H, et al. Endothelial cells exposed to phosphate and indoxyl sulphate promote vascular calcification through interleukin-8 secretion. Nephrol Dial Transplant, 2019, 34(3): 1125-1134.

[24] Buendia P, Montes de Oca A, Madueno JA, et al. Endothelial microparticles mediate inflammation-induced vascular calcification. FASEB J, 2015, 29(3): 173-181.

[25] Kapustin AN, Chatrou ML, Drozdov I, et al. Vascular smooth muscle cell calcification is mediated by regulated exosome secretion. Circ Res, 2015, 116(11): 1312-1323.

[26] Shanahan CM. Autophagy and matrix vesicles: New partners in vascular calcification. Kidney Int, 2013, 83(7): 984-986.

[27] Improving Global Outcomes CMUWG. Kdigo 2017 clinical practice guideline update for the diagnosis, evaluation, prevention, and treatment of chronic kidney disease-mineral and bone disorder (ckd-mbd). Kidney Int, 2017, 7(1): 1-59.

[28] Kapustin AN, Davies JD, Reynolds JL, et al. Calcium regulates key components of vascular smooth muscle cell-derived matrix vesicles to enhance mineralization. Circ Res, 2011, 109(12): 1-12.

[29] Lee SJ, Lee IK, Jeon JH. Vascular calcification-new insights into its mechanism. Int J Mol Sci, 2020, 21(2): 87-93.

[30] Cozzolino M, Ciceri P, Galassi A, et al. The key role of phosphate on vascular calcification. Toxins (Basel). 2019, 11(2): 20-125.

[31] Mann MC, Hobbs AJ, Hemmelgarn BR, et al. Effect of oral vitamin d analogs on mortality and cardiovascular outcomes among adults with chronic kidney disease: A meta-analysis. Clin Kidney J, 2015, 8(2): 41-48.

[32] Shroff R, Egerton M, Bridel M, et al. A bimodal association of vitamin d levels and vascular disease in children on dialysis. J Am Soc Nephrol, 2008, 19(3): 1239-1246.

[33] Wang J, Zhou JJ, Robertson GR, Lee VW. Vitamin d in vascular calcification: A double-edged sword?. Nutrients, 2018, 10(2): 88-92.

[34] Lin R, Amizuka N, Sasaki T, et al. 1alpha,25-dihydroxyvitamin d3 promotes vascularization of the chondro-osseous junction by stimulating expression of vascular endothelial growth factor and matrix metalloproteinase 9. J Bone Miner Res, 2002, 17(2): 1604-1612.

[35] Schmidt N, Brandsch C, Schutkowski A, et al. Dietary vitamin d inadequacy accelerates calcification and osteoblast-like cell formation in the vascular system of ldl receptor knockout and wild-type mice. J Nutr, 2014, 144(12): 638-646.

[36] Isakova T, Xie H, Yang W, et al. Fibroblast growth factor 23 and risks of mortality and end-stage renal disease in patients with chronic kidney disease. JAMA, 2011, 305(23): 2432-2439.

[37] Desjardins L, Liabeuf S, Renard C, et al. Fgf23 is independently associated with vascular calcification but not bone mineral density in patients at various ckd stages. Osteoporos Int, 2012, 23(2): 2017-2025.

[38] Scialla JJ, Lau WL, Reilly MP, et al. Fibroblast growth factor 23 is not associated with and does not induce arterial calcification. Kidney Int, 2013, 83(7): 1159-1168.

[39] Voigt M, Fischer DC, Rimpau M, et al. Fibroblast growth factor (fgf)-23 and fetuin-a in calcified carotid atheroma. Histopathology, 2010, 56(4): 775-788.

[40] van Venrooij NA, Pereira RC, Tintut Y, et al. Fgf23 protein expression in coronary arteries is associated with impaired kidney function. Nephrol Dial Transplant, 2014, 29(3): 1525-1532.

[41] Wolf M. Update on fibroblast growth factor 23 in chronic kidney disease. Kidney Int, 2012, 82(6): 737-747.

[42] Lim K, Lu TS, Molostvov G, et al. Vascular klotho deficiency potentiates the development of human artery calcification and mediates resistance to fibroblast growth factor 23. Circulation, 2012, 125(12): 2243-2255.

[43] Hu MC, Shi M, Zhang J, et al. Klotho deficiency causes vascular calcification in chronic kidney disease. J Am Soc Nephrol, 2011, 22(2): 124-136.

[44] Carrillo-Lopez N, Panizo S, Alonso-Montes C, et al. High-serum phosphate and parathyroid hormone distinctly regulate bone loss and vascular calcification in experimental chronic kidney disease. Nephrol Dial Transplant, 2019, 34(3): 934-941.

[45] Sakaguchi Y, Fujii N, Shoji T, et al. Hypomagnesemia is a significant predictor of cardiovascular and non-cardiovascular mortality in patients undergoing hemodialysis. Kidney Int, 2014, 85(6): 174-181.

[46] Bressendorff I, Hansen D, Schou M, et al. The effect of magnesium supplementation on vascular calcification in chronic kidney disease-a randomised clinical trial (magical-ckd): Essential study design and rationale. BMJ Open, 2017, 7(1): 16795-16809.

[47] Disthabanchong S, Srisuwarn P. Mechanisms of vascular calcification in kidney disease. Adv Chronic Kidney Dis, 2019, 26(6): 417-426.

[48] Louvet L, Metzinger L, Buchel J, et al. Magnesium attenuates phosphate-induced deregulation of a microrna signature and prevents modulation of smad1 and osterix during the course of vascular calcification. Biomed Res Int, 2016, 16(3): 7419524-7419531.

[49] Nakagawa Y, Komaba H, Fukagawa M. Magnesium as a janus-faced inhibitor of calcification. Kidney Int, 2020, 97(7): 448-450.

[50] Cai MM, Smith ER, Holt SG. The role of fetuin-a in mineral trafficking and deposition. Bonekey Rep, 2015, 4(1): 672-680.

[51] Smith ER, Cai MM, McMahon LP, et al. Serum fetuin-a concentration and fetuin-a-containing calciprotein particles in patients with chronic inflammatory disease and renal failure. Nephrology (Carlton), 2013, 18(3): 215-221.

[52] Zebboudj AF, Imura M, Bostrom K. Matrix gla protein, a regulatory protein for bone morphogenetic protein-2. J Biol Chem, 2002, 277(14): 4388-4394.

[53] Akers JC, Gonda D, Kim R, et al. Biogenesis of extracellular vesicles (ev): Exosomes, microvesicles, retrovirus-like vesicles, and apoptotic bodies. J Neurooncol, 2013, 113(8): 1-11.

[54] Hutcheson JD, Goettsch C, Bertazzo S, et al. Genesis and

[55] Yang W, Zou B, Hou Y, et al. Extracellular vesicles in vascular calcification. Clin Chim Acta, 2019, 499(12): 118-122.

[56] Cavallari C, Dellepiane S, Fonsato V, et al. Online hemodiafiltration inhibits inflammation-related endothelial dysfunction and vascular calcification of uremic patients modulating mir-223 expression in plasma extracellular vesicles. J Immunol, 2019, 202(13): 2372-2383.

[57] Alique M, Bodega G, Corchete E, et al. Microvesicles from indoxyl sulfate-treated endothelial cells induce vascular calcification in vitro. Comput Struct Biotechnol J, 2020, 18(2): 953-966.

[58] Lin X, Li S, Wang YJ, et al. Exosomal notch3 from high glucose-stimulated endothelial cells regulates vascular smooth muscle cells calcification/aging. Life Sci, 2019, 232(11): 116582-116599.

[59] Bakhshian Nik A, Hutcheson JD, Aikawa E. Extracellular vesicles as mediators of cardiovascular calcification. Front Cardiovasc Med, 2017, 4(1): 78-84.

[60] Panizo S, Naves-Diaz M, Carrillo-Lopez N, et al. Micrornas 29b, 133b, and 211 regulate vascular smooth muscle calcification mediated by high phosphorus. J Am Soc Nephrol, 2016, 27(3): 824-834.

[61] Adragao T, Herberth J, Monier-Faugere MC, et al. Low bone volume--a risk factor for coronary calcifications in hemodialysis patients. Clin J Am Soc Nephrol, 2009, 4(1): 450-455.

[62] 倪利华，刘必成，汤日宁．从整合医学角度探讨CKD骨－血管轴病变的综合管理．中华肾脏病杂志，2018，34（12）：947-950.

[63] Pereira L, Frazao JM. The bone-vessel axis in chronic kidney disease: An update on biochemical players and its future role in laboratory medicine. Clin Chim Acta, 2020, 508(32): 221-227.

[64] Byon CH, Chen Y. Molecular mechanisms of vascular calcification in chronic kidney disease: The link between bone and the vasculature. Curr Osteoporos Rep, 2015, 13(2): 206-215.

[65] Brandenburg VM, Kramann R, Koos R, et al. Relationship between sclerostin and cardiovascular calcification in hemodialysis patients: A cross-sectional study. BMC Nephrol, 2013, 14(2): 219-222.

第十章　缺氧诱导因子稳定剂研究新进展

缺氧是一种常见的生理和病理生理现象。为了感知和适应缺氧，机体形成了十分精密的感知和调节机制，即氧感知-氧调适系统。其中，脯氨酰羟化酶（prolyl hydroxylase domain，PHD）-缺氧诱导因子（hypoxia-inducible factor，HIF）轴介导的靶基因转录调节是机体感知和调适低氧环境的最主要机制。PHD作为调节HIF的关键酶，可调节HIF的表达而参与众多病理生理过程。因此，靶向PHD研发的PHD抑制剂（即HIF稳定剂）已成为相关领域研究的焦点。本文介绍HIF稳定剂在肾性贫血治疗、优势和相关领域潜在应用价值。

一、缺氧诱导因子的发现

众所周知，氧是生命活动所必需的。成年人在静息状态下，每分钟耗氧量约250 ml，但体内氧储量极少，依赖于外界环境供氧以维持正常的机体稳态。机体对氧的变化有精密感知和调适能力，以适应环境中氧浓度的变化。氧的生物学功能并不只局限于提供能量，生物体的各种生物学过程均受到氧的调节。但机体对低氧是如何精确的感知和调节，机制尚不十分清楚。

氧感知-氧调适系统的研究是从"低氧是如何促进促红细胞生成素（erythropoietin，EPO）表达"这一问题开始的。1991年，美国遗传学家Gregg L. Semenza在*EPO*基因上游鉴定出一段与低氧诱导相关的保守DNA序列，将这段序列连接到非低氧诱导基因后，发现这些基因也受低氧调控，这一DNA序列被命名低氧反应元件（hypoxia response element，HRE）。1992年，Gregg L. Semenza从低氧处理后的细胞核提取物中分离并纯化得到一种能与HRE特异结合的蛋白质。结果发现，该蛋白质在低氧环境下稳定存在，在正常氧环境下几近消失，鉴于这种特性而将其命名HIF-1。1995年，Gregg L. Semenza等使用离子交换和DNA亲和色谱法明确了HIF-1的结构并证实其cDNA序列。随着进一步深入研究，学者们又陆续发现了HIF-2和HIF-3。

功能性的HIF是由具有氧调节性α亚基和结构性β亚基组成的异源二聚体，其中HIF-α是功能亚基，包含一个可以与DNA结合的碱性螺旋-环-螺旋（basic helix-loop-helix，bHLH）结构域、一个参与异源二聚体形成的Per-ARNT-Sim结构域、两个氧依赖性降解结构域和两个转录激活结构域，受到氧的精密调节，决定了HIF的生物学活性。HIF-β是结构亚基，在细胞内持续表达。目前研究发现，HIF-α有3种亚型（即HIF-1α、HIF-2α和HIF-3α），它们在组织分布、下游靶基因调控及功能上均存在显著的差异。相对于组织特异性表达的HIF-2α，HIF-1α表达广泛，几乎全身细胞均可表达。肾脏中，HIF-1α主要表达在肾小管上皮细胞，HIF-2α则主要表达在间质细胞和内皮细胞等。HIF-3的表达和功能尚不十分清楚。一般认为，HIF-3对HIF-1和HIF-2的转录功能具有负性调节作用。

二、缺氧诱导因子的调节机制

随着HIF被发现，有关低氧是如何调节HIF表达成为该领域关注的焦点。研究显示，HIF的表达水平主要取决于降解速度，而泛素-蛋白酶体途径是HIF降解的主要方式。1996年，William G. Kaelin Jr. 发现希佩尔-林道（von Hippel-Lindau，VHL）抑癌蛋白可以通过氧依赖的方式负性调节HIF-1。2001年，William G. Kaelin Jr. 和 Peter J. Ratcliffe 研究发现，阻断泛素化途径可以引起HIF-1α蛋白累积，进一步分析发现，脯氨酰羟基化修饰是引起HIF-1α累积的原因，抑制羟基化能够阻断HIF-1α被VHL的识别和随后的泛素化。随后的研究又发现了双加氧酶（即脯氨酰羟化酶，PHD）在VHL蛋白识别HIF-1的过程中发挥着重要的作用，并阐明HIF-1α的功能受氧气依赖性羟基化作用的调节。目前已知的PHD主要有4种亚型：PHD1、PHD2、PHD3和PHD4。4种PHD亚型的分布、表达特点及功能各异，其中PHD2是最关键的一种。在低氧条件或PHD抑制剂（HIF稳定剂）存在时，PHD催化功能受到抑制，HIF-α稳定表达，转移到细胞核内发挥转录因子的作用。

进一步研究显示，HIF的功能还受到关键分子FIH-1的调控。该羟化酶主要作用于HIF-α蛋白C-末端转录激活结构域的天冬酰胺残基。功能研究显示，FIH-1主要发挥抑制HIF功能的作用，而不影响HIF的表达水平。此外，HIF还受到多种翻译后修饰（包括磷酸化、甲基化、乙酰化和多种非编码RNA）的调节。至此，机体氧感知-氧调适系统的调节机制得到初步揭示，为人类进一步探寻氧代谢紊乱相关性疾病治疗策略开辟了新的方向。图3-10-1总结了氧感应系统的调节机制。

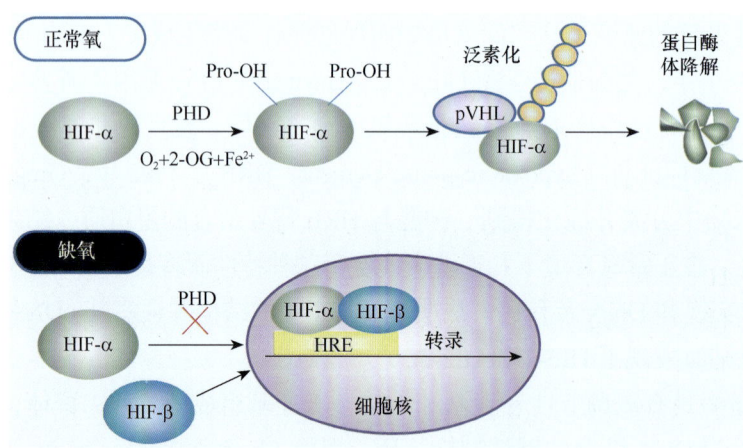

图3-10-1　氧感应系统的调节机制　正常氧情况下，HIF-α 收到 PHD 的羟化作用，通过泛素-蛋白酶体途径降解；缺氧情况下，PHD 的功能受到抑制，稳定表达的 HIF-α 与 HIF-β 结合，与靶基因的 DNA 结合而发挥转录因子的作用

三、缺氧诱导因子的功能

HIF作为调控氧适应机制的核心转录因子，直接调控的下游靶基因可能超过1000个。因此，HIF参与非常广泛的生物学功能，在细胞水平包括细胞增殖、分化、迁移、细胞凋亡、周期调控和线粒体功能等；在器官或机体水平包括能量代谢、红细胞生成、血管再生、铁代谢、胞外基质代谢、炎症和免疫调节等。此外，HIF还可以调节其他转录因子、染色质表观遗传调控因子，参与RNA处理和调

控非编码 RNA 网络的关键因子等，这大大扩展了低氧适应过程中 HIF 的功能。HIF 亚型功能的研究主要集中在 HIF-1 和 HIF-2 上。尽管 HIF-1 和 HIF-2 与相同 DNA 序列（HRE）结合，但它们的转录功能有着显著差异。例如，能量代谢反应主要受 HIF-1 调节，而更复杂的低氧适应（包括红细胞生成）则主要受 HIF-2 调节。

（一）EPO 合成

HIF 是在研究低氧诱导 EPO 基因转录调节时被发现的。研究显示，EPO 基因的转录表达可能是 HIF 调节最迅速的适应反应之一。虽然最初发现 EPO 基因主要受 HIF-1 表达，但 HIF-2 才是低氧诱导 EPO 基因转录的主要功能因子。其中，肾脏是机体的重要氧感受器，能迅速对缺氧产生反应，促进 EPO 基因转录而进一步促进红细胞的生成。此外，HIF 对铁代谢相关基因调节有重要作用，这也提示 HIF 对红细胞生成作用是十分精细和系统的。

（二）调节能量代谢

众所周知，氧对能量代谢起决定性作用。缺氧时机体主要以无氧糖酵解方式提供能量。其中，HIF 对调节能量代谢起着至关重要的作用。一方面，HIF 可以直接靶向调节葡萄糖摄取（葡萄糖转运体）和糖酵解酶（HK1/2、ENO1、PGK1 和 PKM2）相关基因，以维持 ATP 生成；另一方面，HIF 也可以通过调节线粒体代谢酶基因，以降低氧耗，适应缺氧环境。最近研究发现，HIF 转录表达的丙酮酸激酶 M2（PKM2），对调节细胞糖酵解起关键作用，这也可能是肿瘤细胞维持自身高糖酵解活性的重要机制。此外，HIF 在调节脂代谢方面亦起到重要作用。研究显示，HIF 能够直接转录调节脂代谢相关基因关键调节因子 PPARγ 和 SREBP-1 等的表达。同时，HIF 还可以调节脂代谢酶相关基因的表达而直接参与脂代谢调节。

（三）血管再生

血管再生是在血管再生调节因子作用下的重要病理生理过程，主要受到血管内皮生长因子（vascular endothelial growth factor，VEGF）的调节，是治疗缺血缺氧性疾病的重要策略。研究显示，HIF 参与血管再生的全过程。在早期，HIF 可以直接转录性表达 VEGF 和 VEGF 受体，从而促进新血管再生的开始；随之 HIF-1 转录表达的金属蛋白酶 2 能够降解细胞外基质而为血管再生创造微环境；最后，HIF-2 能够通过转录纤连蛋白促进血管基底膜的形成。因此，HIF 调节的 VEGF 及相关基因表达在血管再生中起着重要的作用。

此外，HIF 还可以直接转录包括细胞增殖、分化、迁移，细胞凋亡、周期调控，细胞外基质调节和免疫调节相关基因的表达，而调节众多病理生理过程。HIF 的功能研究为贫血、组织缺血缺氧、组织损伤及免疫紊乱等疾病提供治疗靶点。

四、缺氧诱导因子稳定剂的研发

PHD 是调节 HIF-α 表达的关键酶，属于双加氧酶超家族成员，其羟化作用依赖于氧气、Fe^{2+} 和 2-酮戊二酸（2-OG）的催化。针对 PHD 研发的 PHI 能够通过抑制 PHD 对 HIF-α 的羟化作用，抑制 HIF-α 的降解而引起 HIF-α 的稳定表达。因此，PHI 的研发已成为相关疾病治疗的新颖策略之一。

目前，PHI 的作用机制主要是取代 PHD 催化活性所必需的协同底物，或阻断酶催化位点以干扰底物连接，模拟细胞内缺氧反应直接活化 HIF。FG-2216 是首个进行临床试验的 HIF 稳定剂。

Roxadustat（FG-4592）则是在FG-2216分子结构基础上进行修饰后的第二代HIF稳定剂，并于2005年11月开始Ⅰ期临床试验，现已完成Ⅲ期临床试验。2018年12月，Roxadustat成为首个获批上市的HIF稳定剂，用于维持性透析患者肾性贫血的治疗。同时，于2019年8月获批用于非透析慢性肾脏病患者贫血的治疗。此外，目前临床试验研究已证实，Vadadustat（AKB-6548）、Daprodustat（GSKl278863）、Molidustat（BAY 85-3934）和Enarodustat（JTZ-951）等均具有治疗贫血的作用，并已进入Ⅱ期或Ⅲ期临床试验阶段。考虑到肝脏在合成EPO的重要性，特异性靶向肝脏PHD研发的小分子抑制剂已在初步探讨中。但目前针对PHD研发的小分子抑制剂并无PHD亚型选择性，研发靶向特异性PHD亚型的HIF稳定剂可能是下一步研究的方向。

五、缺氧诱导因子稳定剂的应用

（一）肾性贫血治疗

研究显示，贫血是引起慢性肾脏病（chronic kidney diseases，CKD）患者全因死亡及心血管事件发生的独立危险因素。纠正贫血可以显著提高CKD患者生活质量和降低全因死亡率。但中国的透析预后与实践模式研究（DOPPS）研究数据表明血红蛋白（Hb）<100 g/L的终末期肾病患者比例仍很高（广州为43%，上海为41%，北京为26%）。因此，Hb达标率低仍然是临床医师面临的重要挑战。因此，寻找治疗肾性贫血的有效药物一直是相关研究领域所关注的焦点。

研究显示，HIF稳定剂可通过稳定和提高HIF-α浓度促进EPO的合成、促进铁吸收、调节铁代谢及调节造血干细胞的状态等来改善肾性贫血。HIF稳定剂可在氧分压正常的情况下抑制PHD，而发挥纠正贫血的作用。目前，多个HIF稳定剂已完成Ⅱ期临床研究，评估了包括维持性透析、初始透析、非透析及红细胞生成刺激剂（erythropoiesis-stimulating agents，ESA）低反应患者在内的广泛CKD人群纠正贫血的有效性和安全性。一项以非透析CKD患者为研究对象的Ⅱa期临床试验结果显示，FG-4592可以剂量依赖性的升高Hb，而在另一项Ⅱb期临床试验中，FG-4592可以显著纠正贫血，降低血清铁调素和总胆固醇水平。一项比较FG-4592与ESA治疗效果的Ⅱb期临床研究结果显示，与ESA组相比，FG-4592治疗组患者的贫血得到明显纠正（70% *vs.* 30%）。

目前罗沙司他正在全球开展超过8000例的Ⅲ期临床研究，中国已经率先完成了两项。结果显示，无论是非透析依赖还是透析依赖的CKD患者，罗沙司他均能有效改善患者的血红蛋白水平且具有良好的耐受性。透析依赖性CKD患者研究（n=305，26周）结果显示，与Epoetin alfa组相比，罗沙司他治疗对于维持血红蛋白水平更有优势［（0.7±1.1）g/dl *vs.*（0.5±1.0）g/dl］（1 g/dl＝10 g/L），同时，罗沙司他还可以提高血清铁和降低铁调素（hepcidin）水平。而在非透析依赖的CKD研究结果显示，罗沙司他治疗可以显著升高血红蛋白水平［（1.9±1.2）g/dl *vs.*（0.4±0.8）g/dl］，罗沙司他纠正贫血不受CKD患者炎症状态的影响，同时还能够显著降低血清铁调素和总胆固醇水平。此外，一项纳入日本腹膜透析患者的Ⅲ期临床试验结果亦显示，罗沙司他能有效纠正贫血，且具有良好的耐受性。

其他HIF稳定剂，如Vadadustat（AKB-6548）、Daprodustat（GSKl278863）、Molidustat（BAY 85-3934）和Enarodustat（JTZ-951）亦已进入Ⅱ期或Ⅲ期临床试验阶段，并证明具有纠正肾性贫血的作用。HIF稳定剂改善透析及非透析患者的血红蛋白水平，呈剂量依赖性，不受患者炎症状态的影响，几乎所有受试者的铁调素均显著下降。

炎症性贫血亦是临床上最常见的贫血原因之一，且患病率越来越高。目前，临床上仍缺乏治疗炎症性贫血的有效策略。在探讨HIF稳定剂治疗肾性贫血有效性的Ⅱ或Ⅲ期临床试验中均发现，HIF稳定剂改善贫血并不受炎症影响，提示HIF稳定剂可能是治疗炎症性贫血的有效药物。此外，考虑到罗沙司他治疗相对低危的骨髓增生异常综合征（myelodysplastic syndrome，MDS）贫血的适应证也即将获批，可能为其他血液病患者带来新的治疗选择。图3-10-2显示了HIF稳定剂纠正贫血的主要机制。

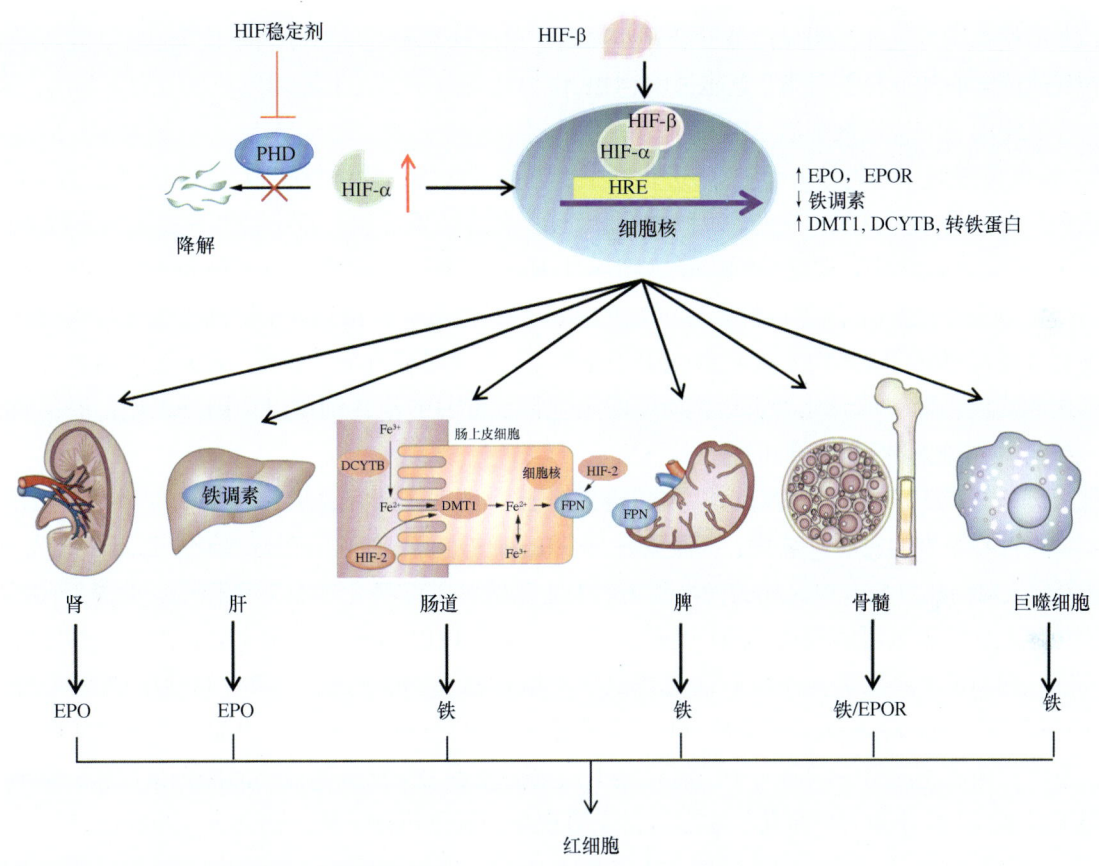

图3-10-2　HIF稳定剂纠正贫血的主要机制　HIF稳定剂通过抑制PHD，引起HIF转录因子的激活，直接调控EPO、EPOR、Hepcidin、DMT1、DCYTB、transferrin蛋白相关基因表达。这些基因通过肾、肝、肠道、脾、骨髓及巨噬细胞等系统发挥纠正贫血的作用。EPOR. 促红细胞生成素受体；DMT1. 二价金属离子转运体1；DCYTB. 十二指肠细胞色素B；FPN. 膜铁转运蛋白

（二）对肾脏病的其他潜在作用

在探究HIF稳定剂治疗肾性贫血的过程中，HIF稳定剂的非红细胞生成作用越来越受到关注。考虑到HIF在肾脏疾病的发生发展中发挥着至关重要的作用，因此，探讨HIF稳定剂使用对肾脏结构重塑的影响具有十分重要的临床意义。

1. 急性肾损伤　急性缺氧损伤后，HIF活化介导的低氧适应反应，包括能量代谢、血管再生和细胞保护等，为HIF稳定剂应用参与肾脏保护提供了潜在的理论依据。在急性肾损伤（AKI）患者肾组织中，HIF活化被显著诱导。通过基因干预调控HIF表达结果显示，HIF活化对AKI动物模型具有显著的保护作用。同时，通过药理学方法调控HIF表达的证据亦支持HIF活化对AKI的保护作用。

近年来，特异性细胞 HIF 基因或 HIF 相关基因表达调节技术的成熟使得探讨特定细胞 HIF 在 AKI 中的作用成为可能。研究显示，肾小管升支粗段细胞和髓系细胞（巨噬细胞）HIF 的特异性活化可以显著减轻缺血性肾损伤，内皮细胞 HIF-2α 的特异性敲除则可以显著加重缺血性肾损伤，应用 HIF 稳定剂干预（FG-4592）诱导的 HIF 活化可以显著减轻顺铂诱导的肾损伤，提示 HIF 稳定剂可能具有防治 AKI 的潜在作用，但这种作用是如何发挥的，机制仍不清楚。最近，有研究标明，HIF 稳定剂的肾脏保护作用需要在损伤前预处理，而损伤后干预并未观察到保护作用，提示该药对于 AKI 可能有预防作用，但治疗作用可能并不明显。最近研究亦发现，重度缺氧引起的肾小管上皮细胞中 HIF-1 活化可通过表观遗传学而加重肾脏损伤，这也说明，HIF 作为转录因子，其下游调控靶基因的复杂性。因此，如何合理地使用 HIF 稳定剂防治 AKI 仍需进一步探讨。

2. 慢性肾脏病　缺氧是引起 CKD 进行性发展的关键病因，探讨氧感知 - 氧调适系统在 CKD 中的表达和作用具有重要意义。通过基因干预调控 HIF 表达结果显示，肾小管上皮细胞特异性 HIF-1α 或 HIF-2α 持续活化均可促进肾脏纤维化，特异性 *HIF-1α* 基因敲除则可以缓解肾脏纤维化。但 HIF 在不同类型细胞中的作用各异。研究显示，足细胞特异性 HIF 持续活化会诱发急进性肾小球肾炎，作用机制可能与 HIF-CXCR4（C-X-C 趋化因子受体 4）通路激活有关。此外，HIF 还能通过调节肾小球屏障功能而促进肾小球硬化的进展，而巨噬细胞特异性 HIF 活化则可以抑制纤维化，提示 HIF 在 CKD 中的作用可能是细胞特异性的。

但药理学靶向 HIF 干预对 CKD 预后的影响仍不十分明确。研究显示，早期诱导肾小管 HIF 过表达会加重腺嘌呤诱发的肾脏纤维化，而晚期诱导 HIF 活化则可以改善肾脏纤维化。最近研究亦发现，HIF 稳定剂（MK-8617）干预引起的肾小管 HIF-1 活化对肾脏纤维化亦有双重作用。此外，HIF 稳定剂干预对肾脏病的影响可能存在疾病特异性。例如，使用 PHD 抑制剂干预多囊肾小鼠会加重肾脏囊肿的进展，而 HIF-1 活化则会抑制 *VHL* 基因缺失小鼠肾脏囊肿的形成。同时，类似的现象亦发生在糖尿病肾病（diabetic nephropathy，DN）中。研究显示，氯化钴活化 HIF 可以显著降低 DN 模型的蛋白尿，改善肾功能，而另一项研究中，氯化钴干预则会加重 DN 足细胞损伤而导致蛋白尿，抑制 HIF 活化则可以减轻 DN 小鼠肾纤维化。引起这种矛盾现象的具体机制不清，仍须进一步探讨。

目前进行的临床试验中，没有观察 HIF 稳定剂应用对肾脏组织损害的影响，因此，利用现有理论预测 HIF 稳定剂应用对肾脏病预后的影响存在很大局限性。临床前研究使用的基因或药理学干预并不能模拟机体病理情况下 HIF 表达的动态变化，因此，很难说明 HIF 稳定剂治疗对肾脏疾病预后的因果关系。总之，氧感知 - 氧调适系统在 CKD 中的表达和作用是十分复杂的，HIF 稳定剂临床应用对肾脏组织的影响仍须进一步探讨。

3. 对 CKD 相关心血管疾病的作用　心血管疾病是引起 CKD 患者住院率和全因死亡率增加的最主要原因。研究显示，超过 60% 的 CKD 患者合并心血管疾病。CKD 及合并心血管疾病患者的病理生理学十分复杂，受到包括缺氧在内众多因素的影响。HIF 稳定剂的研发革新了传统的治疗策略，因其可以促进生理范围内的内源性 EPO 生成且不需要额外补充铁剂，不受机体炎症状态影响，还具有调节免疫作用，因此 HIF 稳定剂对降低 CKD 相关心血管事件发生具有重要潜力。

包含 ROCKIES、SIERRAS 和 HIMALAYAS 三项临床试验，纳入 3917 例透析依赖性 CKD 患者，随访 4.5 年的研究结果显示，与 ESA 治疗组患者相比，HIF 稳定剂（罗沙司他）治疗组患者的主要心血管不良事件（major adverse cardiovascular events，MACE）和全因死亡风险无明显变化，但 MACE+ 发生风险降低 14%，而在初始透析患者人群中，HIF 稳定剂（罗沙司他）治疗组患者的 MACE 风险降低 30%、MACE+ 风险降低 34% 及全因死亡风险降低 24%，这些数据表明，HIF 稳定剂可能对 CKD 相关心血管事件具有积极的治疗学意义。

HIF 稳定剂降低 CKD 相关心血管事件的具体机制仍不清楚。作为低氧诱导的关键转录因子，HIF 直接调控的下游靶基因在能量代谢、免疫调节、铁代谢、血压调控及细胞保护等病理生理过程发挥至关重要的作用，因此，HIF 稳定剂介导的糖脂代谢和血压调节作用可能是降低心血管疾病发生的潜在机制。在多项不同种类 HIF 稳定剂的 Ⅱ 期临床试验中，与安慰剂或促红素 α 对照组患者相比，HIF 稳定剂治疗组患者血脂（总胆固醇和三酰甘油）水平显著降低，同样，在 HIF 稳定剂（罗沙司他）的 Ⅲ 期临床试验中亦观察到显著的降低血脂作用。HIF 稳定剂对 CKD 患者血压的影响尚无明确定论。在罗沙司他治疗的透析 CKD 患者和伐度司他治疗的非透析 CKD 患者的 Ⅱ 期临床试验中，HIF 稳定剂治疗组因血压升高而调整抗高血压药物的患者比例显著低于 ESA 治疗组。同时，临床前研究发现，除了有效改善肾性贫血外，Molidustat 还具有降压作用，但在临床研究中并未观察到该作用。此外，HIF 稳定剂在纠正肾性贫血的同时，不受机体铁代谢和（微）炎症状态的影响，这也为降低 CKD 相关心血管事件的发生提供理论依据。在纳入非透析 CKD 患者的 OLYMPUS 研究中，HIF 稳定剂治疗组患者输血风险降低 63%，静脉补铁风险降低 59%，使用 ESA 风险降低 87%，且在纳入透析 CKD 患者的 ROCKIES 研究中，HIF 稳定剂升高血红蛋白水平不受炎症状态（C 反应蛋白）影响，同时降低静脉补铁风险。这些证据均表明，HIF 稳定剂可以通过调节脂代谢、调控血压及铁代谢等多重作用以发挥减少 CKD 相关心血管疾病的发生。

4. 其他相关疾病的潜在治疗作用 受 HIF 调节的靶基因可能超过 1000 种，除了调节 EPO 合成和铁代谢外，在包括调节能量代谢、促进血管再生和调控细胞增殖、分化等众多生理及病理过程中发挥十分重要的作用。因此，除有效治疗肾性贫血、改善 CKD 相关心血管疾病外，HIF 稳定剂对其他疾病可能亦有潜在治疗作用。

（1）心脑血管疾病：缺血缺氧是引起心脑血管疾病的关键病因。HIF 的活化不仅能促进新生血管的再生，还调节心肌细胞的能量代谢。研究发现，糖酵解酶也受到 HRE 调节。因此，当发生脑梗死或心肌梗死后，HIF 激活不仅可以促进侧支循环的形成，还能调整脑细胞和心肌细胞的能量代谢，缓解脑组织或心肌缺氧损伤，改善预后。因此，HIF 稳定剂成为防治心血管相关疾病的重要治疗策略。临床研究显示，HIF 稳定剂对心血管事件发生有显著的保护作用（详见缺氧诱导因子稳定剂对 CKD 心血管疾病的作用）。此外，HIF 稳定剂（FG-4497）干预可以有效降低动脉斑块的形成，这对预防心脑血管疾病的发生亦有重要临床意义。

（2）血液病：探讨较多的是 HIF 稳定剂对 MDS 的治疗。目前，临床上缺乏治疗 MDS 的有效治疗方案，ESA 不能解决红细胞成熟缺陷，因而疗效有限。因此，寻找有效的治疗方案是临床医师关注的焦点。研究显示，HIF 活化能够有效促进该类患者的红细胞生成作用，提示 HIF 稳定剂可能是治疗该类患者的有效治疗策略。临床 Ⅱ 期研究结果显示，HIF 稳定剂（罗沙司他）能够显著改善 MDS 相关性贫血，目前美国已开展临床 Ⅲ 期试验（NCT03263091），以探讨 HIF 稳定剂治疗 MDS 的有效性和安全性。

（3）肌肉病：与肌肉组织的高代谢率相适应，肌肉的血液供应丰富，因此，缺氧是引起各种病因肌肉病的重要原因。临床前研究显示，靶向抑制PHD可以通过促进血管再生而改善血管病变引起的肌肉损伤。同时，最新的研究显示，HIF稳定剂（MK-8617）可以改善CKD引起的肌肉萎缩，机制可能与促进血管再生和调节线粒体代谢有关。

此外，由于缺氧与许多疾病的病理生理过程有关，因此，HIF通路的发现为治疗一系列缺氧相关性疾病（如肿瘤、伤口愈合、代谢性疾病及自身免疫病等）开辟新的方向。

六、缺氧诱导因子稳定剂的优势

HIF稳定剂主要模拟细胞轻度的缺氧反应，引起HIF适度活化，从而发挥相应的药理作用。目前多个HIF稳定剂的Ⅱ期或Ⅲ期临床试验证实，HIF稳定剂对纠正贫血具有显著的有效性和安全性，且具有独特的优势。

（一）促进内源性EPO在"生理浓度"范围内的表达

研究显示，HIF稳定剂的半衰期较短，能够一过性稳定HIF的表达，停药后，HIF的转录功能能够迅速恢复到基线水平。同时，HIF稳定剂可以剂量依赖性促进EPO表达水平升高，且表现为"生理浓度"，可避免ESA引起的过高浓度对机体的不良反应。

（二）促进体内铁吸收与利用

HIF稳定剂临床应用引起的HIF表达不仅能促进*EPO*基因的表达，而且还能够调节铁代谢相关基因的表达。Ⅱ期或Ⅲ期临床试验证实，HIF稳定剂纠正贫血并不依赖于患者铁代谢的状态，即使不额外给予铁剂，亦能明显改善贫血。临床前研究显示，HIF稳定剂能够明显诱导HIF下游靶基因DMT1和DCYTB的表达，从而促进肠道对饮食铁的吸收，为合成血红蛋白提供原料。此外，Ⅱ期或Ⅲ期临床试验证实，HIF稳定剂能够显著降低患者血清铁调素的水平，促进肠道对铁的重吸收。这也避免补充铁剂引起的相关不良反应。

（三）不受炎症状态影响

（微）炎症状态是引起CKD患者ESA抵抗的重要原因，而Ⅱ期或Ⅲ期临床试验证实，HIF稳定剂纠正贫血并不受患者基础炎症状态的影响。同时，有研究发现，HIF稳定剂亦可以显著升高ESA抵抗患者的血红蛋白水平。

（四）降血脂作用

HIF在调节脂代谢方面具有重要作用。临床试验研究结果显示，HIF稳定剂能够显著降低患者总胆固醇和三酰甘油水平。同时，最近的研究亦发现，HIF稳定剂亦可以降低心血管事件的发生。

（五）其他优势

研究显示，HIF稳定剂（FG-4592）对中度肝损伤患者亦具有良好的耐受性，临床前研究显示，HIF稳定剂（BAY 86-3949）还具有潜在的降低血压作用。此外，HIF稳定剂还具有使用方便（口服）、安全性高及不受血液透析影响的优点。表3-10-1总结了HIF稳定剂治疗肾性贫血的潜在优势。

表 3-10-1　HIF 稳定剂治疗肾性贫血的优势

有效地升高或维持血红蛋白水平
促进生理剂量的内源性 EPO 水平表达，避免过高的 EPO 表达
升高血红蛋白水平不受机体炎症状态影响
调节铁代谢（尤其是降低铁调素水平）
促进铁的吸收，且不受炎症状态影响
口服，起效迅速
可逆性和短暂性抑制 HIF-PHD
无升高血压风险（临床暂未发现）
降低血脂水平
不需要额外补充铁剂，避免补铁的不良反应
不受血液透析影响
不会影响肿瘤发生和 VEGF 表达（临床暂未发现）

七、缺氧诱导因子稳定剂临床应用中需要注意的问题

如前所述，直接受 HIF 调节的靶基因接近 1000 种，在包括血管再生、细胞增殖分化、细胞迁移、细胞外基质和免疫炎症等在内的众多生理及病理过程中发挥重要的作用。同时，HIF-1、HIF-2 和 HIF-3 及其调节的下游靶基因在各种疾病中的作用尚不十分清楚。因此，HIF 稳定剂在治疗相关疾病时，是否会产生一些潜在的问题，需要进一步关注。

HIF 稳定剂主要模拟细胞内缺氧反应，引起 HIF 活化，从而发挥相应的药理作用。但现已明确，EPO 是 HIF-2 的特异性靶标，而目前研发的 HIF 稳定剂对 HIF 亚型活化并无选择性，HIF 稳定剂使用引起的 HIF 亚型和组织非特异性作用对机体的影响尚不十分清楚。现认为，EPO 生成细胞功能的重新获得是 HIF 稳定剂主要的药理机制，但 HIF 稳定剂药理情况下，EPO 的生成重新激活的机制尚不明确。目前，全球超过 20 项的Ⅳ期临床试验正在验证 HIF 稳定剂治疗肾性贫血的有效性和安全性。但随着这类药物的临床应用，HIF 稳定剂使用引起的非红细胞生成作用越来越得到关注。其中，HIF 稳定剂应用对患者肾组织的影响尚不十分清楚。

HIF 稳定剂潜在的促血管再生作用需要特别关注。氧在肿瘤形成和进展过程中起到至关重要的作用，而 VEGF 是调节血管再生作用的重要因子，其可以通过促进血管再生而引起肿瘤发生或进展。*VEGF* 是 HIF 信号通路直接调节的关键靶基因，那么 HIF 稳定剂临床应用对 VEGF 表达和肿瘤发生的影响尚不清楚。虽然，目前的临床试验并未发现 HIF 稳定剂治疗能够引起血清 VEGF 水平的升高，但长时间大剂量 HIF 稳定剂使用对肿瘤发生的影响仍需进一步研究。

此外，研究发现，HIF 能够调节众多钙磷代谢和骨代谢的基因，并且，临床前研究显示，使用 FG-4592 干预 CKD 小鼠可以显著促进高磷诱导的血管钙化。且临床试验中并未评估 HIF 稳定剂使用对血管钙化的影响。因此，HIF 稳定剂对 CKD 患者血管钙化的影响仍需在大样本和长时间的临床试验中进一步观察。

八、展望

总之,氧感知-氧调适应系统阐明了机体在低氧环境下的适应机制,为生命科学领域开辟了新的方向,具有重要的临床意义。本文主要围绕 HIF 促进红细胞生成增多这一创新理论到临床转化应用得到的启示,对 HIF 稳定剂的研究进展进行了系统总结,同时也对 HIF 稳定剂在其他氧代谢紊乱相关性疾病治疗中的价值提出了新的思考,相信在未来,随着研究的深入,HIF 稳定剂在临床的应用价值将会不断得到认可。

(刘必成　李作林)

参 考 文 献

[1] Semenza GL, Nejfelt MK, Chi SM, et al. Hypoxia-inducible nuclear factors bind to an enhancer element located 3' to the human erythropoietin gene. Proc Natl Acad Sci USA, 1991, 88(13): 5680-5684.

[2] Semenza GL, Wang GL. A nuclear factor induced by hypoxia via de novo protein synthesis binds to the human erythropoietin gene enhancer at a site required for transcriptional activation. Mol Cell Biol, 1992, 12(12): 5447-5454.

[3] Wang GL, Jiang BH, Rue EA, et al. Hypoxia-inducible factor 1 is a basic-helix-loop-helix-PAS heterodimer regulated by cellular O2 tension. Proc Natl Acad Sci USA, 1995, 92(12): 5510-5514.

[4] Rosenberger C, Mandriota S, Jurgensen J, et al. Expression of hypoxia-inducible factor-1α and -2α in hypoxic and ischemic rat kidneys. J Am Soc Nephrol, 2002, 13(7): 1721-1732.

[5] Iliopoulos O, Levy AP, Jiang C, et al. Negative regulation of hypoxia-inducible genes by the von Hippel-Lindau protein. Proc Natl Acad Sci USA, 1996, 93(20): 10595-10599.

[6] Ivan M, Kondo K, Yang H, et al. HIFalpha targeted for VHL-mediated destruction by proline hydroxylation: implications for O2 sensing. Science, 2001, 292(5516): 464-468.

[7] Jaakkola P, Mole DR, Tian YM, et al. Targeting of HIF-alpha to the von Hippel-Lindau ubiquitylation complex by O2-regulated prolyl hydroxylation. Science, 2001, 292(5516): 468-472.

[8] Epstein AC, Gleadle JM, McNeill LA, et al. C. elegans EGL-9 and mammalian homologs define a family of dioxygenases that regulate HIF by prolyl hydroxylation. Cell, 2001, 107(1): 43-54.

[9] 曹婧媛,刘必成. 低氧诱导因子-脯氨酸羟化酶轴在肾性贫血中的作用机制研究进展. 生理学报, 2018, 70(6): 623-629.

[10] Lando D, Peet DJ, Gorman JJ, et al. FIH-1 is an asparaginyl hydroxylase enzyme that regulates the transcriptional activity of hypoxia-inducible factor. Genes Dev, 2002, 16(12): 1466-1471.

[11] Semenza GL. Oxygen sensing, hypoxia-inducible factors, and disease pathophysiology. Annu Rev Pathol, 2014, 9(1): 47-71.

[12] Smythies JA, Sun M, Masson N, et al. Inherent DNA-binding specificities of the HIF-1α and HIF-2α transcription factors in chromatin. EMBO Rep, 2019, 20(1): 46401.

[13] Xu MM, Wang J, Xie JX. Regulation of iron metabolism by hypoxia-inducible factors. Acta Physiologica Sinica, 2017, 69(5): 598-610.

[14] 郝传明,任玥衡. 缺氧诱导因子与慢性肾脏病贫血. 肾脏病与透析肾移植杂志, 2018, 27(2): 151-152.

[15] 滕菲,李雪梅. 低氧诱导因子与肾性贫血. 中华肾脏病杂志, 2017, 33(1): 63-68.

[16] Luo W, Hu H, Chang R, et al. Pyruvate kinase M2 is a PHD3-stimulated coactivator for hypoxia-inducible factor 1. Cell, 2011, 145(5): 732-744.

[17] Mylonis I, Simos G, Paraskeva E. Hypoxia-Inducible Factors and the Regulation of Lipid Metabolism. Cells, 2019, 8(3): 214-230.

[18] Befani C, Liakos P. The role of hypoxia-inducible factor-2 alpha in angiogenesis. J Cell Physiol, 2018, 233(12): 9087-

9098.
[19] Schödel J, Ratcliffe PJ. Mechanisms of hypoxia signalling: new implications for nephrology. Nat Rev Nephrol, 2019, 15(10): 641-659.
[20] 潘明明, 刘必成. 低氧诱导因子稳定剂在肾性贫血治疗中的新进展. 中华内科杂志, 2017, 56（3）: 225-228.
[21] FibroGen. Fibro gen announces approval of roxadustat in china for the treatment of anemia in chronic kidney disease patients on dialysis［R］. Media Release, 2018.
[22] 李作林, 刘必成. 口服 HIF 稳定剂在肾性贫血治疗中的作用. 中华医学杂志, 2017, 97（34）: 2706-2709.
[23] Akizawa T, Nangaku M, Yamaguchi T, et al. Enarodustat, conversion and maintenance therapy for anemia in hemodialysis patients: a randomized, placebo-controlled phase 2b trial followed by long-term trial. Nephron, 2019, 143(2): 77-85.
[24] Liu P, Wang L, DuBois BG, et al. Discovery of orally bioavailable and liver-targeted hypoxia-inducible factor prolyl hydroxylase (HIF-PHD) inhibitors for the treatment of anemia. ACS Med Chem Lett, 2018, 9(12): 1193-1198.
[25] Dhillon S. Roxadustat: first global approval. Drugs, 2019, 79(5): 563-572.
[26] Besarab A, Pmvenzano R, Hcrtel J, et al. Random-ized placebo controlled dose ranging and pharmaco-dynamics study of roxadustat (FG4592) to treat anemia in nondialysis-dependent chronic kidney disease (NDD-CKD) patients. Nephrol Dial Transplant, 2015, 30(10): 1665-1673.
[27] Provenzano R, Besarab A, Sun CH, et al. Oral hypoxia inducible factor prolyl hydroxylase inhibitor roxadustat (FG4592) for the treatment of anemia in patients with CKD. Clin J Am Soc Nephrol, 2016, 11(6): 982-991.
[28] Provenzano R, Besarab A, Wright S, et al. Roxadustat (FG-4592) versus epoetin alfa for anemia in patients receiving maintenance hemodialysis: a phase 2, randomized, 6 to 19 week, open-label, active-comparator, dose-ranging, safety and exploratory efficacy study. Am J Kidney Dis, 2016, 67(6): 912-924.
[29] Chen N, Hao C, Liu BC, et al. Roxadustat treatment for anemia in patients undergoing long-term dialysis. N Engl J Med, 2019, 381(11): 1011-1022.
[30] Chen N, Hao C, Peng X, et al. Roxadustat for anemia in patients with kidney disease not receiving dialysis. N Engl J Med, 2019, 381(11): 1001-1010.
[31] Akizawa T, Otsuka T, Reusch M, et al. Intermittent oral dosing of roxadustat in peritoneal dialysis chronic kidney disease patients with anemia: a randomized, phase 3, multicenter, open-label study. Ther Apher Dial, 2020, 24(2): 115-125.
[32] Shu S, Wang Y, Zheng M, et al. Hypoxia and hypoxia-inducible factors in kidney injury and repair. Cells, 2019, 8(3): 207.
[33] Yang Y, Yu X, Zhang Y, et al. Hypoxia-inducible factor prolyl hydroxylase inhibitor roxadustat (FG-4592) protects against cisplatin-induced acute kidney injury. Clin Sci (Lond), 2018, 132(7): 825-838.
[34] Wang Z, Schley G, Türkoglu G, et al. The protective effect of prolyl-hydroxylase inhibition against renal ischaemia requires application prior to ischaemia but is superior to EPO treatment. Nephrol Dial Transplant, 2012, 27(3): 929-936.
[35] Li ZL, Lv LL, Tang TT, et al. HIF-1α inducing exosomal microRNA-23a expression mediates the cross-talk between tubular epithelial cells and macrophages in tubulointerstitial inflammation. Kidney Int, 2019, 95(2): 388-404.
[36] Higgins DF, Kimura K, Bernhardt WM, et al. Hypoxia promotes fibrogenesis in vivo via HIF-1 stimulation of epithelial-to-mesenchymal transition. J Clin Invest, 2007, 117(12): 3810-3820.
[37] Ding M, Cui S, Li C, et al. Loss of the tumor suppressor Vhlh leads to upregulation of Cxcr4 and rapidly progressive glomerulonephritis in mice. Nat Med, 2006, 12(9): 1081-1087.
[38] Li ZL, Lv LL, Wang B, et al. The profibrotic effects of MK-8617 on tubulointerstitial fibrosis mediated by the KLF5 regulating pathway. FASEB J, 2019, 33(11): 12630-12643.
[39] Kraus A, Peters DJM, Klanke B, et al. HIF-1α promotes cyst progression in a mouse model of autosomal dominant polycystic kidney disease. Kidney Int, 2018, 94(5): 887-899.
[40] Nordquist L, Friederich Persson M, Fasching A, et al. Activation of hypoxia-inducible factors prevents diabetic nephropathy. J Am Soc Nephrol, 2015, 26(2): 328-338.
[41] Provenzano R, Fishbane S, Wei LJ. Pooled efficacy and cv safety results of roxadustat in the treatment of anemia in chronic kidney disease (CKD) patients on and not on dialysis[R]. USA: American Society of Nephrology (ASN) Kidney Week, 2019.
[42] Besarab A, Chernyavskaya E, Motylev I, et al. Roxadustat (FG-4592): Correction of Anemia in Incident Dialysis

Patients. J Am Soc Nephrol, 2016, 27(4): 1225-1233.

[43] Pergola PE, Spinowitz BS, Hartman CS, et al. Vadad-ustat, a novel oral HIF stabilizer, provides effective anemia treatment in nondialysis-dependent chronic kidney disease. Kidney Int, 2016, 90(5): 1115-1122.

[44] Flamme I, Oehme F, Ellinghaus P, et al. Mimicking hypoxia to treat anemia: HIF-stabilizer BAY 85-3934 (Molidustat) stimulates erythropoietin production without hypertensive effects. PLoS One, 2014, 9(11): 111838.

[45] Selvaraju V, Parinandi NL, Adluri RS, et al. Molecular mechanisms of action and therapeutic uses of pharmacological inhibitors of HIF-prolyl 4-hydroxylases for treatment of ischemic diseases. Antioxid Redox Signal, 2014, 20(16): 2631-2665.

[46] Rahtu-Korpela L, Määttä J, Dimova EY, et al. Hypoxia-inducible factor prolyl 4-hydroxylase-2 inhibition protects against development of atherosclerosis. Arterioscler Thromb Vasc Biol, 2016, 36(4): 608-617.

[47] Kubasch AS, Platzbecker U. Setting fire to ESA and EMA resistance: new targeted treatment options in lower risk myelodysplastic syndromes. Int J Mol Sci, 2019, 20(16): 3853-3862.

[48] Schellinger IN, Cordasic N, Panesar J, et al. Hypoxia inducible factor stabilization improves defective ischemia-induced angiogenesis in a rodent model of chronic kidney disease. Kidney Int, 2017, 91(3): 616-627.

[49] Qian FY, Li ZL, Guo YD, et al. Hypoxia inducible factor-prolyl hydroxylase inhibitor ameliorates the myopathy in a mice model of chronic kidney disease. Am J Physiol Renal Physiol, 2019, 317(5): 1265-1273.

[50] Groenendaal van de Meent D, Adel MD, Noukens J, et al. Effect of moderate hepatic impairment on the pharmacokinetics and pharmacodynamics of roxadustat, an oral hypoxia-inducible factor prolyl hydroxylase inhibitor. Clin Drug Investig, 2016, 36(9): 743-751.

[51] Koury MJ, Haase VH. Anaemia in kidney disease: harnessing hypoxia responses for therapy. Nat Rev Nephrol, 2015, 11(7): 394-410.

[52] Pugh CW, Ratcliffe PJ. Regulation of angiogenesis by hypoxia: role of the HIF system. Nat Med, 2003, 9(6): 677-684

[53] Mokas S, Larivière R, Lamalice L, et al. Hypoxia-inducible factor-1 plays a role in phosphate-induced vascular smooth muscle cell calcification. Kidney Int, 2016, 90(3): 598-609.

第十一章 钠-葡萄糖协同转运蛋白抑制药研究进展

钠-葡萄糖协同转运蛋白（sodium glucose cotransporter，SGLT）分布在人体的许多器官组织中，发挥重要的生理功能；其中，SGLT2主要位于肾脏近曲小管S1和S2段，主动偶联转运钠和葡萄糖，负责转运80%~90%的葡萄糖重吸收。SGLT2抑制药选择性地抑制肾脏近曲小管钠和葡萄糖的重吸收，从而使葡萄糖从尿中排泄，具有利钠、利尿、降血糖、降血压、降尿酸、降体重、改善胰岛素抵抗、反转肾小球高滤过、抑制局部炎症反应及氧化应激等作用，对2型糖尿病及糖尿病肾病具有肾脏与心脏保护作用，是该领域近20年来的重要突破。本章就SGLT2抑制药的发现、作用机制、临床研究、应用、潜在优势及在临床应用中应注意的问题进行综述。

一、钠-葡萄糖协同转运蛋白2抑制药的发现

目前已知，SGLT共有6个亚型，其分布及功能见表3-11-1，其中SGLT1和SGLT2是研究的最明确的共转运蛋白。SGLT2是一种低亲和力、高容量的钠离子-葡萄糖共转运蛋白，主要位于肾脏近曲小管S1和S2段，主动偶联转运钠和葡萄糖，负责转运80%~90%的葡萄糖重吸收；SGLT1是一种高亲和力、低容量的葡萄糖共转运蛋白，主要位于肠道，也同时在肾脏表达，主要分布在肾近曲小管的S3段，以2:1的比例主动转运钠和葡萄糖，介导剩余的葡萄糖重吸收。在*SGTL2*基因敲除小鼠中，SGLT1代偿重吸收可达滤过葡萄糖的35%。机体在患糖尿病的情况下，SGLT2表达增加，重吸收能力增加30%。令人惊讶的是，有研究表明，在人近曲小管的S3段，这2种共转运蛋白在生理条件下对D-葡萄糖的表观亲和力相似：SGLT2处于5~25 mmol/L，葡萄糖与钠离子以1:1的配比转运；而SGLT1处于2~70 mmol/L，葡萄糖与钠离子以2:1的配比转运吸收。在近曲小管的S1、S2段，SGLT2只有50%起作用，只有葡萄糖≥35 mmol/L时才达到饱和。

家族性肾性糖尿病（familial renal diabetes，FRG）是一种罕见的家族性不伴高血糖的糖尿病，也称遗传性肾性糖尿病，主要表现为血糖正常，而尿糖阳性、不伴有肾小管功能障碍等症状，由编码肾脏近端小管刷状缘SGLT2的*SLC5A2*基因突变所致，分A、B、O 3型。A型表现为SGLT2活性低、葡萄糖阈值、最大肾小管葡萄糖重吸收低；B型表现为SGLT2亲和力、葡萄糖的肾阈值低，但仍能达到正常的最大肾小管葡萄糖重吸收水平；O型表现为肾小管对葡萄糖的重吸收完全丧失。该病提示，长期阻断SGLT2并不影响肾脏的功能。

表 3-11-1 SGLT 6 个亚型的分布与功能

转运蛋白	主要作用部位	功能
SGLT1	小肠、心、气管和肾近曲小管（S3段）	通过小肠刷状缘和肾脏近曲小管的钠－葡萄糖共转运蛋白跨膜转运葡萄糖和半乳糖
SGLT2	肾脏（近曲小管S1和S2段）	近曲小管S1段的共转运钠和葡萄糖
SGLT3	小肠、子宫、肺、甲状腺、睾丸	转运钠（不转运葡萄糖）
SGLT4	小肠、肾脏、肝脏、胃和肺	转运葡萄糖和甘露糖
SGLT5	肾皮质	未知
SGLT6	脊髓、肾脏、大脑和小肠	转运肌醇和葡萄糖

1835年，法国化学家从苹果树皮中分离出一种成分，称为根皮苷；1965年，有学者发现其具有糖尿效应，并于1987年将其用于降糖药的开发，其在部分胰腺切除的大鼠中可预防高血糖并恢复胰岛素的敏感性。根皮苷可抑制SGLT1和SGLT2，但为非选择性，可抑制肠上皮细胞基底外侧的葡萄糖转运蛋白2抗体（GLUT2），导致腹泻等，毒性较大，可影响肾小球滤过率，降低钠、钾、氯离子的吸收，造成肾小管功能改变、口服生物利用度低、需要注射给药等问题，从而被淘汰。随后有学者开始研发选择性SGLT2抑制药。2012年，欧盟批准达格列净（dapaliflozin）上市，其成为首个临床使用的SGLT2抑制药。目前，全球共有6种SGLT-2抑制药上市，分别为卡格列净（canagliflozin）、达格列净、恩格列净（empagliflozin）、依格列净（ipragliflozin）、鲁格列净（luseogliflozin）及托格列净（tofogliflozin）。目前，达格列净已在中国上市，成为第1个在国内上市的SGLT-2抑制药。选择性SGLT2抑制药不同于传统降糖药的作用机制，通过抑制肾脏近曲小管的葡萄糖重吸收，使体内多余的葡萄糖从尿中排出体外，从而降低血糖、改善胰岛B细胞功能，进一步改善胰岛素抵抗，且选择性抑制SGLT2的活性，而不影响肠道SGLT1的活性，所以，避免出现腹泻等不良胃肠道反应。

二、钠－葡萄糖协同转运蛋白2抑制药的作用机制

SGLT2抑制药除了降糖作用外，还具有多效性，如改善肾小球的血流动力学、改善代谢和胰岛素抵抗、促进排钠、降低肾皮质的氧耗量、促进促红细胞生成素的产生、升高血细胞比容（hematocrit，HCT）、抑制肾脏局部炎症反应及氧化应激、保护肾脏固有细胞等，见图3-11-1。

（一）降糖作用

肾脏通过主动转运，每天滤过和重吸收葡萄糖180 g，80%～90%的葡萄糖从肾脏近曲小管的S1、S2段重吸收，10%～20%的葡萄糖从S3段重吸收。SGLT-2抑制药选择性地抑制肾脏近曲小管葡萄糖的重吸收，增加葡萄糖从尿中排泄，不依赖胰岛素直接降低血糖，且能抑制肾小管上皮细胞的糖原异生，降低糖尿病患者的肾糖阈。SGLT2抑制药可降低糖化血红蛋白（hemoglobin A1c，HbA1c）水平0.5%～0.6%持续到52周，随着估算肾小球滤过率（eGFR）降低，其降糖作用有所减弱。SGLT2抑制药具有改善胰岛素抵抗、使胰岛素水平下降、提高胰岛素的敏感性及保护胰岛B细胞等作用。卡格列净可抑制餐后血糖漂移，促进胰高血糖素样肽1（glucagon-like peptide-1，GLP-1）的分泌。

（二）降低体重

SGLT2 抑制药可使葡萄糖每天从尿中排泄 60~80 g，相当于 1004~1339 kJ 能量丢失，引起体重下降（2~3 kg），改善超重，使能量负平衡，脂肪利用增加，瘦素水平降低，脂联素水平升高，脂肪分解增加。

（三）改善胰岛素抵抗及代谢

SGLT2 抑制药可通过减轻腹部和内脏脂肪的堆积，使脂肪肝减轻，改善胰岛素抵抗，并使三酰甘油降低、高密度脂蛋白升高、尿酸降低等；其能极化 M2 巨噬细胞，向抗炎表型转化并拮抗炎症反应，以改善胰岛素抵抗；促进胰岛相关因子（如肌腱膜纤维肉瘤癌基因同源物 A 基因、胰腺十二指肠同源框蛋白 1、GLP1 受体和 GlUT2）的表达，促进胰岛 B 细胞增生并抑制其凋亡，从而改善胰岛 B 细胞的功能；减轻葡糖糖的直接毒性，抗氧化应激，抑制局部炎症反应（也是其改善胰岛素抵抗的机制之一）。

（四）降低肾小球内压，改善肾脏的血流动力学

SGLT2 抑制药抑制了肾近曲小管的钠-葡萄糖转运，使排钠增加和到达致密斑肾小管液体中的钠浓度增加；通过球管反馈机制，导致肾小球入球动脉收缩，球内压降低（约 20%），从而缓解糖尿病肾病的高滤过状态。同时，远曲小管液体的运输量增加、压力增加，导致肾小囊内压力升高，也使肾小球滤过净压力下降；降低肾小球内压是其肾脏保护作用的主要机制，导致尿蛋白排泄率降低，eGFR 下降延缓，肾脏终点事件减少。

（五）利钠、降压

SGLT2 抑制药的利钠作用除了改善肾脏血流动力学改变外，还可以引起血浆容量减少、血压降低（可使收缩压下降 3~5 mmHg，舒张压下降 1~2 mmHg）、钠/氢离子交换蛋白 3（sodium/hydrogen exchanger, NHE3）活性降低、血细胞比容（HCT）升高、肾小管缺血性损伤和纤维化减轻及炎症和氧化应激状态减轻。SGLT2 抑制药可改善心力衰竭、减少利尿药的使用等。

（六）降低肾皮质的氧耗量及提高 PO_2

钠-葡糖糖转运是主动过程，需要消耗 ATP，SGLT2 抑制药阻断钠和葡萄糖的重吸收，同时 eGFR 降低，减少肾小管（特别是近曲小管）的离子转运工作，降低皮质的氧耗量、增加皮质的氧分压（PO_2），从而抑制肾小管增生、白蛋白尿及炎症。

（七）促进促红细胞生成素产生，升高血细胞比容

SGLT2 抑制药抑制肾近曲小管 S1、S2 段钠-葡萄糖的吸收，导致 S3 及肾小管髓袢升支粗段（mTAL）钠-葡萄糖的吸收代偿性增加，同时增加肾髓质的氧耗量，使髓质外带 PO_2 下降，而肾髓质 PO_2 下降，刺激缺氧诱导因子（hypoxia inducible factor, HIF）产生，促红细胞生成素（EPO）合成增加，HCT 升高，且利尿及利钠也可升高 HCT，这样可以改善皮质及髓质的氧供及心脏的氧供。有研究显示，达格列净治疗 12 周后，血红蛋白及 HCT 均较安慰剂组明显升高，推测 SGLT-2 抑制药可能刺激 EPO 分泌增加。在缺血再灌注肾损伤模型中，达格列净可通过诱导 HIF 的表达而起到肾脏保护作用。SGLT2 抑制药可升高 HCT 3%~7%。

（八）抑制肾脏局部炎症反应及氧化应激

高糖可刺激肾近端曲小管上皮细胞还原型烟酰胺腺嘌呤二核苷酸磷酸氧化酶（NADPH oxidases 4，Nox4）表达增加，促进一氧化氮合酶（NOS）产生，同时使 NF-κB 及核转录因子激活蛋白 1（AP-1）表达增加，单核细胞趋化蛋白 1（MCP-1）及 T 细胞趋化因子 5 产生增加，使肾小管上皮细胞成为促炎症细胞表型，增加 TGF-β 及胶原生成，而 SGLT2 抑制药可以抑制上述因子的产生，从而抑制肾脏局部炎症及氧化应激。

（九）保护肾脏固有细胞

SGLT2 抑制药降低血糖和 eGFR，从而抑制肾小管增生、减少凋亡。达格列净可通过反转高糖诱导的内质网应激而发挥保护肾小管上皮细胞的作用。也有报道称，高糖可诱导系膜细胞表达 SGLT2。卡格列净在糖尿病肾病模型中抑制蛋白激酶 C（PKC）激活及活性氧（ROS）产生，使系膜基质增生减轻。正常人的足细胞不表达 SGLT2，而白蛋白可诱导人足细胞系 SGLT2 表达。小牛血清白蛋白（BSA）诱导的蛋白负荷小鼠蛋白尿模型证实，非糖尿病的蛋白尿肾病小鼠的足细胞 SGLT2 表达上调，而达格列净使尿钠、尿糖及尿量增加，尿蛋白排泄减少，保护足细胞，Nephrin 和 Nest 表达减少得以逆转，减少肾间质单核/巨噬细胞浸润，减轻肾小球和肾小管间质的病变损伤。恩格列净可改善糖尿病肾病大鼠的肾血管阻力和肾脏损伤的程度。随机对照研究证实，2 型糖尿病伴缺血性心脏病患者在二甲双胍和胰岛素治疗的基础上加用达格列净 12 周治疗，可使血清细胞间黏附分子 1（ICAM-1）表达明显减少，血流介导的内皮舒张功能（FMD）没有进一步恶化，而安慰剂对照组的 FMD 进一步下降。以上研究说明，SGLT2 抑制药对肾脏固有细胞（包括肾小管上皮细胞、系膜细胞、足细胞及内皮细胞）有保护作用。

（十）降低血尿酸

SGLT2 抑制药可促进尿酸的排泄，可使血尿酸下降。它使肾近曲小管内葡萄糖浓度增加，与尿酸竞争结合 GLUT9b，抑制尿酸重吸收。一项涉及 62 项随机对照研究、34941 病例的荟萃分析揭示 2 型糖尿病患者使用 SGLT2 抑制药降低血尿酸优于安慰剂和其他活性降糖药物，可使血尿酸下降 10%～15%。

（十一）其他

SGLT2 抑制药可使心外膜脂肪减少，心脏收缩力增强，血浆容量减少，心肌牵张力下降，血管紧张素转化酶 2（ACE2）和血管紧张素 1-7（Ang1-7）激活，心脏室性心律失常发生率下降，主动脉的顺应性改善，肝脂肪变性减轻等（图 3-11-1）。

三、钠－葡萄糖协同转运蛋白 2 抑制药的临床研究

目前，在欧美各国、日本等国家，SGLT2 抑制药治疗 2 型糖尿病的随机对照研究表明，SGLT2 抑制药在降低糖化血红蛋白、空腹血糖、体重等方面表现出良好的效果。SGLT2 抑制药选择性地阻断 SGLT2、减少葡糖糖的重吸收、增加尿糖排出，已成为糖尿病治疗领域的新亮点，为糖尿病药物治疗提供了新思路。此外，糖尿病肾病及糖尿病心力衰竭的临床研究证实，SGLT2 抑制药对肾脏和

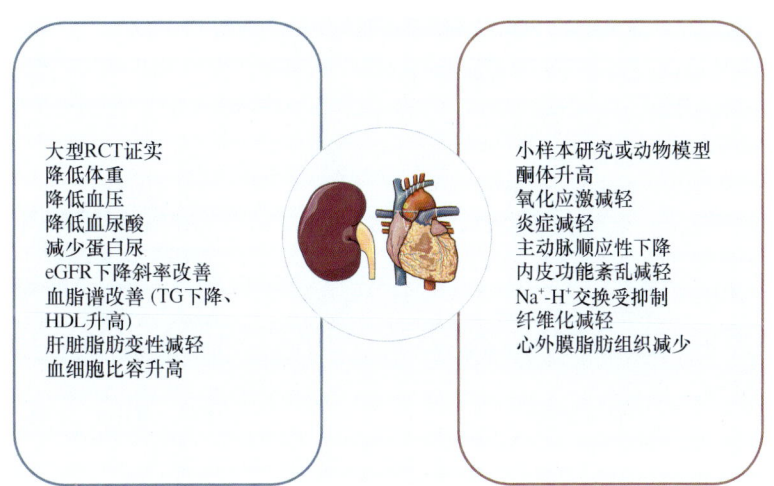

图 3-11-1　SGLT2 抑制药心肾保护作用的潜在机制　左侧蓝色为大型随机对照研究证实的作用，右侧为小样本研究和动物模型所得到的结果；TG. 三酰甘油；HDL. 高密度脂蛋白

心脏均有保护作用，将成为治疗糖尿病肾病及心力衰竭的一种全新机制的药物。

（一）控制血糖

在血浆葡萄糖浓度＜10 mmol/L 时，所有滤过的葡萄糖都将重吸收，没有葡萄糖从尿中排出。2型糖尿病患者的肾糖阈较健康受试者升高15%，葡萄糖的最大转运值较健康受试者升高32%。2型糖尿病肾病患者肾小管细胞的 SGLT-2 表达和摄糖能力增加。有研究显示，SGLT2 抑制药可通过选择性抑制肾近曲小管 SGLT2 重吸收葡糖糖，使尿糖排泄增加，从而降低血糖，达到控制血糖的目的。达格列净、恩格列净及卡格列净等6种 SGLT2 抑制药单用或联合其他降糖药用于治疗2型糖尿病，可降低2型糖尿病患者的 HbA1c、空腹血糖及体重，但并不增加其低血糖的发生率。一项涉及6项随机对照研究、2033例2型糖尿病患者的荟萃分析显示，达格列净单药治疗可使 HbA1c 平均下降 0.6%、空腹血糖下降 1.30 mmol/L、体重下降 1.5 kg，但尿路感染和生殖器感染的发生率增加。此类药物也具有改善胰岛素抵抗和保护胰岛 B 细胞功能的作用，所以，也有研究报道其与胰岛素联合使用治疗1型糖尿病。日本一项开放标签的Ⅲ期临床研究显示，1型糖尿病患者在胰岛素治疗的基础上加用依格列净（50 mg，每天1次，能耐受加至 100 mg/d，口服安全有效），52周可使 HbA1c 下降 0.33%、基础胰岛素减少 3.76 U、总胰岛素剂量减少 6.27 U，没有严重药物不良事件及病死，也未见严重低血糖和糖尿病酮症酸中毒。

（二）肾脏与心脏保护作用的机制

其保护肾脏的作用机制主要为改善肾脏的血流动力学、抗感染与纤维化、减少肾小管的氧耗量三大方面，而保护心脏的作用机制主要为排钠利尿与渗透利尿等减轻前负荷，改善心脏能量供应、抗氧化应激、抑制心脏纤维化及改善神经内分泌激素等改善心脏重塑，以及保护血管内皮功能、改善主动脉顺应性与降低血管阻力等降低心脏后负荷三大方面，见表 3-11-2。

表 3-11-2　SGLT2 抑制药心脏和肾脏保护作用的机制

因素	肾脏保护作用	心脏保护作用
血流动力学因素 　利钠作用 　糖尿的渗透利尿	改善球管反馈 　降低肾小球的球内压 　升高肾小囊压力 　减少蛋白尿 降压 升高 Ang1-7 及激活 ACE2 肾小管溶质重吸收减少	降压 改善盐敏感性 改善交感神经系统活性 容量减少，血管阻力下降 升高 Ang1-7、激活 ACE2 改善内皮功能 改善主动脉顺应性
代谢相关因素 　糖、脂及尿酸代谢 　尿糖重吸收阻断 　氧代谢	肾间质水肿减轻 降低血糖 改善胰岛素抵抗 葡萄糖的毒性降低 降低体重 降低尿酸 降低肾小管的氧耗量 促进 HIF-1 的产生、EPO 合成	降低三酰甘油、低密度脂蛋白、升高高密度脂蛋白 降低血尿酸 促进 EPO 合成、升高细胞比容 减少心外膜脂肪沉积 抑制心脏 SGLT1 改善线粒体功能
抗氧化及纤维化因素	改善线粒体功能 抑制肾小管上皮促炎症因子［NF-κB、AP-1、MCP-1、趋化因子配体 5（CCL5）及核苷酸结合寡聚化结构域样受体蛋白 3（NLRP3）等］ 抑制氧化应激	抑制氧化应激 抑制 NLRP3 激活 抑制心肌纤维化 抑制左室肥厚 改善左室的舒张功能
其他潜在因素	保护肾脏固有细胞（足细胞、系膜细胞、肾小管上皮细胞） 抑制肾脏 Na$^+$-H$^+$ 交换 抑制内质网应激 生酮作用	极化 M2 巨噬细胞 降低心律失常发生 抑制心脏 Na$^+$-H$^+$ 交换 心脏能量供应增强（生酮作用、β- 羟丁酸升高）

（三）肾脏保护作用

1. 纠正肾小球高滤过　有研究以菊粉测定肾小球滤过率（GFR）、以对氨基马尿酸测定肾的有效肾血流量，将 40 例 1 型糖尿病患者分为糖尿病伴高滤过者［T1D-H，GFR＞135 ml/（min·1.73m^2），n=27］和糖尿病伴 GFR 正常者［T1D-N，GFR 90～134 ml/（min·1.73m^2）］。均给予恩格列净 25 mg/d 口服 8 周后，发现 T1D-H 组患者无论在正常血糖（4～6 mmol/L）或高血糖（9～11 mmol/L）下，GFR 均下降 33 ml/（min·1.73m^2），从（172±23）ml/（min·1.73m^2）降至（139±25）ml/（min·1.73m^2），血浆 NO 水平及肾脏有效血流量下降，同时肾血管阻力增加，而在 T1D-N 组患者上述指标无明显变化。提示，SGLT2 抑制药确实可通过球管反馈反转肾小球高滤过状态。

2. 降低蛋白尿　多个大型随机对照研究均证实，SGLT2 抑制药可以减少蛋白尿的排泄。CANVAS 研究显示，卡格列净可使 2 型糖尿病患者新发微量白蛋白尿的风险减少 20%。但在 EMPA-REG 研究中，恩格列净仅使其下降 5%，差异无统计学意义。同时，上述 2 项研究显示，卡格列净与恩格列净从正常白蛋白尿进展至微量白蛋白或大量白蛋白尿的风险分别减少 20% 和 16%，从正常白蛋白尿或微量白蛋白进展至大量白蛋白尿的风险分别减少 42% 和 38%，从正常尿进展到微量白蛋白尿及微量白蛋白进展至大量白蛋白尿的风险分别下降 27% 和 33%，而大量白蛋白尿转至微量白蛋尿及微量白蛋白尿转至正常白蛋白尿的比例分别升高 70% 和 61%；微量白蛋白尿患者尿白蛋白排泄下降分别达 34% 和 30%，大量白蛋白尿患者尿白蛋白排泄分别下降 36% 和 34%，与肾素－血管紧张素系统（RAS）阻断药作用相当，这 2 项研究中 80% 的患者已经应用了 RAS 阻断药，eGFR＞60 ml/（min·1.73m^2）者分别占 74% 和 80%，而 eGFR＜45 ml/（min·1.73m^2）者分别仅占 8% 和 5%。CREDENCE 研究中，卡格列净（100 mg/d，42 个月）显著降低 2 型糖尿病伴微量白蛋白尿患者的尿微量白蛋白排泄量，达 31%。

3. 轻肾小管损伤 糖尿病肾病伴肾小管损伤是个常见的病理生理现象，可影响患者的预后。一项新西兰与加拿大的研究纳入 33 例 2 型糖尿病肾病 [18～75 岁，尿白蛋白/肌酐比值（UACR）≥ 100～3500 mg/g 且 eGFR≥45 ml/（min·1.73m^2）] 患者，在血管紧张素转化酶抑制剂（ACEI）或血管紧张素 II 受体阻滞剂（ARBs）使用的基础上口服卡格列净（10 mg/d）6 周，不仅使 eGFR 下降 5.1 ml/（min·1.73m^2）、UACR 减少 42.9%，而且使尿肾损伤分子 1（KIM-1）、白介素 6（IL-6）排泄分别减少 22.6% 和 23.5%，显示具有减轻肾小管损伤的作用。同样，日本的一项小样本（20 例）开放标签研究也发现卡格列净口服可以降低 2 型糖尿病肾病微量蛋白尿患者的尿肝型游离酸结合蛋白、尿 N-乙酰-β-葡萄糖苷酶（N-acetyl-β-glucosaminidase，NAG）及尿 β2 微球蛋白（β2-MG）水平。托格列净对 2 型糖尿病伴不同程度的蛋白尿患者尿 UACR 影响的研究显示，其可使 2 型糖尿病肾病伴大量白尿白尿患者的尿 NAG 酶下降 27%，β-2MG 下降 13.4%，而尿白蛋白正常组则 NAG 酶升高，充分说明 SGLT2 抑制药具有保护肾小管的作用。中国的 2 型糖尿病患者使用达格列净 10 mg/d 持续 3 个月可减少血糖控制不佳的 2 型糖尿病患者的蛋白尿，降低 NAG 水平，减轻肾小管损伤。

4. 延缓 eGFR 下降 SGLT2 抑制药对 eGFR 的影响表现为先剂量依赖性短暂降低约 5 ml/（min·1.73m^2），但数周后则恢复到基线水平并长期维持；无论有无慢性肾脏病（CKD），均可以延缓 2 型糖尿病患者 eGFR 的下降。糖尿病肾病患者应用依格列净 50 mg/d，24 周后停药，再观察至 104 周，发现 eGFR 从（77.9±20.2）ml/（min·1.73m^2）降低至 73.3±16.9 ml/（min·1.73m^2），停药后 eGFR 稳定，52 周及 104 周分别为（75.8±17.3）ml/（min·1.73m^2）、（77.9±18.6）ml/（min·1.73m^2）。CANVAS 研究显示，与格列苯脲相比，卡格列净 150mg/d 与 300mg/d 均可明显延缓 2 型糖尿病肾病患者的 eGFR 下降。EMPA-REG 研究证实，恩格列净在 2 型糖尿病且 eGFR＞30 ml/（min·1.73m^2）者中应用 4 周，eGFR 快速下降，之后稳定，平均治疗 2.6 年，随访 3.1 年，与安慰剂相比，恩格列净 10 mg/d 与 25 mg/d 使 eGFR 下降延缓，随访结束时 eGFR 与安慰剂相比，下降减少 4.7 ml/（min·1.73m^2）。CREDENCE 研究也显示，使用卡格列净在 3 周内 eGFR 较快下降，之后明显延缓，与安慰剂组相比，eGFR 的下降明显得以延缓 [每年（-1.85±0.13）ml/（min·1.73m^2）vs. 每年（-4.59±0.14）ml/（min·1.73m^2）]，2 组每年相差 2.74 ml/（min·1.73m^2））。有研究显示，尿白蛋白正常的日本 2 型糖尿病 eGFR＜60 ml/（min·1.73m^2）患者使用 SGLT2 抑制药治疗 2 年，其延缓 eGFR 下降的作用较大量白蛋白尿的患者好。

5. 降低 2 型糖尿病肾脏复合终点事件的发生风险 SGLT2 抑制药使血肌酐翻倍的发生风险下降 50%～68%。卡格列净可使 2 型糖尿病肾病的 eGFR 下降＞40%、终末期肾病需行肾替代治疗及因肾病死的风险下降 40%，血肌酐翻倍、终末期肾病及因肾病病死的发生率下降 46%。恩格列净使 2 型糖尿病肾病患者血肌酐翻倍、终末期肾病及因肾病病死的发生率下降45%。CREDENCE研究证实，卡格列净使2型糖尿病肾病患者肾脏获益，肾脏复合终点事件的发生风险下降34%。上述研究中的患者均为心血管疾病（cardiovascular disease，CVD）高危人群，患冠状动脉疾病（coronary artery disease CAD）者占70%以上，甚至有心肌梗死病史者达46.6%。一项荟萃分析纳入20 650例2型糖尿病合并动脉粥样硬化（AS）患者与13 672例无AS的2型糖尿病合并多重危险因素患者，发现SGLT2抑制药可减少2型糖尿病患者肾功能恶化、终末期肾病及肾性病死的发生率达46%。DECLRAE-TIMI58研究则显示，在17 160例2型糖尿病患者中，肾功能正常［eGFR＞60 ml/（min·1.73m^2）］者中60%仅有心血管高危因素而没有CVD，达格列净使eGFR下降［＞40%或eGFR＜60 ml/（min·1.73m^2）］、终末期肾病及肾性病死的肾脏复合终点事件的发生风险下降47%。根据以上循证证据，美国糖尿病协会（ADA）于2019年6月发布的糖尿病诊疗标准第4次更新，将SLGT2抑制药延缓糖尿病肾病进展和降低心血管事件的证据等级从C级提高至A级。

（四）心脏保护作用

1. 改善左心室肥厚及左心室舒张功能 糖尿病患者无论是射血分数低下还是射血分数保留，心力衰竭的发生率均明显增加，而另外突出的改变为左心室肥厚与舒张功能异常。超声心动图证实，SGLT2抑制药（包括恩格列净、达格列净、卡格列净及托格列净等）治疗2型糖尿病患者3~6个月就可使左心室质量指数（left ventricular mass index、LVMI）及舒张功能改善。以二尖瓣舒张早期峰流速与二尖瓣早期运动速度比值（E/e'）和二尖瓣峰值e波速度与a波速度之比（E/A）评估左心室舒张功能，也发现SGLT2抑制药可改善糖尿病射血分数保留心力衰竭患者的左心室舒张功能。心脏磁共振检查也证实恩格列净可使基线LVMI＞60 g/m^{2}的患者的LVMI下降。

2. 降低糖尿病患者的心血管病死风险与心力衰竭住院风险 随机对照研究证实，与安慰剂对比，SGLT2抑制药可以降低2型糖尿病患者的主要不良心脏事件（major adverse cardiac events，MACE）、心血管（cardiovascular，CV）病死率及心力衰竭的住院率。MACE是指CV病死、非致死性卒中及非致死性心肌梗死的复合终点事件。在EMPA-REG、CANVAS研究中，MACE的发生风险降低14%，而在DECLARE-TIMI 58研究中，MACE的发生风险降低7%，未达统计学差异；在心肌梗死人群中，达格列净能降低MACE的发生风险16%，改善心肌梗死患者的心血管结局。在EMPA-REG、CANVAS及DECLARE-TIMI 58研究中，明确为动脉粥样硬化性心血管疾病（ASCVD）的患者比例分别为99%、64%及40%，伴多重危险因素的患者比例分别为1%、36%及60%。尽管心血管疾病的严重程度不同，但降低心力衰竭的住院风险结果一致。已完成的SGLT2抑制药的心血管结局试验（CVOT）均显示，SGLT2抑制药的应用能够降低具有心血管高危风险的2型糖尿病患者的心力衰竭住院风险。对比标准治疗，恩格列净、卡格列净及达格列净分别降低35%、33%和27%的心力衰竭住院风险。而CV病死只有EMPA-REG研究达统计学差异，下降了38%。CREDENCE研究证实，在2型糖尿病伴CKD患者中，与安慰剂相比，卡格列净可降低MACE的发生风险20%（$P<0.01$），心力衰竭的住院风险39%（$P<0.001$），CV病死风险22%（$P=0.05$）。一项包含上述4项大型研究的荟萃分析显示，38 723例2型糖尿病患者中59%有CVD、20%有肾功能减退、12%有心力衰竭，绝大多数（80%~99.9%）使用了RAS阻滞药，平均随访2.9年；结果与安慰剂相比，SGLT2抑制药使MACE的发生风险下降12%、CV的病死风险下降17%，心肌梗死的发生风险下降12%、心力衰竭的

住院风险下降36%、心力衰竭与CV病死的发生风险下降24%，具有显著统计学差异。DAPA-HF研究的结果表明，在左心室射血分数（LVEF）<40%、纽约心脏病协会（NYHA）分级为Ⅱ～Ⅳ级的心力衰竭患者中，与安慰剂相比，在心力衰竭标准治疗的基础上加用达格列净可显著降低MACE的发生风险20%，CV病死或心力衰竭的恶化风险26%，心力衰竭的恶化风险30%，CV的病死风险18%，而且无论是糖尿病患者还是非糖尿病患者，获益相当，充分表明达格列净已经具有超越其他降糖药的优势，有望改写相关指南成为心力衰竭的标准治疗方案。

3. 降低全因病死率 在EMPA-REG、CANVAS及DECLARE-TIMI58研究中，与安慰剂相比，SGLT2抑制药分别降低全因病死率39%、13%、7%，只有恩格列净达统计学差异。CREDENCE研究中，全因病死率下降17%，未达统计学差异。但包含上述4项研究的荟萃分析的结果提示，SGLT2抑制药可降低2型糖尿病患者的全因病死率15%（$P<0.01$）。DAPA-HF研究显示，达格列净可显著降低全因病死风险达17%，具有统计学差异，且患者年龄越大，疗效越好。

（五）改善肝脏功能的作用

已报道的6个SGLT2抑制药不仅可治疗2型糖尿病（除了降低血糖外），还可改善肝功能，起到肝脏保护作用。有研究显示，9例非酒精性脂肪肝患者服用卡格列净100 mg，每天2次，24周重复活检发现肝脂肪变性积分、肝小叶炎症、肝细胞气球样变及纤维化程度较基线分别下降78%、33%、22%和33%。作用机制包括降低体重、降低血糖、改善胰岛素抵抗、促进脂肪组织脂联素产生、TG分解、抑制其炎症因子的产生，从而激活腺苷5'-单磷酸活化蛋白激酶（adenosine 5'- monophosphate activated protein kinase，AMPK），改变葡萄糖-脂肪酸循环，使肝脏乙酰辅酶A羧化酶（ACC）下降、肝脏脂肪酸合成减少、引起骨骼肌和肝脏脂肪酸利用增加、β氧化相关分子合成增加、肝脏氧化应激减轻，抗氧化，降低炎症因子产生，降低肝脏三酰甘油的堆积，防止肝脏异位脂肪堆积、大脂滴形成与肝纤维化等，最终使肝酶（如谷丙转氨酶、谷草转氨酶等）水平降低。

四、钠-葡萄糖协同转运蛋白2抑制药的应用

（一）2型糖尿病治疗

ADA于2018年起就将SGLT-2抑制药列为成人2型糖尿病的一线用药，单用或联用均可。在生活方式干预的基础上，二甲双胍单药治疗不达标时，可选择联用SGLT2抑制药。SGLT-2抑制药还具有抑制钠离子重吸收、轻度利尿及减重作用，所以，合并肥胖的2型糖尿病患者为首选对象。其次为伴有高血压的2型糖尿病患者，且eGFR> 45 ml/（min·1.73m^2）。2019年，ADA第4次更新了糖尿病诊疗标准，欧洲心脏病学会（ESC）联合欧洲糖尿病研究协会（EASD）共同发布了《糖尿病/糖尿病前期和心血管疾病指南》，推荐SGLT2抑制药是2型糖尿病二联或三联治疗的优选药物，尤其当合并ASCVD或CKD时或需要关注低血糖、体重增加风险时，应早期使用SGLT2抑制药，即没有CVD和CKD的2型糖尿病患者就可使用，使血糖更快达标，降低其微血管和大血管并发症的发生风险。

（二）2型糖尿病肾病的治疗

CREDENCE研究已证实，2型糖尿病肾病［eGFR 30～90 ml/（min·1.73 m^2）且UACR>300～5000 mg/g，其中eGFR<60 ml/（min·1.73 m^2）占59.8%］患者在RAS抑制药使用的基础上加用卡格列净（100 mg/d），平均随访2.62年，与安慰剂相比，可以延缓病情进展，使终末期肾病的发生风险

下降32%。DECLARE-TIMI 58研究以肾脏功能正常的人群为主要人群，60%仅合并心血管高危因素，得到了相同的结论，即达格列净使肾脏复合终点事件的发生风险下降47%，心肾复合终点事件的发生风险下降24%。2019年，ADA第4次更新糖尿病诊疗标准，提出伴有糖尿病肾病的2型糖尿病患者[eGFR≥30 ml/(min·1.73 m^2)]，尤其是UACR>300 mg/g的患者，应考虑使用SGLT2抑制药，以延缓CKD及CVD的进展（A级证据）。有研究显示，SGLT2抑制药对肾脏的保护作用eGFR各亚组均有获益，但eGFR越低，其肾脏保护作用就越有限。

（三）2型糖尿病伴心力衰竭的治疗

2型糖尿病合并ASCVD患者单用或联用SGLT-2抑制药[如恩格列净和达格列净（证据水平A级）]能减少主要MACE及CV病死的发生风险。DAPA-HF研究的结果表明，在LVEF<40%、NYHA分级为Ⅱ～Ⅳ级的心力衰竭患者中，与安慰剂相比，在心力衰竭标准治疗的基础上加用达格列净可显著降低MACE的发生风险20%，CV的病死风险18%及全因病死风险17%，且糖尿病患者或非糖尿病患者的亚组分析结果一致。该研究中，eGFR平均为(66.0±19.6) ml/(min·1.73m^2)，其中<60 ml/(min·1.73m^2)者占40.6%。随着基线eGFR越低，SGLT2抑制药对CVD的保护作用越强，eGFR较低的患者使用SGLT2抑制药因心力衰竭住院的风险也较eGFR较高者低。因此，2型糖尿病伴CVD者，伴有心力衰竭尤其是射血分数低下的心力衰竭，应选择SGLT2抑制药以降低CV病死风险和全因病死风险。

（四）其他潜在的作用

1. 非糖尿病肾病 一项荟萃分析显示，SGLT2抑制药的心肾保护作用在糖化血红蛋白<8%与>8%亚组之间并没有差别。DAPA-HF研究发现，安慰剂组与达格列净组非糖尿病患者各占55%，且其心脏保护作用在糖尿病与非糖尿病患者中相同。在非糖尿病肾病患者中，SGLT2抑制药同样具有心血管保护作用。同样，在非糖尿病肾病中，SGLT2抑制药可以延缓其eGFR的下降。CKD导致肾小球丢失、残存的单个肾小球处于高滤过状态，进而导致肾小球损害，引起蛋白尿和肾小球硬化。SGLT2抑制药可保护肾脏，尤其是其对肾脏固有细胞具有保护作用，但在非糖尿病肾病患者中，SGLT2抑制药的确切疗效尚不明确，其对某些CKD患者可能很有利，如肥胖相关性肾病、高血压肾病、局灶性节段性肾小球硬化症（FSGS）及IgA肾病等，因为其与RAS抑制药相比，在降低肾小球高灌注方面的机制不同，SGLT2抑制药可以作为RAS抑制药的替代药物或与RAS抑制药联合应用。在小鼠或大鼠非糖尿病肾病模型中，SGLT2抑制药所得到的结果不一致。目前，仅有2项非糖尿病肾病患者的临床研究结果不同。一项研究纳入10例FSGS患者，尿蛋白为30 mg/d～6 g/d且eGFR>45 ml/(min·1.73m^2)，在RAS抑制药的基础上加用达格列净10 mg/d共8周，发现此方案只有对低于平均值的蛋白尿患者有一定降蛋白尿的作用，对肾脏的血流动力学没有影响，FSGS肾组织的SGLT2 mRNA表达减少。在另一项研究中，376例非糖尿病肥胖患者被分为4组，即安慰剂、卡格列净50 mg/d组、卡格列净100 mg/d组、卡格列净300 mg/d组，12周后发现，除体重下降外，未见到其对肾脏的血流动力学有改善作用。

2. 1型糖尿病 目前已有7项随机对照研究在1型糖尿病患者中证实，SGLT2抑制药（包括达格列净、恩格列净及索塔列净）可降低胰岛素用量和体重，使HbA1c和血糖水平降低且处于波动较小的理想状态，不增加低血糖的发生风险，使用后患者的胰岛素用量减少6.4%～13.2%、HbA1c

下降 0.25%~0.52%、体重下降 1.8~4.32 kg；SGLT2 抑制药组，糖尿病酮症酸中毒的发生风险下降 0.8%~4.3%，而安慰剂组糖尿病酮症酸中毒发生风险下降 0~1.9%。日本一项胰岛素联合依格列净治疗 1 型糖尿病患者 52 周的Ⅲ期开放标签的研究也证实，依格列净 50~100mg/d 安全有效。目前，英国国家卫生与临床优化研究所（NICE）发布的指南已主张将 SGLT2 抑制药与胰岛素联合用于治疗单用胰岛素血糖无法控制的 1 型糖尿病。因为糖尿病酮症酸中毒的发生风险，该联用方案主要用于肥胖（体重指数＞27 kg/m^2）、稳定的优化胰岛素治疗、胰岛素用量＞0.5 U/（kg·d）、血酮体＜0.6 nmol/L、能够常规进行血糖和酮体检测且 eGFR＞60 ml/（min·1.73m^2）的患者。至于该联用方案是否对 1 型糖尿病患者的心肾保护作用与 2 型糖尿病患者一样，有待进一步研究。

五、钠-葡萄糖协同转运蛋白 2 抑制药的潜在优势

SGLT2 抑制药主要通过抑制肾小管 S1、S2 段钠-葡萄糖的重吸收，促进利钠、利尿及尿糖排泄，从而降低血糖，且具有降糖外的多效性作用。已有研究证明，其对 2 型糖尿病患者具有心肾保护作用，安全有效，具有以下独特的优势。

（一）不依赖胰岛素而发挥降糖作用

SGLT2 抑制药选择性地阻断 SGLT2、减少葡萄糖重吸收、增加尿糖排出；因独特的降糖机制，所以，其不依赖胰岛素而起降糖作用；此外，其具有改善胰岛素敏感性的作用，可降低 2 型糖尿病患者的胰岛素水平。1 型糖尿病患者使用 SGLT2 抑制药后也可降低胰岛素用量。

（二）发生低血糖的风险低

SGLT2 抑制药通过抑制 SGLT2 的功能，降低升高的肾糖阈，降低肾小管的葡萄糖重吸收能力，通过尿液葡萄糖过度排泄而降低血糖，且该作用在血糖水平较低时明显减弱，极大降低了低血糖的发生风险。当葡萄糖滤过负荷＜80 g/d 时，其作用就消失。此外，SGLT2 抑制药选择性抑制 SGLT2 的功能，肾小管 S3 段的 SGLT1 可代偿性增加葡萄糖的重吸收达 10%，甚至长期应用者 SGLT1 介导的重吸收可达 50%~60%，也是确保其不容易诱发低血糖的原因。同时，SGLT2 抑制药可降低胰岛素水平和升高胰高血糖素水平，使肝脏的糖原异生增加。此外，SGLT2 抑制药的降糖作用与 eGFR 水平也有关，随着 eGFR 水平下降，其降糖作用也减弱，eGFR 在 30~60 ml/（min·1.73m^2）者其只能降低 HbA1c 0.3%，而＞90 ml/（min·1.73m^2）者可达 0.7%。SGLT2 抑制药可增加脂肪分解，能量从利用葡萄糖转为利用脂肪和酮体等产生，减少脂肪和体重，保证依赖葡萄糖的器官如脑部得到足够的能量供应。SGLT2 抑制药单药使用时几乎不发生低血糖，只有与其他药物联合使用时才会出现。

（三）通过调节球管反馈降低肾小球高灌注

eGFR 早期下降，之后回升，且长期稳定。SGLT2 抑制药抑制肾近曲小管对钠的重吸收，使到达致密斑的钠浓度升高，腺苷产生增加，通过管球反馈，导致肾小球入球小动脉收缩，从而降低肾小球内的高灌注状态；通过增加肾小管内液体的流速，导致肾小球囊内的压力增加，也使肾小球内的高灌注状态减轻。与 RAS 抑制药的作用靶点不同，后者舒张肾小球的出球动脉，从而起降低肾小球滤过压的作用。在目前的大型随机对照研究中，SGLT2 抑制药都是在 RAS 抑制药使用的基础上应用的，RAS 抑制药的使用率占 80.0%~99.8%。同样，SGLT2 抑制药可使 eGFR 过度降低，从而诱发急性肾

损伤,及时停药后 eGFR 可以回升,急性肾损伤得以解决。

(四)药物的相互作用较少

SGLT2 抑制药主要经过尿苷二磷酸葡萄糖醛酸基转移酶 1A9 在肝肾代谢为 2～6 种无活性的代谢产物,从尿或粪便中排出。达格列净 28.6% 以原型从尿液中排泄,蛋白结合力在 86.0%～98.0%,对细胞色素 P450 酶代谢途径的影响较弱,所以药物的相互作用较少。

(五)药物代谢不存在种族差异,无须调整剂量

Ⅰ期研究证实,单剂埃格列净(ertugliflozin)1 mg、5 mg、25 mg 的药物动力学和药效学研究在西方国家人群与日本人群之间没有差异,最大的血药浓度(C_{max})、药物浓度-时间曲线下面积(AUC)和尿糖的排泄情况相似。16 例健康中国人的药物动力学研究显示,恩格列净 5 mg/d 与 15 mg/d 单次或分次给药的耐受性好,口服空腹 1 h、餐后 2～3 h 血药浓度达到高峰,为半衰期 9.5～11.5 h,与非亚裔人种相似,无须因种族或体重而调整剂量。一项研究将 506 例亚洲 2 型糖尿病患者(80% 来自中国)按 1∶1∶1 的比例分配至安慰组、恩格列净 5 mg/d 组和 15 mg/d 组,26 周后发现恩格列净控制血糖、降低血压的效果较好,耐受性好,只有 15 mg/d 组低血糖的发生率较安慰剂组高。

六、钠-葡萄糖协同转运蛋白 2 抑制药在临床应用中应注意的问题

SGLT2 抑制药的出现是革命性的,它是 20 年来糖尿病肾病治疗领域的重大进展。其可以降糖、降压,有效减少蛋白尿,保护肾脏,显著降低肾脏不良事件的发生风险,同时降低 CV 风险,且安全性良好。但其在临床应用中,仍应注意以下几个问题。

(一)不良反应的防治

有研究显示,SGLT2 抑制药达格列净的总不良事件发生风险可高达 61.7%,但 90% 以上为轻、中度,需要治疗的比例仅为 13.7%,65 岁以上与 65 岁以下人群的不良事件相似。主要不良反应见表 3-11-3。SGLT2 抑制药最常见的不良反应为尿路或生殖器感染,正规治疗后即可控制。美国 FDA 强调,使用 SGLT2 抑制药有诱发酮症酸中毒的风险,而 GFR<60 ml/(min·1.73m^2)的患者若联合使用利尿药,可引发症状性低血压。美国 FDA 在近期发出警告:临床试验中使用该药物的很少数患者的足部截肢风险增加。

表 3-11-3 SGLT2 抑制药的不良反应

事件	发生率及特点
低血糖	与剂量有关,单药的发生风险为 2.2%～2.9%,与安慰剂(2.0%)相比差异不显著。在与安慰剂对照的随机研究中,低血糖的发生率为 10.9%,与其他降糖药联用时增加 16%,主要见于老年人、肾功能不全者和联合胰岛素使用者
容量不足相关的不良反应:低血压、脱水等	0.8%～1.1%(安慰剂 0.4%～0.5%),多见于联合袢利尿药者,可达 6.1%
尿路感染	4.3%～5.7%,相对常见,尿路感染报道不一,无显著增加、有报道显著增加(OR 1.74),安慰剂 3.7%
生殖器感染	4.7%～5.3%,生殖器感染显著增加(OR 1.73～3.52),安慰剂 0.9%,常为真菌感染
急性肾损伤	2.6%～2.8%,但与安慰剂(2.8%)相比无差异,多数可逆
酮症酸中毒	少见,0.07%～0.11%,安慰剂 0.03%

(待 续)

（续　表）

事件	发生率及特点
骨折及截肢	骨折2.7%，安慰剂1.9%；截肢0.02%，安慰剂0.01%。CANVAS研究报道，卡格列净增加骨折风险，但多数其他研究未证实该结论，恩格列净与达格列净不影响骨折。此外，骨密度降低、血FGF-23及PTH轻度升高
电解质紊乱	少见，低钠血症、低钾血症。促进肾小管磷的重吸收，导致血磷轻度升高，高钙尿
肿瘤	据报道，达格列净患者膀胱癌和乳腺癌的发生率增加，相关危险因素包括年龄增加、使用吡格列酮等，荟萃分析未证实此不良反应
急性胰腺炎	文献报道8例，停药后治愈，机制不清

（二）注意禁忌证

鉴于以上不良反应等原因，SGLT2抑制药禁用于：①2型糖尿病伴有酮症酸中毒者。②2型糖尿病伴有以下情况者，包括易引起急性肾损伤的药物或共存疾病、泌尿系通感染者、骨密度低及有骨折和跌倒风险的人群。③卡格列净不宜用于eGFR<30 ml/(min·1.73m²)者，恩格列净及达格列净不宜用于eGFR<45 ml/(min·1.73m²)者。④伴有严重的前列腺肥大等情况。⑤1型糖尿病有下列情况者，包括体重指数<27 kg/m²、胰岛素用量<0.5 U/(kg·d)、依从性差、12个月内有酮症酸中毒、反复生殖泌尿系统感染，不愿意监测血糖和酮体，过度控制体重者，过度饮酒，吸毒，eGFR>60 ml/(min·1.73 m²)者。⑥无儿童青少年及孕妇和哺乳期妇女中使用SGLT2抑制药的数据，暂不推荐此类人群使用。

（三）定期检测估算肾小球滤过率

SGLT2抑制药的随机对照研究纳入的人群均有一定的标准，其中基线eGFR在不同的研究中各不相同。其降糖与心肾保护作用的效果与基线eGFR有关。此外，SGLT2抑制药可降低GFR并导致其容量不足而诱发急性肾损伤，所以，在使用过程中要定期检测eGFR，以评估药物疗效和及时发现急性肾损伤，尤其是与利尿药及RAS抑制药等联合应用的患者。

（四）药物剂量调整

首先，应从小剂量起始口服，根据血糖控制的需求和是否耐受调整剂量，餐前或餐后均可服用。卡格列净的起始剂量为100 mg，每天1次，早餐前服用。对于eGFR≥60 ml/(min·1.73m²)的2型糖尿病患者，可以增加到300 mg/d；若患者的eGFR处于45～60 ml/(min·1.73m²)，则剂量不应超过100 mg/d。恩格列净在eGFR≥45 ml/(min·1.73m²)者中无须调整剂量。卡格列净在eGFR≥60 ml/(min·1.73 m²)者中无须调整剂量，可达300 mg/d；eGFR处于30～59 ml/(min·1.73m²)，则给予100 mg/d。达格列净的起始剂量为5 mg/d，必要时剂量可增加至10 mg/d。在DAPA-HF研究中，eGFR<60 ml/(min·1.73m²)者占40.6%，所以eGFR在eGFR<60 ml/(min·1.73m²)患者中应用10 mg/d是安全的，不再是禁忌证，但eGFR<45 ml/(min·1.73m²)是否安全需进一步研究。轻中度肝功能不全时，患者无须调整剂量，重度肝功能不全的2型糖尿病患者不建议使用达格列净。

（五）与肾素-血管紧张素系统抑制药等药物联用

RAS抑制药已成为治疗CKD的基石。在有关SGLT2抑制药的随机对照研究中，至少有80%以上已经是在使用RAS抑制药的基础上得出的结论，故两者联合应用已成为治疗2型糖尿病肾病的"黄金搭档"。也有研究报道，血管紧张素Ⅱ受体阻滞剂（厄贝沙坦25 mg/d或奥美沙坦40 mg/d）联合

SGLT2 抑制药（卡格列净 50 mg/d 或托格列净 10 mg/d）与 GLP-1 受体拮抗药（利拉鲁肽）三联治疗 2 例快速进展型糖尿病肾病，取得了很好的肾脏保护效果。

七、展望

SGLT2 抑制药以其独特的降糖机制及心肾保护作用，能降低糖尿病患者心血管疾病的发生风险及病死风险，目前已成为国内外相关指南降糖的二联治疗方案的首选药物，尤其适用于 ASCVD、心力衰竭、CKD 患者，或存在此类疾病高风险因素的 2 型糖尿病患者。期待未来能有更多真实世界的数据及更多降糖外获益机制的解析。SGLT2 抑制药作为新药，学者应关注其疗效随时间的变化及其长期的安全性，并完善 SGLT2 抑制药之间的比较研究、SGLT2 和 GLP-1 RA 的疗效对比研究及 SGLT-2 抑制药在糖尿病前期、1 型糖尿病患者和单纯肥胖患者中的有效性和安全性研究等。随着相关研究的更加深入、进展及用药经验的逐渐丰富，预期 SGLT2 抑制药将有更广阔的应用前景，其在未来的糖尿病个体化治疗中将发挥更重要的作用。

（庄永泽）

参 考 文 献

[1] Bays H. From victim to ally: the kidney as an emerging target for the treatment of diabetes mellitus. Curr Med Res Opin, 2009, 25(3): 671-81.

[2] Ghezzi C, Loo DDF, Wright EM. Physiology of renal glucose handling via SGLT1, SGLT2 and GLUT2. Diabetologia, 2018, 61(10): 2087-2097.

[3] Hummel CS, Lu C, Loo DD, et al. Glucose transport by human renal Na+/D-glucose cotransporters SGLT1 and SGLT2. Am J Physiol Cell Physiol, 2011, 300(1): 14-21.

[4] Rossetti L, Smith D, Shulman GI, et al. Correction of hyperglycemia with phlorizin normalizes tissue sensitivity to insulin in diabetic rats. J Clin Invest, 1987, 79(5): 1510-1515.

[5] Patel DK, Strong J. The pleiotropic effects of sodium-glucose cotransporter-2 inhibitors: beyond the glycemic benefit. Diabetes Ther, 2019, 10(5): 1771-1792.

[6] Bonora BM, Avogaro A, Fadini GP. Extraglycemic effects of SGLT2 inhibitors: a review of the evidence. Diabetes Metab Syndr Obes, 2020, 13(3): 161-174.

[7] Wright EM. Renal Na(+)-glucose cotransporters. Am J Physiol Renal Physiol, 2001, 280(1): 10-18.

[8] Van Bommel EJ, Muskiet MH, Tonneijck L, et al. SGLT2 inhibition in the diabetic kidney-from mechanisms to clinical outcome. Clin J Am Soc Nephrol, 2017, 12(4): 700-710.

[9] Cherney DZ, Kanbay M, Lovshin JA. Renal physiology of glucose handling and therapeutic implications. Nephrol Dial Transplant, 2020, 35(Suppl 1): 3-12.

[10] Yaribeygi H, Sathyapalan T, Maleki M, et al. Molecular mechanisms by which SGLT2 inhibitors can induce insulin sensitivity in diabetic milieu: a mechanistic review. Life Sci, 2020, 240(21): 117090-117096.

[11] Yang Y, Zhao C, Ye Y, et al. Prospect of sodium-glucose co-transporter 2 inhibitors combined with insulin for the treatment of type 2 diabetes. Front Endocrinol (Lausanne), 2020, 11(1): 190-194.

[12] De Nicola L, Gabbai FB, Liberti ME, et al. Sodium/glucose cotransporter 2 inhibitors and prevention of diabetic nephropathy: targeting the renal tubule in diabetes. Am J Kidney Dis, 2014, 64(1): 16-24.

[13] Thomas MC, Cherney DZI. The actions of SGLT2 inhibitors on metabolism, renal function and blood pressure. Diabetologia, 2018, 61(10): 2098-2107.

[14] Nespoux J, Vallon V. SGLT2 inhibition and kidney protection. Clin Sci (Lond), 2018, 132(12): 1329-1339.

[15] Dekkers CCJ, Gansevoort RT, Heerspink HJL. New diabetes therapies and diabetic kidney disease progression: the role of SGLT-2 inhibitors. Curr Diab Rep, 2018, 18(5): 27-33.

[16] Shibusawa R, Yamada E, Okada S, et al. Dapagliflozin

rescues endoplasmic reticulum stress-mediated cell death. Sci Rep, 2019, 9(1): 9887-9891.

[17] Maki T, Maeno S, Maeda Y, et al. Amelioration of diabetic nephropathy by SGLT2 inhibitors independent of its glucose-lowering effect: a possible role of SGLT2 in mesangial cells. Sci Rep, 2019, 9(1): 4703-4707.

[18] Cassis P, Locatelli M, Cerullo D, et al. SGLT2 inhibitor dapagliflozin limits podocyte damage in proteinuric nondiabetic nephropathy. JCI Insight, 2018, 3(15): 102-105.

[19] Aroor AR, Das NA, Carpenter AJ, et al. Glycemic control by the SGLT2 inhibitor empagliflozin decreases aortic stiffness, renal resistivity index and kidney injury. Cardiovasc Diabetol, 2018, 17(1): 108-111.

[20] Zainordin NA, Hatta S, Mohamed Shah FZ, et al. Effects of dapagliflozin on endothelial dysfunction in type 2 diabetes with established ischemic heart disease (EDIFIED). J Endocr Soc, 2020, 4(1): 17-22.

[21] Zhao Y, Xu L, Tian D, et al. Effects of sodium-glucose co-transporter 2 (SGLT2) inhibitors on serum uric acid level: a meta-analysis of randomized controlled trials. Diabetes Obes Metab, 2018, 20(2): 458-462.

[22] Kaku K, Maegawa H, Tanizawa Y, et al. Dapagliflozin as monotherapy or combination therapy in Japanese patients with type 2 diabetes: an open-label study. Diabetes Ther, 2014, 5(2): 415-33.

[23] Feng M, Lv H, Xu X, et al. Efficacy and safety of dapagliflozin as monotherapy in patients with type 2 diabetes mellitus: a meta-analysis of randomized controlled trials. Medicine (Baltimore), 2019, 98(30): 16575-16679.

[24] Kaku K, Isaka H, Sakatani T, et al. Long-term (52-week) efficacy and safety of ipragliflozin add-on therapy to insulin in Japanese patients with type 1 diabetes mellitus: An uncontrolled, open-label extension of a phase III study. J Diabetes Investig, 2020, 11(3): 662-671.

[25] Li C, Zhang J, Xue M, et al. SGLT2 inhibition with empagliflozin attenuates myocardial oxidative stress and fibrosis in diabetic mice heart. Cardiovasc Diabetol. 2019, 18(1): 15-19.

[26] Sato T, Aizawa Y, Yuasa S, et al. The effect of dapagliflozin treatment on epicardial adipose tissue volume. Cardiovasc Diabetol, 2018, 17(1): 6-10.

[27] Kuriyama S. A potential mechanism of cardio-renal protection with sodium-glucose cotransporter 2 inhibitors: amelioration of renal congestion. Kidney Blood Press Res, 2019, 44(4): 449-456.

[28] Vergara A, Jacobs Cacha C, Soler MJ. Sodium-glucose cotransporter inhibitors: beyond glycaemic control. Clin Kidney J, 2019, 12(3): 322-325.

[29] Lan NSR, Fegan PG, Yeap BB, et al. The effects of sodium-glucose cotransporter 2 inhibitors on left ventricular function: current evidence and future directions. ESC Heart Fail, 2019, 6(5): 927-935.

[30] Davidson JA. SGLT2 inhibitors in patients with type 2 diabetes and renal disease: overview of current evidence. Postgrad Med, 2019, 131(4): 251-260.

[31] Maejima Y. SGLT2 Inhibitors Play a Salutary Role in Heart Failure via Modulation of the Mitochondrial Function. Front Cardiovasc Med, 2019, 6(1): 186-190.

[32] Kim SR, Lee SG, Kim SH, et al. SGLT2 inhibition modulates NLRP3 inflammasome activity via ketones and insulin in diabetes with cardiovascular disease. Nat Commun, 2020, 11(1): 2127-2131.

[33] Cherney DZ, Perkins BA, Soleymanlou N, et al. Renal hemodynamic effect of sodium-glucose cotransporter 2 inhibition in patients with type 1 diabetes mellitus. Circulation, 2014, 129(5): 587-597.

[34] Barutta F, Bernardi S, Gargiulo G, et al. SGLT2 inhibition to address the unmet needs in diabetic nephropathy. Diabetes Metab Res Rev, 2019, 35(7): 3171-3177.

[35] Perkovic V, De Zeeuw D, Mahaffey KW, et al. Canagliflozin and renal outcomes in type 2 diabetes: results from the CANVAS Program randomised clinical trials. Lancet Diabetes Endocrinol, 2018, 6(9): 691-704.

[36] Wanner C, Inzucchi SE, Lachin JM, et al. Empagliflozin and progression of kidney disease in type 2 diabetes. N Engl J Med, 2016, 375(4): 323-334.

[37] Perkovic V, Jardine MJ, Neal B, et al. Canagliflozin and renal outcomes in type 2 diabetes and nephropathy. N Engl J Med, 2019, 380(24): 2295-2306.

[38] Dekkers CCJ, Petrykiv S, Laverman GD, et al. Effects of the SGLT-2 inhibitor dapagliflozin on glomerular and tubular injury markers. Diabetes Obes Metab, 2018, 20(8): 1988-1993.

[39] Takashima H, Yoshida Y, Nagura C, et al. Renoprotective effects of canagliflozin, a sodium glucose cotransporter 2 inhibitor, in type 2 diabetes patients with chronic kidney disease: A randomized open-label prospective trial. Diab Vasc Dis Res, 2018, 15(5): 469-472.

[40] Nunoi K, Sato Y, Kaku K, et al. Effects of sodium-glucose cotransporter 2 inhibitor, tofogliflozin, on the indices of renal tubular function in patients with type 2 diabetes. Endocrinol Diabetes Metab, 2018, 1(2): 15-19.

[41] 张德园, 钟兴, 潘天荣. 达格列净对血糖控制不佳的2型糖尿病患者肾脏保护作用的研究. 中国糖尿病杂志, 2019, 27(11): 806-811.

[42] Ito D, Inoue K, Sumita T, Hamaguchi K, et al. Long-term effects of ipragliflozin on diabetic nephropathy and blood pressure in patients with type 2 diabetes: 104-week follow-up of an open-label study. J Clin Med Res, 2018, 10(9): 679-687.

[43] Nakamura A, Miyoshi H, Kameda H, et al. Impact of sodium-glucose cotransporter 2 inhibitors on renal function in participants with type 2 diabetes and chronic kidney disease with normoalbuminuria. Diabetol Metab Syndr, 2020, 12(1): 4-11.

[44] Zelniker TA, Wiviott SD, Raz I, et al. SGLT2 inhibitors for primary and secondary prevention of cardiovascular and renal outcomes in type 2 diabetes: a systematic review and meta-analysis of cardiovascular outcome trials. Lancet, 2019, 393(10166): 31-39.

[45] Mosenzon O, Wiviott SD, Cahn A, et al. Effects of dapagliflozin on development and progression of kidney disease in patients with type 2 diabetes: an analysis from the Declare-Timi 58 randomised trial. Lancet Diabetes Endocrinol, 2019, 7(8): 606-617.

[46] Verma S, Garg A, Yan AT, et al. Effect of empagliflozin on left ventricular mass and diastolic function in individuals with diabetes: an important clue to the EMPA-REG outcome trial？. Diabetes Care, 2016, 39(12): 212-213.

[47] Matsutani D, Sakamoto M, Kayama Y, et al. Effect of canagliflozin on left ventricular diastolic function in patients with type 2 diabetes. Cardiovasc Diabetol, 2018, 17(1): 73-79.

[48] Verma S, Mazer CD, Yan AT, et al. Effect of empagliflozin on left ventricular mass in patients with type 2 diabetes mellitus and coronary artery disease: The EMPA-HEART cardiolink-6 randomized clinical trial. Circulation, 2019, 140(21): 1693-1702.

[49] Shivakumar O, Sattar N, Wheeler DC. Sodium-glucose cotransporter 2 inhibitor effects on cardiovascular outcomes in chronic kidney disease. Nephrol Dial Transplant, 2020, 35(Suppl 1): 43-47.

[50] Arnott C, Li Q, Kang A, et al. Sodium-glucose cotransporter 2 inhibition for the prevention of cardiovascular events in patients with type 2 diabetes mellitus: a systematic review and meta-analysis. J Am Heart Assoc, 2020, 9(3): 14908-14911.

[51] Mcmurray JJV, Solomon SD, Inzucchi SE, et al. Dapagliflozin in patients with heart failure and reduced ejection fraction. N Engl J Med, 2019, 381(21): 1995-2008.

[52] Rabizadeh S, Nakhjavani M, Esteghamati A. Cardiovascular and renal benefits of sglt2 inhibitors: a narrative review. Int J Endocrinol Metab, 2019, 17(2): 84353-84357.

[53] Yanai H, Hakoshima M, Adachi H, et al. Effects of six kinds of sodium-glucose cotransporter 2 inhibitors on metabolic parameters, and summarized effect and its correlations with baseline data. J Clin Med Res, 2017, 9(7): 605-612.

[54] Akuta N, Kawamura Y, Watanabe C, et al. Impact of sodium glucose cotransporter 2 inhibitor on histological features and glucose metabolism of non-alcoholic fatty liver disease complicated by diabetes mellitus. Hepatol Res, 2019, 49(5): 531-539.

[55] Yanai H, Hakoshima M, Katsuyama H. The Possible mechanisms for improvement of liver function due to sodium-glucose cotransporter-2 inhibitors. J Clin Med Res, 2019, 11(11): 769-772.

[56] Davies MJ, D'alessio DA, Fradkin J, et al. Management of hyperglycemia in type 2 diabetes, 2018. A consensus report by the American diabetes association (ADA) and the European association for the study of diabetes (EASD). Diabetes Care, 2018, 41(12): 2669-2701.

[57] Buse JB, Wexler DJ, Tsapas A, et al. 2019 update to: management of hyperglycemia in type 2 diabetes, 2018. a consensus report by the American diabetes association (ADA) and the European association for the study of diabetes (EASD). Diabetes Care, 2020, 43(2): 487-493.

[58] Handelsman Y. Rationale for the early use of sodium-glucose cotransporter-2 inhibitors in patients with type 2 diabetes. Adv Ther, 2019, 36(10): 2567-2586.

[59] American Diabetes A. Pharmacologic approaches to glycemic treatment: standards of medical care in diabetes-2020. Diabetes Care, 2020, 43(Suppl 1): 98-110.

[60] Dekkers CCJ, Gansevoort RT. Sodium-glucose cotransporter 2 inhibitors: extending the indication to non-diabetic kidney disease？. Nephrol Dial Transplant, 2020, 35(Suppl 1): 33-42.

[61] Saisho Y. SGLT2 inhibitors: the star in the treatment of type 2

diabetes？. Diseases, 2020, 8(2): 120-124.
[62] Rajasekeran H, Reich HN, Hladunewich MA, et al. Dapagliflozin in focal segmental glomerulosclerosis: a combined human-rodent pilot study. Am J Physiol Renal Physiol, 2018, 314(3): 412-422.
[63] Bays HE, Weinstein R, Law G, et al. Canagliflozin: effects in overweight and obese subjects without diabetes mellitus. Obesity (Silver Spring), 2014, 22(4): 1042-1049.
[64] Dandona P, Mathieu C, Phillip M, et al. Efficacy and safety of dapagliflozin in patients with inadequately controlled type 1 diabetes: the DEPICT-1 52-week study. Diabetes Care, 2018, 41(12): 2552-2559.
[65] Mathieu C, Dandona P, Gillard P, et al. Efficacy and safety of dapagliflozin in patients with inadequately controlled type 1 diabetes (the DEPICT-2 study): 24-week results from a randomized controlled trial. Diabetes Care, 2018, 41(9): 1938-1946.
[66] Evans M, Hicks D, Patel D, et al. Optimising the benefits of SGLT2 inhibitors for type 1 diabetes. Diabetes Ther, 2020, 11(1): 37-52.
[67] Vallon V, Thomson SC. Targeting renal glucose reabsorption to treat hyperglycaemia: the pleiotropic effects of SGLT2 inhibition. Diabetologia, 2017, 60(2): 215-225.
[68] Ferrannini E, Muscelli E, Frascerra S, et al. Metabolic response to sodium-glucose cotransporter 2 inhibition in type 2 diabetic patients. J Clin Invest, 2014, 124(2): 499-508.
[69] Li Y, Mu Y, Shi H, et al. Pharmacokinetic properties of single and multiple doses of ertugliflozin, a selective inhibitor of sglt2, in healthy Chinese subjects. Clin Pharmacol Drug Dev, 2020, 9(1): 97-106.
[70] Ji L, Liu Y, Miao H, et al. Safety and efficacy of ertugliflozin in Asian patients with type 2 diabetes mellitus inadequately controlled with metformin monotherapy: VERTIS Asia. Diabetes Obes Metab, 2019, 21(6): 1474-1482.
[71] Jakher H, Chang TI, Tan M, Mahaffey KW. Canagliflozin review-safety and efficacy profile in patients with T2DM. Diabetes Metab Syndr Obes, 2019, 12(2): 209-215.
[72] Zhang M, Zhang L, Wu B, et al. Dapagliflozin treatment for type 2 diabetes: a systematic review and meta-analysis of randomized controlled trials. Diabetes Metab Res Rev, 2014, 30(3): 204-221.
[73] Fioretto P, Giaccari A, Sesti G. Efficacy and safety of dapagliflozin, a sodium glucose cotransporter 2 (SGLT2) inhibitor, in diabetes mellitus. Cardiovasc Diabetol, 2015, 14(2): 142-145.
[74] Ptaszynska A, Johnsson KM, Parikh SJ, et al. Safety profile of dapagliflozin for type 2 diabetes: pooled analysis of clinical studies for overall safety and rare events. Drug Saf, 2014, 37(10): 815-829.
[75] Yang L, Zhang L, He H, et al. Efficacy and safety of sodium-glucose cotransporter 2 inhibitors in east asians with type 2 diabetes: a systematic review and meta-analysis. Diabetes Ther, 2019, 10(5): 1921-1934.
[76] Mikhail N. Safety of canagliflozin in patients with type 2 diabetes. Curr Drug Saf, 2014, 9(2): 127-132.
[77] Erythropoulou Kaltsidou A, Polychronopoulos G, Tziomalos K. Sodium-glucose Co-transporter 2 inhibitors and fracture risk. Diabetes Ther, 2020, 11(1): 7-14.
[78] Sujanani SM, Elfishawi MM, Zarghamravanbaksh P, et al. Dapagliflozin-induced acute pancreatitis: a case report and review of literature. Case Rep Endocrinol, 2020, 20(2): 672-674.
[79] Morino J, Hirai K, Kaneko S, et al. Two cases of advanced stage rapidly progressive diabetic nephropathy effectively treated with combination therapy including RAS blocker, GLP-1 receptor agonist and SGLT-2 inhibitor. CEN Case Rep, 2019, 8(2): 128-133.

第十二章 肾素－血管紧张素－醛固酮系统阻断剂在肾脏病中的应用研究进展

慢性肾脏病（chronic kidney disease，CKD）是影响人类健康的重要疾病，进行性发展可导致慢性肾功能不全和终末期肾病（end-stage renal disease，ESRD）。文献报道，我国CKD患病率已高达10.8%。控制血压和减少尿蛋白对于延缓CKD进展极为重要。肾素－血管紧张素－醛固酮系统（renin-angiotensin aldosterone system，RAAS）是机体调节血压及维持水和电解质平衡的主要系统，激活后可以引发高血压、心血管事件。近年来许多临床试验均证明抑制RAAS系统可降低CKD患者的尿蛋白，延缓CKD进展，从而发挥肾脏保护作用。目前，RAAS阻断剂（RAAS inhibitors，RAASI）已成为CKD治疗中的一线药物。本文就RAASI在肾脏病中的应用进展进行综述。

一、肾素－血管紧张素－醛固酮系统的概念及生理功能

肾素－血管紧张素－醛固酮系统包含了一系列酶联反应。血管紧张素原（angiotensinogen，AGT）在血浆肾素作用下酶解为血管紧张素Ⅰ（angiotensin Ⅰ，Ang Ⅰ），后者再被血管紧张素转化酶（angiotensin converting enzyme，ACE）降解为血管紧张素Ⅱ（angiotensin Ⅱ，Ang Ⅱ）。Ang Ⅱ通过作用于靶细胞膜上的AT1和AT2受体促进肾小管对钠的重吸收，刺激醛固酮的分泌。RAAS存在于血液循环和局部器官组织中。血液循环中的RAAS通过刺激醛固酮的分泌，增加肾脏对水、盐的重吸收，以维持机体水电解质平衡，同时起到调节血压的作用。RAAS在各个器官中的作用不同。肾脏中具有完整的RAAS各组分，肾素由球旁细胞和近端肾小管上皮细胞合成，AGT和ACE可由近端肾小管上皮细胞产生，AT1受体存在于肾脏小动脉（包括肾小球入球小动脉和出球小动脉）、肾小球系膜细胞和近端肾小管上皮细胞上。AT2受体存在于近端肾小管上皮细胞上。RAAS在肾脏病发病中发挥重要作用。

近年来，研究人员发现了一种与血管紧张素转化酶（ACE）同源的新的羧肽酶ACE2，该酶能将Ang Ⅱ转化为对机体有保护作用的Ang（1-7）。ACE2可以降低Ang Ⅰ、Ang Ⅱ和Des-Arg缓激肽，促进Ang（1-7）的生成，Ang（1-7）通过特异性Mas受体发挥舒张血管、抗炎、抗增生、抗纤维化的功能。所以RAAS的ACE-Ang Ⅱ-AT1R轴和ACE2-Ang（1-7）-MasR轴共同作用，可影响肾脏病的发生发展。

二、肾素－血管紧张素－醛固酮系统阻断剂的分类

根据阻断RAAS环节的不同，RAASI主要分为血管紧张素转化酶抑制剂（angiotensin-converting enzyme inhibitor，ACEI）、血管紧张素Ⅱ受体阻滞剂（angiotensin Ⅱ receptor blocker，ARB）、直接肾素

抑制剂（direct renin inhibitor，DRI）和醛固酮受体拮抗剂（aldosterone receptor antagonist，ARA）。

（一）血管紧张素转化酶抑制剂

ACEI 通过竞争性地抑制 ACE 使循环和组织中的 Ang Ⅱ 生成减少，同时提高缓激肽、一氧化氮和前列腺素等血管扩张物质的相对浓度。ACEI 也能阻断 Ang（1-7）的降解，由此进一步拮抗 Ang Ⅱ 的血管收缩和纤维增生作用。

（二）Ang Ⅱ受体拮抗剂

ARB 能在 AT1 受体水平上阻断 RAAS 激活，抑制不同代谢途径，包括非 ACE 途径生成的 Ang Ⅱ 的作用。AT2 受体主要存在于间叶组织，如弓状动脉、小叶间动脉及肾小囊，其主要作用是促进尿钠排泄。ARB 同时反馈性地引起 Ang Ⅱ 和 AT2 受体水平上调，促使 Ang Ⅱ 更多地与 AT2 受体结合，最终产生舒张血管、降低血压的作用。

（三）直接肾素抑制剂

DRI 是一种新型 RAASI，主要通过抑制肾素的催化活性中心从源头上阻断 RAAS 的过度激活，而且不会升高缓激肽水平。

（四）醛固酮受体拮抗剂

ARA 包括非选择性醛固酮受体阻断剂螺内酯及选择性醛固酮受体阻断剂依普利酮和非奈利酮。螺内酯可竞争性结合肾脏远曲小管和集合管细胞中的醛固酮受体，阻断 Na^+-K^+ 和 Na^+-H^+ 交换，从而起到阻滞醛固酮保钠排钾及水钠潴留的利尿作用，进而降低血压；螺内酯同时兼有对抗雄激素的作用，使血清睾酮转化成雌二醇水平增加，雌激素可抑制平滑肌细胞增生，抗氧化，改善肾脏血管损伤，起到一定的肾脏保护作用。依普利酮和非奈利酮是高选择性醛固酮受体拮抗剂，可降低与黄体酮受体、雄激素受体的亲和力，不良反应较小。

在肾脏疾病患者中，ACEI/ARB 对 RAAS 的抑制作用，可提供的心血管和肾脏保护作用远远超过血压控制后的效果，ACEI/ARB 发挥肾脏保护和降低蛋白尿作用，是目前 CKD 治疗的主要方法之一。

三、肾素-血管紧张素-醛固酮系统阻断剂在肾脏病中的应用

（一）血管紧张素转化酶抑制剂和血管紧张素Ⅱ受体阻滞剂在肾脏病中的应用

1. ACEI 和 ARB 在早期 CKD 患者中的应用 高血压是 CKD 最常见的并发症，随着肾小球滤过率（GFR）水平的下降，高血压患病率不断增加。2012 年，改善全球肾病预后组织（KIDGO）指南指出，血压正常的 CKD 患者比高血压 CKD 患者的 GFR 下降速度缓慢。在有蛋白尿的 CKD 患者中，血压控制较低的患者，肾功能下降速度较慢。当控制血压时，ACEI 和 ARB 比其他抗高血压药物在减少蛋白尿和延缓肾功能进展方面更为有效，是 CKD 合并高血压患者的重要降压药物。2014 年成人高血压管理指南（JNC8）中，ACEI 和 ARB 被推荐为 CKD 患者的"基石药物"，若无禁忌证，CKD 合并高血压患者初始降压时应首选 ACEI 或 ARB。高血压可与肾脏疾病互为因果，相互影响，易进一步引发心血管疾病的发生。同时，高血压本身也是心血管疾病的重要危险因素。建议患有 CKD 的高血压患者在接受降压治疗的同时，兼顾保护心脏和肾脏。

2017 年美国心脏病学会/美国心脏协会（ACC/AHA）高血压指南曾将收缩压≥130/80 mmHg 定义为高血压推荐，CKD 合并高血压的降压目标值是＜130/80 mmHg，RAASI 是 CKD 合并高血压患者

的首选药物。但是《2018ESC/ESH 动脉高血压管理指南》和《中国高血压防治指南（2018年修订版）》借鉴了大量随机对照的临床的研究结论和荟萃分析证据，明确无并发症的年轻患者血压可控制低一些，高龄患者可适当放宽对血压的控制，若无禁忌，首选 ACRI/ARB，从小剂量开始并监测肾功能和血钾变化。CKD 合并高血压患者的初始降压治疗应该包括一种 RAASI，其中 ACEI 是 Ⅱa 证据，ARB 是 Ⅱb 证据。2020 年 5 月国际高血压学会（ISH）发布的《ISH 国际高血压实践指南》推荐，年龄＜65 岁患者的目标血压为 130/80 mmHg，年龄＞65 岁患者的目标血压为＜140/90 mmHg。提出了简化易行的高血压核心药物治疗策略，优先选择 ACEI/ARB+ 钙通道阻滞剂（CCB），所以 CKD 患者的目标血压应该根据不同情况，采取个体化的目标值。

2 项重要的试验——雷米普利治疗肾病（REIN）和非裔美国人肾病和高血压研究（AASK）试验支持了 ACEI 对 CKD 患者肾脏预后有益的观点。在 REIN 试验中，352 名慢性非糖尿病肾病患者被随机分为雷米普利组和安慰剂组。与安慰剂组相比，雷米普利组 eGFR 下降速率由 0.44 ml/（min·1.73 m²）降低到 0.1 ml/（min·1.73 m²），而这种延缓 eGFR 下降速度的作用与血压水平无关。AASK 研究也显示，与受体阻断剂或 CCB 等其他降压药相比，雷米普利组可以使 GFR 的下降速率放慢 36%（$P=0.002$），终点事件（GFR 下降，进展到 ESRD 和死亡）的发生率下降 38%（95%CI 13%~56%，$P=0.005$），提示 ACEI 具有更好的肾脏保护作用。由于氨氯地平组的平均 eGFR 较雷米普利和美托洛尔组下降更快，AASK 试验提前终止了氨氯地平组。近期发布的中国 CKD 患者降压治疗的临床研究（the Chinese Cohort Study of Chronic Kidney Disease，C-STRIDE）中，2213 例受试者入组，61.7% 和 26.5% 的受试者血压分别控制在＜140/90 mmHg 和＜130/80 mmHg。38.5% 的患者接受单药治疗，57.8% 的患者接受了 2 种药物联合治疗。RAASI 是最常用的处方药，占 71.2%，在 CKD1~4 期均有使用。1573 例使用 RAASI 的患者与未使用 RAASI 的患者相比，两组 eGFR 分别为 47.3 ml/（min·1.73 m²）和 30.1 ml/（min·1.73 m²），ACR 分别为 217.5 mg/g 和 341.9 mg/g；收缩压（SBP）分别为（131.0±17.5）mmHg 和（135.4±16.1）mmHg，舒张压（DBP）分别为（81.8±11.3）mmHg 和（83.6±10.1）mmHg，血压控制率 919/1429（64.3%）和 318/575（55.3%），P 均＜0.01。高钾血症发生率 8.1% 和 8.3%（P＞0.05），只有 10.2% 的患者服用了利尿药。提示 RAASI 在 CKD 的综合治疗中，在降低尿蛋白、控制血压和延缓 eGFR 的下降方面具有一定优势。

2. ACEI 和 ARB 在中晚期 CKD 患者中的应用 中晚期 CKD 患者 [eGFR＜30 ml/（min·1.73 m²）] 是否应用 RAASI 治疗，仍存在争议。Lee HF 研究纳入中国台湾地区健康保险研究数据库中 1997 年 1 月至 2011 年 12 月的 ESRD 患者，分为 ACEI/ARB 组或未使用 ACEI/ARB 组，进行倾向性评分匹配的回顾性研究，最后生存分析结果表明，使用 RAASI 的患者心血管死亡率下降 42%，全因死亡率下降 53%（P 均＜0.000 1），提示 ESRD 的患者使用 RAASI 不但风险未增加，而且对患者心血管还有一定保护作用。Colette DJ 对接受 ACEI/ARB 治疗且 1 年内 eGFR 下降至 30 ml/（min·1.73 m²）以下的 4251 例 CKD 患者，其中 1189 例患者停止 ACEI/ARB 治疗，3062 例未停药，采用 COX 比例风险回归模型评估结果表明，停用 ACEI/ARB 随后 5 年随访中，停药组死亡率为 32.6%，未停药组为 20.5%，（HR 1.53，95%CI 1.31~1.79），5 年内不良心血管事件（MACE）发生率停药组为 37.7%，未停药组 25.4%，（HR 1.40，95%CI 1.22~1.62）。提示即使患者的 eGFR 下降至＜30（min·1.73 m²），ACEI/ARB 仍能降低 CKD 患者的死亡率和不良心血管事件的发生率。Qiao 观察了 3909 例患者在 ACEI 或 ARB

治疗期间，eGFR 降至<30（min·1.73 m²）后，ACEI 或 ARB 停药与死亡风险、MACE 和 ESRD 的关系。采用多变量 Cox 比例风险回归模型，并在倾向分数匹配的样本中调整 eGFR 下降时患者的特征，次要结果包括 MACE 和 ESRD。发现在接受 ACEI 或 ARB 治疗的 3909 例患者中，eGFR 下降至<30（min·1.73 m²），2406 例（61.6%）为女性，1235 例 eGFR 下降后 6 个月内停止 ACEI 或 ARB 治疗，2674 例未停止治疗。在中位随访 2.9 年（1.3～5.0 年）期间，共有 434 例（35.1%）中断了 ACEI 或 ARB 治疗的患者和 786 例（29.4%）未停止治疗的患者死亡。在 2410 个个体的倾向性评分匹配样本中，ACEI 或 ARB 治疗的中断与更高的死亡风险（HR 1.39，95%CI 1.2～1.6）和 MACE（HR 1.37，95%CI 1.20～1.56）相关，提示肾功能下降患者继续 ACEI 或 ARB 治疗可能与心血管获益相关，但 ESKD 风险无统计学差异（HR 1.19，95%CI 0.86～1.65）。

综上所述，在中晚期 CKD 患者应用 RAASI 时，患者宜从小剂量开始，初始应用或加量时，需要监测 GFR 和血清钾浓度，若血肌酐较基线上升 30%，则应及时停用或减量。当 eGFR<30 ml/（min·1.73 m²）时，仍具有肾脏保护作用。根据患者不同的临床特征，如年龄、蛋白尿抑制与 RAAS 抑制、肾功能下降率等，对该人群进行个体化治疗。

3. ACEI 和 ARB 在血液透析患者中的应用　血液透析（HD）患者的高血压主要与肾素－血管紧张素－醛固酮系统失调、肾脏交感神经系统的活化、细胞容量负荷增多、内皮细胞功能异常，动脉钙化和血管顺应性下降，促红细胞生成素（EPO）的使用，继发性甲状旁腺功能亢进、夜间缺氧和睡眠紊乱等因素有关。透析患者的高血压多为难治性高血压，RAASI 被认为是透析患者降血压的基础。Mokoli VM 对 2007 年 1 月至 2013 年 7 月进行血液透析的 250 例 ESRD 患者进行研究，在 HD 开始的 24 h 和透析间期的 6 个月和 12 个月后收集残余尿量（RUV）。55.2% 患者使用 ACEI 治疗，11.6% 患者使用 ARB 治疗，结果显示，在 HD 开始时、6 个月后和 12 个月后的平均 RUV 值分别为（680±537）ml/d、（558±442）ml/d 和（499±475）ml/d，ACEI 与残余尿量的长期保存显著相关（r=219.5，P<0.001），提示 RAASI 可保护维持性血液透析患者的残余肾功能。

维持性透析患者心血管事件病死率为 41.47%，脑血管事件病死率为 22.39%。因此，心脑血管疾病已经成为透析患者的首位死亡原因。Liu 等根据 11 项 RCT 研究包括 1856 例接受透析治疗的研究结果显示，ACEI/ARB 治疗显著减缓了残余肾功能，ARB 治疗降低了透析患者 33% 的心力衰竭事件风险（RR 0.67，95%CI 0.47～0.93）。但 ACEI 和 ARB 两种治疗方案在透析患者急性冠脉综合征（RR 1.0、95% CI 0.45～2.22）、卒中（RR 1.16，95%CI 0.69～1.96）、心血管死亡（RR 0.89，95%CI 0.64～1.26）和全因死亡率（RR 0.94，95%CI 0.75～1.17）方面差异无统计学意义。ACEI/ARB 治疗可减少透析患者的残余肾功能的丧失，降低包括心力衰竭在内的心血管事件，在透析患者中根据患者血压、血钾及透析能否清除等情况具体应用。

4. ACEI 和 ARB 在糖尿病肾脏病中的应用　糖尿病肾脏病（diabetic kidney disease，DKD）已逐渐成为 ESRD 的主要病因，RAAS 的激活参与整个 DKD 发病及进展过程中。早期研究表明，ACEI 可降低 1 型糖尿病（T1DM）患者的白蛋白尿，且与降压作用无关。ROADMAP 研究（随机奥美沙坦和糖尿病预防微量白蛋白尿）随访 4449 例参与者，平均随访时间为 3.2 年。奥美沙坦组与安慰剂组的血压随访差异有统计学意义。奥美沙坦组与安慰剂组微量白蛋白尿的发生率分别为 8.2% 和 9.8%，差异有统计学意义。因此，RAASI 可以有效预防 T2DM 患者微量白蛋白尿的发生。两项具有里程碑意义的临床试验显示了 ARB 与安慰剂在 T2DM 人群中的疗效。血管紧张素 Ⅱ 受体阻滞剂氯沙坦（肾脏）试验（RENAAL）和厄贝沙坦糖尿病肾病试验（IDNT）降低了 NIDDM 的终点。RENAAL 试验评估了 1513 例尿白蛋白＞300 mg/g 或 24 h 尿蛋白＞500 mg 的 2 型 DKD 患者的 ARB 与安慰剂的疗效。使用氯沙坦可使血清肌酐加倍风险和 ESRD 的发生率降低 25% 和 28%（$P=0.002$）；减少心力衰竭住院治疗（$P<0.005$），但心血管发病率和死亡率的差异无统计学意义。蛋白尿每减少 50%，血清肌酐加倍的风险降低 36%，ESRD 的风险降低 45%。IDNT 试验随机将 1715 例 DKD 和高血压患者分为厄贝沙坦组、氨氯地平组和安慰剂组。与安慰剂组和氨氯地平组相比，厄贝沙坦组使血清肌酐加倍的风险分别降低 30% 和 37%。最近，Palmer 等对 63 项研究，36 917 例参与者的糖尿病患者的联合治疗进行了评估，结果显示，RAASI 和 CCB 的联合治疗在 DKD 治疗中，不仅能有效降压，还能降低尿蛋白，延缓肾功能进行性进展。

2017 年，根据美国肾脏病基金会（NKF）/肾脏病预后质量倡议（KDOQI），对于糖尿病合并 CKD 的患者，RAASI 可使其从治疗中获益。2019 年《中国糖尿病肾脏疾病防治临床指南》中指出 ACEI/ARB 类药物能够有效降低蛋白尿，延缓肾病进展，推荐作为糖尿病合并高血压治疗的首选治疗。2020 年《糖尿病肾病多学科诊治与管理专家共识》中指出，ACEI 和 ARB 是目前 DKD 治疗中使用最广泛的药物，多数研究显示，两者在疗效和不良反应方面比较，差异无统计学意义，常规治疗高血压剂量的 2 倍，可以更好抑制血管紧张素在 DKD 患者肾脏局部的作用，在排除禁忌证的前提下优选 ACEI 或 ARB。

5. ACEI 和 ARB 在慢性肾脏病合并心血管高危因素中的作用 大多数 CKD 患者在发展为肾衰竭之前死于心血管疾病。RAASI 对心血管疾病高危患者的影响在心脏预后预防评估（HOPE）和生存和心室扩大（SAVE）试验中进行了研究。在 HOPE 试验中，9297 例高危心血管疾病或糖尿病患者及 1 个心血管危险因素被随机分为雷米普利组和安慰剂组。与安慰剂相比，雷米普利可降低心血管事件的发生率。在糖尿病患者的一个亚组分析中，雷米普利组与安慰剂相比，其主要结局（心肌梗死、中风或心血管死亡）显著降低 25%（95%CI 12～36，$P=0.000\,4$）。在 SAVE 试验中，评估了卡托普利对急性心肌梗死和左心室功能障碍患者的心脏保护作用。与安慰剂组相比，卡托普利组患者的死亡风险降低了 19%（RR 0.81，95%CI 0.68～0.97，$P=0.019$）。对于 CKD 合并急性心功能不全的患者，Jang SY 将 5625 例患急性心力衰竭患者纳入观察，给予 RAASI 治疗。其中 673 例左心室射血分数＜40%，eGFR＜30 ml/（min·1.73 m²）。采用治疗加权逆概率校正生存分析法，比较患者的全因死亡率和再住院情况。结果显示，使用 RAASI 和未使用 RAASI 患者的 1 年期终点事件的累计发生率为 48.7% 和 53.8%，差异无统计学意义。但两组的全因死亡和 1 年再住院率分别为 26.5% 和 34.0%。结果提示，CKD 合并急性心功能不全的患者早期给予 RAASI 治疗，对纠正心功能不全、降低再住院率有明显疗效。国内新近的荟萃分析纳入 1970—2018 年的 44 个随机临床试验，42 319 例非透析性 CKD 3～5 期患者入选，结果发现，ACEI 单药治疗可显著降低肾脏事件（OR 0.54，95%CI 0.41～0.73），心血管事件（OR 0.73，95%CI 0.64～0.85）心血管疾病死亡（OR 0.73，95% CI 0.63～0.86）和全因死亡（OR 0.77，95% CI 0.66～0.91）。提示 RAAS 阻滞剂对于 CKD3～5 期的非透析患者在降低全因死亡和心血管疾病风险能获得最大的益处。RAASI 可减缓肾脏疾病的进展，降低 CKD 患者的死亡率和心血管事件的风险。

(二) 直接肾素抑制剂在肾脏病中的应用

肾素是 RAAS 酶链中最初反应的第一步限速反应，通过结合肾素的活化部位来阻止肾素活化，从源头上减少 RAAS 的主要活性肽 Ang Ⅱ 的生成，理论上 DRI 比 ACEI 和 ARB 有更多的潜在益处、更少的不良反应和更好的耐受性。直接肾素抑制剂阿利吉仑除其降压作用外，可以减轻炎症细胞的浸润，促进细胞凋亡，降低尿蛋白，减轻肾间质纤维化，其在 CKD 防治中的作用也备受关注。

Uzu T 选用 237 例 T2DM 患者，根据尿白蛋白肌酐比值（urine albumin creatine ratio，UACR）分为 10~30 mg/g 组和 30~300 mg/g 组，又随机分为 DRI 组或 ARB 组，血压控制目标是<130/80 mmHg，主要终点是蛋白尿的减少。结果显示，DRI 组或 ARB 组的血压控制无明显差别，UACR 分别下降 5.5% 和 6.7%，差异亦无统计学意义，但 ARB 组尿中血管紧张素原的排泄明显减少。亚组分析中，对于 UACR 10~30 mg/g 的 ARB 组糖尿病患者蛋白尿明显减少，而在 DRI 组尿蛋白无明显下降。提示 DRI 和 ARB 均可降低 2 型 DKD 患者的高血压和尿蛋白，但 ARB 较 DRI 更能有效降低尿中血管紧张素原。另外，一个回顾性系统的调查随机纳入 35 916 例高血压患者，发现阿利吉仑降压作用明显，DBP 和 SBP 的降幅分别为 0.77 mmHg 和 1.14 mmHg，但是总死亡率并没有降低，主要心血管事件的结局也无明显改善，所以不推荐阿利吉仑作为一线降压治疗药物。Zhao Q 进一步评价阿利吉仑单药治疗在主要心血管事件、死亡、心源性死亡、心肌梗死或卒中中作用的临床荟萃研究目前正在进行中。所以，理论上阿利吉仑可以保护肾脏和心脏等靶器官，但能否在改善患者的心脏和肾脏预后方面替代 ACEI 或 ARB 仍不可知。

(三) 醛固酮受体拮抗剂在肾脏病中的应用

新近的研究中，盐皮质激素（mineralocorticoid，MR）过度激活肾小球足细胞损伤和系膜细胞增生，介导肾小球的炎症和纤维化，表现为肾小球损伤、肾血管收缩和蛋白尿。ARA 在慢性肾脏病中的应用提供了额外的治疗效果。

螺内酯是第一代 ARA，通过降低醛固酮水平，发挥利尿作用。国内外多项研究证实，小剂量螺内酯联合 ACE 抑制剂可有效减少 CKD 患者的尿蛋白排泄量，缓解心力衰竭情况，可降低充血性心力衰竭患者的死亡率。糖尿病合并 CKD 患者在使用 ACE 抑制剂的基础上加用小剂量螺内酯可进一步减少尿蛋白的排出，且此作用并不依赖于血压和血糖的改善。

依普利酮是第二代选择性 ARA，对醛固酮受体有高度选择性，几乎不与雄激素和孕激素受体相互作用，从而避免产生性激素相关不良反应。Georgianos PI 的研究观察了血液透析或腹膜透析患者应用螺内酯和依普利酮治疗后，可以明显改善透析患者的一项心血管危险因素（血压、左心室质量指数、左室射血分数、颈动脉内膜-中膜厚度），可以降低全因死亡率和心血管死亡风险。一项随机双盲安慰剂对照试验评估了依普利酮在左室射血分数降低性心力衰竭患者中的有效性和安全性，这些患者心功能 Ⅱ 级及以上（NYHA 分级）且左室射血分数<35%，除标准治疗之外服用依普利酮（每日最多 50 mg）或安慰剂。结果发现，依普利酮可以降低心血管疾病所致死亡人数或因心力衰竭而住院的患者人数，且具有良好的安全性及耐受性。EMPHASIS-HF 研究观察依普利酮在不同肾功能水平的心力衰竭患者中的治疗剂量。eGFR 为 30~49 ml/(min·1.73 m^2) 患者，依普利酮 25 mg/d；eGFR≥50 ml/(min·1.73 m^2)，依普利酮 50 mg/d，这样对心力衰竭患者的治疗效果相同。但 eGFR 30~49 ml/(min·1.73 m^2) 的患者更常发生高钾血症、肾衰竭事件和停药。尽管依普利酮有可能造成

高钾血症或肾功能损害，但根据肾功能及时调整剂量，并及时监测血钾情况，对轻度收缩性心力衰竭患者和 ESRD 仍安全有效。

非奈利酮是第三代 ARA，是新一代口服非甾体盐皮质激素受体拮抗剂，对醛固酮受体具有更高选择性。不同于螺内酯和依普利酮在肾脏的浓度远高于心脏，非奈利酮对肾脏和心脏具有相同的效力和选择性。因此，只需较低剂量便可保证它在心脏和肾脏的作用，减少肾脏的保钾效应，从而降低高钾血症的风险。ARTS-DN 研究显示，在基础应用 ACEI/ARB 类药物的 DKD 患者的 90 天的随访中，非奈利酮表现出剂量依赖性的额外降尿蛋白作用，但药物组和安慰剂组并没有观察到 eGFR 值变化的差异性，且两组患者高钾血症等不良反应差异无统计学意义。ARTS-HF 是一项随机、双盲、2b 期多中心临床研究，1066 例患者随机给予每日 1 次非奈利酮（2.5 mg、5.0 mg、7.5 mg、10.0 mg 或 15.0 mg）或依普利酮（从 25 mg，隔日服用，增加到 25 mg/d，共 60 天，直到 50 mg/d），90 天后观察患者心力衰竭指数、射血分数、CKD 和（或）糖尿病的变化。结果发现，在依普利酮组中，37.2% 的患者出现了 NT-proBNP 较基线下降 30%，与依普利酮组相比，非奈利酮组复合临床终点的出现次数明显减少，4.3% 的患者在任何时间点钾水平升高至 ≥5.6 mmol/L，且在所有治疗组间分布平衡。提示非奈利酮具有良好的耐受性，与依普利酮相似，非奈利酮使 NT-proBNP 下降更明显。非奈利酮从 2015 年开始了 2 项 III 期临床试验，其中 FIDELIO-DKD 是一项国际、多中心、随机、双盲、安慰剂对照、平行组、事件驱动的研究，评价非奈利酮在 T2DN 合并 CKD 的作用。纳入了 5734 例 UACR≥300 mg/g 的 DKD 患者，旨在评估非奈利酮在是否能降低 T2DN 合并 CKD 患者的心肾发病率和病死率。而 FIGARO-DKD 研究纳入了 7437 例 UACR<300 mg/g 和 CKD2 期[eGFR 为 60～75 ml/(min·1.73 m^2)]的 DKD 患者，同样观察非奈利酮对心肾事件的作用。两项试验预计分别于 2020 年及 2021 年达到终点。

四、肾素-血管紧张素-醛固酮系统阻断剂在肾脏病应用中的优势

（一）控制血压

ACEI 和 ARB 能降低 Ang 生成、增加缓激肽和前列腺素等血管扩张物质的相对浓度而降低外周血管阻力，同时可通过减少醛固酮合成与分泌、促进肾小管 Na$^+$-K$^+$ 交换、增加肾小管上皮细胞对利尿药的敏感性等机制促进肾脏排钠、减少水钠潴留，最终有效降低循环系统的高血压。在肾脏局部，抑制 Ang II 可以扩张肾小球出球小动脉，降低肾小球内压，改善肾小球内高压、高灌注和高滤过，抑制肾脏病病变进展。

（二）控制尿蛋白

蛋白尿可能是 CKD 进展为肾衰竭的最强危险因素。蛋白尿进一步产生促炎和促纤维化反应，导致慢性肾小管间质损害，也是 CKD 进展和心血管疾病的独立危险因素。RAASI 能通过改善血流动力学和直接降低肾小球跨膜压、调整肾小球基底膜主要成分硫酸类肝素的合成和降低对大分子的通透性而减少蛋白尿。Silvariño R 从全国肾脏队列中，2004 年 9 月 1 日至 2016 年 8 月 31 日对提取的 1120 例患者的卫生保健计划资料进行连续监测。分为 ACEI 组、ARB 组、无 ACEI/ARB 组。结果显示，ACEI 组和 ARB 组的蛋白尿与无 ACEI/ARB 组相比明显下降（95%CI 1.12～2.94，P=0.016 或 0.0182）。结果提示，CKD 患者行 ACEI 或 ARB 治疗效果较好，与不加 ACEI 或 ARB 治疗相比，对延缓肾脏疾

病进展的作用更大，而 ACEI 与 ARB 疗效则相当。

（三）改善肾小球硬化

肾间质纤维化是各种肾病进展到 ESRD 的共同途径。在肾病进展过程中 RAAS 活性的亢进不仅影响肾小球内的血流动力学状态，还会通过肾组织内多种细胞因子、生长因子及酶系统的介导促进细胞外基质（ECM）的异常沉积，最终导致肾小球硬化和肾间质纤维化。在大鼠糖尿病模型中，应用雷米普利、氯沙坦、螺内酯或依普利酮进行治疗，同时 RAASI 高糖培养基培养近端小管细胞。结果发现，RAASI 可使各种纤维化因子如 PDGF、TGFβ₁、CTGF/CCN2、MMP2、TIMP1 和 α-SMA 水平下调，改善糖尿病大鼠肾间质纤维化。RAASI 降低了肾小管上皮细胞 PDGF 和 CTGF 的表达和 ECM 成分的产生。提示 RAASI 在肾纤维化治疗中发挥一定作用。

五、肾素－血管紧张素－醛固酮系统阻断剂在肾脏病应用中需要注意的问题

（一）高钾血症

RAAS 断剂引起高钾血症的原因包括饮食摄入过多、醛固酮产生减少、合用非甾体类抗炎药物和钾清除率下降 [eGFR＜20 ml/（min·1.73 m²）]。应用回顾性研究观察了 691 例进展期 CKD 患者，其中 CKD G3b 161 例；G4 期 271 例；G5 期 259 例，观察应用 RAASI 后血钾升高的情况。患者分为 RAASI 组和 RAAS + 利尿药组，两组患者在每一个 CKD 阶段都没有任何药物。结果表明 RAASI 组患者的血清钾在 CKD 的各期明显高于 RAASI+ 利尿药组，但尿钾排泄在每个 CKD 阶段无显著差异。证实了应用 RAAS 抑制剂可以升高血钾，但是与尿钾排泄无关。可能还是与钾离子在细胞内和细胞外的重新分布有关。Degli EL 分析了意大利 2010 年 1 月至 2017 年 12 月期间 5 个队列研究中应用 RAASI 引起高钾血症（＞5.5 mmol/L）。结果表明，接受 RAASI 治疗的心力衰竭和 CKD 患者的高钾血症患者的心血管事件的风险分别增加 46% 和 31%，死亡风险分别增加 88% 和 72%；CKD 患者的透析风险增加了 458%。出现高钾血症后，患者对 RAASI 的依从性显著下降。总之，应用 RAASI 应严格监控血清钾的情况，尤其是对于 GFR 降低的患者。必要时联合应用降血钾药物进行预防和治疗。如果发生高钾血症就停止 RAASI 的治疗，则无法延缓慢性肾病进展和改善心血管事件的发生。通过回顾 2014—2018 年有关降钾药物的文章，提出环硅酸锆钠能有效降低血钾并使血钾浓度维持在一个稳定水平，可以避免以往应用阳离子交换树脂聚苯乙烯磺酸钠和聚苯乙烯磺酸钙时出现的胃肠道反应，在应用 RAASI 时，可以常规服用。

醛固酮受体拮抗剂在临床应用中也同样面临高钾血症的风险。应用螺内酯治疗 CKD 3～4 期的患者，发生高钾血症住院的风险会增加 3 倍，螺内酯的肾脏保护作用可能被高钾血症的风险所抵消。在另一项关于心力衰竭患者的临床研究中，Trevisan 等研究发现，在未选择的醛固酮受体拮抗剂新使用者队列中，高钾血症是常见的，并且经常会导致治疗中断，尤其是在 CKD 患者中。因此，在最初 12 个月的治疗中，醛固酮受体拮抗剂治疗的平均时间为 179 天（130～346 天），24% 的患者在 12 个月后接受治疗。

（二）肾功能损伤

应用 RAASI 也可能引起一过性 GFR 下降和血清肌酐水平升高，由此限制它们在 CKD 患者中的应用。Mark PB 收集 61 318 例 2009—2015 年接受 ACEI/ARB 的患者，132 885 人年随访 1070 例以

AKI为诊断的住院患者共4645例。结果发现，AKI事件发生率为35.0 /1000人年，因AKI住院的多变量模型中的其他独立危险因素事件包括年龄、男性、心力衰竭、糖尿病、脑血管疾病、eGFR、利尿药或非甾体类抗炎药（$P<0.001$），其中ACEI/ARB的使用是AKI发生的最高的独立危险因素，严重充血性心力衰竭、严重脱水或肾动脉狭窄者应慎用，对双侧肾动脉狭窄者应禁用。对单侧肾动脉狭窄者可使用，但需从最小剂量用起，同时密切监测血压及血清肌酐（Scr）水平变化。一般认为，Scr≤3.0 mg/dl时使用ACEI或ARB较安全。Scr＞265 μmol/L的CKD患者可在密切监测血钾水平及肾功能的情况下使用。

（三）肾素-血管紧张素-醛固酮系统阻断剂联合应用的问题

2008年公布的ONTARGET（单独使用替米沙坦并与雷米普利联合使用）研究，随机将25 620例有心血管疾病风险的患者随机给予雷米普利、替米沙坦或两者联合治疗，最终结果表明，三组患者的心血管综合指标差异无统计学意义。值得注意的是，试验中包含有9612例糖尿病患者和2781例微量白蛋白尿患者。对肾脏结果的亚组分析显示，联合治疗组能有效降低蛋白尿。虽然ACEI和ARB联合治疗能在更大程度上减少蛋白尿，然而，与单药组相比，联合治疗组的肾终点（血清肌酐加倍、透析治疗或死亡）风险显著升高。肾脏终点风险的增加主要是由于迫切需要透析。虽然这不是一项肾脏预后试验，但它提出了联合治疗的潜在危害的问题。但有作者分析了42个随机对照试验中的14 576例患者的资料显示，双RAAS阻断治疗能有效降低血压和减少蛋白尿，但在全因死亡率、心血管死亡率或进展到ESRD的风险双重阻断治疗与单药治疗之间并无差异。但是在亚组分析中，ACEI+ARB或ACEI/ARB+DRI不会显著增加高钾血症、低血压和不良事件的风险。高钾血症的风险在DKD合并大量白蛋白尿亚组中显著升高，而无微量白蛋白尿亚组中血钾无明显升高。研究结果认为ACEI+ARB对DKD患者可能是一种安全有效的治疗方法。但Veterans Affairs Nephropathy in Diabetes研究总结了1148例退伍军人接受T2DN门诊治疗，eGFR为30～89.9 ml/（min·1.73 m^2），尿白蛋白排泄至少300 μg/mg，应用氯沙坦和赖诺普利联合或单一治疗，平均随访时间为2.2年。结果发现，联合治疗与氯沙坦单一治疗，AKI的发生率为12.2%患者年和6.75%患者年，提示联合治疗组AKI的风险增加，但该组患者恢复较好。单一治疗组发生AKI后肾功能的恢复率更低、病死率更高和肾脏疾病进展的风险更高。

所以，ACEI和ARB联合治疗，有可能更大程度的降低尿蛋白，并可能改善肾功能，但增加潜在严重不良反应的风险。此外，联合治疗未能提供额外的心血管保护和大的前瞻性试验的肾脏终点。

（四）其他不良反应

ACEI的常见不良反应为咳嗽和血管神经性水肿，可能与其能够引起缓激肽和P物质水平增加有关。ACEI和ARB具有妊娠毒性。可能引起畸形、羊水过少、胎儿生长延缓、肺和肾脏发育障碍等，因此，妊娠高血压患者绝对禁用ACEI和ARB。此外，因ACEI和ARB也可从乳汁分泌，故哺乳期妇女忌用。

六、展望

ACEI、ARB、DRI和ARA分别抑制血管紧张素Ⅰ转化为血管紧张素Ⅱ（ACEI类药物）、阻断血管紧张素Ⅱ与其受体结合（ARB类药物）、抑制血管紧张素原转化成血管紧张素Ⅰ（直接肾素抑制剂）、拮抗醛固酮与盐皮质激素受体结合（醛固酮受体拮抗剂）。众多研究表明，ACEI、ARB类药物可有效降低心血管事件发生率、预防卒中、改善肾脏结局（表3-12-1）。阿利吉仑（直接肾素抑制剂）是一种有效的降压药物，其不良反应与ARB类药物相似，但临床研究中尚缺乏在硬终点事件获益的证据。螺内酯和依普利酮（醛固酮受体拮抗剂）对治疗充血性心力衰竭有潜在优势。多数研究应用ACEI、ARB、DRI或ARA双重阻滞的试验都显示了蛋白尿显著减轻，但在多个不同的位点拮抗RAAS系统可能并不能额外获益。因此，不推荐采用对RAAS系统的双重拮抗。此外，应用任何阻断RAAS的药物均需注意监测和处理可能出现的高钾血症。相信随着今后研究的深入，RAASI在肾脏病中的应用将有更广阔的前景。

表3-12-1 RAAS阻断剂对CKD患者影响的主要临床试验和荟萃分析结果

研究者或试验	研究例数	患者特点	干预方法	研究时间	结果
REIN研究	352	CKD	雷米普利和安慰剂	3年	雷米普利组eGFR下降速率由0.44 ml/(min·1.73m^2)降低到0.1 ml/(min·1.73m^2)，这种延缓GFR下降速度的作用与血压水平无关
AASK研究	1089	高血压和CKD	雷米普利、氨氯地平和安慰剂	3.8年	雷米普利组可以使GFR的下降速率减慢36%（$P=0.002$），终点事件（GFR下降，进展到ESRD和死亡）的发生率下降38%（95%CI 13%~56%，$P=0.005$）
C-STRIDE研究	2213	CKD1~4期	RAS阻断剂、CCB、β受体阻滞剂、利尿药、α受体阻滞剂	5年	使用RAS阻断剂的患者与未使用RAS阻断剂的患者相比，eGFR分别为47.3 ml/(min·1.73m^2)和30.1 ml/(min·1.73m^2)，ACR 217.5 mg/g和341.9 mg/g；血压控制率64.3%和55.3%，P均<0.01
Lee HF等	17 280	ESRD	ACEI/ARB和对照药	5年	使用ACEI/ARB的ESRD患者心血管病死率下降42%，全因病死率下降53%（P均<0.0001）
Colette DJ等	4251	CKD	ACEI/ARB和对照药	5年	即使患者的eGFR下降至<30 ml/(min·1.73 m^2)，ACEI/ARB仍能降低CKD患者的病死率和不良心血管事件的发生率
Qiao等	3909	CKD	ACEI/ARB和对照药	2.9年	ACEI或ARB治疗的中断与更高的死亡风险（HR 1.39，95% CI 1.2~1.6）和MACE（HR 1.37，95% CI 1.20~1.56）相关，提示肾功能下降患者继续ACEI或ARB治疗可能与心血管获益相关，但对ESKD未造成过度损害
Liu等	1856	维持性血液透析	ACEI/ARB和对照药	OVID（1950—2016.12），EMBASE（1970-2016.12）	ARB治疗降低了透析患者33%的心力衰竭事件风险（RR 0.67，95% CI 0.47~0.93）。但ACEI和ARB两种治疗方案在透析患者急性冠脉综合征、卒中、心血管死亡和全因病死率方面没有显著差异
ROADMAP研究	4449	糖尿病肾脏病	奥美沙坦和安慰剂	3.2年	奥美沙坦与安慰剂微量白蛋白尿的发生率分别为8.2%和9.8%
RENAAL研究	1513	糖尿病肾脏病	氯沙坦和安慰剂	3年	氯沙坦可使血清肌酐加倍和ESRD的发生率分别降低25%和28%（$P=0.002$）；减少心力衰竭住院治疗（$P<0.005$）

（待 续）

(续 表)

研究者或试验	研究例数	患者特点	干预方法	研究时间	结果
IDNT 研究	1715	糖尿病肾脏病	厄贝沙坦、氨氯地平和安慰剂	3 年	与安慰剂和氨氯地平相比，厄贝沙坦使血清肌酐加倍的风险分别降低 30% 和 37%
HOPE 研究	9297	有心血管高危和糖尿病	雷米普利和安慰剂	5 年	雷米普利可降低心血管事件的发生率，使糖尿病患者主要结局（心肌梗死、卒中或心血管死亡）的风险显著降低 25%（95%CI 12～36，$P=0.0004$）
Jang SY 等	5625	CKD 合并急性心力衰竭	ACEI/ARB 与其他安慰剂		使用 RASI 和未使用 RASI 患者的 1 年再住院率分别为 26.5% 和 34.0%（$P<0.05$）
Zhang Y 等	42 319	CKD 3～5 期	ACEI、CCB、β 受体阻滞剂和利尿药	MEDLINE（1950—2018），EMBASE（1970—2018）	ACEI 单药治疗可显著降低肾脏事件（OR 0.54，95%CI 0.41～0.73）、心血管事件（OR 0.73，95%CI 0.64～0.85）、心血管疾病死亡（OR 0.73，95%CI 0.63～0.86）和全因死亡（OR 0.77，95%CI 0.66～0.91）

（吴广礼　王丽晖）

参 考 文 献

[1] Zhang L, Zhao MH, Zuo L, et al. China kidney disease network (CK-NET) 2015 annual data report. Kidney Int Suppl, 2019, 9(1): 1-81.

[2] Improving Global Outcomes (KDIGO) CKD Work Group. KDIGO 2012 clinical practice guideline for the evaluation and management of chronic kidney disease. Kidney Int Suppl, 2012, 12(3): 1-150.

[3] Chaszczewska Markowska M, Sagan M, Bogunia Kubik K. The renin-angiotensin-aldosterone system (RAAS)-physiology and molecular mechanisms of functioning. Postepy Hig Med Dosw (Online), 2016, 70(10): 917-927.

[4] Cruz-Diaz N, Wilson BA, Pirro N, et al. Identification of dipeptidyl peptidase 3 as the angiotensin-(1-7) degrading peptidase in human HK-2 renal epithelial cells. Peptides, 2016, 83(1): 29-37.

[5] Sharma N, Anders HJ, Gaikwad AB, et al. Fiend and friend in the renin angiotensin system: An insight on acute kidney injury. Biomed Pharmacother, 2019, 110(2): 764-774.

[6] Louvis N, Coulson J. Renoprotection by direct renin inhibition: a systematic review and meta-analysis. Curr Vasc Pharmacol, 2018, 16(2): 157-167.

[7] Dhaybi OA, Bakris G. Mineralocorticoid antagonists in chronic kidney disease. Curr Opin Nephrol Hypertens, 2017, 26(1): 50-55.

[8] Viazzi F, Bonino B, Cappadona F, et al. Renin-angiotensin-aldosterone system blockade in chronic kidney disease: current strategies and a look ahead. Intern Emerg Med, 2016, 11(5): 627-635.

[9] James PA, Oparil S, Carter BL, et al. 2014 evidence-based guideline for the mangement of high blood pressure in adult: report from the panel members appointed to the Eighth Joint National Committee (JNC8). JAMA, 2014, 311(5): 507-520.

[10] Yancy CW, Jessup M, Bozkurt B, et al. 2017 ACC/AHA/HFSA focused update of the 2013 ACCF/AHA guideline for the management of heart failure: a report of the American college of cardiology/American heart association task force on clinical practice guidelines and the heart failure society of America. Circulation, 2017, 136(6): 137-161.

[11] Williams B, Mancia G, Spiering W, et al. 2018 ESC/ESH guidelines for the management of arterial hypertension: the task force for the management of arterial hypertension of the European society of cardiology and the European society of hypertension J Hypertens, 2018, 36(10): 1953-2041.

[12] 中国高血压防治指南修订委员会．中国高血压防治指南（2018 修订版）．北京：中国健康传媒集团 / 中国医

药科技出版社，2018：1-77.

[13] Unger T, Borghi C, Charchar F, et al. 2020 international society of hypertension global hypertension practice guidelines. J Hypertens, 2020, 38(6): 982-1004.

[14] Stefano T. ACE-inhibitor/calcium antagonist combination: is this the first-choice therapy in arterial hypertension?. Minerva Medica, 2019, 110(6): 546-554.

[15] The GISEN Group. Randomised placebo-controlled trial of effect of ramipril on decline in glomerular filtration rate and risk of terminal renal failure in proteinuric, non-diabetic nephropathy. Lancet, 1997, 349(9069): 1857-1863.

[16] Wright J, Jackson T, Bakris G, et al. Effect of blood pressure lowering and antihypertensive drug class on progression of hypertensive kidney disease results from the AASK trial. JAMA, 2002, 288(19): 2421-2431.

[17] Liu B, Wang Q, Wang Y, et al. Utilization of antihypertensive drugs among chronic kidney disease patients: results from the Chinese cohort study of chronic kidney disease (C-STRIDE). J Clin Hypertens, 2020, 22(1): 57-64.

[18] Lee HF, See LC, Chan YH, et al. End-stage renal disease patients using angiotensin-converting enzyme inhibitors and angiotensin receptor blockers may reduce the risk of mortality: a Taiwanese Nationwide cohort study. Intern Med J, 2018, 48(9): 1123-1132.

[19] Colette DJ, Richard WG. Continuation of angiotensin-converting enzyme inhibitors and angiotensin receptor blockers in the face of kidney disease progression—safe and possibly life saving. JAMA Intern Med, 2020, 180(5): 727-727.

[20] Qiao Y, Shin JI, Chen TK, et al. Association between renin-angiotensin system blockade discontinuation and all-cause mortality among persons with low estimated glomerular filtration rate. JAMA Intern Med, 2020, 180(5): 718-726.

[21] 上海慢性肾脏病早发现及规范诊治及示范项目专家组. 慢性肾脏病筛查诊断及防治指南2017. 中国实用内科杂志，2017，31（1）：27-34.

[22] Weir MR, Lakkis JI, Jaar B, et al. Use of renin-angiotensin system blockade in advanced CKD: an NKF-KDOQI controversies report. Am J Kidney Dis, 2018, 72(6): 873-884.

[23] Vaios V, Georgianos PI, Liakopoulos V, et al. Assessment and management of hypertension among patients on peritoneal dialysis. Clin J Am Soc Nephrol, 2019, 14(2): 297-305.

[24] Mokoli VM, Sumaili EK, Lepira FB, et al. Factors associated with residual urine volume preservation in patients undergoing hemodialysis for end-stage kidney disease in Kinshasa. BMC Nephrol, 2018, 19(1): 68-76.

[25] Bucharles SGE, Wallbach KKS, Moraes TP, et al. Hypertension in patients on dialysis: diagnosis, mechanisms, and management. J Bras Nefrol, 2019, 41(3): 400-411.

[26] Liu Y, Ma X, Zheng J, et al. Effects of angiotensin-converting enzyme inhibitors and angiotensin receptor blockers on cardiovascular events and residual renal function in dialysis patients: a meta-analysis of randomised controlled trials. BMC Nephrol, 2017, 18(1): 206-216.

[27] Umanath K, Lewis JB. Update on diabetic nephropathy: core curriculum 2018. Am J Kidney Dis, 2018, 71(6): 884-895.

[28] Haller H, Ito S, Izzo JL Jr, et al. Olmesartan for the delay or prevention of microalbuminuria in type 2 diabetes. N Engl J Med, 2011, 364(19): 907-917.

[29] Brenner BM, Cooper ME, de Zeeuw D, et al. Effects of losartan on renal and cardiovascular outcomes in patients with type 2 diabetes and nephropathy. N Engl J Med, 2001, 345(12): 861-869.

[30] Lewis EJ, Hunsicker LG, Clarke WR, et al. Renoprotective effect of the angiotensin-receptor antagonist irbesartan in patients with nephropathy due to type 2 diabetes. N Engl J Med, 2001, 345(12): 851-860.

[31] Palmer SC, Mavridis D, Navarese E, et al. Comparative efficacy and safety of blood pressure-lowering agents in adults with diabetes and kidney disease: a network meta-analysis. Lancet, 2015, 385(9982): 2047-2056.

[32] Whelton PK, Carey RM, Aronow WS, et al. 2017 ACC/AHA/AAPA/ABC/ACPM/AGS/APhA/ASH/ASPC/NMA/PCNA guideline for the prevention and management of high blood pressure in adults a report of the American college of cardiology/American heart association task force on clinical practice guidelines. Hypertension, 2018, 71(6): 13-115.

[33] 中华医学会糖尿病学分会微血管并发症学组. 2019中国糖尿病肾脏疾病防治临床指南. 中华糖尿病杂志，2019，11（1）：15-28.

[34] 糖尿病肾病多学科诊治与管理共识专家组. 糖尿病肾病多学科诊治与管理专家共识. 中国临床医生杂志，2020，48（5）：522-527.

[35] Heart Outcomes Prevention Evaluation Study Investigators, Yusuf S, Sleight P, et al. Effects of an angiotensin-converting enzyme inhibitor, ramipril, on cardiovascular events in high-risk patients. N Engl J Med, 2000, 342(3): 145-153.

[36] Pfeffer MA, Braunwald E, Moye LA, et al. Effect of captopril

on mortality and morbidity in patients with left ventricular dysfunction after myocardial infarction. N Engl J Med, 1992, 327(10): 669-677.

[37] Jang SY, Chae SC, Bae MH, et al. Effect of renin-angiotensin system blockade in patients with severe renal insufficiency and heart failure. Int J Cardiol, 2018, 266(3): 180-186.

[38] Zhang Y, He D, Zhang W, et al. ACE inhibitor benefit to kidney and cardiovascular outcomes for patients with non-dialysis chronic kidney disease stages 3-5: a network Meta-analysis of randomised clinical trial. Drugs, 2020, 80(8): 797-811.

[39] Marin TA, Bertassoli BM, Carvalho AA, et al. The use of aliskiren as an antifibrotic drug in experimental models: a systematic review. Drug Dev Res, 2020, 81(1): 114-126.

[40] Uzu T, Araki SI, Kashiwagi A, et al. Comparative effects of direct renin inhibitor and angiotensin receptor blocker on albuminuria in hypertensive patients with type 2 diabetes: a randomized controlled trial. PLoS One, 2016, 11(12): 164936-164946.

[41] Bjerre HL, Christensen JB, Buus NH, et al. The role of aliskiren in the management of hypertension and major cardiovascular outcomes: a systematic review and meta-analysis. J Hum Hypertens, 2019, 33(11): 795-806.

[42] Zhao Q, Shen J, Lu, Jet al. Clinical efficacy, safety and tolerability of aliskiren monotherapy: a protocol for an umbrella review. BMJ Open, 2020, 10(1): 33448-33452.

[43] Barrera Chimal J, Girerd S, Jaisser F. Mineralocorticoid receptor antagonists and kidney diseases pathophysiological basis. Kidney Int, 2019, 96 (2): 302-319.

[44] Ando K, Ohtsu H, Uchida S, et al. EVALUATE study group anti-albuminuric effect of the aldosterone blocker eplerenone in non-diabetic hypertensive patients with albuminuria a double-blind, randomised, placebo-controlled trial. Lancet Diabetes Endocrinol, 2014, 2 (12): 944-953.

[45] Coresh J, Heerspink HJ, Sang Y, et al. Chronic kidney disease prognosis consortium and chronic kidney disease epidemiology collaboration change in albuminuria and subsequent risk of end-stage kidney disease an individual participant-level consortium meta-analysis of observational studies. Lancet Diabetes Endocrinol, 2019, 7(2): 115-127.

[46] Georgianos PI, Vaios V, Eleftheriadis T, et al. Mineralocorticoid antagonists in ESRD: an overview of clinical trial evidence. Curr Vasc Pharmacol, 2017, 15(6): 599-606.

[47] Tsutsui H, Ito H, Kitakaze M, et al. Double-blind, randomized, placebo-controlled trial evaluating the efficacy and safety of eplerenone in Japanese patients with chronic heart failure (J-EMPHASIS-HF). Circulation Journal, 2017, 82(1): 148-158.

[48] Ferreira JP, Abreu P, McMurray JJV, et al. Renal function stratified dose comparisons of eplerenone versus placebo in the EMPHASIS-HF trial. Eur J Heart Fail, 2019, 21(3): 345-351.

[49] Bakris GL, Agarwal R, Chan JC, et al. Mineralocorticoid receptor antagonist tolerability study-diabetic nephropathy (ARTS-DN) study group effect of finerenone on albuminuria in patients with diabetic nephropathy a randomized clinical trial. JAMA, 2015, 314(9): 884-894.

[50] Filippatos G, Anker SD, Böhm M, et al. A randomized controlled study of finerenone vs. eplerenone in patients with worsening chronic heart failure and diabetes mellitus and/or chronic kidney disease. Eur Heart J, 2016, 37(27): 2105-2114.

[51] Bakris GL, Agarwal R, Anker SD, et al. Design and baseline characteristics of the finerenone in reducing kidney failure and disease progression in diabetic kidney disease trial. Am J Nephrol, 2019, 50(5): 333-344.

[52] Silvariño R, Rios P, Baldovinos G, et al. Is chronic kidney disease progression influenced by the type of renin-angiotensin-system blocker used?. Nephron, 2019, 143(2): 100-107.

[53] Koszegi S, Molnar A, Lenart L, et al. RAAS inhibitors directly reduce diabetes-induced renal fibrosis via growth factor inhibition. J Physiol, 2019, 597(1): 193-209.

[54] Georgianos PI, Agarwal R. Revisiting RAAS blockade in CKD with newer potassium-binding drugs. Kidney Int, 2018, 93(2): 325-334.

[55] Ueda Y, Ookawara S, Miyazawa H, et al. Changes in serum and urinary potassium handling associated with renin-angiotensin-aldosterone system inhibitors in advanced chronic kidney disease patients. Cureus, 2019, 11(9): 5561-5566.

[56] Degli EL, Perrone V, Giacomini E, et al. Effect of hyperkalemia and RAASi nonadherence on patients affected by heart failure or chronic kidney disease. G Ital Nefrol, 2019, 36(5): 2019-2015.

[57] Oktaviono YH, Kusumawardhani N. Hyperkalemia associated with angiotensin converting enzyme inhibitor or

[58] Palmer BF. Potassium binders for hyperkalemia in chronic kidney disease-diet, renin-angiotensin-aldosterone system inhibitor therapy, and hemodialysis. Mayo Clin Proc, 2020, 95(2): 339-354.

[59] Collins AJ, Pitt B, Reaven N, et al. Association of serum potassium with all-cause mortality in patients with and without heart failure chronic kidney disease and/or diabetes. Am J Nephrol, 2017, 46(3): 213-221.

[60] Trevisan M, de Deco P, Xu H, et al. Incidence, predictors and. clinical management of hyperkalaemia in new users of mineralocorticoid receptor antagonists. Eur J Heart Fail, 2018, 20(8): 1217-1226.

[61] Mark PB, Papworth R, Ramparsad N, et al. Risk factors associated with biochemically detected and hospitalized acute kidney injury in patients prescribed renin angiotensin system inhibitors. Br J Clin Pharmacol, 2020, 86(1): 121-131.

[62] Ohkuma T, Jun M, Rodgers A, et al. Acute Increases in serum creatinine after starting angiotensin-converting enzyme inhibitor-based therapy and effects of its continuation on major clinical outcomes in type 2 diabetes mellitus. Hypertension, 2019, 73(1): 84-91.

[63] Böhm M, Schumacher H, Teo KK, et al. Achieved blood pressure and cardiovascular outcomes in high-risk patients: results from ONTARGET and TRANSCEND trials. Lancet, 2017, 389(10085): 2226-2237.

[64] Feng Y, Huang R, Kavanagh J, et al. Efficacy and safety of dual blockade of the renin-angiotensin-aldosterone system in diabetic kidney disease: a Meta-analysis. Am J Cardiovasc Drugs, 2019, 19(3): 259-286.

[65] Ruggenenti P. Dual renin-angiotensin system blockade for nephroprotection. Nephrol Ther, 2017, 13(Suppl1): 43-45.

angiotensin receptor blockers in chronic kidney disease. Acta Med Indones, 2020, 52(1): 74-79.

第十三章　溶血尿毒综合征发生机制研究进展

溶血尿毒综合征（hemolytic uremic syndrome，HUS）表现为微血管病性溶血性贫血、血小板减少和急性肾损伤三联征，是血栓性微血管病（thrombotic microangiopathy，TMA）的类型之一。

既往曾将 HUS 分为腹泻型 HUS 和非腹泻型 HUS。腹泻型主要由产志贺毒素的大肠埃希菌（*Shiga toxin-producing Escherichia coli*，STEC）感染引起，少数由痢疾志贺菌 1 型感染所致，也称为典型 HUS。其他原因导致的 HUS 则称为非腹泻型 HUS 或不典型 HUS，部分非 STEC-HUS 患者也有腹泻的表现。近年来，随着对 HUS 病因和发病机制研究的深入，将 HUS 分为遗传性和获得性两类，本文从这两个方面的研究进展加以阐述。

一、遗传性 HUS

（一）补体基因突变

补体调节异常是大多数非 STEC-HUS 的病因，约 50% 的非 STEC-HUS 由补体因子基因突变所致。除了补体基因突变，补体介导的 HUS 还涉及补体蛋白抗体，占补体介导 HUS 的 6%~10%。部分患者还可同时存在基因突变和补体蛋白抗体。

与补体介导的 HUS 相关的补体蛋白是补体替代途径的组成部分。对存在补体蛋白基因突变或补体蛋白抗体的易感个体，当存在触发事件（如感染或妊娠）时可引起补体替代途径的持续激活，从而导致膜攻击复合物（membrane attack complex，MAC）形成，导致肾脏内皮损伤，使凝血级联活化并造成血栓性微血管病。

至少 50%~60% 的非 STEC-HUS 是由调节基因（*CFH*、*CFI* 或 *CD46*）的功能丧失性突变或效应基因（*CFB* 或 *C3*）的功能获得性突变所致。

1. 补体因子 H 基因突变　补体因子 H（complement factor H，*CFH*）基因和 CFH 相关蛋白（CFH-related protein，*CFHR*）基因的突变是补体介导 HUS 患者中最常发现的基因异常。CFH 协同补体因子 I（complement factor I，CFI）与补体因子 B（complement factor B，CFB）竞争结合 C3b，并加速 C3 转化酶衰变。目前已知 100 种以上的 *CFH* 基因突变。其中大部分是错义突变，突变一般影响羧基端区域，该区域对结合到 C3b、糖胺聚糖、肝素及内皮细胞有重要意义，但不影响 CFH 和 C3 水平。其他突变分布于整个基因各处，导致 CFH 抗原水平降低。与 CFH 水平正常患者相比，低 CFH 水平的患者具有更高的肾存活率。所有补体介导 HUS 患者中，*CFH* 基因突变者的结局最差，60%~70% 的患者在起病 1 年内进展至终末期肾病（end-stage renal disease，ESRD）或死亡，且接受肾移植后复发率高。

2. *CD46* 基因突变　有报道补体调节蛋白 *CD46* 基因突变与家族性 HUS 有关。CD46 是 C3b 和 C4b 降解过程中的 CFI 辅因子，*CD46* 的异常或导致细胞表面的 CD46 水平下降，或者导致控制宿主细胞上补体替代途径激活的能力受损。*CD46* 基因突变相关性 HUS 的特点是发病于儿童期早期、多数患者的肾脏结局良好、频繁复发及移植肾的复发率较低。

3. CFI 基因突变 CFI 是 CD46 和因子 H 的辅因子，在有 CFH 和 CD46 的情况下裂解 C3b 和 C4b，其基因突变也与 HUS 相关。大多数患者存在杂合性 *CFI* 基因突变，导致 CFI 蛋白的数量或质量缺陷。CFI 突变相关性 HUS 的预后介于 CD46 突变相关性 HUS 和 CFH 突变相关性 HUS 之间。

4. C3 基因突变 有研究在 HUS 患者中发现导致持续性低水平 C3 的杂合性 *C3* 基因突变。这些突变主要位于与 CFH、CD46 和补体受体 1 相互作用的 C3b 结合区，可导致补体替代途径的调节异常。*C3* 基因突变者病情通常较重，1/2～2/3 的患者在起病 1 年内进展为 ESRD，疾病复发在肾脏移植后患者中较常见。

5. CFB 基因突变 CFB 的功能获得性突变见于 1%～3% 的补体介导的 HUS 病例，可增加 C3bBb 转化酶的形成或延迟其失活，70% 的患者会进展到 ESRD。

（二）非补体基因突变

1. 参与凝血途径的蛋白编码基因突变

（1）*PLG* 基因突变：有研究发现超过半数的不典型 HUS 患者不仅存在补体调节基因突变，还存在参与凝血途径的蛋白编码基因的新型突变，特别是编码纤溶酶原的 *PLG* 基因。*PLG* 基因突变引起的纤溶酶原缺陷导致血栓降解减少，从而促进血栓形成。

（2）二酰甘油激酶 ε（diacylglycerol kinase epsilon，*DGKε*）基因突变：有研究在 9 个不典型 HUS 家族中发现了隐性 *DGKε* 基因突变。DGKε 蛋白可使含花生四烯酸的二酰甘油（diacylglycerols，DAG）失活，而 DAG 是蛋白激酶 C 的活化因子，蛋白激酶 C 则具有促进血栓形成的作用。因此，*DGKε* 基因突变引起的 DGKε 蛋白功能丧失导致了促血栓形成状态。

（3）血栓调节蛋白（thrombomodulin，*THBD*）基因突变：THBD 是蛋白 C 抗凝途径启动过程中的辅因子，通过因子 I 加速 C3b 的失活，*THBD* 基因突变可导致补体系统调节异常。有研究表明在 152 例不典型 HUS 患者中，有 7 例患者存在 6 种不同的 *THBD* 基因杂合性突变。

2. 先天性钴胺素 C 代谢缺陷 甲基丙二酸尿症结合同型半胱氨酸尿症 C 型（methylmalonic aciduria and homocystinuria type C，*MMACHC*）基因突变可造成钴胺素功能性缺陷。钴胺素 C 基因突变患者存在甲基丙二酰辅酶 A（coenzyme A，CoA）变位酶和甲硫氨酸合成酶的功能缺陷，从而引发甲基丙二酸血症和同型半胱氨酸尿症。大部分这类患者伴有不典型 HUS。

二、获得性 HUS

获得性 HUS 又分为获得性感染导致的 HUS 和获得性非感染性病因导致的 HUS。

（一）获得性感染导致的 HUS

1. 产志贺毒素大肠埃希菌 产志贺毒素大肠埃希菌（Shiga toxin-producing *Escherichia coli*，STEC）感染是 HUS 最常见的病因，占儿童 HUS 病例的 90% 以上。在所有 STEC 感染病例中，有 6%～9% 会并发 HUS。在 10 岁以下儿童感染者中，约有 15% 并发 HUS。许多 STEC 菌株的血清型为 O157∶H7，亦有非 O157 血清型的报道。STEC 具有特殊的毒力，其携带有编码 1 种或多种志贺毒素的溶原性噬菌体，通常还携带另一种毒力质粒。发病机制包括细菌黏附至肠上皮细胞，随后分泌细菌蛋白进入上皮细胞，并产生 1 种或多种志贺毒素，可引起血管损伤（出血性结肠炎）和全身性影响（如

HUS）。

志贺毒素（也叫 vero 毒素）进入体循环后，可见于多形核白细胞、血小板和单核细胞内。这些中毒的血细胞会释放含有志贺毒素的微囊泡，这些微囊泡则会逃过宿主的免疫防御系统，并被靶内皮细胞内吞，从而引起血管损伤、血性腹泻，并在部分患者中引起 HUS 之前的血栓前状态。在肾脏，这些微囊泡可从内皮细胞经基底膜进入足细胞和肾小管上皮细胞，引起 HUS 的肾脏损害。志贺毒素与巨噬细胞和单核细胞的相互作用会引起肿瘤坏死因子 -α（tumor necrosis factor-α，TNF-α）和白细胞介素 -1b 释放，而这些细胞因子又将上调内皮细胞上毒素受体的表达。志贺毒素对丘脑可能有直接的细胞毒性效应，导致 HUS 的神经系统并发症。

2. 肺炎链球菌 肺炎链球菌相关性 HUS 主要见于婴幼儿，很少累及成人，占儿童 HUS 病例的 5%～15%。肺炎链球菌相关性 HUS 的发病机制尚未完全阐明，可能的机制包括肺炎链球菌表面蛋白（*Pneumococci* surface protein，Psp）表达增加，结合纤溶酶原生成纤溶酶，引发纤维蛋白原降解和补体激活，最终造成内皮细胞损伤，以及肺炎链球菌触发补体介导的 HUS 等。

3. HIV 感染 HIV 感染者存在临床表现类似于血栓性血小板减少性紫癜（thrombocytopenic purpura，TTP）或 HUS 的 TMA，大多数受累患者进展为 ESRD。然而，在使用抗逆转录病毒疗法之后，其发病率有所下降。美国一项 6000 多例 HIV 感染者的队列研究中，HUS 的发病率为 0.069 例 / 100 人年。

（二）获得性非感染性病因导致的 HUS

1. 抗补体因子抗体 8%～10% 的非 STEC-HUS 患者存在 CFH 抗体，这些抗体干扰 CFH 与 C3 转化酶的结合，导致 CFH 依赖性细胞保护缺陷。有研究发现，存在 CFH 抗体的患者中大多数还存在 *CFHR1* 和（或）*CFHR3* 基因纯合性缺失，提示这种缺失具有导致产生抗 CFH 抗体的作用，在少数患者中也识别到其他补体基因（*CFH*、*CFI*、*CFB*、*CD46* 及 *C3*）的突变。

2. 药物 药物诱导的血栓性微血管病（DITMA）由接触药物引起，这些药物可诱导药物依赖性抗体形成或直接造成组织毒性，导致较小的微动脉或毛细血管内形成富含血小板的血栓。微血栓形成消耗了血小板，引起血小板减少。红细胞通过这些微血栓时，则发生微血管病性溶血。由于小血管血栓形成，也可发生器官缺血和梗死，肾脏为易受累的器官。

药物诱导的血栓性微血管病分为免疫介导型和毒性介导型。免疫介导型 DITMA 可通过一种特异质、抗体依赖的机制，在接触了非常少量的药物或其他物质后发生，患者中可能会发现药物依赖性抗体。免疫介导型 DITMA 的抗体只在有药物的情况下才能引起细胞破坏，一旦药物从血液循环中清除，便不会发生新的器官损害。然而组织损伤，特别是肾损伤的恢复可能缓慢或不完全。免疫介导型 DITMA 的最常见药物是奎宁。毒性介导型 DITMA 可能有多种机制，推测是由相关药物直接导致组织损伤引起，并常是剂量依赖性的。毒性介导型 DITMA 的常见药物包括 1 型干扰素、一些抗癌治疗药物（如吉西他滨、贝伐珠单抗、舒尼替尼）、钙调磷酸酶抑制剂（如环孢素、他克莫司）和药物滥用（如可卡因、静脉使用缓释羟吗啡酮）。

3. 妊娠、系统性红斑狼疮和抗磷脂综合征等特定状况的并发症 存在以下情况的患者可发生 TMA/HUS：结缔组织病，如系统性红斑狼疮（systemic lupus erythematosus，SLE）和抗磷脂综合征（antiphospholipid syndrome，APS），可通过免疫和非免疫机制导致微血管病性溶血性贫血和血小板减少，肾活检可发现 TMA 的表现；妊娠相关性 HUS 主要见于产后，可能是因为妊娠触发了补体介导的 HUS。

（游怀舟）

参 考 文 献

［1］ Noris M, Remuzzi G. Genetic abnormalities of complement regulators in hemolytic uremic syndrome: how do they affect patient management? Nat Clin Pract Nephrol, 2005, 1(1): 2-3.

［2］ Geerdink LM, Westra D, van Wijk JA, et al. Atypical hemolytic uremic syndrome in children: complement mutations and clinical characteristics. Pediatr Nephrol, 2012, 27(8): 1283-1291.

［3］ Kavanagh D, Richards A, Fremeaux Bacchi V, et al. Screening for complement system abnormalities in patients with atypical hemolytic uremic syndrome. Clin J Am Soc Nephrol, 2007, 2(3): 591-596.

［4］ Hofer J, Janecke AR, Zimmerhackl LB, et al. Complement factor H-related protein 1 deficiency and factor H antibodies in pediatric patients with atypical hemolytic uremic syndrome. Clin J Am Soc Nephrol, 2013, 8(3): 407-415.

［5］ Noris M, Remuzzi G. Atypical hemolytic-uremic syndrome. N Engl J Med, 2009, 361(17): 1676-1687.

［6］ Goodship TH, Cook HT, Fakhouri F, et al. Atypical hemolytic uremic syndrome and C3 glomerulopathy: conclusions from a "Kidney Disease: Improving Global Outcomes" (KDIGO) Controversies Conference. Kidney Int, 2017, 91(3): 539-551.

［7］ Noris M, Caprioli J, Bresin E, et al. Relative role of genetic complement abnormalities in sporadic and familial aHUS and their impact on clinical phenotype. Clin J Am Soc Nephrol, 2010, 5(10): 1844-1859.

［8］ Fremeaux Bacchi V, Fakhouri F, Garnier A, et al. Genetics and outcome of atypical hemolytic uremic syndrome: a nationwide French series comparing children and adults. Clin J Am Soc Nephrol, 2013, 8(4): 554-562.

［9］ Waters AM, Licht C. aHUS caused by complement dysregulation: new therapies on the horizon. Pediatr Nephrol, 2011, 26(1): 41-57.

［10］ Caprioli J, Noris M, Brioschi S, et al. Genetics of HUS: the impact of MCP, CFH, and IF mutations on clinical presentation, response to treatment, and outcome. Blood, 2006, 108(4): 1267-1279.

［11］ Heinen S, Józsi M, Hartmann A, et al. Hemolytic uremic syndrome: a factor H mutation (E1172Stop) causes defective complement control at the surface of endothelial cells. J Am Soc Nephrol, 2007, 18(2): 506-514.

［12］ Jokiranta TS, Jaakola VP, Lehtinen MJ, et al. Structure of complement factor H carboxyl-terminus reveals molecular basis of atypical haemolytic uremic syndrome. Embo J, 2006, 25(8): 1784-1794.

［13］ Sellier Leclerc AL, Fremeaux Bacchi V, Dragon Durey MA, et al. Differential impact of complement mutations on clinical characteristics in atypical hemolytic uremic syndrome. J Am Soc Nephrol, 2007, 18(8): 2392-2400.

［14］ Noris M, Brioschi S, Caprioli J, et al. Familial haemolytic uraemic syndrome and an MCP mutation. Lancet, 2003, 362(9395): 1542-1547.

［15］ Richards A, Kemp EJ, Liszewski MK, et al. Mutations in human complement regulator, membrane cofactor protein (CD46), predispose to development of familial hemolytic uremic syndrome. Proc Natl Acad Sci USA, 2003, 100(22): 12966-12971.

［16］ Fremeaux Bacchi V, Moulton EA, Kavanagh D, et al. Genetic and functional analyses of membrane cofactor protein (CD46) mutations in atypical hemolytic uremic syndrome. J Am Soc Nephrol, 2006, 17(7): 2017-2025.

［17］ Fang CJ, Fremeaux Bacchi V, Liszewski MK, et al. Membrane cofactor protein mutations in atypical hemolytic uremic syndrome (aHUS), fatal Stx-HUS, C3 glomerulonephritis, and the HELLP syndrome. Blood, 2008, 111(2): 624-632.

［18］ Kavanagh D, Kemp EJ, Mayland E, et al. Mutations in complement factor I predispose to development of atypical hemolytic uremic syndrome. J Am Soc Nephrol, 2005, 16(7): 2150-2155.

[19] Fremeaux Bacchi V, Dragon Durey MA, Blouin J, et al. Complement factor I: a susceptibility gene for atypical haemolytic uraemic syndrome. J Med Genet, 2004, 41(6): 84-89.

[20] Bienaime F, Dragon Durey MA, Regnier CH, et al. Mutations in components of complement influence the outcome of Factor I-associated atypical hemolytic uremic syndrome. Kidney Int, 2010, 77(4): 339-349.

[21] Schramm EC, Roumenina LT, Rybkine T, et al. Mapping interactions between complement C3 and regulators using mutations in atypical hemolytic uremic syndrome. Blood, 2015, 125(15): 2359-2369.

[22] Frémeaux Bacchi V, Miller EC, Liszewski MK, et al. Mutations in complement C3 predispose to development of atypical hemolytic uremic syndrome. Blood, 2008, 112(13): 4948-4952.

[23] Roumenina LT, Frimat M, Miller EC, et al. A prevalent C3 mutation in aHUS patients causes a direct C3 convertase gain of function. Blood, 2012, 119(18): 4182-4191.

[24] Goicoechea de Jorge E, Harris CL, Esparza Gordillo J, et al. Gain-of-function mutations in complement factor B are associated with atypical hemolytic uremic syndrome. Proc Natl Acad Sci USA, 2007, 104(1): 240-245.

[25] Roumenina LT, Jablonski M, Hue C, et al. Hyperfunctional C3 convertase leads to complement deposition on endothelial cells and contributes to atypical hemolytic uremic syndrome. Blood, 2009, 114(13): 2837-2845.

[26] Bu F, Maga T, Meyer NC, et al. Comprehensive genetic analysis of complement and coagulation genes in atypical hemolytic uremic syndrome. J Am Soc Nephrol, 2014, 25(1): 55-64.

[27] Lemaire M, Frémeaux Bacchi V, Schaefer F, et al. Recessive mutations in DGKE cause atypical hemolytic-uremic syndrome. Nat Genet, 2013, 45(5): 531-536.

[28] Delvaeye M, Noris M, De Vriese A, et al. Thrombomodulin mutations in atypical hemolytic-uremic syndrome. N Engl J Med, 2009, 361(4): 345-357.

[29] Ardissino G, Salardi S, Colombo E, et al. Epidemiology of haemolytic uremic syndrome in children. Data from the North Italian HUS network. Eur J Pediatr, 2016, 175(4): 465-473.

[30] Tarr PI, Gordon CA, Chandler WL. Shiga-toxin-producing Escherichia coli and haemolytic uraemic syndrome. Lancet, 2005, 365(9464): 1073-1086.

[31] Boyce TG, Swerdlow DL, Griffin PM. Escherichia coli O157: H7 and the hemolytic-uremic syndrome. N Engl J Med, 1995, 333(6): 364-368.

[32] Page AV, Liles WC. Enterohemorrhagic Escherichia coli Infections and the Hemolytic-Uremic Syndrome. Med Clin North Am. 2013, 97(4): 681-695.

[33] Te Loo DM, van Hinsbergh VW, van den Heuvel LP, et al. Detection of verocytotoxin bound to circulating polymorphonuclear leukocytes of patients with hemolytic uremic syndrome. J Am Soc Nephrol, 2001, 12(4): 800-806.

[34] Ståhl AL, Arvidsson I, Johansson KE, et al. A novel mechanism of bacterial toxin transfer within host blood cell-derived microvesicles. PLoS Pathog, 2015, 11(2): 1004619-1004627.

[35] Chandler WL, Jelacic S, Boster DR, et al. Prothrombotic coagulation abnormalities preceding the hemolytic-uremic syndrome. N Engl J Med, 2002, 346(1): 23-32.

[36] Sakiri R, Ramegowda B, Tesh VL. Shiga toxin type 1 activates tumor necrosis factor-alpha gene transcription and nuclear translocation of the transcriptional activators nuclear factor-kappaB and activator protein-1. Blood, 1998, 92(2): 558-566.

[37] Meuth SG, Göbel K, Kanyshkova T, et al. Thalamic involvement in patients with neurologic impairment due to Shiga toxin 2. Ann Neurol, 2013, 73(3): 419-429.

[38] Constantinescu AR, Bitzan M, Weiss LS, et al. Non-enteropathic hemolytic uremic syndrome: causes and short-term course. Am J Kidney Dis, 2004, 43(6): 976-982.

[39] Waters AM, Kerecuk L, Luk D, et al. Hemolytic uremic syndrome associated with invasive pneumococcal disease: the United kingdom experience. J Pediatr, 2007, 151(2): 140-144.

[40] Meinel C, Spartà G, Dahse HM, et al. Streptococcus pneumoniae from patients with hemolytic uremic syndrome binds human plasminogen via the surface protein pspc and uses plasmin to damage human endothelial cells. J Infect Dis, 2018, 217(3): 358-370.

[41] Szilágyi A, Kiss N, Bereczki C, et al. The role of complement in Streptococcus pneumoniae-associated haemolytic uraemic syndrome. Nephrol Dial Transplant, 2013, 28(9): 2237-2245.

[42] Becker S, Fusco G, Fusco J, et al. HIV-associated thrombotic microangiopathy in the era of highly active antiretroviral therapy: an observational study. Clin Infect Dis, 2004, 39(Suppl 5): 267-275.

[43] Dragon Durey MA, Sethi SK, Bagga A, et al. Clinical

features of anti-factor H autoantibody-associated hemolytic uremic syndrome. J Am Soc Nephrol, 2010, 21(12): 2180-2187.
[44] Moore I, Strain L, Pappworth I, et al. Association of factor H autoantibodies with deletions of CFHR1, CFHR3, CFHR4, and with mutations in CFH, CFI, CD46, and C3 in patients with atypical hemolytic uremic syndrome. Blood, 2010, 115(2): 379-387.
[45] Józsi M, Licht C, Strobel S, et al. Factor H autoantibodies in atypical hemolytic uremic syndrome correlate with CFHR1/CFHR3 deficiency. Blood, 2008, 111(3): 1512-1514.
[46] Józsi M, Strobel S, Dahse HM, et al. Anti factor H autoantibodies block C-terminal recognition function of factor H in hemolytic uremic syndrome. Blood, 2007, 110(5): 1516-1518.
[47] Abarrategui Garrido C, Martínez Barricarte R, López Trascasa M, et al. Characterization of complement factor H-related (CFHR) proteins in plasma reveals novel genetic variations of CFHR1 associated with atypical hemolytic uremic syndrome. Blood, 2009, 114(19): 4261-4271.
[48] Dragon Durey MA, Blanc C, Marliot F, et al. The high frequency of complement factor H related CFHR1 gene deletion is restricted to specific subgroups of patients with atypical haemolytic uraemic syndrome. J Med Genet, 2009, 46(7): 447-450.
[49] Eremina V, Jefferson JA, Kowalewska J, et al. VEGF inhibition and renal thrombotic microangiopathy. N Engl J Med, 2008, 358(11): 1129-1136.
[50] Song D, Wu LH, Wang FM, et al. The spectrum of renal thrombotic microangiopathy in lupus nephritis. Arthritis Res Ther, 2013, 15(1): 12-19.
[51] Bruel A, Kavanagh D, Noris M, et al. Hemolytic Uremic Syndrome in Pregnancy and Postpartum. Clin J Am Soc Nephrol, 2017, 12(8): 1237-1247.
[52] Huerta A, Arjona E, Portoles J, et al. A retrospective study of pregnancy-associated atypical hemolytic uremic syndrome. Kidney Int, 2018, 93(2): 450-459.

第十四章　移植肾排斥反应发生机制研究进展

肾移植术后排斥反应始终是移植医师关注的问题，其中超急性排斥反应是导致肾移植术后移植肾近期失败的主要原因，而慢性体液性排斥反应是导致移植肾远期失功的主要原因。因此，肾移植术后排斥反应的防治一直是研究热点，预防和治疗排斥反应也是延长移植肾存活时间的关键。尽管移植界同仁在持之以恒地探索，但是仍然有很多问题需要进一步研究和解决，其中对抗原提呈形式及与T细胞之间的作用，体液性排斥反应的发病机制，自然杀伤（natural killer，NK）细胞、单核巨噬细胞、调节性T细胞（regulatory T cell，Treg）、调节性B细胞（regulatory B cells，Breg）等在肾移植术后排斥反应中的作用，在最近几年的研究中逐渐被认识，也将为肾移植排斥反应防治提供新的思路。本文将主要从以下3个方面进行阐述。

一、抗原提呈的研究进展

抗原提呈是排斥反应发生中重要的一环，最近关于抗原提呈的研究进展主要涉及树突状细胞（dendritic cell，DC）的来源。最新证据表明，T细胞可能通过半直接途径（semi-direct pathway）识别同种异体抗原，在接受心脏移植的小鼠体内发现过客白细胞很少到达移植物引流淋巴器官，如果在做皮肤移植术时，切断淋巴管且未做血管吻合，则导致小鼠过客白细胞不能迁移出移植物。在这些环境下，由移植物自身释放的，或到达淋巴器官相对少的供者过客白细胞释放的可溶性主要组织相容性复合体（major histocompatibility complex，MHC）分子，通过一种称为换装（cross-dressing）的机制被受者抗原提呈细胞（antigen presenting cell，APC）捕获，从而通过半直接途径提呈给直接同种异体反应性T细胞。

在移植器官或富含残留组织（tissue-resident）的组织中的传统树突状细胞，可直接通过自身或间接通过转运供者同种异体抗原至受者移植物引流的淋巴器官，触发同种异体反应性T细胞的激活。Lei等发现小鼠皮肤移植前用广谱抗生素预处理供者和受者，或者用无菌小鼠，可延长轻微错配皮肤移植存活时间，提示某种微生物群落会促发排斥反应。这是由于移植前微生物群能改变淋巴结APC的信号通路，使APC在移植后能促进增殖和同种异体反应性T细胞产生γ干扰素（interferon-gamma，IFN-γ）。有趣的是，用来自未处理小鼠的粪便微生物群落重建的无菌小鼠对APC有阳性允许作用。

共生或致病革兰氏阴性菌释放的外膜囊泡可刺激树突状细胞成熟。外膜囊泡以非复制的方式携带细菌的某些成分，如脂多糖、DNA、RNA、蛋白质、酶等。外膜囊泡还可促进黏膜耐受，如共生的脆弱拟杆菌外膜囊泡将免疫调节信号传递至肠道树突状细胞，从而促进肠道内产生调节性T细胞。

二、急性抗体介导排斥反应发生机制的研究进展

肾移植受者体内存在高水平循环供者特异性抗体（donor specific antibody，DSA）会诱发急性抗体介导排斥反应（antibody-mediated rejection，ABMR），其特点是：①存在针对人类白细胞抗原（human leukocyte antigen，HLA）或其他抗原的循环 DSA；②活检证实有抗体与血管内皮相互作用，如毛细血管壁 C4d 沉积；③有急性微血管炎症和损伤的组织学证据，如毛细血管扩张，内皮细胞胞质肿胀及毛细血管内出现单核细胞、巨噬细胞、NK 细胞、T 细胞、嗜中性粒细胞和（或）嗜酸性粒细胞。大血管病变如动脉内膜炎及大血管内的单核细胞和淋巴细胞炎症浸润已逐渐被重视，被视为 ABMR 病理学的一部分，而内皮细胞损伤相关的基因表达谱可以更加精准协助诊断 ABMR 提供更高的诊断精度（图 3-14-1）。

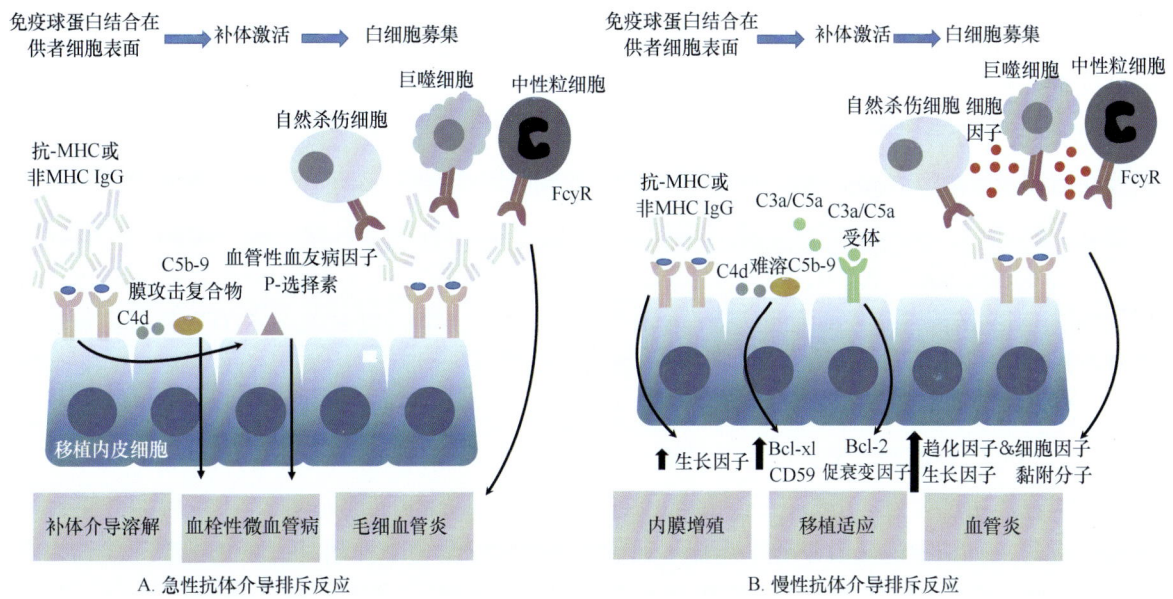

图 3-14-1 急性和慢性 ABMR 的机制　A. 急性 ABMR 是由移植肾快速暴露于高滴度的 DSA，导致补体激活、血栓形成和白细胞募集；B. 慢性 ABMR 是由于移植肾血管内皮细胞暴露于缓慢升高的 DSA，导致轻微的细胞损伤和炎症，继而诱导移植适应和修复机制，即使 DSA 与移植内皮细胞不结合也可诱导该机制

1. 急性抗体介导排斥反应发生机制研究进展　目前 ABMR 机制的研究主要集中在 DSA 与移植肾血管内皮细胞结合、介导局部炎症和 ABMR 的作用。移植肾内皮细胞和平滑肌细胞的反应取决于 DSA 的特异性和同种型。抗人类白细胞抗原（human leukocyte antigen，HLA）Ⅰ类 IgG 诱导 MHC 聚集并促进黏着斑激酶依赖性增殖和平滑肌细胞迁移，这些可能共同引起慢性排斥反应中的内膜变化。抗 MHC Ⅰ类抗体可诱导早期内皮细胞活化、增加黏附分子表达以及预示趋化因子和细胞因子合成。最近的研究表明，抗 DQ 抗体单独或与抗 DR IgG 结合会刺激内皮细胞产生促炎症因子 IL-6，并影响 FoxP3$^+$ 调节性 T 细胞的诱导。尽管有这些新发现，但抗 HLA Ⅱ类抗体（特别是抗 DQ 抗体）的致病性似乎更强且更难治疗的机制仍不清楚。

当前 DSA 的量化主要集中在抗 HLA 抗体，但 10%~23% 的肾移植受者对非 HLA 抗原敏感，有

22%受者形成非HLA抗体。靶向内皮细胞和平滑肌细胞的非MHC抗体，可能包括那些自身反应或多反应性的细胞，参与了ABMR。针对血管紧张素Ⅱ1型受体的非HLA抗体具有特异性，可在心脏移植和肾移植受者中引起血压升高和血管病变。最近Pineda等使用了集成计算方法确定了位于72个独特基因中的95个非MHC变异残基，它们的功能似乎与移植肾ABMR有关。主动跨膜转运蛋白活动和免疫反应活化细胞表面受体信号相关传导途径中这些基因表达明显增加。因此，未来这些抗体可独立或与抗HLA抗体定量结合，用于预测和介导排斥反应，其重要性还需进一步验证。

生发中心（germinal center，GC）之后的抗体产生细胞（antibody secreting cells，ASCs）在进行细胞类别重组后产生具有不同功能的抗体，这些抗体的致病能力取决于它们触发补体并结合Fc受体的能力。最近研究发现，人类的IgG的4种亚型中，IgG1和IgG3亚型介导抗体依赖性细胞介导的细胞毒作用（antibody dependent cell mediated cytotoxicity，ADCC）和补体依赖的细胞毒性作用最强，而IgG2和IgG4通常诱导较为微弱的反应，而Fc糖基化可能会进一步改变功能。研究发现，肾移植受者体内的DSA的亚型激活补体的能力与移植肾预后有关，其中IgG3亚型致病性最强，提示DSA的亚型导致功能不同比DSA滴度更加重要。

2. 慢性抗体介导排斥反应发生机制研究进展　在过去的十年中，引起晚期移植肾失败的主要原因是慢性抗体介导排斥反应。组织学诊断标准包括移植肾肾小球病，肾小管周围毛细血管基底膜的分层或内膜纤维化的移植肾动脉病。体内预存的DSA、因免疫抑制不足或早期T细胞介导的排斥反应（T cell-mediated rejection，TCMR）导致新生的DSA，长期损害移植肾最终导致慢性ABMR。目前认为预存的DSA是长寿命浆细胞的产物，而在后者中，免疫抑制不足或先前的TCMR可能导致急性T细胞和B细胞反应，如果没有在早期发现，会诱导长寿命浆细胞，维持循环DSA水平。这种DSA的产生机制很难在动物实验中模拟，研究发现体内DSA的形成与滤泡辅助性T细胞有关，CNIs通过抑制淋巴结和外周血中的滤泡辅助性T细胞功能从而导致抑制抗体的生成，这可能会对高亲和力B细胞和浆细胞作用选择更为严格，钙调磷酸酶抑制剂（codcineurin inhibitors，CNIs）可能会使B细胞受体信号减弱，有利于记忆B细胞的生成。目前无法准确预测免疫抑制对记忆B细胞和浆细胞产生的作用，这些反应是否随时间演变会导致对标准免疫抑制的耐药，还需要进一步研究。

最近研究发现，体内没有DSA或缺乏抗体和血管内皮直接作用的证据（如C4d沉积在管周毛细血管），仍然有慢性ABMR病理表现，而抗体与移植物组织结合的组织学证据又可能无法预测移植物功能障碍。可能的原因包括：①DSA定量测定主要局限于针对HLA抗原的IgG；②HLA抗体存在不同的致病性；③具有不同Fc糖基化模式的不同IgG同种型；④同种异体移植物靶抗原的差异表达；⑤低滴度DSA缓慢出现可能会诱导保护性修复或耐药机制共同促成移植物适应的可能性。最近的几项体外研究探索导致移植物适应的机制，包括上调保护性蛋白对应的基因表达，如补体调节蛋白，血红素加氧酶1，cAMP依赖性蛋白激酶A和PI3K/AKT，以及抗凋亡基因*Bcl-2*和*Bcl-xL*。未来研究的方向包括各种器官是否表现出独特的防御策略，持续的损伤是否会触发修复机制，这些机制最终是否会独立于最初的DSA介导的伤害，并随着时间的推移而失效。

与因免疫抑制不足或患者不依从而引起的新发DSA发展的观点相一致，最近报道单纯慢性ABMR的发生率较低，而混合性排斥反应（慢性TCMR和ABMR）更常见。当供者特异性T细胞和B细胞同时活化，而DSA的危害需要根据临床来综合评估，DSA的存在可能只是提示总体上更成熟的免疫反应。这种情况可能更难通过免疫抑制来逆转，并且同种异体移植导致更多损害且无法完全恢复。研究显示，肾移植受者体内存在 DSA 合并 TCMR 比单独存在 DSA 或 TCMR 的预后更差。因此，与混合性排斥反应相关的 DSA 需要更强的免疫抑制，以更快地逆转 T 淋巴细胞、B 淋巴细胞和浆细胞反应，而对于纯 ABMR 相关的 DSA 可能需要针对 T：B 相互作用和浆细胞的免疫抑制。

三、各种免疫细胞在排斥反应中的作用

1. NK 细胞的作用　募集表达 Fc 受体的细胞（如 NK 细胞）在 ABMR 的发病机制中的作用逐渐受到重视，研究发现，在接受同种异体移植，基因为野生型 C57BL / 6，B6.CCR5$^{-/-}$ 和 B6.CD8$^{-/-}$/ CCR5$^{-/-}$ 受者中，VCAM-1 和 MMP7 mRNA 表达升高，并且与高滴度 DSA 相关。在所有接受同种异体移植的受者中，穿孔素和颗粒酶 B mRNA 的高水平表达均在移植后第 6 天达到高峰。B6.CD8$^{-/-}$/ CCR5$^{-/-}$ 受者中 NK 细胞的消耗使这种表达降低至背景水平，并促进了 40% 的同种异体肾脏移植的长期存活。因此，NK 细胞在抗体介导的肾脏同种异体移植损伤期间在炎症增加和移植物排斥中起到重要作用。后续研究发现，前 30 个 CD16a 诱导的转录物中有 8 个与 AMR 高度相关，分别为：CCL4、CD160、CCL3、XCL1、CRTAM、FCRL3、STARD4、TNFRSF9。其他 NK 细胞转录本（如 GNLY）在 AMR 中增加，但在 CD16a 诱导下却不增加，提示 CD16a 诱导的 NK 细胞选择性转录本 CD160 和 XCL1 与 AMR 相关，为 AMR 中 NK 细胞 CD16a 激活提供了证据。

2. 巨噬细胞的作用　单核细胞来源的树突细胞，来源于血单核细胞，在以后阶段参与再提呈供者同种异体抗原和促使移植物内效应 T 细胞扩增。当接受同种异体移植时，它们会产生先天性反应，其特征是成熟的单核细胞衍生树突细胞积累，产生 IL-12 并向 T 细胞呈递抗原。研究发现确定了编码信号调节蛋白 α 的基因中的供者多态性。供者信号调节蛋白 α（signal regulatory protein α，SIRPα）与受者 CD47 的结合来介导同种异体免疫反应，并由 SIRPα-CD47 相互作用的强度调节。这种先天免疫反应，是独立于 T 细胞、B 细胞和 NK 细胞来区分自体和异体抗原。最近的研究提供了令人信服的证据，单核细胞和巨噬细胞能够识别同种异体实体，并通过直接的细胞毒性作用和同种反应性 T 细胞的启动来介导移植排斥反应。这些研究还发现基于对供者细胞多态性分子 SIRPα 的检测的先天同种异体识别机制。小鼠的单核细胞和巨噬细胞等先天免疫细胞，过去从来没被认为有记忆，最新发表在 *Science* 上的一篇研究颠覆了这个观念，该研究首次发现，鼠单核细胞和巨噬细胞获得了 MHC- I 抗原特有的记忆，并将配对免疫球蛋白样受体 -A（paired immunoglobulin-like receptors-A，PIR-A）识别为记忆应答所必需的 MHC- I 受体。实验证明，删除受者中的 PIR-A 或阻断 PIR-A 与供者 MHC- I 分子的结合会阻断免疫记忆并减弱肾脏和心脏同种异体移植的排斥反应。因此，先天髓样细胞获得了同种异体抗原特异性记忆，可用于改善移植效果。

3. T 调节细胞的作用　滤泡调节性 T 细胞（Tfr）已被鉴定为具有特殊作用的 T 细胞（CXCR5$^+$PD-1$^+$）表型，是 FoxP3$^+$ 调节性 T 细胞（Treg）的一种类型，能够调节 T 细胞依赖的 B 细胞应答。尽管早期的报道表明，这些细胞抑制自身反应性 B 淋巴细胞，可能无意中被细胞抗原或病原体激活，随后的报道表明，Tfr 细胞也可以抑制外来抗原或病原体反应的功能。Clement 等诱导性删除小鼠 Tfr 细胞后对其进行研究，发现 Tfr 细胞可控制 IgG 和 IgE 对疫苗、过敏原和自身抗原的反应，其机制是抑制早期生发中心的前 B 细胞应答。研究还表明 Tfr 抑制程序受转录因子 FoxP3 控制，

即 FoxP3 将滤泡辅助性 T（follicular helper，Tfh）细胞程序修改为 Tfr 细胞程序，其中染色质修饰酶 EZH2 对维持 Tfr 细胞的转录程序和最佳抑制功能是不可或缺的。由于在移植人群中证明 Treg 可以缓和异体免疫反应，未来的研究将会探索 Treg 是否可以分化为 Tfh 细胞，后者可以控制慢性体液性排斥反应。

4. B 调节细胞的作用 另一个可能起抑制 B 细胞作用的第二个亚群是调节性 B 细胞（Breg）。Breg 最初被证实具有减轻病理状态下炎症反应的能力，包括自身免疫性疾病、移植排斥、抗肿瘤反应和感染。已经有几种表型报道，包括那些具有过渡表型的（$CD19^+ CD1d^{hi}CD21^{hi}CD23^{hi}CD24^{hi}$、$CD5^+CD1d^+$（B10）、$Tim-1^+$ 或边缘区（MZ）B 细胞、成浆细胞和浆细胞。关于在人类过渡性 B 细胞 $CD24^{hi}CD38^{hi}$、$CD19^+ CD24^{hi}CD27^+B10$ 细胞、$CD27interCD38^+$ 浆母细胞、Tim-1 + Bregs 和 $CD25^+CD71^+$ 中调节性 B 细胞的调节功能已有报道。这些发现提示 Breg 可能并非 $FoxP3^+$ 这样独特的 Treg，而是 B 细胞在不同发育阶段的聚集体，可响应环境以获得分泌抗炎细胞因子（如 IL-10、转化生长因子 -β 和 IL-35）的能力。这些 Breg 可直接抑制 T 效应细胞，包括 Tfh，或通过诱导 Treg 和（或）Tfr 起到间接抑制作用。Mohib 等最近报道，IL-10 标记的 Breg 优于非 Breg，以抗原偏好的方式与 T：B 边界的 T 细胞结合，为 Breg 抑制 T 细胞（包括会变成 Tfh 的 Treg）提供直接的证据。遇到 T 细胞后 Breg 分化为 ASC 还是记忆 B 细胞需要进一步探索。Breg 在肾移植中具有重要作用，Cherukuri 等提出一个更简单的方法测定 T1／T2，且 T1／T2 能够预测移植肾功能恶化。与 B 淋巴细胞功能相一致的是，通过产生 IL-10 或其他免疫调节细胞因子，可调节 T 细胞，再调节 B 细胞应答。这种相关性是否能反映致病原因尚不清楚，肾移植受者的 T1／T2 降低是否会增加新发 DSA，目前还不明确。

尽管肾移植是终末期肾病的最佳替代治疗方式，但是排斥反应，特别是 ABMR，仍然是目前影响移植肾长期存活的主要原因。近年来对 ABMR 的认识逐渐深入，对其发病机制，特别是调节性 T 细胞、调节性 B 细胞、记忆性 B 淋巴细胞在排斥反应中的作用机制有较为深入的探索，但是到目前仍然缺乏有效的治疗手段。单核细胞、巨噬细胞和 NK 细胞也逐渐被证实在同种异体免疫中起到重要作用，这将为排斥反应提供新的思路和线索。

（文吉秋　张　喆　程　震）

参 考 文 献

[1] Liu Q, Rojas-Canales DM, Divito SJ, et al. Donor dendritic cell-derived exosomes promote allograft-targeting immune response. J Clin Invest, 2016, 126(8): 2805-2820.

[2] Marino JM, Babiker-Mohamed MH, Crosby-Bertorini P, et al. Donor exosomes rather than passenger leukocytes initiate alloreactive T cell responses after transplantation. Sci Immunol, 2016, 1(1): 8759-8759.

[3] Ochando J, Kwan WH, Ginhouxet F, et al. The mononuclear phagocyte system in organ transplantation. Am J Transplant, 2016, 16(4): 1053-1069.

[4] Lei YM, Chen LQ, Wang Y, et al. The composition of the microbiota modulates allograft rejection. J Clin Invest, 2016, 126(7): 2736-2744.

[5] Chu HT, Khosravi A, Kusumawardhani AK, et al. Gene-microbiota interactions contribute to the pathogenesis of inflammatory bowel disease. Science, 2016, 352(6289): 1116-1120.

[6] Anita SC. Mechanisms of organ transplant injury mediated by B cells and antibodies: Implications for antibody-mediated

rejection. Am J Transplant, 2020, 4(4): 23-32.
[7] Cross AR, Lion J, Poussin K, et al. HLA-DQ alloantibodies directly activate the endothelium and compromise differentiation of FoxP3(high)regulatory T lymphocytes. Kidney Int, 2019, 96(3): 689-698.
[8] Dragun D, Catar R, Philippe A. Non-HLA antibodies against endothelial targets bridging allo-and autoimmunity. Kidney Int, 2016, 90(2): 280-288.
[9] Pineda S, Sigdel TK, Chen J, et al. Novel non-histocompatibility antigen mismatched variants improve the ability to predict antibody-mediated rejection risk in kidney transplant. Front Immunol, 2017, 12(8): 1687-1704.
[10] de Taeye SW, Rispens T, Vidarsson G. The ligands for human IgG and their effector functions. Antibodies(Basel), 2019, 8(2): 30-30.
[11] Wang TT, Ravetch JV. Functional diversification of IgGs through Fc glycosylation. J Clin Invest, 2019, 129(9): 3492-3498.
[12] Viglietti D, Loupy A, Vernerey D, et al. Value of donor-specific anti-HLA antibody monitoring and characterization for risk stratification of kidney allograft loss. J Am Soc Nephrol, 2017, 28(2): 702-715.
[13] Tambur AR, Wiebe C. HLA diagnostics. Transplantation, 2018, 102(1S Suppl 1): 23-30.
[14] Halloran PF, Chang J, Famulski K, et al. Disappearance of T cell-mediated rejection despite continued antibody-mediated rejection in late kidney transplant recipients. J Am Soc Nephrol, 2015, 26(7): 1711-1720.
[15] Loupy A, Lefaucheur C. Antibody-mediated rejection of solid-organ allografts. N Engl J Med, 2018, 379(12): 1150-1160.
[16] Wiebe C, Gibson IW, Blydt-Hansen TD, et al. Rates and determinants of progression to graft failure in kidney allograft recipients with de novo donor-specific antibody. Am J Transplant, 2015, 15(11): 2921-2930.
[17] Wallin EF, Hill DL, Linterman MA, et al. The calcineurin inhibitor tacrolimus specifically suppresses human T follicular helper cells. Front Immunol, 2018, 5(9): 1184-1196.
[18] Kosowicz JG, Lee J, Peiffer B, et al. Drug modulators of B cell signaling pathways and Epstein-Barr virus lytic activation. J Virol, 2017, 91(16): 747-764.
[19] Zhang Q, Hickey M, Drogalis-Kim D, et al. Understanding the correlation between DSA, complement activation, and antibody-Mediated rejection in heart transplant recipients. Transplantation, 2018, 102(10): 431-438.
[20] Chong AS, Rothstein DM, Safa K, et al. Outstanding questions in transplantation: B cells, alloantibodies, and humoral rejection. Am J Transplant, 2019, 19(8): 2155-2163.
[21] Cherukuri A, Mehta R, Sharma A, et al. Post-transplant donor specific antibody is associated with poor kidney transplant outcomes only when combined with both T-cell-mediated rejection and non-adherence. Kidney Int, 2019, 96(1): 202-213.
[22] Bouatou Y, Viglietti D, Pievani D, et al. Response to treatment and long-term outcomes in kidney transplant recipients with acute T cell-mediated rejection. Am J Transplant, 2019, 19(7): 1972-1988.
[23] Cherukuri A, Rothstein DM, Clark B, et al. Immunologic human renal allograft injury associates with an altered IL-10/TNFalpha expression ratio in regulatory B cells. J Am Soc Nephrol, 2014, 25(7): 1575-1585.
[24] DeVos JM, Gaber AO, Teeter LD, et al. Intermediate-term graft loss after renal transplantation is associated with both donor-specific antibody and acute rejection. Transplantation, 2014, 97(5): 534-540.
[25] Kohei N, Tanaka T, Tanabe K, et al. Natural killer cells play a critical role in mediating inflammation and graft failure during antibody-mediated rejection of kidney allografts. Kidney Int, 2016, 89(6): 1293-1306.
[26] Parkes MD, Halloran PF, Hidalgo LG. Evidence for CD16a-mediated NK cell stimulation in antibody-mediated kidney transplant rejection. Transplantation, 2017, 101(4): 102-111.
[27] Zhuang Q, Liu Q, Divito SJ, et al. Graft-infiltrating host dendritic cells play a key role in organ transplant rejection. Nat Commun, 2016, 7(8): 12623-12623.
[28] Hehua Dai, Andrew J. Friday, Khodor I. Abou-Daya, et al. Donor SIRPα polymorphism modulates the innate immune response to allogeneic grafts. Sci Immunol, 2017, 2(12): 6202-6202.
[29] Fadi G. Lakkis, Xian CL. Innate allorecognition by monocytic cells and its role in graft rejection. Am J Transplant, 2018, 18(2): 289-292.
[30] Dai H, Lan P, Zhao D, et al. PIRs mediate innate myeloid cell memory to nonself MHC molecules. Science, 2020, 368(6495): 1122-1127.
[31] Sage PT, Sharpe AH. T follicular regulatory cells. Immunol Rev, 2016, 271(1): 246-259.

[32] Clement RL, Daccache J, Mohammed MT, et al. Follicular regulatory T cells control humoral and allergic immunity by restraining early B cell responses. Nat Immunol, 2019, 20(10): 1360-1371.

[33] Hou S, Clement RL, Diallo A, et al. FoxP3 and Ezh2 regulate Tfr cell suppressive function and transcriptional program. J Exp Med, 2019, 216(3): 605-620.

[34] Alhabbab RY, Nova-Lamperti E, Aravena O, et al. Regulatory B cells: development, phenotypes, functions, and role in transplantation. Immunol Rev, 2019, 292(1): 164-179.

[35] Mohib K, Cherukuri A, Zhou Y, et al. Antigen-dependent interactions between regulatory B cells and T cells at the T: B border inhibit subsequent T cell interactions with DCs. Am J Transplant, 2019, 20(1): 52-63.

[36] Cherukuri A, Salama AD, Carter CR, et al. Reduced human transitional B cell T1/T2 ratio is associated with subsequent deterioration in renal allograft function. Kidney Int, 2017, 91(1): 183-195.

第十五章 腹膜纤维化发生机制研究进展

腹膜透析（peritoneal dialysis，PD）是终末期肾病（end-stage renal disease，ESRD）的重要替代治疗方案之一，与血液透析相比，其具有更接近生理代谢、早期保护残余肾功能、操作简便和经济等优点，能极大地延长患者的生存时间并改善其生活质量。然而，随着 PD 治疗时间的延长，在非生理性腹膜透析液、腹膜炎及尿毒症毒素等作用下，腹膜会出现以成纤维细胞增生和细胞外基质（extracellular matrix，ECM）过度积聚与沉积为特征的病理改变，即腹膜纤维化（peritoneal fibrosis，PF），从而导致超滤衰竭，使患者最终退出该治疗。因此，腹膜纤维化的发生机制及防治策略已成为相关领域的研究热点。本文就腹膜透析相关性腹膜纤维化的病因及发病机制研究进展进行综述。

一、腹膜的生理结构和功能

正常生理条件下腹膜的结构简单，由单层连续排列的间皮细胞、基底膜及间皮下的结缔组织 3 层结构组成。间皮细胞是维持腹膜结构和功能的主要细胞，表面覆盖有微绒毛，且数个间皮细胞之间可构成细胞间孔并与淋巴管相连。间皮细胞层不仅能够形成机械防御屏障以避免其下组织暴露和微生物的侵袭，还具有润滑、转运、调节腹膜中纤维蛋白溶解、产生和重建 ECM 等功能。薄层基底膜位于间皮细胞与结缔组织之间，对间皮细胞层起支撑作用，同时阻断成纤维细胞与间皮细胞接触，但并不影响免疫细胞的通过。最后一层结构是间皮下的结缔组织，其主要成分为胶原纤维，具有较高的张力和弹性，其间散布着成纤维细胞、肥大细胞和巨噬细胞等，具有免疫调节作用，有助于维持腹膜功能的平衡；该层还分布有丰富的毛细血管，腹膜的扩散和超滤就在此处发生（图 3-15-1A）。

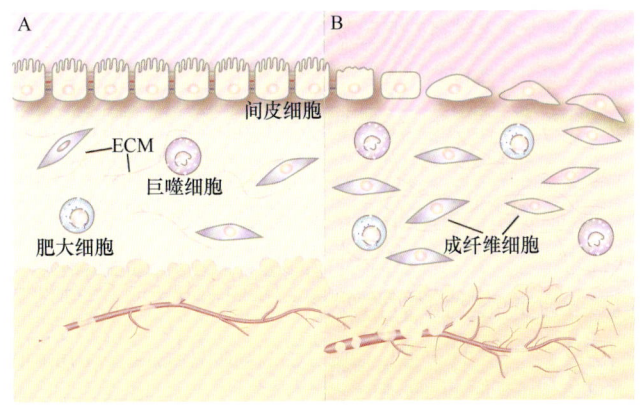

图 3-15-1　正常及纤维化腹膜的结构　A. 正常情况下，腹膜由间皮细胞、基底膜及间皮下结缔组织构成；B. 在纤维化情况下，腹膜结构发生改变，间皮细胞减少并发生 EMT，成纤维细胞、肥大细胞及巨噬细胞等增多，新生血管形成，ECM 沉积，最终导致间皮下区域增厚

二、腹膜纤维化形成的原因

（一）非生理性腹膜透析液

近年来广泛认为非生理性腹膜透析液中的高糖、高渗、乳酸盐、低 pH 值等特性可通过改变腹腔生理状态、降低腹膜防御功能，最终导致腹膜超滤失败与腹膜纤维化。其中高糖是引起腹膜相关组织功能改变的重要因素。研究发现，高糖可直接损伤腹膜间皮细胞（peritoneal mesothelial cell，PMC）的结构和功能，而且其加热灭菌时产生的葡萄糖降解产物（glucose degradation product，GDP），如甲基乙二醛、乙二醛、3-脱氧葡糖醛酮，以及 PD 过程中产生的晚期糖基化终末产物（advanced glycation end products，AGE），可刺激促纤维化因子生成，包括血管内皮生长因子（vascular endothelial growth factor，VEGF）及血管生成素 2（angiopoietin 2，Angpt2）等，从而促进腹膜纤维化及新生血管形成。

（二）腹膜炎

腹膜炎的反复发生及腹膜局部的过度修复，是导致腹膜纤维化和超滤衰竭的重要原因。PD 过程中，除腹膜透析液的慢性刺激外，ESRD 患者免疫低下导致肠道细菌移位进入腹腔引起的肠源性感染，以及因操作不规范所致的导管相关性感染等均可导致腹膜炎的发生。相关文献指出，革兰氏阴性菌和革兰氏阳性菌的感染都可参与 PD 时的腹膜损伤，并且在此过程中，细菌刺激间皮细胞分泌大量的小分子透明质酸片段，进一步导致腹膜纤维化的发生。

（三）尿毒症毒素

研究发现，早在 PD 开始之前，与健康对照者相比，尿毒症患者的腹膜已有所增厚且伴有功能上的改变，其可能原因是此时患者体内的毒性物质蓄积及电解质紊乱，从而导致腹膜氧化应激增加和微血管病变等，最终影响腹膜的结构和功能。因此，尿毒症本身也是导致腹膜纤维化发生的一个独立因素。

三、腹膜纤维化形成的过程

在 PD 早期，尤其是最初的 2 年里，腹膜除间皮细胞损伤外，几乎无其他结构改变，而纤维化病变通常发生在 PD 3～4 年以上，且具有透析时间依赖性，即随透析时间延长而加重。腹膜纤维化的结构改变主要包括腹膜间皮细胞减少、成纤维细胞增多、新生血管形成和间皮下致密层持续增厚等。在整个病变过程中，首先累及的是间皮细胞，其受损后不仅引起细胞的早期衰老和过度凋亡，更为重要的是出现上皮细胞-间充质转变（epithelial mesenchymal transition，EMT），EMT 典型的内部表现为细胞骨架重构，上皮细胞标志物 E-钙黏素（E-cadherin）表达减少，而肌纤维细胞的骨架标志蛋白 α-平滑肌肌动蛋白（α-smooth muscle actin，α-SMA）表达增加；EMT 外部则表现为细胞极性消失，细胞间的连接松弛，细胞由基底膜脱落；最终腹膜间皮细胞失去上皮细胞表型，出现间充质细胞的特征，并在脱落后向间质迁移侵袭，分泌 ECM [包括胶原、纤连蛋白（fibronectin，FN）、层粘连蛋白、蛋白多糖等]及多种致纤维化因子[如 TGF-β1、成纤维细胞生长因子（fibroblast growth factor，FGF）、结缔组织生长因子（connective tissue growth factor，CTGF）、血小板衍生生长因子（platelet-derived growth factor，PDGF）等]，这些因子的过度表达能够干扰 ECM 的正常代谢，进而促使其过度沉积。其次，结缔组织中的间充质干细胞可分化为成纤维细胞，与间质中固有的成纤维细胞共同分泌大量纤连蛋白和胶原等 ECM 成分，同时，间质中的肥大细胞和巨噬细胞等细胞数量增加并分泌致纤维化因子，导致腹膜间质增厚。此外，腹膜纤维化的病变过程还包括炎症的出现及血管的改变。损伤的间皮细胞可分泌 IL-1、IL-6 等多种炎症因子，并通过招募巨噬细胞等炎症细胞，进一步产生大量促炎因子，促进腹膜炎症的发生。而血管内皮细胞则可大量表达 VEGF，使毛细血管数量增多，内皮下出现渐进性玻璃样变，导致血管基底膜增厚和管腔狭窄（图 3-15-1B）。随着上述病变加重，最后可出现间皮细胞片状脱落、腹腔粘连和腹膜间质纤维化；严重者毛细血管硬化及部分闭塞，溶质弥散距离明显增加，导致有效透析面积明显减少，有些甚至出现严重的腹膜炎症、包裹、硬化或钙化，即包裹性腹膜硬化（encapsulating peritoneal sclerosis，EPS），可表现为持续反复出现肠梗阻的临床综合征，从而导致严重的临床后果。

四、腹膜纤维化的发病机制

腹膜纤维化发病机制极为复杂，主要涉及 EMT 的发生（图 3-15-2）、ECM 的沉积及腹膜血管新生与重塑，目前认为主要有以下机制。

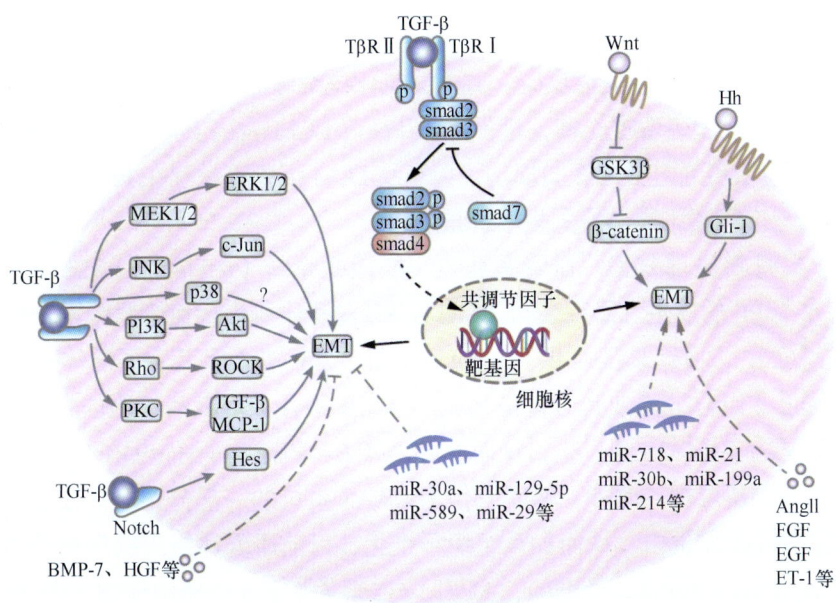

图 3-15-2 腹膜纤维化过程中 EMT 的发生机制　多种细胞因子及其介导的信号通路，以及非编码 RNA 等均参与 EMT 的发生，其中 TGF-β 最为关键，可通过激活 Smad 及非 Smad 依赖通路，促进 EMT 的进程。ERK. 细胞外信号调节激酶；MEK. 丝裂原活化蛋白激酶激酶；PI3K. 磷脂酰肌醇 -3 激酶激活丝氨酸；Akt. 苏氨酸特异性蛋白激酶；JNK.c-Jun 氨基末端激酶；PKC. 蛋白激酶 C；ROCK.Rho 相关卷曲螺旋形成蛋白激酶；IGF-β. 胰岛素样生长因子；MCP-1. 单核细胞趋化蛋白 1；TβR I TGF-β 受体 I 型；TβR II .GF-β 受体 II 型；GSK3β. 糖原合成酶激酶 3β；TGF-β. 转录生长因子 -β；NBMP-7. 骨形态发生蛋白 -7；HGF. 肝细胞生长因子；Ang II . 血管紧张素 II；FGF. 成纤维细胞生长因子；EGF. 表皮生长因子；ET-1. 内皮素 -1

（一）炎症反应

腹膜在受到损伤后可分泌大量促炎因子，募集中性粒细胞和巨噬细胞等炎症细胞聚集，进而产生更多的炎症介质，包括白细胞介素（IL-1β、IL-6、IL-8、IL-10、IL-17、IL-18）、肿瘤坏死因子 -α（tumor necrosis factor-α，TNF-α）和单核细胞趋化蛋白 1（monocyte chemotactic protein 1，MCP-1）等。炎症介质与腹膜固有细胞、免疫细胞之间相互作用，并形成复杂的反馈网络，从而促进腹膜的修复及纤维化的发生。在此过程中，巨噬细胞大量增殖活化并发挥着至关重要的作用。一方面，巨噬细胞通过分泌 IL-1β、IL-6 等炎症因子，在引起炎症信号进一步扩大的同时，也参与早期 EMT 启动和 ECM 合成。其中，IL-1β 可增强 TGF-β1 的致纤维化作用。而 IL-6 也可通过上调 TGF-β1、VEGF 及 Angpt 等细胞因子促进 EMT、新生血管生成等，进而改变腹膜的结构。另一方面，巨噬细胞本身也可分泌大量促纤维化因子 TGF-β1，且其分泌的半乳糖凝集素 -3（galectin-3）是 TGF-β1 介导成纤维细胞活化及 ECM 合成的主要调节因子。因此，腹膜的炎症反应是触发 PF 过程的关键所在。

（二）氧化应激

氧化应激是指机体或细胞内活性氧（reactive oxygen species，ROS）过度产生和（或）抗氧化防御功能减弱，从而引起两者之间平衡遭到严重破坏，造成组织和细胞损伤的一种状态。研究指出，在高糖、高渗、低 pH 值、GDPs、AGEs 等因素的刺激下，PD 患者体内氧化应激反应的发生较正常人有所增加。大量产生的 ROS 可通过其氧化作用直接导致 DNA 损伤和染色质异常等加速 PMC 衰老及死亡，并且可上调细胞周期负性调控蛋白表达使细胞发生周期停滞，抑制其生长与增殖，从而导致腹膜损伤。同时，ROS 的增加还可促进炎症介质的释放，如线粒体 ROS 可通过激活 NLRP3 炎症小体，从而促进 IL-1β 的分泌，参与腹膜炎症反应。此外，氧化应激还能够促进相关转录因子活化，致纤维化细胞因子高表达及凝血纤溶系统失衡，进而导致 FN 等 ECM 表达上调和沉积，最终导致 PF 的发生。总而言之，氧化应激可通过参与腹膜损伤、炎症及 ECM 沉积等过程在 PF 中起到重要作用。

（三）局部肾素-血管紧张素-醛固酮系统激活

长期 PD 可导致腹膜局部肾素-血管紧张素-醛固酮系统（renin-angiotensin-aldosterone system，RAAS）的激活，参与 PF 的发生。研究表明，PMC 在 PD 过程中可表达血管紧张素转化酶（angiotensin converting enzyme，ACE）、血管紧张素Ⅱ（angiotensin Ⅱ，Ang Ⅱ）及其主要受体 AT1R 等相应组件。其中局部产生的 Ang Ⅱ 以自分泌或旁分泌的形式与 AT1R 结合，可激活细胞内核因子 -κB（NF-κB）等信号通路，并且诱导胞内 ROS 的产生，从而上调 TGF-β、VEGF 等细胞因子的表达，加速 EMT 的进程及腹膜血管的新生及重塑。此外，醛固酮作为 RAAS 系统的一部分，能促使成纤维细胞摄入更多的脯氨酸，加速合成胶原蛋白，从而加重组织纤维化。目前研究还指出服用血管紧张素转化酶抑制剂（angiotensin converting enzyme inhibitor，ACEI）/血管紧张素Ⅱ受体阻滞剂（angiotensin Ⅱ receptor blocker，ARB）类药物及螺内酯均可延缓 PD 患者 PF 的进程。

（四）细胞因子

1. TGF-β1 TGF-β 是评估纤维化最常见的分子标志物，具有 3 种亚型（TGF-β1、TGF-β2、TGF-β3），其中 TGF-β1 的促纤维化作用最为重要。长期 PD 可导致腹膜 TGF-β1 的表达显著增加，并通过多种方式参与 PF：①上调 EMT 的关键蛋白（如胶原蛋白 -1 和 α-SMA）和转录因子（如 snail、ZEB 和 Twist 家族），促进 EMT 的发生；②抑制间皮细胞增殖；③引起 ECM 降解酶及其抑制物水平失衡，如降低相关基质金属蛋白酶（matrix metalloproteinase，MMP）与其抑制剂的比例、刺激纤溶酶原激活物抑制剂（plasminogen activator inhibitor，PAI）的合成等，导致 ECM 合成增加及降解减少，进而促使 ECM 过度积聚；④诱导 VEGF 的产生和血管内皮细胞 VEGF1 型受体（VEGFR-1）的表达，促进腹膜血管新生。

2. 其他细胞因子　除 TGF-β1 外，多种细胞因子在 PF 的形成中也发挥着重要作用。其中 FGF 是诱导 EMT 的又一关键因子，可激活胞内相关信号通路，与 TGF-β1 协同调节该过程。另有研究表明，EGF 可激活其受体，进而促进 EMT 和血管增生等，利用其受体抑制剂则可减轻 PF 病变。而内皮素 -1（endothelin-1, ET-1）作为 TGF-β1 转录调节的靶点，在 PD 过程中表达上调，其反过来，可促进 TGF-β1 所诱导的 EMT 等变化，实现信号的放大。此外，CTGF 作为 TGF-β 信号转导的下游效应物，可诱导 FN 和胶原蛋白的合成。VEGF 的过度表达可使新生血管增多，血管通透性增加和腹膜组织糖尿病样血管病变。有趣的是，有研究发现沉默 CTGF 相关基因可明显抑制 TGF-β1 诱导的 VEGF 水平，说明 2 个因子间具有相关性。与前述促纤维化因子不同，骨形态发生蛋白 -7（BMP-7）可使间充质细胞逆转成为上皮细胞从而预防和缓解肾脏、肝脏和心脏等器官的纤维化。其在腹膜中也发挥着同样的作用，研究指出，在高糖诱导间皮细胞发生 EMT 的过程中伴随着 BMP-7 的下调，通过恢复其表达可有效阻止 TGF-β1 的作用，进而抑制 EMT。此外，肝细胞生长因子（HGF）同样也可通过抑制 TGF-β1 的合成减轻高糖诱导的 PMCs EMT，对腹膜起保护性作用。

（五）相关信号通路

1. TGF-β/Smad 通路　TGF-β 的促纤维化作用主要是通过 TGF-β1/Smad 通路实现的。TGF-β 受体分为 I 型（TβR I）和 II 型（TβR II），TGF-β1 首先与细胞膜上的 TβR II 结合，促使 TβR I 发生磷酸化并被激活，活化的 TβR I 可以进一步磷酸化 Smad2、Smad3 并与 Smad4 结合形成复合体，转位入核后与共调节因子协同调节下游靶基因的转录。Smad2、Smad3 在 PF 中扮演着重要的角色，但有趣的是，Smad2 和 Smad3 的作用不同，敲除小鼠 *Smad3* 基因可阻止 PF 的发生，*Smad2* 基因的缺失反而使 PF 和腹膜功能退化加剧，提示 Smad3 是致病因素而 Smad2 是保护因素。该通路中的另一关键下游蛋白 Smad7 则是一种由 Smad3 依赖性机制诱导产生的 Smad 抑制剂，其可通过阻断 Smad2、Smad3 与 TβR 的结合或引起 TβR 的降解来抑制 Smad2、Smad3 磷酸化，从而阻断 TGF-β1/Smad 信号通路；同时也可抑制 TGF-β、PAI-1 和 ECM 等蛋白的表达。此外，Smad7 通过降低微血管的密度和抑制 VEGF 等因子的表达显著地减少血管生成，并降低 p38 和 NF-κB 的激活，多效地预防和逆转腹膜纤维化的发生。

2. TGF-β/非 Smad 通路　除 Smad 外，TGF-β 还可激活其他下游信号通路，如丝裂原激活化蛋白激酶类家族（mitogen-antivated protein kinases, MAPKs）、磷脂酰肌醇 -3 激酶激活丝氨酸（phosphatidylinositol 3-kimase, PI3K）/苏氨酸特异性蛋白激酶（v-akt murine thymoma viral oncogene homolog, Akt）、Ras 同源基因（Rho）/Roh 相关卷曲螺旋形成蛋白激酶（Rho-associated coiled-coil forming protein kinase, ROCK）、蛋白激酶 C（protein kinase C, PKC）及 Notch 通路等，从而参与 PF 的发生。

（1）MAPKs：MAPKs 家族包括细胞外信号调节激酶（extracellular signal-regulated kinase, ERK）、c-Jun 氨基末端激酶（c-Jun N-terminal kinases, JNK）和 p38 MAPK。已有研究证实 TGF-β 可通过激活 MEK1/2-ERK1/2 通路和 JNK 通路，从而诱导 PMCs EMT 的发生，而抑制这 2 条通路的活性可有效阻断该过程。p38 MAPK 是炎症因子的主要诱导通路，而且其活化与 TGF-β 刺激胶原基因表达有关，提示该通路可能促进 EMT，但同时也有研究指出 p38 的活化可维持 E- 钙黏素的表达和 PMCs 上皮样细胞表型，从而发挥与前述相反的作用。因此，这些存在争议的作用和机制仍需进一步研究来明确。

（2）PI3K/Akt：研究发现 Smad3 缺失型 PD 小鼠在受到 TGF-β 刺激后仍可发生 PF，并且伴随着PI3K、Akt、哺乳动物雷帕霉素靶蛋白（mammalian target of rapamycin，mTOR）的表达增高，提示PF的发生可能与非Smad依赖的PI3K/Akt通路有关。进一步研究表明，PI3K/Akt可以激活mTOR1，而活化的mTOR1一方面可以导致α-SMA和胶原蛋白升高，另一方面可通过活化缺氧诱导因子-1α（hypoxia-inducible factor-1α，HIF-1α）促进VEGF的转录和表达，从而促进腹膜血管新生。此外，Akt磷酸化可上调泛素特异性蛋白酶4（ubiquitin specific protease 4，USP4）的表达，进而通过调节TβRI的表达及促进TGF-β1受体与配体的结合来调控EMT。

（3）Rho/ROCK：Rho/ROCK信号通路可不依赖Smad信号通路直接被TβRⅠ受体所激活，除促进PMCs骨架重构及迁移侵袭参与EMT的进程外，有研究发现，其阻断剂能显著降低FN及VEGF的表达，减少ECM沉积和血管生成，说明该通路在PF过程中发挥着重要作用。

（4）PKC：体外研究发现高糖及TGF-β1刺激PMCs后可活化PKC，而PKC可进一步促进细胞上调TGF-β1和MCP-1表达，从而促进PF的发生发展。

（5）Notch：Notch作为一种跨膜蛋白受体，由相关配体激活后调控Hes等基因的表达。研究指出，PD过程中TGF-β1能够通过激活PMCs的Notch信号通路，而诱导其表达α-SMA及分泌VEGF，促进EMT及PF的发生。

3. 其他相关信号通路 除TGF-β相关信号通路外，Wnt/β-catenin、Hedgehog（Hh）等多种信号通路在腹膜EMT和PF中也发挥着重要作用。在PD过程中，Wnt/β-catenin信号被激活，Wnt使糖原合成酶激酶3β（glycogen synthasc kinase 3β，GSK 3β）磷酸化而抑制其活性，进而使后者对β-catenin的降解作用减弱，β-catenin在游离的细胞质中浓度升高，随后入核与核内的转录因子淋巴细胞增强因子/T细胞因子（lymphoid enhancer factor/T cell factor，LEF/TCF）结合，并启动下游靶基因的表达，促进PMCs发生EMT，导致PF。而Hh信号通路的关键性转录因子Gli-1可调控并降低PMCs标志物E-钙黏素表达，促使EMT的发生。

（六）非编码RNA

非编码RNA包括微RNA（microRNA，miRNA）及长链非编码RNA（long noncoding RNA，lncRNA），近年来其与PF的联系正成为新的研究热点。根据在PF中的作用，miRNA可分为促纤维化miRNA，如miR-34a、miR-718、miR-21、miR-30b、miR-199a及miR-214等，以及抗纤维化miRNA，如miR-30a、miR-29、miR-589、miR-129-5p、miR-153-3p等。其中miR-34a高表达可促进小鼠间皮细胞凋亡、抑制其增殖，加重腹膜损伤。miR-718和miR-21可分别通过活化PI3K/Akt/mTOR和MAPKs信号通路，从而促进EMT。此外，miR-30b可直接靶向BMP-7基因的3′端非编码区，抑制其表达。还有研究指出miR-199a及miR-214可与转录因子血清反应因子（serum response factor，SRF）结合，下调E-钙黏素、紧密连接蛋白等表达，促进高糖诱导的EMT。与之相反，miR-30a、miR-29、miR-589和miR-129-5p家族可抑制TGF-β相关信号通路；而miR-153-3p可直接结合Snail基因的3′端非编码区，抑制EMT。不同于miRNA，目前，lncRNAs在PF中的研究仍处于初步探索阶段，研究发现，LncRNA 6030408B16RIK和LncRNA AV310809均可活化Wnt/β-catenin信号通路从而在PF中发挥作用，但更多关于LncRNA参与PF的机制证据仍需进一步研究。

（七）其他

除了上述机制，PF的发生还涉及表观遗传学、热休克蛋白、内质网应激及细胞代谢异常等不同方面的改变。①表观遗传学：主要包括 DNA 甲基化和组蛋白乙酰化修饰。如 *RASAL1* 基因的甲基化可上调腹膜组织中 TGF-β 的表达，而组蛋白乙酰化可激活 TGF-β/Smad3 通路，引起 PF。②热休克蛋白（heat shock protein，HSP）：其中 HSP70 可通过抑制 TGF-β/Smad 和 ERK 通路，以及氧化应激保护腹膜间皮细胞，抑制高糖诱导的 EMT 过程；HSP72 则可增加 JNK 通路磷酸化诱导自噬和抑制凋亡，缓解腹膜损伤；相反，HSP47 是胶原蛋白合成和分泌过程中必需的分子伴侣，可促进 PF 形成。③内质网应激：有研究指出轻中程度的内质网应激可磷酸化 Smad2/3 进而参与到 PF 中。④细胞代谢异常：最新的研究还指出，在高糖或 TGF-β 诱导条件下，PMCs 发生代谢改变，出现过度糖酵解，从而导致 EMT 和 PF 的发生，利用糖酵解抑制物 2-DG 或调控相关 miRNAs（如 miR-220a、miR-26a 及 miR-21a）可抑制该代谢状态，从而明显改善纤维化。

五、总结和展望

腹膜纤维化作为 PD 常见的并发症之一，可引起超滤衰竭，导致患者退出该治疗，这是制约 PD 临床应用的最大障碍。PD 相关性腹膜纤维化是多种因素共同作用的结果，其机制主要涉及炎症反应、氧化应激、局部 RAAS 激活及多种细胞因子、相关信号通路和非编码 RNA 等不同方面。对腹膜纤维化形成机制的阐明将有利于人们有针对性设计干预策略，从而更好地预防、延缓及阻断腹膜纤维化的进展。

（周　怡　朱昌健）

参 考 文 献

[1] 唐雪敏，任伟. 腹膜透析相关腹膜纤维化机制的研究进展. 国际移植与血液净化杂志，2012，10（1）：6-9.

[2] Zareie M, Hekking LH, Welten AG, et al. Contribution of lactate buffer, glucose and glucose degradation products to peritoneal injury in vivo. Nephrol Dial Transplant, 2003, 18(12): 2629-2637.

[3] Roumeliotis S, Dounousi E, Salmas M, et al. Unfavorable effects of peritoneal dialysis solutions on the peritoneal membrane: the role of oxidative stress. Biomolecules, 2020, 10(5): 768-772.

[4] Strippoli R, Moreno Vicente R, Battistelli C, et al. Molecular mechanisms underlying peritoneal EMT and fibrosis. Stem Cells Int, 2016, 20(2): 35-38.

[5] Wang HY, Lin CY, Chien CC, et al. Impact of uremic environment on peritoneum: a proteomic view. J Proteomics, 2012, 75(7): 2053-2063.

[6] Williams JD, Craig KJ, Topley N, et al. Morphologic changes in the peritoneal membrane of patients with renal disease. J Am Soc Nephrol, 2002, 13(2): 470-479.

[7] Krediet RT, Struijk DG. Peritoneal changes in patients on long-term peritoneal dialysis. Nat Rev Nephrol, 2013, 9(7): 419-429.

[8] Tăranu T, Florea L, Păduraru D, et al. Morphological changes of the peritoneal membrane in patients with long-term dialysis. Rom J Morphol Embryol, 2014, 55(3): 927-932.

[9] Devuyst O, Margetts PJ, Topley N. The pathophysiology of the peritoneal membrane. J Am Soc Nephrol, 2010, 21(7): 1077-1085.

[10] Liu Y, Dong Z, Liu H, et al. Transition of mesothelial cell to fibroblast in peritoneal dialysis: EMT, stem cell or bystander?. Perit Dial Int, 2015, 35(1): 14-25.

[11] Rogachev B, Ziv NY, Mazar J, et al. Adenosine is upregulated during peritonitis and is involved in downregulation of inflammation. Kidney Int, 2006, 70(4): 675-681.

[12] Kazama I, Baba A, Endo Y, et al. Mast cell involvement in the progression of peritoneal fibrosis in rats with chronic renal failure. Nephrology (Carlton), 2015, 20(9): 609-616.

[13] Cooker LA, Luneburg P, Holmes CJ, et al. Interleukin-6

[13] levels decrease in effluent from patients dialyzed with bicarbonate/lactate-based peritoneal dialysis solutions. Perit Dial Int, 2001, 21(Suppl 3): 102-107.

[14] 刘春蓓, 胡伟新. 腹膜上皮-间皮细胞转分化与腹膜纤维化. 肾脏病与透析肾移植杂志, 2007, 16(6): 569-574.

[15] Margetts PJ, Bonniaud P. Basic mechanisms and clinical implications of peritoneal fibrosis. Perit Dial Int, 2003, 23(6): 530-541.

[16] Hu W, Jiang Z, Zhang Y, et al. Characterization of infiltrating macrophages in high glucose-induced peritoneal fibrosis in rats. Mol Med Rep, 2012, 6(1): 93-99.

[17] Yang X, Yan H, Jiang N, et al. IL-6 trans-signaling drives a STAT3-dependent pathway that leads to structural alterations of the peritoneal membrane. Am J Physiol Renal Physiol, 2020, 318(2): 338-353.

[18] Henderson NC, Mackinnon AC, Farnworth SL, et al. Galectin-3 expression and secretion links macrophages to the promotion of renal fibrosis. Am J Pathol, 2008, 172(2): 288-298.

[19] Ranzinger J, Rustom A, Heide D, et al. The receptor for advanced glycation end-products (RAGE) plays a key role in the formation of nanotubes (NTs) between peritoneal mesothelial cells and in murine kidneys. Cell Tissue Res, 2014, 357(3): 667-679.

[20] Campisi J, d'Adda di Fagagna F. Cellular senescence: when bad things happen to good cells. Nat Rev Mol Cell Biol, 2007, 8(9): 729-740.

[21] Wolf G, Schroeder R, Zahner G, et al. High glucose-induced hypertrophy of mesangial cells requires p27(Kip1), an inhibitor of cyclin-dependent kinases. Am J Pathol, 2001, 158(3): 1091-1100.

[22] Wu J, Li X, Zhu G, et al. The role of Resveratrol-induced mitophagy/autophagy in peritoneal mesothelial cells inflammatory injury via NLRP3 inflammasome activation triggered by mitochondrial ROS. Exp Cell Res, 2016, 341(1): 42-53.

[23] 左晶晶, 任红. 腹膜纤维化病理机制及治疗进展. 国际泌尿系统杂志, 2016, 036(003): 475-478.

[24] Morinelli TA, Luttrell LM, Strungs EG, et al. Angiotensin II receptors and peritoneal dialysis-induced peritoneal fibrosis. Int J Biochem Cell Biol, 2016, 77(Pt B): 240-250.

[25] Nessim SJ, Perl J, Bargman JM. The renin-angiotensin-aldosterone system in peritoneal dialysis: is what is good for the kidney also good for the peritoneum?. Kidney Int, 2010, 78(1): 23-28.

[26] Sakai N, Nakamura M, Lipson KE, et al. Inhibition of CTGF ameliorates peritoneal fibrosis through suppression of fibroblast and myofibroblast accumulation and angiogenesis. Sci Rep, 2017, 7(1): 5392-5398.

[27] Kinashi H, Ito Y, Mizuno M, et al. TGF-β1 promotes lymphangiogenesis during peritoneal fibrosis. J Am Soc Nephrol, 2013, 24(10): 1627-1642.

[28] Sánchez-Tilló E, Liu Y, de Barrios O, et al. EMT-activating transcription factors in cancer: beyond EMT and tumor invasiveness. Cell Mol Life Sci, 2012, 69(20): 3429-3456.

[29] Naiki Y, Maeda Y, Matsuo K, et al. Involvement of TGF-beta signal for peritoneal sclerosing in continuous ambulatory peritoneal dialysis. J Nephrol, 2003, 16(1): 95-102.

[30] Martin J, Yung S, Robson RL, et al. Production and regulation of matrix metalloproteinases and their inhibitors by human peritoneal mesothelial cells. Perit Dial Int, 2000, 20(5): 524-533.

[31] Holmdahl L, Kotseos K, Bergström M, et al. Overproduction of transforming growth factor-beta1 (TGF-beta1) is associated with adhesion formation and peritoneal fibrinolytic impairment. Surgery, , 2001, 129(5): 626-632.

[32] Shih SC, Ju M, Liu N, et al. Transforming growth factor beta1 induction of vascular endothelial growth factor receptor 1: mechanism of pericyte-induced vascular survival in vivo. Proc Natl Acad Sci USA, 2003, 100(26): 15859-15864.

[33] Aroeira LS, Aguilera A, Sánchez Tomero JA, et al. Epithelial to mesenchymal transition and peritoneal membrane failure in peritoneal dialysis patients: pathologic significance and potential therapeutic interventions. J Am Soc Nephrol, 2007, 18(7): 2004-2013.

[34] Wang L, Liu N, Xiong C, et al. Inhibition of EGF Receptor Blocks the Development and Progression of Peritoneal Fibrosis. J Am Soc Nephrol, 2016, 27(9): 2631-2644.

[35] Busnadiego O, Loureiro Álvarez J, Sandoval P, et al. A pathogenetic role for endothelin-1 in peritoneal dialysis-associated fibrosis. J Am Soc Nephrol, 2015, 26(1): 173-182.

[36] Zarrinkalam KH, Stanley JM, Gray J, et al. Connective tissue growth factor and its regulation in the peritoneal cavity of peritoneal dialysis patients. Kidney Int, 2003, 64(1): 331-338.

[37] 韦永光, 林沁. 血管内皮生长因子在腹膜纤维化中的作用. 医学综述, 2010, 16(8): 1121-1124.

[38] Xiao L, Sun L, Liu FY, et al. Connective tissue growth factor

knockdown attenuated matrix protein production and vascular endothelial growth factor expression induced by transforming growth factor-beta1 in cultured human peritoneal mesothelial cells. Ther Apher Dial, 2010, 14(1): 27-34.

[39] Yu MA, Shin KS, Kim JH, et al. HGF and BMP-7 ameliorate high glucose-induced epithelial-to-mesenchymal transition of peritoneal mesothelium. J Am Soc Nephrol, 2009, 20(3): 567-581.

[40] Zhou Q, Bajo MA, Del Peso G, et al. Preventing peritoneal membrane fibrosis in peritoneal dialysis patients. Kidney Int, 2016, 90(3): 515-524.

[41] Carthy JM. TGFβ signaling and the control of myofibroblast differentiation: Implications for chronic inflammatory disorders. J Cell Physiol, 2018, 233(1): 98-106.

[42] Zhang YE. Non-smad signaling pathways of the TGF-β family. Cold Spring Harb Perspect Biol, 2017, 9(2): 22129-22132.

[43] Hung KY, Huang JW, Chen CT, et al. Pentoxifylline modulates intracellular signalling of TGF-beta in cultured human peritoneal mesothelial cells: implications for prevention of encapsulating peritoneal sclerosis. Nephrol Dial Transplant, 2003, 18(4): 670-676.

[44] Patel P, Sekiguchi Y, Oh KH, et al. Smad3-dependent and -independent pathways are involved in peritoneal membrane injury. Kidney Int, 2010, 77(4): 319-328.

[45] Xiang S, Li M, Xie X, et al. Rapamycin inhibits epithelial-to-mesenchymal transition of peritoneal mesothelium cells through regulation of Rho GTPases. FEBS J, 2016, 283(12): 2309-2325.

[46] Liu J, Feng Y, Sun C, et al. Valsartan ameliorates high glucose-induced peritoneal fibrosis by blocking mTORC1 signaling. Exp Biol Med (Maywood), 2020, 15(3): 35-39.

[47] Sekiguchi Y, Zhang J, Patterson S, et al. Rapamycin inhibits transforming growth factor β-induced peritoneal angiogenesis by blocking the secondary hypoxic response. J Cell Mol Med, 2012, 16(8): 1934-1945.

[48] Zhang L, Zhou F, Drabsch Y, et al. USP4 is regulated by AKT phosphorylation and directly deubiquitylates TGF-β type I receptor. Nat Cell Biol, 2012, 14(7): 717-726.

[49] Peng W, Zhou Q, Ao X, et al. Inhibition of Rho-kinase alleviates peritoneal fibrosis and angiogenesis in a rat model of peritoneal dialysis. Ren Fail, 2013, 35(7): 958-966.

[50] Washida N, Wakino S, Tonozuka Y, et al. Rho-kinase inhibition ameliorates peritoneal fibrosis and angiogenesis in a rat model of peritoneal sclerosis. Nephrol Dial Transplant, 2011, 26(9): 2770-2779.

[51] Wang L, Balzer MS, Rong S, et al. Protein kinase C α inhibition prevents peritoneal damage in a mouse model of chronic peritoneal exposure to high-glucose dialysate. Kidney Int, 2016, 89(6): 1253-1267.

[52] Zhu F, Li T, Qiu F, et al. Preventive effect of Notch signaling inhibition by a gamma-secretase inhibitor on peritoneal dialysis fluid-induced peritoneal fibrosis in rats. Am J Pathol, 2010, 176(2): 650-659.

[53] Kadoya H, Satoh M, Nishi Y, et al. Klotho is a novel therapeutic target in peritoneal fibrosis via Wnt signaling inhibition. Nephrol Dial Transplant, 2020, 35(5): 773-781.

[54] Xu X, Su B, Xie C, et al. Sonic hedgehog-Gli1 signaling pathway regulates the epithelial mesenchymal transition (EMT) by mediating a new target gene, S100A4, in pancreatic cancer cells. PLoS One, 2014, 9(7): 96441-96447.

[55] Lu H, Chen W, Liu W, et al. Molecular hydrogen regulates PTEN-AKT-mTOR signaling via ROS to alleviate peritoneal dialysis-related peritoneal fibrosis. FASEB J, 2020, 34(3): 4134-4146.

[56] Gao Q, Xu L, Yang Q, et al. MicroRNA-21 contributes to high glucose-induced fibrosis in peritoneal mesothelial cells in rat models by activation of the Ras-MAPK signaling pathway via Sprouty-1. J Cell Physiol, 2019, 234(5): 5915-5925.

[57] Lin F, Wu X, Zhang H, et al. A microrna screen to identify regulators of peritoneal fibrosis in a rat model of peritoneal dialysis. BMC Nephrol, 2015, 16(3): 48-56.

[58] Che M, Shi T, Feng S, et al. The MicroRNA-199a/214 cluster targets E-cadherin and claudin-2 and Promotes high glucose-induced peritoneal fibrosis. J Am Soc Nephrol, 2017, 28(8): 2459-2471.

[59] Li D, Lu Z, Li X, et al. Human umbilical cord mesenchymal stem cells facilitate the up-regulation of miR-153-3p, whereby attenuating MGO-induced peritoneal fibrosis in rats. J Cell Mol Med, 2018, 22(7): 3452-3463.

[60] Wang Z, Zhou Z, Ji W, et al. Silencing of lncRNA 6030408B16RIK prevents ultrafiltration failure in peritoneal dialysis via microRNA-326-3p-mediated WISP2 down-regulation. Biochem J, 2020, 477(10): 1907-1921.

[61] Wei X, Huang H, Bao Y, et al. Novel long non-coding RNA AV310809 promotes TGF-β1 induced epithelial-mesenchymal transition of human peritoneal mesothelial

cells via activation of the Wnt2/β-catenin signaling pathway. Biochem Biophys Res Commun, 2019, 513(1): 119-126.

[62] 徐柳青，马姝琛，施映枫，等. DNA 甲基化和组蛋白乙酰化修饰调控腹膜纤维化的研究进展. 中华肾脏病杂志，2016，32（12）：945-948.

[63] Yang Y, Liu K, Liang Y, et al. Histone acetyltransferase inhibitor C646 reverses epithelial to mesenchymal transition of human peritoneal mesothelial cells via blocking TGF-β1/Smad3 signaling pathway in vitro. Int J Clin Exp Pathol, 2015, 8(3): 2746-2754.

[64] Yang J, Zhu T, Liu X, et al. Heat shock protein 70 protects rat peritoneal mesothelial cells from advanced glycation end-products-induced epithelial-to-mesenchymal transition through mitogen-activated protein kinases/extracellular signal-regulated kinases and transforming growth factor-β/Smad pathways. Mol Med Rep, 2015, 11(6): 4473-4481.

[65] Li S, Zhou Y, Fan J, et al. Heat shock protein 72 enhances autophagy as a protective mechanism in lipopolysaccharide-induced peritonitis in rats. Am J Pathol, 2011, 179(6): 2822-2834.

[66] Obata Y, Nishino T, Kushibiki T, et al. HSP47 siRNA conjugated with cationized gelatin microspheres suppresses peritoneal fibrosis in mice. . Acta Biomater, 2012, 8(7): 2688-2696.

[67] Shin HS, Ryu ES, Oh ES, et al. Endoplasmic reticulum stress as a novel target to ameliorate epithelial-to-mesenchymal transition and apoptosis of human peritoneal mesothelial cells. Lab Invest, 2015, 95(10): 1157-1173.

[68] Si M, Wang Q, Li Y, et al. Inhibition of hyperglycolysis in mesothelial cells prevents peritoneal fibrosis. Sci Transl Med, 2019, 11(495): 5341-5344.

第十六章 常染色体显性遗传性多囊肾病发病机制研究进展

常染色体显性遗传性多囊肾病（autosomal dominant polycystic kidney disease，ADPKD）是最常见的、潜在致死性、单基因的遗传性肾脏疾病，平均患病率为 2.0‰～3.3‰。肾脏发病特点是散在分布于整个肾实质的多发性囊肿的发展和无节制的扩张，伴随肾功能进行性丧失，据统计，5%～10% 的患者会进入终末期肾病（end-stage renal disease，ESRD），需要长期维持性透析治疗，而其中在 60 岁期间或之后进入 ESRD 的占比为 45%～70%。

近年来，基因组学、细胞生长周期调节、细胞代谢重编程等概念的提出为人们进一步认识 ADPKD 发病机制提供了重要契机。目前认为，ADPKD 主要由多囊蛋白表达缺失和功能缺陷致病，是 ADPKD 发病的核心环节。本章将首先围绕多囊蛋白展开，从遗传学突变、细胞周期异常、线粒体功能障碍 3 个方面，阐明多囊蛋白在多囊肾发病中的关键作用及相关机制。其次，本章将从代谢重编程的角度，阐明 ADPKD 发病过程中发生的重要的代谢改变，包括糖酵解的增加和 AMPK 的活化，以及由此引起的一系列的细胞代谢功能紊乱。此外，本章还介绍了 ADPKD 发病的其他潜在作用机制，包括血管生成、纤毛运动和细胞极性的异常等。

一、多囊蛋白在 ADPDK 发病中的作用及机制

虽然多囊蛋白早在二十多年前被发现，但其功能与 ADPKD 的发病机制尚不十分清楚。在 ADPKD 中，多囊蛋白与失调的信号通路之间的级联关系在很大程度上是未知的，且多囊蛋白是否直接影响这些信号通路，以及每个通路对囊肿发生和进展的贡献程度尚未达成共识。近年来，有关 ADPKD 遗传特性、多囊蛋白复合物的结构特征、细胞周期信号通路、线粒体功能在免疫系统中的作用等研究，对于进一步理解 ADPKD 的发病机制起到重要作用，归纳如图 3-16-1。

（一）ADPKD 的遗传学特征及"打击"学说

1. ADPKD 的遗传学特征　大部分 ADPKD 是由 *PKD1*（在 78% 的疾病家系中）或 *PKD2*（在 15% 的疾病家系中）基因突变引起，而少数 ADPKD 家族不存在这 2 种基因突变，但目前尚未发现第 3 个 *ADPKD* 基因。*PKD1* 位于 16 号染色体（16p13.3），编码多囊蛋白 -1（polycystin-1，PC1），而 *PKD2* 位于 4 号染色体（4q21），编码多胱囊蛋白 -2（polycystin-2，PC2）。目前认为，ADPKD 主要由 PC1 或 PC2 表达缺失和功能缺陷致病。PC1 和 PC2 都位于初级纤毛（顶端触角样细胞器，在机械应力传导中起重要作用）上，它们负责将信息从外界环境传递给细胞内。现有证据显示，PC1 和 PC2 以剂量依赖的方式抑制囊泡发生，当 PC1 或 PC2 浓度降至某一阈值以下时，囊泡发生。

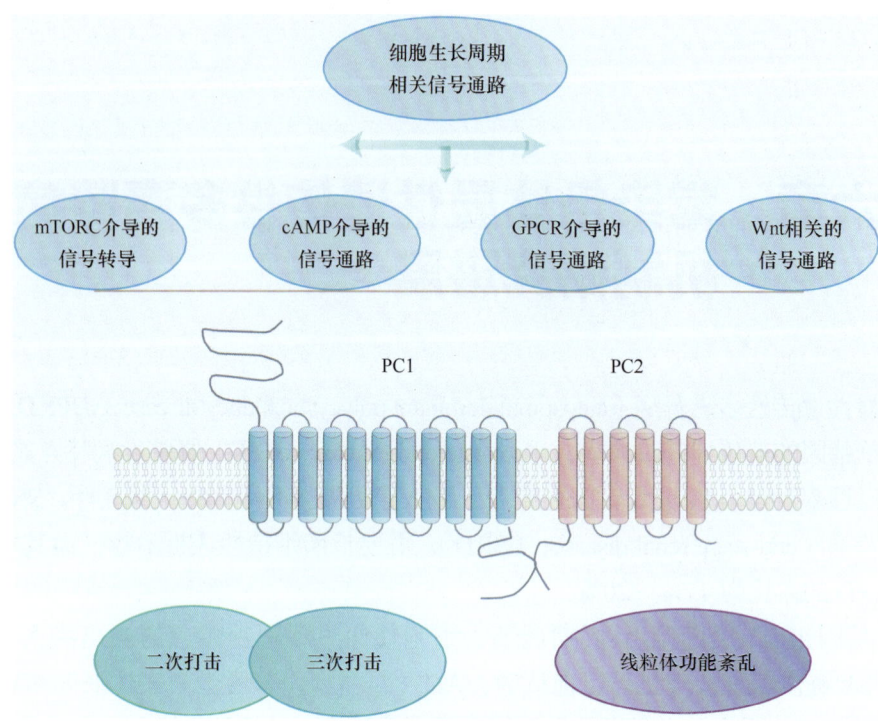

图 3-16-1　多囊蛋白在 ADPDK 发病中的作用

PC1 是一种大的多结构域糖蛋白，在 G 蛋白偶联受体蛋白水解位点（proteolytic site，GPS）裂解。GPS 结构域处的裂解会形成 2 个碎片，仍以非共价键结合。裂解是维持肾小管形态必要条件，研究表明，GPS 位点突变的基因敲入小鼠模型会出现 ADPKD，其囊肿主要生成部位在集合管。另一个可能的机制是机械刺激会导致细胞内释放 PC1 的胞质尾区。该蛋白片段随后转移至细胞核，激活活化蛋白-1（activating protein-1，AP-1）等转录途径。另一项研究表明，PC1 的胞质尾区也会转移至线粒体基质，从而调节线粒体的结构和功能。

PC2 是一种属于钙调节阳离子通道瞬时受体电位家族的蛋白，有 6 个跨膜成分（transmembrane，TM），属于非选择性阳离子通道中瞬时受体电位（transient receptor potential，TRP）家族。4 个 PC2 通道可形成四聚体结构，包括一个电压敏感结构域、一个位于 TM5 与 TM6 间的孔道环，以及一个由 TM1 与 TM2 间大胞外环组成的新"TOP"结构域。据推测，TOP 结构域对通道装配及其功能至关重要，因为它是错义致病突变的热点区域。

PKD1 和 *PKD2* 基因突变很多，大部分都具有家族特异性。突变可表现为无义突变、移码突变或剪接位点改变，可导致蛋白质截短和失活，但仍有高达 1/3 的突变临床意义尚不明确。新一代测序技术实现了 *PKD1* 和 *PKD2* 基因的高通量突变筛查，进一步证实了多囊蛋白缺失在囊肿形成中的重要作用。一项全外显子测序（whole exome sequencing，WES）对来自 9 例患者的 63 个肾囊肿进行研究测序，发现在 90% 的病例中检测到疾病基因的体细胞突变。例如，2016 年在 9 个常染色体显性遗传性多囊肾或肝病家系中发现了杂合突变位点 GANAB；2018 年在 7 个非典型 ADPKD 表现家系中发现了 *DNAJB1* 基因。这些基因的共同点是，它们会导致膜或分泌蛋白的低

效成熟和运输，破坏PC1的成熟和定位，导致肾或肝囊泡形成。对这些新的蛋白质成熟障碍的认识可能转化为潜在的治疗方法，旨在通过恢复蛋白质正常折叠，增加PC1在膜和纤毛中的表达。

2018年加拿大专家共识提出，突变基因的筛选或二代测序成为未来不典型ADPKD患者及家族系检测的趋势，对于典型的临床确诊的ADPKD患者，不推荐基因突变筛选，但对于以下几种情况，应考虑基因筛选或二代测序：①检测潜在供体的活体亲属中无任何ADPKD基因突变；②确定无ADPKD家族史患者的突变基因；③排除不典型的ADPKD家系中的其他囊性肾病；④确定早发性多囊性疾病影响的家系中的突变，并提供产前或植入前诊断。

2. "二次打击"假说（two-hit hypothesis） ADPKD的一个显著特征为疾病表型多样化。尽管所有细胞都有生殖系基因缺陷，但形成囊肿的肾小管不到10%，并且肾小管内的囊性扩张呈局灶性。因此有人提出，*PKD1*和*PKD2*基因突变引起囊肿需要"二次打击"。动物研究提示，PKD1或PKD2小鼠模型的纯外显子突变具有胚胎致死性。存活下来的ADPKD患者通常是杂合子，即一个*PKD*等位基因具有种系突变（"首次打击"），而另一个基因位点是正常的。"二次打击"假说预测，剩余的正常*PKD1*等位基因在极小百分比的细胞中发生体细胞突变（"二次打击"）。从人类囊肿的上皮细胞分离后也证实为单克隆突变，并发现*PKD1*位点杂合性缺失。然而，目前尚不清楚这种体细胞突变的机制、原因和时间或与囊性表型严重程度的相关性。也有部分学者对这个假说提出质疑。有研究发现，存在杂合性缺失或体细胞，*PKD1*基因突变的PKD1囊肿比例较低（<30%），而筛查整个*PKD2*基因后发现，在有生殖系（遗传性）*PKD2*基因突变的患者中，大约80%的肾和肝囊肿具有失活性PKD2体细胞突变。

3. "三次打击"假说（third hits hypothesis） 另一个重要的机制是囊性发育速度的变异性，被称为"三次打击"。目前认为，多囊蛋白在调节细胞增殖和分化中可能更重要，而在高度分化和稳定的细胞群中可能不那么重要。在囊蛋白缺失的初期，肾脏尚未形成囊肿病变，某些肾损伤刺激成为诱导囊肿生成的启动和进展的触发因素，包括缺血、肾毒性、高血糖、高灌注等，这些因素和其他尚未确定的因素可能在决定人类PKD囊性发生和发展的速度中起重要作用，这也部分解释了为何大部分患者在壮年发病，却通常在60岁期间或之后出现ESRD。

（二）多囊蛋白调节的细胞周期信号通路

多囊蛋白参与了多种信号通路的调节，当多囊蛋白表达异常时，会调控相关信号通路，导致ADPKD囊肿形成和扩大。总体来说，多囊蛋白调控的信号通路主要是影响细胞迁移、增殖、凋亡和器官发育的多种信号通路，包括G蛋白偶联受体（G-protein coupled receptor, GPCR）介导的信号转导、雷帕霉素靶蛋白复合体（mammalian target of rapamycin complex, mTORC）信号转导、环腺苷酸（cAMP）信号转导、钙信号转导，以及经典和非经典WNT信号通路。

1. GPCR介导的信号通路 尽管与经典的GPCR相比，PC1具有不同的结构域结构，但其作用与GPCR相似。PC1可直接与G蛋白α亚基结合，并激活随后的信号通路，如c-Jun氨基末端激酶、AP-1转录因子和活化T细胞信号级联的核因子等，从而调节正常细胞增殖、分化和凋亡。在正常情况下，当PC2与PC1共表达时，PC2通过抑制PC1的活性，导致PC1介导的G蛋白下游信号通路的失活。换言之，PC2的表达缺失可触发PC1活化，导致异常的G蛋白信号激活，从而促进囊肿形成。在细胞膜上，PC1和PC2形成一个功能单位，该复合物的稳定是调节离子通道活性及

GPCR 功能的必要条件。最近的研究证明了某些辅助蛋白可能通过增强 PC1/PC2 通道功能，引起 PKD 中 GPCR 的激活。例如，GPCR 信号调节因子 1（GPSM1）在各种 PKD 小鼠模型的肾小管细胞中高表达，重要的是，与对照组小鼠相比，pkd1 小鼠 GPSM1 的完全缺失导致 PC1/PC2 通道强化，导致囊肿形成增加，伴随肾功能下降，提示 GPMS1 在囊肿生长中起作用。

2. cAMP 介导的信号通路 cAMP 是参与多种细胞活动的第二信使，是除 GPCR 外，另一个调节细胞增殖、分化、DNA 合成和许多生理过程的信号通路。cAMP 刺激 PKD 细胞增殖和液体分泌，但不刺激正常细胞。在 PKD 人群及各种 PKD 动物模型的肾脏组织中均发现 cAMP 水平的升高。cAMP 通过激活 B-Raf/MEK/ERK 通路和通过跨上皮细胞液体分泌刺激上皮细胞增殖，促进囊肿增大。这种作用可能与细胞内 Ca^{2+} 水平有关，因为研究发现，使用 Ca^{2+} 载体可抑制 cAMP 的促有丝分裂反应，并且钙通道阻滞剂可促进 PKD 模型中细胞的增殖。另外，cAMP 的表达水平也有多种腺苷酸环化酶（AC）亚型联合调控，主要是通过调控降解 cAMP 的磷酸二酯酶（PDE）亚型，改变 cAMP 信号的调节蛋白的表达等。同时，在动物模型及 PDK 患者中均可观察到，降低 cAMP 的水平可部分减缓囊肿形成，从体外到体内共同验证了 cAMP 在 ADPKD 发病中的作用。

托伐普坦（tolvaptan）是一种血管升压素-2受体（vasopressin type 2 receptor，V2R）拮抗剂，可通过抑制 cAMP 的表达水平从而抑制 ADPKD 患者囊肿的生成和发展。最近的 2 项大型随机临床试验结果显示，与对照组相比较，托伐普坦可明显减缓 ADPKD 的进展。其中一个临床研究（TEMPO3：4），纳入了 1445 例早期成人 ADPKD 患者［(估算肾小球滤过率（estimated glomerular filtration rate，eGFR）>60 ml/（min·1.73 m^2）］，随访观察了 3 年，发现与安慰剂相比，托伐普坦可显著延缓 ADPKD 患者肾脏总体积的增长（减缓 45%）和 eGFR 的下降（减缓 26%）。另一个临床研究（REPRISE）纳入了 1370 例进展期成人 ADPKD 患者［25 ml/（min·1.73 m^2）<eGFR<65 ml/（min·1.73 m^2）］，随访观察了 1 年，结果表明，托伐普坦可延缓 ADPKD 患者 eGFR 的下降（减缓 35%）。基于以上 2 个大型临床研究的结果，美国食品药品管理局（FDA）已批准托伐普坦在成人 ADPKD 中的应用。但是，与安慰剂组相比，托伐普坦组因不良反应而提前退出研究的人数更多，也有学者质疑其对统计分析的有效性的影响，需要后续更多的临床研究观察来进一步证实。同时也提示人们，在使用托伐普坦时，要密切监测患者的肝肾功能和电解质变化，根据结果及时调整用药。生长抑素类似物奥曲肽也可抑制 cAMP 的产生，可能减缓囊肿的形成。然而，在最近一项 ADPKD 患者的 3 年随机对照试验中，与安慰剂相比，该药物未能显示其抑制囊肿发展的作用，可能与其样本量过小有关，需要有更大型的临床试验的结论进行进一步验证。

3. mTORC 介导的信号通路 哺乳动物 mTOR 是一种丝氨酸/苏氨酸蛋白激酶，调节细胞代谢、生长/增殖、蛋白质合成和转录。多囊蛋白可部分调节 mTOR 信号通路，并观察到在 PDK 患者细胞中 mTOR 的高表达。在动物模型中已证实 mTOR 抑制剂可以减缓肾囊肿增大。在 PKD1 突变小鼠的囊肿脏层上皮细胞中可观察到 mTOR 及其下游因子 S6 激酶的激活，但在其他 PKD 小鼠模型中均未观察到，表明 PC1 的缺失可能特异性导致 mTOR 活性增加。

尽管 mTOR 抑制剂在动物模型中显示出有效的延缓 PKD 进展的作用，在 2 项大型随机临床试验中，均未观察到西罗莫司和依维莫司可延缓 ADPKD 患者疾病进展。其中一个是西罗莫司临床研究，纳入 100 例早期成人 ADPKD 患者［eGFR＞70 ml/（min·1.73 m^2）］，随访观察了 1.5 年，发现与安慰剂相对，西罗莫司（剂量为 2 mg，每日 1 次）未能显著延缓 ADPKD 患者肾脏体积的增长。在依维莫司临床研究中，纳入 433 例 DPKD 患者，随访观察 2 年，也同样未看到西罗莫司对 ADPKD 患者肾脏体积增长的抑制作用。一种解释是，mTOR 抑制剂主要通过阻断 T 淋巴细胞的细胞周期来抑制免疫系统。一般而言，与其他免疫抑制剂相比，mTOR 抑制剂在人体中的耐受性较差，这些试验中使用的 mTOR 抑制剂在临床耐受剂量下，组织的有效渗透性不足。为了克服这一限制，一项研究证明了叶酸结合雷帕霉素在减缓小鼠肾囊肿生长方面的有效性。囊肿上皮细胞表达叶酸受体，而雷帕霉素可被叶酸受体介导的内吞作用摄取，表现出肾脏特异性 mTOR 抑制作用，这在 PKD 动物模型中证实了联合用药对囊肿生长的抑制作用。这种治疗方案预期可减少非病变部位毒性，而不会丧失靶向器官的疗效，有望作为 PKD 治疗有前景的方案。

4. Wnt 信号通路　Wnt 信号通路是细胞外 Wnt 糖蛋白（配体）通过激活细胞表面卷曲受体传递信号的一组信号转导通路。Wnt 信号对细胞迁移/增殖/凋亡和器官发育（包括肾脏）至关重要。Wnt 信号有 2 个主要分支：经典 β-catenin 依赖性和非经典途径。2 种 Wnt 信号通路均参与肾囊肿形成。经典 Wnt 途径主要通过稳定 β-catenin，而 β-catenin 可通过诱导 T 细胞因子（T cell factor，TCF）/Lef1 转录因子调节细胞增殖和极性，从而激活 Wnt 通路下游的靶基因表达。非经典途径主要通过激活 gtp 酶、Rho 和 Jun 氨基末端激酶，从而调节平面细胞极性（planar cell polarity，PCP），而 PCP 使细胞在上皮平面内排列整齐，对维持正常细胞功能至关重要。然而，在 PKD 肾小管上皮细胞中，PCP 的改变导致细胞分裂方向异常，并促进囊肿形成。同时，前文提到，PC2 的缺失会使 PC1/PC2 复合体失去稳定结构，导致 PC1 发生蛋白水解切割，释放出胞质尾部的片段，随之易位至细胞核中。PC1 的胞尾裂解片段刺激 Wnt 下游信号转导及转录激活因子（signal transducers and activators of transcription，STAT）——STAT3 和 STAT6 的活性，促进囊肿形成。

除了多囊蛋白外，纤毛结构和功能的异常也会影响经典和非经典 Wnt 信号。尽管经典 Wnt 信号通路对正常肾脏发育至关重要，但经典 Wnt 通路的激活使 PC1/PC2 复合物不稳定，并导致胚胎发育期间的严重多囊肾病。*Kif3a*、*Ift88* 或 *Ofd1* 等基因的突变可导致纤毛的缺失，同时导致经典 Wnt 通路的高度激活。

综上所述，多囊蛋白和纤毛的异常均可通过影响 Wnt 通路引起囊肿发生，但目前靶向 Wnt 信号的治疗主要集中在癌症中，包括靶向 Wnt 信号通路中特定分子的抗体的治疗。目前，尚无针对 Wnt 通路的药物在 PKD 防治中的基础或者临床研究，这将是未来一个有研究前景的靶向药物。

（三）多囊蛋白相关的线粒体功能

研究发现，细胞内的线粒体功能受损可部分解释 PKD1$^{-/-}$，近曲小管细胞中的代谢改变。PC1/PC2 复合物定位于膜内内质网（endoplasmic reticulum，ER），与线粒体结构紧紧相联，被称为"线粒体相关膜"，是介导 Ca^{2+} 从 ER 向线粒体转运的关键通道，而钙内流已证实了可正向调节线粒体中氧化磷酸化（oxidative phosphorylation，OXPHOS），从而影响细胞内氧水平。因此，PC1 的缺失可直接影响线粒体功能，从而促使肾小管细胞的代谢途径转化为糖酵解。另外，最新研究还发现 PC1 可通过抑制 miR-17 表达，导致过氧化物酶体增殖物激活受体（peroxisome proliferator activated receptor，

PPAR）表达水平的增加，来间接调控线粒体功能。研究已证实，PPAR 表达及活性增加可刺激脂肪酸性氧化物和 OXPHOS 水平，从而提高线粒体能量生产过程中底物的高效利用。此外，PC1 还可参与维持线粒体 DNA（mtDNA）拷贝数和预防线粒体分裂的功能。以上研究结果从不同角度验证了 PKD 发病过程中存在明显的与多囊蛋白相关的线粒体功能障碍。

二、代谢重编程在 ADPKD 发病中的作用及机制

近十来年的研究发现，ADPKD 患者发生代谢改变，并可能参与疾病发病机制。ADPKD 患者体内细胞将其能量产生方式从氧化磷酸化转变为其他替代途径，如糖酵解。此外，"能量感受器"腺苷酸活化蛋白激酶（adenosine monophosphate activated protein kinase，AMPK）在 ADPKD 患者体内明显活化，并参与调节 ADPKD 中 3 种关键的代谢改变途径，包括 mTORC1 信号通道、囊性纤维化跨膜传导调节因子（cystic fibrosis transmembrane conductance regulator，CFTR）的活性和 cAMP 信号通路。糖酵解的增加和 AMPK 的激活，导致蛋白质合成减少和离子通路的关闭，减少细胞生长速度，促进肾小管细胞的凋亡作用。

（一）糖酵解

ADPKD 中细胞代谢改变的发现是 ADPKD 发病机制研究的一个新的里程碑式的突破。ADPKD 细胞能量产生方式将从氧化磷酸化转化为替代途径，如糖酵解。在体外和体内 ADPKD 动物模型，以及 ADPKD 患者组织中均观察到糖酵解增加。

最早的研究是在缺乏 PKD1 的小鼠胚胎成纤维细胞（Pkd1$^{-/-}$ MEFs）中发现，在常氧条件下，糖酵解成为其主要能量来源，从而增加细胞对葡萄糖的摄取。这种转变主要依赖于 mTORC1 信号的上调，导致 AMPK 的抑制，使细胞优先利用有氧糖酵解产生能量。与这一假说一致，葡萄糖饥饿可导致 Pkd1$^{-/-}$ MEFs 细胞的增殖减少、凋亡增加及自噬缺陷。Menezes 等报道 Pkd1$^{-/-}$ 的细胞中出现 OXPHOS 的减少，表明脂肪酸 β-氧化减少，并伴有糖酵解的代偿性增加。此外，在 ADPKD 患者或 Pkd1$^{-/-}$ 小鼠的囊肿上皮中发现了几个关键的糖酵解基因的表达上调。以上研究表明，体外和体内研究均证实了在 ADPKD 中糖酵解增加为重要的代谢变化。

发生糖酵解的转化的原因目前仍不清楚。PC1 的缺失可直接影响线粒体功能，从而促使肾小管细胞的代谢途径转化为糖酵解。

（二）AMPK 的活化

AMPK 作为细胞能量储备的主要感受器，保证了代谢能量的产生和利用的协调性。在 ADPKD 发病过程中，细胞能量水平的降低导致 AMPK 的激活，进而激活能量生成途径，抑制能量消耗途径。在 ADPKD 的发病机制中，发现 AMPK 主要通过调控 mTORC1 信号通道、CFTR 的活性和 cAMP 信号通路来影响 ADPKD 肾小管细胞的能量代谢途径。

1. mTORC1 信号通路 mTORC1 信号通路整合来自营养传感途径的信息，是细胞增殖的主要驱动因素。mTORC1 的催化亚基 mTOR 激酶被大脑中富集的小 GTP 结合蛋白 RAS 同源物以 GTP 结合形式激活。AMPK 通过磷酸化 TSC2 来激活 TSC 的 GAP 活性，后者可促进 GTP 的水解，从而抑制 mTOR 激酶活性，从而降低蛋白质合成和细胞生长的速率，抑制能力消耗的途径。

2. CFTR 信号通路 CFTR 是一种 ATP 门控氯离子通道，主要负责囊液的分泌，从而促进囊肿扩张。AMPK 通过磷酸化 CFTR，降低了 CFTR 的单通道开放，从而降低了其介导的离子转运的能力和减少囊液的分泌，通过此途径抑制蛋白质合成和离子的转运，减少能量消耗。

3. cAMP 信号通路 已知 cAMP 信号通路也是调节细胞增殖、分化、DNA 合成和许多生理过程的信号通路之一。同时研究发现，cAMP 水平升高引起的 ERK1-ERK2 活化增加，可导致 AMPK 活性降低，已证实 AMPK 活性在 Pkd1$^{-/-}$ 小鼠和小型猪中也明显降低。在肝细胞中，观察到 AMPK 磷酸化可激活 cAMP 特异性的 3，5-环磷酸二酯酶 4B（PDE4B），导致 cAMP 的分解增加，细胞 cAMP 水平下降明显下降。但这一变化在 ADPKD 肾小管细胞中是否成立需进一步的证实。

总之，ADPKD 中肾小管细胞糖酵解途径增强，AMPK 活化引起 mTORC1 信号、CFTR 通道活性和 cAMP 信号水平下调，共同抑制其能量代谢水平，从而提高 PKD 肾小管细胞的凋亡作用。如果这些代谢重编码是驱动 ADPKD 的发病机制，而不是囊肿形成的继发结果，那么针对这些代谢紊乱的纠正，有可能成为减缓 ADPKD 进展的有效途径。

三、其他潜在的 ADPKD 发病机制的探讨

（一）血管生成

血管生成可能对 ADPKD 患者的囊肿生长和疾病进展有一定影响。有研究在 ADPKD 患者的肾脏中发现，巨大囊肿壁内嵌入了丰富的新生毛细血管网，并且肾脏囊肿表现出一系列提示活动性血管生成的基因和蛋白特征，这些结果均支持上述观点。然而，ADPKD 患者新生血管的机制及影响的信号通路的研究尚不明确，同时抗血管生成治疗是否对 ADPKD 治疗有效尚未可知。

（二）纤毛功能和平面细胞极性异常

很多人类和动物囊性肾病涉及的蛋白产物几乎都位于肾小管细胞的原纤毛，包括 ADPKD 中的 PC1 和 PC2 纤维囊蛋白等。有研究发现，ADPKD 基因突变肾脏中的纤毛功能改变会直接干扰肾上皮细胞正确感知管腔液流速的能力。原纤毛丧失可通过干扰肾小管上皮细胞的正常定向（平面细胞极性）而诱发肾囊肿形成。在平面细胞极性信号传递出现缺陷后，肾小管发生囊性扩张，无法维持正常的狭长管状形态，最终进展为囊肿。

四、展望

近年来，基础研究技术的进步为人们进一步了解 ADPKD 的发生机制，从而进行早期精准诊治提供了重要理论基础。作为临床发病率最高的肾脏遗传病，进一步加强对已知发病机制的转化，使之更好地服务临床精准诊治是人们面临的重要挑战。目前，ADPKD 的研究仍然存在很多尚未解决的问题，包括早期疾病生物标志物、联合治疗的临床价值，当前治疗、生活方式和饮食干预的临床获益，特别是基因编辑技术在疾病诊治中的潜在作用等，值得肾脏病同道进一步深入探讨。

（叶智明）

参 考 文 献

[1] Willey CJ, Blais JD, Hall AK, et al. Prevalence of autosomal dominant polycystic kidney disease in the European Union. Nephrol Dial Transplant, 2017, 32 (8): 1356-1363.

[2] Torres VE, Harris PC. Autosomal dominant polycystic kidney disease: the last 3 years. Kidney Int, 2009, 76 (2): 149-168.

[3] Lentine KL, Xiao H, Machnicki G, et al. Renal function and healthcare costs in patients with polycystic kidney disease. Clin J Am Soc Nephrol, 2010, 5 (8): 1471-1479.

[4] Paterson AD, Pei Y. Is there a third gene for autosomal dominant polycystic kidney disease?. Kidney Int, 1998, 54 (5): 1759-1761.

[5] Geng L, Segal Y, Peissel B, et al. Identification and localization of polycystin, the PKD1 gene product. J Clin Invest, 1996, 98 (12): 2674-2682.

[6] Ong AC, Harris PC. Molecular pathogenesis of ADPKD: the polycystin complex gets complex. Kidney Int, 2005, 67 (4): 1234-1247.

[7] Yu S, Hackmann K, Gao J, et al. Essential role of cleavage of Polycystin-1 at G protein-coupled receptor proteolytic site for kidney tubular structure. Proc Natl Acad Sci USA, 2007, 104 (47): 18688-18693.

[8] Chauvet V, Tian X, Husson H, et al. Mechanical stimuli induce cleavage and nuclear translocation of the polycystin-1 C terminus. J Clin Invest, 2004, 114 (10): 1433-1443.

[9] Lal M, Song X, Pluznick JL, et al. Polycystin-1 C-terminal tail associates with beta-catenin and inhibits canonical Wnt signaling. Hum Mol Genet, 2008, 17 (20): 3105-3117.

[10] Lin CC, Kurashige M, Liu Y, et al. A cleavage product of Polycystin-1 is a mitochondrial matrix protein that affects mitochondria morphology and function when heterologously expressed. Sci Rep, 2018, 8 (1): 2743-2747.

[11] Shen PS, Yang X, DeCaen PG, et al. The Structure of the Polycystic Kidney Disease Channel PKD2 in Lipid Nanodiscs. Cell, 2016, 167 (3): 763-773.

[12] Grieben M, Pike AC, Shintre CA, et al. Structure of the polycystic kidney disease TRP channel Polycystin-2 (PC2). Nat Struct Mol Biol, 2017, 24 (2): 114-122.

[13] Porath B, Gainullin VG, Cornec Le Gall E, et al. Mutations in GANAB, Encoding the glucosidase IIalpha subunit, cause autosomal-dominant polycystic kidney and liver disease. Am J Hum Genet, 2016, 98 (6): 1193-1207.

[14] Waldrop E, Al Obaide MAI, Vasylyeva TL. GANAB and PKD1 Variations in a 12 years old female patient with early onset of autosomal dominant polycystic kidney disease. Front Genet, 2019, 10 (3): 44-49.

[15] Cornec Le Gall E, Olson RJ, et al. Monoallelic mutations to DNAJB11 cause atypical autosomal-dominant polycystic kidney disease. Am J Hum Genet, 2018, 102 (5): 832-844.

[16] Soroka S, Alam A, Bevilacqua M, et al. Updated canadian expert consensus on assessing risk of disease progression and pharmacological management of autosomal dominant polycystic kidney disease. Can J Kidney Health Dis, 2018, 5 (1): 205-215.

[17] Paterson AD, Wang KR, Lupea D, et al. Recurrent fetal loss associated with bilineal inheritance of type 1 autosomal dominant polycystic kidney disease. Am J Kidney Dis, 2002, 40 (1): 16-20.

[18] Wu G, Markowitz GS, Li L, et al. Cardiac defects and renal failure in mice with targeted mutations in Pkd2. Nat Genet, 2000, 24 (1): 75-78.

[19] Patel V, Li L, Cobo Stark P, et al. Acute kidney injury and aberrant planar cell polarity induce cyst formation in mice lacking renal cilia. Hum Mol Genet, 2008, 17 (11): 1578-1590.

[20] Takakura A, Contrino L, Zhou X, et al. Renal injury is a third hit promoting rapid development of adult polycystic kidney disease. Hum Mol Genet, 2009, 18 (14): 2523-2531.

[21] Happe H, Leonhard WN, van der Wal A, et al. Toxic tubular injury in kidneys from Pkd1-deletion mice accelerates cystogenesis accompanied by dysregulated planar cell polarity and canonical Wnt signaling pathways. Hum Mol Genet, 2009, 18 (14): 2532-2542.

[22] Bell PD, Fitzgibbon W, Sas K, et al. Loss of primary cilia upregulates renal hypertrophic signaling and promotes cystogenesis. J Am Soc Nephrol, 2011, 22 (5): 839-848.

[23] Wilson PD. Cell biology of human autosomal dominant polycystic kidney disease. Semin Nephrol, 1991, 11 (6): 607-616.

[24] Parnell SC, Magenheimer BS, Maser RL, et al. The polycystic kidney disease-1 protein, polycystin-1, binds and activates heterotrimeric G-proteins in vitro. Biochem Biophys Res Commun, 1998, 251 (2): 625-631.

[25] Puri S, Magenheimer BS, Maser RL, et al. Polycystin-1

[26] Delmas P, Nomura H, Li X, et al. Constitutive activation of G-proteins by polycystin-1 is antagonized by polycystin-2. J Biol Chem, 2002, 277 (13): 11276-11283.

[27] Kwon M, Pavlov TS, Nozu K, et al. G-protein signaling modulator 1 deficiency accelerates cystic disease in an orthologous mouse model of autosomal dominant polycystic kidney disease. Proc Natl Acad Sci USA, 2012, 109 (52): 21462-21467.

[28] Nadella R, Blumer JB, Jia G, et al. Activator of G protein signaling 3 promotes epithelial cell proliferation in PKD. J Am Soc Nephrol, 2010, 21 (8): 1275-1280.

[29] Parker E, Newby LJ, Sharpe CC, et al. Hyperproliferation of PKD1 cystic cells is induced by insulin-like growth factor-1 activation of the Ras/Raf signalling system. Kidney Int, 2007, 72 (2): 157-165.

[30] Yamaguchi T, Nagao S, Wallace DP, et al. Cyclic AMP activates B-Raf and ERK in cyst epithelial cells from autosomal-dominant polycystic kidneys. Kidney Int, 2003, 63 (6): 1983-1994.

[31] Nagao S, Nishii K, Yoshihara D, et al. Calcium channel inhibition accelerates polycystic kidney disease progression in the Cy/+ rat. Kidney Int, 2008, 73 (3): 269-277.

[32] Yamaguchi T, Wallace DP, Magenheimer BS, et al. Calcium restriction allows cAMP activation of the B-Raf/ERK pathway, switching cells to a cAMP-dependent growth-stimulated phenotype. J Biol Chem, 2004, 279 (39): 40419-40430.

[33] Torres VE, Chapman AB, Devuyst O, et al. Tolvaptan in patients with autosomal dominant polycystic kidney disease. N Engl J Med, 2012, 367 (25): 2407-2418.

[34] Torres VE, Chapman AB, Devuyst O, et al. Tolvaptan in Later-Stage Autosomal Dominant Polycystic Kidney Disease. N Engl J Med, 2017, 377 (20): 1930-1942.

[35] Hogan MC, Masyuk TV, Page LJ, et al. Randomized clinical trial of long-acting somatostatin for autosomal dominant polycystic kidney and liver disease. J Am Soc Nephrol, 2010, 21 (6): 1052-1061.

[36] Caroli A, Perico N, Perna A, et al. Effect of longacting somatostatin analogue on kidney and cyst growth in autosomal dominant polycystic kidney disease (ALADIN): a randomised, placebo-controlled, multicentre trial. Lancet, 2013, 382 (9903): 1485-1495.

[37] Shillingford JM, Murcia NS, Larson CH, et al. The mTOR pathway is regulated by polycystin-1, and its inhibition reverses renal cystogenesis in polycystic kidney disease. Proc Natl Acad Sci USA, 2006, 103 (14): 5466-5471.

[38] Serra AL, Poster D, Kistler AD, et al. Sirolimus and kidney growth in autosomal dominant polycystic kidney disease. N Engl J Med, 2010, 363 (9): 820-829.

[39] Walz G, Budde K, Mannaa M, et al. Everolimus in patients with autosomal dominant polycystic kidney disease. N Engl J Med, 2010, 363 (9): 830-840.

[40] Shillingford JM, Leamon CP, Vlahov IR, et al. Folate-conjugated rapamycin slows progression of polycystic kidney disease. J Am Soc Nephrol, 2012, 23 (10): 1674-1681.

[41] Kipp KR, Kruger SL, Schimmel MF, et al. Comparison of folate-conjugated rapamycin versus unconjugated rapamycin in an orthologous mouse model of polycystic kidney disease. Am J Physiol Renal Physiol, 2018, 315 (2): 395-405.

[42] Corbit KC, Shyer AE, Dowdle WE, et al. Kif3a constrains beta-catenin-dependent Wnt signalling through dual ciliary and non-ciliary mechanisms. Nat Cell Biol, 2008, 10 (1): 70-76.

[43] Hajarnis S, Lakhia R, Yheskel M, et al. microRNA-17 family promotes polycystic kidney disease progression through modulation of mitochondrial metabolism. Nat Commun, 2017, 8 (1): 14395-14399.

[44] Rowe I, Chiaravalli M, Mannella V, et al. Defective glucose metabolism in polycystic kidney disease identifies a new therapeutic strategy. Nat Med, 2013, 19 (4): 488-493.

[45] Menezes LF, Lin CC, Zhou F, et al. Fatty acid oxidation is impaired in an orthologous mouse model of autosomal dominant polycystic kidney disease. EBioMedicine, 2016, 5 (1): 183-192.

[46] Magenheimer BS, St John PL, Isom KS, et al. Early embryonic renal tubules of wild-type and polycystic kidney disease kidneys respond to cAMP stimulation with cystic fibrosis transmembrane conductance regulator/Na (+), K (+), 2Cl (-) Co-transporter-dependent cystic dilation. J Am Soc Nephrol, 2006, 17 (12): 3424-3437.

[47] Hallows KR, Kobinger GP, Wilson JM, et al. Physiological modulation of CFTR activity by AMP-activated protein kinase in polarized T84 cells. Am J Physiol Cell Physiol, 2003, 284 (5): 1297-1308.

[48] Lopez Cotarelo P, Escribano Diaz C, Gonzalez Bethencourt

IL, et al. A novel MEK-ERK-AMPK signaling axis controls chemokine receptor CCR7-dependent survival in human mature dendritic cells. J Biol Chem, 2015, 290 (2): 827-840.

[49] Wei W, Popov V, Walocha JA, et al. Evidence of angiogenesis and microvascular regression in autosomal-dominant polycystic kidney disease kidneys: a corrosion cast study. Kidney Int, 2006, 70 (7): 1261-1268.

[50] Nichols MT, Gidey E, Matzakos T, et al. Secretion of cytokines and growth factors into autosomal dominant polycystic kidney disease liver cyst fluid. Hepatology, 2004, 40 (4): 836-846.

[51] Harris PC. 2008 Homer W. Smith award: insights into the pathogenesis of polycystic kidney disease from gene discovery. J Am Soc Nephrol, 2009, 20 (6): 1188-1198.

[52] Nauli SM, Alenghat FJ, Luo Y, et al. Polycystins 1 and 2 mediate mechanosensation in the primary cilium of kidney cells. Nat Genet, 2003, 33 (2): 129-137.

[53] Saburi S, Hester I, Fischer E, et al. Loss of Fat4 disrupts PCP signaling and oriented cell division and leads to cystic kidney disease. Nat Genet, 2008, 40 (8): 1010-1015.

第十七章　遗传性肾脏病基因诊断策略

遗传性肾脏病是指一类由遗传因素参与而引起的肾脏疾病。广义的遗传性肾脏病包括单基因遗传性病、多基因遗传病、染色体结构异常病、线粒体病等。本章讨论的遗传性肾脏病主要指单基因遗传性肾脏病。临床上常见的单基因遗传性肾脏病包括遗传性肾小球疾病（如 Alport 综合征）、遗传性肾小管间质疾病（如 Gitelman 综合征）、囊肿性肾病（如常染色体显性多囊肾）、肾脏发育异常［如先天性肾脏及泌尿系统发育异常（congenital anomalies of the kidney and urinary tract，CAKUT）］等；按照遗传方式，可以分为常染色体显性遗传、常染色体隐性遗传和伴性遗传等（表 3-17-1）。

表 3-17-1　肾脏疾病常见致病基因

遗传方式	疾病亚类	疾病名称	常见致病基因
常染色体显性遗传（AD）	肾小球疾病	FSGS/SRNS	*COL4A3*，*COL4A4*，*TRPC6*，*ACTN4*，*INF2*，*PAX2*，*ANLN*，*WT1* 等
		ADAS/TBMD	*COL4A3*，*COL4A4*
		脂蛋白肾病	*APOE*
		GFND	*FN1*
		淀粉样变性	*LYZ*，*APOA1* 等
	肾小管间质疾病	ADTKD	*UMOD*，*MUC1*，*HNF1B*，*REN*，*SEC61A1*
		胱氨酸尿	*SLC3A1*
	囊肿性疾病	ADPKD	*PKD1*，*PKD2*
	发育异常/综合征型	CAKUT	*PAX2*，*HNF1B*，*ROBO2*，*DSTYK*，*EYA1* 等
		HANAC	*COL4A1*
常染色体隐性遗传（AR）	肾小球疾病	FSGS/SRNS	*NPHS2*，*NPHS1*，*CRB2*，*NUP107*，*NUP160*，*NUP205* 等
		ARAS	*COL4A3*，*COL4A4*
	肾小管间质疾病	Gitelman 综合征	*SLC12A3*
		Bartter 综合征	*SLC12A1*，*BSND*，*CLCNKB*，*CLCNKA*，*KCNJ1* 等
		原发性高草酸尿	*AGXT*，*GRHPR*，*HOGA1*
	囊肿性疾病	肾单位肾痨	*NPHP1*，*NPHP3*，*NPHP4* 等
		ARPKD	*PKHD1*
	发育异常/综合征型	CAKUT	*HPSE2*，*LRIG2*，*ACE*，*AGT* 等
伴性遗传（XL）	肾小球疾病	XLAS	*COL4A5*
		Fabry 病	*GLA*
	肾小管疾病	Dent 病	*CLCN5*，*OCRL1*
		XLH	*PHEX*
	发育异常/综合征型	CAKUT	*KAL1*，*GPC3* 等

注：FSGS. 局灶性节段性肾小球硬化症；SRNS. 激素抵抗病综合征；ADAS. 常染色体显性遗传 Alport 综合征；TBMD. 薄基底膜肾病；GFND. 纤维连接蛋白肾小球病；ADTKD. 常染色体显性遗传肾小管间质病变；ADPKD. 常染色体显性遗传性多囊肾病；CAKUT. 先天性肾脏及泌尿系统发育异常；HANAC. 遗传性血管病、肾病、动脉瘤和肌肉痉挛综合征；ARAS. 常染色体隐性 Alport 综合征；ARPKD. 常染色体隐性遗传性多囊肾病；XLAS.X 连锁 Alport 综合征；XLH.X 连锁低磷性佝偻病

一、遗传性肾脏病基因诊断的意义

1. 基因检测可以辅助诊断 Groopman 等对 3315 例成人不同病因慢性肾脏病（chronic kidney disease，CKD）队列进行基因检测，发现 9.3% 的 CKD 患者携带单基因突变，其中 63% 的突变集中于 6 个基因（*PKD1*、*COL4A5*、*COL4A3*、*COL4A4*、*PKD2* 和 *UMOD*）。突变发生率最高的病种分别为发育异常/囊肿性疾病（23.9%）和不明原因肾病（17.1%）。作者对所有 *COL4A3*~5 基因突变患者分析发现，仅 38% 的患者在基因检测前临床诊断为 Alport 综合征或薄基底膜肾病，16% 诊断为局灶性节段性肾小球硬化症（focal segmental glomerulosclerosis，FSGS），其余则误诊为高血压肾病或不明原因肾病等，提示基因检测可提高临床诊断的准确性，利于患者转诊，实现精准治疗。

2. 基因检测在某些类似疾病的鉴别诊断中发挥十分重要的作用 Bartter 综合征和 Gitelman 综合征这 2 种遗传性肾小管疾病临床表现比较接近，但两者的治疗及预后不同。一般认为，前者常合并肾外发育不全且预后差，后者患者往往长期肾功能稳定。典型患者可根据临床表现的差异进行鉴别，但对于不典型患者的鉴别有时较为困难，基因检测对于这些临床鉴别比较困难疾病的诊断具有较为重要的意义。

3. 基因诊断有助于发现治疗靶点并预测疗效 *COQ2*、*COQ6*、*ADCK4* 或 *PDSS2* 是辅酶 Q10（CoQ10）生物合成的调节分子，*PDSS2* 基因突变模型研究发现，CoQ10 治疗有助于缓解蛋白尿和肾间质病变。Atmaca 等对 8 例 *ADCK4* 双等位基因突变的无症状性蛋白尿患者进行 CoQ10 补充治疗，随访 11.5（4~21）个月后蛋白尿显著下降。此外，*COQ2*、*COQ6* 基因突变患者中均有通过单纯补充 CoQ10 而达到临床缓解的成功案例。研究发现，约 1.9% 的 FSGS 患者由 CoQ10 合成缺陷基因 ADCK4 突变引起，因此，对于 CoQ10 相关基因测序有助于发现特异性治疗靶点。此外，对于少数的遗传性肾脏病，已经出现有效的治疗方法，例如，半乳糖苷酶替代治疗已经用于临床，可有效缓解法布雷病患者的疾病进展；成纤维细胞生长因子 23（fibroblast growth factor 23，FGF23）单抗（burosumab）已经通过美国食品药品监督管理局（FDA）和欧盟批准用于 X 连锁低磷性佝偻病（X-linked hypophosphatemic rickets，XLH）的治疗，可有效改善 XLH 患者的低磷血症、影像学病变和骨痛等症状。

4. 基因检测有助于判断疾病预后 一项研究对比 271 例非裔美国人和 168 例欧裔美国人的 *APOL1* 基因型，证实在隐性遗传模式下，携带 2 个 *APOL1* 风险等位基因（G1 和 G2）的非裔美国人罹患 FSGS 的风险显著增加（*OR* 17，95%*CI* 11~26），并且患者的发病年龄更早、进展至终末期肾病（end-stage renal disease，ESRD）的速度更快。另一项研究对比散发和家族性激素抵抗型肾病综合征（steroid resistance nephritic syndrome，SRNS），发现携带突变患者起病年龄更早、肾功能下降更快、到达 ESRD 时间更短、预后更差。基因检测可以帮助预测 ESRD 患者肾移植后是否复发。一项研究对 187 例 SRNS 患者进行全外显子测序（whole exon sequencing，WES）发现，SRNS 患者的基因突变检出率为 26.2%，其中基因突变患者进展至 ESRD 的时间更短，同时肾移植后无复发，而无基因突变的 SRNS 患者约 1/2 会出现肾移植后复发。

5. 基因检测有助于遗传咨询 对于单基因遗传病，明确致病基因突变，可以帮助估算后代出现基因缺陷的概率，进而提供生育咨询建议。对于处于妊娠状态的患者，在明确致病突变后，可以通过产前诊断明确胚胎是否携带基因缺陷。此外，随着测序技术与生殖科学的快速发展，对于单基因突变的遗传性肾脏病患者，可借助胚胎植入前遗传学诊断技术，阻断单基因疾病向后代遗传，该方法已在常染色体显性遗传性多囊肾病（autosomal dominant polycystic kidney disease，ADPKD）等疾病中成功应用。

二、基因诊断适用人群

1. 儿童CKD患者 单基因遗传性肾脏病是儿童CKD常见病因，常见的儿童遗传性肾脏病包括CAKUT、SRNS、囊性肾病、Alport综合征等。Rao等对我国13个中心1001例起病年龄<18岁的疑似遗传性肾脏病进行基因检测，在42.1%的患儿中检测到单基因突变。在儿童单基因遗传病中，以下疾病的遗传诊断率较高：① SRNS。在该项研究中儿童SRNS的遗传诊断率为32.1%，最常见的3种致病基因是*COQ8B*、*WT1*和*NPHS1*。② CAKUT。目前已知40多种单基因的基因突变会导致CAKUT，在本研究中遗传诊断率为17%，其中检出率较高的基因有*PAX2*、*PRKCSH*、*ROBO2*等。③肾单位肾痨（nephronophthisis，NPHP）。临床表现非特异性，患者常合并多种肾外表现如眼、肝、中枢神经系统异常，目前已有文献报道*NPHP1*～*NPHP20*、*NPHP1L*等20余种基因缺陷将导致NPHP的发生，在本研究中遗传诊断率为40%，其中*NPHP1*、*NPHP3*基因突变发生频率最高。以上疾病的漏误诊率较高，而基因检测有助于早期确定分子缺陷。④多囊肾。遗传诊断率为64.1%，包括*PKD1*、*PKD2*、*PKHD1*等基因。由此可见，对儿童CKD患者往往需要行基因检测以明确诊断，确定疾病的分子缺陷。

2. 疑似遗传性肾脏病患者 建议对所有疑似遗传性肾脏病患者进行基因检测，以排除或确定其是否存在基因缺陷。对于具有特异性临床表型的遗传性肾脏病，如多囊肾（双肾体积增大、双肾多发囊肿且囊肿进行性增大等）、法布里病（皮肤血管角质瘤、肢端疼痛、排汗异常等）、Alport综合征（眼、耳、肾特异性改变）等，这部分患者可根据其特征性临床病理表现较容易实现临床诊断，通过基因检测可以帮助确诊及明确致病突变。然而，对于其他一些临床缺乏特征性表现的遗传性肾脏病，如ADTKD、NPHP等，或者肾脏病临床表型不典型的患者，如女性法布里病患者常无少汗和末梢神经痛表现，常染色体显性遗传的Alport综合征患者仅表现为血尿、蛋白尿，基因检测往往成为这些疾病唯一的诊断方法。

3. 合并肾脏病家族史患者 CKD患者常合并肾脏病家族史，一项研究对比家族性CKD与散发性CKD的全外显子测序结果发现，家族性CKD突变检出率是散发性的3倍。Warejko等对来自300个家庭的335例起病年龄<25岁的SRNS患者行全外显子测序，其中家族性SRNS基因诊断率是非家族性的3倍。来自79个疑似NPHP家系或近亲家庭的103例患者的二代测序结果显示单基因突变率高达69%，因此，CKD患者如合并肾脏病家族史，建议行基因检测，有助于病因的明确及家庭成员的早期诊断。

4. 不明原因CKD患者 临床上有相当部分的CKD患者因起病时已经发生ESRD而错失肾穿刺的机会，或因肾脏病理缺乏特征性表现，诊断不明确使得诊疗方案制定困难，对于这部分患者，行基因检测往往成为唯一的确诊方法。一项回顾性研究对104例起病年龄<25岁的肾移植患者进行全外显子测序，发现32.7%的患者存在单基因突变，基因检测帮助这部分患者明确了病因诊断。Groopman等对16例不明原因CKD患者进行基因测序，为其中9例患者确定了遗传缺陷，基因诊断率高达56%。因此，基因检测对于诊断不明CKD患者亦有较高的应用价值。

三、基因检测方法及结果解读

应重视对所有CKD患者进行家族史的询问，并重视对家族性CKD患者家族史的采集工作。一般建议进行家系时调查至少涵盖3代，包括先证者的父母及先证者的兄弟姐妹、父母的兄弟姐妹、祖父母、外祖父母、子女等，这有利于对遗传方式的判断。对家族性CKD患者的所有家庭成员应该进行相关表型的检测，对于先证者为肾小球病的家庭成员调查，应该至少包含肾功能、尿常规、尿微量白蛋白与尿肌酐比值（ACR）及泌尿系统超声等。

对临床疑似遗传性肾脏病的患者采取合适的基因检测方案。以往常用Sanger测序方法以确定候选致病基因突变，但Sanger测序费用较为昂贵且费时费力，仅用于候选基因明确的遗传性肾脏病患者的基因诊断及先证者的家属样本验证。随着基因检测技术飞速发展，高通量测序技术逐渐成熟。高通量测序包括靶向基因panel测序、全外显子测序和全基因组测序（whole genome sequencing，WGS）等，越来越常用于临床以确定致病性突变。panel测序是对某种临床表型的所有已知候选基因的检测技术，特点是针对性强且节约成本，经济高效；其局限性是该方法依赖于临床医师对疾病种类的判断，一旦临床判断错误（选错panel）会导致基因检测结果为假阴性，并且因为panel中包含了目前已知会导致疾病的基因的集合，因此，panel测序不能发现新的致病基因，仅适用于对临床表型相对明确的典型遗传性肾脏病的诊断，如ADPKD、Alport综合征和法布里病。WES是对人类基因组2万余个已知基因全部外显子的蛋白编码区域（约占2%的基因组序列）进行测序，优点在于不依赖临床诊断，特别适用于临床诊断不明确的遗传性肾脏病患者。此外，WES在发现新的致病基因和新的遗传机制方面也发挥重要的作用。WES和panel测序仅能检测外显子区域及临近外显子的部分内含子区域，对非编码区域的遗传变异无法检测，同时该方法对拷贝数变异、大片段插入/缺失等染色体结构异常的敏感性较低。WGS可对基因组范围内的所有DNA序列进行测序，优点在于同样不依赖于临床诊断；与WES相比，WGS优势在于对拷贝数变异、非编码区域的突变的测序敏感性较高、测序结果更加可靠，在遗传学机制复杂的肾病分子诊断方面具有很好的应用前景，但由于测序成本较昂贵、数据分析耗时长，尚未广泛用于临床诊断。在未来，随着WES/WGS分析方法的改进和成本进一步降低，WES/WGS有望成为临床常用的遗传诊断方法，提高临床诊治水平。

相较于基因测序方法的选择和适应证的判断，基因测序结果的解读更具挑战性。为了系统解读二代测序的结果，美国医学遗传学与基因组学学会于2015年制定了美国医学遗传学与基因组学学会（Amercian College of Medical Genetics and Genomics，ACMG）遗传变异解读指南。ACMG指南通过整合多种公共数据库［千人基因组数据库（1000 Genomes）、人类外显子组整合数据库（EXAC）等］提供的信息，对检测到的变异进行致病性判断。总体思路是对变异进行逐步评分，例如，分析遗传变异是否导致转录产物缺失（如剪接变异、无义变异、移码变异等），变异是否导致蛋白质长度发生变化，变异是否为新发变异，变异是否符合家系共分离，基因型与表型是否一致等。将遗传变异的致病性分为5个等级：致病、可能致病、临床意义未明（variats of uncertain significance，VUS）、可能良性、良性。一般而言，通过ACMG评分，认为"致病"和"可能致病"的变异是导致患者肾脏表型的重要致病性遗传分子原因，这2种级别的变异可为患者的临床诊断及治疗方案的制定提供重要的指导依据。ACMG评分的局限性在于：①受限于判读者的主观判断、所使用的生物信息方法的差异、家系样本采集的情况，使得通过 ACMG 评分对遗传变异的致病性判断的一致性受到挑战；②即使是判断为"VUS"或"良性"变异，其是否为导致肾脏疾病的分子遗传缺陷，需要对患者进行长期临床随访和观察，或对该变异进行分子生物学研究等，收集更多的证据才能进一步明确。期待未来将会有更加客观的判断标准和更加简洁的解读流程，使基因检测结果的解读更加可靠和简便。

四、展望

遗传性肾脏病多数为罕见病，且缺乏特异性的治疗方法。然而，其病因单一，机制相对明确，对此进行研究可以推动常见病、多发病的研究进展，例如，在家族性 FSGS 的致病基因定位研究中，找到一系列足细胞相关分子，为其他足细胞相关疾病（如糖尿病肾病等）的研究带来很大帮助。此外，对罕见病的研究有助于发现新的靶向治疗手段，例如，在对肾性糖尿机制进行研究时，发现了钠-葡萄糖协同转运蛋白 2 抑制剂，从而推动对肾脏疾病的治疗进展。因此需要加强对遗传性肾脏病的研究。基因检测不但有助于早期诊断，还可以对遗传性肾脏病进行分子分型，帮助临床医师准确预测患者预后并辅助制定临床诊治策略，为临床带来靶向治疗的同时，避免不必要的药物不良反应。此外，基因检测还有助于辅助生殖和优生优育。随着基因测序技术的不断完善，以及基因突变和临床表型知识库的不断扩充，基因检测将给遗传性肾脏病的诊治带来质的飞跃，使得精准诊断和精准治疗成为可能。

（谢静远　余舒文　方正滢）

参 考 文 献

[1] Groopman EE, Marasa M, Cameron-Christie S, et al. Diagnostic Utility of Exome Sequencing for Kidney Disease. The New England Journal of Medicine, 2019, 380(2): 142-151.

[2] Atmaca M, Gulhan B, Korkmaz E, et al. Follow-up results of patients with ADCK4 mutations and the efficacy of CoQ10 treatment. Pediatr Nephrol, 2017, 32(8): 1369-1375.

[3] Korkmaz E, Lipska-Zietkiewicz BS, Boyer O, et al. ADCK4-Associated Glomerulopathy Causes Adolescence-Onset FSGS. Journal of the American Society of Nephrology, 2016, 27(1): 63-68.

[4] van der Veen SJ, Hollak CEM, van Kuilenburg ABP, et al. Developments in the treatment of Fabry disease. J Inherit Metab Dis, 2020, 43(5): 908-921.

[5] Carpenter TO, Whyte MP, Imel EA, et al. Burosumab therapy in children with X-linked hypophosphatemia. The New England Journal of Medicine, 2018, 378(21): 1987-1998.

[6] Kopp JB, Nelson GW, Sampath K, et al. APOL1 genetic variants in focal segmental glomerulosclerosis and HIV-associated nephropathy. Journal of the American Society of Nephrology, 2011, 22(11): 2129-2137.

[7] Gribouval O, Boyer O, Hummel A, et al. Identification of genetic causes for sporadic steroid-resistant nephrotic syndrome in adults. Kidney Int, 2018, 94(5): 1013-1022.

[8] Bierzynska A, McCarthy HJ, Soderquest K, et al. Genomic and clinical profiling of a national nephrotic syndrome cohort advocates a precision medicine approach to disease management. Kidney Int, 2017, 91(4): 937-947.

[9] Zhou C, Mei C, Xue C. Preimplantation genetic diagnosis of autosomal dominant polycystic kidney disease applied in China. American Journal of Kidney Diseases, 2018, 72(5): 767-776.

[10] Vivante A, Hildebrandt F. Exploring the genetic basis of early-onset chronic kidney disease. Nat Rev Nephrol, 2016, 12(3): 133-146.

[11] Rao J, Liu X, Mao J, et al. Genetic spectrum of renal disease for 1001 Chinese children based on a multicenter registration system. Clin Genet, 2019, 96(5): 402-410.

[12] Halbritter J, Porath JD, Diaz KA, et al. Identification of 99

[12] novel mutations in a worldwide cohort of 1,056 patients with a nephronophthisis-related ciliopathy. Hum Genet, 2013, 132(8): 865-884.

[13] Luo F, Tao YH. Nephronophthisis: A review of genotype-phenotype correlation. Nephrology (Carlton), 2018, 23(10): 904-911.

[14] Warejko JK, Tan W, Daga A, et al. Whole exome sequencing of patients with steroid-resistant nephrotic syndrome. Clin J Am Soc Nephrol, 2018, 13(1): 53-62.

[15] Braun DA, Schueler M, Halbritter J, et al. Whole exome sequencing identifies causative mutations in the majority of consanguineous or familial cases with childhood-onset increased renal echogenicity. Kidney Int, 2016, 89(2): 468-475.

[16] Mann N, Braun DA, Amann K, et al. Whole-exome sequencing enables a precision medicine approach for kidney transplant recipients. Journal of the American Society of Nephrology, 2019, 30(2): 201-215.

[17] Lata S, Marasa M, Li Y, et al. Whole-exome sequencing in adults with chronic kidney disease: a pilot study. Ann Intern Med, 2018, 168(2): 100-109.

[18] Richards S, Aziz N, Bale S, et al. Standards and guidelines for the interpretation of sequence variants: a joint consensus recommendation of the american college of medical genetics and genomics and the association for molecular pathology. Genet Med, 2015, 17(5): 405-424.

第十八章 肾脏衰老的分子机制研究进展

几乎在所有的物种中，衰老都是不可避免的，而发生衰老的根本原因是细胞、器官的退化（衰老）及修复缺陷。实际上，衰老是一个复杂且难以充分理解的过程，受遗传、环境等多种因素的影响，是对各类生理刺激的应答反应能力不足的表现。衰老可导致大多数系统（神经系统、心血管系统、呼吸系统、泌尿系统等）发生组织学及功能学的改变。肾脏是除肺以外人体器官和系统衰老中变化最为明显的器官。随着机体的衰老，肾脏出现诸多生理学和病理学改变，导致肾功能减退，进一步推动机体衰老过程。已有研究发现衰老相关组织损伤在肾脏的表现尤为突出，其不仅有肾小球的形态改变，而且伴随显著的肾小管间质细胞表型转变，并促进肾功能减退。作为基础和临床研究中的一个重要课题，肾脏衰老已成为生命科学和医学中极其重要的领域。目前，人们对衰老相关机制的研究已取得了相当大的进展，通过认识肾脏衰老机制，将为发现减缓肾脏衰老新的干预措施提供线索。

一、肾脏器官衰老的细胞内调控机制

（一）细胞衰老的介质

细胞周期依赖性激酶（cyclin-dependent kinases，CDK）抑制剂 p21（又称 p21WAF1/Cip1），是一种由 165 个氨基酸组成的蛋白质，能介导 p53 依赖性和 p53 非依赖性 G1 生长停滞。p21 主要通过结合和抑制 CDK 的激酶活性（尤其是 CDK4 和 CDK6）来执行其生物活性，从而抑制增殖相关基因的表达。这种抑制是促进细胞周期永久性停滞的机制之一，称为细胞衰老。Kitada 等研究发现，高血糖可显著增加肾脏 p21 表达，导致 1 型糖尿病患者肾小管衰老。Richard 等研究发现，急性肾损伤（acute kidney injury，AKI）可激活肾外器官和组织 p21 表达，血浆中 p21 的表达水平可作为肾脏系统衰老过程的评价指标之一。Johnson 等证明氧化诱导预处理（oxidant-induced preconditioning，OIP）可通过激活 Nrf2 途径而发挥对缺血性肾小管坏死的保护作用，同时证明了肾脏缺血预处理（ischemic preconditioning，IPC）、肾小管的衰老及严重程度与持续性的 p21 表达上调有关。

（二）细胞内活性氧积累与肾脏衰老

衰老过程中的特异性变化与活性氧（reactive oxygen species，ROS）的蓄积和清除障碍所引起的氧化还原失衡有关。但到目前为止，氧化应激诱导衰老的确切机制尚不清楚。可能的机制为 ROS 水平升高导致细胞衰老，作为一种生理过程阻止细胞增殖，以应对复制过程中发生的损伤。同时，ROS 刺激后，衰老细胞分泌一些因子能主动改变周围环境，这些因子被称为衰老相关分泌表型（senescence-associated secretory phenotype，SASP），包括可溶性因子（白介素、趋化因子和生长因子）、降解酶如基质金属蛋白酶（matrix metalloproteinase，MMP）和不溶性蛋白质/细胞外基质（extracellular matrix，ECM）成分。这些分泌因子依赖其所处的生物环境，既可以诱导自身衰老，又能促进细胞增殖，具有双向调节作用。在氧化应激损伤中，还原型烟酰胺腺嘌呤二核苷酸磷酸（reduced nicotinamide adenine dinucleotide phosphate，NADPH）氧化酶被认为是重要的调控酶。NADPH 氧化酶最初在吞噬细胞中被鉴定为一个包含 gp91phox（Nox2，膜结合催化亚单位）的多亚单位复合物。在过去的十年中，人们发现了几种新的 Nox2 同系物，包括 Nox1、Nox3、Nox4 和 Nox5。肾组织中发现了 Nox1、Nox2 和 Nox4。相关研究显示，Nox1 作为一种 NADPH 氧化酶，可产生 ROS，参与了细胞衰老的进展。Schilder 等研究利用 Nox1 敲除小鼠，研究高血糖对介导肾损伤效应的细胞信号传导的影响，结果提示，Nox1 氧化酶在早期糖尿病肾病中起着促进衰老的重要作用。

（三）端粒调控与肾脏衰老

端粒由位于染色体末端的串联重复序列组成。端粒与一系列蛋白质构建成复杂的结构，有助于保护基因组的稳定性，端粒缩短在细胞复制性衰老机制中占有重要地位。Melk 等早期研究推测肾脏衰老可能与端粒缩短有关，并且认为端粒缩短在人类肾脏中以年龄依赖的方式进行。Zhang 等关于测量外周血白细胞端粒限制性片段（telomere restriction fragment，TRF）长度与肾脏功能关系的队列研究同样提示，白细胞端粒长度随着年龄的增长而缩短，并且与血清胱抑素 C 水平和肾小球滤过率相关，因此认为 TRF 的长度与肾功能减退有关，可以作为衰老的标志。值得注意的是，有研究认为端粒长度的变化与肾功能的变化无关，虽然端粒缩短和肾功能下降在个体中经常并存，但这种相关性的主要贡献是年龄的增长，无法明确得出肾脏器官衰老与端粒短缩之间的相关性。

（四）细胞自噬与肾脏衰老

年龄相关的器官功能退化中，细胞内受损蛋白质和细胞器（如线粒体）的积累被认为是导致组织衰老相关功能紊乱的另一个重要发病机制，损伤物质清除不足导致衰老相关疾病的发生与发展。在最近十几年里，从酵母到哺乳动物的各种物种衰老过程，自噬的作用已经被广泛研究。大量结果表明，巨自噬和伴侣介导的自噬均随年龄增长而下降，其结果是自噬缺乏引起细胞内与年龄相关的废物积聚，导致衰老的进展。肾脏作为典型的衰老靶器官，肾小球硬化、肾小管间质纤维化，以及足细胞和肾小管损伤是肾脏老化的典型组织学改变。有研究认为，自噬对于维持足细胞和近端肾小管细胞的功能和稳态起着重要作用，尤其是对于其衰老过程具有保护作用。Cui 等以月龄为变量对 Fischer 344 大鼠进行分组，研究月龄对于肾脏自噬的影响。结果表明，随着年龄增长，自噬相关基因（*Atg*）7 在肾脏中表达明显下调；自噬标志物轻链 3/Atg8 在老年肾脏中的蛋白表达水平明显下降；老年肾脏 p62/SQSTM1 和多泛素聚集体的水平增加，代表自噬和蛋白酶体降解的功能。结果提示，随着年龄增长，大鼠肾脏自噬功能下降，并且自噬可能介导肾脏衰老过程，从而导致线粒体受损。Liu 等以 *Atg5* 基因敲除小鼠为模型进行研究，认为远端和近端肾小管细胞 Atg5 的缺失会导致肾功能受损，使小管细胞中 p62 和氧化应激标志物显著积累，且肾小管细胞 Atg5 缺乏会使肾脏对缺血损伤敏感，导致肾功能受损、线粒体积聚、肾小管细胞凋亡和增殖增加，强调自噬在应激状态下维持肾小管细胞完整性的关键作用。

二、内环境影响肾脏衰老的分子机制

（一）热量限制延缓肾脏衰老的作用机制

热量限制（calorie restriction，CR）是指在保证营养充足的前提下减少热量摄入。在动物试验中，已证明 CR 可增加自噬、上调去乙酰化酶-1（SIRT1）、减轻炎症和氧化应激等，延长寿命及改善多种生命体征（图 3-18-1）。

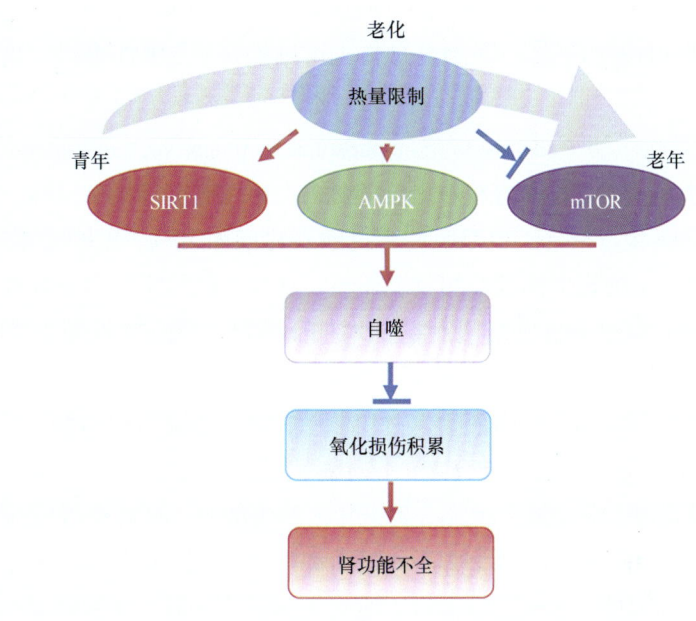

图 3-18-1　热量限制介导的减缓肾脏衰老的潜在分子机制　短期热量限制激活自噬活性并减少氧化应急损伤的累积，从而减缓肾功能不全。其作用机制可能是通过去乙酰化酶-1（SIRT1）、单磷酸腺苷激活的蛋白激酶（AMPK）和雷帕霉素靶蛋白（mTOR）等途径进行调控

衰老相关的肾损伤包括肾小管萎缩、间质性纤维化和肾小球硬化。老年个体对局部缺血和中毒性应激特别敏感，并且表现出高比例的终末期肾病和慢性肾脏疾病。在 CR 介导的寿命延长和抗衰老作用中，无论是低级物种还是哺乳动物，都已发现自噬的激活是必不可少的。短期限食即可激活肾小管上皮细胞自噬，而在衰老大鼠中长期限食可明显提高自噬，降低 DNA 损伤及衰老标志物的表达，这在某种程度上也为延缓肾脏组织衰老提供了一个治疗目标和思路。

SIRT1 为烟酰胺腺嘌呤二核苷酸（nicotinamide adenine dinucleotide，NAD）依赖性组蛋白去乙酰化酶，可通过调节许多内部核转录因子乙酰化来调控禁食器官能量代谢和应激反应。与年轻小鼠相比，24 个月老龄小鼠 SIRT1 在肾脏中表达下降，线粒体氧化应激增加，且线粒体形态变化（如肿胀和崩解）明显。12 个月开始用 40% 的 CR 干预可改善衰老小鼠中观察到的所有变化。长期 CR 可恢复自噬活动，甚至在老年肾脏中也可恢复。因此，SIRT1 介导的自噬可能对于 CR 介导的肾脏衰老延缓至关重要。此外，SIRT1$^{+/-}$ 的小鼠的肾脏表现出较低的自噬活动，且基因 *bcl-2*/ 腺病毒相互作用蛋白 3（bcl-2/adenovirus E1B19000 interacting protein3，*BNIP3*）表达降低，而 BNIP3 能促进自噬活动的进行。CR 可激活 SIRT1 和 FOXO3a 转录活性并激活随后 *BNIP3* 介导的自噬。CR 可使 p62/Sqstml 积累，自噬系统的功能改善，线粒体形态正常化，这些都伴随着 SIRT1 表达恢复。在肾损伤模型中，SIRT1 可减轻顺铂诱导的肾小管损伤，其分子机制涉及灭活核心组转录和修复 DNA 损伤。CR 可以增加 SIRT1 在老年大鼠肾脏中的表达，抑制肾小管上皮细胞凋亡，减轻顺铂诱导的肾损伤。同时，SIRT1 参与了 CR 相关的抗炎分子机制，可通过干扰低氧诱导因子（hypoxia-inducible factor，HIF）-2α 激活增加肾脏环氧合酶（cyclooxygenase-2，COX-2）的表达，增加过氧化物酶，抑制转化生长因子-β（transforming growth factor-β，TGFβ）-Smad3、NF-κB、p53 等通路达到抗炎、抗凋亡、抗纤维化、抗增殖的作用。总之，SIRT1 在老年肾组织中表达下降，限制热量摄入可增加肾脏 SIRT1 表达，延缓衰老，而高热量饮食可以抑制 SIRT1 表达。

单磷酸腺苷激活的蛋白激酶（adenosine monophosphate activated protein kinase，AMPK）作为另一种能量代谢感受器，其过表达能使线虫的寿命延长 13%；二甲双胍能激活 AMPK，应用二甲双胍可减缓线虫衰老速度，恢复健康状态，且二甲双胍使果蝇的寿命增加 30%。雷帕霉素靶蛋白（mammalian target of rapamycin，mTOR）是细胞生长调控的重要环节。衰老大鼠的肾脏中 mTOR 表达增高，且体外培养的大鼠系膜细胞中 mTOR 的表达也随着代数的增加而升高。用 mTOR 抑制剂（雷帕霉素）和激动剂（L-亮氨酸）分别干预，结果显示雷帕霉素组的细胞衰老速度明显减慢，而 L-亮氨酸组的细胞衰老速度加快，说明 mTOR 确实参与到肾脏衰老的机制中，并可能通过促进蛋白质合成、引起细胞肥大及诱导细胞周期 G1/S 期阻滞而促进细胞衰老。雷帕霉素能使小鼠寿命延长 9%~14%，改善衰老小鼠记忆力、探索欲、心脏功能、肝功能，也能改善老年人行走能力，提高免疫反应。

CR 通过不同途径发挥肾脏保护作用。然而，目前关于 CR 的研究多集中于基础研究，说明基础研究向临床的转化存在一定困难。临床试验多以志愿者入组形式开展，试验结果与受试者的执行力有很大关系，故临床上强制限食恐难以达到预期效果。另外，限食的最佳方案、对患病人群限食涉及的伦理问题、对患者整体情况的影响等都有待讨论。事实上，试验本身也存在很多问题，如饮食限制的最佳持续时间及最佳起始时间，针对不同人群的不同限食方案，限制整体热量与限制某一营养素的选择等。由于缺乏前瞻性临床试验，模拟限食药物是否适合临床应用，这些都是值得继续深入探讨的问题。未来希望通过对饮食限制相关机制的深入研究，提出更加精准的饮食或药物干预方案。

（二）青年与老年大鼠肾脏交互作用模型影响老年肾损害的相关机制

生物体在其遗传背景基础与外界生存环境因素共同作用下，随年龄的进展逐渐步入衰老。生物体器官生存在机体内环境中，同一个体的青年和老年时期，其内环境血流动力学、血液生化成分及多种体液因子差异悬殊。青年内环境会逐步老化，成为老年内环境，而生存于其中的器官的基因背景是终生不变的，阐明衰老肾脏器官及影响其生存的内环境中的相关因子是器官衰老研究的重要内容。

研究青年与老年大鼠肾脏交互作用模型发现，年轻化内环境可改善老年急性肾损伤。Zhang 等首先构建了小鼠连体模型，3 周后给予老年小鼠叠加双肾缺血再灌注损伤（ischemia-reperfusion injury，IRI）模型。发现缺血再灌注 24 h 后，与野生老年 IRI 小鼠和老年-老年连体的 IRI 小鼠相比，青年-老年连体中的老年 IRI 小鼠的肾组织损伤和肾功能丢失明显减轻，肾组织的氧化应激、炎症和凋亡水平明显降低，自噬反应水平明显升高，提示年轻化内环境可降低老年 IRI 小鼠的肾组织氧化应激、炎症和细胞凋亡水平，增加自噬反应能力，改善老年小鼠的肾脏 IRI。进一步研究发现，无论青年-老年连体模型还是老年-老年连体模型中的老年小鼠，肾脏 IRI 72 h 后的组织损伤和动物死亡率均较野生老年 IRI 小鼠明显减轻；通过组学研究、系统生物学分析及体外试验验证，发现其主要机制是连体模型提供的外源性肾脏功能替代，通过上调细胞外信号调节激酶（extracellular signal-regulated kinase，

ERK）通路和多种促炎症、促增殖细胞因子的表达，促进肾组织去分化和增殖。老年肾脏 IRI 的研究发现，老年肾脏 GDF11 成熟体表达显著降低；体内外试验证实，外源性 GDF11 干预是通过 ERK 信号通路介导，促进肾小管上皮细胞增殖、去分化和迁移能力，从而促进老年 IRI 组织损伤修复，改善肾功能，能明显提高 IRI 72 h 后的动物生存率。

年轻化内环境改善老年肾间质纤维化。Wang 等构建小鼠连体模型 3 周后叠加老年小鼠的单侧输尿管梗阻（unilatelral ureteral obstruction，UUO）模型，发现 UUO 术后 14 天，与野生老年 UUO 小鼠和老年 - 老年连体动物中的老年 UUO 小鼠相比，青年 - 老年连体动物中的老年 UUO 小鼠的肾间质纤维化面积、肾功能损伤，以及干细胞因子/干细胞因子受体 c-kit（stem cell actor/stem cell factor receptor, SCF/c-Kit）、NF-κB 和纤维化相关蛋白表达明显降低；与野生 UUO 小鼠相比，SCF 配体 c-Kit 基因突变小鼠（Wps/Wps 小鼠）UUO 术后 SCF/c-Kit 和 NF-κB 表达显著下调，肾间质纤维化面积及其相关蛋白表达明显减少，血肌酐和尿素氮水平增高幅度明显降低，提示年轻化内环境及阻断关键内环境因子 SCF/c-Kit 通路可以改善老年肾间质纤维化。其次，干细胞在器官组织损伤修复中具有关键作用，干细胞外泌体含有多种蛋白和 RNA，存在于机体内环境之中。青年、老年干细胞外泌体成分的差异可能影响了组织器官的损伤修复。青年与老年大鼠骨髓间充质干细胞外泌体中存在 19 种差异表达的 miRNA，老年大鼠骨髓间充质干细胞外泌体和血清中 mir-344a、mir-133b-3p、mir-294、mir-423-3p 及 mir-872-3p 的表达显著低于年轻大鼠；其中 mir-133b-3p 和 mir-294 能显著抑制 TGF-β1 介导的人肾小管上皮细胞的上皮 - 间充质转分化。

（三）低氧在肾脏衰老相关肾纤维化中的作用机制

伴随机体衰老进程加剧，肾脏器官血液循环功能减退，出现组织灌注降低、局部缺血，进而导致组织低氧。组织低氧可致氧化系统与抗氧化系统（活性氧自由基、活性氮自由基产生过多）失衡，直接引起组织损伤，尤其是肾纤维化的发生（图 3-18-2）。肾小管间质纤维化是肾脏衰老主要组织学改变之一。参与衰老相关肾间质纤维化的重要因素有：炎性反应、氧化应激、晚期糖化终产物（advanced glycation end products，AGEs）、慢性低氧等。由衰老引起的组织低氧可通过 HIF 依赖、非 HIF 依赖途径参与肾间质纤维化。

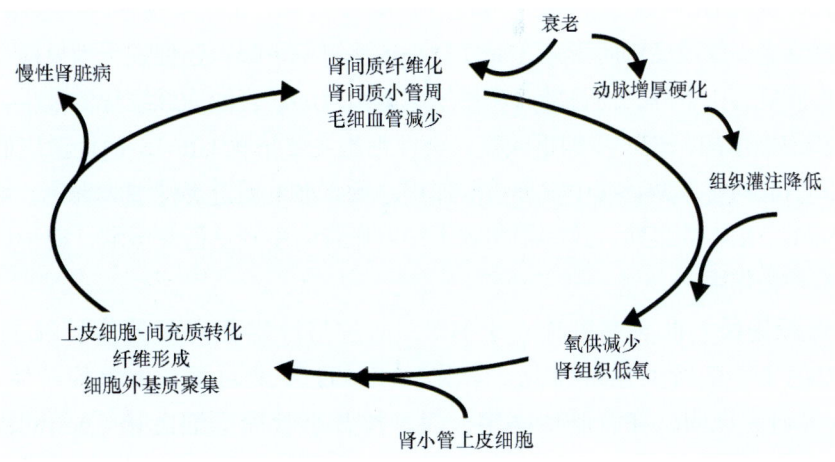

图 3-18-2 缺氧与肾间质纤维化形成闭合回路示意图　衰老导致肾脏各级动脉内膜增厚、硬化，组织灌流降低，肾组织相对氧供减少，加重肾小管上皮细胞纤维化，引发慢性肾脏病；同时衰老可直接导致肾间质纤维化、肾小管周毛细血管减少

1. HIF 依赖途径 HIF 是正常或者变异的细胞在面对低氧刺激时最基本的转录应答反应。它可诱导 40 多个基因的转录，包括促红细胞生成素（erythropoietin，EPO）、葡萄糖转运蛋白 1（glucose transporter-1，GLUT-1）、糖酵解酶、血管内皮生长因子（vascular endothelial growth factor，VEGF）及其蛋白产物增加氧输送及适应低氧环境的基因。目前，HIF 对肾间质纤维化影响具有两面性。一方面，HIFs 可保护肾组织对低氧的耐受，减轻肾损伤。Oh 等使用 COCL2 预处理促使 HIF-1α 表达增加，发现 HIF-1α 削弱环孢素诱导的 NF-κB 的磷酸化、波形蛋白（vimentin）、α-SMA 的表达，减缓炎性反应及纤维化。另外，Kobayashi 等观察到低氧或者髓系细胞中 HIF-1α 的活化可延缓肾脏炎性反应相关的慢性肾损伤。HIF-1α 可能通过抑制炎性反应保护肾功能。虽然 HIF-2α 作为 HIFs 非稳定 α 亚基中的另一成员，主要在肾脏成纤维细胞及内皮细胞中表达，但亦有研究证明 L-含羞草氨酸可通过上调 HIF-2α 亚型及其靶基因 *VEGF*、*EPO* 改善慢性肾脏病（chroinc kidney disease，CKD）晚期患者肾功能。另一方面，低氧亦可通过 HIFs 途径促进肾间质纤维化。低氧在肿瘤细胞中的研究较多，证实 HIF-1α、HIF-2α 主要通过肾小管上皮间充质转化（epithelial mesenchymal transition，EMT）相关的转录因子或抑制因子（Twist、Snail、Slug、SIP1/ZEB2）、活化信号通路（TGF-β1、Notch、NF-κB、Wnt/β-catenin、Hedgehog）或者上调炎性反应相关的细胞因子（TNF-α、IL-6、IL-1β）来促进肿瘤迁移。在肾脏，HIF-1α 通过其下游靶基因 *Twist*、*CTGF*、*TGF-β1/Smad3* 参与低氧诱导的肾间质纤维化。低氧还可以通过 HIF-1α 诱导 1 型纤溶酶原激活抑制因子（plasminogen activator inhibitor-1，PAI-1）的表达，其中 PAI-1 通过抑制纤溶酶依赖的 ECM 降解来促进 ECM 的积聚。目前认为 HIFs 对肾间质纤维化的作用与组织低氧的时间有关。急性缺氧时，HIFs 表达增加可保护肾组织免受低氧损伤，而慢性缺氧情况下 HIFs 表达增加会诱导肾间质纤维化。低氧会诱导 HIFs 增加：囊性纤维化跨膜传导调节因子（cystic fibrosis transmembrane conductance regulator，CFTR）是器官适应低氧的重要因子，其通过调控胞内 ROS 水平稳定 HIF-1α；Akt-mTOR 上调 HIF-1α 的表达，mTOR 刺激 HIF-1α mRNA 转录生成蛋白质。然而，有研究证明即使在含氧量正常的情况下，一氧化氮（nitric oxide，NO）、ROS、TNF-α、IL-1、血管紧张素 Ⅱ（Ang Ⅱ）、TGF-β、NF-κB、高糖及生长因子，如表皮生长因子（epidermal growth factor，EGF）、胰岛素、胰岛素样生长因子（insulin-like growth factor，IGF）等，可直接或者间接抑制 HIF 羟基化，促进 HIF-1α 水平增加。如上所述，TNF-α、IL-1 等炎性因子参与对 HIF 的调控。事实上，肾脏细胞衰老不仅改变细胞形态，促使肾小球滤过率下降，还促发炎性反应。炎性反应不仅导致肾髓质、肾皮质氧分压下降，而且随着炎性细胞增殖及随后肾间质纤维化的发生，肾小管与供氧微血管之间的距离逐渐增加，进一步加重缺氧。炎性细胞主要依赖 HIF-1α 途径适应低氧微环境，巨噬细胞浸润在低氧引起的终末期肾病中发挥重要作用。低氧亦可促进炎性细胞聚集，增加内皮转运蛋白、细胞因子 TNF-α、IL-1 的表达。这些细胞因子穿过血管内皮到达低氧区域，对早期组织创伤修复及肉芽组织形成有积极作用。

2. 非 HIF 依赖途径 低氧亦可独立于 HIF，通过与纤维化有关的信号因子、信号通路或 microRNA（miRNA）影响肾间质纤维化。首先，NF-κB 转录因子在低氧促纤维化过程中扮演重要角色。Wan 等研究证明，在肾脏疾病中，为维持肾小管周毛细血管（peritubular capillaries，PTCs）密度，需要由近端肾小管上皮细胞表达的 VEGF 受体（受 NF-κB 调节）进行调控。另外，低氧刺激人类膀胱上皮细胞，NF-κB 活化，诱导 IL-1、IL-6 表达水平增加，导致纤维化。PI3K-

Akt信号通路、腺苷信号分子被证明参与低氧诱导的肾间质纤维化。HK-2细胞在低氧刺激下，胆绿素还原酶通过PI3K-Akt通路可介导低氧诱导的EMT。腺苷是低氧诱导的一种信号分子，低氧促进腺苷受体介导的环腺苷酸反应元件结合蛋白（cyclic adenosine monophosphate response element binding protein，CREB）功能活化，诱使A2B腺苷样受体表达增加，导致IL-6产生促进肾间质纤维化作用。近几年来，生命科学研究领域的一个重大突破就是在真核生物体内发现了具有调节功能的非编码的miRNA，其主要通过与靶标基因 *3'UTR* 的完全或不完全配对，降解靶标基因mRNA或抑制其翻译。这种miRNA沉默效应的多面性使得细胞能够在多种信号通路中快速转换。参与低氧诱导肾间质纤维化中具有代表性的miRNA为miR-200家族和miR-21。miR-21通过TGF-β1信号通路促进肾间质纤维化，miR-200、miR-29通过抑制EMT和胞外基质产生改善肾间质纤维化。TGF-β1是起始和维持EMT的主要细胞因子，miRNA可直接或间接诱导其表达。低氧时miR-192表达增加，抑制miR-192可阻止TGF-β1诱导的EMT。另外，低氧降低miRNA-34α的表达，而miRNA-34α可通过Notch1、Jagged1蛋白抑制EMT。总之，衰老肾组织局部低氧可通过多种途径影响肾间质纤维化。

三、肾脏细胞衰老相关分泌表型作用机制

在肾脏衰老与疾病的发生发展过程中，肾脏表现出不同程度的细胞衰老现象，分泌了大量类似衰老相关分泌表型（senescence associated secretory phenotype，SASP）的因子，后者依据不同的生理或病理环境发挥不同的作用，反馈性地加速肾脏衰老进程。机体衰老是一个衰老细胞不断积累的过程。DNA损伤反应（DNA damage response，DDR）、线粒体损伤及活性氧类的生成等均可引起不同程度的细胞衰老，最终导致肾脏衰老相关的结构与功能改变。目前，衰老主要分为复制性衰老、应激诱导性早老、炎性衰老、原癌基因过度激活或抑癌基因失活诱导的衰老、丝裂原活化蛋白激酶及表观遗传等因素导致的衰老。研究表明，在细胞衰老过程中伴随着一系列基因及蛋白表达的改变。为此，Coppe等于2008年首次利用抗体芯片技术定量衰老细胞的蛋白表达情况，并定义为SASP，主要包括细胞因子、化学因子、生长因子和蛋白酶类（图3-18-3）。

SASP是衰老细胞的一个重要特点，其产生依赖基因组损伤和（或）表观遗传异常。电离辐射、细胞毒性化学疗法、拓扑异构酶抑制剂、氧化应激及其他因素等直接或间接导致DNA单链或双链断裂，启动DNA损伤反应的同时抑制DNA损伤修复机制，导致持续的DDR。然而，DDR也可以发生在DNA完整的情况下，如组蛋白去乙酰化酶阻断剂激活ATM蛋白，启动DDR，引起细胞衰老。DDR一方面通过激活肿瘤抑制基因 *p53/p21* 通路和（或）*p16* 的表达抑制细胞周期，另一方面通过增加NF-κB和C/EBPβ的转录，启动并促进SASP的表达。此外，p38 MAPK上调NF-κB的转录水平可引起SASP的表达而不引起DDR。单纯过表达p16和（或）p21等细胞周期抑制蛋白，能促进细胞衰老，抑制肿瘤发生，但并未发现SASP的产生和分泌。他们还进一步在人成纤维细胞中验证了经原癌基因 *RAS* 和电离辐射处理后，细胞无论有无p16表达，都伴随SASP的产生和分泌。可见SASP的分泌必须具备DDR，而不必有p16和p21等的直接参与。

SASP的细胞具有特异性和时效性。不同衰老细胞分泌的SASP种类大致相似，主要包括细胞因子、化学因子和生长因子等，提示SASP在衰老细胞中普遍表达；然而，不同个体、不

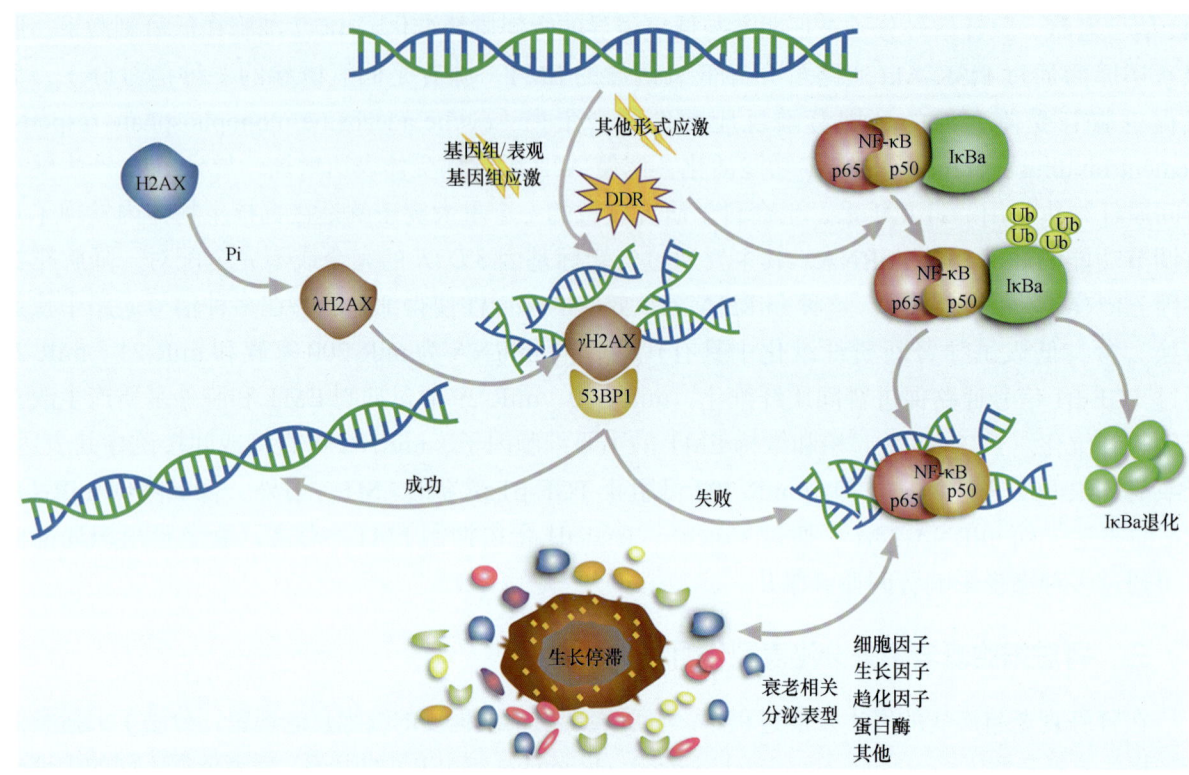

图 3-18-3 DNA 损伤在老年肾脏细胞衰老中的作用　基因组/表观基因组应激及其他应激可导致持续性 DNA 损伤反应（DDR）。磷酸化 H2AX（H2AX）和 53 结合蛋白 1（53BP1）被招募到 DNA 损伤位点启动损坏修复机制。如果修复成功，将恢复细胞增殖能力；否则物理性分离和损坏的 DNA 末端将允许核因子（NF）-κB 影响到细胞核激活转录，导致衰老相关分泌表型（SASP）和诱导永久性生长停滞，最终延缓细胞衰老。IκBa. NF-κB 抑制蛋白

同组织的细胞中 SASP 在不同疾病状态下的表达又存在质与量的不同，即细胞特异性。肾损伤早期分泌增加的生长因子如 VEGF 和 FGF2 有利于机体内干细胞的修复；当损伤未能有效修复时，IL-6、TNF-α 等 SASP 分泌增加，反馈性激活 NF-κB，造成机体内持续低度炎性反应状态。可见，SASP 在不同疾病状态下及同一疾病不同阶段内的表达不同，即时效性。随着肾脏的衰老，不同的分泌因子互相协调、共同作用，不仅可以招募免疫细胞，清除引起损伤的病原及产物，而且可动员残存的上皮细胞或干细胞进行修复。若组织未能及时修复，反馈性激活 NF-κB，分泌更多的 SASP，参与多种原发性及继发性肾脏疾病的病理过程。炎性分子如 IL-1β 和 IL-8 参与 IgA 肾病过程中系膜细胞的增殖过程。TGF-β 通路在局灶性节段性肾小球硬化症发病过程中被激活，同时，肾小球毛细血管内皮细胞 ROS 的生成明显增加，引起肾小球毛细血管袢碎裂、塌陷，最终导致大量蛋白尿及肾衰竭，其中 SASP 可能是足细胞与内皮细胞交流的介质。趋化因子如单核细胞趋化蛋白 1（monocyte chemotactic protein-1，MCP-1）和血管细胞黏附分子 1（vascular cell adhesion molecule-1，VCAM-1）参与狼疮肾炎中炎细胞的招募与浸润，促进系膜细胞增殖等病理过程（表 3-18-1）。

表 3-18-1 衰老相关分泌表型和肾脏疾病相关分泌因子

SASP 种类	衰老相关分泌表型	肾脏疾病相关分泌因子
细胞因子		
IL-1/6	↑	↑
TNF-α/TWEAK	↑	↑
ICAM-1	↑	↑
TIMP-1	↑	↑
VCAM-1	↑	↑
趋化因子		
CCL-2	↑	↑
IL-8/CXCL8	↑	↑
MIP-1α/1β	↑	↑
GRO	↑	↑
化学因子		
TGF-β	↑	↑
VEGF	↑	↑
FGF-2/23	↑	↑
EGF	↑	↑
GM-CSF	↑	↑
IGFBP-5	↑	↑
蛋白酶类		
MMP-7/9	↑	↑
PAI-1	↑	↑
其他		
iNOS	↑	↑
ROS	↑	↑
COX-2	↑	↑
Nitric oxide	↑	↑
Fibrinogen	↑	↑
Collagen	↑	↑
Ang Ⅱ	↑	↑
P/E-selection	↑	↑

注：Ang Ⅱ.angiotensin-Ⅱ，血管紧张素Ⅱ；COX-2.cyclooxygenase-2，环氧合酶 -2；EGF.endothelial cell growth factor，内皮细胞生长因子；FGF.fibroblast growth factors，成纤维细胞生长因子；GM-CSF.granulocyte macrophage colony stimulating factor，粒细胞巨噬细胞集落刺激因子；GRO.growth related gene，生长相关基因；ICAM-1.intercellular adhesion molecule-1，细胞间黏附分子 1；IGFBP.insulin-like growth factor binding protein，胰岛素样生长因子结合蛋白；iNOS.inducible nitric oxide synthase，诱导型一氧化氮合酶；MIP.macrophage inflammatory protein，巨噬细胞炎性蛋白；MMP.matrix metalloproteinase，基质金属蛋白酶；PAI-1.plasminogen activator inhibitor-1，纤维蛋白溶酶原激活物抑制剂 -1；PDGF.platelet derived growth factor，血小板衍生生长因子；ROS.reactive oxygen species，活性氧；Selection.选择素；TGF-β.transforming growth factor-β，转化生长因子 β；TIMP-1.tissue inhibitor of metalloproteinase 1，金属蛋白酶组织抑制物 1；TNF-α.tumor necrosis factor-α，肿瘤坏死因子 -α；TWEAK.tumor necrosis factor-like weak inducer of apoptosis，肿瘤坏死因子样凋亡弱诱导剂；VCAM-1.vascular cell adhesion molecule-1，血管细胞黏附分子 1；VEGF.vascular endothelial growth factor，血管内皮生长因子；↑表示相关分泌表型和相关分泌因子增加

肾脏衰老细胞产生的 SASP 参与了多种肾脏疾病的病理过程，为肾脏衰老相关疾病及其他衰老相

关疾病的防治提供一个靶点。然而目前，绝大多数的研究只关注单独的或某几个分子的信号通路，为此需要更多的研究全面详尽地论述衰老相关肾脏疾病的发病机制。

四、Klotho 基因在肾脏衰老过程中的调控机制

Klotho 又命名为 α-Klotho，是编码单跨膜蛋白 Klotho 的抗衰老基因。Klotho 主要在肾脏、脑、甲状旁腺等多种组织中表达，在肾脏中的表达最高。Klotho 与肾脏疾病、糖尿病、心血管疾病等多种病症密切相关，是当前研究的热点。Klotho 通过多种机制（包括抗氧化衰老，调节胰岛素样生长因子、钙磷代谢，拮抗 TGF-β1、Wnt/β-catenin 等）起到抑制衰老的作用。Klotho 基因中的突变可以导致人类衰老的多种表型。此外，与对照组小鼠相比，小鼠 Klotho 基因过表达表现出寿命的延长。Klotho 基因在磷和磷酸钙运输的调节中起着重要作用。膜结合的 Klotho 作为成纤维细胞生长因子 23（fibroblast growth factor 23，FGF23）的专性共同受体发挥作用，并且小鼠 Klotho 或 FGF23 的任何缺陷能导致磷酸盐累积和过早老化。Klotho 缺失可激活 Wnt 表达并促进干细胞衰老和活性降低，由此触发组织萎缩和纤维化。

Klotho 上调 NO 的产生，发挥抗氧化应激作用。Lim 等的研究表明，Klotho 能够通过负调节 PI3K/AKT 信号通路增强 FoxO3a 介导的锰超氧化物歧化酶（manganese superoxide dismutase，MnSOD）的表达，而 MnSOD 是哺乳动物细胞中线粒体抗氧化的关键酶之一。FOXO3a 是线粒体活性氧簇（mitochondrial reactive oxygen species，mROS）产生的负调控因子。Wang 等的研究显示，Klotho 通过环腺苷酸-蛋白激酶 A（cyclic adenosine mono-phosphate-protein kinase A，cAMP-PKA）通路调控 NADPH 氧化酶 2 蛋白表达，抑制 AngⅡ诱导的超氧化物生成、氧化损伤和细胞凋亡。

Klotho 能够抑制胰岛素受体底物（insulin receptor substrate，IRS）和胰岛素样生长因子 1 受体（insulin-like growth factor 1 receptor，IGF-1R）的下游信号转导途径而不直接与这些受体结合，但其调节机制仍不清楚，可能与叉头框蛋白 Os（forkhead box protein Os，FoxOs）家族有关。活化的 IRS 导致下游磷脂酰肌醇-3 激酶/蛋白激酶 B（phosphoinositide-3-kinase/protein kinase B，PI3K/AKT）信号转导途径的激活，以及 FoxO1、FoxO3a 和 FoxO4 的磷酸化。磷酸化的 FoxOs 保留在细胞质而不是细胞核中，导致其丧失转录活性。

Klotho 调节钙磷代谢的作用主要与 FGF23 有关。FGF23 是肾脏代谢磷的关键蛋白，FGF23 与其受体的亲和力很低，但当跨膜型 Klotho 结合 FGF23 后，其与受体的结合能力增强。FGF23-Klotho 信号通过内化钠依赖性磷酸盐协同转运蛋白 Napi2a 和 Napi2c 抑制肾脏磷酸盐重吸收，并通过改变维生素 D 代谢酶 CYP27b1 和 CYP24a1 抑制 1,25-二羟维生素 D_3［1,25-(OH)$_2D_3$］合成。Olauson 等的研究显示，小鼠远端肾小管的 Klotho 部分缺失对其生存能力、繁殖力或总表型没有显著影响，也没有肾纤维化、血管钙化等问题发生，但这种小鼠血清 FGF23 水平及磷酸盐水平升高、刷状缘膜钠依赖性磷酸转运蛋白 Npt2a 表达增加、维生素 D 受体及相关调节酶上调、甲状旁腺激素水平下降等表现，表明了 Klotho 对肾矿物质代谢稳态的重要调节作用及对 FGF23 的影响。2018 年，Chen 等研究显示，可溶型 Klotho 可作为一种按需非酶促支架蛋白，促进 FGF23 信号转导，并确定了可溶型 α-Klotho、FGFR1c 配体结合结构域，以及 FGF23 形成的 1:1:1 三元复合物的原子结构。在这一复合物中，可溶型 Klotho 作为非酶促支架同时连接 FGFR1c 和 FGF23 以实现 FGF23-FGFR1c 接近并保持稳定，从而

增强FGF23-FGFR1c结合亲和力。与之前的外源性可溶型Klotho降低高磷酸盐血症和血管钙化的研究结果一致。由于高磷血症与维生素D过多被认为是促进衰老的主要原因，因此，Klotho的多种抗衰老作用可能都依赖于FGF23。

肾损伤与Klotho水平下降似乎形成一种恶性循环：肾损伤导致Klotho水平下降，Klotho水平的下降又促进了肾损伤进而导致肾纤维化，其可能与Klotho、TGF-β1和Wnt/β-catenin信号的相互影响有关。Zhou等的研究表明，Klotho可能是Wnt/β-catenin信号的内源性拮抗剂，缺少Klotho可能通过减弱对致病性Wnt/β-catenin信号的抑制导致肾损伤。通过与多种Wnt配体结合，Klotho阻断Wnt/β-catenin信号转导和其下游促纤维化基因的表达，如Snail1、PAI-1。在肾损伤中，TGF-β1显著抑制Klotho并激活β-catenin，而过表达Klotho能够充分抑制TGF-β1介导的β-catenin激活及随后的促纤维化基因的表达。这种相互抑制意味着，如果Klotho表达减弱，会导致一种Klotho减少而TGF-β1/β-catenin激活增加的恶性循环。

五、肾素-血管紧张素系统与肾脏衰老的相关机制

肾素-血管紧张素系统（renin angiotensin system，RAS）与肾脏衰老密切相关。早期研究表明，经典的RAS轴包括血管紧张素转化酶（angiotensin-converting enzyme，ACE）/血管紧张素Ⅱ（AngⅡ）/血管紧张素Ⅱ1型受体（angiotensinⅡtype 1 receptor，AT1R），该轴可抑制促生长基因，增强ROS和促炎症细胞因子的产生，导致慢性炎症和细胞衰老。随着年龄增长，激素系统的活性或反应性也会发生变化，从而改变老年人的稳态机制，RAS系统被抑制是主要表现之一。高龄人群血浆肾素、血管紧张素和醛固酮水平降低，且显示出对RAS刺激（如直立姿势、钠缺乏或钾输注）触发反应能力受损。在大鼠衰老模型中，这种血浆肾素活性的降低被证明与球旁器中肾素合成减少有关，这些结构似乎在衰老过程中受损。然而在这种全身改变的同时，肾实质AngⅡ局部分泌却明显增加。研究认为，这种现象归因于老年肾小球硬化过程引起的肾脏组织学改变，也与老年肾脏血管所遭受的血液动力学改变有关。

与其他非RAS阻断治疗相比，用血管紧张素转化酶抑制剂（angiotensin-converting enzyme inhibitors，ACEI）或血管紧张素Ⅱ受体阻滞剂（angiotensinⅡreceptor blockers，ARB）干预可明显降低肾脏衰老及衰老相关肾损伤的进展。衰老大鼠肾脏对于AngⅡ收缩反应的研究发现，应用ACEI或ARB类药物可有效改善衰老大鼠肾脏结构和功能变化。在动物模型中应用依那普利或氯沙坦也可通过调节肾脏线粒体呼吸爆发来防止衰老相关肾脏损害。与传统RAS阻滞剂相比，一些新的RAS阻滞剂如醛固酮合酶抑制剂、肾素抑制剂、胰岛素调节膜氨肽酶，并未表现出明显的优势。然而，RAS阻滞剂和内皮素阻断剂或利尿钠肽激活剂的合用可以提高传统RAS阻断剂的功效。

六、干细胞与肾脏衰老

干细胞衰老和衰竭是机体衰老的重要驱动因素，与年龄相关的干细胞功能下降的特点是代谢和表观遗传学变化。目前有证据显示，在动物模型中用干细胞治疗肾脏疾病可获益。这些干细胞包括胚胎干细胞、诱导多能干细胞、羊水来源的干细胞、内皮祖细胞（endothelial progenitor cells，EPCs）、间充质干细胞（mesenchymal stem cells，MSCs）和肾祖细胞。EPCs和MSCs被认为是CKD治疗最有效

的干细胞类型，而MSCs已成为治疗肾脏衰老及老年相关肾病最有希望的细胞类型。EPCs主要通过旁分泌血管生成活动和部分通过原位分化为成熟内皮细胞参与新生血管生成。MSCs对于肾脏的益处主要通过旁分泌和免疫调节机制介导，可促血管生成、抗炎和抗纤维化。MSCs移植能延缓老年大鼠肾脏功能减退，减少氧化应激终产物，减轻肾脏病理改变，减少肾组织脂褐素沉积，并能使衰老相关的p16NK4a mRNA及蛋白质表达减少，可作为延缓肾脏衰老的一个有效干预手段。同时肾脏祖细胞存在于肾脏内并参与肾脏修复（图3-18-4）。

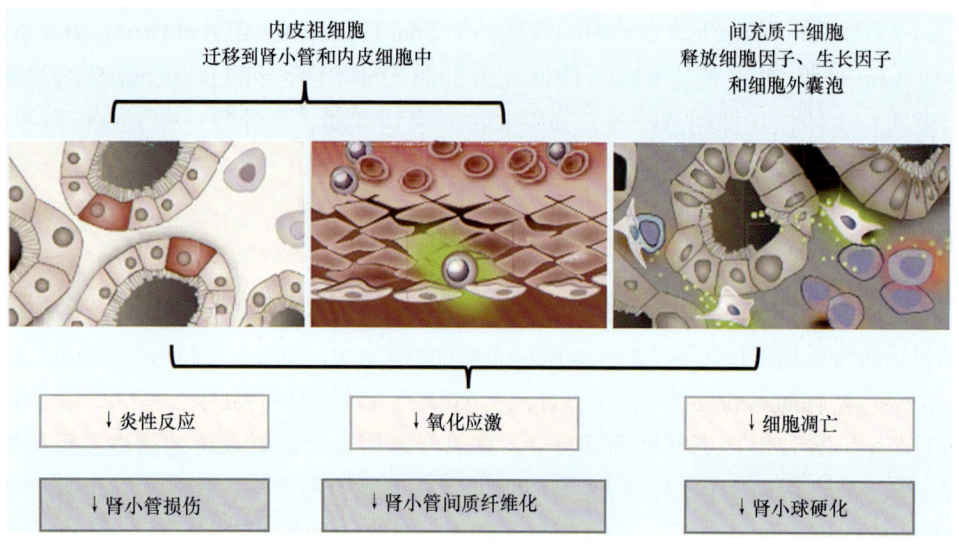

图3-18-4　内皮祖细胞（EPCs）和间充质干细胞（MSCs）在慢性肾脏疾病中的修复作用　2种干细胞可释放多种细胞因子、生长因子和细胞外囊泡，细胞归巢到受伤组织，迁移并促进新生血管生成。EPCs和MSCs的蓄积效应，包括减少炎症、氧化应激和细胞凋亡。结构效应包括显著减少肾小管损伤、肾小管间质纤维化和可能的肾小球硬化

七、展望与思考

器官衰老与细胞衰老的机制有所不同。细胞衰老是生命过程中普遍存在的生物学现象，不仅存在于衰老的器官，也存在于器官的发育、形成和维护的各个阶段，甚至具有显著增殖能力的肿瘤细胞、干细胞和永生化的细胞系，也存在细胞衰老。程序化衰老可能在细胞衰老机制上具有重要作用，而环境损伤因素的叠加可能对器官衰老起着更大的作用。此外，在个体生命周期中，多种内、外源性损伤因素导致肾损伤难以避免，能否有效清除肾组织损伤病变及肾损伤后不同的修复模式，将影响肾脏衰老的进程。完全清除损伤病变完成生理性修复对肾脏衰老无明显影响，而残存的损伤病变及其引发肾组织纤维化的病理修复将会明显促进肾脏衰老。因此，肾脏衰老机制研究应更注重肾损伤细胞和组织的清除机制、干细胞等参与的损伤后修复机制、机体内环境在肾损伤修复中的作用及其关键因子和环节。

（冯　哲　尹智炜）

参 考 文 献

[1] Wang X, Bonventre JV, Parrish AR. The aging kidney: increased susceptibility to nephrotoxicity. Int J Mol Sci, 2014, 15(9): 15358-15376.

[2] Braun H, Schmidt BM, Raiss M, et al. Cellular senescence limits regenerative capacity and allograft survival. J Am Soc Nephrol, 2012, 23(9): 1467-1473.

[3] 蔡广研, 陈香美, 师锁柱, 等. 肾小管上皮细胞标志物随增龄变化及其意义. 中华老年医学杂志, 2005, 24（12）: 918-920.

[4] 张伟光, 贾林沛, 白雪源. 肾脏衰老的功能变化及发生机制. 老年医学与保健, 2016, 22（6）: 329-331.

[5] Tarek A, Anindya D. p21 in cancer: intricate networks and multiple activities. Nature reviews. Cancer, 2009, 9(6): 400-414.

[6] Papismadov N, Gal H, Krizhanovsky V. The anti-aging promise of p21. Cell Cycle, 2017, 16(21): 1997-1998.

[7] Kitada K, Nakano D, Ohsaki H, et al. Hyperglycemia causes cellular senescence via a SGLT2- and p21-dependent pathway in proximal tubules in the early stage of diabetic nephropathy. J Diabetes Complications, 2014, 28(5): 604-611.

[8] Johnson AC, Zager RA. Plasma and Urinary p21: Potential Biomarkers of AKI and Renal Aging. Am J Physiol Renal Physiol, 2018, 315(5): 1329-1335.

[9] Johnson ACM, Zager RA. Mechanisms and consequences of oxidant-induced renal preconditioning: an Nrf2-dependent, P21-independent, anti-senescence pathway. Nephrology Dialysis Transplantation, 2018, 33(11): 1927-1941.

[10] Liguori I, Russo G, Curcio F, et al. Oxidative stress, aging, and diseases. Clin Interv Aging, 2018, 13(1): 757-772.

[11] Pole A, Dimri M, Dimri GP. Oxidative stress, cellular senescence and ageing. AIMS Molecular Science, 2016, 3(3): 300-324.

[12] Bedard K, Krause KH. The NOX Family of ROS-Generating NADPH Oxidases: Physiology and Pathophysiology. Physiol Rev, 2007, 87(1): 245-313.

[13] Schilder YD, Heiss EH, Schachner D, et al. NADPH oxidases 1 and 4 mediate cellular senescence induced by resveratrol in human endothelial cells. Free Radic Biol Med, 2009, 46(12): 1598-1606.

[14] Zhu K, Kakehi T, Matsumoto M, et al. NADPH oxidase NOX1 is involved in activation of protein kinase C and premature senescence in early stage diabetic kidney. Free Radic Biol Med, 2015, 83(6): 21-30.

[15] Schuldt A. Telomeres: Damage response cut short. Nat Rev Mol Cell Biol, 2012, 13(3): 137-144.

[16] Melk A, Ramassar V, Helms LM, et al. Telomere shortening in kidneys with age. Journal of the American Society of Nephrology Jasn, 2000, 11(3): 444-450.

[17] Zhang WG, Wang Y, Hou K, et al. A correlation study of telomere length in peripheral blood leukocytes and kidney function with age. Mol Med Rep, 2015, 11(6): 4359-4364.

[18] Bansal N, Whooley MA, Regan M, et al. Association between kidney function and telomere length: the heart and soul study. Am J Nephrol, 2012, 36(5): 405-411.

[19] Cuervo AM, Bergamini E, Brunk UT, et al. Autophagy and aging: the importance of maintaining "Clean" Cells. Autophagy, 2005, 1(3): 131-140.

[20] Cui J, Bai XY, Shi S, et al. Age-related changes in the function of autophagy in rat kidneys. AGE, 2012, 34(2): 329-339.

[21] Rubinsztein DC, Mariño G, Kroemer G. Autophagy and aging. Cell, 2011, 146(5): 682-695.

[22] Cuervo AM, Wong E. Chaperone-mediated autophagy: roles in disease and aging. Cell Research, 2014, 24(1): 92-104.

[23] Mundel P, Shankland SJ. Podocyte biology and response to injury. Journal of the American Society of Nephrology, 2002, 13(12): 3005-3015.

[24] Christensen EI, Nielsen S. Structural and functional features of protein handling in the kidney proximal tubule. Seminars in nephrology, 1991, 11(4): 414.

[25] Liu S, Hartleben B, Kretz O, et al. Autophagy plays a critical role in kidney tubule maintenance, aging and ischemia-reperfusion injury. Autophagy, 2012, 8(5): 826-837.

[26] 王思扬, 蔡广研. 饮食限制对肾损伤的保护作用. 中华肾病研究电子杂志, 2017, 6（1）: 39-43.

[27] Ning YC, Cai GY, Zhuo L, et al. Short-term calorie restriction protects against renal senescence of aged rats by increasing autophagic activity and reducing oxidative damage. Mech Ageing Dev, 2013, 134(11-12): 570-579

[28] Wang WJ, Cai GY, Chen XM. Dietary restriction delays the secretion of senescence associated secretory phenotype by reducing DNA damage response in the process of renal aging.

Exp Gerontol, 2018, 107(9): 4-10.

[29] Wang SY, Wang WJ, Liu JQ, et al. Methionine restriction delays senescence and suppresses the senescence-associated secretory phenotype in the kidney through endogenous hydrogen sulfide. Cell Cycle, 2019, 18(14): 1573-1587.

[30] Cui J, Shi S, Sun XF, et al. Mitochondrial Autophagy Involving Renal Injury and Aging Is Modulated by Caloric Intake in Aged Rat Kidneys. PLoS One, 2013, 8(7): e69720.

[31] Kume S, Kitada M, Kanasaki K, et al. Anti-aging molecule, Sirt1: a Novel therapeutic target for diabetic nephropathy. Arch Pharm Res, 2013, 36(2): 230-236.

[32] Liu D, Lun L, Huang Q, et al. Youthful systemic milieu alleviates renal ischemia-reperfusion injury in elderly mice. Kidney Int, 2018, 94(2): 268-279.

[33] Liu D, Yin Z, Huang Q, et al. Exogenous biological renal support ameliorates renal pathology after ischemia reperfusion injury in elderly mice. Aging (Albany NY), 2019, 11(7): 2031-2044.

[34] Zhang Y, Li Q, Liu D, et al. GDF11 improves tubular regeneration after acute kidney injury in elderly mice. Sci Rep, 2016, 6(3): 3462434634.

[35] Wang Y, Fu B, Sun XF, et al. Differentially expressed microRNAs in bone marrow mesenchymal stem cell-derived microvesicles in young and older rats and their effect on tumor growth factor-β1-mediated epithelial-mesenchymal transition in HK2 cells. Stem Cell Res Ther, 2015, 6(1): 185-192.

[36] 刘金瑞,蔡广研,邹洪斌,等. 低氧在衰老相关肾间质纤维化中作用的研究进展. 中华肾脏病杂志, 2014, 30(7): 550-553.

[37] Oh SW, Ahn JM, Lee YM, et al. Activation of hypoxia-inducible factor by cobalt Is associated with the attenuation of tissue injury and apoptosis in cyclosporine-induced nephropathy. Tohoku J Exp Med, 2012, 226(3): 197-206.

[38] Kobayashi H, Gilbert V, Liu Q, et al. Myeloid cell-derived hypoxia-inducible factor attenuates inflammation in unilateral ureteral obstruction-induced kidney injury. J Immunol, 2012, 188(10): 5106-5115.

[39] Yu X, Fang Y, Liu H, et al. The balance of beneficial and deleterious effects of hypoxia-inducible factor activation by prolyl hydroxylase inhibitor in rat remnant kidney depends on the timing of administration. Nephrol Dial Transplant, 2012, 27(8): 3110-3119.

[40] Han WQ, Zhu Q, Hu J, et al. Hypoxia-inducible factor prolyl-hydroxylase-2 mediates transforming growth factor beta 1-induced epithelial-mesenchymal transition in renal tubular cells. Biochim Biophys Acta, 2013, 1833(6): 1454-1462.

[41] Yu TM, Wen MC, Li CY, et al. Expression of hypoxia-inducible factor-1 (HIF-1) in infiltrating inflammatory cells is associated with chronic allograft dysfunction and predicts long-term graft survival. Nephrol Dial Transplant, 2013, 28(3): 659-670.

[42] Wan X, Li X, Bo H, et al. All-trans retinoic acid protects renal tubular epithelial cells against hypoxia induced injury in vitro. Transplant Proc, 2013, 45(2): 497-502.

[43] Dai Y, Zhang W, Wen J, et al. A2B adenosine receptor-mediated induction of IL-6 promotes CKD. J Am Soc Nephrol, 2011, 22(5): 890-901.

[44] Fang Y, Yu X, Liu Y, et al. miR-29c is downregulated in renal interstitial fibrosis in humans and rats and restored by HIF-α activation. Am J Physiol Renal Physiol, 2013, 304(10): 1274-1282.

[45] Hong JP, Li XM, Li MX, et al. VEGF suppresses epithelial-mesenchymal transition by inhibiting the expression of Smad3 and miR-192, a Smad3-dependent microRNA. Int J Mol Med, 2013, 31(6): 1436-1442.

[46] Song F, Ma Y, Bai XY, et al. The expression changes of inflammasomes in the aging rat kidneys. J Gerontol A Biol Sci Med Sci, 2016, 71(6): 747-756.

[47] Liang Y, Zhang J, Zhou Y, et al. Proliferation and cytokine production of human mesangial cells stimulated by secretory IgA isolated from patients with IgA nephropathy. Cell Physiol Biochem, 2015, 36(5): 1793-1808.

[48] Daehn I, Casalena G, Zhang T, et al. Endothelial mitochondria oxidative stress determines podocyte depletion in segmental glomerulosclerosis. J Clin Invest, 2014, 124(4): 1608-1621.

[49] Costa-Reis P, Russo PA, Zhang Z, et al. The role of microRNAs and human epidermal growth factor receptor 2 in proliferative lupus nephritis. Arthritis Rheumatol, 2015, 67(9): 2415-2426.

[50] Kuro-O M. The Klotho proteins in health and disease, Nat Rev Nephrol. 2019, 15(1): 27-44.

[51] Lindberg K, Amin R, Moe OW, et al. The kidney is the principal organ mediating klotho effects. J Am Soc Nephrol, 2014, 25(10): 2169-2175.

[52] Williams PT. Reduced total and cause-specific mortality from walking and running in diabetes. Med Sci Sports Exerc, 2014, 46(5): 933-939.

[53] Lim SW, Jin L, Luo K, et al. Klotho enhances FoxO3-mediated manganese superoxide dismutase expression by negatively regulating PI3K/AKT pathway during tacrolimus-induced oxidative stress. Cell Death Dis, 2017, 8(8): 2972-2977.

[54] Wang Y, Kuro-o M, Sun Z. Klotho gene delivery suppresses Nox2 expression and attenuates oxidative stress in rat aortic smooth muscle cells via the cAMP-PKA pathway. Aging Cell, 2012, 11(3): 410-417.

[55] Olauson H, Lindberg K, Amin R, et al. Targeted deletion of Klotho in kidney distal tubule disrupts mineral metabolism. J Am Soc Nephrol, 2012, 23(10): 1641-1651.

[56] Chen G, Liu Y, Goetz R, et al. α-Klotho is a non-enzymatic molecular scaffold for FGF23 hormone signalling. Nature, 2018, 553(7689): 461-466.

[57] Hum JM, O'Bryan LM, Tatiparthi AK, et al. Chronic hyperphosphatemia and vascular calcification are reduced by stable delivery of soluble Klotho. J Am Soc Nephrol, 2017, 28(4): 1162-1174.

[58] Ohnishi M, Razzaque MS. Dietary and genetic evidence for phosphate toxicity accelerating mammalian aging. FASEB J, 2010, 24(5): 3562-3571.

[59] Sanchez Nino MD, Sanz AB, Ortiz A. Klotho to treat kidney fibrosis. J Am Soc Nephrol, 2013, 24(5): 687-689.

[60] Zhou L, Li Y, Zhou D, et al. Loss of Klotho contributes to kidney injury by derepression of Wnt/β-catenin signaling. J Am Soc Nephrol, 2013, 24(5): 771-785.

[61] Romero CA, Orias M, Weir MR. Novel RAAS agonists and antagonists: clinical applications and controversies. Nat Rev Endocrinol, 2015, 11(4): 242-252.

[62] Conti S, Cassis P, Benigni A. Aging and the renin-angiotensin system. Hypertension, 2012, 60(4): 878-883.

[63] Capettini LS, Montecucco F, Mach F, et al. Role of renin-angiotensin system in inflammation, immunity and aging. Curr Pharm Des, 2012, 18(7): 963-970.

[64] Weinstein JR, Anderson S. The aging kidney: physiological changes. Advances in Chronic Kidney Disease, 2010, 17(4): 302-307.

[65] Mulkerrin E, Epstein FH, Clark BA. Aldosterone responses to hyperkalemia in healthy elderly humans. J Am Soc Nephrol, 1995, 6(5): 1459-1462.

[66] Musso CG, Oreopoulos DG. Aging and physiological changes of the kidneys including changes in glomerular filtration rate. Nephron Physiology, 2011, 119(s1): 1-5.

[67] Ren R, Ocampo A, Liu GH, et al. Regulation of stem cell aging by metabolism and epigenetics. Cell Metab, 2017, 26(3): 460-474.

[68] Peired AJ, Sisti A, Romagnani P. Mesenchymal stem cell-based therapy for kidney disease: a review of clinical evidence. Stem Cells Int, 2016, 16(20): 479-786.

[69] Hickson LJ, Eirin A, Lerman LO. Challenges and opportunities for stem cell therapy in patients with chronic kidney disease. Kidney Int, 2016, 89(4): 767-778.

[70] 马华林，林海雁，徐莹，等. 人脐带间充质干细胞延缓大鼠肾脏衰老的作用. 暨南大学学报（自然科学与医学版），2018，39（1）：41-46.

[71] 孙雪峰. 器官衰老研究的问题与思考. 中华老年病研究电子杂志，2014，1（1）：12-14.

第十九章 新型冠状病毒感染合并急性肾损伤的机制研究进展

自2019年底，新型冠状病毒（SARS-CoV-2）感染疫情暴发以来，已经迅速波及全球200多国家及地区，截至2020年11月，累计感染患者超过6000万人，死亡人数超过140万。世界卫生组织将其感染导致的疾病命名为"COVID-19"，中国命名为"新型冠状病毒肺炎"。COVID-19多以肺炎为主要临床表现，但部分患者出现了急性肾损伤（acute kidney injury，AKI），主要表现为血尿、蛋白尿、少尿、血肌酐和（或）尿素氮升高。患者尸检或肾活检主要发现为急性肾小管坏死、内皮及足细胞损伤等。目前报道的新型冠状病毒感染患者AKI发生率为0.5%～56%，存在较大差异。众多研究提示AKI对患者预后有十分重要的影响。目前，COVID-19发生AKI的研究主要来自于临床观察，有关发病机制的研究尚少，理解本病发生机制，对于疾病防治具有十分重要的临床意义。

一、COVID-19合并AKI的流行病学

2019年12月，COVID-19在中国湖北武汉暴发，并迅速蔓延，目前已被国家列入乙类按甲类管理的传染病。该病毒基因特征与蝙蝠严重急性呼吸综合征（severe acute respiratory syndrome，SARS）样冠状病毒同源性达85%以上，主要通过呼吸道飞沫和接触传播，也可能通过气溶胶、粪便和尿液污染传播。人群普遍易感，呈聚集性发病，潜伏期1～14天，少数达21天。截至2020年7月14日，中国累计确诊病例为85 568人，死亡4648人，死亡率为5.43%。

COVID-19患者合并AKI并不少见，在Chu等分析的536例SARS病例中，6.7%（36/536）发生了AKI，并且发生AKI患者的死亡率高达91.7%（33/36）。另外1篇99例COVID-19患者的报道中，7例患者（7%）出现了不同程度的肾损伤，伴有血肌酐和（或）尿素氮升高；Wang等报道的138例COVID-19患者中有5例发生了AKI（3.6%），其中2例接受了肾脏替代治疗。最近Guan等报道的1099例新型冠状病毒感染患者中，AKI发生率仅为0.5%，其中173例重症患者中有5例出现了AKI（2.9%）。在重症监护室（intensive care unit，ICU）住院的患者明显表现出更高的AKI发生率，并影响了连续肾脏替代治疗的比例。有研究显示，约3.6%的新型冠状病毒感染患者出现AKI，接受连续性肾脏替代治疗（continuous renal replacement therapy，CRRT）治疗的比例为1.45%，而ICU患者中接受CRRT的比例为5.56%。虽然不同报道的AKI发生率存在一定差异，这可能与样本量、患者入院率及是否为重症病房等有关，但可以肯定的是，AKI的发生在COVID-19患者中绝非罕见。AKI确切发生率还有待今后更大样

本量资料证实。

二、临床表现

（一）一般表现

新型冠状病毒感染可引起呼吸、心血管、消化、泌尿、神经等多系统器官损伤。临床以发热、干咳、乏力为主要表现，少数患者伴有鼻塞、流涕、咽痛、肌痛和腹泻等症状。重症患者多在发病1周后出现呼吸困难和（或）低氧血症，甚至快速进展为急性呼吸窘迫综合征、严重的代谢性酸中毒、出凝血功能障碍、休克、多器官衰竭等。

（二）肾脏表现

COVID-19患者出现肾脏受累多表现为蛋白尿、血尿、少尿、血尿素氮、血肌酐升高及肾脏影像学改变，部分患者可出现AKI。一项对59例COVID-19患者的早期研究发现，34%的患者在入院的第一天就出现了蛋白尿。病程中，63%的患者出现了蛋白尿。31%的患者的血肌酐水平升高（＞133 μmol/L），3例死亡患者血肌酐水平高达200 μmol/L以上。

（三）实验室检查

发病早期外周血白细胞总数正常或减少，淋巴细胞计数减少，部分患者可出现肝功能损伤，乳酸脱氢酶、肌酶和肌红蛋白增高；部分危重者可见肌钙蛋白增高。多数患者C反应蛋白（CRP）和红细胞沉降率升高，降钙素原正常。严重者D-二聚体升高、外周血淋巴细胞计数进行性减少。重型、危重型患者常有炎症因子升高等，甚至出现细胞因子风暴综合征（cytokine storm syndrome，CCS），表现为持续发热、肝、脾、淋巴结肿大，血流动力学不稳定、休克、皮疹、弥漫性血管内凝血和多器官衰竭，病情常迅速进展恶化。血液中多种细胞因子［如白细胞介素（interleukin，IL）-2、IL-6、IL-10、IL-17、粒细胞集落刺激因子（granulocyte colony-stimulating factor，G-CSF）、趋化因子诱导蛋白10（interferon-inducible protein-10，IP10）、单核细胞趋化因子-1（monocyte chemotactic protein-1，MCP-1）和肿瘤坏死因子（tumor necrosis factor，TNF）-α等］增高。胸部影像学检查早期可见多发小斑片影及间质改变，进而发展为双肺多发毛玻璃影、浸润影，严重者可出现肺实变，胸腔积液少见。一项针对59例患者的研究发现，其中27例患者的肾脏CT值都低于正常（35 HU），可能与肾脏炎症和水肿有关。

三、COVID-19合并AKI的发病机制

（一）病毒直接介导

目前的研究已经为病毒直接攻击肾脏提供了确凿的证据。Diao等对6例COVID-19死亡患者进行了尸检，肾组织HE染色主要表现为不同程度的急性肾小管坏死，病毒核壳蛋白抗原在这6例患者的肾脏标本中均为阳性，并且表达局限在肾小管中。此外，在2例电子显微镜标本中还发现了病毒颗粒，进一步证实了SARS-CoV-2可以直接感染肾脏。还有一项研究详细地分析了26例COVID-19死亡患者的肾脏病变，光学显微镜下主要观察到急性近端肾小管坏死，表现为刷状缘丢失、空泡变性、管腔扩张并伴有细胞碎片，而远端肾小管和集合管仅发现细胞肿胀和间质水肿扩张等。电子显微镜下在近端肾小管上皮细胞及足细胞中发现病毒颗粒，远端

肾小管中则较少。其中 3 例在肾小管上皮细胞胞质中病毒核蛋白免疫荧光染色呈阳性。最近报道的 1 例合并 AKI 的 COVID-19 患者肾活检中，除了急性肾小管坏死外，还观察到了严重塌陷的局灶性节段性肾小球硬化症（focal segmental glomerulosclerosis，FSGS），免疫荧光染色则未见明显的免疫沉淀物。FSGS 病理表现可以解释目前报道的部分患者出现的蛋白尿。研究者还在患者的足细胞中发现了病毒颗粒，说明 SARS-CoV-2 可以直接攻击足细胞并导致塌陷型的 FSGS。此外，Peng 等还从 COVID-19 患者尿中检测到 SARS-CoV-2 病毒 RNA，尽管这些患者并没有泌尿系症状，但这进一步证实了 SARS-CoV-2 可以入侵泌尿系统，并经肾小球滤过进入尿。总之，这些研究证实了肾脏是新型冠状病毒攻击的重要肺外靶器官，尤其是肾脏的近端小管。

然而，病毒具体经由何种方式入侵肾脏目前尚不十分清楚，现有研究认为，冠状病毒的器官靶向性损伤主要由受体结合蛋白和细胞表面受体的结合能力决定。目前，已经证实的功能性受体主要包括血管紧张素转化酶 2（angiotensin converting enzyme 2，ACE2）、CD147 和葡萄糖调节蛋白 78（glucose regulated protein 78，GRP78）。

1. ACE2 ACE2 能有效地结合 SARS 病毒 S 蛋白的 S1 结构域，是 SARS-CoV 的功能性受体。全基因组序列研究显示，SARS-CoV-2 与 SARS-CoV 的同源性高达 79.6%，并确定了 ACE2 是两者共同的靶向受体。SARS-CoV-2 病毒通过刺突糖蛋白三聚体与宿主细胞结合从而实现入侵，为了进一步明确病毒的致病机制，Wrapp 和 Alexandra 团队都通过冷冻电子显微镜确定了 SARS-CoV-2 的三维刺突蛋白结构，发现在"关闭"状态时，3 个人 ACE2 识别基序都是隐藏的，即"向下"构象，只有其关键的受体结构域呈"向上"构象时才能够与细胞表面受体结合，与宿主细胞的 ACE2 相结合继而引发 S2′ 位点断裂、膜融合、病毒构象变化等，像"钥匙"一样打开进入宿主细胞的大门进而感染宿主细胞。此外，SARS-CoV-2 与 ACE2 的亲和力比 SARS-CoV 要高 10～20 倍，提示 SARS-CoV-2 具有更强的感染性。最近，西湖大学周强实验室利用冷冻电子显微镜解析了 ACE2 的完整结构，分为细胞外部分肽酶结构域（peptidase domain，PD）和细胞内部分 C 端 collectrin 样结构域（C-terminal collectrin-like domain，CLD），之前的研究都只关注了 PD 部分，为进一步明确病毒入侵机制，他们通过氨基酸转运载体（B^{0}AT1）的共表达获得了稳定可分析的 ACE2-B^{0}AT1 复合体，结果发现 ACE2 是以二聚体形式存在的，细胞外的 2 个 PD 分别都可以与 1 个刺突蛋白的三聚体结合，这相当直观地看到了病毒打开宿主细胞大门的瞬间，这一结合对细胞膜内陷和病毒颗粒内吞具有重要作用。另外，B^{0}AT1 虽然不参与 ACE2 二聚体的形成，却会影响跨膜丝氨酸蛋白酶 2（transmembrane protease serine 2，TMPRSS2）对 ACE2 的切割，降低病毒进入宿主细胞的效率。有趣的是，肾脏细胞中 B^{0}AT1 表达水平很高，而在肺部几乎不表达，这可能是 AKI 发生率明显低于新型冠状病毒肺炎的原因之一。此外，ACE2 主要表达在肺、肾脏、心脏和回肠等组织，在肾脏近端小管表达较强，而肾小球表达较弱，这也部分解释了肾损伤主要表现为急性近端小管损伤的原因。因此，SARS-CoV-2 可能通过 ACE2 进行直接攻击引起肾损伤。此外，ACE2 可以水解血管紧张素 Ⅱ（angiotensin Ⅱ，Ang Ⅱ）以形成血管紧张素 1-7（Ang 1-7），在肾脏中，Ang 1-7 发挥舒张血管、抗纤维化、抗增生和抗炎的血管保护作用，而肾损伤很大程度上是通过 Ang Ⅱ

介导的。既往研究证明，冠状病毒感染能够下调ACE2表达水平，影响ACE2对Ang II的水解作用，导致Ang II激活介导肾损伤，并削弱Ang1-7的保护作用。

2. CD147　CD147，也被称为细胞外基质金属蛋白酶诱导因子（extracellular matrix metalloproteinase inducer，EMMPRIN），是一种跨膜糖蛋白，与肿瘤发生、病毒感染等密切相关。在正常肾脏中，CD147仅在肾小管上皮细胞的基底外侧高表达，参与了AKI向慢性肾脏病的进展，主要是由于细胞外基质蛋白更新不平衡所致。最近有研究者认为其是SARS-CoV-2入侵宿主细胞的途径之一。Wang等证明了CD147与SARS-CoV-2刺突蛋白之间存在相互作用，免疫电子显微镜也观察到了两者的共定位，并且抗CD147抗体美珀珠单抗（meplazumab）可明显抑制病毒入侵宿主细胞，因此，CD147-刺突蛋白途径可能是SARS-CoV-2感染宿主细胞的重要方式。干扰刺突蛋白与CD147相互作用或抑制CD147表达的药物可能会抑制病毒的侵袭和传播，但有待临床试验进一步验证。

3. GRP78　研究者还发现宿主细胞受体GRP78也是SARS-CoV-2 S蛋白的重要靶标，并参与协助了病毒与宿主细胞的结合与内化。当应激发生时，GRP78会从内质网逃脱，转运至细胞膜，成为病毒的识别靶点，并介导进入细胞。抑制S蛋白与GRP78的结合则能降低病毒的感染率。

（二）异常的免疫反应

在COVID-19死亡病例尸检中发现，部分病例肾组织存在不同程度淋巴细胞浸润，以及继发的内皮损伤。进一步行免疫组化分析显示，肾小管间质中存在CD68+巨噬细胞浸润，其中2例患者还发现了CD4+T细胞、CD8+T细胞、CD56+自然杀伤细胞浸润，说明肾小管损伤可能是由于免疫细胞的募集浸润所致。更值得注意的是，该报道中6例患者的肾小管中都观察到明显的膜攻击复合物C5b-9沉积，进一步证实了免疫反应在诱导COVID-19合并AKI中的重要作用。同样地，在临床上也观察到了COVID-19患者尤其是重症患者出现的免疫异常。轻症患者在症状开始第7天起，血液中就能检测到抗体分泌细胞（antibody secreting cell，ASC）、滤泡辅助性T细胞（T follicular helper cells，Tfh）、活化的CD4+T细胞和CD8+T细胞，以及与SARS-CoV-2病毒结合的IgM和IgG抗体，说明早期良好的适应性免疫反应对患者预后至关重要。然而，很多重症患者会出现淋巴细胞减少，不能有效地激活适应性免疫反应，且大多数重症及危重症患者出现了血清促炎细胞因子水平的显著升高，包括IL-6、IL-1β、IL-2、IL-8、IL-17、G-CSF、粒细胞巨噬细胞集落刺激因子（granulocyte-macrophage colony stimulating factor，GM-CSF）、IP10、MCP-1、巨噬细胞炎性蛋白1α（macrophage inflammatory protein 1α，MIP1α）及TNF等，即细胞因子风暴。

细胞因子风暴中涉及的多种细胞因子都能与肾脏固有细胞相互作用，介导内皮损伤、肾小管功能障碍，并参与介导AKI的发生。在肾毒素介导的肾损伤模型中，IL-6水平明显升高，并且促进了中性粒细胞浸润，加剧了肾损伤。IL-6还能够破坏肾血管内皮细胞正常的紧密连接结构，影响血管通透性，从而影响微循环、介导肾损伤。TNF-α则能够直接与肾小管细胞受体结合介导细胞凋亡。此外，免疫细胞也参与介导了AKI的发生。肾脏受损后，单核细胞明显增多并分化为不同亚群，其中M1巨噬细胞被激活后释放促炎因子、趋化因子和诱导性一氧化氮合酶，形成细胞毒性过氧化亚硝酸盐，在AKI期间进一步加重肾脏炎症。研究者还在顺铂诱导的AKI小鼠模型中证明了T细胞是介导肾损伤的直接介质，T 细胞缺陷则可以明显减轻肾损伤。补体系统激活过程中产生的膜攻击复合物（membrane attack complex，MAC）也能对肾小球内皮细胞、血管内皮细胞造成损伤。肾小管遭受的损伤会被肾小管上皮细胞固有免疫反应受体感知，进一步加重免疫反应，形成一个放大环路，加重肾损伤。免疫调节、抗炎药物，如羟氯喹可以通过抑制炎症因子产生减轻肾损伤。因此，免疫反应参与介导 COVID-19 患者 AKI 的发生。

（三）高凝

COVID-19 患者尸检报告中观察到了明显的红细胞聚集阻塞毛细血管腔，肾小管上皮偶见含铁血黄素颗粒。临床上也发现部分 COVID-19 的患者出现了高凝状态，如 D-二聚体升高、凝血功能异常等。

COVID-19 患者高凝状态的可能原因有多种，既往研究表明，巨噬细胞激活、细胞因子风暴、补体激活等免疫反应可以导致组织因子释放和凝血因子激活可导致患者高凝。此外 ACE2 与 SARS-CoV-2 的结合引起的肾素 -Ang Ⅱ 途径激活，都可以与促凝途径相互激活，介导微血管损伤，促进急性肾小管坏死、皮质坏死，甚至导致不可逆的肾衰竭。

（四）脓毒症

临床上部分重症、危重症 COVID-19 患者即使没有发生明显的低血压，也出现了典型的休克临床表现，表现为严重的代谢性酸中毒，提示存在微循环功能障碍。最近 Liu 等提出了病毒性败血症的假说，在重症或危重症患者中，上皮-内皮屏障的完整性被破坏，淋巴细胞大量减少、功能障碍，不能有效地引发适应性免疫反应，不受控制的病毒感染对很多器官进行了直接攻击，全身性细胞因子风暴及微循环功能障碍等共同导致病毒性脓毒症进而导致脓毒性休克，从而引发脓毒症 AKI。

脓毒症导致的 AKI 是重症、危重症患者常见的并发症，但人们对其病理生理机制的了解仍然有限。早期基于内毒素的试验认为 AKI 是由肾血管缺血收缩引起，而最近的研究发现，AKI 是在肾血流增加的情况下发生的，这可能是由于肾出球小动脉比入球小动脉扩张更明显，导致肾小球内滤过压下降而引起，但还有待进一步实验验证。脓毒症时发生的血流再分布、局部缺血，伴髓质缺氧等都是肾损伤的原因。此外，脓毒症期间血液中的炎症因子、趋化因子、补体等经过肾小管超滤时也可造成肾损伤，诱导肾小管细胞凋亡。

（五）药物因素

多种抗病毒药物、抗生素、去甲肾上腺素、单克隆抗体等使用都会导致 AKI 的发生，主要是由于药物本身的毒性在肾脏代谢运输过程中引起，并以肾小管损伤为主。据报道，很多药物可造成肾损伤，因此，临床医师在选择药物时应特别警惕可能导致肾损伤的药物，尤其是对基础肾功能不全的患者要谨慎调整药物剂量。

（六）横纹肌溶解

COVID-19 患者肾脏病理中已经观察到了与横纹肌溶解相关的色素沉着和炎症。感染是已知的横纹肌溶解的重要病因。在 1 例关于 COVID-19 患者发生横纹肌溶解的报道中，患者主要表现为双下肢的疼痛、乏力，其间尿隐血阳性、尿蛋白可疑阳性，肾功能正常，实验室检查示肌红蛋白、肌酸激酶、乳酸脱氢酶、谷丙转氨酶、谷草转氨酶升高，由于及时予以治疗，有效地避免了 AKI 的发生。横纹肌细胞受损所释放的肌红蛋白可引起肾血管收缩、管型形成，以及其造成的直接肾毒性可引发 AKI。

(七) 基础疾病

有肾脏异常病史的患者（包括基线血清肌酐升高、基线 BUN 升高、蛋白尿、血尿）是发生 AKI 的危险因素，基线肌酐水平升高的患者发生 AKI 的概率（11.9%）明显高于正常患者（4.0%），并且其住院死亡率也明显较高（33.7%）。此外，高龄、糖尿病、动脉粥样硬化、高血压等患者在感染 SARS-CoV-2 后发生 AKI 机会显著增多，提示基础疾病可能会促进患者 AKI 的发生。

四、总结

COVID-19 是新发现的由冠状病毒感染引起的严重的传染性疾病，其传染性强，尚无有效治疗方法，已形成全球性大流行。尽管全球范围内已经采取了比较严格的防治措施，仍然对生活、生产、经济造成了巨大的影响。目前，部分国家在严格的管控措施下疫情得到了缓解，但仍有不少国家尚无缓解之势。AKI 是 COVID-19 患者比较常见且严重的并发症，对患者预后有较大影响。阐明新型冠状病毒感染合并 AKI 相关机制，对该病的防治具有十分重要的意义。本文概述了 COVID-19 合并 AKI 的发生机制（图 3-19-1），相信随着研究的不断深入，人们最终一定会找到攻克该病的有效方法。

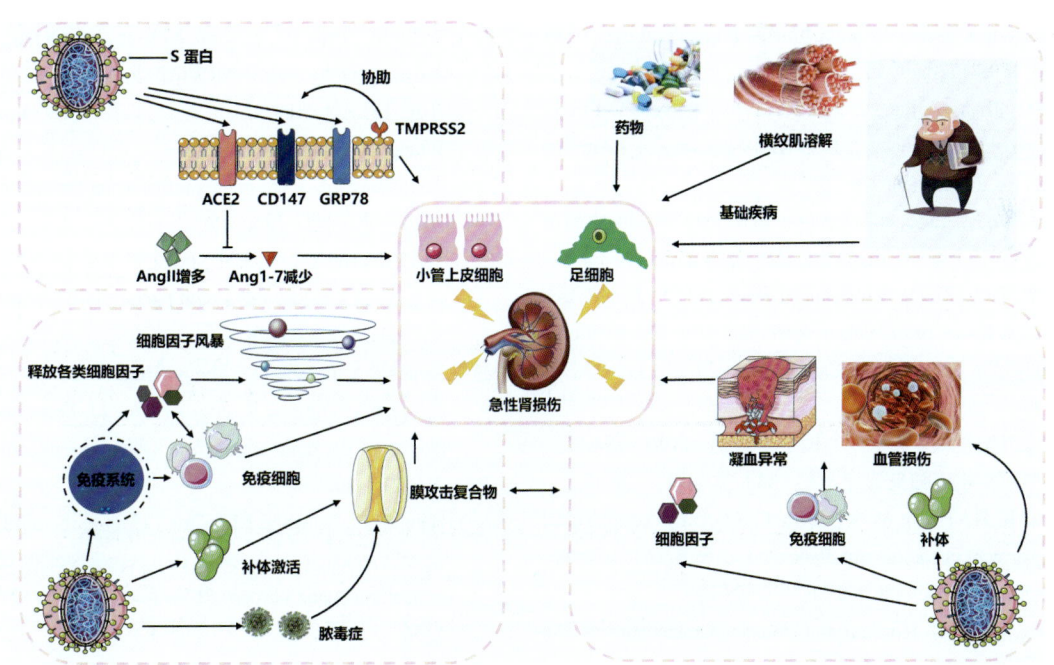

图 3-19-1 COVID-19 合并 AKI 机制　SARS-CoV-2 可以在 TMPRESS2 和 furin 样酶切位点的帮助下通过 ACE2、CD147 和 GRP78 直接感染肾脏组织，并且能激活 Ang Ⅱ，介导 AKI，同时削弱 Ang1-7 的肾脏保护作用，还能够激活免疫系统、补体系统，并产生各种细胞因子、趋化因子、膜攻击复合物等，甚至进展为脓毒症，并最终介导 AKI 的发生。此外，免疫系统及病毒对血管可能的直接损伤都可导致凝血异常，并最终进展为 AKI。感染或药物诱发的横纹肌溶解、药物肾毒性、慢性肾功能不全等基础疾病都是 AKI 的诱因

（刘必成　王　彬　钱静益）

参 考 文 献

［1］ Chen N, Zhou M, Dong X, et al. Epidemiological and clinical characteristics of 99 cases of 2019 novel coronavirus pneumonia in Wuhan, China: a descriptive study. Lancet, 2020, 395 (10223): 507-513.

［2］ 中华医学会肾脏病学分会专家组. 新型冠状病毒感染合并急性肾损伤诊治专家共识. 中华肾脏病杂志, 2020, 36（3）: 242-246.

［3］ Su H, Yang M, Wan C, et al. Renal histopathological analysis of 26 postmortem findings of patients with COVID-19 in China. Kidney Int, 2020, 303 (20): 69-85.

［4］ Cheng Y, Luo R, Wang K, et al. Kidney disease is associated with in-hospital death of patients with COVID-19. Kidney Int, 2020, 97 (5): 829-838.

［5］ Guan WJ, Ni ZY, Hu Y, et al. Clinical characteristics of coronavirus disease 2019 in China. N Engl J Med, 2020, 382 (18): 1708-1720.

［6］ Pei G, Zhang Z, Peng J, et al. Renal Involvement and Early Prognosis in Patients with COVID-19 Pneumonia. J Am Soc Nephrol, 2020, 3 (2): 276-280.

［7］ Li Z, Wu M, Yao J, et al. Caution on Kidney Dysfunctions of COVID-19 Patients. medRxiv, 2020, 8 (2): 212-217.

［8］ Du Y, Tu L, Zhu P, et al. Clinical Features of 85 Fatal Cases of COVID-19 from Wuhan. A Retrospective Observational Study. Am J Respir Crit Care Med, 2020, 201 (11): 1372-1379.

［9］ 国家卫生健康委办公厅. 国卫办医函［2020］184号: 新型冠状病毒肺炎诊疗方案（试行第七版）. 2020.

［10］ Chu K H, Tsang W K, Tang C S, et al. Acute renal impairment in coronavirus-associated severe acute respiratory syndrome. Kidney Int, 2005, 67 (2): 698-705.

［11］ Wang D, Hu B, Hu C, et al. Clinical Characteristics of 138 Hospitalized Patients With 2019 Novel Coronavirus-Infected Pneumonia in Wuhan, China. JAMA, 2020, 323 (11): 1061-1069.

［12］ Gabarre P, Dumas G, Dupont T, et al. Acute kidney injury in critically ill patients with COVID-19. Intensive Care Med, 2020, 46 (7): 1339-1348.

［13］ Huang C, Wang Y, Li X, et al. Clinical features of patients infected with 2019 novel coronavirus in Wuhan, China. Lancet, 2020, 395 (10223): 497-506.

［14］ Diao B, Wang CH, Wang RS, et al. Human Kidney is a Target for Novel Severe Acute Respiratory Syndrome Coronavirus 2 (SARS-CoV-2) Infection. MedRxiv, 2020, 11 (20): 23-30.

［15］ Kissling S, Rotman S, Gerber C, et al. Collapsing glomerulopathy in a COVID-19 patient. Kidney Int, 2020, 98 (1): 228-231.

［16］ Larsen CP, Bourne TD, Wilson JD, et al. Collapsing Glomerulopathy in a patient with coronavirus disease 2019 (COVID-19). Kidney Int Rep, 2020, 5 (6): 935-939.

［17］ Peng L, Liu J, Xu W, et al. SARS-CoV-2 can be detected in urine, blood, anal swabs and oropharyngeal swabs specimens. Kidney Int Rep, 2020, 24 (8): 236-259.

［18］ Li W, Moore MJ, Vasilieva N, et al. Angiotensin-converting enzyme 2 is a functional receptor for the SARS coronavirus. Nature, 2003, 426 (6965): 450-454.

［19］ Zhou P, Yang XL, Wang XG, et al. A pneumonia outbreak associated with a new coronavirus of probable bat origin. Nature, 2020, 579 (7798): 270–273.

［20］ Walls AC, Park YJ, Tortorici MA, et al. Structure, function, and antigenicity of the SARS-CoV-2 spike glycoprotein. Cell, 2020, 181 (2): 281–292.

［21］ Wrapp D, Wang N, Corbett KS, et al. Cryo-EM structure of the 2019-nCoV spike in the prefusion conformation. Science, 2020, 367 (6483): 1260-1263.

［22］ Yan R, Zhang Y, Li Y, et al. Structural basis for the recognition of SARS-CoV-2 by full-length human ACE2. Science, 2020, 367 (6485): 1444-1448.

［23］ Santos RA, Ferreira AJ, Verano-Braga T, et al. Angiotensin-converting enzyme 2, angiotensin- (1-7) and Mas: new players of the renin-angiotensin system. J Endocrinol, 2013, 216 (2): 1-17.

［24］ Bataller R, Schwabe RF, Choi YH, et al. NADPH oxidase signal transduces angiotensin II in hepatic stellate cells and is critical in hepatic fibrosis. J Clin Invest, 2003, 112 (9): 1383-1394.

［25］ Anguiano L, Riera M, Pascual J, et al. Circulating ACE2 in cardiovascular and kidney diseases. Curr Med Chem, 2017, 24 (30): 3231-3241.

［26］ Glowacka I, Bertram S, Herzog P, et al. Differential downregulation of ACE2 by the spike proteins of severe acute respiratory syndrome coronavirus and human coronavirus NL63. J Virol, 2010, 84 (2): 1198-1205.

［27］ Lu M, Wu J, Hao ZW, et al. Basolateral CD147 induces

hepatocyte polarity loss by E-cadherin ubiquitination and degradation in hepatocellular carcinoma progress. Hepatology, 2018, 68 (1): 317-332.

[28] Castro AP, Carvalho TM, Moussatche N, et al. Redistribution of cyclophilin A to viral factories during vaccinia virus infection and its incorporation into mature particles. J Virol, 2003, 77 (16): 9052-9068.

[29] Chen Z, Mi L, Xu J, et al. Function of HAb18G/CD147 in invasion of host cells by severe acute respiratory syndrome coronavirus. J Infect Dis, 2005, 191 (5): 755-760.

[30] Kosugi T, Maeda K, Sato W, et al. CD147 (EMMPRIN/Basigin) in kidney diseases: from an inflammation and immune system viewpoint. Nephrol Dial Transplant, 2015, 30 (7): 1097-1103.

[31] Wang K, Chen W, Zhou Y, et al. SARS-CoV-2 invades host cells via a novel route: CD147-spike protein. bioRxiv, 2020, 14 (3): 98-105.

[32] Ibrahim IM, Abdelmalek DH, Elshahat ME, et al. COVID-19 spike-host cell receptor GRP78 binding site prediction. J Infect, 2020, 80 (5): 554-562.

[33] Thevarajan I, Nguyen THO, Koutsakos M, et al. Breadth of concomitant immune responses prior to patient recovery: a case report of non-severe COVID-19. Nat Med, 2020, 26 (4): 453-455.

[34] Cao X. COVID-19: immunopathology and its implications for therapy. Nat Rev Immunol, 2020, 20 (5): 269-270.

[35] Tisoncik JR, Korth MJ, Simmons CP, et al. Into the eye of the cytokine storm. Microbiol Mol Biol Rev, 2012, 76 (1): 16-32.

[36] Nechemia Arbely Y, Barkan D, Pizov G, et al. IL-6/IL-6R axis plays a critical role in acute kidney injury. J Am Soc Nephrol, 2008, 19 (6): 1106-1115.

[37] Desai TR, Leeper NJ, Hynes KL, et al. Interleukin-6 causes endothelial barrier dysfunction via the protein kinase C pathway. J Surg Res, 2002, 104 (2): 118-123.

[38] Cunningham PN, Dyanov HM, Park P, et al. Acute renal failure in endotoxemia is caused by TNF acting directly on TNF receptor-1 in kidney. J Immunol, 2002, 168 (11): 5817-5823.

[39] Huen SC, Cantley LG. Macrophage-mediated injury and repair after ischemic kidney injury. Pediatr Nephrol, 2015, 30 (2): 199-209.

[40] Liu M, Chien CC, Burne-Taney M, et al. A pathophysiologic role for T lymphocytes in murine acute cisplatin nephrotoxicity. J Am Soc Nephrol, 2006, 17 (3): 765-774.

[41] Kerr H, Richards A. Complement-mediated injury and protection of endothelium: lessons from atypical haemolytic uraemic syndrome. Immunobiology, 2012, 217 (2): 195-203.

[42] Liu BC, Tang TT, Lv LL, Lan HY. Renal tubule injury: a driving force toward chronic kidney disease. Kidney Int, 2018, 93 (3): 568-579.

[43] Tang TT, Lv LL, Pan MM, et al. Hydroxychloroquine attenuates renal ischemia/reperfusion injury by inhibiting cathepsin mediated NLRP3 inflammasome activation. Cell Death Dis, 2018, 9 (3): 351-364.

[44] Delvaeye M, Conway EM. Coagulation and innate immune responses: can we view them separately?. Blood, 2009, 114 (12): 2367-2374.

[45] Brar JE, Quigg RJ. Complement activation in the tubulointerstitium: AKI, CKD, and in between. Kidney Int, 2014, 86 (4): 663-666.

[46] Batlle D, Soler MJ, Sparks MA, et al. Acute Kidney Injury in COVID-19: Emerging Evidence of a Distinct Pathophysiology. J Am Soc Nephrol, 2020, 31 (7): 1380-1383.

[47] Li H, Liu L, Zhang D, et al. SARS-CoV-2 and viral sepsis: observations and hypotheses. Lancet, 2020, 395 (10235): 1517-1520.

[48] Vincent JL, Sakr Y, Sprung CL et al. Sepsis in European intensive care units: results of the SOAP study. Crit Care Med. 2006, 34 (2): 344-353.

[49] Langenberg C, Wan L, Egi M, et al. Renal blood flow in experimental septic acute renal failure. Kidney Int, 2006, 69 (11): 1996-2002.

[50] Langenberg C, Bellomo R, May C, et al. Renal blood flow in sepsis. Crit Care, 2005, 9 (4): 363-374.

[51] Prowle JR, Molan MP, Hornsey E, et al. Measurement of renal blood flow by phase contrast magnetic resonance imaging during septic acute kidney injury: a pilot investigation. Crit Care Med, 2012, 40 (6): 1768–1776.

[52] Bellomo R, Kellum JA, Ronco C, et al. Acute kidney injury in sepsis. Intensive Care Med, 2017, 43 (6): 816-828.

[53] Dellepiane S, Marengo M, Cantaluppi V. Detrimental cross-talk between sepsis and acute kidney injury: new pathogenic mechanisms, early biomarkers and targeted therapies. Crit Care. 2016, 20 (3): 61-66.

[54] Perazella MA. Drug-induced acute kidney injury: diverse mechanisms of tubular injury. Curr Opin Crit Care, 2019, 25 (6): 550-557.

[55] Izzedine H, Jhaveri KD, Perazella MA. COVID-19 therapeutic options for patients with kidney disease. Kidney Int, 2020, 97 (6): 1297-1298.

[56] Vanholder R, Sever MS, Erek E, et al. Rhabdomyolysis. J Am Soc Nephrol, 2000, 11 (8): 1553-1561.

[57] Jin M, Tong Q. Rhabdomyolysis as potential late complication associated with COVID-19. Emerg Infect Dis, 2020, 26 (7): 1618-1620.

[58] Petejova N, Martinek A. Acute kidney injury due to rhabdomyolysis and renal replacement therapy: a critical review. Crit Care, 2014, 18 (3): 224-231.

[59] Naicker S, Yang CW, Hwang SJ, et al. The norel coronavirus 2019 epidemic and kindneys kidney Int, 2020, 97(5): 824-828.